Emergências
Pediátricas

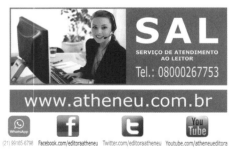

Emergências Pediátricas

Joelma Gonçalves Martin

Professora-Assistente Doutora do Departamento de Pediatria da Faculdade de Medicina de Botucatu (UNESP). Especialista em Pediatria e Emergências Pediátricas pela Sociedade Brasileira de Pediatria (SBP). Chefe Acadêmica do Pronto-Socorro de Pediatria do Hospital das Clínicas da Faculdade de Medicina de Botucatu (UNESP). Chefe do Departamento de Pediatria da Faculdade de Medicina de Botucatu (UNESP).

José Roberto Fioretto

Professor Titular de Medicina Intensiva Pediátrica pela Faculdade de Medicina de Botucatu (UNESP). Especialista em Medicina Intensiva Pediátrica pela Associação de Medicina Intensiva Brasileira (AMIB). Especialista em Cardiologia pela Sociedade Brasileira de Cardiologia (SBC). Chefe da Disciplina de Medicina Intensiva e Emergências Pediátricas. Vice-Presidente da Associação de Medicina Brasileira (AMIB) (Biênio 2018-2019). Coordenador Nacional do Curso EcoTip – Ecografia em Medicina Intensiva Pediátrica.

Mário Ferreira Carpi

Professor-Assistente Doutor do Departamento de Pediatria da Faculdade de Medicina de Botucatu (UNESP). Especialista em Medicina Intensiva Pediátrica pela Associação de Medicina Intensiva Brasileira (AMIB) e em Pediatria pela Sociedade Brasileira de Pediatria (SBP). Chefe da UTI Pediátrica da Faculdade de Medicina de Botucatu (UNESP). Vice-Chefe do Departamento de Pediatria da Faculdade de Medicina de Botucatu (UNESP).

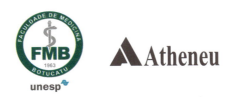

EDITORA ATHENEU

São Paulo —	*Rua Jesuíno Pascoal, 30*
	Tel.: (11) 2858-8750
	Fax: (11) 2858-8766
	E-mail: atheneu@atheneu.com.br
Rio de Janeiro —	*Rua Bambina, 74*
	Tel.: (21)3094-1295
	Fax: (21)3094-1284
	E-mail: atheneu@atheneu.com.br

CAPA: Equipe Atheneu

PRODUÇÃO EDITORIAL/DIAGRAMAÇÃO: Rosane Guedes

**CIP-BRASIL. CATALOGAÇÃO NA PUBLICAÇÃO
SINDICATO NACIONAL DOS EDITORES DE LIVROS, RJ**

M334e

Martin, Joelma Gonçalves
    Emergências pediátricas / Joelma Gonçalves Martin, José Roberto Fioretto, Mário Ferreira Carpi. - 1. ed. - Rio de Janeiro : Atheneu, 2019.

    Inclui bibliografia
    ISBN 978-85-388-0956-2

    1. Emergências pediátricas. I. Fioretto, José Roberto. II. Carpi, Mário Ferreira. III. Título.

19-54778	CDD: 618.920025
	CDU: 616-083.98-053.2

Vanessa Mafra Xavier Salgado - Bibliotecária - CRB-7/6644

21/01/2019   22/01/2019

MARTIN, J. G.; FIORETTO, J. R.; CARPI, M. F.
Emergências Pediátricas

© *EDITORA ATHENEU*
São Paulo, Rio de Janeiro, 2019

COLABORADORES

Alice Maria Kiy Guirado
Médica da Unidade Neonatal do Hospital das Clínicas da Faculdade de Medicina de Botucatu (FMB/UNESP). Mestre pelo Programa de Pós-Graduação em Ginecologia, Obstetrícia e Mastologia da FMB/UNESP. Título de Especialista em Pediatria pela Sociedade Brasileira de Pediatria (SBP). Título de Especialista em Neonatologia pela Sociedade Brasileira de Pediatria (SBP).

Ana Gabriela Pontes
Responsável pelo Setor de Ginecologia Endócrina e Reprodução Humana do Hospital das Clínicas da Faculdade de Medicina de Botucatu (FMB/UNESP).

Ana Karina Cristiuma De Luca
Médica Assistente da Unidade Neonatal (HC-UNESP). Mestre em Pediatria. Doutorado e Pós-Doutorado no Programa de Pós-Graduação em Ginecologia, Obstetrícia e Mastologia da Faculdade de Medicina de Botucatu (FMB/UNESP). Pós-Graduação em Ecocardiografia Pediátrica. Responsável pelo Ecocardiograma Funcional da Unidade Neonatal (HC-UNESP).

Ana Laura Mendes Almeida
Médica da Disciplina de Alergia e Imunologia da Faculdade de Medicina de Botucatu (FMB/UNESP). Título de Especialista em Pediatria pelo Conselho Regional de Medicina do Estado de São Paulo.

Ana Paula de Carvalho Panzeri Carlotti
Professora-Associada do Departamento de Puericultura e Pediatria da Faculdade de Medicina de Riberão Preto da Universidade de São Paulo (FMRP/USP). Coordenadora do Centro de Terapia Intensiva Pediátrico do Hospital das Clínicas da FMRP/USP.

Andréa da Rocha Tristão
Médica Ginecologista do Departamento de Ginecologia e Obstetrícia da Faculdade de Medicina de Botucatu (FMB/UNESP). Mestrado e Doutorado em Ginecologia e Obstetrícia pela FMB/UNESP. Responsável pelo Ambulatório de Infecções Genitais Femininas do Departamento de Ginecologia e Obstetrícia da FMB/UNESP. Médica do Setor de Patologia do Trato Genital Inferior e Colposcopia do Departamento de Ginecologia e Obstetrícia da FMB/UNESP.

Andréia Grizzo
Médica formada pela Universidade de Ribeirão Preto (UNAERP). Pediatria pela Faculdade de Medicina de Botucatu (FMB/UNESP). Mestra em Medicina na Área de Pediatria pelo Programa de Pós-Graduação em Medicina Mestrado Profissional Associado à Residência Médica – MEPAREM da FMB/UNESP.

Antônio Carlos Lottelli Rodrigues
Professor Doutor Livre-Docente do Departamento de Oftalmologia, ORL e CCP da Faculdade de Medicina de Botucatu (FMB/UNESP).

Antônio Marcos Rodrigues
Cirurgião Pediátrico com Título de Especialista pela AMB/CIPE. Mestre em Cirurgia pela Faculdade de Medicina de Botucatu (FMB/UNESP). Médico Assistente de Cirurgia Pediátrica da FMB/UNESP. Coordenador da Comissão de Oncologia da Associação Brasileira de Cirurgia Pediátrica (CIPE).

Benedito Barraviera
Professor de Infectologia da Faculdade de Medicina de Botucatu (FMB/UNESP). Pesquisador do Centro de Estudos de Venenos e Animais Peçonhentos da UNESP (CEVAP).

Bonifácio Katsunori Takegawa
Professor Doutor em Cirurgia Pediátrica pela Faculdade de Medicina de Botucatu (FMB/UNESP). Especialista pela Sociedade Brasileira de Cirurgia Pediátrica.

Bruno da Costa Ancheschi

Médico graduado na Faculdade de Medicina de Botucatu (FMB/UNESP). Título de Especialista em Ortopedia e Traumatologia pela Sociedade Brasileira de Ortopedia e Traumatologia (SBOT). Título de Especialista em Cirurgia de Coluna Vertebral pela Sociedade Brasileira de Coluna (SBC). Mestre pela Faculdade de Medicina de Ribeirão Preto (FMRP-USP). Médico Assistente do Serviço de Ortopedia (Cirurgia da Coluna Vertebral) da FMB/UNESP.

Bruno M. Pereira

Professor Doutor do Departamento de Cirurgia da Universidade de Campinas (UNICAMP), Disciplina de Cirurgia do Trauma. Diretor do Comitê de Desastres da Sociedade Pan-Americana de Trauma. Presidente Eleito da Sociedade Mundial do Compartimento Abdominal (2017-2019) (WSACS.org). *Fellow of the* American College of Surgeons (FACS). *Fellow of the* Critical Care Society (FCCM). Membro da Sociedade Brasileira de Atendimento Integrado ao Traumatizado. *Fellowship/ Research* – University of Miami – Ryder Trauma Center/JMH, Flórida, EUA. Instrutor Advanced Disaster Medical Response Course – Panamerican Trauma Society. Instrutor ATLS®/ATOM® – American College of Surgeons. Instrutor Definitive Trauma Surgery Course (IATSIC).

Camila Alves Tonami

Médica da Disciplina de Alergia e Imunologia Pediátrica da Faculdade de Medicina de Botucatu (FMB/UNESP). Professora Substituta da Disciplina de Alergia e Imunologia Pediátrica na FMB/UNESP. Título de Especialista em Pediatria pela Sociedade Brasileira de Pediatria (SBP). Título de Especialista em Alergia e Imunologia Pediátrica pela Sociedade Brasileira de Pediatria (SBP). Mestra em Pesquisa e Desenvolvimento (Biotecnologia Médica) pela UNESP.

Carlos Segundo Paiva Soares

Médico Assistente do Departamento de Oftalmologia, Otorrinolaringologia e Cirurgia de Cabeça e Pescoço, Cirurgião de Cabeça e Pescoço no Hospital das Clínicas da Faculdade de Medicina de Botucatu (HCFMB/ UNESP).

Caroline Fernandes Rimoli

Otorrinolaringologista pela Faculdade de Medicina de Botucatu (FMB/UNESP). Mestre em Otorrinolaringologia pela FMB/UNESP. *Fellowship* em Laringologia pelo Hospital IPO, Curitiba. Pós-Graduanda do Mestrado Profissionalizante em Medicina da FMB/UNESP.

Célia de Paula Pimenta Bonatto

Doutora e Mestre em Saúde Coletiva pela Faculdade de Medicina de Botucatu (FMB/UNESP). Especialização em Gestão em Saúde pela FMB/UNESP. Pediatra com Título de Especialista em Pediatria. Residência Médica em Neonatalogia pela FMB/UNESP. Residência Médica em Pediatria pela Universidade Federal do Triângulo Mineiro (UFTM).

Cinara dos Anjos Marcondes

Médica do Departamento de Pediatria da Faculdade de Medicina de Botucatu (FMB/UNESP). Responsável pela Enfermaria de Pediatria do Hospital das Clínicas da FMB/UNESP. Título de Especialista em Pediatria pela Sociedade Brasileira de Pediatria (SBP). Título de Especialista em Terapia Intensiva Pediátrica pela Associação de Medicina Intensiva Brasileira (AMIB).

Claudia Saad Magalhães

Professora Titular de Pediatria da Faculdade de Medicina de Botucatu (FMB/UNESP). Responsável pelo Serviço de Reumatologia Pediátrica do Hospital das Clínicas da FMB/UNESP.

Cláudio Flauzino de Oliveira

Médico, Pediatra e Intensivista Pediátrico pela Faculdade de Medicina da Universidade de São Paulo (FMUSP). Doutor em Ciências pelo Departamento de Pediatria da FMUSP. Membro do Painel de Especialista da Society of Critical Care Medicine.

Dânae Braga Diamante Leiderman

Acadêmica de Medicina da Santa Casa de Misericórdia de São Paulo (SCMSP).

Daniel Spadoto Dias

Professor-Assistente Doutor, Responsável pelo Setor de Oncoginecologia e Endoscopia Ginecológica do Departamento de Ginecologia e Obstetrícia da Faculdade de Medicina de Botucatu (FMB/UNESP). Graduação em Medicina pela Faculdade de Medicina de São José do Rio Preto (FAMERP). Residência Médica em Ginecologia e Obstetrícia e Especialização em Endoscopia Ginecológica pela FMB/UNESP. Mestrado e Doutorado em Ginecologia pelo Programa de Pós-Graduação em Ginecologia, Obstetrícia e Mastologia (PGGOM) da FMB/UNIFESP. Pós-Doutorado em Endoscopia Ginecológica pelo Centro Hospitalar e Universitário de Clermont-Ferrand e pelo Centro Internacional de Cirurgia Endoscópica (CICE), Clermont-Ferrand, França.

Daniela Carla de Souza

Doutora em Ciências, com Área de Concentração em Pediatria pela Faculdade de Medicina da Universidade de São Paulo (FMUSP). Médica Assistente da Unidade de Terapia Intensiva Pediátrica do Hospital Universitário da USP/SP. Médica da Unidade de Terapia Intensiva Pediátrica do Hospital Sírio-Libanês, SP. Membro do Instituto Latino de Sepse (ILAS).

Débora Avellaneda Penatti
Médica Assistente da Disciplina de Gastroenterologia, Hepatologia e Nutrição Pediátrica do Hospital das Clínicas da Faculdade de Medicina de Botucatu (FMB/UNESP). Pediatra pela FMB/UNESP. Gastroenterologista, Hepatologista e Nutricionista Pediátrica pela FMB/UNESP. Mestrado em Fisiopatologia da Clínica Médica. Doutorado em andamento pela Pós-Graduação em Patologia.

Débora Garcia Gasperini
Oncologista Pediátrica do Hospital das Clínicas da Faculdade de Medicina de Botucatu (FMB/UNESP). Graduada pela Universidade para o Desenvolvimento do Estado e Região do Pantanal (UNIDERP). Pediatra pelo Hospital Universitário da Universidade Federal de Mato Grosso do Sul (UFMS). Residência em Cancerologia Pediátrica no Hospital do Câncer de Barretos, SP. Fellow – Aprimoramento em Cancerologia Pediátrica no Hospital do Câncer de Barretos, SP. Título de Especialista em Pediatria pela Sociedade Brasileira de Pediatria. Título de Especialista em Cancerologia (Área de Atuação em Cancerologia Pediátrica) pela Sociedade Brasileira de Cancerologia/AMB. Mestre em Pesquisa Clínica – Mestrado Profissional da FMB/UNESP.

Denise Caroline Cáceres Dutra Lyon
Título de Especialista em Pediatria. Título de Especialista de Área de Atuação em Neonatologia.

Edson Nacib Jorge
Professor-Assistente Doutor da Disciplina de Oftamologia do Departamento de Oftamologia, Otorrinolaringologia e Cirurgia de Cabeça e Pescoço da Faculdade de Medicina de Botucatu (FMB/UNESP). Professor Responsável pelo Setor de Onco-Oftalmologia e Órbita do Hospital das Clínicas da FMB/UNESP.

Eliana Aguiar Petri Nahás
Professora Livre-Docente do Departamento de Ginecologia e Obstetrícia da Faculdade de Medicina de Botucatu (FMB/UNESP).

Eliane Chaves Jorge
Professora-Assistente Doutora do Departamento de Oftamologia, Otorrinolaringologia e Cirurgia de Cabeça e Pescoço da Faculdade de Medicina de Botucatu (FMB/UNESP). Especialista em Retina e Vítreo. Chefe de Serviço de Oftalmologia do Hospital das Clínicas da FMB/UNESP.

Emerson Yukio Kubo
Especialista em Terapia Intensiva pela Associação de Medicina Intensiva Brasileira (AMIB). Especialista em Nutrição Clínica pela Sociedade Brasileira de Nutrição Parenteral e Enteral (SBNPE). Coordenador da UTI Pediátrica do Hospital Estadual de Diadema. Médico da Equipe Multiprofissional de Terapia Nutricional do Hospital Brasil (Rede D'Or de Santo André) e do Hospital Estadual de Diadema. Ex-Médico Plantonista do Centro de Controle de Intoxicações da Prefeitura Municipal de São Paulo – Hospital Arthur Ribeiro Saboya.

Emílio Carlos Elias Baracat
Professor-Associado do Departamento de Pediatria da Faculdade de Ciências Médicas da Universidade Estadual de Campinas (FCM/UNICAMP). Livre-Docente em Urgência e Emergência Pediátrica. Coordenador da Residência Médica em Urgência e Emergência Pediátricas da FCM/UNICAMP.

Eneida Maria Boteon Schmitt
Graduação em Medicina pela Universidade Estadual Paulista "Júlio de Mesquita Filho" (UNESP). Residência em Ginecologia e Obstetrícia pela UNESP. Título de Especialista em Ginecologia e Obstetrícia (FEBRASGO/AMB). Mestrado em Ginecologia, Obstetrícia e Mastologia pela UNESP. Médica do Departamento de Ginecologia e Obstetríca da Faculdade de Medicina de Botucatu (FMB/UNESP).

Érica Vasques Trench
Graduação em Medicina pela Faculdade de Medicina de Botucatu (FMB/UNESP). Residência em Psiquiatria pela FMB/UNESP. Título de Especialista em Psiquiatria da Infância e Adolescência pela Associação Brasileira de Psiquiatria (ABP). Mestrado em Saúde Coletiva pela FMB/UNESP.

Erick Ribeiro Damasceno
Médico formado pela Faculdade de Medicina de Botucatu (FMB/UNESP). Residência Médica em Ortopedia e Subespecialização em Cirurgia do Quadril pela FMB/UNESP. Membro do Grupo de Quadril do Hospital das Clínicas da FMB/UNESP. Membro Titular da Sociedade Brasileira de Ortopedia (SBOT) e Sociedade Brasileira de Quadril (SBQ).

Erika Veruska Paiva Ortolan
Professora Livre-Docente em Cirurgia Pediátrica na Faculdade de Medicina de Botucatu (FMB/UNESP). Membro Titular da Sociedade Brasileira de Cirurgia Pediátrica e da Sociedade Brasileira de Endoscopia Digestiva.

Felipe Augusto Kazan de Oliveira
Médico, Ortopedista e Traumatologista Especializado em Ortopedia Oncológica com Graduação e Pós-Graduações pela Faculdade de Medicina de Botucatu (FMB/UNESP).

Flavia Maria de Souza Mattioli
Título de Especialista em Pediatria pela Sociedade Brasileira de Pediatria (SBP). Formação em Cardiologia Pediátrica pela Faculdade de Medicina de Bauru (FMB/UNESP). Formação em Ecocardiografia Pediátrica e Fetal pelo Hospital Beneficência Portuguesa de São Paulo. Formação em Ecorcardiografia Fetal pelo Hospital das Clínicas da Universidade de São Paulo (HC-USP). Médica de Departamento de Pediatria da FMB/UNESP. Médica do Serviço de Cardiologia e Ecocardiografia Pediátrica do Hospital Infantil Arlinda Marques pela Secretaria de Saúde do Estado da Paraíba.

Flávia Neves Bueloni Dias
Médica Assistente do Departamento de Ginecologia e Obstetrícia da Faculdade de Medicina de Botucatu (FMB/UNESP). Mestre e Doutora em Ginecologia e Obstetrícia pelo Programa de Pós-Graduação da FMB/UNESP.

Gabriela Nascimento Hercos
Graduação pela Faculdade de Medicina de Botucatu (FMB/UNESP). Residência Médica em Pediatria pela FMB/UNESP. Residência Médica em Gastroenterologia, Hepatologia e Nutrição Pediátrica pela FMB/UNESP. Mestranda em Pesquisa Clínica pela FMB/UNESP. Médica Assistente do Departamento de Pediatria de FMB/UNESP.

Gabriela Roncada Haddad
Médica do Departamento de Dermatologia da Faculdade de Medicina de Botucatu (FMB/UNESP). Responsável pelo Ambulatório de Dermatologia Pediátrica do HC-UNESP, Botucatu. Doutora em Fisiopatologia em Clínica Médica pela FMB/UNESP. Preceptora do Programa de Residência Médica em Dermatologia da FMB/UNESP.

Geila de Moraes Pereira
Pediatra Neonatologista. Mestre em Ginecologia, Obstetrícia e Mastologia pela Faculdade de Medicina de Botucatu (FMB/UNESP).

Geraldo Henrique Soares da Silva
Médico da Unidade Neonatal do Hospital das Clínicas da Faculdade de Medicina de Botucatu (FMB/UNESP). Mestre pelo Programa de Pós-Graduação em Pediatria da FMB/UNESP. Título de Especialista em Pediatria pela Sociedade Brasileira de Pediatria (SBP). Título de Especialista em Neonatologia pela SBP.

Giesela Fleischer Ferrari
Professora-Assistente Doutora da Faculdade de Medicina de Botucatu (FMB/UNESP). Responsável pelo Serviço de Pneumologia Pediátrica do Departamento de Pediatria da FMB/UNESP. Membro do Grupo Brasileiro de Fibrose Cística e Responsável pelo Centro de Referência de Tratamento de Fibrose Cística do Hospital das Clínicas da FMB/UNESP.

Giuseppa Biondo Verdini
Farmacêutica. Equipe Multiprofissional de Terapia Nutricional do Hospital Municipal Dr. Carmino Caricchio. Graduação em Farmacêutica e Bioquímica pela Faculdade de Ciências Farmacêuticas Oswaldo Cruz. Pós-Graduada em Hematologia Laboratorial pela Academia de Ciências e Tecnologia (AC&T). Pós-Graduada em Terapia Nutricional pelo Grupo de Apoio em Nutrição Enteral e Parenteral (GANEP).

Grasiela Bossolan
Médica da Disciplina de Neonatologia do Departamento de Pediatria da Faculdade de Medicina de Botucatu (FMB/UNESP). Doutora pelo Programa de Pós-Graduação em Pediatria da FMB/UNESP. Título de Especialista em Pediatria pela Sociedade Brasileira de Pediatria (SBP). Título de Especialista em Neonatologia pela SBP. Título de Especialista em Nutrologia Pediátrica pela SBP. Instrutora do Programa de Reanimação Neonatal da SBP.

Gustavo Filipov Peres
Médico Assistente do Departamento de Ginecologia e Obstetrícia da Faculdade de Medicina de Botucatu (FMB/UNESP). Mestre em Ginecologia e Obstetrícia pelo Programa de Pós-Graduação da FMB/UNESP.

Hamilto Yamamoto
Professor Doutor do Departamento de Urologia da Faculdade de Medicina de Botucatu (FMB/UNESP). Membro da Sociedade Brasileira de Urologia (SBU). *Fellowship* na Wayne State University, EUA.

Heloísa Maria De Luca Vespoli
Professora-Assistente Doutora do Departamento de Ginecologia e Obstetrícia da Faculdade de Medicina de Botucatu (FMB/UNESP). Coordenadora do Centro de Avaliação em Mastologia Prof. Emérito Laurival Antônio De Luca, CAM do Hospital das Clínicas da FMB/UNESP.

Henrique Mochida Takase
Médico da Disciplina de Nefrologia Pediátrica do Departamento de Pediatria da Faculdade de Medicina de Botucatu (FMB/UNESP). Mestrado pela FMB/UNESP, em Fisiopatologia em Clínica Médica e Nefrologia.

Israel Diamante Leiderman
Especialista em Endocrinologia Pediátrica pela Sociedade Brasileira de Endocrinologia e Metabologia (SBEM) e Sociedade Brasileira de Pediatria (SBP). Ex-Assistente da UTI Pediátrica da Universidade Federal de São Paulo (UNIFESP). Membro do Comitê de Endocrinologia da Sociedade de Pediatria de São Paulo (SPSP).

COLABORADORES

Iury Lima Veloso
Médico Pediatra com Certificado nas Áreas de Atuação de Endocrinologia Pediátrica e Terapia Intensiva Pediátrica. Membro da Câmara Técnica de Pediatria do Conselho Regional de Medicina do Estado de São Paulo (CREMESP). Presidente do Departamento de Segurança da Sociedade Brasileira de Pediatria (SBP). Membro do Departamento de Bioética da Sociedade de Pediatria de São Paulo (SPSP). Membro do Núcleo de Estudos da Violência Doméstica contra Crianças e Adolescentes da SPSP.

Jaime Olbrich Neto
Professor-Assistente Doutor do Departamento de Pediatria da Faculdade de Medicina de Botucatu (FMB/UNESP). Responsável pela Disciplina de Alergia e Imunologia Pediátrica do Departamento de Pediatria da FM/UNESP. Mestrado e Doutorado em Medicina Tropical pela FMB/UNESP. Título de Especialista em Alergia e Imunologia pela Associação Brasileira de Alergia e Imunopatologia (ASBAI) e pela Associação Médica Brasileira (AMB).

Jaqueline Bartelega Rodrigues Leite
Graduação em Medicina pela Faculdade de Medicina de Botucatu (FMB/UNESP). Residência Médica em Ortopedia e Traumatologia pela FMB/UNESP. Especialização em Ortopedia Pediátrica na AACD. Membro Titular da Sociedade Brasileira de Ortopedia e Traumatologia (SBOT). Membro Titular da Sociedade Brasileira de Ortopedia Pediátrica (SBOP). *Observership* em Ortopedia Pediátrica no Texas Scottish Rite Hospital for Children, Texas, EUA. Especialidade Ortopedia Pediátrica Neuromuscular.

Jaqueline Tonelotto
Médica Intensivista Pediátrica pela Associação de Medicina Intensiva Brasileira (AMIB). Especialista em Neonatologia (UNIFESP). Coordenadora Médica do Núcleo de Segurança do Paciente do HMUSBC – FUABC. Membro da Health Technology Assessment International (HTAi).

João Cesar Lyra
Professor-Assistente Doutor da Disciplina de Neonatologia do Departamento de Pediatria da Faculdade de Medicina de Botucatu (FMB/UNESP). Doutor em Ciências pela Universidade de São Paulo. Membro do Comitê Executivo do Programa de Reanimação Neonatal da Sociedade Brasileira de Pediatria (SBP).

João Luiz Amaro
Professor Titular de Urologia do Departamento de Urologia da Faculdade de Medicina de Botucatu (FMB/UNESP).

Jorge Nahás Neto
Professor Livre-Docente da Faculdade de Medicina de Botucatu (FMB/UNESP).

José Vicente Tagliarini
Professor Doutor da Disciplina de Otorrinolaringologia e Cirurgia de Cabeça e Pescoço pela Faculdade de Medicina de Botucatu (FMB/UNESP).

Juang Horng Jyh
Médico Intensivista Pediátrico e Especialista em Nutrição Parental e Enteral. Doutor em Pediatria pela Faculdade de Medicina de Botucatu (FMB/UNESP). Mestrado em Farmacologia pelo Instituto de Biociências da FMB/UNESP. Coordenador do Núcleo Hospitalar de Epidemiologia e da EMTN do HMCC, Tatuapé. Presidente do Comitê de Ética em Pesquisa do HMCC, Tatuapé. Membro da Equipe Técnica Assistencial da UTI Pediátrica do HED. Delegado da Delegacia Regional Metropolitana Leste do CREMESP. Coordenador da Câmara Técnica de Medicina Intensiva do CREMESP. Coordenador Nacional da PG em Medicina Intensiva Pediátrica e Neonatal (AMIB). Membro da Helth Tecnology Assessment International (HTAi). Membro da Comissão de Farmacoterapia da SMS de São Paulo. Membro da Rede Paulista de Avaliação de Tecnologias da Saúde.

Juliana Tedesco Dias
Médica Assistente da Disciplina de Gastroenterologia e Hepatologia Pediátrica do Hospital das Clínicas da Faculdade de Medicina de Botucatu (FMB/UNESP). Pediatra pela FMB/UNESP. Gastroenterologia e Hepatologia Pediátrica pela FMB/UNESP. Doutora em Bases Gerais da Cirurgia pela Faculdade de Medicina de Botucatu.

Leticia de Faria Bandeira
Médica Pediatra pela Universidade Federal do Mato Grosso do Sul (UFMS).

Ligia Maria Suppo de Souza Rugolo
Professor Adjunto do Departamento de Pediatria da Faculdade de Medicina de Botucatu (FMB/UNESP). Chefe da Disciplina de Neonatologia e da Unidade Neonatal da FM/UNESP. Membro do Departamento de Neonatologia da Sociedade de Pediatria de São Paulo (SPSP) e da Sociedade Brasileira de Pediatria (SBP). Membro do Grupo Executivo do Programa de Reanimação Neonatal da SBP. Membro do Conselho Gestor da Rede Brasileira de Pesquisas Neonatais.

Manuella Pacifico de Freitas Segredo
Médica Oncologista Pediátrica do Departamento de Pediatria da Faculdade de Medicina de Botucatu (FMB/UNESP). Doutora em Fisiopatologia em Clínica Médica da FMB/UNESP. Responsável pelo Serviço de Oncologia Pediátrica do Hospital das Clínicas da FMB/UNESP. Título de Especialista em Oncologia Pediátrica pelo Conselho Regional de Medicina do Estado de São Paulo.

Marcelo Barciela Brandão
Mestrado e Doutorado pelo Departamento de Pediatria da Faculdade de Ciências Médicas da Universidade Estadual de Campinas (FCM/UNICAMP). Médico Assistente da Unidade de Terapia Intensiva Pediátrica do Hospital de Clínicas da UNICAMP. Coordenador da Unidade de Terapia Intensiva Pediátrica do Hospital Estadual Sumaré (UNICAMP). Diretor Científico da UTI Pediátrica e Neonatal da Sociedade Paulista de Terapia Intensiva. Membro do Departamento Científico do Departamento de Terapia Intensiva da Sociedade Brasileira de Pediatria (SBP).

Marcia Camegaçava Riyuzo
Professora Doutora da Disciplina de Nefrologia Pediátrica do Departamento de Pediatria da Faculdade de Medicina de Botucatu (FMB/UNESP). Doutorado pela FMB/UNESP, Botucatu em Fisiopatologia em Clínica Médica e Nefrologia.

Márcia Guimarães da Silva
Bacharel e Licenciada em Ciências Biológicas pela Universidade Federal de São Carlos. Aprimoramento Profissional em Análises Clínicas: Laboratório de Pesquisa Aplicado à Reprodução pela Faculdade de Medicina de Botucatu (FMB/UNESP). Mestre em Patologia pelo Programa de Pós-Graduação em Patologia (FMB-UNESP). Doutor em Patologia pelo Programa de Pós-Graduação em Patologia (FMB-UNESP). Professora-Assistente Doutora do Departamento de Patologia da FMB/UNESP.

Márcia Maria Ferreira Lima (*in memoriam*)
Mestre pela Pós-Graduação da Faculdade de Medicina de Botucatu (FMB/UNESP). Doutora pela Pós-Graduação da FMB/UNESP. Responsável pelo Ambulatório de Cefaleia na Infância e Adolescência (HC-UNESP). IHS International Master Degree in Cephalalgia.

Marcos Curcio Angelini
Médico pela Universidade Nove de Julho. Cirurgião Geral pelo Centro Médico de Campinas. Cirurgião Pediátrico pela Faculdade de Medicina de Botucatu (FMB/UNESP). Doutorado em Bases Gerais da Cirurgia pela FMB/UNESP.

Maria Aparecida Marchesan Rodrigues
Professora Titular de Patologia da Faculdade de Medicina de Botucatu (FMB/UNESP).

Maria Clara Oliva Albano
Otorrinolaringologista pela Pontifícia Universidade Católica (PUC/SP). *Fellowship* em Medicina do Sono pela Faculdade de Medicina de Botucatu (FMB/UNESP).

Maria Cristina Pereira Lima
Graduação em Medicina pela Universidade Estadual Paulista "Julio de Mesquita Filho" (UNESP). Mestrado em Ciências Médicas pela Universidade Estadual de Campinas (UNICAMP). Doutorado em Medicina Preventiva pela Universidade de São Paulo (USP). Formação em Psicodrama Terapêutico pelo Instituto Sedes Sapientae. Professora Adjunta na Faculdade de Medicina de Botucatu (FMB/UNESP). Bolsista em Produtividade pelo CNPq (Nível 2).

Maria Regina Bentlin
Professora-Assistente Doutora da Disciplina de Neonatologia do Departamento de Pediatria da Faculdade de Medicina de Botucatu (FMB/UNESP). Chefe da UTI Neonatal do Hospital das Clínicas da FMB/UNESP. Vice-Presidente do Departamento de Neonatologia da Sociedade de Pediatria de São Paulo (SPSP).

Marília Alves Ansaloni
Médica Hematologista Pediátrica do Departamento de Pediatria da Faculdade de Medicina de Botucatu (FMB/UNESP). Formada em Medicina por Faculdade de Ciências Médicas de Santos (Centro Universitário Lusíadas). Pediatra pela Faculdade de Medicina de Jundiaí. Hematologista Pediátrica pela UNIFESP.

Mário Roberto Hirschheimer
Médico com Título de Especialista em Pediatria e Certificado nas Áreas de Atuação de Terapia Intensiva Pediátrica e Endocrinologia Pediátrica. Membro da Diretoria Executiva dos Departamentos Científicos de Bioética e Endocrinologia e do Núcleo de Estudos da Violência contra Crianças e Adolescentes da Sociedade de Pediatria de São Paulo (SPSP). Presidente do Departamento Científico de Segurança de Crianças e Adolescentes e Assessor de Políticas Públicas da Diretoria da Sociedade Brasileira de Pediatria (SBP). Delegado do Conselho Regional de Medicina do Estado de São Paulo (CREMESP).

Mary de Assis Carvalho
Professora-Assistente Doutora da Gastroenterologia, Hepatologia e Nutrição Pediátrica do Departamento de Pediatria da Faculdade de Medicina de Botucatu (FMB/UNESP).

Mauro dos Santos Volpi
Professor Doutor da Disciplina de Ortopedia e Traumatologia da Faculdade de Medicina de Botucatu (FMB/UNESP). Membro Titular da Sociedade Brasileira de Ortopedia, Sociedade Brasileira de Cirurgia de Coluna e Sociedade Brasileira de Ortopedia Pediátrica. Chefe dos Grupos de Cirurgia de Coluna e Ortopedia Pediátrica da FMB/UNESP. Presidente da Sociedade Brasileira de Coluna (2015-2016).

Michele Rebequi de Souza
Residência Médica em Pediatria pela UNESP. Título de Especialista em Pediatria pela Sociedade Brasileira de Pediatria (SBP). Residência Médica em Medicina Intensiva Pediátrica pela UNESP.

Mônica Bannwart Mendes
Médica Infectologista pela Faculdade de Medicina de Botucatu (FMB/UNESP). Médica Assistente nos Ambulatórios do Serviço de Ambulatório Especializados Domingos Alves Meira. Preceptora da Residência Médica em Infectologia da FMB/UNESP. Mestre em Doenças Tropicais pela FMB/UNESP. Professora Substituta no Departamento de Doenças Tropicais e Diagnóstico por Imagem da FMB/UNESP.

Monique Cotarelli Tsuji
Especialista em Pediatria, Pneumologia Pediátrica, Alergia e Imunologia.

Nilton Carlos Machado
Professor Adjunto Livre-Docente de Gastroenterologia, Hepatologia e Nutrição Pediátrica do Departamento de Pediatria da Faculdade de Medicina de Botucatu (FMB/UNESP).

Norimar Hernandes Dias
Médico Assistente Doutor do Setor de Otoneurologia da Disciplina de Otorrinolaringologista e Cirurgia de Cabeça e Pescoço do Hospital das Clínicas da Faculdade de Medicina de Botucatu (FMB/UNESP). Doutor pela FMB/UNESP.

Paulo Gonçalves Martin
Acadêmico da Faculdade de Medicina de São José do Rio Preto (FAMERP).

Paulo Ramos David João
Chefe das UTIs Cirúrgica e Pediátrica do Hospital Pequeno Príncipe. Presidente da Associação de Medicina Intensiva Brasileira (2016-2017). Professor de Pediatria da Universidade Positivo de Curitiba.

Paulo Roberto Kawano
Professor-Assistente Doutor do Departamento de Urologia da Faculdade de Medicina de Botucatu (FMB/UNESP). Preceptor da Residência Médica em Urologia do Hospital das Clínicas da FMB/UNESP. *Fellowship* em Endourologia e Laparoscopia pela Endourological Society.

Pedro Luiz Toledo de Arruda Lourenção
Graduação em Medicina pela Faculdade de Medicina de Botucatu (FMB/UNESP). Residência Médica em Cirurgia Geral e em Cirurgia Pediátrica pela FMB/UNESP. Doutor pelo Programa de Pós-Graduação em Patologia na FMB/UNESP. Especialista em Cirurgia Pediátrica e Membro da CIPE. Professor Doutor de Cirurgia Pediátrica da FMB/UNESP.

Priscila Ferreira Poloni
Graduada em Medicina pela Faculdade de Medicina de Botucatu (FMB/UNESP). Especializada em Ginecologia, Obstetrícia pelo Programa de Residência Médica da FMB/UNESP. Mestre em Ginecologia e Obstetrícia pelo Programa de Pós-Graduação da FMB/UNESP. Doutora em Ginecologia e Obstetrícia pelo Programa de Pós-Graduação da FMB (UNESP).

Regina Grigolli Cesar
Doutora pela Faculdade de Ciências Médicas da Santa Casa de São Paulo (FCMSCSP). Coordenadora da UTI Pediátrica da Santa Casa de São Paulo. Diarista na UTI Pediátrica no Hospital Sabará.

Regina Helena Garcia Martins
Professora Titular do Departamento de Oftalmologia, Otorrinolaringologia e Cirurgia de Cabeça e Pescoço da Faculdade de Medicina de Botucatu (FMB/UNESP).

Renata Dudnick de Lima Mauro
Graduação em Medicina pela Universidade de Marília (UNIMAR). Especialização e Residência Médica em Pediatria pelo Hospital Ana Costa e em Hematologia e Hemoterapia Pediátrica pela Escola Paulista de Medicina da Universidade Federal de São Paulo (EPM/UNIFESP). Título de Especialista em Pediatria, Hematologia e Hemoterapia Pediátrica pela Sociedade Brasileira de Pediatria (SBP). Integrante da Equipe Médica e Coordenadora do Serviço de Hematologia Pediátrica do Hospital das Clínicas da Faculdade de Medicina de Botucatu (FMB/UNESP).

Renato de Souza Gonçalves
Doutor em Fisiopatologia em Clínica Médica pela Faculdade de Medicina de Botucatu (FMB/UNESP). Título de Especialista em Cardiologia pela Sociedade Brasileira de Cardiologia (SBC). Título de Proficiência em Arritmia Clínica. Responsável pelo Serviço de Eletrocardiografia e Holter do Hospital das Clínicas da FMB/UNESP.

Renato Melli Carrera
Cirurgião Pediátrico do Hospital Israelita Albert Einstein (HIAE). Gerente Médico do Instituto Israelita de Ensino Albert Einstein.

Ricardo Augusto Monteiro de Barros Almeida
Médico Infectologista. Professor-Assistente Doutor do Departamento de Doenças Tropicais e Diagnóstico por Imagem da Faculdade de Medicina de Botucatu (FMB/UNESP).

Ricardo de Souza Cavalcante
Médico Infectologista. Membro da Comissão de Controle de Infecção Relacionada à Assistência à Saúde e do Serviço de Prevenção e Controle de Infecção em Pacientes Imunossuprimidos do Hospital das Clínicas da Faculdade de Medicina de Botucatu (FMB/UNESP). Professor do Programa de Pós-Graduação em Doenças Tropicais na Área de Infecções Fúngicas da FMB/UNESP.

Ricardo Pimenta Bonatto
Acadêmico da Faculdade de Medicina da Pontifícia Universidade Católica de Campinas (PUC/Campinas).

Rodrigo Guerra da Silva
Médico Assistente Doutor do Departamento de Urologia da Faculdade de Medicina de Botucatu (FMB/UNESP). *Fellow* em Endourologia e Laparoscopia, Endourological Society. Membro Titular da Sociedade Brasileira de Urologia (TiSBU).

Rômulo Ballarin Albino
Ortopedista e Traumatologista. Especialista de Cirurgia do Pé e Tornozelo. Chefe do Ambulatório de Patologias do Pé e Tornozelo do Hospital das Clínicas da Faculdade de Medicina de Botucatu (FMB/UNESP).

Roseli Saraiva Moreira Bittar
Professora-Assistente Doutora do Setor de Otoneurologia do Hospital das Clínicas da Faculdade de Medicina da Universidade de São Paulo (HC-FMUSP).

Rossano Cesar Bonatto
Professor-Assistente Doutor do Departamento de Pediatria da Faculdade de Medicina de Botucatu (FMB/UNESP). Chefe da Disciplina de Cardiologia Pediátrica. Doutor em Cardiologia.

Rozemeire Garcia Marques
Graduação em Medicina pela Faculdade de Medicina de Botucatu (FMB/UNESP). Residência Médica em Cirurgia Pediátrica pela FMB-UNESP. Mestrado em Cirurgia Pediátrica pela UNIFESP. Doutorado em Cirurgia Pediátrica na FMB/UNESP. Atua em Cirurgia Pediátrica como Professor-Assistente Doutor na FMB-UNESP. Tem experiência na área de Medicina, com ênfase em Cirurgia Pediátrica.

Rui Seabra Ferreira Junior
Especialista em Animais Peçonhentos. Mestre e Doutor em Doenças Tropicais. Pós-Doutorado em Imunoquímica. Livre-Docência em Toxinas Animais.

Sergio Marrone Ribeiro
Professor-Assistente Doutor da Disciplina de Radiodiagnóstico, com atuação principal em Radiologia do Tórax.

Sérgio Tadeu Martins Marba
Professor Titular do Departamento de Pediatria da Faculdade Estadual de Campinas e da Divisão de Neonatologia do Hospital da Mulher Prof. Dr. Aristodemo Pinotti (CAISM UNICAMP). Membro do Grupo Executivo do Programa de Reanimação Neonatal da Sociedade Brasileira de Pediatria (SBP). Consultor Neonatal e do Método Canguru da Coordenação Geral da Saúde da Criança e do Aleitamento Materno do Ministério da Saúde.

Silke Anna Theresa Weber
Professora Adjunta da Disciplina de Otorrinolaringologia e Cirurgia de Cabeça e Pescoço pela Faculdade de Medicina de Botucatu (FMB/UNESP).

Simone Manso de Carvalho Pelicia
Médica Assistente da Unidade Neonatal pelo Hospital das Clínicas da Faculdade de Medicina de Botucatu (FMB/UNESP). Doutora pela FMB/UNESP. Título de Especialista em Pediatria e Neonatologia pela Sociedade Brasileira de Pediatria (SBP).

Sulim Abramovici
Presidente do Departamento de Emergências da Sociedade de Pediatria de São Paulo (SPSP). Secretário do Departamento de Emergências e Cuidados Hospitalares da Sociedade Brasileira de Pediatria (SBP). Gerente Médico do Hospital Infantil Menino Jesus, SP. Médico Pediatra do Hospital Israelita Albert Einstein, SP.

Valter Penna
Médico Assistente do Departamento de Cirurgia e Ortopedia no Hospital das Clínicas da Faculdade de Medicina de Botucatu (FMB/UNESP). Pós-Doutorado em Ortopedia Oncológica pela FMB/UNESP.

Vitor Buaride
Formado pela Fundação Educacional da Serra dos Órgãos. Especialista em Cirurgia Plástica pela Sociedade Brasileira de Cirurgia Plástica/Associação Médica Brasileira (SBCP/AMB). Membro da SBCP. Membro da Sociedade Brasileira de Queimaduras (SBQ). Coordenador do Serviço de Queimados do Hospital Municipal Dr. Carmino Caricchio, Tatuapé. Chefe do Serviço de Queimados do Hospital dos Defeitos da Face da Cruz Vermelha Brasileira do Estado de São Paulo. Preceptor da Residência de Cirurgia Plástica de Hospital dos Defeitos da Face da Cruz Vermelha Brasileira do Estado de São Paulo.

Vitor Nakagima
Professor Doutor. Título de Especialista em Otorrinolaringologia pela Associação Brasileira de Otorrinolaringologia e Cirurgia Cervicofacial. Responsável pelo Ambulatório Otorrinolaringologia Pediátrica e Ambulatório de Rinologia.

Werther Brunow de Carvalho
Professor Titular de Pediatria – Área Terapia Intensiva/Neonatologia. Chefe da Unidade de Terapia Intensiva Pediátrica do Hospital Santa Catarina.

DEDICATÓRIA E AGRADECIMENTOS

Agradecemos e dedicamos este livro a todos os residentes da Pediatria que estagiaram na disciplina de Medicina Intensiva e Emergências Pediátricas do Departamento de Pediatria da Faculdade de Medicina de Botucatu (FMB/UNESP) que, ao longo de seus 50 anos de fundação, não só têm contribuído para o desenvolvimento de nossa especialidade mas, também, têm sido parceiros nas lutas constantes pela melhoria do serviço. Também, agradecemos o vigor que cada profissional, aluno, residente ou estagiário depositou nesse cenário; o que, com certeza, contribuiu para a formação da Emergência como área de atuação pediátrica, impulsionando-nos para o futuro.

Estendemos nossos agradecimentos a todos os docentes e médicos do Departamento de Pediatria da Faculdade de Medicina de Botucatu (FMB/UNESP) que, desde a fundação do Departamento, estiveram envolvidos na manutenção e implantação do Serviço de Urgência de Excelência. Foi fundamental, também, o apoio da Diretoria da Faculdade de Medicina e da Superintendência do Hospital das Clínicas de Botucatu.

Nossa eterna gratidão alcança ainda toda a equipe médica de diaristas e plantonistas do Pronto-Socorro e os funcionários da Unidade, hoje dividida em duas subunidades, uma Referenciada e outra Portas-abertas, pois os mesmos nos auxiliam no dia a dia na tarefa de assistir as crianças de Botucatu e de toda a região com competência e dedicação.

Nosso carinho especial às nossas famílias representadas pelos pais, mães, esposas, maridos e filhos, sem os quais não teríamos chegado até aqui.

A todos, o nosso mais sincero e profundo respeito.

Joelma Gonçalves Martin
José Roberto Fioretto
Mário Ferreira Carpi

APRESENTAÇÃO

Esta obra foi elaborada visando cobrir todos os aspectos relacionados com o atendimento de crianças em situação de emergência, não apenas para fundamentar o conhecimento da Emergência Pediátrica no âmbito da nossa realidade, mas também para oferecer subsídios para o esclarecimento de dúvidas diagnósticas e terapêuticas que ocorrem no dia a dia do atendimento das crianças que precisam desse tipo de assistência médica. A obra conta ainda com colaboradores que têm ativa vivência prática e vasta experiência nessa especialidade dentro da Medicina.

Muito nos orgulha fazer parte do processo de desenvolvimento da Urgência/Emergência Pediátrica como especialidade. Gostaríamos de deixar como contribuição para a comunidade científica este precioso documento, que contém atualização das principais e mais importantes patologias pediátricas que levam o paciente a repercussões hemodinâmicas, respiratórias, metabólicas, hidroeletrolíticas, infecciosas, entre outras.

Joelma Gonçalves Martin
José Roberto Fioretto
Mário Ferreira Carpi

PREFÁCIO

Segundo a Organização Mundial de Saúde: "A emergência deve ser uma disciplina única, horizontalmente integrada com outras especialidades, que incorpora conhecimentos cognitivos, administrativos e tecnológicos, para o manejo de todo paciente com doença ou injúria aguda."

É atribuição de todo Pediatra Geral conhecer os princípios da Emergência e saber identificar a criança em situação crítica. Mas isso é o suficiente? Frente ao avanço no controle das doenças infecciosas e à transição epidemiológica, novas competências são necessárias na formação em Emergência. Somente a consolidação de uma disciplina, com programa direcionado para os objetivos propostos dessa especialidade, já descritos, pode oferecer conhecimento e capacitação para os novos profissionais pediatras atuarem com segurança e competência.

Dentro do exposto, tornou-se importante a implantação da "área de atuação em emergência pediátrica", por meio do modelo adotado pela Sociedade Brasileira de Pediatria para formação de seus especialistas, e condicionada a obrigatoriedade de pré-requisito em Pediatria em programas de Residência Médica reconhecidos pela SBP.

A Sociedade de Pediatria de São Paulo reconheceu, em 1999, a importância dessa área, criando o Departamento de Emergências. Foi um marco na valorização dos pediatras que atuam no setor. Dez anos depois, a Sociedade Brasileira de Pediatria também criou o Departamento de Emergências e Cuidados Hospitalares. Em 2016, foi criada a Sociedade Latino-Americana de Emergências Pediátricas.

Para complementar a importância da especialidade, em 2016, após muita luta, "Emergência Pediátrica" foi reconhecida pelo Conselho Federal de Medicina e pela Associação Médica Brasileira como área de atuação. A primeira turma de especialistas em Emergência Pediátrica foi reconhecida em 2018.

Participaram dessa caminhada vários serviços universitários que sempre mantiveram equipes dedicadas à formação de novos especialistas. A formação acadêmica associada à abnegação tornaram realidade a luta pelo reconhecimento da especialidade.

Ressalte-se a Faculdade de Medicina de Botucatu, que sempre valorizou o ensino de Emergências dentro da área de Pediatria, delegando à Professora Joelma Gonçalves Martin a organização do estágio nessa área para acadêmicos e residentes, além da criação precoce da Disciplina de Medicina Intensiva e Emergências Pediátricas, pelo Professor José Roberto Fioretto.

Os autores deste livro merecem o reconhecimento pelo que contribuíram para o desenvolvimento de estratégias de atendimento à criança grave e na formação de novos especialistas.

A publicação deste livro vem coroar o esforço de uma equipe brilhante que se preocupou em aprofundar conhecimentos, habilidades e competências na área de Urgência e Emergência Pediátrica, nos seus diversos cenários.

A área de atuação em Urgências e Emergências sente-se honrada em receber esta grande colaboração.

Os coordenadores e colaboradores demonstram grande conhecimento prático e teórico. Esta obra será de grande valia na formação e no aperfeiçoamento de emergencistas que o Brasil tanto precisa. Enfoque no diagnóstico rápido e na estabilização do paciente em sala de emergência são os objetivos principais do pediatra com essa formação.

"A formação em Emergência Pediátrica é um estímulo para atrair indivíduos talentosos e fixá-los nesta importante área da Medicina, promovendo crescimento nas áreas de assistência, pesquisa, ensino e organização."

A publicação desta importante obra contribuirá para esse objetivo. Serão beneficiados profissionais da saúde, emergencistas, pediatras generalistas e, principalmente, crianças e adolescentes em situações de risco.

Sulim Abramovici

SUMÁRIO

SEÇÃO 1   SINAIS E SINTOMAS EM EMERGÊNCIAS, 1

1 APNEIA, *3*
Paulo Gonçalves Martin
Joelma Gonçalves Martin

2 ARRITMIAS CARDÍACAS: ABORDAGEM NO PRONTO-SOCORRO, *6*
Rossano Cesar Bonatto
Renato de Souza Gonçalves
Leticia de Faria Bandeira

3 CIANOSE, *11*
Ricardo Pimenta Bonatto
Rossano Cesar Bonatto

4 COMA E ALTERAÇÕES DO NÍVEL DE CONSCIÊNCIA, *16*
Joelma Gonçalves Martin

5 CONSTIPAÇÃO, *24*
Nilton Carlos Machado
Mary de Assis Carvalho
Débora Avellaneda Penatti

6 CONVULSÕES E ESTADO DE MAL EPILÉPTICO, *29*
Werther Brunow de Carvalho

7 DIARREIA, *37*
Nilton Carlos Machado
Mary de Assis Carvalho
Débora Avellaneda Penatti

8 DISFAGIA, *42*
Nilton Carlos Machado
Mary de Assis Carvalho
Juliana Tedesco Dias

9 DISTENSÃO ABDOMINAL, *47*
Marcelo Barciela Brandão

10 DISÚRIA, *49*
Marcia Camegaçava Riyuzo
Henrique Mochida Takase

11 EPISTAXE, *54*
Iury Lima Veloso
José Vicente Tagliarini
Silke Anna Theresa Weber

12 ESTRIDOR NA INFÂNCIA, *58*
Regina Helena Garcia Martins
Carlos Segundo Paiva Soares
Norimar Hernandes Dias

13 FEBRE SEM SINAIS LOCALIZATÓRIOS, *68*
Joelma Gonçalves Martin

14 HEMATÚRIA, *72*
Marcia Camegaçava Riyuzo
Henrique Mochida Takase

15 HIPERTENSÃO ARTERIAL, *80*
Marcia Camegaçava Riyuzo
Henrique Mochida Takase

16 ICTERÍCIA, *90*
  16.1. Icterícia neonatal, *90*
    Simone Manso de Carvalho Pelicia
    Maria Regina Bentlin

  16.2. Icterícia depois do período neonatal, *97*
    Mary de Assis Carvalho
    Nilton Carlos Machado
    Gabriela Nascimento Hercos

17 LEUCOCORIAS, *106*
Edson Nacib Jorge
Antonio Carlos Lottelli Rodrigues

18 LINFONODOMEGALIAS, *108*
Jaime Olbrich Neto
Sergio Marrone Ribeiro

19 ODORES NASAIS INCOMUNS, *115*
Vitor Nakagima

20 RETENÇÃO URINÁRIA AGUDA, *118*
Marcia Camegaçava Riyuzo
Henrique Mochida Takase

21 SINAIS E SINTOMAS MUSCULOESQUELÉTICOS, *120*
Claudia Saad Magalhães

22 TOSSE, *125*
Mário Ferreira Carpi

23 VERTIGEM NA CRIANÇA, *129*
Norimar Hernandes Dias
Regina Helena Garcia Martins
Roseli Saraiva Moreira Bittar

24 VÔMITOS AGUDOS, *132*
Nilton Carlos Machado
Mary de Assis Carvalho

SEÇÃO 2 EMERGÊNCIAS CLÍNICAS, *139*

25 DOENÇAS EXANTEMÁTICAS, *141*
Joelma Gonçalves Martin

26 MORDEDURAS DE ANIMAIS, *148*
Mônica Bannwart Mendes
Benedito Barraviera

27 URTICÁRIA, ANGIOEDEMA E ANAFILAXIA, *159*
Camila Alves Tonami
Ana Laura Mendes Almeida
Monique Cotarelli Tsuji
Jaime Olbrich Neto

28 EMERGÊNCIAS DERMATOLÓGICAS, *165*
Gabriela Roncada Haddad

29 EMERGÊNCIAS NAS DOENÇAS REUMÁTICAS, *196*
Claudia Saad Magalhães

30 EMERGÊNCIAS PSIQUIÁTRICAS NA INFÂNCIA E ADOLESCÊNCIA, *204*
Érica Vasques Trench
Maria Cristina Pereira Lima

31 ATENDIMENTO À CRIANÇA VITIMIZADA, *208*
Mário Roberto Hirschheimer

SEÇÃO 3 EMERGÊNCIAS NO PERÍODO NEONATAL, *229*

32 RECÉM-NASCIDO COM FEBRE: O QUE FAZER NO PRONTO-SOCORRO?, *231*
Geila de Moraes Pereira
Geraldo Henrique Soares da Silva
Maria Regina Bentlin

33 ABORDAGEM INICIAL DO CHOQUE NEONATAL NO PRONTO-SOCORRO, *235*
Ligia Maria Suppo de Souza Rugolo
Alice Maria Kiy Guirado
Ana Karina Cristiuma De Luca

34 TRANSPORTE INTER-HOSPITALAR DO RECÉM-NASCIDO, *239*
João Cesar Lyra
Grasiela Bossolan
Denise Caroline Cáceres Dutra Lyon

SEÇÃO 4 EMERGÊNCIAS CIRÚRGICAS, *245*

35 APENDICITE AGUDA, *247*
Marcos Curcio Angelini
Erika Veruska Paiva Ortolan

36 ABDOME AGUDO OBSTRUTIVO NA INFÂNCIA, *251*
Pedro Luiz Toledo de Arruda Lourenção
Erika Veruska Paiva Ortolan
Marcos Curcio Angelini

37 ESTENOSE HIPERTRÓFICA DO PILORO, *257*
Rozemeire Garcia Marques
Bonifácio Katsunori Takegawa

38 DOENÇA DE HIRSCHSPRUNG, *259*
Pedro Luiz Toledo de Arruda Lourenção
Maria Aparecida Marchesan Rodrigues

39 TUMORES ABDOMINAIS – A IMPORTÂNCIA DO DIAGNÓSTICO, *264*
Antônio Marcos Rodrigues

40 ABDOME AGUDO DO RECÉM-NASCIDO, *269*
Rozemeire Garcia Marques
Bonifácio Katsunori Takegawa

41 URGÊNCIAS ENDOSCÓPICAS NA INFÂNCIA, *279*
Erika Veruska Paiva Ortolan
Pedro Luiz Toledo de Arruda Lourenção
Marcos Curcio Angelini

SEÇÃO 5 EMERGÊNCIAS INFECCIOSAS, *285*

42 ABORDAGEM DA SEPSE PEDIÁTRICA NO SERVIÇO DE EMERGÊNCIA, *287*
Daniela Carla de Souza
Cláudio Flauzino de Oliveira

43 INFECÇÕES DE VIAS AÉREAS SUPERIORES, *296*
Joelma Gonçalves Martin

44 SÍNDROMES CLÍNICAS SEMELHANTES À MONONUCLEOSE INFECCIOSA: SÍNDROME MONO-*LIKE*, *303*
Jaime Olbrich Neto
Ricardo de Souza Cavalcante

45 DOENÇA DA ARRANHADURA DO GATO, *310*
Jaime Olbrich Neto
Eliane Chaves Jorge

SUMÁRIO

46   **DENGUE,** *313*
Ricardo Augusto Monteiro de Barros Almeida

47   **SÍNDROME FEBRIL ICTÉRICA E/OU HEMORRÁGICA AGUDA,** *323*
Ricardo Augusto Monteiro de Barros Almeida

48   **MENINGITES BACTERIANAS,** *349*
Mário Ferreira Carpi

SEÇÃO 6   EMERGÊNCIAS ENDOCRINOLÓGICAS, *353*

49   **CETOACIDOSE DIABÉTICA (CAD),** *355*
Israel Diamante Leiderman
José Roberto Fioretto

50   **CRISE TIREOTÓXICA,** *359*
Israel Diamante Leiderman
José Roberto Fioretto

51   **INSUFICIÊNCIA ADRENAL AGUDA,** *362*
Israel Diamante Leiderman
Dânae Braga Diamante Leiderman
José Roberto Fioretto

52   **DIABETES *INSIPIDUS*,** *365*
Israel Diamante Leiderman
Mario Roberto Hirscheimer
José Roberto Fioretto

53   **DIABETES *MELLITUS* NEONATAL,** *368*
Israel Diamante Leiderman
José Roberto Fioretto

54   **SÍNDROME DA SECREÇÃO INAPROPRIADA DO HORMÔNIO ANTIDIURÉTICO (SSIHAD),** *371*
Israel Diamante Leiderman
Mario Roberto Hirscheimer
José Roberto Fioretto

55   **HIPOGLICEMIAS,** *374*
Israel Diamante Leiderman
Dânae Braga Diamante Leiderman
José Roberto Fioretto

SEÇÃO 7   EMERGÊNCIAS GASTROINTESTINAIS, *379*

56   **GASTRITES, GASTROPATIAS, ÚLCERAS GÁSTRICAS E DUODENAIS E DOR ABDOMINAL AGUDA,** *381*
Nilton Carlos Machado
Mary de Assis Carvalho
Gabriela Nascimento Hercos
Juliana Tedesco Dias
Débora Avellaneda Penatti

57   **DOENÇA BILIAR AGUDA,** *391*
Nilton Carlos Machado
Mary de Assis Carvalho
Gabriela Nascimento Hercos
Juliana Tedesco Dias
Débora Avellaneda Penatti

58   **DOENÇA INFLAMATÓRIA INTESTINAL,** *397*
Mary de Assis Carvalho
Nilton Carlos Machado
Gabriela Nascimento Hercos

59   **ENTEROCOLITE E PROCTOCOLITE INDUZIDAS POR PROTEÍNA ALIMENTAR,** *402*
Mary de Assis Carvalho
Nilton Carlos Machado
Gabriela Nascimento Hercos

60   **ENTEROCOLITE INFECCIOSA AGUDA,** *406*
Nilton Carlos Machado
Mary de Assis Carvalho
Débora Avellaneda Penatti

61   **_FAILURE TO THRIVE_ OU INSUFICIÊNCIA DO CRESCIMENTO,** *411*
Nilton Carlos Machado
Mary de Assis Carvalho
Débora Avellaneda Penatti

62   **INSUFICIÊNCIA HEPÁTICA AGUDA,** *416*
Mary de Assis Carvalho
Nilton Carlos Machado
Gabriela Nascimento Hercos

63   **PANCREATITES,** *424*
Mary de Assis Carvalho
Nilton Carlos Machado
Juliana Tedesco Dias

SEÇÃO 8   EMERGÊNCIAS HEMATOLÓGICAS: HEMATOPEDIATRIA, *429*

64   **ANEMIA HEMOLÍTICA AUTOIMUNE,** *431*
Marília Alves Ansaloni
Renata Dudnick de Lima Mauro

65   **TALASSEMIAS,** *434*
Marília Alves Ansaloni
Renata Dudnick de Lima Mauro

66   **DOENÇA FALCIFORME,** *436*
Marília Alves Ansaloni
Renata Dudnick de Lima Mauro

67   **TROMBOCITOPENIA IMUNE PRIMÁRIA,** *442*
Marília Alves Ansaloni
Renata Dudnick de Lima Mauro

68 HEMOCOMPONENTES E REAÇÕES TRANSFUSIONAIS, *445*
Marília Alves Ansaloni
Renata Dudnick de Lima Mauro

69 TROMBOEMBOLISMO VENOSO NA PEDIATRIA, *459*
Marília Alves Ansaloni
Renata Dudnick de Lima Mauro

SEÇÃO 9 EMERGÊNCIAS GINECOLÓGICAS, *463*

70 ABDOME AGUDO E TRAUMA GINECOLÓGICO, *465*
Flávia Neves Bueloni Dias
Daniel Spadoto Dias
Ana Gabriela Pontes
Coordenadores: Eliana Aguiar Petri Nahás,
Heloisa Maria De Luca Vespoli, Jorge Nahás Neto

71 SANGRAMENTO GENITAL NA INFÂNCIA E ADOLESCÊNCIA, *470*
Ana Gabriela Pontes
Coordenadores: Eliana Aguiar Petri Nahás,
Heloisa Maria De Luca Vespoli, Jorge Nahás Neto

72 INFECÇÕES DO TRATO GENITAL INFERIOR, *474*
Andréa da Rocha Tristão
Márcia Guimarães da Silva
Coordenadores: Eliana Aguiar Petri Nahás,
Heloisa Maria De Luca Vespoli, Jorge Nahás Neto

73 DISMENORREIA, *483*
Eneida Maria Boteon Schmitt
Gustavo Filipov Peres
Priscila Ferreira Poloni
Coordenadores: Eliana Aguiar Petri Nahás,
Heloisa Maria De Luca Vespoli, Jorge Nahás Neto

SEÇÃO 10 EMERGÊNCIAS UROLÓGICAS, *487*

74 FIMOSE E PARAFIMOSE, *489*
Paulo Roberto Kawano
Hamilto Yamamoto
Rodrigo Guerra da Silva
João Luiz Amaro

75 PRIAPISMO NA INFÂNCIA, *491*
Paulo Roberto Kawano
Hamilto Akihissa Yamamoto
João Luiz Amaro

76 ESCROTO AGUDO, *495*
Paulo Roberto Kawano
Hamilto Yamamoto
Rodrigo Guerra da Silva
João Luiz Amaro

77 LITÍASE URINÁRIA NA CRIANÇA, *497*
Rodrigo Guerra da Silva
Paulo Roberto Kawano
Hamilto Yamamoto
João Luiz Amaro

SEÇÃO 11 EMERGÊNCIAS RESPIRATÓRIAS, *499*

78 PNEUMONIA ADQUIRIDA NA COMUNIDADE E SUAS COMPLICAÇÕES, *501*
Mário Ferreira Carpi

79 BRONQUIOLITE VIRAL AGUDA, *509*
Mário Ferreira Carpi

80 ASMA AGUDA GRAVE, *514*
Mário Ferreira Carpi

81 INSUFICIÊNCIA RESPIRATÓRIA AGUDA, *518*
Mário Ferreira Carpi

82 SÍNDROME DA APNEIA OBSTRUTIVA DO SONO NA INFÂNCIA, *523*
Maria Clara Oliva Albano
Caroline Fernandes Rimoli
Silke Anna Theresa Weber

83 ASPIRAÇÃO DE CORPO ESTRANHO EM VIAS AÉREAS, *529*
Giesela Fleischer Ferrari

SEÇÃO 12 EMERGÊNCIAS CARDIOLÓGICAS, *535*

84 SOPROS CARDÍACOS EM PEDIATRIA: AVALIAÇÃO PRÁTICA, *537*
Rossano Cesar Bonatto
Leticia de Faria Bandeira

85 CRISE HIPOXÊMICA, *543*
Cinara dos Anjos Marcondes
Rossano Cesar Bonatto

86 DOR TORÁCICA, *547*
Célia de Paula Pimenta Bonatto
Rossano Cesar Bonatto

87 ENDOCARDITE INFECCIOSA, *552*
Andréia Grizzo
Rossano Cesar Bonatto

88 INSUFICIÊNCIA CARDÍACA, *560*
Andréia Grizzo
Rossano Cesar Bonatto

SEÇÃO 13 — EMERGÊNCIAS NEUROLÓGICAS, 573

89 SÍNCOPE EM CRIANÇAS E ADOLESCENTES, 565
Rossano Cesar Bonatto
Flavia Maria de Souza Mattioli

90 CONVULSÃO FEBRIL, 575
Joelma Gonçalves Martin

91 CEFALEIAS NA INFÂNCIA E ADOLESCÊNCIA NA EMERGÊNCIA, 579
Márcia Maria Ferreira Lima (in memoriam)

SEÇÃO 14 — EMERGÊNCIAS ONCOLÓGICAS, 585

92 ENTEROCOLITE NEUTROPÊNICA EM CRIANÇAS COM CÂNCER, 587
Débora Garcia Gasperini
Manuella Pacifico de Freitas Segredo

93 SÍNDROME DE LISE TUMORAL, 591
Manuella Pacifico de Freitas Segredo
Débora Garcia Gasperini

SEÇÃO 15 — EMERGÊNCIAS ORTOPÉDICAS, 595

94 AVALIAÇÃO ORTOPÉDICA DA CRIANÇA NO PRONTO ATENDIMENTO, 597
Mauro dos Santos Volpi
Jaqueline Bartelega Rodrigues Leite

95 TRAUMA NA CRIANÇA, 601
Mauro dos Santos Volpi
Jaqueline Bartelega Rodrigues Leite

96 DOENÇAS ORTOPÉDICAS NÃO VINCULADAS AO TRAUMA: CONFUSÃO NO DIAGNÓSTICO, 609
Mauro dos Santos Volpi
Jaqueline Bartelega Rodrigues Leite
Erick Ribeiro Damasceno
Bruno da Costa Ancheschi
Romulo Ballarin Albino

97 LESÕES TUMORAIS E PSEUDOTUMORAIS, 619
Felipe Augusto Kazan de Oliveira
Valter Penna

SEÇÃO 16 — TRAUMA, 625

98 TRAUMA NA CRIANÇA, 627
Renato Melli Carrera
Sulim Abramovici

99 TRAUMA RENAL PEDIÁTRICO, 633
Hamilto Akihissa Yamamoto
Paulo Roberto Kawano
João Luiz Amaro

100 TRAUMA RAQUIMEDULAR NA INFÂNCIA, 636
Joelma Gonçalves Martin

101 TRAUMATISMO CRANIOENCEFÁLICO GRAVE, 642
José Roberto Fioretto
Mário Ferreira Carpi

SEÇÃO 17 — EMERGÊNCIAS AMEAÇADORAS À VIDA, 649

102 SUPORTE BÁSICO E AVANÇADO DE VIDA EM PEDIATRIA, 651
Joelma Gonçalves Martin
Mário Ferreira Carpi
José Roberto Fioretto

103 CUIDADOS PRÉ-HOSPITALARES E TRANSPORTE DO PACIENTE CRÍTICO, 660
Marcelo Barciela Brandão

104 ACIDENTES POR SUBMERSÃO, 669
Joelma Gonçalves Martin
Michele Rebequi de Souza

105 ACIDENTES COM ANIMAIS PEÇONHENTOS, 677
Rui Seabra Ferreira Junior
Mônica Bannwart Mendes
Benedito Barraviera

106 INTOXICAÇÕES EXÓGENAS AGUDAS, 691
Joelma Gonçalves Martin

107 ATENDIMENTO AOS GRANDES QUEIMADOS, 700
Juang Horng Jyh
Emerson Yukio Kubo
Vitor Buaride

108 DESIDRATAÇÃO/CHOQUE, 710
    108.1 Desidratação, 710
    Ana Paula de Carvalho Panzeri Carlotti

    108.2 Choque, 714
    José Roberto Fioretto

109 VIA AÉREA DIFÍCIL, 726
Regina Grigolli Cesar

110 REANIMAÇÃO NEONATAL, 740
Sérgio Tadeu Martins Marba

111 **O PACIENTE PEDIÁTRICO EM UM INCIDENTE COM MÚLTIPLAS VÍTIMAS,** *751*
Bruno M. Pereira

112 **EVENTOS COM APARENTE RISCO DE MORTE,** *760*
Emílio Carlos Elias Baracat

SEÇÃO **18** TERAPÊUTICA, *765*

113 **ANTIBIOTICOTERAPIA,** *767*
Jaime Olbrich Neto

114 **SEQUÊNCIA RÁPIDA DE INTUBAÇÃO,** *772*
Paulo Ramos David João

115 **SEDAÇÃO E ANALGESIA,** *778*
Jose Roberto Fioretto
Paulo Ramos David João

APÊNDICE, 791

BULÁRIO E INTERAÇÕES MEDICAMENTOSAS, *793*
Juang Horng Jyh
Jaqueline Tonelotto
Giuseppa Biondo Verdini

SEÇÃO 1

SINAIS E SINTOMAS EM EMERGÊNCIAS

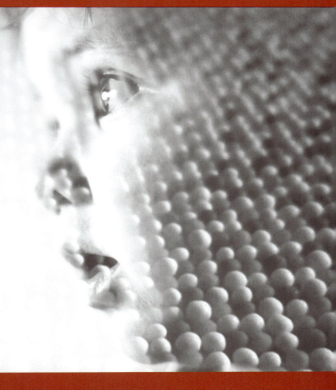

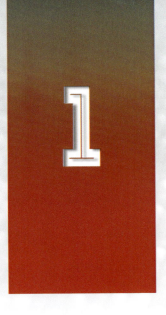

APNEIA

Paulo Gonçalves Martin
Joelma Gonçalves Martin

O termo "apnea" deriva do termo grego "apnoia", que por sua vez é formado pelo prefixo "a-", indicando negação, pelo verbo "pnein", que significa respirar e pelo sufixo "-ia", indicativo de ação ou qualidade; assim, conclui-se que apneia significa: ação ou qualidade de não respirar.

Por definição, apneia deve ser entendida como uma pausa na respiração maior que 20 segundos ou uma pausa de duração qualquer que traga consigo palidez, cianose e/ou bradicardia. Convém ressaltar que a apneia muitas vezes se confunde com a "respiração periódica", que é o padrão respiratório característico do sono marcado por ciclos de pequenas pausas respiratórias seguidos por um acréscimo na frequência. A diferença entre ambos reside no fato de que pausas respiratórias maiores que 15 segundos são anormais.

A apneia pode ser classificada de acordo com o evento que condicionou sua ocorrência, podendo ser:

- Obstrutiva: quando há um bloqueio das vias aéreas superiores (geralmente causado por relaxamento muscular);
- Central: ocorre por problemas relacionados à parte central do sistema nervoso relacionados ao coração. Caracterizada pela ausência de um estímulo respiratório. É a forma predominante em neonatos e crianças;
- Mista: caracterizada pela obstrução das vias aéreas superiores juntamente com a perda do estímulo respiratório.

APNEIA EM PREMATUROS, NEONATOS E CRIANÇAS

A idade gestacional da criança se relaciona de maneira inversa com a ocorrência de apneia. Por esse raciocínio, justifica-se o fato de que muitos neonatos prematuros abaixo das 28 semanas de idade gestacional desenvolvem alguma forma de apneia, não sendo infrequente a ocorrência da mesma também em neonatos de termo.

Um dos principais pontos que devem ser levados em consideração ao se analisar a apneia em neonatos ou crianças é o fato que, nessa faixa etária, estruturas como a parte central do sistema neurológico, o sistema respiratório e o sistema imunológico ainda estão em desenvolvimento. O controle da respiração pelos centros medulares e pontinos é modulado por fatores periféricos, tais como hipóxia, hipercarbia e estímulo laringomecânico. A resposta imatura de recém-nascidos e lactentes jovens a essas influências, em comparação com as crianças mais velhas, explica a vulnerabilidade delas à ocorrência da apneia. Até mesmo a imaturidade do trato digestivo e da coordenação da respiração à deglutição podem causar apneia, sendo esse um evento que pode acontecer no lactente jovem em consequência da regurgitação.

Assim, como principais condições que propiciam a ocorrência de apneia na faixa etária pediátrica, pode-se citar:

- A falta de maturidade do sistema nervoso central, das vias aéreas e orgãos associados e, consequentemente, da reserva respiratória e de outros fatores relacionados a elas, por exemplo a resistência à passagem (R) de ar;
- A maior suscetibilidade a invasões por agentes infecciosos;

- A resposta imatura do neonato a estímulos externos, como hipoxemia, hipercarbia e refluxo.

Vale pontuar que as causas de apneia em crianças nas faixas etárias pré-escolar e escolar são semelhantes àquelas notadas em adultos.

DIAGNÓSTICO DIFERENCIAL

Devido à variedade de causas que podem originar apneia em crianças, seu diagnóstico diferencial se torna algo muito extenso; todavia é possível relacionar causas com sistemas acometidos.

Neonatos e lactentes

- Sistema nervoso: crises convulsivas, prematuridade, TCE, aumento da pressão intracraniana, anomalias congênitas, infecções;
- Vias aéreas superiores: infecções (laringite, epiglotite, coqueluche), laringoespasmo (RGE), anomalias congênitas;
- Vias aéreas inferiores: anomalias congênitas e infecções;
- Outras: botulismo, hipocalcemia e hipoglicemia, anemia e sepse.

Crianças em idade pré-escolar e escolar

- Sistema nervoso: infecções, tumores, crises convulsivas, toxinas, TCE, hipertensão intracraniana;
- Vias aéreas superiores: apneia obstrutiva do sono, corpos estranhos, infecções (epiglotite, coqueluche);
- Vias aéreas inferiores: infecções e asma;
- Outras: trauma raquimedular, síndrome de Guillain-Barré, intoxicação exógena.

COMO LIDAR COM SITUAÇÕES DE APNEIA

O manejo adequado de um quadro apneico almeja impedir que ocorram maiores danos em função da apneia e prevenir que ela volte a ocorrer por meio do tratamento da condição que condicione seu aparecimento.

A prioridade do médico socorrista, depois da pronta ressuscitação do paciente, é identificar as condições de risco à vida, tais como apneia persistente, choque, hipoglicemia.

Para que isso ocorra de maneira eficaz, quatro passos devem ser seguidos:

Diferenciar a apneia de outras situações

Por exemplo, a respiração periódica, confirmando ou não sua ocorrência.

Estabilizar os sinais vitais afetados

Deve ser feito por meio da abertura das vias aéreas, manutenção da oxigenação/ventilação e do estado cardiocirculatório, além da manutenção da temperatura, considerando que a apneia em questão seja persistente. Além disso, observar os sinais vitais comumente aferidos, checar pressão arterial, temperatura e Glasgow.

Após a estabilização clínica, é necessário responder a duas questões:
1. O episódio teve significância clínica?
2. Qual o risco de recorrência?

Fatores a serem considerados para responder essas questões são: presença de doença subjacente, idade da criança, outros fatores de risco.

Correlacionar causas com a idade da vítima

É o estágio seguinte à estabilização do paciente.

Para pacientes fora da faixa etária pediátrica, deve-se considerar causas como crises convulsivas, infecções, toxinas, arritmia e obstrução das vias aéreas.

Para pacientes dentro da faixa etária pediátrica, deve-se seguir à investigação com foco na anamnese, exame físico completo e em resultados de exames laboratoriais porventura colhidos. Nesse estágio, já é possível traçar um diagnóstico baseado nos achados até então.

Tratar a causa

Convém ressaltar que a identificação e o tratamento precoce da apneia e das condições associadas é a forma mais eficaz de se garantir a minimização dos danos ao paciente.

Para sabermos da significância do episódio, é importante retirar na história informações sobre: o tempo de duração da apneia, se ocorreu no sono ou acordado, se houve cianose, movimentos estereotipados, hipotonia, qual a última refeição do lactente, quais manobras foram realizadas para ressuscitação do paciente. Outras informações importantes: presença de comorbidades, alterações comportamentais, da atividade, do apetite, história de trauma e imunizações. É importante também saber se houve outros episódios.

A resposta a essas informações nos ajuda a definir a magnitude do evento.

Para identificação da causa-base, a complementação da história e do exame físico é crucial. Dados como a presença de febre ou hipotermia, sinais de choque ou hipovolemia, e taquipneia que pode sugerir problemas respiratórios ou metabólicos, ajudam-nos a elucidar a causa-base.

Exame físico completo, com análise do Glasgow, reflexos, fontanela, fundoscopia e desenvolvimento neuropsicomotor, além da procura por dismorfismos que podem nos sugerir anomalias anatômicas.

A avaliação laboratorial deve ser guiada pela história e exame físico. Exames habituais são glicemia e eletrólitos. Se houver suspeita de infecção, hemograma, provas de fase aguda, culturas, urina e líquor devem ser realizados; e também na dependência da suspeita clínica, os exames toxicológicos. A monitorização da oximetria deve ser realizada até a elucidação diagnóstica.

A realização do exame de raios X também depende da indicação clínica, por exemplo na suspeita de broncoaspiração, corpo estranho ou cardiopatia.

Se a história indica que o evento foi intenso, a conduta mais apropriada é a internação para condução do caso e observação do mesmo.

Um algoritmo que pode ser proposto é o seguinte:

1. Se o paciente teve apneia e ela se sustenta, devemos estabilizar sinais vitais e identificar situações de risco. Se ela não se sustenta, descreva o evento que, se foi fugaz, faz-nos pensar em respiração periódica secundária à idade, o que pode ser normal;
2. Se o evento foi longo e preocupante, após a estabilização inicial devemos avaliar a idade, para podermos correlacionar com as principais causas.

- Neonato e lactente jovem: identifique se há causas adjacentes:
  - Procure alterações no exame físico, faça avaliações laboratoriais pertinentes, bem como as radiológicas;
  - Se há alterações laboratoriais, pensar em sepse, meningite, problemas metabólicos ou trauma. Se toda investigação resultou negativa e criança mantém-se bem, deve ser apneia idiopática.
- Crianças mais velhas: pesquisar causas prováveis como convulsão, infecção, intoxicação, obstrução de via aérea e arritmias.

Na maioria das vezes, a história e o exame físico cuidadosos associados à avaliação laboratorial ou radiológica apropriadas permitem a exclusão de doença grave, e a família deve ser orientada sobre novos eventos e a necessidade de retorno ao serviço, em caso de recorrência. Caso haja um diagnóstico etiológico de base, o mesmo deve ser prontamente tratado.

Bibliografia

Abu-Shaweesh J. Maturation of respiratory reflex responses in the fetus and neonate. Semin Neonatol. 2004; 9:169-80.

Brand D, Altman R, Purtill K, et al. Yield of diagnostic testing in infants who have had an apparent life – threatening events need to be admitted? Pediatrics. 2005; 115:885-93.

Torrey SB. Apnea. In: Fleisher GB, Ludwig S (eds.). Textbook of pediatric emergency medicine. Lippincott Williams & Wilkins. 2015; 160-3.

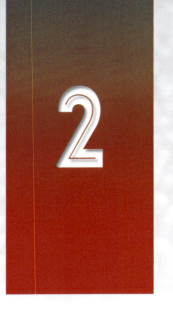

ARRITMIAS CARDÍACAS: ABORDAGEM NO PRONTO-SOCORRO

Rossano Cesar Bonatto
Renato de Souza Gonçalves
Leticia de Faria Bandeira

As arritmias cardíacas são problemas pouco frequentes em unidades de urgência e emergência pediátrica,[1] porém devem ser rapidamente reconhecidas[2] e tratadas pois algumas arritmias apresentam elevado risco de óbito. Assim, é fundamental que o pediatra ou médico plantonista tenha conhecimento das principais arritmias e domine as principais características do eletrocardiograma (ECG) na faixa etária pediátrica, uma vez que esse é o exame-chave para o diagnóstico. Dessa forma, há necessidade de fazer uma breve revisão dos principais parâmetros eletrocardiográficos antes de abordar as principais arritmias.[3]

ECG NORMAL NA FAIXA ETÁRIA PEDIÁTRICA

A análise do traçado eletrocardiográfico de crianças com suspeita ou diagnóstico de arritmia deve ser sistematizada,[3] seguindo-se os seguintes passos:

Ritmo

O padrão normal é o sinusal em qualquer idade[4] e caracteriza-se por: onda P sucedida de QRS com intervalo PR regular; eixo da onda P entre 0° e 90°, ou seja, positiva ou isoelétrica na derivação D1, positiva na derivação D2, negativa na derivação aVR e positiva ou isoelétrica na derivação aVF.

Frequência cardíaca (FC)

Esse parâmetro varia com a faixa etária, conforme apresentado na Tabela 2.2.[5] Para contar a frequência cardíaca no ECG, na velocidade de registro padrão (25 mm/s), quando o intervalo RR for regular, basta dividir 1.500 pelo número de quadradinhos (milímetros) observados entre dois complexos QRS, atentando que um milímetro corresponde a 0,04 s; porém, se for irregular, conta-se quantos complexos QRS existem em 15 cm (6 segundos) e multiplica-se por 10.

Intervalo PR

Período que vai do início da onda P até ao começo do complexo QRS. Seu valor depende da idade e frequência cardíaca, sendo apresentada na Tabela 2.1.[5]

Eixo do complexo QRS

Esse parâmetro varia com a idade e com a frequência cardíaca, também apresentado na Tabela 2.1.[5]

Duração do QRS

Essa variável também sofre influência da idade. Complexo QRS alargado é característico de distúrbio de condução ventricular, extrassístoles ventriculares ou extrassístoles supraventriculares com condução aberrante. De modo geral, complexo QRS com duração superior a 0,09 segundos é anormal.

Intervalo QT

Esse parâmetro é medido do início do QRS até o final da onda T e varia com a frequência cardíaca; portanto, deve ser corrigido pela frequência cardíaca

TABELA 2.1. Resumo dos valores normais do ECG em crianças

Faixa etária	FC (bpm)*	Eixo de QRS (em graus)*	Intervalo PR (segundos)*	Duração QRS (segundos)	RV_1 (mm)*	SV_1 (mm)*	RV_6 (mm)*	SV_6 (mm)*	$SV_1 + SV_6$ (mm)#
< 1 dia	93-154 (123)	+59 a -163 (137)	0,08 a 0,16 (0,11)	0,03 a 0,07 (0,05)	5-26 (14)	0-23 (8)	0-11 (4)	0-9,5 (3)	28
1 a 2 dias	91-159 (123)	+64 a -161 (134)	0,08 a 0,14 (0,11)	0,03 a 0,07 (0,05)	5-27 (14)	0-21 (9)	0-12 (4,5)	0-9,5 (3)	29
3 a 6 dias	91-166 (129)	+77 a -163 (132)	0,07 a 0,14 (0,10)	0,03 a 0,07 (0,05)	3-24 (13)	0-17 (7)	0,5-12 (5)	0-10 (3,5)	24,5
1 a 3 semanas	107-182 (148)	+65 a +161 (110)	0,07 a 0,14 (0,10)	0,03 a 0,08 (0,05)	3-21 (11)	0-11 (4)	2,5-16,5 (7,5)	0-10 (3,5)	21
1 a 2 meses	121-179 (149)	+31 a +113 (74)	0,07 a 0,13 (0,10)	0,03 a 0,08 (0,05)	3-18 (10)	0-12 (5)	5-21,5 (11,5)	0-6,5 (3)	29
3 a 5 meses	106-186 (141)	+7 a +104 (60)	0,07 a 0,15 (0,11)	0,03 a 0,08 (0,05)	3-20 (10)	0-17 (6)	6,5-22,5 (13)	0-10 (3)	35
6 a 11 meses	109-169 (134)	+6 a +99 (56)	0,07 a 0,16 (0,11)	0,03 a 0,08 (0,05)	1,5-20 (9,5)	0,5-18 (4)	6-22,5 (12,5)	0-7 (2)	32
1-2 anos	89-151 (119)	+7 a +101 (55)	0,08 a 0,15 (0,11)	0,04 a 0,08 (0,06)	2,5-17 (9)	0,5-21 (8)	6-22,5 (13)	0-6,5 (2)	39
3-4 anos	73-137 (108)	+6 a +104 (55)	0,09 a 0,16 (0,12)	0,04 a 0,08 (0,06)	1-18 (8)	0,2-21 (10)	8-24,5 (15)	0-5 (1,5)	42
5-7 anos	65-133 (100)	+11 a +143 (65)	0,09 a 0,16 (0,12)	0,04 a 0,08 (0,06)	0,5-14 (7)	0,3-24 (12)	8,5-26,5 (16)	0-4 (1)	47
8-11 anos	62-130 (91)	+9 a +114 (61)	0,09 a 0,17 (0,13)	0,04 a 0,09 (0,06)	0-12 (5,5)	0,3-25 (12)	9-25,5 (16)	0-4 (1)	45,5
12-15 anos	60-119 (85)	+11 a +130 (59)	0,09 a 0,17 (0,14)	0,04 a 0,09 (0,07)	0-10 (4)	0,3-21 (11)	6,5-23 (14)	0-4 (1)	41

*2 a 98% (média); #Percentil 98.
Adaptada de Davignon A, et al. Normal ECG standards for infants and children. Pediatr Cardiol. 1979; 1:123-52.

(QTc) utilizando-se fórmulas que corrigem o intervalo QT para a FC, sendo a mais utilizada a proposta por Bazzet:

$$QTc = QT\ medido\ (s)\ /\ raiz\ quadrada\ do\ intervalo\ R\text{-}R\ (s)$$

Em geral, a duração do intervalo QTc normal não é superior a 0,45 segundos.

ETIOLOGIA DAS ARRITMIAS

Os distúrbios do ritmo podem ocorrer em crianças com coração estruturalmente normal ou na presença de cardiopatias congênitas ou adquiridas. A presença de alterações hemodinâmicas, eletrolíticas, inflamatórias, infecciosas, medicações, uso de drogas ilícitas, presença de cateteres intravenosos centrais também contribuem para o aparecimento de anormalidades do ritmo cardíaco.

Na Tabela 2.2 são apresentadas as principais causas de arritmias cardíacas em crianças.

DIAGNÓSTICO CLÍNICO E LABORATORIAL

Os sintomas mais frequentes associados às arritmias são: queixa de palpitação associada à palidez, sudorese, náuseas e vômitos. Pré-síncope e síncope são menos frequentes. A insuficiência cardíaca pode ser a manifestação clínica inicial.

No exame físico, vários dados auxiliam: durante palpação dos pulsos conta-se a frequência das sístoles efetivas; a ausculta cardíaca dá noção da frequência dos batimentos, sua ritmicidade e a presença de sopros; a observação da perfusão periférica e do tempo de enchimento capilar permite avaliar o grau de comprometimento hemodinâmico.

A história clínica deve guiar a realização de exames laboratoriais. Habitualmente, deve-se fazer a dosagem dos eletrólitos séricos, gasometria arterial, glicemia, hemograma e avaliação da função renal.

O ECG é a pedra angular para a tomada de decisões. Muitas vezes não é possível realizar traçado completo. Nessas situações, deve ser feito registro

TABELA 2.2. Causas de arritmias em crianças

Cardiopatias congênitas
- Defeitos dos septos atrial e atrioventricular
- Transposição congenitamente corrigida das grandes artérias
- Anomalia de Ebstein
- Estenose subaórtica
- Cardiomiopatia arritmogênica do ventrículo direito
- Cardiomiopatia hipertrófica
- Prolapso de valva mitral

Doenças adquiridas
- Pós-operatório de cirurgia cardíaca
- Miocardites
- Endocardites
- Doença de Lyme
- Talassemia
- Tumor cardíaco
- Distúrbios eletrolíticos e metabólicos
- Febre/hipotermia
- Hipoxemia/hipercapnia
- Alterações hormonais (tireoidianas)
- Sepse/choque séptico
- Alterações do sistema nervoso central
- Toxicidade a drogas/medicamentos
  - Cocaína
  - Digoxina
  - Antidepressivos tricíclicos
  - Antiarrítmicos: quinidina, betabloqueadores, amiodarona etc.
  - Intoxicação por organofosforados

Doenças primárias do sistema de condução
- Síndromes de pré-excitação (Wolff-Parkinson-White, Lown-Ganong-Levine)
- Síndrome do QT longo
- Síndrome do QT curto
- Taquicardia polimórfica catecolamina dependente
- Síndrome de Brugada
- Síndrome de Lev-Lenègre
- Doença do nó sinusal congênita
- Bloqueio atrioventricular congênito

---

longo em derivação que melhor observe a onda P e o complexo QRS, geralmente DII ou V1. O uso da derivação esofágica pode ser útil no diagnóstico, sobretudo quando a onda P não é aparente. O método Holter de 24 horas é reservado para estabelecer relação entre sintoma e anormalidade do ritmo ou eletrocardiográfica, sendo útil em caráter ambulatorial. O estudo eletrofisiológico é reservado em último plano, visando induzir a arritmia em investigação e determinar o seu foco ou circuito.

De posse do traçado eletrocardiográfico de paciente com suspeita de arritmia, deve-se observar:[3,6,7]

- Reconhecer os três principais elementos de atividade elétrica cardíaca: onda P, complexo QRS e onda T;
- Avaliar a FC cardíaca para a faixa etária e condição clínica;
- Se a onda P for visível, deve-se estabelecer a sua relação com o complexo QRS; a observa-ção da polaridade dessa onda é importante, uma vez que possibilita dizer onde se inicia a ativação atrial. Quando é no átrio direito, a onda P é positiva em D1, D2 e aVL, e negativa em aVR e V1; se ocorre no átrio esquerdo, ela é negativa em D1 e aVL, e positiva em V1; caso seja na junção atrioventricular, ela é negativa em D2, D3 e aVF, e positiva em aVR. Ressalta-se que se a onda P não estiver visível, sobretudo em taquicardias, é possível que esteja oculta dentro do complexo QRS, da onda T ou sobre o segmento ST, simulando falso infradesnivelamento;

- Medir o intervalo PR e anotar a sua duração; se aumentado, está diante de bloqueios atrioventriculares, devendo-se estabelecer a relação entre onda P e complexo QRS (se 1:1, 2:1 ou 3:1); se diminuído, está diante de pré-excitação (o estímulo trafega para os ventrículos por vias acessórias tipo *bypass*). Os tipos mais frequentes são três, a saber: as vias tipo feixe de Kent, responsável pela síndrome de Wolff-Parkinson-White, de intervalo PR curto, em que se observa presença de onda delta, aumento da duração do complexo QRS e onda T de polaridade inversa à do QRS, associando-se frequentemente a arritmias sustentadas; os outros tipos são as fibras atrionodais e atriofasciculares: na primeira, o complexo QRS é de duração normal, e a segunda apresenta padrão de bloqueio incompleto de ramo esquerdo; ambas são descritas na síndrome Lown-Ganong-Levine, causando arritmias sustentadas menos frequentes;

- Avaliar a duração do complexo QRS; se menor ou igual a 90 ms (estreito), em 100% dos casos trata-se de ritmo supraventricular; se maior que 90 ms, há três possibilidades: caso de batimentos supraventriculares, conduzidos com bloqueio de ramo preexistente ou funcional, de existência de pré-excitação ou de origem ventricular;

- Observar a regularidade do intervalo RR; considera-se ritmo regular quando varia menos que 0,08 segundo. Se for irregular, analisar o intervalo PP, para descartar dissociação atrioventricular. Atentar para presença de arritmia sinusal fisiológica, que leva a oscilação do RR a cada ciclo, comum em crianças;

- Avaliar o intervalo QT e corrigi-lo pela frequência cardíaca.

Na abordagem dos distúrbios do ritmo, algumas medicações são úteis na elucidação diagnóstica, além de atuarem de forma terapêutica. Entre elas citamos a atropina e adenosina. A atropina, por ser uma medicação que bloqueia a ação da acetilcolina sobre o coração, em particular nó sinusal e nó atrioventricular, faz com que essas estruturas fiquem sob a ação do sistema simpático, ou seja, adrenalina, que eleva a frequência de despolarização do nó sinusal e demais marca-passos latentes e acelera a condução atrioventricular. Dessa forma, os casos de bradicardia responsivos à atropina revelam componente de tônus vagal aumentado, contribuindo para a FC baixa. Por outro lado, os não responsivos apontam para acometimento importante dessas estruturas. O uso de adenosina é reservado para abordagem das taquicardias. Uma vez que tem mecanismo de ação semelhante à acetilcolina, ou seja, diminui a frequência de despolarização das células do nó sinusal e atriais e do nó atrioventricular, pode levar à queda da FC e bloqueio atrioventricular. Dessa forma, as taquicardias dependentes do nó atrioventricular podem ser abortadas por essa medicação, ao passo que as não dependentes apresentam diminuição da resposta ventricular, sem interferir na frequência atrial, possibilitando a visualização de ondas P ocultas. Passado o efeito da medicação, a FC retorna ao valor anterior. Ressalta-se que durante esses testes farmacológicos é obrigatório o registro eletrocardiográfico simultâneo.

ABORDAGEM TERAPÊUTICA NO PRONTO-SOCORRO

O modo mais prático de abordar e tratar crianças com arritmias com risco de morte no pronto-socorro de pediatria é o método proposto pela American Heart Association (AHA), que foi atualizado pela última vez em 2010 (Figuras 2.1 e 2.2).[6]

Caso o paciente não responda ao tratamento preconizado para as bradicardias ou taquicardias, é necessário descartar causas de manutenção da arritmia, sendo as mais frequentes: hipoxemia, hipotermia, hipocalcemia, hipercalemia, hipoglicemia, hipovolemia, acidose, pneumotórax hipertensivo, intoxicações, tamponamento cardíaco, tromboembolismo pulmonar e/ou coronariano e trauma craniano com hipertensão intracraniana.

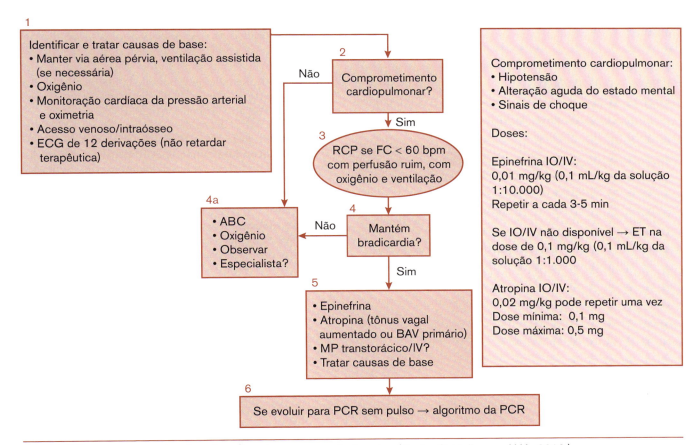

FIGURA 2.1. Algorritmo da bradicardia com pulso e com perfusão ruim. (Fonte: Guidelines – AHA, 2010.)

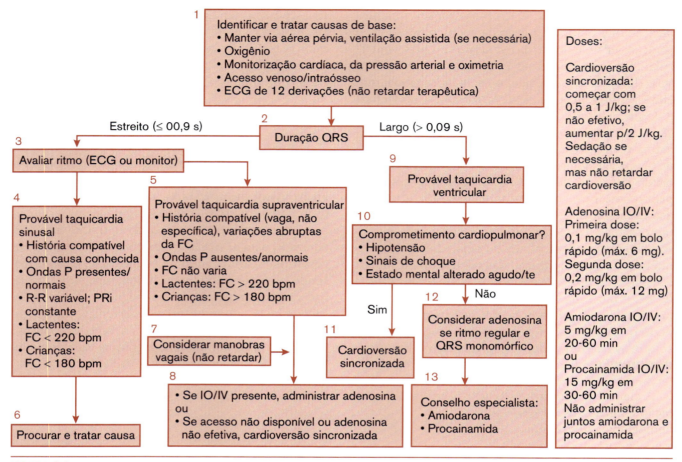

FIGURA 2.2. Algorritmo da taquicardia com pulso e com perfusão ruim. (Fonte: Guidelines – AHA, 2010.)

Referências bibliográficas

1. Fish FA, Benson Jr DW. Disorders of cardiac rhythm. In: Fuhrman BP & Zimmerman JJ (eds.). Pediatric Critical Care. St Louis: Mosby. 1998; 272-92.
2. Marino BS, Kaltman JR, Tanel RE. Cardiac conduction, dysrhythmias and pacing. In: Nichols DG (ed.). Roger's Textbook of Pediatric Intensive Care. 4 ed. Philadelphia: Lippincott, Williams & Wilkins. 2008; 1678-84.
3. Bonatto RC. Arritmias cardíacas. In: Fioretto JR (ed.). Manual de Terapia Intensiva Pediátrica. Rio de Janeiro: Revinter. 2003; 189-208.
4. Ebaid M, Azeka E, Moffa PJ. Eletrocardiograma normal. In: Ebaid M (ed.). Cardiologia em Pediatria – Temas fundamentais. São Paulo: Roca. 2000; 47-51.
5. Davignon A, Rautaharju P, Boiselle E, Soumis F, Mégélas F, Choquette A. Normal ECG standards for infants and children. Pediatr Cardiol. 1979; 1:123-52.
6. Kleinman ME, Chameides L, Schexnayder SM, Samson RA, Hazinski MF, Atkins DL, et al. Part 14: Pediatric Advanced Life Support: 2010 American Heart Association Guidelines for Cardiopulmonary Resuscitation and Emergency Cardiovascular Care. Circulation. 2010; 122:S876-S908.
7. Gonçalves RS, Trezza E. Síndromes clínicas com anormalidades eletrocardiográficas e arritmias cardíacas. In: O eletrocardiograma – Fundamentos e Relevância na Prática Clínica. São Paulo: Santos. 2013; 91-127.

3 CIANOSE

Ricardo Pimenta Bonatto
Rossano Cesar Bonatto

INTRODUÇÃO

A cianose é um termo que caracteriza a manifestação clínica causada pela excessiva quantidade de hemoglobina desoxigenada (reduzida) nos vasos sanguíneos cutâneos. A hemoglobina desoxigenada tem intensa cor azul-púrpura e, quando em alta concentração no sangue, expressa na pele uma tonalidade azulada. De maneira geral, a cianose aparece onde quer que o sangue arterial contenha mais de 5 g/100 mL de hemoglobina reduzida, exceto na anemia e na policitemia vera.

Normalmente, há cerca de 2 g/100 mL de hemoglobina reduzida nas vênulas, de modo que há necessidade do aumento de 3 g/100 mL de hemoglobina desoxigenada para que a cianose seja visível clinicamente. Para um indivíduo normal com 15 g/100 mL de hemoglobina, 3 g de hemoglobina reduzida representam 20% de dessaturação arterial; com isso a cianose clínica surge quando a saturação de oxigênio é reduzida a 80%.

A cianose é reconhecida em um nível mais elevado de saturação de oxigênio em pacientes portadores de policitemia, e em um nível mais baixo em pacientes anêmicos. Para um indivíduo com policitemia com 20 g/100 mL de hemoglobina, uma redução de 3 g de hemoglobina representa uma dessaturação arterial de 15% (ou saturação de 85%). Em contrapartida, em um indivíduo anêmico não há 5 g de hemoglobina suficiente para ser desoxigenada em 100 mL de sangue arterial. Em um paciente com anemia importante (7 g/100 mL de hemoglobina), é necessária uma dessaturação arterial de 50% para que a cianose se manifeste (Figura 3.1).

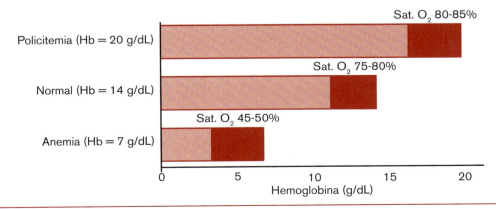

FIGURA 3.1. Detecção da cianose clínica de acordo com os níveis de hemoglobina. Sat.O$_2$: saturação de oxigênio. (Adaptada de Park MK. Park Cardiologia Pediátrica. 6 ed. Rio de Janeiro: Elservier; 2015.)

FISIOPATOLOGIA

A cianose é classificada em central ou periférica, conforme o fator desencadeante da redução da concentração da hemoglobina oxigenada na circulação.

Cianose central

Observada em pacientes com baixa saturação de oxigênio, decorrente da concentração reduzida de oxigênio inspirado ou com uma incapacidade de oxigenar o sangue proveniente dos pulmões (defeitos cardíacos congênitos cianóticos, doenças pulmonares, depressão do sistema nervoso central). Também pode ser observada em pacientes com eritrocitose acentuada.

Cianose periférica

Pode ser causada pela redução do fluxo sanguíneo para as extremidades secundariamente à vasoconstrição (acrocianose nos recém-nascidos), insuficiência cardíaca ou choque.

CURVA DE DISSOCIAÇÃO DA HEMOGLOBINA

A quantidade total de oxigênio que é ofertado aos tecidos é decorrente da soma do oxigênio ligado à hemoglobina e do oxigênio dissolvido no plasma. O oxigênio ligado à hemoglobina representa a maior quantidade, com 1 g de hemoglobina saturada a 100% oferecendo 1,36 mL de O_2 por 100 mL de sangue. Já o oxigênio dissolvido no plasma, baseado no coeficiente de solubilidade do oxigênio no plasma, fornece aos tecidos 0,003 mL, multiplicado pela PO_2 de oxigênio; ou seja, para uma PO_2 de 100 mmHg, a quantidade de oxigênio dissolvido no plasma será de 0,3 mL de oxigênio/100 mL de plasma.

A PO_2 e a quantidade de oxigênio ligado à hemoglobina estabelecem entre si uma relação sigmoidal. Essa sigmoide expressa a curva de dissociação oxigênio-hemoglobina. Foi escolhido como ponto de referência a PO_2 na qual 50% da hemoglobina encontra-se saturada, definido como P50. O P50 médio em adultos é de cerca de 27 mmHg; já em fetos e neonatos é de, aproximadamente, 22 mmHg.

Vários fatores influenciam a posição da curva de dissociação, como o pH, a PCO_2, a concentração de 2,3-difosfoglicerato (2,3-DPG) das hemácias, trifosfato de adenosina (ATP), meta-hemoglobina (MHg) e a carboxi-hemoglobina (Figura 3.2).

A acidose (diminuição do pH ou aumento do PCO_2) e o aumento da temperatura, da concentração de 2,3-DPG e de ATP, desviam a curva para a direita com diminuição da afinidade entre a hemoglobina e

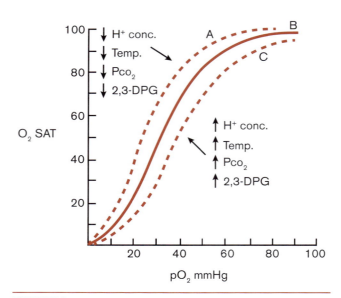

FIGURA 3.2. Curva de dissociação oxigênio-hemoglobina. (Adaptada de Park, MK. Park Cardiologia Pediátrica. 6 ed. Rio de Janeiro: Elservier; 2015.)

o oxigênio, facilitando a liberação de oxigênio para os tecidos (Figura 3.2 – curva C).

Inversamente, a alcalose (aumento do pH ou diminuição do PCO_2) e a diminuição da temperatura, da concentração de 2,3-DPG e de ATP, desviam a curva para a esquerda, com aumento da afinidade entre a hemoglobina e o oxigênio, dificultando a liberação de oxigênio para os tecidos (Figura 3.2 – curva A).

A hemoglobina fetal possui uma afinidade consideravelmente menor para 2,3-DPG (40%) que a hemoglobina do adulto, fazendo com que o comportamento seja semelhante à diminuição do 2,3-DPG, com aumento da afinidade oxigênio-hemoglobina, desvio da curva para a esquerda e diminuição da liberação do oxigênio para os tecidos.

CAUSAS DE CIANOSE

A cianose pode resultar de diversas causas (Tabela 3.1). A cianose central, com redução da saturação arterial de oxigênio, pode ser decorrente de defeitos cardíacos congênitos cianóticos, doenças pulmonares, por depressão do sistema nervoso central causando hipoventilação ou, ainda, por meta-hemoglobinemia.

A meta-hemoglobinemia pode ocorrer como doença hereditária (alteração de vias redutoras ou deficiência de NADH-citocromo b5 redutase) ou pode ser causada por substâncias tóxicas (uso de altas doses de óxido nítrico, ingestão de água com níveis elevados de nitrato ou uso de creme dental com anilina). A cianose torna-se visível quando os

TABELA 3.1. Causas de cianose

Cianose central	• Alteração da ventilação alveolar	• Depressão do SNC • Ventilação inadequada (síndrome de Pick-Wick, obesidade) • Obstrução das vias aéreas superiores • Pneumopatias • ICC • Miopatias
	• Mistura entre a circulação pulmonar e sistêmica (*shunt* direito-esquerdo)	• Cardiopatia congênita cianótica • Fístula arteriovenosa pulmonar • Síndrome de Eisenmenger • Hipertensão pulmonar persistente no RN
Meta-hemoglobinemia	• Aumento da ingesta ou excesso de produção	• Uso de altas doses de óxido nítrico
	• Ausência de vias redutoras ou deficiência de NADH-citocromo b5 redutase	• Ingestão de substâncias tóxicas (nitritos e nitratos, corante anilina) • Congênita
Cianose periférica	• Diminuição do fluxo sanguíneo nas extremidades	• Choque • Insuficiência cardíaca congestiva • Acrocianose (RN e lactentes)

níveis de MHg encontram-se acima de 15% da hemoglobina normal, sendo que níveis de MHg acima de 70% são letais.

Em neonatos e bebês, frequentemente observamos a acrocianose, coloração azulada observada nos dedos, que é uma forma de cianose periférica e decorrente da presença de fluxo sanguíneo lentificado nas extremidades. Não possui relevância clínica, a menos que esteja associada a choque circulatório.

A cianose perioral se refere a coloração azulada da pele ao redor da boca, observada em indivíduos saudáveis com pele clara, devido ao fluxo sanguíneo capilar lentificado associado à vasoconstrição; o que não é um fator preocupante, a menos que ocorra como resultado de baixo débito cardíaco.

DIAGNÓSTICO

O diagnóstico clínico da cianose se dá pela inspeção da pele com a coloração azulada e da avaliação da saturação arterial com oximetria de pulso ou hemogasometria arterial abaixo de 85%, podendo apresentar sinais de hipoxemia crônica (baqueteamento digital e acrodactilia). Apesar da cianose ser visível clinicamente com uma saturação arterial de oxigênio de 85%, consideramos os valores normais de saturação de oxigênio acima de 94%.

O baqueteamento digital é a perda da configuração côncava normal da unha conforme ela emerge da falange distal. Causado pelo crescimento do tecido mole sob o leito ungueal como consequência da cianose central, alterando também o aspecto das unhas, causando acrodactilia ou unha em "vidro de relógio". O baqueteamento também é observado em pacientes portadores de doenças hepáticas ou com endocardite bacteriana subaguda e de forma hereditária, sem cianose.

DIAGNÓSTICO DIFERENCIAL

É de fundamental importância determinar a causa da cianose para que a conduta tomada seja a mais adequada e apropriada.

A principal dificuldade é diferenciar causas pulmonares das causas cardíacas. Na maior parte dos casos, a história clínica e o exame físico auxiliarão a diferenciá-las.

Entre os modos de diferenciar as causas cardíacas das causas pulmonares está o teste de hiperóxia, que avalia a resposta da PaO_2 arterial com fração inspirada de oxigênio de 100%. Geralmente, na presença de doença pulmonar, a PaO_2 arterial excede 100 mmHg, enquanto na doença cardíaca grave, com *shunt* intracardíaco direito-esquerdo, a PaO_2 arterial não excede 100 mmHg, com um aumento geralmente inferior a 30 mmHg, embora existam algumas exceções.

COMPLICAÇÕES

Policitemia

A saturação baixa e constante de oxigênio arterial estimula a medula óssea a produzir hemácias por meio da liberação de eritropoetina pelos rins, produzindo uma quantidade elevada de eritrócitos que é benéfico em crianças cianóticas, pois resultam no aumento da quantidade de hemácias e consequentemente da capacidade de transportar oxigênio para os tecidos.

No entanto, o aumento do hematócrito acima de 65% acarreta aumento da viscosidade sanguínea, com diminuição da velocidade do fluxo sanguíneo e com risco de fenômenos tromboembólicos, tornando a resposta policitêmica desvantajosa, especialmente em pacientes com insuficiência cardíaca congestiva (ICC). Algumas crianças cianóticas apresentam um estado de deficiência relativa de ferro, com valores normais ou reduzidos de hemoglobina e hipocromia ao esfregaço sanguíneo. Embora essas crianças se apresentem menos cianóticas, tendem a ser mais sintomáticas e melhoram à medida que o tratamento com ferro eleva os valores de hemoglobina.

Complicações do SNC

Tanto níveis elevados de hematócrito quanto de eritrócitos deficientes de ferro propiciam que indivíduos portadores de defeitos cardíacos congênitos desenvolvam doenças do SNC, como abscessos cerebrais e acidentes vasculares encefálicos.

A predisposição ao desenvolvimento de abscessos cerebrais se deve, em parte, ao fato de que os *shunts* cardíacos direito-esquerdo propiciam que o sangue venoso sistêmico flua para a circulação arterial sistêmica sem passar pela circulação pulmonar, onde existem ações filtradoras dos fagócitos, presentes no leito capilar pulmonar, permitindo que determinadas substâncias propiciem a formação de abscessos. Essa predisposição também se deve à policitemia e à consequente elevação da viscosidade sanguínea, que levam à hipóxia tecidual e ao desenvolvimento de microinfartos cerebrais, os quais posteriormente complicam pela colonização bacteriana.

A tríade de sintomas de abscessos cerebrais inclui: febre, cefaleia e déficit neurológico focal.

O acidente vascular encefálico causado por embolização proveniente de trombos do interior das câmaras cardíacas ou nas veias sistêmicas, pode associar-se a cirurgias ou ao cateterismo cardíaco. Crianças menores de 2 anos, que apresentam cianose e anemia por deficiência relativa de ferro, frequentemente podem apresentar trombose venosa cerebral, provavelmente provocada pela microcitose, que agrava ainda mais o aumento da viscosidade gerada pela policitemia.

Baqueteamento digital

É causado pelo crescimento do tecido mole sob o leito ungueal como consequência da cianose central. Entretanto, o mecanismo exato responsável por essa alteração ainda não foi completamente elucidado. Uma hipótese sugere que megacariócitos são responsáveis por essa alteração. Essas células carregam fatores de crescimento em seu citoplasma (p. ex., fator de crescimento derivado de plaquetas e fator transformador de crescimento beta). Em indivíduos normais, as plaquetas são formadas a partir do citoplasma dos megacariócitos pela fragmentação durante sua passagem através da circulação pulmonar. No entanto, em indivíduos portadores de *shunt* direito-esquerdo, megacariócitos podem atingir a circulação sistêmica e serem retidos no capilares dos dedos, liberando fatores de crescimento que podem causar o baqueteamento. Essa alteração é incomum em menores que 6 meses de idade, e é primeiramente observado, e de forma mais acentuada, no polegar.

Distúrbios hemorrágicos

Frequentemente, crianças com cianose e politemia grave apresentam distúrbios da hemostasia, como trombocitopenia e defeitos da agregação plaquetária, além de aumento do tempo de protrombina e do tempo de tromboplastina parcial e níveis diminuídos de fibrinogênio e de fatores V e VIII. Essas alterações provocam a formação de hematomas, petéquias cutâneas e de membranas mucosas, epistaxe e hemorragia gengival. Esses distúrbios tendem a ser corrigidos por meio da exsaguinotransfusão, onde ocorre substituição de parte do sangue total do indivíduo policitêmico pelo mesmo volume de plasma, geralmente corrigindo a tendência hemorrágica e a viscosidade sanguínea.

Crises hipoxêmicas

São eventos de piora abrupta da cianose (ver Capítulo 85 – Crise Hipoxêmica) que ocorrem, geralmente, no período da manhã nas situações em que há necessidade de aumento da oxigenação tecidual; porém a patologia de base não permite. São mais frequentes em crianças portadoras da tetralogia de Fallot, entretanto podem ocorrer em portadores de outras cardiopatias congênitas cianóticas. Os fatores desencadeantes da crise hipoxêmica incluem anemia (HT < 45%), policitemia (HT > 65%), uso de drogas hipotensoras e demais situações com diminuição da resistência arterial sistêmica, principalmente a realização de exercícios físicos e febre, infecções, aumento da resistência arterial pulmonar, altitudes elevadas e choro. Frequentemente, as crianças portadoras de tetralogia de Fallot assumem a posição de cócoras, pois essa posição aumenta a resistência arterial sistêmica e propicia um aumento do fluxo sanguíneo arterial pulmonar com consequente melhora da oxigenação arterial e sensação de bem-estar. Quando permanecem muito tempo na posição de cócoras, podem desenvolver escoliose.

Hiperuricemia e gota

Geralmente, ocorrem em pacientes após a adolescência.

▌TRATAMENTO

A cianose é um sinal clínico decorrente de várias patologias e o tratamento visa a correção, quando possível, da causa desencadeante.

Bibliografia

Hall JE. Transporte de oxigênio e dióxido de carbono no sangue e nos líquidos teciduais. In: Hall JE (ed). Guyton & Hall. Tratado de fisiologia. 12 ed. Rio de Janeiro: Elsevier. 2011; 519-29.

Park MK. Fisiopatologia cardiopatias congênitas cianóticas. In: Park MK (ed.). Cardiologia pediátrica. 6 ed. Rio de Janeiro: Elservier. 2015; 137-52.

Stoller JK, Hill NS. Monitorização respiratória em terapia intensiva. In: Goldman L, Schafer AI, editores. Cecil Medicina. 24 ed. Rio de Janeiro: Elsevier. 2014; 724-33.

4 COMA E ALTERAÇÕES DO NÍVEL DE CONSCIÊNCIA

Joelma Gonçalves Martin

A consciência se refere ao estado de estar acordado com perfeito conhecimento de si mesmo e do ambiente. É uma função cerebral que não se compromete com facilidade. Entretanto, quando a depressão da consciência se instala, pode ser o sinal de uma condição grave com risco à vida iminente. O coma, que é o estado grave do comprometimento da consciência com deterioração das respostas verbais, oculares e motoras, podendo evoluir para arresponsividade total com o meio, não é uma doença, mas um estado provocado por um processo patológico, o qual deve ser rapidamente identificado e tratado para melhorar o prognóstico do paciente com a chance de recuperação completa de seu nível de consciência. Existem termos que tentam estratificar o grau de depressão do nível de consciência e são os seguintes:

- Letargia: estado de depressão da consciência com sono profundo em que o paciente pode ser acordado, mas retorna imediatamente ao estado anterior;
- Obnubilação: refere-se ao quadro em que o paciente tem redução de seu estado de alerta, mas é acordado com estímulos táteis;
- Estupor: refere-se estado em que o paciente é responsivo apenas a estímulos dolorosos, mas demonstra extrema diminuição de resposta a estímulos externos.

FISIOPATOLOGIA

A manutenção do estado de vigília depende da integridade e bom funcionamento do sistema reticular ativador ascendente e do córtex cerebral. Se a função de uma ou ambas as estruturas for comprometida, ocorre a alteração do nível de consciência.

A manutenção da função do SRRA e dos hemisférios cerebrais depende de muitos fatores, incluindo a presença de substratos necessários à produção de energia, fluxo sanguíneo adequado para liberação desses substratos, ausência de metabólitos tóxicos e toxinas exógenas, manutenção da temperatura corporal e ausência de atividade ictal ou infecção do SNC.

A alteração do nível de consciência também pode ser causada pelo aumento da pressão intracraniana, que pode ocorrer pelo aumento do volume de uma das estruturas cerebrais existentes, por exemplo do cérebro, sangue ou LCR. Qualquer aumento de volume é inicialmente compensado pela regulação do fluxo sanguíneo cerebral e da produção de LCR. Quando os limites da compensação são ultrapassados, a pressão intracraniana aumentará abruptamente, promovendo a diminuição da pressão de perfusão cerebral (definida como PAM – PIC) e o paciente pode evoluir para síndrome de herniação.

A herniação acontece pelo deslocamento de uma parte do cérebro de sua posição usual para um compartimento não familiar e pode ser decorrente de várias causas.

As causas mais comuns de coma devem ser pensadas em todo paciente comatoso que for atendido. É importante que se lembre que mais de uma causa pode estar presente simultaneamente, por exemplo, vítima de afogamento com TCE, crise convulsiva de difícil controle por ingestão de toxinas.

A seguir elencamos as principais causas de coma na infância.

ALTERAÇÕES PRIMÁRIAS DO SNC

Trauma

As lesões cerebrais traumáticas que podem causar coma são os hematomas epidurais, subdurais, intraparenquimatosos, além da hemorragia subaracnóidea, lesões penetrantes, contusão cerebral, edema cerebral difuso e concussão. As lesões penetrantes são de origem óbvia, mas são incomuns na faixa etária pediátrica em que predominam os traumas fechados, envolvendo rápida aceleração-desaceleração do seguimento cefálico pelo choque no chão ou acidente automobilístico. Devemos também sempre pensar em trauma não acidental. Todas as lesões traumáticas do SNC podem aumentar a PIC, o que pode resultar em vômitos, letargia e coma nesses pacientes. Aumento da PIC reduz a PPC inicialmente e pode resultar em herniação.

Os hematomas epidurais são causados pelo sangramento venoso ou arterial, sendo associado a fraturas 85% das vezes. O hematoma epidural pode também ocorrer após traumas menores. A localização clássica dessas lesões é o lobo temporal, em decorrência de lesão da artéria meníngea média. Se o sangramento for arterial, o início dos sintomas é abrupto, sendo que ocorre cefaleia, vômitos e diminuição do nível de consciência. Tais sintomas instalam-se mais lentamente quando o sangramento é venoso.

Edema cerebral difuso é mais comum que as lesões focais, que são de maior risco porque não há correção cirúrgica. A imagem tomográfica clássica é a perda da definição entre substância branca e cinzenta que pode demorar até 24 h para surgir. Concussão é um termo que define a perda transitória da consciência pós-trauma. A síndrome pós-concussão pode demorar horas a dias e é caracterizada por náusea, vômito, cefaleia e letargia.

Convulsões

O nível de consciência pode ser alterado pela convulsão e na sua fase pós-ictal. Embora convulsões generalizadas sejam prontamente reconhecidas pela atividade motora e perda da consciência, convulsões focais ou parciais podem começar com tremores, movimentos rítmicos localizados ou outros movimentos repetitivos inapropriados. Convulsões de todos os tipos, exceto as de ausência, são geralmente acompanhadas pela fase pós-ictal, durante a qual o paciente pode ficar obnubilado, levando tempo para recobrar a consciência.

Convulsões que aparecem pós-trauma devem-se provavelmente a lesão até prova contrária. Os epilépticos em uso crônico de anticonvulsivantes devem dosar nível sérico da medicação, durante a fase de avaliação e diagnóstico do coma. A importância da dosagem é para identificar intoxicação ou subdoses que podem propiciar descompensação da crise.

A presença de febre pode indicar convulsão febril ou infecção do SNC.

Infecção

Infecções de SNC podem envolver grandes áreas cerebrais e estruturas adjacentes, sendo consequência em geral de meningite ou encefalite, ou podem ser confinadas a pequenos seguimentos como no caso do abscesso ou do empiema.

A meningite bacteriana é a causa infecciosa mais importante para comprometer o nível de consciência. Pode ainda ter etiologia viral, fúngica e parasitária. As meningites de etiologia não bacteriana têm uma instalação mais lenta de seus sintomas, sendo que as meningites virais predominam no verão, causadas principalmente por enterovírus. Alguns quadros de encefalite podem ser causados por vírus da caxumba, sarampo, varicela ou herpes.

As encefalites causadas por herpes constituem-se no quadro habitualmente mais devastador, sendo causa importante de dano neurológico permanente, bem como de morte.

Abscessos cerebrais ocorrem mais frequentemente em pacientes com sinusite crônica, infecção coclear, dentária, endocardite ou doença cardíaca congênita não tratada. Empiema subdural pode ocorrer em infecções de ouvido crônicas.

Neoplasia

As alterações do nível de consciência secundárias às neoplasias podem ser causadas por convulsão, hemorragia, aumento da PIC por interrupção do fluxo sanguíneo cerebral ou invasão tumoral direta que pode resultar em sintomas adicionais: ataxia, vômitos, convulsões, hemiparesia, alterações cognitivas ou da fala, letargia.

Vascular

Coma secundário a alterações cerebrovasculares é decorrente da interrupção do fluxo sanguíneo cerebral por hemorragia, trombose, embolia, MAV, que é a causa mais comum de sangramento espontâneo entre pacientes pediátricos.

Os hemangiomas cavernosos podem causar hemorragia de instalação mais lenta. Quando os sangramentos ocorrem em cerebelo podem causar ataxia, vertigem, náusea e cefaleia.

Disfunção de DVP

Crianças com hidrocefalia congênita ou adquirida secundária à prematuridade, neoplasia ou trauma, dependem de DVP para prevenção da HIC.

Os dispositivos de DVP podem se tornar malfuncionantes e causar coma, principalmente nos primeiros 6 meses após a locação do dispositivo.

A seguir elencamos as causas sistêmicas que podem levar a alterações do nível de consciência por alterar a atividade neuronal.

Anormalidades sistêmicas

Essas anormalidades alteram a atividade neuronal por uma variedade de mecanismos: diminuição dos substratos metabólicos necessários ao funcionamento adequado do cérebro (glicose, eletrólitos, oxigênio) ou situações clínicas que modificam as reações intracelulares (hipotermia, febre) ou intoxicação exógena.

Hipóxia

A liberação de oxigênio para o cérebro pode ser afetada por alterações da via aérea, da ventilação ou da circulação. Os neurônios são as células mais sensíveis à depleção de oxigênio, tendo sua função prejudicada rapidamente após a diminuição do aporte do mesmo.

O coma hipoxêmico pode resultar de obstrução de via aérea, meta-hemoglobinemia, intoxicação por monóxido de carbono, anemia grave e asfixia. Disfunção de SNC permanente pode ocorrer em situações clínicas em que ocorreu anóxia por mais de 4-5 minutos em temperatura ambiente normal e em períodos mais longos em baixas temperaturas como, por exemplo, acidente por submersão em águas geladas.

Anomalias cardiovasculares

A hipotensão pode ser devida a diversas causas incluindo hemorragias, desidratação, sepse, arritmia e intoxicação. O resultado final é a perfusão cerebral pobre, com diminuição do *status* mental.

A encefalopatia hipertensiva pode se manifestar por cefaleia, náusea, vômito, distúrbios visuais, alteração do nível de consciência ou coma na presença de PA acima do percentil 95 para idade. A hipertensão aguda pode ser consequência de lesão renal, endocrinológica, cardíaca ou por intoxicação exógena.

Hipertensão associada a bradicardia e bradipneia pode indicar HIC.

Alterações da termorregulação

A criança que se torna comatosa por alterações de temperatura (hipo ou hipertermia) terá disfunção de múltiplos órgãos e sistemas. A queda de temperatura em 1 °C diminui em 6% o fluxo sanguíneo cerebral. Entre 29 e 31 °C, a confusão e o delírio podem estar presentes, além da rigidez muscular. Pacientes com temperatura corporal entre 25 e 29 °C são comatosos com perda dos reflexos profundos e pupilas midriáticas e fixas. Alterações de SNC secundárias a hipertermia incluem cefaleia, vômitos e obnubilação, levando a convulsões e coma, especialmente em temperaturas corporais acima de 41 °C.

Intoxicação exógena

As intoxicações na faixa etária pediátrica geralmente não são testemunhadas e podem envolver dose elevada de medicação, mas podem também ser infligidas pelos cuidadores.

As toxinas exógenas podem alterar a função neuronal por hipóxia, acidose, alterações enzimáticas, hipoglicemia.

Alterações metabólicas

Alterações nas concentrações séricas de qualquer substrato envolvido no metabolismo neuronal pode levar ao coma. A causa mais comum é a hipoglicemia frequente em lactentes e crianças jovens cuja capacidade da neoglicogênese é limitada. Situações clínicas que podem causar hipoglicemia são infecção bacteriana, sepse, desidratação e intoxicação exógena (álcool, hipoglicemiantes), cetoacidose diabética. Desidratação grave leva a significante acidose metabólica que leva ao coma, bem como alterações no sódio, cálcio, magnésio e fósforo. O grau do comprometimento neurológico será afetado pela duração da alteração.

Outras causas de coma metabólico incluem falência renal, hepática, alterações no metabolismo da ureia, hiperamonemia, síndrome de Reye.

Outras causas

- Intussuscepção com consequente desidratação;
- Sepse;
- Síndrome hemolítico-urêmica que pode levar a infarto cerebral;
- Filhos de mães com dietas veganas podem ter coma por deficiência de vitamina B12;
- LES.

▍AVALIAÇÃO E DECISÃO

A prioridade máxima no atendimento do paciente comatoso a despeito da causa é a garantia da perviedade da via aérea, da ventilação adequada e da circulação.

Existe uma sequência racional na condução do caso da criança comatosa iniciando pela identificação e correção das situações de risco imediato como hipóxia, hipotensão e aumento da pressão intracraniana e, só depois disso, a investigação.

A via aérea deve ser mantida pérvia com as manobras habituais, sempre assegurando a proteção cervical. Até que se descarte trauma raquimedular, o colar cervical deve ser mantido e a manipulação da coluna deve ser cautelosa.

A prevenção de dano secundário por hipóxia deve ser meta no tratamento, sendo que intubação orotraqueal não deve ser postergada e a mesma deve ser realizada seguindo protocolos de sequência rápida de intubação.

Não há problemas neurológicos que se tornem prioridade com relação à manutenção do *status* hemodinâmico do paciente. A pressão arterial deve ser mantida em níveis que garantam a pressão de perfusão cerebral, bem como a manutenção do fluxo sanguíneo renal, da perfusão coronariana e esplâncnica. A infusão fluídica para manutenção de estado euvolêmico deve ser feita à custa de solução isotônica, pois as hipotônicas podem aumentar o edema cerebral.

A seguir elencamos o tratamento emergencial do paciente inconsciente:

1. Sempre realizar o ABC de acordo com as normas do suporte avançado de vida em pediatria da American Heart Association, evitando hipóxia e hipotensão;
2. A intubação deve ser realizada nos casos em que a escala de coma de Glasgow seja ≤ 8, na inabilidade de manter a via aérea pérvia, ausência do reflexo de tosse, hipóxia, hipercapnia ou sinais de herniação;
3. As principais situações em que o tratamento emergencial não deve ser retardado incluem a hipoglicemia, com necessidade de realização de glicemia capilar em todos os pacientes e glicose por via intravenosa, se necessário. Na suspeita de intoxicação por opioides ou benzodiazepínicos, não se deve retardar a infusão de naloxona;
4. Outra situação típica é o choque de diversas causas, que pode estar associado a infecções graves de sistema nervoso central, devendo ser tratado de forma vigorosa com fluidos, inotrópicos e/ou vasopressores. Correções eletrolíticas também devem ser imediatas, bem como a utilização de antídotos, se há conhecimento do fator desencadeante do coma tóxico/medicamentoso;
5. Em casos de hipertensão intracraniana, utilizar manitol. Em suspeita de convulsão, não retardar a terapia anticonvulsivante com benzodiazepínicos, hidantal e barbitúricos.

HISTÓRIA E EXAME FÍSICO

Questionamentos específicos que devem ser feitos são: uso de medicamentos, presença de convulsão, febre, cefaleia, irritabilidade, vômitos, alterações comportamentais, história recente de trauma que deve ser sempre considerada uma causa provável, principalmente se houve momentos de não supervisão na criança ou se a história familiar não está compatível.

Os sinais vitais devem ser aferidos, com especial atenção a febre, hipotensão ou hipertensão, Glasgow (Tabela 4.1).

O exame físico rigoroso deve procurar sinais de trauma, de hemorragia retiniana, hemotímpano, otorreia ou rinorreia, hematoma retroauricular (sinal de Battle), hematoma periorbitário (sinal do guaxinim).

O abuso não deve ser descartado se há hematomas em diversos graus de maturação e se não existe causa provável para eles. Outros achados significantes são anisocoria, hiporresponsividade pupilar, papiledema, rigidez de nuca.

Lesões purpúricas ou variceliformes podem levantar o diagnóstico de envolvimento de SNC. Se houver perda urinária pode ser pós-ictal.

AVALIAÇÃO NEUROLÓGICA

Exame neurológico

No exame neurológico é realizada a tentativa de localização de lesão e classificação do coma. Baseados na avaliação clássica de Plum e Posner, podemos sistematizar tal avaliação a partir dos seguintes parâmetros: nível de consciência (SRAA, córtex), avaliação pupilar (III par), padrão respiratório (córtex e tronco cerebral), movimentação ocular extrínseca (III, IV, VI e VII) e padrão de resposta motora.

Nível de consciência

A escala mais usada universalmente é a de Glasgow (Tabela 4.1), havendo escala modificada para lactentes. A escala de coma de Glasgow tem pontuação mínima de 3, que significa completa arresponsividade, enquanto uma pontuação de 15 é indicada para paciente completamente alerta.

Avaliação pupilar

Pode ajudar na localização de algumas lesões e na determinação do prognóstico. O exame pupilar é importante por sua proximidade com áreas responsáveis pela consciência.

TABELA 4.1. Escala de coma de Glasgow

Escore	Resposta	Resposta modificada para lactentes
Abertura ocular		
4	Espontânea	Espontânea
3	Ao estímulo verbal	Ao estímulo verbal
2	Ao estímulo doloroso	Ao estímulo doloroso
1	Ausente	Ausente
Melhor resposta motora		
6	Obedece comando	Movimentação espontânea
5	Localiza dor	Localiza dor (retirada ao toque
4	Retirada ao estímulo doloroso	Retirada ao estímulo doloroso
3	Flexão ao estímulo doloroso (postura decorticada)	Flexão ao estímulo doloroso (postura decorticada)
2	Extensão ao estímulo doloroso (postura descerebrada)	Extensão ao estímulo doloroso (postura descerebrada)
1	Ausente	Ausente
Melhor resposta verbal		
5	Orientado	Balbucia
4	Confuso	Choro irritado
3	Palavras inapropriadas	Choro à dor
2	Sons inespecíficos	Gemido à dor
1	Ausente	Ausente

Adaptada de Assessing the conscious level in infants and young children: a pediatric version of the Glasgow coma scale. Childs Nerv Syst. 1988; 4:30.

A avaliação pupilar passa pela avaliação de seu tamanho, simetria e respostas a estímulos. O sistema simpático do nervo oculomotor (III par) é responsável pela dilatação pupilar e o parassimpático pela constrição (Figura 4.1).

Padrão respiratório

As alterações respiratórias típicas, classicamente descritas, podem ajudar na localização da lesão. A respiração de Cheyne-Stokes, caracterizada por períodos de hiperventilação com amplitude inicialmente baixa, com progressão em crescente e decrescente e períodos de apneia, pode ocorrer em lesões corticais, diencefálica e mesencefálica superior.

A hiperventilação neurogênica central é caracterizada por hiperpneia rápida e profunda e acontece em lesões mesencefálicas superior e inferior.

A respiração apnêustica, que é caracterizada por respiração profunda com pausa no final da inspiração seguida por expiração, refere lesão pontina (Figura 4.2).

A respiração atáxica é de padrão irregular com pausa e apneias, denotando lesão em bulbo e medula.

Padrão de resposta motora

A presença de hemiparesia, associada a comprometimento facial, sugere lesão hemisférica contralateral. Já a presença de hemiparesia com comprometimento facial e paratonia pode representar lesão hemisférica contralateral com herniação incipiente.

No padrão motor com predomínio de postura flexora ou decorticação, o paciente apresenta-se em adução, flexão do cotovelo, punhos e dedos no membro superior e com postura extensora de membros inferiores. Representa lesão supratentorial. Outro padrão motor importante a ser reconhecido é a postura de descerebração, que consiste na extensão e hiperpronação de membros superiores com extensão de membros inferiores. Pode estar associada ao opistótono e ao fechamento da mandíbula. É secundário a lesões de tronco cerebral superior. Há ainda a flacidez com ausência de resposta motora que denota lesão bulbar.

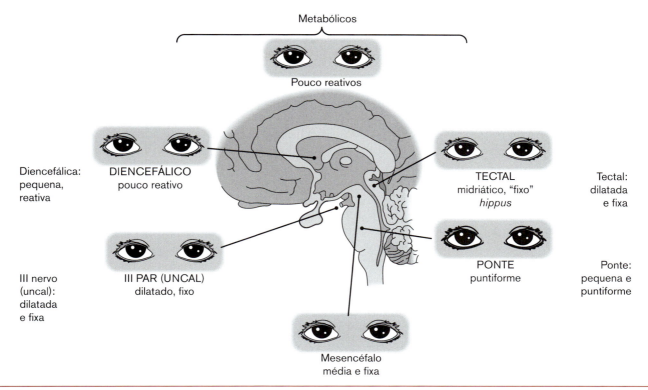

FIGURA 4.1. Padrões pupilares no coma. (Adaptada de Plum F, Posner JB. The diagnosis of stupor and coma. 4 ed. Philadelphia: FA Davis, 1995.)

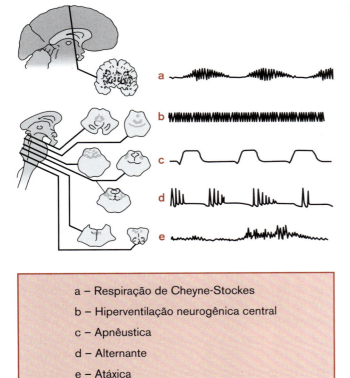

a – Respiração de Cheyne-Stockes
b – Hiperventilação neurogênica central
c – Apnêustica
d – Alternante
e – Atáxica

FIGURA 4.2. Padrões respiratórios no coma. (Adaptada de Plum F, Posner JB. The diagnosis of stupor and coma. 4 ed. Philadelphia: FA Davis, 1995.)

LABORATÓRIO E RADIOLOGIA

Screening toxicológico deve ser feito em pacientes cuja causa do coma não pode ser identificada e a glicemia deve sempre ser checada. Pacientes comatosos necessitam de acesso.

Tomografia computadorizada sem contraste pode revelar muitas das lesões associadas, tais como edema cerebral, hidrocefalia, malignidade, hematomas ou abscesso. Para diagnóstico de trombose ou infarto, a ressonância magnética pode ser necessária.

ANORMALIDADES DOS SINAIS VITAIS

A estabilização da via aérea, da ventilação e da circulação deve ser prioritária com relação à correção dos problemas neurológicos.

São frequentes o esforço respiratório e a perda da capacidade da patência da via aérea em situações de coma e podem resultar em hipóxia e hipercarbia.

A saturometria deve ser monitorizada, mas pode ser alterada por situações clínicas como meta-hemoglobinemia ou carboxi-hemoglobinemia. A hipóxia pode se tornar evidente pela presença de cianose ou por saturometria inferior a 90%.

O tratamento da hipóxia independente da causa, depende sempre da suplementação de oxigênio.

As avaliações laboratoriais mais usadas são a dosagem dos eletrólitos, ureia, gasometria, hemograma, osmolaridade, amônia e nível sérico dos anticonvulsivantes.

A presença de hipotensão deve ser prontamente reconhecida e tratada com solução cristaloide na dose de 20 mL/kg em bólus, e se não houver resposta após reposição efetiva de volume, pode ser necessária a utilização de vasopressores.

Quanto aos antídotos, a glicose pode ser feita empiricamente na dose de 0,25 a 0,5 g/kg, bem como a naloxona, como triagem de intoxicação por opioide (dose de 0,1 mg/kg, máximo de 2 mg/dose). Entretanto, o flumazenil e a tiamina têm indicações específicas.

Se houver hipertensão, a mesma deve ser corrigida pelo risco de hemorragia.

Hipotermia (t < 35 °C) e hipertermia (41 °C) devem ser prontamente reconhecidas e tratadas; em geral, a consciência é recobrada quando ocorre normalização da temperatura. A hipotermia no adolescente pode ser um sinal de intoxicação alcoólica.

HISTÓRIA DE TCE

Paciente com depressão profunda do nível de consciência depois de trauma deve ter a suspeita de TCE e precisa ter via aérea garantida, sendo necessária sequência rápida de intubação específica para essa situação: lidocaína como pré-medicação, associada a sedativos, sempre com imobilização da coluna cervical.

Tomografia sem contraste deveria ser obtida rapidamente.

HISTÓRIA DE CONVULSÕES

Se não houver história de trauma, deve-se pesquisar a possibilidade de convulsões, crises subclínicas ou pós-ictal.

Embora déficits focais possam suceder convulsões, a causa pode ser a presença de lesões focais do SNC. A avaliação do convulsivo depende do tipo de crise, de doença subjacente e do nível sérico da medicação. Convulsões febris são em geral benignas, sendo que o paciente retorna ao seu estado de consciência rapidamente. Caso isso não ocorra, deve-se suspeitar de outras causas, como infecção de SNC, distúrbios eletrolíticos, trauma ou intoxicação exógena. Outras investigações são para: abscesso, tumor, hemorragia, encefalite.

HISTÓRIA DE INTOXICAÇÕES EXÓGENAS

A hipótese de intoxicação exógena deve sempre ser suspeitada em adolescentes. Em geral, nessas si-

tuações, a instalação do coma é mais lenta e pode ser precedida por um período de agitação ou mudança comportamental.

Entre outros sinais, a avaliação pupilar ajuda nas hipóteses diagnósticas. Miose é frequente na ingestão de narcóticos, clonidina, organofosforados, fenotiazinas e, ocasionalmente, barbitúricos e etanol. Midríase é produzida pela ingestão de agentes anticolinérgicos (atropina, anti-histamínicos, antidepressivos tricíclicos) e componentes simpatomiméticos (anfetaminas, cafeína, cocaína, LSD, nicotina). Nistagmo pode indicar a ingestão de barbitúricos, cetamina ou fenitoína. Intoxicação exógena não causa assimetria pupilar, sendo necessário nessa situação sempre pedir neuroimagem.

Pacientes intoxicados e comatosos devem ser prontamente intubados e a naloxona pode ser administrada como um antídoto empiricamente.

HIPERTENSÃO INTRACRANIANA OU DEFEITO NEUROLÓGICO FOCAL

Causas não traumáticas de aumento de PIC incluem neoplasia, alterações de drenagem do LCR, sangramentos.

Os pacientes com HIC podem se apresentar com história de cefaleia, vômito, confusão mental, letargia, meningismo, disfunção neurológica focal, atividade ictal ou coma. Sinais precoces de HIC incluem fontanela abaulada, assimetria pupilar, alteração de pares cranianos (III, IV, VI), papiledema, tríade de Cushing com hipertensão arterial, bradicardia e bradipneia. Além disso, o neurocirurgião deve ser prontamente consultado.

Pacientes com DVP devem ter o funcionamento da mesma prontamente avaliado.

FEBRE

Coma acompanhado de febre sugere infecção de SNC e sinais meníngeos podem, muitas vezes, ser identificados: rigidez de nuca, Kernig, Brudzinski. Tais sinais podem não estar presentes em menores de 2 anos e a suspeita deve ser levantada quando há sinais inespecíficos de infecção. Convulsões são particularmente comuns em infecções pelo herpes-vírus.

Febre, coma e lesões focais sugerem diagnóstico de infecção localizada como abscesso, granuloma ou empiema subdural. Nesse caso, deve ser pedida uma TC, antes da punção lombar. Paciente com estado geral comprometido deve receber antibiótico mesmo antes do diagnóstico final. A análise do LCR é a chave para o diagnóstico de infecção do SNC. A etiolo-

COMA E ALTERAÇÕES DO NÍVEL DE CONSCIÊNCIA

gia pode ser definida por alterações de celularidade, glicose e proteínas, e ocorre em quadros infecciosos de SNC. Também pode-se utilizar o Gram, o látex, PCR ou culturas específicas.

ALTERAÇÕES METABÓLICAS

As anormalidades metabólicas mais frequentes são: distúrbio do sódio, glicose, potássio, bicarbonato, cálcio, magnésio e fósforo, alterações renais, da amônia, síndrome de Reye.

ERROS COMUNS NA AVALIAÇÃO E NO MANEJO DO COMA

- Negligenciar a hipótese de TCE, mesmo sem história para tal;
- Retardar a garantia da via aérea para a realização de procedimentos;
- Hiperventilação;
- Não sedar pacientes antes dos procedimentos;
- Não diagnosticar intoxicação exógena por causa de testes toxicológicos negativos.

COMA DE ORIGEM INDETERMINADA

Pacientes sem a definição inicial da causa deve realizar TC sem contraste, análise do LCR e avaliação neurológica sistemática.

Se houver sinais de irritação meníngea sem febre ou outros sinais infecciosos, a hemorragia subaracnóidea pode ser a causa.

Pacientes comatosos geralmente necessitam de internação para tratamento contínuo, observação e cuidado especializado, exceto quando a causa do coma é prontamente reconhecida e revertida, como no caso da hipoglicemia.

PONTOS FUNDAMENTAIS

- Coma sempre representa emergência médica;
- Glasgow < 15 deve sempre alertar para diagnósticos potencialmente graves e passíveis de descompensação súbita;
- O ABC deve ser a prioridade no manuseio da criança em coma;
- Punção liquórica pode, e deve, ser postergada até afastamento de suspeita de HIC;
- Glicemia capilar deve ser verificada imediatamente em crianças com coma;
- Pupilas anisocóricas são sinais de herniação uncal;
- O objetivo do tratamento é prevenir lesão cerebral secundária;
- Em casos com história inadequada, sempre afastar causas traumáticas de coma ou uso de drogas.

Bibliografia

Adams RD, Victor M, Ropper AH. Coma and related disorders of consciousness. In: Adams RD, Victor M, Ropper AH (eds.). Principles of neurology. 8 ed. New York: McGraw-Hill. 2005; 302-21.

Kirkham FJ. Non-traumatic coma in children. Arch Dis Child. 2001; 85(94);303-12.

Nelson DS. Coma and altered level of consciousness. In: Textbook of pediatric emergency medicine. 6 ed. 2010; 176-86.

Wong CP, Forsyth RJ, Kelly TP, et al. Incidence, aetiology, and outcome of nontraumatic coma: a population based study. Arch Dis Child. 2001; 84:193-9.

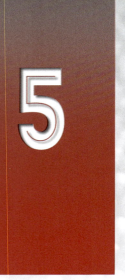

5 CONSTIPAÇÃO

Nilton Carlos Machado
Mary de Assis Carvalho
Débora Avellaneda Penatti

INTRODUÇÃO

Constipação funcional é queixa comum e importante em crianças e, ao contrário da crença estabelecida, tem sérias implicações na vida das crianças e suas famílias, levando a uma má qualidade de vida e mau desempenho escolar. É uma condição muito desagradável para pais e cuidadores. É a terceira causa de dor abdominal aguda em crianças se apresentando em Unidade de Emergência Pediátrica. Portanto, torna-se fundamental para o pediatra estar bem preparado na avaliação e tratamento dessa condição.

Três aspectos são fundamentais na definição de constipação:
- Diminuição na frequência evacuatória;
- Mudança na característica das fezes;
- Ato evacuatório difícil.

DEFINIÇÃO DE TERMOS

- Constipação: distúrbio que consiste na eliminação, com esforço, de fezes de consistência aumentada ou mesmo ressecadas, frequentemente com redução no número de evacuações por semana;
- Incontinência fecal funcional associada à constipação ou escape fecal: passagem involuntária de fezes líquidas ou semilíquidas para as vestes em uma criança com fezes impactadas no reto;
- Incontinência fecal funcional não associada à constipação ou encoprese: passagem involuntária de fezes para as vestes em uma criança com mais de 4 anos e que não apresenta constipação;
- Impactação fecal: massa fecal endurecida palpável no abdome inferior. Na radiografia simples de abdome, na posição deitada, observa-se reto dilatado e massa fecal impactada em reto e porções distais do cólon;
- Pseudodiarreia da constipação: quadro clínico de escape fecal líquido com maior volume que o habitual e que é relatado/confundido pelos pais ou cuidadores como diarreia;
- Disquesia do lactente: distúrbio funcional da evacuação que pode ocorrer em uma criança menor que 9 meses e apresenta, pelo menos, 10 minutos de esforço evacuatório e choro antes que consiga ou não eliminar fezes pastosas. Nenhum outro problema de saúde.

CONSTIPAÇÃO FUNCIONAL SEGUNDO OS CRITÉRIOS DE ROMA IV

A definição de constipação funcional baseada nos Critérios de Roma IV é dividida em dois grupos etários, citados a seguir.

Constipação funcional em < 4 anos

Pelo menos um mês de sintomas em crianças de até 4 anos, com dois ou mais dos seguintes achados:
- Duas ou menos evacuações por semana;
- História de retenção fecal excessiva;
- História de evacuações dolorosas ou endurecidas;
- História de fezes de grande diâmetro;
- Presença de grande massa fecal no reto.

Em crianças com treinamento esfincteriano anal, os seguintes critérios adicionais podem ser usados:
- Pelo menos um episódio por semana de incontinência fecal, após a aquisição do treinamento esfincteriano;
- História de fezes de grande diâmetro que podem obstruir o vaso sanitário.

Constipação funcional em > 4 anos

Pelo menos um mês de sintomas em uma criança com desenvolvimento compatível com, pelo menos, 4 anos que apresenta dois ou mais dos seguintes achados:
- Duas ou menos evacuações no vaso sanitário por semana;
- Pelo menos um episódio de incontinência fecal por semana;
- História de postura de retenção fecal voluntária e excessiva;
- História de evacuações dolorosas ou endurecidas;
- Presença de grande massa fecal no reto;
- História de fezes de grande diâmetro que obstruem o vaso sanitário.

CICLO DE PERPETUAÇÃO DA CONSTIPAÇÃO

A Figura 5.1 apresenta o ciclo de perpetuação da constipação, baseado na dor-retenção-dor. Esse processo pode ter longa duração antes da procura por uma Unidade de Emergência Pediátrica por dor abdominal aguda.

QUADRO CLÍNICO

O diagnóstico da constipação funcional é baseado na história clínica e no exame físico, sendo que os sintomas e sinais da constipação funcional são: evacuações infrequentes e dolorosas; evacuações endurecidas (escore de Bristol tipos 1 e 2); incontinência fecal; sangue nas fezes; dor abdominal crônica e com agudização nos períodos de piora da constipação; postura de retenção fecal; distensão abdominal; massa fecal à palpação abdominal; fissura anal; massa fecal no reto. As crianças podem apresentar dor e distensão abdominal, náusea, vômitos, anorexia e irritabilidade que pioram quanto maior o espaçamento entre as evacuações e que melhoram com a eliminação de fezes de grande calibre. Ocasionalmente, pode não haver história típica de constipação, especialmente em crianças que já apresentam treinamento esfincteriano anal e pais que não acompanham o hábito intestinal dos seus filhos. Como existe uma clara ligação entre constipação e hábito urinário, as crianças podem apresentar enurese noturna, ou mesmo diurna, e infecções urinárias recorrentes. Ao exame físico, apresentam bom estado geral, crescimento normal, massa abdominal palpável, sem anormalidades ao exame perineal e no exame neurológico dos membros inferiores. A maioria dos pacientes que procuram atendimento em Unidade de Emergência Pediátrica apresentam dor abdominal aguda secundária a constipação refratária ao tratamento, ou são diagnosticados com constipação nesse momento. Essas crianças têm de moderado a intenso grau de retenção fecal e irão necessitar de desimpactação e subsequente terapia de manutenção.

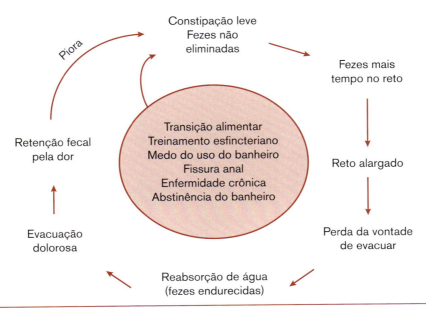

FIGURA 5.1. Ciclo de perpetuação da constipação. (Fonte: Nilton Carlos Machado.)

TABELA 5.1. Sinais de alerta que podem sugerir constipação orgânica

Constipação em menores que 3 meses de idade (especialmente com início em < 1 mês)
Retardo na eliminação do mecônio (> 48 horas)
Distensão abdominal intensa
Diarreia intermitente com sangue
Sangue nas fezes em ausência de fissura anal
Febre e vômitos biliosos
Failure to thrive
Sinais e sintomas neurológicos
Posição anormal do ânus
Ausência do reflexo cremastérico
Diminuição do tônus e reflexos dos membros inferiores
Ampola retal vazia
Eliminação explosiva de fezes ao exame do toque retal
Anormalidades tireoidianas
Falha na terapia convencional para tratamento da constipação

É importante que o pediatra de Unidade de Emergência Pediátrica esteja atento para afastar as causas orgânicas de constipação, cujos principais sintomas/sinais de alarme estão descritos na Tabela 5.1. As principais causas de constipação orgânica são: má formação anatômica colônica e retal; ânus imperfurado; ânus anteriorizado; estenose anal; defeitos de fechamento do tubo neural; hipotireoidismo; paralisia cerebral; doença de Hirschsprung; displasia neuronal intestinal; proctocolite induzida por alergia alimentar. Rotineiramente, não é necessária investigação laboratorial para avaliar constipação funcional. Entretanto, quando existe dúvida diagnóstica ou quando for necessária a demonstração do grau de retenção fecal, a radiografia simples de abdome, na posição deitada, deve ser realizada. Utilizar o Escore de Leech que permite uma boa relação clínico-radiológica do grau de retenção fecal. A radiografia de abdome também auxilia na explanação do problema para a criança e os familiares.

TRATAMENTO

Condições essenciais para planejar o tratamento:
- Entender as preocupações dos pais e/ou cuidadores sobre os procedimentos a serem realizados;
- Compreender a fisiologia colônica e o processo de desenvolvimento da constipação. Conhecer a história natural da doença;
- Entender que a programação terapêutica depende da idade da criança, do subtipo, da gravidade e cronicidade da constipação;
- Evitar o máximo possível o tratamento via retal.

Em Unidade de Emergência Pediátrica, o tratamento consiste em definição da constipação como causa dos sintomas/sinais pelos quais se procurou o pronto atendimento. Em algumas situações, torna-se necessária a realização da desimpactação fecal. Após a desimpactação, os pais devem ser orientados para continuar o tratamento em serviço pediátrico especializado.

DESIMPACTAÇÃO FECAL

Pode ser realizada no domicílio, Unidade de Emergência Pediátrica ou em Unidade de Internação Pediátrica, com laxantes de uso oral, retal ou ambos. A Tabela 5.2 apresenta os principais laxantes e suas respectivas doses utilizadas. A escolha da rota a ser utilizada é baseada na gravidade da constipação e na discussão com os pais e a criança.

Tratamento via oral

Deve ser realizado em 3 a 7 dias, ou até que apresente pelo menos 2 dias de fezes amolecidas/pastosas. Podem ser utilizados picossulfato de sódio, bisacodil, óleo mineral e polietilenoglicol (PEG) 3350. Essa via deve ser preferida, pois é menos invasiva e ocorre desimpactação de todo o cólon.

Tratamento via retal

Os enemas devem ser evitados em crianças menores de 2 anos e naquelas com problemas neurológicos graves. Estas são de alto risco para fazerem retenção prolongada do enema, com maior absorção dos compostos da solução infundida e subsequente toxicidade, especialmente dos fosfatos e do magnésio. A via retal pode trazer um benefício mais imediato, especialmente naquelas crianças com dor abdominal aguda, mas é mais invasiva e pode não promover um esvaziamento completo do cólon. Podem ser utilizados: picossulfato de sódio, bisacodil, óleo mineral e polietilenoglicol (PEG) 3350 e enema com solução de fosfato de sódio hipertônico.

NÍVEIS DA DESIMPACTAÇÃO
Domiciliar

Picossulfato de sódio ou bisacodil mais óleo mineral: nos primeiros 2 ou 3 dias, dar somente óleo mineral (crianças maiores: 2-3 colheres de sopa/dia para

TABELA 5.2. Doses habituais de laxantes utilizados em crianças

Laxantes orais	Dose	Efeitos colaterais
Laxantes osmóticos		
Lactulose	1-3 mL/kg/dia, 1 vez/dia (máximo 15 mL)	Cólica e flatulência
PEG 3350/eletrólitos	Desimpactação fecal: 1-1,5 g/kg/dia (máximo 6 dias consecutivos) Manutenção: 0,2-0,8 g/kg/dia, 1 vez/dia	Cólica, náusea e vômitos
Leite de magnésia (hidróxido de magnésio)	2-5 anos: 1-3 mL/kg/dia (máximo 30 mL), 1 vez/dia	Risco de hipermagnesemia
Emolientes fecais		
Óleo mineral	> 2 anos: 1-3 mL/kg/dia, 1 vez/dia Desimpactação fecal: máximo 60 mL/dia Manutenção: máximo 30 mL/dia	Aspiração com pneumonia lipoídica
Laxantes estimulantes		
Bisacodil	3-10 anos: 5-10 mg/dia, 1 vez/dia > 10 anos: 5-15 mg/dia (até 15 mg na desimpactação), 1 vez/dia	Cólica, diarreia
Picossulfato de sódio	1-4 anos: 2-5 mg/dia, 1 vez/dia 4-18 anos: 2,5-7,5 mg/dia, 1 vez/dia	Cólica, diarreia
Laxantes/enemas retais		
Fosfato de sódio	> 2 anos: 5 mL/kg/dose (máximo 135 mL/dose, 2 vezes/dia)	Hiperfosfatemia, hipocalcemia
Glicerina	< 1 ano: ½ supositório infantil 1-6 anos: 1 supositório infantil > 6 anos: 1 supositório adulto	NA

que haja a lubrificação da massa fecal). No terceiro dia, iniciar o picossulfato de sódio (crianças maiores: iniciar com 10 a 14 gotas) ou bisacodil (crianças maiores: 1 ou 2 comprimidos). A dose pode variar com a idade e gravidade do quadro clínico. A partir do terceiro dia, manter o tratamento até que haja boa resposta terapêutica, o que deve ocorrer em 5-7 dias. Programar retorno em uma semana para avaliar se ocorreu a desimpactação.

Hospitalar

Enema com solução de fosfato de sódio hipertônico (*fleet enema*) (1 ou 2 unidades) mais picossulfato de sódio (10 a 14 gotas) ou bisacodil (1 ou 2 comprimidos). O PEG 3350 também pode ser utilizado no lugar do picossulfato de sódio ou bisacodil. Se após 1 ou 2 dias ocorreu a desimpactação, manter o picossulfato de sódio ou bisacodil ou o PEG 3350 e associar óleo mineral. Se houve desimpactação e estabilização do quadro clínico, dar alta hospitalar e marcar retorno em uma semana para observar estabilização da resposta terapêutica.

O tratamento ambulatorial da criança após a desimpactação fecal consiste na abordagem em três partes: terapia farmacológica, nutricional e treinamento das evacuações.

Terapia farmacológica

Os laxantes devem ser escolhidos em função da faixa etária, do subtipo e gravidade da constipação, experiência anterior do paciente com o uso de laxantes, facilidade de administração, segurança, preferência da criança e custo. Podem ser escolhidos: leite de magnésia, lactulose, picossulfato de sódio, bisacodil, PEG 3350. Para lactentes, os laxantes osmóticos, tais como lactulose e leite de magnésia são uma boa opção para se iniciar o tratamento. O óleo mineral, quando usado isoladamente, tem pouca resposta terapêutica. Entretanto, é uma boa opção quando associado ao picossulfato de sódio ou ao PEG 3350 em quadro de constipação grave e nas crianças com história de retenção fecal. Não deve ser prescrito para menores de 2 anos, sob o risco de aspiração e causar grave pneumonia aspirativa lipoídica. As doses devem ser sempre prescritas de acordo com a idade e gravidade. Devem ser ajustadas de acordo com a resposta clínica e os pais devem ser educados para a titulação da dose.

Terapia nutricional

É recomendada a ingestão normal de fluidose de fibra alimentar para a idade. Prebióticos e probióticos não são recomendados rotineiramente, mas são agentes promissores para o tratamento.

Terapia comportamental

A desmistificação, explanação e orientação para o treinamento esfincteriano anal é conduta obrigatória para se obter sucesso terapêutico. Fazer atividade física normalmente.

Os principais problemas no tratamento da constipação funcional são relacionados ao médico e aos pais, e os erros mais frequentes cometidos são:

- Pediatras: não realizar a desimpactação fecal; remover a impactação, mas não iniciar o tratamento de manutenção com laxantes; usar dose baixa ou dividir a dose dos laxantes ao longo do dia e interromper precocemente o uso dos mesmos;
- Pais/cuidadores: não dar os medicamentos; não insistir para que a criança use o toalete regularmente; descontinuar o uso de laxantes; não retornar para avaliação da resposta terapêutica.

Bibliografia

Benninga MA, Nurko S, Faure C, Hyman PE, St. James Roberts I, Schechter NL. Childhood functional gastrointestinal disorders: neonate/toddler. Gastroenterology. 2016; 150:1443-55.

Freedman SB, Thull-Freedman J, Maggie Rumantir M, Eltorki M, Schuh S. Pediatric constipation in the Emergency Department: evaluation, treatment, and outcomes. J Pediatr Gastroenterol Nutr. 2014; 59:327-33.

Hyams JS, Di Lorenzo C, Saps M, Shulman RJ, Staiano A, van Tilburg M. Functional disorders: children and adolescents. Gastroenterology. 2016; 150:1456-68.

Leech SC, McHugh K, Sullivan PB. Evaluation of a method of assessing fecal loading on plain abdominal radiographs in children. Pediatr Radiol. 1999; 29:255-8.

NICE Clinical Guideline 99. NICE guideline on constipation in children and young people. 2010 mai. Disponível em: https://www.nice.org.uk/guidance/cg99/resources/guidanceconstipation-inchildrenand-young-people-pdf.

Tabbers MM, DiLorenzo C, Berger MY, Faure C, Langendam MW, Nurko S, et al. Evaluation and treatment of functional constipation in infants and children: evidence-based recommendations from ESPGHAN and NASPGHAN. J Pediatr Gastroenterol Nutr. 2014; 58:258-74.

CONVULSÕES E ESTADO DE MAL EPILÉPTICO

Werther Brunow de Carvalho

INTRODUÇÃO

A convulsão é uma situação com apresentação bastante comum no setor de emergência pediátrica, e as investigações clínicas relacionadas devem ser realizadas com o objetivo de recuperação da criança. A intervenção precoce melhora a resposta ao tratamento, assim como se aconselha a utilização de *guidelines* para diminuir os efeitos colaterais das medicações, assim como a necessidade de utilização da unidade de terapia intensiva (UTI).

DEFINIÇÃO E CLASSIFICAÇÃO DO ESTADO DE MAL EPILÉPTICO

A definição atual, de 2015, de acordo com a força tarefa da Liga Internacional contra Epilepsia[1] é a seguinte: estado epiléptico é a condição resultante ou das falhas dos mecanismos responsáveis pelo término da convulsão ou do início de mecanismos que ocasionam convulsões prolongadas (com um tempo > 5 minutos no estado epiléptico tonicoclônico generalizado; com um tempo > 10 minutos na condição focal com alteração do nível de consciência; com um tempo > 10-15 minutos na ausência de estado epiléptico). Essa é uma condição que pode ocasionar consequências em longo prazo (com um tempo > 30 minutos no estado epiléptico tonicoclônico generalizado e após um tempo de 60 minutos na condição focal com alteração do nível de consciência, não se conhecendo o tempo na ausência de estado epiléptico) (Tabela 6.1), incluindo morte neuronal, lesão neuronal e alteração das redes neuronais, dependendo do tipo e duração das convulsões.

TABELA 6.1. Definição do estado epiléptico indicando que o tratamento da emergência deve se iniciado no tempo 1 e as consequências em longo prazo podem ocorrer no tempo 2

Tipo de estado epiléptico	Tempo 1 (tratamento inicial)	Tempo 2 (consequências esperadas)
Tonicoclônico	5 min	30 min
Focal com alteração da consciência	10 min	> 60 min
Ausência	15 min	Desconhecida

Adaptado de Trinka E, et al., 2015.[1]

O estado epiléptico pode ser classificado em convulsivo (apresenta atividade motora clínica) e não convulsivo (alteração do nível de consciência). Cada um deles se divide em focal e generalizado. As etapas do estado epiléptico são delineadas de acordo com o tempo:
- Estágio I: 5 minutos; estado epiléptico precoce (fase precoce); momento de se iniciar as medidas terapêuticas de acordo com o protocolo da unidade.
- Estágio II: 30 minutos; estado epiléptico estabelecido.
- Estágio III: estado epiléptico refratário; não responde ao tratamento realizado durante os estágios I e II; entre 60 e 120 minutos, necessitando a utilização de agentes anestésicos.

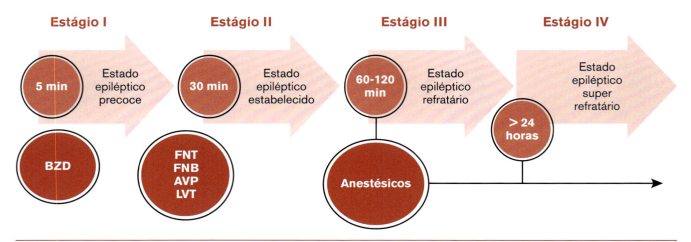

FIGURA 6.1. Evolução temporal do estado epiléptico. BZD: benzodiazepínico; FNT: fenitoína; FNB: fenobarbital; AVP: ácido valproico; LVT: levetiracetam. (Adaptada de Vargas LCP, et al., 2016).[2]

- Estágio IV: estado epiléptico super-refratário; estado epiléptico que continua por mais de 24 horas, independentemente do tratamento com anestésicos (Figura 6.1).

Na prática clínica, a maioria das convulsões termina espontaneamente sem intervenção terapêutica e em menos de 2 minutos.

ETIOLOGIA

A avaliação da criança em estado epiléptico deve incluir uma amplitude de diagnósticos diferenciais. As causas de estado de mal epiléptico podem ser divididas em estado epiléptico febril, sintomático agudo, sintomático remoto e idiopático (Tabela 6.2).

Atualmente, um diagnóstico diferencial importante nas crianças com estado epiléptico refratário é a "infecção febril relacionada à síndrome epiléptica" (FIRES), presumivelmente uma encefalopatia epiléptica mediada imunologicamente. O estado epiléptico refratário inicia-se poucos dias após o início da doença febril aguda; entretanto, não se consegue provar a encefalite. O conhecimento clínico é limitado porque a síndrome é esporádica e extremamente rara.

A identificação da causa subjacente no estado epiléptico é essencial e tem um grande impacto na mortalidade. A Tabela 6.3 delineia as principais etiologias associadas com estado epiléptico em crianças.

Em 69% das crianças com estado epiléptico existe uma patologia neurológica preexistente, incluindo-se a epilepsia.

FISIOPATOLOGIA

A convulsão habitualmente termina devido a uma inibição mediada pelo sistema GABA do SNC. Essa via é ativada quando a convulsão inicia e existe uma falha desse mecanismo como uma das razões para o desenvolvimento de estado de mal epiléptico. A convulsão envolve uma descarga alterada dos neurônios (Figura 6.2), o qual aumenta a taxa metabólica cerebral, ocasionando aumento da utilização de oxigênio, glicose e outros substratos. Evolutivamente, produz-se uma insuficiência mitocondrial que se cor-

TABELA 6.2. Etiologias do estado epiléptico

Estado de mal epiléptico febril • Presente entre 6 meses e 6 anos de idade • Deve-se afastar a possibilidade de uma causa infecciosa

Sintomático agudo
• Infecção
  – Meningite bacteriana
  – Encefalite viral (incluindo herpes simples)
• Metabólica
  – Hipo e hiperglicemia
  – Hipo e hipernatremia
  – Hipocalcemia
  – Hipomagnesemia
• Toxicológica
• Trauma
  – Hemorragia epidural, subdural ou subaracnoide
  – Hemorragia intraparenquimatosa
• Vascular
  – Acidente vascular arterial isquêmico
  – Trombose venosa de seio central

Epilepsia preexistente • Suspensão da medicação ou utilização não adequada • Presença de infecção associada
Sintomático remoto • Trauma anterior do sistema nervoso central (SNC), acidente vascular cerebral, malformação cortical, outras alterações preexistentes do SNC

Adaptada de Kurz JE, et al., 2015.[3]

TABELA 6.3. Grupos das causas de estado epiléptico em crianças

Epilepsia sintomática remota (33%)	*Exemplos:* malformações do SNC, trauma anterior, alterações cromossômicas
Crises sintomáticas agudas (26%)	*Exemplos:* meningoencefalite, alteração hidroeletrolítica, sepse, hipóxia, trauma, intoxicação
Febril (22%)	*Exemplos:* infecção respiratória, sepse, sinusite, excluindo infecção de SNC
Criptogênica (15%)	
Encefalopatia progressiva (3%)	*Erros inatos do metabolismo:* doenças mitocondriais, acidúrias orgânicas, aminoacidopatias
Sintomáticas remotas com precipitante agudo (1%)	

Adaptada de Riviello J Jr, et al., 2006.[4]

TABELA 6.4. Avaliação inicial laboratorial e de imagem da criança em estado de mal epiléptico sem uma etiologia identificada

Dosagem de eletrólitos (sódio, magnésio, potássio) e glicemia
Tomografia computadorizada do crânio
Hemograma completo
Dosagem dos níveis de medicações antiepilépticas (se for o caso)
Punção lombar (caso a criança esteja febril ou com suspeita de infecção do SNC)
Considerar a avaliação toxicológica na urina (se houver história de ingestão ou uma causa não identificada)

Adaptada de Kurz JE, et al., 2015.[3]

DIAGNÓSTICO

Durante a fase inicial de avaliação e tratamento, o emergencista/intensivista deve ter uma preocupação particular na identificação do foco relacionado a possíveis causas reversíveis do estado de mal epiléptico: níveis subterapêuticos de medicações antiepilépticas em pacientes que já recebam medicações para tal, alterações eletrolíticas e hipoglicemia (Tabela 6.4). A avaliação também deve estar focada na identificação de etiologias ameaçadoras da vida ou que poderão necessitar uma alteração relacionada ao manejo do paciente: infecção do SNC, trauma ou acidente vascular cerebral.

A avaliação diagnóstica é realizada de acordo com a história, exame físico e idade da criança. A leucocitose pode ser observada devido ao estado epiléptico por si só. A avaliação eletrolítica é útil, principalmente se a criança apresenta diarreia e vômito. Deve-se considerar a presença de meningite em todas as crianças febris com convulsão, realizando-se punção lombar, dependendo da situação clínica. Nos casos em que haja aumento da pressão intracraniana ou uma lesão estrutural, não se deve realizar a punção, solicitando-se um exame de neuroimagem para avaliação. Entretanto, não se deve atrasar a utilização de antibióticos, caso não se realize a punção lombar. A pleiocitose no líquido cefalorraquidiano pode ocorrer apenas pela presença do estado epiléptico. A utilização de ressonância magnética é mais sensível, mas não disponível na maioria das vezes em situações de emergência; portanto, a realização de tomografia computadorizada é adequada nas condições ameaçadoras da vida.

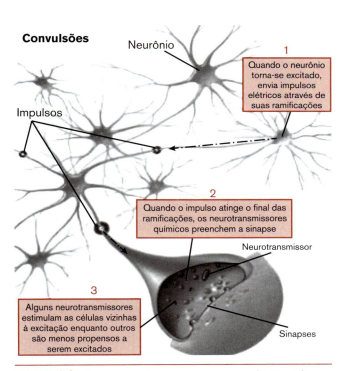

FIGURA 6.2. O que acontece passo a passo (1, 2 e 3) com relação à fisiopatologia da convulsão. (Fonte: Burghardt JC, Robinson, JM, Moreau D, et al. Pathophysiology made incredibly visual! 2 ed. Lippincott Williams & Wilkins. 2012; 90.)

relaciona com o tempo da crise, necrose a apoptose celular, além de inflamação que altera a barreira hematoencefálica.

A atividade motora continuada também causa depleção dos estoques de glicogênio no músculo, ocasionando um metabolismo anaeróbico e alterações miocárdicas.

TRATAMENTO – MEDIDAS CLÍNICAS GERAIS

Os princípios gerais incluem, principalmente, o fornecimento de um suporte de vida adequado com o término das convulsões e identificação e tratamento da causa subjacente, quando possível.

O manejo fora do ambiente hospitalar indica a utilização do midazolam oral ao invés do diazepam por via retal como medicação de primeira escolha no estado convulsivo, pois o fornecimento da medicação é mais fácil e a sua eficácia superior com relação ao término das convulsões. Os pais e cuidadores devem ser treinados com relação às técnicas de suporte básico de vida para poder implementá-las durante o episódio de estado convulsivo. Realiza-se também uma medida rápida do nível de glicose sanguínea, pois a hipoglicemia é uma causa reversível que pode ser tratada durante o transporte para o hospital.

O primeiro e mais importante passo a ser seguido inicia-se com o ABC (via aérea, respiração, circulação). A via aérea deve estar patente fornecendo-se oxigenoterapia. Monitorizar a frequência cardíaca, pressão arterial, tempo de enchimento capilar e saturação de pulso de oxigênio. Caso haja hipoglicemia, esta deve ser corrigida com a infusão de 2 mL/kg de soro glicosado a 25% nas crianças com idade ≥ 2 anos; e nas crianças < 2 anos, com 4 mL/kg de soro glicosado a 12,5%. Deve-se obter um acesso intravenoso rapidamente e, caso não se consiga, para não haver atraso no tratamento, obter um acesso intraósseo.

▌TRATAMENTO DO ESTADO CONVULSIVO

Os antiepilépticos não apresentam, em geral, um único mecanismo de ação, ainda não se conhecendo completamente os mecanismos exatos da maioria dos medicamentos utilizados.[5]

Entre os mecanismos de ação, podemos citar os itens a seguir e as medicações envolvidas:

- Efeitos com relação aos canais de sódio dependentes da voltagem: carbamazepina, lamotrigina, oxcarbazepina, fenitoína, topiramato;
- Efeitos com relação aos canais de cálcio dependentes de voltagem do tipo T: etosuximida;
- Proteínas associadas às vesículas sinápticas: levetiracetam;
- Aumento da ação do ácido gama-aminobutírico (GABA) mediante agonistas do receptor canal de cloro GABA-A: benzodiazepínicos, fenobarbital, topiramato;
- Aumento da ação do GABA mediante inibição da sua degradação na fenda sináptica: vigabatrina;
- Aumento da ação do GABA mediante inibição da receptação sináptica: tiagabina;
- Inibição da liberação de neurotransmissores excitadores: lamotrigina;

- Inibição do receptor N-metil-D-aspartato (NMDA): felbamato;
- Inibição do receptor kainato/alfa-amino-3-hidroxi-5-metilsoxazol-4-propionato (AMPA): lamotrigina.

O objetivo do tratamento é terminar, em caráter de emergência, a atividade clínica e eletroencefalográfica da convulsão. O tratamento inicial consiste na utilização de uma medicação que cesse a convulsão, na triagem da causa subjacente do estado epiléptico e nas causas ameaçadoras de vida que cursem com o estado epiléptico (p. ex., meningite, lesão de massa intracraniana).

Embora várias medicações tenham sido estudadas como terapêutica de primeira linha, as evidências indicam que os benzodiazepínicos devem ser o agente de escolha para o tratamento inicial de emergência. Quando se dispõe de um pessoal treinado, prefere-se a administração intravenosa (IV); entretanto, o benzodiazepínico pode ser utilizado por via intramuscular, retal, nasal ou oral, quando não se tem disponível uma via IV. Na etapa pré-hospitalar, avalia-se que o midazolam (classe I, nível A) seja tão efetivo quanto o lorazepam (não disponível no Brasil).

As doses recomendadas e considerações de várias medicações para o tratamento do estado convulsivo na emergência/fase inicial e urgência/fase terapêutica secundária estão delineadas na Tabela 6.5.

O tratamento agressivo deve ser mantido em todas as situações até o momento que o médico clínico determine que a terapêutica foi um sucesso ou houve um insucesso. Não existe evidência de que as crianças tenham uma resposta diferente, comparativamente a pacientes adultos. Entretanto, as diferenças farmacocinéticas e risco de eventos adversos devem ser considerados para otimizar o tratamento. Crianças mais jovens com epilepsia que desenvolvam estado epiléptico devem receber piridoxina IV nos casos de convulsões dependentes da piridoxina. Existem questões relacionadas à hepatoxicidade quando se utiliza o valproato em crianças < 2 anos de idade, particularmente naquelas com alterações metabólicas ou mitocondriais.

Durante a transição da infusão contínua para uso de manutenção das medicações antiepilépticas, sugere-se que haja uma monitorização da possibilidade de convulsões recorrentes utilizando-se eletroencefalograma (EEG) durante o período de titulação das doses. As pessoas que realizam a leitura do EEG no cenário de UTI devem ter um treinamento especializado, relacionado à interpretação para uma melhor agregação do diagnóstico e da terapêutica.

Baseando-se em evidências clínicas, foi proposto um fluxograma para o tratamento do estado con-

TABELA 6.5. Doses recomendadas e efeitos colaterais das medicações anticonvulsivantes utilizadas na emergência/fase inicial e urgência/fase terapêutica secundária

Medicação	Dose recomendada	Efeitos adversos graves	Outras considerações
Emergência/medicações da fase terapêutica inicial			
Lorazepam	IV: 0,1 mg/kg IV até 4 mg por dose, podendo repetir em 5-10 min	Hipotensão, depressão respiratória	Diluído 1:1 com solução salina, IV contém propilenoglicol
Diazepam	IV: 0,15-0,2 mg/kg IV até 10 mg por dose, podendo repetir em 5 min	Hipotensão, depressão respiratória	Curta duração, metabólito ativo, IV contém propilenoglicol
Midazolam	Adulto IM: 0,2 mg/kg até 10 mg Pediátrico IM: 5 mg se 13-40 kg; se > 40 kg, 3 mg/kg até 10 mg Intranasal: 0,2 mg/kg Oral: 0,5 mg/kg	Hipotensão, depressão respiratória	Metabólito ativo, eliminação renal, curta duração. Para utilização intranasal ou oral utilize (concentração de 5 mg/mL)
Controle terapêutico de urgência/medicações da fase terapêutica secundária			
Fenitoína ou fosfenitoína	20 mg/kg, podendo dar adicionalmente 5-10 mg/kg	Hipotensão, arritmias, síndrome da luva purpúrica	Fenitoína é compatível apenas em solução salina e a solução IV contém propilenoglicol. Fosfenitoína é compatível com solução salina, glicose e Ringer lactato
Levetiracetam	20-60 mg/kg IV	Agressão	Interação medicamentosa mínima, não é metabolizado no fígado
Fenobarbital	15-20 mg/kg IV, pode ser dada uma dose adicional de 5-10 mg/kg	Hipotensão, depressão respiratória	IV contém propilenoglicol
Ácido valproico	20-40 mg/kg/IV, pode ser dada uma dose adicional de 20 mg/kg	Hiperamonemia, pancreatite, trombocitopenia, hepatotocidade	Pode ser a medicação preferencial em pacientes com epilepsia generalizada. Evitar, se possível, na disfunção hepática, doença metabólica em < 2 anos de idade com etiologia desconhecida, pancreatite ou plaquetopenia

Adaptada de Brophy GM, et al., 2012;[6] Glauser T, et al., 2016.[7]

vulsivo (Figura 6.3). Essa diretriz não é específica de acordo com a idade, devido ao fato de que a fisiopatologia da doença e do estado convulsivo prolongado, além dos efeitos das medicações anticonvulsivantes nos receptores neuronais, são as mesmas das crianças e adultos, permitindo um manejo unificado para todos os pacientes, à exceção dos recém-nascidos.

Esse fluxograma com as diretrizes é útil para o clínico providenciar e realizar uma avaliação e tratamento dos pacientes com estado epiléptico. Ele não tem intenção de estabelecer um cuidado padrão, substituir o julgamento clínico médico ou servir como um protocolo para todos os pacientes.

A anestesia geral permanece como uma terapêutica para o estado convulsivo refratário e super-refratário. Confirma-se que é uma terapêutica efetiva na maioria dos casos, obtendo-se o controle do estado convulsivo refratário em aproximadamente 2/3 dos casos. As vantagens e desvantagens da utilização desses agentes estão colocadas na Figura 6.4.

A cetamina é reservada como uma medicação de segunda linha devido à experiência clínica muito limitada e a potencialidade de efeitos neurotóxicos. O tiopental/pentobarbital, geralmente, é a terapêutica de primeira linha na maioria dos casos, seguido pelo midazolam. O propofol é uma terapêutica de primeira linha em casos complexos, quando a utilização de outras medicações causa hipotensão grave.

Vários antiepilépticos estão liberados para utilização em pediatria, lembrando-se de pontos essenciais para o seu uso: estes diminuem a frequência de aparecimento das crises epilépticas, mas não curam a doença subjacente; os medicamentos disponíveis atualmente atuam em diferentes níveis sobre a propagação dos potenciais de ação e/ou da transmissão sináptica; atuam reduzindo a excitabilidade cerebral ou aumentando as vias inibidoras GABAérgicas; a seleção da medicação terapêutica deve levar em conta o tipo de estado epiléptico, o sexo, as propriedades farmacológicas, o balanço risco-benefício (Tabela 6.6) e o perfil dos efeitos secundários. A decisão de se iniciar um tratamento sempre deve ter uma reflexão, pois não é infrequente que se mantenha essa terapêutica durante um período prolongado.

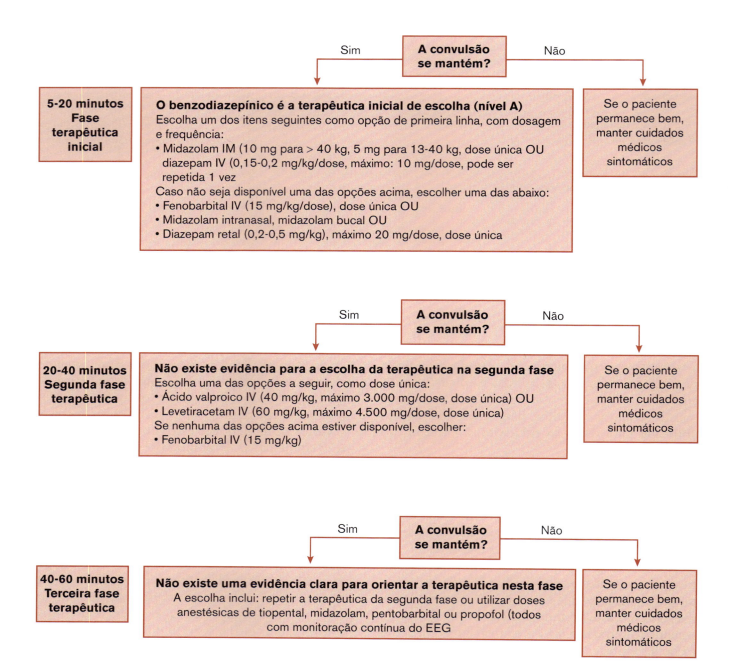

FIGURA 6.3. Proposta de um fluxograma de tratamento para estado epiléptico. (Adaptada de Glauser T, et al., 2016[7]).

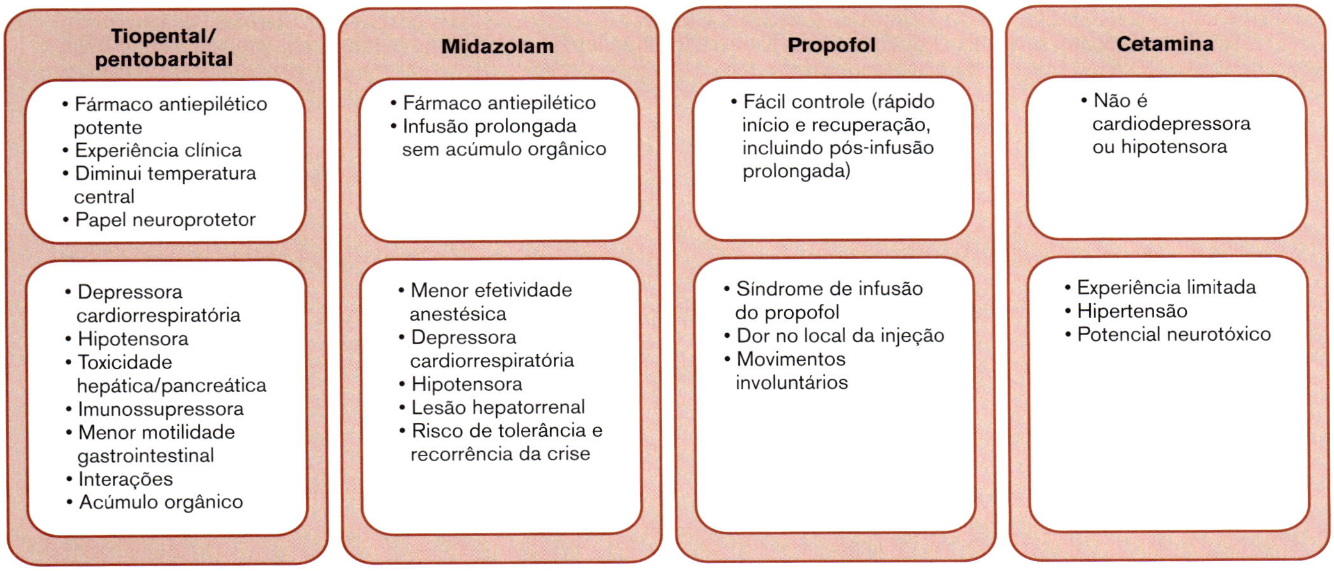

CONVULSÕES E ESTADO DE MAL EPILÉPTICO

Tiopental/pentobarbital	Midazolam	Propofol	Cetamina
• Fármaco antiepilético potente • Experiência clínica • Diminui temperatura central • Papel neuroprotetor	• Fármaco antiepilético • Infusão prolongada sem acúmulo orgânico	• Fácil controle (rápido início e recuperação, incluindo pós-infusão prolongada)	• Não é cardiodepressora ou hipotensora
• Depressora cardiorrespiratória • Hipotensora • Toxicidade hepática/pancreática • Imunossupressora • Menor motilidade gastrointestinal • Interações • Acúmulo orgânico	• Menor efetividade anestésica • Depressora cardiorrespiratória • Hipotensora • Lesão hepatorrenal • Risco de tolerância e recorrência da crise	• Síndrome de infusão do propofol • Dor no local da injeção • Movimentos involuntários	• Experiência limitada • Hipertensão • Potencial neurotóxico

FIGURA 6.4. Vantagens e desvantagens dos anestésicos utilizados no estado epiléptico refratário e super-refratário. (Adaptada de Ferlisi M, et al., 2012.[8])

TABELA 6.6. Efeitos secundários importantes e/ou frequentes dos antiepilépticos

Benzodiazepínico	Sedação, alterações cognitivas, ataxia, efeito paradoxal com agitação
Carbamazepina	Diplopia, ataxia, erupção cutânea, neutropenia, hiponatremia
Etosuximida	Dor abdominal, vômitos, fadiga
Felbamato	Hepatite, neutropenia, aplasia medular
Gabapentina	Fadiga, sonolência, vertigem, ataxia, tremor
Lamotrigina	Erupção cutânea, alterações do sono
Levetiracetam	Fadiga, alterações do comportamento (mais frequentes quando há alterações preexistentes)
Oxcarbazepina	Diplopia, ataxia, erupção cutânea
Fenobarbital	Sonolência, alterações cognitivas, síndrome de abstinência quando da sua interrupção
Fenitoína	Nistagmo, ataxia, hipertrofia gengival
Rufinamida	Sonolência, vertigem, alterações da marcha, erupção cutânea
Estiripentol	Anorexia, neutropenia
Topiramato	Sonolência, alterações cognitivas, litíase renal
Valproato	Náusea, vômitos, alterações cognitivas, alopecia, hepatite, pancreatite, teratogenicidade, encefalopatia com hiperamonemia
Vigabatrina	Sedação, restrição irreversível do campo visual em longo prazo

Adaptada de Auvin S, 2014.[5]

Após o início do tratamento sempre é necessário rever a condição clínica do paciente, devendo-se ter em conta a possibilidade do aparecimento de efeitos secundários, pois determinados medicamentos podem piorar a epilepsia de acordo com o tipo de crise presente e do tipo de síndrome que o paciente apresenta.

O tratamento na evolução do estado epiléptico tem uma influência com relação à condição de doença preexistente e se a etiologia desta tem uma expectativa de tratamento. Adicionalmente às complicações imediatas associadas com o estado epiléptico, existem complicações sistêmicas e cerebrais, e aquelas relacionadas ao tempo de permanência prolongado na UTI (Tabela 6.7), todas influenciando o prognóstico da criança.

TABELA 6.7. Complicações cerebrais e sistêmicas devido ao estado epiléptico e tempo de permanência prolongado em UTI

	Estado epiléptico	Tempo de permanência prolongado em UTI
Complicações sistêmicas	Respiratório • Edema pulmonar neurogênico • Pneumonia aspirativa/pneumonite • Falência respiratória hipoxêmica Cardiovascular • Hipertensão, hipotensão, choque • Arritmias cardíacas, parada cardíaca • Cardiomiopatia induzida pelo estresse Musculoesquelético • Fraturas esqueléticas, laceração da língua • Rabdomiólise Renal • Lesão renal aguda • Hiperpotassemia Alterações do sistema autonômico • Hipertermia • Sudorese, vômito, desidratação Metabólico • Hiperglicemia • Acidose (metabólica e/ou respiratória)	Respiratório • Atelectasia e rolha de muco • Pneumonia associada à VPM • Traqueotomia Imobilidade • Trombose venosa profunda/embolia pulmonar • Úlcera de decúbito Musculoesquelético • Miopatia e polineuropatia do doente gravemente enfermo Infecção • Infecção do trato urinário • Bacteremia • Pneumonia
Complicações cerebrais	Edema cerebral e disfunção da barreira hematoencefálica Atrofia cerebral Epilepsia	Atrofia cerebral

Adaptada de Pichler M et al., 2017.[9]

O óbito no cenário do estado epiléptico pode advir de complicações sistêmicas ou está diretamente relacionado à etiologia (p. ex., meningite bacteriana fulminante, ocasionando morte encefálica), mas mais frequentemente nos deparamos com um tratamento de manutenção da vida após discussão com a família e frequentemente a decisão de suspensão desse tratamento não é fácil e demora semanas ou meses sem que o paciente apresente melhora clínica.

PROGNÓSTICO

A evolução do estado epiléptico é dependente da etiologia, mas também da duração da convulsão. O manejo pronto e imediato extra-hospitalar e hospitalar são fundamentais para diminuir a morbidade e a mortalidade. A presença de uma alteração neurológica subjacente progressiva está associada com uma maior morbimortalidade. O estado epiléptico refratário também é um indicador de um prognóstico ruim em pediatria. A mortalidade das crianças que são admitidas na UTI por estado convulsivo refratário é cerca de 5%. Em geral, as crianças que têm estado convulsivo têm uma chance de 30% de ter um novo episódio no seu próximo evento de convulsão. Esse fato correlaciona-se, principalmente, com a presença de uma doença subjacente. As crianças com idade abaixo de 5 anos têm um maior risco de apresentar recorrência.

Referências bibliográficas

1. Trinka E, Cock H, Hesdorffer D, et al. A definition and classification of status epilepticus – Report of the ILAE Task Force on Classification of Status Epilepticus. Epilepsia. 2015; 56(10):1515-23.
2. Vargas LCP, Varela EX, Kleinsteuber SK, et al. Management of pediatric status epilepticus. Rev Med Chil. 2016; 144(1):83-93.
3. Kurz JE, Goldstein J. Status Epilepticus in the Pediatric Emergency Department. Clin Pediatr Emerg Med. 2015; 16(1):37-47.
4. Riviello JJ Jr, Ashwal S, Hirtz D, et al. Practice parameter: diagnostic assessment of the child with status epilepticus (an evidence-based review): report of the Quality Standards Subcommittee of the American Academy of Neurology and the Practice Committee of the Child Neurology Society. Neurology. 2006; 67(9):1542-50.
5. Auvin S. Antiepilépticos. EMC Pediatria. 2014; 49(1):1-12.
6. Brophy GM, Bell R, Claassen J, et al. Guidelines for the evaluation and management of status epilepticus. Neurocrit Care. 2012; 17(1):3-23.
7. Glauser T, Shinnar S, Gloss D, et al. Evidence-Based Guideline: Treatment of Convulsive Status Epilepticus in Children and Adults: Report of the Guideline Committee of the American Epilepsy Society. Epilepsy Curr. 2016; 16(1):48-61.
8. Ferlisi M, Shorvon S. The outcome of therapies in refractory and super-refractory convulsive status epilepticus and recommendations for therapy. Brain. 2012; 135(Pt 8):2314-28.
9. Pichler M, Hocker S. Management of status epilepticus. Handb Clin Neurol. 2017; 140:131-51.

7 DIARREIA

Nilton Carlos Machado
Mary de Assis Carvalho
Débora Avellaneda Penatti

INTRODUÇÃO

Geralmente, não é difícil reconhecer uma criança que apresenta diarreia. A história e o exame físico são muito importantes para determinar o mecanismo fisiopatológico subjacente, a possível etiologia e as complicações, especialmente a desnutrição energético-proteica.

O QUE É DIARREIA?

É um sintoma que consiste na alteração do padrão evacuatório habitual caracterizado por diminuição da consistência das fezes, presença de maior conteúdo fluido e/ou aumento na frequência das evacuações. A diarreia é secundária a um distúrbio nos mecanismos que regulam o transporte de fluidos e eletrólitos. Por outro lado, as fezes diarreicas podem apresentar sangue e muco. Portanto, é importante entender que em um processo diarreico, diferentes mecanismos podem atuar concomitantemente.

CLASSIFICAÇÃO DA DIARREIA

- Diarreia aguda: tem origem predominantemente infecciosa e evolução potencialmente autolimitada, e duração ≤ 14 dias;
- Diarreia persistente: é originária da diarreia aguda e se perpetua por alterações no trato gastrointestinal. Tem duração > 14 dias;
- Diarreia crônica: a sua evolução não é potencialmente autolimitada e tem duração > 30 dias.

FISIOPATOLOGIA

O intestino delgado secreta e absorve água e eletrólitos, e absorve nutrientes, sendo o responsável pela absorção da maior parte do líquido que circula no trato gastrointestinal (aproximadamente 80% do total). O desequilíbrio entre a secreção e absorção pode levar à diarreia. A função primária do cólon é absorver fluido (aproximadamente 18% do total) e eletrólitos, bem como armazenar o seu conteúdo até que as fezes sejam formadas.

DIARREIA INFLAMATÓRIA

É tipicamente observada em infecções bacterianas e doença inflamatória intestinal. As bactérias invadem a mucosa, ocasionam lesão do enterócito e, em algumas situações, também à submucosa. Macrófagos ativados secretam citocinas, como o fator de necrose tumoral, e a mucosa e submucosa intestinal ficam hiperemiadas, espessadas e edemaciadas, com hemorragia e infiltração por leucócitos. É uma diarreia predominantemente colônica. As principais características da diarreia inflamatória são:

- Fezes pouco volumosas, aquosas ou semipastosas;
- Frequência evacuatória alta;
- Usualmente com dor abdominal, tenesmo, sangue e/ou muco nas fezes;
- Não cessa durante o jejum;
- pH fecal maior que 5,5;
- Pesquisa de leucócitos fecais frequentemente positiva.

Os principais agentes etiológicos são: *E. coli* enteroinvasora (*Shigella-like*), *Shigella* sp., *Salmonella* sp., *Campylobacter jejuni*, *Yersinia* enterocolítica e *Entamoeba histolytica*.

DIARREIA OSMÓTICA

Diarreia osmótica ocorre quando carboidratos mal digeridos/absorvidos permanecem no lúmen intestinal, ocasionando aumento na osmolaridade com consequente diminuição da reabsorção e aumento da secreção de fluidos. Assim, a desidratação depende da quantidade de carboidratos mal digeridos/absorvidos. A má absorção de lactose é o exemplo mais frequente de diarreia osmótica. Outro exemplo ocorre com a ingestão de solutos fracamente absorvidos, incluindo açúcares não digeríveis, tais como o sorbitol, ou laxantes osmóticos, tais como a lactulose.

As principais características da diarreia osmótica são:

- Fezes moderadamente volumosas, aquosas, odor ácido;
- Geralmente cessa durante o jejum, especialmente no paciente internado recebendo fluidos intravenosos;
- Usualmente sem pus, sangue ou gordura nas fezes;
- pH fecal menor que 5,5.

Os principais agentes etiológicos são: norovírus, rotavírus, *E. coli* enteropatogênica, *E. coli* enteroaderente e *E. coli* enteroagregativa.

DIARREIA SECRETORA

Enterotoxinas pré-formadas (nos alimentos) ou formadas no intestino por agentes bacterianos alteram os mecanismos que regulam o movimento de fluidos e eletrólitos na mucosa do intestino delgado, estimulando uma secreção ativa de eletrólitos com consequente perda de água. Na diarreia secretora a osmolaridade das fezes é semelhante à do plasma, e a desidratação é rápida e intensa.

As principais características são:

- Fezes muito volumosas, aquosas e claras tipo "água de arroz";
- Geralmente persiste durante o jejum;
- Sem pus, sangue ou gordura nas fezes;
- pH fecal próximo a 7,0.

Os principais agentes etiológicos são: *E. coli* enterotoxigênica, *Staphylococcus aureus*, *Clostridium perfringens*.

DIARREIA POR DISTÚRBIOS DA MOTILIDADE

Aumento da motilidade pode ser secundário ao aumento da secreção de serotonina, histamina e outros mediadores. A redução do tempo de trânsito diminui a capacidade do cólon para absorver o fluido intestinal.

DIARREIA AGUDA

Infecção intestinal é a principal causa de diarreia aguda. Inicialmente, sempre devemos avaliar qual achado predomina: diarreia ou vômitos. Os vômitos persistentes e intensos poderão dificultar a hidratação oral.

Aspectos iniciais a serem observados, indicadores de possível necessidade de investigação laboratorial ou de maior gravidade:

- Idade < 6 meses (prematuridade);
- Estado nutricional (< 8 kg);
- Diarreia de grande volume;
- Vômito persistente;
- Mais de 3 dias de duração;
- Febre alta ou outros sintomas sistêmicos;
- Desidratação moderada/grave;
- Pacientes imunodeficientes;
- Quadro diarreico associado a doença crônica ou história pregressa de outros episódios diarreicos;
- Viagem recente a áreas de grande risco;
- Surtos na comunidade (creche e escola) e ocorrência de outras pessoas doentes (casa);
- Vulnerabilidade social.

Avaliação de complicações

- Distúrbios hidroeletrolíticos e acidobásicos;
- Convulsões na infecção por *Shigella* sp.;
- Intussuscepção intestinal;
- Síndrome hemolítico-urêmica com insuficiência renal após infecção por *E. coli* produtora de toxina Shiga – *E. coli* êntero-hemorrágica;
- Desnutrição energético-proteica prévia ou adquirida nessa infecção (*E. coli* enteroagregativa);
- Infecções à distância, sepse.

DIARREIA PERSISTENTE

Como a diarreia persistente é originária da diarreia aguda, portanto de origem presumivelmente infecciosa, e com duração superior a 14 dias, deve-se esclarecer qual o mecanismo da diarreia aguda que persiste.

Fatores de risco para diarreia persistente

- Idade: lactentes, especialmente no primeiro ano de vida;

- Crianças sem aleitamento materno e/ou com desmame precoce;
- Contaminação ambiental de água e alimentos;
- Desnutrição prévia à diarreia aguda;
- Imunodeficiência: associada ou não à desnutrição;
- Antecedente de diarreia aguda e/ou persistente;
- Infecções por patógenos específicos: bactérias ou protozoários;
- Uso incorreto de antimicrobianos;
- Infecções associadas: especialmente respiratórias.

Principais mecanismos da diarreia persistente

Persistência do agente etiológico da diarreia aguda

Por virulência do agente etiológico da diarreia aguda, resposta inadequada do hospedeiro ou conduta inadequada no tratamento inicial da diarreia.

Desequilíbrio hospedeiro-parasita

A lesão morfofuncional da mucosa intestinal associada à diarreia aguda pode desequilibrar uma relação hospedeiro-parasita com efeito patogênico mínimo como, por exemplo, na giardíase. Após a lesão de mucosa em uma infecção pelo rotavírus, ocorre aumento do efeito patogênico da giardíase e consequente manutenção da diarreia.

Intolerância secundária a carboidratos

A lesão prolongada da mucosa intestinal e o supercrescimento bacteriano no intestino delgado levam à diminuição das dissacaridases da borda em escova, especialmente da lactase, responsável pela digestão da lactose do leite. O resultando é má digestão/absorção desse carboidrato, com consequente efeito osmótico e fermentação bacteriana no cólon. Outros dissacarídeos, tais como sacarose ou maltose e, eventualmente, até monossacarídeos, poderão também ser mal absorvidos, em caso de lesões mais graves da mucosa.

Alergia secundária à proteína heteróloga da dieta

O aumento de permeabilidade da mucosa intestinal lesada resulta em absorção de macromoléculas proteicas alimentares antigênicas e consequente reação de hipersensibilidade, podendo levar a uma enteropatia por alergia alimentar, o que agrava a lesão de mucosa. A proteína mais frequentemente associada à alergia é a do leite de vaca, mas outras proteínas alimentares podem estar implicadas: leite de cabra, soja, ovos e carnes.

Síndrome de supercrescimento bacteriano no intestino delgado

No intestino delgado alto, as bactérias anaeróbias levam à desconjugação de sais biliares, os quais, além de serem menos eficazes na micelação e solubilização de gorduras, resultando em má digestão/absorção desses nutrientes, aumentam a permeabilidade intestinal e a secreção de ânions, e diminuem a absorção intestinal de cátions (Na^+ e Cl^-), monossacarídeos, aminoácidos e dipeptídeos. Essas bactérias competem pelos carboidratos da luz intestinal, utilizando-os na fermentação bacteriana e reduzindo o pH intraluminal, com consequente aumento da motilidade intestinal e agravamento da diarreia osmótica.

Lesão ileal com má absorção de sais biliares

Se houver lesão de mucosa do íleo terminal, associada à infecção por *Salmonella* sp. e *Yersinia enterocolitica*, pode ocorrer redução da absorção de sais biliares, com consequente prejuízo ao ciclo êntero-hepático e diminuição do *pool* de sais biliares secretados do fígado para a luz intestinal, levando à má absorção de gorduras. Os sais biliares não absorvidos, ao serem desconjugados e desidroxilados pelas bactérias colônicas, exercem efeito tóxico direto nos colonócitos, podendo ocasionar diarreia secretora no cólon, denominada diarreia colerética.

▌DIARREIA CRÔNICA

Semiologia da diarreia crônica

Tempo de doença

Observar não somente o tempo de sinais e sintomas que sugerem uma diarreia crônica, mas especialmente o período da vida em que o processo se instalou ou que está acometendo a criança. Diarreia crônica em períodos de grande velocidade de crescimento pode comprometer muito o estado nutricional da criança. O contrário também é uma informação importante, pois uma diarreia funcional pode ter um longo período de evolução em uma fase de crescimento rápido e sem nenhum comprometimento do estado nutricional.

Curso da diarreia crônica

- Curso contínuo, com pequenas variações na intensidade e gravidade;
- Curso intermitente que se repete com as mesmas características, por exemplo, em infecções intestinais de repetição;
- Curso contínuo com períodos de exacerbações. Nesse caso, torna-se fundamental definir quais os motivos pelos quais a diarreia se exacerba e, em seguida, volta ao curso habitual.

Características das evacuações

O volume tem uma relação direta com o diagnóstico topográfico, pois a diarreia do intestino delgado tende a ter volume maior e frequência baixa. De forma contrária, a diarreia crônica apresenta volume menor e frequência alta. A consistência tende a acompanhar o volume, pois evacuações mais volumosas são de consistência mais fluida, como em uma diarreia osmótica. O odor ácido (azedo) na diarreia osmótica ocorre devido ao processo de fermentação de carboidratos no cólon. As manifestações gastrointestinais mais frequentes que acompanham a diarreia são: vômito, cólica e tenesmo, distensão abdominal, períodos de constipação, fístulas e fissuras perianais. As manifestações extragastrointestinais que acompanham a diarreia são: lesões de pele (dermatite, eczema), edema, manifestações pulmonares (sibilância), manifestações neurológicas, sinais de anemia, hemorragia e infecções de repetição.

Síndrome de má absorção de macronutrientes

São condições congênitas ou adquiridas que afetam um ou vários dos diferentes passos da hidrólise ou transporte de nutrientes e ocorrem em diferentes fases do processo digestivo: hidrólise e solubilização intraluminal, hidrólise na membrana do enterócito, absorção através da membrana do enterócito e processamento celular, e transporte do enterócito aos vasos sanguíneos e linfáticos. A classificação proposta por Martins Campos considera o enterócito como ponto de referência à estrutura histológica básica do epitélio do intestino delgado, sendo dividida em:

- Defeitos pré-entéricos (ou da luz intestinal):
  - Insuficiência pancreática exócrina: fibrose cística;
  - Insuficiência biliar: na prematuridade e ressecções do íleo terminal;
  - Desconjugação dos sais biliares: síndrome de supercrescimento bacteriano no intestino delgado;
  - Insuficiência gástrica com redução da secreção de acido clorídrico.
- Defeitos entéricos (ou da mucosa intestinal):
  - Má absorção global de nutrientes com atrofia vilositária: doença celíaca e enteropatia por alergia alimentar;
  - Má absorção seletiva de nutrientes: carboidratos, proteínas e lipídeos;
  - Insuficiência da área absortiva observada na síndrome do intestino curto.

- Defeitos pós-entéricos (ou pós-mucosa intestinal):
  - Insuficiência da área absortiva observada na síndrome do intestino curto;
  - Defeito no transporte de lipídeos pela via linfática, como ocorre na linfangectasia intestinal primária ou secundária;
  - Distúrbio grave no transporte venoso de nutrientes, como ocorre na falência cardíaca congestiva grave.

A classificação da diarreia crônica segundo o mecanismo fisiopatológico subjacente predominante seria:

- Diarreia crônica com má absorção/digestão de macronutrientes;
- Diarreia osmótica.

Entre as diarreias crônicas, aquelas com má-digestão/absorção de carboidratos são as mais frequentes e dependem de alguns fatores para determinar a sua intensidade, tais como:

- Quantidade e qualidade do carboidrato ingerido: quanto maior a quantidade de lactose ingerida, maiores serão as manifestações clínicas (menor consistência, maior volume, maior acidez e fenômenos associados com a dermatite, em área de fraldas, em lactentes);
- Velocidade de esvaziamento gástrico: quanto maior a velocidade de esvaziamento gástrico, mais rápida será a exposição do carboidrato com a mucosa deficiente em lactase, por exemplo, e maior será o efeito osmótico;
- Resposta do intestino delgado a uma sobrecarga osmótica: diante de uma grande sobrecarga do soluto não digerido/absorvido será maior a velocidade de trânsito no delgado e maior a rapidez de entrada no cólon;
- Motilidade intestinal;
- Capacidade metabólica da microbiota colônica: se a microbiota não sofreu alterações, como no uso de drogas antimicrobianas, o processo de fermentação colônica será maior e serão maiores os achados de flatulência e dermatite em área de fraldas;
- Capacidade compensatória do cólon em reabsorver água e ácidos graxos de cadeia curta.

Diarreia secretora

As mesmas características clínicas da diarreia aguda secretora.

Diarreia inflamatória

As mesmas características clínicas da diarreia aguda inflamatória.

Distúrbios da motilidade

Entre as diarreias com distúrbio da motilidade na faixa etária pediátrica, destacam-se a diarreia funcional e a síndrome do intestino irritável do subtipo diarreia. Segundo os Critérios de Roma IV, a diarreia funcional se caracteriza por:

- Evacuações diárias, indolores, recorrentes, de 4 ou mais vezes por dia, de fezes volumosas e não formadas;
- Sintomas duram mais de 4 semanas;
- Início da diarreia entre 6 e 60 meses de idade;
- Sem comprometimento do ganho pôndero-estatural se a ingestão calórica for adequada.

Essa diarreia se caracteriza por fezes volumosas, não formadas, muito pútridas, mucoides e com restos alimentares, especialmente de vegetais. As evacuações se iniciam ao acordar pela manhã e vão se tornando mais amolecidas e frequentes ao longo do dia, mas não ocorrem no período noturno. Apesar da frequência e consistência das fezes, a criança não desidrata e não altera o estado geral. Frequentemente são tratadas como intolerância a carboidratos ou alergia à proteína alimentar. Não há *failure to thrive* se a ingestão calórica é adequada.

Segundo os Critérios de Roma IV, a síndrome do intestino irritável do subtipo diarreia se caracteriza por critérios preenchidos por, pelo menos, dois meses antes do diagnóstico associados a:

1. Dor abdominal em pelo menos 4 dias/mês, associada com um ou mais dos seguintes achados:
   - Relacionada com a evacuação;
   - Com mudança na frequência das evacuações;
   - Com mudança na forma (aparência) das fezes.
2. Em crianças com subtipo constipação, a dor não acaba com a resolução da constipação (crianças em que a dor se resolve têm constipação e não síndrome do intestino irritável).
3. Após avaliação adequada, os sintomas não podem ser completamente explicados por outra condição médica.

Diarreia "intratável" ou congênita

É um subtipo de diarreia crônica que pode ser classificada em:

- Defeito na digestão, absorção e transporte de nutrientes e eletrólitos: má absorção de glicose-galactose, deficiência de sacarase-isomaltase, doença da retenção do quilomícron, cloridorreia congênita, defeito no receptor ileal de sais biliares, deficiência de enteroquinase;
- Distúrbios da diferenciação e polarização dos enterócitos: doença de inclusão das microvilosidades, enteropatia congênita formadora de tufos;
- Defeito na diferenciação das células enteroendócrinas: síndrome IPEX, diarreia intratável sindromática, diarreias que acompanham várias síndromes;
- Desregulação da resposta imune intestinal: enteropatia autoimune.

Bibliografia

Guarino A, Ashkenazi S, Gendrel D, Lo Vecchio A, Shamir R, Szajewska H. European Society for Pediatric Gastroenterology, Hepatology, and Nutrition/European Society for Pediatric Infectious Diseases Evidence-Based Guidelines for the Management of Acute Gastroenteritis in Children in Europe: Update 2014. J Pediatr Gastroenterol Nutr. 2014; 59:132-52.

NICE. Review of Clinical Guideline (CG84). Diarrhea and vomiting caused by gastroenteritis: diagnosis, assessment and management in children younger than 5 years. Disponível em: https://www.nice.org.uk/guidance/cg84. Acessado em: 2017 jan.

World Health Organization (WHO). The treatment of diarrhea. A manual for physicians and other senior health care workers, 4 rev edn. Geneva, Switzerland: World Health Organization; 2005. Disponível em: http://whqlibdoc.who.int/publications/2005/9241593180.pdf. Acessado em: 2017 jan.

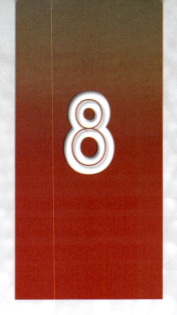

8
DISFAGIA

Nilton Carlos Machado
Mary de Assis Carvalho
Juliana Tedesco Dias

INTRODUÇÃO

A capacidade de se alimentar é um dos primeiros e mais importantes comportamentos complexos que começa no útero, com a deglutição de líquido amniótico, e torna-se essencial para a sobrevivência dentro de horas após o nascimento. A interrupção desse comportamento tem consequências significativas, e em alguns casos é uma ameaça à vida. Disfagia na faixa etária pediátrica não é um diagnóstico específico; o termo é usado para descrever uma ampla variedade de disfunções na alimentação e/ou na deglutição. Disfagia é um distúrbio baseado na habilidade e se manifesta com incapacidade para se alimentar, o que é diferente de um distúrbio de alimentação com base comportamental. Distúrbios comportamentais de alimentação podem surgir em crianças que têm habilidades suficientes para uma alimentação normal. Entretanto, a associação com disfagia pode ocorrer.

Quando a disfunção na deglutição está presente, pode interromper o desenvolvimento normal em períodos críticos, interferir com desenvolvimento ou padrões de alimentação/deglutição e facilitar o desenvolvimento de aversão à alimentação. Lactentes e pré-escolares que possuem disfagia têm maior risco para o desenvolvimento de aspiração pulmonar crônica, desnutrição, problemas de desenvolvimento neurológico e interações estressantes com seus cuidadores. A detecção precoce e identificação de fatores de risco ou etiologias irão minimizar as complicações.

DEFINIÇÃO DE TERMOS

- Distúrbios de alimentação: caracterizam-se pela recusa alimentar, comportamento disruptivo na hora das refeições, preferências alimentares inflexíveis e falha em dominar as principais habilidades de autoalimentação esperadas para o nível de desenvolvimento em que a criança se encontra;
- Distúrbios comportamentais na alimentação ou aversão alimentar: ocorre quando uma criança não está disposta a consumir alimentos, apesar de ter as habilidades físicas suficientes;
- Distúrbios da deglutição: são problemas em uma ou mais fases de deglutição – oral, faríngea e esofágica;
- Disfagia: dificuldade na sequência da deglutição, que resulta em comprometimento na segurança, eficiência ou adequação da ingestão;
- Disfagia orofaríngea: é a presença ou deficiência nas fases oral e faríngea;
- Aspiração: passagem de qualquer material (alimentos, líquidos, saliva) abaixo do nível das cordas vocais para a traqueia;
- Aspiração silenciosa: passagem para a traqueia de alimentos ou líquidos sem sinais clínicos;
- Penetração laríngea: ocorre quando o alimento entra no vestíbulo laríngeo;
- Sufocação: ocorre quando o bolo alimentar bloqueia fisicamente as vias aéreas e afeta a capacidade da criança respirar.

DISFAGIA

FISIOPATOLOGIA

A alimentação normal e deglutição estão sob a coordenação de estruturas musculoesqueléticas da boca, língua, palato, faringe, laringe e esôfago. O aparelho biomecânico que ingere e impulsiona o alimento desde a boca até ao estômago é controlado pelos comandos motores e sensoriais a partir dos nervos cranianos. As funções mais importantes e altamente relevantes das vias aéreas superiores são: facilitar a ventilação, fonação e proteção das vias aéreas inferiores. As funções importantes do segmento faringoesofágico são: facilitar uma deglutição segura e transporte esofágico dos nutrientes e proteção das vias aéreas.

DEGLUTIÇÃO NORMAL

A deglutição normal é um processo complexo que envolve mecanismos voluntários e involuntários. O mecanismo de deglutição normal inclui quatro fases: preparação oral, fase oral, fase faríngea e fase esofágica.

- Na fase de preparação oral, a mastigação realizada entre o palato duro e a língua mistura com a saliva um bolo alimentar com tamanho e consistência apropriados. Esse processo se torna evidente aos 6 meses de idade. Antes dessa idade, a fase preparatória é limitada à sucção do mamilo ou do bico da mamadeira;
- Na fase oral, durante a qual o alimento é movido da boca para a faringe, por meio de movimentos altamente coordenados, o palato mole se eleva para prevenir regurgitação para a nasofaringe e o movimento da língua impulsiona os alimentos em direção à orofaringe;
- A fase faríngea começa quando o bolo passa os pilares tonsilares e se move para a hipofaringe em direção ao esôfago. Durante essa fase, o palato eleva e se aproxima da musculatura da faringe, e há cessação de respiração. A base da língua e a faringe impulsionam o bólus para o esfíncter esofágico superior relaxado;
- A fase esofágica começa quando o bólus entra no esôfago, e termina quando o mesmo passa para o estômago.

DEGLUTIÇÃO ANORMAL

Disfagia ocorre como resultado de deficiência de uma das fases envolvidas no processo de deglutição e resulta em comprometimento da segurança, eficácia ou adequação da ingestão alimentar. Considerando que a deglutição e a respiração compartilham um espaço comum na faringe, a falta de sincronização entre esses processos pode afetar a capacidade da criança de proteger suas vias aéreas durante a deglutição. Em recém-nascidos e lactentes pequenos, todos os quatro componentes da deglutição são reflexos e involuntários. Mais tarde, a fase oral ocorre sob controle voluntário, o que é essencial para permitir que as crianças comecem a mastigar alimentos sólidos. Mastigação segura e eficaz (ou seja, morder e mastigar) depende de desenvolvimento sensorial adequado, do tipo de alimento e de uma resposta motora coordenada e influenciada por processo cognitivo.

QUADRO CLÍNICO

História

O primeiro objetivo é reconhecer o problema, porque alguns pais/cuidadores não estão conscientes da dificuldade dos seus filhos em deglutir (p. ex., aqueles com aspiração silenciosa). O segundo objetivo é identificar a região anatômica envolvida: o problema é oral, faríngeo ou esofágico? O terceiro objetivo é a definição da etiologia da doença. A anamnese fornece informações sobre as possíveis origens da disfagia, seus sintomas clínicos e as consequências. Ela pode ser obtida questionando o paciente, familiares, fonoaudiólogos e o pessoal da enfermagem, incluindo a fase gestacional e eventos perinatais. Os sintomas de disfagia pediátrica podem ocorrer em uma ou mais das fases da alimentação/deglutição.

Sintomas de disfagia orofaríngea

- Desconforto ou esforço ao engolir;
- Perda de alimentos ou líquidos da boca;
- Perda de alimentos ou líquidos pelo nariz;
- Dificuldade em respirar, enquanto se alimenta;
- Salivação excessiva;
- Tosse, engasgos ou asfixia durante a alimentação;
- Recusa ou seletividade de alimentos;
- Incapacidade de comer ou evitar alimentos específicos;
- Tempo de refeição prolongado;
- Restos de alimentos na boca após o término da refeição;
- Perda de apetite, desidratação ou perda de peso;
- História de pneumonias de repetição ou infiltrados pulmonares na radiografia de tórax.

Sintomas de disfagia esofágica

- Desconforto ou dor ao engolir;
- Sensação de alimento preso na garganta;

Episódios frequentes de regurgitação/refluxo após as refeições;
- Dificuldade em manipular alimentos sólidos.

De acordo com Arvedson, quatro perguntas aos pais apontam para a necessidade de uma investigação mais detalhada.

- Quanto tempo dura a refeição? Se frequentemente mais de 30 minutos, há um problema;
- As refeições são estressantes? Independentemente de descrição de fatores que fundamentam o estresse, é necessária uma investigação mais aprofundada;
- A criança mostra qualquer sinal de estresse respiratório? Os sinais podem incluir respiração rápida, congestão nasal que aumenta à medida que a refeição progride, respiração ofegante em lactente com alimentação em mamadeira;
- A criança não ganhou peso nos últimos 2 a 3 meses? Ganho de peso adequado é importante nos primeiros 2 anos de vida.

Exame físico

A avaliação inicial envolve a observação das habilidades motoras orais para se alimentar. Deve ser dada atenção especial para a área de cabeça e pescoço.

- Inspeção: fazer observações sobre as habilidades sensório-motoras orais da criança em repouso, como a postura de boca aberta, salivação abundante, assimetria facial;
- Palpação: em lactentes, utilizando dedo com luva dentro da boca para avaliar a mobilidade da língua, frênulo lingual curto e condições do palato.

O ganho de peso deve ser avaliado regularmente, pois é um importante preditor de saúde e nutrição em crianças com disfagia. O ideal é que o médico observe a criança durante a alimentação. A segurança da ingestão deve ser minuciosamente observada.

Observação da capacidade de se alimentar

- Eficiência em sugar o líquido da mamadeira. Observar a perda de líquido;
- Habilidades para ingerir em copo com canudinho;
- Alimentação com colher: capacidade de fechar os lábios na colher e remover o bolo alimentar;
- Capacidade de manipular/mastigar sólidos antes de engolir;
- Observação de sinais de aspiração;
- Observar durante ou após a alimentação: respiração ruidosa e/ou ofegante, estridor, tosse, congestão nasal, pausas respiratórias frequentes, sibilância, cianose, alimentação lenta e engasgos.

■ DIAGNÓSTICO E DIAGNÓSTICO DIFERENCIAL

A disfagia tem prevalência mais elevada em crianças com prematuridade, anomalias do trato aerodigestivo, malformações do sistema nervoso central, atraso do desenvolvimento neurológico e síndromes genéticas craniofaciais. Assim, a disfagia pode ser associada a uma combinação de fatores que podem complicar o plano de investigação.

Causas e fatores de risco

- Doenças do sistema nervoso central (paralisia cerebral);
- Condições gastrointestinais (doença do refluxo gastroesofágico);
- Prematuridade e baixo peso ao nascimento;
- Doença cardíaca;
- Fissura labiopalatal;
- Fraqueza muscular na face e pescoço;
- Dificuldades respiratórias;
- Medicamentos que provocam letargia ou diminuição do apetite.
- Problemas na interação entre pais e filhos na hora das refeições.

Classificação abrangente das causas de disfagia pediátrica

- Anormalidades anatômicas da orofaringe;
- Anormalidades anatômicas/congênitas da laringe e traqueia;
- Alterações anatômicas do esôfago;
- Distúrbios que afetam a coordenação sugar-respirar-deglutir;
- Distúrbios que afetam a coordenação neuromuscular da deglutição;
- Distúrbios que afetam o peristaltismo esofágico;
- Infecções das mucosas e doenças inflamatórias, causando disfagia.

Investigação

A avaliação de uma criança com um transtorno alimentar começa com uma história completa e exame físico. A radiografia de tórax é uma boa ferramenta de rastreio inicial, podendo mostrar espessamento brônquico, hiperinsuflação ou infiltrados segmentares, que pode ser útil para identificar processos pulmonares ativos. Os exames mais comuns usados para avaliar as crianças com distúrbios alimentares estão listados a seguir.

Testes diagnósticos

- Estudo contrastado do esôfago-estômago-duodeno com avaliação da deglutição: observação da anatomia;

- Endoscopia digestiva alta: permite observação e biópsias do esôfago-estômago-duodeno;
- Videofluoroscopia da deglutição: observação da deglutição das fases oral, faríngea e esofágica, e detecta aspiração;
- Ultrassonografia: imagem não invasiva da deglutição e movimentos da língua;
- Cintilografia: avalia fase faríngea e esofágica da deglutição, e detecta refluxo gastroesofágico e aspiração pulmonar;
- Nasofaringolaringoscopia: avalia a fase faríngea e detecta aspiração;
- pH-metria esofágica de 24 horas: para diagnóstico da doença do refluxo gastroesofágico;
- Teste da função pulmonar, broncoscopia e manometria esofágica.

TRATAMENTO

Os principais objetivos do tratamento da disfagia são: manter a hidratação, melhorar a alimentação e o estado nutricional, reduzir a aspiração e a hospitalização. As decisões iniciais para o tratamento da disfagia devem levar em conta a ingestão oral segura e adequada. Esses processos são alcançados quando a causa subjacente é determinada e corrigida. Quando a doença do refluxo gastroesofágico estiver associada com a disfagia, o tratamento dessa condição pode produzir melhorias na capacidade da criança para deglutir. Se o esôfago e orofaringe forem menos expostos ao refluxo ácido, a sua função pode melhorar.

O tratamento de disfagia é limitado, pois muitas vezes é secundária às múltiplas comorbidades ou síndromes que não têm tratamento definitivo. A conduta inicial consiste em estabelecer o diagnóstico e determinar uma alimentação segura do paciente.

MODIFICAÇÃO DA DIETA

Nutrição para a maioria dos lactentes e crianças com disfagia pode ser mantida usando espessantes. Introduzir uma alimentação segura implica em dieta que pode ser transferida durante a fase faríngea com o mínimo risco de penetração da laringe e aspiração para a traqueia. Isso requer a utilização de um agente que é seguro para consumo dietético e que espessa adequadamente os alimentos líquidos. O aumento da viscosidade do líquido permite um fluxo mais lento, proporcionando mais tempo para o controle do bolo alimentar na via oral e faringe.

Técnicas de terapia comuns usadas com crianças com disfagia

- Lactentes e pré-escolares com disfagia podem ser capazes de deglutir líquidos espessados e alimentos macios, tais como alimentos amassados ou na forma de purê;
- A adição de uma pequena quantidade de cereal de arroz ou milho na fórmula infantil ou leite materno ordenhado pode ajudar a melhorar a disfagia. Misturar bem antes de adicionar na mamadeira para remover os grumos e tornar a mistura mais fácil para sugar através do bico da mamadeira, bem como para engolir;
- Não fazer cortes nos bicos da mamadeira, pois isso pode aumentar o risco de aspiração, bem como interferir com o desenvolvimento da fase oral da criança. Futuras habilidades de alimentação e da fala podem ser afetadas;
- Os alimentos não devem ser oferecidos às crianças antes dos 4 meses de idade, uma vez que eles não têm a coordenação adequada para deglutir alimentos até essa idade;
- Usar produtos comerciais que ajudam a engrossar líquidos e torná-los mais fáceis de deglutir;
- Oferecer refeições frequentes e de pequeno volume;
- Minimizar ou eliminar as distrações para que a criança possa concentrar sua atenção em se alimentar;
- Usar dispositivos adaptativos, tais como canecas com bicos, se necessário;
- Encorajar a mastigação e fazer elogios e incentivos durante as refeições;
- Adicionar novos sabores para estimular a salivação;
- Variar o sabor, textura e temperatura ou alimentos macios para crianças com mais de 4 meses;
- Permita que a criança brinque com os alimentos e faça uma "bagunça" na hora das refeições.

Com a mamadeira

- Mudança na forma e/ou no fluxo mais lento do bico da mamadeira;
- Programar a estimulação externa para ajudar na coordenação sugar-deglutir-respirar;
- Alterar para posição semielevada durante a alimentação;
- Espessar líquidos se, apesar das medidas acima, o paciente continua a ter dificuldades de alimentação;
- Reduzir o intervalo entre alimentações, pequenos volumes, mudar a fórmula ou mamadeiras e bicos utilizados.

A alimentação enteral pode ser necessária se o paciente não puder satisfazer suas necessidades nutricionais. Métodos de alimentação alternativos, tais como a alimentação por sonda nasogástrica ou gástrica, podem ser necessários em curto ou mesmo em longo prazos. As crianças que necessitam de alimentação por sonda são aquelas com maior risco de aspiração, requerem suplementação nutricional, têm maior duração da disfagia, disfagia associada a comorbidades ou têm refluxo gastroesofágico significativo que ocasiona aspiração.

Quais são as perspectivas de longo prazo para uma criança com disfagia? Muitas crianças aprendem a comer e beber com sucesso. Algumas crianças com disfagia terão problemas em longo prazo. As crianças com problemas neuromusculares, como paralisia cerebral, distrofia muscular e outras lesões cerebrais, podem não experimentar grande melhora no processo de deglutição.

Bibliografia

Arvedson JC. Assessment of pediatric dysphagia and feeding disorders: clinical and instrumental approaches. Developmental Disabilities Research Reviews. 2008; 14:118-27.

Dodrill P, Gosa MM. Pediatric dysphagia: physiology, assessment, and management. Ann Nutr Metab. 2015; 66(Suppl 5):24-31.

Kakodkar K, Schroeder Jr JW. Pediatric dysphagia. Pediatr Clin N Am. 2013; 60:969-77.

Prasse JE, Kikano GE. An overview of pediatric dysphagia. Clin Pediatr. 2009; 48:247-51.

Shaw SM, Martino R. The normal swallow: muscular and neurophysiological control. Otolaryngol Clin N Am. 2013; 46:937-56.

Tutor JD, Gosa MM. Dysphagia and aspiration in children. Pediatr Pulmonol. 2012; 47:321-37.

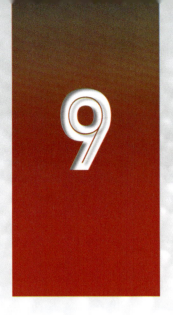

DISTENSÃO ABDOMINAL

Marcelo Barciela Brandão

O aumento do abdome com distensão abdominal é uma queixa presente nas unidades de urgência pediátrica, podendo representar um sinal de gravidade. Pode ser decorrente da diminuição do tônus da musculatura da parede abdominal ou por aumento do conteúdo líquido.[1]

A distensão abdominal é causada por aumento de líquido na cavidade abdominal, ou presença de ar na cavidade abdominal, ou obstrução da luz intestinal.

Quando causada por algum tipo de obstrução abdominal ou massa, ocupa o espaço que bloqueia a luz intestinal, levando a uma incapacidade do conteúdo intestinal em progredir. Acima da obstrução haverá ar digerido, conteúdo e secreções. O conteúdo não pode se mover de forma distal, diminuindo o movimento intestinal ou mesmo levando à sua ausência, assim como diminuição ou parada na eliminação de flatos. Se a obstrução é alta, geralmente próximo ao jejuno, vômitos são comuns e haverá pouca distensão abdominal, pois não haverá ar e conteúdo em movimento para a porção distal. Se a obstrução é baixa, então existe mais de um reservatório para reter material acumulado, causando distensão abdominal, e os vômitos serão menos comuns e mais tardios. As complicações que estariam associadas ao vômito seriam distúrbio eletrolítico e desidratação; outras complicações que podem estar presentes são estase intestinal e edema de alça, podendo levar a translocação bacteriana. A manutenção do quadro com aumento nas pressões intraluminais pode provocar alteração no fluxo sanguíneo vascular intestinal, podendo levar a isquemia, necrose e perfuração intestinal.[2-4] Causas de obstrução intestinal que podem levar a distensão seriam intussuscepção, apendicite, vólvulo/má-rotação, constipação, doença de Hirschsprung.[3-5] Outra possível causa de obstrução intestinal é a ingestão de corpos estranhos, incluindo bezoares e ímãs. Materiais não digeríveis, como cabelos (tricobezoar) ou vegetal/fruta (fitobezoar), podem formar uma massa dentro do estômago que se estende ou se move distalmente, provocando a obstrução.[5] Aderências intestinais podem causar obstrução, podendo ser congênitas, como os defeitos mesentéricos congênitos, ou adquiridas, nos caso das aderências pós-cirúrgicas, as bridas.[5] Em locais de nível socioeconômico baixo associado à falta de infraestrutura de saneamento básico, considerar o "bolo" de áscaris como uma obstrução intestinal no paciente com distensão abdominal.

A ascite, que é o acúmulo de líquido na cavidade abdominal, distende o abdome tanto nos flancos como anteriormente quando em grandes volumes. Esse líquido se desloca com o movimento do paciente e produz ondas de condução à percussão. O líquido ascítico é, geralmente, um transudato resultado de uma diminuição da pressão coloido-osmótica do plasma na hipoalbuminemia, ou do aumento da pressão venosa portal ou de ambos. Nos casos de hipertensão portal, o extravasamento de líquido é proveniente dos linfáticos da superfície do fígado e dos capilares do peritônio visceral. Por motivos desconhecidos, a excreção de sódio na urina diminui dramaticamente, assim como o acúmulo de líquido ascítico; o sódio a mais na dieta irá diretamente para o espaço peritoneal, retendo mais água. Quando o líquido ascítico contém altas concentrações de proteína, geralmente é um exsudato causado por um processo inflamatório ou neoplásico.[1]

Quando líquido distende o intestino, deve-se suspeitar tanto de obstrução como desequilíbrio entre absorção e secreção. Frequentemente, os fatores que causam acúmulo de líquido na luz intestinal causam acúmulo de gás também. O resultado pode ser a ausculta de borborigmo. A fonte de gás geralmente é o ar deglutido, mas a flora endógena pode aumentar consideravelmente em estados mal-absortivos e produz gás em excesso quando o conteúdo atinge o intestino grosso.[1]

A presença de gás na cavidade peritoneal deve ser suspeitada quando, além da distensão, houver percussão timpânica acima de órgãos sólidos, como o fígado, por exemplo. Nesse caso, a suspeita será de perfuração de vísceras ocas, que deverá então ser investigada. As principais causas para essa intercorrência são: obstrução intestinal com isquemia ou trauma abdominal fechado. Este, porém, pode distender o abdome não apenas pela ruptura de vísceras ocas mas também por provocar sangramento.

Íleo paralítico é a maior causa de obstrução intestinal adquirida. Pode ser uma complicação de infecções agudas, distúrbios eletrolíticos (hipocalemia) ou uremia. As causas mais frequentes nas crianças menores são a gastroenterite e a pneumonia, enquanto a peritonite (especialmente como complicação de apendicite perfurada) é mais frequente em crianças maiores. O íleo paralítico comumente se apresenta com distensão abdominal, com ausência de ruídos hidroaéreos e dor.[6]

Referências bibliográficas

1. Liacouras CA. Normal digestive tract phenomena. In: Klegman RM, Stanton BF, St Geme III JW, Schor NF, Behrman RE (eds.). Nelson Textbook of Pediatrics. 20 ed. Philadelphia: Elsevier 2016; 1765-6.
2. D'Alessandro DM, D'Alessandro MP. In: PediatricEducation.org. Disponível em: https://pediatriceducation.org/2014/07/21/what-causes-abdominal-distention/.
3. Kim JS. Acute abdominal pain in children. Pediatr Gastroenterol Hepatol Nutr. 2013; 16(4):219-24.
4. Shah S. An update on common gastrointestinal emergencies. Emerg Med Clin N Am. 2013; 31:775-93.
5. Saito JM. Beyond appendicitis: evaluation and surgical treatment of pediatric acute abdominal pain. Curr Opin Pediatr. 2012; 24:357-64.
6. Schnitzler E, Iolster T, Russo RD. The acute abdomen. In: Nichols G (ed.). Roger's Textbook of Pediatric Intensive Care. 4 ed. Philadelphia: Lippincott Williams & Wilkins 2008; 1517-35.

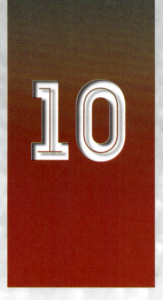

10 DISÚRIA

Marcia Camegaçava Riyuzo
Henrique Mochida Takase

INTRODUÇÃO

Disúria é definida como sintomas de dor e/ou ardência associada a micção.[1]

FISIOPATOLOGIA

O sintoma disúria é produzido pela contração muscular da bexiga e a atividade peristáltica da uretra, ambas as quais estimulam as fibras dolorosas da mucosa edemaciada e inflamada.[1] A dor pode ocorrer quando a urina entra em contato com a mucosa inflamada.[1]

ETIOLOGIA

As causas de disúria envolvem processos infecciosos e não infecciosos.[1]

A Tabela 10.1 apresenta as causas de disúria em crianças e adolescentes.

Causas infecciosas: infecções do trato urinário e do períneo.[1,2]

- Pielonefrite: usualmente manifestada com febre (acima de 38,5 a 39 °C) principalmente em lactentes, e dores no flanco (crianças maiores e adolescentes);
- Cistite: manifestada principalmente por dor suprapúbica, pode ou não apresentar febre, que usualmente é baixa;
- Uretrite: é infecção mais localizada e pode produzir supuração. Em adolescentes, os patógenos isolados foram *Neisseria gonorrhoeae* e *Chlamydia trachomatis*. Em adolescentes masculinos, a uretrite bulbar é causada por vírus e manifesta-se com disúria e hematúria;
- Balanite e balanopostite: lactentes masculinos podem desenvolver infecção bacteriana inespecífica na região distal do pênis com envolvimento da glande peniana (balanite) e da glande e prepúcio em criança não circuncidada (balanopostite). Geralmente, visualiza-se edema da glande e do prepúcio;
- Vaginite: é causa de disúria em meninas pré-púberes e adolescentes femininas. Em meninas pós-púberes, os agentes etiológicos foram patógenos sexualmente transmitidos e *Candida albicans*. A vulvovaginite nas meninas pré-púberes pode ser causada por: a) higiene perineal inadequada (técnica inadequada, contaminação pela constipação com perda fecal); b) irritação local (detergentes, banho de espuma; fricção com roupa íntima de náilon); c) refluxo da urina para vagina durante a micção; d) infecções (20% dos casos): bacterianas (*Streptococcus pneumoniae*, *Staphylococcus aureus*, *Haemophilus influenzae*), por vírus, fungos e bactérias sexualmente transmissíveis; e) infestação por *Enterobius vermicularis*; f) corpo estranho.[3]

Causas não infecciosas: irritação da uretra por qualquer etiologia causa disúria.

- Uretrite não específica (química): detergentes, sabonetes perfumados, banho de espuma;
- Trauma local: pode ocorrer em crianças maiores e adolescentes que praticam jogo sexual

TABELA 10.1. Etiologia de disúria em crianças e adolescentes

	Lactentes e crianças	Adolescentes
Doenças sistêmicas	• Síndrome de Stevens-Johnson • Síndrome de Behçet • Artrite reativa (síndrome de Reiter) • Varicela	• Síndrome de Stevens-Johnson • Síndrome de Behçet • Artrite reativa (síndrome de Reiter)
Infecções do trato geniturinário	• Cistite (bacteriana ou viral) • Pielonefrite • Vaginite • Balanite/balanopostite • Herpes genital	• Uretrite • Cervicite • Vaginite • Doença inflamatória pélvica • Herpes genital • Cistite (bacteriana ou viral) • Pielonefrite
Outras alterações genitais	• Uretrite não específica (química) • Líquen escleroso • Úlcera vaginal • Adesão labial • Trauma local (abuso sexual, masturbação) • Contração uretral	• Uretrite não específica (química) • Úlcera vaginal • Trauma local (abuso sexual, masturbação) • Contração uretral
Miscelânea	• Irritação química • Cálculos urinários • Hipercalciúria idiopática • Hiperuricosúria idiopática • Abuso sexual • Distúrbios miccionais • Uretrite psicogênica	• Uretrite psicogênica • Cálculos urinários • Hipercalciúria idiopática • Hiperuricosúria idiopática
Condições associadas a disúria	Prurido (*Enterobius vermicularis*)	

Adaptada de Fleischer GR (2016).[1]

de autoconhecimento, masturbação, atividade sexual;
- Aderência labial: ocorre frequentemente em lactentes meninas e pode ocasionar disúria.

Causas mais incomuns de disúria:
- Cálculos urinários: ocorrem em crianças e adolescentes. Passagem do cálculo pelo trato urinário causa disúria e, usualmente, dor no flanco e hematúria;
- Hipercalciúria ou hiperuricosúria: a manifestação é com disúria e também hematúria;
- Contração uretral: pode ser congênita ou adquirida. A manifestação ocorre com sintomas de obstrução como retenção urinária, bem como de disúria;
- Disfunção das eliminações: é condição que pode mimetizar infecção do trato urinário ou uretrite;
- Varicela: síndrome febril, lesões na vagina ou períneo se acompanham de disúria;
- Artrite reativa (pós-infecciosa) com conjuntivite e uretrite, denominada síndrome de Reiter. É mais comum no gênero masculino;
- Síndrome de Behçet: doença multissistêmica rara caracterizada por ulceração oral e panuveíte ocular e, menos comumente, com úlceras genitais que causam disúria;
- Doença dermatológica: líquen escleroso;
- Psicogênica: observada durante a transição da criança para a adolescência; ocorre na ausência de inflamação do trato geniturinário.

Uma das causas de disúria relacionada a prurido em crianças pequenas ocorre na presença de *Enterobius vermicularis*.

Condições graves como síndrome de Stevens-Johnson e necrólise epidérmica tóxica, que são reações mucocutâneas graves ocorridas por medicações, ocasionam necrose intensa e descamação epidérmica de todo o corpo e produzem conjuntivite, ulceração oral e uretrite.

DIAGNÓSTICO

O diagnóstico é realizado a partir de uma história detalhada e exame físico preciso.

História clínica

- Avaliar sintoma isolado ou associado a outros sintomas, como febre, hematúria (infecção do trato geniturinário), hipercalciúria/hiperurico-

súria (antecedente familiar de calculose renal) ou prurido (oxiuríase);
- Avaliar história de trauma local;
- Perguntar sobre o uso de detergentes, sabonetes perfumados, banho de espuma (uretrite química);
- Sintomas extrarrenais sugerem doença sistêmica: eritema de conjuntiva, úlceras orais, dores articulares e *rash* generalizado sugerem doenças inflamatórias ou infecciosas – Stevens-Johnson, artrite reativa, síndrome de Behçet ou varicela;
- Obter informações sobre atividade sexual: diagnóstico de doenças sexualmente transmissíveis.

Exame físico

Avaliação do sistema geniturinário pode definir a causa básica da disúria.
- Febre: indicativo de processos infecciosos (infecção do trato geniturinário);
- Na uretrite por herpes simples, o exame físico revela vesículas ou úlceras;
- Nas vaginites e uretrites o exame físico revela presença de secreção que pode variar de escasso (vaginite inespecífica), espesso e esverdeado (gonorreia), branco e caseoso (*Candida*) ou sanguinolento (*Streptoccocus* do grupo A ou *Shigella* em meninas pré-púberes);
- Presença de aderência labial;
- Presença de edema e/ou hiperemia na região peniana (balanite e balanopostite).

Avaliação de achados extrageniturinários sugere doenças sistêmicas ou infecciosas.
- Inflamação da conjuntiva ocular: Stevens-Johnson ou síndrome de Behçet;
- Úlceras orais: Stevens-Johnson, síndrome de Behçet ou estomatite herpética;
- Artrite em associação com conjuntivite e uretrite: síndrome de Reiter;
- *Rash* generalizado: Stevens-Johnson (lesões-alvo) ou varicela (vesículas).

Exame laboratorial

Os exames laboratoriais são realizados na dependência da história clínica e do exame físico.
- Urina: em todos os pacientes, quando o diagnóstico da causa de disúria não é identificado pela história e exame físico;
- Se houver presença de leucocitúria ou hematúria: coletar cultura de urina de forma adequada;
- Leucocitúria na criança pré-puberal: infecção (uretrite, vaginite, cistite, pielonefrite) – deve ser confirmada pela cultura de urina;

- Leucocitúria também pode ser indicativa de processos inflamatórios (uretrite química, infecções não bacterianas);
- Hematúria sem cilindros hemáticos: infecção do trato urinário, cistite hemorrágica, hipercalciúria, trauma local, uretrite.

Na suspeita de doenças sexualmente transmissíveis:
- Teste de amplificação do ácido nucleico: identificação de *C. trachomatis* e *N. gonorrhoeae*;
- Coloração pelo Gram: secreção uretral de meninos e vaginal em meninas pré-púberes: achado de diplococo Gram-negativo sugere gonorreia;
- Cultura para *C. trachomatis* e *N. gonorrhoeae*;
- Teste para vírus herpes simples genital: anticorpo fluorescente direto, reação de cadeia de polimerase ou cultura viral.

Nas meninas que já estão menstruando, incluir teste de gravidez; várias condições que causam disúria ocorrem mais frequentemente em mulheres sexualmente ativas ou gestantes.

■ INVESTIGAÇÃO

Síndromes sistêmicas

- Reconhecer as alterações dos quadros sistêmicos associados à disúria.

Menino pré-púbere

As causas principais de disúria são infecção do trato urinário ou irritação da uretra.
- A avaliação inicial é a inspeção cuidadosa da genitália para lesões ou secreções;
- Febre com disúria sugere infecção do trato urinário – coletar cultura de urina.

Menina pré-púbere

As causas principais de disúria são infecção do trato urinário ou vulvovaginite inespecífica.
- Avaliação da região perineal;
- Despigmentação na região perivaginal e perianal é sugestivo de líquen escleroso;
- Presença de vesículas ou ulcerações indica herpes simples (pode ser secundário a autoinoculação). Esse diagnóstico requer investigação para possibilidade de abuso sexual;
- Aderência de pequenos lábios;
- Presença de secreção vaginal pode ser indicativo de *Candida albicans*;
- Paciente com febre: investigar infecção do trato urinário (urinálise e cultura de urina).

Adolescente do gênero masculino

As causas principais de disúria são infecção do trato urinário ou doença sexualmente transmissível.

- Paciente com febre: investigar infecção do trato urinário (urinálise e cultura de urina);
- Paciente sem febre: exame de urina com leucocitúria sugere cistite ou uretrite por clamídia. No último caso, coletar cultura e realizar testes para doença sexualmente transmissível;
- Pacientes sem alterações no exame físico e sem leucocitúria no exame de urina: a masturbação deve ser considerada como causa de disúria;
- Exame físico com presença de vesículas/úlceras é sugestivo de herpes simples e presença de secreção sugere gonorreia ou clamídia.

Adolescente do gênero feminino

As causas principais de disúria são infecção do trato urinário ou doença sexualmente transmissível.

- Paciente com febre: investigar infecção do trato urinário (urinálise e cultura de urina);
- Paciente sem febre: exame de urina com leucocitúria sugere cistite, uretrite ou cervicite – coletar cultura e realizar testes para doença sexualmente transmissível; realizar teste de gravidez;
- Exame físico com presença de vesículas/úlceras genitais é sugestivo de herpes simples;
- Exame físico com presença de secreções vaginais pode indicar uretrite, cervicite, vaginite – causados por patógenos de doenças sexualmente transmissíveis e C. *albicans*.

▌TRATAMENTO

O tratamento será efetuado de acordo com o diagnóstico da causa da disúria.

Infecção do trato urinário[2,5]

Após coleta adequada do exame de cultura de urina, inicia-se o tratamento empírico com antibiótico considerando o agente mais frequente (90% dos casos) que é a *E. coli*.

Tratamento empírico da infecção do trato urinário

1. Febre + capaz de medicação oral:
   - Cefalosporinas: cefalexina (50-100 mg/kg/dia, em 4 doses); cefuroxima (30 mg/kg/dia, em 2 doses);
   - Associação de sulfametoxazol + trimetoprima (trimetoprima = 8 mg/kg/dia, em

2 doses), evitar administrar em crianças menores que 3 meses de idade;
   - Associação de amoxicilina + clavulanato (amoxicilina = 50 mg/kg/dia, em 3 doses).

   Tempo de administração: 7-10 dias.

2. Ausência de febre:
   - Cefalosporinas: cefalexina (50-100 mg/kg/dia, em 4 doses); cefuroxima (30 mg/kg/dia, em 2 doses);
   - Associação de sulfametoxazol + trimetoprima (trimetoprima = 8 mg/kg/dia, em 2 doses), evitar administrar em crianças menores que 3 meses de idade;
   - Associação de amoxicilina + clavulanato (amoxicilina = 50 mg/kg/dia, em 3 doses).

   Tempo de administração: 2-4 dias.

3. Em pacientes menores que 3 meses de idade:
   - Internação e medicação intravenosa;
   - Associação de ampicilina (100 mg/kg/dia, em 4 doses) + gentamicina (7,5 mg/kg/dia, em 3 doses).

   Tempo de administração: 2-3 dias inicialmente até desaparecimento dos sintomas, depois substituir para via oral e completar 10 dias.

4. Em pacientes febris com estado geral comprometido, sem capacidade de medicação oral (p. ex., com vômitos, rejeição a alimentação oral):
   - Internação e medicação intravenosa;
   - Cefalosporinas; ceftriaxona (50-100 mg/kg/dia, em 1 ou 2 doses), ceftazidima (crianças abaixo de 2 meses: 25 a 60 mg/kg/dia IV, de 12/12 h. Crianças acima de 2 meses: administrar 30 a 100 mg/kg/dia IV, de 8/8 h. Dose máxima de 6 g/dia).

   Tempo de administração: 2-3 dias inicialmente até desaparecimento dos sintomas, depois substituir para via oral e completar 10 dias.

Outras orientações

- Aumentar a ingestão de líquidos;
- Micções regulares a cada 3-4 horas;
- Esvaziar completamente a bexiga;
- Prevenir e tratar a constipação;
- Orientar higiene perineal adequada.

Vulvovaginites[3]

- Melhorar a higiene perineal;
- Estimular o uso de roupas íntimas de algodão;
- Tratar constipação intestinal;
- Tratar oxiuríase;
- Evitar banhos com sais e outros irritantes químicos.

Balanite/balanopostite[4]

- Se há processo inflamatório importante, a etiologia pode ser bacteriana (*Streptococcus*) e a terapia com antibiótico via oral (amoxicilina) resultará em rápida resolução na maioria dos casos;
- Se houver evidência de infecção fúngica, pode-se administrar a terapia antifúngica tópica;
- A inflamação pode ser dolorosa; administrar analgésicos.

Aderência de pequenos lábios[3]

- Aplicar cremes com estrogênio 2 vezes ao dia por 7 dias.

Hipercalciúria idiopática[6]

- Medidas dietéticas: ingesta aumentada de água, redução de ingestão de sódio (dieta sem excesso de sódio – 2,0-2,4 g de sódio/dia), adequação da ingestão de proteínas (evitar excesso de ingesta de proteínas) e cálcio, e melhorar o aporte externo de potássio em porções de frutas e maior consumo de vegetais (suplementação de potássio – 3,0-3,5 g de potássio/dia);
- Tratamento medicamentoso: hidroclorotiazida (0,5 a 1,0 mg/kg/dia) ou citrato de potássio (0,5-1,0 mEq/kg/dia).

Síndromes sistêmicas

Tratamento é específico.

Doenças sexualmente transmissíveis

Tratamento é específico.

Referências bibliográficas

1. Fleisher GR. Evaluation of dysuria in children and adolescents. In: Teach SJ, Duryea TK (eds.). UpToDate 2016. Disponível em: http://www.uptodate.com/home/index.html.
2. Hodson EM, Craig JC. Urinary tract infections in children. In: Avner ED, Niaudet P, Emma F, Harmon WE, Yoshikawa N, Goldstein SL (eds.). Pediatric Nephrology. 7 ed. Berlin Heidelberg: Springer-Verlag 2016; 1695-714.
3. Rees L, Webb NJ, Brogan PA. Vulvovaginitis. In: Rees L, Webb NJ, Brogan PA (eds.). Pediatric Nephrology. New York: Oxford University Press 2007; 168-9.
4. Rees L, Webb NJ, Brogan PA. The penis and foreskin (prepuce). In: Rees L, Webb NJ, Brogan PA (eds.). Pediatric Nephrology. New York: Oxford University Press 2007; 170-1.
5. Williams G, Craig JC. Diagnosis and management of urinary tract infections. In: Geary DF, Schaefer F (eds.). Comprehensive Pediatric Nephrology. Philadelphia: Mosby Elsevier 2008; 539-48.
6. Srivastava T, Schwaderer A. Diagnosis and management of hypercalciuria in children. Curr Opin Pediatr. 2009; 21:214-9.

11 EPISTAXE

Iury Lima Veloso
José Vicente Tagliarini
Silke Anna Theresa Weber

INTRODUÇÃO

Epistaxe é a emergência otorrinolaringológica mais comum na população, acometendo dois terços da população durante toda sua vida, sendo que destes, 6% necessitam de atenção médica. É mais frequente em crianças menores de 10 anos, com um declínio na vida adulta, aumentando de incidência novamente a partir da quinta década de vida, sendo predominante em crianças do sexo masculino (Figura 11.1).[1,2]

Mais de 90% dos episódios advêm da região anterior do septo nasal, chamada de área de Kiesselbach, sendo menos de 10% dos sangramentos nasais advindos da região posterior, principalmente da artéria esfenopalatina. Pode ter causas locais ou sistêmicas, que muitas vezes são desconhecidas pelo médico que presta o atendimento inicial, e o controle das causas de base é imprescindível para o controle do sangramento.

As causas locais mais comuns são o trauma digital (principalmente em crianças), ou por drogas tópicas nasais, como corticosteroides; e as sistêmicas são as coagulopatias ou uso de medicamentos anticoagulantes.[3] A hipertensão arterial pode ser um fator agravante durante o sangramento, mas não se demonstra associação da mesma com epistaxe (Tabela 11.1).[4]

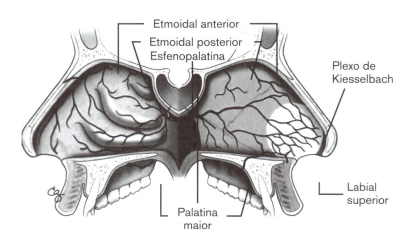

FIGURA 11.1. Irrigação da parede lateral do nariz. (Fonte: Chris Gralapp, 2010.)

TABELA 11.1. Irrigação do nariz

Sistema da carótida externa	Sistema da carótida interna	Plexos
Artéria labial superior	Artéria etmoidal anterior	Kiesselbach (anterior)
Artéria esfenopalatina	Artéria etmoidal posterior	Woodruff
Artéria palatina maior		

AVALIAÇÃO INICIAL

A avaliação inicial de todo paciente com epistaxe deve iniciar-se pela garantia de via aérea segura e estabilidade hemodinâmica. Raramente epistaxes podem causar risco à vida.[5]

Uma história detalhada deve ser obtida, atentando-se para o lado em que se iniciou, duração, frequência e gravidade do sangramento, bem como investigação dos possíveis fatores e causas, detalhando-se comorbidades e medicamentos em uso.[3,5]

O exame físico inicial deve se pautar na identificação da fonte de sangramento. Sprays nasais ou curativos com algodão imersos em anestésico e vasoconstritor podem ser usados para controle parcial do sangramento para a realização de um exame adequado. Muitas vezes somente essas medidas são suficientes para parar o sangramento (Tabela 11.2).[3]

A adequada avaliação da fossa nasal, e tentativa de localização do local do sangramento, bem como definir se o mesmo é anterior ou posterior é importante. Para garantir exame adequado, a fossa deve ser limpa com solução fisiológica ou curativo de algodão e, posteriormente, vasoconstrição com solução de lidocaína + epinefrina, ou outros agentes vasoconstritores, como a oximetazolina.

TABELA 11.2. Fatores de risco e causas de epistaxe

Idiopática
Rinopatias
Trauma
Tumores
Uso de drogas inalatórias
Anticoagulação
HAS associada

COMPRESSÃO DIRETA

Em muitos casos, o controle do sangramento pode ser obtido somente com compressão local. Essa medida pode diminuir ou até parar o sangramento, obliterando os vasos sanguíneos e propiciando a formação de um coágulo, bem como evitando a saída de sangue pela coana – protegendo a via aérea.[1] Tanto o médico da atenção inicial quanto o paciente devem estar bem cientes dessas manobras, pois muitas vezes podem evitar a necessidade de avaliação por especialista ou até a ida ao hospital.[2]

A compressão digital direta no plexo de Kiesselbach deve ser realizada aplicando pressão nas asas nasais contra o septo, e deve ser mantida por, no mínimo, 5 minutos até se verificar a parada do sangramento. Pacientes mais novos podem ter dificuldade na realização da compressão sozinhos; nesses casos, os pais ou algum membro da equipe de saúde deve realizar a compressão, sendo o controle do sangramento alcançado dentro de 10 minutos. Durante a compressão, a criança deve sempre ser mantida sentada e com o pescoço fletido, evitando possível aspiração ou deglutição do sangue. E no caso de falha, a vasoconstrição tópica pode então ser utilizada.[6]

TAMPONAMENTO

Em casos em que o sangramento não cessa espontaneamente ou com compressão digital, o primeiro tratamento é o tamponamento nasal.[7] No mercado se encontra uma grande variedade de dispositivos para tamponamento, como balões e esponjas hemostáticas, mas o mais habitual é o tamponamento com gaze.

No tamponamento posterior, uma gaze ancorada é alocada na rinofaringe, com o auxílio de uma sonda de Foley que é inserida na fossa nasal sangrante, capturada na orofaringe e amarrada a uma das extremidades do fio ancorado na gaze, e posteriormente alocado um tampão morim por camadas perpendiculares do assoalho da fossa até total oclusão da mesma, embebida em pomada antibiótica de gentamicina, sendo mantido em geral por 72 h. Somente a sonda de Foley ocluindo a rinofaringe também pode ser usada (Figuras 11.2 e 11.3).

Apesar de haverem relatos de choque tóxico estafilocócico após tamponamento nasal, a antibioticoterapia sistêmica não é recomendada de rotina, mas ainda muito usada devido a inexistência de consenso entre os otorrinolaringologistas. O emprego do antibiótico tópico tem se mostrado suficiente.[8-10]

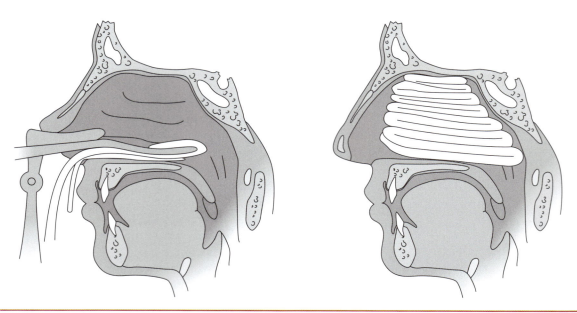

FIGURA 11.2. Tamponamento nasal anterior. (Adaptada de Wormald PJ. In: Bailey BJ, 2006.)

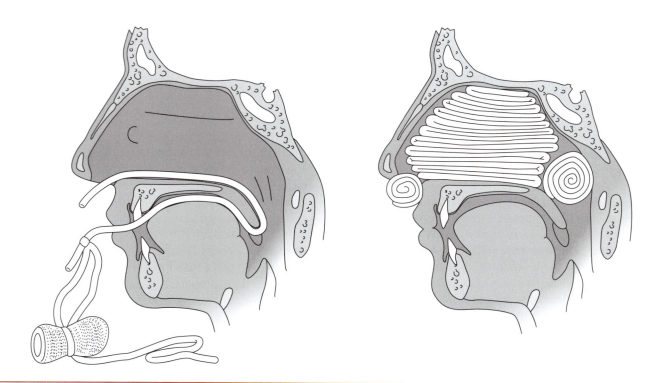

FIGURA 11.3. Tamponamento nasal com gaze. (Adaptada de Wormald PJ. In: Bailey BJ, 2006.)

LIGADURA ENDOSCÓPICA DE ARTÉRIA ESFENOPALATINA

Quando há falha do tamponamento posterior, duas opções terapêuticas se apresentam: a ligadura endonasal da artéria esfenopalatina ou a embolização dos ramos distais da artéria maxilar interna e esfenopalatina. A embolização é um procedimento com taxa de sucesso de 80-90%, com possíveis complicações maiores, como acidente vascular, paralisia facial, cegueira ou nefropatia associada a contraste de cerca de 4%. A ligadura endoscópica apresenta taxa de sucesso semelhante ou melhor, e pode ser realizada rapidamente, mas tem como desvantagem requerer anestesia geral.[3,5]

TABELA 11.3. Opções de tratamento

Epistaxe anterior	Epistaxe posterior
Compressão	Tamponamento com sonda de Foley/balão
Cauterização (química/elétrica)	Tamponamento anteroposterior com gaze
Tamponamento com hemostático	Ligadura endoscópica
Tamponamento anterior com gaze	Embolização

A ligadura é feita por meio de cirurgia endoscópica nasal em que, após dissecção e adequada exposição, o tronco principal da artéria esfenopalatina pode ser identificada e ligada com clipes ou cauterizada, com semelhantes taxas de sucesso.[3]

É válido notar que, em situações em que o paciente apresenta bom estado de saúde para anestesia geral, a ligadura endoscópica pode ser realizada previamente ao tamponamento anteroposterior, pois apresenta taxa de cura semelhante; é um procedimento com menos desconforto para o paciente e pode diminuir a estadia hospitalar, limitando custos (Tabela 11.3).[7,11]

■ PECULIARIDADES DA EPISTAXE EM CRIANÇAS

A maioria dos casos ocorrem devido a fragilidade vascular, que é agravada por manipulação digital ou inflamação na área do plexo de Kiesselbach, mas a maioria dos pais desconhece os principais fatores, recebe orientação insuficiente ou incorreta do médico assistente e também não sabem a maneira correta de tentar controlar os sangramentos, que muitas vezes são recorrentes. Essa situação causa grande comoção tanto nas crianças quando nos pais, quando avaliados por instrumentos padronizados, e tem significante impacto na qualidade de vida das crianças, resultando em limitação de atividades diárias e prática esportiva devido ao receio de novos episódios de sangramento.[2]

Apesar da maior parte dos sangramentos serem benignos, pontuais e autolimitados, alguns casos merecem atenção especial. Crianças menores de 2 anos raramente apresentam epistaxe, e devem ser investigadas quanto a doenças sistêmicas, como coagulopatias, além de trauma (proposital ou acidental). Adolescentes do sexo masculino com sangramento recorrente, unilateral, também devem ser submetidos a avaliação minuciosa, pois são população com alta prevalência de nasoangiofibroma.[12]

Independentemente do local de atendimento ou especialidade, as medidas iniciais de compressão digital adequada e hidratação das mucosas devem ser tomadas, e têm grande resolutividade. A avaliação especializada, com medidas mais agressivas e intervenções, deve ser reservada para os casos recorrentes e com falha no tratamento conservador.[5]

Referências bibliográficas

1. Al-Bar MH. Epistaxis and catastrophic nasal bleeding. Operative Techniques in Otolaryngology – Head and Neck Surgery. 2015 set 12; 25(2):194-200. doi:10.1016/j.otot.2014.02.010. Disponível em: http://dx.doi.org/ 10.1016/j.otot.2014.02.010.
2. Davies K, Batra K, Mehanna R, Keogh I. Pediatric epistaxis: epidemiology, management & impact on quality of life. International Journal of Pediatric Otorhinolaryngology. 2014 jun; 78:1294-7.
3. Schlosser RJ. Epistaxis. New England Journal of Medicine. 2009; 360(8):784-9. PMID:19228621.
4. Fuchs DF, Pires MBL, Torres PC, et al. Absence of association between hypertension and epistaxis: a population-based study. Blood Press. 2003; 12(3):145-8.
5. Traboulsi H, Alam E, Hadi U. Changing trends in the management of epistaxis. International Journal of Otolaryngology. 2015 set; 2015:263987-9.
6. Messner AH. Management of epistaxis in children. Disponível em: http://www.uptodate.com/contents/management-of-epistaxis-in-children?topicKey=EM%2F6484&elapsedTimeMs=0&source=search_result&searchTerm=%E2%80%A6. Acessado em: 20 ago 2016.
7. Leung RM, Smith TL, Rudmik L. Developing a laddered algorithm for the management of intractable epistaxis: a risk analysis. JAMA Otolaryngology – Head & Neck Surgery. 2015 fev; 141:405-9.
8. Pepper C, Lo S, Toma A. Prospective study of the risk of not using prophylactic antibiotics in nasal packing for epistaxis. J Laryngol Otol. 2012 mar; 126(3):257-9.
9. Biggs TC, Nightingale K, Patel NN, Salib RJ. Should prophylactic antibiotics be used routinely in epistaxis patients with nasal packs? Annals of the Royal College of Surgeons of England. 2013 jan; 95(1):40-2.
10. Vermeeren L, Derks W, Fokkens W, Menger DJ. Complications of balloon packing in epistaxis. European archives of otorhinolaryngology: official journal of the European Federation of Oto-Rhino-Laryngological Societies (EUFOS): affiliated with the German Society for Oto-Rhino-Laryngology – Head and Neck Surgery. 2015 fev; 272:3077-81.
11. Hall AC, Blanchford H, Chatrath P, Hopkins C. A multicentre audit of epistaxis management in England: is there a case for a national review of practice? The Journal of Laryngology and Otology. 2015 mar; 129:454-7.
12. Messner AH. Evaluation of epistaxis in children. Disponível em: http://www.uptodate.com/contents/evaluation-of-epistaxis-in-children?topicKey=EM%2F6451&elapsedTimeMs=0&source=search_result&searchTerm=epi%E2%80%A6. Acessado em 20 ago 2016.

12 ESTRIDOR NA INFÂNCIA

Regina Helena Garcia Martins
Carlos Segundo Paiva Soares
Norimar Hernandes Dias

▮ INTRODUÇÃO

Estridor é um som de alta frequência produzido pela rápida e turbulenta passagem de ar por um segmento estreitado da via aérea, podendo se localizar na região supraglótica (acima das pregas vocais), glótica (ao nível das pregas vocais) ou subglótica (abaixo das pregas vocais). Pode também ser considerado como proveniente do setor extratorácico (nariz, faringe, laringe e traqueia cervical) e intratorácico (árvore traqueobrônquica).[1]

▮ FISIOPATOLOGIA

A fisiopatologia do estridor, especialmente quando é de origem congênita, está diretamente relacionada às particularidades anatômicas da laringe infantil.

Particularidades da laringe infantil

A laringe se desenvolve a partir do intestino primitivo durante a 3ª semana de vida intrauterina. A traqueia e os brônquios são desenvolvidos simultaneamente. As malformações da laringe ocorrem principalmente no período entre a 4ª e a 10ª semana intrauterina. O desenvolvimento da laringe não cessa ao nascimento e continua até a adolescência, com o crescimento de todos os seus componentes e diferenciação das estruturas da lâmina própria das pregas vocais.[1,2]

As principais particularidades da laringe infantil são:

- Língua da criança proporcionalmente maior que a do adulto;
- A laringe ocupa uma posição mais elevada que no adulto. Neste, a laringe se situa ao nível de C4-C6 e na criança de termo em C3-C4;
- O osso hioide posiciona-se sobre a borda superior da cartilagem tireóidea, sendo a membrana tireo-hioídea quase inexistente;
- O formato da cartilagem tireóidea é mais arredondado, sem proeminência mediana, formando um ângulo de 120° entre suas duas lâminas. A cartilagem cricóidea também não é proeminente e seu diâmetro é menor que o da luz glótica, tornando a região subglótica a mais estreitada da via aérea;
- O diâmetro da luz traqueal ao nascimento é de aproximadamente 4 a 5 mm;
- As cartilagens aritenóideas são consideravelmente maiores, impedindo grande parte da visualização das pregas vocais;
- O formato da epiglote é em ômega e sua posição é mais posteriorizada;
- As pregas vocais possuem dimensões menores, em torno de 0,5 a 0,7 cm ao nascimento;
- A mucosa de cobertura da laringe infantil é formada por tecido conectivo frouxo, tornando a via aérea bastante estreitada em caso de edema e inflamação.

Sintomas e sinais característicos da criança com estridor

Na abordagem clínica da criança com estridor neonatal, a anamnese detalhada é imprescindível para direcionamento do diagnóstico etiológico e do grau do desconforto respiratório. Os seguintes dados devem ser abordados na anamnese:

- Condições do nascimento: parto laborioso, uso de fórceps ou circular de cordão;
- Condições do choro: forte e com som fraco ou quase inaudível;
- Relação com estado gripal: o estridor começou após quadro gripal?
- Curso de evolução: desde que começaram os sintomas houve melhora, não se alteraram ou houve piora. Em que situações melhorou ou piorou;
- Condições do início do quadro: agudo, intermitente, progressivo;
- Fatores que acompanham o estridor: febre, mal-estar, tosse, dispneia, cianose, engasgos, dificuldades para dormir, dificuldades para se alimentar;
- Antecedentes de intubação: condições, número e tempo de intubação;
- Malformações craniofaciais associadas ou síndrome genética;
- Sintomas ou sinais de refluxo gastroesofágico;
- Sintomas de obstrução nasal;
- Desenvolvimento pondoestatural, condições da amamentação e do sono.

Sintomas, sinais e exame físico geral

O exame físico deve ser minucioso, procurando avaliar o grau de comprometimento respiratório e a sua repercussão no estado geral da criança. Deve-se atentar para:

- Posição da criança no leito (se tenta ficar em posição de opistótono o tempo todo);
- Tipo de estridor: inspiratório, bifásico, expiratório;
- Presença de batimento de asa nasal, tiragem intercostal, de fúrcula esternal ou infradiafragmática;
- Retração esternal durante a inspiração;
- Frequência respiratória, sudorese, cianose, palidez;
- Aspiração durante a amamentação.

Exame físico otorrinolaringológico

Para o esclarecimento do diagnóstico do estridor, o exame endoscópico é essencial. Deve iniciar com a criança em respiração espontânea para que a mobilidade das pregas vocais e a dinâmica da laringe sejam avaliadas. O diagnóstico de paralisia das pregas vocais só pode ser realizado mantendo a criança em ventilação espontânea e natural. Da mesma forma, a ventilação espontânea também é essencial no diagnóstico de laringomalácia para a avaliação do grau de colapso das estruturas supraglóticas durante a inspiração. Essas informações não são possíveis com a criança anestesiada e intubada.

Outra orientação importante no diagnóstico do estridor é a necessidade de se estender o exame endoscópico para o restante da via aérea mais baixa, incluindo traqueia até carina e, se possível, também em brônquios.

Nos exames endoscópicos pode-se utilizar fibroscópios flexíveis de pequeno calibre (em geral, 3,5 mm) ou telescópios rígidos. O exame pode ser feito no setor de endoscopia ou no centro cirúrgico, desde que sejam garantidas as devidas condições técnicas para atuação imediata em caso de laringoespasmo ou queda na saturação de O_2. É aconselhável que o local do exame seja equipado com oxímetro de pulso, fluxo de oxigênio, laringoscópios e cânulas para possível intubação, em caso de emergência.

Diversas são as causas de estridor na infância. A seguir, serão apresentadas as mais frequentes.

Causas inflamatórias ou infecciosas

Laringites virais

São processos infecciosos agudos virais envolvendo as estruturas da laringe (região supraglótica, glótica ou subglótica). Em muitos casos, estendem-se às regiões da traqueia e brônquios principais, caracterizando as laringotraqueítes e as laringotraqueobronquites virais agudas. Acometem, principalmente, crianças na faixa etária entre 6 meses e 4 anos, e são mais frequentes em meninos que em meninas (relação 2:1).[3,4]

Os principais vírus são: adenovírus, parainfluenza tipos I e II, rinovírus (subtipos 1, 2 e 3), influenza tipos A e B e vírus sincicial respiratório. Em alguns casos, pode-se encontrar infecções pelo *Mycoplasma pneumoniae*, herpes-vírus e vírus Epstein-Barr (EBV).[3,4]

Sinais, sintomas e quadro clínico

O quadro inicia-se como um resfriado comum, coriza, congestão nasal, tosse seca e irritativa e febre de 38 °C. Em seguida, o choro torna-se rouco acompanhado de leve estridor inspiratório. Quando o processo inflamatório se restringe às fossas nasais, faringe e à laringe, os sintomas de disfonia e congestão nasal predominam. Entretanto, quando se estende às vias aéreas mais baixas, pode-se observar desconforto respiratório de intensidades variáveis, tosse com secreções espessas e viscosas, taquipneia, tiragem de fúrcula e estridor inspiratório ou bifásico. Esses sintomas sinalizam para o estreitamento do diâmetro das vias aéreas e caracterizam os quadros de laringotraqueítes e de laringotraqueobronquites virais. O quadro é mais frequente em climas secos e frios (inverno), os quais propiciam a difusão dos germes.[4]

Diagnóstico

A história clínica de antecedente de quadro gripal e os sintomas de congestão de vias aéreas superiores sugerem o diagnóstico de laringite viral. O exame otorrinolaringológico revela congestão e edema em mucosas das fossas nasais, faringe e laringe. As bordas livres das pregas vocais podem estar irregulares e cobertas por filamentos mucosos ou pseudomembranas.

Tratamento

O curso clínico normalmente é autolimitado, durando apenas 3 a 4 dias. O tratamento preconizado é restrito a hidratação e umidificação das secreções por meio de nebulizações com solução fisiológica. O estridor e o desconforto respiratório podem ser amenizados com corticoterapia intramuscular ou endovenosa (dexametasona 0,6 mg/kg, em dose única). Quase nunca é necessária a hospitalização.[5]

Laringotraqueítes ou laringotraqueobronquites bacterianas

Processo infeccioso que compromete laringe, traqueia e brônquios. Acomete principalmente crianças entre 6 meses e 6 anos, com pico de incidência aos 2 anos de idade. Trata-se de colonização bacteriana nas laringotraqueítes virais. Etiologia: *Streptococcus pneumoniae*, *Streptococcus pyogenes*, *Streptococcus* β-hemolítico, *Haemophilus influenzae*, *Staphylococcus aureus*, *Moraxella catarrhalis* e *Klebsiella pneumoniae*. A complicação mais frequente é a pneumonia bacteriana.[5,6]

Sintomas, sinais e quadro clínico

Entre os principais sintomas, têm-se: febre alta, secreções espessas e amareladas, tosse produtiva, disfonia, desconforto respiratório e cianose. O exame físico geral pode revelar cianose, taquipneia, taquicardia, tiragem intercostal e de fúrcula.

Diagnóstico

O diagnóstico é baseado nos sintomas e sinais clínicos. O exame de raios X das vias aéreas de perfil pode identificar estreitamento da coluna aérea, especialmente na região subglótica, pelo edema de mu-

cosa. O diagnóstico etiológico é baseado na cultura das secreções, destacando-se os agentes: *Streptococcus pneumoniae*, *Streptococcus pyogenes*, *Streptococcus* β-hemolítico, *Haemophilus influenzae*, *Staphylococcus aureus*, *Moraxella catarrhalis* e *Klebsiella pneumoniae*. A complicação mais frequente é a pneumonia bacteriana.[6]

Tratamento

As medidas gerais adotadas no tratamento das laringites virais, citadas anteriormente, devem ser associadas à antibioticoterapia endovenosa, como às cefalosporinas de segunda (cefuroxima, cefoxitina, cefaclor) ou de terceira geração (ceftriaxona e cefotaxima). A monitorização do padrão respiratório deve ser constante, bem como dos sinais vitais, sendo, portanto, necessária a hospitalização. Se necessário, deve-se realizar a intubação endotraqueal, dando preferência para a utilização de cânula de pequeno diâmetro. A traqueotomia não é a primeira escolha para garantir a via aérea. A extubação pode ser realizada no centro cirúrgico, precedida de laringoscopia rígida ou flexível a fim de avaliar o grau do comprometimento das estruturas envolvidas.[5,6]

Laringite aguda espasmódica

Afecção súbita de origem incerta, provavelmente alérgica, que acomete crianças entre 1 e 3 anos de idade.

Sintomas, sinais e quadro clínico

A criança encontra-se em estado de saúde normal e, algumas horas após adormecer, é subitamente despertada com desconforto respiratório agudo e tosse, sem causa aparente. A sintomatologia é transitória e rápida, durando apenas algumas horas. O grau do desconforto respiratório é variável. Pode haver história de refluxo gastroesofágico, sintomas alérgicos de vias aéreas ou respiração oral.[7,8] O quadro clínico pode se repetir em algumas situações.

Diagnóstico

A história clínica e o início súbito dos sintomas induz ao diagnóstico. O exame otorrinolaringológico revela apenas discreto edema de pregas vocais e da região subglótica. A hipertrofia das amígdalas pode estar presente. Pode-se observar alguns episódios de recorrência dos sintomas.

Tratamento

Os sintomas duram alguns minutos e melhoram com a administração de epinefrina e dexametasona. É preciso acalmar os pais, pois o desconforto respiratório pode ser importante.

Supraglotite ou epiglotite

Termo usado na infecção aguda bacteriana envolvendo a região supraglótica, como epiglote, pregas ariepiglóticas, falsas pregas vocais e aritenoides.

O principal agente etiológico é *Haemophilus influenzae* tipo B (HIB). Outros agentes: *Streptococcus viridans*, *Staphylococcus pyogenes* e *Diplococcus pneumoniae*.[9]

Sintomas, sinais e quadro clínico

As crianças na faixa etária entre 3 e 7 anos são as mais acometidas. O quadro inicia-se com dor para engolir e febre baixa. Em horas, o quadro piora consideravelmente, havendo queda importante do estado geral. A voz torna-se abafada (tipo "batata quente") e pastosa, há sialorreia e desconforto respiratório. A criança mantém-se sentada, com o pescoço em hiperextensão, na tentativa de que a epiglote desobstrua a luz glótica. Pode haver palidez, cianose, taquicardia, taquipneia, estridor e tiragem de fúrcula. A febre é alta e a criança apresenta-se prostrada.[9,10]

Diagnóstico

O quadro clínico sugere toxemia e o exame otorrinolaringológico revela hiperemia e aumento considerável da epiglote e estruturas supraglóticas. O exame deve ser feito com nasofibroscópio flexível, evitando-se a ocorrência de laringoespasmo pela manipulação das vias aéreas. Com o uso de abaixador de língua pode-se observar epiglote aumentada de tamanho e hiperemiada, emergindo da base da língua. O hemograma revela leucocitose evidente, raios X de perfil do pescoço mostra epiglote aumentada de tamanho, obstruindo a coluna aérea. A cultura por aspiração profunda da epiglote e a hemocultura são importantes para orientar o tratamento. Entre as complicações, tem-se obstrução aguda das vias aéreas, sepse, meningite e pneumonia.

Tratamento

O quadro exige hospitalização para monitorização rigorosa dos padrões ventilatórios e introdução de medicamentos endovenosos. Quando o esforço respiratório for muito importante, a criança deve ser intubada e submetida à ventilação assistida. A cânula utilizada deve ser de calibre menor que a utilizada normalmente para a idade. A traqueotomia deve ser evitada. O tratamento deve incluir hidratação sistêmica, umidificação das secreções, oxigenoterapia, epinefrina, esteroides sistêmicos e antibióticos sistêmicos, como as cefalosporinas (cefuroxima, cefotaxima, ceftriaxona).[11] O *Haemophilus* tem se mostrado resistente à ampicilina e ao cloranfenicol.

A vacina conjugada é disponível para crianças acima de 2 meses e tem diminuído drasticamente os casos de supraglotite.

Papilomatose laríngea

É o tumor laríngeo benigno mais frequente entre as crianças. Neoplasia viral benigna, com projeções de brotos papilíferos verrucosos de coloração rósea clara, sobre a mucosa de cobertura das pregas vocais, friáveis ao toque, de crescimento rápido e altamente recidivantes (Figura 12.1). As lesões podem se estender além da laringe e atingir a traqueia e brônquios. Nas formas agressivas, as recidivas são rápidas, bem como a difusão para a árvore traqueobrônquica. Quanto mais precoce o aparecimento, maior é a quantidade de lesões. As recidivas exigem grande número de procedimentos cirúrgicos. Em adultos, as recidivas são menos frequentes, uma vez que as lesões são pouco numerosas e isoladas.[12-14]

Sintomas

A criança apresenta quadro de rouquidão progressiva, logo na primeira infância, seguida por dispneia. Compromete, preferencialmente, o sexo masculino. A traqueotomia deve ser evitada, pelo risco de implantação de brotos virais na árvore traqueobrônquia.

Detalhes histopatológicos

Mucosa recoberta por feixes conjuntivo-epiteliais, sem atipias, que respeitam o córion e a musculatura. Na superfície da lesão há proliferação epitelial, queratinização e infiltrado linfoplasmocitário. A microscopia eletrônica mostra partículas virais intranucleares.

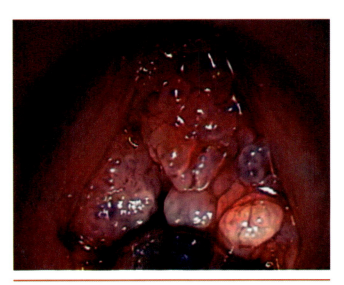

FIGURA 12.1. Papiloma extenso ocluindo totalmente a luz glótica.

Com o desenvolvimento das diferentes técnicas de hibridização e pela reação da cadeia de polimerase (PCR), foram isolados mais de 100 tipos de papilomavírus. A papilomatose de laringe é causada pelos subtipos 6 e 11.[12,13] Os subtipos 16 e 18 associam-se, mais frequentemente, aos processos neoplásicos.

Transmissão

Há fortes evidências a favor da transmissão vertical materno-fetal através do canal de parto de mães portadoras de condiloma genital, uma vez que, nesses casos, a pesquisa do HPV é positiva, tanto nas vias aéreas das crianças como nos condilomas maternos. Entretanto, nem todas as mães apresentam condiloma.

Tratamento

O tratamento cirúrgico para a remoção das lesões é o mais indicado, seja por meio de pinças de preensão convencionais, seja a laser. O tratamento adjuvante farmacológico tem sido descrito por alguns autores como o uso do interferon, potente substância antiviral com poderosa propriedade antiproliferativa, injeções intralesionais de cidofovir e avastin (bevacizumabe).[14]

Hemangioma laríngeo

Neoformação vascular arterial ou venosa presente na laringe infantil, mais especificamente na região subglótica, nas pregas ariepiglóticas ou glossoepiglóticas (Figura 12.2).

Sintomas

Estridor neonatal de grau variável, em geral bifásico, exacerbado com o choro. Choro é normal quando não compromete as pregas vocais. Os sintomas pioram quando a criança está gripada pelo aumento do tumor e estreitamento da luz. Os hemangiomas das mucosas respiratórias podem se associar a hemangiomas de pele em até 50% dos casos.[15,16]

Diagnóstico

Ao exame endoscópico, o tumor apresenta-se de coloração vinhosa, superfície lisa e depressível ao toque, posicionado, com maior frequência, na face subglótica. O exame de angiorressonância pode indicar o tamanho da lesão e o grau de vascularização. A biópsia é contraindicada pelo risco de sangramento.

Tratamento

Hemangioma tem a peculiaridade de regredir espontaneamente nos primeiros anos de vida, em geral após 5 anos de idade. O tratamento medicamentoso com corticosteroides sistêmicos e propanol tem se mostrado eficaz em reduzir a lesão sem a necessidade de remoção cirúrgica.[17,18] Quando volumosos, pode-se indicar remoção a laser, necessitando, em alguns casos, de laringofissura para abordagem direta do tumor.

Laringocele e cisto sacular

São dilatações do ventrículo de Morgani, preenchidas por ar (laringocele) ou líquido (cisto sacular) (Figura 12.3). Etiologia desconhecida, porém, sugere-se a origem congênita. Outra possível causa é a fragilidade local da mucosa causada por traumatismo, infecção ou neoplasia. As paredes internas da laringocele são revestidas por epitélio respiratório.

A laringocele pode ser classificada em interna, externa ou mista. A interna permanece confinada ao

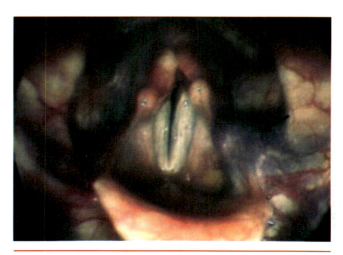

FIGURA 12.2. Videolaringoscopia de hemangioma laríngeo evidenciando lesão arroxeada, hipervacularizada, acometendo prega ariepiglótica esquerda (seta).

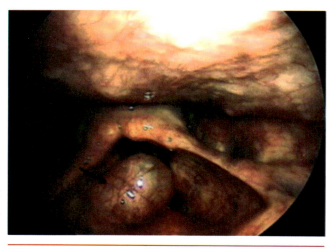

FIGURA 12.3. Videolaringoscopia evidenciando lesão sacular (seta), em prega vestibular direita e porção laríngea da epiglote, ocluindo parcialmente a supraglote.

interior da laringe, apresentando-se como área rósea, de superfície lisa, que provém do ventrículo e pode se projetar na luz glótica, dependendo do seu volume.[19]

Sintomas

Quando presente no neonato, pode ser causa de estridor. No adulto, costuma acometer o paciente acima da quinta década de vida, exigindo remoção cirúrgica de todo o cisto intraventricular (via endoscópica ou externa). Pode recidivar, caso não seja removida completamente.

Na laringocele externa nota-se abaulamento cístico ou aéreo na região cervical, ao nível da membrana tireo-hióidea, por onde emerge. O saco aéreo pode se exteriorizar na região cervical durante algumas manobras, entre elas o sopro, levantamento de peso ou manobra de Valsalva, desaparecendo com o repouso.[20]

Diagnóstico

Pode ser obtido por meio de exame endoscópico e confirmado no intraoperatório. O exame de raios X cervical e a tomografia cervical podem diferenciar o saco aéreo do conteúdo cístico.

Tratamento

Remoção cirúrgica, por via endoscópica ou externa.

Corpo estranho

A aspiração de corpo estranho não é condição rara na população infantil. Entre os objetos mais comuns, têm-se peças pequenas de brinquedos ("Lego", apito), grãos de pipoca, caroços de frutas, amendoim, chicletes, moedas, pilhas de relógio, espinhas de peixe e ossos de frango.

Sintomas

Os sintomas mais frequentes são tosse persistente, dispneia e estridor.

Diagnóstico

Raios X das vias aéreas pode identificar objetos radiopacos. A endoscopia é essencial para o diagnóstico de aspiração de corpo estranho.

Tratamento

Remoção endoscópica dos objetos sob sedação.

Trauma de laringe

Os traumatismos da laringe que podem cursar com estridor podem ter origem mecânica (acidente automobilístico, estrangulamento, contusões locais de diversas causas), química (soda cáustica, ácidos, medicamentos), inalatória (fumaça, vapor, substâncias tóxicas), ou pós-intubação. Alguns desses traumatismos podem cursar com hematomas compressivos e estridor. As complicações relacionadas à intubação endotraqueal, como estenoses e granulomas, são as causas traumáticas mais frequentes e serão abordadas com mais detalhes neste capítulo.

Estenoses subglóticas

São as complicações mais temíveis da intubação. A região subglótica é a mais comprometida por ser a porção mais estreita da via aérea (Figura 12.4). Pela classificação de Cottom-Myer, as estenoses são classificadas em: grau I – obstrução menor que 50% da luz; grau II – obstrução de 51 a 70%; grau III – obstrução de 71 a 99%; grau IV – obstrução total, sem luz.[21] Na fisiopatologia tem-se a isquemia da mucosa em contato com a cânula e seu balonete, ultrapassando a pressão de perfusão local. As lesões iniciais variam desde erosões superficiais do epitélio até comprometimento do pericôndrio das cartilagens laríngeas e traqueais, com infiltrado de células polimorfonucleares, principalmente os neutrófilos. Fatores predisponentes: intubação traumática, infecção local ou sistêmica, quadros isquêmicos locais, desordens iônicas provocando espessamento do muco, ventilação mecânica, reações químicas ao material que compõe a cânula endotraqueal, perturbações hemodinâmicas, refluxo gastroesofágico, superficialização dos planos de sedação, doença dos cílios imóveis, entre outros. Para minimizar a incidência de lesões das vias aéreas relacionadas à intubação, tem-se preconizado a monitorização da pressão no interior do balonete das sondas, escolha adequada do diâmetro das sondas endotraqueais e umidificação das secreções.[22,23]

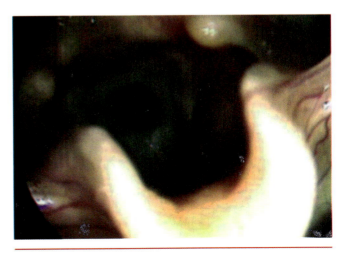

FIGURA 12.4. Videolaringoscopia evidenciando estenose em região subglótica.

Sintomas

Os sintomas relacionados à estenose subglótica ou traqueal têm início após algumas semanas da intubação, quando começa a se formar o anel fibrótico da estenose. A criança passa a apresentar estridor e desconforto respiratório progressivo.

Diagnóstico

Para o diagnóstico deve-se realizar exame endoscópico, o qual pode esclarecer o local e o grau da obstrução. O exame pode ser feito com nasofibroscópio flexível ou com lentes rígidas. Em algumas situações, durante o exame, pode se tentar dilatação do anel fibrótico. O exame de raios X cervical pode identificar a região de estreitamento subglótico ou traqueal.

Tratamento

No início dos sintomas, quando predomina edema, pode-se utilizar corticoterapia (dexametasona endovenosa por 4 dias) e nova tentativa de extubação. No insucesso, prossegue-se a exame endoscópico no centro cirúrgico e, caso seja diagnosticado anel delgado de estenose, pode-se tentar dilatação da via aérea com tubos progressivamente maiores ou remoção endoscópica do anel estenótico.

Nas estenoses mais graves, realiza-se a ressecção da região estenosada e a laringotraqueoplastia com interposição de enxerto de cartilagem costal.[24]

Malformações congênitas

Serão descritas a seguir apenas as alterações laríngeas congênitas mais comuns e que apresentam sintomas respiratórios associados. Muitas delas cursam com estridor, indicando que está havendo turbulência na passagem do ar por um lúmen estreitado.

Membrana laríngea congênita ou diafragma laríngeo

Trata-se da persistência de uma membrana fibrosa entre as pregas vocais (Figura 12.5). Dependendo da extensão da membrana, pode causar desconforto respiratório ou simplesmente graus variados de disfonia. A voz costuma ser aguda, fraca e baixa. O tratamento é cirúrgico, visando a remoção da membrana.[25]

Laringomalácia

É a principal causa de estridor no neonato. Trata-se de uma "frouxidão" ou falta de sustentação das estruturas supraglóticas, provocando, durante a inspiração, colapso das mesmas (Figura 12.6). A etiologia é incerta, porém parece estar relacionada à imaturidade neurológica e à hipotonia da musculatura extrínseca da laringe (laringe "mal sustentada").[26,27] Além disso, alguns autores discutem a elevada associação

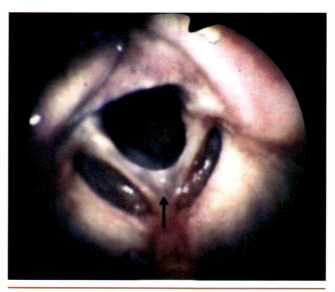

FIGURA 12.5. Videolaringoscopia mostrando presença de aderência congênita em porção anterior de glote (seta).

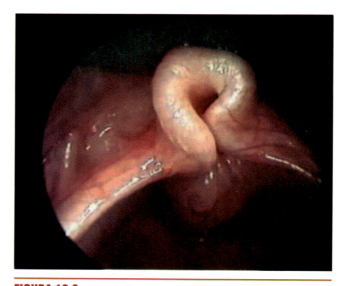

FIGURA 12.6. Nasolaringoscopia evidenciando laringomalácia, com colapso da epiglote durante a inspiração.

de laringomalácia e refluxo gastroesofágico, sugerindo tratar-se de importante fator predisponente.[28]

Sintomas

Dependem da gravidade: leve, moderada e grave. A forma leve é a mais frequente e cursa com estridor inspiratório intermitente, que aparece logo no primeiro mês de vida e intensifica-se até o quinto mês. Os sintomas pioram durante o choro ou posição supina e na presença de infecções de vias aéreas superiores. Após o primeiro ano de vida, o estridor tende a diminuir paulatinamente. Nas formas mais graves, a criança tende a permanecer em posição de hiperextensão da cabeça (em opistótono), a fim de que a epiglote desobstrua a luz glótica com a hiperextensão. O estridor é mais intenso e permanente.[27]

Diagnóstico

Para a confirmação do diagnóstico, o exame de escolha é a nasofibroscopia flexível, devendo-se manter a criança em respiração espontânea, sem sedação, para a observação da posição das estruturas supraglóticas durante a respiração e o choro. Os exames endoscópicos revelam aspiração da epiglote, ocluindo a luz glótica. Além disso, podem-se observar pregas glossoepiglóticas longas e pregas ariepiglóticas curtas, além da mucosa redundante sobre as cartilagens aritenóideas.

Tratamento

O quadro costuma se resolver espontaneamente ao final do primeiro ano de vida, na maioria dos casos. Nos casos em que o estridor é mais intenso, tem-se indicado a secção das pregas ariepiglóticas uni ou bilaterais, procedimento este denominado ariepiglotoplastia.[28] A remoção da mucosa redundante sobre a epiglote e cartilagens aritenóideas também tem sido indicada em associação à ariepiglotoplastia, em casos selecionados.

Paralisia das pregas vocais

É a segunda principal causa de estridor do neonato. O nervo laríngeo recorrente inerva os músculos intrínsecos da laringe, entre eles os tireoaritenóideos, cricoaritenóideo lateral e posterior, e aritenóideos. O músculo cricotireóideo é inervado pelo nervo laríngeo superior. Uma completa lesão unilateral do nervo laríngeo recorrente provoca paralisia dos músculos que dependem de sua inervação, exceto do músculo aritenóideo, que recebe inervação contralateral. O comprometimento do músculo tireoaritenóideo (músculo vocal) provoca perda da tensão da prega vocal, prejudicando o fechamento glótico.

Sintomas

As paralisias das pregas vocais podem ser bilaterais ou unilaterais. A paralisia bilateral das pregas vocais é mais rara, e nessa condição as pregas vocais permanecem na linha mediana ou paramediana, reduzindo drasticamente a luz glótica. Os sintomas predominantes são desconforto respiratório intenso e estridor, e a voz é pouco comprometida.[30,31]

A paralisia unilateral é mais frequente, ocorre em aproximadamente 80% das vezes e causa sintomas de voz fraca, débil e soprosa (Figura 12.7). Em muitos casos, no início do quadro predomina afonia

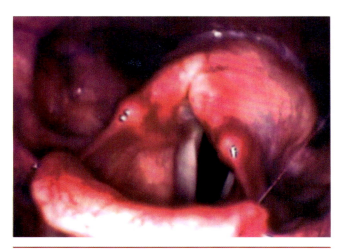

FIGURA 12.7. Videolaringoscopia evidenciando paralisia de prega vocal direita em posição mediana, causando diminuição da fenda glótica.

completa e choro muito baixo. Engasgos e aspiração de líquidos também podem estar presentes. Com o tempo ocorrem adaptações e compensações musculares, tornando os sintomas mais brandos.

Etiologia

Nas crianças, as anomalias congênitas do sistema nervoso central ganham destaque nas paralisias laríngeas bilaterais, como hidrocefalia, encefalocele e malformação de Arnold-Chiari. Alguns casos de traumatismo de intubação podem evoluir com paralisia bilateral de pregas vocais, porém nesses casos trata-se de estenose glótica posterior, evoluindo com aderência das pregas vocais na linha mediana, não significando que haja lesão de nervo laríngeo.

Nas paralisias unilaterais de origem congênita, tem-se como principais causas as malformações de grandes vasos do mediastino e os tumores congênitos. Entre as causas adquiridas têm-se as cirurgias torácicas (pulmonares, cardíacas ou esofágicas), nas quais há manipulação dos ramos nervosos do laríngeo recorrente, em especial do lado esquerdo, cujo trajeto é mais longo e intratorácico. Os tumores e cirurgias cervicais também podem resultar em comprometimento dos nervos laríngeos. Outras causas incluem as infecções do sistema nervoso central, meningite, abscessos, traumatismo durante o parto e uso de fórceps.[30-32]

Diagnóstico

Nas paralisias laríngeas, o exame físico semiológico deve contemplar a avaliação detalhada dos demais nervos cranianos com trajetos próximos aos do nervo vago, especialmente nas doenças neurológicas, como o nervo glossofaríngeo e nervo acessório.

O diagnóstico é confirmado durante exame de laringoscopia (rígida ou flexível), devendo-se manter sempre a criança em respiração espontânea para inspeção da mobilidade das pregas vocais. Durante o exame pode-se observar que a prega vocal paralisada permanece posicionada na linha mediana ou paramediana e a prega sã, embora mantenha mobilidade normal, é incapaz de fazer contato completo com a prega paralisada, permanecendo um espaço entre elas, denominado fenda glótica. O grau de cansaço para falar é diretamente relacionado ao tamanho da fenda, a qual tende a diminuir com a aproximação compensatória da prega vocal sã.[30-32]

Nas paralisias bilaterais, ambas as pregas vocais encontram-se na linha mediana e a luz glótica é mínima.

A investigação do local da lesão deve incluir exames de imagem de todo o trajeto do nervo vago, ou seja, tomografia computadorizada de base de crânio, região cervical e torácica.

Tratamento

Nas paralisias bilaterais deve-se assegurar a permeabilidade da via aérea por meio de traqueotomia. A conduta terapêutica definitiva irá depender da etiologia como, por exemplo, tratamento da hidrocefalia, das compressões do sistema nervoso central, dos tumores mediastinais etc. As propostas cirúrgicas na laringe são mais reservadas aos pacientes adultos, sendo elas: cordopexia endolaríngea (tração externa da prega vocal comprometida) e cordotomia dos músculos adutores da laringe, por desinserção endoscópica.[33]

Deve-se ressaltar que a lesão nervosa pode ser apenas temporária e parcial, havendo grande chance de recuperação. Assim, recomenda-se que se aguarde entre 6 e 10 meses para indicação do procedimento cirúrgico definitivo, pela possibilidade de recuperação espontânea da mobilidade das pregas vocais.

O tratamento das paralisias unilaterais tem o objetivo de melhorar as qualidades vocais; para essa finalidade, deve-se aproximar uma prega vocal da outra. Esse procedimento cirúrgico é denominado tireoplastia tipo I,[34] na qual a prega vocal paralisada é "empurrada" para a linha média por meio da introdução externa de um molde de silicone em uma janela confeccionada na cartilagem tireóidea, lateralmente, na altura da prega vocal. A prótese irá projetar a prega vocal paralisada para a luz glótica, o suficiente para permitir o contato com a prega vocal não paralisada, durante a fonação. Essa cirurgia também é reservada aos pacientes adultos.

Outras técnicas cirúrgicas: injeções de colágeno, gordura autóloga e o enxerto de fáscia do músculo temporal.[35,36]

A fonoterapia é sempre indicada nas paralisias unilaterais como terapia coadjuvante.

Referências bibliográficas

1. Fujita RR, Gapski CF, Peres AC. Estridor na infância. In: Sociedade Brasileira de Otorrinolaringologia. Tratado de Otorrinolaringologia. São Paulo: Roca. 2003; 591-605.
2. Fried MP. Evaluation of the child in respiratory distress. In: Fried MP (ed.). The larynx. 2 ed. St Louis: Mosby Year Book. 1995; 135-41.
3. Mimouni O, Nicollas R, Roman S, Triglia JM. Acute laryngitis and epiglottitis in children. Rev Prat. 2007 out; 57(16):1796-800.
4. Korppi M, Tapiainen T. Laryngitis in childhood. Duodecim. 2015; 131(2):157-61.
5. Penezić A, Ivkić M, Ivkić B, Baudoin T. Subglottic laryngitis – changes in therapy approach over the past 20 years. Auris Nasus Larynx. 2015 out; 42(5):390-5.
6. Wall SR, Wat D, Spiller OB, Gelder CM, Kotecha S, Doull IJ. The viral aetiology of croup and recurrent croup. Arch Dis Child. 2009 mai; 94(5):359-60.
7. Beigelman A, Chipps BE, Bacharier LB. Update on the utility of corticosteroids in acute pediatric respiratory disorders. Allergy Asthma Proc. 2015 set-out; 36(5):332-8.
8. Mandal A, Kabra SK, Lodha R. Upper airway obstruction in children. Indian J Pediatr. 2015 ago; 82(8):737-44.
9. Tibballs J, Watson T. Symptoms and signs differentiating croup and epiglottitis. J Paediatr Child Health. 2011 mar; 47(3):77-82.
10. Acevedo JL, Lander L, Choi S, Shah RK. Airway management in pediatric epiglottitis: a national perspective. Otolaryngol Head Neck Surg. 2009 abr; 140(4):548-51.
11. Charles R, Fadden M, Brook J. Acute epiglottitis. BMJ. 2013 set; 347:f5235.
12. Aaltonen LM, Rihkanen H, Vaheri A. Human papillomavirus in larynx. Laryngoscope. 2002 abr; 112(4):700-7.
13. Carifi M, Napolitano D, Morandi M, Dall'Olio D. Recurrent respiratory papillomatosis: current and future perspectives. Ther Clin Risk Manag. 2015 mai;11:731-8.
14. Avelino MA, Zaiden TC, Gomes RO. Surgical treatment and adjuvant therapies of recurrent respiratory papillomatosis. Braz J Otorhinolaryngol. 2013 set-out; 79(5):636-42.
15. Mackey WS. Infantile hemangioma with a focus on airway hemangioma. ORL Head Neck Nurs. 2016 spring; 34(2):18-23.
16. Bruce IA, Rothera MP. Upper airway obstruction in children. Paediatr Anaesth. 2009 jul; 19(Suppl 1):88-99.
17. Leboulanger N, Cox A, Garabedian EN, Denoyelle F. Infantile haemangioma and β-blockers in otolaryngology. Eur Ann Otorhinolaryngol Head Neck Dis. 2011 nov; 128(5):236-40.
18. Celiksoy MH, Paksu MS, Atmaca S, Sancak R, Hancioglu G. Management of subglottic hemangioma with propranolol. Am J Otolaryngol. 2014 mai-jun; 35(3):414-6.
19. Altamar-Ríos J, Morales Rozo O. Laryngocele and pyolaryngocele. An Otorrinolaringol Ibero Am. 1992; 19(4): 393-9.
20. Saha D, Sinha R, Pai RR, Kumar A, Chakraborti S. Laryngeal cysts in infants and children – a pathologist's perspective (with review of literature). Int J Pediatr Otorhinolaryngol. 2013 jul; 77(7):1112-7.

21. Myer CM, O'Connor DM, Cotton RT. Proposed grading system for subglottic stenosis based on endotracheal tube sizes. Ann Otol Rhinol Laryngol. 1994 abr; 103(4 Pt 1): 319-23.

22. Sue RD, Susanto I. Long-term complications of artificial airways. Clin Chest Med. 2003 set; 24(3):457-71.

23. Lilienstein JT, Davis JW, Bilello JF, Dirks RC. Risk factors associated with post-extubation stridor in the trauma intensive care unit. Am J Surg. 2016 set; 212(3):379-83.

24. Jefferson ND, Cohen AP, Rutter MJ. Subglottic stenosis. Semin Pediatr Surg. 2016 jun; 25(3):138-43.

25. Bhongmakapat T, Kantapasuantara K, Praneevatakul P. A small absorbable stent for treatment of anterior glottic web. J Voice. 2012 mar; 26(2):259-61.

26. Cooper T, Benoit M, Erickson B, El-Hakim H. Primary presentations of laryngomalacia. JAMA Otolaryngol Head Neck Surg. 2014 jun; 140(6):521-6.

27. Bedwell J, Zalzal G. Laryngomalacia. Semin Pediatr Surg. 2016 jun; 25(3):119-22.

28. Hartl TT, Chadha NK. A systematic review of laryngomalacia and acid reflux. Otolaryngol Head Neck Surg. 2012 out; 147(4):619-26.

29. Walner DL, Neumann DB, Hamming KK, Miller RP. Supraglottoplasty in infants: a staged approach. Ann Otol Rhinol Laryngol. 2015 out; 124(10):803-7.

30. Garcia-Lopez I, Peñorrocha-Teres J, Perez-Ortin M, Cerpa M, Rabanal I, Gavilan J. Paediatric vocal fold paralysis. Acta Otorrinolaringol Esp. 2013 jul-ago; 64(4): 283-8.

31. Midyat L, Çakır E, Kut A. Upper airway abnormalities detected in children using flexible bronchoscopy. Int J Pediatr Otorhinolaryngol. 2012 abr; 76(4):560-3.

32. King EF, Blumin JH. Vocal cord paralysis in children. Curr Opin Otolaryngol Head Neck Surg. 2009 dec; 17(6): 483-7.

33. Butskiy O, Mistry B, Chadha NK. Surgical Interventions for Pediatric Unilateral Vocal Cord Paralysis: A Systematic Review. JAMA Otolaryngol Head Neck Surg. 2015 jul; 141(7):654-60.

34. Li AJ, Johns MM, Jackson-Menaldi C, Dailey S, Heman-Ackah Y, Merati A, et al. Glottic closure patterns: type I thyroplasty versus type I thyroplasty with arytenoid adduction. J Voice. 2011 mai; 25(3):259-64.

35. Cohen MS, Mehta DK, Maguire RC, Simons JP. Injection medialization laryngoplasty in children. Arch Otolaryngol Head Neck Surg. 2011 mar; 137(3):264-8.

36. Nishiyama K, Hirose H, Iguchi Y, Nagai H, Yamanaka J, Okamoto M. Autologous transplantation of fascia into the vocal fold as a treatment for recurrent nerve paralysis. Laryngoscope. 2002 ago;112(8 Pt 1):1420-5.

13

FEBRE SEM SINAIS LOCALIZATÓRIOS

Joelma Gonçalves Martin

A febre é uma das causas mais frequentes de procura aos serviços de pronto atendimento pediátrico, sendo responsável por cerca de 25% dos casos. Na maioria das vezes, após história clínica e exame físico cuidadosos, é possível fechar o diagnóstico.

Entretanto, quando nos deparamos com pacientes com febre há menos de 7 dias, principalmente nas crianças com idade inferior a 36 meses cuja história e exame físico não permitem estabelecer sua causa, estamos diante da febre sem sinais localizatórios (FSSL). E nessa faixa etária isso ocorre em cerca de 20% das vezes. Entre esses pacientes, a maioria tem doença aguda autolimitada ou está em fase prodrômica de algumas delas. Há porém, entre esses, alguns que desenvolverão infecção bacteriana grave (IBG), cujo atraso no diagnóstico promove o aumento da morbidade ou da mortalidade, visto que as infecções bacterianas graves no contexto da febre sem sinais localizatórios podem ser: bacteremia, pneumonia, meningite, artrite séptica.[1,8]

O desafio para o pediatra nesse momento é diferenciar a doença benigna, autolimitada, das situações clínicas que podem ter infecção bacteriana grave.

Bacteremia oculta (BO) é aquela situação em que o paciente recebe o diagnóstico de FSSL, que está bem clinicamente, com exame físico normal, portanto sem infecção localizada, mas tem hemocultura positiva.[2]

Os primeiros relatos de crianças com boa aparência, sem achados clínicos à história e exame físico do quadro de febre, mas que apresentavam hemocultura positiva, começaram a partir dos anos 1970, o que propiciou um aumento no número de pesquisas que tentaram identificar os fatores de risco que permitiriam reconhecer precocemente tais pacientes, diminuindo assim a morbidade e a mortalidade nessas situações.[2]

A prevalência de BO depende de vários fatores e a incidência é diferente quando comparamos o estado vacinal da criança. Em pacientes não vacinados ela é de 5% (mais comumente causada por pneumo e Hib) e em pacientes com esquema vacinal completo considerando se ele tiver tomado pelo menos duas doses de cada uma dessas vacinas: *H. influenzae*, *S. pneumoniae* e, idealmente, de *N. meningitidis*, cai para menos de 1%, sendo que os agentes mais frequentemente envolvidos nesta situação são *E. coli* e *S. aureus*.[3]

A evolução da BO em uma avaliação após 24-48 h, caso não haja intervenção, é a seguinte: 76% desses pacientes ainda estará com febre persistente, 50% evoluirá para internação e cerca de 9% desses pacientes poderá desenvolver meningite. No caso de agentes específicos da meningite, sabemos que na BO por pneumococo, a evolução para meningite é de cerca de 4% e por meningococo é de 56%.[3]

A principal causa de febre sem sinais localizatórios é a infecção do trato urinário, acometendo principalmente os lactentes menores que 3 meses de vida, sendo 7,5% das meninas, 2,4% dos meninos circuncidados e 20% dos não circuncidados.[2,3]

Outros quadros ocultos de risco são a pneumonia e a meningite. A pneumonia oculta ocorre em cerca de 3% dos pacientes com febre e sem nenhum sintoma respiratório, como taquipneia ou desconforto, sendo que essa incidência chega a aumentar para 26% na subpopulação de lactentes menores que 3 meses, não vacinados contra pneumo e Hib, com temperatura acima de 39 °C e leucócitos acima de 20.000, no sangue periférico.[4] A bacteremia oculta por meningococo é bem mais rara que pelo pneumococo, mas os menores que 24 meses são os mais acometidos pela doença meningocócica. Outro dado importante quanto à meningite oculta é o fato de que, ao avaliarmos tal paciente, observamos que cerca de 25-50% com doença meningocócica já haviam sido avaliados anteriormente e liberados. E isso ocorreu mais frequentemente entre os lactentes jovens.

Os diversos protocolos propostos para avaliação das crianças com febre sem sinais localizatórios sugere a avaliação clínica por meio do estado geral, da temperatura e da idade, complementada com avaliação laboratorial com hemograma, urinálise e raios X de tórax.[5]

Ao iniciarmos a avaliação clínica, o primeiro dado que deve ser observado é o estado geral da criança. Se houver toxemia ou comprometimento do estado geral há maior risco de DBG. Entretanto, a avaliação clínica isolada não consegue identificar todas as crianças com infecções bacterianas graves. É importante enfatizar que a avaliação da toxemia deve ser feita com a criança afebril, visto que a febre sozinha pode comprometer, com diferentes intensidades, o estado geral da criança.[5] Dieckman e cols. publicaram, em 2010, os três passos iniciais para avaliação do estado geral da criança priorizando alterações da aparência geral, da respiração e o aspecto da pele.

Outros critérios clínicos a serem avaliados são a curva térmica e a idade. Em pacientes não vacinados, o risco de IBG aumenta linearmente com o aumento da temperatura. Quanto à idade, sabemos que em pacientes menores que 3 meses e recém-nascidos o risco de IBG é elevado, pois são pacientes imaturos imunologicamente com quadro clínico inespecífico e com avaliação clínica difícil. Assim, o sinal de alarme é a febre, podendo algumas vezes acontecer a hipotermia. Entre as crianças dessa faixa etária, cerca de 2/3 têm febre sem sinais localizatórios. A prevalência de BO em crianças até 36 meses é semelhante à de crianças maiores. Por isso, os protocolos usam como idade limite de investigação de FSSL os 36 meses.[6]

Quanto à avaliação laboratorial sugerida para triagem inicial, podemos usar mais comumente exames como hemograma, PCR, PCT, urina tipo 1 e raios X de tórax, mas algumas considerações devem ser feitas sobre eles.

Na análise do hemograma, o risco de DBG aumenta com o aumento do número de leucócitos, mais intensamente nos pacientes não vacinados con-

tra pneumococo e Hib. Leucócitos totais acima de 15.000, neutrófilos acima de 10.000 ou bastões acima de 1.500 têm relação direta com maior incidência de IBG. A leucopenia também pode ser preditiva para IBG mas, mais frequentemente, nos lactentes menores que 3 meses.[4]

As proteínas de fase aguda mais utilizadas são, principalmente, a PCR e o PCT. Ambas têm acurácia semelhante, mas a análise dos resultados depende especificamente da resposta para identificar ou excluir a IBG.[7] A PCR é de fácil execução, estando disponível na maioria dos serviços; mas é importante que se saiba que a mesma não se eleva nas primeiras 12 horas da infecção. Para identificar IBG deve-se contar com valores de PCR acima de 80 mg/L e de PCT acima de 2 ng/mL (sensibilidade de 50%), enquanto para excluir deve-se contar com valores de PCR < 20 mg/L e PCT inferiores a 0,5 ng/mL (sensibilidade de 80%).[2]

Como a infecção urinária é a infecção oculta mais frequente, a suspeita diagnóstica deve sempre ser levantada, e para elucidá-la contamos com os seguintes parâmetros analisados na urina tipo 1: a leucoesterase (sensibilidade 84%), nitrito (que é muito específico, sendo positivo na dependência da bactéria causadora), leucocitúria (exame com sensiblidade de 77%) e bacteroscopia (excelente, sendo mais sensível e específico, mas nem sempre disponível). Quando se somam dados laboratoriais, aumenta a sensibilidade diagnóstica da infecção urinária. É importante ressaltar que o padrão-ouro para confirmação diagnóstica da mesma é a urocultura, que deve ser feita de maneira correta: por sondagem vesical em pacientes que não têm controle esfincteriano e jato médio para os demais.[7] São fatores de risco para ITU: sexo masculino, raça branca, temperatura maior > 39 °C há mais de 24 horas, e meninas brancas, com temperatura > 39 °C, há mais de 48 horas, sem outro foco provável.[7]

O exame de raios X de tórax nas crianças com FSSL não deve ser realizado em todos os casos, mas sem dúvida em todos que tenham qualquer sintoma respiratório, como taquipneia, queda de saturação ou desconforto ou nas situações clínicas em que o paciente com febre mais alta (> 39 °C) apresente leucocitose superior a 20.000, pois nessa situação há risco de pneumonia oculta.[1-3]

A partir de tudo que foi exposto, podemos então organizar a avaliação da criança com idade inferior a 36 meses com FSSL. Em primeiro lugar é preciso que se confirme a presença de FSSL. A seguir, avaliamos se o paciente tem toxemia, a qual deve ser confirmada em pacientes após a diminuição da temperatura corporal.

Se o paciente estiver toxemiado, o risco de IBG é maior e a abordagem deve ser agressiva. Para tais casos utilizamos o protocolo de sepse, colhendo hemograma, culturas, raios X, urina, LCR, e devemos introduzir antibioticoterapia empírica, como cefalosporinas de terceira geração. A seguir, norteamos o tratamento a partir dos resultados de cultura. Se o paciente não estiver toxemiado, mas for RN, fase essa da vida de imaturidade imunológica e, portanto, de risco, a avaliação deve ser igualmente agressiva, instituindo-se investigação protocolar de sepse como citado acima, tomando cuidado com a escolha correta da cefalosporina de terceira geração que, no caso, deve ser a cefotaxima.[1] Recém-nascidos em bom estado geral, que se mantenham bem e cujos exames apresentam resultados normais com culturas negativas, podem receber alta sem antibiótico.[1]

Para pacientes entre 1 e 3 meses, são sugeridas algumas escalas de risco para IBG, sendo a mais amplamente utilizada a de Rochester.[6] A Escala de Rochester estratifica o paciente em grupos de alto ou baixo risco a partir de algumas informações. São considerados de baixo risco os pacientes que nasceram de termo, não desenvolveram infecção no período neonatal, não têm uso de antibioticoterapia atual, têm exame clínico normal e, na avaliação do hemograma, os leucócitos estão entre 5.000-15.000 e o sedimento urinário é normal (leucócitos < 10). Tais pacientes podem ser dispensados com prescrição de antitérmico e sugestão para retorno em 24 horas para reavaliação, ou antes se houver qualquer piora. Se na resposta a essas perguntas houver alguma negativa, considera-se o paciente de risco elevado para IBG (25%) e a investigação deve ser complementada. Os exames sugeridos para essa faixa etária são inicialmente hemograma e urina tipo 1 e URC, sendo o raios X de tórax e LCR pedidos a seguir, caso se identifique a possibilidade de alto risco para DBG. Nesses casos, também deve-se iniciar antibioticoterapia empírica e nortear o tratamento a seguir com os resultados dos exames.

Nos pacientes entre 3 e 36 meses, a avaliação sugerida depende do valor da temperatura. Se a temperatura for inferior a 39 °C, esta é considerada baixa e o paciente deve ser liberado com avaliação posterior, se necessário, sugerindo-se a realização de curva térmica e observação clínica atenta. Caso a febre seja alta (> 39 °C), a investigação inicial deve ser feita por meio da urina tipo 1 e urocultura. Se a mesma vier positiva (leucocitúria > 100.000 ou urina tipo 1 alterada), deve-se iniciar o tratamento, finalizando-o na dependência da confirmação pela urocultura. Se urina não elucidar o diagnóstico, colhe-se hemograma que, se for normal, sugere avaliação clínica posterior do paciente, pois o risco de IBG é baixo. Entretanto, se apresentar leucócitos com valores superiores a 20.000 ou superiores a 10.000 neutrófilos ou 1.500 bastões, a chance de pneumonia oculta é grande e o exame de raios X deve ser solicitado. Em caso de raios X alterado, tratar como tal. Da mesma forma, se o raios X for normal, estamos diante de risco elevado de bacteremia oculta.[6,8]

Nessa situação, devemos avaliar a história vacinal da criança e colocá-la em um de dois grupos: não vacinadas ou com vacinação incompleta. Neste caso (esquema vacinal incompleto), introduzir antibioticoterapia empírica, sendo que em nosso serviço indicamos ceftriaxona 50 mg/kg/dia. A criança deverá ser avaliada diariamente e a finalização do tratamento dependerá da evolução clínica e dos resultados de exame, checando também os resultados de cultura. O outro grupo seria dos que têm vacinação completa. Se vacinada de forma completa, a criança fica sem antibioticoterapia e reavaliamos a cada 12-24 horas.

O antibiótico empírico é importante para modificar a evolução da BO na tentativa de proteger a criança das evoluções para doenças mais graves, principalmente a meningite. Lembramos que o risco de desenvolvimento de meningite por pneumococo na bacteremia oculta é de cerca de 4% quando não tratada, caindo pra 0,4% se houver a introdução de antibioticoterapia EV empírica. O risco de meningite meningocócica na bacteremia oculta não tratada é de cerca de 56%, mas quando introduzimos antibioticoterapia EV empírica, o risco cai para 0%. Portanto, esse é o benefício da introdução da antibioticoterapia empírica endovenosa,[9] mas que deve ser introduzida com critérios bem precisos identificando os pacientes de risco.

Mediante o que foi exposto, fica claro que a situação vacinal da criança é um importante fator na evolução da bacteremia para IBG, sendo então recomendado que, ao avaliarmos o protocolo adequado para investigação desses casos, a situação vacinal seja informação que deve ser sistematicamente checada.

Outro fator a ser considerado, evidenciado em pesquisas mais recentes, é a questão da pesquisa de vírus em vias aéreas superiores. O padrão-ouro para tal pesquisa é cultura viral, mas essa é cara e demorada, não sendo indicada nessa situação de emergência. Mas dispomos também de testes rápidos que pesquisam antígenos virais (é um teste específico, mas pouco sensível) ou a imunofluorescência indireta (rápida e específica, mas precisa de pessoal treinado). O PCR é o ideal, pois é teste muito sensível e específico; porém é caro e indisponível na maior parte dos serviços. Os vírus mais comuns que podem ser isolados são adenovírus influenzae, parainfluenza, herpes 6, Coxsackie, rinovírus, VSR (vírus sincicial respiratório).

A importância desse isolamento está no fato de que crianças com síndromes virais têm risco menor de IBG e crianças com pesquisa positiva para vírus em via aérea superior têm menor risco da mesma.[8] É preciso, porém, identificar o vírus presente. Outro cuidado importante com relação a doenças virais é a questão de vírus endemicamente prevalentes como, por exemplo, o vírus da dengue. Fazer sempre a avaliação epidemiológica.

Estudos recentes sobre a detecção de infecções virais evidenciaram até aqui os seguintes pontos:

- A detecção do vírus, particularmente o VSR, reduz, porém não elimina por completo, o risco de DBG, particularmente nos menores que 2 meses;[2]
- A identificação do VSR diminui o risco de DBG, exceto ITU;
- A detecção de *Influenzae* evidenciou redução significativa de todas as DBGs.[9]

O uso de antibiótico em crianças com FSSL com pesquisa de vírus, em trabalhos recentes, caiu drasticamente, o que reforça a necessidade dessa pesquisa na situação clínica em questão.[8]

Assim, colocamos na proposta do protocolo, além do algoritmo já consagrado, a pesquisa de vírus na fase inicial da pesquisa da FSSL e conferência sistemática do estado vacinal.

Todas essas medidas devem facilitar a condução racional dos casos de FSSL, minimizando a evolução para DBG, mas também auxiliando no uso racional de antibioticoterapia. Importante ressaltar que não existe protocolo que determine com certeza qual criança evoluirá para DBG. Ressalta-se a importância de se verificar adequadamente a história clínica do paciente e de realizar exame físico completo.

Referências bibliográficas

1. Baraff LJ. Management of infants and young children with fever without source. Pediatr Ann. 2008 out; 37(10): 673-9.
2. Arora R, Mahajan P. Evaluation of child with fever without source: review of literature and update. Pediatr Clin North Am. 2013 out; 60(5):1049-62.
3. Galetto-Lacour A, Gervaix A. Identifying severe bacterial infection in children with fever without source. Expert Rev Anti Infect Ther. 2010 nov; 8(11):1231-7.
4. Minteji S, Benito J, Pijoan JI, Maranõn R, Penãlba A, Gonzalez A, et al. Occult pneumonia in infants with high fever without source: a prospective multicenter study. Pediatr Emerg Care. 2010 jul; 26(7):470-4.
5. Cioffredi LA, Jhaveri R. Evaluation and management of febrile children: a review. JAMA Pediatr. 2016 ago; 170(8):794-800.
6. Dieckmann RA, Brownstein D, Gausche-Hill M. The pediatric assessment triangle: a novel approach for the rapid evaluation of children. Pediatr Emerg Care. 2010 abr; 26(4):312-5.
7. Subcommittee on Urinary Tract Infection, Steering Committee on Quality Improvement and Management, Roberts KB. Urinary tract infection: clinical practice guideline for the diagnosis and management of the initial UTI in febrile infants and children 2-24 months. Pediatrics. 2011; 128(3):595-610.
8. Machado BM, Cardoso DM, de Paulis M, Escobar AM, Gillio AE. Fever without source: evaluation of a guideline. J Pediatr (Rio J). 2009 set-out; 85(5):426-32.
9. Hamilton JL, John SP. Evaluation of fever in infants and young children. Am Fam Physician. 2013 fev; 87(4): 254-60.

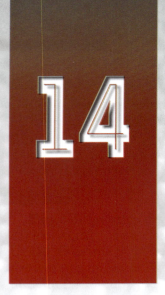

14 HEMATÚRIA

Marcia Camegaçava Riyuzo
Henrique Mochida Takase

INTRODUÇÃO

Hematúria é a presença de hemácias na urina. Pode ser microscópica e macroscópica. A hematúria microscópica é um achado comum em crianças, usualmente detectada na fita reagente (*dipstick*) ou por exame microscópico do sedimento em exame rotineiro de urina. Estudos em crianças escolares mostraram que a prevalência da hematúria microscópica em uma amostra isolada de urina foi de 3 a 4%, que se reduziu para 1% ou menos em duas ou mais amostras positivas.[1,2]

Hematúria macroscópica é definida pela presença de número aumentado de hemácias na urina que é visível aos olhos, habitualmente é referida como urina de coloração vermelha ou marrom.[2,3]

A definição de hematúria é baseada no achado microscópico de hemácias na urina, presença de mais de 5 hemácias por campo de alto poder (40× de aumento).[1,4]

FISIOPATOLOGIA

A inflamação glomerular ocasiona lesão do capilar endotelial e da membrana basal glomerular, resultando em passagem das hemácias para o espaço urinário. A plasticidade da hemácia permite que ela atravesse a membrana basal glomerular.[3]

Na hemoglobinopatia da célula falciforme, a hematúria é decorrente de infartos que ocorrem no sistema coletor.[5]

ETIOLOGIA

A hematúria microscópica em crianças pode ser persistente ou transitória. As causas mais comuns de hematúria microscópica persistente são glomerulopatias, hipercalciúria e síndrome de *nutcracker*.[1] As causas de hematúria microscópica transitória incluem infecção do trato urinário, trauma, febre e exercícios.[1]

As causas mais comuns de hematúria macroscópica em crianças incluem infecção do trato urinário, irritação do meato ou períneo, e trauma.[3]

QUADRO CLÍNICO[1,3,5]

A apresentação clínica pode ser estratificada em:
- Hematúria microscópica isolada assintomática;
- Hematúria microscópica assintomática com proteinúria;
- Hematúria microscópica sintomática;
- Hematúria macroscópica.

Hematúria microscópica isolada assintomática[1,5]

É a apresentação mais comum da hematúria, usualmente transitória e geralmente não associada com doença clínica significativa. Pode consistir no achado laboratorial de hematúria em exame de urina de rotina.

Doença da membrana basal glomerular fina

A criança com doença de membrana fina usualmente apresenta um familiar com história de hematúria e nenhuma história de doença renal progressiva. Geralmente, o diagnóstico é realizado em criança afetada quando a hematúria é detectada em parente de primeiro grau durante a avaliação da hematúria persistente. Também é denominada hematúria familiar benigna, que é de herança autossômica dominante. As hemácias na urina podem ser dismórficas e pode-se visualizar cilindros hemáticos. O principal achado histológico é membrana glomerular fina na microscopia eletrônica. Usualmente, a biópsia renal não está indicada nos casos de doença de membrana basal fina, a não ser que haja achados atípicos que sugiram nefropatia por IgA ou síndrome de Alport.

Hipercalciúria idiopática

É definida pela relação entre cálcio e creatinina em amostra isolada de urina > 0,2 em crianças maiores que 6 anos de idade ou cálcio urinário maior que 4 mg/kg/dia em presença de normocalcemia. Nos Estados Unidos, a prevalência varia de 11 a 35%. A associação entre hipercalciúria e hematúria pode ser mais comum em áreas onde ocorre alta prevalência de litíase renal. A suspeita de hipercalciúria ocorre quando há hematúria associada a calculose renal (50 a 60% dos casos) ou presença de antecedente familiar de calculose.

Nefropatia por IgA

Quadro caracterizado por hematúria microscópica persistente precipitada por infecção da via respiratória superior ou do trato gastrointestinal. O diagnóstico é realizado por biópsia renal; no método de imunofluorescência há presença de depósitos de IgA no mesângio. Habitualmente, história familiar de doença renal é negativa.

Síndrome de Alport

Também denominada nefrite familiar, classicamente é doença recessiva ligada ao X tipicamente vista em pacientes do gênero masculino e frequentemente é acompanhada por perda auditiva neurossensorial de alta frequência, anormalidades oculares, e progride para insuficiência renal crônica. Pacientes do gênero feminino são heterozigotas e podem apresentar hematúria mas, usualmente, não evoluem para doença renal progressiva. A anormalidade genética envolve o gene para cadeia 5 alfa do colágeno tipo IV (COL4A5). Há formas autossômicas dominantes e recessivas da síndrome de Alport com mutações nos genes COL4A3 e COL4A4.

Glomerulonefrite pós-estreptocócica

A apresentação clínica varia de formas assintomáticas: hematúria microscópica até o quadro de síndrome nefrítica aguda. Há história pregressa de infecção de pele ou de orofaringe pelo *Streptococcus*

β-hemolítico do grupo A. A hematúria geralmente resolve entre 3 e 6 meses do quadro agudo.

Síndrome de nutcracker

Quadro de hematúria microscópica persistente e, algumas vezes, associada a dor no flanco esquerdo. Resulta da compressão da veia renal esquerda entre a aorta e artéria mesentérica superior proximal. Isso resulta em hipertensão da veia renal esquerda que pode resultar na ruptura da parede fina da veia dentro do fórnix calicial renal. Pode apresentar-se como varicocele em meninos ou menstruação anormal em meninas púberes como resultado de varicosites venosas da veia gonadal. A frequência da síndrome de *nutcracker* como causa de hematúria é muito elevada na Ásia. Esses pacientes recebem tratamento conservador, tendo como foco o ganho de peso para aumentar a gordura retroperitoneal, a qual ocasiona a descompressão da artéria renal esquerda devido à mudança de posição do rim esquerdo. Se os sintomas persistem, pode-se indicar tratamento cirúrgico.

Hematúria microscópica assintomática com proteinúria[1]

A prevalência de hematúria microscópica assintomática com proteinúria é menor que 0,7% em crianças escolares e está associada com elevado risco para significante doença renal:
- Glomerulopatias;
- Nefropatia por IgA;
- Síndrome de Alport;
- Glomerulonefrite pós-estreptocócica;
- Doenças sistêmicas.

Hematúria microscópica sintomática[1]

As manifestações clínicas podem ser:
- Inespecíficas: febre, mal-estar, perda de peso;
- Extrarrenal: *rash* cutâneo, purpúra, artrite;
- Relacionadas a doenças renais: edema, hipertensão, disúria, oligúria.

Infecção do trato urinário

A suspeita diagnóstica inicia-se com queixas de disúria, frequência e/ou urgência urinária, dor abdominal ou no flanco. Um terço de pacientes com infecção do trato urinário tem hematúria microscópica.

Calculose renal

É rara na criança, pode se apresentar como hermatúria microscópica isolada ou hematúria associada à dor abdominal ou quadro típico de cólica renal.

Hipercalciúria

Pode-se apresentar como hematúria macroscópica ou microscópica assintomática. Outros sintomas associados são disúria, urgência urinária, polaciúria e/ou dor abdominal.

Tumores do trato urinário

Nefroblastoma é raro e pode manifestar-se com hematúria microscópica e raramente hematúria macroscópica. Usualmente, é descoberto ao exame físico quando se constata distensão ou massa abdominal. Estudos por imagens (ultrassonografia e tomografia) são necessários para o diagnóstico.

Hematúria macroscópica[3,5]

A hematúria macroscópica de origem glomerular é, usualmente, relatada como urina de cor marrom, cor de chá-mate ou de coca-cola. Quando é de origem do trato urinário inferior (bexiga e uretra), é relatada como cor rosa ou vermelha e pode ser acompanhada por coágulos. A maioria das crianças com hematúria macroscópica tem causa reconhecida. A história clínica e exame físico direcionam para o diagnóstico etiológico da hematúria.

Infecção do trato urinário

É uma das patologias bacterianas mais frequentes na criança. Comumente existem outros sintomas inespecíficos (febre, inapetência) ou sintomas específicos urinários (dor abdominal, disúria, frequência aumentada, urgência) dependendo da faixa etária do paciente. Os sintomas urinários são mais evidentes em crianças maiores. O diagnóstico requer coleta de urina de forma adequada.

Hematúria induzida por exercício

Hematúria transitória que aparece imediatamente após exercícios extensos (corrida de longa distância). É benigna e, usualmente, desaparece em 48 horas.

Trauma

História recente de cateterização traumática da uretra e lesão abdominal podem ser a causa da hematúria macroscópica.

Síndrome de nutcracker

Quadro de hematúria macroscópica intermitente ou microscópica persistente e, algumas vezes, associada a dor no flanco esquerdo. Resulta da compressão da veia renal esquerda entre a aorta e artéria mesentérica superior proximal. Isso resulta em hipertensão da veia renal esquerda que pode resultar na ruptura da parede fina da veia dentro do fórnix calicial renal. Pode apresentar-se como varicocele em meninos ou menstruação anormal em meninas púberes como resultado de varicosites venosas da veia gonadal.

Nefropatia por IgA

Quadro caracterizado por hematúria microscópica persistente com episódios de hematúria macroscópica precipitada por infecção da via respiratória superior ou do trato gastrointestinal.

Hipercalciúria idiopática

O quadro clínico pode consistir de hematúria macroscópica assintomática.

Nefrolitíase

Os pacientes apresentam dor abdominal e hematúria macroscópica. Ocasionalmente, podem ser assintomáticos com hematúria microscópica.

Irritação do meato uretral ou períneo

Coagulopatias

Crianças com desordens de sangramento, como hemofilia e plaquetopenia, apresentam hematúria microscópica que evolui para hematúria macroscópica.

Tumores do trato urinário

São raros; o rabdomiossarcoma de bexiga apresenta-se com sintomas urinários associados à hematúria macroscópica.

▌DIAGNÓSTICO[1,3,5,6]

A avaliação da criança com hematúria tem como objetivo determinar causas sérias/graves, evitar testes laboratoriais desnecessários e caros, tranquilizar a família e fornecer orientações para estudos futuros se houver mudança no curso da doença da criança. Obter uma história detalhada e exame físico preciso é a primeira etapa para a avaliação de uma criança com hematúria.

História clínica

- Abordar história de trauma ou exercício vigoroso recente;
- História familiar de glomerulopatia com ou sem surdez sugere síndrome de Alport;
- História familiar de hematúria sugere hematúria familiar benigna;
- História de faringite ou impetigo sugere glomerulonefrite pós-estreptocócica;

- História de recente infecção de vias aéreas superiores antes do início de hematúria sugere nefropatia por IgA;
- História de *rash* cutâneo e dores articulares, com ou sem sintomas gerais (febre), e presença de edema sugerem doença sistêmica;
- Manifestações extrarrenais ou inespecíficas sugerem nefrite do lúpus ou púrpura de Henoch-Schönlein;
- Queixa de incontinência, disúria, frequência e/ou urgência urinária ou dor abdominal pode sugerir infecção do trato urinário ou hipercalciúria;
- Dor no flanco unilateral que irradia para a virilha sugere obstrução causada por cálculo ou coágulo;
- Dor no flanco unilateral sem irradiar acompanhado de febre, disúria, frequência e/ou urgência urinária sugere pielonefrite aguda;
- Condições clínicas predisponentes, como doença falciforme, coagulopatia ou hemofilia;
- Exposições a medicamentos: ciclofosfamida (cistite hemorrágica), anti-inflamatórios não hormonais (cistite eosinofílica, nefrite intersticial [ibuprofeno ou penicilina]); suplementação de cálcio ou vitamina D (hipercalciúria);
- Tempo de aparecimento da hematúria durante a micção pode sugerir a sua etiologia. Hematúria no início da micção sugere sangramento uretral (abordar história recente de cateterismo uretral). Sangramento contínuo durante a micção pode ser da bexiga, ureter ou rins. Sangramento no final da micção sugere doença de bexiga;
- A cor da urina pode distinguir entre sangramento glomerular e não glomerular. Urina marrom está presente na glomerulonefrite. Urina de cor rosa ou vermelha sugere sangramento do trato urinário inferior e pode ser acompanhada por coágulos.

Exame físico

- Medida da pressão arterial: hipertensão e edema estão presentes em doença glomerular, como síndrome nefrítica aguda, e hipotensão em pacientes com sangramento importante após trauma;
- Ganho excessivo de peso e edema sugere doença glomerular;
- Presença de febre e dor à palpação da região lombar sugere pielonefrite aguda;
- Presença de *rash* cutâneo ou artrite sugere lúpus eritematoso sistêmico ou nefrite da púrpura de Henoch-Schönlein;
- Presença de massa abdominal palpável requer investigação de hidronefrose, rins policísticos, tumores renais;
- Exame dos órgãos genitais: avaliar lesões periuretrais ou do meato uretral.

Exame laboratorial

O diagnóstico da hematúria é realizado por exame microscópico do sedimento urinário.[2,3,5]

O exame microscópico da urina pode identificar o local do sangramento (glomerular e não glomerular).[1,5] Hemácias provenientes do trato urinário inferior mantêm a morfologia de tamanho e forma normais (eumórficas). No sangramento não glomerular a cor da urina é rosa ou vermelha. A presença de cilindros hemáticos, proteinúria e hemácias dismórficas acima de 30% (variação na forma, tamanho e conteúdo de hemoglobina) estão relacionados à hematúria de origem glomerular. A presença de coágulos é indicativo de sangramento de origem extraglomerular.[1] O exame com microscópico de contraste de fase de urina recente coletada permite essa diferenciação.[1,5]

As principais causas de hematúria em crianças e adolescentes podem se dividir em causas glomerulares e não glomerulares.

As causas glomerulares são: hematúria familiar benigna, hematúria benigna não familiar, glomerulonefrites primárias ou secundárias, síndrome hemolítica-urêmica, nefrite hereditária (síndrome de Alport), trombose de veia renal, nefrite intersticial, doença renal crônica.

As causas não glomerulares são: infecção do trato urinário, hipercalciúria, cálculo renal, trauma, exercício, cistite química, coagulopatia, malfomações vasculares, malignidade, síndrome de *nutcracker*.

Biópsia renal

A biópsia renal, usualmente, não está indicada nos casos de hematúria glomerular, mas deve ser considerada quando a hematúria está associada com os seguintes achados:

- Proteinúria significante, exceto nos casos de glomerulonefrite aguda pós-estreptocócica;
- Fração C3 do complemento sérico persistentemente baixo;
- Sinais clínicos de doença sistêmica (lúpus eritematoso sistêmico, púrpura de Henoch-Schönlein, vasculites ANCA-positivas);
- História familiar de doença renal crônica sugestiva de síndrome de Alport;
- Hematúria macroscópica recorrente de etiologia desconhecida;

- Hematúria glomerular persistente e ansiedade dos pais sobre o diagnóstico e prognóstico.

DIAGNÓSTICO DIFERENCIAL

O diagnóstico diferencial se faz com outras situações que ocasionam a cor vermelha da urina, como:[2,3]
- Alimento (beterraba), corantes alimentares;
- Hemoglobinúria (hemólise intravascular);
- Mioglobinúria (rabdomiólise);
- Cristais de urato;
- Drogas (rifampicina, cloroquina, desferoxamina, doxorubicina, ibuprofeno, nitrofurantoína);
- Erro inato do metabolismo (porfiria, pigmentos biliares).

Resultado falso-positivo da fita reativa na urina (*dipstick*) pode ocorrer em hemoglobinúria, mioglobinúria, presença de agentes oxidantes na urina (hipoclorito ou peroxidades bacterianas associadas com infecção do trato urinário), ou urina alcalina (pH acima de 9).

Resultado falso-negativo da fita reativa na urina (*dipstick*) pode ocorrer em presença de quantidades grandes de agentes redutores (ácido ascórbico), formalina ou urina com densidade urinária elevada.

Na prática clínica é importante realizar o exame microscópico da urina para confirmar hematúria.

INVESTIGAÇÃO

A avaliação de acordo com o tipo de apresentação clínica reduz exames laboratoriais e investigações radiológicas desnecessários. A primeira etapa consiste no exame microscópico da urina para confirmar hematúria. Se houver febre ou sintomas urinários, a coleta da cultura de urina é primordial para o diagnóstico de infecção do trato urinário. A etapa seguinte consiste em avaliar o local do sangramento e a morfologia das hemácias pela microscopia de contraste de fase, diferenciando hematúria glomerular de não glomerular. Na hematúria glomerular, a ultrassonografia renal é útil em determinar o tamanho dos rins, diferenciação corticomedular para avaliação de cronicidade da patologia; e também é útil para o diagnóstico de rins policísticos.

Hematúria microscópica isolada assintomática[1,5,6]

Paciente com exame físico normal. A avaliação inicial consiste em:
- Medir a pressão arterial e realizar semanalmente, por duas semanas, exame de urina com avaliação do sedimento para determinar se a hematúria se torna persistente.[1] Evitar coleta de urina após exercícios (hematúria por exercícios);
- Se a hematúria persiste, obter cultura de urina para diagnóstico de infecção do trato urinário. Se a cultura for positiva, tratar com antibiótico apropriado;
- Se a hematúria persiste, paciente permanece assintomático e a cultura é negativa, pesquisar hipercalciúria pela relação entre cálcio e creatinina em amostra isolada de urina > 0,2 (mg/mg) em crianças maiores que 6 anos de idade ou dosagem de cálcio na urina de 24 horas > 4 mg/kg/dia. Se hipercalciúria for confirmada, iniciar tratamento;
- Se hematúria persiste, paciente permanece assintomático e a cultura é negativa e cálcio urinário é normal, realizar exame de urina dos pais para detectar possível doença da membrana basal fina (autossômica dominante) ou nefrite hereditária (maioria recessiva ligada ao X);
- Se paciente apresentar suspeita de traço falciforme, considerar a realização de eletroforese de hemoglobina;
- Ultrassonografia renal com Doppler é útil no diagnóstico da síndrome de *nutcracker*.

Nos pacientes com hematúria microscópica assintomática, é importante o seguimento anual para avaliar se esses pacientes não desenvolverão proteinúria.

Hematúria microscópica assintomática com proteinúria[1]

Hematúria macroscópica ou microscópica associada com dismorfismo eritrocitário e proteinúria é indicativo de sangramento glomerular. Níveis de proteinúria que não excedem 2+ podem estar presentes em hematúria não glomerular. A taxa de prevalência da hematúria assintomática e proteinúria é menor que 0,7% em crianças escolares e está associada a risco elevado de doença renal.

Avaliar história de edema e alteração da diurese. No exame físico, medir pressão arterial.

Glomerulonefrites

Proteinúria 2+ ou maior:
- Determinar função renal: dosagens séricas de creatinina, ureia, *clearance* de creatinina;
- Se houver proteinúria significante 3+ ou 4+, deve-se avaliar albumina sérica: proteinúria maciça com hipoalbuminemia é indicativo de síndrome nefrótica;
- Outros exames laboratoriais devem ser realizados dependendo da história clínica e exame físico.

Infecção prévia de garganta, da pele ou impetigo associados com edema, hipertensão e proteinúria sugere glomerulonefrite pós-estreptocócica. Dosagens de C3 e ASLO são suficientes nesse caso. Se resultados não forem informativos, o teste de audiometria pode detectar déficit auditivo neurossensorial de alta frequência que ocorre na síndrome de Alport.

Na suspeita de doenças sistêmicas (lúpus eritematoso sistêmico), exames laboratoriais deverão ser realizados: dosagens séricas de C3, C4, anticorpo antinúcleo, anti-DNA (dsDNA), anticitoplasmático de neutrófilos (ANCAs). Na nefropatia por IgA, 8 a 16% das crianças apresentam níveis de IgA sérica elevados.

Síndrome de nutcracker ou nefrocalcinose

Estudos de imagem (ultrassonografia com ou sem Doppler) auxiliam no diagnóstico.

Hematúria microscópica sintomática[1,5,6]

A história, o exame físico e o exame de urina fornecem o diagnóstico preliminar na maioria dos casos.

- Clínica de sintomas gerais ou urinários (disúria, frequência aumentada, urgência) associados à hematúria microscópica. Infecção do trato urinário: um terço dos pacientes com infecção do trato urinário tem hematúria microscópica. O diagnóstico requer coleta adequada de urina de forma asséptica (por sondagem vesical em menores de 2 anos de idade). O tratamento com antibiótico adequado se inicia com a suspeita de infecção do trato urinário pelo exame urinário com alterações como nitrito positivo, leucocitúria e bacteriúria até a confirmação pela cultura de urina;
- Urinálise – hematúria glomerular: nefropatia por IgA, síndrome de Alport ou glomerulonefrite pós-estreptocócica;
- Sinais ou sintomas de nefrolitíase: inicia-se a avaliação por exames de imagem; ultrassonografia renal é a modalidade preferida em crianças. Radiologia simples de abdome pode ser útil na identificação de cálculos renais radiopacos mas não evidencia cálculos de ácido úrico, que são radiotransparentes; cálculos pequenos; ou cálculos sobrepostos às estruturas ósseas, e pode não detectar obstrução. A tomografia é a modalidade de imagem mais sensível, principalmente em adolescentes;
- Manifestações clínicas de edema, hipertensão e presença de proteinúria e/ou cilindros hemáticos em urinálise sugerem doença glomerular. A avaliação inclui: dosagens séricas de albumina, C3, C4, ASLO, anticorpos antinucleares (na suspeita de lúpus eritematoso sistêmico). Esses pacientes devem ser encaminhados ao nefrologista pediátrico;
- Trauma – história de trauma recente. Dependendo do exame físico, solicitar exames de imagem: ultrassonografia, tomografia abdominal ou pélvica para determinar a origem do sangramento, e avaliação do especialista;
- Tumores do trato urinário – nefroblastoma é raro e pode manifestar-se com hematúria microscópica e raramente hematúria macroscópica. Usualmente, são descobertos ao exame físico quando se constata distensão ou massa abdominal. Estudos por imagens (ultrassonografia e tomografia) são necessários para o diagnóstico.

Hematúria macroscópica[1,3,5,6]

- Hematúria macroscópica sintomática: avaliações são guiadas pela história, pelos sintomas clínicos, exame físico e urinálise.
- Trauma: em caso de história recente de trauma abdominal, atentar às condições do paciente no exame físico e avaliar a pressão arterial que poderá estar reduzida em decorrência de sangramento. Estabilizar o paciente e solicitar exames de imagem: ultrassonografia, tomografia abdominal ou pélvica para determinar a origem do sangramento, e avaliação do especialista;
- Sinais ou sintomas de infecção do trato urinário: sinais na urinálise que indicam infecção do trato urinário, que são: teste positivo para leucoesterase e/ou nitrito, leucocitúria (> 5 leucócitos/campo). Realizar apropriada coleta de cultura de urina;
- Sinais ou sintomas de irritação perineal ou do meato uretral: cuidados de suporte, sintomáticos;
- Sinais ou sintomas de nefrolitíase: inicia-se a avaliação por exames de imagem; ultrassonografia renal é a modalidade preferida em crianças. Radiologia simples de abdome pode ser útil na identificação de cálculos renais radiopacos mas não evidencia cálculos de ácido úrico, que são radiotransparentes; cálculos pequenos; ou cálculos sobrepostos às estruturas ósseas, e pode não detectar obstrução. A tomografia é a modalidade de imagem mais sensível, principalmente em adolescentes;
- Manifestações clínicas de edema, hipertensão e presença de proteinúria e/ou cilindros hemáticos em urinálise sugerem doença glomerular: a avaliação inclui dosagens séricas de albumina, C3, C4, ASLO, anticorpos antinucleares

(na suspeita de lúpus eritematoso sistêmico). Esses pacientes devem ser encaminhados ao nefrologista pediátrico;
- Associação de hematúria macroscópica com distúrbios miccionais, dores abdominais ou lombares, com ou sem antecedente familiar de cálculo renal, pode ser indicativo de hipercalciúria idiopática. Realizar dosagens urinárias de cálcio: relação cálcio-creatinina > 0,2 em amostra isolada ou na urina de 24 horas com valor maior ou igual a 4 mg/kg/dia;
- Tumores do trato urinário: o rabdomiossarcoma é raro mas pode apresentar-se com história de hematúria macroscópica associada a sintomas urinários. Exame físico pode detectar massa palpável. Estudos de imagens (ultrassonografia e tomografia) são necessários para o diagnóstico e avaliação do especialista.

Hematúria macroscópica assintomática[1,3,5]

- Realizar urinálise com exame microscópico para detectar cilindros hemáticos (p. ex., doença glomerular) ou piúria/leucocitúria/bacteriúria (p. ex., infecção);
- Realizar cultura de urina para o diagnóstico de infecção do trato urinário. Se a cultura for positiva, tratar com antibiótico;
- Dosagem da creatinina sérica para identificar comprometimento renal (glomerulonefrite aguda);
- Dosagem de C3: se estiver diminuído sugere glomerulonefrite pós-estreptocócica ou nefrite do lúpus (se houver outros sintomas sistêmicos);
- Realizar dosagens urinárias de cálcio: relação cálcio-creatinina > 0,2 em amostra isolada ou na urina de 24 horas maior ou igual a 4 mg/kg/dia para o diagnóstico de hipercalciúria idiopática;
- Pesquisa de hematúria em pais ou irmãos (doença da membrana basal fina ou nefrite hereditária);
- Para a hematúria macroscópica, na ausência de proteinúria ou cilindros hemáticos, é recomendável realizar ultrassonografia renal e de bexiga com Doppler para diagnosticar anormalidades do rim ou do trato urinário (CAKUT), cistos, tumor ou síndrome de *nutcracker*. Na síndrome de *nutcracker*, ultrassonografia com Doppler (avaliação do diâmetro da veia renal esquerda e pico de velocidade) seguida de angiorressonância poderá confirmar o diagnóstico;
- Na suspeita de doença ou traço falciforme, realizar eletroforese de hemoglobina;

- Na hematúria macroscópica persistente, considerar a realização de cistoscopia para diagnóstico de patologia da bexiga (malformação vascular na bexiga, massa na bexiga) ou uretra.

■ TRATAMENTO

O tratamento é direcionado à etiologia da hematúria.

Infecção do trato urinário[7,8]

Após coleta adequada do exame de cultura de urina, inicia-se o tratamento empírico com antibiótico considerando o agente mais frequente (90% dos casos), que é a *E. coli*.

Tratamento empírico da infecção do trato urinário

- Febre + capaz de medicação oral:
  - Cefalosporinas: cefalexina (50-100 mg/kg/dia, em 4 doses); cefuroxima (30 mg/kg/dia, em 2 doses);
  - Associação sulfametoxazol + trimetoprima (trimetoprima = 8 mg/kg/dia, em 2 doses); evitar administrar em crianças menores que 3 meses de idade;
  - Associação amoxicilina + clavulanato (amoxicilina = 50 mg/kg/dia, em 3 doses).
  Tempo de administração: 7-10 dias.
- Ausência de febre:
  - Cefalosporinas: cefalexina (50-100 mg/kg/dia, em 4 doses); cefuroxima (30 mg/kg/dia, em 2 doses);
  - Associação sulfametoxazol + trimetoprima (trimetoprima = 8 mg/kg/dia, em 2 doses); evitar administrar em crianças menores que 3 meses de idade;
  - Associação amoxicilina + clavulanato (amoxicilina = 50 mg/kg/dia, em 3 doses).
  Tempo de administração: 2-4 dias.
- Em pacientes menores que 3 meses de idade:
  - Internação e medicação intravenosa;
  - Associação ampicilina (100 mg/kg/dia, em 4 doses) + gentamicina (7,5 mg/kg/dia, em 3 doses).
  Tempo de administração: 2-3 dias inicialmente até desaparecimento dos sintomas, depois substituir para via oral e completar 10 dias.
- Em pacientes febris com estado geral comprometido, sem capacidade de medicação oral (p. ex., com vômitos, rejeição alimentar oral):
  - Internação e medicação intravenosa;
  - Cefalosporinas; ceftriaxona (50-100 mg/kg/dia, em 1 ou 2 doses), ceftazidima (crianças

abaixo de 2 meses: 25 mg a 60 mg/kg/dia IV, de 12/12 h. Crianças acima de 2 meses: administrar 30 mg a 100 mg/kg/dia IV, de 8/8 h. Dose máxima de 6 g/dia).
Tempo de administração: 2-3 dias inicialmente até desaparecimento dos sintomas, depois substituir para via oral e completar 10 dias.

- Outras orientações:
  - Aumentar a ingestão de líquidos;
  - Micções regulares a cada 3-4 horas;
  - Esvaziar completamente a bexiga;
  - Prevenir e tratar a constipação;
  - Orientar higiene perineal adequada.

Hipercalciúria idiopática[9]

- Medidas dietéticas: ingesta aumentada de água, redução de ingestão de sódio (dieta sem excesso de sódio [2,0-2,4 g de sódio/dia]), adequação da ingestão de proteínas (evitar excesso de ingesta de proteínas) e cálcio, e melhorar o aporte externo de potássio em porções de frutas e maior consumo de vegetais (suplementação de potássio [3,0-3,5 g de potássio/dia]);
- Tratamento medicamentoso: hidroclorotiazida (0,5 a 1,0 mg/kg/dia) ou citrato de potássio (0,5-1,0 mEq/kg/dia).

Glomerulopatias

- Recomenda-se que esses pacientes sejam acompanhados por especialistas nefrologistas pediátricos;
- Síndrome nefrítica: glomerulonefrite pós-estreptocócica;
- Doença da membrana basal fina: não há tratamento específico, esses pacientes devem ser seguidos regularmente para avaliação se ocorrerá aparecimento de proteinúria;
- Nefrite hereditária/síndrome de Alport: seguimento regular para identificação precoce de estabelecimento da doença renal crônica. Se a proteinúria estiver presente, há indicação de administração de IECA (inibidores da enzima de conversão de angiotensina) ou inibidores dos receptores para angiotensina;

- Nefropatia por IgA: na presença somente de hematúria não há tratamento específico. Seguimento regular para identificação precoce de proteinúria. Se a proteinúria estiver presente há indicação de administração de IECA (inibidores da enzima de conversão de angiotensina) ou inibidores dos receptores para angiotensina ou corticoides ou imunossupressores.

Irritação do meato uretral ou períneo

Administração de sintomáticos.

Doenças hematológicas, tumores renais ou da bexiga

Avaliação de especialista de cada área.

Referências bibliográficas

1. Gagnadoux MF. Evaluation of microscopic hematuria in children. In: Niaudet P, Drutz JA (eds.). UpToDate; 2016. Disponível em: http://www.uptodate.com/home/index.html.
2. Shenay MA, Weeb NJA. Clinical evaluation of the child with suspected renal disease. In: Avner ED, Niaudet P, Emma F, Harmon WE, Yoshikawa N, Goldstein SL (eds.). Pediatric Nephrology. 7 ed. Berlin Heidelberg: Springer-Verlag. 2016; 595-611.
3. Gagnadoux MF. Evaluation of gross hematuria in children. In: Niaudet P, Drutz JA (eds.). UpToDate; 2016. Disponível em: http://www.uptodate.com/home/index.html.
4. Diven SC, Travis LB. A practical primary care approach to hematuria in children. Pediatr Nephrol. 2000; 14: 65-72.
5. Yap H-K, Lau PY-W. Hematuria and proteinuria. In: Geary DF, Schaefer F (eds.). Comprehensive Pediatric Nephrology. Philadelphia: Mosby Elsevier. 2008; 179-93.
6. Gessullo ADV. Departamento de Nefrologia – Departamento Científico SPSP. Hematúria. Recomendações – Atualização de Condutas em Pediatria. 2016; 77:3-10.
7. Hodson EM, Craig JC. Urinary tract infections in children. In: Avner ED, Niaudet P, Emma F, Harmon WE, Yoshikawa N, Goldstein SL (eds.). Pediatric Nephrology. 7 ed. Berlin Heidelberg: Springer-Verlag. 2016; 1695-714.
8. Williams G, Craig JC. Diagnosis and management of urinary tract infections. In: Geary DF, Schaefer F (eds.). Comprehensive Pediatric Nephrology. Philadelphia: Mosby Elsevier. 2008; 539-48.
9. Srivastava T, Schwaderer A. Diagnosis and management of hypercalciuria in children. Curr Opin Pediatr. 2009; 21:214-9.

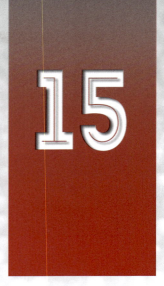

HIPERTENSÃO ARTERIAL

Marcia Camegaçava Riyuzo
Henrique Mochida Takase

INTRODUÇÃO

Tornou-se claro que a hipertensão arterial se inicia na infância e adolescência e que contribui para o desenvolvimento precoce da doença cardiovascular.[1,2] O tratamento da hipertensão ocasiona impacto benéfico em longo prazo na doença cardiovascular.[2] Em crianças pequenas, a hipertensão secundária é a mais frequente, e nas crianças escolares e adolescentes, a hipertensão primária tem aumentado com frequência em decorrência do aumento epidêmico da obesidade.[2] Crianças apresentam alterações de órgãos-alvo (hipertrofia ventricular esquerda, alteração retina, microalbuminúria).[2]

A hipertensão na criança é definida estatisticamente baseada na distribuição normativa da pressão arterial em crianças saudáveis.[3]

Definições[3,4]
Para crianças nas idades entre 1 e 13 anos

- Pressão arterial normal: < percentil 90;
- Pressão arterial elevada: ≥ percentil 90 a < percentil 95 ou 120/80 mmHg a < percentil 95;
- Hipertensão estágio 1: ≥ percentil 95 a < percentil 95 + 12 mmHg ou 130/80 a 139/89 mmHg;
- Hipertensão estágio 2: ≥ percentil 95 + 12 mmHg ou ≥ 140/90 mmHg.

Para crianças na idade ≥ 13 anos

- Pressão arterial normal: < 120/< 80 mmHg;
- Pressão arterial elevada: 120/< 80 mmHg a 129/< 80;
- Hipertensão estágio 1: 130/80 a 139/89 mmHg;
- Hipertensão estágio 2: ≥ 140/90 mmHg;
- Hipertensão do avental branco: quando valores da pressão arterial estão elevados apenas no consultório;
- Hipertensão mascarada: níveis elevados da pressão arterial que no consultório estão na normalidade.

Fatores que influenciam a pressão arterial

- Idade: a pressão arterial sistólica aumenta significativamente do nascimento até os 2 meses de idade; não há diferença significativa entre os 2 meses até 1 ano de idade e depois se eleva rapidamente durante a puberdade;
- Gênero: níveis de pressão arterial nas idades entre 12-14 anos são maiores em meninos;
- Estatura: o crescimento linear rápido entre 8 e 13 anos de idade foi relatado predizer, em meninos, pressão arterial elevada no adulto;
- Obesidade: a perda de peso pela dieta, associada à prática de exercícios, reduziu significativamente a pressão arterial;
- Prática de exercícios;
- Raça e etnicidade: maiores valores de pressão arterial em descendentes afro-americanos;
- História familiar: em 50% de crianças com hipertensão havia história familiar de hipertensão;
- Genética;
- Peso baixo ao nascimento: aumento de risco de morte por doença cardiovascular na vida adulta;

HIPERTENSÃO ARTERIAL

- Prematuridade;
- Fatores dietéticos: aumento da ingesta de sódio, baixa de potássio e cálcio foram observados em hipertensos;
- Fatores ambientais: pais fumantes e elevação da pressão arterial em pré-escolares;
- Desordens do sono estão associadas à elevação da pressão arterial.

FISIOPATOLOGIA[5]

O controle da pressão arterial envolve a ativação de vários sistemas: cardiovascular, renal e endócrino.
A elevação da pressão arterial está associada com:
- Aumento do débito cardíaco;
- Aumento da resistência vascular periférica (alteração da estrutura vascular acompanhada por alterações funcionais como diminuição do relaxamento dos vasos pelo prejuízo na produção de substâncias vasodilatadoras [óxido nítrico e prostaciclina] ou aumento da produção de substâncias vasoconstritoras [endotelina, fator de crescimento derivado de plaquetas]);
- Aumento da atividade do nervo simpático renal (aumento da noradrenalina circulante): influencia a hemodinâmica renal, aumenta a reabsorção de sódio e água, e libera hormônios. O aumento da atividade do nervo simpático renal contrai os vasos renais, diminui a filtração glomerular e o fluxo sanguíneo renal, o que aumenta a atividade da renina plasmática;
- Ativação do sistema renina-angiotensina: a angiotensina II é um potente vasoconstritor, eleva a pressão arterial; a angiotensina II via receptor da angiotensina I atua na remodelação do ventrículo esquerdo, altera a morfologia e propriedade mecânicas da vasculatura e atua no desenvolvimento de disfunção endotelial;
- Produção de aldosterona (induz reabsorção de sódio e excreção de potássio, causa fibrose vascular e miocárdica), dopamina (aumenta o débito cardíaco), endotelina (potente vasoconstritor);
- Diminuição da produção de óxido nítrico e adenosina (vasodilatadores).

ETIOLOGIA[5]

Período neonatal

- Renal: malformações (uropatia obstrutiva, doença cística, hipo ou agenesia renal); doenças renovasculares (estenose de artéria ou veia renal); tumores (Wilms, neuroblastoma);
- Cardíaca: coarctação de aorta;

- Pulmonar: displasia broncopulmonar;
- Endócrina/metabólica: hiperplasia congênita de suprarrenal, hipertireoidismo, hipercalcemia, síndrome de Turner;
- Neurológicas: congênitas ou adquiridas;
- Medicamentos: corticoides, fenilefrina ocular, vício materno por narcóticos;
- Defeito da parede abdominal.

Crianças e adolescentes

- Cardíaca: coarctação da aorta;
- Renal: insuficiência renal aguda ou crônica, transplante renal, doenças renovasculares, tumores intra ou extrarrenais;
- Endócrina: feocromocitoma, neuroblastoma, hiperplasia congênita de suprarrenal, síndrome de Cushing, hipertireoidismo, hiperparatireoidismo;
- Hipertensão essencial.

Crianças e adolescentes – causas transitórias de hipertensão arterial

- Glomerulonefrite aguda, síndrome hemolítica urêmica, insuficiência renal aguda;
- Pós-operatório de transplante renal, cirurgia urológica;
- Hipervolemia aguda;
- Alterações neurológicas: tumores, infecções, traumatismo, estado pós-convulsão;
- Medicações: corticoides, simpatomiméticos, contraceptivos orais, cocaína, anfetaminas.

QUADRO CLÍNICO

A manifestação clínica da hipertensão varia com a faixa etária. Na hipertensão leve a maioria é assintomática. Na hipertensão moderada a grave, inicialmente, é assintomática em curto prazo.
- Período neonatal: insuficiência cardíaca congestiva, desconforto respiratório, baixo ganho de peso, vômitos, irritabilidade, convulsões;
- Crianças e adolescentes: cefaleia, náuseas ou vômitos, encefalopatia hipertensiva, insuficiência cardíaca congestiva, irritabilidade, distúrbios do sono.

DIAGNÓSTICO[1,4,6]

As Tabelas 15.1 e 15.2 mostram os níveis de pressão arterial para meninos e para meninas segundo idade e percentil de altura.
O diagnóstico de hipertensão é dependente da acurácia da medida da pressão arterial (aparelho e técnicas adequados).

TABELA 15.1. Níveis de pressão arterial para meninos pela idade e percentil de altura

Idade (anos)	Percentil PA	PAS (mmHg)							PAD (mmHg)						
		Percentil de altura ou altura medida							Percentil de altura ou altura medida						
		5%	10%	25%	50%	75%	90%	95%	5%	10%	25%	50%	75%	90%	95%
1	Altura (cm)	77,2	78,3	80,2	82,4	84,6	86,7	87,9	77,2	78,3	80,2	82,4	84,6	86,7	87,9
	p50	85	85	86	86	87	88	88	40	40	40	41	41	42	42
	p90	98	99	99	100	100	101	101	52	52	53	53	54	54	54
	p95	102	102	103	103	104	105	105	54	54	55	55	56	57	57
	p95 + 12 mmHg	114	114	115	115	116	117	117	66	66	67	67	68	69	69
2	Altura (cm)	86,1	87,4	89,6	92,1	94,7	97,1	98,5	86,1	87,4	89,6	92,1	94,7	97,1	98,5
	p50	87	87	88	89	89	90	91	43	43	44	44	45	46	46
	p90	100	100	101	102	103	103	104	55	55	56	56	57	58	58
	p95	104	105	105	106	107	107	108	57	58	58	59	60	61	61
	p95 + 12 mmHg	116	117	117	118	119	119	120	69	70	70	71	72	73	73
3	Altura (cm)	92,5	93,9	96,3	99	101,8	104,3	105,8	92,5	93,9	96,3	99	101,8	104,3	105,8
	p50	88	89	89	90	91	92	92	45	46	46	47	48	49	49
	p90	101	102	102	103	104	105	105	58	58	59	59	60	61	61
	p95	106	106	107	107	108	109	109	60	61	61	62	63	64	64
	p95 + 12 mmHg	118	118	119	119	120	121	121	72	73	73	74	75	76	76
4	Altura (cm)	98,5	100,2	102,9	105,9	108,9	111,5	113,2	98,5	100,2	102,9	105,9	108,9	111,5	113,2
	p50	90	90	91	92	93	94	94	48	49	49	50	51	52	52
	p90	102	103	104	105	105	106	107	60	61	62	62	63	64	64
	p95	107	107	108	108	109	110	110	63	64	65	66	67	67	68
	p95 + 12 mmHg	119	119	120	120	121	122	122	75	76	77	78	79	79	80
5	Altura (cm)	104,4	106,2	109,1	112,4	115,7	118,6	120,3	104,4	106,2	109,1	112,4	115,7	118,6	120,3
	p50	91	92	93	94	95	96	96	51	51	52	53	54	55	55
	p90	103	104	105	106	107	108	108	63	64	65	65	66	67	67
	p95	107	108	109	109	110	111	112	66	67	68	69	70	70	71
	p95 + 12 mmHg	119	120	121	121	122	123	124	78	79	80	81	82	82	83
6	Altura (cm)	110,3	112,2	115,3	118,9	122,4	125,6	127,5	110,3	112,2	115,3	118,9	122,4	125,6	127,5
	p50	93	93	94	95	96	97	98	54	54	55	56	57	57	58
	p90	105	105	106	107	109	110	110	66	66	67	68	68	69	69
	p95	108	109	110	111	112	113	114	69	70	70	71	72	72	73
	p95 + 12 mmHg	120	121	122	123	124	125	126	81	82	82	83	84	84	85
7	Altura (cm)	116,1	118	121,4	125,1	128,9	132,4	134,5	116,1	118	121,4	125,1	128,9	132,4	134,5
	p50	94	94	95	97	98	98	99	56	56	57	58	58	59	59
	p90	106	107	108	109	110	111	111	68	68	69	70	70	71	71
	p95	110	110	111	112	114	115	116	71	71	72	73	73	74	74
	p95 + 12 mmHg	122	122	123	124	126	127	128	83	83	84	85	85	86	86
8	Altura (cm)	121,4	123,5	127	131	135,1	138,8	141	121,4	123,5	127	131	135,1	138,8	141
	p50	95	96	97	98	99	99	100	57	57	58	59	59	60	60
	p90	107	108	109	110	111	112	112	69	70	70	71	72	72	73
	p95	111	112	112	114	115	116	117	72	73	73	74	75	75	75
	p95 + 12 mmHg	123	124	124	126	127	128	129	84	85	85	86	87	87	87
9	Altura (cm)	126	128,3	132,1	136,3	140,7	144,7	147,1	126	128,3	132,1	136,3	140,7	144,7	147,1
	p50	96	97	98	99	100	101	101	57	58	59	60	61	62	62
	p90	107	108	109	110	112	113	114	70	71	72	73	74	74	74
	p95	112	112	113	115	116	118	119	74	74	75	76	76	77	77
	p95 + 12 mmHg	124	124	125	127	128	130	131	86	86	87	88	88	89	89

Continua

HIPERTENSÃO ARTERIAL

TABELA 15.1. Níveis de pressão arterial para meninos pela idade e percentil de altura (continuação)

Idade (anos)	Percentil PA	PAS (mmHg)							PAD (mmHg)						
		Percentil de altura ou altura medida							Percentil de altura ou altura medida						
		5%	10%	25%	50%	75%	90%	95%	5%	10%	25%	50%	75%	90%	95%
10	Altura (cm)	130,2	132,7	136,7	141,3	145,9	150,1	152,7	130,2	132,7	136,7	141,3	145,9	150,1	152,7
	p50	97	98	99	100	101	102	103	59	60	61	62	63	63	64
	p90	108	109	111	112	113	115	116	72	73	74	74	75	75	76
	p95	112	113	114	116	118	120	121	76	76	77	77	78	78	78
	p95 + 12 mmHg	124	125	126	128	130	132	133	88	88	89	89	90	90	90
11	Altura (cm)	134,7	137,3	141,5	146,4	151,3	155,8	158,6	134,7	137,3	141,5	146,4	151,3	155,8	158,6
	p50	99	99	101	102	103	104	106	61	61	62	63	63	63	63
	p90	110	111	112	114	116	117	118	74	74	75	75	75	76	76
	p95	114	114	116	118	120	123	124	77	78	78	78	78	78	78
	p95 + 12 mmHg	126	126	128	130	132	135	136	89	90	90	90	90	90	90
12	Altura (cm)	140,3	143	147,5	152,7	157,9	162,6	165,5	140,3	143	147,5	152,7	157,9	162,6	165,5
	p50	101	101	102	104	106	108	109	61	62	62	62	62	63	63
	p90	113	114	115	117	119	121	122	75	75	75	75	75	76	76
	p95	116	117	118	121	124	126	128	78	78	78	78	78	79	79
	p95 + 12 mmHg	128	129	130	133	136	138	140	90	90	90	90	90	91	91
13	Altura (cm)	147	150	154,9	160,3	165,7	170,5	173,4	147	150	154,9	160,3	165,7	170,5	173,4
	p50	103	104	105	108	110	111	112	61	60	61	62	63	64	65
	p90	115	116	118	121	124	126	126	74	74	74	75	76	77	77
	p95	119	120	122	125	128	130	131	78	78	78	78	80	81	81
	p95 + 12 mmHg	131	132	134	137	140	142	143	90	90	90	90	92	93	93
14	Altura (cm)	153,8	156,9	162	167,5	172,7	177,4	180,1	153,8	156,9	162	167,5	172,7	177,4	180,1
	p50	105	106	109	111	112	113	113	60	60	62	64	65	66	67
	p90	119	120	123	126	127	128	129	74	74	75	77	78	79	80
	p95	123	125	127	130	132	133	134	77	78	79	81	82	83	84
	p95 + 12 mmHg	135	137	139	142	144	145	146	89	90	91	93	94	95	96
15	Altura (cm)	159	162	166,9	172,2	177,2	181,6	184,2	159	162	166,9	172,2	177,2	181,6	184,2
	p50	108	110	112	113	114	114	114	61	62	64	65	66	67	68
	p90	123	124	126	128	129	130	130	75	76	78	79	80	81	81
	p95	127	129	131	132	134	135	135	78	79	81	83	84	85	85
	p95 + 12 mmHg	139	141	143	144	146	147	147	90	91	93	95	96	97	97
16	Altura (cm)	162,1	165	169,6	174,6	179,5	183,8	186,4	162,1	165	169,6	174,6	179,5	183,8	186,4
	p50	111	112	114	115	115	116	116	63	64	66	67	68	69	69
	p90	126	127	128	129	131	131	132	77	78	79	80	81	82	82
	p95	130	131	133	134	135	136	137	80	81	83	84	85	86	86
	p95 + 12 mmHg	142	143	145	146	147	148	149	92	93	95	96	97	98	98
17	Altura (cm)	163,8	166,5	170,9	175,8	180,7	184,9	187,5	163,8	166,5	170,9	175,8	180,7	184,9	187,5
	p50	114	115	116	117	117	118	118	65	66	67	68	69	70	70
	p90	128	129	130	131	132	133	134	78	79	80	81	82	82	83
	p95	132	133	134	135	137	138	138	81	82	84	85	86	86	87
	p95 + 12 mmHg	144	145	146	147	149	150	150	93	94	96	97	98	98	99

PAS: pressão arterial sistólica; PAD: pressão arterial sistólica.
PA elevada: ≥ percentil 90; hipertensão estágio 1: ≥ percentil 95; hipertensão estágio 2: ≥ percentil 95 + 12 mmHg.
Fonte: Flynn JT, Kaelber DC, Baker-Smith CM, et al. Pediatrics. 2017; 140(3):e20171904. (Modificada por Márcia Camegaçava Riyuzo.)

SINAIS E SINTOMAS EM EMERGÊNCIAS

TABELA 15.2. Níveis de pressão arterial para meninas pela idade e percentil de altura

Idade (anos)	Percentil PA	PAS (mmHg)							PAD (mmHg)						
		Percentil de altura ou altura medida							Percentil de altura ou altura medida						
		5%	10%	25%	50%	75%	90%	95%	5%	10%	25%	50%	75%	90%	95%
1	Altura (cm)	75,4	76,6	78,6	80,8	83	84,9	86,1	75,4	76,6	78,6	80,8	83	84,9	86,1
	p50	84	85	86	86	87	88	88	41	42	42	43	44	45	46
	p90	98	99	99	100	101	102	102	54	55	56	56	57	58	58
	p95	101	102	102	103	104	105	105	59	59	60	60	61	62	62
	p95 + 12 mmHg	113	114	114	115	116	117	117	71	71	72	72	73	74	74
2	Altura (cm)	84,9	86,3	88,6	91,1	93,7	96	97,4	84,9	86,3	88,6	91,1	93,7	96	97,4
	p50	87	87	88	89	90	91	91	45	46	47	48	49	50	51
	p90	101	101	102	103	104	105	106	58	58	59	60	61	62	62
	p95	104	105	106	106	107	108	109	62	63	63	64	65	66	66
	p95 + 12 mmHg	116	117	118	118	119	120	121	74	75	75	76	77	78	78
3	Altura (cm)	91	92,4	94,9	97,6	100,5	103,1	104,6	91	92,4	94,9	97,6	100,5	103,1	104,6
	p50	88	89	89	90	91	92	93	48	48	49	50	51	53	53
	p90	102	103	104	104	105	106	107	60	61	61	62	63	64	65
	p95	106	106	107	108	109	110	110	64	65	65	66	67	68	69
	p95 + 12 mmHg	118	118	119	120	121	122	122	76	77	77	78	79	80	81
4	Altura (cm)	97,2	98,8	101,4	104,5	107,6	110,5	112,2	97,2	98,8	101,4	104,5	107,6	110,5	112,2
	p50	89	90	91	92	93	94	94	50	51	51	53	54	55	55
	p90	103	104	105	106	107	108	108	62	63	64	65	66	67	67
	p95	107	108	109	109	110	111	112	66	67	68	69	70	70	71
	p95 + 12 mmHg	119	120	121	121	122	123	124	78	79	80	81	82	82	83
5	Altura (cm)	103,6	105,3	108,2	111,5	114,9	118,1	120	103,6	105,3	108,2	111,5	114,9	118,1	120
	p50	90	91	92	93	94	95	96	52	52	53	55	56	57	57
	p90	104	105	106	107	108	109	110	64	65	66	67	68	69	70
	p95	108	109	109	110	111	112	113	68	69	70	71	72	73	73
	p95 + 12 mmHg	120	121	121	122	123	124	125	80	81	82	83	84	85	85
6	Altura (cm)	110	111,8	114,9	118,4	122,1	125,6	127,7	110	111,8	114,9	118,4	122,1	125,6	127,7
	p50	92	92	93	94	96	97	97	54	54	55	56	57	58	59
	p90	105	106	107	108	109	110	111	67	67	68	69	70	71	71
	p95	109	109	110	111	112	113	114	70	71	72	72	73	74	74
	p95 + 12 mmHg	121	121	122	123	124	125	126	82	83	84	84	85	86	86
7	Altura (cm)	115,9	117,8	121,1	124,9	128,8	132,5	134,7	115,9	117,8	121,1	124,9	128,8	132,5	134,7
	p50	92	93	94	95	97	98	99	55	55	56	57	58	59	60
	p90	106	106	107	109	110	111	112	68	68	69	70	71	72	72
	p95	109	110	111	112	113	114	115	72	72	73	73	74	74	75
	p95 + 12 mmHg	121	122	123	124	125	126	127	84	84	85	85	86	86	87
8	Altura (cm)	121	123	126,5	130,6	134,7	138,5	140,9	121	123	126,5	130,6	134,7	138,5	140,9
	p50	93	94	95	97	98	99	100	56	56	57	59	60	61	61
	p90	107	107	108	110	111	112	113	69	70	71	72	72	73	73
	p95	110	111	112	113	115	116	117	72	73	74	74	75	75	75
	p95 + 12 mmHg	122	123	124	125	127	128	129	84	85	86	86	87	87	87
9	Altura (cm)	125,3	127,6	131,3	135,6	140,1	144,1	146,6	125,3	127,6	131,3	135,6	140,1	144,1	146,6
	p50	95	95	97	98	99	100	101	57	58	59	60	60	61	61
	p90	108	108	109	111	112	113	114	71	71	72	73	73	73	73
	p95	112	112	113	114	116	117	118	74	74	75	75	75	75	75
	p95 + 12 mmHg	124	124	125	126	128	129	130	86	86	87	87	87	87	87

Continua

HIPERTENSÃO ARTERIAL

CAPÍTULO 15 **85**

TABELA 15.2. Níveis de pressão arterial para meninas pela idade e percentil de altura (continuação)

Idade (anos)	Percentil PA	PAS (mmHg)							PAD (mmHg)						
		Percentil de altura ou altura medida							Percentil de altura ou altura medida						
		5%	10%	25%	50%	75%	90%	95%	5%	10%	25%	50%	75%	90%	95%
10	Altura (cm)	129,7	132,2	136,3	141	145,8	150,2	152,8	129,7	132,2	136,3	141	145,8	150,2	152,8
	p50	96	97	98	99	101	102	103	58	59	59	60	61	61	62
	p90	109	110	111	112	113	115	116	72	73	73	73	73	73	73
	p95	113	114	114	116	117	119	120	75	75	76	76	76	76	76
	p95 + 12 mmHg	125	126	126	128	129	131	132	87	87	88	88	88	88	88
11	Altura (cm)	135,6	138,3	142,8	147,8	152,8	157,3	160	135,6	138,3	142,8	147,8	152,8	157,3	160
	p50	98	99	101	102	104	105	106	60	60	60	61	62	63	64
	p90	111	112	113	114	116	118	120	74	74	74	74	74	75	75
	p95	115	116	117	118	120	123	124	76	77	77	77	77	77	77
	p95 + 12 mmHg	127	128	129	130	132	135	136	88	89	89	89	89	89	89
12	Altura (cm)	142,8	145,5	149,9	154,8	159,6	163,8	166,4	142,8	145,5	149,9	154,8	159,6	163,8	166,4
	p50	102	102	104	105	107	108	108	61	61	61	62	64	65	65
	p90	114	115	116	118	120	122	122	75	75	75	75	76	76	76
	p95	118	119	120	122	124	125	126	78	78	78	78	79	79	79
	p95 + 12 mmHg	130	131	132	134	136	137	138	90	90	90	90	91	91	91
13	Altura (cm)	148,1	150,6	154,7	159,2	163,7	167,8	170,2	148,1	150,6	154,7	159,2	163,7	167,8	170,2
	p50	104	105	106	107	108	108	109	62	62	63	64	65	65	66
	p90	116	117	119	121	122	123	123	75	75	75	76	76	76	76
	p95	121	122	123	124	126	126	127	79	79	79	79	80	80	81
	p95 + 12 mmHg	133	134	135	136	138	138	139	91	91	91	91	92	92	93
14	Altura (cm)	150,6	153	156,9	161,3	165,7	169,7	172,1	150,6	153	156,9	161,3	165,7	169,7	172,1
	p50	105	106	107	108	109	109	109	63	63	64	65	66	66	66
	p90	118	118	120	122	123	123	123	76	76	76	76	77	77	77
	p95	123	123	124	125	126	127	127	80	80	80	80	81	81	82
	p95 + 12 mmHg	135	135	136	137	138	139	139	92	92	92	92	93	93	94
15	Altura (cm)	151,7	154	157,9	162,3	166,7	170,6	173	151,7	154	157,9	162,3	166,7	170,6	173
	p50	105	106	107	108	109	109	109	64	64	64	65	66	67	67
	p90	118	119	121	122	123	123	124	76	76	76	77	77	78	78
	p95	124	124	125	126	127	127	128	80	80	80	81	82	82	82
	p95 + 12 mmHg	136	136	137	138	139	139	140	92	92	92	93	94	94	94
16	Altura (cm)	152,1	154,5	158,4	162,8	167,1	171,1	173,4	152,1	154,5	158,4	162,8	167,1	171,1	173,4
	p50	106	107	108	109	109	110	110	64	64	65	66	66	67	67
	p90	119	120	122	123	124	124	124	76	76	76	77	78	78	78
	p95	124	125	125	127	127	128	128	80	80	80	81	82	82	82
	p95 + 12 mmHg	136	137	137	139	139	140	140	92	92	92	93	94	94	94
17	Altura (cm)	152,4	154,7	158,7	163,0	167,4	171,3	173,7	152,4	154,7	158,7	163,0	167,4	171,3	173,7
	p50	107	108	109	110	110	110	111	64	64	65	66	66	66	67
	p90	120	121	123	124	124	125	125	76	76	77	77	78	78	78
	p95	125	125	126	127	128	128	128	80	80	80	81	82	82	82
	p95 + 12 mmHg	137	137	138	139	140	140	140	92	92	92	93	94	94	94

PAS: pressão arterial sistólica; PAD: pressão arterial sistólica.
PA elevada: ≥ percentil 90; hipertensão estágio 1: ≥ percentil 95; hipertensão estágio 2: ≥ percentil 95 + 12 mmHg.
Fonte: Flynn JT, Kaelber DC, Baker-Smith CM, et al. Pediatrics. 2017; 140(3):e20171904. (Modificada por Márcia Camegaçava Riyuzo.)

Aferir a pressão arterial em todas as crianças a partir de 3 anos de idade.

Condições em que se deve aferir rotineiramente a pressão arterial:

- Prematuridade, baixo peso ao nascimento (40% com hipertensão em < 2.500 g);
- Cateterização umbilical no período neonatal;
- Crianças obesas;
- Portadores de doença cardíaca, renal, urológica, doenças sistêmicas (neurofibromatose), diabetes *mellitus*, hiperlipoproteinemia;
- Filhos de pais hipertensos;
- História familiar de parentes de primeiro e segundo graus que apresentaram infarto do miocárdio ou acidente vascular cerebral em idade precoce.

História clínica

- História neonatal de peso baixo ao nascimento, cateterização umbilical;
- História familiar de hipertensão, infarto do miocárdio ou acidente vascular cerebral em idade precoce;
- Questionar a presença de cefaleia, distúrbios do sono, sintomas visuais, epistaxe, palpitações, pulso rápido episódico, palidez ou rubor, dor em juntas, *rash*, edema, ganho ou perda de peso;
- História dietética detalhada: identificar excesso de ingesta de sódio, frutose, cafeína, bebidas energéticas;
- História prévia de infecção urinária (formação de cicatrizes renais devido a anomalias renais urológicas);
- Questionar uso de drogas ou medicações.

Exame físico

- Calcular o índice de massa corporal (kg/cm²; peso/altura): diagnóstico de obesidade;
- Valor da pressão arterial, caracterizar estágio 1 ou 2;
- Sinais específicos: manchas café com leite (neurofibromatose), genitália ambígua (hiperplasia congênita da supra-adrenal), fácies e Cushing;
- Pulsos periféricos diminuídos ou ausentes: vasculite;
- Pressão arterial nas pernas é menor que nos braços: coarctação de aorta;
- Sopro cardíaco;
- Sopro abdominal: hipertensão renovascular;
- Massa palpável no abdome: tumores, cisto renal;
- Presença de alteração na retina: indicação de hipertensão de duração prolongada.

Exame laboratorial

- Exames iniciais para todos os pacientes inclui: hemograma, eletrólitos séricos, creatinina, ureia e exame de urina;
- Anormalidade de exame de urina ou creatinina sérica elevada – sugestivo de doença do parênquima renal.

Estudo por imagem

- Ultrassonografia renal: informa tamanho e característica de cada rim e trato urinário inferior, auxilia na exclusão de anormalidades renais ou urológicas;
- Ultrassonografia com Doppler: auxilia na investigação de hipertensão renovascular;
- Arteriografia renal: mais específico para diagnóstico de hipertensão renovascular;
- Angiografia tomográfica computadorizada e angiografia por ressonância magnética têm 80-90% de acurácia, quando não há disponibilidade de realizar angiografia tomográfica computadorizada;
- Ecocardiograma: avaliação de anormalidade cardíaca, repercussão da hipertensão arterial (espessamento do ventrículo esquerdo).

▌TRATAMENTO[1,4,7-9]

Objetivos do tratamento da pressão arterial

O alvo de pressão arterial a ser atingido é:
- Percentil 95 para crianças com hipertensão arterial persistente após instituição das medidas de mudança de estilo de vida;
- Percentil 90 em crianças com evidência da coexistência de fatores de risco cardiovascular, diabetes, hipertensão sintomática ou naquelas com lesão de órgão-alvo;
- Percentil 90 em crianças com proteinúria ou doença renal crônica progressiva.

Terapêutica não farmacológica

- Controle de peso;
- Intervenção dietética: redução da ingesta de sódio (4-8 anos = 1,2 g de sódio/dia; e maiores = 1,5 g de sódio/dia). Aumento da ingesta de potássio, cálcio e magnésio;
- Prática de exercício: atividade aeróbica regular diária de 30 a 60 minutos. Em pacientes com hipertensão arterial estágio 2, deve-se evitar os exercícios competitivos;
- Diagnosticar fatores estressantes: *cyberbullying*, utilização excessiva de jogos no computador e videogames. Estresse mental e emocional

(situações de divórcio, síndrome pós-concussão após trauma craniano) – inclui a prescrição de medicações para ansiedade, técnicas de relaxamento e aconselhamento familiar;
- Diagnosticar uso de álcool, cafeína, bebidas energéticas.

Terapêutica farmacológica

Indicação

- Hipertensão estágio 1 que não controlou com medidas não farmacológicas no período entre 4 e 6 meses;
- Hipertensão estágio 2;
- Hipertensão sintomática: cefaleia, convulsão, alterações no estado mental, complicações neurológicas focais, distúrbios visuais, insuficiência cardíaca;
- Hipertensão arterial secundária;
- Evidência de que a hipertensão arterial esteja causando lesão de órgão-alvo – hipertrofia ventricular esquerda;
- Presença de comorbidades como diabetes;
- Presença de riscos cardiovasculares – dislipidemia.

Situações de uso preferencial de classes específicas de drogas

- Diabetes e proteinúria: inibidores da enzima de conversão de angiotensina;
- Doença renal proteinúrica: inibidores da enzima de conversão de angiotensina;
- Cefaleia ou migrânia: betabloqueador ou inibidor do canal de cálcio;
- Emergência hipertensiva: nitroprussiato de sódio IV (reduzir 25% do valor da pressão arterial nas primeiras 8 horas, e normalizar gradualmente a pressão arterial em 24 a 48 horas);
- Urgência hipertensiva: inibidores da enzima de conversão de angiotensina (captopril) ou inibidor do canal de cálcio (anlodipina);
- Obesidade: betabloqueador (carvedilol, labetolol) ou bloqueador do receptor de angiotensina II (losartan).

Associações eficazes de anti-hipertensivos

- Betabloqueador e diurético;
- Inibidor da enzima de conversão de angiotensina e diurético;
- Inibidor da enzima de conversão de angiotensina e bloqueador do canal e cálcio;
- Antagonista do receptor de angiotensina II e diurético;
- Bloqueador do canal e cálcio e betabloqueador.

Terapia farmacológica dependendo do mecanismo da gênese da hipertensão arterial

- Hipertensão renina-dependente: glomerulopatias, insuficiência renal crônica, rins com cicatrizes, hipertensão e comprometimento cardíaco:
  - Inibidor da enzima de conversão de angiotensina (captopril, enalapril);
  - Betabloqueador (propranolol).
- Hipertensão volume-dependente: síndrome nefrítica, hipertensão após transplante renal, insuficiência renal crônica, doença renovascular:
  - Bloqueador do canal e cálcio (anlodipina).
- Hipertensão por excesso de catecolaminas:
  - Alfabloqueador (prazosina) – feocromocitoma;
  - Metildopa – neuroblastoma.
- Hipertensão por excesso de corticoide: hiperplasia congênita adrenal:
  - Espironolactona.

Classes das medicações

Inibidor da enzima de conversão da angiotensina

- Ação: bloqueio na transformação de angiotensina I em angiotensina II. Possui efeito vasodilatador potente e diminui a resistência vascular periférica, ocasiona vasodilatação da arteríola eferente com redução da pressão intraglomerular;
- Efeitos colaterais: tosse, pode agravar a hiperpotassemia na doença renal crônica, neutropenia, anemia, reduz a filtração glomerular, na hipertensão renovascular eleva em 30% o valor da creatinina sérica, produz complicações fetais na gravidez;
- Contraindicação: estenose renal bilateral, gravidez:
  - Captopril: dose para neonato = 0,03-0,15 mg/kg/dia, máximo de 2 mg/kg/dia; lactentes = 0,02-0,5 mg/kg/dia, máximo de 6 mg/kg/dia; crianças = 0,15-1,5 mg/kg/dia, máximo de 6 mg/kg/dia – 3 doses/dia;
  - Enalapril: dose para lactente = 0,04-0,08 mg/kg/dia até 5 mg/dia, máximo de 0,6 mg/kg/dia até 40 mg/dia – 2 doses.

Bloqueador do receptor de angiotensina II

- Ação: reduz efeito vasoconstritor da angiotensina II;
- Efeitos colaterais: tosse, pode agravar a hiperpotassemia na doença renal crônica, neutropenia, anemia, tontura, reduz a filtração glomerular, na hipertensão renovascular eleva em 30%

o valor da creatinina sérica, produz complicações fetais na gravidez;
- Contraindicação: estenose renal bilateral, gravidez, taxa filtração glomerular < 30 mL/min/1,73 m².
  - Losartan: dose de 0,7 mg/kg/dia até 50 mg/dia, máximo de 1,4 mg/kg/dia até 100 mg/dia – 1 dose/dia.

Bloqueador de canal de cálcio

- Ação: diminui a concentração de íons Ca^{++} nas células musculares lisas vasculares, ocasiona dilatação arteriolar periférica resultando em redução da resistência periférica;
- Efeitos colaterais: cefaleia, tontura, rubor facial, hipotensão postural;
- Contraindicação: cuidado no uso em pacientes com doença cardíaca prévia, tem efeito no músculo cardíaco, nódulo sinoatrial e atrioventricular. Não deve ser administrado em crianças com insuficiência cardíaca ou com lesão atual do miocárdio:
  - Anlodipina: dose de 0,06 mg/kg/dia, máximo de 10 mg/dia; 6-17 anos de idade: 2,5-5 mg/dia – 1 dose;
  - Nifedipina XL: dose de 0,25-0,5 mg/kg/dia, máximo de 3 mg/kg/dia até 120 mg/dia – 1 ou 2 doses.

Betabloqueadores (antagonistas β-adrenérgicos)

- Ação: inibe receptores beta cardíacos, resultando em efeito inotrópico e cronotrópico negativos que diminuem o débito cardíaco, reduz reflexos pressores mediados pelo sistema nervoso simpático para gradualmente reiniciar níveis barorreceptores, inibe secreção de renina e redistribui o volume intravascular para diminuir o volume plasmático, subsequentemente reduzindo a resistência vascular periférica. Classificados em cardiosseletivos – maior afinidade por receptores adrenérgicos β1 localizados no coração (atenolol, metoprolol) e não seletivos – receptores adrenérgicos β1 e receptores adrenérgicos β2 localizados na musculatura bronquial (carvedilol, labetalol, propranolol);
- Efeitos colaterais: broncoespasmo, hipotensão postural, bradicardia, fatiga, depressão, impotência, hiperpotassemia, aumento dos triglicerídeos séricos, redução do colesterol HDL, alucinações;
- Contraindicação: asma, doença pulmonar crônica, insuficiência cardíaca congestiva. Labetalol não deve ser administrado em pacientes com diabetes insulino-dependente:

- Propranolol: dose de 1-2 mg/kg/dia, máximo de 4 mg/kg/dia até 640 mg/dia – 2 ou 3 doses. Apresenta efeitos que podem influenciar a aderência: diminui a concentração mental, prejudica a performance atlética, anorexia;
- Labetalol: dose de 1-3 mg/kg/dia, máximo de 10-12 mg/kg/dia até 1.200 mg/dia – 2 doses;
- Carvedilol: dose de 0,15 mg/kg/dia, máximo de 0,5 mg/kg/dia – 2 doses;
- Atenolol: dose de 0,5-1 mg/kg/dia, máximo de 2 mg/kg/dia até 100 mg/dia – 1 ou 2 doses;
- Metoprolol: dose 1-2 mg/kg/dia, máximo de 6 mg/kg/dia até 200 mg/dia – 2 doses.

Diuréticos

- Ação: reduzem a pressão arterial pela diminuição do volume plasmático e da resistência vascular periférica devido à inibição da reabsorção de água e sódio e aumento da excreção pelo néfron;
- Efeitos colaterais: fatiga, náusea, câimbras musculares, hipopotassemia, hipomagnesemia, hiponatremia, hiperlipidemia, hiperglicemia, e alcalose metabólica, ginecomastia (espironolactona) e amenorreia (espironolactona);
- Contraindicação: hiperbilirrubinemia (hidroclorotiazida); hipercalciúria e nefrocalcinose (furosemida):
  - Diurético tiazídicos: são secretados dentro do lúmen tubular, inibem o cotransportador de $Na^+ Cl^-$ no túbulo distal convoluto. São ineficazes quando taxa de filtração < 30 mL/minuto. São primariamente administrados juntos com bloqueador de íons de cálcio, inibidores da enzima de conversão da angiotensina e ou bloqueadores β-adrenérgicos no tratamento de hipertensão primária ou secundária não responsiva à monoterapia;
  - Hidroclorotiazida: dose de 1 mg/kg/dia, máximo de 3 mg/kg/dia até 50 mg/dia – 1 ou 2 doses;
  - Diurético de alça: é mais potente que os tiazídicos, é eficaz quando a função renal diminui (30-50 mL/minuto). A dose deve ser ajustada à medida que a função renal diminui por causa da ototoxicidade. Bloqueia o cotransportador $Na^+/K^+/2\,Cl$ (NKCC2) na membrana luminal da região medular e o segmento cortical da alça ascendente de Henle, aumentando a excreção fracionada de sódio pela inibição da reabsorção do sódio filtrado;
  - Furosemida: 0,5-4 mg/kg/dose, máximo de 6 mg/kg/dia – 1 ou 2 doses;

— Diuréticos poupadores de potássio: a espironolactona é o único diurético poupador de potássio administrado em crianças, utilizado no tratamento e hipertensão secundária ao excesso de mineralocorticoide e como terapia conjunta com medicações que aumentam secreção de aldosterona, como bloqueadores do canal de cálcio e vasodilatadores. Inibe a excreção de potássio pelas células principais localizadas no duto coletor cortical;

— Espironolactona: dose de 1 mg/kg/dia, máximo de 3,3 mg/kg/dia até 100 mg/dia – 1 ou 2 doses.

Agentes α-adrenérgicos de ação central

- Ação: atravessam a barreira hematoencefálica, estimulam α e/ou β receptores imidazolínicos nos neurônios do núcleo do trato solitário e outras áreas da medula lateral ventral, resultando na inibição da transmissão simpática central para vasos, e diminuem a resistência vascular periférica;
- Efeitos colaterais: sedação, boca seca, hipotensão postural, fraqueza muscular e sintomas gastrointestinais;
- Contraindicação – hepatite (α-metildopa):
  - Clonidina: ≥ 12 anos – dose de 0,2 mg/kg/dia, máximo de 2-4 mg/dia – 2 doses;
  - α-metildopa: dose de 10 mg/kg/dia, máximo de 3 g/dia – 2 doses.

Bloqueadores α-adrenérgicos

- Ação: redução na resistência vascular periférica total, devido ao bloqueio dos receptores alfa1-adrenérgicos pós-sinápticos. As concentrações plasmáticas alcançam pico em 3 horas, em média, com uma meia-vida plasmática de 10,8 horas. O fármaco é altamente ligado às proteínas plasmáticas;
- Efeitos colaterais: adinamia, fraqueza, tontura (desmaio), cefaleia, náuseas, palpitações e sonolência;
- Contraindicação: não é indicado para crianças menores que 12 anos de idade. Também contraindicado em pacientes com hipersensibilidade conhecida às quinazolinas, cloridrato de prazosina ou a qualquer outro componente da fórmula. Medicamento classificado na categoria C de risco da gravidez, portanto não deve ser utilizado em mulheres grávidas sem indicação médica.
  - Pazosina: dose de 0,05-0,1 mg/kg/dia, máximo de 0,1 mg/kg/dia – 3 doses.

Vasodilatadores diretos

- Ação: mecanismo não está totalmente definido. Hiperpolarização do músculo liso arterial pode resultar da abertura dos canais de K^+. Isso leva à inibição da liberação de Ca^{++} induzida pelo IP3 do retículo sarcoplasmático, prevenindo a contração muscular;
- Efeitos colaterais: rubor e taquicardia, síndrome lúpus-*like* (hidralazina), hirsutismo (minoxidil), queda súbita da pressão arterial (diazóxido);
- Contraindicação: doença da artéria coronariana, trauma craniano, hemorragia intracraniana (hidralazina):
  - Hidralazina: dose de 0,75 mg/kg/dia, máximo de 7,5 mg/kg/dia até 200 mg/dia – 4 doses. Tem sido usada via intravenosa na emergência hipertensiva;
  - Minoxidil: < 12 anos – dose de 0,2 mg/kg/dia, máximo de 50 mg/dia; > 12 anos: dose de 5 mg/dia, máximo de 100 mg/dia – 2 doses;
  - Nitroprussiato de sódio: dose de 0,5-10 mcg/kg/minuto. Infusão intravenosa contínua – administrado na emergência hipertensiva.

Referências bibliográficas

1. Matto TK. Evaluation of hypertension in children and adolescents. In: Niaudet P (ed.). UpToDate; 2016. Disponível em: http://www.uptodate.com/home/index.html.
2. Awazi M. Epidemiology of hypertension in children. In: Avner ED, Niaudet P, Emma F, Harmon WE, Yoshikawa N, Goldstein SL (eds.). Pediatric Nephrology. 7 ed. Berlin Heidelberg: Springer-Verlag. 2016; 1907-50.
3. Flynn JT, Kaelber DC, Baker-Smith CM, et al. Clinical Practice Guideline for Screening and Management of High Blood Pressure in Children and Adolescents. Pediatrics. 2017; 140(3):e20171904.
4. National High Blood Pressure Education Program Working Group on High Blood Pressure in Children and Adolescents. The Fourth Report on the diagnosis, evaluation, and treatment of high blood pressure in children and adolescents. Pediatrics. 2004; 114(2):555-76.
5. Yamaguchi I, Flynn JT. Pathophysiology of pediatric hypertension. In: Avner ED, Niaudet P, Emma F, Harmon WE, Yoshikawa N, Goldstein SL (eds.). Pediatric Nephrology. 7 ed. Berlin Heidelberg: Springer-Verlag. 2016; 1951-95.
6. Brewer ED, Swartz SJ. Evaluation of hypertension in childhood diseases. In: Avner ED, Niaudet P, Emma F, Harmon WE, Yoshikawa N, Goldstein SL (eds.). Pediatric Nephrology. 7 ed. Berlin Heidelberg: Springer-Verlag. 2016; 1997-2022.
7. Matto TK. Ambulatory (outpatient) treatment of hypertension in children and adolescents. In: Stapleton FB (ed.). UpToDate; 2016. Disponível em: http://www.uptodate.com/home/index.html.
8. Ellis D, Miyashita Y. Management of hypertensive child. In: Avner ED, Niaudet P, Emma F, Harmon WE, Yoshikawa N, Goldstein SL (eds.). Pediatric Nephrology. 7 ed. Berlin Heidelberg: Springer-Verlag. 2016; 2023.
9. Ferguson AM, Flynn JT. Rational use of antihypertensive medications in children. Pediatr Nephrol. 2014; 29:979-88.

16

ICTERÍCIA

16.1. Icterícia neonatal

Simone Manso de Carvalho Pelicia
Maria Regina Bentlin

INTRODUÇÃO

A icterícia neonatal é a expressão clínica da hiperbilirrubinemia indireta, ou seja, é a visualização da coloração amarelada em pele e mucosas. É um problema frequente no período neonatal e causa quantidade importante de reinternações na primeira semana de vida em todo mundo.[1-4]

A hiperbilirrubinemia fisiológica caracteriza-se por aumento progressivo da bilirrubina indireta, atingindo pico entre 60 e 72 horas de vida no recémnascido a termo, e entre 96 e 104 horas de vida no prematuro, com declínio lento até o 10º dia de vida nos termos e 14º dia nos prematuros. Pode ocorrer também em processos patológicos mais graves (hemolíticos) ou estar associada à oferta láctea inadequada, perda acentuada de peso e desidratação.[2,5]

A icterícia é visível quando a bilirrubina ultrapassa 5 a 6 mg/dL, o que ocorre em até 60% do nascidos saudáveis.[6]

Os níveis de bilirrubina podem ser classificados como:[5]

- Significante: bilirrubina sérica > 15 a 17 mg/dL (1 a 8% dos nascidos vivos);
- Grave: bilirrubina sérica > 25 mg/dL (1 para 500 a 5.000 nascidos vivos);
- Extrema: bilirrubina sérica > 30 mg/dL (1 para 15.000 nascidos vivos).

O aumento da bilirrubinemia pode causar danos neurológicos graves e permanentes conhecidos como encefalopatia bilirrubinêmica crônica ou *kernicterus*, entidades associadas ao depósito de bilirrubina nos gânglios da base, especificamente no globo pálido (principal elemento dos núcleos da base responsável pelo controle dos movimentos voluntários subconscientes).[7,8]

FISIOPATOLOGIA

Para entender as causas de hiperbilirrubinemia é importante que se conheça os mecanismos de síntese, transporte e metabolismo da bilirrubina. No período neonatal, 75% da produção de bilirrubina derivam dos eritrócitos e a hemoglobina sofre ação da enzima heme oxigenase que a transforma em biliverdina, que por sua vez é reduzida a bilirrubina indireta por ação da biliverdina redutase. A bilirrubina indireta é transportada ao fígado ligada à albumina, forma essa que não é tóxica ao sistema nervoso central. Quando em excesso, a bilirrubina indireta não se liga da forma necessária à albumina e torna-se tóxica ao sistema nervoso.[1,7,8]

Os mecanismos implicados no surgimento da hiperbilirrubinemia são:

Sobrecarga de bilirrubina no hepatócito

Os principais fatores que favorecem essa sobrecarga são: a produção diária de bilirrubina, que chega a ser duas a três vezes maior em recém-nascidos que em adultos; o aumento da circulação êntero-hepática em decorrência da maior atividade da enzima β-glicuronidase na mucosa intestinal; a escassez da flora bacteriana que diminui a conversão de mono e diglicuronídeos de bilirrubina em urobilinogênio; as doenças hemolíticas; as coleções extravasculares e o aumento da eritropoese, entre outras.

1. Doenças hemolíticas:
   - Hereditárias:
     - Imunes: incompatibilidade Rh (antígeno D), ABO, antígenos irregulares (c, e, E, Kell);
     - Enzimáticas: deficiência de G6DP, piruvato quinase, hexoquinase;
     - Membrana eritrocitária: esferocitose, eliptocitose;
     - Hemoglobinoptias: alfatalassemia.
   - Adquiridas:
     - Infecções bacterianas (sepse, infecção urinária) ou virais.
2. Coleções sanguíneas extravasculares:
   - Hemorragia intracraniana, pulmonar, gastrointestinal;
   - Cefalo-hematoma, hematoma, equimoses.
3. Policitemia:
   - RN pequeno para idade gestacional;
   - RN de mãe diabética;
   - Transfusão feto-fetal ou materno-fetal.
4. Circulação êntero-hepática aumentada de bilirrubina:
   - Anomalias gastrointestinais: obstrução, estenose hipertrófica do piloro;
   - Jejum oral ou baixa oferta enteral;
   - Icterícia por oferta inadequada de leite materno.

Deficiência ou inibição da conjugação de bilirrubina

- Conjugação deficiente por redução da atividade da uridina difosfato glicuronil transferase;
- Hipotireoidismo congênito;
- Síndrome da icterícia pelo leite materno;
- Síndrome de Gilbert;
- Síndrome de Crigler-Najjar tipos 1 e 2.

DIAGNÓSTICO

O diagnóstico de hiperbilirrubinemia pode ser realizado por método clínico pela digitopressão das zonas de Kramer, dosagem sérica da bilirrubina e verificação da bilirrubina por método transcutâneo.[1,2]

A avaliação clínica da hiperbilirrubinemia utilizando-se as zonas de Kramer é pouco precisa, variando de acordo com a experiência dos profissionais envolvidos, da pigmentação da pele e da luminosidade. Se a estimativa clínica é de icterícia entre as zonas 2 e 3, ou seja bilirrubina indireta > 12 mg/dL, deve-se proceder à dosagem sérica ou transcutânea da bilirrubina (Figura 16.1.1).[1]

A determinação da bilirrubina sérica, assim como outros exames laboratoriais, são considerados essenciais para investigação de etiologia e tratamento, entre eles:

- Bilirrubina total e frações (indireta e direta);
- Hemoglobina, hematócrito, morfologia de hemácias, reticulócitos e esferócitos;
- Tipagem sanguínea da mãe e RN – sistema ABO e Rh;

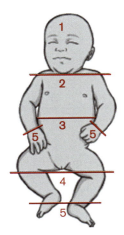

Zona 1. Icterícia de cabeça e pescoço (BT = 6 mg/dL)
Zona 2. Icterícia até o umbigo (BT = 9 mg/dL)
Zona 3. Icterícia até os joelhos (BT = 12 mg/dL)
Zona 4. Icterícia até os tornozelos e/ou antebraço (BT = 15 mg/dL)
Zona 5. Icterícia até região plantar e palmar (BT = 18 mg/dL ou mais)

Bilirrubina indireta presente nas primeiras 24 a 36 horas de vida ou níveis maiores do que 12 mg/dL devem ser sempre investigados

FIGURA 16.1.1. Escala Visual de Kramer (zonas e valores estimados). (Adaptada de Kramer LI. Advancement of Dermal Icterus in the Jaundiced Newborn. Amer J Dis Child. 1969; 118:454-458.)[12]

- Coombs direto no sangue do cordão ou do RN;
- Pesquisa de anticorpo anti-D (Coombs indireto) se mãe Rh (D ou Du) negativo;
- Pesquisa de anticorpos maternos para antígenos irregulares (anti-c, anti-e, anti-Kell, outros);
- Dosagem quantitativa de glicose-6-fosfato desidrogenase;
- Dosagem sanguínea de hormônio tireoidiano e TSH (Teste do Pezinho).

A avaliação da bilirrubina por método transcutâneo é um método não invasivo, rápido, de fácil realização, com coeficente de correlação que varia de 0,80 a 0,85 para bilirrubina total até 13 mg/dL. Se valores superiores a esses níveis, deve-se proceder à dosagem sérica.[9-10]

Atualmente, também é possível avaliar o risco da hiperbilirrubinemia com a medição de biomarcadores como a carboxi-hemoglobina sérica ou monóxido de carbono expirado. Esses biomarcadores podem ser usados tanto no controle do nível de gravidade quanto para indicação de fototerapia ou mudança de sua intensidade.[11,13]

FATORES DE RISCO PARA HIPERBILIRRUBINEMIA

São considerados fatores de risco para hiperbilirrubinemia:
- Icterícia nas primeiras 24 a 36 horas de vida;
- Incompatibilidade RH/ABO ou antígenos irregulares (e, E, c, Kell);
- Idade gestacional entre 35-37 semanas;
- Dificuldades na amamentação ou perda de peso superior a 7% do peso de nascimento nas primeiras 48 horas de vida;
- Irmão com icterícia neonatal que tenha necessitado de fototerapia;
- Descendência asiática;
- Filhos de mães diabéticas;
- Sexo masculino;
- Deficiência de G6PD;
- Bilirrubina total na zona de alto risco (> percentil 95) ou zona intermediária superior (percentil 75-95) antes da alta hospitalar.

Existem nomogramas que auxiliam na avaliação do risco e necessidade de tratamento da hiperbilirrubinemia. Em nosso serviço utilizamos o nomograma da Academia Americana de Pediatria, que é mostrado na Figura 16.1.2.

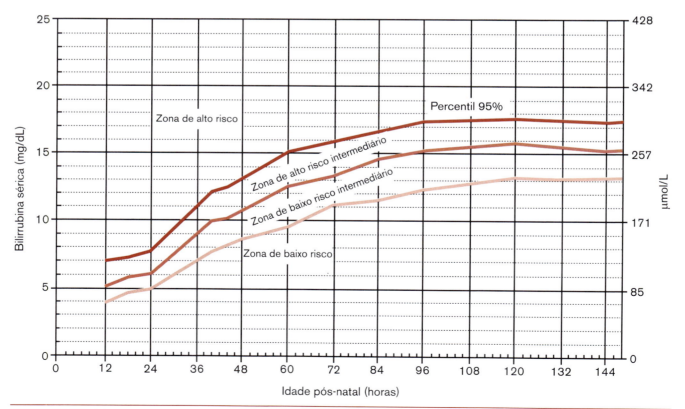

FIGURA 16.1.2. Nomograma para avaliação de risco de hiperbilirrubinemia para RN maiores que 35 semanas e com peso maior que 2.000 g. (Adaptada de Bhutani VK, Johnson L, Sivieri EM. Predictive ability of a predischarge hour-specific serum bilirubin for subsequent significant hyperbilirubinemia in healthy-term and near-term newborn. Pediatrics. 1999; 103:6-14.)[9-10]

MANEJO DA HIPERBILIRRUBINEMIA

Independente dos nomogramas a serem seguidos, é importante que o manejo de recém-nascidos com hiperbilirrubinemia seja sistematizado, a fim de que a avaliação do risco, o diagnóstico etiológico e o tratamento sejam adequados para que se possa evitar a encefalopatia bilirrubínica (Figura 16.1.3).

ATENÇÃO:
- Fatores de risco: doença hemolítica, deficiência de G6PD, asfixia, acidose, instabilidade térmica, sepse, hipoalbuminemia;
- Utilizar sempre os valores de bilirrubina total;
- Utilizar valores menores que 2 a 3 pontos no caso da fototerapia domiciliar ou convencional.

A seguir, mostramos propostas de níveis de bilirrubina e nomogramas da Academia Americana de Pediatria para indicação de fototerapia e exsanguinotransfusão em recém-nascidos > 35 semanas de idade gestacional (Tabela 16.1.1 e Figuras 16.1.4 e 16.1.5).

TRATAMENTO

As formas de tratamento mais utilizadas para hiperbilirrubinemia são a fototerapia e exsanguinotransfusão.

A imunoglobulina *standard* endovenosa também pode ser uma opção nas doenças hemolíticas por incompatibilidade sanguínea, pois mantém níveis próximos aos indicativos de exsanguinotransfusão apesar da fototerapia com irradiância superior a 30 mW/cm^2/nm. Ensaio clínico randomizado em recém-nascidos com doença hemolítica Rh em fototerapia de alta intensidade, o uso da imunoglobulina não mostrou redução da necessidade de exsanguinotransfusão.[16]

Não há consenso quanto ao nível de indicação de fototerapia. O importante é o pediatra seguir uma sistematização da indicação de fototerapia e avaliação do risco, conforme mostrado anteriormente.

A fototerapia deve ser entendida como fazendo parte de uma prescrição, na qual o pediatra prescritor solicita o tipo de lâmpada, a irradiância desejada

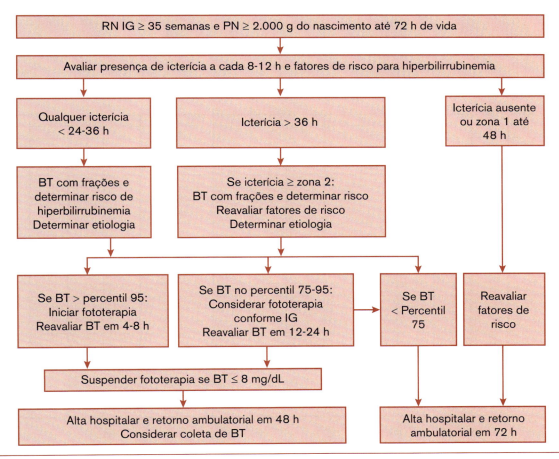

FIGURA 16.1.3. Organograma sugerido para manejo da hiperbilirrubinemia na primeira semana de vida em recém-nascidos maiores que 35 semanas. (Adaptada de Almeida MFB, Draque CM. Icterícia no recém-nascido com idade gestacional ≥ 35 semanas. Sociedade Brasileira de Pediatria [Internet]. Rio de Janeiro; 2012. [Acessado em 2016 nov 8]. Disponível em: http://www.sbp.com.br/src/uploads/2015/02/Ictericia_sem-DeptoNeoSBP-11nov12.pdf.)[6]

TABELA 16.1.1. Nível de bilirrubina para indicação de fototerapia e exsanguinotransfusão em RN com idade gestacional > 35 semanas[15]

Idade	Bilirrubina total (mg/dL)			
	Fototerapia		Exsanguinotransfusão	
	35⁰/⁷-37⁰/⁷ semanas	38⁰/⁷ semanas	35⁰/⁷-37⁰/⁷ semanas	38⁰/⁷ semanas
24 horas	8	10	15	18
36 horas	9,5	11,5	16	20
48 horas	11	13	17	21
72 horas	13	15	18	22
96 horas	14	16	20	23
5 a 7 dias	15	17	21	24

e os cuidados necessários. Atualmente, existem no mercado as fototerapias de lâmpadas fluorescentes e halógenas que emitem calor e as LED que não emitem calor. A Tabela 16.1.2 mostra os aparelhos de fototerapia disponíveis no Brasil.[1,14,15]

As fototerapias de LED têm a vantagem de atingirem alta intensidade, gerarem pouco calor, apresentarem menor emissão de luz infravermelha e ultravioleta, possuírem baixo consumo de energia e grande durabilidade. Em geral, como não emitem calor, não há necessidade de ajustes no balanço hídrico, mas há que se considerar a variação da temperatura do ambiente, que pode contribuir para a hipotermia.[16]

As lâmpadas halógenas estão sendo cada vez menos utilizadas. Apresentam alta irradiância no centro (até 25 mW/cm²/nm), porém a média de todos os pontos, incluindo os periféricos, fica em torno de 4 mW/cm²/nm, sendo portanto ineficaz. Por emitir calor, são passíveis de queimaduras e hipertermia.[16]

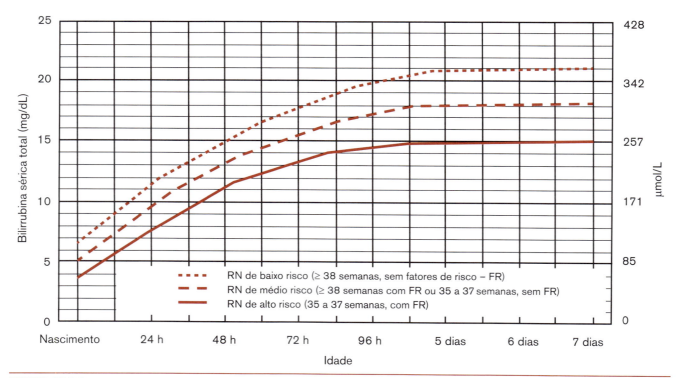

FIGURA 16.1.4. Nomograma para fototerapia em RN hospitalizados maiores que 35 semanas. (Adaptada de American Academy of Pediatrics. Subcommittee on hyperbilirubinemia. Management of hyperbilirubinemia in the newborn infant 35 or more weeks of gestation. Pediatrics. 2004; 114:297-316.)[15]

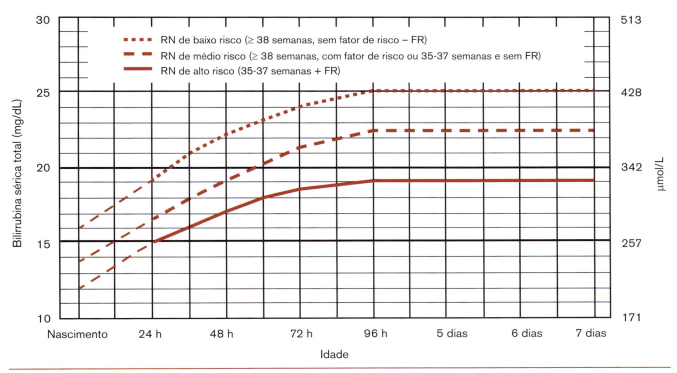

FIGURA 16.1.5. Nomograma para exsanguinotransfusão em RN maiores que 35 semanas. (Adaptada de American Academy of Pediatrics. Subcommittee on hyperbilirubinemia. Management of hyperbilirubinemia in the newborn infant 35 or more weeks of gestation. Pediatrics. 2004; 114:297-316.)[14]

Cuidados durante a fototerapia

Proteção ocular, hidratação adequada, controle de temperatura, controle do valor de bilirrubina, manter a nutrição adequada, sempre que a mãe amamentar interromper a fototerapia, peso diário, aumento da oferta hídrica nas lâmpadas fluorescentes

Complicações da fototerapia

Fezes amolecidas e esverdeadas, perda de peso mais acentuada, urina escurecida, plaquetopenia

Técnica de exsanguinotransfusão

Sangue utilizado: mais fresco possível e irradiado
Volume: duas volemias de sangue
Velocidade: 1 a 2 h para troca por via central

Cuidados com a exsanguinotransfusão

Dosar eletrólitos, bilirrubina e hematócrito antes do procedimento, cuidado com bolhas no sistema de troca, manter temperatura do sangue adequada

A exsanguinotransfusão pode ser o tratamento necessário para baixar rapidamente os níveis séricos de bilirrubina indireta, reduzir níveis de anticorpos circulantes, substituir ou repor hemácias hemolisadas ou cobertas de anticorpo e corrigir anemia.[12] As indicações também são controversas pela dificuldade de se definir qual o nível crítico de bilirrubina nos diversos pacientes (com e sem doença hemolítica), saudáveis ou doentes, termos ou prematuros. Em geral, depende do grau de anemia, dos níveis de hiperbilirrubinemia, do peso ao nascer, da idade gestacional e dos fatores de risco para encefalopatia bilirrubínica.[17] Seguir nomogramas ou tabelas, como mostrado anteriormente, e sistematizar a avaliação (clínica e laboratorial) é fundamental para se evitar a encefalopatia bilirrubínica.

Para prevenir a hiperbilirrubinemia significante e consequentemente a encefalopatia bilirrubínica, é importante que todo recém-nascido tenha a triagem de bilirrubina e avaliação dos fatores de risco e da zona de risco antes da alta hospitalar. Lembrar que o pico da icterícia no prematuro está entre o 5º e o 6º dia de vida e no termo entre o 3º e o 4º dia de vida, e eles recebem alta hospitalar entre 48-72 horas de vida, ou seja, em período crítico da evolução da icterícia.

Lembrar que a icterícia é uma das principais causas de readmissão hospitalar dos recém-nascidos e que, nos casos da readmissão de pacientes com 35 semanas ou mais de idade gestacional com BT maior que 17 a 19 mg/dL, estes devem ser imediatamente colocados em fototerapia, investigados e reavaliados inicialmente a cada 4 a 6 horas.

TABELA 16.1.2. Aparelhos de fototerapia encontrados no Brasil e suas características[1,17]

Aparelho	Lâmpada	Observações
Convencional superior	6 a 8 tubos fluorescentes paralelos de 20 a 50 cm acima do RN	• Uso sobre berço e incubadoras • Pode ser necessário chegar a 20 cm do RN para atingir irradiância de 8-12 mW/cm²/nm com lâmpadas brancas/luz do dia (possibilidade de hipotermia) • Irradiância > 30 mW/cm²/nm com lâmpadas azuis especiais (BB) • Cobertura branca ao redor do aparelho aumenta a irradiância
Berço com fototerapia reversa ou inferior	7 tubos fluorescentes paralelos a 7 cm do RN	• Indicada somente para RN maior que 2.000 g • Irradiância ≥ 30 mW/cm²/nm com lâmpadas azuis especiais (BB) • Irradiância de 15-20 mW/cm²/nm com lâmpadas brancas/luz do dia • Fototerapia de alta irradiância em associação com aparelho convencional superior • Colchão de silicone diminui a irradiância • Possibilidade de hiper ou hipotermia
Spot	1 lâmpada halógena (400-550 nm) 50 cm perpendicular acima do RN	• Utilizada em RN < 1.500 g em incubadoras • Irradiância de 18-25 mW/cm²/nm somente no foco central luminoso com irradiância total de 4 mW/cm²/nm • Possibilidade de hipertermia e queimaduras
Colchão de fibra óptica	1 lâmpada halógena (400-500 nm) com feixes de fibra óptica	• Uso sob o dorso do RN em berço ou incubadoras • Indicado para fototerapia em incubadora em conjunto com a fototerapia superior para aumentar a superfície corpórea exposta à luz
Spot com focos de super LED	5 conjuntos de lâmpadas de LED com espectro azul (455 nm)	• Uso sobre berço e incubadora • Utilizada em RN < 2.000 g em incubadoras • Possibilita controlar a irradiância, sendo maior no centro do foco luminoso
Berço com focos de super Led reversa ou inferior	17 conjuntos de lâmpadas LED com espectro azul (455 nm) dispostas 7 cm abaixo do RN	• Indicada somente para RN < 2.000 g • Possibilita controle de irradiância • Fototerapia de alta irradiância em associação com aparelho convencional superior • Colchão de silicone diminui a irradiância • Possibilidade de hiper ou hipotermia

A radiância da fototerapia deve ser medida antes do uso e diariamente com radiômetro sobre colchão (calcular a média de 5 pontos = 4 pontas de um retângulo de 30 × 60 cm e no centro).
Irradiância de 8-10 mW/cm²/nm é denominada *standard* ou convencional.
Fototerapia de alta intensidade corresponde a irradiância maior que 30 mW/cm²/nm na maior superfície corporal possível.

Referências bibliográficas

1. Brasil. Ministério da Saúde. Icterícia. In: Brasil. Ministério da Saúde. Atenção à saúde do recém-nascido: guia para os profissionais de saúde; volume 2. Brasília: Ministério da Saúde 2014; 59-77. Disponível em: http://bvsms.saude.gov.br/bvs/publicacoes/atencao_recem_nascido_%20guia_profissionais_saude_v2.pdf.

2. Olusanya BO, Ogunlesi TA, Kumar P, Boo NY, Iskander IF, de Almeida MF, et al. Management of late-preterm and term infants with hyperbilirubinaemia in resource-constrained settings. BMC Pediatr. 2015; 15:39.

3. Tomashek KM, Crouse CJ, Iyasu S, Johnson CH, Flowers LM. A comparison of morbidity rates attributable to conditions originating in the perinatal period among newborns discharged from United States hospitals, 1989-90 and 1999-2000. Paediatr Perinat Epidemiol. 2006; 20:24-34.

4. National Institute for Health and Clinical Excellence (NICE). Jaudice in newborn babies under 28 days – Clinical Guideline [CG98]. UK; 2010. [Acessado em 2016 nov 08]. Disponível em: www.nice.org.uk/CG98.

5. Bhutani VK, Johnson L. Prevenção de hiperbilirrubinemia neonatal grave em lactentes saudáveis com 35 ou mais semanas de gestação: implantação de uma abordagem sistemática. J Pediatr. 2007; 83:289-893.

6. Almeida MFB, Draque CM. Icterícia no recém-nascido com idade gestacional ≥ 35 semanas. Sociedade Brasileira de Pediatria [Internet]. Rio de Janeiro; 2012. [Acessado em: 2016 nov 8]. Disponível em: http://www.sbp.com.br/src/uploads/2015/02/Ictericia_sem-DeptoNeoSBP-11nov12.pdf.

7. Johnson L, Bhutani VK. The clinical syndrome of bilirubin-induced neurologic dysfunction. Sem Perinatol. 2011; 101-113.

8. Watchko JF, Tribelli C. Bilirrubin-induced neurologic damage – mechanisms and management approaches. N Engl J Med. 2013; 21:2021-30.

9. Bhutani VK, Johnson L, Sivieri EM. Predictive ability of a predischarge hour-specific serum bilirubin for subsequent significant hyperbilirubinemia in healthy-term and near-term newborn. Pediatrics. 1999; 103:6-14.

10. Burke BL, Robbins JM, Bird TM, Hobbs CA, Nesmith C, Tilford JM. Trends in hospitalizations for neonatal jaundice and kernicterus in the United States,1988-2005. Pediatrics. 2009; 123:524-32.

11. Bhutani VK, Srinivas S, Cuadrado MEC, Aby JL, Wong RJ, Stevenson. Identification of neonatal haemolysis: na approach to predischarge management of neonatal hyperbilirubinemia. Acta Paediatr. 2016; (5):189-94.

12. Kramer LI. Advancement of dermal icterus in the jaundiced newborn. Amer J Dis Child. 1969; 118:454-8.

13. Segre CAM, Bastos F. Icterícias com aumento de bilirrina indireta. In: Segre CAM, Costa HPF, Lippi UG (eds.). Perinatologia Fundamentos e Prática. 2 ed. rev e ampl. São Paulo: Savier 2009; 720-36.
14. American Academy of Pediatrics. Subcommittee on hyperbilirubinemia. Management of hyperbilirrubinemia in the newborn infant 35 or more weeks of gestation. Pediatrics. 2004; 114:297-316.
15. Palma JP, Arain YH. Development of a web-based decision support toll to operationalize and optimize management of hyperbilirubinemia of preterm infants. Clin Perinatol. 2016; 43:375-83.
16. Draque CM, Almeida MFB. Icterícia do recém-nascido: o que há de novo. PRORN. 2016; 13(1).
17. Maisels SMJ. Neonatal hyperbilirubinemia and kernicterus – not gone but sometimes forgotten. Early Hum Dev. 2009; 85:727-32.
18. Olusanya BO, Iskander IF, Slusher TM, Wennberg RP. A decision-making tool for exchange transfusions in infants with severe hyperbilirubinemia in resource-limited settings. Perinatol. 2016; 5:338-41.

16.2. Icterícia depois do período neonatal

Mary de Assis Carvalho
Nilton Carlos Machado
Gabriela Nascimento Hercos

■ INTRODUÇÃO

Icterícia é a pigmentação amarelada da pele, esclera e mucosas causada pelo depósito de bilirrubina que ocorre em vigência de hiperbilirrubinemia.

A bilirrubina é um pigmento derivado da degradação do heme, proveniente principalmente da hemoglobina de eritrócitos senescentes, mas também da mioglobina e citocromos. A hiperbilirrubinemia é definida quando a bilirrubina total é maior que 1,3 mg/dL, porém a icterícia só é clinicamente visível em recém-nascidos (RN) quando maior que 5 mg/dL, e em crianças maiores e adultos quando maior que 2,5 a 3 mg/dL. A hiperbilirrubinemia não conjugada caracteriza-se pelo predomínio de elevação da bilirrubina indireta, com bilirrubina direta inferior a 1 mg/dL ou a 20% do total, ausência de bilirrubina na urina e coloração normal das fezes. Na hiperbilirrubinemia conjugada, a bilirrubina total é elevada e a bilirrubina direta é superior a 1 mg/dL ou a 20% do total, a bilirrubina é encontrada na urina (colúria), e as fezes podem ser acólicas.

■ FISIOPATOLOGIA

A bilirrubina não conjugada (BNC) livre ou bilirrubina "indireta" originária do metabolismo do heme é pouco solúvel em água, sendo lipossolúvel e potencialmente tóxica em altas doses, especialmente para o sistema nervoso central. Assim, é transportada para o fígado e ligada a albumina plasmática, sem possibilidade de excreção renal, sendo captada pelos hepatócitos para detoxificação. A BNC é, a seguir, conjugada no reticuloendoplasmático liso com açúcares solubilizantes, formando diglicuronídeos de bilirrubina (e, menos comumente, monoglicuronídeos) sob a ação da enzima glucuronosiltransferase. Essa bilirrubina conjugada (BC) ou direta, hidrossolúvel e atóxica, é secretada para a bile por mecanismo de transporte ativo no canalículo biliar.

Ao alcançar o intestino delgado de crianças maiores e adultos saudáveis, a BC, hidrossolúvel, transita sem possibilidade de circulação êntero-hepática. Ao alcançar o cólon, a BC sofre a ação de bactérias e é transformada em urobilinoides incolores, urobilinogênio e estercobilinogênio, o qual é parcialmente oxidado em estercobilina, pigmento que dá a cor marrom às fezes. Uma pequena porção de urobilinogênio pode ser absorvida passivamente; parte é ressecretada pelo fígado e outra parte é excretada pelos rins, local onde ao ser oxidado transforma-se em urobilina, pigmento que dá a cor amarelada à urina.

No intestino dos recém-nascidos, entretanto, a BC tem um destino diferente quando comparado a crianças maiores e adultos: a ausência ou escassez da microbiota intestinal, especialmente na primeira semana de vida, faz com que não haja produção significante de estercobilinas. O que ocorre é a desconjugação da BC, transformando-a em BNC pela ação da betaglicuronidase intestinal (enzima intestinal abundante no feto e recém-nascidos, mas escassa em crianças maiores e adultos), facilitando a sua reabsorção pelo ciclo êntero-hepático da bilirrubina. A presença de betaglicuronidase no leite materno (mas não no leite de vaca) pode exacerbar esse processo.

Na hiperbilirrubinemia por BNC, a própria BNC é o fator potencialmente tóxico, cerebral, especialmente no período neonatal; enquanto na hiperbilirrubinemia por BC, denominada icterícia colestática ou colestase, a toxicidade hepática decorre especialmente do acúmulo concomitante de ácidos biliares e cobre no parênquima hepático, uma vez que a BC é atóxica.

ETIOLOGIA

A hiperbilirrubinemia pode ocorrer secundária a problemas/doenças que levam a:
- Desconjugação intestinal aumentada da BC, resultando em reabsorção da BNC;
- Aumento de produção de BNC (hemólise);
- Diminuição da captação hepática de BNC;
- Diminuição da conjugação hepática de BNC;
- Diminuição da excreção canalicular de BC pelo hepatócito;
- Diminuição do fluxo biliar da BC nas vias biliares intra-hepáticas ou extra-hepáticas.

A etiologia das hiperbilirrubinemias deve ser dividida conforme mecanismo fisiopatogênico (descritos antes), por faixa etária (recém-nascidos e lactentes jovens *vs.* crianças maiores e adolescentes) e por tipo de hiperbilirrubinemia (não conjugada *vs.* conjugada), conforme Tabelas 16.2.1 a 16.2.3. Na Tabela 16.2.4 estão discriminadas pistas clínicas para o diagnóstico.

A tonalidade da icterícia em indivíduos de pele clara pode indicar a etiologia mais associada: coloração amarela em geral associa-se a hiperbilirrubinemia indireta, coloração mais laranja associa-se a icterícia hepatocelular e matiz verde-escuro pode indicar obstrução biliar prolongada, por oxidação cutânea da bilirrubina em biliverdina. Nos recém-nascidos, a icterícia progride de forma cefalocaudal, com concentrações crescentes de bilirrubina sérica total. Em lactentes mais velhos, a icterícia deve ser distinguida da carotenemia, uma coloração amarelo-alaranjada difusa da pele (e somente dela) causada pela ingestão de grandes quantidades de alimentos contendo caroteno (p. ex., cenoura, abóbora).

HIPERBILIRRUBINEMIA POR BNC EM RECÉM-NASCIDOS E LACTENTES JOVENS

Abordado no subcapítulo 16.1 (Icterícia Neonatal).

TABELA 16.2.1. Etiologia de hiperbilirrubinemia não conjugada em crianças e adolescentes

Aumento da produção de bilirrubina
- Anemias hemolíticas hereditárias (deficiências de G6PD, de piruvato-quinase e de hexoquinase, esferocitose, eliptocitose, anemia falciforme, alfatalassemia, betatalassemia, hemoglobinúria paroxística noturna), imunes (anemia autoimune), adquiridas (infecções virais ou bacterianas como malária, sepse, infecção urinária)
- Coleções sanguíneas extravasculares (hemorragia intracraniana, pulmonar, gastrointestinal, hematomas)
- Eritropoese ineficaz (anemia megaloblástica, sideroblástica, ferropriva, envenenamento por chumbo)

Deficiência ou inibição da captação de bilirrubina
- Insuficiência cardíaca congestiva
- *Shunts* portossistêmicos
- Drogas (rifampicina, probenecida)

Deficiência ou inibição da conjugação de bilirrubina
- Síndrome de Gilbert
- Síndrome de Crigler-Najjar
- Hipotireoidismo
- Etinilestradiol
- Doenças do fígado (hepatite crônica, cirrose avançada, doença de Wilson)

G6PD: glicose-6-fosfato desidrogenase.

HIPERBILIRRUBINEMIA POR BNC EM CRIANÇAS MAIORES E ADOLESCENTES

Na criança maior, a hiperbilirrubinemia por BNC é, geralmente, o resultado de uma doença hemolítica ou um defeito hereditário na conjugação da bilirrubina (Tabela 16.2.1).

A anemia hemolítica pode ser congênita ou adquirida. Ao exame físico estão presentes sinais de anemia, com mucosas hipocoradas e ictéricas, esplenomegalia na maioria dos pacientes, deformidades ósseas. Pode haver história de crises álgicas recorrentes associadas a icterícia (anemia falciforme). As anemias hemolíticas autoimunes frequentemente demonstram um teste de Coombs direto positivo ou uma formação de *rouleaux* no esfregaço. A pneumonia por micoplasma, o vírus Epstein-Barr e os distúrbios linfoproliferativos estão associados a anticorpos frios. A maioria dos casos de anemia hemolítica associada a anticorpos quentes são idiopáticos. Outras causas incluem distúrbios linfoproliferativos, lúpus eritematoso sistêmico, malignidade, infecção, imunodeficiência e medicamentos (por exemplo, penicilinas, cefalosporinas, tetraciclina, eritromicina, ibuprofeno e paracetamol). A hemólise por mecanismo mecânico de fragmentação pode ocorrer em distúrbios sistêmicos, como coagulação intravascular disseminada, trombocitopenia trombótica ou síndrome hemolítico-urêmica e também em oxigenação por

TABELA 16.2.2. Etiologia de colestase em recém-nascidos e lactentes jovens

Obstrução/lesão de vias biliares	Lesão de hepatócitos

Obstrução/lesão de vias biliares extra-hepáticas
• Atresia biliar
• Cisto de colédoco
• Estenose do ducto biliar
• Perfuração espontânea do ducto biliar comum
• Barro biliar e colelitíase
 	
Obstrução/lesão de vias biliares intra-hepáticas
• Hipoplasia ductal
• Sindrômica (síndrome de Alagille)
• Não sindrômica
• Malformação da placa ductal
• Fibrose hepática congênita
• Doença de Caroli
	• Hepatite neonatal idiopática
	  – Sem associações etiológicas definidas
	  – Colestase neonatal transitória = colestase multifatorial
	• Doenças genéticas/metabólicas/endócrinas
	  – Colestase intra-hepática familiar progressiva (PFIC)
	  – Defeitos da síntese de sais biliares
	  – Galactosemia
	  – Intolerância hereditária à frutose
	  – Tirosinemia
	  – Deficiência de α1-antitripsina
	  – Fibrose cística
	  – Lipidoses: doença de Wolman, Niemann-Pick, Gaucher
	  – Síndrome de Zellweger/Refsum
	  – Hipotireoidismo
	  – Pan-hipopituitarismo
	• Doenças tóxicas
	  – Nutrição parenteral total
	  – Medicamentos
	• Doenças infecciosas
	  – Parasitas: toxoplasmose
	  – Vírus: rubéola, CMV, HSV, HAV, HBV, HCV, HIV, parvovírus 19, varicela, paramixovírus, sepse entérica viral (ECHO, Coxsackie e adenovírus)
	  – Bactérias: sepse bacteriana, infecção do trato urinário, sífilis, listeriose, tuberculose
	• Doenças imunológicas
	  – Hemocromatose neonatal (doença gestacional aloimune)
	  – Lúpus eritematoso neonatal
	  – Hepatite neonatal com anemia hemolítica autoimune
	• Doenças cromossômicas
	  – Síndrome de Down
	• Miscelânea
	  – Histiocitose
	  – Choque
	  – Asfixia neonatal

CMV: citomegalovírus; HSV: herpes simples vírus; HAV: vírus da hepatite A; HBV: vírus da hepatite B; HCV: vírus da hepatite C; HIV: vírus da imunodeficiência humana.

membrana extracorpórea, válvulas cardíacas protéticas e queimaduras.

A síndrome de Gilbert é causada por uma deficiência congênita parcial da enzima conjugadora de bilirrubina, a glucuronosiltransferase. É uma condição benigna cujo único sintoma é a presença de icterícia ocasional recorrente em crianças maiores ou o prolongamento da icterícia neonatal. A recorrência da icterícia pode se associar a situações em que há redução mais acentuada da atividade da enzima, tais como exercício físico, período menstrual, fatores hormonais em adolescentes do gênero masculino, infecções e jejum prolongado.

Avaliação e tratamento da hiperbilirrubinemia por BNC em crianças maiores e adolescentes

Na investigação inicial (Figura 16.2.1) deve-se solicitar hemograma completo (com hematoscopia), contagem de reticulócitos, Coombs direto, bilirru-

bina total e frações, desidrogenase láctica (DHL) e haptoglobina sérica. Investigações adicionais, a seguir, poderão incluir eletroforese de hemoglobina, curva de fragilidade osmótica, dosagem de G6PD, estudo imuno-hematológico, função renal e hepática, sorologias específicas. O tratamento deve ser dirigido à causa.

Na síndrome de Gilbert não há qualquer alteração na estrutura do fígado (avaliado pela biópsia) ou nos exames de função hepática ou de lesão hepatobiliar além da elevação de bilirrubina. Os níveis de bilirrubina em geral não ultrapassam 6 mg/dL e este é o único achado laboratorial. Não é necessário tratamento específico, exceto orientar sobre o diagnóstico.

■ HIPERBILIRRUBINEMIA POR BC EM RECÉM-NASCIDOS E LACTENTES JOVENS

A hiperbilirrubinemia por BC, colestase, é muito menos comum em recém-nascidos e lactentes jovens que a hiperbilirrubinemia por BNC, sendo geralmen-

TABELA 16.2.3. Etiologia de colestase em crianças e adolescentes

Obstrução/lesão de vias biliares extra-hepáticas	Lesão de hepatócitos
• Cisto de colédoco	• Autoimune
• Barro biliar e colelitíase	—Hepatite autoimune
• Colecistite	• Doenças genéticas/metabólicas/endócrinas
• Colangite esclerosante primária ou secundária	—Síndrome de Rotor
• Parasita (áscaris)	—Síndrome de Dubin-Johnson
• Tumores	—Deficiência de α1-antitripsina
	—Fibrose cística
Obstrução/lesão de vias biliares intra-hepáticas	—Doença de Wilson
• Hipoplasia ductal	—Hemocromatose hereditária
• Sindrômica (síndrome de Alagille)	—Colestase intra-hepática familiar progressiva (PFIC)
• Não sindrômica	—Colestase intra-hepática benigna recorrente (BRIC)
• Malformação da placa ductal	—Doenças mitocrondriais
• Fibrose hepática congênita	—Hipotireoidismo
• Doença de Caroli	• Doenças infecciosas
• Colangite esclerosante primária	—Vírus: HAV, HBV, HCV, HEV, CMV, EBV, HSV, HIV
• Colangite biliar primária	—Sepse entérica viral (ECHO, Coxsackie e adenovírus)
	—Bactérias: sepse bacteriana, enterocolite
	• Doenças tóxicas
	—Nutrição parenteral total
	—Medicamentos
	• Doenças vasculares
	—Síndrome de Budd-Chiari
	—Doença veno-oclusiva
	—Choque e insuficiência cardíaca
	• Doenças cromossômicas
	—Síndrome de Down

HAV: vírus da hepatite A; HBV: vírus da hepatite B; HCV: vírus da hepatite C; HEV: vírus da hepatite E; CMV: citomegalovírus; EBV: vírus Epstein-Barr; HSV: herpes simples vírus; HIV: vírus da imunodeficiência humana.

te secundária a injúria hepatocelular intra-hepática e menos frequentemente devido à obstrução do fluxo biliar (Tabela 16.2.2). Ao contrário da hiperbilirrubinemia por BNC, a hiperbilirrubinemia por BC é sempre patológica e requer um diagnóstico preciso para que a terapia apropriada possa ser instituída. Na maioria dos casos essas crianças apresentarão icterícia no primeiro mês de vida, mas a etiologia é a mesma da iniciada até os 3 meses de vida completos, sendo em conjunto denominada colestase neonatal. Há duas principais apresentações clínicas de icterícia no início da infância. Na primeira, a queixa principal é a icterícia e a criança encontra-se em ótimo estado geral, sem outros sintomas; na outra, no entanto, exibe outros sinais e sintomas que são potencialmente sérios, tendo aspecto agudamente enfermo, e a avaliação e intervenção precoces estão indicadas.

A colestase por lesão hepatocelular pode ocorrer secundária à infecção congênita, muitas vezes associada a retardo do crescimento intrauterino, microcefalia e anormalidades oftalmológicas (p. ex., catarata, coriorretinite, embriotóxon posterior), outras anomalias congênitas e hepatoesplenomegalia. O trato urinário é um sítio comum de infecção e pode envolver organismos Gram-negativos, como a *Escherichia coli*, sendo muitas vezes o causador de sepse bacteriana. Nessas infecções, em geral, o paciente está gravemente enfermo, mas a icterícia, em alguns casos, pode ser a única manifestação de infecção. Embora sejam incomuns, uma miríade de anormalidades metabólicas podem resultar em hiperbilirrubinemia conjugada, tais como a deficiência de α1-antitripsina, fibrose cística e galactosemia. A maioria dos transtornos metabólicos terá manifestações clínicas além da icterícia que levará ao diagnóstico, sendo que na galactosemia o paciente pode se apresentar com vômitos, hipoglicemia, catarata e geralmente toxemiado e, eventualmente, com sepse por *E. coli* associada. Características faciais podem sugerir síndromes associadas à hiperbilirrubinemia.

A principal causa extra-hepática da hiperbilirrubinemia conjugada na infância é a atresia biliar, uma doença caracterizada pela obstrução biliar completa em algum ponto entre o hilo hepático e o duodeno, estando o paciente em bom estado geral. Os pacientes se apresentam com icterícia, colúria e fezes hipocólicas/acólicas e hepatomegalia de consistência firme. A história de fezes hipocólicas favorece etiologia obstrutiva. Outra causa de obstrução biliar extra-hepática é o cisto do colédoco, uma dilatação sacular congênita da via biliar comum. Pode apresentar-se com icterícia e uma massa do quadrante supe-

TABELA 16.2.4. Pistas clínicas para suspeita etiológica em crianças com icterícia

Dado clínico	Suspeita diagnóstica
↓ peso de nascimento	Infecção congênita, síndrome de Alagille
Estado geral comprometido	Infecção congênita, sepse, galactosemia, tirosemia
Microcefalia/coriorretinite	Infecção congênita
Hipodesenvolvimento do SNC	Doença de Zelwegger
Vômito	Sepse, galactosemia, frutosemia, infecção urinária
Má-rotação intestinal	Atresia de vias biliares extra-hepáticas
Íleo meconial/pneumopatia crônica	Fibrose cística
Catarata	Galactosemia, rubéola congênita
Embriotóxon posterior	Síndrome de Alagille
Hipoglicemia	Galactosemia, frutosemia, hipopituitarismo idiopático
Fácies sindrômica	Síndrome de Alagille, síndrome de Down
Cardiopatia congênita	Síndrome de Alagille, atresia de vias biliares extra-hepáticas, rubéola congênita
Miocardite	Coxsackiose
Síndrome de poliesplenia/dextrocardia	Atresia de vias biliares extra-hepáticas
Vértebra: "asa de borboleta"	Síndrome de Alagille
Micropênis/hipogonadismo	Hipopituitarismo idiopático
Raquitismo renal	Tirosinemia, cistinose
Linfedema	Síndrome de Aagenaes
Anel de Kayser-Fleischer	Doença de Wilson
Autoanticorpos ANA, SMA, LKM1	Hepatite autoimune
Pródromo de febre, vômitos, dor em hipocôndrio direito e, à seguir, hepatomegalia	Hepatite aguda viral
Anemia hemolítica, gravidez, obesidade/perda de peso	Colelitíase
Diagnóstico pré-natal por ultrassom	Cisto de colédoco
Anemia	Doenças hemolíticas
Icterícia intermitente, início pós-puberdade, quando doente ou estressado	Síndrome de Gilbert

rior direito ou com sintomas de colangite, incluindo febre e leucocitose.

Avaliação e tratamento da hiperbilirrubinemia por BC em recém-nascidos e lactentes jovens

Investigação detalhada é justificada em crianças com hiperbilirrubinemia conjugada e deve ser direcionada para descartar infecção, distúrbios metabólicos, anormalidades anatômicas e síndromes colestáticas familiares (Figura 16.2.2).

Assim, inicialmente deve-se obter, além do hemograma completo (com hematoscopia), contagem de reticulócitos, Coombs direto, bilirrubina total e frações, e também a proteína C reativa – PCR, hemocultura, proteínas totais e frações, glicose, perfil hepático (alanina aminotransferase – ALT, aspartato aminotransferase – AST, fosfatase alcalina – FA, gama-glutamil transpeptidase – GGT, lactato desidrogenase – LDH), coagulograma (tempo e atividade de protrombina – TAP, e tempo de tromboplastina parcial ativado – TTPa), sorologias de hepatite, urina tipo 1 e urocultura, e pesquisa de substâncias redutoras na urina. Toda colestase nessa faixa etária é considerada urgência pediátrica, devendo-se consultar um gastro-hepatologista pediátrico e admitir o paciente

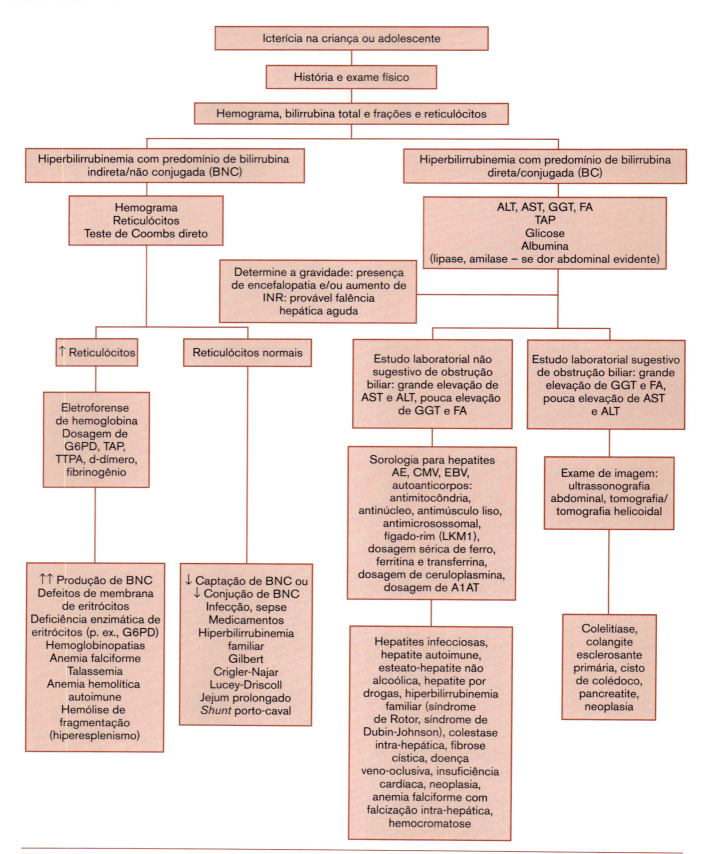

FIGURA 16.2.1. Abordagem da icterícia na criança maior e adolescente. ALT: alanina aminotransferase; AST: aspartato aminotransferase; CMV: citomegalovírus; FA: fosfatase alcalina; G6PD: glicose-6-fosfato desidrogenase; GGT: gamaglutamil transpeptidase; EBV: vírus Epstein-Barr; TAP: tempo e atividade de protrombina; TTPA: tempo de tromboplastina parcial ativado. (Fonte: Adaptada de Pomeranz AJ, 2016.)

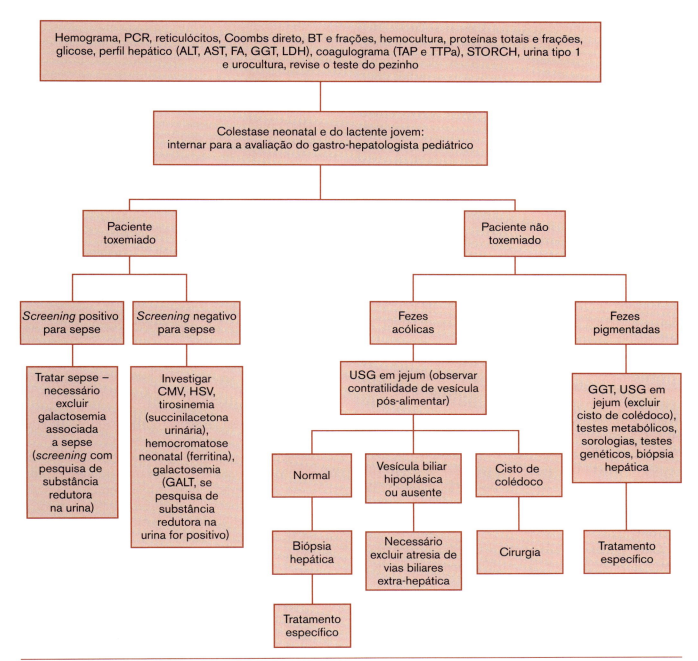

FIGURA 16.2.2. Abordagem da colestase neonatal e do lactente jovem. ALT: alanina aminotransferase; AST: aspartato aminotransferase; CMV: citomegalovírus; FA: fosfatase alcalina; GALT: enzima galactose uridil transferase; GGT: gama-glutamil transpeptidase; EBV: vírus Epstein-Barr; HSV: herpes simples vírus; LDH: lactato desidrogenase; PCR: proteína C reativa; STORCH: sífilis, toxoplasmose, rubéola, citomegalovírus e herpes; TAP: tempo e atividade de protrombina; TTPA: tempo de tromboplastina parcial ativado; USG: ultrassonografia. (Fonte: Adaptada de Bathia et al., 2014.)

para facilitar a avaliação. O protocolo investigatório para atresia biliar deve possibilitar o diagnóstico em no máximo 5 dias, para rápida abordagem cirúrgica, caso presente. Deve-se indicar internação em UTI se apresentar sinais de sepse ou de insuficiência hepática aguda.

Enzimas hepáticas normais indicam baixa probabilidade de lesão hepática ou doença das vias biliares. Uma elevação significativa na GGT sugere obstrução ou lesão das vias biliares intra ou extra-hepáticas. Nestas, a FA também poderá estar aumentada com relação às aminotransferases (i.e., AST e ALT). Na icterícia obstrutiva há frequentemente um TAP prolongado associado à diminuição da absorção de vitaminas lipossolúveis que se corrige com a administração de vitamina K. A elevação das transaminases séricas é causada por doença hepatocelular intrínseca. Em doenças hepáticas graves pode ocorrer diminuição da função sintética, causando hipoalbuminemia e aumento do TAP que não se corrige com a vitamina K. A presença adicional de hipoglicemia reflete dano hepatocelular significativo e indica presença de doença mais grave, com necessidade de investigação e intervenção urgente (ver Capítulo 62 – Insuficiência Hepática Aguda).

HIPERBILIRRUBINEMIA POR BC EM CRIANÇAS MAIORES E ADOLESCENTES

A hepatite viral ou a induzida por drogas/toxinas são as etiologias mais comuns (Tabela 16.2.3). A hepatite é mais comumente causada pelos vírus da hepatite A (HAV), hepatite B (HBV) ou hepatite C (HCV). A primeira é definida por transmissão orofecal e as últimas por transmissão vertical, sexual ou sangue contaminado. O início agudo da icterícia, tipicamente associada à dor no quadrante superior direito, hepatomegalia, náuseas e mal-estar, com febre variável, sugere uma hepatite infecciosa.

Alguns fármacos que podem causar hiperbilirrubinemia em crianças mais velhas incluem antibióticos (p. ex., eritromicina, tetraciclina), anticonvulsivantes (valproato, fenitoína), paracetamol, aspirina, álcool, clorpromazina, hormônios (p. ex., estrogênios, androgênios), isoniazida e antineoplásicos. As crianças com nutrição parenteral total também estão sob risco, com icterícia que surge geralmente após a segunda semana da introdução da parenteral. A suspensão dessas hepatotoxinas tende a resolver o problema.

Certas doenças, tais como SIDA, fibrose cística, distúrbios hemolíticos, hemoglobinopatias e doença inflamatória intestinal, estão associadas a complicações hepáticas específicas. Assim, na anamnese deve-se indagar sobre viagens, atividade sexual, tatuagens, uso de drogas e álcool e possível exposição a um surto de hepatite. História familiar de icterícia, anemia, doença hepática, esplenectomia ou colecistectomia sugere uma doença hereditária. Um fígado de tamanho reduzido ao exame é consistente com uma doença hepática crônica (hepatite ou cirrose). Um fígado aumentado sugere hepatite aguda ou insuficiência cardíaca congestiva. A esplenomegalia ocorre em distúrbios hemolíticos e em alguns distúrbios oncológicos.

Doenças genéticas tais como a deficiência de α1-antitripsina ou a doença de Wilson, podem se apresentar como doença hepática aguda. A doença de Wilson é um transtorno autossômico recessivo do metabolismo do cobre que se apresenta na faixa etária pré-adolescente ou adolescente. Achados neurológicos adicionais, tais como tremor, incoordenação motora fina, alterações comportamentais, alterações na marcha e movimentos involuntários sugerem o diagnóstico e o exame ocular pode revelar anéis de Kayser-Fleischer na córnea, secundário ao depósito local de cobre.

A hepatite autoimune pode se manifestar de forma aguda (com sintomas como mal-estar, anorexia, náuseas, vômitos, icterícia) ou como doença hepática crônica. Podem estar presentes outros problemas autoimunes (p. ex., anemia hemolítica, trombocitopenia autoimune, artrite, tiroidite, vasculite, nefrite, diabetes *mellitus* ou doença inflamatória intestinal).

Avaliação e tratamento da hiperbilirrubinemia por BC em crianças maiores e adolescentes

O diagnóstico de hepatite viral se dá pela positividade de sorologias. Na suspeita de hepatopatia aguda deve-se solicitar anti-HAV IgM (hepatite A), HBsAg e anti-HBc IgM (hepatite B), e anti-HCV (hepatite C). Em investigação de hepatopatia crônica solicita-se HBsAg e anti-HBc IgG total (hepatite B) e anti-HCV (hepatite C). Ocorre elevação dos níveis de AST e ALT, em geral pelo menos 2 a 3 vezes o limite superior do normal, embora o grau de hiperbilirrubinemia possa ser variável.

Na hepatite autoimune, a avaliação laboratorial revela níveis elevados de transaminases, hiperbilirrubinemia moderada, hipergamaglobulinemia e autoanticorpos (anticorpo antinúcleo – ANA, anticorpo antimúsculo liso – SMA, e anticorpos antimicrossomal fígado-rim – LKM1). Os anticorpos antimitocôndria (AMA) também podem estar elevados, embora geralmente estejam associados à colangite biliar primária.

O diagnóstico da doença de Wilson é sugerido pelo baixo nível de ceruloplasmina sérica, excreção urinária elevada de cobre e aumento do nível de cobre hepático na biópsia hepática.

A abordagem diagnóstica para a criança mais velha com colestase está sumarizada na Figura 16.2.1. Não há terapia específica para hepatite viral aguda, apenas de suporte, com repouso relativo e dieta geral para idade. Na hepatite por drogas deve-se suspender a mesma e considerar a substituição, se necessário. O tratamento específico para a hepatite autoimune (imunossupressão) e para doença de Wilson (quelantes de cobre) devem ser iniciados após o diagnóstico de confirmação, que incluem biópsia hepática e/ou diagnóstico genético, o que fica a critério do gastro-hepatologista pediátrico. Um tratamento específico pode não ser necessário quando um diagnóstico subjacente, como insuficiência cardíaca congestiva ou sepse, é evidente. Entretanto, se o paciente apresentar coagulopatia, hipoglicemia ou encefalopatia, ou se houver retornado ao pronto-socorro com icterícia progressiva, é necessário suspeitar e avaliar o diagnóstico de insuficiência hepática aguda.

INDICAÇÕES ABSOLUTAS DE INTERNAÇÃO EM ICTERÍCIA

- Recém-nascido que requer fototerapia ou exsanguinotransfusão;
- Lactente com hiperbilirrubinemia conjugada;
- Insuficiência hepática aguda (hepatite fulminante), com hipoglicemia, coagulopatia, encefalopatia ou vômito, impedindo a ingestão oral adequada.

Referências bibliográficas

1. Bhatia V, Bavdekar A, Matthai J, Waikar Y, Sibal A. Management of neonatal cholestasis: consensus statement of the Pediatric Gastroenterology Chapter of Indian Academy of Pediatrics. Indian Pediatr. 2014; 51(3):203-10.
2. Brumbaugh D, Mack C. Conjugated hyperbilirubinemia in children. Pediatrics in Review. 2012; 33:291-303
3. Crain EF, Gershel JC, Cunningham SJ. Jaundice. In: Crain EF, Gershel JC (eds.). Clinical Manual of Emergency Pediatrics. 5 ed. Cambridge: Cambridge University Press 2010; 249-53.
4. Fawaz R, Baumann U, Ekong U, Fischler B, Hadzic N, Mack CL, et al. Guideline for the Evaluation of Cholestatic Jaundice in Infants: Joint Recommendations of the North American Society for Pediatric Gastroenterology, Hepatology, and Nutrition and the European Society for Pediatric Gastroenterology, Hepatology, and Nutrition. J Pediatr Gastroenterol Nutr. 2017; 64(1):154-68.
5. Hassan HHAK, Balistreri WF. Neonatal cholestasis. In: Robert M, Kliegman RM, Stanton BF, St Geme III JW, Schor NF, Eilinger WH, Behrman RE (eds.). In: Nelson Textbook of Pediatrics. 20 ed. Philadelphia: Elsevier 2016; 1928-35.
6. Pomeranz AJ. Jaundice. In: Pomeranz AJ, Sabnis S, Busey SL, Kliegman RM (eds.). Pediatric Decision-Making Strategies. 2 ed. Philadelphia: Saunders 2016; 98-101.

17 LEUCOCORIAS

Edson Nacib Jorge
Antonio Carlos Lottelli Rodrigues

INTRODUÇÃO

A leucocoria se caracteriza pela presença de reflexo branco na área pupilar. Ela pode ser causada por opacidade no cristalino (catarata) ou alterações no polo posterior, como cicatrizes retinianas, descolamentos de retina ou retinoblastoma. A catarata e o retinoblastoma são urgências oculares; a catarata pela possibilidade de cegueira, se não tratada precocemente, e o retinoblastoma pelo risco à vida.[1,2]

A leucocoria pode ser detectada por um exame muito simples chamado "teste do reflexo vermelho" (TRV) ou "exame do olhinho", como tem sido popularmente chamado no Brasil. O exame consiste na visualização da pupila, usando oftalmoscópio direto, colocado a cerca de um braço de distância dos olhos da criança. Para ser considerado normal, o examinador deve ver através da pupila dos dois olhos um reflexo vermelho e simétrico.[3] Qualquer alteração no reflexo vermelho, como a presença de manchas escuras, borramento em um dos lados, ausência do reflexo vermelho ou a presença de reflexo branco (leucocoria), são motivos para se suspeitar de que possam estar presentes alterações oculares, devendo a criança ser referida para exame especializado confirmatório, a ser feito pelo oftalmologista.[3]

A Sociedade Brasileira de Pediatria (SBP) e o Conselho Brasileiro de Oftalmologia (CBO) recomendam a realização do exame logo após o nascimento; se isso não ocorrer, o exame deve ser feito logo na primeira consulta de acompanhamento. Em casos suspeitos ou confirmados, um exame oftalmológico deve ser realizado com urgência por oftalmologista.[4]

No estado de São Paulo, a resolução nº 19, de 1 de março de 2016, publicada no Diário Oficial do Estado de São Paulo, instituiu o "Protocolo de Diagnóstico, Tratamento e Seguimento da Triagem Ocular – Teste do Olhinho – Teste do Reflexo Vermelho no Estado de São Paulo", a ser realizado em todos os estabelecimentos de saúde da rede, vinculados ou não ao Sistema Único de Saúde.[5] Por esse protocolo, toda maternidade do estado fica obrigada não só a realizar o TRV mas também a dar encaminhamento adequado aos casos alterados, dentro dos prazos por ele instituídos e oferece para isso um fluxo organizado especialmente para esses pacientes.[5-7]

Apesar da importância do teste do reflexo vermelho ao nascimento, não podemos nos esquecer que ele não é suficiente. A catarata, o retinoblastoma e outras afecções que levam à alteração do reflexo vermelho podem estar presentes ao nascimento ou se manifestar posteriormente. É importante que pediatras criem o hábito de realizar o exame, principalmente nas consultas de puericultura.[8]

CATARATA PEDIÁTRICA

A cegueira na infância é a segunda causa de cegueira mundial segundo critérios da Organização Mundial de Saúde (OMS), estimada em anos de cegueira. A catarata pediátrica é responsável por 14% das crianças cegas do mundo e é a principal causa tratável ou prevenível.[9] O único tratamento disponível é o cirúrgico.

A incidência mundial de catarata congênita é de 4:10.000 nascidos vivos, sendo muito variável em magnitude. Ela é maior em países em vias de desenvolvimento, devido principalmente a infecções maternas durante a gestação.[9]

A prevalência de cegueira por catarata em crianças é de 1 a 4:10.000 nos países em vias de desenvolvimento e aproximadamente 0,1 a 0,4:10.000 em países desenvolvidos. Essa diferença reflete obviamente o melhor prognóstico visual, sempre que o diagnóstico e o tratamento adequados são realizados precocemente.[9]

Podemos classificar a catarata pediátrica de acordo com o tempo de aparecimento: congênita, quando seu aparecimento ocorre dentro dos três primeiros meses de vida, ou do desenvolvimento, quando ocorre após este período; outros consideram como catarata congênita aquela presente ao nascimento, infantil aquela que se desenvolve até os 2 anos de vida e juvenil aquela que se apresenta até a primeira década de vida.[10,11]

Com relação à etiologia, a catarata pediátrica pode ser hereditária, na qual as autossômicas dominantes correspondem a cerca de 75%; relacionada a infecções maternas, principalmente no primeiro trimestre de gestação, como a rubéola, a toxoplasmose, a toxocaríase, o citomegalovírus e outras; associada a causas metabólicas como a galactosemia, deficiência de glicose-6-fosfato desidrogenase, hipoglicemia e hipocalcemia; associada a síndromes, como as que ocorrem, por exemplo, na síndrome de Down; causada por trauma penetrante ou contuso, sendo essas causas comuns de cegueira monocular na criança; secundária, comumente associada a artrite reumatoide juvenil; iatrogênica, causada por irradiação em crianças com leucemia ou corticoides naquelas com doenças autoimunes; e idiopática, que corresponde à grande maioria das cataratas unilaterais não traumáticas.[12]

Quanto mais recente seu aparecimento, maior será seu potencial ambliogênico. Uma criança com catarata congênita total bilateral não operada antes dos 3 meses de vida, desenvolverá nistagmo e será legalmente cega por toda vida.[13] Sendo assim, a detecção e tratamento precoces são de extrema importância para o prognóstico visual da criança.

Crianças com catarata congênita bilateral devem ser operadas entre a 6ª e 12ª semanas de vida. Na catarata congênita unilateral, preconiza-se que a cirurgia seja realizada entre a 4ª e 8ª semanas de vida, pela rivalidade do olho contralateral. Em crianças com catarata do desenvolvimento, quanto mais precoce for a detecção e o tratamento, melhor será o prognóstico visual.[14]

Referências bibliográficas

1. Committee on Practice and Ambulatory Medicine and Section on Ophthalmology, American Association of Certified Orthoptists, American Association for Pediatric Ophthalmology and Strabismus, American Academy of Ophthalmology. Eye examination in infants, children, and young adults by pediatricians. Pediatrics. 2003; 111(4):902-7.
2. Meier P, Sterker I, Tegetmeyer H. Leucocoria in childhood. Klin Monbl Augenheilkd. 2006; 223(6):521-7.
3. American Academy of Pediatrics. Red reflex examination in infants. Section on Ophthalmology. Pediatrics. 2002; 109(5):980-1.
4. Sociedade Brasileira de Pediatria. Teste do olhinho [Internet]. Rio de Janeiro: SBP 2010 [Acessado em: 25 set 2018]; Disponível em: https://www.sbp.com.br/campanhas/em-andamento/teste-do-olhinho.
5. São Paulo. Secretaria de Estado da Saúde. Resolução SS nº 19, de 1-3-2016. Institui, o Protocolo de Diagnóstico, Tratamento e Seguimento da Triagem Ocular – Teste do Olhinho – Teste do Reflexo Vermelho no Estado de São Paulo, a ser realizado em todos os estabelecimentos de Saúde da Rede, vinculados ou não ao Sistema Único de Saúde e dá providencias correlatas [Internet]. Diário Oficial do Estado de São Paulo. 2016 Mar; 40(3 Sec. 1): 42. [Acessado em: 25 set 2018]. Disponível em: ftp://ftp.saude.sp.gov.br/ftpsessp/bibliote/informe_eletronico/2016/iels.mar.16/Iels40/E_R-SS-19_010316.pdf.
6. Rodrigues ACL, Prado RB, Miguel L. Implantação do exame do reflexo vermelho em crianças da região do Hospital das Clínicas da Faculdade de Medicina de Botucatu – SP – Brasil. Arq Bras Oftalmol. 2012; 75:337-40.
7. Fundação de Amparo à Pesquisa do Estado de São Paulo. Programa de pesquisa para o SUS tem resultado de chamada [Internet]. São Paulo: Fapesp 2014. Disponível em: www.fapesp.br/8742.
8. Rodrigues ACL, Oliveira DF. Catarata pediátrica. In: Carvalho KM, Zin A, Ventura LM (eds.). Prevenção da cegueira e deficiência visual na infância. Rio de Janeiro: Cultura Médica. 2016; 47-57.
9. Foster A, Gilbert C, Rahi J. Epidemiology of cataract in childhood: a global perspective. J Cataract Refract Surg. 1997; 23(Supl 1):601.
10. Lambert SR, Drack AV. Infantile cataracts. Surv Ophthalmol. 1996; 40(6):427-58.
11. Bardelli AM, Lasorella G, Vanni M. Congenital and developmental cataracts and multimalformation syndromes. Ophthalmic Paediatr Genet. 1989; 10(4):293-98.
12. Pandey SK, Wilson ME. Etiology and morphology of pediatric cataract. In: Wilson ME, Trivedi RH, Pandey SK (eds.). Pediatric cataract surgery. Philadelphia: Lipincott Williams & Wilkins. 2005; 6-9.
13. Duke-Elder S (ed.). System of ophthalmology. St Louis: Mosby 1969; v. 3: Normal and abnormal development. Pt. 2: Congenital deformaties.
14. Serafino M, Trivedi RH, Levin AV, Wilson ME, Nucci P, Lambert SR, et al. Use of the Delphi process in paediatric cataract management. Br J Ophthalmol. 2016; 100(5):611-5. doi: 10.1136/bjophthalmol-2015-307287. Epub 2015 Sep 29.

18 LINFONODOMEGALIAS

Jaime Olbrich Neto
Sergio Marrone Ribeiro

■ INTRODUÇÃO

A percepção de um nódulo, ou massa, em uma criança causa preocupação nos familiares e pode ser um desafio para o pediatra. Embora comuns e rotineiramente palpados durante o exame físico, os nódulos devem ser avaliados cuidadosamente, levando-se em conta a história clínica, o tempo de duração, aumentos e diminuições, sinais de infecção concomitante ou pregressa, febre, perda de peso, região anatômica, entre outros. Raramente trata-se de doença linfoproliferativa ou infecção persistente. O reconhecimento de vários possíveis diagnósticos diferenciais conduz o pediatra a avaliar e identificar situações em que são necessárias intervenções diagnósticas e terapêuticas.

Como característica geral, os gânglios são palpáveis após a sexta semana após o nascimento, são firmes, fibroelásticos, não aderidos e, portanto, móveis. Têm tamanhos diferentes para as diferentes regiões anatômicas e para as diferentes situações de estímulos.[1,2]

■ FISIOPATOLOGIA

Por que aumenta?

Massas que são encontradas desde o nascimento costumam ser benignas e estar relacionadas a malformações. As vasculares estão presentes ao nascimento e crescem com a criança; os hemangiomas se desenvolvem em algumas semanas e têm uma fase de crescimento mais rápido. Massas em região medial do pescoço podem ser percebidas mais tardiamente e cursar com infecção.

Nódulos ou massas com crescimento rápido associado a dor, febre, edema, calor local e eritema, costumam ser infecções bacterianas. No caso de crescimento mais lento, sem dor, com febre e perda de peso, sem resposta a tratamentos com antibióticos, deve-se pensar em doença neoplásica. É importante estar atento para situações que não se enquadrem como clássicas, e assim é possível realizar o diagnóstico mais precocemente, como exemplo as situações em que a criança tem febre baixa, perda de peso, aumento de gânglios cervicais e a biópisa revela infecção por paracoccidioidomicose.

Nos casos de aumento de gânglios (linfonodomegalias), pode-se atribuir a uma resposta imune, a uma infecção do gânglio (adenite), a uma infiltração do gânglio por células tumorais ou outras causas.

Na resposta imune a uma infecção podemos ter aumentos localizados, regionalizados, em que o aumento se dá na região de drenagem linfática. O agente é fagocitado, processado e apresentado, nos linfonodos, aos linfócitos T e B, ocorrendo então uma expansão clonal. Serão produzidas imunoglobulinas, células de memória e o processo se resolve com redução do tamanho do linfonodo, mas nunca à condição pré-estímulo, em um tempo de aproximadamente 2 semanas. Esse tamanho que o linfonodo ficou, após aumento e redução, serve como parâmetro para avaliar se um gânglio, para aquela determinada região anatômica, está dentro de limites aceitáveis, isto é, esse tamanho que o linfonodo ficou serve como parâmetro do limite superior da normalidade de um gânglio para aquela determinada região anatômica. Nos casos em que o agente

TABELA 18.1. Tamanhos máximos esperados e habitualmente encontrados para a região anatômica

Localização	Tamanho	
Occipital Auricular/pré-auricular Submandibular Axilar	03 a 0,5 cm	• Móvel • Indolor • Firme e elástico
Cervical Inguinal	1 a 1,5 cm	

Acima desses valores pode-se inferir que há linfonodomegalia.

invade o gânglio e se multiplica nele, destruindo a arquitetura do gânglio, a redução não ocorre sem intervenção, ou drenagem, se causada por micro-organismo; ou persiste nas condições em que se tem uma neoplasia (Tabela 18.1).

■ LOCALIZAÇÃO E POSSÍVEIS CAUSAS

Como a região cervical é a mais frequentemente acometida por linfonodomegalias, algumas considerações adicionais são pertinentes. Os linfonodos cervicais superficiais encontram-se acima do músculo esternocleidomastóideo, dividindo-se em anteriores, que se encontram ao longo da veia jugular anterior, e o grupo posterior, que se encontra ao longo da veia jugular externa. Os linfonodos cervicais superficiais drenam a mastoide, tecidos do pescoço e da parótida, região pré-auricular e submaxilar. Os linfonodos cervicais profundos estão profundamente no esternocleidomastóideo ao longo da veia jugular interna e são divididos em superiores e inferiores. Os superiores profundos se encontram abaixo do ângulo da mandíbula, e os inferiores profundos na região cervical inferior. Os linfonodos cervicais superiores profundos drenam as tonsilas palatinas e gânglios submentonianos, já os inferiores drenam a laringe, traqueia, tireoide e esôfago. A linfadenopatia pode ser causada por proliferação de células dentro do linfonodo, como linfócitos, monócitos e histiócitos, ou por infiltração de células extrínsecas, como neutrófilos e células tumorais. Linfonodomegalia supraclavicular ou cervical posterior, região inferior, representam um risco maior para neoplasias que os linfonodos cervicais anteriores.[1-4] Na Tabela 18.2 estão listadas regiões anatômicas e possível causa de linfonodomegalia.

■ SINAIS E SINTOMAS COMUNS

O aumento do linfonodo é a queixa mais frequente, e a partir desse sinal busca-se na história, no exame físico, nos exames laboratoriais e por imagem, o diagnóstico. A maioria dos pacientes apresenta linfonodomegalia reacional inflamatória não supurativa, cuja etiologia é identificada em poucos casos.

TABELA 18.2. Linfonodos e suas regiões anatômicas – possíveis causas da linfonodomegalia

Localização	Possível causa infecciosa	Exemplo
Regionalizada		
Occipital	Couro cabeludo	Ectoparasitose com infecção secundária
Pré-auricular	Saco conjuntival na região temporal	
Submandibular	Infecção, dentes, lábios, gengivas	Gengivoestomatites, herpes
Epitroclear	Dedos, punhos, cotovelos	Doença de arranhadura do gato
Axilar	Extremidade superior do braço, parede torácica, mamas	Doença de arranhadura do gato, BCG
Supraclavicular	Pulmão, mediastino, abdome (supraclavicular esquerdo)	Neoplasias, infecções, BCG (evento adverso pós-imunização)
Mediastino		Tuberculose, histoplasmose, paracoccidioidomicose, sarcoidose, linfomas
Abdominal e pélvica	Doenças alérgicas, infecções, inflamações, linfomas, não específica	
Inguinais	Pele – abdome inferior, períneo, glúteos, canal anal, testículos e pênis, vulva e vagina	Doença de transmissão sexual, dermatites, artrites, tumores
Generalizada		
Duas ou mais cadeias não contíguas		Mononucleose, toxoplasmose, rubéola, varicela, sarampo, escarlatina, anemia hemolítica, toxocaríase, doença de Chagas, esquistossomose, HIV

Febre recorrente sem foco definido, sudorese noturna (chega a molhar lençóis), perda de peso (maior que 10% nos últimos meses), fadiga, cansaço e perda de apetite sugerem linfoma ou doença infecciosa de curso insidioso como a tuberculose. Febre sem origem determinada, fadiga e artralgia podem sugerir doença reumática, doença do soro ou mesmo infecção viral de curso crônico.

Contato com animais pode sugerir a etiologia, como exemplo a doença da arranhadura do gato.

Micobactérias não tuberculosas podem causar adenomegalia de curso arrastado, e nesses casos a coleta de material para cultura é importante. A retirada do gânglio pode ser suficiente para resolução; em outras situações é necessário introduzir tratamento. A linfadenomegalia cervical é a manifestação mais comum da infecção por *Mycobacterium avium* (*Mycobacterium avium complex* – MAC) na criança, e a maioria dessas tem entre 1 e 5 anos de idade. A febre não é comum, com pouca ou nenhuma dor, unilateral mais frequentemente, e em região submandibular ou cervical anterior superior. O linfonodo é firme, sem flutuação.

A seguir, algumas histórias reais que podem auxiliar na tomada de decisão (Tabela 18.3).

TABELA 18.3. Casos clínicos de linfonodomegalias

Caso clínico 1

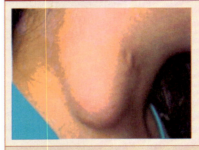

Paciente, 8 anos, com febre ocasional há 3 meses, concomitante com o aparecimento de vários caroços no pescoço (*sic*). Emagreceu um pouco no período. Refere dor discreta, nega hiperemia no local. Drenou de forma espontânea. Palpação: 6 cm, amolecido, não aderido.

Comentário: Quadro de evolução crônica, febre, emagrecimento, vários gânglios, dor discreta e drenou sem hiperemia. História e exame físico não sugeriam neoplasia. Biópsia revelou paracoccidioidomicose.

Caso clínico 2

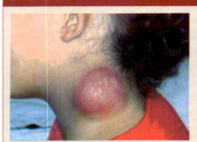
Região cervical esquerda

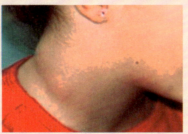
Região cervical direita

Paciente, 8 anos, febre há 5 dias, concomitante com o aparecimento de vários caroços no pescoço. Nega emagrecimento. Refere dor moderada (já foi intensa), refere hiperemia no local um dia após o aparecimento dos caroços e da dor. Não drenou.

Comentário: Quadro de evolução aguda, febre, sem emagrecimento, vários gânglios (tinha IgM e IgG contra toxoplasmose), local com hiperemia, dor, sem drenagem. A imagem é de uma adenite bacteriana em uma paciente com toxoplasmose. Drenagem e antibioticoterapia foram as condutas para adenite.

Caso clínico 3

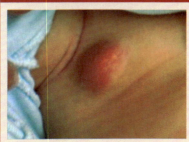
Região axilar direita

Paciente, 1 mês, aparecimento de nódulo em região axilar direita há 2 semanas. Inicialmente pequeno, foi aumentando de tamanho e ficou avermelhada a pele. A criança fica incomodada durante o banho ou quando troca a roupa. Não percebeu febre. Está ganhando peso e está em aleitamento materno. Nega drenagem.

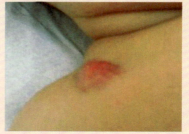
Infraclavicular direita em outro paciente

Comentário: Quadro agudo em paciente que recebeu vacina BCG com evolução não esperada e adenite em região de drenagem (vale para as duas imagens). Evento adverso pós-vacinação. Indicada isoniazida. Não drenar.

Continua

TABELA 18.3. Casos clínicos de linfonodomegalias (continuação)

Caso clínico 4

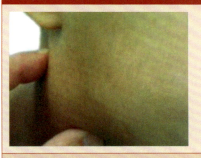

Paciente, 12 anos, refere aparecimento de nódulo em região cervical direita há 2 semanas. Inicialmente pequeno, está aumentando de tamanho. Refere que é duro, não se movimenta. Nega febre. Nega emagrecimento.

Comentário: História de quadro agudo com exame físico evidenciando massa endurecida, não móvel, indolor, o que já foi suficiente para decisão quanto a exames. Embora não tivesse febre e emagrecimento, e o tempo de aparecimento curto, foi realizada biópsia pensando em neoplasia. Exame confirmou neoplasia.

Caso clínico 5

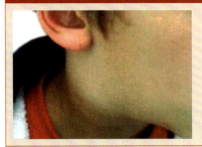

Paciente, 12 anos, refere nódulo em região cervical direita há 2 meses. Inicialmente pequeno, está aumentando de tamanho. Refere que é duro, não se movimenta. Refere febre e emagrecimento.

Comentário: Se compararmos com o caso clínico 4 temos uma história mais longa, 2 meses, com aumento, endurecido, não móvel, febre e emagrecimento. Isso levou a pensar em neoplasia, e foi realizada biópsia. O exame revelou reação inflamatória inespecífica. Não era neoplasia.

Caso clínico 6

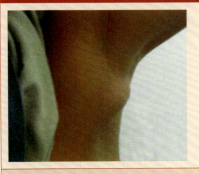

Paciente estava jogando bola, retirou a camiseta – os colegas alertaram-no para um abaulamento na região axilar. Ele achava normal, e tinha isso há semanas (*sic*). Sem febre, sem emagrecimento.

Comentário: Região axilar com nódulo de aumento progressivo e lento, sem febre ou emagrecimento percebidos. Tinha gatos com os quais brincava frequentemente. Suspeita de doença da arranhadura do gato (*Bartonella*). Iniciado tratamento e agendada punção aspirativa com agulha fina. Em uma semana houve redução e tratamento foi completado.

Caso clínico 7

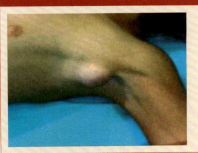

Paciente com abaulamento na região axilar, sem febre, com dificuldade para ganhar peso. Tinha gatos e brincava com os mesmos. Não teve resposta inicial ao tratamento para doença da arranhadura do gato.

Comentário: Região axilar com nódulo de aumento progressivo e lento, sem febre, com dificuldade para ganhar peso e sem resposta à possível doença da arranhadura do gato; a proposta foi realizar biópsia. Exame revelou paracoccidioidomicose.

A maioria absoluta dos casos é de nódulos em região cervical, que aumentaram nos primeiros 7 dias e pararam de crescer, dando a impressão que diminuíram um pouco. Negou-se febre e emagrecimento.

Ao exame, os gânglios estão dentro dos limites esperados para a região anatômica examinada, móveis, indolores, firmes e elásticos, com consistência fibroelástica.

EXAMES QUE PODEM AUXILIAR NO DIAGNÓSTICO

- Hemograma cujo objetivo é avaliar as alterações nas séries vermelha, branca e plaquetas;
- Sorologia: mononucleose, toxoplasmose, citomegalovírus, sífilis;
- DHL – leucemias;
- Punção de medula óssea.

DIAGNÓSTICO POR IMAGEM NA LINFONODOMEGALIA DA CRIANÇA

Ultrassonografia

A ultrassonografia do linfonodo pode ser útil na definição da presença e extensão de um abscesso se a flutuação no linfonodo não é óbvia pela palpação.

A ultrassonografia pode ajudar a diferenciar linfonodo metastático ou comprometido por linfoma de linfonodos reacionais benignos. Mais que alterações morfológicas, como o formato mais arredondado ou a presença de contorno nodular excêntrico no linfonodo metastático, a ultrassonografia com Doppler colorido mostra alterações na perfusão vascular desses linfonodos que pode ser graduada desde avascular até altamente vascularizada. Associando esse achado ao sítio de perfusão vascular linfonodal, se central, periférico ou hilar, esses padrões podem fornecer informações adicionais úteis no diagnóstico diferencial da linfadenopatia cervical. Linfonodos aumentados reacionais mostram, caracteristicamente, intensa perfusão hilar (92%), enquanto metástases linfonodais mostram principalmente fluxo localizado perifericamente (84%). Entretanto, esses achados não fornecem informação definitiva, tanto que a biópsia é frequentemente necessária, independentemente dos resultados da ultrassonografia.[5-8]

A ultrassonografia abdominal está justificada em crianças com linfadenopatia inguinal inexplicada que não têm sintomas de infecção, na procura de massas no abdome e/ou linfonodopatia abdominal, que pode estar associada com malignidades (p. ex., neuroblastoma, linfoma).

Radiografia de tórax

A decisão de solicitar radiografias de tórax em crianças com linfadenopatia periférica são feitas caso a caso, na dependência dos demais achados clínicos. Geralmente, estão indicadas radiografias de tórax em crianças com:

- Linfadenopatia generalizada ou supraclavicular no momento da apresentação da doença;
- Linfadenopatia cervical ou inguinal ≥ 2 cm de diâmetro não associada a sinais e sintomas de infecção ou que tenha sinais de infecção, mas não responda a tentativa de antibioticoterapia.

Em crianças com linfadenopatia, radiografias de tórax são obtidas primariamente na procura de massas no mediastino ou linfonodomegalia hilar. Massa mediastinal pode indicar linfoma ou outras malignidades, dependendo da sua localização. Linfonodomegalia hilar pode indicar tuberculose, linfoma de Hodgkin ou sarcoidose. Outros achados na radiografia de tórax podem ser úteis na determinação da causa da linfadenopatia como, por exemplo, opacidades pulmonares em crianças com histoplasmose, tuberculose ou doenças fúngicas.

Quando os exames sorológicos, bioquímicos e de hemograma não são suficientes para sugerir o diagnóstico, e não houve redução ou houve aumento do gânglios, há a necessidade de se decidir por métodos diagnósticos adicionais.[9-11]

QUANDO PUNCIONAR?

Na adenomegalia regionalizada pode-se fazer o diagnóstico com PAAF (punção aspirativa com agulha fina) em 60 a 85% dos casos, com material adequado para o aspirado e escolha do gânglio que motivou a investigação. A punção está indicada:

- No recém-nascido, uma vez que não se espera gânglios palpáveis nessa idade;
- Nas situações em que se pensou tratar de adenite e o uso do antibiótico adequado não produziu melhora;
- Nas situações em que se tenha uma adenite com abscesso (calor, rubor, dor), na qual a drenagem está indicada associada a antibiótico. Não puncionar ou drenar gânglios supurados nos eventos adversos após vacina BCG;
- Nos gânglios com 3 cm ou mais, pois ultrapassaram os limites esperados e devem ser investigados, se justificado por história e exame clínico.

QUANDO BIOPSIAR?

As indicações dependerão da história e exame clínico, ou sempre que houver suspeita de neoplasia (Tabelas 18.4 e 18.5):

TABELA 18.4. Seguimento clínico e laboratorial de pacientes com linfonodomegalias

Condição/tempo	Até duas semanas	6 a 8 semanas	12 semanas
Só aumentou	Observa		
Regrediu	Alta		
Não regrediu ou aumentou	Hemograma, sorologias	Punção/biópsia	Biópsia
Aumento com sinais flogísticos	Hemograma, antibiótico, drenar (se necessário)		
Regrediu	Alta		
Não regrediu	Hemograma, sorologias	Punção/biópsia	Biópsia
Febre e emagrecimento, esplenomegalia, hepatomegalia	Sorologias, hemograma, DHL, bioquímicos, imagem, PPD, mielograma; se necessário, punção/biópsia	Punção/biópsia	Biópsia

TABELA 18.5. Sugestões de tratamento nas situações em que há indicação terapêutica

Adenite bacteriana	Amoxacilina/clavulanato Cefalexina		
Toxoplasmose	Sulfadiazina Pirimetamina Ácido folínico		
Doença da arranhadura do gato	Doxaciclina nos maiores que 8 anos Azitromicina/claritromicina		
Ricketsiose	Doxaciclina, cloranfenicol, fluorquinolona, tetracilina		
Lyme (*Borrelia*)	Doxaciclina, amoxa, ceftriaxona, cefuroxima, macrolídeo		
Micobactérias não tuberculosas	Claritromicina Rifampicina	Diferentes esquemas são possíveis: VO – 3×/semana, por 4 a 6 meses	
Cancro mole (*Haemophilus ducreyi*)	Azitromicina	20 mg/kg	VO – dose única
Clamidiose (*Chlamydia trachomatis*)	Azitromicina	20 mg/kg	VO – dose única
Gonorreia (*Neisseria gonorrhoeae*)	Ceftriaxona	250 mg	IM – dose única
Sífilis (*Treponema pallidum*)	Penicilina G benzatina	50.000 UI/kg	IM – dose única Máximo: 2,4 milhões UI
Tricomoníase (*Tricomonas vaginalis*)	Metronidazol	15 mg/kg/dia	VO – 8/8 h, por 7 dias

- Febre persistente, perda de peso;
- Linfonodos aderidos;
- Linfonodos em crescimento (por mais de 2 a 3 semanas);
- Linfonodos aumentados na região supraclavicular ou terço inferior do pescoço;
- Linfonodos com aumento, por mais de 12 semanas;
- Gânglio periférico associado a gânglio profundo.

Referências bibliográficas

1. Meier JD, Grimmer JF. Evaluation and management of neck masses in children. Am Fam Physician. 2014; 89(5):353-8.

2. Leung AKC, Robson WLM. Childhood cervical lymphadenopathy. J Pediatr Health Care. 2004; 18:3-7.
3. Locke R, Comfort R, Kubba H. When does an enlarged cervical lymph node in a child need excision? A systematic review. Int J Pediatr Otorhinolaryngol. 2014; 78: 393-401.
4. Niedzielska G, Kotowski M, Niedzielski ADybiec E, Wieczorek P. Cervical lymphadenopathy in children – incidence and diagnostic management. Int J Pediatr Otorhinolaryngol. 2007; 71(1):51-6.
5. Ying M, Ahuja AT, Evans R, King W, Metreweli C. Cervical lymphadenopathy: sonographic differentiation between tuberculous nodes and nodal metastases from non-head and neck carcinomas. J Clin Ultrasound. 1998; 26(8):383-9.
6. Steinkamp HJ, Mueffelmann M, Böck JC, Thiel T, Kenzel P, Felix R. Differential diagnosis of lymph node lesions:

a semiquantitative approach with colour Doppler ultrasound. Br J Radiol. 1998; 71(828):828-33.

7. Wu CH, Chang YL, Hsu WC, Ko JY, Sheen TS, Hsieh FJ. Usefulness of Doppler spectral analysis and power Doppler sonography in the differentiation of cervical lymphadenopathies. AJR Am J Roentgenol. 1998; 171(2):503-9.

8. Tschammler A, Ott G, Schang T, Seelbach-Goebel B, Schwager K, Hahn D. Lymphadenopathy: differentiation of benign from malignant disease – color Doppler US assessment of intranodal angioarchitecture. Radiology. 1998; 208(1):117-23.

9. De Corti F, Cecchetto G, Vendraminelli R, Mognato G. Citologia su ago aspirato nelle linfoadenopatie superficiali in età pediátrica. Pediatr Med Chir. 2014; 36: 80-2.

10. Screaton NJ, Berman LH, Grant JW. Head and Neck Lymphadenopathy: evaluation with US-guided cutting-needle biopsy. Radiology. 2002; 224:75-81.

11. Som PM, Curtin HD, Mancuso AA. Imaging-based nodal classification for evaluation of neck metastatic adenopathy. AJR Am J Roentgenol. 2000; 174:837-44.

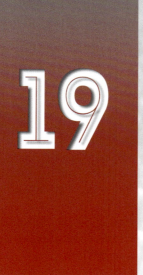

19 ODORES NASAIS INCOMUNS

Vitor Nakagima

INTRODUÇÃO

Odores nasais na infância são incomuns, basicamente por corpo estranho com sintomas de rinorreia unilateral, e odor após certo período de tempo, ou nos quadros de rinossinusite crônica.

SINAIS E SINTOMAS

Corpos estranhos são objetos inanimados diversos. Os mais comuns são espuma, feijão, algodão; caracterizando-se por rinorreia unilateral que não melhora com lavagem com soro fisiológico, evoluindo com odor e, mesmo após antibioticoterapia sistêmica, não obtém melhora.

O tratamento é a retirada do corpo estranho e posterior seguimento; porém devemos lembrar algumas características típicas nessa situação:
- É importante observar se a introdução de corpo estranho não ocorreu em atividades de competição entre os amiguinhos que apostam entre si sobre quem resolverá o problema primeiro, pois isso pode causar repetição do comportamento;
- Obstrução nasal, devido a desvio de septo nasal e atresia da fossa nasal, são algumas das situações em que tentam desobstruir a fossa nasal, e introduzem o corpo estranho. Para esses pacientes deve haver seguimento pois, dependendo do tempo de permanência do corpo estranho, podemos ter aderências que devem ser desfeitas; além de orientar os familiares, pois algumas alterações anatômicas devem ser corrigidas;
- Por alteração comportamental, alguns pacientes colocam corpo estranho em cavidades naturais do corpo humano.

A segunda hipótese é a rinossinusite crônica unilateral,[1] que também é relacionada com malformação facial, associada a quadros metabólicos como deficiência imunológica, anemia, exposição precoce a ambiente hostil (cigarros, creches e outros). Leva a aumento de suscetibilidade a quadros de infecção de via aérea superior que, com tratamento convencional sintomático, e às vezes com antibioticoterapia sistêmica associada a corticoterapia sistêmica sem solução, favoreceria a contaminação fúngica.

Lembrar que rinossinusite fúngica não é uma intercorrência clínica exclusiva de pacientes com doenças hematológicas. Ela pode ocorrer na evolução inadequada de rinossinusite bacteriana que não respondeu bem aos tratamentos convencionais.

Ao diagnosticarmos uma rinossinusite unilateral, e após o tratamento convencional sem cura, esses pacientes sempre devem ter avaliação por imagem, em que a tomografia de seios paranasais é indicada, e discutir com o otorrinolaringologista para instituir o tratamento adequado.

As condições clínicas anteriormente citadas podem ser facilmente identificadas pelos pais, educadores, profissionais de saúde ou pelo próprio paciente cuja queixa objetiva de odor fétido nasal é também percebida pelos demais.

Além dessa queixa objetiva, há ainda a referência subjetiva de odor como "cheiro de fezes", "odor de rato morto", "casca com cheiro forte". Esses odores, porém, não são percebidos pelos demais. Entretanto, aparentemente esse quadro subjetivo é infrequente na faixa etária pediátrica.

O olfato humano é muito complexo, como foi demonstrado por Linda Buck e Richard Axel (Nobel de Medicina, 2004),[5] e atualmente quando precisamos medir objetivamente a sua qualidade, temos a avaliação clássica *the brief smell identification test*. E qual seria a sua aplicabilidade na infância? Difícil de responder claramente, pois temos o trabalho de Laing[4] com crianças de 5 a 7 anos, e Dalton[6] em trabalho multidisciplinar tentando uma padronização de exames, somente para citar a dificuldade do diagnóstico preciso.

Por isso, é importante ter algumas noções básicas: o olfato é o primeiro órgão dos sentidos a se desenvolver embriologicamente e, ao analisarmos a sua função, sabemos que o seu perfeito funcionamento está ligado diretamente a boa qualidade de vida,[7] pois é um dos fatores que permitem ao ser humano se relacionar com o meio ambiente e reconhecer odores agradáveis ou desagradáveis.

Sabemos que para o perfeito funcionamento do olfato é necessário:[8]

1. Integridade estrutural do epitélio olfatório;
2. Integridade do bulbo olfatório;
3. Integridade do córtex central olfatório.

Quanto ao epitélio olfatório, é importante esclarecer alguns tópicos: a sua localização na fossa nasal é posterior e superior junto à lâmina crivosa do etmoide,[9] e por isso é exposto às intempéries da qualidade do ar do ambiente; e infecções, principalmente virais. Nos processos inflamatórios crônicos, é importante levar em consideração esses fatos, pois sabemos que existe regeneração celular do neuroepitélio olfatório e que, ao nível do bulbo olfatório e do hipocampo, pode haver uma capacidade olfatória prejudicada pelo encurtamento do telômero, que é uma característica do "envelhecimento" de muitos sistemas.

Essas considerações são importantes, pois sabemos que a principal causa de comprometimento infeccioso sistêmico é viral, e quando temos as viroses com perda de apetite e irritabilidade em crianças, estas devem ser avaliadas com maior carinho, fazer o seguimento e prescrever "medicação sintomática".

É sempre importante lembrar que muitas queixas não são detectáveis, pois as crianças às vezes não sabem como manifestar espontaneamente e que necessitam de estímulo, e essa é a função do médico.

Algumas doenças degenerativas[10] relatam alterações do olfato, como Alzheimer,[11] Parkison, síndrome de Down com obesidade, e a síndrome de Kallman (a causa mais comum de disfunção olfatória congênita, que ocorre em 1:10.000-50.000, causada por agenesia do bulbo olfatório; e como os pacientes não entendem o conceito de odor, não sentem sua falta, porém podem sentir odores "ocres").

Por que citamos se são diagnosticadas tardias ou do envelhecimento? Estudos em Parkison chama a atenção, pois 70 a 90% apresentam disfunção olfatória, porém somente 28% apresentam queixa, e o importante é a alta prevalência da alteração olfatória na fase pré-sintomática; e qual seria o início destas perdas olfativas, não sabemos.

Como é um capítulo em emergências, *não* podemos esquecer os traumas de face com comprometimento da lâmina crivosa, que podem cursar com "perda do olfato", e nessa situação teremos uma solução de continuidade com o encéfalo e medidas para evitar contaminação central devem ser tomadas, contatando emergencialmente a neurologia e a otorrinolaringologia.

Somente para relembrar as definições:

- Anosmia – perda do olfato;
- Hiposmia – diminuição da sensibilidade do olfato;
- Cacosmia – sensação de odores desagradáveis;
- Parosmia/disosmia – distorção de odores (nada cheira certo ou tudo cheira igual), neuropatias, neurite viral, aura epilética;
- Fantosmia – sensação de odores que não existem, intermitentes ou constantes, descritos como ovo podre ou fezes;
- Esquizofrenia – alucinações olfatórias entre 15 e 30% dos pacientes, epilepsia do lobo frontal, fantosmia;
- Agnosmia – inabilidade para classificar, identificar ou constatar uma sensação odorífera, verbalmente;
- Hiperosmia – aumento da sensação olfativa.

Referências bibliográficas

1. Kern RC. Chronic sinusitis and anosmia: pathologic changes in the olfactory mucosa. Laryngoscope. 2000; 110:1071-7.
2. Erskine SE, Schelenz S, Philpolt EM. Unilateral cacosmia: apresentation of maxilary fungal infestation. BMJ case report; 2013 abr 5. doi:101136/bcr-2013-008808.
3. Mennella JA, Beauchamp GK. Olfactory preferences in children and adults. In: Laing DG, Doty RL, Breipohl W (ed.). The human sense of smell. New York: Springer-Verlag. 1992; 167-80.
4. Laing DG, Segovia C, Fark T, Laing ON, Jinks AL, Nikolaus J, et al. Tests for screening olfactory and gustatory function in school age children. Otolaryngol Head Neck Surg. 2008; 139:74-82.
5. Buck L, Axel R. A novel multigene family may encode odorant receptors: a molecular basis for odor recognition. Cell. 1991 abr; 65:175-87.
6. Dalton P, Mennela JA, Cowart BJ, Maute C, Pribitkin EA, Reilly JS. Evaluating the prevalence of olfactory disfunc-

tion in a pediatric population. Ann NY Acord Sci. 2009 jul; 1170:537-42

7. Shu C, Lee M, et al. Factors affecting the impact of olfatory loss on the quality of life and emotional coping ability. Rhinology. 2011; 2013:337-41.

8. Pinto JM. Olfaction. Proc Am Thorac Soc. 2011 mar; 8(1):46-52.

9. Zhao K, Scherer PW, Hajiloo SA, Dalton P. Effect of anatomy on human nasal air flow and odorant transport patterns: implications for olfaction. Chen Senses. 2004; 29:365-79. [PubMed]

10. Kovacs T. Mechanisms of olfactory dysfunction in agings and neurodegenerative disorders. Ageing Res Rev. 2004 apr; 3(2):215-32.

11. Sun GH, Raji CA, MacEachern MP, et al. Olfatory identification testing as a predictor of the development of

12. Leopold D. Distortion of olfactory perception: diagnosis and treatment. Chem Senses. 2002; 2013:611-15. [PubMed].

13. Welge-Lussen A. Ageing, neurodegeneration, and olfactory and gustatory loss. B-ENT. 2009; 5:129-32. [PubMed].

14. Seki N, Shirasaki H, Kikuchi M, Sakamoto T, Watanabe N, Himi T. Expression and localization of TRPV 1 human nasal mucosa. Rhinology. 2006; 44:128-34.

15. Sobel N, Johnson BN, Mainland J. Function neuroimaging of human olfaction. In: Doty RL, editor. Handbook of olfaction and gustation. New York: Marcel Dekker. 2003; 25174.

16. Hummel T. Retronasal perception of odors. Chem Biodivers. 2008; 5:853-61.

20 RETENÇÃO URINÁRIA AGUDA

Marcia Camegaçava Riyuzo
Henrique Mochida Takase

INTRODUÇÃO

Retenção urinária aguda é a incapacidade de eliminar a urina, voluntariamente, por mais de 12 horas.[1,2] É a causa mais comum de emergência urológica na população adulta masculina em decorrência da hiperplasia prostática benigna.[1] Esse sintoma é raro na população pediátrica.

FISIOPATOLOGIA[1]

A retenção urinária pode ocorrer devido a:
- Obstrução ao fluxo: por fatores mecânicos (estreitamento físico do canal uretral) ou dinâmicos (aumento do tônus muscular dentro e ao redor da uretra);
- Deficiência neurológica: por interrupção da sinapse do nervo sensitivo ou motor para o músculo detrusor;
- Ineficiência do músculo detrusor.

ETIOLOGIA[3-7]

As causas de retenção urinária em crianças e adolescentes são:
- Doenças neurológicas: 10%[3] a 17%;[4]
- Infecções do trato urinário: 13%;[4]
- Disfunções miccionais graves: 15%;[4]
- Efeitos colaterais de algumas drogas (em especial, as anticolinérgicas): 13%;[4]
- Traumas (pélvis, uretra, pênis): 10%;[3]
- Constipação intestinal: 5%,[3] 8,6%[5] e 13%;[4]
- Impactação fecal: 13%;[6]
- Cálculos no trato urinário inferior: 28%;[3]
- Obstrução mecânica: 25%;[6]
- Processos infecciosos ou inflamatórios: 18%;[6]
- Tumores;
- Problemas anatômicos;
- Emocionais.

Foram observadas uma ou mais alterações urinárias (enurese, infecções e surtos de retenção) associadas à constipação intestinal em 43% das crianças.[5]

QUADRO CLÍNICO[1]

Retenção urinária aguda, geralmente, se caracteriza pela incapacidade de eliminar a urina voluntariamente. Usualmente, está associada com dor abdominal baixa e/ou desconforto suprapúbico. Pacientes hospitalizados podem apresentar retenção urinária aguda relacionada a medicações ou procedimentos cirúrgicos.

DIAGNÓSTICO[1]

História clínica

A história clínica deve focar em fatores que auxiliem o diagnóstico da causa da retenção urinária:
- História prévia de retenção urinária;
- Sintomas do trato urinário inferior;
- Trauma;
- Referência de relaxamento incompleto do esfíncter urinário (dissinergia) que pode resultar em aumento da pressão de esvaziamento vesical e do volume residual pós-miccional;

- Retenção urinária aguda por deficiência neurológica;
- Uso de medicações (anticolinérgicos);
- Presença de dor lombar e sintomas neurológicos sugerem a possibilidade de lesão ou compressão da corda espinal.

Exame físico

- Palpação do abdome inferior;
- Palpação do abdome inferior onde pode-se observar a presença de bexiga distendida;
- Exame retal: pode detectar impactação de fezes;
- Exame neurológico: avaliação da força, sensibilidade, reflexos e tônus muscular.

Exame laboratorial

- Deve-se obter a urinálise e a cultura de urina. Dosagem sérica da creatinina para avaliação da função renal, quando indicativa (p. ex., obstrução por cálculo, trauma);
- Outros exames deverão ser determinados de acordo com os achados de história clínica e exame físico.

Exame de imagem

A ultrassonografia abdominal confirma o diagnóstico de retenção urinária aguda. No entanto, quando a história clínica e o exame físico fortemente sugerem o diagnóstico de retenção urinária, é racional realizar a cateterização da bexiga sem a ultrassonografia. Esse exame auxilia na identificação de obstrução por cálculos.

Na investigação de constipação, a realização de radiologia simples do abdome auxilia na visualização da condição de impactação das fezes.[7]

TRATAMENTO[1,7]

- A conduta imediata é realizar o esvaziamento vesical;
- Tratar a causa básica da retenção urinária aguda para evitar a recorrência do quadro.

Referências bibliográficas

1. Barrisford GW, Steele GS. Acute urinary retention. In: O'Leary MP, Hockberger RS (eds.). UpToDate. 2015; Disponível em: http://www.uptodate.com/home/index.html.
2. Koff SA. Estimating bladder capacity in children. Urology. 1983; 21:248.
3. Asgari SA, Mansour Ghanaie M, Simforoosh N, Kajbafzadeh A, Zare' A. Acute urinary retention in children. Urol J. 2005; 2:23-7.
4. Gatti JM, Perez-Brayfield M, Kirsch AJ, Smith EA, Massad HC, Broecker BH. Acute urinary retention in children. J Urol. 2001; 165:918-21.
5. Morais MB, Maffei HVL. Constipação intestinal. Rio de Janeiro: J Pediatr. 2000; 76(Supl. 1):47-56.
6. Nevo A, Mano R, Livne PM, Sivan B, Ben-Meir D. Urinary retention in children. Urology. 2014; 84:1475-9.
7. Traslavina GAA, Del Ciampo LA, Ferraz IS. Retenção urinária em pré-escolar feminina com constipação intestinal. Relato de caso. Rev Paul Pediatr. 2015; 33:488-92.

21 SINAIS E SINTOMAS MUSCULOESQUELÉTICOS

Claudia Saad Magalhães

A despeito dos problemas musculoesqueléticos da criança e do adolescente serem frequentes, há dificuldades no manejo pelo médico generalista, o que pode resultar em atraso diagnóstico e de tratamento, afetando o desfecho clínico e prognóstico. Todos os clínicos que cuidam de crianças deveriam ser treinados no reconhecimento de anormalidades musculoesqueléticas, distinguindo as alterações patológicas de variações do desenvolvimento normal, conhecendo os sinais e sintomas de apresentação mais comuns e serem capazes de encaminhamento oportuno ao especialista.[1]

HABILIDADES

Realizar a história clínica efetiva e desempenhar o exame físico com competência são requisitos fundamentais na avaliação musculoesquelética. É necessário conhecer o desenvolvimento normal, estar alerta às manifestações musculoesqueléticas nas diversas faixas etárias, bem como os indicadores para referência de urgência. A avaliação musculoesquelética pediátrica difere da adulta em diversas maneiras, mas principalmente porque a história é obtida de pais ou cuidadores, sendo, portanto, baseada na informação de terceiros e não do próprio paciente, o que pode dificultar a avaliação inicial. As queixas podem ser vagas como "tem dores nas pernas", "está mancando", "não está andando como fazia antes". Os pais podem trazer ansiedades, preocupações ou expectativas que precisam ser solucionadas e a demanda por exames complementares pode ser maior que a realmente indicada.

HISTÓRIA

Uma dificuldade comum na abordagem consiste em atribuir inapropriadamente as queixas ao trauma, uma vez que traumas mínimos ocorrem quase diariamente na maioria das crianças. Há que se distinguir os aspectos sugestivos de alterações mecânicas ou inflamatórias. O conceito da dor referida não deve ser esquecido, por exemplo a dor no joelho pode refletir alterações no quadril, ou a dor no quadril ser referida ao problema na coluna. Crianças "pré-verbais" obviamente não se queixam de dor, mas quando têm dor podem apresentar alteração do comportamento, como irritabilidade, alteração do sono, do humor, perda de interesse por atividades lúdicas apreciadas ou limitações funcionais para desenhar, rabiscar, andar ou correr. Atraso ou regressão nos marcos de desenvolvimento motor podem demandar avaliação neurológica, mas também avaliação musculoesquelética. Por exemplo, uma criança que corria e brincava, agora pede colo ou se recusa a subir ou descer escadas. O relato de edema nas articulações é sempre relevante, mas costuma não ser reconhecido pelos pais ou mesmo pelo profissional de saúde, especialmente se a alteração for simétrica. Rigidez matinal ou rigidez de repouso, após longos períodos de imobilidade precisa ser questionada; o mais frequente é a observação de que a criança é relutante para apoiar os pés no chão, ou que anda "travada como um robô" após longos períodos de imobilidade, por exemplo sentada na escola ou após uma viagem de carro. A febre e outros sinais sistêmicos e a presença de dor óssea difusa podem representar sinais

SINAIS E SINTOMAS MUSCULOESQUELÉTICOS

vermelhos para referência de urgência. Apresentação insidiosa de problemas musculoesqueléticos pode ter impacto no crescimento, localizado ou generalizado, ou hipotrofia muscular. A observação de alterações de curvas de crescimento, assimetria de comprimento dos membros ou hipotrofia muscular localizada podem sugerir artrite crônica, mesmo naqueles que não se queixam de dor.

EXAME FÍSICO

Uma criança com dor, amedrontada ou muito tímida pode representar dificuldades para o exame; é melhor colocá-la à vontade brincando ou rabiscando, e ao mesmo tempo observá-la atentamente enquanto conversa com os pais. O exame físico não deve ser restrito à área da queixa. Por exemplo, a identificação de um sopro na criança com dor no joelho pode conduzir ao diagnóstico de febre reumática. Durante o exame é importante a observação não verbal da criança, como a retração à movimentação ou afastamento do membro doloroso, fácies de dor ou desconforto.

EXAME MUSCULOESQUELÉTICO

Um exame sumário que toma em média 2 minutos para realização no escolar ou com certa habilidade nas crianças menores, sumariza as áreas da marcha, extremidades superiores e inferiores e coluna (pGALS: *Gait*, *Arms*, *Legs*, *Spine*) e tem sido desenvolvido e incorporado na prática pediátrica em muitos países.[2] Inclui três perguntas relacionadas à dor e funcionalidade, sendo importante mencionar que as respostas negativas não excluem problemas musculoesqueléticos. No mínimo, o pGALS deveria ser realizado em cenários clínicos nos quais há envolvimento musculoesquelético, mas idealmente como parte do exame físico completo da criança, como o exame cardiopulmonar ou abdominal, sobretudo porque a história isoladamente subestima o problema. Não é infrequente observar crianças encaminhadas por edema no joelho e na observação minuciosa verificar-se múltiplas articulações edemaciadas que não foram observadas, uma vez que o foco mais importante do encaminhamento era o joelho. Para o generalista sugere-se a observação da área relevante baseado no princípio "olhe, palpe, movimente" do exame *Regional Examination of the Musculoskeletal System* (REMS) [http://www.pmmonline.org].[3,4]

É importante também o reconhecimento das variações de marcha, alinhamento dos membros e marcos principais do desenvolvimento motor, uma vez que podem resultar em questionamentos pelos pais, especialmente para crianças pré-escolares,

TABELA 21.1. Variações normais da marcha e alinhamento dos membros

Andar na ponta dos pés: é comum até os 3 anos
Pernas arqueadas (*genu varo*): é comum até os 18 meses
Joelhos para dentro (*genu valgo*): é comum até os 4 anos e a maioria resolve até os 7 anos. Pode ocorrer por anteversão do colo femoral, torção tibial interna ou *metatarsus adductus*
Pés planos: a maioria das crianças apresenta um pé flexível com a marcha na ponta dos pés e pés planos na marcha normal, que resolve espontaneamente até os 7 anos
Artelhos em garra: melhoram à medida da aquisição da marcha

TABELA 21.2. Aspectos práticos: variações normais ou referência especializada

Alterações persistentes (além do limite esperado para a idade)
Alterações assimétricas progressivas
Baixa estatura, membros curtos e dismorfias
Alterações dolorosas e com limitações funcionais
Pés planos fixos ou dolorosos
Arco plantar fixo
Regressão ou atraso motor
Exame articular anormal em qualquer outra parte do corpo
Sugestivo de doença neurológica

em que esclarecimentos simples podem resolver o problema (Tabelas 21.1 e 21.2).

CENÁRIOS CLÍNICOS PRINCIPAIS

Claudicação

A criança com claudicação é o sinal clássico de disfunção ou dor. Claudicação é definida como uma anormalidade da marcha, frequentemente causada por dor, deformidade ou fraqueza muscular. Há vários tipos de marcha anormal. As causas são múltiplas e podem variar de risco alto até condições benignas que podem ser diferenciadas por avaliação clínica cuidadosa, como a aparência geral da criança, se deambula, se brinca ou está limitada ao colo, cadeira ou carrinho (Tabela 21.3).

A suspeita de marcha anormal ocorre por meio da avaliação do pGALS, e deve ser observada com a criança andando em um corredor além dos limites do consultório por algum tempo. Para a criança que não apoia os membros, hesitante para deambular, é importante a exclusão de infecções ou neoplasias.

TABELA 21.3. Causas comuns de claudicação de acordo com a idade

1-4 anos
- Infecções (artrite séptica, osteomielite)
- Neoplasias (leucemia, neuroblastoma)
- Mecânica (trauma ou trauma não acidental)
- Problemas congênitos ou de desenvolvimento (displasia do quadril, pé torto)
- Problemas neurológicos (paralisia cerebral, síndromes neurológicas)
- Artrite idiopática juvenil
- Miopatia inflamatória ou hereditária
- Doenças metabólicas (raquitismo)

4-10 anos
- Mecânica (trauma, esforço repetitivo, trauma esportivo)
- Artrite reacional ou sinovite transitória do quadril
- Infecção (artrite séptica, osteomielite)
- Osteocondrose (Legg-Calvé-Perthes)
- Artrite idiopática juvenil
- Febre reumática
- Miopatia inflamatória (dermatomiosite)
- Coalisão tarsal (pé plano doloroso)
- Síndrome da dor regional complexa
- Neoplasias (leucemia)
- Doenças metabólicas (raquitismo)

Adolescente
- Mecânica (trauma, trauma repetitivo, trauma esportivo)
- Epifisiólise
- Infecção (artrite séptica, osteomielite)
- Artrite idiopática juvenil
- Miopatia inflamatória (dermatomiosite)
- Lúpus, doença inflamatória intestinal, febre reumática
- Síndrome da dor regional complexa
- Osteocondrite dissecante
- Coalisão tarsal
- Neoplasias (leucemia, linfoma, tumor ósseo primário)
- Doenças metabólicas (raquitismo)

Sinais de alerta (sinais vermelhos)

São sinais que aumentam a probabilidade de infecção, incluindo a febre e o envolvimento de apenas uma articulação ou osso com incapacidade de movimentos em um único membro. Dor óssea importante ocorre em neoplasias como a leucemia e o neuroblastoma metastático, embora este seja frequente em múltiplos locais. Geralmente, a claudicação por trauma é acompanhada de um evento significante, seguido por edema, dor intensa, hematomas ou equimoses na extremidade afetada.

Reumatologista *versus* ortopedista

Alterações obviamente traumáticas deverão ser encaminhadas ao ortopedista, mas aqueles pacien-

TABELA 21.4. Sinais e sintomas musculoesqueléticos que ajudam a distinguir causas ortopédicas ou reumatológicas

Ortopédico provável
- Dor ou edema imediatamente após trauma
- Dor claramente relacionada com a atividade física
- Febre e dor intensa ou edema articular ou ósseo (provável infecção bacteriana)

Reumático provável
- Sintomas como dor e/ou rigidez que pioram após períodos de inatividade ou pela manhã, e melhoram após atividade moderada e com regressão de marcos de desenvolvimento motor
- Edema articular não relacionado ao trauma
- Sinais e sintomas sistêmicos (febre, perda de peso, *rash* ou envolvimento de outros órgãos e sistemas, renal, cardiovascular ou neurológico)

tes com início insidioso de dor provavelmente podem ter uma condição reumática, e necessitarão de referência para o reumatologista, exceto quando os sintomas de dor foram acompanhados de trauma repetitivo em atividades do dia a dia, atividades físicas ou esportivas, nas quais há piora da dor com a atividade física. Quando a dor piora com a inatividade ou repouso e melhora com a atividade física sugere uma condição inflamatória, enquanto a dor que ocorre após atividade física sugere problema mecânico.

A criança que tem indícios de uma doença sistêmica ou com o envolvimento de múltiplos órgãos é mais provável que tenha uma causa reumatológica causando dor musculoesquelética ou a claudicação. A observação de outros aspectos relacionados e o padrão de sintomas pode levar ao diagnóstico correto, por exemplo, o *rash* cutâneo que ocorre no lúpus, púrpura de Henoch-Schönlein, dermatomiosite, vasculite; fraqueza muscular proximal que ocorre na dermatomiosite ou outras miopatias; dismorfias que ocorrem nas displasias esqueléticas como síndrome de Marfan; dor abdominal e diarreia na doença inflamatória intestinal ou doença celíaca; ou alopecia, pancitopenia e proteinúria que ocorrem no lúpus eritematoso sistêmico (Tabela 21.4).

Idade do paciente

Independentemente das considerações anteriores, a idade do paciente é um fator importante. Embora muitas condições possam apresentar-se com claudicação em qualquer idade, algumas são mais comuns em determinadas faixas etárias, por exemplo, dor no quadril com claudicação; a sinovite transitória do quadril é mais comum no pré-escolar, a osteocondro-

SINAIS E SINTOMAS MUSCULOESQUELÉTICOS

se de Legg-Calvé-Perthes é mais comum no escolar, a epifisiólise mais provável no adolescente. Outro exemplo é que enquanto a leucemia pode apresentar dor musculoesquelética em qualquer idade, o neuroblastoma é muito mais comum nos lactentes e pré-escolares e o linfoma e tumores ósseos primários mais comuns no adolescente.

CENÁRIOS ESPECIAIS

Hipermobilidade

A hipermobilidade é a causa mais comum de desconforto musculoesquelético em crianças. Pode ser generalizada ou limitada às articulações periféricas como mãos e pés. De modo geral, meninas de origem não caucasiana são mais flexíveis. A hipermobilidade é sugerida pela hiperextensão simétrica de dedos, cotovelos, joelhos e com pés planos. Crianças com a hipermobilidade podem apresentar dores de origem mecânica que ocorrem com a atividade física, e mais frequentemente nas crianças com dor de crescimento. É importante considerar ou excluir doenças genéticas que cursam com hipermobilidade, tais como síndrome de Marfan, que embora rara, associa-se com alterações retinianas e cardíacas (Tabela 21.5).

Dor de crescimento

A dor de crescimento é um diagnóstico comum dado às crianças com dores musculoesqueléticas de caráter inespecífico. Embora não tenha nenhuma relação com o crescimento físico ou desenvolvimento, o termo foi incorporado na literatura médica e reflete o entendimento incompleto dessa condição. As crianças recebem esse diagnóstico muito frequentemente, sendo reconhecida por parâmetros clínicos que ajudam a fazer o diagnóstico e manejo. Acomete igualmente meninos e meninas, sendo caracterizada por dor e desconforto localizado nas panturrilhas, face anterior da tíbia, pés e tornozelos, não sendo focada em nenhuma articulação específica. Tipicamente, os pais referem ausência de edema ou equimoses,

TABELA 21.5. Aspectos práticos

Sinais de alerta (sinais vermelhos) indicativos de referência urgente
Acometimento monoarticular
Recusa a apoiar e sustentar o peso
Febre ou sinais e sintomas sistêmicos
Aparência de estado geral comprometido

TABELA 21.6. As "regras gerais" da dor de crescimento

A dor nunca inicia ao acordar
A criança não apresenta claudicação
A criança não tem limitações para as atividades físicas
A dor é simétrica nos membros inferiores e não se limita às articulações
O exame físico é normal (pode haver hipermobilidade)
Não há comprometimento sistêmico
Desenvolvimento motor normal
Idade entre 3 e 12 anos

obtendo alívio com massagens ou simples analgésicos, ocorrendo no fim do dia ou durante a noite, ou após períodos de atividade intensa. Neste caso, não é necessário investigar (Tabela 21.6).

Febre, dor articular e claudicação

Quando a febre acompanha claudicação, artralgia ou artrite, especialmente se uma única articulação ou osso for envolvida, as infecções bacterianas se tornam muito mais prováveis. Dor intensa com edema, calor ou hiperemia, incapacidade de apoiar e sustentar o peso do corpo ou palpação óssea dolorosa são sinais vermelhos que indicam investigação com exames complementares com artrocentese ou aspiração óssea, hemograma, biomarcadores de fase aguda (VHS e proteína C reativa) e cultura. Imagem com radiografia simples deve ser realizada para excluir lesão por trauma, pois na maioria dos casos de artrite séptica ou osteomielite, as radiografias são inicialmente normais. Se há mais de uma articulação acometida, a probabilidade de acometimento inflamatório é maior, mas neoplasias também devem ser consideradas. A incapacidade de apoiar os membros, estado geral muito comprometido, bem como a presença de linfadenopatia, perda de peso ou esplenomegalia são muito sugestivas. A pancitopenia, plaquetopenia, velocidade de hemossedimentação elevada, desidrogenase láctica (DHL) elevada podem sugerir leucemia, mesmo na ausência de linfoblastos no esfregaço de sangue periférico e, neste caso, a aspiração da medula óssea e mielograma estão indicados.

Sintomas e padrão da febre

É importante avaliar o padrão de sintomas e realizar o exame físico e musculoesquelético para localizar a dor e sintomas que possam ser sugestivos para o diagnóstico, o padrão da febre e o registro da curva térmica com a aferição pelos pais e durante o período de observação clínica. A doença de Kawasaki e as infecções bacterianas podem ser identificadas pelo padrão, intensidade e duração da febre. Outras doenças como o lúpus eritematoso sistêmico, vasculites e doença inflamatória intestinal podem cursar com febre, mas o seu padrão é de menor especificidade.

As doenças autoinflamatórias, em comparação, têm um padrão de febre bastante específico. Por exemplo, um paciente com a febre familiar do Mediterrâneo tende a ter períodos de febre que duram de 2 a 3 dias, acompanhada de dor abdominal, artralgia, *rash* do tipo erisipela, ocorrendo com intervalos regulares de algumas semanas, com períodos intercríticos de completa normalidade. Entre as outras febres periódicas há padrões também distintos de febre; e na artrite idiopática juvenil de início sistêmico, a febre é intermitente, com um a dois picos febris diários por tempo prolongado, queda da temperatura com temperatura normal ou hipotermia entre os picos febris. Durante a febre pode ser observado o *rash* reumatoide, maculopapular, róseo-salmão mais evidente nas crianças de pele clara, evanescente, desaparecendo sem sinais após cessada a febre.

Artralgia e mialgia após sintomas respiratórios e infecções virais de caráter epidêmico

A maioria das infecções virais que causam sintomas respiratórios pode causar artralgia e mialgia transitoriamente, sendo benignas e autolimitadas. Em surtos de influenza do tipo B é comum a manifestação de dor e fraqueza de membros inferiores com limitação funcional transitória e elevação de enzimas musculares (CPK, DHL, TGO). Esses quadros resultam em procura de serviços de emergência, pois a criança deixa de apoiar e deambular por dor e fraqueza muscular de panturrilhas e coxas. Além das enzimas musculares muito elevadas e que se normalizam dentro de uma semana, os parâmetros laboratoriais são inespecíficos.[5]

Entre as arboviroses emergentes com transmissão por vetores que apresentaram surtos epidêmicos recentes, incluindo a dengue, febre chikungunya e infecção pelo vírus zika – este causa também um síndrome neurológica congênita com microcefalia, durante a fase aguda – todos os três que têm transmissão por mosquitos *Aedes* podem causar além da febre um quadro similar de exantema, conjuntivite, artralgia e mialgia transitórios e que são particularmente expressivos na febre chikungunya, na qual quadros persistentes de artrite crônica são descritos no adulto e na criança, e necessitam acompanhamento por especialistas em caso de suspeita das infecções. As áreas afetadas pela epidemia devem ter atenção para esses casos na suspeita inicial e acompanhamento.

Em conclusão, a despeito da frequência de atendimentos de problemas musculoesqueléticos pediátricos, o conhecimento sobre a sua abordagem necessita padronização de condutas. Um programa de treinamento com recursos audiovisuais para as habilidades do exame musculoesquelético e cenários clínicos de aprendizado com casos ilustrados, pode complementar o aprendizado na prática (www.pmmonline.org). Esse treinamento pediátrico deverá propiciar oportunidade de distinguir e discriminar anormalidades musculoesqueléticas em crianças,[4] e distinguir também alterações relacionadas ao desenvolvimento somático de alterações patológicas, com segurança no encaminhamento oportuno ao especialista.

Referências bibliográficas

1. Foster H, Kimura Y. Ensuring that all paediatricians and rheumatologists recognise significant rheumatic diseases. Best Pract Res Clin Rheumatol. 2009; 23:625-42.
2. Foster HE, Kay LJ, Friswell M, Coady D, Myers A. Musculoskeletal screening examination (pGALS) for school-age children based on the adult GALS screen. Arthritis Rheum. 2006; 55:709-16.
3. Foster H, Kay L, May C, Rapley T. Pediatric regional examination of the musculoskeletal system: a practice and consensus-based approach. Arthritis Care Res. 2011; 63:1503-10.
4. Smith N, Rapley T, Jandial S, English C, Davies B, Wyllie R, et al. Paediatric musculoskeletal matters (PMM) – collaborative development of an online evidence based interactive learning tool and information resource for education in paediatric musculoskeletal medicine. Pediatric Rheumatology. 2016; 14(1):1.
5. Cardin SP, Martin JG, Saad-Magalhaes C. Clinical and laboratory description of a series of cases of acute viral myositis. J Pediatr (Rio J). 2015; [http://dx.doi.org/10.1016/j.jped.2014.11.008].

22

TOSSE

Mário Ferreira Carpi

DEFINIÇÃO E FISIOPATOLOGIA

Tosse é um sintoma de muitas patologias respiratórias, pulmonares ou extrapulmonares. É um dos motivos mais frequentes pelos quais crianças são levadas ao pronto atendimento. Além disso, tem impacto social negativo, como intolerância no trabalho e na família, absenteísmo escolar, prejuízo do sono, além de gerar custos com exames subsidiários e medicamentos.[1] História clínica e exame físico detalhados são essenciais para definir sua provável etiologia, permitindo o diagnóstico clínico na maioria dos casos sem a necessidade de exames.

A tosse constitui-se em mecanismo reflexo de depuração e proteção das vias aéreas inferiores contra a penetração de partículas, podendo ser voluntária ou involuntária. O ato de tossir envolve quatro fases, a saber:[1]

- Fase inspiratória: uma inspiração profunda aumenta o volume torácico e leva à dilatação dos brônquios;
- Fase compressiva: fechamento da glote por cerca de 0,2 segundos e ativação do diafragma, dos músculos da parede torácica e abdominal que aumentam a pressão intratorácica até 300 mmHg, comprimindo as vias aéreas e os pulmões;
- Fase expiratória: abertura súbita da glote, fazendo com que o ar seja expelido sob alta pressão, podendo atingir fluxo de até 12 L/s e produzindo o som característico da tosse;

- Fase de relaxamento: relaxamento da musculatura e retorno das pressões pleural e torácica aos níveis basais.

Quanto à neurofisiologia da tosse, o estímulo desencadeante pode ser químico (gases), mecânico (secreção e corpos estranhos), térmico (frio, mudanças bruscas de temperatura) ou inflamatório (asma, laringite, bronquiolite, fibrose cística etc.).

O arco reflexo envolve cinco grupos de componentes (Figura 22.1):

- Receptores de tosse: sensibilizados por estímulos irritativos e localizados em grande número nas vias aéreas superiores, da laringe até a carina e brônquios. Também podem ser encontrados na cavidade nasal, seios maxilares, faringe, conduto auditivo externo e membrana timpânica, pleura, estômago, esôfago, diafragma e pericárdio;
- Nervos aferentes: ramo aferente dos nervos vago, trigêmeo, glossofaríngeo, frênico; conduzem o estímulo até o centro da tosse;
- Centro da tosse: localizado difusamente na medula; não se conhece o local exato do centro da tosse;
- Nervos eferentes: ramo eferente dos nervos vago, frênico, nervos espinhais e intercostais, e nervo laríngeo recorrente; conduzem o estímulo até os músculos efetores;
- Músculos efetores: músculos da laringe e árvore traqueobrônquica (vago), diafragma (frênico), músculos intercostais e abdominais.

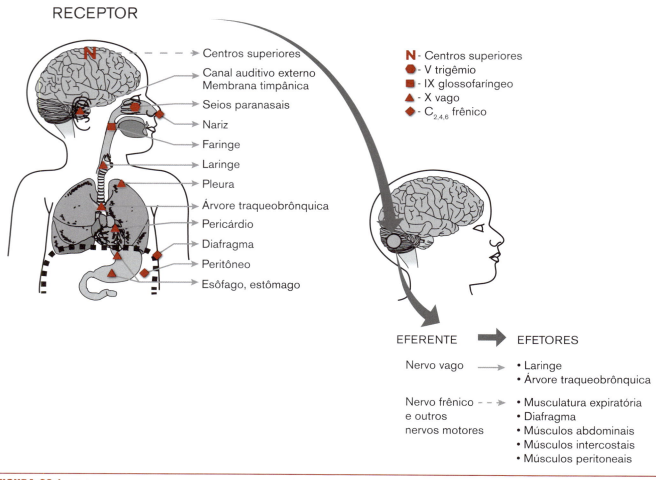

FIGURA 22.1. Relações anatômicas do reflexo da tosse. (Fonte: II Diretrizes Brasileiras no Manejo da Tosse Crônica. Jornal Brasileiro de Pneumologia. 2006; 32(Suppl 6):S403-S446.)

CLASSIFICAÇÃO DA TOSSE QUANTO AO TEMPO DE EVOLUÇÃO

- Aguda: tosse presente por um período de até 3 semanas;
- Subaguda: tosse persistente por período entre 3 e 8 semanas;
- Crônica: tosse com duração maior que 8 semanas.

BENEFÍCIOS DA TOSSE

- Eliminar secreções que se acumulam nas vias aéreas (traqueia e brônquios);
- Proteção contra aspiração de secreções, partículas contendo bactérias, corpos estranhos e alimentos;
- Evitar a hiperdistensão das vias aéreas e, assim, prevenir sua ruptura.

Dessa forma, a tosse é um mecanismo de defesa das vias aéreas. A supressão da tosse aumenta o risco de doenças em vias aéreas inferiores.

DIAGNÓSTICOS DIFERENCIAIS DE TOSSE

Tosse aguda

A causa mais comum de tosse aguda em crianças são as infecções de vias aéreas. Na maioria das vezes, a tosse aguda não requer tratamento específico. A Tabela 22.1 descreve as principais causas de tosse aguda na faixa etária pediátrica.

Tosse subaguda

O Consenso Norte-Americano de Tosse (2006)[2] definiu como tosse subaguda aquela com duração superior a 3 e inferior a 8 semanas. Tem como uma de suas principais causas a tosse pós-infecciosa e, uma vez descartada essa etiologia, deve ser investigada como tosse crônica.

A tosse pós-infecciosa é um diagnóstico de exclusão e costuma ser autolimitada, não exigindo tratamento específico. Três aspectos são fundamentais:

- Duração da tosse superior a 3 e inferior a 8 semanas;

- Avaliação clínica criteriosa sem identificar outra causa;
- História de infecção de vias aéreas nas últimas 3 semanas.

A fisiopatologia da tosse subaguda envolve extensa inflamação e lesão do epitélio das vias aéreas, hiper-reatividade brônquica, drenagem pós-nasal e acúmulo de secreções.

Quanto à etiologia, está relacionada a infecções de vias aéreas causadas por vírus (vírus sincicial respiratório, influenza e adenovírus), além de infecção por *Bordetella pertussis*, *Mycoplasma pneumoniae* e *Chlamydia pneumoniae*.

Em casos mais intensos, com repercussão na qualidade de vida, pode-se considerar o uso de corticosteroide inalatório ou, eventualmente, prednisolona via oral por 5 a 7 dias.

Tosse crônica em crianças

A tosse crônica em lactentes, crianças e adolescentes frequentemente está associada a asma, doenças infecciosas e exposição ambiental, algumas vezes podendo ser multifatorial como, por exemplo, a associação de asma e sinusite.[3] A história clínica detalhada e o exame físico minucioso devem direcionar a investigação que pode exigir desde um exame de raios X simples de tórax até mesmo tomografia computadorizada, pH-metria ou broncoscopia em casos específicos. As principais etiologias são listadas a seguir:

- Asma e síndrome do lactente sibilante;
- Doenças infecciosas: rinossinusite, adenoidite, coqueluche, tuberculose, infecção por adenovírus, vírus sincicial respiratório, citomegalovírus, vírus da imunodeficiência humana, bronquite crônica, infecções por parasitas intestinais (síndrome de Löefler), *Chlamydia trachomatis*;
- Estreitamento congênito de vias aéreas: anéis vasculares, traqueomalácia, estenose subglótica, cistos broncogênicos;
- Aspirativas: refluxo gastroesofágico, incoordenação da deglutição em pacientes com doenças neuromusculares ou metabólicas, fístula traqueoesofágica;
- Doenças congênitas: fibrose cística, cardiopatias com hiperfluxo pulmonar, discinesia ciliar primária;
- Exposição ambiental: tabagismo passivo, poluição intra e extradomiciliar, baixa umidade do ar, inseticidas, frio, frequência à creche;
- Tosse psicogênica (caracteristicamente melhora com o sono; diagnóstico de exclusão em crianças com exame físico e radiológico normal);
- Aspiração de corpo estranho: início pontual em crianças maiores que 10 meses, que podem começar a apresentar pneumonias repetidas sempre no mesmo local; a história de engasgo pode não ser evidente;
- Neoplasias: tumores de mediastino comprimindo árvore brônquica, adenoma brônquico.

A Tabela 22.2 mostra as etiologias mais comuns de tosse crônica por faixa etária.

TABELA 22.1. Principais etiologias de tosse aguda em crianças

Gravidade	Etiologia
Baixo risco de complicações e óbito	• Resfriado comum • Sinusite aguda • Gripe • Laringite viral aguda • Rinite • Faringite • Exacerbação de asma (crise leve/moderada) • Exposição a alérgenos • Drogas (inibidores de ECA, betabloqueadores)
Alto risco de complicações e óbito	• Pneumonia • Exacerbação de asma (crise grave) • Edema agudo de pulmão (hipervolemia ou insuficiência ventricular esquerda) • Embolia pulmonar

TABELA 22.2. Distribuição de etiologias de tosse crônica por faixa etária pediátrica

Faixa etária	Etiologias
Lactentes	• Malformação congênita • Fibrose cística • Aspiração (por distúrbio de deglutição ou por refluxo gastroesofágico) • Infecção (viral, *Chlamydia*, *B. pertussis*) • Irritantes ambientais (fumante passivo, poluição) • Asma
Pré-escolares	• Gotejamento pós-nasal (rinite alérgica, sinusite, adenoidite) • Corpo estranho • Asma • Fibrose cística • Bronquiectasia (pós-infecção, cílios imóveis, secundária à doença localizada ou imunodeficiência)
Escolares e adolescentes	• Asma • Sinusite • Tosse psicogênica • Tabagismo (passivo ou ativo) • Infecção (viral, micoplasma, *B. pertussis*, tuberculose, fúngica) • Fibrose cística/bronquiectasia • Tumor ou outra lesão localizada

■ INVESTIGAÇÃO DAS CARACTERÍSTICAS CLÍNICAS DA TOSSE

Para o diagnóstico clínico da etiologia da tosse e racionalização dos exames eventualmente necessários, alguns aspectos da anamnese devem ser destacados, como as características da tosse, época de início, ritmo diário e sinais e sintomas associados (Tabela 22.3).

■ TRATAMENTO

O tratamento deve ser direcionado para a causa específica e raramente é necessário o uso de antitussígenos em pediatria.[1,2] Deve-se orientar aos familiares que a tosse é um mecanismo de defesa que impede que partículas nocivas cheguem às vias aéreas inferiores.

Os antitussígenos opioides, como a codeína, têm a dose terapêutica próxima à dose tóxica e podem causar depressão respiratória, constipação intestinal, além de aumentar a liberação de histamina, sendo contraindicados em pacientes asmáticos.

Quanto a fluidificantes e soluções hipertônicas, o uso deve ser restrito a pacientes que apresentam secreção excessivamente espessa, como portadores de fibrose cística, por exemplo. O uso em muco de consistência normal o torna fluido demais, dificultando o batimento ciliar e a eliminação do excesso.

Em situações excepcionais, o efeito deletério da tosse pode ser maior que o efeito deletério de suprimir a tosse. Na coqueluche ou em pneumonias atípicas em lactentes, as crises paroxísticas podem causar desde hemorragia conjuntival até hipóxia e hemorragia intracraniana. Nesses casos, pode-se fazer uso de sedativos de tosse de ação central, como o fendizoato de cloperastina (0,5 a 1 mL/kg/dia dividido em 3 doses).

Referências bibliográficas

1. Sociedade Brasileira de Pneumologia e Tisiologia. II Diretrizes Brasileiras no Manejo da Tosse Crônica. J Bras Pneumol. 2006; 32(Suppl 6):S403-46.
2. Pratter MR, Brightling CE, Boulet LP, Irwin RS. An Empiric Integrative Approach to the Management of Cough: ACCP Evidence-Based Clinical Practice Guidelines. Chest. 2006; 129(Suppl 1):S222-S231.
3. Torres LAGMM. Manejo da tosse crônica na infância. Sociedade de Pediatria de São Paulo – Departamento de Pneumologia. Recomendações – Atualização de Condutas em Pediatria. N. 38. Gestão; 2007-2009.

TABELA 22.3. **Características clínicas da tosse que auxiliam o diagnóstico etiológico**

Característica clínica	Seca, produtiva, paroxística, rouca (ladrante)
Ritmo diário	Matinal, noturna, contínua, piora ou melhora com decúbito
Época de início e associação com eventos	Após entrar em creche, após infecções, após exercícios, após mudanças de postura, durante a deglutição, após a exposição a alérgenos e irritantes
Sinais e sintomas associados	Atopia, presença de sibilos, sintomas gastrointestinais, déficit ponderal e/ou estatural, sopro cardíaco, hipoxemia, infecções em outros aparelhos, drenagem de secreção pós-nasal, hiperplasia adenoamigdaliana

23 VERTIGEM NA CRIANÇA

Norimar Hernandes Dias
Regina Helena Garcia Martins
Roseli Saraiva Moreira Bittar

INTRODUÇÃO

Tonturas ocorrem em 5 a 8% das crianças, sendo que uma grande parcela reporta cefaleia simultânea.[1,2] Esses sintomas causam impacto na qualidade de vida das crianças e de seus pais, e por isso devem ser adequadamente diagnosticados e tratados.

A maior dificuldade é a limitação na verbalização da criança, a qual muitas vezes não consegue expressar exatamente o que está sentindo. Dessa forma, as manifestações vestibulares na faixa etária pediátrica podem ser interpretadas como alterações comportamentais, acarretando atraso no diagnóstico.

A vertigem, caracterizada pela sensação rotatória, é um sintoma presente em várias doenças que podem se manifestar na infância. A anamnese deve ser bem detalhada, adequada e direcionada para o levantamento das hipóteses diagnósticas e determinação do tratamento inicial mais adequado para cada caso.

FISIOPATOLOGIA

O sistema vestibular é formado por três componentes: o sensorial periférico (informações sensoriais – visual, vestibular e proprioceptiva), o processador central (complexo nuclear vestibular e cerebelo) e o mecanismo de resposta motora (neurônios motores – movimentos oculares e correções posturais). Sensores periféricos do movimento enviam informações para o sistema nervoso central (complexo nuclear vestibular e cerebelo) sobre a velocidade angular da cabeça, a aceleração linear e orientação cefálica com relação ao eixo gravitacional. A resposta do sistema nervoso central depois do processamento dessas informações é transmitida para a musculatura extrínseca ocular e à medula espinal, resultando em dois importantes reflexos: o reflexo vestíbulo-ocular e o vestíbulo-espinal.[3]

Nos primeiros meses de vida, as disfunções vestibulares podem ser decorrentes de uma imaturidade do sistema nervoso e tendem a ser autolimitadas. Na criança, semelhante ao adulto, os sistemas vestibular periférico e central podem ser acometidos por diversas patologias.

QUADRO CLÍNICO

A apresentação clínica das alterações vestibulares varia muito dependendo da idade da criança. Durante o primeiro ano de vida, pode se manifestar com períodos de torção cefálica para um determinado lado com duração variável até mesmo de dias, assim como choro recorrente quando retirada do berço para ficar no colo. A partir de 2 anos até em torno dos 6, as crises geralmente levam à parada abrupta nas atividades, tendência a segurar firme ou abraçar os pais e fechar os olhos enquanto perdurarem os sintomas. Já a criança maior pode conseguir exteriorizar melhor e descrever a vertigem, manifestação clínica comum das patologias vestibulares, sensação rotatória do paciente ou das coisas ao redor do mesmo.

Os sintomas autonômicos como náuseas, vômitos, sudorese e palidez cutaneomucosa geralmente estão presentes nas vestibulopatias de origem periférica, decorrente da ativação vagal.

As manifestações clínicas de problemas vestibulares podem ser confundidas, em determinadas situações, com a sensação de desmaio e síncope que também afeta a população pediátrica. Nesses casos, a criança refere sensação de cabeça vazia, flutuação ou que vai perder os sentidos, como ocorre, por exemplo, na intolerância ortostática.

A criança portadora de problema labiríntico pode apresentar alterações no comportamento, como medo do escuro e de alturas, não tolerar brinquedos e brincadeiras de girar, desenvolver dificuldades no aprendizado com consequente atraso escolar, assim como não apresentar desenvolvimento cognitivo adequado relacionado à percepção do espaço.[4]

A avaliação clínica deve, obrigatoriamente, incluir a otoscopia, o exame dos nervos cranianos, assim como, de acordo com a idade, os testes de força e coordenação em virtude da possibilidade de lesões no sistema nervoso central, mais comum nas crianças com vertigem que nos adultos. Na otoscopia deve-se atentar para as alterações que sugerem disfunções pressóricas na orelha média, como retração da membrana timpânica, aumento de vascularização e presença de efusão.

DIAGNÓSTICOS DIFERENCIAIS

O objetivo primordial no atendimento de uma criança com vertigem no pronto-socorro é diferenciar o quadro periférico do central, sendo este último mais comum na criança com vertigem que no adulto. Além disso, estabelecer o diagnóstico diferencial é muito mais complexo nas crianças que nos adultos. A presença de cefaleia associada a convulsões, comprometimento de pares cranianos, alterações da força, motricidade e coordenação sugerem comprometimento central. Esclerose múltipla, epilepsia temporal, tumores do ângulo pontocerebelar ou fossa posterior, doença cerebelar e ataxia podem ser responsáveis pelos sintomas.

Na faixa etária pediátrica, as principais patologias que levam à procura dos serviços de emergência devido à vertigem são enxaqueca nas suas diversas formas de manifestação, menos comumente otite média com efusão (OME), doença de Ménière, neurite vestibular e trauma encefálico.

Wiener-Vacher (2008)[5] realizou estudo com 2.000 crianças: em cerca de 25% dos pacientes a enxaqueca foi identificada como causa dos sintomas vestibulares, seguida por trauma e desordens oftalmológicas (10%), neurite vestibular (5%) e tumores de fossa posterior (< 1%).

Em estudo retrospectivo em crianças com vertigem, 11 em 100 foram diagnosticadas com enxaqueca associada com vertigem.[6] Em outro levantamento de pacientes pediátricos com vertigem, 73% relatavam história de cefaleia, 54% simultaneamente à vertigem.[7] Em muitos casos, não há relação temporal entre a cefaleia e a tontura, podendo esta preceder ou suceder a dor. A náusea e a fotofobia geralmente estão associadas ao sintoma vestibular. Nas crianças, a cefaleia da enxaqueca costuma ser diferente do adulto: geralmente a dor é na região frontal e periorbital, com duração menor que 2 horas. É comum a presença de história familiar de enxaqueca.[8,9]

A cinetose na criança caracterizada pela tontura ou mal-estar, desencadeados pelos movimentos como, por exemplo, andar de carro e ônibus, é considerada manifestação da enxaqueca. Da mesma forma que a vertigem paroxística benigna de infância (VPBI), situação na qual a criança subitamente suspende suas atividades durante alguns segundos ou minutos, associada com palidez, sudorese e até vômitos, nistagmo espontâneo pode ser visualizado, mas é comum durante a crise a criança fechar os olhos, pois isso reduz o incômodo com a vertigem.

O TCE é comum em crianças, podendo desencadear tonturas pela concussão labiríntica ou mesmo pelas fraturas do osso temporal com acometimento do labirinto. Nesses casos, o paciente pode apresentar otorragia ou então apenas um hemotímpano, por isso é fundamental a realização da otoscopia.

A neurite vestibular tem como fisiopatologia a inflamação seletiva do ramo vestibular do VIII PNC. É caracterizada clinicamente na criança de forma semelhante ao adulto, vertigem súbita intensa com duração de dias, associada à náusea, vômito e nistagmo espontâneo, sem sintomas auditivos associados.

A doença de Ménière não é comum nas crianças, apresenta-se clinicamente em crises semelhantes à neurite, mas obrigatoriamente com sintomas auditivos associados, hipoacusia, zumbido ou plenitude aural.

A otite média com efusão na orelha média é relatada como causa comum de sintomas vestibulares na infância, tendo como fisiopatologia as alterações pressóricas na fenda auditiva ou mesmo uma labirintite serosa. Entretanto, nesses casos geralmente a criança não apresenta vertigem, apenas uma sensação de atordoação ou instabilidade, como pode também ser observado em crianças com diabetes e sintomas vestibulares. Alterações nos níveis glicêmicos interferem no funcionamento da bomba de sódio e potássio na orelha interna, propiciando disfunções vestibulares.

TRATAMENTO

Inicialmente, é importante sedar o labirinto com dimenidrinato para redução e controle dos sintomas, associado a antiemético, de preferência ondansetrona injetável, além de hidratação quando necessário. Ao finalizar a crise, sempre investigar, começando pela avaliação neurológica e, se necessário, realizar exames subsidiários para descartar uma etiologia central.

CASO CLÍNICO

V.I.S., 9 anos, sexo feminino. Mãe leva a criança ao pronto-socorro devido a tontura rotatória há 1 semana com duração de minutos e melhora espontânea. Refere 3 episódios durante esse período. Negava náuseas, vômitos, sintomas auditivos ou piora com movimentação cefálica ou corporal. Acompanha com cardiologia devido a CIA diagnóstico há 8 meses, sem uso de medicações. Relatava cefaleia frequente há mais ou menos 3 anos e mãe tinha diagnóstico de enxaqueca.

Ao exame: PA = 120 × 80 mmHg, FC = 82, pupilas isocóricas e fotorreagentes, sem rigidez de nuca. Avaliação neurológica: pares de nervos cranianos sem alterações, sem dismetria, marcha atípica, força muscular grau 5 em todos os membros e reflexos presentes. Otoscopia dentro da normalidade, nistagmo espontâneo e semiespontâneo não visualizados, testes de equilíbrio estático e dinâmico sem alterações. Audiometria tonal e vocal normal, impedanciometria com timpanometria curva A bilateral e reflexos presentes a níveis normais. Eletrocardiograma normal. ECO da comunicação interatrial (CIA) tipo *ostium secundum* moderada.

Hipótese diagnóstica: manifestação vestibular da enxaqueca.

Conduta: dimenidrinato se necessário, medidas dietéticas e de estilo de vida, como evitar abuso de doces, refrigerantes etc., higiene do sono e atividade física regular. Acompanhamento ambulatorial com otorrinolaringologia e neuropediatria.

Referências bibliográficas

1. Humphriss RL, Hall AJ. Dizziness in 10 year old children: an epidemiological study. Int J Pediatr Otorhinolaryngol. 2011; 75:395-400.
2. Niemensivu R, Wiener-Vacher SR, Kentala E. Vertigo and balance problems in children – an epidemiologic study in Finland. Int J Pediatr Otorhinolaryngol. 2006; 70:259-65.
3. Hain TC, Helminski JO. Anatomy and physiology of the normal vestibular system. In: Herdman SJ (ed.). Vestibular Rehabilitation. 3 ed. Philadelphia: F.A. Davis Company 2007; 2-18.
4. Formigoni LG, Santoro PP, Medeiros IRT, Bittar RSM, Bottino MA. Avaliação clínica das vestibulopatias na infância. Rev Bras Otorrinolaringol. 1999; 65:78-82.
5. Wiener-Vacher SR. Vestibular disorders in children. Int J Audiol. 2008; 47:578-83.
6. Batu ED, Anlar B, Topcu M, et al. Vertigo in childhood: A retrospective series of 100 children. Eur J Paediatr Neurol. 2015; 19:226-32.
7. Gruber M, Cohen-Kerem R, Kaminer M, Shupak A. Vertigo in children and adolescents: characteristics and outcome. Sci World J. 2012; 10:962-4.
8. Weisleder P, Fife T. Dizziness and headache: a common association in children and adolescents. J Child Neurol. 2001; 16:727-30.
9. Lewis DW. Pediatric migraine. Neurol Clin. 2009; 27: 481-501.

24

VÔMITOS AGUDOS

Nilton Carlos Machado
Mary de Assis Carvalho

O vômito é definido como ato coordenado e forçado de expulsão do conteúdo gástrico através da boca. Embora geralmente represente uma resposta transitória a um distúrbio infeccioso, metabólico ou psicológico, pode também predizer processos graves de doenças gastrointestinais, neurológicas ou de outros sistemas ou órgãos. Assim, uma abordagem ordenada para o diagnóstico é fundamental.[1]

ABORDAGEM DO PACIENTE

História clínica

O vômito constitui manifestação de muitos transtornos na faixa etária pediátrica, podendo se apresentar como sintoma único em algumas doenças. A abordagem se concentra em três principais características clínicas: idade da criança, evidências de obstrução intestinal e sinais ou sintomas de doença extra-abdominal. Também devemos considerar: o aspecto dos vômitos; a gravidade da doença subjacente; os sintomas gastrointestinais e extraintestinais associados. A idade do paciente é fundamental, pois algumas entidades (especialmente aquelas que causam obstrução intestinal) são vistas em faixas etárias específicas. Dor abdominal, náuseas, vômitos, constipação e aumento da circunferência abdominal são sugestivos de obstrução intestinal. A doença extraintestinal deve ser suspeitada quando existem sintomas neurológicos (cefaleia, rigidez de nuca, visão turva, diplopia, letargia ou irritabilidade); queixas de infecção (febre, dor de garganta, exantema); queixas respiratórias (tosse, dor torá-

cica, taquipneia) ou sintomas geniturinários (dor lombar, disúria, urgência miccional, amenorreia). A aparência do vômito pela história e pela inspeção é frequentemente útil para estabelecer o local da patologia subjacente. No recém-nascido, vômitos com leite podem sugerir atresia de esôfago, estenose hipertrófica do piloro ou refluxo gastroesofágico. Vômitos biliosos sugerem obstrução distal à ampola de Vater. Vômito fecaloide é observado em obstrução colônica. Na Tabela 24.1 estão os principais achados clínicos associados ao vômito e o provável diagnóstico.[2]

Exame físico

A criança parece em estado séptico? Existe irritabilidade inconsolável, como na meningite? Há sinais de desidratação intensa ou suspeita de hipoglicemia sintomática? A criança está apreensiva, aflita e evita movimentos desnecessários típicos de irritação peritoneal, como na apendicite? Há sinais de obstrução, como distensão, ausência de ruídos hidroaéreos ou peristaltismo visível? Um exame físico completo deve incluir a busca de sinais neurológicos, infecciosos, tóxico-metabólicos e geniturinários, bem como avaliação do estado de hidratação.[2]

AVALIAÇÃO LABORATORIAL

Os exames laboratoriais devem ser individualizados e guiados pela suspeita clínica. Na Tabela 24.2 estão relacionados os principais exames como um guia ao clínico.

TABELA 24.1. Achado clínico associado a vômito e provável diagnóstico

História clínica associada aos vômitos	Diagnóstico potencial
Febre	Comum nas etiologias infecciosas de vômito
Dor abdominal, vômitos biliosos, constipação e aumento da circunferência abdominal	Obstrução intestinal
Lactente com vômitos, desidratação e alterações bioquímicas	Estenose hipertrófica do piloro e erros inatos do metabolismo
Retardo mental e pica	Corpo estranho em tubo digestivo
Náusea e dor epigástrica relacionada às refeições	Gastrite, retardo do esvaziamento gástrico ou doença da vesícula biliar
Alívio da dor com as refeições	Úlcera gástrica
Alternância de vômito e letargia	Intussuscepção
Cefaleia, fadiga, fraqueza, perda de peso e vômitos matinais	Causas neurológicas secundárias ao aumento da pressão intracraniana
Dor abdominal do lado direito ou esquerdo	Doença renal, doença inflamatória intestinal

TABELA 24.2. Exames laboratoriais na avaliação diagnóstica do vômito

Exame laboratorial	Diagnóstico potencial
Hemograma	Anemia e deficiência de ferro podem ocorrer com a duplicação e obstrução intestinal, gastrite/esofagite e úlcera péptica
Exames bioquímicos	Anormalidades dos eletrólitos na estenose pilórica ou doenças endócrino-metabólicas, aumento das transaminases e da bilirrubina podem indicar doença hepática, da vesícula biliar ou doença metabólica
Amilase	Pancreatite
Ureia/creatinina	Elevadas na doença renal
Urina tipo 1	Pielonefrite, cálculo
Cultura de urina	Infecção do trato urinário
Radiografia simples de abdome	Obstrução intestinal e cálculo renal
Ultrassonografia abdominal	Avaliação do fígado, vesícula biliar, rins, pâncreas, ovário e útero. É o exame de escolha para estenose hipertrófica de piloro. Útil quando se considera abscesso abdominal e apendicite
Trânsito intestinal ou enema opaco	Anormalidades anatômicas (má-rotação, intussuscepção, volvo)
Tomografia computadorizada de abdome	Exame eficaz quando detalhes anatômicos são necessários (abscesso, tumor)
Endoscopia digestiva alta	Lesões do esôfago, estômago e duodeno (esofagite, gastrite, úlcera)
Tomografia computadorizada de crânio	Diagnóstico de tumores, abscessos, meningite, encefalite

ABORDAGEM DO PACIENTE POR FAIXA ETÁRIA[1]

É conveniente classificar as diversas causas de vômitos por faixa etária, embora a sobreposição seja considerável. Na Tabela 24.3 estão as principais causas relacionadas com o atendimento de urgência/emergência.

Período neonatal

Uma história cuidadosa deve incluir os eventos perinatais, o início, duração e natureza dos vômitos, assim como os sintomas gastrointestinais e extraintestinais associados. Em recém-nascido com vômito nos primeiros dias de vida, deve-se suspeitar de anomalias congênitas que resultam em obstrução gastrointestinal, como atresia esofágica ou intestinal, membrana intestinal, má-rotação, íleo meconial ou doença de Hirschsprung. Se o vômito é bilioso, amarelo ou verde, uma obstrução mecânica grave e potencialmente fatal pode ser a causa. Os recém-nascidos ou lactentes com má-rotação e/ou volvo podem apresentar dor abdominal (choro, má acei-

TABELA 24.3. Causas de vômitos com urgência/emergência no atendimento

Neonatal

- Anomalias anatômicas: estenose/atresia do esôfago; obstrução intestinal, especialmente má-rotação e volvo; doença de Hirschsprung
- Enterocolite necrosante
- Peritonite
- Neurológicas: *kernicterus*, tumores, hidrocefalia
- Renal: anomalias obstrutivas; uremia
- Infecciosas: sepse; meningite
- Metabolismo: erros inatos, especialmente hiperplasia congênita da adrenal

Crianças (1 a 12 meses)

- Refluxo gastroesofágico grave
- Obstrução intestinal: estenose pilórica; intussuscepção; hérnia encarcerada; má-rotação com volvo
- Gastroenterite (com desidratação)
- Neurológicas: tumor; hidrocefalia
- Renal: obstrução; uremia
- Infecciosas: sepse; meningite
- Metabólica: erros inatos
- Drogas

Crianças (com mais de 12 meses)

- Obstrução: especialmente intussuscepção
- Outras causas: apendicite; úlcera péptica
- Neurológicas: tumor
- Renal: uremia
- Infecciosa: meningite; sepse
- Metabólica: cetoacidose diabética; síndrome de Reye, insuficiência adrenal, erros inatos do metabolismo
- Toxinas, medicamentos

tação alimentar), com evidências de obstrução ou de abdome agudo inflamatório (distensão e/ou rigidez abdominal). Outras causas graves de vômito neonatal incluem: infecções (meningite, sepse, pielonefrite); enterocolite necrosante; aumento da pressão intracraniana relacionada com edema cerebral, hematoma subdural ou hidrocefalia e insuficiência renal ou obstrução de vias urinárias.

Lactente

Entre 1 mês e 2 anos de idade, os distúrbios não obstrutivos são as causas mais comuns de vômito. A gastroenterite viral, embora se manifeste predominantemente como diarreia associada a vômitos, muitas vezes se inicia com vômitos isolados. Ocasionalmente, o vômito é visto em íleo paralítico em decorrência de infecção (pneumonia, peritonite) ou distúrbios eletrolíticos. Os processos de obstrução mecânica incluem a estenose hipertrófica do piloro, intussuscepção, má-rotação, hérnia inguinal encarcerada, volvo, duplicações intestinais, complicações relacionadas ao divertículo de Meckel e a doença de Hirschsprung. Causas neurológicas de vômitos incluem tumores, abscessos e hematomas intracranianos, assim como meningite e encefalite. Infecções, tais como otite média, infecção do trato urinário e infecções respiratórias, podem causar vômitos. Vômitos também podem ocorrer após paroxismos de tosse. É sintoma comum na fase prodrômica da hepatite infecciosa, geralmente precedendo o início da icterícia.

Pré-escolar e escolar

Gastroenterite continua a ser a causa mais comum de vômitos nessa faixa etária, sendo a apendicite mais provável que em outras idades. Crianças nessa faixa etária com má-rotação e/ou volvo apresentam, muitas vezes, história de episódios prévios de vômito, dor abdominal e cólicas intermitentes. No trauma abdominal, vômitos persistentes após a lesão podem refletir obstrução relacionada a um hematoma intramural duodenal ou ileal secundário à pancreatite. Em infecções urinárias baixas observa-se disúria, polaciúria e urgência miccional, e em pielonefrite, febre e dor lombar. A meningite é geralmente acompanhada de sinais meníngeos após a idade de 2 anos. Outras doenças neurológicas associadas a aumento da pressão intracraniana também ocasionam vômitos. Outra forma comum de vômito causado por estimulação labiríntica seria a propensão para a cinetose. Cetoacidose diabética pode se apresentar como vômitos em uma criança ainda não diagnosticada de diabetes, especialmente no período escolar e na adolescência. Uma preocupação adicional em meninas adolescentes é a gravidez precoce. E, finalmente, a criança em idade escolar ou adolescente pode vomitar por problemas psicológicos.

ABORDAGEM DO PACIENTE POR PATOLOGIA[3]

Obstrução gastrointestinal

Corpo estranho

Nesse caso, a maioria das crianças manifesta vômito. Moedas ao nível do esfíncter esofágico inferior resultam em salivação excessiva e/ou vômito.

Estenose hipertrófica do piloro

A criança com estenose hipertrófica do piloro geralmente é trazida ao PS de pediatria com 4 a 6 semanas de idade com vômitos "em jato" durante ou logo após uma alimentação. Os vômitos são tipicamente progressivos, com aumento da frequência e gravidade ao longo de dias a semanas. O vômito é claro, não bilioso, refletindo a obstrução do piloro e, geralmente, volumoso, de quase todo o conteúdo alimentar. No exame físico podem estar presentes ondas peristálticas visíveis e pode-se palpar o piloro hipertrofiado no quadrante superior direito (oliva pilórica) mais facilmente após episódio de vômito.

Intussuscepção

Os primeiros sintomas são paroxismos de dor abdominal com cólicas e vômitos. Inicialmente, a criança pode parecer relativamente bem entre os paroxismos, mas a maioria se apresenta prostrada. Inicialmente, pode haver evacuação normal, mas geralmente dentro de 6 a 12 horas ocorre eliminação via anal de sangue marrom-escuro ou, mais frequentemente, de sangue misturado a muco, denominado "geleia de morango". O exame do abdome pode revelar uma massa em forma de "salsicha", no lado direito do abdome.

Hérnia inguinal indireta

A hérnia encarcerada mais comumente se apresenta como abaulamento doloroso na virilha, estendendo-se para a parte superior do escroto, mas pode se apresentar, inicialmente, como vômito.

Apendicite

Classicamente, a criança apresenta anorexia, dor periumbilical, febre baixa e vômito. Ao longo de 24-36 h, a dor migra para o quadrante inferior direito. Se não diagnosticada, perfuração e peritonite podem ocorrer. Após a perfuração, a criança desenvolve peritonite generalizada e o vômito diminui ou desaparece.

Volvo

Pode ocorrer em qualquer faixa etária, mas é mais comum no recém-nascido, manifestando-se com vômito bilioso, dor abdominal (se tiver idade suficiente para relatar) e sonolência. Os sintomas podem ser intermitentes. Ao exame, a criança pode estar criticamente doente, em estado de choque hipovolêmico.

Refluxo gastroesofágico

Normalmente, os pacientes apresentam "vômitos" que não são intensos e sem diarreia ou febre. Ao exame, a maioria das crianças parecem bem alimentadas e hidratadas.

Inflamações gastrointestinais

Esofagite

Os vômitos são frequentes e não biliosos. Parte dessas crianças são levadas ao PS por apresentarem agitação e irritabilidade, sendo o vômito descoberto na avaliação dos diferentes sistemas. Algumas crianças vomitam tão intensamente que desenvolvem lacerações de mucosa esofágica e presença de sangue vivo nos vômitos (síndrome de Mallory-Weiss).

Gastroenterite aguda

É a causa mais comum de vômito na faixa etária pediátrica.

Hepatite

Vômitos com dor abdominal associados à icterícia, acolia fecal, colúria e contato com pessoas com quadro semelhante, são fortemente sugestivos do diagnóstico. Entretanto, na hepatite anictérica o vômito pode ocorrer isoladamente.

Úlcera péptica

Geralmente se apresenta com dor abdominal (que pode ser muito grave) e que acorda a criança no meio da noite, sempre com vômito associado. Ao exame, o paciente normalmente tem dor à palpação profunda da região epigástrica.

Doenças da vesícula biliar

Em geral, ocorre dor periumbilical ou no quadrante superior direito e vômitos associados a febre baixa. Ocasionalmente, a criança tem crise intensa de dor no quadrante superior direito e vômitos frequentes, sugerindo a passagem de um cálculo biliar.

Pancreatite

As crianças apresentam dor epigástrica e vômitos intensos. Ao exame estão com aspecto doentio, estado geral comprometido, desidratadas e com diminuição ou ausência dos ruídos hidroaéreos.

Doenças do sistema nervoso central

Concussão/síndrome pós-concussão

O vômito é muito comum. A perda da memória e a incapacidade de formar novas memórias são características de concussão. A criança pode não se lembrar do traumatismo ou dos momentos que se seguiram ao trauma.

Aumento da pressão intracraniana

Há quatro tipos básicos: edema, hidrocefalia, hemorragia intracraniana e tumores. O aumento de tensão da fontanela anterior é um achado muito importante.

Enxaqueca

As crises são frequentemente associadas a vômitos. Os critérios são: dor de cabeça latejante, náuseas e/ou vômitos, localização unilateral, aura associada (normalmente precede a dor de cabeça), alívio após o sono. Frequentemente, tem história familiar positiva.

Meningite

A criança geralmente apresenta febre, cefaleia, fotofobia e vômitos, e pode estar ligeiramente desidratada devido aos vômitos intensos. Os sinais meníngeos são comuns, mas podem estar ausentes.

Problemas respiratórios

A criança pode ter vômitos após a tosse. Durante o exame deve-se atentar para a presença de sibilos, roncos e prolongamento da relação inspiratória/expiratória. O exame pode ser totalmente normal e o diagnóstico é baseado na história e radiografia de tórax.

Doenças renais

Pielonefrite

Vômitos e febre são comuns. Sintomas de cistite (disúria e polaciúria) podem estar associados. Esses pacientes têm o estado geral comprometido, febre e dor lombar.

Cálculos renais

São causa frequente de vômitos associados à dor lombar ou abdominal em cólica, de início abrupto, associada a hematúria.

Distúrbios endócrino-metabólicos

Cetoacidose diabética

Perguntar sobre as necessidades usuais de insulina, a dieta e os níveis recentes de glicemia. Avaliar o grau de desidratação e procurar sinais de infecção.

Drogas

Há muitos medicamentos com efeitos colaterais gastrointestinais, sendo o vômito relativamente comum. Deve-se questionar sobre medicamentos disponíveis na casa (mesmo que a família esteja "certa" de que a criança não poderia tê-lo alcançado).

Gravidez

Vômito pode ser o sintoma de uma gravidez.

Estresse psicológico

Muitas crianças podem vomitar após estresse de qualquer origem. Vômitos associados com estresse *minor* não são prolongados e não têm outros sintomas associados. Há dois quadros clínicos bem definidos associadas com vômitos: a anorexia nervosa e a bulimia.

ABORDAGEM INICIAL DO PACIENTE

A abordagem deve ser realizada em 3 passos:[2]
- Reconhecer e corrigir as consequências dos sintomas, tais como a desidratação e distúrbios eletrolíticos;
- Tentar identificar a causa subjacente e fornecer a terapia específica;
- As indicações de antieméticos em crianças incluem a cinetose, quimioterapia, migrânia,

TABELA 24.4. Principais medicamentos antieméticos utilizados em crianças

Nome químico	Dosagem	Principais efeitos colaterais
Anti-histamínicos		
Dimenidrato	1 a 1,5 mg/kg/dose (máx. 50 mg/dose), de 6/6 h; IV, IM ou VO	Sedação, nervosimo
Prometazina	0,25 a 0,5 mg/kg/dose (máx. 25 mg/dose), de 6/6 h; IM ou VO	Sedação, liberação extrapiramidal (muito frequente)
Benzamidinas		
Metoclopramida	0,15 mg/kg/dose (máx. 10 mg/dose), de 8/8 h; IV ou VO	Sedação, liberação extrapiramidal
Antagonistas dos receptores 5-HT3		
Ondansetron	0,15 mg/kg/dose (máx. 8 mg/dose), de 8/8 h; IV ou VO	Cefaleia, fadiga, tontura
Corticosteroides		
Dexametasona	5 mg/m^2/dose (máx. 16 mg/dia), de 6/6 h; IV, IM ou VO	Cefaleia, agitação

síndrome de vômitos cíclicos ou outros distúrbios de motilidade gastrointestinal. Na diarreia aguda, o ondansetron diminui a necessidade de fluidoterapia intravenosa e internação. São contraindicados na maioria dos lactentes e crianças com vômitos secundários às anomalias estruturais do trato gastrointestinal. As medicações com potencial efeito benéfico estão descritas na Tabela 24.4.

Referências bibliográficas

1. Sondheimer J. Vomiting. In: Walker WA, Goulet O, Kleinman RE, et al. (eds.). Pediatric Gastrointestinal Disease. 4 ed. Ontario: BC Decker Inc 2004; 12:203-9.
2. Stevens MW, Henretig FM. Vomiting. In: Fleisher GR, Stephen L, Henretig FM (eds.). Textbook of Pediatric Emergency Medicine. 5 ed. Philadelphia: Lippincott Williams & Wilkins 2006; 681-9.
3. Mullen N. Vomiting in the pediatric age group. Pediatr Health. 2009; 3:479-503. Disponível em: www.medscape.com. Acessado em: 2009 Fev 12.

SEÇÃO 2

EMERGÊNCIAS CLÍNICAS

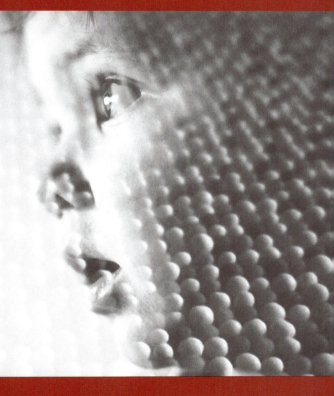

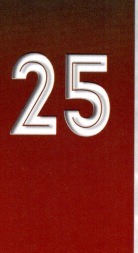

DOENÇAS EXANTEMÁTICAS

Joelma Gonçalves Martin

Exantema é uma erupção cutânea que pode ser associada com febre ou outros sintomas sistêmicos. As causas incluem infecções, reações medicamentosas ou ambos. Em crianças, os exantemas são mais frequentemente associados a infecção, e entre essas a etiologia mais comum é a viral. Alguns exantemas têm morfologias muito específicas, o que ajuda a identificar e caracterizar a erupção.[1] As patologias conhecidas como doenças exantemáticas são moléstias infecciosas nas quais a erupção cutânea é a característica dominante. O diagnóstico pode ser feito pela análise do tipo de lesão, sua evolução e distribuição pelo tegumento, dos sinais sistêmicos e dos sintomas concomitantes, bem como pela descrição do padrão da febre e do comprometimento do estado geral. A análise desses itens, em geral, permite inferir o diagnóstico, sem a necessidade de exames laboratoriais complementares; mas em doenças como enteroviroses, adenoviroses e rubéola pode ser necessária complementação laboratorial.[2]

Os exantemas se manifestam por diferentes tipos de agressão à pele; que é o que diferencia as diversas patologias.

Essas reações aparecem na pele como lesões distintas, que podem ser: máculas, caracterizadas por serem planas; pápulas, que são lesões perceptíveis ao tato e que, quando grandes, são chamadas de nódulos; vesículas, que são lesões pequenas de conteúdo líquido e que quando maiores configuram-se em bolhas. Caso o líquido fique purulento, teremos as pústulas. Placas são lesões planas, mas elevadas, perceptíveis ao tato. Lesões eritematosas decorrentes de extravasamento vascular, quando pequenas, são chamadas de petéquias; medianas são púrpuras; e grandes, equimoses. As lesões podem ainda ser separadas em morbiliformes, quando há pele sã entremeada à doente, e escarlatiniforme, quando o acometimento é difuso.

As doenças exantemáticas descritas como clássicas são as seguintes: sarampo, rubéola, eritema infeccioso e roséola *infantum*, sendo que posteriormente a escarlatina foi acrescentada a esse grupo.

EXANTEMAS MACULARES E MACULOPAPULARES

Sarampo

O sarampo foi considerado eliminado do Brasil em 2016, sendo que os últimos casos descritos, todos importados, ocorreram em 2015, com 211 casos no Ceará, 1 caso em Roraima e 2 casos em São Paulo. Entretanto, nos últimos anos têm sido relatados alguns surtos e epidemias em várias regiões do mundo, inclusive próximas ao Brasil, como no caso da Venezuela. Na Europa, desde 2016 até o final de julho, foram aproximadamente 17 mil casos com 40 óbitos confirmados.

Diante dessas ocorrências e da identificação de que a cobertura vacinal em várias regiões brasileiras não tem chegado ao ideal de 95%, foi lançado o alerta sobre a reintrodução do vírus do sarampo no Brasil. Para tal, todo caso suspeito deve ser notificado. Considera-se caso suspeito:

- Todo paciente que, independente da idade e da situação vacinal, apresentar febre e exantema maculopapular acompanhados de um

ou mais dos seguintes sinais e sintomas: tosse e/ou coriza e/ou conjuntivite;
- Todo indivíduo suspeito com história de viagem ao exterior nos últimos 30 dias ou contato, no mesmo período, com alguém que viajou ao exterior.

Sarampo é causado por vírus RNA que pertence à classe dos paramixovírus, gênero morbilivírus. O contágio se dá pela presença de gotículas infectadas que atingem as mucosas nasal, oral e ocular. Após o contato inicial, o período de incubação da doença é de 10-12 dias quando começam outros sintomas como febre, conjuntivite, fotofobia em alguns casos, rinorreia, dor de garganta e tosse produtiva.

Além disso, o estado geral é comprometido. Na fase prodrômica da doença, que dura cerca de 5 dias, pode ocorrer o aparecimento das manchas de Koplik (pápulas branco-acinzentadas na mucosa jugal – Figura 25.1). Após 4-5 dias de sintomas prodrômicos, o exantema típico com máculas e pápulas eritematosas, começando atrás da orelha e na região que margeia a implantação capilar, começa a se espalhar de forma cefalocaudal em poucos dias (Figura 25.2). A progressão do exantema dura de 3 a 7 dias, quando então começa a melhorar também a partir da região cefálica em direção à região caudal. Ao final dessa evolução pode ocorrer descamação furfurácea, principalmente no tronco. Conforme ocorre a progressão craniocaudal do *rash*, os sintomas prodrômicos catarrais vão atenuando.

Os diagnósticos diferenciais do sarampo incluem a rubéola, síndrome do choque tóxico, roséola, parvovirose, farmacodermia e doença de Kawasaki.

As complicações do sarampo incluem laringotraqueobronquite, otite, imunossupressão transitória que pode durar em torno de 6 semanas, pneumonia, encefalite pós-infecciosa e panencefalite esclerosante subaguda.[3] Nessa fase de imunossupressão há risco de infecções secundárias, tais como pneumonia, otite, gastroenterite ou reativação de doenças crônicas como tuberculose. A encefalite pós-infecciosa ocorre em aproximadamente 1:1.000 pacientes e se manifesta cerca de 1 semana após o início do exantema. Os sintomas da encefalite incluem cefaleia, febre ou convulsão. A panencefalite esclerosante subaguda, secundária a reativação de foco viral quiescente em SNC, é outro quadro que pode se manifestar de semanas a meses depois da infecção aguda, acometendo 1 em cada 100.000 pacientes e se manifesta como uma doença progressiva. Seu início é insidioso e muito frequentemente manifesta-se com distúrbios psiquiátricos. Cerca de 95% dos pacientes com esse diagnóstico morre até 5 anos depois do diagnóstico.

Não há tratamento específico, sendo o mesmo de suporte com repouso, antipirético e hidratação.

Nas populações em que a deficiência da vitamina A é um problema reconhecido, a OMS recomenda a suplementação da mesma, bem como nos pacientes com sarampo e suas complicações, nos indivíduos com imunodeficiência, com evidências de xeroftalmia, desnutrição e problemas de absorção intestinal. As doses recomendadas são:
- Crianças de 6-12 meses: 100.000 UI, VO;
- Crianças de 1 ano ou mais: 200.000 UI, VO.

Os títulos de IgM séricos para diagnóstico estão detectáveis a partir do terceiro dia após o aparecimento do *rash*. O diagnóstico é feito pela dosagem de anticorpos pela inibição da hemaglutinação, neutralização, fixação de complemento, realizada na fase inicial e 2 a 3 semanas após com aumento de 4 vezes o título, ou pela pesquisa de IgM, que se positiva entre o terceiro e o sexto dias do exantema.

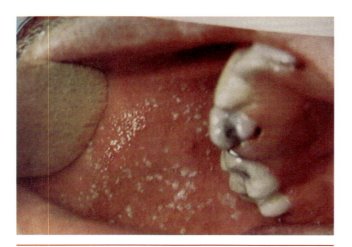

FIGURA 25.1. Mancha de Koplik. (Fonte: Medscape [Internet], 2018.)

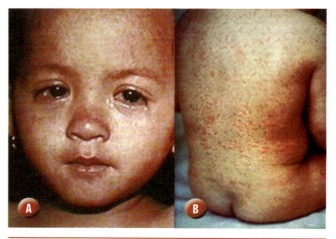

FIGURA 25.2. (A-B) Fácies sarampenta e *rash* característico. (Fonte: Medscape [Internet], 2018.)

A prevenção é feita com a vacina de vírus vivo atenuado aos 12 meses com reforço aos 15 meses com a tetra viral.[9] Se for identificado um caso índice, deve-se fazer bloqueio dos contactantes, exceto em imunocomprometidos e menores que 6 meses. Para tal, o recomendado é aplicar vacina contra sarampo até 72 horas pós-contágio e, até 6 dias, aplicar a imunoglobulina humana normal, sendo que para criança a dose é de 0,25 mL/kg e para imunodeprimidos, 0,5 mL/kg.

Rubéola

A rubéola é causada por um togavírus RNA. A transmissão se dá por contato direto ou gotículas. Antes do advento da vacina, as epidemias aconteciam a cada 6-9 anos. Tradicionalmente, acomete crianças em idade pré-escolar e escolar, sendo que o vírus invade o organismo através da via aérea. Cerca de 50% dos indivíduos infectados tornam-se sintomáticos. Depois de um período de incubação de 2-3 semanas o paciente apresenta sintomas prodrômicos que incluem febre baixa, dor de cabeça, dor de garganta e mialgia. A seguir, cerca de 2-5 dias aparece um *rash* macular ou maculopapular que se espalha de forma craniocaudal e migratória e dura cerca de 3 dias. A transmissibilidade da doença acontece 5-7 dias antes do aparecimento da lesão cutânea e até 5-7 dias após a erupção da mesma.

Pode ocorrer concomitantemente com linfadenopatia bilateral, simétrica, em região retroauricular, o que é característico da doença.

Além disso, pode ocorrer artralgia e artrite. Diferentemente do sarampo, o estado geral é bom e a febre baixa.

A complicação mais séria associada a essa doença é a síndrome da rubéola congênita, a qual classicamente se apresenta pela tríade de catarata congênita, surdez e doença cardíaca.[3] Lactentes com síndrome da rubéola congênita podem eliminar o vírus através das secreções nasofaríngeas, sangue, urina e fezes, por um ano após o nascimento. Caso haja negativação da presença de vírus em nasofaringe ou urina, o lactente deixa de ser infectante.

Os diagnósticos diferenciais incluem sarampo, roséola, eritema infeccioso e farmacodermia. O diagnóstico pode ser feito pela dosagem de anticorpos IgM. A contagiosidade dessa doença varia entre 1 semana antes até 1 semana após o desaparecimento do exantema característico.

A prevenção da doença é feita pela vacinação dada aos 12 meses de vida por meio da tríplice viral. As complicações são raras e o tratamento é de suporte.

Eritema infeccioso

O eritema infeccioso é uma doença exantemática causada pelo parvovírus B19 que é um DNA vírus da família *Parvoviridae*.[4] É o único da família que causa doença em humanos.

Essa doença se manifesta em três estágios distintos:

- Após período de incubação de cerca de 1-2 semanas, pacientes se apresentam com *rash* eritematoso facial que lembra face esbofeteada (Figura 25.3).
- No segundo estágio, o paciente desenvolve um exantema macular reticulado, que lembra lesões urticariformes, mas que são maculares, não são placas e não são pruriginosas, cerca de 1 a 4 dias após a manifestação facial, visto principalmente na superfície extensora dos membros (Figura 25.4).

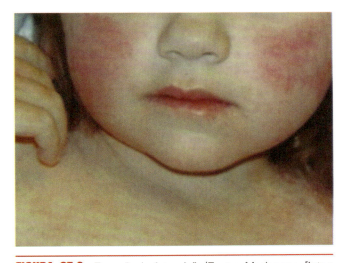

FIGURA 25.3. Face "esbofeteada". (Fonte: Medscape [Internet], 2018.)

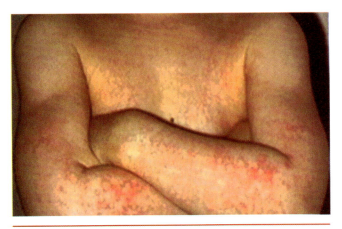

FIGURA 25.4. *Rash* característico de eritema infeccioso. (Fonte: Medscape [Internet], 2018.)

- No terceiro estágio, o exantema recorre intermitentemente em resposta a estímulos externos, tais como irritação local, altas temperatura e estresse. Artropatia pode ocorrer em cerca de 60% dos adultos e em cerca de 10% das crianças. Em crianças, a artropatia afeta grandes articulações, tais como joelhos, punhos e tornozelos, de forma assimétrica.

Não há necessidade de isolamento do paciente, pois o período de contagiosidade se dá antes da erupção, portanto, antes da realização do diagnóstico.

Adultos e adolescentes podem ter sintomatologia mais proeminente, principalmente à custa de queixas articulares. Caso o Parvovírus B19 acometa grávidas suscetíveis, pode provocar dano fetal, como aborto, parto prematuro e hidropsia.

Os diagnósticos diferenciais são farmacodermia, sarampo, rubéola e enteroviroses. A complicação mais temida é a aplasia medular. Pode ainda causar hidropsia fetal ou anemia congênita, sendo que tais intercorrências hematológicas são mais frequentes em pacientes com anemia, doença falciforme, HIV, talassemia e esferocitose. O tratamento é de suporte, mas para esses pacientes de risco deve-se indicar imunoglobulina. O diagnóstico é habitualmente clínico, mas se for necessário pode-se utilizar o PCR que pode detectar DNA viral em amostras de urina, secreções respiratórias e tecidos.[4]

Roséola ou exantema súbito

A roséola *infantum* é causada pelos vírus 6 e 7 da família herpes.[5] Esses são vírus altamente prevalentes na população saudável que ficam quiescentes nos linfócitos T e macrófagos. Eles estão frequentemente na saliva de indivíduos saudáveis e seu potencial patogênico varia de infecção assintomática a doença grave, principalmente em pacientes transplantados.

Em torno do segundo ano de vida, cerca de 75% de todas as crianças serão soropositivas para subtipo 6 e 24% desenvolverão os sintomas da roséola.

Após período de incubação de 5-15 dias, crianças infectadas desenvolvem febre alta que dura cerca de 3-5 dias. Apesar da febre alta, o estado geral é mantido. Esse período é sucedido por *rash* rosado, não pruriginoso, macular, predominantemente em pescoço e tronco. O *rash* não é coalescente e seu aparecimento em geral começa no tronco e se espalha para extremidades, iniciando-se principalmente na defervescência (Figura 25.5).

Devido à presença de febre alta inicialmente, lactentes frequentemente são investigados para bacteremia oculta ou síndrome bacteriana. O tempo de contágio da doença costuma ser na fase de viremia, portanto no período febril. Dessa forma, quando se

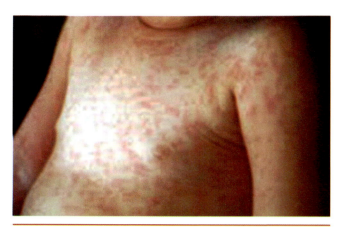

FIGURA 25.5. Roséola *infantum*. (Fonte: Medscape [Internet], 2018.)

faz o diagnóstico não há necessidade de isolamento do paciente.

Pode cursar com leucopenia e, raramente, com trombocitopenia e hepatite. Geralmente, evoluem sem sequela e cerca de 20% desses pacientes podem desenvolver convulsões. Os diagnósticos diferenciais incluem sarampo, rubéola e outros exantemas virais.

EXANTEMAS VESICULARES E PUSTULARES

A varicela é a principal forma de doença vesicular exantemática. É causada pelo vírus varicela-zóster, um vírus DNA responsável pela varicela e pelo herpes-zóster. É um dos oito herpes-vírus conhecidos por infectar humanos e é associado com lesões vesiculares, infecção de tecido nervoso e infecção latente em gânglios dorsais. A infecção primária causa varicela, após a qual o vírus se torna latente.

A transmissão não depende de contato pele a pele e pode ocorrer via secreções e aerossóis. Quando um indivíduo suscetível é exposto, o vírus inicia replicação primária começando 3-4 dias após exposição. Após esse período ocorre viremia 10-21 dias após a exposição e o paciente inicia uma fase prodrômica com sintomas como febre, mal-estar e mialgias. O exantema começa como máculas eritematosas pruriginosas, que evoluem para pápulas e vesículas e se distribuem para região cefalocaudal, acometendo *scalp* e membranas mucosas. Em geral, o acometimento palmoplantar é escasso. As vesículas evoluem para crostas em 4-5 dias e o número aproximado de lesões é de cerca de 300-400 (Figura 25.6).

As lesões mais antigas são substituídas por lesões mais novas e em diferentes estágios, o que dá a característica de polimorfismo das lesões.

O indivíduo internado deve ter isolamento respiratório e de contato. Com relação a contactantes, alguns devem receber imunoglobulina humana anti-

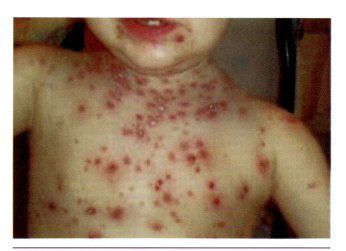

FIGURA 25.6. Polimorfismo regional característico da varicela. (Fonte: Medscape [Internet], 2018.)

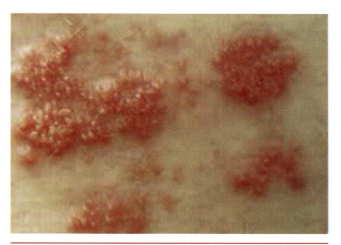

FIGURA 25.7. Herpes-zóster. (Fonte: Medscape [Internet], 2018.)

vírus varicela-zóster. São indicações: crianças imunocomprometidas, sem história prévia de catapora, gestantes suscetíveis, recém-nascidos cuja mãe tenha tido catapora dentro de 5 dias ou 48 horas após o parto, prematuros (gestação > 28 semanas) cuja mãe não tenha tido varicela; e prematuros (< 28 semanas) independentemente da história materna. A dose indicada é de 125 U para cada 10 kg e deve ser aplicada em 48 horas (até no máximo 96 horas) após exposição.

Os diagnósticos diferenciais incluem ptiríase liquenoide, picadas de inseto, infecções pelo vírus herpes simples, impetigo. A principal complicação da varicela em indivíduos imunocompetentes é a superinfecção bacteriana pelo *Streptococcus* beta-hemolítico do grupo A ou pelo *Staphylococcus aureus*.

Complicações neurológicas também podem ocorrer, e estas incluem meningite, meningoencefalite, ataxia cerebelar, mielite transversa e síndrome de Guillain-Barré.

Outras complicações incluem artrite, piodermite, celulite, glomerulonefrite, miocardite, trombocitopenia e púrpura *fulminans*. Pacientes imunocomprometidos correm o risco de evoluir para disfunção de múltiplos órgãos.

Outra manifestação comum da infecção pelo vírus varicela é o herpes-zóster. O vírus da varicela pode se tornar quiescente em gânglios dorsais até reativação, que pode ocorrer em qualquer época após infecção primária. O vírus acomete nervos sensoriais, manifestando-se de forma unilateral como erupção vesicular que envolve 1 a 3 dermátomos. As vesículas podem ser pruriginosas ou dolorosas, especialmente em adultos. Zóster geralmente é doença mais branda em crianças que em adultos. Reativação é provavelmente devido a declínio da atividade da imunidade celular, o que justifica o aumento da incidência em pacientes mais velhos e imunocomprometidos (Figura 25.7).

Como a varicela é geralmente benigna e autolimitada em indivíduos imunocompetentes, o aciclovir via oral não deve ser prescrito de rotina. Entretanto, adolescentes e adultos jovens estão em risco moderado de desenvolver doença mais grave.[6] Assim, há indicação também de realizar aciclovir via oral quando o caso em questão for o segundo da família ou quando o paciente apresentar uso contínuo em doses não imunossupressoras de corticoide ou em uso contínuo de AAS.

Nesse caso, o aciclovir via oral deve ser administrado por 5 dias, idealmente começando até 24 horas depois do início do *rash*.

Aciclovir EV é usado para pacientes com sério risco de ter doença mais grave, principalmente os imunocomprometidos. Entre as indicações de aciclovir EV estão também a pneumonite ou encefalite causada pelo vírus. A duração desse tratamento é de cerca de 7 dias, ou até 48 horas após lesões novas pararem de aparecer. Idealmente a terapia deveria ser iniciada até 24 horas do início da doença, mas ainda é efetiva se introduzida até 72 horas.[6]

A febre pode ser controlada por paracetamol. O uso da aspirina está contraindicado por causa da possibilidade de ocorrência da síndrome de Reye. A vacinação populacional diminuiu a ocorrência da doença na população.

A vacinação deve ser feita aos 12-15 meses com reforço aos 4-6 anos.

SÍNDROME MÃO-PÉ-BOCA

É uma doença exantemática causada por enterovírus da família picornavírus. Embora os enterovírus possam causar patologias diversas, a síndrome mão-pé-boca é uma doença exantemática de características bem definidas. Entre os vários enterovírus patogênicos, o Coxsackie A16 destaca-se como agente etiológico.[7]

A infecção tem um período de incubação típico de 3-7 dias. As principais manifestações são febre, linfadenopatia, seguidas do aparecimento de vesículas acinzentadas, dolorosas, com discreto halo eritematoso, acometendo principalmente as regiões palmoplantares e, às vezes, a região glútea. O enantema oral a distingue de outras patologias. Na boca, as regiões com maior quantidade de lesões são: o palato duro, a língua e a mucosa oral. Os diagnósticos diferenciais incluem estomatite, varicela, herpangina e infecção herpética.

O quadro em geral é autolimitado e necessita apenas de tratamento de suporte. Raramente pode haver complicações cardiopulmonares ou neurológicas, tais como miocardite ou meningoencefalite. Se não houver complicações, o quadro se autolimita em 5-7 dias.

O diagnóstico é clínico e a confirmação laboratorial pode ser feita pelo isolamento do vírus das vesículas, secreções nasofaríngeas, fluido cerebroespinal, sangue ou pela biópsia.

A terapêutica é de suporte e enquanto há lesões ativas as crianças devem ficar isoladas porque o quadro é contagioso. Vírus pode ser eliminado nas fezes por semanas.

ESCARLATINA

Outra doença que mais recentemente foi inserida entre o grupo de doenças exantemáticas é a escarlatina. Esta, porém, é de etiologia bacteriana. É uma síndrome caracterizada por faringite exsudativa, febre alta e *rash* escarlatiniforme que se caracteriza por distribuir-se por todo o tegumento. É causada por cepas do estreptococo beta-hemolítico do grupo A produtoras de toxinas A, B e C. Essas cepas podem ser encontradas nas secreções faríngeas ou na pele.[9]

Embora a infecção estreptocócica possa ocorrer em faixa etária ampla, é mais frequente na idade escolar, acometendo crianças entre 3 e 15 anos, principalmente no inverno e na primavera quando há contato mais próximo. O modo de contágio é por meio de gotículas respiratórias, raramente por alimentos contaminados.

O período de incubação da doença é de cerca de 12 horas até 7 dias do contato. Pacientes são contagiosos durante a doença aguda e na fase subclínica.

Acomete igualmente pacientes do sexo feminino e do sexo masculino.

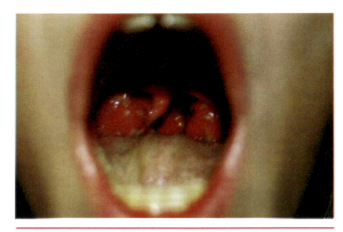

FIGURA 25.8. Amigdalite bacteriana. (Fonte: Medscape [Internet], 2018.)

Ao exame físico, o paciente tem aparência doente, com estado geral comprometido, taquicardia e linfadenomegalia cervical. As membranas mucosas estão avermelhadas e pode haver petéquias palatais, principalmente no palato mole. No segundo dia de evolução, a língua pode se tornar coberta por papilas avermelhadas e salientes, dando a ela o aspecto de língua "em framboesa". O acometimento faríngeo depende do foco inicial ser nesse local (Figura 25.8), pois pode surgir após infecção estreptocócica cutânea.

Habitualmente, o exantema se desenvolve cerca de 12-48 horas do início da febre, aparecendo inicialmente como manchas eritematosas abaixo das orelhas e no pescoço, tórax e axila. O exantema característico consiste em erupção escarlatiniforme fina que aparece 1-4 dias depois do início da doença. A erupção tem aspecto áspero e desaparece à digitopressão; pode haver discreto prurido, mas não é dolorosa. A disseminação para todo o tronco ocorre em até 24 horas após o início do quadro, sendo proeminente nas regiões flexurais e em locais como nádegas.

Em regiões de dobras pode também ocorrer hiperpigmentação ou lesões petequiais, principalmente em axila, fossa antecubital e região inguinal que se denomina sinal de Pastia (Figura 25.9). Outro sinal característico é o empalidecimento perioral: sinal de Filatov (Figura 25.10).

O *rash* dura 4-5 dias e pode ser sucedido por fina descamação que começa cerca de 7-10 dias após a resolução do mesmo. A descamação das mãos pode ocorrer 1 semana após o desaparecimento do *rash* mas pode durar 1 mês ou mais, dependendo da intensidade da apresentação inicial.

Várias são as complicações associadas a essa doença, tais como: linfadenite cervical, otite média, mastoidite, etmoidite, abscesso periamigdaliano, sinusite, broncopneumonia, meningite, abscesso cerebral,

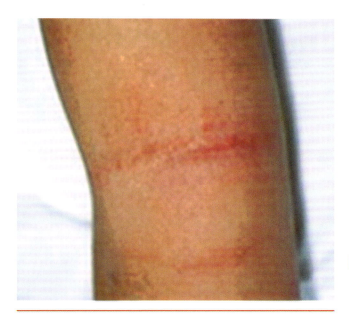

FIGURA 25.9. Sinal de Pastia. (Fonte: Medscape [Internet], 2018.)

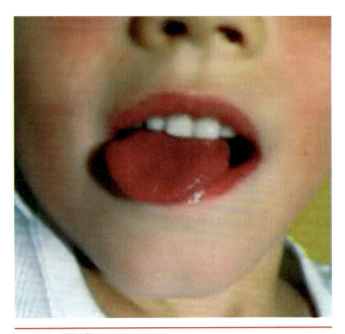

FIGURA 25.10. Sinal de Filatov e língua "em framboesa". (Fonte: Medscape [Internet], 2018.)

trombose de seio venoso, sepse, falência renal aguda, vasculite, uveíte, miocardite febre reumática, glomerulonefrite.

Os diagnósticos diferenciais são a rubéola, sarampo, doença de Kawasaki, mononucleose, síndrome do choque tóxico, AIJ, LES.

O diagnóstico é clínico, mas pode ser confirmado pela cultura de orofaringe ou pelo teste rápido. Os objetivos do tratamento são:
- Prevenir FR;
- Reduzir a disseminação do agente infeccioso;
- Prevenir as complicações supurativas e não supurativas;
- Diminuir o tempo de evolução da doença.

Para tal, é necessária a introdução de antibioticoterapia. O antibiótico de escolha é a penicilina benzatina ou penicilinas semissintéticas em curso terapêutico de 10 dias. Na presença de alergia a esse grupo, indicar macrolídeos.[10]

CONCLUSÃO

Muitas das doenças exantemáticas são preveníveis pela vacinação, tais como sarampo, rubéola e varicela, mas há quadros novos surgindo dentro desse grupo de doenças exantemáticas que também precisam do pronto reconhecimento.

Referências bibliográficas

1. Fölster-Holst R, Kreth HW. Viral exanthems in childhood – infectious (direct) exanthems. Part 1: classic exanthems. J Dtsch Dermatol Ges. 2009;7(4):309-16.
2. Marques HHS, Sakane PT. Doenças exantemáticas. In: Marcondes E, et al. Pediatria básica. 9 ed. São Paulo: Sarvier. 2003; 2:309-13.
3. Bellini WJ, Rota JS, LE Lowe, Katz RS, Dyken PR, Zaki SR, et al. Subacute sclerosing panencephalitis: more cases of this fatal disease are prevented by measles immunization than was previously recognized. J Infect Dis. 2005; 192:1686-93.
4. Morice A, Ulloa-Gutierrez R, Avila-Agüero ML. Congenital rubella syndrome: progress and future challenges. Expert Rev Vaccines. 2009;8(3):323-31.
5. Vafaie J, Schwartz RA. Parvovirus B19 infections. Int J Dermatol. 2004; 43(10):747-9.
6. Ward KN. The natural history and laboratory diagnosis of human herpesviruses-6 and -7 infections in the immunocompetent. J Clin Virol. 2005; 32(3):183-93.
7. Dunkel L, Arvin A, Whitley R, et al. A controlled trial of oral acyclovir for chickenpox in normal children. N Engl J Med. 1991; 325:1539-44.
8. Wong SS, Yip CC, Lau SK. Human enterovirus 71 and hand, foot and mouth disease. Epidemiol Infect. 2010; 138(8):1071-89.
9. Brinker A. Scarlet Fever. N Engl J Med. 2017; 376(20): 1972.
10. Marques HHS, Sato HK. Medidas de proteção para os comunicantes de doenças infectocontagiosas. In: Sucupira ACSL, et al. Pediatria em consultório. 4 ed. São Paulo: Sarvier. 2000; 120-30.

26 MORDEDURAS DE ANIMAIS

Mônica Bannwart Mendes
Benedito Barraviera

INTRODUÇÃO

As mordeduras por animais são problemas comuns em unidades de pronto atendimento médico em todo o mundo. O acidente denominado "potencialmente rábico" ocorre mais frequentemente nas mordeduras por animais domésticos, entre eles cães e gatos. Há menor incidência nas causadas por animais selvagens, tais como roedores, suínos, bovinos, equinos, entre outros. A Organização Mundial de Saúde (WHO) estima que em torno de 10 milhões de pessoas são acometidas por essa enfermidade, sendo as crianças as mais acometidas. Ao redor do mundo, a mordedura por cães tem maior incidência, sendo a por gatos a segunda em frequência.[1]

O problema mais grave das mordeduras é a possibilidade da transmissão do vírus da raiva.[1,2] Outro problema comum é o desenvolvimento de infecção secundária de pele decorrente da mordedura, com incidência de 1 caso a cada 5 casos de mordeduras nos Estados Unidos.[3]

O vírus da raiva pertence à ordem *Mononegavirales*, à família *Rhabdoviridae* e ao gênero *Lyssavirus*. Sua estrutura possui a forma de um projétil e seu genoma é constituído por RNA. Apresenta dois antígenos principais: um de superfície, constituído por uma glicoproteína, responsável pela formação de anticorpos neutralizantes e adsorção do vírus à célula, e outro interno constituído por uma nucleoproteína, que é grupo específico. O vírus rábico pode infectar qualquer mamífero, sendo, portanto, uma zoonose de grande importância em saúde pública.[2]

EPIDEMIOLOGIA

Nos Estados Unidos, estima-se que ocorram anualmente 4,5 milhões de mordeduras por cães. Desses casos, atendimento médico é procurado em apenas 885.000; 3 a 18% desenvolvem infecções, 30.000 necessitam de cirurgias reparadoras, e entre 10 e 20% evoluem para óbito. A maior incidência de mordeduras ocorre na faixa etária entre 5 e 9 anos.[1,3] Os países mais desenvolvidos, como Austrália, Canadá e França, apresentam taxas de incidência semelhantes a essas. Porém, nos países em desenvolvimento estima-se que ocorra maior incidência de casos, chegando a 55.000 óbitos de raiva por ano no mundo.

As mordeduras por gatos são responsáveis por 2 a 50% dos casos de mordeduras no mundo. Nos Estados Unidos, ocorrem por ano 400.000 mordidas, entre as quais em apenas 66.000 há procura de atendimento médico.[1] As mordeduras por ratos também apresentam incidência considerável, variando entre 2 e 21% ao redor do mundo.[1]

No Brasil, a raiva é endêmica, porém em grau diferenciado de acordo com a região geopolítica. Entre 1980 e julho de 2012 foram registrados 1.457 casos de raiva humana no Brasil, sendo 54,1% na região Nordeste, 19,2% no Norte, 16,7% no Sudeste, 9,7% no Centro-Oeste e 0,3% no Sul. Desde 1987 não há registro de casos de raiva humana nos estados do Sul, sendo o último registro no Paraná, cuja fonte de infecção foi um morcego hematófago. No período de 1980 a setembro de 2012, os cães e os gatos foram os responsáveis por transmitir 76% dos casos de raiva

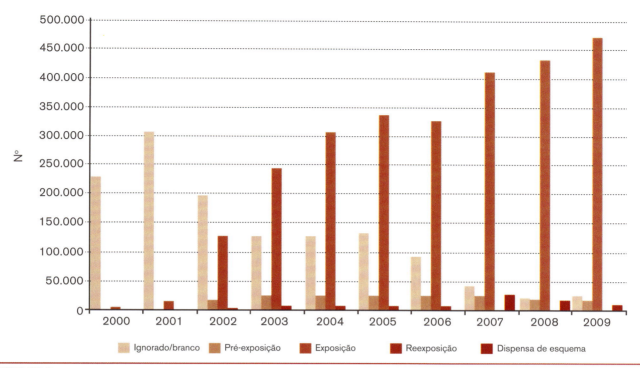

FIGURA 26.1. Atendimentos e profilaxia da raiva humana no Brasil entre 2000 e 2009. (Fonte: Sinan/SVS/MS.)

humana; os morcegos por 11%; outros animais (raposas, saguis, gato selvagem, bovinos, equinos, caititus, gambás, suínos e caprinos) por 13%.

No Brasil, no período de 2000 a 2009, uma média anual de 425.400 pessoas procuraram atendimento médico por terem sido expostas ou por se julgarem expostas ao vírus da raiva. Dessas, mais de 64% receberam esquema de profilaxia de pós-exposição (Figura 26.1).[4]

Nos anos de 2004 e 2005, devido à ocorrência de surtos de raiva humana em dois estados do Norte do Brasil (Pará e Maranhão), o morcego passou a ser o principal responsável por 86,5% dos casos, ultrapassando os índices de transmissão canina. No ano de 2008 foram notificados 3 casos de raiva humana, sendo 2 transmitidos por morcego e 1 por sagui. Não houve transmissão por cão ou gato. Ressalta-se que, naquele ano, foi registrado o primeiro caso de cura de raiva humana no Brasil. De 2009 a 2011, foram notificados 7 casos humanos, 5 transmitidos por cão (4 no Maranhão e 1 no Ceará), 1 por morcego no Rio Grande do Norte e outro no Ceará por sagui. Em 2012, de janeiro a julho foram diagnosticados 5 casos humanos, sendo 3 deles transmitidos por espécies silvestres, a saber: 1 no Ceará por sagui, 1 em Mato Grosso por cervídeo, 1 em Minas Gerais por morcego e 2 no Maranhão por caninos.

O acompanhamento pela Secretaria de Vigilância em Saúde (SVS) dos casos notificados demonstrou que entre 1990 e 2016 houve uma diminuição importante do número de casos de raiva humana. Assim, em 1990 foram notificados 73 casos e em 2014 a ausência de casos. A Figura 26.2 demonstra esses resultados.[3]

TRANSMISSÃO

Os ciclos de transmissão ocorrem conforme os principais reservatórios da raiva encontrados no Brasil, sendo divididos em: ciclo aéreo – este envolve os morcegos hematófagos e não hematófagos; ciclo rural – representado pelos animais de produção; ciclo urbano – relacionado aos cães e gatos; ciclo silvestre terrestre – engloba os saguis, ratos, cachorros do mato, raposas, guaxinins, macacos entre outros animais selvagens.[3]

A transmissão da raiva se dá pela penetração do vírus contido na saliva do animal infectado, principalmente pela mordedura, mas pode ocorrer também por meio da arranhadura ou lambedura de mucosas. O vírus penetra no organismo, multiplica-se no ponto de inoculação, atinge as terminações nervosas do sistema nervoso periférico e, posteriormente, por mecanismo retrógrado atinge o sistema nervoso central. A partir disso, dissemina-se para vários órgãos e para as glândulas salivares, onde também se replica e é eliminado pela saliva das pessoas ou animais enfermos.[3]

Existe, na literatura, o relato de oito casos de transmissão inter-humana por meio de transplante

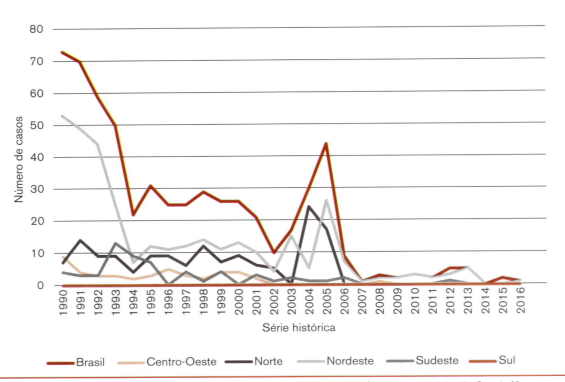

FIGURA 26.2. Número de casos de raiva humana no Brasil entre 1990 e 2016. (Fonte: Ministério da Saúde.)[2]

de córnea.[5] Nos Estados Unidos, em 2004, foram registrados quatro casos de raiva humana transmitida pelo transplante de órgãos doados por paciente com raiva.[6] Os transplantes foram respectivamente de fígado, rins e artéria ilíaca. O mesmo ocorreu na Alemanha, em 2005, onde três indivíduos, após transplante de pulmões, rins e pâncreas, adoeceram e morreram de raiva.[7] Em ambos os países, os doadores dos órgãos não tiveram suspeita diagnóstica prévia de raiva. Existe a possibilidade, ainda que remota, de transmissão sexual, respiratória, digestiva (principalmente em animais) e vertical de mãe para o feto. O mais recente caso de transmissão de raiva humana por transplante ocorreu em 2015, em um hospital na China, que diagnosticou dois pacientes receptores de rim de um mesmo doador que havia falecido de encefalite de origem desconhecida. O período de incubação deles foi de 42 a 48 dias (Figura 26.3).[8]

O período de incubação é extremamente variável, desde dias até anos, com uma média de 45 dias no

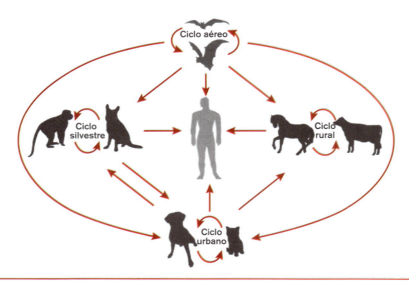

FIGURA 26.3. Ciclos epidemiológicos de transmissão da raiva no Brasil. (Fonte: Instituto Pasteur – SES/SP.)

MORDEDURAS DE ANIMAIS

homem e de 10 dias a 2 meses no cão. Em crianças, existe tendência para um período de incubação menor que no indivíduo adulto. O período de incubação está diretamente relacionado ao tipo de contato, ou seja, à localização, extensão, quantidade e profundidade dos ferimentos causados pelas mordeduras ou arranhaduras; à distância entre o local do ferimento e o sistema nervoso; à concentração de partículas virais inoculadas e à cepa viral.[3]

Nos cães e gatos, a eliminação de vírus pela saliva ocorre de 2 a 5 dias antes do aparecimento dos sinais clínicos, persistindo durante toda a evolução da doença. A morte do animal acontece, em média, entre 5 e 7 dias após o início dos sintomas. Com relação aos animais silvestres, há poucos estudos sobre o período de transmissibilidade, variando de acordo com a espécie. Por exemplo, especificamente os quirópteros (morcegos) podem albergar o vírus por longos períodos, sem sintomatologia aparente.[3]

QUADRO CLÍNICO E DIAGNÓSTICO DA RAIVA HUMANA

Após qualquer mordedura por animal, o indivíduo deve procurar atendimento médico para avaliação. Se não forem tomadas as medidas preventivas e o animal estiver raivoso, o paciente pode desenvolver a raiva.

Os sinais e sintomas iniciais da raiva se caracterizam pelos pródromos que duram de 2 a 4 dias e são inespecíficos. Após, existe a possibilidade do desenvolvimento de duas formas clássicas da doença: a forma furiosa (relacionada principalmente com vírus transmitidos por canídeos) e a forma paralítica (associada, na maioria dos casos, aos vírus transmitidos por morcegos).[3,4,9]

Na forma furiosa, a infecção progride apresentando manifestações de mal-estar geral, aumento de temperatura, anorexia, cefaleia, náuseas, dor de garganta, entorpecimento, irritabilidade, inquietude e sensação de angústia. Podem ocorrer hiperestesia e parestesia no trajeto de nervos periféricos, próximos ao local da mordedura, além de alterações de comportamento. A infecção progride, surgindo manifestações de ansiedade e hiperexcitabilidade crescentes, febre, delírios, espasmos musculares involuntários, generalizados e/ou convulsões. Os espasmos dos músculos da laringe, faringe e língua ocorrem quando o paciente vê ou tenta ingerir líquido, apresentando sialorreia intensa. Os espasmos musculares evoluem para um quadro de paralisia, levando a alterações cardiorrespiratórias, retenção urinária e obstipação intestinal. O paciente se mantém consciente, com período de alucinações, até a instalação

de quadro comatoso e evolução para óbito. Observa-se, ainda, a presença de disfagia, aerofobia, hiperacusia e fotofobia. O período de evolução do quadro clínico, depois de instalados os sinais e sintomas até o óbito, é em torno de 5 a 7 dias.[3,4,9]

Na forma paralítica ocorre parestesia, dor e prurido no sítio da mordedura, evoluindo com paralisia muscular flácida precoce, ou seja, uma encefalite na qual o indivíduo apresenta hiperatividade, seguida de síndrome paralítica com progressão para coma. Em geral, a sensibilidade é preservada. A febre também é marcante, geralmente elevada e intermitente. O quadro de paralisia leva a alterações cardiorrespiratórias, retenção urinária, obstipação intestinal; embora se observem espasmos musculares (especialmente laringe e faringe), não se observa claramente a hidrofobia e a consciência é preservada na maioria dos casos.[3,4,9] A disautonomia (bradicardia, bradiarritmia, taquicardia, taquiarritmia, hipo ou hipertensão arterial) e insuficiência respiratória são as principais causas de morte, podendo ocorrer nas duas formas. Se não houver suporte cardiorrespiratório, o paciente evolui a óbito em até 14 dias.[3,4,9]

Como o período de incubação é variável, podendo ser até de anos, o diagnóstico de raiva humana frequentemente não ocorre. Porém, diante das características descritas e na presença de encefalite, o diagnóstico diferencial com a raiva, frente a suspeita de exposição prévia a mordedura por animais, é imperativo. Para tanto, transcrevemos a definição de caso suspeito: é todo aquele paciente com quadro clínico sugestivo de encefalite rábica, com antecedentes claros ou não de exposição à infecção pelo vírus rábico.

Para o diagnóstico confirmatório pode-se utilizar um dos seguintes métodos laboratoriais:

- Detecção de anticorpos específicos em soro ou líquido cefalorraquidiano, pela técnica de soroneutralização em cultura celular, em pacientes sem antecedentes de vacinação prévia contra a raiva;
- Demonstração do antígeno pela técnica de imunofluorescência direta (IFD) em impressão de córnea, raspado de mucosa lingual (*swab*) ou tecido bulbar de folículos pilosos, obtidos por biópsia de pele da região cervical – procedimentos que devem ser feitos por profissional habilitado, mediante o uso de EPI;
- Detecção de antígeno viral em tecido nervoso ou saliva;
- Isolamento do vírus por meio da prova biológica em camundongos ou células (PB), ou por meio da reação de cadeia de polimerase (PCR).

Para utilização na saliva, coletar 2 mL, acondicionar em tubos hermeticamente fechados e congelar a -20 °C ou, quando possível, -70 °C. Essa coleta deve ser realizada antes da higienização bucal do paciente, da aspiração e dos procedimentos fisioterápicos. Para utilização de soro, coletar 5 mL de sangue e obter imediatamente o soro, para minimizar hemólise e congelar a -20 °C. Para utilização de líquido cefalorraquidiano (LCR), proceder à coleta de 2 mL por meio de punção na região lombar e a seguir, congelar a -20 °C. Para utilização de folículo piloso, coletar amostras de biópsia de pele (0,5 a 1,0 cm²) da região da nuca, próxima ao couro cabeludo, com bisturi descartável (bisturis e tubos não devem ser reutilizados, nem mesmo para coletar diferentes amostras de um mesmo paciente), acondicionar em frascos, separados dos demais tecidos e fluidos, e congelar a -20 °C ou, quando possível, -70 °C. Para *imprint* de córnea, coletar material suficiente para 5 lâminas.

A sensibilidade dessas provas é limitada e, quando negativas, não se exclui a possibilidade de infecção.

Mesmo nos casos em que a suspeita de raiva humana for aventada após o óbito, a possibilidade de exumação deve ser considerada. Para o diagnóstico, é imprescindível coletar e enviar fragmentos do córtex, hipocampo, tronco encefálico, cerebelo e medula ao laboratório, para confirmação do caso, de acordo com as normas técnicas, conservando preferencialmente refrigerado quando a previsão de chegada ao laboratório for de até 24 horas e deve ser congelado após esse prazo. Na falta de condições adequadas de refrigeração, conservar em solução salina com glicerina a 50%, em recipientes de paredes rígidas, hermeticamente fechados, com identificação de material de risco biológico e cópia da ficha de notificação ou de investigação. Não usar formol. O diagnóstico laboratorial é realizado com fragmentos do sistema nervoso central, por meio das técnicas de imunofluorescência direta e inoculação em camundongos recém-nascidos ou de 21 dias. Na atualidade, técnicas de biologia molecular são importantes instrumentos para o diagnóstico *ante mortem* da raiva em humanos, inclusive para a identificação da fonte de infecção, para otimização das ações de investigação, vigilância e controle de foco.

Definição de caso descartado: todo caso suspeito que apresente a reação de imunofluorescência direta e a prova biológica negativas ou que, durante a investigação laboratorial, teve seu diagnóstico confirmado laboratorialmente por outra etiologia.

Atualmente, um importante instrumento de vigilância epidemiológica é a tipificação antigênica, por meio da imunofluorescência indireta com anticorpos monoclonais, que é uma técnica específica e rápida, e da caracterização genética dos isolados, por meio de técnicas de biologia molecular. Recomenda-se a realização dessas provas em 100% das amostras suspeitas e de isolados de vírus da raiva de humanos, de cães e gatos, de áreas livres ou controladas, e de animais silvestres.

PROTOCOLO DE TRATAMENTO DE RAIVA HUMANA

Em 2004, foi registrado nos Estados Unidos o primeiro relato de tratamento e evolução para cura da raiva humana em paciente que não recebeu vacina ou soro específico. A descrição detalhada da terapêutica realizada nessa paciente encontra-se publicada no protocolo de Milwaukee.[10] No Brasil, em 2008, foi confirmada raiva em um paciente do sexo masculino, de 15 anos, proveniente do município de Floresta, estado de Pernambuco. A investigação demonstrou que o menino foi mordido por um morcego hematófago. Após suspeita clínica foi iniciado o protocolo de Milwaukee adaptado à realidade brasileira, resultando no primeiro registro de cura de raiva humana, no país. A evolução do paciente para cura abriu perspectivas para tratamento de uma doença que, até o momento, era considerada letal. Diante disso, a Secretaria de Vigilância em Saúde e colaboradores elaboraram o protocolo de tratamento de raiva humana, denominado Protocolo de Recife, que deve ser adotado frente a casos suspeitos da doença. Importante ressaltar que o tratamento deve ser aplicado o mais precoce possível; assim é imprescindível que, ao suspeitar de raiva humana, o caso seja notificado de imediato à vigilância epidemiológica municipal, estadual e federal, para que sejam providenciados os exames laboratoriais e medicamentos necessários à condução do caso.[3,4]

- Todo paciente com suspeita clínica e epidemiológica de raiva humana deve ser transferido para o serviço de referência do estado para tratamento de raiva em ambiente de unidade de terapia intensiva (UTI). Além disso, deve-se manter o enfermo em quarto com pouca luminosidade, evitar ruídos e formação de correntes de ar, proibir visitas e somente permitir a entrada de pessoal da equipe de atendimento. As equipes de enfermagem, higiene e limpeza devem estar devidamente capacitadas para lidar com o paciente e com o seu ambiente e usar equipamentos de proteção individual (EPI), bem como estarem pré-imunizados com titulação de anticorpos satisfatórios.[3,4]
- Colocar o paciente em isolamento de contato, usar EPI adequado, providenciar precocemente acesso venoso central, sondagem vesical de demora (para reduzir a manipulação do pacien-

MORDEDURAS DE ANIMAIS

te) e sondagem nasoenteral para manter dieta hipercalórica e hiperproteica. Em adultos, preferir a posição gástrica da sonda, deixando em posição pós-pilórica na presença de distensão e hipersecreção gástricas. Em crianças, usar posição pós-pilórica da sonda; fazer acompanhamento nutricional para monitorização de provável perda ponderal significativa.

- Realizar controle da febre e vômitos, usar antiácidos, para prevenção de úlcera de estresse e profilaxia de hemorragia digestiva alta (usar ranitidina ou inibidor de bomba de prótons).

- Manter paciente normovolêmico, usando soluções isotônicas; usar betabloqueadores na vigência de hiperatividade simpática ou para controlar possíveis arritmias; manter pressão arterial média (PAM) $\geq$ 80 mmHg, PVC = 8-12 mmHg (10-14 mmHg quando em ventilação mecânica); realizar os procedimentos para aferição da pressão venosa central (PVC) e evitar uso de diuréticos.

- Seguir as indicações clássicas para realizar intubação orotraqueal ressaltando a necessidade de vigilância quanto à possível hipersalivação. Manter normoventilação e proteção pulmonar. Não fazer hiperventilação.

- Realizar sedação para adaptação à ventilação mecânica seguindo a rotina do serviço. Porém, sugere-se uso de midazolan (0,03 a 0,6 mg/kg/h) associado a fentanil (1 a 2 mcg/kg/h) e se disponível, trocar fentanil por cetamina (0,5 a 1,0 mg/kg/h). Caso não tenha cetamina no serviço, providenciar para uso obrigatório quando confirmado o diagnóstico de raiva. Evitar barbitúricos e propofol e monitorizar com escala de sedação (Ramsey IV), índice biespectral (BIS) ou eletroencefalograma (EEG).

- Usar nimodipina 60 mg via enteral de 4/4 h e administrar vitamina C 1 g IV ao dia.

- Atenção à profilaxia para trombose venosa profunda (TVP), usando dose recomendada para pacientes de alto risco e preferir heparina de baixo peso molecular e realizar prevenção de úlceras de pressão.

- Manter cuidados para reduzir o risco de lesão neurológica secundária, como cabeceira elevada a 30° e cabeça centralizada com relação ao tronco, e realizar mudança de decúbito a cada três horas.

CONDUTA CLÍNICA APÓS CONFIRMAÇÃO LABORATORIAL DA RAIVA

Manter todas as condutas acima descritas e mais as abaixo relacionadas:[4]

- Sedação profunda: midazolan (1 a 2 mg/kg/h) associado a cetamina (2 mg/kg/h) e suspender fentanil se estiver em uso; as doses acima não devem ser muito aumentadas; se necessário para otimizar a sedação, associar fentanil; evitar uso de barbitúricos e propofol e monitorizar com escala de sedação (Ramsey VI), BIS ou EEG.

- Amantadina: 100 mg via enteral de 12/12 h; Não usar ribavirina.

- Dosagem liquórica de biopterina (BH4) deverá ser realizada, após anuência do Ministério da Saúde que fornecerá os frascos e providenciará os trâmites para o envio ao exterior. Na presença de deficiência de biopterina, fazer reposição e controle conforme o Protocolo de Recife, administrando biopterina 2 mg/kg via enteral de 8/8 h (disponível no Ministério da Saúde).

- Controle dos níveis séricos de sódio e magnésio, preferencialmente duas vezes ao dia.

- Dosagem sérica semanal dos níveis de zinco e dos hormônios tireoidianos (TSH ultrassensível e T4 livre).

- Suspensão da sedação deve ser feita de forma gradual e de acordo com as dosagens de anticorpos no LCR.

Deve ser salientado que, em decorrência de falhas na aplicação do protocolo de Milwaukee, essa proposta está sendo criticada e reavaliada pela comunidade científica.[10-12]

PREVENÇÃO DA TRANSMISSÃO DA RAIVA

No atendimento às vítimas de mordedura por animais domésticos deve ser realizada a investigação epidemiológica sobre a saúde do animal, pois a raiva pode ser prevenida por meio da vacinação de cães e gatos. Pessoas que estão expostas a um animal doméstico ou selvagem, com potencial para desenvolver a raiva, devem receber tratamento profilático o mais rápido possível.

A profilaxia se faz por meio da aplicação da vacina antirrábica humana, que é fabricada pelo método de cultivo celular, sendo, portanto, mais potente e segura e com menos riscos de reações adversas.

Existem dois tipos de profilaxia para raiva, a saber: pré-exposição e pós-exposição. A pré-exposição está indicada para indivíduos que têm contato direto com animais domésticos ou selvagens, tais como veterinários, zootecnistas, biólogos; auxiliares e demais técnicos de laboratórios de virologia e anatomopatologia para raiva, estudantes de veterinária, biologia e agropecuária, pessoas que atuam no campo na captura, vacinação, identificação e classificação de mamíferos passíveis de portarem o vírus, bem como funcionários de zoológicos; pessoas que desenvolvem trabalho de campo (pesquisas) com animais silvestres; e espeleólogos, guias de ecoturismo, pescadores e outros profissionais que trabalham em áreas de risco. Pessoas com risco de exposição ocasional ao vírus, como turistas que viajam para áreas de raiva não controlada, devem ser avaliados individualmente, podendo receber a profilaxia pré-exposição dependendo do risco a que estarão expostos durante a viagem.[1-4]

PROFILAXIA PRÉ-EXPOSIÇÃO

A profilaxia pré-exposição apresenta como vantagens: proteger contra a exposição inaparente; simplificar a terapia pós-exposição; eliminar a necessidade de imunização passiva; diminuir o número de doses da vacina, e desencadear resposta imune secundária mais rápida (após o *booster*) que na pós-exposição.[4]

O esquema pré-exposição consiste de aplicação da vacina antirrábica em três doses consecutivas nos dias 0, 7 e 28.

Vias de administração:

- Intramuscular profunda: utiliza-se a dose completa (de 0,5 mL ou 1 mL, dependendo do fabricante) aplicando-se no músculo deltoide ou no vasto lateral da coxa. Não aplicar no músculo glúteo.
- Intradérmica: aplica-se 0,1 mL da vacina na inserção do músculo deltoide, utilizando-se seringas de 1 mL e agulhas hipodérmicas curtas.[4]

O controle sorológico deve ser realizado a partir do 14° dia após a última dose do esquema. Considera-se imunizado o indivíduo com títulos séricos de anticorpos acima de 0,5 UI/mL. Em caso de nível sorológico insatisfatório, realizar uma dose completa via intramuscular a partir do 14° dia após o término do esquema inicial. Indivíduos que trabalham em situação de alto risco, tais como os que atuam em laboratórios de virologia e anatomopatologia para raiva e os que trabalham na captura de morcegos, devem realizar a titulação a cada seis meses; os demais podem realizar a titulação anualmente.[4]

A vacina não tem contraindicação (gravidez, lactação, doença intercorrente ou outros tratamentos) devido à gravidade da doença, que apresenta letalidade de aproximadamente 100%. Sempre que possível, ao se iniciar o esquema de vacinação, recomenda-se a interrupção do tratamento com corticoides e/ou imunossupressores. Não sendo possível, tratar a pessoa como imunodeprimida.[4]

PROFILAXIA PÓS-EXPOSIÇÃO

A profilaxia pós-exposição está indicada a todos os indivíduos com possível exposição ao vírus por meio de mordeduras, arranhaduras, lambeduras e contatos indiretos. É imprescindível a limpeza do ferimento com água corrente abundante e sabão ou outro detergente. Essa conduta diminui comprovadamente o risco de infecção e deve ser realizada o mais rápido possível após a agressão e repetida na unidade de saúde, independentemente do tempo transcorrido até o atendimento médico (Tabela 26.1).

As características do ferimento devem ser avaliadas:

- Local: ferimentos localizados em regiões próximas ao sistema nervoso central (cabeça, face ou pescoço) ou em locais muito inervados (mãos, polpas digitais e planta dos pés) são considerados graves, porque facilitam a exposição do sistema nervoso ao vírus. A lambedura de mucosas é considerada grave, porque as mucosas são permeáveis ao vírus, mesmo quando intactas. A lambedura da pele íntegra não oferece risco.
- Profundidade: os ferimentos devem ser classificados como superficiais (sem presença de sangramento) ou profundos (apresentam sangramento, ou seja, ultrapassam a derme). Os ferimentos profundos, além de aumentar o risco de exposição do sistema nervoso, oferecem dificuldades à assepsia; contudo, vale ressaltar que os ferimentos puntiformes são considerados como profundos, ainda que algumas vezes não apresentem sangramento.
- Extensão e número de lesões: deve-se observar a extensão da lesão e se ocorreu apenas uma única lesão ou múltiplas, ou seja, uma porta de entrada ou várias. Por exemplo, uma mordedura pode ter várias portas de entrada. Considerar cada perfuração como uma porta de entrada.

As características do animal também devem ser avaliadas para a indicação ou não da profilaxia:

- Cães e gatos: o período de incubação, transmissão e quadro clínico são bem conhecidos e semelhantes para as duas espécies. Deve-se levar em conta o estado de saúde do animal no momento da agressão: avaliar se o animal estava sadio ou se apresentava sinais sugestivos de raiva; a maneira como ocorreu o acidente pode fornecer informações sobre seu estado de saúde. A possibilidade de observação do animal durante 10 dias é importante, pois se o animal estiver sadio no momento do acidente, a excreção de vírus pela saliva ocorre a partir

MORDEDURAS DE ANIMAIS

TABELA 26.1. Conduta em caso de exposição à raiva[4]

Tipo de exposição	Condições do animal agressor		
	Cão ou gato sem suspeita de raiva no momento da agressão	Cão ou gato clinicamente suspeito de raiva no momento da agressão	Cão ou gato raivoso, desaparecido ou morto; animais silvestres (inclusive os domiciliados); animais domésticos de interesse econômico ou de produção
Contato indireto	• Lavar o ferimento com água e sabão • Não tratar	• Lavar o ferimento com água e sabão • Não tratar	• Lavar o ferimento com água e sabão • Não tratar

Acidentes leves, ferimentos superficiais, pouco extensos, geralmente únicos, em tronco e membros (exceto mãos, polpas digitais e planta dos pés); podem acontecer em decorrência de mordeduras ou arranhaduras causadas por unha ou dente e lambedura de pele com lesões superficiais	• Lavar ferimento com água e sabão
	• Observar o animal durante 10 dias após a exposição:
	  – Se o animal permanecer sadio no período de observação, encerrar o caso
	  – Se o animal morrer, desaparecer ou se tornar raivoso, administrar 5 doses de vacina (dias 0, 3, 7, 14 e 28)
	• Não indicado o soro
		• Lavar o ferimento com água e sabão
		• Iniciar esquema com 2 doses, nos dias 0 e 3
		• Observar o animal durante 10 dias após a exposição:
		  – Se a suspeita de raiva for descartada após o 10º dia de observação, suspender o esquema e encerrar o caso
		  – Se o animal morrer, desaparecer ou se tornar raivoso, completar o esquema até 5 doses, aplicando uma dose entre o 7º e o 10º dia e 1 dose nos dias 14 e 28
		• Não indicado o soro
			• Lavar o ferimento com água e sabão
			• Iniciar imediatamente o esquema com 5 doses de vacina administradas nos dias 0, 3, 7, 14 e 28
			• Não indicado soro

Acidentes graves, ferimentos na cabeça, face, pescoço, mão, polpa digital, planta do pé, ferimentos profundos, múltiplos ou extensos, em qualquer região do corpo, lambedura de mucosas, lambedura de pele onde já existe lesão grave, ferimento profundo causado por unha de animal	• Lavar o ferimento com água e sabão • Observar o animal durante 10 dias após exposição e iniciar esquema com 2 doses, uma no dia 0 e outra no dia 3 • Se o animal permanecer sadio no período de observação, encerrar o caso • Se o animal morrer, desaparecer ou se tornar raivoso, completar o esquema vacinal com 5 doses e administrar o soro. Aplicar uma dose entre o 7º e o 10º dia e 1 dose nos dias 14 e 28	• Lavar o ferimento com água e sabão • Iniciar o esquema com soro e 5 doses de vacina nos dias 0, 3, 7, 14 e 28 • Observar o animal durante 10 dias após a exposição: – Se a suspeita de raiva for descartada após o 10º dia de observação, suspender o esquema e encerrar o caso	• Lavar o ferimento com água e sabão • Iniciar imediatamente o esquema com soro • Administrar 5 doses de vacina nos dias 0, 3, 7, 14 e 28

do final do período de incubação, variando entre 2 e 5 dias antes do aparecimento dos sinais clínicos, persistindo até sua morte. Se em todo esse período (dez dias) o animal permanecer vivo e saudável, não há riscos de transmissão do vírus. É necessário saber a procedência do animal: se é de área de raiva controlada ou não e se é domiciliado ou não domiciliado. Animal domiciliado é o que vive exclusivamente dentro do domicílio, não tem contato com outros animais e só sai à rua acompanhado do seu dono (esses animais podem ser classificados como de baixo risco com relação à transmissão da raiva).

- Animais silvestres, como morcego de qualquer espécie, micos (sagui ou soim, como é mais conhecido em algumas regiões), macaco, raposa, guaxinim, quati, gambá, roedores silvestres etc., devem ser classificados como animais de risco mesmo que domiciliados e/ou domesticados, visto que, nesses animais, a raiva não é bem conhecida.
- Animais domésticos ou de interesse econômico e de produção (bovinos, bubalinos, equídeos, caprinos, ovinos, suínos e outros) também são animais de risco.
- Animais de baixo risco, pelos quais não é necessário indicar esquemas profiláticos da raiva em caso de acidentes:
- Ratazana de esgoto (*Rattus norvegicus*);
- Rato de telhado (*Rattus rattus*);
- Camundongo (*Mus musculus*);
- Cobaia ou porquinho-da-índia (*Cavea porcellus*);
- Hamster (*Mesocricetus auratus*);
- Coelho (*Oryetolagus cuniculus*).

O soro antirrábico deve ser infiltrado na(s) porta(s) de entrada, ou seja, no local da mordedura. Quando não for possível infiltrar toda a dose, aplicar o máximo possível no(s) local(is) e a quantidade restante, a menor possível, aplicar pela via intramuscular, podendo ser utilizada a região glútea. Sempre aplicar em local anatômico diferente do que foi aplicada a vacina. Quando as lesões forem muito extensas ou múltiplas, a dose pode ser diluída, o menos possível, em soro fisiológico, para que todas as lesões sejam infiltradas.

A dose indicada de soro é de 40 UI/kg de peso do paciente. Deve-se infiltrar na(s) lesão(ões) a maior quantidade possível do soro. Quando essas forem muito extensas ou múltiplas, a dose pode ser diluída, o menos possível, em soro fisiológico, para que todas as lesões sejam infiltradas. Caso a região anatômica não permita a infiltração de toda a dose, a quantidade restante, a menor possível, deve ser aplicada pela via intramuscular, na região glútea.

Nos casos em que só se conhece tardiamente a indicação do uso do soro antirrábico, ou quando não há soro disponível no momento do acidente, aplicar a dose recomendada antes da aplicação da terceira dose da vacina de cultivo celular. Após esse prazo, o soro não está mais indicado.

Os soros produzidos atualmente em equinos (soros heterólogos) são seguros, mas podem causar eventos adversos precoces e tardios, como ocorre com qualquer imunobiológico. As reações mais comuns são benignas, fáceis de tratar e apresentam boa evolução. A possibilidade de ocorrência dessas reações nunca contraindica a prescrição do soro. Os eventos adversos precoces que podem ocorrer após administração do soro heterólogo são os seguintes: a) manifestações locais, como dor, edema, hiperemia e, mais raramente, abscesso. São as manifestações mais comuns e normalmente de caráter benigno; b) manifestações gerais, como urticária, tremores, tosse, náuseas, dor abdominal, prurido e rubor facial; e c) choque anafilático. É uma manifestação rara que pode ocorrer nas primeiras duas horas após a aplicação. Os sintomas mais comuns são formigamento nos lábios, palidez, dispneia, edemas, exantemas, hipotensão, perda de consciência e choque. Os eventos adversos tardios, também conhecidos como doença do soro, ocorrem com mais frequência entre 5 e 20 dias após a aplicação do soro. Essa doença se caracteriza por edema e eritema no local de aplicação do soro, febre, artralgia, em geral das pequenas articulações, astenia, cefaleia, sudorese, desidratação, exantema com máculas e pápulas pruriginosas, enfartamento e inflamações ganglionares e, mais raramente, vasculite e nefrite. A reação de Arthus, que se caracteriza por vasculite local acompanhada de necrose, dor, tumefação, rubor, necrose e úlceras profundas pode ocorrer, mas é um quadro muito raro. O paciente deve receber qualquer soro heterólogo sempre em ambiente hospitalar. No caso do antirrábico, o paciente deverá ser observado pelo prazo de pelo menos duas horas.

▌TRATAMENTO ANTIMICROBIANO NAS INFECÇÕES POR MORDEDURAS

Para a prescrição de antimicrobianos nas mordeduras por animais deve-se atentar aos potenciais micro-organismos causadores de infecção:

- *Capnocytophaga* spp.: são bactérias Gram-negativas que vivem na boca dos seres humanos, cães e gatos. Essas bactérias não causam doença nos animais. Nos seres humanos com sistema imunitário debilitado podem causar doença.
- *Pasteurella*: são bactérias Gram-negativas que acometem mais de 50% das feridas causadas por mordida de cão raivoso. Geralmente causam uma infecção dolorosa, hiperemia no local da mordedura, mas podem causar doença grave em indivíduos com o sistema imunitário debilitado.
- MRSA (*methicillin-resistant Staphylococcus aureus*): são bactérias Gram-positivas que colonizam a boca dos animais, podendo ser portadores sem apresentar quaisquer sintomas. Podem causar infecções de pele, pulmão e do trato urinário. Em alguns indivíduos, o MRSA pode se espalhar para a corrente sanguínea ou pulmões e causar infecções fatais.
- *Clostridium tetani*: o tétano é uma doença infecciosa causada por uma exotoxina produzida e liberada pelo bacilo Gram-positivo anaeróbico. Essa toxina pode causar paralisia rígida, podendo levar ao óbito. Isso é um problema das mordidas profundas. Portanto, recomenda-se vacinação antitetânica para todos os indivíduos que sofreram mordeduras por animais domésticos ou selvagens.

Em 2016, devido ao desabastecimento da vacina antirrábica no Brasil, o Ministério da Saúde, a Secretaria de Estado da Saúde de São Paulo e o Instituto Pasteur recomendam a aplicação de apenas quatro doses de vacina antirrábica, ao invés de cinco doses como preconizado, suprimindo a dose do 28º dia. Tal esquema foi proposto após o desabastecimento da vacina e está sob avaliação. Portanto, está recomendado, até o momento, a aplicação das doses nos tempos 0, 3, 7 e 14 dias após a exposição.[13]

TABELA 26.2. Esquema profilático de reexposição[4]

Tipo de esquema profilático anterior	Esquema de reexposição – vacina de cultivo celular
Completo	• Até 90 dias: não realizar novo esquema profilático • Após 90 dias: 2 doses, uma no dia 0 e outra no dia 3
Incompleto	• Até 90 dias: completar o número de doses faltantes • Após 90 dias: ver esquema de pós-exposição (conforme o caso)

É necessário sempre orientar bem o paciente para que ele notifique imediatamente a unidade de saúde se o animal morrer, desaparecer ou se tornar raivoso, uma vez que podem ser necessárias novas intervenções, tais como a aplicação do soro ou o prosseguimento do esquema vacinal.

Pessoas com risco de reexposição ao vírus da raiva, que já tenham recebido esquema de pós-exposição, devem ser tratadas novamente de acordo com as indicações descritas na Tabela 26.2.

Em caso de reexposição, com história de esquema anterior completo, não é necessário administrar o soro antirrábico. No entanto, o soro poderá ser indicado se houver dúvidas ou conforme a análise de cada caso, exceto nos pacientes imunodeprimidos, que devem receber, sistematicamente, soro e vacina. Para esses casos, recomenda-se que, ao final do esquema, seja realizada a avaliação do nível de anticorpos após o 14º dia da aplicação da última dose.[4]

COMO SE PREVENIR?

Medidas simples podem evitar os riscos de aquisição de raiva, tais como realizar vacinação anual de cães e gatos, evitar ou não se aproximar de cães e gatos desconhecidos, não mexer ou tocar nos animais quando os mesmos estiverem se alimentando ou dormindo. Nunca tocar em morcegos ou qualquer outro animal silvestre diretamente, principalmente quando estiverem caídos no chão ou se forem encontrados em situações não habituais. Manter a carteira de vacinação principalmente para o tétano em dia.

NOTIFICAÇÃO DE AGRAVO À SAÚDE

Todo atendimento de indivíduos com exposição à raiva deve ser notificado, independente do paciente ter indicação de receber ou não vacina ou soro antirrábico. Existe uma ficha específica padronizada pelo Sistema de Informação de Agravos de Notificação (SINAN), que se constitui em um instrumento fundamental para decisão da conduta de profilaxia a ser adotada pelo profissional de saúde, que deve ser devidamente preenchida e notificada. Assim, todo caso suspeito de raiva humana deve ser imediatamente notificado por meio de notificação individual, compulsória em níveis municipal, estadual e federal.

Referências bibliográficas

1. World Health Organization. Animal bites. Fact sheet N.373. 2013 fev. Disponível em: http://www.who.int/mediacentre/factsheets/fs373/en/. Acessado em 5 nov 2016.
2. Centers for Disease Control and Prevention. Injury, violence & safety. Preventing dog bites. 2015 mai 18. Disponível em: http://www.cdc.gov/features/dog-bite-prevention/. Acessado em: 5 nov 2016.
4. Brasil. Portal da Saúde do Ministério da Saúde do Brasil. Disponível em: http://portalsaude.saude.gov.br/index.php/o-ministerio/principal/secretarias/svs/raiva. Acessado em 5 nov 2016.
5. Brasil. Ministério da Saúde. Secretaria de Vigilância em Saúde. Departamento de Vigilância Epidemiológica. Normas técnicas de profilaxia da raiva humana / Ministério da Saúde, Secretaria de Vigilância em Saúde, Departamento de Vigilância Epidemiológica. Brasília: Ministério da Saúde. 2011; 60: il. – (Série A. Normas e Manuais Técnicos) ISBN 978-85-334-1785-4.
6. Vetter JM, Frisch L, Drosten C, Ross RS, Roggendorf M, Wolters B, et al. Survival after transplantation of corneas from a rabies-infected donor. Cornea. 2011 fev; 30(2):241-4. doi:10.1097/ICO.0b013e3181e4572a.
7. Srinivasan A, Burton EC, Kuehnert MJ, Rupprecht C, Sutker WL, Ksiazek TG, et al. Transmission of Rabies Virus from an Organ Donor to Four Transplant Recipients. N Engl J Med. 2005 mar 17; 352:11. Disponível em: www.nejm.org. Acessado em 5 nov 2016.
8. Hellenbrand W, Meyer C, Rasch G, Steffens I, Ammon A. Cases of rabies in Germany following organ transplantation. E-alert 18, February. Euro Surveill. 2005; 10(8):2917. Disponível em: http://www.eurosurveillance.org/ViewArticle.aspx?ArticleId=2917.
9. Zhou H, Zhu W, Zeng J, He J, Liu K, Li Y, et al. Probable rabies virus transmission through organ transplantation, China, 2015. Emerg Infect Dis; 2016 ago. http://dx.doi.org/10.3201/eid2208.151993. DOI: 10.3201/eid2208.151993.
10. Secretaria de Vigilância em Saúde/MS. Protocolo de Recife para Tratamento de Raiva Humana. Brasília: Epidemiol Serv Saúde. 2009 out-dez; 18(4):385-94. Disponível em: http://scielo.iec.pa.gov.br/pdf/ess/v18n4/v18n4a08.pdf. Acessado em 5 nov 2016.
11. De Maria Jr A. Treatment of rabies. UpToDate: Evidence based medicine. Disponível em: http://www.uptodate.com/contents/treatment-of-rabies. Acessado em 6 jan 2017.
12. Healey C. No Rabies Treatment After All: Failure of the Milwaukee Protocol. The Pandor Report. 2014 mai 1. Disponível em: https://pandorareport.org/2014/05/01/no-rabies-treatment-after-all-failure-of-the-milwaukee-protocol/. Acessado em 6 jan 2017.

13. Zeiler FA, Jackson AC. Critical Appraisal of the Milwaukee Protocol for Rabies: This Failed Approach Should Be Abandoned. Can J Neurol Sci. 2016 jan; 43(1):44-51. doi: 10.1017/cjn.2015.331. PubMed 2015 Dec 7. Disponível em: https://www.ncbi.nlm.nih.gov/pubmed/26639059. Acessado em 6 jan 2017.

14. Brasil. Ministério da Saúde. Secretaria de Estado da Saúde. Instituto Pasteur. Nota Técnica Vacinação Antirrábica 2016 (Nota Técnica 02 – IP/CCP/SES-SP – 31/08/2016). São Paulo: Secretaria de Estado da Saúde; 2016 ago 31.

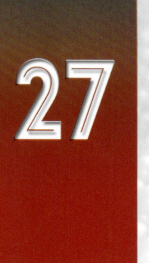

27 URTICÁRIA, ANGIOEDEMA E ANAFILAXIA

Camila Alves Tonami
Ana Laura Mendes Almeida
Monique Cotarelli Tsuji
Jaime Olbrich Neto

URTICÁRIA E ANGIOEDEMA

Introdução

As doenças alérgicas em todo mundo são cada vez mais prevalentes. Faz-se uma estimativa que 15 a 25% das pessoas terão um quadro de urticária ao longo da vida.[1] Acomete mais mulheres que homens em proporção 2:1. Pode-se manifestar de formas mais leves, com comprometimento da pele, aparecimento de prurido, ou sensação de queimação e com o angioedema comprometendo vasos na derme profunda, sendo na maioria das vezes uma resposta IgE mediada. Na forma mais grave se manifesta como anafilaxia, que é definida como uma síndrome generalizada, de início rápido e potencialmente fatal, resultado da liberação de mediadores biologicamente ativos de mastócitos e basófilos, após reexposição a um desencadeante, geralmente proteína ou hapteno, que teve seu período latente de sensibilização.[2]

A urticária isolada ocorre em cerca de 50%, e o angioedema isolado em 10% dos casos. A urticária aguda é aquela que ocorre em menos de 6 semanas e a crônica dura mais de 6 semanas.

Fisiopatologia

As reações podem ocorrer como consequência de sensibilização alergênica, com formação de anticorpos específicos da classe IgE. A interação de duas moléculas de IgE, fixadas a mastócitos e basófilos, com o alérgeno, ativa uma série de eventos bioquímicos resultando na liberação de mediadores pró-inflamatórios.[2] A histamina é um mediador vasoativo pré-formado que atua em receptores H1 e H2, aumentando a permeabilidade vascular, causando prurido, vasodilatação, broncoespasmo e hipersecreção glandular.

Outros mediadores importantes são as prostaglandinas e leucotrienos derivados do ácido aracdônico. Especula-se que na anafilaxia vários fatores endógenos estariam presentes no evento como fatores liberadores de histamina, interleucinas, neuropeptídeos e proteínas eosinofílicas.[2]

Na anafilaxia, várias substâncias têm capacidade de potencializar a ação de fatores liberadores de histamina, produzidas por uma variedade de células como neutrófilos, células mononucleares e macrófagos. Esses fatores podem causar degranulação de mastócitos por mecanismos IgE dependente e independente. É importante ressaltar nas reações anafiláticas, assim como em outras manifestações clínicas de atopia, a participação de eosinófilos, consequente à liberação de fatores quimiotáticos pré-formados gerados pelas reações dependentes de IgE, como leucotrieno B4.

ETIOLOGIA

Os principais agentes causadores das urticárias e angioedema estão demonstrados nas Tabelas 27.1 e 27.2.[4]

Sinais e sintomas

A urticária caracteriza-se clinicamente por erupção cutânea muito pruriginosa, com placas eritematosas elevadas de tamanho variado, únicas ou nu-

TABELA 27.1. Principais agentes etiológicos de urticária aguda

Alimentos	Ovo, leite, amendoim, castanhas, nozes, soja, frutos do mar, morangos, cacau.
Medicamentos	Ácido acetilsalicílico, anti-inflamatórios não hormonais, morfina, codeína.
Picadas de insetos	Himenópteros (abelha, mosquito, marimbondo, vespa, formiga lava-pés).
Infecções	Bacterianas (faringite, sinusite), virais (hepatites, mononucleose, vírus Coxsackie A e B); parasitárias (*Ascaris, Ancylostoma, Echinococcus, Fasciola, Filaria, Schistosoma, Strongyloides, Toxocara, Trichinella*); fúngicas (dermatófitos, *Candida*).
Alergia de contato	Látex, pólen, saliva de animais, plantas de tipo urtiga, lagartas.
Reações transfusionais	Sangue, hemoderivados, imunoglobulinas endovenosas.
Idiopáticas	

TABELA 27.2. Principais agentes etiológicos da urticária crônica

Idiopática	Em torno de 50% dos casos; 30% a 50% dos pacientes adultos têm autoanticorpos IgG anti-IgE e anti-FcεRIα
Física	Dermografismo Urticária colinérgica Urticária ao frio Urticária por pressão tardia Urticária solar Urticária vibratória Urticária aquagênica
Autoimunidade	Lúpus eritematoso sistêmico Artrite idiopática juvenil Síndrome de Sjögren Dermatomiosite
Endocrinológica	Hipertireoidismo Hipotireoidismo
Neoplásica	Linfoma Mastocitose Leucemia
Angioedema	Angioedema hereditário Angioedema adquirido Inibidores de enzima conversora da angiotensina

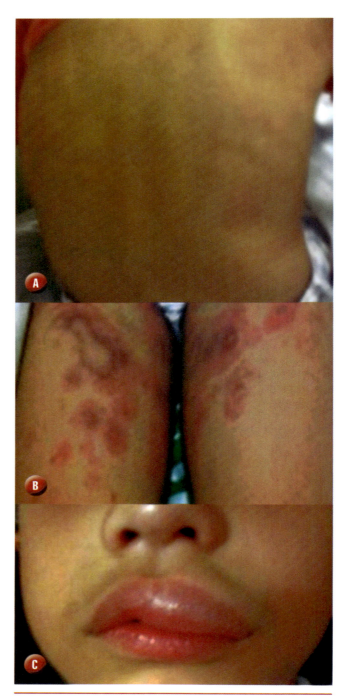

FIGURA 27.1. Detalhe da lesão urticariforme, urticária com vasculite e angioedema.

merosas e coalescentes, sendo a região central mais pálida (Figuras 27.1 e 27.2). Após resolução das lesões, a pele retorna ao normal, podendo durar de 1 a 24 horas, com lesões surgindo em novos locais. Pode acometer qualquer parte do corpo, sendo o sintoma clínico mais importante o prurido. Lesões com permanência maior que 48 horas no mesmo local devem ser investigadas para processo vasculítico (vasculite urticária). Nesse caso, as lesões apresentam mais queimação que prurido durante mais de 24 horas e não desaparecem a digitopressão, podendo estar associadas a púrpuras. A ausência do prurido coloca o diagnóstico de urticária em dúvida. O angioedema que envolve a derme profunda tem uma duração maior, de 24 a 72 horas, e pode ter relato de dor no local sem o prurido. As lesões são geralmente assimétricas.[3]

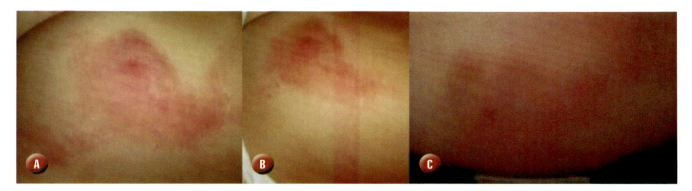

FIGURA 27.2. Evolução de uma urticária em tratamento com anti-histamínico.

Diagnóstico

O diagnóstico da urticária e angioedema é essencialmente clínico. A história clínica minuciosa e completa é o elemento mais importante da avaliação diagnóstica. Importante avaliar na anamnese características das lesões tais como tamanho, coloração, periodicidade, época do aparecimento e tempo de duração das lesões e rotinas de vida que coincidem com o início da urticária. Também é muito importante questionar a presença de prurido ou queimação.[5]

A anamnese deve conter pesquisa de doenças sistêmicas, como infecções virais recentes, doenças autoimunes, endocrinopatias, neoplasias e quadros febris sem causa diagnosticada.

Casos suspeitos de urticária física podem ser avaliados por meio de testes específicos (estimulação com frio, pressão e calor). Urticária ao frio pode ser confirmada por meio da aplicação de gelo na superfície extensora do antebraço para detecção da lesão local após reaquecimento.[5]

Os exames laboratoriais indicados são dirigidos aos agentes etiológicos, embora frequentemente não sejam identificados, tais como:
- Hemograma.
- Velocidade de hemossedimentação.
- Dosagem de imunoglobulinas (IgG, IgM, IgA e IgE total).
- Fator antinúcleo.
- Testes para função renal e hepática.
- Avaliação da função tireoidiana (TSH e T4 livre).
- Anticorpos antitireoglobulina e antiperoxidase.
- Complemento.
- Urina tipo 1.
- Parasitológico de fezes.

Diagnóstico diferencial

Deve-se lembrar de doenças que cursam com quadros semelhantes à urticária, como eritema multiforme, exantema *marginatum*, granuloma anular, tínea *corporis*, síndrome de Sweet, pênfigo, herpes, dermatite herpetiforme.[5]

Tratamento

O tratamento consiste em tentar remover a causa quando identificada, associado ao tratamento medicamentoso, sendo utilizados anti-H1 não sedantes na urticária aguda, que constitui a única intervenção terapêutica que apresenta estudos controlados. São eles a desloratadina, a levocetirizina a fexofenadina, a cetirizina, loratadina e a ebastina. Quando a apresentação da doença aguda é mais grave com angioedema associado, deve ser usado o corticosteroide oral (prednisolona ou prednisona) na dose de 50 mg/dia VO, para adultos e 1 mg/kg/dia para crianças por períodos curtos, ou uso de antileucotrieno.[2,3]

Nas urticárias crônicas o tratamento deve compreender orientações gerais e a farmacoterapia. Várias intervenções farmacológicas e não farmacológicas são possíveis, dependendo do tipo de urticária. O tratamento deve ser individualizado às características do doente. É importante tentar reduzir o estresse emocional, o aquecimento do corpo ou o contato com o frio nas urticárias físicas, e dietas de exclusão deverão ser realizadas apenas se a anamnese sugerir ser essa a causa.[7] A associação de antagonistas dos receptores H1 e H2 (cimetidina, ranitidina) tem respaldo teórico, porém eficácia discutida na literatura. Os receptores H2 na pele influenciam a vasodilatação e a vasopermeabilidade, porém, não determinam prurido nem eritema. Em casos de doença grave e com curso persistente, com falência terapêutica com medicamentos citados anteriormente, em que a investigação demonstra base autoimune para a doença, a terapia imunossupressora pode ser uma opção.[5,6]

ANAFILAXIA

É uma reação alérgica mediada por IgE, aguda sistêmica e grave. Os sinais e sintomas aparecem 5 a 30 minutos após o agente ser colocado endovenoso, ou ocorrem em duas horas após ingestão do agente. As manifestações clínicas mais comuns são em pele (90%), seguidos do trato respiratório (45%), trato intestinal (45%), aparelho cardiovascular (45%), e sistema nervoso central (15%).[1]

A histamina é o principal mediador liberado na anafilaxia, envolvida nos sintomas de rubor, prurido, urticária, broncoespasmo, acompanhado de metabólitos do ácido aracdônico, como os leucotrienos (LTC4, LTD4, LTE4, LTB4, PGD2), responsáveis pelo broncoespasmo, broncorreia, perpetuação da inflamação, e quimioatração de eosinófilos, fator ativador de plaquetas, triptase, quimase, carboxipeptidase e citocinas também estão envolvidos na anafilaxia.[8,9]

Etiologia[8,9]

Mecanismo imunológico (IgE mediado)

- Alimentos: leite, ovo, peixe, amendoim, frutos secos, crustáceos, gergelim.
- Medicamentos: antibióticos betalactâmicos, anti-inflamatórios não esteroides, anestésicos, miorrelaxantes, alérgenos (imunoterapia específica).
- Venenos de insetos: vespas, marimbondo, abelha, formiga.
- Látex.
- Alérgenos ocupacionais.
- Fluido seminal.
- Alérgenos inalantes: cavalo, hamster, pólens.
- Meios de contraste radiológico.

Mecanismo imunológico (não IgE mediado)

- Dextranos.
- Terapêuticas biológicas: omalizumabe, infliximabe, cetuximabe, vacinas, hormônios.
- Meios de contraste radiológico.

Mecanismos não imunológicos

- Agentes físicos: frio, calor, radiação solar/UV, exercício.
- Ingestão de álcool.
- Medicamentos: opiáceos, vancomicina.

Anafilaxia idiopática

- Considerar a hipótese da existência de alérgeno oculto ou não identificado.
- Considerar a possibilidade do diagnóstico de mastocitose.

Sinais e sintomas[9,10]

Tecidos cutâneo/subcutâneo/mucosa

- Rubor, prurido, urticária, edema, *rash* morbiliforme.
- Prurido periorbital, eritema e edema, eritema conjuntival, lacrimação.
- Prurido e edema de lábios, língua, úvula e palato.
- Prurido no canal auditivo externo.
- Prurido na genitália, palma das mãos e sola dos pés.
- Palidez, sudorese.

Sistema respiratório

- Nariz: prurido, congestão, rinorreia, espirros.
- Laringe: prurido e sensação de aperto, disfonia, rouquidão, tosse seca, estridor, disfagia.
- Pulmões: respiração curta, aperto no tórax, tosse profunda, chiado, broncoespasmo (redução do PFE).
- Cianose.

Sistema gastrointestinal

- Náusea, cólica e dor abdominal, vômito (muco filamentoso), diarreia.

Sistema cardiovascular

- Dor torácica, palpitações, taquicardia, bradicardia ou outras disritmias.
- Sensação de desmaio, alteração do estado mental, hipotensão arterial, choque e parada cardíaca.

Sistema nervoso central

- Aura, mal-estar, cefaleia latejante, tonturas, confusão, visão em túnel; em crianças maiores: rápida mudança de comportamento, como irritabilidade, cessar a brincadeira e agarrar-se aos pais.

Outros

- Sabor metálico na boca.
- Sensação de morte iminente.
- Contrações uterinas pós-puberais em mulheres.
- Perda do controle do esfíncter.

Diagnóstico

A anafilaxia é altamente provável quando qualquer um dos três critérios a seguir for preenchido (Tabela 27.3):[10,11]

TABELA 27.3. Diagnóstico diferencial da anafilaxia[10]

Síndromes associadas a *flushing*	Excesso endógeno de histamina
• Síndrome carcinoide	• Mastocitose sistêmica
• Peri ou pós-menopausa	• Leucemia de basófilos
• Ingestão de álcool	• Leucemia promielocítica aguda
• Carcinoma medula da tireoide	• Cisto hidático
Doenças respiratórias e cardiovasculares agudas	**Urticária/angioedema**
• Asma em agudização	• Urticária espontânea
• Embolia pulmonar aguda	• Angioedema hereditário
• Infarto agudo do miocárdio	• Angioedema adquirido
• Laringoespasmo	
Síndromes neurológicas	**Doenças não orgânicas**
• Epilepsia	• Ataque do pânico
• Acidente vascular cerebral	• Disfunção das cordas vocais
	• Globo histérico
Miscelânea	
• Reação vasovagal	
• Aspiração de corpo estranho	
• Síndrome oral alérgica	
• Síndrome do homem vermelho (vancomicina)	
• Sulfitos/glutamato monossódico	
• Feocromocitoma	
• Outras causas de choque (hipovolêmico, cardiogênico)	

1. Início agudo (minutos a várias horas) com envolvimento da pele, mucosa ou ambos (p. ex., urticária generalizada, prurido ou edema de lábios, língua e úvula) e pelo menos um dos seguintes sinais e sintomas: a) comprometimento respiratório (p. ex., dispneia, sibilância, estridor, redução do pico de fluxo expiratório [PFE] e hipoxemia); b) pressão sanguínea baixa ou associada com sintomas de disfunção terminal de órgão (p. ex., hipotonia, síncope e incontinência).

2. Dois ou mais dos seguintes, que ocorrem rapidamente após a exposição a provável alérgeno para um determinado paciente (minutos a várias horas): a) envolvimento da pele e mucosa (urticária generalizada, prurido ou edema de lábios, língua e úvula); b) comprometimento respiratório (dispneia, sibilância, broncoespasmo, estridor, PFE reduzido e hipoxemia); c) pressão sanguínea baixa ou associada com sintomas de disfunção terminal de órgãos (hipotonia, síncope e incontinência); d) sintomas gastrointestinais persistentes (cólica abdominal e vômitos).

3. Pressão sanguínea baixa em minutos até várias horas após exposição a um alérgeno conhecido do paciente: a) lactentes e crianças maiores: pressão sistólica baixa (idade específica) ou maior que 30% de queda na pressão sistólica (lembrar que na criança pressão sistólica baixa é definida como inferior a 70 mmHg para a idade de 1 mês a 1 ano, menor que (70 mmHg + [2 × idade]) para os de 1 a 10 anos, e abaixo de 90 mmHg para os entre 11 e 17 anos); b) adultos: pressão sistólica abaixo de 90 mmHg ou redução de 30% ou mais do basal do indivíduo.

Tratamento

O tratamento inicial deve ser imediato seguindo um protocolo de tratamento de emergência, avaliando o paciente quanto a vias aéreas, respiração, circulação, orientação (estado mental) e exposições, o ABCDE do atendimento de emergência, e simultaneamente aplicar adrenalina intramuscular na região anterolateral da coxa. Deve-se colocar o paciente em decúbito dorsal e com membros inferiores elevados, lembrar que nas grávidas a posição é virada para esquerda para evitar a compressão da veia cava inferior pelo útero.[11]

A adrenalina é o principal medicamento da fase aguda da anafilaxia, que faz diferença no risco de morte. Deve ser aplicada prontamente no aparecimento dos sintomas por via intramuscular, que é importante pela sua ação vasodilatadora no tecido muscular, que garante rápida absorção. A dose indicada é de 0,3 a 0,5 mL de concentração 1:1.000 para adultos e 0,01 mg/kg em crianças (dose máxima de 0,3 mg). Essa medicação pode ser repetida a cada cinco a quinze minutos. Podem ocorrer efeitos adversos com a adrenalina como tremores, palidez, ansiedade, palpitação, tonturas e cefaleia. Mesmo assim não existe contraindicação para uso da medicação em pacientes com problemas cardiovasculares, pois é a medicação de efeito imediato para controle.[8,10,11]

Outros cuidados no momento do atendimento de paciente com anafilaxia são fornecer oxigênio suplementar, fazer expansão volêmica, e se necessário realizar massagem cardíaca, além de monitoramento da pressão sanguínea, frequência cardíaca e respiratória, saturometria contínua, e avaliação eletrocardiográfica, se necessário.[11]

Outros medicamentos que podem ser utilizados de segunda linha no tratamento da anafilaxia, que não substituem o uso da adrenalina, são os anti-histamínicos de segunda geração, associação de anti-histamínicos H2, corticosteroides, e broncodilatadores, que não vão reverter o edema e a obstrução das vias aéreas, indicados quando há broncoespasmo associado. Se ocorrer hipotensão refratária a adrenalina, está indicado usar adrenalina endovenosa. Podem ser necessários vasopressores como dopamina, dobutamina, noradrenalina, e vasopressina.

Em pacientes refratários à adrenalina que estejam em uso de betabloqueadores, lembrar do uso de glucagon na dose de 1 a 5 mg endovenoso (20 a 30 mcg/kg em crianças, com máximo de 1 mg), administrado em 5 minutos com infusão contínua de 5 a 15 mcg/minuto. Como tem possibilidade de reação bifásica, o paciente que apresenta anafilaxia deve ficar em observação de 24 horas em casos graves. Na alta, o paciente deve ser orientado a possuir adrenalina autoinjetável, e possuir plano de ação em caso de novo evento, e deve ser encaminhado para avaliação de um especialista.

Referências bibliográficas

1. Geller M, Scheinber MA. Diagnóstico e tratamento das doenças imunológicas. 2 ed. Rio de Janeiro: Elsevier; 2015.
2. Schaefer P. Urticaria: evaluation and treatment. Am Fam Physician. 2011; 83(9):1078-84. Review.
3. Criado RFJ, Philippi JC, Franco RS, Mello JF. Urticarias. Rev Bras Alerg Imunopatol. 2008; 31(6):220-6.
4. Criado PR, Criado RFJ, Maruta CW, Martins JEC, Rivitti EA. Urticárias. An Bras Dermatol. 2005; 80(6):613-30.
5. Kanani A, Schellenberg R, Warrington R. Urticaria and angioedema. Allergy Asthma Clin Immunol. 2011; 7 (Suppl 1):S9.
6. Cicardi M, Suffritti C, Perego F, Caccia S. Novelties in the diagnosis and treatment of angioedema. J Investig Allergol Clin Immunol. 2016; 26(4):212-21.
7. Bernstein JA, Lang DM, Khan DA, Craig T, Dreyfus D, Hsieh F, et al. The diagnosis and management of acute and chronic urticaria. J Allergy Clin Immunol. 2014; 133(5):1270-7.
8. Dinakar C. Anaphylaxis in children: current understanding and key issues in diagnosis and treatment. Curr Allergy Asthma Rep. 2012; 12(6):641-9.
9. Associação Brasileira de Alergia e Imunopatologia Sociedade Brasileira de Anestesiologia. Anafilaxia: diagnóstico. Rev Assoc Med Bras. 2013; 59(1):7-17.
10. Bernd LAG, Solé D, Pastorino AC, Prado EA, Castro FFM, Rizzo MCV, et al. Anafilaxia: guia prático para o manejo. Rev Bras Alerg Imunopatol. 2006; 29(6):283-91.
11. Simons FER, Ardusso LRF, Bilò MM, El-Gamal YM, Ledford DK, Ring J, et al. World Allergy Organization Guidelines for the assessment and management of anaphylaxis. WAO J. 2011; 4:13. doi:10.1097/WOX.0b013e318211496c.

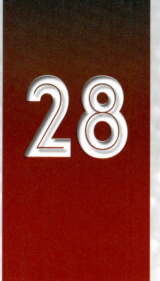

28 EMERGÊNCIAS DERMATOLÓGICAS

Gabriela Roncada Haddad

SÍNDROMES ECZEMATOSAS

Introdução

Os eczemas constituem um grupo de doenças que se caracterizam por eritema, edema, infiltração, vesiculação, exudação, formação de crostas, escamas, liquenificação e prurido.

Podem ser classificados, de acordo com o quadro clínico, em agudo, subagudo ou crônico, e representam um estágio de evolução de um processo inflamatório dinâmico.

Eczemas agudos

Lesões eritematosas, edema, exsudação, vesículas e crostas. Prurido intenso.

Tratamento: compressas com água boricada, corticoides tópicos, anti-histamínicos sistêmicos e antibióticos se infecção secundária.

Eczemas subagudos

Eritema e edema menos intensos, lesões eritematosas mais secas, que podem ser descamativas. Prurido leve a moderado.

Tratamento: corticoides tópicos, hidratação, anti-histamínicos sistêmicos e antibióticos se houver infecção secundária.

Eczemas crônicos

Lesões espessadas, descamativas, liquenificadas, escoriadas, eventualmente fissuras.

Tratamento: corticoides tópicos, corticoides tópicos sob oclusão, corticoides intralesionais, hidratação, anti-histamínicos sistêmicos e antibióticos se infecção secundária.

No exame histopatológico encontramos quadros inflamatórios com espongiose afetando a epiderme e derme.

Na infância, as lesões eczematosas mais frequentes são a dermatite atópica, dermatite de contato, eczema numular, eczema disidrótico, pitiríase alba, dermatose plantar juvenil, líquen simples crônico, dermatite seborreica, dermatite de fraldas.

O diagnóstico de cada uma dessas patologias é baseado na morfologia e história clínica, distribuição das lesões e exame dermatológico, uma vez que a histologia não é específica.

DERMATITE ATÓPICA

A dermatite atópica é a causa mais comum de eczema na infância. É primariamente um defeito na barreira cutânea, com resultante inflamação secundária. Frequentemente está associada com asma, rinite alérgica e, eventualmente, urticária. É uma doença crônica, caracterizada por prurido e lesões eczematosas, afetando de 10 a 20% das crianças. Apresenta períodos de crises e de acalmia, com os surtos de eczema manifestando-se isoladamente ou simultaneamente, ou intercalando-se com as crises de asma ou rinite. História pessoal ou familiar de atopia (eczema, asma ou rinite alérgica) está presente em quase todos os pacientes. Está também frequentemente associada a altos níveis séricos de IgE.

O atópico deve ser compreendido como indivíduo cujo limiar de reatividade é anômalo, motivo pelo qual reage anormalmente a inúmeros estímulos, contatantes, ingestantes, inalantes e injetantes. Geralmente crianças com dermatite mais grave apresentam risco elevado para o desenvolvimento de asma, bem como para a sensibilização por alérgenos alimentares e ambientais. Além disso, a hipersensibilidade alimentar pode ser um fator desencadeante.

Sua patogênese envolve fatores genéticos, mecanismos imunológicos e não imunológicos.

- Fatores genéticos: caráter familiar. Herança poligênica. Quando ambos os pais são atópicos, 79% das crianças desenvolvem a doença; enquanto quando apenas um dos pais é atópico, essa incidência cai para 58%.
- Fatores imunológicos: quando a única manifestação da atopia é a dermatite, os níveis de IgE são geralmente normais, mas quando há associação com manifestações alérgicas respiratórias, os níveis de IgE tendem a ser elevados e se correlacionam com a gravidade da dermatite. Se houver remissão longa, os níveis de IgE tendem a normalizar-se.

  Depressão da imunidade celular, com aumento da suscetibilidade a infecções virais (herpes simples, molusco contagioso e verrugas), bacterianas (*S. Aureus*) e fúngicas.

  Ocorre também liberação de histamina ou outros mediadores por basófilos ou mastócitos através de ligações da IgE com alérgenos ou produtos microbianos.
- Fatores não imunológicos: alterações da sudorese, alterações do manto lipídico, anormalidades da reatividade vascular cutânea, fatores emocionais. Pele seca por alterações quantitativas e qualitativas da produção sebácea. Baixo limiar ao prurido.

Manifestações clínicas

Na Tabela 28.1 estão descritos os critérios para diagnóstico de dermatite atópica.

As manifestações clínicas compreendem três períodos evolutivos:

- Eczema infantil: 0-2 anos. Surge geralmente a partir dos três meses de idade. Eczema agudo nas regiões malares que pode estender-se por toda a face, couro cabeludo, dobras. Evolução por surtos. A complicação mais frequente é a infecção secundária por bactérias e vírus.
- Eczema pré-puberal: 2-12 anos. Pode instalar-se na puberdade ou vir desde a infância. Lesões nas áreas flexurais, face, punhos, pescoço, dorso de pés e mãos. Evolução também por surtos.

TABELA 28.1. Critérios para diagnóstico de dermatite atópica

Critérios maiores (deve haver três ou mais)
- Prurido
- Liquenificação das áreas de flexura nos adultos
- Envolvimento facial e de áreas extensoras nas crianças
- Dermatite crônica ou com recaídas crônicas
- História pessoal ou familiar de atopia: asma, rinite alérgica, DA

Critérios menores (deve haver três ou mais)
- Xerose cutânea
- Infecções cutâneas de recorrência: *S. aureus*, herpes simples
- Dermatite inespecífica de mãos e pés
- Hiperlinearidade palmar
- Ceratose pilar
- Pitiríase alba
- Ictiose
- Dermatite no mamilo
- Dermografismo branco
- Catarata subcapsular anterior, queratocone
- Níveis séricos elevados de IgE
- Reações imediatas positivas
- Sulco infraorbitário (pregas de Dennie-Morgan); madarose da cauda das sobrancelhas por trauma devido ao prurido e coçadura (sinal de Hertogue)
- Eritema ou palidez facial com escurecimento orbitário
- Acentuação perifolicular
- Curso influenciado por fatores ambientais e/ou emocionais

- Eczema atópico do adulto: a partir dos 12 anos. Liquenificação e escoriações em áreas de flexão como pescoço, antecubital, poplítea e face, particularmente a região periorbital.

Manifestações menos típicas também podem ocorrer, como:

- Dermatite crônica das mãos (eritema, descamação e fissuração no dorso das mãos);
- Dermatose plantar juvenil ou pulpite descamativa (eritema e descamação fina, com eventual fissuração das polpas digitais das mãos e pés. Podem ocorrer também distrofias ungueais);
- Prurigo-eczema (lesões papulopruriginosas, tipo prurigo, concomitante às lesões eczematosas).

As lesões costumam se manifestar ou se exacerbar por condições que contribuem para o ressecamento da pele, como excesso de banhos. Além disso, o estresse, sudorese excessiva e exposição a alérgenos ambientais também precipitam as lesões.

O prurido é o sintoma principal da dermatite atópica. O ato de coçar contribui para o agravamento das lesões. O prurido e a consequente escoriação crônica da dermatite atópica podem resultar em colonização microbiana e infecção secundária. Bactérias como o *S. aureus* ou *Streptococcus* do grupo A, fungos e vírus (eczema herpético causado pelo herpes-vírus simples) são comuns.

Tratamento

Cuidados gerais

Orientações com relação aos banhos, que devem ser mornos, rápidos e com sabonetes neutros ou hidratantes. Nunca usar esponjas ou buchas. Logo após o banho, aplicar o hidratante. Os hidratantes funcionam não só para a hidratação propriamente dita, mas também para restaurar a barreira cutânea lesada. Evitar roupas e cobertores de lã ou outros materiais sintéticos. Lavagem frequente de edredons, tapetes e cortinas, para se evitar o acúmulo de poeira. Pelos de animais também são alergênicos.

Atentar para possível piora das lesões com a ingestão de determinados alimentos, e para possíveis diagnósticos de intolerância alimentar ou alergias. Evitar alimentos com aditivos e corantes.

Tratamento tópico

Corticoides de baixa potência para crianças muito pequenas, face e áreas de dobras (hidrocortisona 1%), média potência (mometasona 0,1%, desonida 0,05%, dexametasona 0,1%), potência alta (betametasona 0,1%) ou muito alta (clobetasol 0,05%) para lesões crônicas de adolescentes e adultos. Os imunomoduladores, como o tacrolimus a 0,03% e 0,1% e o pimecrolimus a 1%, apresentam bons resultados sem os efeitos colaterais dos corticoides.

Tratamento sistêmico

Anti-histamínicos sedativos como a hidroxizina e a dexclorfeniramina, não sedativos como a loratadina. Se infecção bacteriana é secundária, usar antibióticos sistêmicos como cefalexina ou eritromicina. Corticoides sistêmicos devem ser evitados, mas podem ser usados em alguns casos por curtos períodos.

Nos casos graves, pode ser necessário o uso de medicações imunossupressoras, como ciclosporina, azatioprina e metotrexate. Atualmente, medicações imunobiológicas também vêm sendo usadas em casos mais graves em que o controle com as outras medicações não foi atingido (Figuras 28.1 a 28.4).

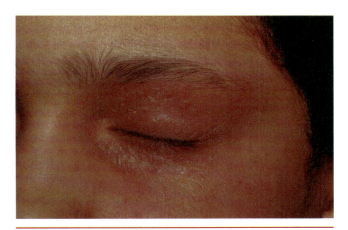

FIGURA 28.2. Dermatite atópica. Lesões nas pálpebras superior e inferior. (Fonte: fotógrafa Eliete Soares – serviço de fotografia do Departamento de Dermatologia da Faculdade de Medicina de Botucatu – Unesp.)

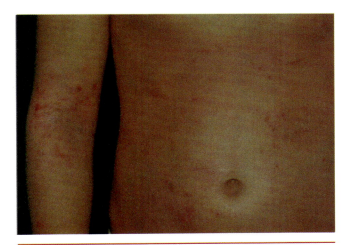

FIGURA 28.1. Dermatite atópica. Lesões eczematosas na fossa antecubital e abdome. (Fonte: fotógrafa Eliete Soares – serviço de fotografia do Departamento de Dermatologia da Faculdade de Medicina de Botucatu – Unesp.)

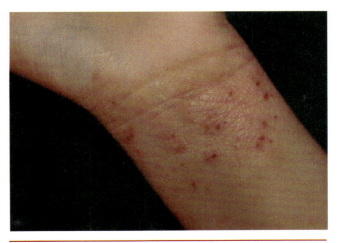

FIGURA 28.3. Dermatite atópica. Eczema e liquenificação na região do punho. (Fonte: fotógrafa Eliete Soares – serviço de fotografia do Departamento de Dermatologia da Faculdade de Medicina de Botucatu – Unesp.)

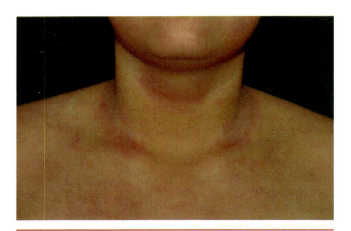

FIGURA 28.4. Dermatite atópica. Eczema na região cervical. (Fonte: fotógrafa Eliete Soares – serviço de fotografia do Departamento de Dermatologia da Faculdade de Medicina de Botucatu – Unesp.)

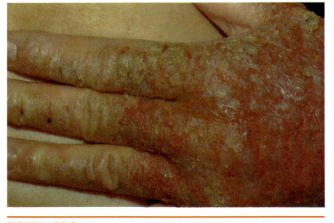

FIGURA 28.6. Dermatite de contato por irritante primário. (Fonte: fotógrafa Eliete Soares – serviço de fotografia do Departamento de Dermatologia da Faculdade de Medicina de Botucatu – Unesp.)

DERMATITE DE CONTATO

Dermatite ou eczema de contato é uma reação inflamatória da pele decorrente de agentes externos. Pode ocorrer por dois mecanismos: por irritação primária ou por estímulo alérgico com consequente sensibilização.

As lesões podem se apresentar como eczema agudo, subagudo ou crônico (Figuras 28.5 e 28.6).

Dermatite de contato por irritante primário

É uma reação não alérgica da pele que pode ocorrer desde a primeira ou primeiras exposições ao agente externo irritante. É independe de sensibilização prévia e depende da concentração da substância. Detergentes, sabões, cítricos, saliva, urina e fezes são causas comuns. Indivíduos com dermatite atópica são mais suscetíveis a essa condição.

Apresenta-se como lesões vesiculosas, eritematosas, exsudativas e descamativas no local de exposição à substância irritante. Como exemplo temos a dermatite de fraldas e a dermatite de contato por irritante perioral, que resulta do excesso de saliva ou do hábito de passar a língua ao redor dos lábios.

Dermatite de contato alérgica

É uma reação de hipersensibilidade tardia, e independe da concentração da substância. A exposição repetida desencadeia as lesões, em uma área que se tornou sensível a determinado agente. Os testes de contato são positivos.

De 5 a 14 dias após a exposição inicial, se houver uma nova exposição, surge um quadro agudo de dermatite eczematosa. A evolução é em surtos, ocorrendo a cada nova exposição ao contatante.

Apresenta-se com prurido, eritema, pápulas, vesículas e exsudação. Podem ocorrer devido à exposição a algumas plantas, níquel (bijuterias e botões de roupas), cosméticos, látex, couro ou borrachas de sapatos etc. A distribuição, forma e padrão da lesão, bem como a história clínica, são importantes para a elucidação do agente causador.

Tratamento

Afastamento da causa suspeita e tratamento do eczema de acordo com seu estádio, principalmente com corticoides tópicos, imunomoduladores tópicos e anti-histamínicos. Corticoides sistêmicos podem ser necessários nos casos mais graves, por no máximo sete dias.

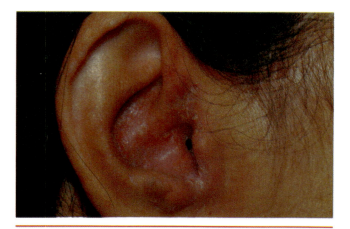

FIGURA 28.5. Dermatite de contato por medicação otológica. (Fonte: fotógrafa Eliete Soares – serviço de fotografia do Departamento de Dermatologia da Faculdade de Medicina de Botucatu – Unesp.)

DERMATITE PERIORAL

Muito comum na infância, na maioria das vezes decorrente de dermatite de contato por irritação primária, devido a salivação constante por contato com chupeta, sucção do polegar, lambidas ou alimentos. Pode ocorrer também por contato com pasta de dente ou outras substâncias colocadas em contato com a pele da região. São lesões eczematosas agudas e crônicas, com eritema, vesiculação e descamação, podendo ocorrer também pápulas e pústulas. Ocorrem ao redor dos lábios e na borda do vermelhão do lábio. Pode ocorrer também por contato com corticosteroides tópicos, principalmente de média e alta potência, usados para tratamento de dermatoses prévias.

Podem se apresentar como pequenas pápulas da cor da pele, agrupadas, localizadas na região perioral, perinasal, periocular e infraorbital; ou como erupção eritematosa persistente, com pequenas pápulas e papulopústulas, ao redor da boca, com uma estreita faixa junto ao vermelhão da boca geralmente poupada, e podendo ocorrer também na pálpebra inferior.

Tratamento

Suspensão dos corticoides tópicos fluorados. Os não fluorados, como a hidrocortisona a 1%, podem ser utilizados. Suspensão dos cremes dentais fluorados. Nos casos mais graves, utilizar os antibióticos sistêmicos eritromicina ou tetraciclina. Emolientes tópicos se houver lesões secas e descamativas. Tópicos como o metronidazol creme ou gel a 0,75%. Os imunomoduladores, como o tacrolimus a 0,03% e 0,1% e o pimecrolimus a 1% podem também ser utilizados (Figura 28.7).

ECZEMA NUMULAR

O eczema numular é de causa desconhecida, podendo estar relacionado com a pele seca, atopia, focos infecciosos a distância e infecção local.

Caracteriza-se por lesões em placas, eczematosas, eritematosas, papulovesiculosas, arredondadas em forma de moedas (numulares), com prurido, dimensões variáveis, localizadas principalmente nas extremidades, especialmente na face extensora dos membros. As lesões na maioria das vezes são exsudativas e crostosas e podem ser únicas ou múltiplas. O diagnóstico diferencial deve ser feito principalmente com tínea *corporis*, impetigo, granuloma anular e com lesões de dermatite atópica.

O tratamento é feito com corticoides tópicos, anti-histamínicos para controle do prurido e em alguns casos pode ser feita antibioticoterapia sistêmica. Evolui em surtos, e pode ser persistente e rebelde ao tratamento. A hidratação cutânea também é importante (Figuras 28.8 e 28.9).

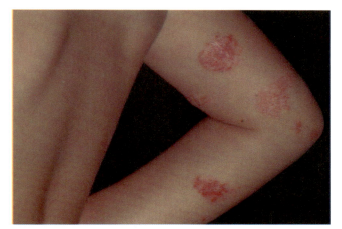

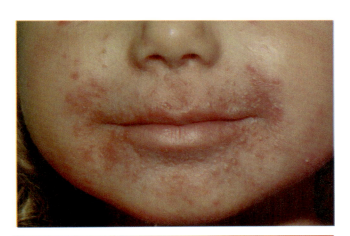

FIGURA 28.7. Dermatite perioral por contato com saliva. (Fonte: fotógrafa Eliete Soares – serviço de fotografia do Departamento de Dermatologia da Faculdade de Medicina de Botucatu – Unesp.)

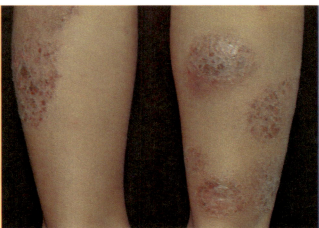

FIGURAS 28.8 E 28.9. Eczema numular. (Fonte: fotógrafa Eliete Soares – serviço de fotografia do Departamento de Dermatologia da Faculdade de Medicina de Botucatu – Unesp.)

ECZEMA DISIDRÓTICO

A disidrose genuína, também chamada de pônfolix, é de causa desconhecida. Já o eczema disidrótico, é forma de dermatite de contato ou farmacodermia.

Clinicamente, observamos vesículas nas palmas, plantas e superfícies laterais dos dedos. Ocorre um início súbito de prurido, com o aparecimento de vesículas semelhantes a grãos de sagu. Evolução para liquenificação e fissuração dolorosa podem ocorrer. Pode ser agudo ou crônico, e pode ser provocado ou exacerbado pelo estresse. Eventualmente pode estar associado também com hiperidrose.

Em alguns casos, ocorre associação com atopia ou dermatite de contato, sendo o níquel, o cobalto, e o bicromato de potássio os principais responsáveis. Pode também ser relacionado a medicações, sendo

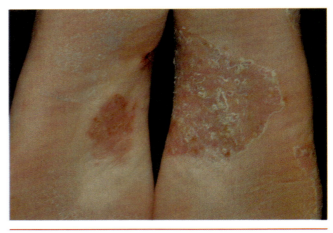

FIGURA 28.12. Eczema disidrótico plantar. (Fonte: fotógrafa Eliete Soares – serviço de fotografia do Departamento de Dermatologia da Faculdade de Medicina de Botucatu – Unesp.)

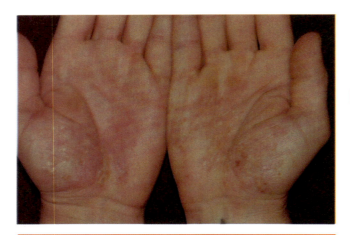

FIGURA 28.10. Eczema disidrótico palmar. (Fonte: fotógrafa Eliete Soares – serviço de fotografia do Departamento de Dermatologia da Faculdade de Medicina de Botucatu – Unesp.)

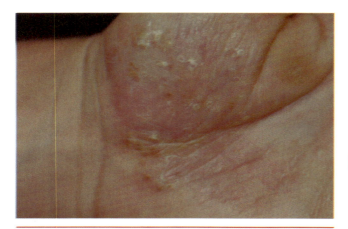

FIGURA 28.11. Eczema disidrótico palmar, foto ampliada. (Fonte: fotógrafa Eliete Soares – serviço de fotografia do Departamento de Dermatologia da Faculdade de Medicina de Botucatu – Unesp.)

nesses casos mais agudos e extensos, e relacionados principalmente com antibióticos.

O tratamento é feito com corticoides tópicos de alta potência (Figuras 28.10 a 28.12).

PITIRÍASE ALBA

Dermatose inflamatória benigna e autolimitada, com hipomelanose, geralmente associada a pele seca e atopia. Ocorre em todas as idades e raças, mas é mais visível em crianças de pele mais escura.

É de causa desconhecida, e pode ser considerada como uma forma de dermatite atópica.

Apresenta-se como máculas ou placas eritemato-hipocrômicas ou apenas hipocrômicas, levemente descamativas. Podem apresentar hiperqueratose folicular, e geralmente são assintomáticas ou com prurido discreto. O numero de lesões é variável, e ocorre geralmente na face, tronco e braços.

Os diagnósticos diferenciais são vitiligo, pitiríase versicolor, hipopigmentação pós-inflamatória, tínea, hanseníase indeterminada e micose fungoide.

O tratamento se baseia nas orientações de banho, hidratação da pele, exposição solar moderada e corticoides tópicos nos casos mais intensos e resistentes (Figuras 28.13 a 28.17).

LÍQUEN SIMPLES CRÔNICO (NEURODERMITE CIRCUNSCRITA)

São placas pruriginosas únicas ou múltiplas, crônicas, circunscritas, com a pele espessada, hiperpigmentada, resultante do atrito e coçadura repetidos.

É incomum em crianças menores, ocorre com mais frequência em adolescentes e adultos, e prefe-

EMERGÊNCIAS DERMATOLÓGICAS

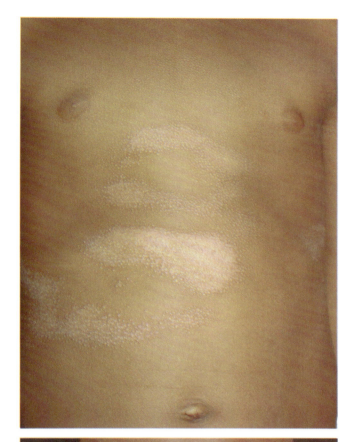

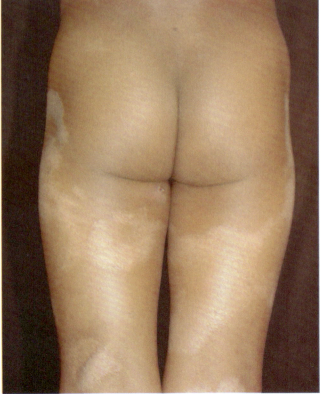

FIGURAS 28.13 E 28.14. Pitiríase alba. Região abdominal e posterior dos membros inferiores. (Fonte: fotógrafa Eliete Soares – serviço de fotografia do Departamento de Dermatologia da Faculdade de Medicina de Botucatu – Unesp.)

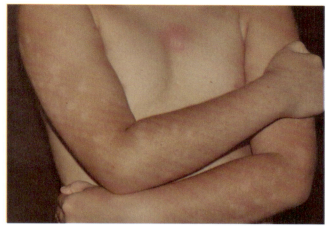

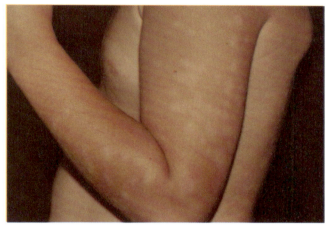

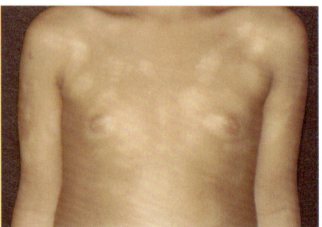

FIGURAS 28.15, 28.16 E 28.17. Pitiríase alba. Membros superiores e tórax anterior. (Fonte: fotógrafa Eliete Soares – serviço de fotografia do Departamento de Dermatologia da Faculdade de Medicina de Botucatu – Unesp.)

rencialmente nas regiões pré-tibiais, pescoço, braços e região anogenital.

A etiopatogenia é desconhecida. As lesões com frequência são consequentes ao ato de coçar contínuo em locais pruriginosos, na maioria das vezes em pacientes atópicos, mas podem ocorrer também em não atópicos.

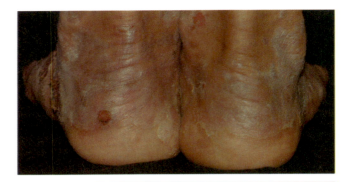

FIGURA 28.18. Eczema crônico na região posterior dos pés. (Fonte: fotógrafa Eliete Soares – serviço de fotografia do Departamento de Dermatologia da Faculdade de Medicina de Botucatu – Unesp.)

No tratamento, é fundamental a interrupção da coçadura, com o uso de anti-histamínicos e corticoides tópicos de média ou alta potência. A oclusão das medicações tópicas facilita sua penetração, o que é recomendado nos casos mais intensos (Figura 28.18).

DERMATITE SEBORREICA

Dermatose crônica, recorrente, de etiologia desconhecida, caracterizada clinicamente por lesões eritemato-descamativas, com escamas oleosas, mal delimitadas, localizadas nas regiões cutâneas ricas em glândulas sebáceas com couro cabeludo, sulco nasogeniano, centrofacial, glabela, sobrancelhas, pálpebras, pavilhão auricular, região pré-esternal e área das fraldas (Figuras 28.19 a 28.21).

Apresenta duas formas clínicas:
- RN e lactente: no RN, apresenta-se como crosta láctea, crostas amareladas aderidas, escamas graxentas, que podem se estender por todo o couro cabeludo, sobrancelhas e área retroauricular. Nas primeiras 4 a 8 semanas de vida, observam-se placas eritematosas, pouco aderidas, com descamação gordurosa castanho-amarelada. O prurido não é característico, e geralmente ocorre remissão completa até os 6 meses.
  Na infância, o principal fator desencadeante é a atividade dos andrógenos maternos circulantes, com estimulo às glândulas sebáceas.
- Pré-puberal e adolescentes: na adolescência, os andrógenos puberais estimulam a oleosidade cutânea, permitindo a proliferação de *Malassezia furfur*, fungo saprófito da pele. Há tendência à recorrência dos quadros, principalmente relacionados ao estresse. No couro cabeludo pode ocorrer uma descamação fina, a caspa. É comum também o acometimento das

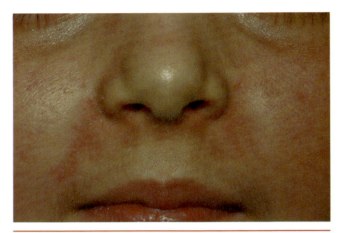

FIGURA 28.19. Dermatite seborreica região do sulco nasogeniano. (Fonte: fotógrafa Eliete Soares – serviço de fotografia do Departamento de Dermatologia da Faculdade de Medicina de Botucatu – Unesp.)

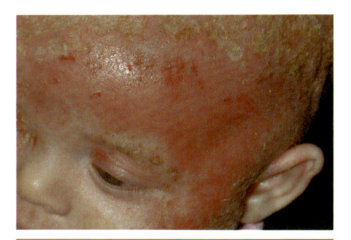

FIGURA 28.20. Dermatite seborreica extensa no couro cabeludo, face e orelhas. (Fonte: fotógrafa Eliete Soares – serviço de fotografia do Departamento de Dermatologia da Faculdade de Medicina de Botucatu – Unesp.)

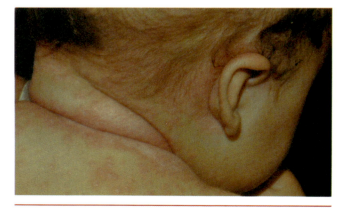

FIGURA 28.21. Dermatite seborreica na região posterior cervical e retroauricular. (Fonte: fotógrafa Eliete Soares – serviço de fotografia do Departamento de Dermatologia da Faculdade de Medicina de Botucatu – Unesp.)

sobrancelhas e cantos do nariz. As lesões são eritemato-descamativas e pode ocorrer prurido de moderada intensidade.

A dermatite seborreica extensa e de difícil resposta terapêutica pode ser associada a imunodeficiências, inclusive HIV.

Tratamento

Na infância deve-se orientar os pais quanto à transitoriedade do quadro. Além disso, deve-se atentar para uma higiene adequada, remoção cuidadosa das crostas com a ajuda de óleo mineral ou óleo de bebê.

Cetoconazol 2% em creme e xampu, corticosteroides não fluorados como hidrocortisona 1%, desonida 0,05%, mometasona 0,1%.

Na área das fraldas, o uso de agentes antifúngicos é útil, devido à frequente infecção secundária por cândida.

Na adolescência, xampus mais potentes como o piritionato de zinco 1%, piroctona olamina 1 a 1,5% ou coaltar 4% podem ser necessários, além de corticoides de média potência em creme ou solução capilar. Pimecrolimus 1% creme ou tacrolimus 0,03% ou 0,1% são interessantes, principalmente devido à segurança de seu uso prolongado.

Casos resistentes podem necessitar do uso de medicações orais como cetoconazol, itraconazol, terbinafina ou até isotretinoína.

ESCABIOSE

É uma ectoparasitose também chamada de sarna, causada por um parasita humano obrigatório denominado *Sarcoptes scabiei* da variedade *hominis*. É muito prevalente e pode afetar indivíduos de todas as idades. Geralmente ocorrem casos semelhantes na mesma família.

Os ácaros penetram na pele intacta por meio da secreção de enzimas que dissolvem a camada da epiderme que, em seguida, é ingerida.

A transmissão ocorre por contato direto pele a pele com os ácaros, principalmente nos locais mais quentes do corpo. A transmissão por meio das roupas, roupas de cama, toalhas etc., é considerada incomum, podendo ocorrer nos casos de sarna crostosa.

Clinicamente, é patognomônico o túnel escabiótico, caracterizado por uma lesão eritematosa linear e serpiginosa, bem como lesões papulovesiculosas eritematosas, localizadas principalmente nas axilas, mamilos, região periumbilical, punhos, espaços interdigitais, nádegas, pênis, bolsa escrotal. Em lactentes e crianças jovens podem também ocorrer no couro cabeludo, face, pescoço, palmas e plantas. Ocorre prurido intenso e generalizado, com piora noturna. Em bebês, ocorre irritabilidade e falta de apetite.

A escabiose nodular apresenta nódulos eritematosos ou violáceos principalmente na glande, escroto, coxas e axilas, e podem surgir durante a infestação ou depois do tratamento. Nenhum ácaro é observado nas lesões, representando uma reação de hipersensibilidade a antígenos dos parasitas.

A sarna crostosa ou norueguesa apresenta escamas hiperceratósicas acinzentadas, placas crostosas, localizadas principalmente nas mãos, pés, cotovelos, tronco e couro cabeludo, podendo em alguns casos comprometer todo o tegumento. As unhas também podem ser afetadas, apresentando hiperceratose subungueal e onicodistrofia. As lesões são ricas em ácaros. Pode ocorrer adenopatia generalizada e eosinofilia. O prurido é menos intenso ou ausente. Os fatores predisponentes são imunossupressão, diminuição da sensibilidade como na hanseníase, doenças neurológicas, debilitações físicas, doenças mentais etc. Podem ocorrer, como complicações, infecções bacterianas secundárias e prurido pós-escabiótico, reação de hipersensibilidade que pode durar dias a semanas (Figuras 28.22 e 28.23).

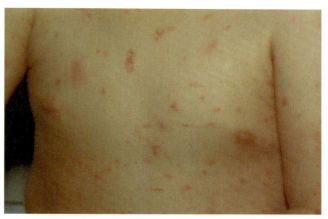

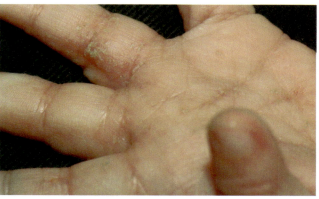

FIGURAS 28.22 E 28.23. Escabiose. Observe as lesões tipo túnel e as lesões interdigitais, típicas da doença. (Fonte: fotógrafa Eliete Soares – serviço de fotografia do Departamento de Dermatologia da Faculdade de Medicina de Botucatu – Unesp.)

Tratamento

Tratar todos os moradores da casa, sintomáticos ou não. Trocar roupas de cama e roupas pessoais, lavar em água quente e colocar no sol.

Tópicos

Aplicados à noite em todo o corpo, do pescoço para baixo em adultos e incluindo couro cabeludo e sulcos retroauriculares em crianças; lavar pela manhã. Repetir em 7 dias.
- Permetrina 5%, creme ou loção. Usar 1 a 3 noites consecutivas e repetir em 7 dias. Segurar para uso em gestantes e nutrizes.
- Enxofre precipitado 5-20%; escolha para gestantes e menores de 2 anos. Usar por 3 noites, repetir em 7 dias.
- Benzoato de benzila 25%, loção. Aplicar por 4 noites consecutivas. É menos eficaz e pode ser irritante.
- Monossulfiram. Diluir em duas partes de água para adultos e três partes para crianças. Aplicar por 4 noites consecutivas. Evitar o uso de bebidas alcoólicas.

Na escabiose nodular, são usados corticoides tópicos de alta potência, infiltração intralesional de triancinolona ou tacrolimus.

Nos casos de sarna crostosa, além da ivermectina oral, são usados ceratolíticos tópicos como a vaselina salicilada a 3%, 2 vezes por dia.

Orais
- Anti-histamínicos para tratar o prurido;
- Ivermectina 6 mg a cada 25 a 30 kg, dose única, repetindo em 7 dias. Não é recomendada para menores de 5 anos, grávidas ou lactantes.

FITOFOTODERMATOSE

Ocorrem após contato da pele com plantas contendo substâncias fototóxicas e posterior exposição solar ou a fontes artificiais de radiação ultravioleta.

As substâncias responsáveis são os furocumarínicos ou psoralênicos. Presentes em frutas cítricas, figueiras, cenoura, aipo, anis, bergamota.

As lesões podem ser assintomáticas ou iniciarem com ardor e queimação. As manchas iniciam-se com eritema, e em poucos dias podem evoluir para coloração acastanhada, vesículas e bolhas no local de contato com a substância (Figura 28.24).

Dermatite em berloque ocorre em contato com perfumes e colônias que contenham esses extratos vegetais em sua composição.

Diferencial com dermatite de contato.

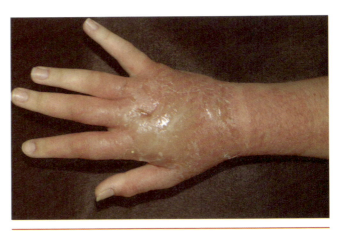

FIGURA 28.24. Fitofotodermatose. (Fonte: fotógrafa Eliete Soares – serviço de fotografia do Departamento de Dermatologia da Faculdade de Medicina de Botucatu – Unesp.)

Tratamento

Lavar o local com água e sabonete. Sintomático, com compressas geladas, corticoides tópicos e analgésicos.

A hiperpigmentação residual é de difícil tratamento e pode permanecer durante meses após a exposição.

DERMATITE DE FRALDAS (DERMATITE DE CONTATO POR IRRITAÇÃO PRIMÁRIA)

A dermatite de fraldas é a alteração cutânea mais comum nos dois primeiros anos de vida. Pode acometer até 70% das crianças menores de 2 anos de idade em algum momento de suas vidas.

Reação inflamatória aguda que ocorre devido a um contato prolongado e irritação pela urina e fezes, oclusão, maceração, umidade e calor local. Além disso, pode ocorrer infecção secundária por *Candida albicans* (Figura 28.25).

Embora a maioria das dermatoses da área das fraldas corresponda a dermatite das fraldas por irritação primária, várias outras doenças podem ocorrer nessa área. Podemos também considerar que, além da dermatite irritativa primária, algumas doenças podem ser agravadas pelo uso das fraldas, como a psoríase, dermatite seborreica, eczema atópico, miliária, candidíase e dermatite de contato alérgica; e outras doenças podem acometer o local sem serem relacionadas com o uso das fraldas, como a acrodermatite enteropática, histiocitose de células de Langerhans, granuloma glúteo infantil, dermatite estreptocócica perianal, impetigo bolhoso, escabiose e sífilis congênita.
- Regiões convexas são mais acometidas, sendo que as dobras são tipicamente poupadas.

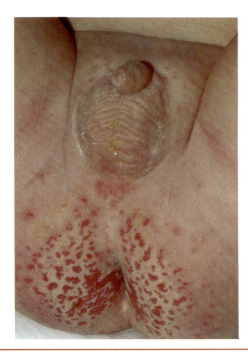

FIGURA 28.25. Dermatite de fraldas. Observe as lesões-satélites, demonstrando uma infecção secundária por cândida. (Fonte: fotógrafa Eliete Soares – serviço de fotografia do Departamento de Dermatologia da Faculdade de Medicina de Botucatu – Unesp.)

- Clinicamente apresenta-se com eritema, edema, descamação, pápulas, vesículas, erosões e ulcerações. Pode ocorrer prurido e dor.
- Dermatite de fraldas erosiva de Jacquet: erosões ou ulcerações arredondadas, bem demarcadas. Podem ser confundidas com herpes simples.
- Complicações: infecção secundária por cândida; infecções bacterianas.
- Candidíase: mais intensa nas dobras, lesões-satélites.

Tratamento

Manter a região limpa e seca, aumentando a frequência de troca das fraldas. Usar somente água morna e algodão para a higiene, evitando o uso de lenços umedecidos. Exposição ao ar, evitando o uso de fraldas sempre que possível.

- Terapêutica tópica com cremes de barreira, por exemplo com óxido de zinco, dióxido de titânio, amido, dexpantenol.
- Corticoide de baixa potência, se necessário, como a hidrocortisona a 1%, 1 a 2 vezes por dia por no máximo 7 dias.
- Cremes antifúngicos (cetoconazol, nistatina, miconazol).
- Cremes antibióticos (neomicina, gentamicina, mupirocina).

Antifúngicos e antibióticos orais: uso controverso.

Se ocorrer piora da dermatite apesar do tratamento correto, avaliar e pesquisar os diagnósticos diferenciais com outras dermatites de ocorrência na área das fraldas.

Acompanhamento regular e atenção especial nos períodos diarreicos ou de uso de antibioticoterapia sistêmica para tratamento de outras patologias.

SÍNDROMES VESICOBOLHOSAS

Introdução

São dermatoses em que o quadro clínico se caracteriza pelo aparecimento de bolhas que evoluem para exulcerações e crostas. Podem ser localizadas ou generalizadas.

Existem enfermidades bolhosas de caráter genético, as genodermatoses bolhosas (pênfigo familiar benigno, incontinência pigmentar, eritrodermia ictiosiforme congênita, ictiose bolhosa de Siemens, epidermólises bolhosas); doenças bolhosas causadas por infecções bacterianas (impetigo bolhoso, síndrome da pele escaldada), virais (herpes simples, herpes-zóster, doença mão-pé-boca), reações de hipersensibilidade a medicamentos (eritema pigmentar fixo, eritema polimorfo bolhoso, síndrome de Stevens-Johnson, necrólise epidérmica tóxica) e decorrentes de alterações metabólicas (diabetes e porfirias); e as dermatoses bolhosas autoimunes, de caráter adquirido (pênfigos, penfigoides, dermatose por IgA linear, dermatite herpetiforme, epidermólise bolhosa adquirida, lúpus eritematoso bolhoso).

DERMATOSE POR IgA LINEAR

É uma doença subepidérmica, imunomediada, adquirida. Existe um depósito de imunoglobulina A, em padrão linear, ao longo da zona da membrana basal da epiderme. A imunofluorescência direta é positiva em 100% dos casos para esse depósito de IgA. Acomete pele e mucosas (Figuras 28.26 e 28.27).

Existem duas formas clínicas: a forma infantil, geralmente em crianças abaixo dos 5 anos de idade; e a forma do adulto, que pode começar em qualquer época da vida.

Na infância, o quadro clínico é caracterizado por vesículas e bolhas tensas de conteúdo seroso ou hemorrágico na configuração anular ou arciforme. Novas lesões bolhosas na periferia de lesões prévias conferem o aspecto de roseta ou "colar de pérolas". As lesões bolhosas podem ocorrer sobre pele normal ou sobre placas urticariformes.

Nas crianças, o quadro clínico pode ser precedido por um pródromo infeccioso de doença do trato respiratório, urinário ou quadros virais. Acredita-se que possa ser desencadeada por analgésicos, antibióticos e anti-inflamatórios não hormonais, bem como por algumas vacinas, mas não se sabe ao certo qual a relação exata desses fatores. Existem relatos de associação com doença de Hodgkin, linfomas B, doença de Crohn, colite ulcerativa e outras doenças.

Usualmente, o aparecimento é abrupto e não acompanhado de comprometimento sistêmico. Pode haver prurido, dor e sensação de queimação. As mucosas, especialmente a bucal e conjuntival, podem ser acometidas.

Geralmente ocorre na região perioral, genital, flexuras, axilas e raiz de coxas. As bolhas não deixam cicatrizes, o curso é autolimitado e o prognóstico é bom. Pode ocorrer remissão espontânea após 3 a 5 anos, enquanto outras vezes a afecção perdura até a puberdade.

Tratamento

Corticoides tópicos nos casos leves e localizados.

Dapsona 1 mg/kg/dia, com resposta em 48 a 72 horas. É necessária a monitorização semanal do hemograma e reticulócitos devido ao risco de hemólise ou agranulocitose. Avaliar também enzimas hepáticas e G6PD. A retirada deve ser gradual. Se necessário considerar o uso de corticoides sistêmicos, prednisona 1 mg/kg/dia, isoladamente ou associado à sulfona. Antibióticos como a tetraciclina, eritromicina e doxiciclina; colchicina, azatioprina e ciclosporina foram relatados como benéficos. Nicotinamida e imunoglobulina endovenosa associada à tetraciclina também são opções.

DERMATITE HERPETIFORME (DERMATITE DE DUHRING)

Doença bolhosa autoimune muito pruriginosa, associada a enteropatia sensível ao glúten (doença celíaca), clínica ou subclínica. Apresenta depósitos de IgA na derme papilar. Doença crônica, com períodos de exacerbação e de acalmia (Figuras 28.28 e 28.29).

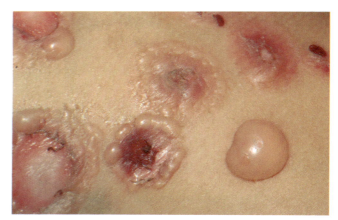

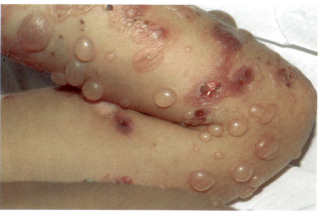

FIGURA 28.26 E 28.27. Dermatose por IgA linear. Observe o aspecto em "colar de pérolas". (Fonte: fotógrafa Eliete Soares – serviço de fotografia do Departamento de Dermatologia da Faculdade de Medicina de Botucatu – Unesp.)

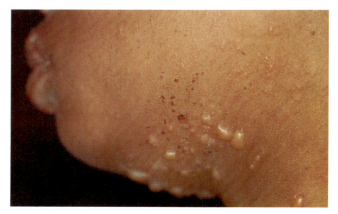

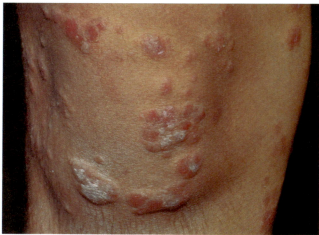

FIGURAS 28.28 E 28.29. Dermatite herpetiforme. Bolhas tensas, agrupadas, com aspecto herpetiforme. (Fonte: fotógrafa Eliete Soares – serviço de fotografia do Departamento de Dermatologia da Faculdade de Medicina de Botucatu – Unesp.)

Tem caráter genético, com anormalidades na mucosa intestinal e formação de autoanticorpos responsáveis pelo dano cutâneo. A dermatite herpetiforme é considerada a manifestação cutânea inserida no espectro das doenças sensíveis ao glúten. Existem relatos de aproximadamente 25% de incidência de dermatite herpetiforme nos doentes com doença celíaca.

Apresenta-se como pápulas e vesículas pruriginosas, simétricas, que evoluem para bolhas tensas, agrupadas, de tamanhos variados, com aspecto clínico herpetiforme. Placas eritemato-edematosas e escoriações devido a coçadura constante. Ocorre principalmente nos cotovelos, joelhos, nádegas, face extensora dos antebraços, couro cabeludo, fronte, regiões escapulares etc. Geralmente não há acometimento mucoso. A enteropatia associada geralmente é assintomática.

Sintomas decorrentes de má absorção intestinal podem ocorrer em alguns casos.

Tratamento

Dieta isenta de glúten. Sulfona 50 a 100 mg/dia.
A dieta livre de glúten também reduz a possibilidade do desenvolvimento de linfoma intestinal, uma complicação possível da doença.

PENFIGOIDE BOLHOSO

Doença subepidérmica, autoimune, que geralmente acomete idosos acima de 60 anos, mas que pode acometer raramente as crianças (Figura 28.30).

Bolhas grandes e tensas, de conteúdo claro ou hemorrágico, sobre pele normal ou placas eritemato-edematosas, muito pruriginosas. Nos adultos, ocorrem preferencialmente nas flexuras, face interna das coxas, virilha, axilas e parte inferior do abdome, podendo acometer mucosas e se generalizar.

Nas crianças, há tendência à localização palmoplantar e genital. A face também pode estar acometida, e dificilmente ocorre generalização. As mucosas são mais comumente acometidas nessa faixa etária. Geralmente tem evolução benigna e autolimitada.

Depósito linear ou em faixa de IgG e C3 na zona da membrana basal pela imunofluorescência direta. Na imunofluorescência indireta, na técnica de *salt-split skin*, observa-se fluorescência no teto ou no teto e assoalho da bolha, diferentemente da epidermólise bolhosa adquirida, em que a fluorescência ocorre apenas no assoalho.

Pode ocorrer eosinofilia e aumento dos níveis séricos de IgE.

Tratamento

Boa resposta ao tratamento com corticosteroides, com remissão rápida da doença e ausência de recidivas.

Prednisona ou prednisolona 1 a 2 mg/kg/dia até o controle das lesões, com redução gradual.

Dapsona 100 mg/dia, tetraciclina 2 g/dia associada à nicotinamida 1,5 g/dia. Metotrexato 5 mg/semana, azatioprina 2 mg/kg/dia, ciclofosfamida 2 mg/kg/dia, micofenolato mofetil 25 a 35 mg/kg/dia (até dose de 3 g/dia), ciclosporina 3 mg/kg/dia, imunoglobulina endovenosa 2 mg/kg/mês e plasmaférese.

Corticosteroides tópicos na doença localizada.

O prognóstico da doença na infância é benigno, com a maioria dos casos evoluindo favoravelmente em menos de 1 ano.

PÊNFIGO FOLIÁCEO

Os pênfigos são dermatoses vesicobolhosas autoimunes intraepidérmicas, com autoanticorpos dirigidos contra os desmossomos. Apresenta bolhas acantolíticas, com perda de adesão entre as células da epiderme (Figuras 28.31 e 28.32).

Nos adultos, as formas clínicas mais frequentes são o pênfigo foliáceo endêmico (fogo selvagem) e não endêmico e o pênfigo vulgar. Nas crianças, a forma mais comum é o pênfigo foliáceo endêmico; e o pênfigo vulgar é raríssimo.

Estão envolvidos fatores genéticos, ambientais e imunológicos, com a ocorrência de casos familiares bem característica. O Brasil é considerado uma região geográfica endêmica da doença, principalmente em áreas rurais próximas a córregos e rios. Acredita-se ter uma associação à exposição a insetos.

Apresenta-se como bolhas flácidas, que se rompem facilmente, formando erosões recobertas por

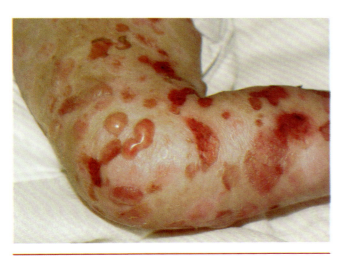

FIGURA 28.30. Penfigoide bolhoso. (Fonte: fotógrafa Eliete Soares – serviço de fotografia do Departamento de Dermatologia da Faculdade de Medicina de Botucatu – Unesp.)

crostas, com sensação de ardor e queimação. Geralmente localizadas na face, couro cabeludo, pescoço e tronco superior, podendo ocorrer disseminação no sentido craniocaudal. Não ocorrem lesões mucosas. Na infância, é considerada uma doença grave, podendo evoluir para eritrodermia e podendo ocorrer complicações como retardo no crescimento.

Ocorre acantólise, com clivagem intraepidérmica alta, subcórnea ou granulosa. A imunofluorescência direta revela depósitos de IgG e C3 intracelulares na epiderme, de padrão linear, em 100% dos casos de doença ativa. Na imunofluorescência indireta, observa-se autoanticorpos IgG, principalmente IgG4, nos espaços intracelulares da epiderme, com correlação entre os altos títulos e a atividade da doença.

Tratamento

Corticoides sistêmicos, com resposta geralmente rápida e eficaz. Prednisona 1 mg/kg/dia, com redução gradual após a melhora completa das lesões. Corticoides tópicos e infiltração de triancinolona podem ser utilizados.

Azatioprina, ciclofosfamida, micofenolato mofetil, como drogas únicas ou associadas aos corticoides.

Plasmaférese em casos graves e não responsivos, para redução dos títulos de autoanticorpos circulantes.

EPIDERMÓLISE BOLHOSA

As epidermólises bolhosas hereditárias são um grupo de doenças em que há o aparecimento de bolhas após trauma cutâneo. As lesões variam de pequenas vesículas a grandes bolhas, com conteúdo seroso, sanguinolento e em alguns casos purulento. Pode acometer mucosas, superfície externa dos olhos, cavidade oral, trato gastrointestinal e trato geniturinário (Figuras 28.33 e 28.34).

Ocorrem mutações em genes que codificam proteínas estruturais, causando defeitos de adesão entre as estruturas que constituem a pele normal, com consequente fragilidade mecânica da pele.

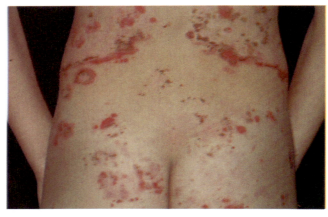

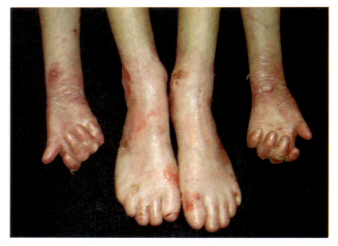

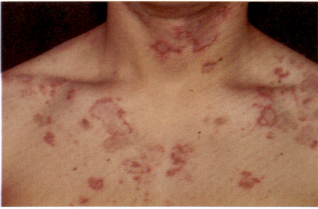

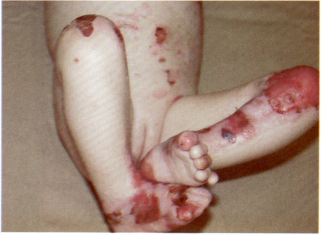

FIGURA 28.31 E 28.32. Pênfigo foliáceo. (Fonte: fotógrafa Eliete Soares – serviço de fotografia do Departamento de Dermatologia da Faculdade de Medicina de Botucatu – Unesp.)

FIGURA 28.33 E 28.34. Epidermólise bolhosa. (Fonte: fotógrafa Eliete Soares – serviço de fotografia do Departamento de Dermatologia da Faculdade de Medicina de Botucatu – Unesp.)

Os pacientes apresentam bolhas tensas com conteúdo seroso, erosões e crostas, que podem evoluir para cicatrizes atróficas. Traumas mínimos podem provocar o aparecimento de bolhas na pele. Também ocorre distrofia ungueal ou anoníquia, mília e alopecia cicatricial.

O diagnóstico preciso de cada subtipo é dado combinando-se os resultados laboratoriais, histórico familiar e características clínicas.

Epidermólise bolhosa simples

Herança autossômica dominante, decorrente de mutações nos genes que codificam a queratina 5 ou queratina 14. Existe uma forma rara autossômica recessiva, associada a distrofia muscular, com mutações nos genes que codificam a plectina.

Pode variar desde manifestações leves a quadros mais graves:

- Subtipo EBS com pigmentação moteada apresenta máculas reticuladas pigmentadas;
- Subtipo EBS superficial, com descamação superficial da pele na ausência de bolhas;
- Subtipo EBS herpetiforme (Dowling-Meara), generalizada, com bolhas agrupadas em padrão herpetiforme, e desenvolvimento gradual de queratodermia palmoplantar difusa. Presente ao nascimento. É a forma mais grave de EBS, com maior acometimento da mucosa oral e esôfago, trato respiratório superior e formação de mília;
- EBS generalizada, com início ao nascimento ou na infância precoce, com mãos, pés e extremidades bastante acometidos, lesões residuais hipo ou hiperpigmentadas;
- EBS localizada (Weber-Cockayne), forma mais comum e mais leve, geralmente se apresentando na infância ou adolescência. Associação com hiperidrose palmoplantar. Pigmentação pós-inflamatória é frequente. Ocorre em áreas de maior trauma, sendo o acometimento ungueal e de mucosas incomum;
- Outros subtipos: EBS acantolítica letal, EBS com deficiência de placofilina, EBS localizada, EBS com distrofia muscular, EBS com atresia do piloro, EBS autossômica recessiva, EBS de tipo Ogna, EBS circinada migratória.

Epidermólise bolhosa juncional

Herança autossômica recessiva.

- EBJ Herlitz, subtipo mais comum e mais grave, com mutação da laminina 332. Taxa de óbito estimada em 40% no primeiro ano de vida, sendo que a maioria não sobrevive até os 5 anos de vida. Bolhas tensas e generalizadas, presentes já ao nascimento. Unhas gravemente afetadas, defeitos nos dentes, erosões na mucosa oral e orofaríngea, falha no desenvolvimento e retardo no crescimento, anemia. A sepse é uma complicação comum e letal;
- EBJ não Herlitz, forma mais leve, generalizada ou localizada (EB generalizada atrófica benigna) com mutação nos genes que codificam a laminina 332 e o colágeno tipo XVII;
- EBJ com atresia do piloro, com mutação em dois genes que codificam subunidades da integrina.

Epidermólise bolhosa distrófica

Autossômica dominante ou recessiva. Cicatrizes com formação de mília. Pode haver acometimento extenso da orofaringe.

- EBD dominante (EBDD), resulta de uma mutação dominante no gene que codifica o colágeno tipo VII. Pode estar presente ao nascimento ou surgir na infância. Principalmente localizada em áreas de trauma, como o sacro, joelhos e áreas acrais, distrofia ungueal, anoníquia. Bom prognóstico;
- EBD recessiva (EBDR), resulta de uma mutação heterozigota no mesmo gene. Forma EBDR generalizada grave, com bolhas disseminadas logo após o nascimento, ulcerações extensas, cicatrizes e deformidades, pseudosindactilia, contratura das mãos, pés e pernas, anquiloses nas mãos e membros. Podem ocorrer cicatrizes que limitam os movimentos da língua e a abertura da cavidade oral, e erosões no esôfago com formação de constrições e bridas.

Na EBDR, pode ocorrer como complicação o desenvolvimento de múltiplos carcinomas espinocelulares, com margens em geral mal delimitadas, dificultando sua excisão completa. As metástases são a principal causa de morte durante e após a adolescência. Melanoma também é uma complicação que pode ocorrer.

Epidermólise bolhosa mista (síndrome de Kindler)

Autossômica dominante, com mutação no gene que codifica a proteína kindlin-1, com a presença de múltiplos planos de clivagem na pele afetada. Bolhas induzidas pelo trauma, logo após o nascimento ou infância precoce, cicatrizes atróficas. Na infância tardia, a formação de bolhas tende a melhorar, e surgem áreas de poiquilodermia que são bastante características da doença. Fotossensibilidade, alterações ungueais, inflamação da mucosa oral, constrição do esôfago ou ureter e ectrópio.

Tratamento

Não existe tratamento específico para a EB. A terapia é de suporte e inclui cuidados gerais, controle de infecções, procedimentos cirúrgicos, quando necessários, principalmente para correção de pseudosindactilia, e suporte nutricional. Além disso, é essencial a prevenção de traumas e infecções secundárias.

O tratamento local consiste no uso de curativos não aderentes com ácidos graxos essenciais, como óleo de girassol e gaze Rayon. Deve-se evitar o uso indiscriminado de antibióticos tópicos. O uso de luvas para se evitar pseudosindactilias e o constante cuidado odontológico são essenciais.

SÍNDROME DA PELE ESCALDADA ESTAFILOCÓCICA (SSSS)

É uma doença mediada por uma toxina epidermolítica, caracterizada por eritema e descolamento generalizado da epiderme superficial (Figura 28.35).

Essa exotoxina esfoliativa, a esfoliatina, é produzida pelo *S. Aureus*, fagotipo II, e separa a parte superior da epiderme, logo abaixo da camada granulosa, entrando na circulação e afetando a pele por via sistêmica. Em geral, o foco infeccioso não se encontra na pele, mas em outros pontos, sob a forma de otites, conjuntivites e outras infecções. Ocorre principalmente em crianças menores de 6 anos de idade; nos recém-nascidos recebe o nome de doença de Ritter von Rittershain.

No início, observam-se lesões crostosas localizadas na região periumbilical ou na região das fraldas. Podem ocorrer manifestações sistêmicas como febre, calafrios e mal-estar.

Alguns dias após o início de uma infecção estafilocócica surge febre e eritema difuso. Após 24 h, as áreas eritematosas se generalizam, surgindo grandes bolhas flácidas, áreas erosadas circundadas por retalhos epidérmicos, principalmente em áreas de flexão. Sinal de Nikolsky positivo. Depois, em 36 a 72 h, observa-se descamação generalizada da pele. Podem ocorrer sepse, desequilíbrio hidroeletrolítico e infecções secundárias.

O principal diagnóstico diferencial deve ser feito com a necrólise epidérmica tóxica (NET), mas nesse caso há sempre histórico de uso de medicamentos e a presença de foco infeccioso não é obrigatória. No exame histopatológico, na SSSS a clivagem ocorre no nível da camada granulosa, enquanto na NET a clivagem é mais baixa, subepidérmica.

Tratamento

Hospitalização, hidratação adequada, cuidados locais e gerais. Penicilinas resistentes a penicilina-

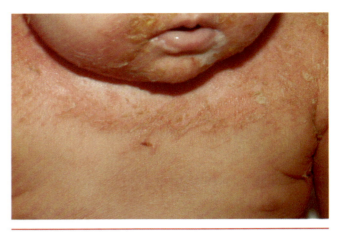

FIGURA 28.35. Síndrome da pele escaldada estafilocócica (SSSS). Acometimento da região perioral é frequente. (Fonte: fotógrafa Eliete Soares – serviço de fotografia do Departamento de Dermatologia da Faculdade de Medicina de Botucatu – Unesp.)

ses, como a oxacilina EV 50 a 100 mg/kg/dia em recém-nascidos e 100 a 200 mg/kg/dia em adultos, com doses a cada 4 a 6 h. Com a melhora clínica, substitui-se por via oral, cloxacilina 50 mg/kg/dia, com doses a cada 6 h. A clindamicina também pode ser utilizada.

IMPETIGO BOLHOSO

Os impetigos são infecções cutâneas superficiais, contagiosas, frequentes na infância. As lesões são mais comuns em áreas expostas, mas qualquer área pode ser atingida. Pode ocorrer linfadenopatia regional (Figura 28.36).

Há duas formas, uma sem bolhas, e outra com bolhas. No impetigo bolhoso, os responsáveis são estafilococos; no não bolhoso encontramos misturas de estafilococos e estreptococos. Compromete principalmente crianças em idade pré-escolar e escolar. Uma higiene precária, temperaturas elevadas e traumas na pele são fatores predisponentes.

No impetigo não bolhoso, ocorre a colonização da pele previamente ao aparecimento das lesões cutâneas, em locais de picadas de insetos ou outros traumas. No impetigo bolhoso, ocorre inicialmente colonização da mucosa nasal, e a partir dessa, há contaminação da pele, com o surgimento das lesões cutâneas.

Se os germes instalam-se em afecções anteriores, como escabioses e eczemas, costuma-se usar o termo impetiginizado para a dermatose primária.

Como complicações, os impetigos causados pelo *Streptococcus pyogenes* podem, em 5% dos casos, levar a glomerulonefrite pós-estreptocócica. Já no impetigo estafilocócico, podem ocorrer infecções

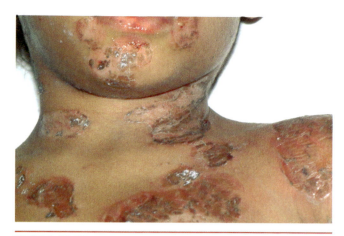

FIGURA 28.36. Impetigo bolhoso, com formação de crostas. (Fonte: fotógrafa Eliete Soares – serviço de fotografia do Departamento de Dermatologia da Faculdade de Medicina de Botucatu – Unesp.)

sistêmicas, osteomielite, endocardite, artrite, sepse e SSSS.

No impetigo bolhoso, o agente etiológico é o *S. aureus*, fagotipo II, levando à acantólise na camada granulosa e formação de bolhas. É adquirido por contato direto ou por fômites, podendo se disseminar. A bactéria pode invadir a pele íntegra, não sendo necessário traumatismo prévio.

Ocorre a formação de vesículas e bolhas superficiais, flácidas, transparentes, com limites precisos e de conteúdo inicialmente amarelo-claro, que se torna purulento. As bolhas se rompem com facilidade, com a formação de crostas. Localizam-se principalmente em áreas intertriginosas, face, tronco, nádegas, períneo e extremidades. Pode haver prurido. Adultos podem adquirir a infecção após contato próximo com crianças infectadas.

Tratamento

Cuidados locais, limpeza, remoção das crostas.

Antibióticos tópicos se houver poucas lesões e ausência de sintomas sistêmicos. Mupirocina 2%, ácido fusídico, 2 a 3 vezes por dia. Neomicina e bacitracina são menos efetivos.

Antibióticos orais em caso de doença cutânea disseminada, ou com sintomas sistêmicos, ou de inefetividade da terapêutica tópica. Eritromicina 40 mg/kg/dia, dividida em 4 tomadas; azitromicina; penicilinas de amplo espectro, antiestafilocócicas, como amoxacilina-clavulanato; cefalosporinas como a cefalexina 50 a 100 mg/kg/dia, dividida em 4 tomadas.

Clindamicina ou sulfametoxazol-trimetropina se *S. aureus* meticilino-resistentes.

A duração do tratamento tópico e sistêmico deve ser de 10 dias.

Em caso de lesões de repetição, deve-se investigar colonização nasal por *S. aureus*.

HERPES SIMPLES

É causado pelo vírus herpes-vírus *homini*. Há dois tipos de vírus, o tipo 1, HSV-1, responsável pela maioria das infecções na face e tronco, e o tipo 2, HSV-2, responsável por infecções genitais, de transmissão geralmente sexual. Cerca de 80-90% das infecções não genitais são causadas pelo HSV-1 e 10-20% pelo HSV-2 e a porcentagem é inversa com as infecções genitais (Figura 28.37).

A transmissão ocorre por contato interpessoal via mucosas ou soluções de continuidade da pele. A primo-infecção herpética é encontrada em indivíduos que nunca tiveram contato prévio com o vírus. O HSV-1 ocorre em 80-90% das crianças com menos de 10 anos de idade. Cerca de 90% dos adultos têm sorologia positiva para HSV-1. A transmissão do HSV-2 é geralmente por contato sexual.

A primo-infecção herpética ocorre principalmente em crianças e jovens. Ocorre geralmente nas mucosas orais, genitais e região ocular, mas pode acometer qualquer lugar da superfície cutânea. O quadro pode ser acompanhado de irritabilidade, recusa para comer e beber e mal-estar. Sua complicação mais comum é a desidratação. Pode haver comprometimento tardio do sistema nervoso central, com encefalite ou meningoencefalite, bem como propagação das lesões, com infecção disseminada para múltiplos órgãos. Em imunocomprometidos, podem ocorrer manifestações mais graves e envolvimento visceral. O eczema herpético, também chamado de erupção variceliforme de

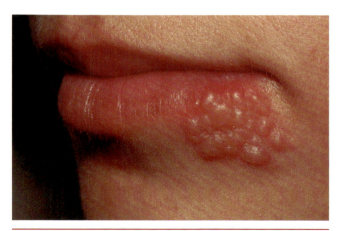

FIGURA 28.37. Herpes simples labial. (Fonte: fotógrafa Eliete Soares – serviço de fotografia do Departamento de Dermatologia da Faculdade de Medicina de Botucatu – Unesp.)

Kaposi, é a infecção cutânea disseminada em locais afetados por eczemas ou outras doenças cutâneas preexistentes.

O quadro clínico da primo-infecção é variável, podendo ser grave e podendo perdurar semanas. Quando discreta ou assintomática passa despercebida e o indivíduo torna-se portador do vírus sem apresentar sintomas. Após a infecção primária, o vírus permanece em latência em gânglios de nervos cranianos ou espinhais. Quando reativado por várias causas, migra através de nervo periférico e retorna à pele ou mucosa. É o herpes simples recidivante. Lesões recorrentes de herpes simples são quadros mais amenos, com resolução mais rápida.

O vírus pode ser transmitido na ausência da lesão clínica ou portador sem sinais de infecção. Essa possibilidade explica o herpes genital por contato sexual com parceiro clinicamente sadio. Eventualmente, nesses casos a infecção pode ocorrer após longo tempo de relacionamento sexual.

Herpes simples não genital

- Gengivoestomatite herpética;
- Vulvovaginite herpética;
- Queratoconjuntivite herpética;
- Panarício herpético: infecção herpética recidivante nos dedos das mãos, comum em médicos, dentistas e profissionais de saúde expostos a inoculação nos dedos e mãos sem proteção;
- Herpes não genital recidivante: mais comum em adultos, pode surgir em qualquer área da pele ou mucosa após a inoculação primária. O aparecimento das lesões é, em geral, precedido de horas ou dias de discreto ardor ou prurido local; surgindo depois as lesões características. Mais comum nos lábios. Tem como fatores desencadeantes a exposição ao sol, tensão emocional, menstruação, alimentos e infecções respiratórias.

Herpes simples genital

- Herpes genital recidivante.

Herpes simples congênito

A infecção pelo HSV-2 intrauterina precoce ou tardia pode ocasionar defeitos congênitos. A primo-infecção herpética pode ser causa de abortamentos. O herpes simples é uma das causas da síndrome de TORCH (toxoplasmose, outras infecções, rubéola, citomegalovírus, herpes simples), na qual o agente cruza a barreira placentária com sintomas na criança, podendo ser clinicamente silencioso na mãe.

Herpes simples neonatal

Ocorre quando a parturiente apresenta herpes genital, ocorrendo contaminação do neonato durante o parto. O quadro ocorre na cabeça ou nas nádegas, consoante a apresentação fetal, sendo devido, na maioria dos casos, ao HSV-2. O herpes simples neonatal é quadro grave e muitas vezes fatal. Dos sobreviventes, 50% têm sequelas neurológicas ou oculares.

Tratamento

Suporte, cuidados na prevenção de infecções secundárias. Antivirais, em caso de surtos graves ou frequentes, neonatos e se houver outras morbidades.

Aciclovir 100 a 200 mg, 5 vezes ao dia, por 7 a 10 dias. Valaciclovir e fanciclovir não possuem segurança de uso abaixo dos 18 anos de idade. Creme de aciclovir 6 vezes por dia, por 7 dias.

Infecções genitais, acicovir 200 mg 5 vezes ao dia, por 7 a 10 dias.

Se houver recorrências, orolabiais, cutâneas ou genitais, usa-se aciclovir 200 mg 5 vezes ao dia, por 5 dias, com início nas primeiras 48 h do quadro. Para supressão, usa-se 400 mg 2 vezes por dia ou 200 mg 3 vezes por dia, até o desaparecimento das recidivas, por 4 a 6 meses.

Infecções neonatais, aciclovir 30-60 mg/kg/dia, a cada 8 h, por 21 dias. Considerar também o uso da vidarabina.

Para imunocomprometidos, aciclovir 80 mg/kg/dia, 4 vezes por dia, ou 15 mg/kg/dia, EV, a cada 8 h se as infecções são graves.

▌SÍNDROMES PAPULOSAS

As pápulas são lesões sólidas, circunscritas, elevadas, menores que 1 cm em tamanho, por processo patológico epidérmico, dérmico ou misto. Já os nódulos são lesões sólidas, circunscritas, salientes ou não, de 1 a 3 cm em tamanho. O processo patológico localiza-se na epiderme e derme e/ou hipoderme.

Molusco contagioso

É uma infecção viral frequente em crianças. Causada por orthopoxvírus da família *Poxviridae*. Há 4 tipos principais, MCV-1, MCV-1a, MCV-2 e MCV-3, com MCV-1 mais comum em crianças menores de 18 anos imunocompetentes, MCV-2 mais comum em transmissão sexual e adultos, e MCV-3 raramente causando quadros infecciosos. Clinicamente não há diferenças (Figuras 28.38 e 28.39).

Mais frequente em países de clima tropical, em crianças que praticam esportes aquáticos (principal-

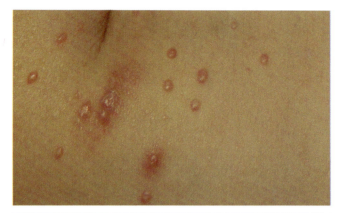

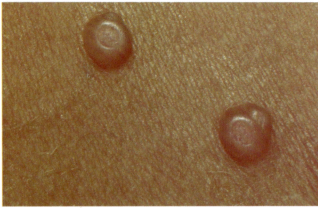

FIGURA 28.38 E 28.39. Molusco contagioso. Pápulas umbilicadas. (Fonte: fotógrafa Eliete Soares – serviço de fotografia do Departamento de Dermatologia da Faculdade de Medicina de Botucatu – Unesp.)

mente se as águas são mais quentes), crianças pequenas, adultos sexualmente ativos e imunossuprimidos.

Transmissão por pessoa a pessoa por contato direto, por fômites ou por autoinoculação. Transmissão vertical também pode ocorrer.

Autolimitada, podendo ter resolução espontânea.

Clinicamente são pápulas de 3 a 6 mm, podendo ser maiores. São lesões lisas, róseo-peroladas ou normocrômicas, com umbilicação central. Podem aparecer em qualquer local da pele ou mucosas e genitais. O número de lesões é bastante variável, de menos de 20 a centenas de lesões, agrupadas ou disseminadas. Indivíduos atópicos e imunossuprimidos apresentam mais lesões. Pode ocorrer a presença de dermatite perimolusco, com aspecto eczematoso, que geralmente desaparece quando a infecção se resolve.

Tratamento

Apesar de autolimitada, pode durar de semanas a anos, e pode ocorrer autoinoculação e disseminação do vírus para outras pessoas. Por isso o tratamento deve ser instituído o quanto antes.

Evitar banheiras e piscinas aquecidas.

Existem muitas opções de tratamento, e até o momento não há um que supere outro. Deve-se analisar cada caso individualmente.

Pode-se fazer uma destruição química, física, ou mecânica:

- Química: hidróxido de potássio a 10%, cremes ou géis com ácido retinoico ou derivados a 0,025% ou 0,05%, imiquimode a 5%, podofilotoxina a 0,5%, nitrato de prata. Considerar que esses agentes funcionam como irritantes locais, o que pode limitar seu uso ou até contribuir para a disseminação das lesões.
- Física: crioterapia com nitrogênio líquido.
- Mecânica: curetagem. Apesar de dolorosa, é considerada o método de escolha para muitos autores, devido ao seu baixo custo e facilidade de execução.

O uso de medicações orais, como a cimetidina, é controverso.

VERRUGAS VIRAIS

São infecções pelo papilomavírus humano (HPV), com a formação de proliferações ou papilomas epiteliais benignos. Existem mais de 100 tipos e subtipos de HPVs identificados (Figuras 28.40 e 28.41).

A transmissão é por contato direto pessoa a pessoa, ou indiretamente por meio do contato com objetos ou superfícies contaminadas, facilitada quando há perda da integridade da barreira cutânea. Pode haver também autoinoculação, infecção indireta por fômites e transmissão vertical.

Ocorre disseminação principalmente na idade escolar.

As verrugas plantares são mais comuns naqueles que praticam atividades descalços. As anogenitais podem ser adquiridas por contato sexual, transmissão vertical *in utero* ou durante o parto. A transmissão vertical pode resultar no desenvolvimento de papilomas laríngeos ou lesões anogenitais.

Pacientes imunossuprimidos têm maiores chances de desenvolver infecções disseminadas.

O período de incubação pode variar de semanas a mais de um ano, devido à capacidade do vírus de se manter latente por períodos variáveis de tempo, antes de se tornar clinicamente aparente.

Clinicamente são pápulas verrucosas, mas podem ocorrer formas latentes e subclínicas na pele e mucosas. O aspecto clínico varia de acordo com o tipo viral, o local anatômico acometido e a resposta imunológica do hospedeiro.

Os tipos clínicos são:

- Verruga vulgar: HPV-1, 2 e 4. Mais comum em áreas de trauma, dorso dos dedos das mãos, cotovelos e joelhos.

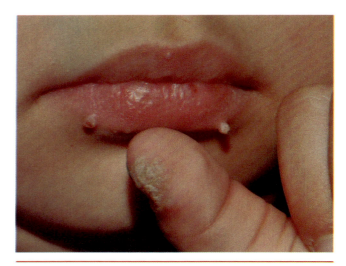

FIGURA 28.40. Verrugas virais múltiplas. (Fonte: fotógrafa Eliete Soares – serviço de fotografia do Departamento de Dermatologia da Faculdade de Medicina de Botucatu – Unesp.)

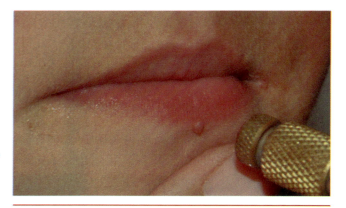

FIGURA 28.41. Verruga viral, tratamento com crioterapia. (Fonte: fotógrafa Eliete Soares – serviço de fotografia do Departamento de Dermatologia da Faculdade de Medicina de Botucatu – Unesp.)

- Verruga filiforme: HPV-2. Base mais afilada, mais comum na face.
- Verruga plana: HPV-3, 10 e 28. Achatadas, com hiperceratose discreta. Mais comuns na face e dorso das mãos.
- Verruga plantar: HPV-1, 2 e 63. Principalmente em áreas de apoio e pontos de pressão.
- Verruga anogenital: HPV-6 e 11 (baixo risco oncogênico), HPV-16, 18, 30 e 31 (alto risco oncogênico).

Nas crianças, a transmissão das verrugas anogenitais pode ser por: contato sexual (nesse caso considerar o abuso sexual); vertical ou perinatal, de mães infectadas no trato genital, durante o parto ou no pré-natal (mais comum em menores de 3 anos, podendo ocorrer mesmo com a ausência de lesões na mãe no momento do parto); e auto ou heteroinoculação de verrugas cutâneas ou mucosas, da própria criança, dos pais, irmãos ou cuidadores. Pode ocorrer por meio de verrugas vulgares nas mãos, por contatos durante os cuidados com a criança ou no banho.

Tratamento

Falta uma terapêutica antiviral específica para o HPV. O tratamento deve ser individualizado, considerando-se sempre os mais simples, mais acessíveis, menos invasivos e mais baratos.

São utilizados tratamentos:
- Destrutivos: queratolíticos, crioterapia, curetagem, cauterização, laser, terapia fotodinâmica;
- Antimitóticos: podofilotoxina, bleomicina, retinoides;
- Imunoestimulantes: sensibilizadores tópicos, cimetidina, levamisol;
- Outros: formaldeído, viricidas, formalina, glutaraldeído.

Ácido salicílico: queratolítico tópico. Encontra-se na forma de cremes, géis, pomadas e colódio, de 10 a 40%. Pode ser usado em casa, protegendo-se a pele ao redor, e deve-se lixar o local 1 vez por dia para melhor penetração da medicação. As fórmulas comerciais existentes contêm 16,5% de ácido salicílico e 14,5% de ácido láctico. Evitar face, genitais e mucosas. O tratamento pode ser lento e, às vezes, pode não ser alcançado com essa medicação.

Ácido retinoico: queratolítico e imunomodulador. Usado também na forma de tretinoína. Cremes ou géis a 0,025% ou 0,05%.

Podofilina e podofilotoxina: podofilina, solução alcoólica a 25%, usada em verrugas anogenitais. Grande poder irritante. A podofilotoxina é menos irritante, usada em creme a 5%. São teratogênicas, portanto contraindicadas em crianças, gestantes e lactantes. A podofilina é aplicada semanalmente, devendo ser lavada após 4 h. A podofilotoxina é usada 2 vezes por dia, 3 dias consecutivos na semana, por 4 semanas.

Imiquimode: imunomodulador e antitumoral. Usado em concentração de 5%.

Crioterapia: com nitrogênio líquido, na temperatura de 196 °C negativos, aplicado com cotonete ou spray. Quanto maior o tempo de congelamento, mais efetivo é o tratamento, mas a incidência de dor e formação de bolhas é maior. Sugere-se intervalo de duas semanas entre as aplicações, até o desaparecimento das lesões.

Terapia fotodinâmica: aplica-se um agente fotossensibilizante no local, o ácido aminolevulínico, e depois uma luz com comprimento de onda específico, promovendo dano das células envolvidas.

Eletrocoagulação e curetagem: remoção cirúrgica. Evitar nas regiões plantares.

Bleomicina: antibiótico usado topicamente, que causa necrose aguda tecidual, podendo estimular a resposta imune. Contraindicada em grávidas, crianças e pacientes com imunodeficiências.

Sulfato de zinco: 10 mg/kg/dia, em verrugas de difícil tratamento.

Cimetidina: 20 a 40 mg/kg/dia, agindo como imunomodulador.

Levamisol: imunomodulador. Efetividade discutível.

Laser: para lesões refratárias e de difícil acesso, como as periungueais e subungueais. A desvantagem é principalmente o alto custo.

Vacinas: atualmente vêm sendo utilizadas vacinas contra HPV específicos para a prevenção de câncer de colo de útero, mas ainda não foram desenvolvidas vacinas contra os tipos de HPV que causam verrugas comuns.

LÍQUEN PLANO

Dermatose papulosa inflamatória crônica da pele, eventualmente acometendo mucosas. Extremamente pruriginosa e rara na infância, ocorrendo principalmente entre os 7 e os 9 anos de idade. Pode ter resolução espontânea, e o quadro pode ser recidivante (Figuras 28.42 e 28.43).

Etiologia desconhecida, envolvimento de mecanismo imunológico, predisposição genética. Associação com doenças autoimunes e doenças hepáticas crônicas, como cirrose biliar primária e hepatites crônicas ativas por vírus C e B.

Clinicamente são pápulas eritemato-violáceas, poligonais, achatadas, isoladas ou agrupadas em placas, brilhantes e muito pruriginosas. Estrias esbranquiçadas, brilhantes e lineares, as estrias de Wickham, são observadas na superfície das lesões. Apresentam distribuição simétrica e bilateral, acometendo principalmente punhos, membros inferiores, região cervical, lombossacra, nádegas, podendo acometer outras partes do corpo, mucosas e unhas. Nas mucosas, as lesões são esbranquiçadas, de aspecto rendilhado, localizadas principalmente na mucosa oral, lábios e língua.

Pode haver reprodução das lesões de forma linear nas áreas de trauma, caracterizando o fenômeno de Koebner.

As formas mais frequentes na infância são:
- Líquen plano linear: pápulas liquenoides agrupadas em placas de distribuição linear;

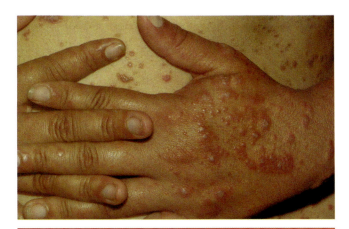

FIGURA 28.42. Líquen plano. Pápulas eritemato-violáceas brilhantes. (Fonte: fotógrafa Eliete Soares – serviço de fotografia do Departamento de Dermatologia da Faculdade de Medicina de Botucatu – Unesp.)

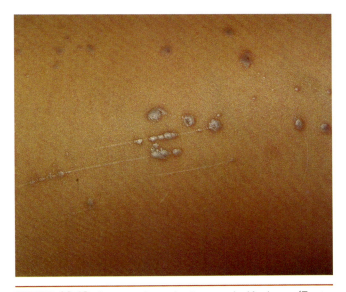

FIGURA 28.43. Líquen plano, fenômeno de Koebner. (Fonte: fotógrafa Eliete Soares – serviço de fotografia do Departamento de Dermatologia da Faculdade de Medicina de Botucatu – Unesp.)

- Líquen plano hipertrófico: principalmente nas superfícies extensoras dos membros inferiores;
- Líquen plano actínico: crianças e adultos jovens, em áreas expostas ao sol. Placas anulares com coloração eritemato-acastanhadas;
- Líquen plano pilar: couro cabeludo. Pápulas foliculares com atrofia e alopecia, que pode ser cicatricial. Geralmente acompanhada de lesões ungueais;
- Líquen plano ungueal: depressões ungueais (*pittings*), estrias longitudinais e distrofia ungueal. Pode haver o comprometimento das 20 unhas.

Tratamento

Corticoides tópicos de potência moderada a alta, associados a anti-histamínicos orais. Corticoides tópicos de alta potência sob oclusão em lesões hipertróficas, ou intralesional com triancinolona se lesões mais espessas e resistentes.

Na mucosa oral, usar corticoides tópicos em orobase, tacrolimus ou pimecrolimus. A aplicação intralesional de corticoides também é uma boa opção. As lesões ungueais são de difícil tratamento; pode-se usar corticoides tópicos ou sistêmicos.

Casos mais extensos e resistentes devem ser tratados com medicações sistêmicas. Corticoides a 1-2 mg/kg/dia são a escolha, por 1 a 2 semanas, com a dose diminuída gradualmente após o controle da doença. Também podem ser usadas a griseofulvina, dapsona, ciclosporina, hidroxicloroquina e azatioprina. A fototerapia é outra opção, principalmente para os casos agudos.

GRANULOMA ANULAR

São pápulas agrupadas em arranjos anulares. A forma localizada é benigna, persistindo por alguns anos e com resolução espontânea. Pode ser considerada uma reação de hipersensibilidade tardia, sendo que pode ser exacerbada pela luz solar, picada de insetos, infecções virais, tireoidite, trauma e medicamentos. Ocorre mais comumente em escolares, sendo as meninas duas vezes mais afetadas que os meninos (Figura 28.44).

Nessa forma, há pápulas normocrômicas ou eritematosas anulares que se expandem, com clareamento central, principalmente no dorso das mãos, dos pés ou nas extremidades inferiores, podendo ser únicas ou múltiplas. Na forma generalizada, há diversas pápulas pequenas, anulares, simétricas, coalescentes, podendo afetar palmas, plantas e mucosas. Já na forma subcutânea, nódulos assintomáticos, principalmente na área pré-tibial, glúteos, periorbitário e couro cabeludo. Na perfurante, há pápulas umbilicadas, agrupadas, algumas com crosta central, dorso das mãos e dos quirodáctilos, podendo se generalizar. Além dessa formas, pode ocorrer em placa, lesões violáceas ou eritematosas, tronco ou extremidades.

Tratamento

Corticoides de média potência, com ou sem oclusão, ou intralesional. Tacrolimus, crioterapia, *pulsed dye* laser, imiquimode. O trauma da biópsia é seguido às vezes por involução da lesão. Casos extremos podem ser tratados com corticoides sistêmicos, clorambucil, acitretina, isotretinoína, dapsona, PUVA, ciclosporina, rifampicina associada com ofloxacina e minociclina, iodeto de potássio, anti-TNF, interferon gama e terapia fotodinâmica. As lesões podem persistir por 1 a 4 anos, ou podem ter curso mais crônico e recidivante.

MASTOCITOSES

Acúmulo de mastócitos na pele, com ou sem envolvimento de outros órgãos ou sistemas. Etiologia desconhecida, sendo a maior parte dos casos esporádicos e raros casos familiares.

Os mastócitos, quando reconhecem antígenos específicos ou sofrem a ação de certos estímulos físico-químicos, originam a liberação de vários mediadores inflamatórios, substâncias vasoativas como a histamina, prostaglandina, heparina, proteases neutras etc.

As mastocitoses podem ter diferentes formas clínicas, cutâneas e sistêmicas. Na infância, as formas mais frequentes são a urticária pigmentosa, mastocitoma e mastocitose cutânea difusa.

Os pacientes com lesões extensas podem ter a excreção aumentada de histamina na urina, 2 a 3 vezes o valor normal. Pode também ocorrer aumento da prostaglandina D2, triptase e heparina. Esses valores podem servir também como bom marcador no seguimento dos doentes com diagnóstico de mastocitose sistêmica.

URTICÁRIA PIGMENTOSA

Forma clínica mais frequente, afeta principalmente lactentes e crianças. As lesões podem estar presentes ao nascimento, mas o mais comum é o aparecimento entre os primeiros meses aos 2 anos de idade. Caracterizada por múltiplas lesões pigmenta-

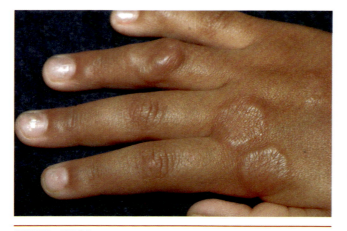

FIGURA 28.44. Granuloma anular. (Fonte: fotógrafa Eliete Soares – serviço de fotografia do Departamento de Dermatologia da Faculdade de Medicina de Botucatu – Unesp.)

das maculopapulares ou nodulares, bordas mal definidas, tamanho variável. Podem acometer qualquer lugar do corpo, mas geralmente são simétricas, no tronco, extremidades e região cervical. Podem surgir lesões vesicobolhosas, espontaneamente ou por traumatismos. O sinal de Darier é patognomônico da doença, positivo em mais de 90% dos casos, e consiste na fricção das lesões, que consequentemente se tornam avermelhadas e formam urticas ou bolhas. Além disso, os exercícios, banhos quentes ou drogas liberadoras de histamina também provocam a degranulação mastocitária. Se o envolvimento cutâneo é extenso, pode ser acompanhado de cefaleia, diarreia, sibilos ou síncope. O prognóstico é bom, com 50% dos casos involuindo na puberdade e 25% na idade adulta.

MASTOCITOMA

Ocorre em 10% dos casos de mastocitose na infância. Lesão em geral única, podendo ter no máximo 5 lesões. Lesão redonda ou ovalada, com diâmetro entre 1 e 5 cm, coloração vermelho-acastanhada, presente desde o nascimento ou que aparece durante os primeiros meses de vida. Podem surgir lesões vesicobolhosas. O prognóstico é bom, com involução espontânea nos primeiros anos da infância.

TELANGIECTASIA MACULAR ERUPTIVA *PERSTANS*

Máculas hiperpigmentadas telangiectásicas. Ocorre principalmente em adolescentes e adultos. Resposta urticariforme quase escassa, tendendo a ser mais persistente e resistente ao tratamento.

MASTOCITOSE CUTÂNEA DIFUSA

Rara, caracterizada pela infiltração difusa de mastócitos na pele. Em geral assintomática ao nascimento, nos primeiros meses se desenvolve em espessamento da pele, coloração rosada ou amarelada, textura de casca de laranja. Aspecto eritrodérmico, infiltrado, edematoso. Pode ocorrer prurido intenso, generalizado e refratário ao tratamento. Se as bolhas são recorrentes, denomina-se mastocitose bolhosa. Podem ocorrer também manifestações urticariformes sistêmicas caracterizadas por crises de ruborização generalizada (*flushing*). Pode evoluir para mastocitose sistêmica, com envolvimento de órgãos e tecidos extracutâneos. Esse risco é mínimo quando surge antes dos 5 anos de idade. Já na forma bolhosa, o risco é superior se a doença surgir no período neonatal e tem melhor prognóstico nas formas de aparecimento tardio.

MASTOCITOSE SISTÊMICA

Sem doença hematológica não mastocítica associada: aumento patológico de mastócitos em outros tecidos além da pele. Ocorre em cerca de 10% dos doentes com mastocitose, mais comum em adolescentes e adultos. Possui manifestações sistêmicas inespecíficas e específicas pela liberação de mediadores inflamatórios (*flushing*, cefaleia, diarreia). As manifestações extracutâneas são lesões ósseas, geralmente assintomáticas, mas facilmente detectáveis radiologicamente, e hepatoesplenomegalia por infiltração mastocitária. Podem ocorrer também manifestações gastrointestinais, alterações hematopoéticas e infiltração de gânglios linfáticos (Figura 28.45).

Com doença hematológica não mastocítica associada: muito rara na infância. A associação mais frequente é com leucemia mieloide aguda.

Mastocitose sistêmica agressiva: rara. Transformação maligna dos mastócitos. Ocorre infiltração da medula e pode haver acometimento de qualquer órgão.

Tratamento

Nos doentes sintomáticos, os fármacos de eleição são os anti-histamínicos, H1 e H2, com redução do prurido, do dermografismo, da formação de bolhas e da sintomatologia geral.

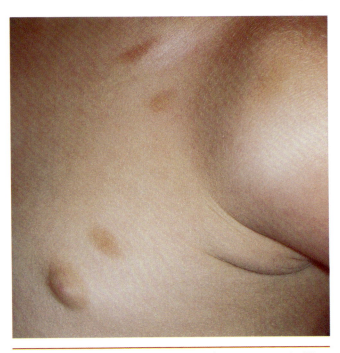

FIGURA 28.45. Urticária pigmentosa. (Fonte: fotógrafa Eliete Soares – serviço de fotografia do Departamento de Dermatologia da Faculdade de Medicina de Botucatu – Unesp.)

- H1: hidroxizine 2 a 4 mg/kg/dia, divididos em 3 a 4 tomadas; difenidramina 5 mg/kg/dia, divididos em três a quatro tomadas; cetirizina 2,5 a 10 mg uma vez ao dia.
- H2: podem ser utilizados em combinação com os H1, principalmente se houver sintomas gastrointestinais importantes. Cimetidina 10 a 40 mg/kg/dia, divididos em 4 tomadas; ranitidina 2 a 4 mg, duas vezes ao dia.
- Estabilizadores de mastócitos: cromoglicato de sódio 20 a 40 mg/kg/dia, dividido em 4 doses até os 2 anos, 100 mg a cada 6 h em maiores de 2 anos; 200 mg a cada 6 h em adolescentes e adultos; cetotifeno 0,5 mg de 12/12 h até os 3 anos, 1 mg de 12/12 h em maiores de 3 anos.

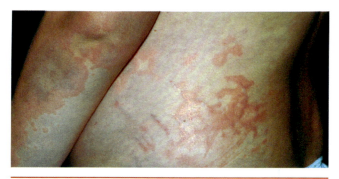

FIGURA 28.46. Urticária. (Fonte: fotógrafa Eliete Soares – serviço de fotografia do Departamento de Dermatologia da Faculdade de Medicina de Botucatu – Unesp.)

Corticoides tópicos potentes, betametasona ou clobetasol, em oclusão, podem reduzir o número de mastócitos na pele, com melhora das lesões. A fototerapia (PUVA) pode ser usada em formas de mastocitose cutânea difusa mais graves e refratárias ao tratamento, com diminuição do prurido e do edema, mas os sintomas geralmente reaparecem após a suspensão do tratamento.

Algumas lesões podem ser retiradas cirurgicamente, principalmente se localizadas em áreas de fricção. Lesões isoladas podem também ser tratadas com corticoides oclusivos ou infiltração intralesional de triancinolona.

Nas formas mais graves, podem ser usados o interferon-alfa, algumas drogas quimioterápicas e transplante de medula óssea, mas pouco se sabe do prognóstico em longo prazo.

A realização de qualquer exame invasivo ou procedimento cirúrgico que implique a utilização de anestésicos deve ser feita com as precauções necessárias para minimizar o risco de choque anafilático.

URTICÁRIAS

Urticária é uma doença comum que acomete cerca de 15% da população mundial pelo menos uma vez na vida. Na infância, a urticária é menos comum que na idade adulta (Figura 28.46).

É descrita como uma erupção de urticas fugazes que normalmente são acompanhadas de prurido intenso. São formadas pelo extravasamento de plasma na derme superficial e média. Denomina-se angioedema o acometimento da derme profunda, subcutâneo e mucosa. Seu principal mediador é a histamina, liberada pela ativação dos mastócitos e basófilos. As urticas e o angioedema coexistem em um mesmo paciente em 50% dos casos.

Observam-se pápulas eritemato-edematosas, pruriginosas, que podem confluir formando grandes placas de formatos e tamanhos diversos, em qualquer área do tegumento. As lesões resolvem-se rapidamente, em ate 24 h, e não deixam cicatrizes. Geralmente o quadro agudo é mais grave e mais frequentemente acompanhado de angioedema.

A classificação das urticárias pode ser de acordo com o tempo de duração da doença, a forma clínica, a etiologia e a fisiopatologia.

Com relação ao tempo de duração, as urticárias podem ser agudas ou crônicas. É considerada aguda quando suas crises duram menos que 6 semanas, e crônicas quando duram mais de 6 semanas, com lesões na maior parte dos dias. A aguda é mais comum e pode causar quadros muitas vezes severos.

Com relação ao tipo clínico, pode ser classificada em comum, física, de contato, vasculite, angioedema sem urticas e síndromes com urticária como componente. Vários tipos podem coexistir. O tipo comum inclui as idiopáticas, autoimune, alérgica e pseudoalérgica. As urticárias idiopáticas são aquelas em que nenhuma causa é determinada. As físicas são o tipo clínico mais comum das urticárias crônicas da infância, principalmente o dermografismo. Inclui também a aquagênica, colinérgica, urticária ao frio, por pressão, angioedema vibratório, urticária ao calor localizado e solar. O diagnóstico do tipo de urticária depende principalmente de uma boa história e exame físico, com os exames laboratoriais e testes de provocação sendo coadjuvantes, bem como o RAST e *prick test*.

Nas urticárias agudas, consegue-se estabelecer uma causa em 30 a 50% dos casos. Alimentos como ovos, leite, soja, amendoim, trigo e frutos do mar, corantes; medicamentos como anti-inflamatórios não hormonais e penicilinas; autoanticorpos; infecções, principalmente virais; contatantes como látex e níquel; calor, pressão e estresse. Em muitos casos, principalmente nas urticárias crônicas, a causa permanece desconhecida.

Tratamento

Orientações aos pais e aos doentes são de fundamental importância. Se identificado, remover o agente causal; diminuir a exposição a agentes que pioram as crises.

Nas urticárias crônicas é necessário o uso de anti-histamínicos. Geralmente iniciamos com o uso de drogas anti-H1 de segunda geração, não sedantes, como loratadina, cetirizina, fexofenadina, desloratadina, ebastina, epinastina ou levocetirizina, e se necessário acrescentamos uma segunda droga do mesmo tipo ou um anti-histamínico anti-H1 de primeira geração, sedante, à noite, como exemplo o hidroxizine 0,5 a 1 mg/kg/dose. Se ainda não se obtiver o controle, acrescentar um anti-H2, cimetidina ou ranitidina.

Em casos refratários a anti-histamínicos, utiliza-se corticoides orais por 5 a 7 dias, geralmente prednisolona 0,5 a 1 mg/kg/dia. Pode-se usar também dapsona 1 a 2 mg/kg/dia e antagonistas do receptor de leucotrieno (montelucaste). Em casos refratários a esses, tem-se ainda como opção os imunossupressores e imunomoduladores, como ciclosporina 2,5 a 5 mg/kg/dia, omalizumab em maiores de 12 anos, imunoglobulina intravenosa e plasmaférese.

Nas urticárias agudas, usam-se os anti-histamínicos por três semanas, associados a corticoides orais em casos com angioedema, por 5 dias. Se o angioedema for grave, com risco de complicações respiratórias, o paciente deve ser atendido em ambiente hospitalar, e utiliza-se anti-histamínicos como a prometazina IM ou difenidramina IM ou EV; em caso de acometimento laríngeo usar adrenalina 1:1.000, 0,01 mg/kg (máximo 0,3 mg), SC, podendo ser repetida a cada 5 minutos. Monitorização dos sinais vitais e intubação se necessário. Pacientes com risco de angioedema grave devem carregar uma seringa de epinefrina autoaplicável (Epipen infantil).

PRURIGO ESTRÓFULO

Também chamado de urticária papular. Muito comum na infância, causado por uma reação de hipersensibilidade a agentes como picada de insetos. O aparecimento das lesões é súbito, e em numero variável, podendo ser disseminadas e muito pruriginosas. São pápulas elevadas, eritematosas, edemaciadas, às vezes encimadas por vesículas e bolhas, às vezes com formação de crostas. Os episódios são recorrentes e podem ocasionar hipo ou hipercromia residual (Figura 28.47).

Tratamento

Anti-histamínicos orais, corticoides tópicos. Antibioticoterapia tópica ou oral, se infecção secundária.

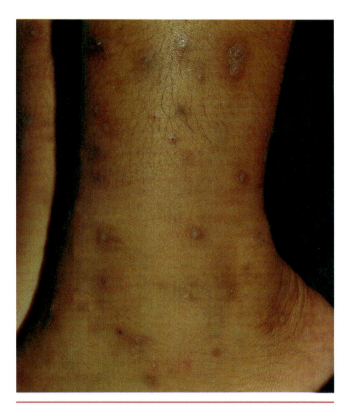

FIGURA 28.47. Prurigo estrófulo. (Fonte: fotógrafa Eliete Soares – serviço de fotografia do Departamento de Dermatologia da Faculdade de Medicina de Botucatu – Unesp.)

MICOSES SUPERFICIAIS

Tínea *capitis*

Infecção do couro cabeludo e dos pelos causada por dermatófitos dos gêneros *Tricophyton* e *Microsporum*. É a mais comum das dermatofitoses na infância, principalmente em escolares. Adquirida por contato com indivíduos infectados ou fômites (fungos antropofílicos), animais doentes ou portadores (fungos zoofílicos), plantas ou solo contaminados (fungos geofílicos). No Brasil, *Microsporum canis* é o agente mais isolado no Sul e Sudeste, e *Trichophyton tonsurans* no Norte e Nordeste (Figura 28.48).

A tínea tonsurante é a forma clínica mais comum, apresentando uma ou mais lesões circulares, com superfície descamativa e hastes dos cabelos tonsuradas. Na tínea tonsurante microspórica, a lesão é única, e na tricofítica as lesões costumam ser múltiplas.

O *kerion celsi* é uma forma aguda, inflamatória, que deixa cicatriz. Caracteriza-se por placas eritematosas bem delimitadas, dolorosas, com pústulas e microabscessos que drenam pus à expressão.

A tínea favosa, causada pelo *Trichophyton schoenleinii*, é rara nos dias atuais. Apresenta-se como placa de crescimento centrífugo e evolução crônica e cicatricial.

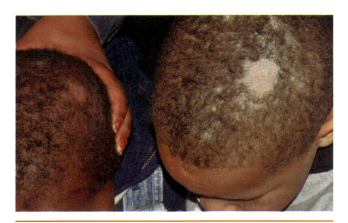

FIGURA 28.48. Tínea *capitis*. (Fonte: fotógrafa Eliete Soares – serviço de fotografia do Departamento de Dermatologia da Faculdade de Medicina de Botucatu – Unesp.)

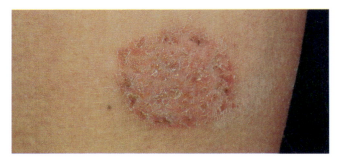

FIGURA 28.49. Tínea *corporis*. (Fonte: fotógrafa Eliete Soares – serviço de fotografia do Departamento de Dermatologia da Faculdade de Medicina de Botucatu – Unesp.)

Tratamento

Griseofulvina (sporostatin) 20 mg/kg/dia, máximo 500 mg/dia, dividido em duas tomadas ou dose única, por 2 a 3 meses. O critério de cura é a cultura micológica negativa. Pode-se usar também a terbinafina, 62,5 mg/dia para menores que 20 kg, 125 mg/dia para crianças entre 20 e 40 kg e 250 mg/dia em maiores de 40 kg, por 2 a 4 semanas, sendo este inadequado para *M. canis*. Outras opções são o itraconazol oral e o cetoconazol 2% xampu.

No caso dos fungos antropofílicos, como os tricofíticos, é necessário que o paciente se afaste da escola por 1 a 1,5 meses; já em casos causados pelos fungos zoofílicos, os microspóricos, não é necessário o afastamento.

Tínea *corporis*

Pode acometer qualquer região do corpo, e pode ser causada por todas as espécies de dermatófitos. Na infância, fungos zoofílicos e geofílicos são os agentes mais frequentes. Clinicamente, existe a forma anular, que se apresenta como placas arredondadas com crescimento centrífugo, bordas papulosas e eritematosas, com tendência à cura central. As lesões podem ser múltiplas e confluentes. Existe também a forma em placas, na qual se observam lesões eritemato-descamativas, podendo comprometer áreas extensas, não havendo tendência à cura central. Por fim, há a forma vesiculosa, sendo esta bastante inflamatória e com a formação de vesículas que se confluem e que, quando se rompem, deixam áreas exulceradas (Figura 28.49).

Tratamento

Tópicos (mais utilizados): isoconazol 1% creme, butenafina 1%, terbinafina 1%, cetoconazol 2%, miconazol 2%, ciclopirox 0,1%, amorolfina, clotrimazol 1%, oxiconazol 1%, tioconazol 2%; 1 a 2 vezes por dia, por 2 a 4 semanas.

Orais: terbinafina, itraconazol, cetoconazol, fluconazol.

Tínea ungueal

Tínea da unha é a denominação da infecção da lâmina ungueal por dermatófito. Onicomicose designa infecção da unha por dermatófito ou por outros fungos, como leveduras do gênero *Candida*, leveduras exógenas e outros gêneros de fungos. O acometimento da unha por um dermatófito pode ser, inicialmente, subungueal distal e/ou lateral, subungueal proximal e superficial branca. Todas as formas podem evoluir para o comprometimento total da lâmina ungueal. Pode haver comprometimento de uma única unha ou de várias. Os dermatófitos causais da tinha ungueal são dos gêneros *Trichophyton* e *Epidermophyton*, raramente *Microsporum*. O agente mais comum é o *Tricophyton rubrum* (Figura 28.50).

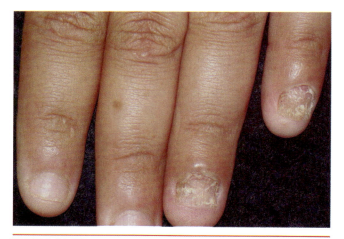

FIGURA 28.50. Tínea ungueal. (Fonte: fotógrafa Eliete Soares – serviço de fotografia do Departamento de Dermatologia da Faculdade de Medicina de Botucatu – Unesp.)

O diagnóstico é confirmado pelo isolamento do agente por exame micológico e cultura para fungos, considerada padrão-ouro para o diagnóstico etiológico.

Tratamento

Tópicos como esmalte de amorolfina ou ciclopirox 0,1%; 1 a 2 vezes por semana por 4 meses; solução de tioconazol 1% sob as unhas 2 vezes por dia; terbinafina 1% gel sob as unhas 1 vez por dia.

Se houver muitas unhas acometidas, optar por tratamento oral com terbinafina, itraconazol ou fluconazol.

Tínea *pedis*

Muito comum em adultos, mas pouco observada em crianças.

Podem ser:
- Intertriginosa, com descamação e maceração dos espaços interdigitais, podendo ocorrer fissuras e prurido;
- Vesicobolhosa, aguda; plantares e/ou interdigitais;
- Escamosa, crônica, lesões descamativas e prurido;
- Em placas, com lesões anulares com tendência a cura central.

Tratamento

Antifúngicos tópicos, os mesmos usados na tínea *corporis*.

FARMACODERMIAS

As farmacodermias, também chamadas de reações adversas a drogas, são definidas como qualquer efeito não terapêutico, prejudicial ou indesejável, não intencional, que aparece após a administração de um medicamento, em doses normalmente utilizadas. Neonatos e idosos são mais suscetíveis. São classificadas em:
- Tipo A: efeito farmacológico exagerado a doses habituais. Previsíveis, dose-dependentes e com alta incidência (85-90%). Baixa mortalidade. São as reações tóxicas, os efeitos colaterais, os efeitos secundários e as interações medicamentosas. Tratadas ajustando-se as doses das medicações.
- Tipo B: efeito farmacológico totalmente anormal e inesperado. Imprevisíveis, dose-independentes, incidência baixa (10-15%). Mortalidade pode ser alta. Associadas à suscetibilidade individual. São tratadas com a suspensão do fármaco.

Mecanismos de hipersensibilidade

A incidência estimada de reações medicamentosas é de 10 a 30% dos pacientes hospitalizados e, destes, 2 a 5% têm reações cutâneas. Estima-se que 5 a 15% dos pacientes tratados com algum medicamento desenvolvem reações cutâneas medicamentosas e que aproximadamente 2,5% das crianças tratadas com medicamentos são acometidas por erupções cutâneas. Mais de 12% das crianças que usam antibiótico apresentam essa reação.

É fundamental uma história clínica detalhada, questionando o uso de medicamentos e a relação temporal com o início dos sintomas. O tratamento consiste basicamente em suspender e evitar o agente causador, e tratamento de suporte, com sintomáticos, anti-histamínicos, emolientes, corticoides tópicos e corticoides sistêmicos.

ERUPÇÃO EXANTEMÁTICA POR DROGAS

Tipo mais comum. Maculopapular, com lesões róseo-avermelhadas, difusas, que podem coalescer formando placas ao longo de todo o corpo. Frequentemente é pruriginosa, iniciando-se na parte superior do corpo ou cabeça e avançando distalmente. É o tipo mais comum em crianças. As drogas que mais comumente causam esse tipo de reação são: ampicilina (principalmente se associada a EBV), penicilinas, sulfonamidas e anticonvulsivantes. Ter em mente que essas lesões podem representar uma fase inicial de reações mais graves (Figura 28.51).

ERUPÇÃO URTICARIFORME POR DROGAS

Pápulas e placas edematosas, muito pruriginosas, transitórias, com duração menor que 24 h, podendo ocorrer isoladamente ou acompanhadas de angioe-

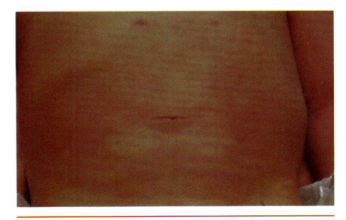

FIGURA 28.51. Erupção exantemática. (Fonte: fotógrafa Eliete Soares – serviço de fotografia do Departamento de Dermatologia da Faculdade de Medicina de Botucatu – Unesp.)

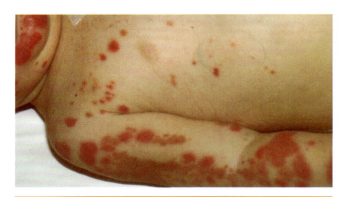

FIGURA 28.52. Erupção urticariforme. (Fonte: fotógrafa Eliete Soares – serviço de fotografia do Departamento de Dermatologia da Faculdade de Medicina de Botucatu – Unesp.)

dema. Ocorrem dentro de horas a dias após a exposição à droga; podem ser localizadas ou extensas e generalizadas (Figura 28.52).

ERITEMA PIGMENTAR FIXO

É o segundo tipo mais comum. É sempre causado por drogas e reaparece na mesma localização quando a droga é readministrada. Ocorre em qualquer região da pele, e pode aparecer de minutos até dois meses após a ingestão da droga. É causada principalmente por sulfonamidas, AINEs, analgésicos, penicilinas e macrolídeos.

São máculas ou placas solitárias ou múltiplas, bem demarcadas, arredondadas, avermelhadas a marrom-acinzentadas. Em casos graves pode ocorrer a formação de bolhas e de áreas necróticas. As lesões pigmentadas podem persistir por anos (Figura 28.53).

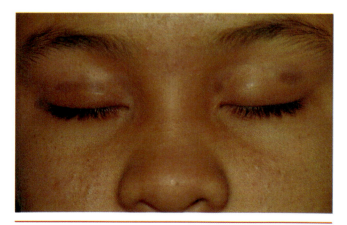

FIGURA 28.53. Eritema pigmentar fixo, placas marrom-acinzentadas localizadas na pálpebra superior. (Fonte: fotógrafa Eliete Soares – serviço de fotografia do Departamento de Dermatologia da Faculdade de Medicina de Botucatu – Unesp.)

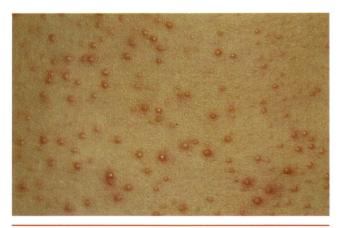

FIGURA 28.54. Erupção acneiforme. (Fonte: fotógrafa Eliete Soares – serviço de fotografia do Departamento de Dermatologia da Faculdade de Medicina de Botucatu – Unesp.)

ERUPÇÃO ACNEIFORME

Lesões inflamatórias, pápulas, pústulas. Comedões são raros. Geralmente monomorfas, localizadas principalmente no tronco, ombros, braços, face e couro cabeludo. Causadas principalmente por corticoides orais, tópicos e inalatórios, outros tópicos, cosméticos e produtos oleosos (Figura 28.54).

Tratamento

Tópicos para acne, antibióticos.

DRESS (*DRUG RASH WITH EOSINOPHILIA AND SYSTEMIC SYMPTOMS*)

Reação grave a drogas. Sintomas cutâneos e sistêmicos, anormalidades hematológicas e hepáticas. Febre, erupção cutânea, alterações de órgãos internos. Depende de uma predisposição individual.

As drogas mais comumente associadas são os anticonvulsivantes, lamotrigina, sulfonamidas, minociclina, alopurinol, sais de ouro e dapsona.
- Primeira fase: febre.
- Segunda fase: comprometimento cutâneo. Exantema maculoeritematoso (morbiliforme), maculopápulas, edema, sem necrose cutânea.
- Terceira fase: manifestações hepáticas, renais etc.

Critérios diagnósticos

Sete critérios presentes: DRESS típica; 5 critérios, DRESS atípica.
1. Erupção maculopapulosa que se desenvolve após 3 semanas do início da exposição à droga.
2. Sintomas clínicos que se prolongam por duas semanas após a retirada da droga causal.

EMERGÊNCIAS DERMATOLÓGICAS

3. Febre maior que 38 °C.
4. Anormalidade hepática ALT 100 U/L.
5. Anormalidades leucocitárias: leucocitose > 11.000, linfocitose atípica > 5% ou eosinofilia > 1.500.
6. Linfadenopatia.
7. Reativação de infecção pelo HHV6.

Tratamento

Suporte clínico, corticoides orais e tópicos, imunomoduladores, plasmaférese, ciclofosfamida, ciclosporina, imunoglobulinas.

ERITEMA POLIMORFO

Erupção aguda, autolimitada, podendo ser recorrente. Lesões papulovesiculosas em alvo, com ou sem acometimento mucoso. Sintomas leves, cura sem sequelas em 1 a 4 semanas.

A principal causa é a infecção pelo herpes-vírus simples, principalmente nos casos de eritema polimorfo recidivante. Também alguns medicamentos e outros agentes infecciosos são considerados fatores etiológicos.

Apresenta-se como máculas eritematosas, eritematoedematosas e placas urticariformes. Lesões fixas e duradouras, simétricas. Acometem principalmente palmas e plantas, dorso das mãos e pés, superfícies extensoras dos membros, cotovelos e joelhos. Posteriormente podem acometer face, pescoço e mucosa oral com a formação de vesículas, edema, crostas e erosões. Lesões em alvo (herpes-íris de Bateman) com três círculos concêntricos, centro com coloração purpúrica, podendo ser vesiculosa ou necrótica.

As manifestações sistêmicas são leves, com febre baixa, mal-estar, mialgia e artralgia.

Eritema polimorfo maior: lesões bolhosas em alvo, crostas, acometimento de mucosa labial ou bucal.

Difere da SSJ e da NET pela baixa morbidade e ausência de mortalidade (Figuras 28.55 e 28.56).

Tratamento

Sintomático, com anti-histamínicos, corticoides tópico e oral, aciclovir.

SÍNDROME DE STEVENS-JOHNSON E NECRÓLISE EPIDÉRMICA TÓXICA (Tabela 28.2)

- **SSJ**: febre, estomatite erosiva, máculas eritematosas disseminadas, algumas com centro necrótico, lesões oculares graves.
- **NET**: Descolamento cutâneo extenso, aspecto de grande queimado. Síndrome de Lyell.
- Formas de transição, intermediárias.

Alvos atípicos, máculas eritematosas, tendência à generalização. Diferenciam-se pela área de descolamento e gravidade. Habitualmente, apesar de haver maior gravidade no paciente com o diagnóstico de NET, as lesões mucosas são mais exuberantes na SSJ e nas formas de transição do que na NET (Figuras 28.57 e 28.58).

Etiologia medicamentosa: em casos de reexposição, o quadro clínico tende a ser mais grave.

Mortalidade: 5% na SSJ, 10-15% em formas transicionais, 30% na NET.

As principais drogas envolvidas são anticonvulsivantes, sulfonamidas, sulfassalazina, alopurinol, AINH etc. O período entre o início da medicação e o aparecimento de sintomas varia de 4 a 28 dias.

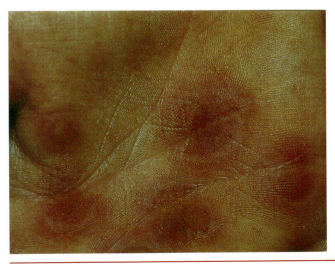 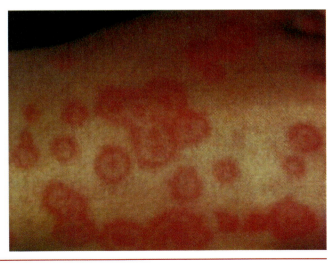

FIGURA 28.55 E 28.56. Eritema polimorfo. Lesões em alvo na palma e dorso da mão. (Fonte: fotógrafa Eliete Soares – serviço de fotografia do Departamento de Dermatologia da Faculdade de Medicina de Botucatu – Unesp.)

TABELA 28.2. Aspectos clínicos que distinguem a síndrome de Stevens-Johnson (SSJ), necrólise epidérmica tóxica (NET) e a sobreposição SSJ-NET

Entidade clínica	SSJ	SSJ-NET	NET
Lesões principais	Lesões acinzentadas e/ou lesões eritematosas acinzentadas Lesões em alvo achatadas típicas	Lesões acinzentadas e/ou lesões eritematosas acinzentadas Lesões em alvo achatadas típicas	Placas eritematosas mal delimitadas Desprendimento epidérmico – espontâneo ou por fricção Lesões eritematosas acinzentadas Lesões achatadas em alvo atípicas
Distribuição	Lesões isoladas Confluências (+) na face e no tronco	Lesões isoladas Confluências (++) na face e no tronco	Lesões isoladas (raras) Confluências (+++) na face, no tronco e em vários locais
Envolvimento de mucosas	Sim	Sim	Sim
Sintomas sistêmicos	Usualmente	Sempre	Sempre
Desprendimento (% de ASC)	< 10	10-30	< 30

Fonte: Bolognia JS, Jorizzo JL, Rapini. Dermatologia. 2 ed.; 2010.

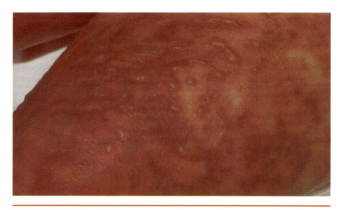

FIGURA 28.57. NET, aspecto de grande queimado. (Fonte: fotógrafa Eliete Soares – serviço de fotografia do Departamento de Dermatologia da Faculdade de Medicina de Botucatu – Unesp.)

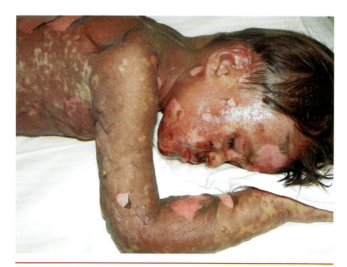

FIGURA 28.58. Síndrome de Stevens-Johnson. (Fonte: fotógrafa Eliete Soares – serviço de fotografia do Departamento de Dermatologia da Faculdade de Medicina de Botucatu – Unesp.)

Envolvimento de mecanismos imunológicos, com extensa apoptose dos queratinócitos no exame histopatológico.

Inicia-se com febre, odinofagia, coriza, tosse e queda do estado geral. Pode haver acometimento de mucosa bucal, lábios, conjuntiva, mucosa anogenital. As erosões são dolorosas e acometem principalmente a mucosa nasal, faringe, laringe e esôfago.

Possui máculas eritematosas ou eritemato-purpúricas, de tamanho e formas irregulares, confluindo e formando extensas áreas de eritema que podem evoluir com bolhas e descolamento cutâneo.

O quadro grave amplifica-se pela presença de alteração no balanço hídrico e evolução para hepatite, insuficiência respiratória e renal, além do aparecimento de infecções graves. Com relação à pele, ocorre apoptose epidérmica total.

Tratamento

Suspender todas as drogas que não sejam imprescindíveis à vida do paciente. Suporte de UTI. Monitorizar infecções precocemente. Imunoglobulina intravenosa. Monitorização rigorosa de líquidos e eletrólitos.

Mortalidade por sepse, edema pulmonar, TEP, sangramento gastrointestinal.

ACNE

- Acne neonatal: lesões presentes ao nascimento; mais frequente nos meninos, desaparece espontaneamente em torno dos 4 meses, sem deixar cicatriz. Sem relação com acne do adulto (Figura 28.59).
- Acne infantil: lesões surgem em torno dos 3 aos 6 meses de vida, podem persistir por meses a anos. Mais frequente nos meninos. Avaliar endocrinopatias e drogas. Pode evoluir com

EMERGÊNCIAS DERMATOLÓGICAS

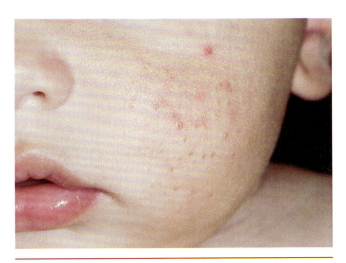

FIGURA 28.59. Acne neonatal. (Fonte: fotógrafa Eliete Soares – serviço de fotografia do Departamento de Dermatologia da Faculdade de Medicina de Botucatu – Unesp.)

cicatrizes, e estar associada à acne vulgar. Acomete principalmente a região malar e fronte, apresentando-se como pápulas, pústulas e poucos comedões.
- Acne vulgar: afecção das glândulas sebáceas. Associação com fatores genéticos. Envolvimento do *Propionibacterium acnes*, bacteria anaeróbia, Gram-negativa. Formas severas mais comuns no sexo masculino.

Produção de sebo + hiperqueratinização folicular + colonização bacteriana do folículo + inflamação. Classificação: morfologicamente em acne comedoniana, papulopustulosa, conglobata (nódulo cístico); ou de acordo com o grau de acometimento em leve, moderada, grave.

Tratamento tópico

- Uso de sabonetes com ácido salicílico e enxofre.
- Peróxido de benzoíla 5 a 10%: ação antibacteriana, ação queratolítica leve.
- Antibióticos: efeito anti-inflamatório e antibacteriano. Clindamicina 1% e eritromicina 2%.
- Retinoides e adapaleno: ação anti-inflamatória, anticomedogênica, comedolítica, com prevenção de cicatrizes. Adapaleno 0,1%, tretinoína 0,025 a 0,05%, isotretinoína 0,025 a 0,05%.
- O ácido azelaico a 15% ou 20%, bem como os *peelings* de ácido salicílico a 30%, ácido retinoico 1 a 5% e ácido glicólico também podem ser utilizados.

Tratamento sistêmico

- Antibióticos: tetraciclina 500 mg 2×/dia, por 2 meses ou 500 mg 2×/dia por 1 mês, e depois 1×/dia por mais 1 mês; doxiciclina 100 mg 2×/dia por 1 mês, e depois regredir para 1×/dia por mais 1 mês; azitromicina 500 mg 1 vez por dia, por 3 dias na semana, por 2 meses; limeciclina 300 mg/dia por 12 semanas; minociclina 100 mg 1 a 2 vezes por dia, por 2 a 3 meses, regressivo.
- Isotretinoína: reduz o tamanho das glândulas sebáceas e a síntese de lipídeos, inibe o processo inflamatório, diminui a síntese de andrógenos. Utilizada em doses de 120 a 150 mg/kg no total, dividido em doses diárias de 30 a 40 mg/dia, mais ou menos 0,5 mg/kg/dia, sendo que o tratamento dura em torno de 6 a 8 meses. Necessário controle laboratorial com HMG, lipidograma, função hepática e beta-HCG. O uso na população pediátrica é liberado a partir dos 12 anos de idade.

Bibliografia

Dep Pediatria Fac Med Botucatu. Pediatria Clínica. 1 ed.; 2006.
Sampaio SAP, Rivitti EA. Dermatologia. 3 ed.; 2007.
Cestari SCP. Dermatologia Pediátrica. 1 ed.; 2012.
Fleisher GR, Ludwig S. Textbook of Pediatric Emergency Medicine. 6 ed.; 2010.
Paller AS, Mancini AJ. Hurwitz Clinical Pediatric Dermatology. 5 ed.; 2015.
Bolognia JS, Jorizzo JL, Rapini. Dermatologia. 2 ed.; 2010.
Belda Junior W, Chiacchio ND, Criado PR. Tratado de Dermatologia. 2 ed.; 2014.
Eichenfield LF, Tom WL, Chamlin SL, Feldman SR, Hanifin JM, Simpson EL, et al. Guidelines of care for the management of atopic dermatitis: section 1 Diagnosis and assessment of atopic dermatitis. J Am Acad Dermatol. 2014 fev; 70(2):338-51.
Eichenfield LF, Tom WL, Berger TG, Krol A, Paller AS, Schwarzenberger K, et al. Guidelines of care for the management of atopic dermatitis: section 2. Management and treatment of atopic dermatitis with topical therapies. J Am Acad Dermatol. 2014 jul; 71(1):116-32.
Sidbury R, Davis DM, Cohen DE, Cordoro KM, Berger TG, Bergman JN, et al. Guidelines of care for the management of atopic dermatitis: section 3. Management and treatment with phototherapy and systemic agents. J Am Acad Dermatol. 2014; 71:327-49.
Sidbury R, Tom WL, Bergman JN, Cooper KD, Silverman RA, Berger TG, et al. Guidelines of care for the management of atopic dermatitis: section 4. Prevention of disease flares and use of adjunctive therapies and approaches. J Am Acad Dermatol. 2014 dez; 71(6):1218-33.

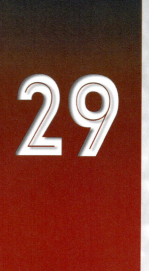

EMERGÊNCIAS NAS DOENÇAS REUMÁTICAS

Claudia Saad Magalhães

INTRODUÇÃO

As doenças reumáticas pediátricas podem acometer múltiplos órgãos e sistemas com potencial morbidade e mortalidade significantes; por isso requerem alerta no atendimento de emergência, pois o tratamento oportuno é crucial para preservar órgãos e a vida. Há dificuldades por serem manifestações mais raras, exigindo do pediatra algum treinamento com o manejo dessas situações.

O objetivo deste capítulo é o de auxiliar o reconhecimento de cenários em crianças portadoras de doenças reumáticas autoimunes, potencialmente graves. Não serão abordados os aspectos do tratamento padrão das doenças reumáticas que requerem a abordagem do especialista experiente no manejo e cuidados rotineiros, mas certamente o planejamento da assistência na emergência poderá ser interativo com a contribuição desse especialista.[1]

FETO OU NEONATO COM BLOQUEIO CARDÍACO ATRIOVENTRICULAR COMPLETO (BAVT)

O diagnóstico de bloqueio cardíaco atrioventricular (BAVT) completo no período neonatal tem uma incidência estimada de aproximadamente 1 a cada 15.000 nascimentos. Pode ocorrer isoladamente como consequência da transmissão passiva transplacentária de anticorpos maternos anti-Ro/SSA ou anti-La/SSB ou como parte da síndrome do lúpus neonatal. O prognóstico desses recém-nascidos é reservado se não houver intervenção oportuna, resultando em taxas de mortalidade de 23% intraútero e 54% no primeiro ano de vida. O reconhecimento precoce é necessário para a intervenção de urgência. O comprometimento do sistema de condução fetal inicia-se por volta da 16ª à 30ª semana de gestação, manifestando-se por bradicardia (< 120 batimentos por minuto), podendo evoluir com hidropsia fetal, derrame pericárdico e insuficiência cardíaca. A confirmação do bloqueio é feita por estimativa do intervalo PR usando ecocardiograma fetal ou pelo eletrocardiograma (ECG) após o nascimento. O bloqueio pode ocorrer isoladamente ou acompanhado por outras manifestações como o *rash* anular típico em face e couro cabeludo, elevação de enzimas hepáticas e trombocitopenia.

A detecção de BAV de menor grau no feto e neonato também indica a pesquisa de anticorpos anti-Ro/SSA e La/SSB no soro materno e do neonato, encontrados em 0,5% de mulheres grávidas assintomáticas. O risco de recorrência é de 15-20%, se houver história de gestação anterior complicada por BAV.

O mecanismo patogênico é o dano imunológico ao sistema de condução fetal, afetando principalmente o nó atrioventricular com fibrose. A imunossupressão potencialmente pode prevenir o BAV. O tratamento é com corticosteroides fluorinados, como a dexametasona, que administrada à mãe pode prevenir ou levar à regressão do bloqueio incompleto, de primeiro e segundo grau.

Independentemente da decisão de tratamento com corticosteroide durante a gestação, o manejo essencialmente requer a monitorização para complicações da bradicardia ou de complicações associadas como a fibroelastose endocárdica. Frequências cardíacas fetais maiores que 55 a 60 batimentos por minuto são geralmente bem toleradas, não necessitando intervenção para interrupção de gestação assistida; devendo essas medidas serem tomadas em caso de frequências menores que 55-60 batimentos por minuto. Agentes simpatomiméticos podem ser utilizados como medida temporária. Uma proporção considerável de neonatos com BAVT vai necessitar a implantação de marca-passo cardíaco ao nascimento, e assim o parto deve ser programado em serviços que tenham condição de assistência apropriada para a implantação de marca-passo, bem como a assistência para a descompensação cardiocirculatória. Os neonatos com a detecção intraútero de bloqueio (BAV) de primeiro e segundo graus devem ser acompanhados, uma vez que podem evoluir para BAVT.

CRIANÇA FEBRIL COM PANCITOPENIA

Síndrome de ativação macrofágica ou síndrome hemofagocítica secundária ao lúpus eritematoso sistêmico, artrite idiopática juvenil sistêmica, doença de Kawasaki.

Diagnóstico diferencial

O diagnóstico diferencial de febre associada com pancitopenia inclui a sepse, síndrome mielodisplásica e neoplasias, todas essas condições de manejo familiar pelo pediatra. Menos frequentemente reconhecido é o diagnóstico diferencial da síndrome de ativação macrofágica ou hemofagocitose linfo-histiocítica secundária, uma afecção potencialmente fatal que pode complicar a apresentação inicial ou recaídas de diversas doenças reumáticas pediátricas.[2] Também pode ocorrer no contexto de doenças infecciosas, neoplasias, imunodeficiências, mas aqui será abordada a associação com as doenças reumáticas pediátricas.

Sem instituição do tratamento, a síndrome de ativação macrofágica pode causar rápida deterioração do estado de saúde com falência de múltiplos órgãos. Devido ao fato de que os exames laboratoriais associados com essa condição podem se sobrepor com outros diagnósticos, como a sepse, é necessário estar alerta aos aspectos clínicos e laboratoriais que ajudam a reconhecê-la no contexto das doenças reumáticas e as diretrizes para a pronta instituição do tratamento.

Apresentação clínica da síndrome de ativação macrofágica

A associação de citopenias, febre e esplenomegalia são importantes indicadores de síndrome de ativação macrofágica. A queda de parâmetros hematológicos como a contagem de plaquetas e neutrófilos, mesmo que dentro dos limites normais, pode ser um indício. Entre os parâmetros laboratoriais incluem-se a ferritina muito elevada, triglicerídeos de jejum elevado, hipofibrinogenemia com coagulopatia e elevação de enzimas hepáticas (TGO, TGP) (Tabela 29.1). As associações mais frequentes entre as doenças reumáticas pediátricas são o lúpus eritematoso sistêmico, artrite idiopática juvenil sistêmica e doença de Kawasaki.

É importante observar que o lúpus pode se apresentar com febre e pancitopenia, independentemente da associação com síndrome de ativação macrofágica. Entretanto, neutropenias muito intensas tipicamente observadas na síndrome de ativação macrofágica são incomuns no lúpus e devem alertar para essa possibilidade.

Investigação laboratorial

Os exames laboratoriais que devem ser solicitados são apresentados na Tabela 29.1 e a inclusão de subpopulação de linfócitos *natural killer* (NK) CD25 ou níveis de CD25 solúvel podem não ser disponíveis. A presença de hemofagocitose no aspirado da medula óssea ou biópsia de linfonodos constitui evidência de síndrome de ativação macrofágica; e a ausência não a exclui, pois a hemofagocitose é relatada de 39% e 74%, respectivamente.

A síndrome de ativação macrofágica pode ocorrer associada às doenças reumáticas e também infecções e neoplasias; por isso a investigação dessas doenças também deve ser considerada. Na ausência de um desencadeante possível, o teste genético para hemo-

TABELA 29.1. Diretrizes para o diagnóstico de síndrome de ativação macrofágica complicando a artrite idiopática juvenil sistêmica

Critérios laboratoriais
- Plaquetopenia
- Leucopenia, neutropenia
- Aumento de transaminases
- Aumento de triglicerídeos
- Hipofibrinogenemia
- Hiperferritinemia

Critérios clínicos
- Disfunção de SNC (irritabilidade, desorientação, letargia, cefaleia, convulsões, coma)
- Hemorragias (púrpura, equimoses, sangramento de mucosas)
- Hepatomegalia (> 3 cm do rebordo costal)

Critério histopatológico
- Hemofagocitose no mielograma ou biópsia de linfonodos

TABELA 29.2. Classificação da síndrome de ativação macrofágica na artrite idiopática juvenil sistêmica[3]

Uma criança febril e com diagnóstico de artrite idiopática juvenil sistêmica é classificada como portadora de síndrome de ativação macrofágica pelos seguintes critérios*:

• Ferritina > 684 ng/mL

E quaisquer dos seguintes:
• Plaquetas ≤ 181.000
• TGO > 48 U/L
• Triglicerídeos ≥ 156 mg/dL
• Fibrinogênio ≤ 360 mg/dL

*As alterações laboratoriais não devem ser associadas com quadros do tipo trombocitopenia imunomediada, hepatite infecciosa, leishmaniose visceral ou hiperlipidemia familiar.

fagocitose familiar deve ser realizado independentemente da idade da criança. Embora a hemofagocitose primária ou familiar ocorra tipicamente no lactente, a apresentação em crianças maiores e adultos pode ocorrer (Tabela 29.2).

Tratamento da síndrome de ativação macrofágica

Após confirmado o diagnóstico, ou na criança em estado crítico na qual uma avaliação completa não for possível, mas o diagnóstico muito provável, o tratamento deve ser iniciado. Em casos em que houver suspeita de infecção, o tratamento antimicrobiano deve ser iniciado. Em geral, as linhas gerais do tratamento são as mesmas independentemente da doença desencadeante, com metilprednisolona intravenosa em dose alta (pulso 30 mg/kg/dose, máximo 1 g) diária por 3 dias ou até que haja melhora dos parâmetros clínicos e laboratoriais, e então converter para prednisolona oral 2 mg/kg/dia. Outros tratamentos recomendados incluem a ciclosporina, gamaglobulina intravenosa ou antagonistas de interleucina 1 (IL1), sendo esses tratamentos mais comumente empregados quando há falha na resposta à metilprednisolona. Mais raramente, nos casos resistentes, o protocolo quimioterápico utilizado para a hemofagocitose primária com a administração de dexametasona e etoposíde pode ser necessária. No caso da doença de Kawasaki, o tratamento utilizado para controlar a síndrome de ativação macrofágica é o mesmo da doença de base à imunoglobulina intravenosa.

■ CRIANÇA COM ACOMETIMENTO RESPIRATÓRIO E INSUFICIÊNCIA RENAL

Síndrome pulmonar-renal secundária: vasculite associada ao ANCA, lúpus eritematoso sistêmico, síndrome de Goodpasture.

Diagnóstico diferencial

Um diagnóstico diferencial importante da criança apresentando desconforto respiratório e insuficiência renal é a "síndrome pulmonar-renal", o termo utilizado para descrever a apresentação de hemorragia alveolar difusa em combinação com glomerulonefrite rapidamente progressiva, que pode ser uma manifestação comum a diversas doenças multissistêmicas; predominando: 1) vasculite associada aos anticorpos anticitoplasma neutrofílico (ANCA), primariamente a granulomatose com poliangeíte e a poliarterite microscópica; 2) o lúpus eritematoso sistêmico; e 3) menos frequente na faixa etária pediátrica, a síndrome de Goodpasture. Pode ser a manifestação inicial de qualquer uma dessas doenças, e se não reconhecida pode levar à hemorragia intra-alveolar maciça que pode ser fatal.

Apresentação clínica

O paciente apresenta tipicamente dispneia e tosse em associação com hipoxemia em respiração em ar ambiente. A hemoptise pode ocorrer na presença de hemorragia pulmonar, mas não está presente em todos os casos. A radiografia de tórax mostra o processo de velamento alveolar difuso, e o hemograma, queda súbita e intensa de hemoglobina, enquanto o acometimento renal resulta em creatinina elevada e análise do sedimento urinário evidencia glomerulonefrite.

Os aspectos clínicos das vasculites associadas ao ANCA incluem sinais constitucionais como febre, artralgia, acometimento de vias aéreas superiores com ulcerações orais, nasais, sinusite, nariz em sela e estenose subglótica, conjuntivite, esclerite ou episclerite, púrpura palpável ou lesões cutâneas sugestivas de vasculite leucococitoclástica.

Abordagem

Desconforto respiratório combinado com insuficiência renal pode ser decorrente de síndrome pulmonar-renal ou pode ocorrer devido a doenças que acometem coincidentemente o pulmão e o rim. Como pode haver deterioração rápida, a prioridade é a de investigar se há hemorragia intra-alveolar e se a glomerulonefrite está presente.

Se confirmada a presença de síndrome pulmonar-renal, o segundo passo é em direção aos exames que estabeleçam a causa subjacente. Na maioria dos casos a história do paciente, o exame físico e exames complementares de primeira linha confirmam a presença da síndrome pulmonar-renal, permitindo o início do tratamento.

Uma visão geral do tratamento

Esses pacientes se apresentam em estado muito crítico ou têm grande chance de agravo se o tratamento não for instituído oportunamente. Uma vez confirmada a presença da síndrome pulmonar-renal, o tratamento deve ser instituído, pois os exames que determinam a causa subjacente não serão disponíveis em curto prazo e não alteram o tratamento necessário. Se a presença de infecção concorrente não puder ser excluída, o tratamento antimicrobiano deverá ser administrado. Medidas de suporte pulmonar e renal devem estar disponíveis, pois pode haver agravo de função e necessidade de suporte ventilatório e terapia substitutiva renal até que as medidas de tratamento venham a causar efeito (Tabela 29.3).

O tratamento é realizado pela metilprednisolona em dose alta, 30 mg/kg/dia em 30-60 minutos por pelo menos 3 dias, seguida pela prednisolona ou prednisona oral, 2 mg/kg/dia. A plasmaférese é o tratamento padrão da síndrome de Goodpasture e também pode beneficiar a sobrevida renal em pacientes com vasculite associada ao ANCA muito graves. Embora esse tratamento não aumente a sobrevida no contexto de hemorragia intra-alveolar, em particular naqueles em suporte ventilatório, tem se tornado um tratamento complementar na síndrome pulmonar-renal independentemente da causa. O terceiro componente do tratamento é a ciclofosfamida ministrada por via oral ou intravenosa.

■ CRIANÇA COM DISFUNÇÃO DE MÚLTIPLOS ÓRGÃOS COM OU SEM TROMBOSE EVIDENTE

Síndrome antifosfolípide catastrófica (CAPS).

Diagnóstico diferencial

Entre os diagnósticos diferenciais mais difíceis na reumatologia pediátrica está a síndrome antifosfolípide catastrófica (CAPS), que de acordo com o próprio nome implica em curso rapidamente progressivo e fatal se não reconhecido e tratado oportunamente. A dificuldade no reconhecimento se deve à apresentação inespecífica da predisposição à trombose como resultado da persistência de anticorpos antifosfolípides (anticardiolipina e anticoagulante lúpico). Isso pode ocorrer de forma primária ou sem doença subjacente conhecida ou no contexto de uma doença autoimune prévia, sendo o lúpus a mais comum. Quer seja primária ou secundária, há predisposição às tromboses e a presença não pode ser suspeitada até o primeiro evento. Em dois terços dos casos o evento desencadeante é uma infecção. Outros desencadeantes incluem trauma, cirurgia, neoplasias e, nos casos associados ao lúpus, a atividade inflamatória da doença.

O evento patológico primário na CAPS é a trombose microvascular secundária à resposta inflamatória como resultado de dano tecidual. Em pacientes que apresentem disfunção de múltiplos órgãos no contexto de um processo inflamatório primário pode não haver evidência clara de trombose. Há outros diagnósticos diferenciais no contexto de disfunção de múltiplos órgãos associada com inflamação, como nas vasculites primárias, particularmente as que afetam vasos de pequeno e médio calibre.

Apresentação clínica

Não há sintomas ou sinais característicos da CAPS. Os critérios diagnósticos foram propostos e válidos para o adulto em um registro internacional. As manifestações resultantes da trombose são aquelas típicas da microvasculatura, como as manifestações cardiopulmonares, que tipicamente se manifestam com dispneia e insuficiência respiratória,

---

TABELA 29.3. Investigação complementar na suspeita de síndrome pulmonar-renal

Exames que confirmam *a presença* de síndrome pulmonar-renal

- Exames de primeira linha
  - Radiografia de tórax: hemorragia intra-alveolar difusa
  - Hemograma: queda abrupta na hemoglobina em curto período de tempo
  - Creatinina e ureia: elevação anormal
  - Urina tipo 1: proteinúria, hematúria, cilindros celulares
- Exames de segunda-linha (se os exames anteriores forem inconclusivos para hemorragia intra-alveolar)
  - Difusão de monóxido de carbono (DLCO): aumentada na hemorragia intra-alveolar difusa
  - Lavado bronco-alveolar: presença de hemácias e de macrófagos repletos de hemossiderina

Exames que confirmam *a causa* da síndrome pulmonar-renal

- Vasculite associada ao ANCA: ANCA, se o teste for positivo testar a especificidade para os antígenos PR3 e MPO (teste de ELISA)
- Lúpus eritematoso sistêmico: ANA, anti-ENA, anti-DNA, anti-Sm, anticardiolina, anticoagulante lúpico
- Síndrome de Goodpasture: anticorpo antimembrana basal glomerular

Diagnóstico histológico: biópsia renal

- Vasculite associada ao ANCA: glomerulonefrite pauci-imune, necrosante com formação de crescentes
- Lúpus eritematoso sistêmico: glomerulonefrite lúpica com depósitos imunes de imunocomplexos, imunoglobulinas, C1q.
- Síndrome de Goodpasture: deposição linear de IgG na membrana basal com formação de crescentes

ANCA, anticorpo anticitoplasma de neutrófilos; ANA, anticorpos antinucleares; ENA, antígenos extraídos do núcleo; Sm, Smith; PR3, proteinase 3; MPO, mieloperoxidas.

TABELA 29.4. Critérios diagnósticos para a síndrome antifosfolípide catastrófica (CAPS)

O diagnóstico definitivo de CAPS requer os seguintes:

- Evidência de oclusão de vasos sanguíneos ou efeitos da oclusão de vasos em ≥ 3 órgãos, sistemas ou tecidos
- Ocorrência de aspectos diagnósticos simultaneamente ou no decorrer de 1 semana.
- Demonstração histológica de oclusão de pequenos vasos em pelo menos um dos órgãos afetados ou tecidos
- Presença de anticorpos antifosfolípides (anticardiolipina/anticoagulante lúpico)

A CAPS é provável se:

- Ocorrer envolvimento de 2 órgãos ou
- Ocorrência de 2 aspectos diagnósticos e < 1 semana e o terceiro episódio dentro de 4 semanas, ou
- Demonstração histopatológica de oclusão de pequenos vasos não for possível
- Persistência de anticorpos antifosfolípides não puder ser demonstrada em caso de óbito.

embolia pulmonar ou hemorragia podem ocorrer. O segundo envolvimento mais frequente é do sistema nervoso central, com infartos cerebrais, convulsões e encefalopatia. A trombose de seios venosos cerebrais pode ser o indício único de trombose e tendência trombótica. Acometimento renal e abdominal com insuficiência renal e proteinúria e dor abdominal significante. Durante a CAP, mais de 80% dos pacientes apresenta trombose abdominal entre os aspectos mais comuns. O envolvimento menos frequente inclui a pele, com livedo *reticularis*, púrpura e úlceras cutâneas. Além dessas manifestações relacionadas à trombose, o paciente pode manifestar sinais de inflamação sistêmica ou aspectos laboratoriais sugestivos de coagulação intravascular disseminada, microangiopatia trombótica incluindo a trombocitopenia, anemia e sinais de hemólise (Tabela 29.4).

Para pacientes com CAPS no contexto de uma doença associada, tais como lúpus ou neoplasias, os aspectos clínicos da doença subjacente devem ser evidentes. Pode haver também uma infecção associada, o desencadeante mais frequente da CAPS, podendo assim mimetizar a sepse.

Abordagem da CAPS

Tendo em mente os princípios dos critérios de especificidade da CAPS, a investigação de um paciente com suspeita de CAPS tem três objetivos principais: 1) confirmar a presença de alteração trombótica; 2) confirmar a presença de síndrome antifosfolípide (anticardiolipina e anticoagulante lúpico); e 3) detectar potenciais desencadeantes para o episódio.

A identificação de trombose é mais fácil e direta quando os vasos maiores são envolvidos. Entretanto, na CAPS a trombose é de pequenos vasos (microangiopática), de detecção mais difícil. A evidência desse tipo de envolvimento é por meio de infartos renal, esplênico, intestinal, por meio de imagem ou falência do órgão-alvo (cardíaca, renal) em associação com marcadores de ativação de coagulação anormais e destruição periférica de elementos sanguíneos, como a elevação de produtos de degradação da fibrina, trombocitopenia, anemia hemolítica, com ou sem aspectos de microangiopatia, tais como a presença de esquizócitos) ou manifestando-se por quadro completo de coagulação intravascular disseminada. A biópsia cutânea ou renal pode prover evidência de trombose e oclusão.

Os testes para anticorpos antifosfolípides devem ser realizados mediante a suspeita de CAPS. Em um paciente sem a presença prévia de anticorpos antifosfolípides, a sua presença e persistência por meio de dosagem seriada com 3 meses de intervalo deve ser demonstrada. Cerca de dois terços dos pacientes tem um desencadeante identificado, sendo o mais comum a infecção, particularmente respiratória, pele, geniturinária. Outros desencadeantes são as neoplasias e o lúpus eritematoso sistêmico ou outras doenças do tecido conectivo.

Tratamento

O paciente com CAPS se apresenta sempre em estado crítico. Há necessidade de manejo em unidade de terapia intensiva com medidas de suporte ventilatório e diálise. Com frequência não é possível excluir um desencadeante infeccioso; assim, a antibioticoterapia empírica deve ser considerada. O tratamento específico da CAPS é direcionado ao processo patológico subjacente, a trombose e a resposta inflamatória secundária. Embora não haja evidência por meio de ensaios clínicos, a instituição precoce do tratamento anticoagulante reduziu a mortalidade de 50 para 30%. A anticoagulação inicial é parenteral seguida pela oral. Glicocorticoides sistêmicos em altas doses são utilizados para controlar a inflamação. A plasmaférese está indicada quando houver evidência de microangiopatia e a imunoglobulina intravenosa pode trazer benefícios. Outras medidas incluem vasodilatadores, fibrinolíticos e embolectomia.

CRIANÇA COM TAMPONAMENTO PERICÁRDICO

O tamponamento pericárdico é uma complicação da pericardite com derrame pericárdico. As doenças autoimunes contribuem com 5-12% dos derrames pericárdicos no adulto e 13 a 30% das crianças, em que as causas mais comuns são o lúpus eritematoso sistêmico e a artrite idiopática juvenil sistêmica. O tamponamento pode ocorrer na manifestação inicial ou durante a evolução, sendo necessário investigar causas infecciosas ou neoplasias.

Diagnóstico diferencial

Serosite associada ao lúpus eritematoso sistêmico e artrite idiopática juvenil sistêmica.

Apresentação clínica

O tamponamento pericárdico se apresenta tipicamente com dispneia, taquipneia e dor torácica. Os sinais clínicos incluem ingurgitamento venoso, sufusões faciais, taquicardia, pulso paradoxal, abafamento de bulhas cardíacas e, nos estágios avançados, hipotensão.

Abordagem e investigação

Um ecocardiograma de urgência é necessário em caso de suspeita de tamponamento, para estimar a quantidade de fluido pericárdico e seus efeitos no mecanismo cardíaco. A radiografia de tórax com alargamento da área cardíaca fornece a primeira pista para o diagnóstico. Após o diagnóstico estabelecido, a prioridade é a identificação da causa. Para determinar a causa, a pericardiocentese que permite a realização de estudos microbiológicos e sorológicos é procedimento importante para a identificação de etiologia infecciosa.

Tratamento

A prioridade é restaurar o débito cardíaco pela remoção do fluido pericárdico. Medidas temporárias para manter o débito cardíaco, como expansão de volumes intravenosos e simpaticomiméticos. Uma vez o débito cardíaco restaurado e a causa identificada, o tratamento específico é atuar na resposta inflamatória para o lúpus eritematoso sistêmico ou para a artrite idiopática juvenil sistêmica, por meio de glicocorticoide intravenoso.

■ CRIANÇA COM COMPLICAÇÃO ABDOMINAL

Púrpura de Henoch-Schönlein, a poliarterite nodosa, granulomatose com poliangeíte, lúpus eritematoso sistêmico e a artrite idiopática juvenil sistêmica.

Diagnóstico diferencial

A dor abdominal é uma queixa muito comum na emergência. Quando associada ao diagnóstico de alguma doença reumática, o acometimento pode ser pelo trato gastrointestinal ou vasculatura abdominal. A isquemia e edema de parede intestinal são comuns nas vasculites. O diagnóstico diferencial inclui complicações mais graves como infarto intestinal e perfuração, hemorragia intramural e intuscepção. O ultrassom é o método de imagem indicado, pois o exame abdominal normal não exclui a possibilidade de anormalidade gastrointestinal aguda. A tomografia computadorizada (TC) é o exame indicado para o diagnóstico definitivo especialmente para avaliação de vasculatura abdominal, alterações de parede intestinal (edema, espessamento, realce) que indicam o diagnóstico de hemorragia intramural ou isquemia intestinal. O intestino delgado é a parte mais comumente afetada, seguida pelo mesentério e depois o cólon. Hemorragia gastrointestinal, perfuração e infarto de paredes intestinais são complicações relativamente frequentes.

A púrpura de Henoch-Schönlein é uma vasculite de pequenos vasos, que afeta crianças dos 3 aos 10 anos, sendo a vasculite mais frequente a que apresenta sinais e sintomas muito típicos como exantema purpúreo predominante em extremidades, artrite, hematúria e dor abdominal, vômitos e sangramento gastrointestinal. A hemorragia gastrointestinal envolve a mucosa e submucosa, mas necrose transmural e perfuração intestinal são raras. As manifestações são autolimitadas e 3-5% das crianças podem desenvolver infarto intestinal, perfuração ou intuscepção irredutível. A intuscepção é tipicamente íleo-ileal. A TC pode revelar espessamento de paredes intestinais, edema mesentérico, linfadenopatia e estreitamento luminal.

O lúpus eritematoso sistêmico é uma doença autoimune multissistêmica que pode se manifestar com sintomas abdominais. A complicação mais grave é o envolvimento gastrointestinal com enterite, vasculite mesentérica e isquemia intestinal causada pelo lúpus. A TC é útil para detectar sinais de vasculite mesentérica, espessamento de parede intestinal inespecífico, realce de parede intestinal, ingurgitamento vascular mesentérico, pseudo-obstrução intestinal, irregularidades mesentéricas, edema mesentérico e ascite.

A poliarterite nodosa (PAN) é uma vasculite necrosante que afeta vasos de pequeno e médio calibre, que em geral acomete a pele, sistema musculoesquelético e gastrointestinal. Em menor proporção pode haver acometimento renal de sistema nervoso central. No acometimento renal pode haver proteinúria, hematúria, hipertensão arterial e no atendimento de emergência os problemas gastrointestinais e renais são as causas mais frequentes de admissão. A formação de microaneurismas é um dos critérios diagnósticos da PAN, mas não é patognomônico, podendo ser visto em outras vasculites, incluindo a granulomatose com poliangeíte, lúpus e artrite idiopática juvenil. Os microaneurismas medem de 2 a 3 mm, mas podem chegar a 1 cm e causar hemorragia por sangramento focal. Nos rins, os microaneurismas envolvem as artérias interlobares e arqueadas. A angiografia é o exame mais sensível para alterações de vasos pequenos e médios; a angiotomografia computadorizada (TCA) é o método revelador de microaneurismas e alterações no lume e parede dos vasos.

CRIANÇA COM COMPLICAÇÃO MÚSCULO-ESQUELÉTICA

Febre reumática, lúpus eritematoso sistêmico e a artrite idiopática juvenil sistêmica.

Diagnóstico diferencial

A febre reumática, a artrite idiopática juvenil e o lúpus eritematoso sistêmico são de fato as mais comuns. A febre reumática pode causar padrões variados de poliartrite, sendo a artrite migratória de grandes articulações e assimétrica a mais frequente, de curta duração, com surtos de 3-5 dias em cada articulação ou grupo de articulações, dolorosa e limitante na fase aguda, mas transitória e autolimitada. O reconhecimento na fase aguda é realizado mediante a associação com sopro, sinais cutâneos tipo nódulos ou eritema, com febre, reação de fase aguda positiva (VHS, PCR) e a evidência de infecção estreptocócica precedente (escarlatina ou anticorpos antiestreptocócicos, ASO, anti-DNAse B). A radiografia simples das articulações não mostra alterações, mas há indicação de realização de radiografia de tórax e eletrocardiograma, ecocardiograma, se disponível em caso de sopro ou sinais de acometimento cardíaco, tosse, dispneia, edema.

Atualmente a artrite idiopática juvenil (AIJ) é a causa mais frequente de edema articular. Osteopenia difusa periarticular, erosões para-articulares ou anquilose podem ser vistas ocasionalmente. A causa mais grave e urgente de edema acometendo uma única articulação é a artrite séptica e deve ser excluída. A radiografia simples fornece informações básicas sobre a dimensão do espaço articular e alterações para-articulares, eventualmente a formação de pannus que causa erosões articulares. O ultrassom e a ressonância nuclear magnética podem identificar hiperplasia sinovial não revelada pela radiografia. Na fase aguda a ressonância tem a vantagem de revelar alterações ósseas e realce de medula óssea que podem ser típicas de tumores ou infecções.

As complicação principais da AIJ são as subluxações, deformidades, anquilose resultando em limitação funcional. A imagem apropriada e a referência ao especialista são necessárias para o manejo apropriado.

Como os achados de imagem são semelhantes para o derrame articular, inflamação sinovial, erosões articulares, o paciente com AIJ pode erroneamente ser diagnosticado com artrite séptica. Em alguns casos, o diagnóstico diferencial entre uma exacerbação da AIJ e a artrite séptica pode ser feito com a punção articular e sinovianálise. Os achados da artrite séptica na ressonância são derrame sinovial, realce de membrana sinovial, espessamento sinovial. Além disso, a osteomielite frequentemente acompanha a artrite séptica por extensão direta do espaço articular e o osso subcondral, causando baixa intensidade de sinal em T1 e intensidade alta de sinal em imagens T2 com supressão de gordura na parte cortical e medular do osso, indicando edema de medula óssea e reação do periósteo, edema de partes moles e realce após administração de contraste no osso.

CRIANÇA COM COMPLICAÇÕES NEUROLÓGICAS AGUDAS

Lúpus eritematoso sistêmico, doença de Behçet, poliarterite nodosa e granulomatose com poliangeíte.

Diagnóstico diferencial

As doenças reumáticas que se manifestam com complicação neurológica aguda são o lúpus eritematoso sistêmico (LES), a doença de Behçet (DB), poliarterite nodosa (PAN), arterite de Takayasu (AT) e granulomatose com poliangeíte (GP). Os aspectos clínicos e o diagnóstico por imagem dependem da doença subjacente e a localização anatômica da anormalidade.[4] Condição neurológica emergente pode ocorrer associada às doenças reumáticas com diagnóstico conhecido ou desconhecido, entre essas a encefalopatia posterior Reversível (PRES), vaculite cerebral, trombose venosa cerebral e hemorragia intracraniana.

A PRES é um estado neurotóxico com achados peculiares na TC e ressonância nuclear magnética, como o edema focal assimétrico nas zonas parietal e occipital em imagens FLAIR. A PRES ocorre secundariamente à incapacidade de autorregulação da circulação cerebral posterior em resposta à hipertensão de qualquer etiologia, como na eclâmpsia. Embora denominada posterior, pode ocorrer em qualquer área cerebral, frontal, temporal inferior, cerebelar e troncocerebral. As áreas cortical e subcortical são acometidas e as imagens de difusão são essenciais para revelar o edema vasogênico, que é mais frequentemente reversível. Infarto cerebral e cerebelar ou hemorragia podem ocorrer no curso da PRES, em 15% dos casos sendo associados ao mau prognóstico. As imagens subcorticais podem revelar realce dos giros encefálicos, indicando dano na barreira hematoencefálica. As doenças reumáticas que podem potencialmente evoluir com a PRES são o LES, DB, PAN e GP.

A trombose de artérias cerebrais principais e trombose venosa podem ser vistas no curso da AT, PAN, SLE e DB. O acometimento neurológico da doença de Behçet, também chamada de neuro-Behçet manifesta-se por áreas minúsculas de realce de sinal nas imagens em T2 ou áreas de menor intensidade de sinal em T1. O formato é variável, podendo ser linear, circular, crescêntico ou desorganizado. A ponte, pedúnculos cerebrais, gânglios da base e tálamo são localizações típicas do neuro-Behçet.

A arterite de Takayasu é terceira vasculite mais frequente na criança sendo responsável por trombose na vasculatura cerebral, resultando em sintomas neurológicos agudos. AT afeta a aorta e seus ramos principais e as artérias pulmonares. A artéria mais comumente afetada é a subclávia. A angiografia de subtração digital (a que é utilizada para guiar procedimentos endovasculares como a colocação de *stents* e angioplastia, é o padrão de referência para o diagnóstico de AT na criança. A angiorressonância magnética é um método diagnóstico por imagem emergente; um instrumento particularmente útil para revelar inflamação na parede do vaso e alteração do fluxo intraluminal. Ambas as técnicas podem revelar os problemas mais comuns na AT, como estenose, dilatação, pseudoaneurisma de ramos principais da aorta e estreitamento luminal nas fases mais tardias da doença.

Os efeitos do LES no SNC são caracterizados por envolvimento angiopático. O acometimento de grandes vasos com trombose é mais comumente visto na síndrome antifosfolípide, que é um estado de hipercoagulabilidade associado ao SLE, pela ação da persistência de formação de anticorpos antifosfolípides (anticardiolipina e anticoagulante lúpico). A vasculite de pequenos vasos é caracterizada por hiperplasia endotelial significante e fibrose da camada íntima dos pequenos vasos cerebrais levando a oclusão. Múltiplos focos de infartos corticais e hemorragias são achados típicos da ressonância. No lúpus há dano endotelial que resulta em quebra de barreira hematoencefálica, hipertensão arterial e a presença de material citotóxico que podem contribuir para a instalação da PRES.

Embora menos frequente, o acometimento de SNC na PAN pode resultar em infarto cerebral e causa de atendimento de emergência.

Referências bibliográficas

1. Akikusa JD. Rheumatologic emergencies in newborns, children, and adolescents. Pediatr Clin N Am. 2012; 59:285-99.
2. Minoia F, Davi S, Horne A, Demirkaya E, Bovis F, Li C, et al. Clinical features, treatment, and outcome of macrophage activation syndrome complicating systemic juvenile idiopathic arthritis: a multinational, multicenter study of 362 patients. Arthritis Rheum. 2014; 66:3160-9.
3. Ravelli A, Minoia F, Davi S, Horne A, Bovis F, Pistorio A, et al. 2016 Classification Criteria for Macrophage Activation Syndrome Complicating Systemic Juvenile Idiopathic Arthritis: A European League Against Rheumatism/ American College of Rheumatology/Paediatric Rheumatology International Trials Organisation Collaborative Initiative. Ann Rheum Dis. 2016; 75:481-9.
4. Topcuoglu OM, Ozcan HN, Akpinar E, Topcuoglu ED, Oguz B, Haliloglu M. Imaging findings of pediatric rheumatologic emergencies. AJR. 2015; 204:428-39.

30 EMERGÊNCIAS PSIQUIÁTRICAS NA INFÂNCIA E ADOLESCÊNCIA

Érica Vasques Trench
Maria Cristina Pereira Lima

INTRODUÇÃO

Não há estudos brasileiros sobre as principais causas de atendimentos psiquiátricos emergenciais na infância e adolescência. No entanto, em um estudo americano, observou-se as seguintes apresentações clínicas em serviços de emergência: alterações de comportamento sem diagnóstico estabelecido, comportamento suicida, depressão, agressividade, abuso de substância e situações de violência.[1]

Nessa faixa etária, os atendimentos emergenciais podem estar relacionados a diferentes diagnósticos, podendo configurar o primeiro episódio de um transtorno psiquiátrico ou o agravamento de um quadro preexistente. Assim, na avaliação emergencial, deve-se atentar para os sintomas apresentados, considerando os atuais, passados e a presença de quadro psiquiátrico prévio. É importante avaliar o impacto dos sintomas para o paciente e para a família, avaliando os riscos físicos e psíquicos para o próprio e para aqueles à sua volta. Se possível, identificar fatores desencadeantes, mantenedores e protetores do quadro. Por último, considerar os recursos disponíveis para intervenção e as expectativas do paciente e da família quanto ao tratamento.

Na avaliação, observar se há algum sinal que exija intervenção imediata, como: agitação psicomotora, agressividade, alteração de nível de consciência ou comportamento suicida. Os exames físicos e neurológicos são fundamentais para o diagnóstico de complicações clínicas decorrentes de transtornos psiquiátricos (intoxicação por substâncias ou alterações metabólicas em transtornos alimentares) ou de doenças clínicas que apresentam manifestações psiquiátricas (*delirium*). Assim, podem ser necessários exames complementares: teste de drogas, hemograma, eletrólitos, monitoramento cardíaco ou tomografia, por exemplo.

Seguem abaixo as apresentações clínicas mais frequentes nos atendimentos emergenciais psiquiátricos nessa faixa etária e as respectivas condutas.

COMPORTAMENTO AGRESSIVO E AGITAÇÃO PSICOMOTORA

A agitação psicomotora que cursa com comportamento agressivo é a principal causa de atendimento emergencial na infância e adolescência, no entanto é um sinal pouco específico. Esses comportamentos podem ser decorrentes de diversos diagnósticos psiquiátricos, tais como: transtorno de conduta e opositor-desafiante, transtorno de déficit de atenção e hiperatividade, autismo, retardo mental, psicose, transtornos de humor, abuso ou intoxicação por drogas e quadros dissociativos-conversivos. Pode-se observar ainda esses comportamentos reativos a crise familiar, social ou pessoal, mesmo na ausência de transtorno psiquiátrico. A determinação do diagnóstico se dará a partir da história clínica e do exame psíquico, mediante a entrevista com os acompanhantes e a avaliação da criança. Deve-se atentar para fatores desencadeantes.[1,2]

O tratamento medicamentoso dependerá do diagnóstico. Porém, nas crises agudas que cursam com agitação psicomotora e comportamento agressivo, deve-se garantir a integridade física do paciente e dos

EMERGÊNCIAS PSIQUIÁTRICAS NA INFÂNCIA E ADOLESCÊNCIA

outros à sua volta. Se o quadro for muito intenso, a contenção física pode ser necessária. Os neurolépticos podem ser usados para o controle do quadro em um primeiro momento, devendo-se atentar para o risco de sintomas extrapiramidais e discinesia tardia. Podem ser empregados: haloperidol (0,5-8 mg/dia em pré-púberes; 1-16 mg/dia em púberes), clorpromazina (25-400 mg/dia), levomepromazina (12,5-75 mg/dia), risperidona (0,25-6 mg/dia), olanzapina (2,5-20 mg/dia) e quetiapina (25-600 mg/dia). Os benzodiazepínicos também podem ser usados; entretanto, devem ser evitados caso haja suspeita de uso de outras drogas, especialmente depressoras do sistema nervoso central, devido ao risco de interação medicamentosa e depressão respiratória. Em quadros intensos, em que a medicação injetável é necessária, os neurolépticos são a primeira opção.[3]

Além de encaminhar para iniciar tratamento psiquiátrico, deve-se abordar os fatores desencadeantes para evitar o risco de descompensações futuras. Pode ser necessário afastar o paciente dos familiares para diminuir a ansiedade e restabelecer o autocontrole. Na ausência de estrutura familiar ou social adequada, é preferível manter o paciente em observação hospitalar, até a constituição da rede de apoio.

■ QUADROS CONFUSIONAIS E INTOXICAÇÕES

Em crianças, os quadros confusionais podem estar relacionados a três causas. Essas seriam: intoxicação por drogas (álcool, cocaína, solventes, múltiplas drogas) ou medicamentos (corticoides, aminofilina, anti-histamínico, atropina, barbitúricos, benzodiazepínicos, digitálicos); causas que afetam o sistema nervoso central (trauma, epilepsia, meningites, encefalites, neoplasias, abscessos, hematomas, trombose, embolia, hemorragia) e causas sistêmicas com repercussão secundária ao sistema nervoso central (infecções: erisipela, faringite, pneumonia, pielonefrite; insuficiências de órgão: hepática, renal, respiratória, cardíaca; metabólicas: alterações hidroeletrolítica, glicêmicas e acidobásicas).[4,5]

O *delirium* compreende a forma mais grave de quadro confusional e pode ser definido como uma síndrome clínica de início abrupto, caracterizado por alteração da consciência e da cognição, de curso flutuante e origem sistêmica. Há uma consenso na literatura de que as crianças, de uma maneira geral, seriam mais vulneráveis ao *delirium*[6] e que a faixa etária mais atingida seria aquela abaixo dos seis anos de idade.[7]

Quanto às intoxicações por drogas, observa-se mais frequentemente esse quadro entre os adolescentes. Em serviços de emergência brasileiros, os estudos mostram que as drogas mais frequentemente consumidas por sujeitos nessa faixa etária são: álcool, inalantes, cocaína e associações de múltiplas drogas. Vem aumentando o consumo de drogas sintéticas como ecstasy e alucinógenos. São mais comuns os quadros de intoxicação, já que nessa faixa etária são raros os diagnósticos de dependência e, portanto, de abstinência.[8] Em crianças, as intoxicações geralmente são decorrentes de acidentes domésticos.

Os quadros de intoxicação podem cursar com: agitação psicomotora, agressividade, sintomas psicóticos, sintomas ansiosos, confusão mental, coma e alterações cardiocirculatórias em casos mais graves. Seguem as apresentações clínicas das drogas mais frequentemente usadas:

- Álcool: fácies e conjuntivas hiperemiadas, fala pastosa, reflexos lentificados, marcha atáxica, hálito etílico, rebaixamento do nível de consciência.
- Inalantes: rebaixamento do nível de consciência, crises epilépticas, hiperemia em região perioral e nasal, odor em respiração.
- Cocaína ou estimulantes: agitação psicomotora, sintomas psicóticos, estereotipias, pupilas midriáticas, hipertensão arterial.
- Ecstasy: hipertermia, distúrbios hidroeletrolíticos e pupilas midriáticas.[9]

Dessa forma, nos quadros de *delirium* e intoxicação, o tratamento vai depender do diagnóstico realizado. Portanto, a avaliação clínica pormenorizada é o ponto de partida e o tratamento será a correção da causa base. O tratamento deve ser conduzido a partir dos sintomas apresentados, atentando-se para as alterações nas funções cardiorrespiratórias e no nível de consciência.

A avaliação psiquiátrica poderá ser realizada para corroborar com a investigação clínica e para ajudar no manejo das alterações de comportamento com o uso de psicotrópicos, quando necessário. No entanto, o uso desse tipo de medicamento, especialmente os sedativos, deve ser evitado sempre que possível, restringindo-se aos casos que cursam com agitação psicomotora grave e que ameaçam o paciente. Nesses casos, a medida mais segura e eficaz é a contenção física no leito e o uso de haloperidol intramuscular (0,5-8 mg/dia em pré-púberes; 1-16 mg/dia em púberes), de 30 em 30 minutos, em doses adequadas ao peso do paciente, até a melhora do quadro, sendo essa medicação a mais segura por interferir menos no nível de consciência e ter menor efeito vasomotor.[7]

■ COMPORTAMENTO SUICIDA

Comportamento suicida e suicídio estão mais frequentemente associados a esquizofrenia, abuso de substâncias, transtornos depressivos, transtornos alimentares, e transtornos de conduta.[10] Também podem ser decorrentes de situações de desajuste familiar e patologias físicas crônicas.[11] Ocorrem principalmente entre os adolescentes, sendo raro em menores de 15 anos,[12] já que o próprio conceito de morte se modifica ao longo do desenvolvimento. Crianças menores não entendem a morte como algo definitivo, mas reversível. O reconhecimento das características essenciais da morte (universalidade, irreversibilidade e não funcionalidade) e da própria morte seria mais comumente atingido após os dez anos de idade.[13] Isso deve ser levado em conta na avaliação, pois se deve avaliar o grau de intencionalidade; isso pode ser difícil, já que comportamentos autoagressivos podem ser decorrentes de acessos de raiva e frustração sem intenção de se matar.

Geralmente há um alto risco de comportamento suicida quando esse é realizado sozinho, planejado e com métodos letais. Nesses casos, a intenção de morrer geralmente é alta, a psicopatologia é presente e grave, os mecanismos de enfrentamento são insuficientes, há desesperança e sentimento de impotência. A comunicação é fraca ou ambivalente, o ambiente familiar é inconsistente e o estresse ambiental é alto. O risco de comportamento suicida é baixo quando o comportamento é realizado próximo a alguém, não planejado e com métodos de baixa letalidade. Nesses casos, a intenção de morrer é baixa e o grau de psicopatologia é leve ou ausente. Geralmente há bons mecanismos de enfrentamento, a comunicação é boa, o apoio familiar é consistente e o estresse ambiental é baixo.[14]

Na abordagem do comportamento suicida de uma criança ou adolescente no serviço de emergência deve-se tentar fazer um vínculo com o paciente, sendo acolhedor, adotando uma postura sem julgamentos para entender o contexto. Deve-se investigar o entendimento do paciente sobre o conceito de morte, a gravidade, a motivação, as crenças sobre a letalidade dos meios utilizados, a intensidade e a persistência da ideação suicida.[15] Solicitar avaliação psiquiátrica e só dar alta após a realização dessa avaliação e encaminhamento para tratamento.

A abordagem medicamentosa deve ser realizada de acordo com o diagnóstico realizado. No entanto, o uso de medicamento pode ser necessário, se o paciente estiver agitado. Sugere-se o uso de neurolépticos com efeito sedativo, como a clorpromazina e a levomepromazina.[9]

MAUS-TRATOS E ABUSO

Os maus-tratos contra crianças e adolescentes são definidos por violência física, crueldade mental, abuso sexual ou negligência séria levando a consequências para o seu desenvolvimento físico e psicológico.

A suspeita de maus-tratos e abuso deve ser feita baseada na história clínica, exame físico e exames complementares. Alguns sinais podem ser sugestivos de violência contra a criança, tais como: incompatibilidade entre dados da história e achados clínicos, omissão total ou parcial da história do trauma, pais mudam a história toda vez que são interrogados, demora da família em procurar ajuda, criança não quer relatar a história (medo de agressões futuras ou de ser responsabilizado por crise familiar), pais usuários de álcool ou drogas ilícitas. A ausência desses indicadores não afasta a ocorrência da violência, mas esses isoladamente não podem ser considerados definidores da vitimização. A criança vitimada pode se apresentar: temerosa, agressiva, arredia e adotar posições de defesa. Também pode manifestar: apatia, sonolência ou tristeza.[16]

Na avaliação, as informações devem ser anotadas da forma mais fidedigna possível e deve-se proteger a vítima até o esclarecimento da situação. Com a abordagem objetiva-se: prevenir futuros abusos, aliviar os efeitos que ocorreram e avaliar as necessidades emocionais, sociais e educacionais após o evento. Para o embasamento da suspeita diagnóstica, deve-se realizar a avaliação por médicos de diferentes especialidades e profissionais de outras áreas, como psicólogo e assistente social. Esses relatórios devem ser encaminhados para o Conselho Tutelar e Vara da Infância e Juventude. Para o alívio do sofrimento podem ser empregadas medicações para diminuir a ansiedade e a agitação da criança. O paciente só deve receber alta mediante decisão judicial, mesmo que isso implique manter o paciente internado contra a vontade dos pais.

CONCLUSÃO

Os atendimentos psiquiátricos de crianças e adolescentes podem estar relacionados ao início de transtornos psiquiátricos ou com a agudização de quadros prévios. Os objetivos do atendimento emergencial da criança e do adolescente são: avaliar o risco de para integridade física e psíquica, identificar fatores desencadeantes e mantenedores da crise, presença de fatores de proteção familiar e social. Após avaliação, deve-se planejar intervenções imediatas que permitam encaminhamento para posterior tratamento.

Referências bibliográficas

1. American Academy of Pediatrics, American College of Emergency Phisicians, Dolan MA, Mace SE. Pediatric mental health emergencies in the emergency medical services system. American College of Emergency Physicians. Ann Emerg Med. 2006; 48(4):484-6.

EMERGÊNCIAS PSIQUIÁTRICAS NA INFÂNCIA E ADOLESCÊNCIA

2. Fleitlich-Bylik B, Goodman R. Prevalence of child and adolescent psychiatric disorders in southeast Brazil. J Am Acad Child Adolesc Psychiatry. 2004; 43(6):727-34.

3. Rosenberg R. Psicofarmacoterapia. In: Assumpção Jr F, Kuczynski E (eds.). Tratado de psiquiatria da infância e adolescência. São Paulo: Atheneu. 2012; 869-903.

4. Lipowski Z. Delirium: Acute Confusional States. Oxford University Press; 1990.

5. Lockman L. Impairment of counciousness. In: Swaiman KF (ed.). Pediatric Neurology: Principles and Practice. St Louis: CV Mosby. 1989; 157-67.

6. Williams D. Neuropsychaitry signs, symptons and syndromes. In: Lewis M (ed.). Child and Adolescent Psychiatry. Williams & Wilkins. 1991; 340-7.

7. Horvarth TB, Siever LJ, Mohs RC, Davis K. Organic mental syndromes and disorders. In: Kaplan H, Sadock B (eds.). Comprehensive Textbook of Psychiatry. 5 ed. Williams & Wilkins. 1989; 599-641.

8. Focchi GV, Scivoletto S. Drogas desenhadas: novas drogas de abuso? J Bras Psiquiatr. 2000; 49(10-12):383-6.

9. Scivolleto S, Boarati MA, Turkiewicz G. Emergências Psiquiátricas na Infância e Adolescência. Rev Bras Psiq. 2010; 32(Suppl 2):112-20.

10. Apter A, King RA. Management of the depressed, suicidal child or adolescent. Child Adolesc Psychiat Clin North Am. 2006; 15(4):999-1013.

11. Barnes AJ, Eisenberg ME, Resnick MD. Suicide and self-injury among children and youth with chronic health conditions. Pediatrics. 2010; 125(5):889-95.

12. Shaffer D, Fisher P. The epidemiology of suicide in children and Young adolescentes. J Am Acad Child Psychiatry. 1981; 20:545-65.

12. Kenyon BL. Current research in children's conceptions of death: a critical review. Omega. 2001; 43(1):63-91.

14. Pfeffer CR. Tentativa de suicídio em crianças e adolescentes: causas e manejo. In: Lewis M (ed.). Tratado de Psiquiatria da infância e adolescência. Porto Alegre: Artes Médicas. 2005; 677-85.

15. Souza CM, Kuczynski E. Suicídio e tentativa de suicídio na infância e adolescência. In: Tratado de psiquiatria da infância e adolescência. Francisco Batista Assumpção Jr, Evelyn Kuczynski (eds.). 2 ed. São Paulo: Atheneu. 2012; 61:679-87.

16. Sirotnak AP, Krugman RD. Physical abuse of children: an update. Del Med J. 1997; 69(7):335-43.

31 ATENDIMENTO À CRIANÇA VITIMIZADA

Mário Roberto Hirschheimer

INTRODUÇÃO

O conceito de violência (também referida como abuso ou maus-tratos) contra crianças e adolescentes abrange não só os agravos por agressões físicas, sexuais e psicológicas, mas inclui a desatenção, o cuidado negligente, assim como a exploração de menores para fins de trabalho, comercial e outros tipos de exploração.

A violência contra crianças e adolescentes é um problema complexo, pois tanto sua dinâmica como os fatores que a fomentam, assim como as estratégias eficazes para sua prevenção, diferem significativamente em função da idade da vítima, do entorno no qual se produz a violência e da relação entre a vítima e o perpetrador da violência.

A natureza e a gravidade da violência e de suas consequências variam enormemente. Em casos extremos pode causar a morte, mas, na maioria dos casos, as lesões físicas não são tão lesivas para o bem-estar da vítima como as consequências psíquicas agudas e seus efeitos duradouros no desenvolvimento neurológico, cognitivo e emocional da criança.[1]

EPIDEMIOLOGIA

Causas externas de morbimortalidade compreendem as doenças, agravos, eventos ou quaisquer danos à integridade física, mental e social das pessoas provocados por circunstâncias nocivas, como intoxicações, abuso de drogas e lesões auto ou heteroinfligidas, com caráter de intencionalidade (violências) ou não (acidentes).[2]

São importantes problemas de saúde pública não só por seus custos elevados para o país, mas, principalmente, por serem passíveis de prevenção. Os anos potenciais de vida perdidos devido a elas no Brasil representam 5,1 anos e os gastos com assistência médica para atendê-las representam 8% do total de gastos com o Sistema Único de Saúde (Tabela 31.1).[3]

Ao analisar as taxas de mortalidade por causas externas no Brasil (Tabela 31.2) a violência não fica evidente na sua totalidade. Elas não ocorrem apenas por homicídios. Mortes por acidentes, atropelamentos e afogamentos podem ocorrer por negligência dos cuidadores e serem prevenidas; mortes de crianças em colisões podem ser prevenidas pelo uso das cadeiras e assentos de segurança no transporte de crianças em veículos; suicídios em adolescentes podem ser motivados por violência psicológica ou por *bullying*.

TABELA 31.1. Mortalidade devido a causas externas no Brasil, por faixa etária, em 2012

Idade	Total de óbitos	Causas externas	%
< 1 ano	39.123	1.297	2,70
1 a 4 anos	6.342	1.428	22,51
5 a 9 anos	3.952	1.297	32,82
10 a 14 anos	5.710	2.550	44,66
15 a 19 anos	21.269	15.816	72,70
TOTAL	76.396	22.142	29,00

Fonte: MS/SVS/DASIS – Sistema de Informações sobre Mortalidade – SIM.[4]

ATENDIMENTO À CRIANÇA VITIMIZADA

TABELA 31.2. Porcentagem de óbitos por causas externas em 2012 (n = 44.530)

Idade	Acidentes	A. transporte*	Homicídio	Afogamento	Suicídio	Ignorado	Total
< 1 ano	60,8%	10,4%	6,0%	2,8%	0,0%	20,0%	100%
1-4 anos	11,3%	26,3%	5,0%	30,7%	0,0%	26,7%	100%
5-9 anos	7,2%	42,2%	7,2%	23,7%	0,5%	19,2%	100%
10-14 anos	3,9%	32,5%	24,8%	18,8%	3,9%	16,1%	100%
15-19 anos	1,0%	24,0%	54,0%	5,2%	4,5%	11,3%	100%

*Acidentes envolvendo meios de transporte.
Fonte: MS/SVS/DASIS – Sistema de Informações sobre Mortalidade – SIM.[4]

Esses números, mesmo assombrosos, não refletem toda a tragédia da violência contra crianças e adolescentes. Eles não mostram as mortes por causas consideradas naturais consequentes à negligência dos cuidados à saúde.

Causas da violência contra crianças e adolescentes[5]

Nossa cultura é permeada pelo abuso da autoridade, em que castigos como atitudes "disciplinadoras" ou "pedagógicas" são toleradas nas mais variadas formas, muitas vezes apenas para demonstrar poder, não sendo acompanhadas de culpa, pois os responsáveis se sentem em seu direito.

Esse modelo, implicitamente aceito pelo agressor e pela vítima, pode ser transmitido e perpetuado nas relações em família. Assim, os filhos aprendem que uma solução de conflitos pela força é válida e tenderão a reproduzir o modelo no futuro, não só junto às suas famílias, mas em todas suas relações interpessoais.

A lei nº 13.010, de 26 de junho de 2014,[6] estabelece que a criança e o adolescente têm o direito de serem educados e cuidados sem o uso de castigo físico ou de tratamento cruel ou degradante, como formas de correção, disciplina, educação ou qualquer outro pretexto, pelos pais, pelos integrantes da família ampliada, pelos responsáveis, pelos agentes públicos executores de medidas socioeducativas ou por qualquer pessoa encarregada de cuidar deles, tratá-los, educá-los ou protegê-los.

Para os fins dessa lei, considera-se:
- Castigo físico: ação de natureza disciplinar ou punitiva aplicada com o uso da força física sobre a criança ou o adolescente que resulte em sofrimento físico; ou lesão;
- Tratamento cruel ou degradante: conduta ou forma cruel de tratamento com relação à criança ou ao adolescente que humilhe; ou ameace gravemente; ou ridicularize.

Os pais, os integrantes da família ampliada, os responsáveis, os agentes públicos executores de medidas socioeducativas ou qualquer pessoa encarregada de cuidar de crianças e de adolescentes, tratá-los, educá-los ou protegê-los que utilizarem castigo físico ou tratamento cruel ou degradante como formas de correção, disciplina, educação ou qualquer outro pretexto estarão sujeitos, sem prejuízo de outras sanções cabíveis, às seguintes medidas, que serão aplicadas de acordo com a gravidade do caso:
- Encaminhamento a programa oficial ou comunitário de proteção à família;
- Encaminhamento a tratamento psicológico ou psiquiátrico;
- Encaminhamento a cursos ou programas de orientação;
- Obrigação de encaminhar a criança a tratamento especializado;
- Advertência.

As medidas previstas nesse artigo serão aplicadas pelo Conselho Tutelar.

Dados da Organização Mundial da Saúde[7] mostram que:
- 25% de todos adultos manifestam haver sofrido maus-tratos físicos quando crianças;
- 20% das mulheres e 7,7% dos homens declaram haver sofrido abusos sexuais na infância.

A violência contra crianças e adolescentes pode ser desencadeada por um somatório de fatores socioeconômicos, como desemprego, injustiça, exclusão social, baixo nível de escolaridade, marginalidade, alcoolismo, uso de drogas ilícitas, que levam um indivíduo à frustração e a reagir com maus-tratos contra aqueles que o cercam. Existe, portanto, uma teia de relações entre características individuais da vítima e do entorno no qual se produz a violência que é determinante para sua prática.

De acordo com o Sistema de Vigilância de Violências e Acidentes (VIVA) do Ministério da Saúde, a violência se expressa de forma diferente entre homens e mulheres (Tabela 31.3).[8]

TABELA 31.3. Caracterização das vítimas de violência doméstica, sexual e outras violências, por faixa etária (de 0 a 19 anos) e por sexo em 2009 e 2010

Sexo	Masculino		Feminino		Total	
Faixa etária	n°	%	n°	%	n°	%
0 a 9 anos	9.145	47,6%	12.054	38,3%	21.199	41,8%
10 a 14 anos	4.125	21,5%	9.362	29,7%	13.487	26,6%
15 a 19 anos	5.925	30,9%	10.090	32,0%	16.015	31,6%
Total	19.195	100,0%	31.506	100,0%	50.701	100,0%
% por sexo	37,9%		62,1%		100%	

Fonte: MS/SVS/Sistema de Vigilância de Violências e Acidentes (VIVA).[8]

CLASSIFICAÇÃO[5]

A violência pode ser classificada em doméstica ou intrafamiliar, extrafamiliar e autoagressão (Tabela 31.4). Cada um desses tipos de violência pode se expressar de formas diferentes, não excludentes entre si.

Violência doméstica ou intrafamiliar

É toda ação ou omissão por parte de um responsável permanente ou temporário pela criança ou adolescente que possa resultar em agravo ou prejuízo ao seu desenvolvimento físico ou psicossocial. Ela está presente em todas as classes sociais, níveis de escolaridade, culturas e etnias.

Violência física

Caracteriza-se pelo uso da força física de forma intencional, com o objetivo de demonstração de poder do mais forte sobre o mais fraco, podendo ferir, provocar agravos e até a morte, deixando ou não marcas evidentes.

Violência sexual

É definida como qualquer atividade erótica ou sexual que desrespeita o direito de escolha de um dos envolvidos. O direito de escolha pode ser suprimido por coação, ascendência, sedução ou imaturidade. Caracteriza-se pelo uso de pessoa sexualmente mais imatura para gratificação sexual de pessoa mais velha, responsável por ela ou que com ela mantém algum vínculo familiar, de convivência ou confiança, sexualmente mais madura,

Violência psicológica

Consiste na submissão da criança ou adolescente a ações ou atitudes de modo repetido, extensivo e deliberado que visem à humilhação, desqualificação, tratamento como de *minus valia*, culpabilização, indiferença, rejeição, ameaça, responsabilização excessiva e outros que possam levar a danos a seu desenvolvimento psíquico, afetivo, emocional, moral ou social.

Negligência

É a submissão a atos ou atitudes de omissão, de forma crônica, intencional ou não, com prejuízos de higiene, nutrição, saúde, educação, estímulo ao desenvolvimento, proteção e afetividade com variados níveis de gravidade,[10] sendo o abandono seu grau máximo.

Síndrome de Münchhausen por transferência

Caracterizada como a situação na qual o paciente é trazido para cuidados médicos, mas os sintomas e sinais são inventados, simulados ou provocados por

TABELA 31.4. Tipos e formas de violência[5]

Tipos de violência	Formas de expressão
Doméstica ou intrafamiliar	Física Sexual Psicológica Negligência Formas peculiares: • Síndrome de Münchhausen por transferência • Cultos ritualísticos • *Bullying*
Extrafamiliar	Institucional Social Urbana Macroviolência
Autoagressão	Atividades de risco Agravos autoprovocados Suicídio

Fonte: Waksman RD, Harada MJC. Violência contra a criança e o adolescente. CFM. 2011; 13-30.[5]

Cultos ritualísticos

Crianças podem ser vítimas de abusos repetitivos, por períodos prolongados, em rituais de sacrifício ou feitiçaria, frequentemente cruéis e perversos, sob alegações diversas, praticados como qualquer forma de violência (física, psicológica, negligência ou sexual).

Bullying

Compreende todas as atitudes agressivas, intencionais e repetidas, que ocorrem sem motivação evidente, causando dor e angústia, executadas entre iguais, mas dentro de uma relação desigual de poder. Essa assimetria de poder associada ao bullying pode ser consequente da diferença de idade, tamanho, desenvolvimento físico ou emocional ou do menor apoio dos demais.

Violência extrafamiliar

É aquela à qual estão sujeitas todas as pessoas, praticada fora de suas moradias, mais frequentemente, no caso da infância e da juventude, por pessoas que detêm sua guarda temporária ou por estranhos, podendo ser subdividida em institucional, social e urbana.

Violência institucional

É praticada por aqueles que detêm a guarda temporária da criança ou adolescente, seja para fins educacionais, de saúde, guarda, lazer ou abrigamento.

Por ser praticada por pessoa que tem o papel de responsável temporário, e pode assumir as mesmas características da doméstica, algumas vezes em proporções mais sérias, uma vez que pode ser cometida por uma única pessoa ou por um grupo delas.

Violência social

É a ausência de suporte biopsicossocial mínimo a uma pessoa, grupo de pessoas ou toda uma população.

É uma forma de violência generalizada, mais aparente em países nos quais as grandes desigualdades sociais manifestam o desrespeito dos mais favorecidos ou que detêm o poder com os menos favorecidos que não conseguem fazer-se respeitar.

Violência urbana

É a apresentação de agressividade cada vez mais comum nos dias de hoje, sendo evidente seu aumento progressivo, também em níveis socioeconômicos mais elevados. Espelha o fracasso na aquisição de valores morais saudáveis durante a infância e adolescência e é agravada pela ausência de políticas adequadas de prevenção dos maus-tratos, de seu diagnóstico precoce e de seu acompanhamento adequado, deixando seu maior custo para ser pago em conjunto pela sociedade.

Macroviolência ou populacional

Guerras, confrontos de grupos de pessoas contra outros e todas as formas de violência praticadas por pessoas que teorizam a submissão ao poder do grupo mais forte sobre o mais fraco, destruindo grupos populacionais, cidades, culturas, pessoas, famílias, com crianças e adolescentes prejudicados pela perda dos seus mínimos direitos, até mesmo o da vida.

Autoagressão (violência do indivíduo contra ele próprio)

É a busca, de forma constante, objetiva, inconsequente e progressiva de atividades de risco, execução das atividades rotineiras de maneira perigosa, procura direta de formas de lesar a si mesmo, até o suicídio (grau máximo de autoagressão).

Representa sempre uma ameaça grave à vida, sendo necessário o reconhecimento precoce das condutas de risco, comuns em adolescentes portadores de outros distúrbios de comportamento e doenças psiquiátricas, mas que nem sempre apresentam manifestações evidentes.

▌ VIOLÊNCIA FÍSICA

Acomete em todas as faixas etárias, porém predomina nas crianças menores de 3 anos. Das crianças que procuram serviços de emergência por trauma, 10% são vítimas de maus-tratos. Destas, 60% sofrem atos violentos recidivantes e 10% morrem. Se essas crianças não forem identificadas como vítimas e se não lhes for oferecido nenhum tipo de ajuda, mais vítimas morrerão nas mãos dos seus responsáveis em abusos repetidos.[11]

Diagnóstico[11]

A suspeita clínica se baseia nos dados de anamnese, exame físico e, mais raramente, de exames complementares.

Anamnese

Ao avaliarmos uma criança submetida a um trauma, a pergunta que devemos nos fazer sempre é: *"Trata-se de um trauma acidental ou intencional?".*

São dados da anamnese que sugerem vitimização física intencional:

- Demora inexplicável na procura de recursos médicos na presença evidente de trauma.
- Omissão total ou parcial da história do trauma.
- Incompatibilidade entre dados da história e os achados clínicos.
- Os responsáveis mudam a história toda vez que são interrogados.
- Histórias diferentes quando são questionados os membros da família isoladamente.
- Crianças maiores que não querem relatar o que aconteceu, com medo de represálias, em especial quando os agentes agressores são os pais.
- Família desestruturada, como mães solteiras, mães muito jovens, pais separados etc.
- Responsáveis alcoólatras ou usuários de drogas ilícitas.
- Violência contra outras pessoas da família (mulher ou idosos).

Exame físico

Aspecto geral

Na avaliação do estado geral do paciente, características que sugerem que ele seja vítima de violência física:

- Agressiva: a criança pode apresentar-se temerosa, arredia, agressiva, adotar posições de defesa, como encolher-se e proteger o rosto, região em que é agredida com maior frequência.
- Apática: pode apresentar-se apática, sonolenta e triste, já não esboçando muita defesa.
- Desnutrida: não raramente a desnutrição acompanha essas situações, algumas vezes com atraso importante do desenvolvimento neuropsicomotor.

Pele

O formato da lesão, por vezes, sugere o objeto utilizado para causar o trauma ou a queimadura.

São lesões de pele que sugerem trauma intencional:

- Hematomas: são os sinais mais frequentemente encontrados. Especial atenção quando aparecem em dorso, nádegas, região genital e dorso das mãos, que são locais menos atingidos por lesões acidentais. Hematomas em fases distintas de evolução sugerem traumas repetitivos.
- Escoriações podem acompanhar os hematomas. As lesões com lacerações e as perfurocortantes podem requerer profilaxia do tétano.
- Queimaduras: presentes em até 10% das vítimas. Especial atenção quando são de extre-

midades e simétricas, principalmente quando predominam em regiões de extensão, sugerindo algum emboço de defesa pela vítima.
- Mordeduras: as marcas costumam ser evidentes e requerem o uso de antibioticoprofilaxia: amoxicilina com clavulanato, 50 mg/kg/dia, a cada 12 horas, por 5 dias.

Cabeça

Aproximadamente 30% das crianças agredidas apresentam lesões na cabeça. Dessas, até 50% sofrem alterações neurológicas permanentes.

- Olhos: por ser uma região de tecido frouxo, com frequência há edema nas pálpebras e hematomas. Pode haver comprometimento de cristalino e da retina, resultando em cegueira.
- Orelhas: por traumas repetitivos, podem sofrer deformidades conhecidas como "orelha em lata".
- Boca: Além de lesões da mucosa, pode haver alterações dos dentes (amolecimento, escurecimento etc.).

Tórax e abdome

Traumatismos do abdome e do tórax são causas importantes de morte da criança agredida. O mecanismo pode ser agressão direta ou por desaceleração brusca após a criança ser empurrada.

- Tórax: pode haver hemotórax ou pneumotórax secundários às fraturas de costelas.
- Abdome: em traumas fechados (socos ou pontapés) pode haver perfurações de vísceras ocas ou rupturas de fígado ou baço, podendo levar ao abdome agudo. Até 6% das crianças submetidas à violência física sem sinais sugestivos de lesão abdominal no exame físico inicial apresentam lacerações hepáticas identificadas por tomografia.

Fraturas

Aparecem em até 40% das vítimas de violência física. São mais sugestivas de trauma intencional quando são distais por arrancamento. As fraturas espiraladas, especialmente as de membros inferiores em crianças que ainda não andam, sugerem ato violento.

As fraturas de crânio que sugerem abuso têm como características serem múltiplas, complexas ou serem de região occipital ou parietal posterior.

Sistema nervoso central

A frequência de traumas acidentais superficiais na cabeça em crianças até o segundo ano de vida é relativamente alta. Entretanto, quedas acidentais da própria altura de crianças com menos de 120 cm de altura podem até apresentar fratura de ossos do crânio, mas muito raramente causam dano neurológico. O relato de tal queda e o encontro de lesões neurológicas é sugestivo de ato intencional, pois somente os decorrentes de acidentes automobilísticos ou de quedas de grandes alturas causam tais lesões.

Diminuição do nível de consciência; irritabilidade; diminuição da aceitação alimentar; vômitos; convulsões; alteração da respiração e postura em opistótono em crianças pequenas requerem tomografia de crânio com urgência. Quando há hemorragia intracraniana é fundamental a realização do exame de fundo de olho, que, se mostrar hemorragia retiniana, sugere fortemente a síndrome do bebê sacudido (ver adiante).

Exames complementares[11]

Os exames complementares, incluindo os toxicológicos (urina e sangue), devem ser direcionados pelo quadro clínico. Frente à suspeita diagnóstica de vitimização física, a avaliação radiológica de todo o esqueleto deverá ser realizada em todas as crianças com menos de dois anos de idade e naquelas que não se comunicam, mesmo não havendo evidências de trauma ósseo ao exame físico.

■ SÍNDROME DO BEBÊ SACUDIDO (*SHAKEN BABY SYNDROME*)

Sacudir violentamente um bebê pode provocar movimento do encéfalo dentro do crânio, resultando em contusão cerebral e cisalhamento dos vasosponte entre a dura-máter e a aracnoide. O ato de chacoalhar não precisa ser prolongado, pode ocorrer apenas uma vez ou repetidas vezes, durante dias, semanas ou meses.

A maior predisposição a tais agravos se deve a: fraqueza dos músculos do pescoço; cabeça maior e mais pesada em proporção ao corpo; espaço virtual mais amplo entre os ossos do crânio e o cérebro imaturo que precisa de espaço para crescer.

Quadro clínico[11]

A vítima típica costuma ter menos de 6 meses de idade (crianças maiores são mais difíceis para serem sacudidas), do sexo masculino, geralmente cuidada por apenas uma pessoa no período da agressão.

Quanto ao agressor, 90% são homens, sendo o pai biológico o mais comum. Quando é do sexo feminino, é mais provável ser a babá que a mãe biológica.

Embora nenhuma lesão seja patognomônica da síndrome, a combinação de hemorragias retiniana e subdural em um lactente, na ausência de uma adequada justificativa, aumenta o grau de suspeita de lesão abusiva.

- **Hemorragia subdural:** os sintomas são inespecíficos e podem ser de leves a graves: diminuição do nível de consciência, sonolência, irritabilidade, diminuição da aceitação alimentar, vômitos, convulsões, alteração do ritmo respiratório (até apneia) e postura em opistótono.
- **Hemorragia retiniana:** crianças com trauma craniano leve ou moderado, como os consequentes à queda do berço, raramente exibem hemorragia retiniana. Mesmo em traumas acidentais graves, como acidentes automobilísticos, a hemorragia retiniana é observada em menos de 3% das crianças.
- **Lesões esqueléticas:** aparecem em até 50% dos casos, mas a sua presença não é requerida para o diagnóstico. Fraturas em arcos posteriores de costelas reforçam o diagnóstico da síndrome.

Prognóstico

Estima-se que menos de 20% dos pacientes com essa síndrome têm evolução favorável; ao redor de 30% morre rapidamente. Os demais apresentam sequelas oftalmológicas e neurológicas importantes com lesões encefálicas, atraso do desenvolvimento neurológico; convulsões e lesões da coluna vertebral.[11]

O agravo neurológico pode ser avaliado pelo aumento das taxas liquóricas de mediadores de lesão secundária, como a glicina e o glutamato, IL-8 e IL-10 e de neuroprotetores, como a pró-calcitonina.[12]

■ NEGLIGÊNCIA OU OMISSÃO DO CUIDAR

O Código Penal Brasileiro[13] caracteriza o "abandono de incapaz" e a "exposição ou abandono de recém-nascido" nos seus Art. 133 e Art. 134. Na caracterização de "maus-tratos" do Art. 136, está clara a visão da época e a fragilidade da defesa das crianças e dos adolescentes quanto ao Código Penal em vigor (promulgado em 1940). Ele determina como crime apenas quando se submete a criança e o adolescente à "privação de alimentação ou cuidados indispensáveis, a trabalho excessivo ou inadequado, ao abuso de meios de correção ou disciplina" (quais, como e quanto?).

A negligência é responsável por quase metade dos casos de maus-tratos na infância. Comparada às outras formas de violência, é a que apresenta maior índice de mortalidade. Nas Tabelas 31.5 e 31.6, relativas à morbidade por violência doméstica, é possível comparar dados do Brasil e da Inglaterra. Apesar de serem países com características sociais e culturas diferentes, a negligência ocupa o primeiro lugar, com frequências semelhantes.

TABELA 31.5. Casos de violência doméstica registrados no LACRI, de 1996 a 2007[10]

Categoria de abuso	N° vítimas	%
Negligência	60.247	40,7%
Violência física	46.541	31,4%
Violência psíquica	24.305	16,4%
Violência sexual	164.252	11,1%
Outras	552	0,4%
TOTAL	148.040	100%

Fonte: Azevedo MA. Ponta do iceberg (2007).[10]

TABELA 31.6. Casos de violência doméstica registrada no Registro de Proteção à Criança, da Inglaterra, de 2001 a 2005[9]

Categoria de abuso	N° vítimas	%
Negligência	60.700	40,6%
Violência física	30.200	20,2%
Violência psíquica	26.000	17,4%
Violência sexual	15.600	10,4%
Outras	17.100	11,4%
TOTAL	149.600	100%

Fonte: Pfeiffer L, Hirschheimer MR (2011).[9]

Classificação[9]

A negligência pode ser física, educacional ou emocional. A emocional é praticamente ignorada por ser uma forma insidiosa de violência. Ela tem maior potencial ofensivo que a violência física, pois o dano psicológico que a acompanha tem efeito deletério maior, já que o aparelho psíquico em formação consegue elaborar com menor dificuldade situações nas quais existe uma ferida aparente, como na violência física.

O termo "omissão do cuidar" engloba tanto a forma social-cultural, como a forma intencional do descuido, desproteção ou desafeto. Esta forma ocorre em todas as classes socioculturais. As duas formas merecem abordagens completamente diferenciadas.

Forma social-cultural (não intencional)

Acontece nas classes sociais menos favorecidas, pela ausência de condições financeiras mínimas ou por ignorância.

A pobreza ou miséria, para muitos, justificaria a impossibilidade do bem cuidar. Se assim fosse, seria de se supor que pessoas sem condições mínimas de vida e dignidade não conseguiriam privilegiar o bem-estar de sua prole; porém, mesmo em grandes bolsões de miséria se encontram mães e pais extremamente afetuosos e preocupados com o bem-estar de seus filhos, que tentam lhes oferecer o que têm de melhor, muitas vezes em prejuízo próprio, o que indica uma necessidade de reavaliação desse conceito.

Forma intencional (consciente ou não)

Nem sempre os pais ou responsáveis têm consciência dessa forma de mau-trato, que se dá por meio da pouca valorização, da menor importância, da alegada falta de tempo, da atenção que nunca chega.

Essa é uma forma em que a omissão do cuidar é mais perversa, pois não pode ser justificada pela ignorância, pelo desconhecimento ou pela falta de condições sociais para suprir as necessidades da infância e adolescência.

Diagnóstico[9]

É enorme o número de crianças portadoras de enfermidades crônicas ou recidivantes vítimas de negligência que frequentam os prontos-socorros e não são reconhecidas como tal, fazendo com que os atendimentos se multipliquem sem resolutividade por falta de acompanhamento ambulatorial. É o caso, por exemplo, do paciente asmático que só é trazido para atendimento na exacerbação das crises sem receber tratamento para controle da doença. Raramente o médico que atende no pronto-socorro orienta a família a procurar tratamento ambulatorial ou se dá ao trabalho de insistir na importância de tal atendimento.

Apesar de frequente, a negligência é a que apresenta maior dificuldade para ser definida e identificada, pois não há consenso sobre os padrões para diferenciar o que é inabilidade ou impossibilidade e que é falta de vontade para prover as crianças e adolescentes das suas necessidades mínimas aceitáveis.

A falta de possibilidade de demonstração, localização e compreensão da dor psíquica fazem com que ela se generalize, surgindo, em algum momento, por meio de diversas sensações de desconforto como ansiedade, angústia, medo e outros transtornos de comportamento ou de involução afetiva, psicomotora, moral ou social.

A Tabela 31.7 apresenta sinais de alerta relacionados às três formas de negligência.

A negligência física pode ser a responsável por inúmeras internações, particularmente as relacionadas às omissões no tratamento de doenças de evolução crônica. Nos serviços de saúde, devem chamar atenção: as internações frequentes, os acidentes re-

TABELA 31.7. Sinais de alerta relacionados à negligência[9]

Negligência física

- Descaso com as doenças, como demora inexplicável na procura de recursos médicos, tratamentos inadequados, não seguimento de recomendações e acompanhamento irregular de portador de patologia crônica.
- Doenças parasitárias ou infecciosas frequentes.
- Prejuízo à saúde por irregularidade no acompanhamento às normas de prevenção, como calendário vacinal.
- Lesões de pele ou dermatite de fraldas de repetição (sem tratamento).
- Cáries dentárias (sem tratamento).
- Déficits de crescimento e desenvolvimento sem problema de saúde que os justifique.
- Descuido na guarda, no preparo ou na oferta dos alimentos.
- Obesidade por descuido ou imposição nutricional.
- Descuido com a higiene.
- Falta de proteção contra acidentes e violência praticada por outros.
- Falta de proteção contra intempéries climáticas.
- Uso de vestimentas muito inferiores ou contrastantes com o padrão apresentado pelos pais ou oferecido aos outros irmãos.

Negligência educacional

- Falta de acompanhamento à escolaridade.
- Permissão ou estímulo ao absenteísmo escolar ou omissão frente a ele.
- Não matrícula da criança na escola na idade oportuna.

Negligência emocional

- Desatenção às necessidades de afeto, amor e proteção.
- Violência doméstica contra outros membros da família.
- Permissão, estímulo ou omissão frente ao uso do álcool ou outras drogas.
- Indução ao sedentarismo, inatividade.
- Impedimentos à socialização e ou ao lazer.
- Criança ou adolescente deixado sob guarda ou cuidados de terceiros, sem acompanhamento dos responsáveis ou supervisão.
- Recusa ou expulsão de moradia (lar), abrangendo a não procura de menor foragido e recusa em acolhê-lo no seu retorno.

TABELA 31.8. Padrões de comportamento indicativos de crianças negligenciadas[9]

Criança e pais raramente se tocam
Apreensão e desconfiança ou apatia e sonolência
Dores e queixas psicossomáticas
Comportamentos extremos: • Agressivos • Destrutivos • Tímidos • Passivos • Submissos • Retraídos • Choro excessivo

As manifestações da negligência são, predominantemente, as consequentes aos agravos psíquicos, abordados adiante sob o título "Violência psicológica" (Tabela 31.10).

O acompanhamento dos pacientes submetidos à negligência por longo tempo pode ser bastante frustrante, com limitadas possibilidades de recuperação satisfatória. Há que se levar em conta, no entanto, a extrema capacidade de recuperação de algumas dessas crianças, quando lhes é dada uma oportunidade de vida com respeito e afeto. Esse processo terá maior probabilidade de ocorrer com o atendimento precoce e adequado, que inclua não só o tratamento dos agravos físicos e emocionais, como também a assistência familiar, apoiados pelos meios de proteção legal.

■ SÍNDROME DE MÜNCHHAUSEN POR TRANSFERÊNCIA

Conceito[15]

A síndrome de Münchhausen é uma doença psiquiátrica em que o paciente, de forma compulsiva e deliberada, inventa, simula ou causa sintomas de doenças para obter atenção de médicos e de enfermagem.

O nome é uma referência ao barão Karl Friedrich Hieronymus von Münchhausen (1720-1797), militar e senhor rural alemão que lutou pela cavalaria russa contra o exército turco no século XVIII e que costumava contar histórias elaboradas sobre as batalhas, sempre com um tom bastante fantasioso, exagerado e cheio de humor.

Asher, em 1951, descreveu casos de pacientes que procuravam hospitais de Londres, apresentando fantasiosas histórias clínicas e que tinham como objetivo estar em contato com o sistema de saúde.

petitivos (com frequência acima do esperado) e a existência de enfermidades passíveis de prevenção. Quanto a isso, cabe discutir quando os pais se recusam a aceitar uma conduta claramente benéfica para seus filhos, como as vacinas, por exemplo. Quando isso ocorre, o melhor interesse do menor deve prevalecer e a responsabilidade do médico e da instituição hospitalar existe independente da dos pais. Portanto, havendo ou não culpa dos pais ou responsáveis, é necessária a notificação e a tomada de decisão a favor da proteção desse menor que está sofrendo a situação de desamparo (Art. 245 do Estatuto da Criança e do Adolescente).[14]

Por ocasião do atendimento médico, alguns padrões de comportamento, como os apresentados na Tabela 31.8, podem ser indicativos de crianças negligenciadas.

Meadow, em 1977, observou que alguns pais adotavam a mesma postura, porém utilizavam suas crianças para atingir aquele objetivo. Foi, então acrescentado o termo "por transferência" (ou "por procuração", ou "*by proxy*") ao nome da síndrome, quando o mentiroso não é o próprio paciente, mas um parente, quase sempre a mãe (85 a 95%), que persistente ou intermitentemente inventa, simula ou provoca, de forma intencional, sintomas em seu filho, fazendo que esse seja considerado doente, podendo ativamente causar uma doença, colocando-o em risco e em uma situação que requeira investigação e tratamento.

A síndrome de Münchhausen é doença psiquiátrica identificada no Código Internacional de Doenças como: F68.1 – Produção deliberada ou simulação de sintomas ou de incapacidades físicas ou psicológicas.[14] Ela manifesta uma necessidade intrínseca e compulsiva de assumir o papel de doente para si mesmo (chamada de *by self*) ou da pessoa que cuida (na forma *by proxy* ou por transferência). A pessoa é incapaz de abster-se desse comportamento mesmo sabendo de seus riscos. É uma grave perturbação da personalidade, de tratamento difícil e prognóstico reservado.

Classificação e formas de expressão[15,16]

A síndrome de Münchhausen por transferência pode expressar-se de três formas, de acordo com a gravidade da condição clínica que provoca:

- **Mentira:** quando o que é relatado não ocorreu, como, por exemplo, convulsão, vômitos, febre, que a criança não aceita determinado leite ou que apresenta alergias, o que pode privar a criança de alimentos ou medicamentos dos quais necessita sem motivo real.
- **Simulação:** sem agressão direta à criança, como, por exemplo, aquecer o termômetro para simular febre, acrescentar sangue (geralmente do próprio responsável) à urina ou fezes para simular hemorragia, fraudar anotações de enfermagem ou resultados de exames. É estimado que em aproximadamente 25% das ocorrências da síndrome há essa forma de apresentação.
- **Provocação ou indução de sintomas ou sinais:** por exemplo, dar catárticos para provocar diarreia, atritar a pele para provocar erupções ou aquecer a criança para elevar sua temperatura. Essa forma de agressão pode produzir uma doença com risco de morte como, por exemplo, induzir vômitos e diarreia, provocando desidratação, intoxicar o paciente com anticoagulante, provocando uma síndrome hemorrágica, dar sedativo, provocando coma, asfixiar a criança quase até a morte. Em 50% dos casos há indução dos sintomas e, em 25%, coexistem simulação e indução.

Quanto à frequência, pode ocorrer como episódio único, doença contínua ou doença cíclica.[15,16]

É também uma forma de violência psicológica, pelas internações desnecessárias e repetidas que privam a criança de um cotidiano normal, além de submetê-la à sensação contínua de fragilidade e vulnerabilidade como se fosse portadora de uma doença crônica ou cíclica que sequer existe e a submete a múltiplos procedimentos, às vezes invasivos e dolorosos.[15]

Ao contrário das outras formas de violência contra crianças, as mães portadoras da síndrome de Münchhausen que a manifestam na forma por transferência não são agressivas nem negligentes com os filhos.[15]

Frequentemente descobre-se que havia uma história com anos de evolução e os eventos não foram considerados quanto a essa possibilidade. Quando existem outros filhos, em mais de 40% dos casos, outros filhos também já sofreram essa forma de abuso. É importante não confundir com situações que podemos chamar de "por conveniência", nas quais a doença é inventada ou simulada de modo fraudulento para obter vantagens como o afastamento do trabalho, receber o valor de um seguro ou não se engajar no serviço militar.

Incidência[15,16]

A maioria dos casos ocorre antes dos 5 anos de idade. A média é de 20 meses. Estima-se que a prevalência da doença seja de 0,5:100.000 crianças abaixo de 16 anos, de 12:100.000 em crianças abaixo de 5 anos e 2,8:100.000 em crianças abaixo de 1 ano. É provável que esses números sejam maiores, pois muitos profissionais evitam notificar os casos com pequeno nível de certeza para evitarem constrangimentos ou envolvimentos em procedimentos judiciais.

A mortalidade nas formas provocadas pode chegar a 10%. Crianças submetidas a asfixia (como com sacos plásticos, travesseiros, mãos) podem evoluir com encefalopatia crônica. É provável que parte dos casos de síndrome da morte súbita sejam, na realidade, casos fatais de síndrome de Münchhausen por transferência que não foram diagnosticados como tal.

Manifestações[15,16]

As queixas referentes ao sistema nervoso central são as mais comuns e representam 45% do total. Incluem convulsões, apneia e depressão. Nos Estados

Unidos, estima-se que 2,7:1.000 de recém-nascidos e lactentes jovens monitorizados por apneia são vítimas dessa síndrome.

As queixas gastrointestinais também são habituais e observadas em aproximadamente 10% dos casos. Os vômitos podem ser induzidos mecanicamente ou com o auxílio de drogas. Algumas vezes, os vômitos podem ter aspecto fecaloide, simulado com a adição de fezes ao material do vômito. As diarreias podem ser causadas pela administração de laxativos.

As erupções cutâneas, observadas em 10% dos casos, podem ser induzidas pela aplicação de substâncias cáusticas e tinturas na pele ou por atrito e escoriações.

As queixas de febre são referidas em 10% das ocorrências. A elevação da temperatura pode ser por aquecimento do termômetro, aquecimento da própria criança ou por injeção de substâncias pirógenas no paciente. Estima-se que até 9% das queixas de febre, investigadas como sendo sem sinais de localização ou de etiologia indeterminada, são por essa síndrome.

Os sangramentos são também queixas comuns, sendo a hematúria a mais frequente. Podem ser simulados com sangue de outra pessoa ou com substâncias coloridas que aparentem ser sangue. Podem ainda ser induzidos por administração de medicamentos anticoagulantes.

Nem sempre os sintomas são "fabricados". Podem ocorrer acréscimos de sintomas às manifestações de uma doença real ou o aumento da frequência de um evento que ocorre espontaneamente. A criança pode apresentar convulsões ou epistaxes esporádicas e verdadeiras, mas a responsável inventa uma série de outras crises, dando a impressão de que a doença é mais grave ou que não responde ao tratamento e exige maior intervenção.

À medida que a criança se torna maior há uma tendência de que ela passe a participar da fraude, associando-se à mãe como cúmplice e, a partir da adolescência, a se tornar portadora da síndrome de Münchhausen *by self*, em que os sintomas passam a ser inventados, simulados ou produzidos por ela mesma. Uma teoria que tenta explicar esse fenômeno é que a criança ficaria condicionada a um relacionamento em que o amor e o afeto são vinculados a estar doente. Só se sente amada e cuidada quando está doente; quando fica sadia, sente-se negligenciada (e, às vezes, é mesmo).

Sinais de alerta[15,16]

As intervenções médicas são baseadas nas informações dadas pelo paciente e seus familiares, cuja veracidade é absolutamente essencial. Quando essa premissa falha, os procedimentos ao paciente, alguns podendo ser bastante agressivos, embora motivados pela ação dos seus responsáveis, são provocados pelos profissionais de saúde, causando dor e sofrimento. Nessa síndrome há, portanto, três envolvidos: a vítima (paciente), o vitimizador (agressor) e o enganado (equipe de saúde).

Muitas vezes o que a responsável pela criança quer é apenas despertar e obter atenção, cuidado e carinho. Outras vezes, problemas sociais associados ou períodos de crise familiar criam uma situação em que ela usa a internação para permanecer afastada de casa ou manipular outros parentes.

Frequentemente o responsável pela criança procura o sistema de saúde com múltiplas queixas, já avaliadas em vários outros serviços e, na história, há referências sobre falta de resposta aos vários tratamentos instituídos e da insatisfação relacionada aos atendimentos anteriores.

Não é raro o agressor (geralmente a mãe) ter algum relacionamento com a área da saúde ou cuidados a crianças (em 35 a 40% dos casos o agressor atua na área de enfermagem e, em 5%, na de assistência social) ou tem antecedente pessoal de internação hospitalar prolongada.

A Tabela 31.9 apresenta algumas características da mãe e da família que devem levantar a suspeita.

Diagnóstico[15,16]

O diagnóstico é difícil, necessitando uma equipe experiente composta por médicos, enfermeiros, psicólogos e assistentes sociais.

Os sinais e sintomas podem persistir com a criança internada em 75 a 95% das vezes, já que a pessoa responsável permanece ao lado dela. O que chama atenção é que desaparecem ou melhoram quando ela se afasta da criança.

O tempo para a realização do diagnóstico varia de 3 a 6 meses. A Tabela 31.10 apresenta algumas situações que devem levantar a suspeita diagnóstica.

Geralmente, a impressão de que a doença e os sintomas prolongados da criança estejam sendo fabricados tende a se consolidar de forma gradual e lenta. A possibilidade, mesmo quando levantada no início, não é explorada sistematicamente nem com a agressividade necessária devido a:

- Desconhecimento da maioria dos profissionais de saúde de que essa doença existe, tem características próprias e não é tão rara.
- Dificuldades em admitir que as investigações e tratamentos anteriores, caros e agressivos, não deveriam ou não precisariam ter sido feitos e que, durante muito tempo, todas as hipóteses diagnósticas estavam erradas.

TABELA 31.9. Características da mãe e da família que devem levantar a suspeita de síndrome de Münchhausen por transferência[15,16]

Geralmente a responsável (quase sempre a mãe) é inteligente, articulada, simpática, comunicativa, parecendo ser muito dedicada e cuidadosa com a criança. Não se afasta da cabeceira do leito e tem grande aptidão teatral.
Utiliza vocabulário médico adequado e faz perguntas a todos sobre as causas, evolução provável, planos de investigação e de tratamento. De forma aberta ou dissimulada sugere condutas, manifestando entusiasmo com novos exames diagnósticos e esquemas terapêuticos.
Comporta-se como uma cuidadora experiente, assume funções e tende a ultrapassar os limites impostos pelas normas e regulamentos do serviço, criando confusões para conseguir atenção.
Apesar de não se afastar da criança e parecer esmerada em cuidar dela, não parece tão preocupada com a gravidade da doença quanto os profissionais da saúde e parece contente e confortável com a função de mãe de um doente. Mesmo quando as consequências do evento são graves, nunca parecem sentir culpa.
É particularmente cordial com o pessoal médico e de enfermagem que identifica como chefes, mas evita o contato com os profissionais que manifestam dúvidas, suspeitas ou questionam os sintomas e sua falta de consistência. Quando confrontadas abertamente com a hipótese, se tornam agressivas e arrogantes.
Há casos em que na história familiar são relatadas várias doenças graves em outros membros da família, inclusive com mortes súbitas e inexplicáveis.
O pai geralmente é omisso ou ausente e acredita que a mãe é cuidadosa e incapaz de fazer qualquer mal à criança.
As visitas de outros parentes ao hospital são raras e a família é mantida afastada pela mãe sob as mais diversas desculpas.

TABELA 31.10. Situações que devem levantar a suspeita de síndrome de Münchhausen por transferência[15,16]

Doença prolongada inexplicável, tão extraordinária que mesmo médicos experientes manifestam que "nunca viram nada parecido com isso antes", gerando uma expectativa da família por procedimentos diagnósticos cada vez mais sofisticados, frequentemente mais invasivos.
Quadros repetidos, cíclicos ou contínuos difíceis de caracterizar, com história, evolução, resultados de exames e respostas terapêuticas estranhas, incomuns ou inconsistentes e que parecem insolúveis, apesar do uso extenso de recursos diagnósticos que resultam negativos ou com resultados pouco consistentes.
Sintomas que parecem impróprios e incongruentes, que só ocorrem na presença da mãe e que predominam à noite, quando a supervisão por outras pessoas é menor.
O resultado do tratamento é referido como ineficaz ou não é tolerado ou deixa de funcionar após algum tempo.
A doença piora quando se cogita da alta hospitalar.
Inconsistências do tipo "sangra, mas não causa anemia" ou febre sem aumento concomitante da frequência cardíaca e respiratória.

- Acreditar que, se a mãe estivesse provocando os sintomas, a criança e vítima a denunciaria. É importante saber que não é raro a criança auxiliar a mãe na fabricação dos sintomas.
- Os testes psiquiátricos frequentemente não revelam distúrbios graves de saúde mental ou mesmo não se encontra nenhuma desordem psiquiátrica aparente. Essas famílias são sempre de tratamento difícil, estressante e desgastante.

VIOLÊNCIA SEXUAL

Apesar de não se constituir na forma mais frequente, situações de violência sexual usualmente apresentam ambiguidades e incertezas que afetam de maneira intensa a todos os envolvidos, incluindo os da equipe de saúde.[17]

Pode comprometer pessoas de ambos os sexos, em qualquer idade e causar diferentes danos para a saúde, como os traumatismos físicos, as doenças sexualmente transmissíveis (DST), a infecção pelo HIV e o risco da gravidez forçada e indesejada, com todas as suas graves consequências. Ao mesmo tempo, a violência sexual produz intenso impacto emocional e social, comprometendo a qualidade de vida não apenas de quem a sofre, mas de sua família e até de sua comunidade.[18]

Inclui desde beijos, carícias não genitais, manipulação dos genitais, mamas ou ânus, voyeurismo, exposição à pornografia, exibicionismo, exploração sexual, até o ato sexual com penetração oral, anal ou vaginal.[5] O uso da violência física associado à violência sexual está presente apenas em uma pequena parte dos casos e o contato genital não é condição obrigatória.

O Código Penal Brasileiro[13] define como crime de estupro qualquer atividade sexual realizada com menor de 14 anos, independente da manifestação de sua vontade (Art. 217-A).

Para a criança, as sensações físicas do contato sexual podem ser prazerosas. Mesmo assim, sua aceitação em atividades de natureza sexual com adultos é sempre caracterizada como abusiva. É bastante comum que crianças estimuladas sexualmente busquem a repetição desses estímulos, seja com adultos, seja com outras crianças. É importante frisar que a criança não é consciente das limitações sociais às diversas práticas sexuais. É dever dos adultos conhecer e respeitar esses limites – é sempre deles a responsabilidade pelos atos realizados.

De maneira esquemática, pode-se dividir as situações de violência sexual em agudas e crônicas, em função das demandas específicas de cada uma das categorias.

Classificação[17]

Violência aguda

As situações de violência sexual aguda correspondem, em sua grande maioria, aos assaltos sexuais (estupros), correlacionados intimamente com a violência urbana e com ocorrência, principalmente, no espaço público. As ameaças à vida ou à integridade física são explícitas, fortemente associadas à violência física e acometem, principalmente, adolescentes e mulheres adultas. O agressor, geralmente, é desconhecido, sem vinculação com a vítima. O atendimento a esse tipo de situação deve ser realizado em caráter de urgência, pela necessidade de avaliação imediata, tratamento de eventuais lesões físicas e pelos prazos definidos para o início das profilaxias contra DSTs e gestação indesejada.

Violência crônica ou abuso sexual

As situações de violência sexual crônica são as que ocorrem por períodos de tempo mais extensos, de maneira progressiva, cometidas por pessoa próxima, que conta com a confiança das vítimas e de suas famílias. As ameaças são, geralmente, mais veladas. O uso de violência física nem sempre está presente. Existe a possibilidade de contaminação por DSTs ou gestação, mas lesões físicas são pouco frequentes.

É um processo dinâmico que não se resume a seus participantes diretos, mas a todo o núcleo familiar, permeado por sensações de culpa, vergonha e inadequação para a maioria dos envolvidos. Por isso, a revelação é um processo complexo, carregada de ambiguidades e contradições, geralmente regida pela "lei do silêncio".

Atendimento[17]

A complexidade das situações de abuso sexual demanda o atendimento por profissionais de diversas áreas de atuação, cada qual com seu papel, foco de intervenção, linguagem e metodologia próprias. A comunicação entre esses diversos especialistas é fundamental para que sejam compreendidas as peculiaridades de cada caso, evitando-se redundâncias e contradições entre os múltiplos procedimentos. A institucionalização do atendimento favorece o esclarecimento de informações contraditórias e protege os profissionais que atendem.

A preservação da vida e da integridade física da vítima precede qualquer outro tipo de intervenção. Assim, o atendimento médico deve ser prestado imediatamente, independente de confirmação de violência ou do acionamento de autoridade policial ou judicial. Não há hipótese para negar o atendimento médico a situações de violência sexual.

Ao atender um caso suspeito de violência sexual, o profissional deve evitar fazer pré-julgamentos ou emitir diagnósticos precipitados. A escuta deve ser aberta, atenciosa, acolhedora, registrando de maneira imparcial. O histórico deve relatar a fala do entrevistado, evitando traduzir técnica e sinteticamente o que foi relatado. Isso possibilita não só proteção ao profissional, mas fornece subsídios para feitura do laudo indireto de exame de corpo de delito por meio do prontuário do paciente, quando necessário.

O atendimento deve ser realizado em espaço físico adequado, que preserve a privacidade dos envolvidos e a confidencialidade das informações.

Recomendamos a leitura da "Norma Técnica de Atenção Humanizada às Pessoas em Situação de Violência Sexual com Registro de Informações e Coleta de Vestígios", disponível em http://www.spm.gov.br/central-de-conteudos/publicacoes/publicacoes/2015/norma-tecnica-versaoweb.pdf, cuja publicação mais recente é de 2015.[19]

Exame físico

Todo o corpo do paciente deve ser examinado para a identificação de lesões indicativas de violência física. O profissional que atende deve ser paciente e compreensivo, pois o exame físico não deve se constituir em uma nova experiência traumática para a suposta vítima. Se necessário, o exame deverá ser realizado sob narcose, em centro cirúrgico.

O exame ginecológico visa detectar a presença de lacerações e sangramentos que demandam intervenção cirúrgica imediata, além de diagnosticar eventuais doenças sexualmente transmissíveis ou gestações.

A avaliação himenal tem importância apenas do ponto de vista médico legal. Hímen de diâmetro alargado ou de bordas finas não tem significado diagnóstico. Mesmo para as roturas himeniais ou lacerações perineais recentes deve ser feito o diagnóstico diferencial com traumas acidentais.

A vagina da menina posiciona-se de maneira mais horizontalizada com relação à da mulher adulta, o que facilita as lesões de parede vaginal anterior em caso de traumatismo. As estruturas do trato urinário inferior, por suas relações com a vagina, têm grande chance de serem lesadas pelo agente traumático. A paciente não deve ser liberada do atendimento de urgência até que se tenha descartado tal possibilidade. A colpovirgoscopia deve ser realizada apenas por profissional com experiência nesse tipo de procedimento.

O exame da região anal também deve ser realizado em todos os casos, seguindo-se os mesmos cuidados com o bem-estar do paciente observados no exame ginecológico.

A gravidade das lesões internas nem sempre está correlacionada às lesões visíveis externamente. Pacientes com pequenas roturas perineais podem apresentar grandes lacerações em fundo de saco vaginal, com consequente hemorragia para a cavidade abdominal. Os sinais de irritação peritoneal podem ser de difícil avaliação em crianças muito pequenas, sendo necessária a complementação diagnóstica com métodos de imagem.

Procedimentos cirúrgicos

Os objetivos do tratamento cirúrgico, quando indicado, são a interrupção dos sangramentos e a reconstrução anatômica das estruturas lesadas. A hemostasia deve ser realizada com fios absorvíveis, para evitar o desconforto do procedimento de retirada dos mesmos. O tamponamento de sangramentos vaginais deve ser evitado, pois os tampões vaginais tendem a aumentar de tamanho na medida em que acumulam o sangue e sua retirada pode ser bastante traumática para uma pessoa submetida à violência sexual.

Exames subsidiários

Em termos laboratoriais, além dos exames citados para vítimas de violência física, na urgência devem ser colhidas secreções vaginais e anais e sorologias para as principais doenças sexualmente transmissíveis, a fim de determinar o *status* no momento do primeiro atendimento.

Nos casos em que medicamentos antirretrovirais forem indicados, é necessário o monitoramento da função renal e hepática.

Provas forenses[17,19,20]

Do ponto de vista médico-legal, o registro acurado do prontuário médico, com histórico e exame físico detalhados é fundamental para a análise do caso pelos setores de proteção e responsabilização. A Norma Técnica do Ministério da Saúde, de 2012,[20] preconiza a coleta de material para identificação forense de possíveis autores do delito (Disponível em: http://bvsms.saude.gov.br/bvs/publicacoes/prevencao_agravo_violencia_sexual_mulheres_3ed.pdf.)

Para fins jurídicos, se houver tempo e não houver risco adicional ao paciente, é preferível serem coletados por médico legista (IML). Para acessar os procedimentos oferecidos pelo IML é necessária a apresentação de requisição de autoridade policial, feita durante a elaboração do boletim de ocorrência policial.

Procedimentos de profilaxia[17]
Profilaxia de emergência da gestação (em pacientes que já menstruam)

Entre os procedimentos realizados incluem-se as diversas profilaxias, as quais são indicadas apenas nas primeiras 72 horas após o coito suspeito, o mais precoce possível, sendo consideradas ineficientes após esse período ou em casos de abusos repetidos. Pacientes na menacme têm indicação da anticoncepção de emergência.

A dosagem recomendada é: 2 comprimidos de levonorgestrel 0,75 mg, VO, em uma única tomada.

Profilaxia das DSTs não virais

A maior parte das DSTs não virais pode ser evitada por meio de medicações de dose única (Tabela 31.11).

Profilaxia da Hepatite B

Pacientes que não foram vacinadas contra hepatite B ou com situação vacinal desconhecida devem receber imunoglobulina específica, além da complementação do esquema vacinal segundo calendário vacinal vigente no Brasil. A dose recomendada dai anti-hepatite B é de 12 U ou 0,06 mL/kg, IM, em dose única.

Profilaxia antirretroviral

As medicações antirretrovirais devem ser utilizadas criteriosamente, pois devem ser tomadas por um período relativamente longo (28 dias) e não são isentas de efeitos colaterais.

Os critérios para a administração de antirretrovirais incluem a forma de exposição (como em casos com sangramentos, penetração anal ou vaginal);

TABELA 31.11. Profilaxia das doenças sexualmente transmissíveis[17]

Profilaxia da	Com
Sífilis	Penicilina benzatina – 50.000 U/kg, IM, em dose única (máximo = 2.400.000 U) OU Estearato de eritromicina – 50 mg/kg/dia (máximo = 2 g/dia), VO, 6/6 h, por 15 dias
Clamidiose e cancro mole	Azitromicina – 30 mg/kg, VO, em dose única (máximo 1.500 mg)
Gonorreia	Em crianças: ceftriaxona – 250 mg, IM, em dose única Em adolescentes: ciprofloxacina OU ofloxacina
Tricomoníase	Metronidazol – 15 mg/kg/dia (dose máxima = 750 mg/dia), VO, 8/8 h, por 7 dias

o intervalo entre a exposição e o início da tomada da medicação deve ser inferior a 72 horas; e o *status* sorológico do agressor, quando conhecido. O esquema de escolha inclui mais de uma droga, podendo ser adaptado individualmente.

O Ministério da Saúde publicou, em 2015, o Protocolo Clínico e Diretrizes Terapêuticas para Profilaxia Antirretroviral Pós-Exposição de Risco à Infecção pelo HIV (PEP), que se insere no conjunto de estratégias da prevenção combinada para ampliar as formas de intervenção e evitar novas infecções pelo HIV.[21]

Aborto

Caso seja constatada gestação em decorrência de violência sexual, a legislação brasileira permite a realização de aborto legal.[13]

Há normas do Ministério da Saúde[22] para o atendimento ao abortamento em gravidez por violência sexual. O Código Penal[13] não exige qualquer documento para a prática do abortamento nesses casos e não há o dever legal de noticiar o fato à polícia.

Deve-se orientar a vítima a tomar as providências policiais e judiciais cabíveis. A notificação criminal (boletim de ocorrência – BO) de crimes sexuais é um direito exclusivo da vítima ou de seus responsáveis legais, exceto quando o agressor possui o poder familiar sobre a vítima, caso em que o BO deve ser providenciado pela equipe de saúde, de acordo com o Art. 245 do Estatuto da Criança e do Adolescente.[14]

Nos casos nos quais a vítima não queira fazer um BO, não lhe pode ser negado o abortamento[22,23] e não se deve temer possíveis consequências jurídicas, caso se revele posteriormente que a gravidez não foi resultado de violência sexual, pois, de acordo com o Código Penal[13] "é isento de pena quem, por erro plenamente justificado pelas circunstâncias, supõe situação de fato que, se existisse, tornaria a ação legítima" (Art. 20, § 1º).

■ VIOLÊNCIA PSICOLÓGICA POR AÇÃO[24]

(A violência psicológica por omissão foi abordada anteriormente = negligência).

Seu impacto emocional ultrapassa a capacidade de integração psicológica da criança ou do adolescente e resulta em sérios prejuízos ao desenvolvimento psicoafetivo, relacional e social dos mesmos. Em geral, acompanha as outras formas de violência.[24]

É a forma de violência doméstica mais difícil de ser conceituada e diagnosticada, pois muitas vezes ela resulta do despreparo dos pais para a educação de seus filhos, valendo-se de ameaças, humilhações ou desrespeito como formas culturalmente aprendidas de educar.

Rejeição afetiva[24]

Ocorre por depreciação ativa da criança e do adolescente, ataque direto à sua autoestima (dizer ou sugerir que não tem valor e que não pode ser amado), desencorajamento das expressões de apego (recusar ou rejeitar o afago, carinho ou aproximação que a criança procura), tratamento negativo diferenciado, ameaças de abandono, agressividade verbal, depreciação da imagem, humilhações verbais ou não verbais públicas, utilização de apelidos ou adjetivos que ridicularizam e inferiorizam, comparações maldosas, degradantes.

Alto grau de expectativa e de exigência[24]

Ocorre por atribuição de tarefas em excesso ou não adaptadas às possibilidades de crianças e adolescentes, que prejudicam o estudo, o descanso e o lazer; responsabilidades e expectativas inadequadas à idade e à condição da criança ou do adolescente; imposição de exigências irrealistas ou inconsistentes.

Terrorismo[24]

Ocorre por clima ameaçador, hostil e imprevisível; estímulo a medos intensos na criança ou no adolescente, com ameaças diretas de morte, de abandono, de punições extremas ou sinistras, ou ameaças por meio de pessoas ou objetos amados; submissão a acessos de raiva excessivos.

Isolamento ou confinamento[24]

Ocorre pela ação de cortar os contatos usuais da criança ou do adolescente, levando-os a acreditar que estão sós no mundo e que não podem contar com ninguém; limitação dos movimentos da criança ou adolescente, fechando-os, isolando-os ou mesmo prendendo-os em casa, proibindo-os de ter atividades fora de casa e/ou da escola.

Corrupção ou exploração[24]

É o favorecimento de comportamentos impróprios, antissociais ou desviantes na criança ou no adolescente, motivando-os à agressão verbal ou física, a atos delinquentes, ao consumo de álcool, drogas e outras substâncias nocivas, ou explorando-os comercialmente para o sexo.

Alienação parental[25]

A alienação parental é crime previsto na lei nº 12.318, de 26 de agosto de 2010 (disponível em: http://www.planalto.gov.br/ccivil_03/_ato2007-2010/2010/lei/l12318.htm), que considera ato de alienação parental a interferência na formação psicológica da criança ou do adolescente promovida ou induzida por um dos genitores, pelos avós ou pelos que tenham a criança ou adolescente sob a sua autoridade, guarda ou vigilância para que repudie genitor ou que cause prejuízo ao estabelecimento ou à manutenção de vínculos com este.

São formas exemplificativas de alienação parental:

- Realizar campanha de desqualificação da conduta do genitor no exercício da paternidade ou maternidade;
- Dificultar o exercício da autoridade parental;
- Dificultar contato de criança ou adolescente com genitor;
- Dificultar o exercício do direito regulamentado de convivência familiar;
- Omitir deliberadamente a genitor informações pessoais relevantes sobre a criança ou adolescente, inclusive escolares, médicas e alterações de endereço;
- Apresentar falsa denúncia contra genitor, contra familiares deste ou contra avós, para obstar ou dificultar a convivência deles com a criança ou adolescente;
- Mudar o domicílio para local distante, sem justificativa, visando a dificultar a convivência da criança ou adolescente com o outro genitor, com familiares deste ou com avós.

A prática de ato de alienação parental fere direito fundamental da criança ou do adolescente de convivência familiar saudável, prejudica a realização de afeto nas relações com genitor e com o grupo familiar, constitui abuso moral contra a criança ou o adolescente e descumprimento dos deveres inerentes à autoridade parental ou decorrentes de tutela ou guarda.

Cabe, nesses casos, processo judicial, no qual o juiz poderá determinar as medidas provisórias necessárias para preservação da integridade psicológica da criança ou do adolescente, inclusive para assegurar sua convivência com genitor alienado ou viabilizar a efetiva reaproximação entre ambos, se julgar apropriado.

Avaliação clínica[24]

Há uma dificuldade particular de medida dos impactos que a violência psicológica de fato tem sobre a criança ou adolescente. Não somente sua constatação e avaliação se revelam difíceis, mas a relação de causalidade entre a violência psicológica e o sofrimento da criança ou adolescente pode ser até impossível de se estabelecer. Não encontrar consequências emocionais não quer dizer que a vítima não tenha sofrido ou esteja sofrendo violência psicológica, atestando a

existência de eficientes recursos internos ou externos, como o apoio psicológico efetivo oferecido no momento propício.

Há um consenso em se considerar que a violência psicológica acompanha todas as outras formas de violência, mas, diferentemente delas, não há um perfil exato das características de vítimas, autores, natureza dos vínculos e situações ou circunstâncias em que a violência psicológica ocorre.

Sinais de alerta

A Tabela 31.12 apresenta as principais manifestações de violência psicológica, que servem como sinais de alerta.

Consequências[24]

A Tabela 31.13 apresenta as principais consequências da violência psicológica que, embora devastadoras, nem sempre são fáceis de reconhecer.

ROTEIRO DE ATENDIMENTO

Todas as formas de violência doméstica devem ser reconhecidas como enfermidades, pois são assim identificados no Código Internacional de Doenças (CID-10), como mostra a Tabela 31.14.

O reconhecimento das várias formas de violência contra crianças e adolescentes deve, portanto, fazer parte da rotina dos profissionais da saúde, assim como a abordagem dessas situações que muitas vezes é de extrema complexidade. Estar atento para suspeitar ou comprovar a existência de maus-tratos requer, além de habilidade, sensibilidade e compromisso com essa questão.

Os profissionais da saúde desempenham papel fundamental no levantamento da suspeita, na confirmação diagnóstica, no tratamento das lesões e possíveis sequelas, no acompanhamento e no desencadeamento das medidas legais de proteção cabíveis a cada caso.[26]

Abrangência do atendimento[27]

Deve-se ter em mente que há sempre duas ou mais vítimas no abuso perpetrado contra a criança ou adolescente: a própria vítima, a pessoa (familiar) que praticou o ato e outros membros da família ou da comunidade da vítima.

É, portanto, importante verificar qual a forma de abordagem que melhor se adapta a cada situação para elaborar um plano de trabalho da equipe que participará das intervenções.

TABELA 31.12. Manifestações de violência psicológica que servem de sinais de alerta[24]

Estagnação do crescimento ou nanismo psicossocial (desnutrição sem evidência de causa orgânica): a reversibilidade desse sintoma, com a hospitalização da criança e o afastamento dos pais, confirma o diagnóstico, isto é, retirada de seu meio, a criança apresenta rápida e considerável aceleração no crescimento e ganho de peso.
Atrasos do desenvolvimento neuropsicomotor.
Distúrbios alimentares: anorexia ou hipofagia (perda ou falta de apetite) ou, ao contrário, hiperfagia (fome excessiva), podendo levar a obesidade, bulimia.
Distúrbios cognitivos: dificuldades de aprendizado, atraso intelectual.
Distúrbios do comportamento: • No lactente e pré-escolar: condutas de evitamento dos pais; vigilância gelada ou controle dos afetos e movimentos em função do estado emocional dos pais; avidez ou voracidade afetiva (querer afeto demais a toda hora e a qualquer custo); depressão com falta de interesse por brinquedos ou por outra estimulação; hipermovimentação e agitação; distúrbios do sono e esfincterianos (enurese, encoprese). • Na criança maior: grande inibição e passividade ou hiperatividade e instabilidade psicomotora associadas à agressividade contra os outros ou contra ela própria. • No pré-adolescente e no adolescente: fugas, tentativas de suicídio; dificuldades escolares ou escolaridade superinvestida; rebeldia.
Sofrimento depressivo exteriorizado muitas vezes por meio de tristeza, choro; hiperemotividade ou transbordamento emocional; sentimento de não ser compreendido, sentimentos de culpa, de desvalorização e de impotência; sentimento permanente de inferioridade que corta toda motivação.
Submissão alienante à autoridade em virtude de uma má interiorização da lei ou, ao contrário, sentimento e atitude correspondente de superioridade abusiva.
Desconfiança paranoica.
Incapacidade para reconhecer as necessidades, os sentimentos e o referencial do outro.
Relação permeada de ansiedade e conflitos com um ou ambos os pais, e com figuras que os representam.
Pouca comunicação ou comunicação feita sempre de modo destrutivo.
Hiper-reatividade de caráter passivo ou agressivo.

TABELA 31.13. Principais consequências da violência psicológica[24]

Prejuízo duradouro na constituição e na mobilização do sentimento de autoestima e de autoconfiança.
Vulnerabilidade na constituição e na preservação da saúde física e mental.
Dificuldade de formar relações interpessoais satisfatórias.
Descrédito quanto à possibilidade de amar e ser amado.
Sentimentos de culpa e de desamparo.
Visão pessimista de mundo.
Grande dificuldade de comunicar de maneira construtiva. Redução das possibilidades para futuro sucesso profissional.
Comportamentos autodestrutivos e hostis em direção aos outros.
Dependência, depressão, retraimento.
Sintomas de ansiedade excessiva.
Atitudes antissociais como: furto, roubo, mentira, agressividade.
Desejo de fuga ou fuga consumada.
Tentativas de suicídio ou suicídio consumado.

TABELA 31.14. Código Internacional de Doenças (CID-10) relativos a maus-tratos, abuso ou violência doméstica

T74	Síndrome de maus-tratos
T74.0	Abandono
T74.1	Sevícias físicas Síndrome da criança espancada SOE
T74.2	Abuso sexual
T74.8	Outras síndromes especificadas de maus-tratos Formas mistas
T74.9	Síndrome não especificada de maus-tratos Efeitos de sevícias infligidas a crianças SOE
F68.1	Produção deliberada ou simulação de sintomas ou de incapacidades físicas ou psicológicas Síndrome de Münchhausen

O atendimento de situações com suspeita de maus-tratos a crianças e adolescentes deve ser realizado, necessariamente, por equipe multidisciplinar e interprofissional com as seguintes características: capacitada, integrada, institucionalizada, ciente de suas atribuições e capaz de interagir com outras instituições.

O papel do médico diante de um caso de suspeita de violência doméstica envolve diversas atribuições, entre elas:

- Identificar ou levantar suspeita sobre os casos trazidos a seu conhecimento por meio da anamnese e exame físico;
- Prestar o atendimento emergencial necessário, independente da situação da investigação policial;
- Dar continuidade ao atendimento em nível ambulatorial, interagindo com os demais membros da equipe interprofissional.

Nos casos de suspeita de violência sexual:

- Colher as provas forenses se estas tiverem de ser realizadas durante o atendimento emergencial e não houver tempo hábil para tal coleta em serviço especializado (IML);

- Prescrever a profilaxia para doenças sexualmente transmissíveis e, se for o caso, a contracepção de emergência;
- Propor o encaminhamento para serviços que oferecem abortamento legal, nos casos que resultem em gestação.

Não existe impedimento legal ou ético para o atendimento imediato de vítimas de violência, priorizando a emergência ou urgência médica. Questões policiais e judiciais devem ser abordadas após o atendimento das necessidades médicas da vítima. A recusa infundada do atendimento médico caracteriza, ética e legalmente, em imperícia e omissão de socorro, com todas as suas consequências. Nesse caso, de acordo com o Art. 13, § 2º do Código Penal,[13] o médico pode ser responsabilizado civil e criminalmente pelos danos físicos e mentais ou eventual morte do paciente.

Encaminhamentos[27]

Quando a suposta vítima de violência apresentar lesões leves e não for detectado risco de revitimização com o seu retorno para a sua moradia, deve-se notificar o Conselho Tutelar da região de moradia do paciente, mediante relatório institucional elaborado por um dos membros da equipe interprofissional. Considera-se como risco de revitimização o fato do agressor não ser controlável ou a família do paciente não parecer competente e capaz de proteger a criança ou adolescente. Essa notificação pode ser encaminhada no primeiro dia útil após o ocorrido.

Na presença de lesões graves ou quando o retorno da criança ou adolescente para sua moradia puder resultar em revitimização, ela deve ser internada, permanecendo sob a proteção da instituição hospitalar e se deve notificar a Vara da Infância e Juventude da região de moradia do paciente mediante ofício contendo relatório da equipe multiprofissional.

Ao juiz da Vara da Infância e Juventude cabe decidir o encaminhamento a ser dado ao caso. A alta hospitalar dependerá de critérios clínicos e da decisão judicial (Figura 31.1).

Após a alta hospitalar, a criança ou adolescente, assim como suas famílias, deverão ser encaminhadas para acompanhamento ambulatorial por equipe multiprofissional.

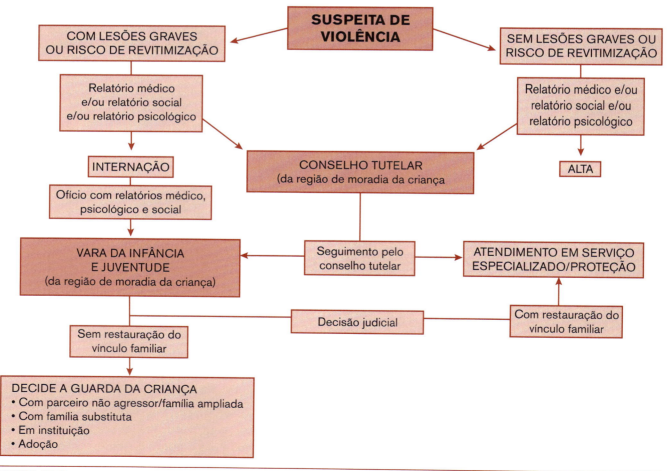

FIGURA 31.1. Fluxograma de atendimento a supostas vítimas de violência doméstica[27]

É importante ressaltar a importância da proteção e preservação física de quem notifica. Por isso, a notificação deve ser realizada pela instituição onde a suposta vítima está sendo atendida, pois convém evitar envolvimentos pessoais. Quando a notificação institucional não for possível, pode-se recorrer à denúncia anônima, por telefone (no estado de São Paulo, pelo disque denúncia anônima – telefone 181, ou, em âmbito nacional, à Secretaria de Direitos Humanos do Governo Federal – telefone 100).

A Ficha de Notificação/Investigação Individual de Violência Doméstica, Sexual e Outras Violências foi instituída pela Portaria GM/MS 104/2011,[2,28] incluindo os casos suspeitos ou confirmados de violência como doença de notificação compulsória a ser encaminhada também à Vigilância Epidemiológica.

Providências policiais e judiciais[2,26,27]

Após o atendimento médico, os responsáveis legais pela criança ou adolescente deverão ser orientados a lavrar um boletim de ocorrência policial em uma delegacia, de preferência especializada no atendimento a mulheres ou a crianças, que deverá encaminhar o paciente para exames e coleta de provas forenses pelos peritos do IML. Se, por qualquer motivo, não houver a possibilidade de realização dos exames periciais diretamente pelo IML, os peritos poderão fazer o laudo de forma indireta, com base no prontuário médico. Seu preenchimento adequado é, portanto, imprescindível (Figura 31.2).

É necessária, para fins judiciais nos casos de abuso sexual, a coleta de material para provas forenses. O ideal, quando não há risco para o paciente, é que o médico perito do IML faça a avaliação e coleta desse material antes de qualquer outro procedimento. É desejável integrar os procedimentos relacionados à assistência médica e jurídica criando-se centros de referência para atendimento às vítimas de abuso sexual. Dessa forma evita-se a necessidade constrangedora de repetidos relatos da agressão, bem como a

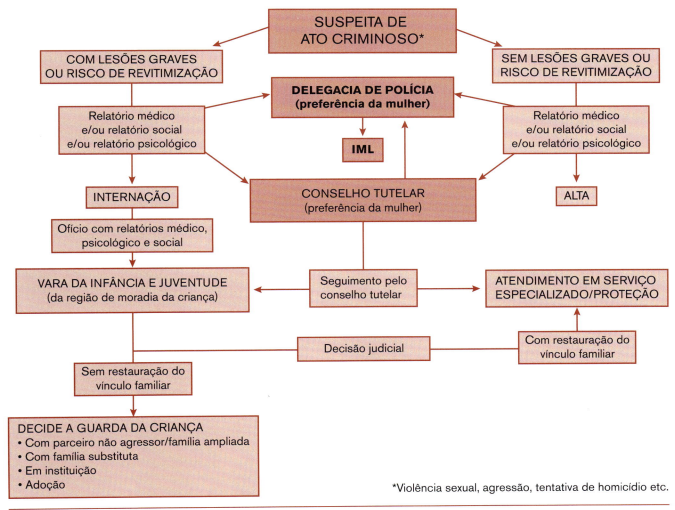

FIGURA 31.2. Fluxograma de atendimento a supostas vítimas de violência por suposto ato criminoso.[27]

submissão do paciente a repetidos exames executado por profissionais diferentes.

Nos casos em as provas forenses tiverem de ser colhidas na emergência, deve-se arquivá-las em condições adequadas à disposição do Poder Judiciário e seu local de guarda deve estar precisamente anotado no prontuário do paciente.

É importante lembrar que o prontuário pertence ao paciente, portanto está sujeito a sigilo profissional, que só pode ser revelado com autorização expressa do paciente ou seus responsáveis legais, justa causa ou dever legal (Art. 73 do Código de Ética Médica 2010).[29]

A notificação pode ser definida como a informação emitida pelo setor da saúde ou por qualquer outro órgão ou pessoa para o Conselho Tutelar, o Ministério Público ou a Vara da Infância e Juventude, com a finalidade de promover cuidados sociossanitários voltados à proteção das vítimas. Ela deve desencadear um processo que visa interromper as atitudes e comportamentos violentos dentro da família ou por parte de qualquer agressor. Vale ressaltar que a notificação não tem poder de denúncia policial, mas tem a finalidade de chamar o Poder Público à sua responsabilidade.

A notificação de suspeita ou confirmação de maus-tratos é um dever do médico, previsto no Art. 28 do Código de Ética Médica de 2010.[29]

COMENTÁRIOS FINAIS

É dever constitucional da família, da sociedade e do Estado colocar crianças e adolescentes a salvo de toda forma de negligência, discriminação, exploração, violência, crueldade e opressão (Art. 227 da Constituição da República Federativa do Brasil).[30] Compete à equipe de saúde, ao atender uma suposta vítima de violência, representar a sociedade nessa relação, sendo imprescindível a participação dos profissionais desse segmento da sociedade no desenvolvimento das estratégias de atuação contra a violência.

Sempre que um caso de violência contra crianças ou adolescentes é suspeitado ou detectado, o socorro deve entrar por meio de qualquer instituição de atenção a crianças e adolescentes, além dos Conselhos Tutelares, delegacias de polícia, Varas da Infância e Juventude e até do Instituto Médico Legal ou Serviço de Verificação de Óbitos.

Violência contra crianças e adolescentes exige intervenções múltiplas, envolvendo medidas protetoras que devem garantir assistência médica, psicológica, social, educacional e jurídica. A intervenção deve envolver uma rede multiprofissional e interinstitucional em uma família na qual ocorre qualquer forma de violência.

Qualquer profissional que se defronte com um caso de violência contra criança ou adolescente está diante de uma situação complexa, com risco de morte, que deixa quase sempre sequelas psíquicas graves e frequentemente sequelas físicas incapacitantes, e que afeta todos os membros de uma família de formas e intensidade diferentes, com potencial de afetar também gerações futuras dessa mesma família.

A violência contra crianças e adolescentes provoca alterações à saúde física e mental que duram por toda uma vida e as consequências podem vir a atrasar o desenvolvimento econômico e social de um país. É possível preveni-la antes que ela ocorra e, para isso, é necessária uma abordagem multiprofissional e interdisciplinar, por meio de programas preventivos eficazes que prestam apoio aos pais e lhes aportem conhecimentos e técnicas positivas para criar seus filhos, pois atenção contínua para as crianças e suas famílias podem reduzir o risco de recorrência da violência doméstica e minimizar as suas consequências.[7]

Referências bibliográficas

1. Butchart A, Phinney Harvey A, Mian M, Fürniss T, Kahane T. World Health Organization. Dept. of Injuries and Violence Prevention – International Society for Prevention of Child Abuse and Neglect [Internet]. Preventing child maltreatment: a guide to taking action and generating evidence; 2006. Disponível em: http://apps.who.int/iris/bitstream/10665/43499/1/9241594365_eng.pdf. Acessado em out 2016.

2. Brasil. Ministério da Saúde. Portaria GM/MS nº104, de 25 de janeiro de 2011. Publicada no D.O.U. de 26 de janeiro de 2011, Seção I, p. 37.

3. Simões CCS [Internet]. Perfis de saúde e de mortalidade no Brasil: uma análise de seus condicionantes em grupos populacionais específicos. Brasília: Organização Pan-Americana da Saúde. 2002; 141. Disponível em: http://www.opas.org.br/sistema/arquivos/perfis.pdf. Acessado em jun 2007.

4. Brasil. Ministério da Saúde: Secretaria de Vigilância em Saúde: Departamento de Análise de Situação de Saúde [Internet]. Sistema de Informações sobre Mortalidade – SIM. Disponível em: http://tabnet.datasus.gov.br/cgi/deftohtm.exe?sim/cnv/obtuf.def. Acessado em dez 2014.

5. Waksman RD, Harada MJC. Violência contra a criança e o adolescente. In: Waksman RD, Hirschheimer MR (eds.). Manual de atendimento às crianças e adolescentes vítimas de violência. Brasília: CFM. 2011; 13-30.

6. Brasil. Presidência da República, Casa Civil, Subchefia para Assuntos Jurídicos. Lei nº 13.010, de 26 de junho de 2014. Disponível em: http://www.planalto.gov.br/ccivil_03/_Ato2011-2014/2014/Lei/L13010.htm. Acessado em out 2016.

7. World Health Organization [Internet]. Child maltreatment. Disponível em: http://www.who.int/mediacentre/factsheets/fs150/es. Acessado em out 2016.

8. Brasil. Ministério da Saúde. Secretaria de Vigilância em Saúde. Departamento de Vigilância de Doenças e Agra-

ATENDIMENTO À CRIANÇA VITIMIZADA

vos não Transmissíveis e Promoção da Saúde. Sistema de Vigilância de Violências e Acidentes (VIVA): 2009, 2010 e 2011. Brasília: Ministério da Saúde. 2013; 164. Disponível em: http://bvsms.saude.gov.br/bvs/publicacoes/sistema_vigilancia_violencia_acidentes.pdf.

9. Pfeiffer L, Hirschheimer MR. Negligência ou omissão do Cuidar. In: Waksman RD, Hirschheimer MR (eds.). Manual de atendimento às crianças e adolescentes vítimas de violência. Brasília: CFM. 2011. 39-56.

10. Azevedo MA. Ponta do iceberg – 2007. Pesquisando a violência doméstica contra crianças e adolescentes – Brasil – 1996 à 2007. Universidade de São Paulo – Instituto de Psicologia – Departamento de Psicologia da Aprendizagem, do Desenvolvimento e da Personalidade. Disponível em: http://www.ip.usp.br/laboratorios/lacri/iceberg.htm.

11. Cardoso ACA. Abuso ou violência física. In: Waksman RD, Hirschheimer MR (eds.). Manual de atendimento às crianças e adolescentes vítimas de violência. Brasília: CFM. 2011; 31-8.

12. Kochanek PM. Mechanisms of Secondary Damage after Severe Traumatic Brain Injury in Infants and Children: The Role of Child Abuse. Disponível em: http://www.safar.pitt.edu/content/programs/tbi/tbi_childabuse.html.

13. Brasil. Presidência da República, Casa Civil, Subchefia para Assuntos Jurídicos. Decreto-Lei Nº 2.848, de 7 de dezembro de 1940. Código Penal Brasileiro. Disponível em: http://www.planalto.gov.br/ccivil_03/decreto-lei/Del2848compilado.htm. Acessado em jan 2012.

14. Brasil. Estatuto da Criança e do Adolescente, Lei nº 8.069, de 13 de julho de 1990, DOU de 16/07/90. Disponível em: http://www.planalto.gov.br/ccivil_03/leis/L8069.htm.

15. Cardoso ACA, Hirschheimer MR. Síndrome de Münchhausen por transferência. In: Waksman RD, Hirschheimer MR (eds.). Manual de atendimento às crianças e adolescentes vítimas de violência. Brasília: CFM. 2011; 63-71.

16. Oliveira RG. Síndrome de Münchhausen. Disponível em: http://Münchhausen.com.br/asindrome.html. Acessado em mai 2009

17. Lerner T, Vásquez ML. Violência Sexual. In: Waksman RD, Hirschheimer MR (eds.). Manual de atendimento às crianças e adolescentes vítimas de violência. Brasília: CFM. 2011; 73-84.

18. Hospital Perola Biyngton, Centro de Referência da Saúde da Mulher. Núcleo de Atenção Integral à Mulher em Situação de Violência Sexual – AVS. Disponível em: http://www.hospitalperola.com.br/. Acessado em jan 2012.

19. Brasil. Ministério da Saúde, Ministério da Justiça, Secretaria de Políticas Para As Mulheres. Norma Técnica - Atenção Humanizada às Pessoas em Situação de Violência Sexual com Registro de Informações e Coleta de Vestígios. 1 ed. Brasília, DF; 2015. Disponível em: http://www.spm.gov.br/central-de-conteudos/publicacoes/publicacoes/2015/norma-tecnica-versaoweb.pdf

20. Brasil. Ministério da Saúde. Secretaria de Atenção à Saúde. Departamento de Ações Programáticas Estratégicas. Prevenção e tratamento dos agravos resultantes da violência sexual contra mulheres e adolescentes: Norma téc-

nica – 3ª edição atualizada e ampliada, Série A. Normas e Manuais Técnicos, Série Direitos Sexuais e Direitos Reprodutivos – Caderno nº 6. Brasília; 2012. Disponível em: http://bvsms.saude.gov.br/bvs/publicacoes/prevencao_agravo_violencia_sexual_mulheres_3ed.pdf.

21. Brasil. Ministério da Saúde. Secretaria de Vigilância em Saúde. Departamento de DST, Aids e Hepatites Virais. Protocolo Clínico e Diretrizes Terapêuticas para Profilaxia Antirretroviral Pós-Exposição de Risco à Infecção pelo HIV. Brasília: Ministério da Saúde. 2015; 54 p. : il. Disponível em: http://www.aids.gov.br/sites/default/files/anexos/publicacao/2015/58168/pcdt_pep_20_10_1.pdf

22. Brasil. Ministério da Saúde. Secretaria de Atenção à Saúde. Departamento de Ações Programáticas Estratégicas. Atenção Humanizada ao Abortamento: Norma Técnica, Série A. Normas e Manuais Técnicos. Série Direitos Sexuais e Direitos Reprodutivos – Caderno nº 4, 2ª edição atualizada e ampliada. Brasília; 2011. Disponível em: http://bvsms.saude.gov.br/bvs/publicacoes/atencao_humanizada_abortamento_norma_tecnica_2ed.pdf

23. Centro de Bioética do CREMESP. Destaques - Ministério lança norma técnica sobre aborto legal sem BO. Disponível em: http://www.bioetica.org.br/?siteAcao=Destaques&id=27. Acessado em jan 2012.

24. Mello ACMPC de. Violência Psicológica. In: Waksman RD, Hirschheimer MR (eds.). Manual de atendimento às crianças e adolescentes vítimas de violência. Brasília: CFM. 2011; 57-62.

25. Brasil. Presidência da República, Casa Civil, Subchefia para Assuntos Jurídicos. Lei nº 12.318, de 26 de agosto de 2010. Disponível em: http://www.planalto.gov.br/ccivil_03/_Ato2007-2010/2010/Lei/L12318.htm. Acessado em jan 2012.

26. Brasil. Ministério da Saúde. Política nacional de redução da morbimortalidade por acidentes e violências. Portaria MS/GM nº 737 de 16/5/01 publicada no DOU de 18 de maio de 2001. Brasília: Ministério da Saúde; 2001. Disponível em: http://bvsms.saude.gov.br/bvs/publicacoes/politica_reducao_morbimortalidade_acidentes_2ed.

27. Hirschheimer MR, Waksman RD. Roteiro de atendimento e notificação. In: Waksman RD, Hirschheimer MR (eds.). Manual de atendimento às crianças e adolescentes vítimas de violência. Brasília: CFM. 2011; 85-99.

28. Brasil. Ministério da Saúde. Secretaria de Assistência à Saúde. Notificação de maus-tratos contra crianças e adolescentes pelos profissionais de saúde: um passo a mais na cidadania em saúde. Brasília; 2002. Disponível em: http://bvsms.saude.gov.br/bvs/publicacoes/notificacao_maustratos_criancas_adolescentes.pdf.

29. Brasil. Conselho Federal de Medicina. Código de Ética Médica – Resolução CFM Nº 1931/2009. Publicado no D.O.U. de 24 de setembro de 2009, Seção I, p. 90 e retificação publicada no D.O.U. de 13 de outubro de 2009, Seção I, p.173.

30. Brasil. Presidência da República, Casa Civil, Subchefia para Assuntos Jurídicos. Constituição da República Federativa do Brasil de 1988. Disponível em: http://www.planalto.gov.br/ccivil_03/constituicao/constitui%C3%A7ao.htm. Acessado em jan 2012.

SEÇÃO

3

EMERGÊNCIAS NO PERÍODO NEONATAL

32 RECÉM-NASCIDO COM FEBRE: O QUE FAZER NO PRONTO-SOCORRO?

Geila de Moraes Pereira
Geraldo Henrique Soares da Silva
Maria Regina Bentlin

INTRODUÇÃO

A febre não é uma manifestação habitual de doença no recém-nascido (RN), mas sempre que presente deve ser investigada. É um sinal de preocupação não somente para os pais, mas também para pediatras, pois pode fazer parte de inúmeras situações que precisam ser descartadas, seja com boa anamnese e exame físico, seja com auxílio de exames laboratoriais.

Febre é definida como temperatura retal maior ou igual a 38 °C. A temperatura interna é melhor aferida pela temperatura retal, pois é pouco afetada por fatores externos. Entretanto, a temperatura axilar pode ser utilizada em detrimento à retal pela maior facilidade de medição, e por ser menos incômoda é a mais utilizada em nosso meio. Em geral, a temperatura axilar é 0,5 a 1 °C mais baixa que a retal, devido à vasoconstrição cutânea.[1]

Na prática diária a temperatura é aferida por termômetros eletrônicos, não sendo recomendado o uso de termômetros de mercúrio (risco de quebra e contaminação com o mercúrio) e nem os que realizam a aferição por ondas infravermelhas, pois as medidas de tais aparelhos apresentam diferença importante com relação à temperatura retal.[1]

TERMORREGULAÇÃO

A temperatura é mantida por mecanismos que envolvem o sistema nervoso autônomo e o sistema motor somático. O centro termorregulador está localizado no hipotálamo anterior e age como termostato, mantendo a temperatura interna do organismo entre 37 e 37,2 °C, mesmo com oscilações no consumo de energia e de alterações ambientais. O calor produzido no organismo é dissipado pela pele e pulmões por meio de convecção, condução e radiação. A pele é a principal responsável pela conservação ou dissipação de calor.[2]

Na febre, o ponto de regulação da temperatura corpórea está elevado, acima de 37 °C, e o centro termorregulador desencadeia uma série de respostas metabólicas para que a temperatura atinja um novo limiar térmico. Quando a temperatura supera esse novo ponto de ajuste são desencadeados mecanismos de dissipação de calor, como vasodilatação periférica e sudorese, que tendem a reduzi-la novamente ao ponto de ajuste programado.[2]

FEBRE E HIPERTERMIA

É importante também que se diferencie febre de hipertermia.

Febre é a elevação anormal da temperatura do corpo que ocorre em consequência a uma resposta biológica específica que é mediada e controlada pelo sistema nervoso central, com modificação do ponto de regulação da temperatura para um limiar mais elevado, por exemplo, infecções. Na hipertermia não há influência do centro termorregulador e a temperatura interna permanece em 37 °C, embora o organismo não consiga aumentar a dissipação de calor. Exemplo: calor excessivo (excesso de roupas, ambiente superaquecido, fototerapia).[2]

PATOGÊNESE DA FEBRE

Na febre ocorre a liberação de citocinas, como interleucina-1, inteleucina-6, fator de necrose tumoral e interferon-alfa, pelas células fagocíticas do sangue ou dos tecidos. Essas citocinas são carreadas pelo sangue até o hipotálamo anterior, onde induzem o aumento da produção de prostaglandinas, especialmente a prostaglandina E2, elevando assim o ponto de ajuste da temperatura corporal. Dessa forma, começa a ocorrer aumento da atividade metabólica e do tônus muscular e diminuição da perda de calor por meio de vasoconstrição periférica. O limite máximo da temperatura é 42 °C, mas é incomum que ela chegue a mais de 41 °C.[2]

FEBRE NO RECÉM-NASCIDO

Existem duas situações nas quais os recém-nascidos podem apresentar febre: internados na unidade neonatal ou em casa após a alta hospitalar.

Reconhecer e intervir de forma precoce e sistematizada são determinantes para o sucesso do tratamento.

Entre as principais causas de febre em recém-nascido internado, encontram-se:

- Infecciosas (bacteriana, viral ou fúngica);
- Distúrbios hidroeletrolíticos (baixa oferta, desidratação);
- Medicamentosa (alprostadil);
- Ambientais (superaquecimento de berços, incubadoras, fototerapias e até mesmo muito agasalho por parte da mãe).

Este capítulo abordará a febre em recém-nascidos que já receberam alta hospitalar e cujas mães procuram o pronto-socorro.

ABORDAGEM DO RECÉM-NASCIDO FEBRIL NO PRONTO-SOCORRO

Quando um recém-nascido termo foi de alta saudável e retorna no pronto-socorro com febre, devemos questionar algumas possibilidades:

- Hipertermia por baixa ingesta de leite?
- Infecção bacteriana?
- Pneumonia viral? Bronquiolite?

Hipertermia por baixa ingesta de leite

A hipertermia por baixa ingesta de leite é mais frequente na primeira semana de vida, principalmente entre o segundo e o quinto dias de vida. Em geral, na anamnese verificam-se dificuldades na amamentação ou na técnica das mamadas.

A baixa ingesta alimentar irá gerar uma desidratação hipernatrêmica, o que ocasionará a febre.[3]

Fatores de risco

- Mães adolescentes, primigestas ou com dificuldades para amamentar;
- Parto cesárea;
- Doenças que predispõem à dificuldade de sucção (síndrome de Down, micrognatia, fenda palatina etc.);
- RN pré-termo tardio;
- Fatores ambientais, como calor excessivo (períodos de alta temperatura).

Quadro clínico

No exame físico do RN, os sinais de desidratação podem ser frustros. Fontanela deprimida nem sempre é um sinal presente, assim como turgor e elasticidade da pele também podem não ter alterações. Parâmetros objetivos como peso e diurese podem ser úteis nessa avaliação.

- **Peso:** perdas de peso maiores que 10% com relação ao peso de nascimento ou ganho menor que 20 g ao dia, podem indicar problemas na amamentação;
- **Diurese:** oligúria < 1 mL/kg/h ou quantidade reduzida de urina ao longo do dia:
  - Ficar atento, porque recém-nascidos concentram pouco a urina, e a oligúria ou anúria podem ser sinais tardios de desidratação.

Diagnóstico laboratorial

- Hemograma e proteína C reativa (PCR) devem ser normais;
- Na^+ sérico maior que 145 mEq/L.

Tratamento

- Deve-se avaliar a necessidade de expansão volêmica, que deve ser realizada em alíquotas de 10-20 mL/kg de soro fisiológico 0,9%;
- Caso o Na^+ sérico seja maior que 150 mEq/L, deve-se realizar correção de água livre com paciente internado;
- Orientar e corrigir possíveis problemas com a técnica da mamada e, se necessário, iniciar complementação com leite ordenhado ou leite humano pasteurizado.

Infecção bacteriana

Infecção bacteriana pode ser outra causa de febre em recém-nascidos. Deve-se levar em consideração a presença de fatores de risco maternos, manifestações clínicas associadas e exames laboratoriais alterados. Em geral, as infecções bacterianas de origem materna ocorrem com mais frequência nos primeiros

TABELA 32.1. Fatores de risco maternos para sepse neonatal precoce

Rotura prematura de membranas > 18 horas
Febre materna intraparto
Corioamnionite
Taquicardia fetal (BCF > 160 bpm)
Fisometria positiva (líquido amniótico fétido)
Parto prematuro, especialmente em < 35 semanas
Colonização materna por estreptococo do grupo B sem quimioprofilaxia adequada
Leucocitose materna
Infecção urinária periparto em tratamento ou não tratada

TABELA 32.2. Valores de referência do líquor em RN

Parâmetros	RN termo	Variação
Proteína (mg/dL)	90	20-170
Leucócitos (/mm^3)	8 ± 7	0-32
Glicose (mg/dL)	> 30	A depender da glicemia

Adaptada de Anvisa, 2013.[5]

2 a 3 dias de vida, ainda com o paciente internado, mas podem ocorrer até a primeira semana de vida.[4] O recém-nascido também pode se infectar em casa, por agentes comunitários, em geral após contato com pessoas doentes. Os principais agentes etiológicos são Gram-positivos como os estreptococos do grupo B, Gram-negativos como *E. coli* e enterobactérias do trato genital materno.

Os fatores de risco materno são mostrados na Tabela 32.1.[5]

Quadro clínico

As manifestações clínicas no RN são inespecíficas e incluem, entre outras:

- Hipertermia ou hipotermia;
- Vômitos;
- Hipotonia;
- Choro débil;
- Distúrbio respiratório;
- Apneia;
- Hiperglicemia;
- Distensão abdominal;
- Tempo de enchimento capilar maior que 3 segundos.

Obs.: Lembrar que o RN pode ter infecção bacteriana grave sem hipertermia.

Diagnóstico laboratorial[6-8]

- Hemograma – se o escore de Rodwell for < 3 a probabilidade de infecção é baixa, sendo o valor preditivo negativo 99%;
- PCR – não é um marcador precoce de infecção, sendo útil se dosada de forma quantitativa e seriada. Inicialmente, está positiva em apenas 16% dos casos. Com 24 horas de evolução apresenta 92% de positividade, atingindo seu pico máximo em 2 a 3 dias. A partir do controle da infecção há diminuição dos seus níveis;
- Eletrólitos;
- Gasometria;
- Hemocultura;
- Raios X de tórax e abdome;
- Líquor: realizar celularidade, bioquímica e cultura do mesmo (Tabela 32.2);
- Urina tipo 1 e cultura de urina, de preferência colhida por punção suprapúbica (padrão-ouro para diagnóstico de infecção urinária) ou sondagem vesical. A cultura de saco coletor não tem valor diagnóstico, mas é útil se negativa como triagem.

Tratamento[9,10]

- O recém-nascido com infecção bacteriana dever ser tratado internado;
- Garantir acesso venoso adequado;
- Corrigir distúrbios hidroeletrolíticos e acido-básicos, quando presentes;
- Avaliar necessidade de suporte ventilatório;
- A terapêutica empírica com antibióticos visa a cobertura dos agentes mais encontrados em infecção precoce e também comunitária. Ampicilina e aminoglicosídeos (gentamicina) são antibióticos frequentemente utilizados nesse esquema;
- Infecções graves devem ser internadas em Unidade de Terapia Intensiva.

Pneumonia viral/bronquiolite

Outra causa de febre em recém-nascidos é a pneumonia viral/bronquiolite. É mais comum nos meses frios, e tem como agentes etiológicos diversos vírus, entre eles o vírus sincicial respiratório (VSR), influenza, adenovírus e parainfluenza. Prematuros, pacientes portadores de displasia broncopulmonar e cardiopatas graves com hipertensão pulmonar são mais suscetíveis a infecção por vírus sincicial respiratório.[11]

Fatores de risco

- Contactantes com quadro respiratório como epidemiologia;
- Prematuridade;
- Displasia broncopulmonar;
- Cardiopatia congênita com hipertensão pulmonar.

Quadro clínico

- Comprometimento respiratório: graus variados de comprometimento desde secreção nasal, tosse, desconforto leve e taquipneia até insuficiência respiratória com dispneia ou apneia, utilização de musculatura acessória e crepitações pulmonares (menos comum);
- Dificuldade para mamar.

Diagnóstico laboratorial

- Hemograma (pode ser normal ou apresentar leucocitose com neutrofilia e, até mesmo, presença de células jovens);
- PCR pode ser negativo;
- Raios X de tórax;
- Gasometria arterial para avaliação do estágio da insuficiência respiratória;
- Sempre que possível, coleta de material para diagnóstico do vírus (material colhido de secreção respiratória alta, de lavado nasal, aspirado de nasofaringe ou *swab* de nasofaringe).[12]

Tratamento

- Assegurar suporte ventilatório adequado;
- Garantir hidratação adequada;
- Corrigir distúrbios hidroeletrolíticos e acidobásicos;
- Se positivo para influenza, iniciar tratamento com antivirais (oseltamivir);[12]
- Isolamento na unidade de internação: para o VSR, isolamento de contato e, para o vírus influenza, isolamento de gotículas.

Referências bibliográficas

1. Smitherman AH, Macias CG. Febrile young infants (younger than 90 days of age): Definition of fever. Disponível em: https://www.uptodate.com/contents/febrile-young-infants-younger-than-90-days-of-age-definition-of-fever?source=see_link. Acessado em 1 nov 2016.
2. Ward MA. Fever in infants and children: Pathophysiology and management. Disponível em: https://www.uptodate.com/contents/fever-in-infants-and-children-pathophysiology-and-management?source=search_result&search=fever%20infants%20and%20children&selectedTitle=3~150. Acessado em 1 nov 2016.
3. Zanconeta CM, Margotto PR. Abordagem do recém-nascido febril. Programa de Atualização em Pediatria. 2013; 6:145-62.
4. Bentlin MR, Rugolo LMS. Rotura prematura de membranas (RPM) e infecções bacterianas no recém-nascido. In: Pediatria Clínica, Departamento de Pediatria da Faculdade de Medicina de Botucatu UNESP. EPUB. 2006; 83-7.
5. Agência Nacional de Vigilância Sanitária (ANVISA). Critérios Diagnósticos de Infecção Relacionada à Saúde em Neonatologia. ANVISA. 2013; 70.
6. Arora R, Mahajan P. Evaluation of child with fever without source. Pediatr Clin N Am. 2013; 60:1049-62.
7. Ishimine P. Risk stratification and management of the febrile young child. Emerg Med Clin N Am. 2013; 31:601-26.
8. Kadish HA, Loveridge B, Tobey J, Bolte RG, Corneli HM. Applying outpatient protocols in febrile infants 1-28 days of age: can the threshold be lowered? Philadelphia: Clin Pediatr. 2000; 39:81-8.
9. Jain S, Cheng J, Alpern ER, Thurm C, Schroeder L, Black K, et al. Management of febrile neonates in US pediatric emergency departments. Pediatrics. 2014; 133:187-95.
10. Jaskiewicz JA, McCarthy CA, Richardson AC, White KC, Fisher DJ, Keith R, et al. Febrile infant collaborative study groups febrile infants at low risk for serious bacterial infection – An appraisal of the Rochester criteria and implications for management. Pediatrics. 1994; 94:390-6.
11. Sociedade Brasileira de Pediatria. Diretrizes para o manejo de infecção causada pelo vírus sincicial respiratório; 2011. Disponível em: http://www.sbp.com.br/pdfs/diretrizes_manejo_infec_vsr_versao_final1.pdf. Acessado em 1 nov 2016.
12. Ministério da Saúde. Disponível em: http://portalsaude.saude.gov.br/index.php/o-ministerio/principal/leia-mais-o-ministerio/414-secretaria-svs/vigilancia-de-a-a-z/influenza/22873-informacoes-sobre-gripe. Acessado em 26 out 2016.

33 ABORDAGEM INICIAL DO CHOQUE NEONATAL NO PRONTO-SOCORRO

Ligia Maria Suppo de Souza Rugolo
Alice Maria Kiy Guirado
Ana Karina Cristiuma De Luca

QUANDO SUSPEITAR?

Choque é uma síndrome clínica decorrente de falência circulatória aguda, caracterizada por inadequada perfusão e oxigenação tecidual.[1-3] Assim, a suspeita ocorre frente a um recém-nascido (RN) que chega ao pronto-socorro em mau estado geral, com má perfusão periférica e com história de algum agravo agudo.

É muito importante identificar na anamnese, com a mãe/responsável pelo RN, os possíveis fatores de risco que orientem para a causa do choque. Nesse sentido, os principais aspectos a serem investigados incluem:[1,2]

- O RN apresentou sinais/sintomas de infecção nos dias precedentes ao quadro atual? Ou foi exposto a situação de risco infeccioso?
- Nasceu de urgência devido a sofrimento fetal ou necessitou de reanimação ao nascimento?
- Apresenta algum sinal/sintoma sugestivo de cardiopatia congênita (p. ex., cianose, dificuldade ou cansaço ao mamar, sudorese)?
- Houve episódio de sangramento volumoso no parto ou no recém-nascido?

QUAIS AS CAUSAS E OS TIPOS DE CHOQUE NO RECÉM-NASCIDO?

O RN pode apresentar três tipos de choque com diferentes etiologias, fisiopatologia e período de ocorrência (Tabela 33.1).[1,2]

QUAIS AS CAUSAS MAIS FREQUENTES DE CHOQUE?

Sepse é a causa mais frequente de choque no recém-nascido.[4-6]

TABELA 33.1. Tipos, etiologia e tempo de manifestação do choque no recém-nascido

Tipo de choque	Etiologia	Tempo de ocorrência	Comentário
Distributivo ou vasogênico	• Sepse precoce • Sepse tardia	• < 72 horas de vida • ≥ 72 horas de vida	• Choque séptico é o mais frequente no RN
Cardiogênico	• Asfixia perinatal • Cardiopatia/arritmia • Embolia/escape de ar	• Primeiro dia de vida • Variável • Variável	• Asfixia é a principal causa
Hipovolêmico	• Perda aguda de sangue periparto (DPP ou placenta prévia) • Sangramento agudo do RN	• Primeiro dia de vida • Variável	• Esse tipo de choque não é frequente

DPP: descolamento prematuro da placenta.

Na sepse precoce (manifesta nas primeiras 72 horas de vida), o principal agente é o estreptococo do grupo B, seguido pela *E. coli*, e os recém-nascidos acometidos podem ser de termo ou prematuros. A sepse tardia (> 72 horas de vida) é um problema frequente nos prematuros e os agentes Gram-negativos são os que mais causam o choque séptico.[4-6]

COMO DIAGNOSTICAR?

O choque precisa ser diagnosticado rapidamente, pois cada hora de atraso aumenta em 2 vezes o risco de morte.[5] O diagnóstico baseia-se na presença de sinais clínicos, hemodinâmicos e bioquímicos indicativos de inadequada circulação, tais como: pele fria, pulsos finos, tempo de enchimento capilar > 3 segundos, oligúria, letargia, hipotensão (nem sempre está presente), acidose e aumento do lactato sérico (valor 2 vezes acima do normal). Entretanto, a sensibilidade de cada um desses parâmetros isoladamente é baixa; assim, é fundamental a avaliação global do recém-nascido por profissional experiente e o uso combinado desses marcadores clínico-laboratoriais, sendo que a melhor acurácia é obtida pela associação do aumento do tempo de enchimento capilar e do lactato sérico.[1,3,7,8]

QUAL A CONDUTA INICIAL?

Diante de um recém-nascido com sinais clínicos de choque, a conduta inicial deverá ser:[9-14]

- Obter um acesso vascular adequado, se possível central;
- Garantir a ventilação, avaliando a necessidade de intubação traqueal;
- Iniciar expansão volêmica com cristaloide (soro fisiológico) 10 mL/kg, respeitando a velocidade de infusão de 15 minutos para os RN de termo e 30 minutos para os prematuros. Se necessário, repetir em alíquotas de 10 mL/kg (observando em cada alíquota, se há tolerân-

cia e não ocorre hepatomegalia) e, em especial no prematuro, infundir no máximo 20 mL/kg, pois a administração excessiva de volume aumenta a morbimortalidade;[9,10]

- Em casos de perda volêmica por sangramento, sempre que possível utilizar hemoderivados (sangue total ou concentrado de hemácias);
- Se houver suspeita de cardiopatia congênita, expandir a no máximo 20 mL/kg e iniciar infusão de prostaglandina endovenosa 0,05 a 0,1 mcg/kg/minuto, visando manter a patência do canal arterial;
- Se houver suspeita de choque séptico, iniciar antibioticoterapia o mais rápido possível, dentro da primeira hora de assistência, pois há evidências que o início precoce de antibióticos está associado com diminuição da mortalidade;
- Caso não haja resposta à terapia volêmica, iniciar na primeira hora de tratamento do choque a administração de drogas vasoativas. Não há estudos randomizados e controlados que indiquem qual a melhor droga vasoativa no tratamento do choque; assim, a opção pela droga a ser usada baseia-se na fisiopatologia do distúrbio hemodinâmico e na opinião de especialistas,[10-12] como mostra a Tabela 33.2.

Considerações especiais[10]

- No choque resistente a catecolaminas, ou seja, que não responde ao uso de pelo menos duas drogas vasoativas, deve ser considerado o uso de hidrocortisona. A dose ideal não está estabelecida, sendo recomendada a dose de estresse (1 mg/kg/dose de 8/8 h) por 3 dias,[12] ou uma dose menor com ataque de 1 mg/kg seguida de manutenção de 0,5 mg/kg cada 6-8 horas nos recém-nascidos > 34 semanas e de 12/12 horas nos prematuros < 34 semanas.[11] No choque resistente a catecolaminas, o ecocardiograma funcional é muito útil para informar sobre

TABELA 33.2. Alterações fisiopatológicas e opções terapêuticas no choque neonatal

Tipo de choque	Tipo de alteração na PA e fisiopatologia	Droga
Séptico frio	PAS abaixo do P3 ↓ da contratilidade e débito do VE Vasoconstrição periférica	1ª opção: dobutamina 5-10 mcg/kg/min 2ª opção: adrenalina 0,05-0,3 mcg/kg/min
Séptico quente	PAD abaixo do P3 (↓ da resistência vascular sistêmica)	1ª opção: dopamina 5-10 mcg/kg/min 2ª opção: noradrenalina, se não houver disfunção de VE; se houver disfunção de VE, dobutamina
Cardiogênico	PAS abaixo do P3 ou PAS e PAD abaixo do P3 (disfunção cardíaca sistólica)	Dobutamina 5-10 mcg/kg/min Adrenalina 0,05-0,3 mcg/kg/min

PAS: pressão arterial sistólica; PAD: pressão arterial diastólica; VE: ventrículo esquerdo.

ABORDAGEM INICIAL DO CHOQUE NEONATAL NO PRONTO-SOCORRO — CAPÍTULO 33

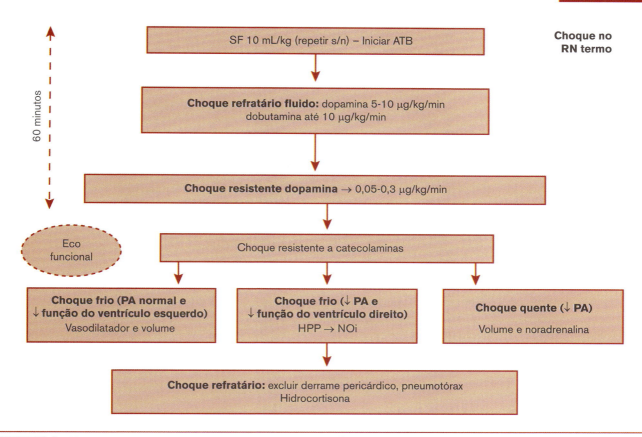

FIGURA 33.1. Abordagem do choque no recém-nascido de termo. (Adaptada de Wynn & Wong, 2010.)

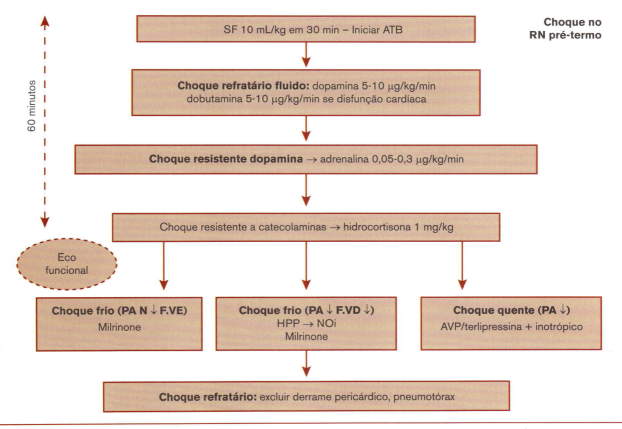

FIGURA 33.2. Abordagem do choque no recém-nascido pré-termo. (Adaptada de Wynn & Wong, 2010.)

a fisiopatologia, orientar a opção terapêutica e monitorizar a resposta ao tratamento;

- Se o recém-nascido estiver em ventilação mecânica, usar MAP mínima necessária para não piorar a oxigenação;
- Evitar o uso de drogas com efeito inotrópico e cronotrópico no recém-nascido de mãe diabética.

Uma abordagem hierarquizada e sistematizada para o tratamento do choque séptico no recém-nascido de termo e no prematuro foi proposta por Wynn e Wong, como mostram as Figuras 33.1 e 33.2.[9]

Outros aspectos importantes na conduta para o choque neonatal incluem:[1,3,7]

- Assim que o recém-nascido se estabilizar, deve ser transferido para Unidade de Terapia Intensiva Neonatal, ou seja, a missão do pediatra no pronto-socorro é diagnosticar rapidamente o choque, iniciar o tratamento e logo transferir o recém-nascido para a UTI neonatal, onde o neonatologista dará seguimento aos cuidados, visando a reversão mais rápida possível do choque;
- Avaliação laboratorial deve ser feita o mais rápido possível com coleta de gasometria arterial, lactato, hemograma e PCR, hemocultura, eletrólitos, função renal, glicemia ou HGT. A dosagem seriada do lactato é útil para avaliar a gravidade e evolução do choque. A diminuição rápida de seus valores pode indicar resolução da hipóxia tecidual e está associada a menor mortalidade:
- Corrigir distúrbios metabólicos e anemia.

Referências bibliográficas

1. Cecconi M, De Backer D, Antonelli M, Beale R, Bakker J, Hofer C, et al. Consensus on circulatory shock and hemodynamic monitoring. Task force of the European Society of Intensive Care Medicine. Intensive Care Med. 2014; 40:1795-815.

2. Golombek SG, Fariña D, Sola A, Baquero H, Cabañas F, Dominguez F, et al. Segundo Consenso Clínico de la Sociedad Iberoamericana de Neonatología: manejo hemodinámico del recién nacido. Rev Panam Salud Publica. 2011; 29:281-302.

3. Barrington KJ. Hypotension and shock in the preterm infant. Semin Fetal Neonatal Med. 2008; 13:16-23.

4. Cortese F, Scicchitano P, Gesualdo M, Filaninno A, De Girrgi E, Schettini F, et al. Early and late infections in newborns: Where Do We Stand? A Review. Pediatr Neonatol. 2015; 57:265-73.

5. Decembrino L, Ruffinazzi G, D'Angelo A, Decembrino N, Manzoni P, Boncimino A, et al. Septic Shock in Neonates. In: Fernandez R (ed.). Severe Sepsis and Septic Shock - Understanding a Serious Killer. Croatia: InTech. 2012; 285-308.

6. Luce WA, Hoffman TM, Bauer JA. Bench-to-bedside review: Developmental influences on the mechanisms, treatment and outcomes of cardiovascular dysfunction in neonatal versus adult sepsis. Critical Care. 2007; 11:228. doi: 10.1186/cc6091.

7. De Boode WP. Clinical monitoring of systemic hemodynamics in critically ill newborns. Early Hum Dev. 2010; 86:137-41.

8. Dempsey EM, Barrington KJ. Evaluation and treatment of hypotension in the preterm infant. Clin Perinatol. 2009; 36:75-85.

9. Wynn JL, Wong HR. Pathophysiology and treatment of septic shock in neonates. Clin Perinatol. 2010; 37: 439-79.

10. Giesinger RE, McNamara PJ. Hemodynamic instability in the critically ill neonate: an approach to cardiovascular support based on disease pathophysiology. Semin Perinatol. 2016; 40:174-88.

11. Rugolo LMSS, de Luca AKC. Uso de medicamentos vasopressores em neonatologia. PRORN. 2018; 3:11-61.

12. Bhat BV, Plakkal N. Management of shock in neonates. Indian J Pediatr. 2015; 82:923-9.

13. Caresta E, Papoff P, Valentini SB, Mancuso M, Cicchetti R, Midulla F, et al. What's new in the treatment of neonatal shock. J Matern Fetal Neonatal Med. 2011; 24:17-9.

14. Ford N, Hargreaves S, Shanks L. Mortality after fluid bolus in children with shock due to sepsis or severe infection: a systematic review and meta-analysis. PLoS One. 2012; 7:e43953.

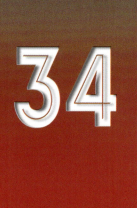

34 TRANSPORTE INTER-HOSPITALAR DO RECÉM-NASCIDO

João Cesar Lyra
Grasiela Bossolan
Denise Caroline Cáceres Dutra Lyon

Idealmente o recém-nascido (RN) de risco deve nascer em serviço terciário de atendimento, em local com infraestrutura adequada em termos de espaço físico, equipe profissional, equipamentos e recursos diagnósticos. Porém, quando isso não é possível ele deve ser transportado para centros com esses recursos disponíveis. O objetivo do transporte neonatal inter-hospitalar é de propiciar condições para que o RN possa ser assistido adequadamente, diminuindo assim seus riscos de morbidade e mortalidade.[1]

Estudo realizado entre 2014 e 2016, com pacientes admitidos na Unidade Neonatal do Hospital das Clínicas de Botucatu, demonstrou que na maioria das vezes o transporte de recém-nascidos foi realizado de maneira inadequada.[2]

O transporte inter-hospitalar agrega riscos ao paciente já criticamente doente e, por isso, deve ser considerado como uma extensão dos cuidados realizados na Unidade de Tratamento Intensivo. Para que esses riscos sejam minimizados, deve-se primeiramente identificar quais os RN que devem ser transportados e procurar seguir as recomendações básicas para que o transporte tenha sucesso.[1,3]

INDICAÇÕES[3]

- Prematuros com idade gestacional menor que 34 semanas e/ou peso de nascimento inferior a 1.500 gramas;
- Problemas respiratórios:
  - Necessidade de concentração de oxigênio superior a 60%;
  - Necessidade de aplicação de pressão positiva contínua em vias aéreas ou de ventilação mecânica.
- Asfixia perinatal, com repercussões sistêmicas e/ou neurológicas;
- Infecções bacterianas, virais sistêmicas ou de sistema nervoso central;
- Doenças que necessitam de intervenção cirúrgica;
- Hemorragias e coagulopatias;
- Hiperbilirrubinemia com indicação de exsanguinotransfusão;
- Suspeita de cardiopatia congênita;
- Quadros convulsivos;
- Hipoglicemia persistente ou outros distúrbios metabólicos que precisam de investigação diagnóstica;
- Anomalias congênitas complexas que necessitem de avaliação diagnóstica e/ou terapêutica.

AS DEZ ETAPAS PARA O TRANSPORTE BEM SUCEDIDO[4,5]

Solicitação da vaga em outro hospital

- Comunicação entre os médicos das unidades de saída e chegada;
- Solicitação da vaga pelo médico solicitante a uma central reguladora ou com a equipe médica do hospital de destino;
- Relatório escrito dos dados detalhados da avaliação e da evolução clínica do paciente, dos resultados de exames e cópia de prescrições para equipe de transporte e para o hospital de destino.

Solicitar consentimento da mãe ou responsável

- Autorização escrita para o transporte;
- A mãe é legítima responsável pelo recém-nascido, exceto em situações de doença psíquica;
- Em caso de risco iminente para a vida, o médico está autorizado a transferir o neonato sem a autorização do responsável.

Dispor de equipe de transporte

- O transporte neonatal só pode ser feito por um médico apto a realizar os procedimentos necessários e acompanhado por um técnico de enfermagem ou por um enfermeiro que tenha conhecimento e prática no cuidado de recém-nascidos.

Solicitar veículos para o transporte

- Via terrestre – ambulância de suporte avançado (tipo D):
  - Pacientes graves ou instáveis até cerca de 50 quilômetros e pacientes estáveis em um raio de até 160 quilômetros.
  Observar as seguintes características:
  - Altura do compartimento de pacientes suficiente para a acomodação da incubadora de transporte, com local seguro para sua fixação;
  - Espaço interno suficiente para a manipulação do RN;
  - Fonte de energia para conexão aos aparelhos elétricos de transporte, luz interna para visualização do paciente e controle de temperatura ambiente;
  - Cilindros de oxigênio e ar comprimido;
  - Cintos de segurança para a equipe de transporte.

Preparar equipamentos, materiais e medicações

Equipamentos e materiais

- Manutenção da temperatura:
  - Incubadora de dupla parede;
  - Plástico poroso (PVC) ou saco plástico transparente e touca de lã/malha;
  - Termômetro digital para medir a temperatura axilar.
- Monitorização:
  - Estetoscópio neonatal;
  - Aparelho para controle de glicemia capilar;
  - Oxímetro de pulso com bateria e sensor para RN;
  - Monitor cardíaco.
- Aspiração:
  - Sondas de aspiração: traqueais e gástricas.

- Oxigenoterapia e permeabilidade das vias aéreas:
  - Cilindros de O_2 e ar comprimido;
  - Halo (capacete), cateter de O_2;
  - Cânulas de Guedel, máscara laríngea.
- Ventilação manual:
  - Balão autoinflável com volume máximo de 750 mL, reservatório de oxigênio com válvula de escape para 40 cmH_2O e manômetro acoplado;
  - Máscaras faciais.
- Ventilação mecânica:
  - Ventilador eletrônico ou mecânico com fluxo contínuo e limitado a pressão;
  - Ventilador mecânico manual em T.
- Intubação traqueal:
  - Laringoscópio com lâminas, pilhas e lâmpadas;
  - Cânulas traqueais – 2,5/3,0/3,5/4,0 e bandagem para fixação.
- Drenagem torácica:
  - Dreno de tórax e material cirúrgico para drenagem.
- Administração e acesso vascular:
  - Bomba de infusão, seringa de 20 mL, equipo e bureta;
  - Escalpes e cateter venoso sobre agulha, cateter umbilical, agulha intraóssea.
- Miscelânea:
  - Agulhas e seringas de diversos tamanhos;
  - Material para assepsia e campos estéreis;
  - Fita adesiva hipoalergênica e gazes estéreis;
  - Luvas de procedimento e estéreis.

Medicações

Preparar antes do transporte, identificar e acondicionar (Tabela 34.1).

Cálculo do risco de morbimortalidade

O risco do transporte pode ser calculado utilizando-se escores desenvolvidos para esse objetivo. A Tabela 34.2 apresenta o TRIPS (*Transport Risk Index of Physiologic Stability*). Valores inferiores a 10, antes e no final do transporte, são favoráveis; valores maiores que 10 se associam com maior chance de óbito e/ou hemorragia intraventricular grave até 7 dias após o transporte.[2,6]

O Ca-TRIPS[7] (Tabela 34.3) pode ser considerado como uma atualização do escore anterior e também correlaciona maiores pontuações com maior mortalidade na primeira semana após o transporte. Esse novo escore é o atualmente adotado pelo Manual de Transporte do Recém-Nascido de Alto Risco da Sociedade Brasileira de Pediatria.[8]

TABELA 34.1. Medicações necessárias para o transporte

Reanimação	• Adrenalina 1/1.000 e ampola de 10 mL de SF. Deixar uma seringa preparada antes de iniciar o transporte (diluir 1 mL da adrenalina1/1.000 em 9 mL de SF) • Soro fisiológico
Aporte hidroeletrolítico	• Cloreto de sódio 20% • Glicose a 50% • Cloreto de potássio a 19,1% • Gluconato de cálcio à 10% • SF 0,9% • SG 5% e SG 10%
Efeito cardiovascular	• Dopamina • Dobutamina • Furosemida • Prostaglandina E1: requisitar para o transporte sempre que se tratar de RN com suspeita de cardiopatia congênita cianótica
Analgésicos e anticonvulsivante	• Fenobarbital, difenil-hidantoína, midazolan, fentanil
Antibióticos	• Ampicilina • Gentamicina

TABELA 34.2. Transport Risk Index of Physiologic Stability – TRIPS

Variáveis	Pontos
Temperatura (°C)	
< 36,1 ou > 37,6	8
Entre 36,1 e 36,5 ou entre 37,2 e 37,6	1
Entre 36,6 e 37,1	0
Padrão respiratório	
Apneia, *gasping*, intubado	14
FR > 60 ipm ou $SatO_2$ < 85%	5
FR ≤ 60 ipm ou $SatO_2$ ≥ 85%	0
Pressão arterial sistólica (mmHg)	
< 20	26
Entre 20 e 40	16
> 40	0
Estado neurológico	
Sem resposta a estímulos, com convulsões ou em uso de relaxante muscular	17
Letárgico, não chora	6
Ativo, chorando	0

Fonte: Lee SK, Zupancic JAF, Pendray M, Thiessen P, Schmidt B, White R, et al. Transport risk index of physiologic stability: a practical system for assessing infant transport care. J Pediatr. 2001; 139(2):220-6.

Estabilização do RN antes do transporte[9,10]

Temperatura

• Utilizar incubadora de transporte com dupla parede com bateria carregada;

TABELA 34.3. California Transport Risk Index os Physiologic Stability – Ca-TRIPS

Variáveis	Pontos
Temperatura axilar	
< 36,1 °C ou > 37,6 °C	6
36,1-37,6 °C	0
Pressão arterial sistólica	
< 20 mmHg	24
20-30 mmHg	19
31-40 mmHg	8
> 40 mmHg	0
Estado neurológico	
Sem resposta a estímulos, convulsão ou em uso de relaxante muscular	14
Letárgico, não chora	10
Ativo, chorando	0
***Status* respiratório**	
Apneia ou *gasping*	21
Em suporte ventilatório com FiO_2 0,75-1,00	20
Em suporte ventilatório com FiO_2 0,50-0,74	18
Em suporte ventilatório com FiO_2 0,21-0,49	15
Sem necessidade de suporte ventilatório	0
Vasopressores	
Sim	5
Não	0

Fonte: Gould JB, Danielsen BH, Bollman L, Hackel A, Murphy B. Estimating the quality of neonatal transport in California. J Perinatol. 2013; 33(12):964-70.

• Manter superfície corpórea seca e sem secreções;
• Envolver o corpo do recém-nascido em filme transparente de PVC ou colocar o prematuro, com peso inferior a 1.500 g, dentro de um saco plástico poroso de polietileno;
• Usar touca de lã.

Manutenção da via aérea, oxigenoterapia e modos de ventilação

• Manter a cabeça do recém-nascido estável, usando um coxim sob as espáduas para deixar o pescoço em leve extensão;
• Aspirar o excesso de secreções da boca, narinas e hipofaringe;
• Na suspeita de atresia bilateral de coanas, micrognatia ou outras causas de obstrução de vias aéreas superiores, pode-se empregar a cânula de Guedel.

Em alguns casos, a máscara laríngea pode ser uma opção à intubação traqueal para manter a permeabilidade das vias aéreas.

Se houver dúvida com relação à permeabilidade da via aérea ou se o RN estiver instável e com risco de desenvolver insuficiência respiratória, recomenda-se a intubação antes do início do transporte.

O oxigênio pode ser oferecido conectado na própria incubadora, utilizando-se halo ou por meio de cateter. Se o paciente estiver precisando de concentração de O_2 superior a 60% para manter a saturação estável, é mais seguro transportá-lo em ventilação mecânica.

Pacientes que necessitam de suporte ventilatório podem ser transportados com CPAP, por meio de prongas nasais ou máscara facial ajustados a um ventilador mecânico manual em T. Em caso de maior gravidade, deve-se utilizar ventilação mandatória intermitente com balão autoinflável; porém, deve-se dar preferência a equipamentos mais apropriados e seguros como ventiladores mecânicos manuais em T ou ventiladores mecânicos.

Acesso vascular

É fundamental para o transporte bem sucedido, garantindo a infusão de líquidos, medicamentos, glicose e a correção de possíveis distúrbios metabólicos. O acesso venoso pode ser periférico, no dorso da mão ou couro cabeludo, ou central por meio de cateter central de inserção periférica (PICC) ou cateter umbilical, obedecendo às normas de assepsia e garantindo fixação segura para evitar a perda durante o transporte. Embora raramente utilizada em RN, a via intraóssea é uma alternativa quando as outras formas de acesso vascular não forem possíveis.

Suporte metabólico e acidobásico

Em geral, transporta-se o RN com soro endovenoso com volume hídrico adequado para seu peso e idade gestacional e com infusão de glicose suficiente para manter a glicemia entre 60-100 mg/dL. Deve-se garantir a estabilidade do equilíbrio acidobásico, transportando o RN com pH acima de 7,25. Não se recomenda a infusão de cálcio em veia periférica, pelo risco de necrose nos casos de extravasamento, a não ser que haja indicação precisa da correção da calcemia.

Estabilização hemodinâmica

Verificar a frequência cardíaca, a perfusão periférica, a diurese e, se possível, monitorizar a pressão arterial. Se necessário, utilizar dopamina e/ou dobutamina por meio de bombas de infusão para evitar o gotejamento irregular das drogas.

Nos casos suspeitos de cardiopatia congênita dependente de canal, encaminhar o paciente com prostaglandina E1, preferencialmente intubado e em ventilação mecânica. Não se deve transportar RN com frequência cardíaca abaixo de 100 bpm, a não ser nos casos de bloqueio atrioventricular com indicação de transporte para diagnóstico e/ou colocação de marca-passo.

Antibioticoterapia

Iniciar tratamento antes do início do transporte na suspeita de sepse ou meningite. Recomenda-se colher hemocultura antes das doses dos antibióticos e encaminhar a amostra de sangue para semeadura no hospital de destino.

Avaliação da dor

Avaliar a dor por meio de escalas específicas e, se houver indicação, administrar analgésico apropriado. Lembrar de monitorizar com maior cuidado a estabilidade hemodinâmica.

Cuidados da equipe imediatamente antes do transporte

- Checar se está de posse da cópia da anamnese materna, cópia dos dados referentes ao nascimento e à evolução clínica do RN e, se disponíveis, radiografias e exames laboratoriais. Se possível, levar amostras de sangue materno;
- Identificar-se aos pais, obter o consentimento por escrito para o transporte e reforçar as condições clínicas do paciente e os riscos do transporte;
- Comunicar-se com o hospital de destino, relatando as condições do RN, estabelecendo uma previsão de chegada e avisando sobre as medidas necessárias à chegada.

Cuidados durante o transporte[8]

- Checar temperatura a cada 30 minutos;
- Monitorizar continuamente a permeabilidade das vias aéreas;
- **Observação constante do ritmo respiratório, da expansibilidade torácica, da presença de cianose e da saturação de O_2;**
- Verificação dos batimentos cardíacos;
- Observação da permeabilidade do acesso vascular e do funcionamento da bomba de infusão;
- Realização da glicemia capilar antes do início do transporte e a cada 30 a 60 minutos;
- Observar o funcionamento adequado dos equipamentos.

Verificar intercorrências durante o transporte[2,8]

Os problemas mais frequentes são: perda do acesso venoso, extubação acidental, obstrução da cânula, alteração da temperatura corporal, deterioração clínica com maior necessidade de oxigênio. Pneumotórax e parada cardiorrespiratória são as intercorrências mais graves.

Em situações de emergência, deve-se proceder a reestabilização do paciente com a ambulância parada. Diante do óbito, deve-se retornar ao hospital de origem.

Cuidados ao fim do transporte[1,4]

A equipe de transporte deve transmitir detalhadamente a história clínica, os procedimentos adotados antes e durante o transporte e os problemas técnicos encontrados, entregando um breve relatório por escrito e transmitindo a responsabilidade para os profissionais do hospital de destino.

Referências bibliográficas

1. Marba ST, Vieira ALP. Transporte do recém-nascido. In: Procianoy RS, Leone CR (eds.). PRORN: Programa de atualização em neonatologia. Porto Alegre: Artmed/Panamericana. 2006; 91-115.
2. Rugolo LMSS, Lyra JC, Bossolan G, Bentlin MR, Nogueira MLP, Ansai RS, et al. Transporte inter-hospitalar de recém-nascidos: um reflexo da realidade. Botucatu; 2016.
3. Guinsburg R, Vieira ALP. Transporte do recém-nascido com problemas respiratórios. In: Kopelman BI (ed.). Clínica de perinatologia: aparelho respiratório em neonatologia, parte 1. São Paulo: Medsi. 2001; 169-85.
4. American Academy of Pediatrics, Section on Transport Medicine. Guidelines for air and ground transport of neonatal and pediatric patients. 3 ed. Elk Grove Village, IL: American Academy of Pediatrics; 2007.
5. Marba ST, Vieira ALP, Guinsburg R, Almeida MFB, Martinez FE, Ramos JRM, et al. Transporte neonatal: documento científico. 2010 jul; 36. Patrocinado pelo Ministério da Saúde e Sociedade Brasileira de Pediatria.
6. Lee SK, Aziz K, Dunn M, Clarke M, Kovacs L, Ojah C, et al. Transport Risk Index of Physiologic Stability, Version II (TRIPS-II): A Simple and Practical Neonatal Illness Severity Score. Am J Perinatol. 2013; 30:395-400.
7. Gould JB, Danielsen BH, Bollman L, Hackel A, Murphy B. Estimating the quality of neonatal transport in California. J Perinatol. 2013; 33:964-70.
8. Marba STM, Caldas JPS, Nader PJH, Ramos JRM, Machado MGP, Almeida MFB, et al. Transporte do recém-nascido de alto risco: diretrizes da Sociedade Brasileira de Pediatria. 2 ed. Rio de Janeiro: SBP; 2017.
9. Leppala K. Whether near or far... Transporting the neonate. J Perinat Neonat Nurs. 2010; 24:167-71.
10. Conselho Federal de Medicina. Transporte inter-hospitalar, Resolução CFM Nº 1.672/ 2003 Diário Oficial da União – DOU; Poder Executivo, Brasília, DF. 2003 jul; 144(1):78.

SEÇÃO 4

EMERGÊNCIAS CIRÚRGICAS

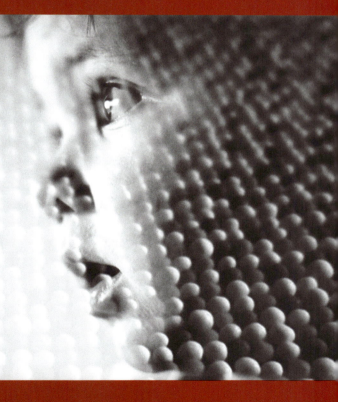

35 APENDICITE AGUDA

Marcos Curcio Angelini
Erika Veruska Paiva Ortolan

DEFINIÇÃO

Processo inflamatório agudo do apêndice cecal causado pela obstrução de seu lúmen, levando a isquemia e proliferação bacteriana, necrose e perfuração da parede.[1] Menos frequentemente pode ser causado por invasão direta do apêndice por patógenos entéricos. Na criança dificilmente está relacionada a outros processos patológicos intestinais como a doença de Crohn, tumor carcinoide do apêndice, linfomas, entre outras.[2]

EPIDEMIOLOGIA

É a afecção cirúrgica abdominal aguda mais comum da criança, sendo responsável por 1 a 8%[2] (podendo chegar até 30% em alguns estudos)[3] dos casos de dor abdominal em pronto-socorro infantil. Pode ocorrer em qualquer idade, mas é muito mais comum entre os 4 e 15 anos, com discreta predominância no sexo masculino (3 M:2 F).[1,2] O fato é que a apendicite é uma condição altamente prevalente com custos significativamente elevados associados ao seu diagnóstico e tratamento.[4]

CLASSIFICAÇÃO

Pode ser classificada com base no grau de evolução do processo inflamatório em edematosa, flegmonosa (hiperemia e edema), supurativa (exsudato fibrino-purulento), perfurada e bloqueada (bloqueio do apêndice perfurado por alças adjacentes e do grande omento).[1] Também pode ser dividida em não complicada (sem perfuração do apêndice) e complicada (com perfuração, abscesso e bloqueio).

QUADRO CLÍNICO

O quadro clínico é caracterizado por dor abdominal (95-100%), com início no epigástrio ou na região periumbilical e posteriormente se localiza em fossa ilíaca direita geralmente dentro das primeiras 24 horas. A dor pode ser menos intensa naqueles pacientes que possuem apêndice retrocecal, retroileal ou pélvico. É acompanhada por náuseas (35-90%), vômitos (80%), hiporexia (45-75%) e febre, com temperaturas entre 37,5 e 38 °C.[1] Algumas crianças podem sentir dor ao andar, correr ou pular e podem apresentar melhora da dor se adotarem uma posição de flexão do quadril.[2] Os casos complicados, com evolução arrastada ou com grandes abscessos, cursam com temperaturas mais elevadas (38,5-39 °C). Pode apresentar diarreia e disúria (processo irritativo no peritônio pélvico e no cólon) e estão associados a erros diagnósticos.[1] Crianças menores de 5 anos de idade apresentam quadro clínico atípico, com sintomatologia inespecífica muitas vezes dificultando o diagnóstico em fases iniciais da doença.[2]

EXAMES LABORATORIAIS

Os exames laboratoriais não devem ser utilizados de forma isolada para se confirmar ou excluir o diagnóstico de apendicite.[2] Os mais utilizados são:

Hemograma

A contagem de glóbulos brancos é elevada em aproximadamente 94% das crianças com apendicite. No entanto, sua especificidade é baixa, pois diversas doenças também podem cursar com aumento de leucócitos.[2]

Proteína C reativa (PCR)

O aumento da PCR também está relacionado a quadros de apendicite, mas sua sensibilidade e especificidade são muito variáveis. Estudos mostram ter mais valor em estimar a gravidade do quadro, estando mais elevada em casos de apendicites complicadas (perfuradas).[2]

Urina tipo 1

Utilizada para diagnóstico diferencial de infecção do trato urinário e nefrolitíase. No entanto 7 a 25% dos pacientes com apendicite podem cursar com leucocitúria e menos comumente a hematúria. Isso se deve à irritação causada pelo contato do apêndice com a bexiga ou ureter. Portanto, a leucocitúria ou hematúria não devem ser utilizadas de forma isolada para se excluir apendicite.[2]

Teste de gravidez

Deve ser realizado em meninas pós-menarca para se excluir gravidez ectópica.[2]

Biomarcadores

Até o momento nenhum biomarcador estudado teve eficácia necessária para ser empregado na prática clínica.[4]

EXAMES DE IMAGEM

Utilizado para aquelas crianças que não têm uma apresentação típica ou naquelas em que o diagnóstico não pode ser excluído clinicamente. A taxa de apendicite branca gira em torno de 15 a 20% e quando esses exames são empregados de maneira correta acabam por diminuir essas taxas abaixo dos 10%.[4,5]

Raios X de abdome

Pode revelar sinais indiretos, como o padrão gasoso anormal em topografia de fossa ilíaca direita, escoliose para direita e borramento das linhas de gordura (psoas e parede abdominal). Padrões obstrutivos também podem ser encontrados. Presença de fecálito na fossa ilíaca direita (10%) é o único achado patognomônico.[1]

Ultrassom de abdome

Tem sensibilidade e especificidade em torno dos 88% e 94% respectivamente. Não necessita de sedação, a criança não é exposta a radiação e nem a con-

traste ionizante. Tem como desvantagem ser operador dependente. Estudos mostram que quanto maior o tempo de evolução maior a sensibilidade do exame, justificando em alguns casos estudo seriado.[3]

Tomografia computadorizada

Tem sensibilidade e especificidade próximas a 95%. Tem vantagem de ser amplamente disponível, ser rápida a aquisição das imagens e não ser operador-dependente. Tem como desvantagem a radiação e uso de contrastes ionizantes. Alternativa se faz com os protocolos de baixa emissão e sem contraste oral, que em estudos, tem mostrado sensibilidade e especificidade até maiores que outros protocolos.[3-5]

Ressonância magnética

Tem sensibilidade e especificidade próximas de 100%. Tem como vantagem a não exposição à radiação, mas ela não é disponível na maioria dos hospitais, tem custo mais elevado, o tempo de aquisição das imagens é maior, necessitando de sedação da criança, e a interpretação das imagens é mais difícil.[3-5]

ESCORES PEDIÁTRICOS

Vários sistemas de pontuação baseados na clínica e exames laboratoriais têm sido desenvolvidos no sentido de facilitar o diagnóstico de apendicite. No entanto, os atuais têm capacidade limitada para identificar pacientes com apendicite, restando a eles classificarem os pacientes em grupos de risco.[2-5] Os mais utilizados nos pacientes pediátricos estão listados nas Tabelas 35.1 e 35.2.

TABELA 35.1. Escore de Apendicite Pediátrica (*Pediatric Appendicitis Score* – PAS)[2,3]

Item	Escore
Anorexia	1
Náuseas ou vômitos	1
Migração da dor	1
Febre > 38 °C	1
Dor com tosse, percussão ou ao pular	2
Tensão no quadrante inferior direito	2
Contagem de células brancas > 10.000 cél./μL	1
Neutrophils plus band form > 7.500 cél./μL	1
Total	10

Frequência de apendicite:
• PAS ≤ 2: 0 a 2% – baixo risco.
• PAS 3 a 6: 8 a 48% – moderado risco.
• PAS ≥ 7: 78 a 96% – alto risco.

TABELA 35.2. Escore de Alvarado modificado[2,3]

Variáveis	Escore
Migração da dor	1
Anorexia	1
Náuseas e vômitos	1
Dor em quadrante inferior direito	2
Dor à descompressão súbita ou dor à percussão/tossir/saltar	1
Febre > 37,5 °C	1
Leucocitose (> 10.000 leucocitos/mm^3)	2
Desvio para esquerda (> 10%)	1
Total	10

Escore de Alvarado modificado para criança:
- 0 a 3 pontos: baixo risco.
- 4 a 6 pontos: risco moderado.
- 7 a 10 pontos: alto risco.

DIAGNÓSTICO

O diagnóstico de apendicite pode ser feito sem dificuldades naqueles pacientes maiores de 5 anos e com sintomas típicos, sendo nesses caso o diagnóstico clínico. Mas existem aquelas crianças com quadros atípicos e de sintomatologia não específica, tornando o diagnóstico de apendicite desafiador. A tendência atual é dividir em três grupos. O primeiro grupo é composto por paciente de baixo risco. Eles têm pouca ou nenhuma sintomatologia, além do hemograma e PCR serem normais. São aqueles pacientes com o PAS < 3. Nesse grupo o mais indicado é a observação clínica, podendo ser realizada em regime de internação hospitalar ou em regime domiciliar quando a família tem um bom entendimento sobre a evolução do quadro. O segundo grupo são pacientes de moderado risco. Eles possuem mais sintomas que o primeiro grupo, mas não se consegue afirmar com certeza o diagnóstico. O PAS está entre 3 e 6. O hemograma e PCR podem ser normais ou alterados. Esse grupo se beneficiará de exames de imagem e da avaliação de um cirurgião pediátrico experiente. O terceiro grupo (alto risco) é formado por aqueles pacientes com a sintomatologia clássica. Possuem dor abdominal migratória associada a febre, náuseas e vômitos, anorexia e exame físico com dor em fossa ilíaca direita e defesa muscular. O PAS é igual ou maior a 7. Nesse grupo o mais correto é a avaliação do cirurgião pediátrico, sendo realizados exames de imagem somente após avaliação do cirurgião quando o mesmo julgar necessário.[2,3,5]

TABELA 35.3. Diagnósticos diferenciais de apendicite[2]

Patologias cirúrgicas	Patologias não cirúrgicas
• Invaginação intestinal • Divertículo (Meckel) • Má-rotação intestinal com volvo • Obstrução intestinal • Gravidez ectópica • Torção de ovário • Torção de testículo • Torção de omento	• Linfadenite mesentérica • Gastroenterite • Infecção do trato urinário • Nefrolitíase • Peritonite primária • Cetoacidose diabética • Síndrome hemolítico-urêmica • Anemia falciforme • Doença inflamatória pélvica • Cistos de ovário • Pneumonia • Faringite estreptocócica • Outras enterites

DIAGNÓSTICO DIFERENCIAL

As principais patologias que podem se apresentar com dor abdominal estão na Tabela 35.3.

TRATAMENTO

Em nosso serviço, todas as apendicites, independente da evolução, são tratadas com cirurgia que é realizada em caráter de urgência. Casos avançados, com repercussões sistêmicas como choque, requerem cirurgia de emergência após suporte clínico inicial com hidratação vigorosa, correção dos distúrbios hidroeletrolíticos e antibioticoterapia.

Apendicectomia é ainda considerada padrão-ouro para apendicites não complicadas;[5] no entanto, na literatura atual o tratamento conservador da apendicite vem sendo bastante estudado e tem ganhado força em diversos centros, pois com antibioticoterapia eficaz e a possibilidade de drenagem de abscesso guiado por imagem, tem aumentado muito sua taxa de sucesso (74 a 84,2%). O tratamento conservador, ou também chamado de apendicite intervalada, pode ser realizado em qualquer fase da apendicite, seja ela inicial ou após perfuração, com ou sem abscesso ou flegmão, desde que o paciente não apresente sinais de instabilidade hemodinâmica. Consiste em hidratação endovenosa, antibioticoterapia endovenosa de largo espectro, nutrição parenteral em casos selecionados, drenagem de abscesso guiado por ultrassom ou tomografia computadorizada (quando os abscessos são significativos), controle da dor e cirurgia após 8 a 12 semanas do quadro inicial. Existem ainda aqueles que acreditam que a cirurgia não é necessária após tratamento; no entanto, tanto a apendicite intervalada quanto a com tratamento conservador sem cirurgia ainda precisam de mais estudos para comprovar sua verdadeira eficácia.[6,7]

TABELA 35.4. Complicações relacionadas à apendicite[6]	
Precoce	**Tardia**
Infecção da ferida operatória	Obstrução intestinal
Disfunção intestinal	Fístulas
Formação de abscessos intracavitários	Apendicite de coto (paciente em que o apêndice não foi ligado na base)

COMPLICAÇÕES

Hoje, com suporte adequado e antibioticoterapia de largo espectro disponíveis, a mortalidade, mesmo em casos de apendicite com peritonite difusa, é baixa. As complicações estão listadas na Tabela 35.4.

Referências bibliográficas

1. Souza JCK. Apendicite aguda. Cirurgia Pediátrica – Teoria e Prática. São Paulo, SP: Roca. 2007; 496-506.
2. Wesson DE. Acute appendicitis in children: Clinical manifestations and diagnosis. Disponível em: https://www.uptodate.com/contents/acute-appendicitis-in-children-clinical-manifestations-and-diagnosis?source=search_result&search=apendicite%20em%20crian%C3%A7as&selectedTitle=1~150. Acessado em 17 out 2016.
3. Glass CC, Rangel SJ. Overview and diagnosis of acute appendicitis in children. Seminars in Pediatric Surgery. 2016; 25:198-203. DOI:10.1053/j.sempedsurg.2016.05.001.
4. Acharya A, Markar SR, Ni M, Hanna GB. Biomarkers of acute appendicitis: systematic review and cost-benefit trade-off analysis. Surg Endosc. 2016; 1-10. Disponível em: http://link.springer.com/article/10.1007%2Fs00464-016-5109-1. Acessado em 17 out 2016. DOI: 10.1007/s00464-016-5109-1.
5. Gorter RR, Eker HH, Gorter-Stam MAW, Abis GSA, Acharya A, Ankersmit M, et al. Diagnosis and management of acute appendicitis. EAES consensus development conference 2015. Surg Endosc. 2016; 1-23. Disponível em: http://link.springer.com/article/10.1007%2Fs00464-016-5245-7. Acessado em 17 out 2016. DOI: 10.1007/s00464-016-5245-7.
6. Wesson DE. Acute appendicitis in children: Management. Disponível em: https://www.uptodate.com/contents/acute=-appendicitis-in-children-management?source-search_result&search=apendicite%20em%20crian%-C3%A7as&selectedTitle=2~150. Acessado em 17 out 2016.
7. Chen CL, Chao HC, Kong MS, Chen SY. Risk Factors for Prolonged Hospitalization in Pediatric Appendicitis Patients with Medical Treatment. Pediatr Neonatol. 2016; 1-6. Disponível em: http://www.sciencedirect.com/science/article/pii/S1875957216300808. Acessado em 17 out 2016. DOI:10.1016/j.pedneo.2016.02.011.

36 ABDOME AGUDO OBSTRUTIVO NA INFÂNCIA

Pedro Luiz Toledo de Arruda Lourenção
Erika Veruska Paiva Ortolan
Marcos Curcio Angelini

INTRODUÇÃO

Obstrução intestinal é a oclusão completa da luz intestinal que impede a passagem de qualquer conteúdo em seu interior. Suboclusão intestinal, por sua vez, é a oclusão parcial da luz do intestino, permitindo a passagem de uma parte do conteúdo entérico e de gazes.[1]

FISIOPATOLOGIA

Quadros obstrutivos intestinais estão associados à relevante morbidade. A obstrução do lúmen intestinal leva ao acúmulo de líquidos e gases nos segmentos intestinais proximais à obstrução. Isso faz com que líquidos sejam sequestrados para dentro da luz e para a parede intestinal, aumentando ainda mais o grau de obstrução. O acúmulo de líquidos dentro da luz intestinal e a sua eventual eliminação por vômitos são responsáveis por desidratação e desequilíbrio hidroeletrolítico. Além disso, alguns quadros obstrutivos podem estar associados a sofrimento isquêmico e gangrena intestinal. A estase de conteúdo entérico associada ao comprometimento vascular da parede intestinal favorecem proliferação e translocação bacteriana, que podem evoluir para sepse.[1,2]

QUADRO CLÍNICO

A dor abdominal é a principal queixa clínica associada às obstruções intestinais. Na maior parte das vezes, a dor inicia-se como cólicas, com localização difusa, mas a sua progressão para dor constante e localizada pode sugerir sofrimento isquêmico. Náuseas e vômitos também estão habitualmente presentes. O número de episódios de vômitos, seu volume e conteúdo podem fornecer indícios da altura da obstrução intestinal. Vômitos constantes, de aspecto biliar, sugerem obstruções intestinais altas, enquanto vômitos mais esparsos, volumosos e de conteúdo fecaloide sugerem obstruções intestinais baixas. A parada da eliminação de gazes e fezes também acompanha o quadro clínico obstrutivo e deve ser ativamente interrogada durante a anamnese.[2]

O exame físico pode evidenciar, já na inspeção, possíveis causas para a obstrução intestinal, como a presença de hérnias ou de cicatrizes de cirurgias abdominais prévias. A distensão abdominal é achado frequente e é mais pronunciada quanto mais distal for a obstrução (Figura 36.1). A ausculta abdominal é de grande valia na avaliação clínica e pode variar desde silêncio abdominal até a identificação de ruídos metálicos. Toque retal também pode fornecer informações valiosas em determinadas situações, como a palpação de tumoração em casos de invaginação intestinal ou a presença de sangue sugestivo de lesões da mucosa intestinal.[2]

DIAGNÓSTICO

Exames subsidiários complementam a avaliação clínica de pacientes com obstruções intestinais. Exames laboratoriais como hemograma, eletrólitos e gasometria arterial são importantes na avaliação de complicações clínicas como desidratação, acidose metabólica e sepse. A radiografia simples de abdo-

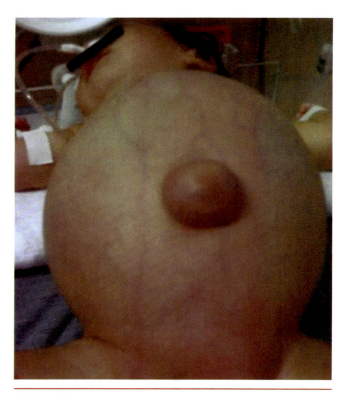

FIGURA 36.1. Distensão abdominal generalizada em lactente com obstrução de cólon sigmoide por hérnia inguinal estrangulada. (Fonte: arquivo pessoal dos autores.)

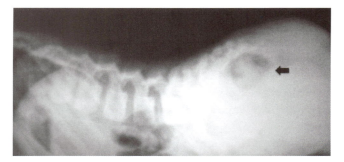

FIGURA 36.2. Identificação da presença de ar no reto (seta): radiografia sacral, em decúbito ventral, com raios horizontais. (Fonte: arquivo pessoal dos autores.)

me, em incidência anteroposterior, realizada com o paciente em pé e deitado, pode demonstrar distensão de alças, presença de níveis hidroaéreos e, de acordo com a morfologia das alças, sugerir a altura da obstrução.[2] Nesse sentido, a clássica descrição de "empilhamento de moedas" é sugestiva de alças de intestino delgado e a identificação de haustrações é sugestiva de segmentos colônicos. A radiografia simples pode auxiliar também na identificação de complicações, como a perfuração intestinal, confirmada pela presença de pneumoperitônio.[3] A presença de ar no reto, sugestiva de quadro de suboclusão intestinal, pode ser identificada por meio de radiografia da região sacral, com paciente em decúbito ventral, obtida com raios horizontais (Figura 36.2). Outros exames subsidiários podem ter papel na investigação etiológica da obstrução intestinal e serão comentados mais adiante.

TRATAMENTO

O tratamento da obstrução intestinal é fundamentado em três pilares: alívio da distensão abdominal, correção dos distúrbios hidroeletrolíticos e remoção da obstrução. O alívio da obstrução pode ser obtido por meio da sondagem nasogástrica, com sonda de grosso calibre, de acordo com a idade da criança. A descompressão gástrica promove alívio da dor e dos vômitos, melhora das condições de ventilação pulmonar e evita a aspiração de conteúdo gastrointestinal. O volume e aspecto do conteúdo drenado também fornecem informações úteis sobre a possível topografia da obstrução intestinal. A reposição volêmica deve ser iniciada imediatamente, acompanhada da correção dos distúrbios hidroeletrolíticos. A maior parte dos casos de obstruções intestinais exige tratamento cirúrgico. Quadros de suboclusão intestinal podem ser inicialmente tratados de forma clínica. Nessas situações, as reavaliações clínicas seriadas são fundamentais. Mudança do caráter da dor abdominal, tornando-se mais constante e localizada, sem melhora após a descompressão gástrica, presença de febre, irritação peritoneal, ausculta de ruídos metálicos e instabilidade hemodinâmica são sinais clínicos que devem ser monitorizados, pois são sugestivos de sofrimento isquêmico, e indicam a necessidade de tratamento cirúrgico imediato.[1,2]

CAUSAS DE OBSTRUÇÃO INTESTINAL NA INFÂNCIA

As obstruções de intestino delgado são as mais comuns em lactentes e crianças. As principais causas de obstrução intestinal na infância são apresentadas a seguir:

Bridas

Bridas são traves fibrosas que se formam entre as alças intestinais ou entre essas e a parede abdominal após manipulação cirúrgica ou inflamação prévia. A obstrução ocorre quando uma alça intestinal fica presa em uma dessas traves, gerando um "cotovelo" ou uma torção. As bridas representam a causa mais comum de obstrução intestinal na infância, a grande maioria envolvendo obstruções de intestino delgado. A maioria dos casos ocorre nos 3 primeiros meses após alguma abordagem cirúrgica abdominal.

A cirurgia mais associada ao aparecimento de bridas na criança é a apendicectomia, e isso ocorre de forma independente do estágio clínico da apendicite.[1,2]

O quadro clínico consiste em dor abdominal tipo cólica, distensão e vômitos, em graus variáveis. O principal diagnóstico diferencial é o íleo infeccioso ou metabólico. Os raios X de abdome em pé e deitado devem ser feitos. O tratamento não cirúrgico deve ser tentado inicialmente, se as condições clínicas da criança permitirem, e consiste em jejum, hidratação endovenosa e passagem de sonda nasogástrica. Sinais de insucesso no tratamento clínico são piora da dor e distensão abdominal, alto débito de SNG, piora do estado geral e necessidade de reposições hídricas além do cálculo basal diário. Em caso de falha do tratamento clínico, realiza-se a cirurgia para lise das bridas.[1]

Invaginação intestinal

É a invaginação de um segmento intestinal para a luz do segmento a jusante, com compressão e angulação dos vasos do mesentério do segmento invaginado, podendo evoluir com isquemia e necrose dessa alça, se estendendo em sentido proximal e levando à obstrução luminal progressiva (Figura 36.3). Suas formas mais comuns têm início na região da válvula ileocecal, sendo denominadas ileocólica (25%) e ileocecocólica (60%).[4]

A invaginação intestinal é a causa mais comum de obstrução intestinal do lactente, com pico de ocorrência entre os 3 e 12 meses de idade. Apenas 20% dos casos acontecem após os 2 anos de idade. Em 90 a 95% dos casos, a causa da invaginação é idiopática. Em 5 a 10% dos casos, existe lesão anatômica definida, funcionando como "cabeça" do invaginante, destacando-se nesse papel, divertículo de Meckel, pólipos intestinais e linfoma não Hodgkin. Esses casos são mais comuns após os dois anos de idade e nas invaginações recorrentes.[4]

O quadro clínico típico é o de um lactente bem nutrido e saudável, com história prévia de infecção respiratória ou gastroenterite recente que, subitamente, inicia quadro de dor abdominal em cólica (crises de choro intenso, sem causa aparente), seguidas por períodos de acalmia. Os vômitos são biliosos e mais tardios. A eliminação de fezes em "geleia de morango", composta por sangue e muco, já é resultado do sofrimento da mucosa da alça, sendo considerado sinal tardio. São frequentes apatia e prostração. Com a evolução, pode haver palidez, sudorese e desidratação. O exame físico pode apresentar massa abdominal palpável, na maioria das vezes alongada e cilíndrica, endurecida, dolorosa e móvel. O sinal de Dance representa a fossa ilíaca direita vazia, pela ausência do ceco. Em até 15% dos casos a invaginação pode ser assintomática, resultando quase sempre em diagnósticos tardios. Casos recorrentes podem ser referidos pelos pais como a palpação de massa abdominal intermitente, conhecida como "tumor fantasma". Trata-se da forma crônica de invaginação, típica dos casos em que há doença local ou sistêmica, devendo ser levantada a suspeita clínica de linfoma.[4,5]

A radiografia simples de abdome é típica dos quadros abdominais obstrutivos. Pode ser observado, também, efeito de massa, com distribuição gasosa anormal (cólon vazio). O enema opaco pode demonstrar a parada na subida do contraste no nível da "cabeça" da invaginação, construindo algumas imagens típicas, caracterizadas como "amputação", "cálice" ou "casca de cebola". A ultrassonografia abdominal é o exame preferencial, por seu caráter não invasivo e adequadas sensibilidade (98 a 100%) e especificidade (88 a 100%). Demonstram caracteristicamente, em corte transversal, a imagem em "alvo", compostas por camadas concêntricas de ecogenicidade diferentes, e em corte longitudinal a imagem em "pseudorrim".[6]

Em crianças que se apresentem em bom estado geral, sem sinais de peritonite e com história clínica

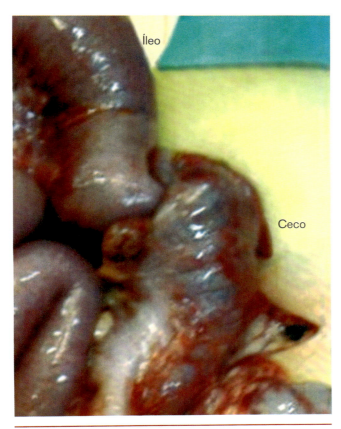

FIGURA 36.3. Invaginação intestinal ileocecocólica. (Fonte: arquivo pessoal dos autores.)

com duração menor que 24 horas, pode-se tentar a redução da invaginação com pressão hidrostática, com ar ou bário, aplicada via retal, sob controle radioscópico ou ultrassonográfico. A taxa de sucesso desse procedimento é muito variável (20 a 80%). Para os casos de insucesso ou sem esses critérios de inclusão, é indicado o tratamento cirúrgico.[4,5]

Hérnia inguinal encarcerada

Caracteriza-se pelo surgimento súbito de abaulamento em região inguinal, podendo apresentar-se com dor, irritabilidade, choro, recusa alimentar, edema e hiperemia no local. O diagnóstico é feito pela história e exame físico. Em casos duvidosos pode-se recorrer à radiografia da região inguinal, que pode evidenciar níveis hidroaéreos na região inguinal.[7]

A redução manual é realizada colocando-se a criança na posição de Trendelenburg, e o primeiro e segundo dedos da mão esquerda fixam o anel inguinal interno, enquanto com a mão direita, se comprime o conteúdo encarcerado para cima em direção ao anel inguinal interno, mantendo pressão constante. Se a tentativa de redução for bem sucedida, a criança deve ser colocada em observação hospitalar por 12 horas, e a cirurgia eletiva para herniorrafia deve ser agendada o mais breve possível. Caso não seja possível a redução, deve ser realizada cirurgia em caráter de emergência. A redução manual de uma hérnia encarcerada, por sua vez, é contraindicada quando há presença de sangue nas fezes, irritação peritoneal, sinais de toxemia (febre, taquicardia, leucocitose > 15.000), presença de pneumoperitônio e criptorquidia ipsilateral associada.[7,8]

Má-rotação intestinal

O conceito de má-rotação intestinal compreende o grupo das múltiplas alterações de rotação e de fixação do intestino. Essas alterações anatômicas podem apresentar-se desde assintomáticas até como quadros emergenciais de volvos intestinais, com altas taxas de morbidade e mortalidade.[9,10]

Aproximadamente, 1 em cada 500 nascidos vivos tem alguma anomalia de rotação e fixação intestinal. Os casos sintomáticos aparecem com prevalência de 1:6.000 nascidos vivos e até 50% destes apresentam os sintomas na idade neonatal. O sexo masculino é mais comumente acometido. Anomalias associadas aparecem em torno de 30 a 60% dos casos. Em patologias como gastrosquise, onfalocele e hérnia diafragmática congênita sempre há má-rotação intestinal.[9,10]

A obstrução duodenal é forma comum de apresentação clínica, geralmente em recém-nascidos. As bandas de Ladd comprimem a segunda porção do duodeno, causando vômitos biliosos e distensão gástrica, podendo levar até mesmo à desidratação e distúrbios hidroeletrolíticos. Quando não diagnosticada nessa idade, causa, em crianças mais velhas, vômitos e dor abdominal recorrentes e comprometimento do estado nutricional.[9,10]

O volvo do intestino médio representa a torção, em torno do pedículo vascular da artéria mesentérica superior, de todo o intestino suprido pela mesma. Acomete cerca de 45% dos pacientes com má-rotação intestinal. Trinta por cento dos volvos acontecem na primeira semana de vida, 75% no primeiro mês e 90% no primeiro ano. Na maioria das vezes, são quadros súbitos de dor abdominal intensa, distensão abdominal e vômitos biliosos. Pelo comprometimento vascular, podem apresentar sangramento intestinal, caracterizado por enterorragia ou hematêmese. Rapidamente evoluem com repercussões clínicas importantes, como desidratação e choque. A forma crônica de volvo intestinal é menos comum. Cursa com quadros de obstrução intermitente e parcial, levando à obstrução linfática e venosa, com aumento dos linfonodos mesentéricos. Clinicamente manifesta-se por dor abdominal, distensão e vômitos recorrentes, podendo apresentar períodos de diarreia intercalados com obstipação intestinal. Pela obstrução linfática e venosa, ocorrem distúrbios de absorção e ascite quilosa. Há também o risco de torção completa destas alças.[9,10]

O diagnóstico das diferentes formas de má-rotação intestinal é formulado a partir do quadro clínico e pode ser complementado por exames. A radiografia simples de abdome pode demonstrar sinais de obstrução duodenal, com distensão gástrica e ar no duodeno. Também pode revelar distribuição anormal de gás, geralmente com área central livre de ar, sugestivo de volvo. Radiografias contrastadas também podem trazer informações importantes. O estudo contrastado de esôfago, estômago e duodeno pode revelar posição anômala do ligamento de Treitz (na linha média ou à direita da coluna), com jejuno proximal localizado à direita. Imagem clássica de obstrução duodenal é representada pelo duodeno assumindo a forma de "bico de pássaro" ou de "saca-rolhas" com a coluna de bário estendendo-se para dentro do jejuno, sob forma espiral. O enema opaco pode demonstrar posição anômala do ceco. A ultrassonografia com estudo Doppler da posição dos vasos mesentéricos superiores também pode ajudar no diagnóstico. A localização da veia do lado esquerdo ou anteriormente à artéria mesentérica superior é considerada indício consistente de má-rotação. Entretanto, até 30% dos casos de má-rotação podem apresentar posição vascular normal.[11,12]

O tratamento cirúrgico deve ser mandatório em todos os casos de má-rotação intestinal. Frente a um quadro clínico com suspeita diagnóstica de volvo intestinal, está indicado o procedimento de emergência, no intuito de diminuir o tempo de lesão intestinal isquêmica. A laparotomia transversa supraumbilical direita é a incisão clássica. Na presença de volvo, a primeira medida é a distorção da alça no sentido anti-horário. Recuperado o suprimento vascular, é iniciada tração do cólon e realizada a ampla lise das bandas de Ladd. Na maioria das vezes, as alças de delgado são locadas no abdome direito e o cólon no abdome esquerdo. Deve ser realizada apendicectomia profilática, pela posição anormal do apêndice cecal. Quando não há recuperação do suprimento vascular, todo o esforço deve ser feito no sentido de preservação dos segmentos intestinais que preservam fluxo sanguíneo, evitando ressecções extensas. Podem ser necessárias múltiplas enterectomias, com anastomoses primárias ou estomias. Outra conduta possível consiste na redução do volvo e nova abordagem após 24 a 48 horas, na tentativa de se preservar maiores segmentos intestinais que podem apresentar viabilidade após esse período. Os quadros assintomáticos também têm indicação cirúrgica, pois é impossível predizer quais desses irão ou não evoluir para volvo.[9,10]

Bolo de áscaris

É a infestação maciça por *Ascaris lumbricoides*, na qual os vermes adultos formam grandes novelos e tendem a se acumular no íleo terminal, obstruindo sua luz. Pode agir como ponto de partida para volvo ou invaginação intestinal. Apresenta pico de incidência entre 1 e 5 anos de idade.[13,14]

O quadro clínico habitualmente é o de exacerbação de queixas crônicas de dor abdominal devido a ascaridíase, acompanhadas de náuseas, anorexia e posteriormente febre. Inicialmente pode ocorrer diarreia com eliminação de vermes adultos, seguida da parada da eliminação de gases e fezes. O exame físico mostra queda do estado geral, desidratação e massa abdominal móvel, depressível (sinal da massa de vidraceiro).[13,14]

A radiografia simples de abdome pode demonstrar a presença de vermes em imagens circulares (sinal do "miolo de pão") ou alongados, em qualquer quadrante do abdome, com dilatação das alças a montante da obstrução (Figura 36.4).

O tratamento inicialmente pode ser clínico, e consiste na abordagem inicial para obstrução intestinal, além da administração de óleo mineral pela sonda. A administração de drogas anti-helmínticas não está indicada, pelo risco da migração dos vermes

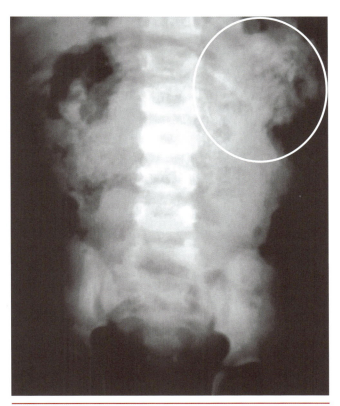

FIGURA 36.4. Radiografia de abdome em paciente com infestação maciça por *Ascaris* identificada (círculo amarelo): aspecto de "miolo de pão" ou de "redemoinho". (Fonte: arquivo pessoal dos autores.)

para os ductos biliares e pancreáticos. A indicação cirúrgica é embasada em exames físicos seriados, observando-se a evolução clínica da criança. A cirurgia consiste na tentativa de remoção manual dos vermes para o intestino grosso ou enterotomia com retirada mecânica dos áscaris. Se houver necrose por volvo, a enterectomia pode estar indicada.[13,14]

Referências bibliográficas

1. Stehr W, Gingalewski CA. Other Causes of Intestinal Obstruction. In: Coran AG, Caldamone A, Adzick NS, Krummel TM, Laberge JM, Shamberger R (eds.). Pediatric Surgery. 7 ed. Philadelphia: Elsevier. 2012; 1127-34.
2. Durante AP, Baratella JRS, Velhote MCP, Hercowitz B, Napolitano Neto P, Salgado Filho H, et al. Obstrução Intestinal no Lactente e na Criança Maior: Diagnóstico e Tratamento. Projeto Diretrizes - Associação Médica Brasileira e Conselho Federal de Medicina. 2005; 1-10.
3. Begg JD. How to look an abdominal x ray. 2 ed. Philadelphia: Churchill Livingstone – Elsevier; 2006.
4. Souza JCK. Invaginação intestinal. In: Souza JCK, Salle JLP (eds.). Cirurgia Pediátrica: teoria e prática. 1 ed. São Paulo: Roca. 2008; 476-83.
5. Columbani PM, Scholz S. Intussusception. In: Coran AG, Caldamone A, Adzick NS, Krummel TM, Laberge JM,

5. Shamberger R (eds.). Pediatric Surgery. 7 ed. Philadelphia: Elsevier. 2012; 1093-110.

6. Gale HI, Gee MS, Westra SJ, Nimkin K. Abdominal ultrasonography of the pediatric gastrointestinal tract. World J Radiol. 2016; 8(7):656-67.

7. Souza JCK. Hérnia inguinal. In: Souza JCK, Salle JLP (eds.). Cirurgia Pediátrica: teoria e prática. 1 ed. São Paulo: Roca. 2008; 321-9.

8. Glick PL, Boulanger SC. Inguinal Hernias and Hydroceles. In: Coran AG, Caldamone A, Adzick NS, Krummel TM, Laberge JM, Shamberger R (eds.). Pediatric Surgery. 7 ed. Philadelphia: Elsevier. 2012; 985-1001.

9. Tannuri U. Afecções cirúrgicas abdominais do recém-nascido. In: Schvartsman BGS, Maluf Jr PT (eds.). Pediatria Instituto da Criança Hospital das Clínicas. 1 ed. Barueri: Editora Manole; 199-218.

10. Souza JCK. Má rotação intestinal. In: Souza JCK, Salle JLP (ed.). Cirurgia Pediátrica: teoria e prática. 1 ed. São Paulo: Roca. 2008; 368-374.

11. Dassinger MS, Smith DS. Disorders of Intestinal Rotation and Fixation. In: Coran AG, Caldamone A, Adzick NS, Krummel TM, Laberge JM, Shamberger R (eds.). Pediatric Surgery. 7 ed. Philadelphia: Elsevier. 2012; 1111-25.

12. Nagdeve NG, Qureshi AM, Bhingare PD, Shinde SK. Malrotation beyond infancy. J Pediatr Surg. 2012; 47(11): 2026-32.

13. Hesse AA, Nouri A, Hassan HS, Hashish AA. Parasitic infestations requiring surgical interventions. Semin Pediatr Surg. 2012; 21(2):142-50.

14. Souza JCK. Obstrução intestinal por bolo de áscaris. In: Souza JCK, Salle JLP (eds.). Cirurgia Pediátrica: teoria e prática. São Paulo: Roca. 2008; 484-7.

ESTENOSE HIPERTRÓFICA DO PILORO

Rozemeire Garcia Marques
Bonifácio Katsunori Takegawa

A estenose hipertrófica do piloro (EHP) é uma hipertrofia adquirida da musculatura pilórica (principalmente da camada circular) de origem desconhecida e que provoca uma obstrução progressiva ao esvaziamento gástrico.

A EHP é a causa de tratamento cirúrgico mais comum de vômitos no recém-nascido e lactente. A incidência é de 3:1.000 nascidos vivos com predomínio no sexo masculino (4:1), mais frequente em primogênitos (30%) e com história familiar em 15% dos casos.[1]

ETIOPATOGENIA

A etiologia da EHP é desconhecida, com provável causa multifatorial envolvendo fatores genéticos e ambientais. As teorias para explicar a sua causa incluem: alterações morfológicas da inervação intrínseca e das células ganglionares do piloro, hipergastrinemia materna e no recém-nascido, induzindo piloroespasmo, deficiência do óxido nítrico (principal mediador do relaxamento do músculo liso) e diminuição das células tipo marca-passo, levando à alteração secundária da motilidade gástrica.[2,3]

QUADRO CLÍNICO

A sintomatologia tem início na segunda ou terceira semanas de vida com piora progressiva em cerca de 7 a 10 dias. Os vômitos não biliosos (leite) aparecem após 30 a 60 minutos, em jato, após todas as mamadas. Esses vômitos podem conter sangue em até 15% das vezes, pelo rompimento de capilares da mucosa. Apesar dos vômitos intensos, a criança apresenta apetite voraz. Ao exame observa-se uma criança irritada (pela fome) com quadro de desidratação e/ou perda de peso na dependência da duração da doença, abdome com peristaltismo visível em andar superior da esquerda para a direita (ondas de Kussmaul) e em mãos de profissional experiente pode ser palpada a oliva pilórica.[4]

DIAGNÓSTICO

O diagnóstico pode ser feito na associação do quadro clínico, peristaltismo epigástrico visível (ondas de Kussmaul) e palpação da oliva pilórica. Entretanto, nos casos de não palpação da oliva pilórica, a ultrassonografia tem alto grau de acurácia com parede muscular pilórica maior ou igual a 4 mm e comprimento igual ou maior que 18 mm. Os exames radiológicos geralmente são utilizados para diagnóstico diferencial, em que se observa na radiologia simples uma grande dilatação gástrica, e nas radiografias com contraste os sinais típicos de EHP, tais como: sinal do ombro, sinal do bico do seio, sinal do cogumelo ou guarda-chuva no bulbo duodenal e do fio no canal pilórico.[5,6]

DIAGNÓSTICO DIFERENCIAL

O diagnóstico diferencial requer a utilização de exames radiológicos com contraste para excluir outras causas de vômitos, tais como refluxo gastroesofágico, síndrome adrenogenital (perdedora de sal) em meninos, membrana antral pré-pilórica, atresia

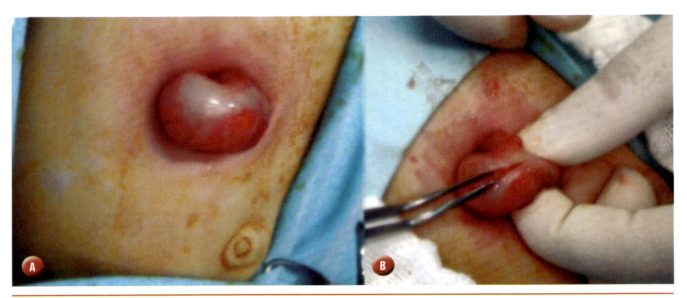

FIGURA 37.1. **(A-B)** Piloro exteriorizado durante a cirurgia e a realização de piloromiotomia de Fredet-Hamsted. (Fonte: arquivo da Dra. Erika Paiva.)

pilórica, estenose de esôfago, vômitos de causas neurológicas.

TRATAMENTO

A EHP não é uma emergência cirúrgica, sendo a verdadeira urgência a correção do distúrbio metabólico que deve ser corrigido antes da cirurgia. A cirurgia clássica é a piloromiotomia de Fredet-Ramstedt, a qual pode ser realizada via laparotomia ou videolaparoscopia[7,8] (Figura 37.1). É possível a realimentação precoce com alta em 24-48 horas na maioria dos casos.

RESULTADOS

Os resultados da cirurgia são geralmente muito bons. Com pouco índice de complicações associadas a raros vômitos no pós-operatório e autolimitados ou perfuração do duodeno não percebidas no intraoperatório.[9]

Referências bibliográficas

1. Spicer RD. Infantile hypertrophic pyloric stenosis: a review. Br J Surg. 1982 mar; 69(3):128-35.
2. Rogers IM. The enigma of pyloric stenosis. Some thoughts on the aetiology. Acta Paediatr Oslo Nor 1992. 1997 jan; 86(1):6-9.
3. Stark CM, Rogers PL, Eberly MD, Nylund CM. Association of prematurity with the development of infantile hypertrophic pyloric stenosis. Pediatr Res. 2015 ago; 78(2):218-22.
4. Shaoul R, Enav B, Steiner Z, Mogilner J, Jaffe M. Clinical presentation of pyloric stenosis: the change is in our hands. Isr Med Assoc J IMAJ. 2004 mar; 6(3):134-7.
5. Taylor ND, Cass DT, Holland AJA. Infantile hypertrophic pyloric stenosis: has anything changed? J Paediatr Child Health. 2013 jan; 49(1):33-7.
6. Niedzielski J, Kobielski A, Sokal J, Krakós M. Accuracy of sonographic criteria in the decision for surgical treatment in infantile hypertrophic pyloric stenosis. Arch Med Sci AMS. 2011 jun; 7(3):508-11.
7. Bakal U, Sarac M, Aydin M, Tartar T, Kazez A. Recent changes in the features of hypertrophic pyloric stenosis. Pediatr Int Off J Jpn Pediatr Soc. 2016 mai; 58(5): 369-71.
8. St Peter SD, Holcomb GW, Calkins CM, Murphy JP, Andrews WS, Sharp RJ, et al. Open versus laparoscopic pyloromyotomy for pyloric stenosis: a prospective, randomized trial. Ann Surg. 2006 set; 244(3):363-70.
9. Stringer MD, Brereton RJ. Current management of infantile hypertrophic pyloric stenosis. Br J Hosp Med. 1990 abr; 43(4):266-72.

38 DOENÇA DE HIRSCHSPRUNG

Pedro Luiz Toledo de Arruda Lourenção
Maria Aparecida Marchesan Rodrigues

INTRODUÇÃO

A doença de Hirschsprung (DH) ou aganglionose intestinal congênita é típica da faixa etária pediátrica, expressa clinicamente por obstrução intestinal no período neonatal ou constipação intestinal grave no lactente e escolar.[1,2] É uma malformação congênita do sistema nervoso entérico, caracterizada pela ausência de células ganglionares nos plexos nervosos do intestino distal que coordenam a motilidade intestinal. Isso resulta em um segmento aperistáltico, responsável pelo quadro clínico de obstrução intestinal.[1,3]

Desde sua primeira descrição, em 1886, pelo médico pediatra dinamarquês Harald Hirschsprung, muito se avançou no conhecimento sobre a fisiopatologia, quadro clínico, diagnóstico e tratamento dessa causa importante de constipação intestinal orgânica da infância.

A incidência da DH é estimada em 1:5.000 nascidos vivos,[1] com índices que variam desde 1:2.000 até 1:12.000.[4-6] A casuística mais recente é a publicada por Suita e cols. (2005), no Japão, que demonstra incidência de 1:5.343 nascidos vivos.

A doença é mais comum no gênero masculino, na proporção de 4:1. Essa razão varia na dependência da extensão da doença, apresentando taxas de 1:1 a 2:1 nas formas longas, e pode ser revertida para 0,8:1 na aganglionose colônica total. O motivo dessa variação não é esclarecido. Não há consenso sobre a prevalência da doença em alguma raça.[6,8]

FISIOPATOLOGIA

O risco aumentado para doença de Hirschsprung entre irmãos de indivíduos afetados, a desproporção na sua distribuição entre os sexos e a associação com outras malformações e síndromes cromossômicas constituíram as evidências iniciais para a pesquisa de fatores genéticos na DH.[9] Os fatores genéticos são heterogêneos e exibem interações complexas que influenciam na penetrância e gravidade da doença.[10] Foram descritos mais de 10 genes que podem estar alterados em pacientes portadores de DH. As alterações genéticas mais comuns incluem mutações no proto-oncogene RET, identificada em 7 a 35% dos casos, no gene EDNRB em 7% e no gene END3 em menos que 5% dos casos de DH.[9]

A forma esporádica da doença de Hirschsprung ocorre em 70% dos pacientes. Anomalias congênitas e síndromes associadas estão presentes em 5 a 32% dos casos.[11] Devem ser destacadas algumas neurocristopatias que estão comumente associadas, como a síndrome da hipoventilação central congênita, a síndrome de Waardenburg e a díndrome de di Georgi.[9,10] A DH também está associada à neoplasia endócrina múltipla tipo 2 e à neurofibromatose.[11,12] Das anomalias cromossômicas associadas, a mais frequente é a trissomia do 21, relatada em aproximadamente 7% das crianças com DH. Os pacientes com síndrome de Down têm risco 100 vezes maior de apresentar a doença.[9,12]

A ausência de células ganglionares nos segmentos distais do intestino na DH é atribuída à falha na migração craniocaudal das células ganglionares, durante a embriogênese. A extensão da zona aganglionar, que compromete em geral o cólon distal e o reto, é determinada pelo momento em que a falha de migração ocorreu.[3]

O segmento aganglionar é aperistáltico e espástico, constituindo um obstáculo ao trânsito intestinal. Em consequência, as regiões proximais ao segmento agangliônico dilatam-se, apresentando hipertrofia muscular progressiva e paredes espessadas, caracterizando o megacólon. Entre a área espástica aganglionar e o segmento dilatado ganglionar há uma zona de transição, cônica e de extensão variável, na maioria das vezes localizada em nível de retossigmóide. Não há consenso sobre os mecanismos que levam à espasticidade do segmento aganglionar, provavelmente sendo resultado de um desequilíbrio entre estímulos nervosos excitatórios colinérgicos e inibitórios adrenérgicos e nitrérgicos.[1,3,13,14]

QUADRO CLÍNICO

A DH pode se apresentar sob diferentes formas e gravidades, na dependência da extensão e do grau de espasticidade do segmento agangliônico.[15] A DH pode ser classificada de acordo com a extensão do segmento aganglionar, sendo descritas 4 formas da doença[6,15] (Tabela 38.1).

Os sintomas podem aparecer nos primeiros dias de vida. Até 90% dos casos se apresentam no período neonatal, como obstrução intestinal.[15,16] O atraso na eliminação do mecônio nas primeiras 48 horas de vida é relatado em até 90% dos pacientes com DH.[6] Habitualmente, trata-se de recém-nascido de termo, com distensão abdominal progressiva (63 a 91% dos casos), intolerância às mamadas e vômitos biliosos (19 a 37% dos casos).[6,12] O toque retal pode demonstrar reto estreito, com ou sem eliminação explosiva de fezes.[15] Algumas crianças não apresentam obstrução intestinal neonatal, evoluem com constipação intestinal grave na infância, com distensão abdominal crônica, peristaltismo visível, déficit de crescimento e desnutrição.[1,6] Há pouca resposta ao tratamento clínico convencional para constipação,

sendo comum a dependência de lavagens intestinais para evacuação.[1] Portanto, o diagnóstico de DH deve ser investigado em crianças com história de constipação intestinal desde o período neonatal ou em quadros graves de constipação intestinal, refratários ao tratamento clínico.[6]

A complicação clínica mais grave da DH é a enterocolite, que se manifesta com diarreia, febre e distensão abdominal, podendo evoluir com desidratação e sepse.[6] A incidência dessa complicação varia de 12 a 58% dos pacientes, e pode ocorrer antes ou após o tratamento cirúrgico da DH.[17] A etiologia da enterocolite é relacionada à estase fecal e a alterações na produção intestinal de mucinas e imunoglobulinas que comprometem a barreira mucosa intestinal, favorecendo a invasão bacteriana. *Clostridium difficile* e rotavírus são os principais patógenos associados.[1] A inflamação da mucosa pode ter evolução progressiva, levando a comprometimento transmural e eventual perfuração intestinal.[18] Como o quadro clínico da doença de Hirschsprung é caraterizado por constipação intestinal, a presença de diarreia nos episódios de enterocolite pode levar a erros de interpretação diagnóstica.[1] A incidência de enterocolite pré-operatória é mais alta em pacientes com diagnóstico pós-neonatal, revelando a importância do diagnóstico precoce da DH.[6] O tratamento adequado com internação hospitalar, hidratação e estabilização hemodinâmica, irrigações retais e antibioticoterapia ampla são fundamentais para diminuir o risco de óbito.[12]

DIAGNÓSTICO

Frente a um paciente com quadro clínico sugestivo de doença de Hirschsprung, evidenciado iônico e o cólon dilatado (Figura 38.1). Esse exame permite avaliar a extensão da zona agangliônica e fornece informações importantes para o planejamento cirúrgico. Apesar de 75% dos neonatos com doença de Hirschsprung apresentarem o cone de transição, a ausência desse sinal não exclui a possibilidade de aganglionose.[1] Em crianças mais velhas, a ausência da zona de transição no enema opaco é menos comum,

TABELA 38.1. Classificação da DH de acordo com a extensão do segmento agangliônico

Forma da DH	Extensão do segmento agangliônico	Distribuição
Clássica (retossigmoide)	Não se estende além do sigmoide	72 a 88% dos casos
Curta	Restrito ao reto distal	5% dos casos
Longa	Além do ângulo esplênico	3,9 a 23,7% dos casos
Aganglionose colônica total	Todo o cólon e pequena extensão do íleo terminal	Até 12,6% dos casos

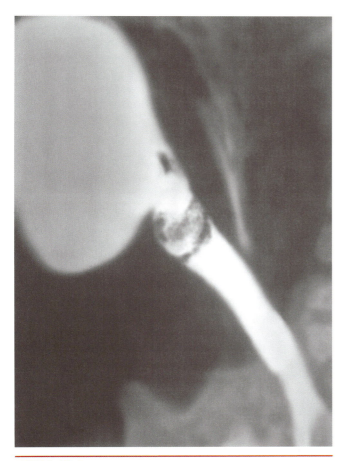

FIGURA 38.1. Enema opaco evidenciando zona de transição no retossigmoide. (Fonte: arquivo pessoal dos autores.)

mas pode ocorrer devido a um segmento doente muito curto.[1] Radiografias de retardo, após 24 a 48 horas do exame radiológico inicial podem colaborar para o diagnóstico. Permitem acesso ao bário residual e podem facilitar a identificação da zona de transição.[19]

A manometria anorretal investiga a presença do reflexo evacuatório, que depende da presença de células ganglionares no intestino distal.[21] O reflexo evacuatório é investigado por insuflação de balão com ar no reto que leva ao relaxamento do esfíncter anal interno.[22] A evidência manométrica desse reflexo exclui a possibilidade de doença de Hirschsprung. Entretanto, sua ausência não confirma esse diagnóstico. A taxa de falsos positivos é muito alta para que esse método possa ser utilizado isoladamente para o diagnóstico de DH.[16] Dessa forma, a eletromanometria deve ser considerada como um método de triagem inicial na investigação da doença de Hirschsprung.[21,23]

O diagnóstico definitivo da doença de Hirschsprung é estabelecido pelo exame histopatológico, que permite visualizar as células ganglionares do sistema nervoso entérico em biópsias do reto.[23] As amostras devem conter ao menos um dos plexos nervosos do sistema nervoso entérico, localizados na submucosa e na muscular própria.[1,10] As biópsias retais podem ser realizadas cirurgicamente, obtendo-se um fragmento de toda a parede do reto distal, Swenson e cols. (1955),[24] ou por meio de dispositivos minimamente invasivos, como a pinça de sucção desenvolvida por Noblett (1969),[25] que fornece amostras mais superficiais, contendo as camadas mucosa e submucosa do reto.

Entretanto, na prática clínica, dificuldades ocorrem durante a avaliação histopatológica das biópsias retais.[10] Amostras inadequadas, envolvendo espécimes muito pequenos e superficiais, ou biópsias distais, próximas da linha pectínea, são associadas a resultados inconclusivos.[26,27] Isso leva à necessidade de se repetir a biópsia de reto, tendo como consequência o aumento dos riscos associados ao procedimento, dos custos, e principalmente atraso no diagnóstico e no tratamento dessas crianças.[10]

Na Faculdade de Medicina de Botucatu – UNESP, temos utilizado desde 2010 o painel de análise histopatológica de biópsias de reto composto pela histologia padrão (hematoxilina e eosina – HE), pesquisa histoquímica da acetilcolinesterase (AChE) e método imuno-histoquímico da calretinina, com resultados satisfatórios.[28,29] Esse painel de métodos fornece informações que se complementam, sendo a acetilcolinesterase um método excelente para confirmar o diagnóstico de DH, ao demonstrar atividade dessa enzima nas fibras nervosas parassimpáticas da lâmina própria e muscular da mucosa em segmentos aganglionares e a imuno-histoquímica da calretinina sendo fundamental para afastar o diagnóstico de DH, ao demonstrar imunorreatividade para essa proteína nas células ganglionares e fibras nervosas superficiais[28,29] (Figura 38.2).

TRATAMENTO

O tratamento da doença de Hirschsprung é cirúrgico. Em algumas situações a estabilização clínica pré-operatória é fundamental, principalmente nos casos de complicações, tais como enterocolite e sepse.[1] Alguns pacientes necessitam de reposição hidroeletrolítica, sondagem nasogástrica e irrigações retais antes do procedimento cirúrgico.[1,15]

A evolução das técnicas cirúrgicas apresentou grande avanço nas últimas décadas, permitindo a realização do tratamento cirúrgico em tempo único, mesmo em crianças mais novas,[30] sem necessidade da realização de colostomia primária. Isso diminuiu a morbidade relacionada à colostomia nas crianças, além de reduzir os custos.[1] Atualmente, a indicação

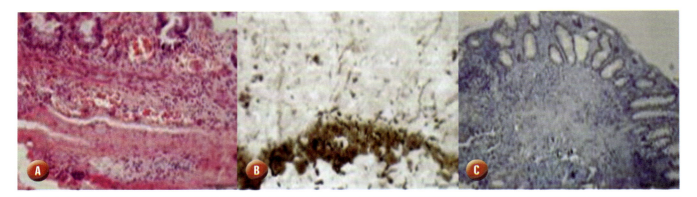

FIGURA 38.2. Doença de Hirschsprung. **(A)** ausência de células ganglionares e hipertrofia dos troncos nervosos (HE, 200×); **(B)** atividade da enzima acetilcolinesterase nas fibras nervosas na mucosa (AChE, 400×); **(C)** ausência de expressão imuno-histoquímica para calretinina (calretinina, 100×). (Fonte: arquivo pessoal dos autores.)

de colostomia primária é restrita após casos de enterocolite grave ou perfuração intestinal, e pacientes com desnutrição ou com grande dilatação do cólon proximal.[1]

As técnicas cirúrgicas propostas têm como princípios a remoção do segmento aganglônico e a reconstrução do trânsito intestinal, trazendo o segmento ganglionar até o ânus, com preservação da função esfincteriana.[1]

A técnica mais utilizada atualmente é a que propõe ressecção do segmento aganglônico por via transanal, sem mobilização intra-abdominal. Essa técnica, descrita por de La Torre e Ortega-Salgado (1998),[31] apresenta inúmeras vantagens, que incluem recuperação pós-operatória mais rápida, menor tempo de internação hospitalar e melhores resultados estéticos.[32] A identificação da presença de células ganglionares no intra-operatório por análise histológica imediata do cólon tornou-se conduta fundamental no tratamento cirúrgico, determinando o local seguro para o término da ressecção e realização da anastomose endoanal.[32] Formas longas de DH podem necessitar de auxílio videolaparoscópico para mobilização do cólon ou de outras técnicas cirúrgicas como as descritas por Duhamell e Soave.[33-35]

Referências bibliográficas

1. Dasgupta R, Langer JC. Hirschsprung disease. Curr Probl Surg. 2004; 41(12):942-88.
2. Masiakos PT, Ein SH. The History of Hirschsprung's disease: Then and now. Semin Colon Rectal Surg. 2006; 17:10-9.
3. Puri P, Montedonico S. Hirschsprung's disease: Pathophysiology of Hirschsprung's disease. In: Holschneider AM, Puri P (eds.). Hirschsprung's disease and allied disorders. 3 ed. Berlin, Heidelberg, New York: Springer. 2008; 95-106.
4. Althoff W. On the genetics of Hirschsprung's disease. Z Mensch Vererb Konstitutionsl. 1962; 36:314-40.
5. Bodian M, Carter C. A family study of Hirschsprung's disease. Ann Hum Genet. 1963; 26:261-77.
6. Puri P, Montedonico S. Hirschsprung's disease: clinical features. In: Holschneider AM, Puri P (eds.). Hirschsprung's disease and allied disorders. 3 ed. Berlin, Heidelberg, New York: Springer. 2008; 107-13.
7. Suita S, Taguchi T, Satoshi I, Nakatsuji T. Hirschsprung's disease in Japan: analysis of 3852 patients based on a nationwide survey in 30 years. J Pediatr Surg. 2005; 40(1): 197-202.
8. Torfs C. An epidemiological study of Hirschsprung's disease in a multiracial California population. Proceedings of the Third International Meeting: Hirschsprung's Disease and Related Neurocristopathies, Evian, France; 1998.
9. Kenny SE, Tam PKH, Garcia-Barcelo M. Hirschsprung's disease. Semin Pediatr Surg. 2010; 19(3):194-200.
10. Kapur RP. Practical pathology and genetic of Hirschsprung's disease. Semin Pediatr Surg. 2009; 18(4):212-23.
11. Amiel J, Sproat-Emison E, Garcia-Barcelo M, Lantieri F, Burzynski G, Borrego S, et al; Hirschsprung Disease Consortium. Hirschsprung disease, associated syndromes and genetics: a review. J Med Genet. 2008; 45(1):1-14.
12. Haricharan RN, Georgeson KE. Hirschsprung disease. Semin Pediatr Surg. 2008; 17(4):266-75.
13. Imamura K, Yamamoto M, Sato A, Kashiki Y, Kunieda T. Pathophysiology of aganglionic colon segment: an experimental study on aganglionosis produced by a new method in the rat. J Pediatr Surg. 1975; 10(6):865-73.
14. Rolle U, Nemeth L, Puri P. Nitrergic innervation of the normal gut and in motility disorders of childhood. J Pediatr Surg. 2002; 37(4):551-67.
15. Maksoud JG. Moléstia de Hirhsprung. In: Maksoud JG (ed.). Cirurgia Pediátrica. 2 ed. Rio de Janeiro: Revinter. 2003; 806-25.
16. Martucciello G. Hirschsprung's disease, one of the most difficult diagnoses in pediatric surgery: a review of the problems from clinical practice to the bench. Eur J Pediatr Surg. 2008; 18(3):140-9.
17. Bill AH, Chapman N. The enterocolitis of Hirschsprung's disease. Am J Surg. 1962; 103:70-4.
18. Teitelbaum DH, Caniano DA, Qualman SJ. The pathophysiology of Hirschsprung's-associated enterocolitis: im-

portance of histologic correlates. J Pediatr Surg. 1989; 24(12):1271-7.

19. Kelleher J, Blake N. Diagnosis of Hirschsprung's disease and allied disorders. In: Holschneider AM, Puri P (eds.). Hirschsprung's disease and allied disorders. 3 ed. Berlin, Heidelberg, New York: Springer. 2008; 145-52.

20. Swenson O, Neuhauser EBD, Pickett LK. New concepts of etiology, diagnosis and treatment of congenital megacolon (Hirschsprung's disease). Pediatrics. 1949; 4(2):201-9.

21. Holschneider AM, Steinwegs I. Functional diagnosis. In: Holschneider AM, Puri P (eds.). Hirschsprung's disease and allied disorders. 3 ed. Berlin, Heidelberg, New York: Springer. 2008; 153-84.

22. Lawson JON, Nixon HH. Anal canal pressures in the diagnosis of Hirschsprung's disease. J Pediatr Surg. 1967; 2(6):544-52.

23. De Lorink F, Kremer LCM, Reitsma JB, Benninga MA. Diagnostic tests in Hirshsprung disease: a systematic review. J Pediatr Gastroenterol Nutr. 2006; 42(5):496-505.

24. Swenson O, Fisher JH, MacMahon H. Rectal biopsy as an aid in the diagnosis of Hirschsprung's disease. N Engl J Med. 1955; 253(15):632-5.

25. Noblett HR. A rectal suction biopsy tube for use in the diagnosis of Hirschsprung's disease. J Pediatr Surg. 1969; 4(4):406-9.

26. Qualman SJ, Jaffe R, Bove KE, Monforte-Muñoz H. Diagnosis of Hirschsprung disease using the rectal biopsy: multi-institutional survey. Pediatr Dev Pathol. 1999; 2(6):588-96.

27. Guinard-Samuel V, Bonnard A, De Lagausie P, Philippe-Chomette P, Albertini C, El Ghoneimi A, et al. Calretinin immunohistochemistry: a simple and efficient tool to diagnose Hirschsprung's disease. Mod Pathol. 2009; 22(10):1379-84.

28. de Arruda Lourenção PL, Takegawa BK, Ortolan EV, Terra SA, Rodrigues MA. A useful panel for the diagnosis of Hirschsprung disease in rectal biopsies: calretinin immunostaining and acetylcholinesterase histochesmistry. Ann Diagn Pathol. 2013; 17(4):352-6.

29. de Arruda Lourenção PL, Takegawa BK, Ortolan EV, Terra SA, Rodrigues MA. Does calretinin immunohistochemistry reduce inconclusive diagnosis in rectal biopsies for Hirschsprung disease? J Pediatr Gastroenterol Nutr. 2014; 58(5):603-7.

30. So HB, Schwartz DL, Becker JM, Daum F, Schneider KM. Endorectal "pull-through" without preliminary colostomy in neonates with Hirschsprung's disease. J Pediatr Surg. 1980; 15(4):470-1.

31. De La Torre-Mondragon L, Ortega-Salgado JA. Transanal endorectal pull-throught for Hirshsprung's disease. J Pediatr Surg. 1998; 33(8):1283-6.

32. De La Torre L, Langer JC. Transanal endorectal pull-through for Hirschsprung disease: technique, controversies, pearls, pitfalls, and an organized approach to the management of postoperative obstructive symptoms. Semin Pediatr Surg. 2010; 19(2):96-106.

33. Soave F. A new surgical technique for treatment of Hirschsprung's disease. Surgery. 1964; 56:1007-14.

34. Duhamel B. Une nouvelle opération pour le megacôlon congénital: L'abaissement rétro-rectale et trans-anale du côlon, et son application possible au traitement de quelques autres malformations. Presse Med. 1956; 64: 2249-50.

35. Gunnarsdóttir A, Wester T. Modern treatment of Hirschsprung's disease. Scand J Surg. 2011; 100(4):243-9.

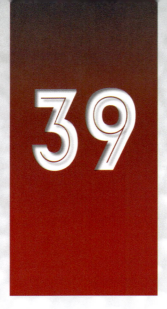

39 TUMORES ABDOMINAIS – A IMPORTÂNCIA DO DIAGNÓSTICO

Antônio Marcos Rodrigues

INTRODUÇÃO

Este capítulo tem por finalidade discorrer sobre considerações diagnósticas que permitam um diagnóstico pronto e rápido nos tumores abdominais, inicialmente diferenciando-os entre benignos e malignos e, no caso destes últimos, diminuindo a morbimortalidade em decorrência da precocidade diagnóstica.

Dessa forma, a apresentação dos aspectos conceituais dos tumores (tumor de Wilms, neuroblastoma, linfomas etc.) propriamente dita não será abordada neste capítulo.

O encontro de "massas abdominais" em crianças previamente saudáveis sempre traz preocupação ao pediatra assistente e angústia considerável aos familiares, dado que boa parte dessas manifestações pode representar doenças neoplásicas.

O câncer infanto-juvenil (abaixo dos 18 anos), embora considerado raro (2 a 3% de todos os tumores malignos) quando comparado aos tumores do adulto, representa importante causa de morte por doença na infância. Em países desenvolvidos, o câncer pediátrico é a segunda causa de óbito entre 0 e 14 anos, perdendo apenas para os acidente.[1]

Felizmente, nos dias atuais temos observado avanços constantes no tratamento do câncer infantil com expressiva porcentagem de cura. Isso se deve, em parte, à participação generalizada em ensaios clínicos realizados por grupos colaborativos pediátricos e à consequência dos progressos no atendimento médico, na radio e quimioterapia e nas técnicas cirúrgicas.[2] Ainda assim, o tratamento de crianças e adolescentes com câncer impõe enormes desafios.

CONSIDERAÇÕES PRELIMINARES

A detecção de um tumor abdominal é, muitas vezes, observada durante o exame de rotina da criança saudável levada ao pediatra para acompanhamento. Entretanto, há ocasiões em que o tumor é percebido pelos familiares durante o banho, por inadequação de roupas ou por traumas abdominais corriqueiros.

Assim, sendo o pediatra aquele que examina a criança em primeiro lugar e, tendo a responsabilidade de orientar o diagnóstico, é oportuno enfatizar dois princípios básicos:
- Palpar sempre o abdome de toda criança, qualquer que seja o motivo da consulta, já que a maioria dos tumores abdominais se apresenta como "massas abdominais" visíveis e/ou palpáveis (Figuras 39.1 e 39.2).
- Os tumores abdominais representam urgências médico-cirúrgicas, devendo-se investigá-los pelos métodos diagnósticos disponíveis dentro da maior brevidade possível, reduzindo assim sua morbimortalidade.

SINAIS E SINTOMAS DE ALARME

Alguns sinais e sintomas devem alertar o pediatra para a provável presença de tumores abdominais:
- Massas abdominais: tumor de Wilms, neuroblastoma (NBL), linfoma não Hodgkin, hepatoblastoma.
- Dores ósseas, especialmente em membros inferiores: leucemias e neuroblastoma.

TUMORES ABDOMINAIS – A IMPORTÂNCIA DO DIAGNÓSTICO

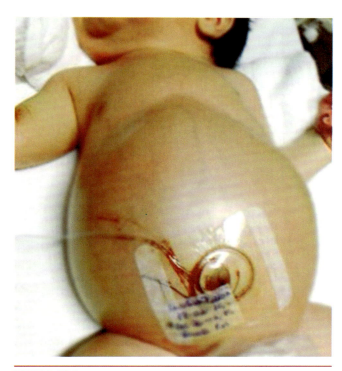

FIGURA 39.1. Distensão abdominal por tumor hepático. (Fonte: arquivo pessoal do autor.)

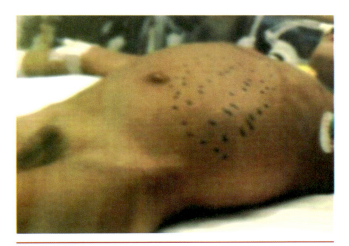

FIGURA 39.2. Massa abdominal palpável. (Fonte: arquivo pessoal do autor.)

- Hipertensão arterial: tumor de Wilms, tumor de suprarrenal, neuroblastoma.
- Hematúria: tumor de Wilms.
- Aniridia (ausência de íris) e hemi-hipertrofia corpórea (hipertrofia de um segmento, membro ou todo um hemicorpo): lembrar-se da associação com tumor de Wilms, tumor de suprarrenal, hepatoblastoma.
- Anisocoria ou heterocromia (íris com cores diferentes): lembrar-se da associação com neuroblastoma.

- Sudorese facial assimétrica: relação estreita com neuroblastoma.
- Diarreia líquida prolongada acompanhada de hipopotassemia e distensão abdominal, rebelde ao tratamento clínico; pode-se tratar de síndrome paraneoplásica produzida pelo peptídeo vasoativo intestinal (VIP) presente no neuroblastoma abdominal.
- Manchas "café-com-leite": tumor de Wilms, neurofibromatose.

INCIDÊNCIA

Os tumores abdominais representam a terceira causa de neoplasias malignas da criança, logo após as leucemias e os tumores do sistema nervoso central.[3]

CONSIDERAÇÕES DIAGNÓSTICAS

Sintomatologia

É variada e depende do tipo ou da natureza do tumor, localização, tamanho e sua relação com estruturas contíguas. A sintomatologia pode ser:

Inespecífica

Por se tratar de quadro consumptivo (nos tumores malignos), é acompanhada de febre, anorexia, emagrecimento e irritabilidade, podendo, ainda, ser um achado ocasional pelos pais durante o banho, troca de roupas, após uma queda ou pelo pediatra durante uma consulta de rotina.

Específica

- Decorrente da liberação de hormônios (glicocorticoides, mineralocorticoides e esteroides sexuais – andrógenos e estrógenos) na corrente sanguínea, levando à síndrome de Cushing e à síndrome adrenogenital (virilização e puberdade precoce). Exemplo: tumor de suprarrenal.
- Decorrente da liberação de aminas vasopressivas (catecolaminas: adrenalina, noradrenalina e dopamina) na corrente sanguínea, levando a hipertensão arterial. Exemplo: neuroblastoma.
- Pseudopuberdade isossexual: ocorre nos tumores ovarianos malignos feminilizantes produtores de gonadotrofinas (coriocarcinoma, carcinoma embrionário) e nos tumores secretores de estrógeno (tumores dos cordões sexuais, das células granulosas, das células tecais e mistos).
- Pseudopuberdade heterossexual: ocorre nos tumores ovarianos malignos virilizantes pro-

Exame físico

Ao exame físico é possível observar:
- Palpação: deve ser cuidadosa e fornecer elementos característicos do tumor (tamanho, forma, superfície, mobilidade e consistência). Nos tumores retroperitoneais, deve-se verificar se o tumor ultrapassa a linha média (neuroblastoma) ou não (Wilms).
- Manifestações endócrinas: síndrome de Cushing e síndrome adrenogenital (puberdade precoce e virilização) presentes nos tumores funcionantes (com atividade hormonal) de ovário e suprarrenal.
- Hipertensão arterial: relacionada com feocromocitoma, neuroblastoma e tumor de Wilms.
- Aniridia e/ou hemi-hipertrofia: relacionada ao tumor de Wilms.
- Sudorese facial assimétrica e anisocoria (heterocromia): embora raras, podem estar relacionadas ao neuroblastoma.

Exames laboratoriais

- Exames de rotina para avaliação das condições gerais: hemograma completo, ureia e creatinina plasmáticas, urina tipo I e ácido úrico (nos pacientes que serão submetidos à quimioterapia e durante a mesma).
- Exames para avaliação da função e/ou comprometimento hepático (eletroforese de proteínas, coagulograma, bilirrubinas, transaminases, fosfatase alcalina, gama-GT) e comprometimento ósseo (fosfatase ácida).
- Exames específicos de acordo com o tumor:
  - Dosagem de ácido homovalínico (HVA) e ácido vanilmandélico (VMA), metabólitos urinários das catecolaminas na suspeita de neuroblastoma e feocromocitoma. Valores aumentados desses metabólitos encontram-se presentes em 70 a 90% dos casos de neuroblastoma.
  - Dosagens urinárias de cortisol urinário livre, 17-hidroxicorticosteroide (17-OH), 17-cetosteroide (17-KS) e dosagens séricas de cortisol, deidroepiandrosterona (DHEA), testosterona e aldosterona devem ser realizadas nos tumores ovarianos funcionantes (virilização e pseudopuberdade) e nos tumores de suprarrenal (síndrome de Cushing e virilização).

- Dosagem de marcadores tumorais: alfafetoproteína (AFP), subunidade beta da gonadotrofina coriônica (beta-HCG), e desidrogenase láctica (DHL) devem ser solicitadas nos tumores de células germinativas (TCG).
- Mielograma: deve ser realizado para a detecção de comprometimento da medula nos linfomas e neuroblastoma e para a avaliação da função hematopoética na vigência de quimioterapia.

Exames de imagem

- Radiografia simples de abdome
  - Presença de massa abdominal (imagem anormalmente velada ou opacificada) com desvios de imagens gasosas deslocadas pelo tumor.
  - Imagens de calcificações: calcificações finas, regularmente dispersas em um dos flancos (neuroblastoma), calcificações grosseiras ou nítidas com identificação de elementos ósseos, cartilaginosos e dentes (teratoma).
  - Presença de oclusão ou suboclusão intestinal (linfomas não Hodgkin).
- Radiografias de tórax (AP, lateral e oblíqua bilateral); detectam metástases pulmonares.
- Urografia excretora (UGE): importante na diferenciação dos tumores intra e retroperitoneais e no diagnóstico diferencial dos tumores retroperitoneais (Wilms *versus* neuroblastoma). Atualmente vem sendo substituída pela tomografia computadorizada (TC) de abdome com contraste.
- Ultrassonografia abdominal: além da confirmação do tumor, é útil na diferenciação entre massas sólidas e císticas, na avaliação da presença de metástases em outras vísceras, comprometimento de linfonodos regionais e identificação de trombo tumoral livre ou aderente nas veias renal, cava inferior ou átrio direito (US com Doppler).
- Cintilografia (mapeamento utilizando isótopos radioativos): os tumores hepáticos e as metástases ósseas são indicações precisas.
- TC de abdome (Figura 39.3): pode ser realizada com contraste intravenoso e/ou oral. Define a localização e a extensão anatômica local do tumor, o comprometimento de linfonodos abdominais e a relação com estruturas contíguas. Esses dados permitem definir os critérios de ressecabilidade de um tumor, visualizar metástases hepáticas, além da avaliação da presença ou não de doença bilateral.
- Ressonância nuclear magnética (RNM): utilizada principalmente para avaliar invasão vascular, incluindo extensão intracardíaca.

TUMORES ABDOMINAIS – A IMPORTÂNCIA DO DIAGNÓSTICO

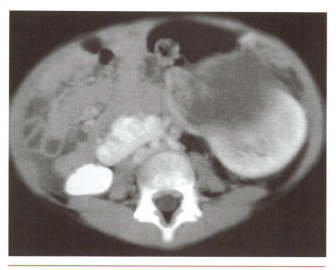

FIGURA 39.3. Tomografia computadorizada mostrando tumor de Wilms à esquerda. (Fonte: arquivo pessoal do autor.)

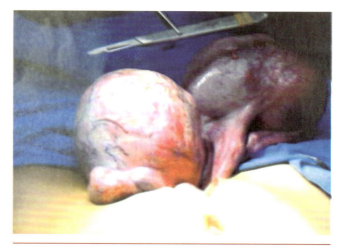

FIGURA 39.4. Tumor de ovário bilateral. (Fonte: arquivo pessoal do autor.)

Pode-se depreender do texto anterior que a investigação dos tumores abdominais na infância deve ser iniciada por meio de história clínica e exame físico adequado. Segue-se a isso, a realização de exames radiológicos e de imagem, que, além de definirem a massa tumoral (cística ou sólida), permitem esclarecer quanto à sua real localização, extensão (abdominal), relação com estruturas vizinhas e seu comprometimento metastático ganglionar e/ou visceral. Além disso, a pesquisa de marcadores tumorais, punção de medula óssea e biópsia tumoral (por agulha, laparoscópica ou a céu aberto) completam os exames necessários à elucidação diagnóstica.

Os tumores abdominais mais frequentes na infância[4] são apresentados na Tabela 39.1.

Os tumores ovarianos são na sua maioria benignos e, embora de localização inicialmente pélvica, crescem em direção à cavidade abdominal e podem manifestar-se por meio de sintomas abdominais (Figura 39.4).

ASPECTOS CIRÚRGICOS

Os procedimentos cirúrgicos envolvidos nos tumores abdominais têm a finalidade diagnóstica, estadiadora e curativa, cabendo certamente a esta última o papel mais relevante (Figura 39.5). Na maioria das vezes esses procedimentos são eletivos, embora possam ocorrer também em algumas situações de urgência como nas suboclusões ou mesmo obstruções causadas pelos linfomas. Oportuno lembrar a perfuração intestinal que pode ocorrer na vigência de quimioterapia dos linfomas (tumor envolvendo toda a parede intestinal) com consequente abdome agudo perfurativo.

TABELA 39.1. Tumores abdominais mais frequentes na infância

Tumores	Malignos	Benignos
Massas retroperitoneais	Wilms Neuroblastoma	Hidronefrose Rim policístico Ganglioneuroma
Massas intraperitoneais	Hepatoblastoma Linfomas	Doenças metabólicas Abscessos Doenças inflamatórias Cistos Tumores ovarianos

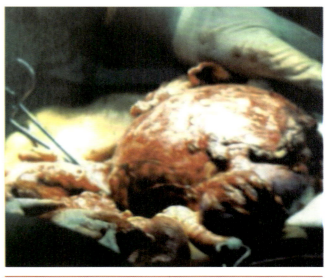

FIGURA 39.5. Teratoma abdominal totalmente ressecado. (Fonte: arquivo pessoal do autor.)

Os tumores ovarianos podem sofrer ruptura ou torção, levando a um abdome agudo inflamatório e devem ser considerados no diagnóstico diferencial das apendicites em meninas.[5]

As cirurgias curativas podem ser isoladas ou associadas a tratamento quimio e/ou radioterápico. Na maior parte das vezes seguem princípios cirúrgicos oncológicos e protocolos cirúrgicos definidos.

Referências bibliográficas

1. Little J. Introduction. In: Little J (ed.). Epidemiology of childhood cancer. Lyon: WHO; 1999.
2. Fundação Oncocentro de São Paulo. Manual de Oncologia Clínica de UICC. 8 ed. São Paulo: FOSP; 2006.
3. Levarsky C. Etiology of childhood malignancy. In: Lanzakowsky P (ed.). Pediatric Oncology. New York: McGraw-Hill. 1983; 1-12.
4. Pizzo PA, Poplack DG. Principles and Practice of Pediatric Oncology. 5 ed. Philadelphia, PA: Lippincott-Raven; 2006.
5. Souza JCK. Cirurgia pediátrica – teoria e prática. São Paulo: Roca; 2007.

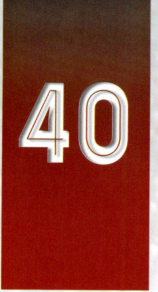

ABDOME AGUDO DO RECÉM-NASCIDO

Rozemeire Garcia Marques
Bonifácio Katsunori Takegawa

O abdome agudo do recém-nascido (RN) é uma afecção que pode ter indícios diagnósticos no período pré-natal por meio da ultrassonografia obstétrica. E na maioria dos casos após o nascimento, por meio da história clínica associada aos antecedentes gestacionais, quadro clínico e radiografias simples são geralmente suficientes para instituir a conduta clínica e/ou cirúrgica. No quadro clínico, chama atenção a presença dos vômitos biliosos e/ou fecaloides; distensão abdominal súbita ou progressiva associada às alças intestinais dilatadas com peristaltismo visível; massa abdominal sugerindo bloqueio ou sofrimento intestinal; evacuação ausente ou explosiva ao toque, levantando a hipótese de aganglionose; e a presença de sangue nas fezes refletindo um sofrimento da mucosa intestinal. A radiografia simples revela sinais de obstrução, bloqueio de alças e/ou ar livre na cavidade (pneumoperitônio). O abdome agudo do RN pode ser classificado em quatro grupos:

1. Obstrutivo
   - Atresias intestinais.
   - Doença de Hirschsprung.
   - Síndrome do cólon esquerdo.
   - Volvo do intestino médio.
   - Íleo meconial, peritonite meconial e rolha meconial.
   - Duplicações intestinais e tumores císticos.
   - Anomalias anorretais.
2. Inflamatório
   - Enterocolite necrosante.
   - Apendicite aguda.
3. Perfurativo
   - Gástrico ou intestinal.
4. Hemorrágico
   - Ruptura esplênica ou hepática, hemorragia suprarrenal.

O tratamento inicial até estabelecer o diagnóstico deve compreender o jejum, sonda orogástrica, reposição hidroeletrolítica, antibioticoterapia, vitamina K e exames de imagem para direcionar a conduta cirúrgica.

Neste capítulo serão abordadas as patologias obstrutivas como as atresias intestinais, íleo meconial, peritonite meconial e rolha meconial; a enterocolite necrosante na parte inflamatória e a perfuração espontânea intestinal idiopática.

ATRESIA INTESTINAL

A atresia intestinal é uma das doenças clássicas da cirurgia pediátrica. É um defeito congênito que resulta na obstrução completa da luz intestinal. A atresia intestinal é uma das mais frequentes causas de obstrução intestinal no recém-nascido e pode ocorrer em qualquer ponto do trato gastrointestinal, sendo o íleo o mais comumente afetado. Em geral a morbimortalidade depende das condições associadas como prematuridade ou fibrose cística; anomalias congênitas associadas; tipo da atresia e complicações cirúrgicas. A incidência mais comum é no intestino delgado (jejuno e íleo) de 1:1.500 a 1:12.000. Já no duodeno, em 1:10.000 a 1:40.000.[1] No cólon é menos frequente, em 1:40.000.[2]

Fisiopatologia

A causa das atresias intestinais é desconhecida. Existem várias teorias para explicar a ausência de luz nas diferentes porções intestinais, porém a mais conhecida é a teoria de Tandler. Essa teoria é mais aceita para atresia duodenal, pela falta de recanalização do intestino por falha de vacuolização das células intestinais na fase embrionária, em que o intestino primitivo é constituído por um cilindro sólido. Porém, várias evidências indicam que a atresia intestinal decorre de acidentes vasculares mesenteriais no período pré-natal seguidos de necrose e atresia intestinal. Na atresia de cólon o mecanismo é desconhecido, mas acredita-se que o mecanismo é o mesmo do intestino delgado, assim como está associado à doença de Hirschsprung.[3]

Quadro clínico

O recém-nascido com atresia duodenal ou estenose apresenta distensão gástrica e vômitos que nem sempre são biliosos. Apresenta-se isolada entre 30 e 50% dos casos. Frequentemente associada a outras malformações gastrointestinais (atresia das vias biliares, agenesia de vesícula biliar, ânus imperfurado, má-rotação de cólon, divertículo de Meckel), cardíacas, renais e vertebrais. Aproximadamente 30% dos casos apresentam síndrome de Down.[4]

Na atresia de jejuno e íleo, o recém-nascido apresenta distensão abdominal e vômitos nos dois primeiros dias de vida. Os vômitos são biliosos. A maioria dos recém-nascidos são normais, mas eventualmente podem apresentar outras malformações como fibrose cística.[5]

Na atresia de cólon ocorre uma grande distensão abdominal, falha de eliminação de mecônio e vômitos biliosos. Por ser uma obstrução mais distal, os sintomas aparecem mais tardiamente, mas usualmente dentro dos três dias de vida. Tipicamente o recém-nascido é normal; em raros casos apresentando gastrosquise, anormalidades esqueléticas, outras atresias e doença de Hirschsprung.[6,7]

Diagnóstico

O diagnóstico pré-natal detectado ao exame de ultrassom é útil pelo recém-nascido ser tratado prontamente após o nascimento, reduzindo o risco de complicações alimentares, vômitos, distúrbios hidroeletrolíticos e pneumonia aspirativa. Os achados que sugerem a atresia intestinal incluem polidrâmnio, dilatação da alça intestinal, intestino hiperecoico e ascite. O ultrassom da atresia duodenal tem como característica a dupla bolha. Na atresia jejunal e ileal pode ser encontrada ascite, dilatação de alças

e aumento da ecogenicidade intestinal. As atresias de íleo ou colônica são mais diagnosticadas após o nascimento.[8]

A atresia intestinal deve ser suspeitada em recém-nascido com sinais de obstrução intestinal. Estes incluem a distensão abdominal, vômitos biliosos e falha na eliminação de mecônio. A história clínica materna tem que incluir os antecedentes familiares, medicamentos, drogas, complicações na gravidez (polidrâmnio), resultados de ultrassonografia pré-natal, idade gestacional; o tempo de início da distensão abdominal e os vômitos biliosos ou não, eliminação de mecônio e se foi alimentado; o exame físico completo ressaltando a severidade da doença, anomalias congênitas associadas (síndrome de Down), icterícia, intensidade da distensão abdominal, palpação de massa abdominal, se doloroso (peritonite), ruídos hidroaéreos e exame do períneo; em associação com os exames radiológicos.

Classificação da atresia duodenal de acordo com sua morfologia:

- Tipo I (A):
  - 86% dos casos.
  - Diafragma ou membrana, formadas por mucosa ou submucosa unindo os cotos.
- Tipo II (B):
  - 2% dos casos.
  - Terminam em fundo cego, conectadas por um cordão fibroso e com mesentério comum.
- Tipo III (C):
  - 12% dos casos.
  - Cotos separados, em fundo cego, sem cordão fibroso de união e com mesentérios separados.

Classificação das atresias jejunal e ileal:

- Tipo I (18%):
  - Membrana ou diafragma entre os cotos, sem perda de continuidade da parede e do mesentério.
- Tipo II (25%):
  - Cotos intestinais são unidos por um cordão fibroso, sem perda de continuidade no mesentério.
- Tipo III:
  - IIIA (31%): separação completa entre os cotos e com perda da continuidade do mesentério em forma de "V".
  - IIIB (20%): atresia jejunal alta, próxima ao ligamento de Treitz, com grande falha mesenterial. O íleo terminal é irrigado retrogradamente pela artéria ileocólica. É curto e com típica forma de elipse, conhecido como "em árvore de natal" ou "em casca de maçã".

- Tipo IV (6%):
  - Múltiplas atresias podendo atingir delgado e cólon. Pior prognóstico.

Classificação de atresia de cólon (semelhante à atresia duodenal):
- Tipo I: continuidade entre os cotos com membrana intraluminal, que pode ser imperfurada (atresia) ou perfurada (estenose).
- Tipo II: cotos separados, unidos por cordão fibroso, com mesentério preservado.
- Tipo III: cotos separados e com falha no mesentério.

Diagnóstico diferencial

O diagnóstico diferencial apresenta sinais e sintomas de obstrução intestinal, que incluem má-rotação com volvo, doença de Hirschsprung e íleo meconial. Esses usualmente podem ser distinguidos por radiografias contrastadas. A biópsia retal é necessária para confirmar doença de Hirschsprung. Os estudos radiológicos devem ser obtidos em todos os recém-nascidos mesmo com diagnóstico pré-natal ao ultrassom. A extensão da dilatação intestinal pode sugerir o local da obstrução. Os exames contrastados do trato gastrointestinal são úteis para estabelecer a causa da obstrução. O ultrassom pós-natal pode revelar ascite, calcificações em casos de peritonite meconial (perfuração por atresia ou fibrose cística). As radiografias abdominais simples devem ser obtidas em todos os RN na suspeita de obstrução intestinal, sendo a presença de pneumoperitônio sinal de perfuração e requer laparotomia de emergência. Na atresia duodenal observa-se o típico sinal da "dupla bolha" pela dilatação gástrica e porção proximal do duodeno e a ausência de gás na porção distal. Na atresia jejunal ou ileal, as imagens radiológicas consistem de dilatação das alças intestinais do intestino delgado e níveis hidroaéreos; quanto mais distais à obstrução, mais dilatadas as alças. Os exames radiológicos contrastados podem ser feitos nos casos de dúvida diagnóstica, na atresia duodenal para excluir má-rotação intestinal com volvo se a dupla bolha não for visualizada, e na presença de gás na porção distal. O enema opaco deve ser feito para identificar o nível da obstrução e em alguns casos a doença de Hirschsprung. Na maioria dos casos o bário pode ser usado para o enema opaco, mas na suspeita de íleo meconial com o RN devidamente hidratado e estável, o uso de contraste hipertônico (gastrografina) pode ser utilizado como diagnóstico e terapêutico. No enema opaco podemos encontrar microcólon pelo desuso intestinal, assim como evidências de atresia de cólon ou doença de Hirschsprung.

Tratamento

O tratamento da atresia intestinal consiste em preparo pré-operatório clínico e laboratorial seguido de correção cirúrgica. No pré-operatório, o recém-nascido fica em jejum, com sonda orogástrica, acesso venoso para equilíbrio hidroeletrolítico, antibióticos e nutrição parenteral. A cirurgia deve ser realizada após estabilização metabólica, cardíaca e/ou respiratória, com exceção de má-rotação com volvo e perfuração intestinal. O procedimento cirúrgico depende da localização e tipo da atresia. Na atresia duodenal, o RN é submetido a uma laparotomia supraumbilical direita corrigindo a atresia por uma anastomose duodenoduodenal terminolateral ou laterolateral, sendo a mais utilizada, descrita por Kimura, a anastomose duodenoduodenal laterolateral em forma de diamante (*diamond-shape*). Nessa cirurgia, preconiza-se passar um cateter e injetar soro fisiológico na parte intestinal distal para excluir outras atresias e/ou estenoses. As atresias jejunal e ileal podem ser operadas por meio de uma laparotomia transversa supraumbilical, com correção primária da atresia considerada ideal, sendo a maioria corrigida por meio da anastomose intestinal terminoterminal. Nos pacientes que apresentam grande dilatação da porção proximal ocorre uma dificuldade técnica na anastomose, associada no pós-operatório a falha funcional por peristaltismo ineficiente; para minimizá-la recomenda-se a redução do calibre das alças por grampeador mecânico ou ressecção. No caso de atresias múltiplas, o desafio é preservar o máximo de comprimento intestinal. O adequado comprimento intestinal é considerado pelo menos 30 cm de jejuno e íleo com a válvula ileocecal, sendo o ideal mais que 75 cm. Na atresia de cólon, a correção cirúrgica primária frequentemente é factível, sendo a biópsia de cólon necessária para descartar a doença de Hirschsprung, embora o melhor procedimento seja a colostomia proximal com anastomose em um segundo momento. Esse procedimento tem as vantagens de termos tempo para o resultado da biópsia, preservar maior comprimento colônico, a normalização do calibre do cólon proximal, recuperação do tônus da musculatura distendida da parede intestinal e menor tempo de hospitalização que com o reparo primário.[9]

Os cuidados no pós-operatório seguem com hidratação venosa, sonda orogástrica, nutrição parenteral total até início da alimentação via oral. O reparo da atresia duodenal pode complicar nos casos de falha no esvaziamento duodenal, necessitando reoperação, e nas atresias de íleo e jejunal, em particular tipos IIIB e IV, pela síndrome do intestino curto.

O prognóstico da atresia intestinal é muito bom. A mortalidade ocorre por condições clínicas desfavoráveis tais como a prematuridade, distúrbios respiratórios, anomalias associadas ou complicações da síndrome do intestino curto.[10,11] As maiores causas de morbimortalidade estão associadas a síndrome do intestino curto e anomalias cardíacas.

As complicações tardias compreendem às obstruções recorrentes por disfunção da anastomose, estenoses, bridas, e são mais frequentes nas atresias múltiplas e complexas. A disfunção da anastomose ocorre mais nas atresias tipo IIIB (*apple peel*) que requerem nutrição parenteral prolongada e podem desenvolver colestase e sepse.[12]

ÍLEO MECONIAL

O íleo meconial é a obstrução do intestino delgado distal do recém-nascido (RN) ocasionada por mecônio espesso. Na maioria dos casos está associado a fibrose cística, sendo que 10 a 20% dos fibrocísticos manifestam-se com íleo meconial. Em todos os casos a fibrose cística deve obrigatoriamente ser investigada, uma vez que cerca de 80 a 90% são acometidos. Apresenta uma prevalência de 1:15.000 a 20.000 nascidos vivos. O íleo meconial pode ocasionar volvo, isquemia e perfuração intraútero, tornando-se complicado com atresia intestinal, síndrome do intestino curto e peritonite meconial.[13]

Fisiopatologia

A fibrose cística é uma moléstia caracterizada por alteração difusa das glândulas exócrinas secretoras de muco e redução da capacidade da produção de enzimas proteolíticas, contribuindo para o aumento da viscosidade do mecônio devido ao conteúdo aumentado de mucoproteínas. O mecônio espessado acumula-se em todo o íleo, tornando as paredes dilatadas e espessadas e sua porção terminal de cerca de 20 cm estreitada, onde acumulam as "pérolas" de mecônio.[14,15]

Quadro clínico

A clínica é de um abdome obstrutivo com vômitos biliosos, distensão abdominal progressiva, massa abdominal palpável à direita relacionada à alça repleta de mecônio de consistência pastosa, e geralmente a obstrução é total sem a eliminação de mecônio. Apresenta história familiar de fibrose cística em cerca de 30% dos pacientes.

Diagnóstico

O diagnóstico dificilmente é feito por meio da ultrassonografia obstétrica, exceto nos casos complicados com polidrâmnio ou alças intestinais dilatadas na atresia intestinal ou ascite na peritonite meconial. A radiologia simples demonstra imagem heterogênea, ausência de níveis hidroaéreos e dilatação de alças de delgado a montante (sinal de White). O ar deglutido, misturado com esse mecônio espesso e pegajoso, revela o aspecto radiológico granular ou "em vidro moído" (sinal de Neuhauser). Em alguns casos é necessário o enema opaco para a conclusão diagnóstica, em que se revela microcólon e, se o contraste ultrapassa a válvula ileocecal, observa-se o íleo terminal estreitado preenchido por "pérolas" de mecônio. O enema é útil para descartar rolha meconial, doença de Hirschsprung e síndrome do cólon esquerdo.[16]

Tratamento

Nos casos de íleo meconial não complicado, o tratamento inicial é clínico com manutenção hidroeletrolítica, sonda orogástrica, antibioticoterapia, e tentativa de desobstrução com enemas terapêuticos com substância hiperosmolar tais como Gastrografina (diatrizoato de meglumina) diluída em água (3:1 ou 4:1) ou com Hypaque (diatrizoato de sódio) 25 a 40%, os quais devem ser acompanhados por escopia para visualizar a passagem do contraste até o íleo; se necessário pode ser repetido o enema em 12 ou 24 horas. Após desobstrução pode ser prescrita n-acetilcisteína a 4 ou 5% por sonda gástrica. O tratamento clínico atinge sucesso de até 50% dos casos. Nos casos de falha do tratamento clínico, indica-se a cirurgia cujo procedimento estará na dependência dos achados intraoperatórios. No íleo meconial sem perfuração, volvo ou atresia procede-se à enterotomia e irrigação com soro fisiológico e/ou acetilcisteína diluída a 4%; após a remoção de todo o mecônio espesso obstrutivo realiza-se a enterorrafia transversal. Nos casos de íleo meconial complicado avaliam-se as condições da cavidade e viabilidade vascular das alças, remove-se o mecônio espesso com a irrigação e diante da viabilidade das alças pode ser feita enterectomia com anastomose primária ou ileostomia.[13,14,16]

ROLHA MECONIAL

Obstrução neonatal transitória de característica benigna. Apresenta-se com quadro de abdome obstrutivo com ausência de eliminação de mecônio nas primeiras 24 horas, distensão abdominal, vômitos com bile e imagens radiológicas com distensão de alças difusa sem caracterizar um ponto de obstrução. Cerca de 30% apresentam fibrose cística, devendo sempre ser investigada. Outras causas estão relacionadas como a primeira manifestação da doença de Hirschsprung, dismotilidade transitória relacionada a imaturidade do trato gastrointestinal ou diabetes

ABDOME AGUDO DO RECÉM-NASCIDO

materna. O tratamento com lavagem intestinal proporciona a eliminação da rolha de muco endurecida seguida de evacuação de grande quantidade de mecônio. Preconiza-se a investigação diagnóstica desse tipo de obstrução intestinal, alertando para a mucoviscidose, aganglionose e hipotireoidismo.[17]

PERITONITE MECONIAL

A peritonite meconial é definida como toda a perfuração intestinal que ocorre na vida intrauterina. A perfuração pode estar associada a lesões obstrutivas ou malformações como a atresia intestinal, íleo meconial, volvo, invaginação ou complicações de divertículo de Meckel. Tem prevalência de 1:20.000 a 1:25.000 nascidos vivos. Cerca de 70% dos casos a perfuração ocorre no intestino delgado proximal e médio. A perfuração intestinal pode fechar antes do nascimento. Tem como principal causa o íleo meconial, tornando a investigação de fibrose cística obrigatória. Frequentemente tem associação com malformações congênitas.[18]

Fisiopatologia

A peritonite meconial é decorrente do extravasamento de mecônio para a cavidade, determinando uma peritonite química, irritativa e calcificações características. A peritonite meconial pode ser classificada em três tipos:

1. Peritonite fibroadesiva (60%):
   - Perfuração precoce na vida uterina.
   - Intensa reação fibroblástica → múltiplas aderências, geralmente perfuração está cicatrizada.
2. Peritonite cística (25%):
   - Perfuração precoce na vida uterina, sem cicatrização → membrana fibrosa.
   - Pseudocisto meconial.
3. Peritonite generalizada (15%):
   - Perfuração poucos dias antes do nascimento.
   - Derramamento de líquido em toda a cavidade → ascite generalizada, ascite meconial.

Quadro clínico

A manifestação clínica tem padrão obstrutivo, alto ou baixo, na dependência da altura da alça afetada. Apresenta vômitos biliosos nos primeiros dias; distensão abdominal progressiva ou massa abdominal palpável (pseudocisto) na maioria dos casos; ausência de eliminação de mecônio; ascite; hidrocele meconial ou pneumoescroto pela persistência do conduto peritoniovaginal; eliminação de mecônio pela vagina

pela penetração através da parte fibriada das trompas de Falópio; podendo chegar até a pré-choque devido às perdas para o terceiro espaço.

Diagnóstico

O diagnóstico é feito em associação com o quadro clínico, antecedentes obstétricos (raro o polidrâmnio) e exames de imagem. As imagens das radiológicas simples demonstram padrão obstrutivo com múltiplos níveis hidroaéreos, calcificações comum em cerca de 65% dos casos, ascite, pneumoperitônio, calcificações escrotais e grande nível hidroaéreo persistente correspondendo ao sinal do pseudocisto ("sinal de vidro moído"). O enema pode ser usado para auxiliar o diagnóstico. A ultrassonografia abdominal pode demonstrar pseudocisto, ascite e calcificações.[19]

Tratamento

O tratamento clínico inicial se dá com correção e manutenção hidroeletrolítica, sonda orogástrica, antibioticoterapia e suporte ventilatório, se necessário. Em raríssimos casos, o tratamento é clínico com RN assintomático, sem sinais de obstrução intestinal com apenas calcificações peritoneais. Nos casos com quadro radiológico de obstrução intestinal, perfuração, pneumoperitônio, pseudocisto, queda do estado geral e celulite, o tratamento cirúrgico se impõe com urgência.

O tratamento cirúrgico da peritonite meconial consiste em laparotomia transversa supraumbilical procedendo a liberação cuidadosa de todas as aderências intestinais, limpeza da cavidade com a retirada de todo o mecônio, localização da perfuração e reconstrução do trânsito intestinal primariamente; porém, em alguns casos as derivações intestinais temporárias são necessárias com reconstrução em segundo tempo cirúrgico.[18,19]

ENTEROCOLITE NECROSANTE

A enterocolite necrosante (ECN) é uma doença inflamatória de origem multifatorial que atinge o trato gastrointestinal (TGI) do recém-nascido, de intensidade variável e progressiva, consequente à necrose de coagulação do TGI. Apresenta alta morbimortalidade nos prematuros, principalmente os que nascem com peso inferior a 1.500 g; porém a doença pode acometer os neonatos de termo e até mesmo os lactentes. Cerca de 1 a 7% das admissões em UTI neonatal desenvolvem ECN. Nas últimas décadas, observou-se grande progresso na assistência perinatal, como a implementação da administração antenatal de corticosteroides, avanço nos cuidados intensivos neonatais, terapêutica de reposição com surfactante exógeno, os quais proporcionaram aumento da sobrevida de recém-nascidos cada vez mais prematuros.[20]

Fisiopatologia

A patogênese da ECN contínua incerta e os únicos fatores de risco consistentes são a prematuridade e a alimentação por fórmulas com características osmolares inapropriadas.[21] A etiologia de origem multifatorial é dependente de eventos hipóxico-isquêmicos (hipóxia perinatal, hipovolemia, cardiopatias, cateterização umbilical, exsanguinotransfusão), colonização e invasão bacteriana e por suas toxinas, alimentação por fórmula ou leite de vaca. Estudos acrescentam a esses fatores a função da barreira da mucosa intestinal, o papel das endotoxinas e óxido nítrico, a atividade da cascata pró-inflamatória e fatores genéticos relacionados. O uso de indometacina precoce (nas primeiras 48 horas de vida), principalmente em RN abaixo de 27 semanas e/ou peso inferior a 800 g, associa-se com o aumento da incidência de ECN com perfuração intestinal. A indometacina tem um efeito vasoconstritor seletivo na vasculatura mesentérica, diferente do ibuprofeno, que é outro inibidor não seletivo da cicloxigenase.[22] A imunodeficiência sistêmica e local permite o supercrescimento bacteriano e a invasão da mucosa. Qualquer fator que provoque a perda da integridade da mucosa intestinal pode determinar a bacteremia. A necrose intestinal tem início na mucosa, progredindo para transmural, podendo chegar até a perfuração. Na evolução ocorre distensão de alças, edema, hemorragia e aumento do volume de líquido peritoneal, serosa com edema e recoberta por placas de fibrina, bolhas de gás na submucosa, gás no sistema portal e necrose localizada, sendo segmentos mais acometidos o íleo terminal, cólon e jejuno.[23,24]

Quadro clínico

A enterocolite necrosante manifesta-se com sinais sistêmicos e gastrointestinais. Ocorre nos primeiros dias de vida no RN de termo e após alguns dias no prematuro. Geralmente se inicia com distensão abdominal, aumento de resíduos gástricos, vômitos biliosos, queda do estado geral, sinais toxêmicos e presença de sangue nas fezes (oculto ou enterorragia); flegmão periumbilical quando se instala a peritonite, geralmente associada à sepse. A evolução grave é caracterizada por instabilidade hemodinâmica, acidose metabólica e respiratória, traduzidas como letargia, apneia, coagulopatia, distensão abdominal, enterorragia, diarreia, vômitos biliosos e ou fecaloi-

des. A distensão é progressiva, com as alças intestinais visíveis ou palpáveis, palpação de crepitação (pneumatose), dor à palpação, edema e eritema na parede abdominal. Esses achados são indicativos de peritonite avançada.

Diagnóstico

Os critérios para definir o diagnóstico de ECN são muito variáveis na literatura. Geralmente são baseados em pelo menos um sinal clínico (resíduo gástrico, distensão abdominal, sangue nas fezes) associado a um sinal radiológico (alças dilatadas, alças fixas, pneumatose intestinal, gás do sistema porta, ascite, pneumoperitônio) ou ultrassonográfico.[25] Os exames laboratoriais revelam leucocitose, plaquetopenia e acidose refratária ao tratamento clínico. No acompanhamento do RN com enterocolite, com sinais de ascite, pode ser usada a paracentese abdominal. A saída de líquido amarelo citrino claro é indicativo de continuar o suporte clínico e a presença de líquido marrom-escuro esverdeado é sinal de perfuração, bloqueada ou não e/ou necrose intestinal.

Diagnóstico diferencial

A enterocolite necrosante se confunde com outras entidades. A pneumatose, sinal radiológico patognomônico, pode ocorrer na enterocolite por megacólon ou na gastroenterite severa. Tais entidades foram agrupadas como doenças intestinais neonatais adquiridas (DINA) cobertas pelos critérios de Bell.[26]

- Perfuração intestinal espontânea (PIE): a mucosa intestinal na PIE é normal e não necrótica; a submucosa está afinada, com ausência ou necrose asséptica da muscular no sítio da perfuração. Não há pneumatose. São RN que receberam surfactante, propensos a receber tratamento para persistência do canal arterial e drogas vasoativas.
- ECN do RN pré-termo: os fatores predisponentes são a alimentação, o supercrescimento bacteriano e o comprometimento das barreiras inatas da parece intestinal; não são muito ligados à isquemia.
- ECN do RN de termo: surge precocemente e tem uma fisiopatologia isquêmica. As seguintes condições a favorecem: cardiopatia congênita cianótica, policitemia, crescimento intrauterino retardado e eventos hipóxicos perinatais.
- Enterite viral da infância (EVI): há relatos de séries de surtos de rotavírus e adenovírus em berçários, cujos sintomas simulam a ECN. Tem morbidade alta, e chega a causar sepse e morte porque facilita a entrada de micro-organismos

ABDOME AGUDO DO RECÉM-NASCIDO

patogênicos na parede intestinal. Pode causar necrose e necessitar cirurgia, como em outras ECN. Há relato de serem responsáveis por 30% dos casos de "ECN" em um estudo, mas seu desfecho em RN de peso muito baixo é bem melhor que o da ECN.

- Alergia à proteína do leite de vaca: rara em bebês menores de 2 kg e de 6 semanas, mas sua clínica mostra sangue vivo nas fezes, distensão abdominal e pneumatose. A evolução é mais benigna. Acontece também com fórmulas de soja e fortificantes à base de proteína de LV.

- Intolerância alimentar da prematuridade (IAP): devida à imaturidade intestinal distal e peristalse incoordenada do feto. Ocorre principalmente em RN de extremo baixo peso. É uma dismotilidade fisiológica para aquela idade gestacional, e não propriamente um íleo. Devido à retenção do bolo alimentar, favorece o supercrescimento, migração e translocação bacteriana, que podem levar à ECN.

Tratamento

Durante o tratamento clínico, o RN é mantido em jejum, sonda orogástrica, nutrição parenteral, correção dos distúrbios hidroeletrolíticos e antibioticoterapia ampla em UTI neonatal com acesso venoso central. Durante essa fase, é obrigatória a avaliação clínica seriada tanto do neonatologista como do cirurgião pediátrico associada aos parâmetros laboratoriais e radiológicos.[27]

O tratamento cirúrgico é indicado na presença de pneumoperitônio. Entretanto, alguns achados clínicos, tais como piora do estado geral, eritema da parede abdominal, palpação dolorosa, massa palpável, peristaltismo visível, paracentese positiva, sinais radiológicos (pneumatose, alça fixa, ascite, gás na veia portal), plaquetopenia e acidoses persistentes, podem ser indicativos de exploração cirúrgica. O grande desafio é saber escolher o momento ideal da cirurgia. As medidas terapêuticas baseiam-se nos critérios de estadiamento de Bell modificados, apresentados na Tabela 40.1.

Com relação à cirurgia, ainda não há um consenso na literatura. No tratamento cirúrgico realiza-se uma laparotomia supraumbilical com a ressecção das alças inviáveis e anastomose primária. Nos recém-nascidos com instabilidade clínica pode ser realizada enterostomia e/ou a drenagem da cavidade abdominal e, após melhora clínica, serão submetidos à laparo-

TABELA 40.1. Critérios de estadiamento de Bell modificado para a enterocolite necrosante

Estágio	Sinais sistêmicos	Sinais intestinais	Sinais radiológicos	Tratamento
IA Suspeita de ECN	Temperatura instável, bradicardia.	Muitos resíduos, pré-distensão abdominal leve, vômitos, fezes guáiaco-positivas	Intestino normal ou dilatado, íleo leve.	Nada por via oral, antibióticos por 3 dias, na dependência das culturas
IB Suspeita de ECN	O mesmo que acima	Sangue pelo reto	O mesmo que acima	O mesmo que acima
IIA ECN definida: moderadamente enfermo	O mesmo que acima	O mesmo que acima, mais ruídos abdominais diminuídos ou ausentes com ou sem dor abdominal	Dilatação abdominal, íleo adinâmico, pneumatose intestinal	Nada por via oral, antibióticos por 7 a 10 dias se o exame for normal em 24 a 48 horas.
IIB ECN definida: moderadamente enfermo	Como acima, mais acidose metabólica e trombocitopenia leve	O mesmo que acima, mais dor abdominal definida com ou sem celulite abdominal ou massa no quadrante inferior direito, ruídos intestinais ausentes	O mesmo que o estágio IIA com ou sem ascite	Nada por via oral, antibióticos por 14 dias, NaHCO$_3$ para acidose
IIIA ECN avançada: gravemente enfermo	O mesmo que IIB mais hipotensão, bradicardia, graves apneias, acidose respiratória e metabólica combinadas, coagulação intravascular disseminada (CID), neutropenia, anúria	Como acima mais sinais de peritonite generalizada, dor acentuada, distensão	O mesmo que o estágio IIB, ascite definida	O mesmo que acima, mais 200 mL/kg/dia de fluidos, plasma fresco congelado, agentes inotrópicos; intubação, ventilação, se o paciente não melhorar em 24 a 48 horas, intervenção cirúrgica
IIIB ECN avançada: gravemente enfermo, perfuração intestinal	O mesmo que o estágio IIIA	O mesmo que o estágio IIIA	O mesmo que o estágio IIB, mais pneumoperitônio	O mesmo que acima, mais intervenção cirúrgica.

Fonte: Walsh MC, Kliegman RM. Necrotizing enterocolitis: Treatment based on staging criteria. Ped Clin North Am; 1986.

tomia.[28,29] No pós-operatório, o RN é mantido com todo suporte clínico e jejum prolongado.

As complicações estão relacionadas à síndrome do intestino curto (5-10% dos casos), estenose cicatricial (10-35% dos casos), consequências da nutrição parenteral prolongada (colestase, cirrose, falência hepática) e as sequelas no neurodesenvolvimento em 50% dos casos.[30-32]

PERFURAÇÃO INTESTINAL ESPONTÂNEA IDIOPÁTICA

A perfuração intestinal espontânea idiopática é uma rara entidade, de etiologia ainda desconhecida. Apresenta-se como patologia de difícil diagnóstico que pode evoluir para peritonite generalizada, chegando até ao óbito.

Fisiopatologia

A perfuração intestinal espontânea (PIE) do recém-nascido é uma patologia que apresenta necrose e perfuração focal, geralmente do intestino delgado distal, sem características macro ou microscópicas de enterocolite necrosante. A incidência global da PIE na população infantil de baixo peso é estimada em 5 a 6%. Tem como local de acometimento mais frequente o íleo terminal e, secundariamente, o cólon transverso e o cólon descendente. Artigos associam a PIE ao uso de indometacina e de vasopressores, citando uma mortalidade de 25% dos lactentes afetados. Esse fármaco é um potente vasodilatador esplâncnico, que age inibindo a síntese das prostaglandinas, sendo utilizado para acelerar o fechamento do ducto arterial. Tem associação ao ducto arterial patente, ocasionando menor fluxo sanguíneo na aorta abdominal e maior resistência vascular relativa nas artérias celíacas e mesentérica superior. Ainda como fatores etiológicos, consideram-se: a ventilação mecânica por máscara; a doença da membrana hialina; o uso de cateter de artéria umbilical, com formação de trombos e sua liberação sob a forma de pequenos êmbolos; defeitos congênitos da musculatura intestinal, entre outras causas; episódios de hipóxia e isquemia, causando hipoperfusão intestinal transitória, ulceração de mucosa e submucosa, necrose transmural e perfuração.[33-35]

Quadro clínico

A clínica é apresentada em prematuros de muito baixo peso (< 1.000 g) e frequentemente em recém-nascidos (RN) que necessitam de ventilação mecânica. O início dos sintomas usualmente ocorre no começo da segunda semana de vida e o RN tem melhores condições clínicas que aquele com enterocolite necrosante (NEC). A distensão abdominal é o sinal mais comum e precoce. A apresentação clínica é diferente da NEC: as crianças são afetadas mais cedo (7 a 10 dias de vida) e muitas vezes têm um abdome azulado. Essa coloração azulada, que se inicia pela bolsa escrotal ou região inguinal, sugere a presença de mecônio dentro da persistência do conduto peritoniovaginal. Partículas de mecônio e pigmentos biliares são visíveis através da parede abdominal. Podem apresentar vômitos biliosos ou drenagem biliosa pela sonda orogástrica sem relação com o início da alimentação via oral. Ainda, pode haver leucocitose com desvio à esquerda, na ausência de trombocitopenia.[36,37]

Diagnóstico

O diagnóstico pode ser complementado com exames de imagem. No exame radiológico pode apresentar pneumoperitônio, observado em decúbito lateral esquerdo; a ausência de pneumatose intestinal e de gás na veia porta. No caso da perfuração sofrer bloqueio (processo de penetração gradual e de disseminação limitada), pode aparecer ascite e/ou abdome com poucos níveis aéreos intestinais. A ultrassonografia é indicada nos casos com presença de ascite, pois auxilia a determinar o aspecto do conteúdo e o local onde se realizará a paracentese.[33,38]

Nos achados intraoperatórios, observa-se uma doença limitada, com extensão de até 3 cm, com perfuração única no íleo médio ou distal, medindo de 5 a 10 mm de diâmetro, com o restante do intestino de apresentação normal. Os achados histopatológicos são necrose hemorrágica, confinada ao sítio de perfuração e intestino adjacente normal, com ausência de pneumatose intestinal intramural e necrose de coagulação.[39]

Tratamento

Tratamento é cirúrgico por meio de uma laparotomia transversa supraumbilical direita com enterectomia e anastomose primária. A exteriorização da alça na perfuração está na dependência do grau de prematuridade, estado geral do RN e peritonite difusa.[40,41]

Referências bibliográficas

1. Best KE, Tennant PWG, Addor M-C, Bianchi F, Boyd P, Calzolari E, et al. Epidemiology of small intestinal atresia in Europe: a register-based study. Arch Dis Child Fetal Neonatal Ed. 2012 set; 97(5):F353-8.
2. Dalla Vecchia LK, Grosfeld JL, West KW, Rescorla FJ, Scherer LR, Engum SA. Intestinal atresia and stenosis:

a 25-year experience with 277 cases. Arch Surg Chic Ill 1960. 1998 mai; 133(5):490-7.

3. Adams SD, Stanton MP. Malrotation and intestinal atresias. Early Hum Dev. 2014 dez; 90(12):921-5.

4. Tulloh RM, Tansey SP, Parashar K, De Giovanni JV, Wright JG, Silove ED. Echocardiographic screening in neonates undergoing surgery for selected gastrointestinal malformations. Arch Dis Child Fetal Neonatal Ed. 1994 mai; 70(3):F206-8.

5. Sweeney B, Surana R, Puri P. Jejunoileal atresia and associated malformations: correlation with the timing of in utero insult. J Pediatr Surg. 2001 mai; 36(5):774-6.

6. Azzie G, Craw S, Beasley SW. Colonic atresia: From suspicion to confirmation on pre-operative radiology. J Paediatr Child Health. 2002 out; 38(5):518-20.

7. Seo T, Ando H, Watanabe Y, Harada T, Ito F, Kaneko K, et al. Colonic atresia and Hirschsprung's disease: importance of histologic examination of the distal bowel. J Pediatr Surg. 2002 ago; 37(8):E19.

8. Phelps S, Fisher R, Partington A, Dykes E. Prenatal ultrasound diagnosis of gastrointestinal malformations. J Pediatr Surg. 1997 mar; 32(3):438-40.

9. Watts AC, Sabharwal AJ, MacKinlay GA, Munro FD. Congenital colonic atresia: should primary anastomosis always be the goal? Pediatr Surg Int. 2003 abr; 19(1-2):14-7.

10. Kumaran N, Shankar KR, Lloyd DA, Losty PD. Trends in the management and outcome of jejuno-ileal atresia. Eur J Pediatr Surg Off J Austrian Assoc Pediatr Surg Al Z Kinderchir. 2002 jun; 12(3):163-7.

11. Escobar MA, Ladd AP, Grosfeld JL, West KW, Rescorla FJ, Scherer LR, et al. Duodenal atresia and stenosis: long-term follow-up over 30 years. J Pediatr Surg. 2004 jun; 39(6):867-71.

12. Festen S, Brevoord JC, Goldhoorn GA, Festen C, Hazebroek FW, van Heurn LW, et al. Excellent long-term outcome for survivors of apple peel atresia. J Pediatr Surg. 2002 jan; 37(1):61-5.

13. Souza JCK. Íleo meconial. In: Souza JCK (ed.). Cirurgia Pediátrica. São Paulo: Roca. 2008; 375-9.

14. Uenis T. Afecções cirúrgicas abdominais do recém-nascido. In: Uenis T (ed.). Doenças cirúrgicas da criança e do adolescente. São Paulo: Manole; 2009

15. Keckler SJ, St. Peter SD, Spilde TL, et al. Current significance of meconium plug syndrome. Journal of Pediatric Surgery. 2008; 43:896-8.

16. Emil E, Nguyen T, Sills J, et al. Meconium Obstruction in Extremely Low-Birth-Weight Neonates:Guidelines for Diagnosis and Management. Journal of Pediatric Surgery. 2004 mai; 39(5):731-7.

17. Uenis T. Afecções cirúrgicas abdominais do recém-nascido. In: Uenis T (ed.). Doenças cirúrgicas da criança e do adolescente. São Paulo: Manole; 211

18. Uenis T. Afecções cirúrgicas abdominais do recém-nascido. In: Uenis T (ed.). Doenças cirúrgicas da criança e do adolescente. São Paulo: Manole; 210

19. Souza JCK. Peritonite meconial. In: Souza JCK (ed.). Cirurgia Pediátrica. São Paulo: Roca. 2008; 380-1.

20. Holman RC, Stoll BJ, Clarke MJ, Glass RI. The epidemiology of necrotizing enterocolitis infant mortality in the United States. Am J Public Health. 1997 dez; 87(12):2026-31.

21. Berseth CL. Feeding strategies and necrotizing enterocolitis. Curr Opin Pediatr. 2005 abr; 17(2):170-3.

22. Fujii AM, Brown E, Mirochnick M, O'Brien S, Kaufman G. Neonatal necrotizing enterocolitis with intestinal perforation in extremely premature infants receiving early indomethacin treatment for patent ductus arteriosus. J Perinatol Off J Calif Perinat Assoc. 2002 nov; 22(7): 535-40.

23. Stoll BJ. Epidemiology of necrotizing enterocolitis. Clin Perinatol. 1994 jun; 21(2):205-18.

24. Neu J. Necrotizing enterocolitis: the search for a unifying pathogenic theory leading to prevention. Pediatr Clin North Am. 1996 abr; 43(2):409-32.

25. Lin PW, Stoll BJ. Necrotising enterocolitis. Lancet Lond Engl. 2006 out 7; 368(9543):1271-83.

26. Gordon PV, Swanson JR, Attridge JT, Clark R. Emerging trends in acquired neonatal intestinal disease: is it time to abandon Bell's criteria? J Perinatol Off J Calif Perinat Assoc. 2007 nov; 27(11):661-71.

27. Foglia RP. Necrotizing enterocolitis. Curr Probl Surg. 1995 set; 32(9):757-823.

28. Ricketts RR. Surgical treatment of necrotizing enterocolitis and the short bowel syndrome. Clin Perinatol. 1994 jun; 21(2):365-87.

29. Blakely ML, Tyson JE, Lally KP, McDonald S, Stoll BJ, Stevenson DK, et al. Laparotomy versus peritoneal drainage for necrotizing enterocolitis or isolated intestinal perforation in extremely low birth weight infants: outcomes through 18 months adjusted age. Pediatrics. 2006 abr; 117(4):e680-7.

30. Patel JC, Tepas JJ, Huffman SD, Evans JS. Neonatal necrotizing enterocolitis: the long-term perspective. Am Surg. 1998 jun; 64(6):575-80.

31. Horwitz JR, Lally KP, Cheu HW, Vazquez WD, Grosfeld JL, Ziegler MM. Complications after surgical intervention for necrotizing enterocolitis: a multicenter review. J Pediatr Surg. 1995 jul; 30(7):994-9.

32. Janik JS, Ein SH, Mancer K. Intestinal stricture after necrotizing enterocolitis. J Pediatr Surg. 1981 ago; 16(4): 438-43.

33. Pumberger W, Mayr M, Kohlhauser C, Weninger M. Spontaneous localized intestinal perforation in very-low-birth-weight infants: a distinct clinical entity different from necrotizing enterocolitis. J Am Coll Surg. 2002 dec; 195(6):796-803.

34. Gordon PV, Herman AC, Marcinkiewcz M, Gaston BM, Laubach VE, Aschner JL. A neonatal mouse model of intestinal perforation: investigating the harmful synergism between glucocorticoids and indomethacin. J Pediatr Gastroenterol Nutr. 2007 nov; 45(5):509-19.

35. Kawase Y, Ishii T, Arai H, Uga N. Gastrointestinal perforation in very low-birthweight infants. Pediatr Int Off J Jpn Pediatr Soc. 2006 dez; 48(6):599-603.

36. Adesanya OA, O'Shea TM, Turner CS, Amoroso RM, Morgan TM, Aschner JL. Intestinal perforation in very low birth weight infants: growth and neurodevelopment at 1 year of age. J Perinatol Off J Calif Perinat Assoc. 2005 set; 25(9):583-9.

37. Adderson EE, Pappin A, Pavia AT. Spontaneous intestinal perforation in premature infants: a distinct clinical entity associated with systemic candidiasis. J Pediatr Surg. 1998 out; 33(10):1463-7.

38. Fischer A, Vachon L, Durand M, Cayabyab RG. Ultrasound to diagnose spontaneous intestinal perforation in infants weighing ≤ 1.000 g at birth. J Perinatol Off J Calif Perinat Assoc. 2015 fev; 35(2):104-9.

39. Hunter CJ, Chokshi N, Ford HR. Evidence vs experience in the surgical management of necrotizing enterocolitis and focal intestinal perforation. J Perinatol Off J Calif Perinat Assoc. 2008 mai; 28(Suppl 1):S14-7.

40. Blakely ML, Gupta H, Lally KP. Surgical management of necrotizing enterocolitis and isolated intestinal perforation in premature neonates. Semin Perinatol. 2008 abr; 32(2):122-6.

41. Cass DL, Brandt ML, Patel DL, Nuchtern JG, Minifee PK, Wesson DE. Peritoneal drainage as definitive treatment for neonates with isolated intestinal perforation. J Pediatr Surg. 2000 nov; 35(11):1531-6.

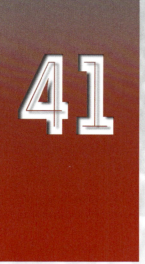

URGÊNCIAS ENDOSCÓPICAS NA INFÂNCIA

Erika Veruska Paiva Ortolan
Pedro Luiz Toledo de Arruda Lourenção
Marcos Curcio Angelini

A endoscopia digestiva pediátrica vem sofrendo grandes avanços desde os primeiros relatos de exames realizados em 1970. Com isso, as indicações se expandiram e as contraindicações diminuíram, fazendo com que a endoscopia de urgência tenha atualmente um papel estabelecido no diagnóstico e tratamento das crianças (Tabela 41.1).[1,2]

INGESTÃO DE CORPOS ESTRANHOS

A ingestão de corpos estranhos é comum entre lactentes e crianças pequenas. Em mais da metade dos casos a ingestão não é testemunhada, e acredita-se que a real incidência seja subestimada.[3,4] Registros americanos do ano 2000 nos Estados Unidos documentaram 75% das ingestões em crianças menores de 5 anos de idade, sendo 98% de forma acidental, envolvendo objetos comuns encontrados nas casas, como moedas, brinquedos, ímãs, baterias, bijuterias.[5]

TABELA 41.1. Indicações de endoscopia digestiva pediátrica de urgência e emergência

Tipo de exame endoscópico	Indicações
Endoscopia digestiva alta	• Remoção de corpos estranhos • Ingestão de cáusticos • Hemorragia digestiva alta • Complicações de gastrostomia
Endoscopia digestiva baixa	• Hemorragia digestiva baixa • Remoção de corpos estranhos
Colangiopancreatografia endoscópica retrógrada	• Obstruções pancreáticas e biliares

Um corpo estranho (CE) na boca pode ser deglutido ou aspirado, sendo essa última possibilidade de maior morbidade e urgência. A maioria dos corpos estranhos ingeridos (cerca de 80%) tem eliminação espontânea através do trato gastrointestinal, restando de 10 a 20% dos casos que requerem intervenção endoscópica.[3]

Os locais mais comuns de impactação de objetos são as constrições anatômicas fisiológicas como o anel cricofaríngeo (esfíncter esofágico superior), impressão do arco aórtico e da bifurcação da traqueia no esôfago, esfíncter esofágico inferior, piloro, ângulo de Treitz, válvula ileocecal, apêndice e transição retossigmóidea. Condições de estreitamento, obstrução ou que dificultem o peristaltismo como estenose de esôfago, acalasia, esofagite eosinofílica, má-rotação intestinal, divertículo de Meckel e cirurgias abdominais prévias, também podem impedir a progressão espontânea de um corpo estranho.[5]

Durante uma avaliação de uma criança com história de ingestão de corpo estranho, deve-se primeiramente observar a presença ou não de sintomas. A seguir, tentar esclarecer o tipo de CE, e obter a informação de episódios anteriores de ingestão de CE, parada de bolo alimentar no esôfago, e antecedentes de cirurgias prévias e/ou malformações.[3-5]

Cerca de 17 a 30% das crianças são assintomáticas. Os sintomas mais intensos ocorrem quando há impactação do CE no esôfago, em uma das constrições fisiológicas citadas anteriormente, ou em estenoses (Tabela 41.2).[4,5]

TABELA 41.2. Sinais de suspeição de ingestão de corpos estranho de acordo com a faixa etária

Faixa etária	Sinais de suspeição
Escolares	• Apontam o local do desconforto • Relatam a ingestão
Lactentes, pré-escolares	• Sialorreia • Disfagia • Recusa alimentar • Posição antálgica à deglutição • Tosse • Estridor • Cornagem • Dispneia • História aguda de baixo ganho de peso • Infecções respiratórias de repetição • Hematêmese

A presença de edema e enfisema subcutâneo na região cervical indica perfuração esofágica ou traqueal e são uma emergência cirúrgica, com contraindicação absoluta para realização de endoscopia digestiva.

Diagnóstico

Raios X simples de abdome, do pescoço e do tórax (AP e perfil), com o objetivo de localizar o CE e suas possíveis complicações. Se o CE for radiopaco, ele será logo identificado. Caso contrário, deve-se sempre realizar a endoscopia digestiva, frente a quadro clínico sugestivo.[6]

Tratamento

Apesar de existirem várias técnicas não endoscópicas descritas para a retirada de CE, como o uso de sondas imantadas e sondas de Foley para retirar moedas do esôfago, o exame endoscópico é a escolha mais segura.[3] O tempo para retirada do corpo estranho depende do seu tipo (Tabela 41.3).[5]

Atenção especial deve ser dada à diferenciação entre bateria e moeda no esôfago, pois a primeira se constitui em uma emergência e exige remoção em até 4 horas após a ingestão, devido ao alto risco de ruptura da mesma e perfuração esofágica. A bateria tem imagem radiológica característica de duplo halo em sua parede, o que está ausente na moeda (Figura 41.1).

Apesar da maioria dos objetos ingeridos, após passarem do estômago, serem facilmente eliminados nas fezes, em torno de 1/3 dos objetos pontiagudos podem impactar no cólon e causar perfuração. Nesses casos a colonoscopia pode ser realizada se não houver sinais de peritonite, situação em que a indicação é cirúrgica. Corpos estranhos colorretais introduzidos por via anorretal não apresentam indicação formal de tratamento endoscópico, devendo ficar a cargo da cirurgia a melhor escolha para a sua retirada, acesso transanal, via laparotomia ou laparoscopia.[6,7]

■ INGESTÃO DE CÁUSTICOS

Define-se como cáustica a substância que provoca lesões de contato, seja ela ácida ou alcalina. O tipo e

TABELA 41.3. Conduta em corpos estranhos, de acordo com o tipo e presença de sintomas

Tipo	Local	Sintomas	Tempo para retirada
Baterias	Esôfago Estômago	Sim ou não Sim Não	Emergência (remover em até 4 horas) Emergência Urgência (se < 5 anos e bateria ≥ 20 mm) Eletiva (se não progredir em RX seriado)
Ímãs	Esôfago Estômago	Sim Não Sim Não	Emergência Urgência Emergência Urgência
Objetos pontiagudos ou cortantes	Esôfago Estômago	Sim Não Sim Não	Emergência Urgência Emergência (se sinais de perfuração – cirurgia) Urgência
Objetos longos	Esôfago Estômago	Sim ou não Sim ou não	Urgência Urgência
Bolo alimentar	Esôfago	Sim Não	Emergência Urgência
Moeda	Esôfago Estômago	Sim Não Sim Não	Emergência Urgência Urgência Eletiva (remover se não eliminar em 4 a 6 semanas)

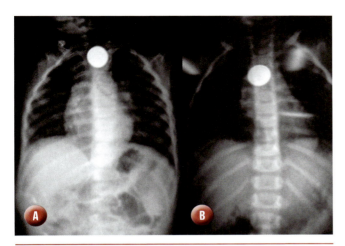

FIGURA 41.1. Raios X de tórax de pacientes que ingeriram moeda (A) e bateria (B), em que é possível diferenciar o sinal do duplo halo na imagem da bateria (Fonte: arquivo da autora Erika Veruska Paiva Ortolan).

TABELA 41.4. Fases da reparação após lesão cáustica

Fase	Tempo pós-ingestão	Características
Aguda	0 a 4 dias	Inflamação, edema, trombose, formação de escara e necrose
Subaguda ou reparativa	5 a 14 dias	Início da neovascularização, distúrbio motilidade esofágica, disfagia para sólidos
Cicatrização	3 a 6 semanas	Estenose, obstrução e encurtamento do esôfago

a extensão da lesão resultante dependem do tipo do agente, do seu estado físico, da sua concentração, da quantidade ingerida e da duração de tempo de contato da substância com o esôfago ou o estômago. Essas informações nem sempre são facilmente obtidas. A maioria das lesões de esôfago e estômago por ingestão de cáusticos ocorrem em crianças (50 a 80%), sendo 39% abaixo dos 5 anos de idade. A ingestão de cáusticos na criança é considerada acidental e ocorre principalmente em meninos.[8,9]

A lesão à mucosa ocorre dentro de segundos após a ingestão. A natureza da lesão difere de acordo com a substância ingerida. Os álcalis causam necrose de liquefação com destruição do epitélio, submucosa e às vezes da muscular. Os ácidos causam necrose de coagulação, com a formação de escaras ou crostas, que servem como barreira, impedindo a progressão da lesão. A lesão por substâncias cáusticas passa por três fases (Tabela 41.4).[8]

O quadro clínico é variável, com salivação excessiva, dor intensa em lábios, boca e garganta, odinofagia, disfagia e estridores. A ausência de sinais de irritação de boca e orofaringe não exclui a possibilidade de haver lesões esofagogástricas. A perfuração esofágica está associada à dor epigástrica e retroesternal intensas, crepitação cervical e hematêmese. A conduta frente a um paciente que ingeriu um cáustico está sumarizada na Figura 41.2.

A endoscopia digestiva alta realizada de 12 a 48 horas após a ingestão é fundamental para o planeja-

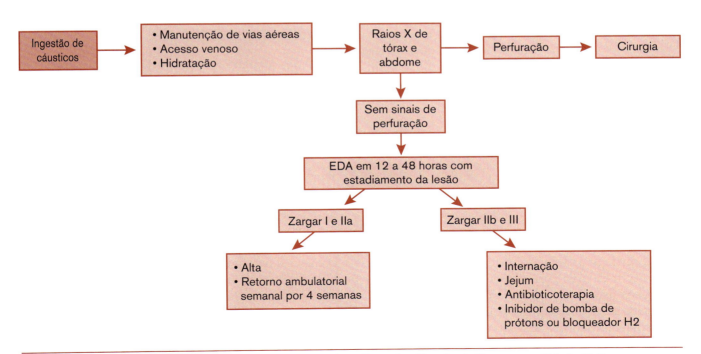

FIGURA 41.2. Fluxograma de condutas na ingestão de cáusticos. Para classificação de Zargar – ver Tabela 41.5.

TABELA 41.5. Classificação endoscópica de Zargar para lesões cáusticas de esôfago

Classificação	Características
Grau I	Enantema superficial e edema da mucosa
Grau II	a. Hemorragia, exsudato, erosões lineares e úlceras rasas (não circunferenciais) b. Grau IIa + acometimento circunferencial
Grau III	Úlceras profundas, necrose extensa, com ou sem perfuração

mento da melhor conduta. Nesse momento, os órgãos acometidos são classificados de acordo com a classificação de Zargar (Tabela 41.5). Se realizada precocemente, pode subestimar a lesão, pois o agente ingerido ainda pode estar agindo na parede esofagogástrica. Se a endoscopia digestiva alta for feita mais tardiamente há grande risco de perfuração, pois em 2 ou 3 dias o local da lesão torna-se mais friável com o depósito de tecido de granulação. Se a endoscopia não é feita nesse momento inicial, só poderá ser realizada após 14 dias da ingestão. Se nesse período a criança apresentar disfagia e perda de peso, deve-se realizar uma gastrostomia cirúrgica.[8]

A passagem de sonda nasogástrica às cegas está contraindicada, pois há o risco de perfuração iatrogênica, além de não evitar a estenose, que só se formará tardiamente (3 a 6 semanas). Tentativas de diluir ou neutralizar o agente cáustico por meio da ingestão de outras substâncias também estão totalmente contraindicadas, pois a ingestão de líquidos, quaisquer que sejam, pode provocar vômitos e reexpor a mucosa esofágica a nova agressão, além da tentativa de neutralização ser uma reação química exotérmica, com liberação de calor, agravando ainda mais a lesão. Pelo mesmo motivo, vômitos jamais devem ser provocados.[8]

O uso de esteroides (prednisolona e dexametasona) é controverso, pois inibem o processo inflamatório, retardando a cicatrização, além de serem imunossupressores, favorecendo o aparecimento de infecções. O uso de sondas nasogástricas passadas sob visão endoscópica também tem sua indicação controversa. De um lado, é vista como uma medida que dificulta a formação de estenose, permitindo o uso da nutrição enteral em pacientes com disfagia e pode servir de guia para dilatações posteriores. Por outro, seu uso é um incômodo para a criança, propicia o refluxo gastroesofágico, queimando ainda mais um esôfago já danificado. Seu uso deve ser decidido caso a caso, mas acreditamos que seja benéfico nos graus IIb e III de Zargar.[8]

A complicação mais comum é a formação da estenose de esôfago. Ela é rara no grau I, ocorre em 20 a 30% no grau II e em 95% no grau III. Uma vez formada a estenose, o tratamento de escolha são as dilatações endoscópicas.[9]

COMPLICAÇÕES DE GASTROSTOMIA

A gastrostomia pode ser realizada cirurgicamente ou via endoscópica (PEG – *percutaneous endoscopic gastrostomy*). Em ambos os casos, pode ocorrer a remoção inadvertida da sonda, antes da formação do trajeto fistuloso, o que ocorre em 7 a 10 dias. Sem a formação do trajeto, pode ocorrer o afastamento da parede do estômago da parede abdominal anterior, formando-se uma perfuração livre para a cavidade abdominal. A repassagem às cegas de nova sonda, por isso, está contraindicada. Nova sonda deve ser repassada por endoscopia, usando-se uma das várias técnicas descritas.[10]

A síndrome do sepultamento do anteparo interno (*buried bumper syndrome*) é uma complicação tardia da gastrostomia, e ocorre devido à tração excessiva da sonda, levando a migração da parte interna desta para a parede gástrica ou abdominal, sendo recoberta total ou parcialmente pela mucosa gástrica. Os sintomas são dificuldade ou interrupção da progressão do alimento pela sonda e dor durante a infusão. Pode evoluir para a formação de abscesso, perfuração e peritonite. O tratamento é endoscópico, se for diagnosticada precocemente, com retirada da sonda e passagem de outra.[11]

HEMORRAGIA DIGESTIVA ALTA

Todo sangramento com origem em esôfago, estômago e duodeno, até o ângulo de Treitz. O exame físico deve excluir como origem do sangramento o nariz e a faringe (epistaxe). As principais causas nas crianças estão na Tabela 41.6.[1,4]

Por se tratar de situação de emergência, deve-se sempre realizar a manutenção da vida por meio do ABC da reanimação, com atenção à necessidade de transfusão de sangue, distúrbios hidroeletrolíticos e a correção de distúrbios de coagulação. A endoscopia digestiva alta está contraindicada em pacientes hemodinamicamente instáveis. A terapêutica farmacológica deve ser iniciada assim que possível e inclui bloqueadores de bomba de prótons (omeprazol, pantoprazol) para todos os casos e os vasoconstritores esplâncnicos e redutores do fluxo portal como a vasopressina, terlipressina, somatostatina e octreotida nos casos de suspeita de varizes esofagogástricas. O tratamento terapêutico de escolha é a endoscopia

TABELA 41.6. Principais causas de hemorragia digestiva, por faixa etária

Neonatos	Lactente (< 2 anos)	Pré-escolar	Escolar
Diátese hemorrágica	Úlcera de estresse	Úlcera de estresse	Úlcera péptica
Gastrite hemorrágica	Esofagite	Gastrite	Úlcera de estresse
Úlcera de estresse	Gastrite	Mallory-Weiss	Gastrite
Sangue materno deglutido	Mallory-Weiss	Varizes de esôfago/estômago	Mallory-Weiss
Esofagite	Estenose pilórica	Esofagite	Varizes de esôfago/estômago
Trauma por SNG	Malformações vasculares	Corpo estranho	Esofagite
Malformações vasculares	Duplicação intestinal	Malformações vasculares	Doença inflamatória intestinal
Duplicação intestinal	Ingestão de toxinas	Hemobilia	Malformações vasculares
Alergia a proteína do leite de vaca	Varizes de esôfago/estômago	Ingestão de toxinas	Hemobilia

digestiva alta, que tem finalidades diagnósticas e terapêuticas, que pode ser a injeção de substâncias esclerosantes ou uso de termocoagulação (coaguladores monopolar, bipolar, *heater probe*, plasma de argônio) nos vasos sangrantes ou a ligadura elástica no caso de varizes de esôfago, tendo o tratamento combinado farmacológico + endoscópico os melhores resultados. As varizes de fundo gástrico devem ser tratadas endoscopicamente com esclerose ou a injeção de adesivo tissular cianoacrilato, sendo esse também a única alternativa em varizes de esôfago em pacientes com cirrose Child C ou incoaguláveis. Caso a tentativa de parar o sangramento da varize de esôfago endoscopicamente falhar, pode-se lançar mão da passagem do balão de Sengstaken-Blakemore, que temporariamente comprime o sangramento, com nova tentativa endoscópica em até 12 horas.[12,13]

■ HEMORRAGIA DIGESTIVA BAIXA (HDB)

Todas as causas de sangramento do ângulo de Treitz até o ânus. Pode se manifestar como enterorragia (evacuação volumosa de sangue vermelho vivo), melena (evacuação enegrecida de consistência líquida e fétida) ou hematoquezia (evacuação de sangue misturado às fezes). A característica da evacuação varia em função do volume, da localização do sangramento e da velocidade do trânsito intestinal.[14] Frente à suspeita de sangramento intestinal, primeiramente deve-se ter certeza que é realmente sangue a secreção avermelhada que está saindo nas fezes, principalmente nos casos de fezes de coloração vinhosa. Vários alimentos e suplementos vitamínicos podem mimetizar sangramento ativo ou melena (beterraba, ferro, corantes etc.). Isso pode ser feito por meio da coleta das fezes para pesquisa de sangue.

É importante ressaltar que até 15% dos pacientes com hemorragia digestiva alta podem apresentar exteriorização anal do sangramento.[15] Por isso, todas as HDBs moderadas ou graves iniciam sua investigação com uma endoscopia digestiva alta. Uma conduta comum, mas que deve ser desencorajada pelos seus limitados benefícios tanto diagnósticos como terapêuticos, é a lavagem gástrica.[14] Sangramento intestinal de grande volume, com repercussões hemodinâmicas são raros, restringindo-se a algumas causas como enterocolite necrosante, doença de Hirschsprung, malformações vasculares e divertículo de Meckel. A maioria dos sangramentos intestinais são autolimitados e cessam espontaneamente. As causas de sangramento intestinal baixo podem variar com a idade e estão sumarizadas na Tabela 41.7.[1]

Uma vez determinado que o sangramento não tem origem no trato gastrointestinal alto (endoscopia digestiva alta negativa), deve-se realizar colonoscopia o mais precoce possível, pois maiores são as chances de diagnosticar a origem do sangramento. Se forem achados pólipos, a polipectomia deve ser feita nesse mesmo tempo. Se não, biópsias devem ser feitas mesmo que o aspecto macroscópico seja normal, e torna-se obrigatório o franqueamento do íleo terminal, se as condições técnicas permitirem. Se o sangramento persistir em colonoscopia normal, deve ser realizada cintilografia com tecnécio 99 para investigação de divertículo de Meckel. Se os exames anteriores forem negativos, pode-se realizar enteroscopia ou cápsula endoscópica, que tem suas limitações nas crianças pequenas. Angiografia está reservada para pacientes com sangramento persistente, com repercussões clínicas. A laparotomia exploradora é o último recurso, caso os anteriores

TABELA 41.7. Causas de sangramento retal de acordo com a faixa etária

Neonatos	28 dias-1 ano	> 1 ano

• Sangue materno deglutido
• Fissura anal
• Infecção
• Alergia ao leite
• Divertículo de Meckel
• Cisto de duplicação
• Doença hemorrágica
• Malformação arteriovenosa
	• Fissura anal
	• Infecção
	• Alergia do leite de vaca ou soja
	• Invaginação
	• Divertículo de Meckel
	• Pólipo
	• Hiperplasia linfoide
	• Hematoma
	• Cisto de duplicação
	• Malformação arteriovenosa
	• Úlcera péptica
	• Corpo estranho
	• Colite ou imunodeficiência
	• Tumor
	• Heterotopia gástrica
		• Fissura anal
		• Infecção
		• Invaginação
		  —Pólipo
		  —Colite
		• Divertículo de Meckel
		• Hiperplasia linfoide
		• Alergia ao leite
		• Hematoma
		• Tumor
		• Heterotopia gástrica
		• Abuso sexual

falharem, e pode ter a ajuda de endoscopia ou colonoscopia intraoperatória.[1]

OBSTRUÇÕES BILIARES E PANCREÁTICAS

O papel da CPRE nas doenças biliopancreáticas na criança tem aumentado, devido à sua alta sensibilidade e especificidade em diagnosticar obstruções e no mesmo tempo realizar a terapêutica necessária, principalmente a extração de cálculos impactados no colédoco, esfincterotomia pancreática e a colocação de *stents* em vias biliares e pancreáticas.[16]

Referências bibliográficas

1. Thomsom M, Tringali A, Landi R, et al. Pediatric Gastrointestinal Endoscopy: European Society of Pediatric Gastroenterology Hepatology and Nutrition (ESPGHAN) and European Society of Gastrointestinal Endoscopy (ESGE) Guidelines. J Pediatr Gastroenterol Nutr; 2016 set.
2. Khan Km. Emergency Endoscopy in Children. Gastrointestinal Endoscopy Clinics of North America. 2007; 17:383-404.
3. Silva MGD, Oliveiram JB, Milward G. Ingestão de corpos estranhos. In: Silva MGD, Milward G (eds.). Endoscopia Pediátrica. Rio de Janeiro: Guanabara Koogan. 2004; 69-80.
4. Gershman G, Ament M. Therapeutic upper GI endoscopy. In: Gershman G, Ament M (eds.). Practical Pediatric Gastrointestinal Endoscopy. Massachusetts: Blackwell Publishing. 2007; 102-27.
5. Kramer RE, Lerner DG, Lin T, et al. Management of Ingested Foreign Bodies in Children: A Clinical Report of the NASPGHAN Endoscopy Committee. J Ped Gastroenterol Nutr. 2015; 60(4):562-74.
6. Arana A, Hauser B, Hachimi-Idrissi S, et al. Management of ingested foreign bodies in childhood and review of the literature. Eur J Pediatr. 2001; 160:468-72.
7. Gershman G, Ament M. Pediatric colonoscopy. In: Gershman G, Ament M (eds.). Practical Pediatric Gastrointestinal Endoscopy. Massachusetts: Blackwell Publishing. 2007; 132-70.
8. Ortolan EVP. Ingestão de Cáusticos. In: Departamento de Pediatria da Faculdade de Medicina de Botucatu – Unesp (ed.). Pediatria Clínica. 2 ed. Rio de Janeiro: EPUB. 2006; 848-9.
9. Rafeey M, Ghojazadeh M, Sheikhi S, et al. Caustic Ingestion in Children: a Systematic Review and Meta-Analysis. Journal of Caring Sciences. 2016; 5(3):251-65.
10. Lightdale JR, Acosta R, Shergill AK, et al. Modifications in endoscopic practice for pediatric patients. Gastrointestinal Endoscopy. 2014; 79(5):699-710.
11. Barros CAS. Buried Bump Syndrome. In: SOBED (ed.). SOBED. Endoscopia Gastrointestinal Terapêutica. São Paulo: Tecmedd. 2006; 806-10.
12. Angeli C, Pretto FM, Ferreira CT. Hemorragia Digestiva Alta: Diagnóstico e Tratamento das Lesões Não Varicosas. In: Silva MGD, Milward G (eds.). Endoscopia Pediátrica. Rio de Janeiro: Guanabara Koogan. 2004; 125-32.
13. Hillemeier C, Gryboski JD. Gastrointestinal Bleeding in the Pediatric Patient. Yale Journal of Biology and Medicine. 1984; 57:135-47.
14. Alves PRA, Habr-Gama A, Ruiz RF, et al. Hemorragia Digestiva Baixa. In: Sakai P, Mluf Filho F, Moura EGH, Martins BC (eds.). Tratado de Endoscopia Digestiva Diagnóstica e Terapêutica. Intestino Delgado, Cólon e Reto. 2 ed. São Paulo: Atheneu. 2015; 4:283-98.
15. Barnet J, Messman H. Diagnosis and management of lower gastrointestinal bleeding. Nat Rev Gastroenterol Hepatol. 2009; 6:637-46.
16. Paris C, Bejjani J, Beaunoyer M, et al. Endoscopic retrograde cholangiopancreatography is useful and safe in children. J Pediat Surg. 2010; 45:938-42.

SEÇÃO

5

EMERGÊNCIAS INFECCIOSAS

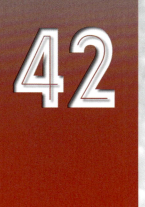

ABORDAGEM DA SEPSE PEDIÁTRICA NO SERVIÇO DE EMERGÊNCIA

Daniela Carla de Souza
Cláudio Flauzino de Oliveira

INTRODUÇÃO

A sepse é uma síndrome clínica complexa decorrente de uma resposta desregulada do organismo a um insulto infeccioso. Essa condição clínica pode evoluir para estágios mais graves (sepse grave e choque séptico) que, na verdade, representam um *continuum* da sepse e que, se não reconhecidos e tratados precocemente, resultam em disfunção de múltiplos órgãos e eventualmente morte.[1-3]

A sepse é uma doença bastante frequente, tanto em adultos quanto em crianças, e que vem crescendo em importância, uma vez que vários estudos demonstraram um aumento da sua prevalência ao longo das últimas décadas.[4-6] Nos Estados Unidos, Hartman e cols. observaram um aumento de mais de 80% no número de casos de sepse grave em crianças hospitalizadas no período de 1995 a 2005.[7]

Apesar de numerosos esforços para melhorar o diagnóstico e tratamento da sepse pediátrica, tais como o protocolo de tratamento de sepse grave e choque séptico em crianças proposto pela American College of Critical Care Medicine (ACCM) e Pediatric Advanced Life Support (PALS)[8,9] e a Campanha Sobrevivendo à Sepse (SSC),[10,11] a mortalidade por sepse em crianças ainda permanece elevada, atingindo taxas tão altas quanto 35%.[12-16] Acredita-se que esses dados são subestimados, uma vez que em muitos estudos são relatadas outras causas relacionadas à sepse como a causa básica do óbito. Segundo dados da Organização Mundial de Saúde, em 2013 ocorreram cerca de 4 milhões de óbitos em crianças menores de cinco ano de idade em decorrência de doenças infecciosas (pneumonia grave, diarreia grave e malária).[17] Uma vez que a sepse é a via comum final desses quadros infecciosos, pode-se afirmar que ela representa umas das principais causas de óbito em crianças.

A elevada mortalidade por sepse em crianças está associada ao atraso no diagnóstico, na admissão hospitalar e na Unidade de Terapia Intensiva Pediátrica (UTIP), e com a baixa aderência às diretrizes de tratamento de sepse pediátrica propostas pela ACCM/PALS e SSC.[18-21]

A sepse não é uma doença exclusiva das unidades de terapia intensiva. Estudos apontam que mais da metade das crianças admitidas nas UTIP com sepse grave e choque séptico são oriundas dos serviços de emergência.[14,15] Neste capítulo iremos abordar o diagnóstico e tratamento da sepse pediátrica nos serviços de emergência.

DEFINIÇÃO

Sepse é uma condição clínica dinâmica, de fisiopatologia complexa, apresentação clínica variada e inespecífica, que acomete um grupo heterogêneo de pessoas, sendo necessário, portanto, um conjunto de critérios para sua definição. Somente em 2005 foi publicada a primeira conferência de consenso para definir sepse em crianças.[22] As definições pediátricas de síndrome da resposta inflamatória sistêmica (SRIS), sepse, sepse grave e choque séptico estão apresentadas na Tabela 42.1.

Nessa conferência, também foram definidos os critérios de disfunção orgânica (Tabela 42.2).

TABELA 42.1. Definição de SRIS, sepse, sepse grave e choque séptico de acordo com os critérios da *International Pediatric Sepsis Consensus Conference* (IPSCC)[22]

Definições

SRIS*

Presença de pelo menos dois dos quatro critérios abaixo, sendo que um deles deve ser a alteração de temperatura ou do número de leucócitos:
- Temperatura central (retal, vesical, oral ou cateter central): > 38,5 ou < 36 °C.
- Taquicardia: frequência cardíaca > 2 desvios-padrão acima do normal para a idade, na ausência de estímulos externos, uso crônico de medicações ou estímulo doloroso OU elevação persistente e inexplicada por período superior a 30 minutos a quatro horas OU bradicardia (para crianças < 1 ano) definida como frequência cardíaca média < percentil 10 para idade, na ausência de estímulo vagal externo, uso de bloqueadores β-adrenérgicos ou doença cardíaca congênita, ou queda persistente e não explicada por período maior que meia hora.
- Taquipneia: frequência respiratória > dois desvios-padrão para a idade OU necessidade de ventilação mecânica para uma doença aguda não relacionada a doença neuromuscular de base ou pós-anestésico.

Infecção

Infecção suspeita ou comprovada (por cultura positiva, coloração de tecido ou teste de reação de polimerase em cadeia) causada por qualquer agente OU síndrome clínica associada à alta probabilidade de infecção. Evidência de infecção inclui achados positivos no exame clínico, exame de imagem ou testes laboratoriais (p. ex., leucócitos em líquidos estéreis, radiografia compatível com pneumonia, *rash* petequial ou purpúrico ou púrpura fulminante).

Sepse

SRIS na presença de, ou como resultado de infecção suspeita ou confirmada.

Sepse grave

Sepse + disfunção cardiovascular OU síndrome do desconforto respiratório agudo (SDRA)** OU sepse + duas ou mais das demais disfunções orgânicas (renal, hematológica, neurológica, hepática).***

Choque séptico

Sepse + disfunção cardiovascular.

*Variáveis fisiológicas e laboratoriais específicas para cada faixa etária – Tabela 42.3.
**SDRA: PaO$_2$/FiO$_2$ < 200 mmHg, infiltrado pulmonar bilateral na radiografia de tórax, início agudo e falta de evidência de insuficiência cardíaca esquerda.
*** A definição das disfunções orgânicas é apresentada na Tabela 42.2.

TABELA 42.2. Critérios de disfunção orgânica – IPSCC[22]

Definições

Cardiovascular

Apesar de infusão fluídica ≥ 40 mL/kg em 1 hora, persiste com:
- Hipotensão arterial (PAS < percentil 5 para idade ou PAS < 2 desvios-padrão abaixo do normal para a idade).
  OU
- Necessidade de medicação vasoativa para manter a PA dentro dos valores normais (exceto dopamina ≤ 5 µg/kg/min).
  OU
- Duas das seguintes características de perfusão orgânica inadequada:
  - Acidose metabólica não explicada (déficit de base > 5 mEq/L).
  - Lactato arterial > 2 vezes o limite superior de normalidade.
  - Oligúria (débito urinário < 0,5 mL/kg/h).
  - Tempo de enchimento capilar prolongado (> 5 segundos).
  - Diferença entre a temperatura central e a periférica > 3 °C.

Respiratória
- PaO$_2$/FiO$_2$ < 300 na ausência de cardiopatia congênita cianótica ou doença pulmonar preexistente.
  OU
- PaCO$_2$ > 65 mmHg ou 20 mmHg acima do valor basal.
  OU
- Necessidade comprovada de FiO$_2$ > 50% para manter saturação de oxi-hemoglobina > 92% (comprovada por necessidade de aumento do fluxo após tentativa de redução).
  OU
- Necessidade de ventilação mecânica não eletiva (invasiva ou não invasiva).

Neurológica
- Glasgow ≤ 11.
- Mudança aguda do estado neurológico, com diminuição da Glasgow ≥ 3 com relação ao basal.

Hematológica
- Plaquetas ≤ 80.000/mm^3 ou queda de 50% da contagem de plaquetas a partir do maior valor registrado nos últimos três dias (para pacientes crônicos hematológicos/oncológicos).
- INR > 2.

Renal
- Creatinina ≥ 2 vezes o valor normal para idade ou aumento de 2 vezes a partir de valores basais.

Hepática
- BT ≥ 4 mg/dL.
- TGP > 2 vezes o limite normal para idade.

Considerando que cada faixa etária pediátrica apresenta significativas variações fisiológicas dos sinais vitais e características individuais, como agentes infecciosos e fatores predisponentes, são utilizadas seis faixas de idade para classificação: recém-nascidos, neonatos, lactentes, pré-escolares, escolares, adolescentes e adultos jovens (Tabela 42.3).

As definições de sepse segundo a IPSCC são baseadas na presença de infecção (suspeita ou comprovada) associada aos sinais e sintomas de resposta inflamatória sistêmica (alteração de temperatura, da frequência cardíaca, da frequência respiratória e da contagem de leucócitos). Tais critérios são bastante sensíveis, e por isso vêm sofrendo críticas. Estudos em adultos demonstraram que muitos pacientes internados em enfermarias apresentaram dois ou mais critérios de SRIS durante a internação e não evoluíram para sepse.[23] Ao contrário, pacientes em UTI com sepse grave e alguma disfunção orgânica podem não apresentar SRIS e mesmo assim, têm elevada mortalidade.[24]

Em 2016, foi publicada a nova definição de sepse para a população adulta (Sepse-3).[25] Essa nova definição abandonou os critérios de SRIS e passou a utilizar a disfunção orgânica como uma ferramenta diagnóstica. No entanto, as definições publicadas no

TABELA 42.3. Sinais vitais e variáveis fisiológicas específicos de cada faixa etária (valores inferiores de FC, nº de leucócitos e PAS são referentes ao P5 e valores superiores de FC, FR ou nº de leucócitos são referentes ao P95)

Grupo etário	FC (bpm)		FR (rpm)	Contagem de Leucócitos × 10³/mm³	PAS (mmHg)
	Taquicardia	Bradicardia			
0 a 1 semana	> 180	< 100	> 50	> 34	< 59
1 semana a 1 mês	> 180	< 100	> 40	> 19,5 ou < 5	< 79
1 mês a 1 ano	> 180	< 90	> 34	> 17,5 ou < 5	< 75
2 a 5 anos	> 140	NA	> 22	> 15,5 ou < 6	< 74
6 a 12 anos	> 130	NA	> 18	> 13,5 ou < 4,5	< 83
13 a <18 anos	> 110	NA	> 14	> 11 ou < 4,5	< 90

NA, não aplicável; FC, frequência cardíaca; bpm, batimentos por minuto; FR, frequência respiratória; rpm, respirações por minuto; PAS, pressão arterial sistólica.

estudo Sepse-3 não estão validadas e não podem ser utilizadas para a população pediátrica.

∎ PERFIL HEMODINÂMICO DO CHOQUE SÉPTICO PEDIÁTRICO

Em termos metabólicos, choque é definido como o desequilíbrio entre a oferta (DO_2) e o consumo (VO_2) de oxigênio para os tecidos do organismo. A oferta de oxigênio pode ser representada por:
- $DO_2 = DC \times CaO_2$, em que DC é débito cardíaco e CaO_2 é conteúdo arterial de oxigênio.

Por sua vez, débito cardíaco é representado por:
- $DC = FC \times VS$, onde FC é frequência cardíaca e VS, volume sistólico.

O CaO_2 é representado por:
- $CaO_2 = 1,39 \times Hb \times SatO_2$, sendo Hb a hemoglobina e $SatO_2$ a saturação arterial de oxigênio do paciente.

O choque séptico em crianças é tipicamente associado a hipovolemia grave, causada principalmente por alteração do tônus vascular (vasoplegia), baixa ingesta, aumento de perdas e aumento da permeabilidade capilar. O sucesso do tratamento, na fase inicial, depende de ressuscitação fluídica rápida e vigorosa.

Crianças com choque séptico que não respondem à ressuscitação fluídica apresentam, mais frequentemente, um perfil hemodinâmico inicial com aumento da resistência vascular periférica e diminuição da função cardíaca, diferente que tipicamente ocorre no adulto, que costuma apresentar queda na resistência vascular periférica com função cardíaca normal ou aumentada. Dessa forma, as mortes por choque séptico em crianças estão, na sua maioria, associadas à disfunção miocárdica. Em outras palavras, o agra-

vamento se dá pela oferta reduzida de oxigênio aos tecidos (DO_2) e não pela redução na extração de O_2.

Mais uma vez diferente dos adultos, as crianças possuem uma capacidade limitada de elevar a frequência cardíaca na tentativa de manter o débito cardíaco necessário às suas demandas e não são capazes de promover uma dilatação do ventrículo esquerdo com a mesma finalidade. Nas crianças, a resposta mais eficaz é a vasoconstrição, na tentativa de manter a adequada pressão de perfusão dos tecidos, em resposta à redução do volume sistólico e da contratilidade da musculatura cardíaca. Esse mecanismo compensatório torna o choque frio mais provável na população pediátrica.

Ceneviva e cols.[26] avaliaram o perfil hemodinâmico de 50 crianças com choque séptico refratário a fluidos e observaram que mais da metade (58%) tinha diminuição do débito cardíaco com resistência vascular sistêmica normal ou aumentada; 22% apresentava diminuição do débito cardíaco e da resistência vascular sistêmica e apenas 20% tinha o perfil hemodinâmico do choque séptico semelhante ao dos adultos (vasoplegia/choque quente). Segundo esse estudo, 80% das crianças com choque séptico refratário a volume têm disfunção miocárdica. Além disso, os autores acompanharam a evolução do choque por 48 horas e observaram que um terço das crianças apresentou mudança do perfil hemodinâmico do choque e necessitou alterar o regime de aminas vasoativas para reverter o choque.

Mais recentemente, estudos demonstraram que crianças com choque séptico apresentam diferentes perfis hemodinâmicos em função da origem da infecção. Nesses estudos, as crianças com infecção de origem comunitária mais frequentemente se apresentaram com choque frio e aquelas com infecção relacionada à assistência à saúde apresentaram perfil hemodinâmico semelhante ao choque séptico do adulto, ou seja, choque quente.[27,28]

SÍTIO DE INFECÇÃO E AGENTES ETIOLÓGICOS

Potencialmente, qualquer infecção pode causar sepse. Bactérias, vírus e fungos são os agentes etiológicos mais comuns. O tipo de agente causador da sepse varia de acordo com características do hospedeiro e do ambiente. Os principais agentes causadores de sepse em crianças estão listados na Tabela 42.4.

Em crianças, o sítio de infecção mais frequente é o sistema respiratório, seguido de infecção de corrente sanguínea (bacteremia), sistema nervoso central, trato gastrointestinal e geniturinário.

DIAGNÓSTICO

Apesar da diversidade de apresentação, a suspeita diagnóstica de sepse deve ser baseada em critérios clínicos. Em crianças, o diagnóstico de choque séptico deve ser feito com base na presença de história sugestiva de infecção e exame físico que apresente alteração de temperatura (hipotermia ou hipertermia), elevação inexplicada da frequência cardíaca e sinais clínicos de perfusão tecidual inadequada. Esses sinais incluem: alteração do nível de consciência (sonolência ou irritabilidade, agitação, choro inconsolável, pouca interação com os familiares, letargia ou coma), sinais de vasodilatação com tempo de enchimento

TABELA 42.4. Principais agentes infecciosos causadores de sepse em crianças

Agente etiológico
Recém-nascidos *Streptococcus* do grupo B, bacilos Gram-negativos (*Escherichia coli*), *Staphylococcus aureus* e coagulase-negativo, *Haemophilus influenzae*, *Enterococcus*, *Listeria monocytogenes*
Lactentes e crianças jovens jovens *Streptococcus pneumoniae*, *Neisseria meningitidis*, *Staphylococcus aureus*, *Streptococcus* do grupo A, *Haemophilus influenzae*, *Bordetella pertussis*
Lactentes e crianças hospitalizadas *Staphylococcus* coagulase-negativo, *Staphylococcus aureus* meticilino-resistentes (MRSA), bactérias Gram-negativas (*Pseudomonas aeruginosa*, *Klebsiella pneumoniae*, *Escherichia coli*, *Acinetobacter baumannii*)
Doenças transmitidas por mosquitos *Plasmodium falciparum*, vírus da dengue, zika, ebola, chikungunya
Outros Fungos (espécies de Cândida, *Aspergillus*) Vírus (VRS, metapneumovírus, influenza, herpes simples, herpes-zóster) *Salmonella*

capilar rápido e pulsos amplos (choque quente) ou vasoconstrição com tempo de enchimento capilar maior que 2 segundos (choque frio), pele marmórea e pálida, extremidades frias, pulsos periféricos diminuídos em comparação com os pulsos centrais. Outro sintoma comum em crianças com choque séptico é a diminuição ou ausência de diurese, que pode ser decorrente de baixa ingesta e/ou aumento das perdas. Em crianças, a hipotensão é um sinal tardio de choque e não é necessária para o diagnóstico de choque séptico.

Nas crianças no primeiro mês de vida, os sinais e sintomas de sepse são vagos e inespecíficos. Nessa faixa etária, o primeiro sinal de sepse pode ser uma mudança no comportamento da criança, apneias, bradicardia e intolerância à alimentação. Em crianças com patologia de base, o diagnóstico clínico de sepse pode representar um desafio, pois a sintomatologia da sepse pode ser confundida com o quadro de base.

TRATAMENTO

O tratamento da criança com sepse na sua fase precoce é simples e acessível. O sucesso do tratamento depende da suspeita diagnóstica e do rápido reconhecimento. Na última atualização das diretrizes de tratamento de sepse grave e choque séptico em crianças, a ênfase do tratamento de sepse continua direcionada para a primeira hora de tratamento, que em grande parte das vezes é realizada no serviço de emergência.[9]

A administração precoce de antibióticos e a estabilização hemodinâmica com fluidos e agentes inotrópicos e/ou vasopressores, segundo as diretrizes propostas pela ACCM/PALS[9] e SSC[11] são o pilar do tratamento. Segundo essas diretrizes, o tratamento inicial do choque séptico em crianças envolve cinco elementos: reconhecimento precoce, acesso venoso ou intraósseo em 5 minutos, ressuscitação fluídica apropriada iniciada rapidamente após o reconhecimento do choque, antibioticoterapia de amplo espectro até no máximo 1 hora após o diagnóstico e coleta de culturas, e suporte inotrópico ou vasopressor nos pacientes que não revertem os sinais de hipoperfusão após 40 a 60 mL/kg. A aderência a esses cinco elementos durante o tratamento precoce de crianças com choque séptico está significativamente associada à redução da morbidade (redução do tempo de internação na UTIP e hospitalar) e da mortalidade.

Primeira hora de tratamento
Objetivos

Manter ou restaurar via aérea, otimizar oxigenação e ventilação, manter e restaurar a circulação

Alvos terapêuticos

Os alvos terapêuticos na primeira hora do tratamento são: tempo de enchimento capilar menor ou igual a 2 segundos, pulsos normais sem diferença entre pulsos centrais e periféricos, extremidades aquecidas, débito urinário acima de 1 mL/kg/h, normalização do nível de consciência, pressão arterial normal para a idade, níveis normais de glicemia e calcemia iônica.

Monitorização

A monitorização hemodinâmica de crianças com choque séptico no serviço de emergência deve ser básica e inclui oximetria de pulso contínua, eletrocardiograma contínuo, monitorização frequente da pressão arterial, monitorização da temperatura, do débito urinário, da glicose e do cálcio ionizado.

Via aérea e respiração

Após a suspeita diagnóstica de sepse grave, em crianças com desconforto respiratório e hipoxemia (saturação de oxigênio < 92%), está indicada a suplementação de oxigênio a 100%, por meio de máscara não reinalante e, se disponível e necessário, utilizar a pressão positiva contínua na via aérea (CPAP) ou a cânula nasal de alto fluxo de oxigênio com o objetivo de manter uma saturação arterial de oxigênio > 92%.

A intubação e a ventilação mecânica invasiva têm um papel importante no manejo de crianças com choque séptico persistente e aumento do trabalho respiratório. Suporte ventilatório invasivo precoce está indicado uma vez que as crianças apresentam risco elevado de colapso respiratório em decorrência de capacidade residual funcional reduzida, menor área de superfície alveolar, maior complacência dinâmica da parede torácica e elevado gasto energético para manter o *drive* respiratório em situações de estresse.

Acesso vascular

Dois acessos venosos periféricos devem ser obtidos rapidamente (idealmente em 5 minutos). Na impossibilidade de acesso venoso periférico rápido, está indicado o acesso intraósseo.

Pacote de exames

Na primeira hora de tratamento, sugere-se a coleta de gasometria arterial, lactato arterial, hemograma, hemocultura e culturas de outros sítios (de acordo com a suspeita diagnóstica), creatinina, bilirrubina, ALT (alanina aminotransferase) e AST (aspartato aminotransferase), coagulograma, cálcio iônico e glicemia. Esses exames irão auxiliar na avaliação da perfusão tecidual e na confirmação diagnóstica das disfunções orgânicas associadas ao quadro séptico. A coleta de troponina, PCR (proteína C reativa), procalcitonina e hormônios tireoidianos devem ser considerados em crianças com sepse grave.

Antimicrobianos

A administração precoce de antibióticos é um pilar importante do tratamento inicial da sepse. Estudos em adultos e crianças demonstraram que o atraso na administração da terapia antimicrobiana está associado com menor sobrevida de pacientes sépticos.[29,30] A escolha do antimicrobiano deve levar em conta o tipo de infecção (comunitária ou associada à assistência à saúde), as características do hospedeiro (idade, presença de comorbidade), o sítio de infecção e o agente causador da infecção (perfil de resistência antimicrobiana local).

O tratamento antimicrobiano empírico deve ser iniciado com antibióticos de amplo espectro, levando em consideração os germes mais prevalentes em cada faixa etária e o perfil de sensibilidade de cada serviço. Cada serviço deve elaborar seu próprio guia de antimicrobianos.

Idealmente, o antimicrobiano deve ser iniciado após a coleta de culturas. No entanto, vale ressaltar, que na vigência de dificuldade de coleta das culturas, o início do antibiótico não deve ser retardado.

Terapia fluídica

Nas crianças com sepse e sinais clínicos de hipoperfusão tecidual, está indicada a ressuscitação fluídica precoce, que deve ser realizada com alíquotas de 20 mL/kg em bólus (solução cristaloide isotônica ou albumina 5%), seguida de monitorização de sinais de hipervolemia ou sobrecarga hídrica. Na ausência de sinais de hipervolemia (sinais de aumento do trabalho respiratório, presença de crepitações à ausculta pulmonar, ritmo de galope, rebaixamento do fígado), os bólus de fluidos devem ser repetidos até normalização dos sinais de hipoperfusão. Na ausência de sinais clínicos de hipervolemia, crianças com choque séptico podem necessitar 40 a 60 mL/kg de fluidos na primeira hora.

Ainda hoje é muito difícil afirmar qual a quantidade e o tipo de fluido ideais para a ressuscitação de crianças com choque séptico. Vários estudos já demonstraram que a administração rápida de fluidos na fase precoce do choque séptico é útil e determina aumento da sobrevida dos pacientes.[18-21,31] O estudo FEAST[32] realizado na África Subsaariana mostrou que, em crianças com anemia grave, a reposição volêmica deve ser realizada com hemácias, uma vez que a utilização de solução fisiológica levou a maior mortalidade nessa população.

Ainda assim, ressaltamos que a ressuscitação fluídica é um fator importante na redução da mortalidade de crianças com choque séptico, e ela deve ser realizada de acordo com as diretrizes da ACCM/PALS[9] e SSC:[11] individualizada com base na avaliação dos sinais clínicos, da responsividade a volume e das variáveis hemodinâmicas.

Suporte hemodinâmico

O suporte inotrópico e/ou vasopressor está indicado nas crianças com choque séptico refratário a fluidos.

Uma vez que a disfunção miocárdica está presente na maioria das crianças com choque séptico, os agentes inotrópicos são a terapia de primeira linha no suporte hemodinâmico do choque séptico pediátrico. Recomenda-se o início precoce de adrenalina (0,05 a 0,3 mcg/kg/min) por acesso venoso periférico nas crianças com choque frio que ainda apresentam sinais de hipoperfusão tecidual após 40 a 60 mL/kg de fluidos. A indicação de adrenalina como droga de primeira escolha em crianças com choque séptico refratário a fluidos é baseada em dois estudos clínicos randomizados controlados que demonstraram que sua administração precoce, por acesso venoso periférico ou intraósseo, é segura e está associada à resolução mais rápida do choque e a aumento de sobrevida, quando comparada à dopamina.[33,34]

Uma vez que o agente inotrópico foi iniciado por acesso venoso periférico, os profissionais de saúde devem prestar atenção para a diluição da medicação e monitorizar sinais de extravasamento da droga.

Nas crianças com sinais de choque quente, que apresentam vasodilatação e baixa resistência vascular sistêmica apesar de adequada ressuscitação fluídica, está indicado o uso de noradrenalina (0,05 a 1 mcg/kg/min) por acesso venoso central. A indicação da noradrenalina precoce em crianças com choque quente é baseada em estudos recentes que demonstraram que crianças com choque séptico vasodilatado, inadequadamente ressuscitadas, podem apresentar clínica de choque frio no exame físico.[35,36] A presença de pressão diastólica baixa, que reflete diminuição do tônus vascular, é um marcador útil para identificar crianças com choque séptico refratário a fluidos que necessitam do uso precoce de vasopressor.

A ecocardiografia transtorácica tem se mostrado um instrumento útil no manejo de crianças com choque séptico.[37] O ECO permite a avaliação da função do miocárdio e da volemia, sendo uma ferramenta importante durante a ressuscitação fluídica e o suporte hemodinâmico de crianças com choque séptico. Esse instrumento de avaliação, além de não invasivo, permite avaliações repetidas e frequentes do *status* hemodinâmico do paciente. Estudos que utilizaram o ECO na avaliação de crianças com choque séptico refratário a fluidos demostraram que o choque vasodilatado hipotensivo não é raro na população pediátrica.[36,38]

Ranjit e cols.[38] demonstraram que a avaliação multimodal (exame físico + ecocardiograma + monitorização invasiva da pressão arterial) é uma estratégia útil na identificação do perfil hemodinâmico de crianças com choque séptico. Essa estratégia permite identificar e reconhecer a causa da disfunção miocárdica e os estados de hipovolemia não reconhecidos pela avaliação clínica.

Segundo a diretriz de 2017[9] para tratamento de sepse grave e choque séptico em crianças, a dopamina só está indicada em dose inotrópica (choque frio) ou vasoconstritora (choque quente) na indisponibilidade de adrenalina e noradrenalina. O uso de dopamina como droga de primeira escolha no choque séptico pediátrico foi desencorajado pelos seus potenciais efeitos na resposta imune e na maior mortalidade quando comparada à adrenalina.[33]

Em crianças com choque refratário a fluidos, está indicado um acesso venoso central que permite a infusão mais segura de fluidos e aminas vasoativas e também permite uma monitorização hemodinâmica mais avançada que os parâmetros clínicos. No entanto, vale ressaltar, que o início da amina vasoativa não deve ser retardado até a obtenção de um acesso venoso central.

Sedação para procedimentos invasivos e intubação

Pacientes com choque de qualquer etiologia, inadequadamente ressuscitados, são particularmente vulneráveis aos efeitos hemodinâmicos dos sedativos e analgésicos. A cetamina permanece a droga de escolha para realização de procedimentos em crianças com choque séptico pelo seu baixo potencial de promover instabilidade hemodinâmica. O uso do etomidato não é recomendado pelo seu efeito na função adrenal. Outras opções terapêuticas para sedação e analgesia em crianças com choque séptico são os opioides (fentanil) e os benzodiazepínicos (midazolam). Os bloqueadores neuromusculares (rocurônio) podem facilitar a intubação desses pacientes.

Corticoterapia

Está indicada nas crianças com risco de insuficiência adrenal absoluta ou relativa e com doenças do eixo adrenal-pituitária (púrpura *fulminans*, hiperplasia adrenal congênita, uso crônico ou prévio de corticosteroides) e que apresentam choque séptico resistente a catecolaminas, com necessidade de doses crescentes de inotrópicos e vasopressores.

Transfusão de hemoderivados

A hemoglobina é essencial para o transporte de oxigênio até os tecidos e deve ser monitorizada em crianças com infecção e instabilidade hemodinâmica. Recomenda-se a transfusão de hemácias, em crianças instáveis e/ou com saturação venosa central de oxigênio ($SvcO_2$) abaixo de 70%, quando a hemoglobina estiver abaixo de 10 g/dL. Após estabilização, a transfusão de hemácias só deve ser indicada quando a hemoglobina estiver abaixo de 7 g/dL.

A transfusão profilática de plaquetas em crianças com sepse grave e choque séptico está indicada quando a contagem de plaquetas estiver abaixo de 10.000/mm³. Nos pacientes com risco elevado de sangramento, a transfusão de plaquetas deve ser considerada quando a contagem de plaquetas estiver abaixo de 20.000/mm³. Em crianças com sangramento ativo ou que serão submetidas a procedimentos invasivos ou cirurgia recomenda-se uma contagem de plaquetas maior que 50.000/mm³.

A transfusão de plasma fresco congelado não é indicada para corrigir anormalidades da coagulação na ausência de sangramento ativo ou procedimentos invasivos.

Tratamento após a 1ª hora

Após a primeira hora de tratamento, crianças com choque séptico resistente a catecolaminas têm indicação de suporte ventilatório invasivo, acesso venoso central e internação em UTIP. Na indisponibilidade de leitos de terapia intensiva, esses pacientes devem ser mantidos no serviço de emergência e receber todo o suporte indicado.

Nas crianças com choque séptico refratário a catecolaminas está indicada a monitorização contínua ou intermitente da saturação venosa central de oxigênio ($SvcO_2$), que dará uma ideia da oferta e do consumo de oxigênio.[20,39] Recomendam-se também dosagens seriadas do lactato arterial, avaliação do índice cardíaco (IC), do índice de resistência vascular sistêmica (IRVS) e da responsividade a fluidos. O tratamento fluídico e inotrópico/vasopressor deve ser baseado nessas avaliações.

Nessa etapa do tratamento, os alvos terapêuticos são: índice cardíaco (IC) 3,3 a 6,6 L/min/m², $SvcO_2$ > 70%, pressão de perfusão (PAM – PVC) normal para a idade, hemoglobina > 7 g/dL.

Estudos já demonstraram que o perfil hemodinâmico do choque séptico é heterogêneo e variável nas primeiras horas da doença.[26-28] Crianças com choque séptico resistente a catecolaminas podem apresentar três perfis hemodinâmicos distintos:

- Choque frio, com pressão arterial normal (IC < 3,3 L/min/m² e IRVS elevado): nas crianças já em uso de adrenalina, com Hb > 7 g/dL e $SvcO_2$ < 70% e sinais clínicos de hipoperfusão, está indicada a associação de um agente com ação vasodilatadora. A droga de escolha deve ser o inibidor da fosfodiesterase III (milrinone). Nos pacientes refratários, considerar o uso de levosimendan.
- Choque frio com pressão arterial baixa (IC < 3,3 L/min/m² e IRVS baixa): nas crianças já em uso de adrenalina, com Hb > 7 g/dL e $SvcO_2$ < 70%, está indicada a associação de noradrenalina com objetivo de normalizar a pressão diastólica. Se o IC for baixo (< 3,3 L/min/m²), associar dobutamina, milrinone ou levosimendan.
- Choque quente com pressão arterial baixa (débito cardíaco elevado e baixa resistência vascular sistêmica): nas crianças já em uso de noradrenalina, com $SvcO_2$ > 70%, se normovolêmicas, está indicado o uso de vasopressina, terlipressina ou angiotensina. Se o IC diminuir abaixo de 3 L/min/m², associe adrenalina, dobutamina ou levosimendan.

Nos casos de choque persistentemente resistente a catecolaminas, avaliar outros diagnósticos diferenciais: derrame pericárdico, pneumotórax, insuficiência adrenal, hipotireoidismo, síndrome compartimental abdominal, focos infecciosos ocultos e controle inadequado da infecção.

Nas crianças com choque refratário, está indicado ECMO.

PERSPECTIVAS

A força-tarefa recomenda que a abordagem da sepse faça parte de um planejamento institucional bem coordenado que envolva a direção da instituição, médicos e enfermagem dos vários setores, farmacêuticos, comissão de infecção hospitalar, laboratório, serviço de atendimento pré-hospitalar, serviço de transporte e até mesmo a família. Cada instituição deve adaptar as recomendações para a sua realidade, desenvolvendo estratégias de triagem, ressuscitação

TABELA 42.5. Abordagem inicial da sepse grave e do choque séptico pediátrico

Pense: pode ser sepse (crianças com suspeita de infecção e alteração do nível de consciência e da perfusão)
Inicie o protocolo de sepse pediátrica
Inicie a monitorização do seu paciente
Providencie rapidamente um acesso venoso periférico ou intraósseo
Administre antibiótico adequado até no máximo a 1ª hora de reconhecimento do choque. A administração do antibiótico deve, preferencialmente, ser realizada após a coleta de culturas
Colha exames para confirmar a presença de disfunções orgânicas
Inicie a ressuscitação fluídica precoce. É imperativo monitorizar a resposta aos fluidos. Na presença de sinais de hipervolemia, suspenda a reposição de fluidos
Nas crianças que mantêm sinais de hipoperfusão tecidual após 40 a 60 mL/kg de fluidos, inicie suporte hemodinâmico de acordo com o tipo de choque: choque frio (preferencialmente adrenalina) ou choque quente (preferencialmente noradrenalina)
Solicite vaga em UTIP. Mantenha toda a assistência enquanto a criança estiver sob seus cuidados

e estabilização e avaliação de performance. A força-tarefa recomenda atenção especial para estratégias de triagem que tenham capacidade de alertar os profissionais de saúde para a possibilidade de sepse, o que deve acarretar avaliação imediata pelo médico e início precoce do tratamento.

Os estudos já demonstraram que a utilização de protocolos de tratamento de choque séptico promove uniformidade de conduta, uso racional de recursos, reconhecimento precoce dos casos suspeitos, início mais precoce do tratamento, aumento de dias livres de ventilação mecânica, diminuição do tempo de internação da UTI e hospitalar e redução da mortalidade.[40-44] Já foi demonstrado também que essa estratégia é custo-efetiva.[45]

Na Tabela 42.5, são apresentados pontos fundamentais no atendimento inicial da criança com sepse grave e choque séptico.

Referências bibliográficas

1. Vincent JL, Martinez EO, Silva E. Evolving concepts in sepsis definitions. Crit Care Nurs Clin North Am. 2011; 23(1):29-39.
2. Vincent JL, Martinez EO, Silva E. Evolving concepts in sepsis definitions. Crit Care Clin. 2009; 25(4):665-75.
3. Carcillo JA. Pediatric septic shock and multiple organ failure. Crit Care Clin. 2003; 19(3):413-40.
4. Angus DC, Linde-Zwirble WT, Lidicker J, Clermont G, Carcillo J, Pinsky MR. Epidemiology of severe sepsis in the United States: analysis of incidence, outcome, and associated costs of care. Crit Care Med. 2001; 29(7):1303-10.
5. Watson RS, Carcillo JA, Linde-Zwirble WT, Clermont G, Lidicker J, Angus DC. The epidemiology of severe sepsis in children in the United States. Am J Respir Crit Care Med. 2003; 167(5):695-701.
6. Schlapbach LJ, Straney L, Alexander J, MacLaren G, Festa M, Schibler A, et al. Mortality related to invasive infections, sepsis, and septic shock in critically ill children in Australia and New Zealand, 2002-13: a multicentre retrospective cohort study. Lancet Infect Dis. 2015; 15(1):46-54.
7. Hartman ME, Linde-Zwirble WT, Angus DC, Watson RS. Trends in the epidemiology of pediatric severe sepsis*. Pediatr Crit Care Med. 2013; 14(7):686-93.
8. Brierley J, Carcillo JA, Choong K, Cornell T, Decaen A, Deymann A, et al. Clinical practice parameters for hemodynamic support of pediatric and neonatal septic shock: 2007 update from the American College of Critical Care Medicine. Crit Care Med. 2009; 37(2):666-88.
9. Davis AL, Carcillo JA, Aneja RK, Deymann AJ, Lin JC, Nguyen TC, et al. American College of Critical Care Medicine Clinical Practice Parameters for Hemodynamic Support of Pediatric and Neonatal Septic Shock. Crit Care Med. 2017; 45(6):1061-93.
10. Rhodes A, Evans LE, Alhazzani W, Levy MM, Antonelli M, Ferrer R, et al. Surviving Sepsis Campaign: International Guidelines for Management of Sepsis and Septic Shock: 2016. Crit Care Med. 2017; 45(3):486-552.
11. Dellinger RP, Levy MM, Rhodes A, Annane D, Gerlach H, Opal SM, et al. Surviving Sepsis Campaign: international guidelines for management of severe sepsis and septic shock, 2012. Intensive Care Med. 2013; 39(2):165-228.
12. Jaramillo-Bustamante JC, Marín-Agudelo A, Fernández-Laverde M, Bareño-Silva J. Epidemiology of sepsis in pediatric intensive care units: first Colombian multicenter study. Pediatr Crit Care Med. 2012; 13(5):501-8.
13. Wang Y, Sun B, Yue H, Lin X, Li B, Yang X, et al. An epidemiologic survey of pediatric sepsis in regional hospitals in China. Pediatr Crit Care Med. 2014; 15(9):814-20.
14. Weiss SL, Fitzgerald JC, Pappachan J, Wheeler D, Jaramillo-Bustamante JC, Salloo A, et al. Global epidemiology of pediatric severe sepsis: the sepsis prevalence, outcomes, and therapies study. Am J Respir Crit Care Med. 2015; 191(10):1147-57.
15. de Souza DC, Shieh HH, Barreira ER, Ventura AM, Bousso A, Troster EJ, et al. Epidemiology of Sepsis in Children Admitted to PICUs in South America. Pediatr Crit Care Med. 2016; 17(8):727-34.
16. Mangia CM, Kissoon N, Branchini OA, Andrade MC, Kopelman BI, Carcillo J. Bacterial sepsis in Brazilian children: a trend analysis from 1992 to 2006. PLoS One. 2011; 6(6):e14817.
17. Liu L, Oza S, Hogan D, Perin J, Rudan I, Lawn JE, et al. Global, regional, and national causes of child mortality in 2000-13, with projections to inform post-2015 priorities: an updated systematic analysis. Lancet. 2015; 385(9966):430-40.
18. Han YY, Carcillo JA, Dragotta MA, Bills DM, Watson RS, Westerman ME, et al. Early reversal of pediatric-neonatal septic shock by community physicians is associated with improved outcome. Pediatrics. 2003; 112(4):793-9.
19. Inwald DP, Tasker RC, Peters MJ, Nadel S, (PICS-SG) PICSSG. Emergency management of children with se-

vere sepsis in the United Kingdom: the results of the Paediatric Intensive Care Society sepsis audit. Arch Dis Child. 2009; 94(5):348-53.

20. de Oliveira CF, de Oliveira DS, Gottschald AF, Moura JD, Costa GA, Ventura AC, et al. ACCM/PALS haemodynamic support guidelines for paediatric septic shock: an outcomes comparison with and without monitoring central venous oxygen saturation. Intensive Care Med. 2008; 34(6):1065-75.

21. Oliveira CF, Nogueira de Sá FR, Oliveira DS, Gottschald AF, Moura JD, Shibata AR, et al. Time- and fluid-sensitive resuscitation for hemodynamic support of children in septic shock: barriers to the implementation of the American College of Critical Care Medicine/Pediatric Advanced Life Support Guidelines in a pediatric intensive care unit in a developing world. Pediatr Emerg Care. 2008; 24(12):810-5.

22. Goldstein B, Giroir B, Randolph A, Sepsis ICCoP. International pediatric sepsis consensus conference: definitions for sepsis and organ dysfunction in pediatrics. Pediatr Crit Care Med. 2005; 6(1):2-8.

23. Churpek MM, Zadravecz FJ, Winslow C, Howell MD, Edelson DP. Incidence and Prognostic Value of the Systemic Inflammatory Response Syndrome and Organ Dysfunctions in Ward Patients. Am J Respir Crit Care Med. 2015; 192(8):958-64.

24. Kaukonen KM, Bailey M, Bellomo R. Systemic Inflammatory Response Syndrome Criteria for Severe Sepsis. N Engl J Med. 2015; 373(9):881.

25. Singer M, Deutschman CS, Seymour CW, Shankar-Hari M, Annane D, Bauer M, et al. The Third International Consensus Definitions for Sepsis and Septic Shock (Sepsis-3). JAMA. 2016; 315(8):801-10.

26. Ceneviva G, Paschall JA, Maffei F, Carcillo JA. Hemodynamic support in fluid-refractory pediatric septic shock. Pediatrics. 1998; 102(2):e19.

27. Deep A, Goonasekera CD, Wang Y, Brierley J. Evolution of haemodynamics and outcome of fluid-refractory septic shock in children. Intensive Care Med. 2013; 39(9):1602-9.

28. Brierley J, Peters MJ. Distinct hemodynamic patterns of septic shock at presentation to pediatric intensive care. Pediatrics. 2008; 122(4):752-9.

39. Kumar A, Roberts D, Wood KE, Light B, Parrillo JE, Sharma S, et al. Duration of hypotension before initiation of effective antimicrobial therapy is the critical determinant of survival in human septic shock. Crit Care Med. 2006; 34(6):1589-96.

30. Weiss SL, Fitzgerald JC, Balamuth F, Alpern ER, Lavelle J, Chilutti M, et al. Delayed antimicrobial therapy increases mortality and organ dysfunction duration in pediatric sepsis. Crit Care Med. 2014; 42(11):2409-17.

31. Carcillo JA, Davis AL, Zaritsky A. Role of early fluid resuscitation in pediatric septic shock. JAMA. 1991; 266(9):1242-5.

32. Maitland K, Berkley JA, Shebbe M, Peshu N, English M, Newton CR. Children with severe malnutrition: can tho-

se at highest risk of death be identified with the WHO protocol? PLoS Med. 2006; 3(12):e500.

33. Ventura AM, Shieh HH, Bousso A, Góes PF, de Cássia FO, Fernandes I, de Souza DC, et al. Double-Blind Prospective Randomized Controlled Trial of Dopamine Versus Epinephrine as First-Line Vasoactive Drugs in Pediatric Septic Shock. Crit Care Med. 2015; 43(11):2292-302.

34. Ramaswamy KN, Singhi S, Jayashree M, Bansal A, Nallasamy K. Double-Blind Randomized Clinical Trial Comparing Dopamine and Epinephrine in Pediatric Fluid-Refractory Hypotensive Septic Shock. Pediatr Crit Care Med. 2016; 17(11):e502-e12.

35. Lampin ME, Rousseaux J, Botte A, Sadik A, Cremer R, Leclerc F. Noradrenaline use for septic shock in children: doses, routes of administration and complications. Acta Paediatr. 2012; 101(9):e426-30.

36. Ranjit S, Natraj R, Kandath SK, Kissoon N, Ramakrishnan B, Marik PE. Early norepinephrine decreases fluid and ventilatory requirements in pediatric vasodilatory septic shock. Indian J Crit Care Med. 2016; 20(10):561-9.

37. Ranjit S, Kissoon N. Bedside echocardiography is useful in assessing children with fluid and inotrope resistant septic shock. Indian J Crit Care Med. 2013; 17(4):224-30.

38. Ranjit S, Aram G, Kissoon N, Ali MK, Natraj R, Shresti S, et al. Multimodal monitoring for hemodynamic categorization and management of pediatric septic shock: a pilot observational study*. Pediatr Crit Care Med. 2014; 15(1):e17-26.

39. Sankar J, Sankar MJ, Suresh CP, Dubey NK, Singh A. Early goal-directed therapy in pediatric septic shock: comparison of outcomes "with" and "without" intermittent superior venacaval oxygen saturation monitoring: a prospective cohort study*. Pediatr Crit Care Med. 2014; 15(4):e157-67.

40. Paul R, Neuman MI, Monuteaux MC, Melendez E. Adherence to PALS Sepsis Guidelines and Hospital Length of Stay. Pediatrics. 2012; 130(2):e273-80.

41. Paul R, Melendez E, Stack A, Capraro A, Monuteaux M, Neuman MI. Improving adherence to PALS septic shock guidelines. Pediatrics. 2014; 133(5):e1358-66.

42. Larsen GY, Mecham N, Greenberg R. An emergency department septic shock protocol and care guideline for children initiated at triage. Pediatrics. 2011; 127(6):e1585-92.

43. Cruz AT, Perry AM, Williams EA, Graf JM, Wuestner ER, Patel B. Implementation of goal-directed therapy for children with suspected sepsis in the emergency department. Pediatrics. 2011; 127(3):e758-66.

44. Akcan Arikan A, Williams EA, Graf JM, Kennedy CE, Patel B, Cruz AT. Resuscitation Bundle in Pediatric Shock Decreases Acute Kidney Injury and Improves Outcomes. J Pediatr. 2015; 167(6):1301-5.e1.

45. Noritomi DT, Ranzani OT, Monteiro MB, Ferreira EM, Santos SR, Leibel F, et al. Implementation of a multifaceted sepsis education program in an emerging country setting: clinical outcomes and cost-effectiveness in a long-term follow-up study. Intensive Care Med. 2014; 40(2):182-91.

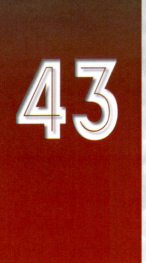

INFECÇÕES DE VIAS AÉREAS SUPERIORES

Joelma Gonçalves Martin

As infecções das vias aéreas superiores (IVAS) são um dos problemas mais comuns encontrados em serviços de atendimento médico pediátricos, resultando em morbidade significativa em todo o mundo. As crianças em idade escolar desenvolvem de 7 a 10 episódios no decorrer do ano. Sabe-se que 0,5 a 2% das IVAS evoluem para uma rinossinusite bacteriana, e aproximadamente 90% das rinossinusites bacterianas são precedidas por um episódio viral. O resfriado comum ou uma gripe podem ainda evoluir para otite, faringoamigdalite, laringite e pneumonia.

A extensão da infecção viral é modulada pela idade, estado fisiológico e imunológico do paciente. A depender desses fatores, a infecção pode apresentar-se assintomática ou levar o paciente ao óbito, sendo mais comumente associada com uma sintomatologia autolimitada. As IVAS incidem principalmente do início do outono ao início da primavera. Diferenças na apresentação clínica são úteis não somente em identificar o agente causal como em melhorar a acurácia do diagnóstico clínico de infecções virais emergentes, como a pandemia de influenza e a síndrome respiratória aguda grave, a fim de introduzir terapia antiviral específica e iniciar medidas de saúde pública na comunidade (como o isolamento de casos infectados).

DEFINIÇÕES

Rinofaringite aguda

Esse termo abrange quadros como o do resfriado comum e ainda outros englobados sob a denominação de rinite viral aguda. É a doença infecciosa de vias aéreas superiores mais comum da infância. Crianças menores de 5 anos podem ter de cinco a oito episódios por ano. Essa situação é causada quase exclusivamente por vírus. Entre as centenas deles, os mais frequentes são rinovírus, coronavírus, vírus sincicial respiratório (VSR), parainfluenza, influenza, Coxsackie, adenovírus e outros mais raros. Pelo processo inflamatório da mucosa nasal, pode ocorrer obstrução dos óstios dos seios paranasais e tubária, permitindo, por vezes, a instalação de infecção bacteriana secundária (sinusite e otite média aguda). Alguns agentes etiológicos, como o VSR e o adenovírus, podem estar associados à evolução para infecção de vias aéreas inferiores. A gripe, causada pelo vírus da influenza, costuma ser classificada separadamente do resfriado comum, caracterizando-se por um quadro de IVAS com maior repercussão clínica. Pode apresentar-se, na criança maior, com febre alta, prostração, mialgia e calafrios. Os sintomas de coriza, tosse e faringite podem ficar em segundo plano frente às manifestações sistêmicas mais intensas. Febre, diarreia, vômitos e dor abdominal são comuns em crianças mais jovens. Tosse e fadiga podem durar várias semanas. Transmissão: por meio de gotículas produzidas pela tosse. Os sintomas nasossinusais duram menos de 10 dias.

O surgimento de um quadro de IVAS de repetição, com sintomas quase permanentes nos períodos de inverno e primavera, deve fazer o médico suspeitar da existência de rinite alérgica.

O diagnóstico diferencial entre resfriado comum e gripe pode ser feito observando-se as características

INFECÇÕES DE VIAS AÉREAS SUPERIORES

clínicas elencadas a seguir: o primeiro tem instalação clínica gradual com sintomas discretos, principalmente: cefaleia, calafrios, dor de garganta e coriza. A gripe tem início súbito com sintomas intensos que variam de febre alta, tosse, cefaleia intensa, dor de garganta e congestão nasal, associados a cansaço, fraqueza e queda de apetite.

O diagnóstico laboratorial pode ser feito por cultura, testes rápidos, sorologias ou PCR, mas não há indicação de fazê-los na prática diária.

Tratamento clínico

- Repouso no período febril.
- Hidratação e dieta conforme aceitação.
- Higiene e desobstrução nasal: instilação de solução salina isotônica nas narinas, seguida algum tempo depois de aspiração delicada das fossas nasais com aspiradores manuais apropriados.
- Umidificação do ambiente: efeitos benéficos não comprovados.
- Antitérmico e analgésico, se necessário.
- Descongestionante nasal tópico: quando as medidas higiênicas das narinas não forem efetivas, descongestionantes tópicos podem ser usados com moderação em crianças maiores, em um período máximo de cinco dias de uso (risco de rinite medicamentosa).
- Antitussígenos e anti-histamínicos via oral: uso desaconselhável devido à ineficácia e presença de efeitos adversos. A associação de anti-histamínicos com descongestionantes sistêmicos não é eficaz em crianças menores.
- Antimicrobianos: apesar de prescritos com frequência nessa situação pelo pediatra, não são indicados.

Amigdalites agudas

Amigdalite aguda é caracterizada por dor de garganta, febre, disfagia e adenomegalia cervical. Ao exame: hiperemia de amígdalas com ou sem exsudatos purulentos. As amigdalites de origem viral correspondem a 75% das faringoamigdalites agudas, preponderantes nos primeiros anos de vida e menos frequentes na adolescência. Agentes etiológicos: rinovírus, coronavírus, adenovírus, herpes simples, influenza, parainfluenza, Coxsackie e Epstein-Barr.

Quadro clínico: dor de garganta, disfagia, mialgia, febre baixa, tosse, coriza hialina e espirros. Exame físico: hiperemia e edema da mucosa faríngea e das amígdalas, com presença de exsudato (raramente). Ausência de adenopatia.

Tratamento

Medidas de suporte, analgésicos e anti-inflamatórios.

Faringoamigdalites bacterianas

As faringoamigdalites bacterianas correspondem a 20 a 40% dos casos. O agente etiológico mais comum é o estreptococo beta-hemolítico do grupo A. Sua importância em Saúde Pública decorre não apenas da sua alta frequência, mas também das suas complicações, como febre reumática e glomerulonefrite difusa aguda, além das complicações supurativas como abscessos periamigdaliano e retrofaríngeo.

Quadro clínico: usualmente afeta crianças a partir dos 3 anos, pois até aí ocorre proteção pelos anticorpos maternos, com pico de incidência entre 5 e 10 anos, podendo acometer qualquer idade. Manifesta-se com dor de garganta intensa, disfagia, otalgia reflexa, febre de intensidade variável, que pode ser acompanhada de queda do estado geral. Em geral, o paciente não apresenta tosse e pode apresentar dor abdominal.

O exame físico revela hiperemia, aumento de tonsilas e exsudato purulento, além de adenomegalia em cadeia jugulodigástrica, observada em 60% dos casos. No hemograma observamos leucocitose com desvio à esquerda.

Diagnóstico

Apesar do diagnóstico da faringoamigdalite aguda bacteriana ser basicamente clínico, é possível a utilização de métodos diagnósticos para a confirmação da etiologia estreptocócica. A cultura de orofaringe é considerada o padrão-ouro, mas apresenta como desvantagem o tempo prolongado (18 a 48 horas) para obtenção do resultado do exame e, com isso, a espera para a introdução da medicação adequada. Além disso, a coleta do material deve ser feita de forma cuidadosa, das duas tonsilas palatinas e da parede da faringe, sem tocar em outros locais da cavidade oral.

Outros testes para detecção do estreptococo, como ELISA, imunoensaios ópticos ou sondas de DNA, apresentam a vantagem do diagnóstico rápido, de cerca de 15 minutos. Essas provas se apresentam na forma de kits e podem ser realizadas no consultório. O teste rápido de detecção do antígeno estreptocócico é um método adequado, com especificidade de 95% e sensibilidade de 75%. Dessa forma, um resultado positivo no teste rápido não exige confirmação por cultura e permite o tratamento imediato. Em crianças e adolescentes, havendo forte suspeita de infecção bacteriana, um resultado negativo com o teste rápido não exclui a etiologia estreptocócica e indica a necessidade de exame cultural.

Na prática clínica, a solicitação da dosagem dos anticorpos antiestreptolisina O, anti-hialuronidase, anti-DNAse e a antiestreptoquinase é de pouca utilidade, pois seus títulos só se elevam duas ou três semanas após a fase aguda.

Tratamento

Analgésicos, anti-inflamatórios, corticosteroides e antibioticoterapia.

Tratamento específico

A penicilina G benzatina deve ser considerada como primeira escolha no tratamento da faringoamigdalite estreptocócica. Em casos de potencial não adesão ao tratamento – amoxicilina: 40-50 mg/kg/dia, VO, 8/8 horas ou 12/12 horas, por 10 dias – eritromicina estolato (alérgicos a penicilina): 20-40 mg/kg/dia, em 2-3 doses por dia, por 10 dias.

Complicações: escarlatina, glomerulonefrite, febre reumática, síndrome do choque tóxico, abscesso periamigdaliano, retrofaríngeo.

Mononucleose infecciosa

Doença sistêmica que acomete principalmente adolescentes e adultos jovens. Causada pelo vírus Epstein-Barr (EBV), transmitida pelo contato direto com gotículas salivares. A clínica da mononucleose é constituída por febre acompanhada de astenia, angina, poliadenopatia, hepatomegalia em 10% dos casos e esplenomegalia em 50% dos pacientes. A angina pode ser eritematosa, eritematoexsudativa ou pseudomembranosa. Essa etiologia deve ser considerada quando o paciente não apresenta melhora com o uso de antibióticos.

O diagnóstico é realizado pelo quadro clínico associado aos resultados dos exames laboratoriais – inespecíficos como o hemograma: linfocitose com 10% ou mais de atipia linfocitária e aumento de transaminases.

Sorologias: Paul-Bunnel-Davidson: positiva após 10 a 20 dias de doença, com sensibilidade de 90% e especificidade de 98%. Pesquisa de Ac IgM ou IgG contra antígenos do capsídeo viral: detecção de Ac IgM desde o início do quadro, atingindo seu pico entre 4 e 6 semanas. A evolução do quadro costuma ser favorável, com resolução espontânea após semanas ou meses. O tratamento é baseado em medidas de suporte, como hidratação e analgésicos, evitando-se o uso de ampicilina, pelo risco de provocar o aparecimento de *rash* cutâneo morbiliforme. O uso de corticosteroides permanece controverso. Como

diagnóstico diferencial, lembrar que outros agentes etiológicos podem simular um quadro de mononucleose infecciosa conhecida como "síndrome mononucleose-*like*", como citomegalovírus, o vírus da rubéola, *Toxoplasma gondii*, HIV, entre outros.

Angina de Plaut-Vincent

Causada pela simbiose entre o bacilo fusiforme *Fusobacterium plautvincenti* e o espirilo *Spirochaeta dentuim*, saprófitos normais da cavidade bucal, que adquirem poder patogênico quando associados. A má higiene bucal e o mal estado dos dentes e gengivas facilitam tal associação. Adulto jovem ou adolescente são acometidos mais frequentemente, apresentando disfagia e odinofagia unilateral, geralmente sem elevação de temperatura e queda do estado geral. Ao exame evidencia-se ulceração na amígdala, recoberta por pseudomembrana, facilmente desprendida e friável, acompanhada de eliminação de odor fétido.

O diagnóstico é sugerido pela unilateralidade das lesões e pela presença de lesões gengivais concomitantes próximas ao terceiro molar superior e confirmado pelo achado bacterioscópico fusoespiralar. O tratamento consiste em antibioticoterapia (penicilina via parenteral ou metronidazol), gargarejos com soluções antissépticas, sintomáticos e tratamento dentário. Na presença de lesão ulcerosa unilateral nas amígdalas, devemos considerar como diagnóstico diferencial: cancro sifilítico e tumor de amígdalas.

Herpangina

Tem como agentes etiológicos os vírus Coxsackie A, Coxsackie B e echovírus. Caracteriza-se por uma angina eritematosa com pequenas vesículas em palato mole, úvula e pilares amigdalianos, que ao se romperem deixam ulcerações esbranquiçadas circundadas por halo eritematoso espalhadas por toda a orofaringe, poupando a região jugal. Frequente em crianças, principalmente no verão, acompanhada de febre, cefaleia, micropoliadenopatia cervical, disfagia e vômitos.

Resolução espontânea entre 5 e 10 dias. Tratamento com sintomáticos e medidas de suporte.

Laringites

A laringite viral aguda, também denominada crupe viral, é uma inflamação da porção subglótica da laringe, que ocorre durante uma infecção por vírus respiratórios. A congestão e edema dessa região acarretam um grau variável de obstrução da via aérea. Acomete com maior frequência lactentes e pré-escolares, com um pico de incidência aos dois anos de idade.

A evolução pode ser um pouco lenta, com início do quadro com coriza, febrícula e tosse. Em 24-48 horas acentua-se o comprometimento da região infraglótica, com obstrução de grau leve a grave e proporcional dificuldade respiratória. A evolução natural, na maioria dos casos, é a persistência do quadro obstrutivo da via aérea por 2-3 dias e regressão no final de cinco dias. O vírus parainfuenza I e II e o vírus sincicial respiratório são os agentes causais mais comuns. Adenovírus, influenza A e B e vírus do sarampo também podem estar envolvidos. O micoplasma, com menor frequência, pode estar envolvido em casos agudos de obstrução de vias aéreas superiores.

Sinais e sintomas

Pródromos: coriza, obstrução nasal, tosse seca e febre baixa.

Evolução: tosse rouca, disfonia, afonia ou choro rouco e estridor inspiratório. Em casos de obstrução mais grave, surge estridor mais intenso, tiragem supraesternal, batimentos de asa do nariz, estridor expiratório e agitação. Nos casos extremos, além de intensa dispneia e agitação, surgem palidez, cianose, torpor, convulsões, apneia e morte.

Diagnóstico diferencial

Laringite espasmódica (estridulosa): bastante comum. Em geral, não há pródromos de infecção viral, nem febre. Surgimento de dificuldade respiratória, de início mais ou menos súbito, ao final da tarde ou à noite e após deitar. Os sintomas costumam regredir espontaneamente, auxiliados pela melhora com umidificação do ambiente, ou com a saída para a rua, em busca de atendimento médico. Antecedentes atópicos pessoais ou familiares ou associação com refluxo gastroesofágico podem ocorrer.

Epiglotite aguda: febre alta, dor ou dificuldade para deglutir até a própria saliva (sialorreia), ausência de rouquidão, prostração e toxemia. Os três sinais mais comuns de epiglotite são febre, dispneia e irritabilidade. O pródromo dura poucas horas (2 a 6 horas) e logo a criança se apresenta toxemiada, com evidências clínicas de obstrução respiratória alta, sem taquipneia mas com dispneia, estridor inspiratório, cornagem e salivação.

O pronto reconhecimento da epiglotite é essencial para prevenir a obstrução da VAS. A radiografia lateral cervical revela espessamento de tecidos moles (sinal do "polegar" = epiglote edemaciada), mas os exames subsidiários não devem retardar o início da terapêutica. Tentativas de se visualizar a epiglote no consultório ou na sala de emergência sem habilidade ou material adequado para manter a permeabilidade da VAS são desencorajadas.

Tratamento

Crianças com suspeita de epiglotite devem ser levadas diretamente para a sala de emergência, pois evoluem com maior frequência para obstrução respiratória. O tratamento consiste em manter a via aérea pérvia e antibioticoterapia (ceftriaxona 50 mg/kg 1 vez ao dia). Para manter as vias aéreas pérvias, em muitos casos necessita-se de intubação orotraqueal ou nasotraqueal, que é mantida por 48 a 72 horas.

Malformação congênita de via aérea: as mais frequentes são laringomalacia, traqueomalacia e estenose subglótica. Episódios recorrentes de laringites, laringite com duração superior a cinco dias no primeiro ano de vida, ou laringite aguda em lactentes jovens sugerem a presença associada de malformações congênitas da via aérea.

- Corpo estranho: história de episódio inicial de sufocação, engasgo, crise de tosse ou cianose. Relato frequente de sintomas com início súbito.
- Laringotraqueíte bacteriana: muitas vezes secundária a IVAS viral. Há febre alta, toxemia, refratariedade ao tratamento de suporte.

Tratamento da laringite viral aguda

Consiste em umidificação das vias aéreas, hidratação para facilitar a expectoração de secreção e repouso vocal. Se a dispneia for intensa, pode-se aplicar adrenalina inalatória e corticosteroide (dexametasona) parenteral para regressão do edema e para evitar rebote do laringoespasmo. É importante observar alterações do estado neurológico, diminuição da frequência respiratória, aumento nos níveis CO_2, para eventual necessidade de intubação ou traqueotomia. Antibióticos são indicados apenas no caso de infecções bacterianas secundárias.

Rinossinusites

Sinusite aguda

Pode ser definida como infecção bacteriana dos seios paranasais, com duração menor de 30 dias, até quando os sintomas desaparecem completamente. Os seios maxilares e etmoidais já estão presentes no recém-nascido, mas são de tamanho muito reduzido durante os primeiros dois anos de vida. Os seios frontais e esfenoidais desenvolvem-se após os quatro anos de idade, atingindo seu tamanho adulto somente na puberdade. Os seios mais frequentemente comprometidos são o maxilar e etmoidal. A infecção maxilar produz manifestações clínicas após o primeiro ano de vida. A sinusite frontal é rara antes dos 10 anos de idade. Os agentes bacterianos mais comuns são o *Streptococcus pneumoniae*, o *Haemophilus influen-*

zae não tipável e a *Moraxella catarrhalis*. Agentes infecciosos virais podem estar associados a quadros de sinusite. Alguns outros fatores estão associados à sinusite, como: outro tipo de obstrução do óstio sinusal (não viral), rinite alérgica, rinofaringite viral, adenoidite, tabagismo (ativo ou passivo), desvio de septo, corpo estranho e tumores nasais, imunodeficiências, asma e fibrose cística, atividades de mergulho.

Sinais e sintomas

O início pode ser lento ou súbito. Nas formas leves de sinusite, as manifestações iniciais de IVAS passam a se prolongar por mais de 10 dias ou, após período de melhora clínica, há persistência ou retorno dos sintomas nasais (obstrução e secreção nasal purulenta). Esse quadro pode ser acompanhado de halitose. Costuma haver tosse diurna, com piora à noite. Em alguns casos, pode ocorrer febre. Nas formas moderadas a graves, ou em crianças maiores, as manifestações citadas podem ser mais intensas, acompanhando-se, eventualmente, de edema palpebral, cefaleia, prostração, desconforto ou dor espontânea ou provocada, no local do(s) seio(s) afetado(s) ou nos dentes. A dor pode ser nasal, facial ou ainda manifestar-se como cefaleia. Em geral, a intensidade é pior pela manhã, diminuindo ao longo do dia, aparecendo geralmente na região do seio acometido. A rinossinusite do seio etmoidal apresenta-se com dor na parte medial do nariz e na área retro-orbitária. A celulite periorbitária é um sinal de etmoidite. Ao exame do nariz, pode-se constatar congestão da mucosa e presença de secreção purulenta no meato médio. Na orofaringe, pode-se observar gotejamento posterior.

Entre as possíveis complicações, podem ser citadas as seguintes: sinusite crônica, osteíte frontal, osteomielite maxilar, celulite periorbitária, abscesso orbitário e subperiosteal, meningite, trombose de seio cavernoso e sagital superior, abscesso epidural, empiema subdural e abscesso cerebral.

A história clínica, associada aos achados de exame físico anteriormente mencionados, permite a realização do diagnóstico de sinusite na criança. O estudo radiológico de seios da face é raramente necessário. O diagnóstico diferencial deve ser realizado com prolongamento da infecção viral não complicada, rinite alérgica, corpo estranho nasal e adenoidite. A avaliação otorrinolaringológica deve ser solicitada em casos de: sinusites recorrentes (sinusites bacterianas agudas, separadas por períodos assintomáticos maiores de 10 dias); sinusite crônica (episódios de inflamação dos seios paranasais com duração maior de 90 dias).

Exames complementares

- Radiografia: não deve ser utilizada para o diagnóstico de sinusite aguda não complicada. Os achados mais comuns para esse diagnóstico são presença de nível hidroaéreo, opacificação completa da cavidade sinusal e espessamento da mucosa da parede lateral do seio maxilar maior que 4 mm. De modo geral, a radiografia é um exame de baixa sensibilidade e especificidade, não sendo geralmente indicada nas rinossinusites agudas ou crônicas. Exemplificando, um paciente com quadro clínico de rinossinusite aguda com radiografia de seios da face normal terá indicação de tratamento da mesma maneira, visto que o exame é pouco sensível. Dessa forma, a radiografia será útil em poucos casos, e somente se analisada conjuntamente com o quadro clínico e outros achados.
- Tomografia computadorizada: útil na refratariedade ao tratamento adequado, ou na suspeita de complicações ósseas, orbitárias ou intracranianas.
- Punção aspirativa: indicada em crianças com imunodeficiência ou casos graves refratários ao uso de antimicrobianos apropriados.
- Endoscopia nasal: na suspeita de fatores anatômicos nasais predisponentes.

Tratamento geral

Repouso inicial, umidificação do ar em lugares muito secos, analgésico e antitérmico: acetaminofeno ou ibuprofeno.

Tratamento específico

Antimicrobianos: amoxicilina é ainda a droga de primeira escolha, na dose de 50-80 mg/kg/dia, VO, 8/8 h, por 14-21 dias. Cefuroxima ou amoxicilina associada ao ácido clavulânico, usadas em casos de suspeita de agentes produtores de betalactamase (dado epidemiológico ou ausência de resposta ao tratamento com antimicrobianos de primeira escolha). Claritromicina e azitromicina são outras alternativas de tratamento, principalmente nos alérgicos às penicilinas. Está indicada a substituição do antimicrobiano inicial, se não houver atenuação das manifestações em 72 horas. Casos graves devem ser hospitalizados e tratados com antibióticos intravenosos.

- Corticoide: alguns estudos demonstraram que o uso de corticoide tópico nasal, associado ao antimicrobiano, pode ser benéfico na melhora dos sintomas de sinusite aguda em crianças e adolescentes. O uso de corticoide sistêmico pode estar indicado em casos de pacientes com

INFECÇÕES DE VIAS AÉREAS SUPERIORES

sinusite aguda, associados à história prévia e sintomas agudos sugestivos de rinite alérgica ou asma.

- Tratamento cirúrgico: a critério do especialista, para drenagem do seio afetado por aparecimento de alguma complicação.

Complicações

Embora não frequentes, as complicações da sinusite são graves e necessitam de diagnóstico precoce e tratamento adequado. Podem ser classificadas de acordo com o acometimento em: orbital, intracraniana e óssea. A complicação mais frequente é a orbitária. Na criança com edema palpebral, com ou sem proptose, com ou sem dor, com ou sem alteração da mobilidade ocular, com ou sem alteração da acuidade visual, principalmente após quadro de IVAS, a suspeita de complicação orbitária é fundamental. A TC deve ser realizada para definir a extensão da infecção e classificar o tipo de complicação, definindo o tratamento com antibiótico endovenoso. Na evidência de abscesso ou sem melhora ao tratamento após 24 a 48 horas, a indicação é de drenagem cirúrgica + antibioticoterapia.

Otite média aguda (OMA)

A OMA é definida como a presença de líquido (efusão) preenchendo a cavidade da orelha média sob pressão, com início abrupto dos sinais e sintomas causados pela inflamação dessa região.

Fatores de risco

Os fatores de risco para OMA podem depender da própria criança ou decorrer de fatores ambientais.

Os fatores relacionados ao hospedeiro são a idade: quanto mais cedo a OMA ocorre (principalmente antes dos 6 meses) maior risco para recorrência. Além da idade podemos elencar outros fatores predisponentes: síndrome de Down, malformações craniofaciais, imunodeficiências, suscetibilidade genética, diferenças raciais, alergia, doença do refluxo gastroesofágico.

Fatores ambientais: OMA costuma decorrer de infecções das vias aéreas superiores (IVAS) que apresentam maior incidência nos meses mais frios (inverno). As creches e os berçários, além do tabagismo passivo, representam fatores de risco consideráveis no desenvolvimento da OMA. No caso de crianças que tomam mamadeira, os pais devem cuidar para que não a tomem deitadas, sugerindo-se que a cabeça fique elevada. Alguns bicos de mamadeiras e chupetas também são considerados fatores de risco de recorrência. Por outro lado, o aleitamento materno é um fator de proteção.

Patogênese e microbiologia

É comum a OMA ser precedida por IVAS, associada a um determinado grau de disfunção da tuba auditiva e do sistema imunológico. Os vírus agiriam como copatógenos, predispondo à infecção bacteriana. Essa seria a explicação para a sazonalidade da OMA, mais comum nos meses de inverno, quando as infecções virais são mais frequentes.

O padrão-ouro para determinar a etiologia bacteriana da OMA é a cultura do fluido da orelha média por meio da timpanocentese, da drenagem através dos tubos de ventilação ou pela otorreia espontânea. Bactérias são encontradas em 50 a 90% dos casos de OMA com ou sem otorreia. O *Streptococcus pneumoniae*, o *Haemophilus influenzae* não tipável e a *Moraxella catarrhalis* são os principais otopatógenos bacterianos e frequentemente colonizam a nasofaringe. O *Streptococcus pyogenes* do grupo A é responsável por menos de 5% dos casos de OMA.

Sinais e sintomas

Os sintomas que são constantes na otite são: a otalgia (criança que manipula bastante a orelha), o choro excessivo, a febre, as alterações de comportamento e do padrão do sono, a irritabilidade, a diminuição do apetite e até a diarreia. À otoscopia, podemos encontrar membrana timpânica (MT) com hiperemia ou opacidade, abaulamento, diminuição da mobilidade e/ou otorreia aguda. A idade da criança (< 24 meses), a gravidade dos sintomas, a presença de otorreia aguda e a bilateralidade direcionam o tratamento da OMA de maneira mais incisiva. A otorreia define o diagnóstico, pois é necessária a presença de efusão ou líquido na cavidade da orelha média para estabelecer o diagnóstico de OMA. Portanto, atualmente, a bilateralidade é um marco que indica uma doença mais grave, e a presença de otorreia espontânea indica a certeza da patologia.

Diagnóstico

Para otoscopia adequada são necessários alguns cuidados:

- Otoscópio com iluminação adequada.
- Espéculo auricular que realmente penetre no meato acústico externo, com formato afunilado e com o maior diâmetro possível, determinado pela idade da criança, para obter melhor iluminação e maior campo de visão.
- Posição: recomenda-se que a criança esteja sentada no colo da mãe, permitindo a contenção adequada da cabeça.

A OMA deve sempre ser confirmada pela otoscopia. São sinais de alteração da MT encontrados na

OMA: mudanças de translucidez, forma, cor, vascularização e integridade. O achado mais significativo no diagnóstico da OMA é o abaulamento da MT, com sensibilidade de 67% e especificidade de 97%. A Academia Americana de Pediatria (AAP) recomenda para o diagnóstico de OMA: história de início agudo de sinais e sintomas, presença de efusão na orelha média, com sinais e sintomas de inflamação da mesma. A AAP considera que o melhor método para diagnosticar efusão na orelha média é a pneumo-otoscopia, uma vez que a efusão reduz a mobilidade da MT.

Tratamento

A história natural da OMA comprovou que a resolução espontânea ocorre em mais de 80% dos casos, com melhora sem antibiótico, e geralmente não ocorrem complicações. O acompanhamento, a observação e o monitoramento dessas crianças são de extrema importância.

Caso elas não comecem a melhorar rapidamente, o antibiótico pode, então, ser considerado. As recomendações da Academia Americana de Pediatria quanto ao tratamento são as seguintes:

1. Tratar a dor com analgésicos, independentemente de o antibiótico ser ou não administrado.
2. Dar antibiótico para OMA, seja ela bilateral ou unilateral, em crianças com 6 meses de idade ou mais, com sinais e sintomas graves (otalgia e temperatura alta = 39 °C) ou caso os sintomas já persistam há pelo menos 48 horas.
3. Dar antibiótico na OMA bilateral em crianças com menos de 24 meses de idade, sem sinais ou sintomas graves (otalgia moderada há menos de 48 horas, temperatura < 39 °C).
4. Em criança entre 6 e 23 meses de idade sem sinais ou sintomas graves (otalgia < 48 horas, temperatura < 39 °C), o médico deve monitorizar de perto a evolução ou prescrever antibiótico (com base em decisão conjunta médico/pais). Caso se decida por observar sem dar antibiótico, mas a evolução mostrar piora ou falhar em melhorar dentro de 48 a 72 horas, deve-se, então, dar antibiótico.
5. Nos casos de OMA uni ou bilateral em crianças com idade acima de 24 meses, sem sinais ou sintomas graves (otalgia leve há < 48 horas, temperatura < 39 °C), o médico deve observar de perto a evolução do quadro ou prescrever antibiótico (com base em decisão conjunta médico/pais). Caso se decida por observar sem dar antibiótico, mas a evolução piorar ou falhar em melhorar dentro de 48 a 72 horas, deve-se, então, dar antibiótico. Caso o médico decida tratar a OMA com um antimicrobiano, a AAP recomenda a amoxicilina, por 10 dias, na dose habitual de 50 mg/kg/dia.

Crianças com idade > 2 anos e com sintomas mais graves devem tomar o antibiótico por 10 dias. Crianças entre 2 e 5 anos de idade com OMA moderada, por 7 dias; e crianças < 6 anos também com OMA leve, entre 5 e 7 dias.

Crianças alérgicas à penicilina podem receber macrolídeo ou clindamicina (esta também no caso de pneumococo resistente).

A amoxicilina pode ser dada se a criança não a recebeu nos últimos 30 dias, não tiver conjuntivite purulenta e não for alérgica à penicilina.

Se a criança tiver recebido amoxicilina nos últimos 30 dias ou tiver conjuntivite purulenta associada ou histórico de OMA recorrente que não responde à amoxicilina, o médico deve prescrever um antibiótico com cobertura adicional para betalactamase (clavulanato associado à amoxicilina ou uma cefalosporina, como a cefuroxima ou a ceftriaxona, se a criança apresentar vômitos ou diarreia).

Os tubos de ventilação podem estar indicados na OMA recorrente (3 episódios em 6 meses, ou 4 em 1 ano, com 1 dos episódios nos últimos 6 meses).

Considerações finais

O impacto da OMA na criança excede o desconforto e o sofrimento associados com episódios individuais da doença. A OMA é uma das causas principais para as crianças receberem antibióticos. Dar o suporte para a prevenção da doença é uma estratégia importante para reduzir a prescrição abusiva de antimicrobianos e, de maneira subsequente, diminuir o surgimento de resistência.

A OMA e seu tratamento, bem como suas complicações, como mastoidite e colesteatoma, têm um impacto significativo nos custos econômicos para a sociedade.

Referências bibliográficas

1. Bluestone CD, Klein JO. Otitis media in infants and children. 4 ed. Hamilton: BC Decker. 2007; 73-94.
2. Cripps AW, Otczyka DC, Kydb JM. Bacterial otitis media: a vaccine preventable disease? Vaccine. 2005; 23: 2304-10.
3. Rosenfeld R. Otite média – atualização. In: Sih T (ed.). IX Manual de Otorrinolaringologia Pediátrica da IAPO. São Paulo: Vida e Consciência. 2011; 192-204.

44 SÍNDROMES CLÍNICAS SEMELHANTES À MONONUCLEOSE INFECCIOSA: SÍNDROME MONO-*LIKE*

Jaime Olbrich Neto
Ricardo de Souza Cavalcante

INTRODUÇÃO

O polimorfismo clínico, com sinais e sintomas pouco ou nada específicos, pode ser observado em diferentes doenças, que se assemelham, nesse aspecto, com a mononucleose. Adenomegalia, faringoamigdalite exudativa, hepatoesplenomegalia, exantema, febre, cefaleia, mal-estar, dores musculares e artralgia são as manifestações mais relacionadas à síndrome. Entre as doenças que podem se apresentar dessa forma, as mais frequentes são: a mononucleose infecciosa causada pelo vírus Epstein-Barr, citomegalovírus, toxoplasmose, fase aguda da infecção pelo HIV, e menos frequentemente as infecções pelo herpes-vírus tipo 6, hepatites virais, entre elas a B, sífilis secundária, rubéola – cuja vacinação reduziu dramaticamente sua ocorrência, leptospirose, entre outras. O vírus Epstein-Barr e citomegalovírus pertencem à família dos vírus da herpes.

A história clínica, com detalhes de possíveis contágios, doenças anteriores, antecedentes vacinais e exposição ao risco com material biológico, são essenciais para que se evite exames e tratamentos desnecessários. A seguir, fisiopatologia, e manifestações mais específicas em algumas doenças, bem como diagnóstico e tratamento.

INFECÇÃO PELO VÍRUS EPSTEIN-BARR – MONONUCLEOSE INFECCIOSA

É a forma sintomática típica da infecção primária em pacientes imunocompetentes. Ocorre mais frequentemente em crianças maiores e adultos. O período de incubação é muito variável e pode durar de 2 a 7 semanas, porém isso não foi determinado de forma segura por métodos mais modernos de investigação epidemiológica. A infecção provoca uma intensa resposta imune que tem expressão clínica. A infecção pode ser assintomática; entretanto as manifestações clínicas, quando ocorrem, incluem febre – 38 a 39 °C, que pode durar 1 ou 2 semanas – raramente mais que isso, dor de garganta de início precoce, com hiperemia de faringe, hipertrofia e hiperemia de amígdalas, exsudato, enantemas em palato, dor de cabeça, calafrios, tosse, dor abdominal, e artralgias. O início pode ser abrupto ou não. A adenomegalia cervical é a mais frequente, mas pode ocorrer de forma regionalizada, ou generalizada, e pode não ser dolorosa. Exantema é variável, mais comum em crianças menores, e tem distinta expressão: pode ser discreto a até muito intenso, predominando no tronco. Pode ser maculopapular, escarlatiniforme, urticariforme ou petequial. O uso de antibióticos como a ampicilina ou amoxacilina, tem sido implicado no aumento da ocorrência de exantema com prurido; entretanto, relatos recentes sugerem que a ocorrência é bem menor que o descrito inicialmente com o uso de ampicilina. Fígado pode estar aumentado em aproximadamente 30% dos pacientes, entretanto as enzimas hepáticas podem estar aumentadas na maioria dos pacientes. Icterícia é evento raro. Esplenomegalia pode ocorrer em metade dos casos, é maior na segunda semana da doença e regride em uma a duas semanas, devendo o paciente e familiares ser orientados para evitar situações de trauma, o que poderia provocar ruptura.

TABELA 44.1. Exames sorológicos na investigação de mononucleose

Exame	Duração	Observação
Anti-VCA IgM	4 a 12 semanas	Início da doença
Anti-VCA IgG	Persistente	Imunidade duradoura
Anti-EBNA	Persistente	Convalescença – imunidade duradoura

O hemograma apresenta predomínio de mononucleares, e mais de 10% de linfócitos atípicos, nos quadros clássicos (Tabela 44.1).

O tratamento é de suporte, com antitérmicos e, se necessário, anti-inflamatórios, para alívio dos sintomas. O uso de antivirais, como aciclovir, não se justifica. Os corticosteroides podem ser úteis em infecções complicadas, com hipertrofia intensa de tonsilas com comprometimento respiratório – o que reduziria necessidade de traqueotomia; nas manifestações neurológicas; trombocitopenia, miocardite. O uso de antibióticos está indicado em situações de infecção bacteriana associada, sugerindo-se para tanto o uso de cefalosporinas, macrolídeos e clindamicina. Estudo conduzido em Israel demonstrou que a taxa de *rash* associado a penicilina foi levemente inferior à de macrolídeos; amoxaclina com clavulanato teve taxas semelhantes às cefalosporinas; e ambas, quase a metade da taxa de amoxacilina isolada.[1-3] Não se pode afirmar que os pacientes são alérgicos ao antibiótico, entretanto, quando esta hipótese for feita é preciso dar alternativas ou encaminhá-los para testes cutâneos e de provocação com a droga.

INFECÇÃO PELO CITOMEGALOVÍRUS – CMV

O citomegalovírus, membro da família Herpesviridae, é um agente universalmente distribuído e infecta pessoas de diferentes etnias, em diferentes regiões. Pode causar infecção persistente, porém a maioria é assintomática. Fetos, recém-nascidos, e imunodeficientes podem apresentar formas graves com risco de morte. Na gestante, a infecção primária está associada a elevada transmissão maternofetal – em torno de 40%; e 15% dessas crianças apresentarão sintomas e sequelas permanentes no sistema nervoso central.

As crianças não infectadas no período neonatal podem infectar-se nos anos seguintes, principalmente as que frequentam ambientes coletivos, quando em contato com outras crianças que podem estar excretando o vírus, e assim a infecção pode ser transmitida também aos cuidadores, ocorrendo tanto a infecção primária quanto reinfecção por novas cepas. Em adolescentes e adultos, a atividade sexual pode ser um fator de risco para a infecção. Pacientes submetidos a transplantes de órgãos sólidos têm risco aumentado de infecção. Os mecanismos que determinam a duração, gravidade, e manifestações clínicas não estão completamente estabelecidos, sendo amplamente estudada a variabilidade genética das cepas.[2]

Histologicamente se observa a presença de células com corpos de inclusão citoplasmática.

As manifestações clínicas em imunocompetentes ocorrem em aproximadamente 10% dos infectados, e incluem febre, fadiga e mal-estar, e até o quadro *mononucleosis-like* com hepatoesplenomegalia, hepatite, faringite sem exsudatos, com adenomegalia cervical ou generalizada. O quadro é mais comum na primoinfecção em crianças maiores e adultos jovens. *Rash* cutâneo pode ser observado, assim como sinais e sintomas de infecção de vias aéreas superior, sintomas gastrointestinais, e otite média com efusão. Complicações são raras, mas podem acontecer; entre elas: pneumonite, miocardite, pericardite, anemia hemolítica, plaquetopenia, síndrome hemofagocítica, artrites e síndrome de Guillain-Barré.

Nos pacientes imunocomprometidos, as formas sistêmicas, com risco de morte, são mais frequentes. Pacientes não imunes ao citomegalovírus e submetidos a transplante de medula óssea, em que o doador tem citomegalovírus, podem apresentar pneumonite intersticial, febre e leucopenia. Os pacientes de transplante de órgão sólidos – rim, coração, fígado, podem também apresentar infecção com complicações. Nos pacientes com Aids e imunocomprometidos, a doença pode causar colite e retinite – em chama de vela, que evolui para cegueira.

O diagnóstico da condição sorológica pode ser feito com a dosagem de IgM contra o vírus, e esta pode reaparecer em infecção por outra cepa. Já a IgG tem duração por toda a vida, com variações nos níveis. Nos pacientes com imunossupressão, esses métodos podem ser insuficientes, dependendo do nível de resposta imune do paciente. A antigenemia é um método rápido que deve ser realizado nas primeiras horas após a coleta e se correlaciona com o risco aumentado de complicações em imunodeficientes, sendo comparado em especificidade com o PCR.[2] O PCR quantitativo – carga viral, é a principal alternativa para o diagnóstico de replicação viral e monitoramento da resposta ao tratamento, principalmente em imunocomprometidos.

Os tratamentos disponíveis são: ganciclovir, valganciclovir, foscarnet, cidofovir e maribavir. A maior experiência em população pediátrica tem sido com ganciclovir, apesar das restrições recomendadas em bula.

HERPES 6

O herpes-vírus humano 6 (HHV-6) é um beta-herpes-vírus geneticamente relacionado com o CMV humano, é amplamente distribuído e tem duas espécies diferentes HHV-6A e HHV-6B. Tem amplo tropismo celular e induz infecção latente, assim como outros vírus da herpes.

Em cerca de 1% da população o DNA do vírus está integrado no cromossomo das células, o que pode contribuir para dificultar o diagnóstico de infecção ativa da doença, e possivelmente possa estar relacionado com a infecção congênita por passagem do DNA integrado.

Cerca de 95% dos adultos são imunes, e maioria das crianças se infecta entre 6 meses e 2 anos de idade, após perda da proteção de anticorpos maternos. Manifestação clínica ocorre em até 90% das infecções. Não há uma sazonalidade, e o risco em ambientes coletivos, como creches, é maior.[4]

O HHV-6 infecta células mononucleares, hepáticas, salivares e sistema nervoso central. Infecta células T CD4, linfócitos B e células NK.

O período de incubação do vírus é de uma a duas semanas. A manifestação clínica mais comum é a febre, porém outras manifestações podem estar presentes, como irritabilidade, rinorreia, tosse, *rash* – em 30%, e diarreia. A febre é mais frequente em crianças com mais de 6 meses, podendo ocorrer convulsões. O exantema súbito pode ser causado pelo HHV-6 ou pelo HHV-7; entretanto, o porcentual de crianças cuja infecção se apresenta como exantema súbito pode váriar em diferentes regiões. Classicamente, o paciente apresenta-se com febre alta por um período de 3 a 4 dias, e com a defervescência o paciente passa a apresentar um *rash* macular ou maculopapular que se inicia no pescoço ou tronco, espalha-se para as extremidades e dura de algumas horas a dois dias. Adenomegalia cervical e occipital, membrana timpânica hiperemiada, conjuntivite, pápulas avermelhadas no palato mole e úvula podem ser observadas.[4]

A manifestação semelhante à mononucleose infecciosa ocorre mais em pacientes maiores que desenvolvem a infecção primária, e é caracterizada por febre, linfadenomegalia, *rash* generalizado e linfócitos atípicos.

O diagnóstico é clínico, mas pode ser sorológico; porém, pode haver reativação assintomática com aumento de IgG e, portanto, não pode ser indicativo de infecção aguda. A detecção de DNA do HHV-6 também pode não ser suficiente para diagnóstico de infecção aguda ou reativação.

TOXOPLASMOSE

Os membros da família Felidae são os únicos hospedeiros definitivos para as formas sexuadas do *Toxoplasma gondii*, sendo o principal reservatório da infecção. O *T. gondii* é um parasita intracelular obrigatório, com três estágios de desenvolvimento: taquizoítas que rapidamente se multiplicam e destroem os tecidos durante a infecção aguda; bradizoítas que se multiplicam lentamente nos tecidos e formam cistos que podem romper-se; e esporozoítas ou oocistos que são excretados por gatos nas fezes. A infecção do homem se dá com a ingestão de oocistos presentes nas mãos, águas ou alimentos que tiveram contato com fezes de gatos e com a ingestão de bradizoítas presentes na carne não cozida. Transmissão transplacentária, por meio de transfusão de sangue e por transplante de órgãos pode acontecer. As principais formas de adquirir a infecção são por via oral ou por via transplacentária.

Imunopatogenia

O trato gastrointestinal é a principal rota de infecção, e o *T. gondii* multiplica-se dentro da célula epitelial do intestino infectada. O parasita, então, se espalha para os linfonodos mesentéricos e depois para órgãos distantes via linfa ou sangue. O *T. gondii* pode infectar todos os tipos de células por meio de um processo ativo de invasão. Os taquizoítas sobrevivem graças à formação de vacúolo que impede a ação de proteínas do lisossomo. Com o aparecimento de imunidade humoral e celular, apenas os parasitas protegidos por cistos ou por algum habitat intracelular é que sobreviverão, uma vez que a resposta imune reduz o número de taquizoítas nos tecidos. Os taquizoítas são mortos por ação de intermediários reativos do oxigênio, acidificação e redução do triptofano intracelular. Os cistos formados são responsáveis pela infecção residual – latente ou crônica, que persiste primariamente no cérebro, ossos, coração e olhos. IL12, TNF alfa, e interferon-gama são citocinas determinantes para a resposta imune eficiente.[5]

Clínica

A toxoplasmose congênita pode cursar com graves comprometimentos de sistema nervoso central e ocular. A doença tem comportamento diferente em imunocomprometidos, nos quais pode ocorrer infecção ou reativação, e imunocompetentes, sendo assintomática na maioria dos infectados, porém se manifestando como linfadenomegalia cervical em um quadro semelhante a resfriado, incluindo *rash* cutâneo. O comprometimento ocular deve ser avaliado naqueles pacientes com manifestação clínica. Nos pacientes com imunossupressão pode ocorrer encefalite pelo toxoplasma, assim como pneumonite, retinite e miocardite. Embora a infecção da gestante não leve necessariamente à infecção do feto, quando ocorre pode cursar com microcefalia, corioretinite e surdez. No terceiro trimestre, a infecção intraútero é mais frequente, porém a maioria dos recém-nascidos pode ser assintomática, diferente do que ocorre quando a infecção se dá no primeiro trimestre. Exames de imagem podem revelar calcificações.[5]

A infecção congênita pode cursar com perda de visão por reativação da doença e coriorretinite algumas décadas após. Na infecção congênita é mais frequente o comprometimento dos dois olhos, diferente da infecção pós-neonatal, ou na infância, que tende a ser unilateral.

Diagnóstico e tratamento

O diagnóstico pode ser feito por meio da dosagem de anticorpos IgM e IgG, PCR; com a IgM sugerindo infecção recente, se não tiver IgG, e a IgG significando resposta com padrão de maturação de afinidade, que pode ser avaliada com o uso do teste de avidez. Espera-se que a IgM decline mais rapidamente que a IgG, entretanto, isso pode não ser percebido, dependendo do teste e sensibilidade do mesmo, devendo o médico utilizar as informações clínicas e dosagem de IgG para avaliar o momento em que possivelmente se encontra o paciente quanto à infecção. A IgG é importante para destruição do parasita, inclusive com participação do sistema complemento.

Tratamento

O esquema que tem produzido menores taxas de recaída está indicado na Tabela 44.2, devendo ser utilizado nas infecções congênitas, e nos pacientes com infecção pós-neonatal com indicação de tratamento. Aos pacientes imunocompetentes cujo diagnóstico se faz com a presença de IgM e IgG, e sem doença de base ou apresentando outras características que não a adenomegalia, o tratamento não traria benefício maior; já aqueles com doença de base – lembrar que o parasita se dispersa aos vários tecidos, ou imunodeficientes devem receber tratamento e seguimento.

◼ INFECÇÃO AGUDA HIV

O HIV (*human immunodeficiency virus*) é um retrovírus, da família Retroviridae, gênero *Lentivirus*, causador da Aids. Essa doença tem um curso clínico crônico, ocasionando depleção de linfócitos T CD4 e consequentemente uma grave imunossupressão celular. Sabe-se que de uma a seis semanas após a exposição ao HIV, com média de três, o indivíduo pode manifestar um quadro agudo pelo HIV, denominado síndrome retroviral aguda (SRA). Nessa fase, o indivíduo produz bilhões de partículas virais, alcançando altos níveis de viremia plasmática e tornando-se um importante transmissor da doença.

Dos casos de infecção aguda pelo HIV, 50 a 90% apresentam manifestações clínicas,[6,7] que, em geral, se caracterizam por uma síndrome mono-*like*. O quadro da SRA é autolimitado e geralmente se resolve entre 3 e 4 semanas após início dos sintomas. A sintomatologia predominante é febre (96%), adenomegalia (74%), faringite (70%), *rash* cutâneo (70%) e mialgia ou artralgia (54%).[8] O comprometimento linfonodal é mais frequente nas cadeias cervicais anterior e posterior, submandibular, occipital e axilar.[9] O exantema é mais predominante em face, pescoço e tronco e pode ser maculopapular, roséola-*like* ou urticariforme. Em alguns casos se dissemina para

TABELA 44.2. Sugestões de tratamento na toxoplasmose congênita e pós-neonatal

Condição	Medicamento	Dose	Tempo
Congênita	Sulfadiazina	80 a 100 mg/kg/dia divididos em duas doses	Por 12 meses
	Pirimetamina*	1 mg/kg/dia uma vez ao dia	
	Ácido folínico	5 mg uma vez ao dia ou 10 mg uma vez ao dia, três vezes na semana	
	*Após 6 meses a pirimetamina poderia ser oferecida 3 vezes na semana até o final do tratamento.		
Predinisolona ou predinisona	1 mg/kg/dia	Nos caso de proteína no LCR maior ou igual a 1 g/dL ou na coriorretinite. Usar até redução dos níveis de proteínas ou na resolução da coriorretinite.	
Pós-neonatal	Sulfadiazina	80 a 100 mg/kg/dia divididos em duas doses	4 a 6 semanas
	Pirimetamina	1 mg/kg/dia uma vez ao dia (máx. 25 mg)	
	Ácido folínico	15 mg/dia	

SÍNDROMES CLÍNICAS SEMELHANTES À MONONUCLEOSE INFECCIOSA: SÍNDROME MONO-*LIKE*

membros, podendo atingir regiões palmares e plantares.[8] Sintomas constitucionais como astenia e letargia também são frequentes. Distúrbios gastrointestinais podem estar presentes, como diarreia, náuseas e vômitos. Alguns pacientes, em geral com quadros mais graves, apresentam úlceras orais aftosas. Hepato e esplenomegalias são pouco frequentes na SRA. Cefaleia, fotofobia e dor ocular são sintomas presentes em muitos pacientes, mas alterações neurológicas mais intensas são raras. Um pequeno número de casos desenvolve meningite asséptica, encefalite, neuropatia periférica e síndrome de Guillain-Barré. Algumas infecções oportunísticas são descritas nessa fase, tais como esofagite por *Candida* spp., pneumocistose e meningite criptocócica.

Na SRA, observa-se redução significativa dos linfócitos totais, elevação sérica da velocidade de hemossedimentação, das transaminases e fosfatase alcalina. Pacientes com comprometimento do sistema nervoso central apresentam líquido cefalorraquidiano com pleocitose, à custa de linfócitos, e proteínas e glicose normais. Em geral, a pesquisa de anticorpos contra o HIV é negativa nessa fase, pois somente se tornarão detectáveis após duas a seis semanas do início dos sintomas. O método de detecção mais precoce da doença é a pesquisa dos níveis plasmáticos do RNA-HIV, também denominada carga viral, sendo o exame de escolha para diagnóstico da SRA. Esse teste torna-se positivo com cinco dias após a infecção. Outro teste de detecção precoce é a pesquisa do antígeno p24 do HIV, o qual se torna positivo em torno do décimo dia de infecção.

Existe evidência de que a terapia antirretroviral potente (TARV), na infecção aguda pelo HIV, retarda o tempo para a progressão da doença[10,11] e poderia prevenir transmissão, tendo em vista os altos níveis plasmáticos de carga viral nessa fase. Por isso, está indicada a TARV para todos os pacientes com infecção aguda pelo HIV.[12] O esquema padrão recomendado para início de TARV em crianças e adolescentes com 35 kg de peso ou mais e adultos é a associação de um inibidor nucleotídico da transcriptase reversa (ITRNt), um inibidor nucleosídico da transcriptase reversa (ITRN) e um inibidor não nucleosídico da transcriptase reversa (ITRNN). Na prática, esse esquema deve ser realizado com tenofovir (TDF), lamivudina (3TC) e efavirenz (EFZ).[8,13] Em setembro de 2016, o Ministério da Saúde do Brasil anunciou a incorporação de uma nova droga, um inibidor da integrase, o dolutegravir, que será oferecido como droga para tratamento inicial no lugar do efavirenz a partir de janeiro de 2017, para indivíduos virgens de tratamento e com idade acima de 12 anos. Para crianças com peso corporal menor que 35 kg, a recomendação é o esquema com dois ITRN e um ITRNN. Os dois ITRN recomendados são zidovudina e 3TC. Para crianças com idade abaixo dos três anos está indicado o uso da nevirapina como opção de ITRNN e para idade maior ou igual a três anos o EFZ.

▌ SÍFILIS SECUNDÁRIA

A sífilis, assim como a Aids, é uma doença sexualmente transmissível com amplo espectro de apresentações clínicas, causada pela espiroqueta *Treponema pallidum*. No que tange ao diagnóstico diferencial da síndrome mono-*like*, a sífilis secundária pode manifestar-se dentro destes padrões. A sintomatologia surge após seis semanas a seis meses após a infecção, e não necessariamente é precedida pelo surgimento de lesão ulcerada genital, anal ou oral que caracteriza a sífilis primária. O quadro sistêmico de febre baixa, mal-estar, cefaleia, adinamia, perda ponderal, faringite, mialgia e artralgia pode estar presente. Linfonodomegalia generalizada, em geral não dolorosa, também é um achado comum nesses casos. Mas a manifestação clínica mais típica dessa enfermidade são as lesões cutâneas não pruriginosas. Mais de 95% dos casos cursam com alterações da pele e mucosas, que apresentam grande polimorfismo. Pode aparecer *rash* maculopapular em tronco, lesões eritematoescamosas palmoplantares, placas eritematosas branco-acinzentadas nas mucosas, lesões pápulo-hipertróficas nas mucosas ou pregas cutâneas (condiloma plano ou condiloma *lata*), alopecia e madarose.

Outros comprometimentos podem ser observados na sífilis secundária, porém, de forma mais rara. Entre esses está a hepatite, que se apresenta de forma subclínica em mais de 50% dos casos e se caracteriza por elevação significativa da fosfatase alcalina, e em menor intensidade das transaminases. Em geral, as bilirrubinas são normais. Outro comprometimento é o ocular que se manifesta de modo variável com ceratite intersticial, uveítes anterior e posterior, coriorretinite e neurite ótica. Também é possível ocorrer envolvimento do sistema nervoso central que ocasiona meningite sifilítica, síndrome convulsiva e alterações de nervos cranianos, em especial o oitavo nervo, que propicia a perda auditiva, vertigem e desequilíbrio.

Na sífilis secundária, o diagnóstico pode ser confirmado por testes sorológicos. Os testes treponêmicos são indicados para a confirmação do diagnóstico, pois são específicos para o *T. pallidum*. Existem diversos testes treponêmicos disponíveis: hemaglutinação e aglutinação passiva (TPHA), imunofluorescência indireta (FTA-Abs), quimioluminescência (EQL); ensaio imunoenzimático indireto (ELISA) e testes rápidos (imunocromatográficos). Eles permanecem positivos por toda a vida do indivíduo e não servem para monitorização terapêutica. Para isso, são utilizados os testes não treponêmicos. A detecção de anticorpos anticardiolipina para antígenos do *T. pallidum* são essenciais para demonstrar atividade da doença e realizar a monitorização de resposta terapêutica. Na sífilis secundária, devido a intensa atividade inflamatória, os títulos desses anticorpos se encontram consideravelmente elevados. São exemplos de testes não treponêmicos: VDRL (*venereal disease research laboratory*), RPR (*rapid test reagin*) e TRUST (*toluidine red unheated serum test*). Entre esses, o teste mais utilizado é o VDRL. A associação do quadro clínico sugestivo com a presença de um teste treponêmico e VDRL positivos definem o diagnóstico da sífilis secundária.

A droga de escolha para tratamento da sífilis secundária é a penicilina G benzatina, 2,4 milhões UI, intramuscular, dose única (1,2 milhão UI em cada glúteo). Na impossibilidade do uso da penicilina benzatina, são opções a doxiciclina 100 mg via oral duas vezes ao dia, por 15 dias ou ceftriaxona 1 g intramuscular ou intravenoso, uma vez ao dia por 8 a 10 dias.[14]

▌HEPATITES VIRAIS

As hepatites virais agudas, causadas pelos vírus hepatotrópicos mais relevantes, tais como vírus da hepatite A (HAV), hepatite B (HBV), hepatite C (HCV), hepatite D (HDV) e hepatite E (HEV), podem cursar com manifestações clínicas que se confundem com a mononucleose, entrando como diferencial da síndrome mono-*like*. Apesar de serem vírus diferentes, o quadro clínico é muito semelhante entre eles. Na fase prodrômica, a doença se

manifesta com mal-estar, fadiga, náuseas, vômitos, anorexia e dor no quadrante superior direto do abdome. Alguns pacientes apresentam mialgia, artralgia, cefaleia, faringite, coriza e tosse semelhante a um quadro de influenza. A febre é mais frequente nos casos de hepatites A e E. Exantema papular ou maculopapular também podem ocorrer. Apesar de pouco frequentes, há casos que apresentam adenomegalia. Uma grande parcela de pacientes não desenvolve icterícia, o que dificulta a suspeição diagnóstica. A fase ictérica é marcada por icterícia e hepatomegalia dolorosa, com redução dos sintomas da fase prodrômica. Acolia e colúria podem estar presentes. Alguns pacientes evoluem com esplenomegalia.

Nas hepatites virais agudas observa-se elevação significativa das enzimas hepáticas já na fase prodrômica, em especial aspartato aminotransferase (AST) e alanino aminotransferase (ALT), que podem atingir níveis até de 25 a 100 vezes acima do limite superior da normalidade. O aumento das bilirrubinas, principalmente da fração direta (conjugada), ocorre após o aumento das aminotransferases e marca a fase ictérica da hepatite. Fosfatase alcalina e gama-glutamiltransferase também podem estar elevadas. No hemograma, observa-se linfocitose discreta, que pode ou não conter atipia linfocitária.

A descrição da via de transmissão, período de incubação e os marcadores específicos de infecção aguda para cada tipo viral são apresentados na Tabela 44.3.

Exceto para a hepatite C, não existe indicação de tratamento específico da infecção aguda para as outras hepatites. Realiza-se apenas o tratamento sintomático e repouso relativo.[15] Nos casos de hepatite C aguda sintomáticos recomenda-se aguardar 12 semanas após o início dos sintomas para se iniciar o tratamento, pois pode haver clareamento viral,

TABELA 44.3. Via de transmissão, período de incubação e marcadores diagnósticos de infecção aguda pelos vírus causadores de hepatite[10]

Vírus	Via de transmissão	Incubação em dias (média)	Marcador de infecção aguda e tempo para detecção
HAV	Fecal-oral	15 a 45 (30)	HAV IgM: a partir do 2º dia de sintomas
HBV	Parenteral, sexual, vertical, percutânea	30 a 180 (60 a 90)	AgHBs: 30 a 45 dias após infecção Anti-HBc IgM: > 30 dias após AgHBs Anti-HBc total* AgHBe e Anti-HBe podem estar presentes
HCV	Parenteral, sexual, vertical, percutânea	15 a 160 (50)	RNA-VHC: 1 a 2 semanas após infecção Anti-HCV: 8 a 12 semanas após infecção*
HDV	Parenteral, sexual, vertical, percutânea	30 a 180	RNA-HDV: 14 dias após infecção Anti-HDV total (IgM + IgG)*
HEV	Fecal-oral	14 a 60 (40)	VHE IgM: 4 a 5 dias após início dos sintomas

*Não diferencia infecção atual de pregressa, pois persiste positivo durante toda a vida do indivíduo.

observado pela negativação do RNA-HCV. Em indivíduos assintomáticos, a recomendação é de introdução imediata do tratamento.[15] Para os casos de hepatite C aguda, o tratamento recomendado se faz com alfa-interferon (IFN convencional), com dose diária de indução (alfa2a na dose de 6 MUI ou alfa2b na dose de 5 MUI), por via subcutânea (SC), nas primeiras quatro semanas, seguido de 3 MUI, três vezes por semana por 20 semanas (completar 24 semanas); ou IFN convencional alfa2a ou alfa2b, 3MUI, SC, três vezes por semana, associado a ribavirina 15 mg/kg/dia, via oral (VO), por 24 semanas, para aqueles pacientes com maior risco de intolerância e/ou má adesão a doses mais elevadas de IFN convencional.[16]

Referências bibliográficas

1. Ónodi-Nagy K, Kinyó A, Meszes A, Garaczi E, Kemény L, Bata-Csörgő Z. Amoxicillin rash in patients with infectious mononucleosis: evidence of true drug sensitization. Allergy Asthma Clin Immunol. 2015; 11(1):1. doi:10.1186/1710-1492-11-1. eCollection 2015.
2. Xia Wang X, Yang K, Wei C, Huang Y, Zhao D. Coinfection with EBV/CMV and other respiratory agents in children with suspected infectious mononucleosis. Virol J. 2010; 7:247. doi:10.1186/1743-422X-7-247.
3. Chovel-Sella A, Tov AB, Lahav E, Mor O, Rudich H, Paret G, et al. Incidence of Rash after amoxicillin treatment in children with infectious mononucleosis. Pediatrics. 2013; 131(5):e1424-7. doi:10.1542/peds.2012-1575.
4. Henri Agut H, Bonnafous P, Gautheret-Dejean A. Laboratory and clinical aspects of human herpesvirus 6 infections. Clin Microbiol Rev. 2015; 28(2):313-34.
5. McAuley JB. Toxoplasmosis in children. Pediatr Infect Dis J. 2008; 27:161-2.
6. Kahn JA, Walker BR. Acute human immunodeficiency virus type 1 infection. N Engl J Med. 1998; 339:133-9.
7. Lavreys L, Thompson ML, Martin HL Jr, Mandaliya K, Ndinya-Achola JO, Bwayo JJ, et al. Primary human immunodeficiency virus type 1 infections: clinical manifestations among women in Mombasa, Kenya. Clin Infect Dis. 2000; 30(3):486-90.
8. Niu MT, Stein DS, Schnittman SM. Primary human immunodeficiency virus type 1 infection: review of pathogenesis and early treatment intervention in human and animal retrovirus infections. J Infect Dis. 1993; 168:1490-501.
9. Ministério da Saúde (BR). Secretaria de Vigilância em Saúde. Protocolo clínico e diretrizes terapêuticas para o manejo da infecção pelo HIV em adultos. Brasília: Ministério da Saúde; 2013.
10. Fidler S, Fox J, Touloumi G, Pantazis N, Porter K, Babiker A, et al. Slower CD4 cell decline following cessation of a 3 month course of HAART in primary HIV infection: findings from an observational cohort. AIDS. 2007; 21(10):1283-91.
11. Hogan CM, DeGruttola V, Sun X, Fiscus SA, Del Rio C, Hare CB, et al. The setpoint study (ACTG A5217): effect of immediate versus deferred antiretroviral therapy on virologic set point in recently HIV-1-infected individuals. J Infect Dis. 2012; 205(1):87-96.
12. Panel on Antiretroviral Guidelines for Adults and Adolescents. Guidelines for the use of antiretroviral agents in HIV-1-infected adults and adolescents. Department of Health and Human Services. Rockville, MD: AIDSINFO; 2012. Disponível em: http://www.aidsinfo.nih.gov/ContentFiles/AdultandAdolescentGL.pdf. Acessado em 14 out 2016.
13. Ministério da Saúde (BR). Secretaria de Vigilância em Saúde. Protocolo clínico e diretrizes terapêuticas para o manejo da infecção pelo HIV em crianças e adolescentes. Brasília: Ministério da Saúde; 2014.
14. Ministério da Saúde (BR). Secretaria de Vigilância em Saúde. Departamento de DST, Aids e Hepatites Virais. Protocolo clínico e diretrizes terapêuticas para atenção integral às pessoas com infecções sexualmente transmissíveis. Brasília: Ministério da Saúde; 2015.
15. Ministério da Saúde (BR). Secretaria de Vigilância em Saúde. Guia de vigilância em saúde. Brasília: Ministério da Saúde; 2016.
16. Ministério da Saúde (BR). Secretaria de Vigilância em Saúde. Departamento de DST, Aids e Hepatites Virais. Protocolo clínico e diretrizes terapêuticas para hepatite C e coinfecções. Brasília: Ministério da Saúde; 2015.

45 DOENÇA DA ARRANHADURA DO GATO

Jaime Olbrich Neto
Eliane Chaves Jorge

INTRODUÇÃO

A doença da arranhadura do gato é a mais comum infecção humana causada por *Bartonella species*, uma bactéria Gram-negativa. A apresentação clínica da doença é variável: a infecção pode ser assintomática; causar febre – diferencial para as de origem indeterminada; linfadenomegalia; infecção da pele; acometimento externo ocular leve ou alteraçoes retinianas; endocardite; encefalite. Nos pacientes imunocomprometidos pode causar angiomatose bacilar.

A *Bartonella hanselae* é responsável pela doença da arranhadura do gato, com distribuição mundial. A bactéria é encontrada em eritrócitos de gatos e em pulgas, que podem contaminar a saliva dos gatos (hábitos de se limpar lambendo-se) e ser inoculada em humanos por mordedura ou arranhadura do animal. A pulga do gato é responsável pela transmissão horizontal entre os gatos, podendo também transmitir ao homem, assim como carrapatos. Pesquisas mostram que a maioria dos gatos estão infectados pela *Bartonella hanselae* sem manifestação clínica. Porquinhos da índia, coelhos e cachorros são considerados reservatórios, porém menos importantes que o gato.[1]

FISIOPATOGENIA E CLÍNICA

Após 3 a 10 dias da inoculação aparece uma pápula eritematosa, que pode ser única ou em grupo, e evolui para eritema papulovesicular e crosta. Uma a três semanas após, aparece a linfadenomegalia regional (Figuras 45.1 e 45.2), com acometimento de um único gânglio em 50% até 85% dos casos, e a duração da adenomegalia pode ser de meses. Os linfonodos mais acometidos são axilar e epitroclear, seguidos de cervicais e inguinais. Os linfonodos são móveis – a palpação pode desencadear dor, com consistência firme a endurecida nas fases iniciais; e podem supurar – produzir pus, e drenar através de fístula cutânea.

Aproximadamente metade dos pacientes que apresentam a doença têm dores generalizadas, anorexia, cansaço, mialgia, artralgias, náusea e dor abdominal. Em crianças menores e escolares, essas manifestações podem ser menos perceptíveis, ou informadas.

Erupções urticariformes, maculopapulares, granulomas e vasculites são manifestações infrequentes.

Adenomegalia cuja evolução seja aguda, de poucos dias (2 a 15 dias), e com sinais flogísticos evidentes deve ser tratada como adenite bacteriana, com uso de cefalosporina ou amoxacilina com clavulanato, de acordo com o local de drenagem e possível agente envolvido.

O comprometimento cardíaco, meningoencefálico ou ocular são eventos raros nos pacientes imunocompetentes. Pode ocorrer endocardite, com febre, dispneia, com comprometimento da válvula aórtica e presença de vegetação. Nos caso de encefalopatia, ocorrem cefaleia, confusão mental uma a seis semanas após o aparecimento da linfadenomegalia, podendo cursar com convulsões. Neuroretinite pode se manifestar com perda de campo visual secundária a edema de nervo ópitco. A síndrome oculoglandular de Parinaud é forma rara de conjuntivite granulomatosa com aumento de linfonodo ipsilateral.[1-3]

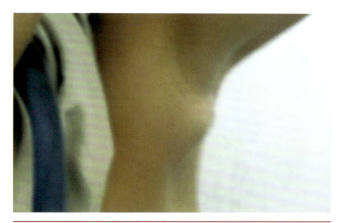

FIGURA 45.1. Adenomegalia em região axilar esquerda. (Fonte: arquivo pessoal.)

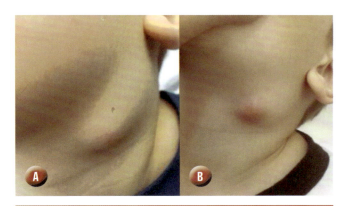

FIGURA 45.2. (A-B) Adenomegalia cervical. (Fonte: arquivo pessoal.)

DIAGNÓSTICO DIFERENCIAL

Doenças que podem ser confundidas com doença da arranhadura do gato quando apresentam adenomegalia unilateral:
- Infecciosas:
  - citomegalovírus, mononucleose, toxoplasmose (pouco comuns como adenomegalia unilateral);
  - estreptococos do grupo A, HIV, micobactérias, estafilococos;
- Não infecciosas:
  - linfomas, leucemia.

DIAGNÓSTICO

- Punção aspirativa com agulha fina.
- Sorologia com ensaios imunoenzimáticos e imunofluorescência. Tem reação cruzada entre *B. hanselae* e *quintana*. IgG pode significar infecção prévia, e a IgM tem duração em torno de 100 dias após a infecção.

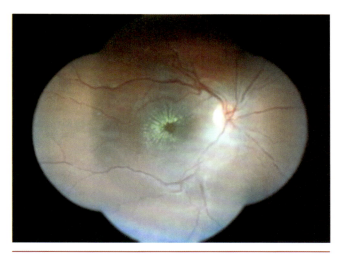

FIGURA 45.3. Retinografia mostrando neurorretinite com edema de disco e estrela macular. (Fonte: arquivo pessoal.)

- PCR – sensibilidade menor que sorologia e especificidade maior.
- Cultura – difícil de ser realizada.

Em pacientes com imunodeficiências primária ou secundária, os testes podem ter resultados negativos. A cultura pode auxiliar no diagnóstico nesses casos, mais que os outros exames.

FORMA OCULAR

O envolvimento ocular da doença da arranhadura do gato é variável e inclui desde o acometimento externo leve (síndrome oculoglandular de *Parinaud*) até formas graves de comprometimento do segmento posterior do olho. A neurorretinite é a manifestação ocular mais comum da doença e se caracteriza por perda de acuidade visual uni ou bilateral, edema de disco óptico, descolamento seroso da retina e formação de estrela macular (acúmulo radial de exsudatos duros em torno da mácula). O quadro clínico se acompanha de escotoma central e defeito pupilar aferente. Outras manifestações mais raras, como retinite necrosante, infiltrados retinianos, oclusões vasculares e uveíte intermediária podem retardar o diagnóstico e o tratamento, acarretando sequelas visuais permanentes (Figuras 45.3 e 45.4).[4,5]

TRATAMENTO

Os estudos disponíveis não recomendam enfaticamente o tratamento da doença da arranhadura do gato na forma linfonodal única, porém as revisões ressaltam que a decisão e relatos de esquemas é baseada na experiência pessoal dos profissionais que atendem a esses pacientes. Não se tem um esquema definido

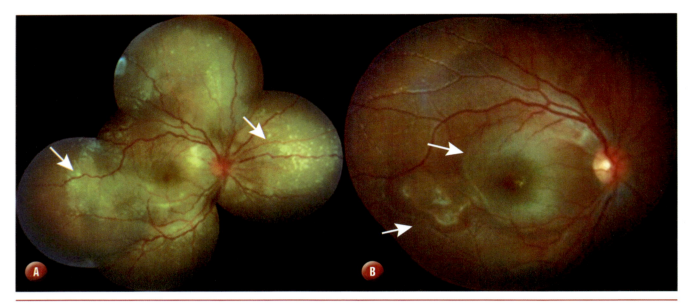

FIGURA 45.4. (A-B) Retinografias mostrando infiltrados retinianos e descolamento seroso da retina (setas). (Fonte: arquivo pessoal.)

como melhor, e não se sabe se o tratamento impede as formas disseminadas nos imunocompetentes.

Apesar dessas ressalvas, o tratamento tem sido indicado e os relatos sugerem melhora do quadro, com redução da adenomegalia e resolução da doença, em boa parte dos casos. Nos pacientes imunocomprometidos e naqueles com formas graves – endocardite, bacteremia crônica, neurite oftálmica, o tratamento parece ser menos questionável. Assim, a decisão de tratar é adequada, e pode ser estendida aos caso de adenomegalia se o médico considerar que isso pode reduzir o tempo de evolução da doença.[6,7] Abaixo, esquemas sugeridos para diferentes situações:

- Pacientes com linfadenomegalia significante – dor, crescimento persistente sem sinais de involução. O uso de azitromicina na dose de 10 mg/kg/dia por 5 dias pode ser apropriado, para crianças e 500 mg/kg/dia para adultos pelo mesmo período. Há esquemas com uso de 10 mg/kg/dia no primeiro dia e do segundo ao quinto a dose passa a 5 mg/kg/dia. Outro agente, a ciprofloxacina na dose de 20 a 30 mg/kg/dia dividida em duas doses, pode ser uma alternativa e deve ser usada por 2 a 3 semanas. Doxaciclina por 7 a 10 dias pode ser uma alternativa em crianças maiores de 8 anos e adultos.
- O tratamento de neurorretinite, encefalopatia, hepatoesplenomegalia, febre persistente, angiomatose bacilar e endocarditie, é baseado nas experiências pessoais de especialistas, sugerindo-se o uso de doxaciclina com gentamicina, ou gentamicina com ceftriaxona e doxaciclina – na endocardite; doxaciclina, ou azitromicina, associada a rifampicina, por período prolongado – 4 a 6 semanas, com corticoterapia, na neurorretinite e em imunossuprimidos.
- Fluorquinolonas têm sido utilizadas em alguns relatos com sucesso.

PROGNÓSTICO

O prognóstico em pacientes imunocompetentes é excelente. Em 5 a 10% podem ocorrer formas mais graves. A infecção confere imunidade duradoura.

Referências bibliográficas

1. Klotz AS, Ianas V, Elliott SP. Cat-scratch disease. Am Fam Physician. 2011; 83(2):152-5.
2. Mazur-Melewska K, PawełKemnitz AM, Figlerowicz M, Służewski W. Cat-scratch disease: a wide spectrum of clinical pictures. Postep Derm Alergol. 2015; 32(3): 216-20.
3. Nelson CA, Saha S, Mead PS. Cat-scratch disease in the United States, 2005-2013. Emerg Infect Dis. 2016; 22(10):1741-6.
4. Freitas-Neto CA, Oréfice F, Costa RA, Oréfice JL, Dhanireddy S, Maghsoudlou A, et al. Multimodal imaging assisting the early diagnosis of cat-scratch neuroretinitis. Semin Ophthalmol. 2016; 31(5):495-8.
5. Parikh PC, Brucker AJ, Tamhankar MA. An atypical presentation of bartonella neuroretinitis. Retina. 2016; 36(3):e18-9.
6. Prutsky G, Domecq JP, Mori L, Bebko S, Matzumura M, Sabouni A, et al. Treatment outcomes of human bartonellosis: a systematic review and meta-analysis. Int J Infect Dis. 2013; 17:e811-9.
7. Simonton K, Rupar D. Progressive cat scratch disease despite antimicrobial therapy. J Pediatr Infect Dis Soc. 2015; 4(3):e45-7.

46 DENGUE

Ricardo Augusto Monteiro de Barros Almeida

INTRODUÇÃO

A dengue é uma arbovirose de importância mundial, bastante associada a climas quentes e úmidos, e a centros urbanos, onde o mosquito transmissor *Aedes aegypti* adaptou-se muito bem. É causada pelos quatro tipos do vírus da dengue (DEN 1, DEN 2, DEN 3 e DEN4), sendo o homem seu hospedeiro definitivo.

A dengue possui elevada incidência no país, e esta vem se elevando. Em 2016, até a Semana Epidemiológica (SE) 51 (3/1/2016 a 24/12/2016), foram registrados 1.496.282 casos prováveis de dengue no Brasil, com uma incidência de 731,9 casos/100.000 habitantes. Nesse mesmo período, foram notificados 844 casos de dengue grave e 8.237 casos de dengue com sinais de alarme e, entre estes, houve 629 óbitos (6,9%). Isso destaca a importância para o diagnóstico precoce e tratamento oportuno, como forma de reduzir a gravidade da doença.

ETIOLOGIA

O vírus da dengue pertence à família Flaviviridae, gênero *Flavivirus*. Conforme citado acima, existem quatro sorotipos (DEN 1, DEN 2, DEN 3 e DEN4).

VETORES E HOSPEDEIROS

No Brasil, o vetor invertebrado transmissor da dengue é o *Aedes aegypti* e o homem é o hospedeiro da doença. Na Ásia e África já foram descritos ciclos silvestres da dengue, por meio de outros vetores, e mantidos por macacos. Apesar de possível, esse ciclo ainda não foi descrito no Brasil.

MEIOS DE TRANSMISSÃO

A transmissão do vírus da dengue no Brasil se dá, basicamente, a partir da picada da fêmea do *Aedes aegypti*, contaminada após ter picado outra pessoa infectada, ou seja: homem → *Aedes aegypti* → homem. A fêmea do mosquito da dengue geralmente pica durante o dia, principalmente ao amanhecer e ao anoitecer e, por voar mais baixo, costuma picar mais os membros inferiores das pessoas. O raio de voo pode chegar a até 800 m. Sua picada não é dolorida e o mosquito é pequeno, arisco e silencioso, o que dificulta a percepção da picada. Após um repasto de sangue infectado, o mosquito está apto a transmitir o vírus depois de 8 a 12 dias de incubação extrínseca. O mosquito permanece infectante até o final de sua vida (6 a 8 semanas). A transmissão mecânica também é possível, quando o repasto é interrompido e o mosquito, imediatamente, se alimenta em um hospedeiro suscetível próximo. O período de incubação humana é de 3 a 15 dias, em média 5 a 6 dias. Geralmente, 1 dia antes do aparecimento dos sintomas, até 5 a 6 dias após, ocorre a viremia, durante a qual há chance de transmissão da dengue a outro humano suscetível por meio da picada da fêmea do *Aedes aegypti*. Foram descritos, ainda, casos de transmissão de dengue através de transfusão sanguínea e derivados, transplante de órgãos e tecidos, de mãe para filho, por meio da gestação e amamentação, após acidentes percutâneos em laboratório e, ainda, por meio de exposição a sangue contaminado em face, após acidente de trabalho com paciente infectado.

EPIDEMIOLOGIA

A epidemiologia da dengue está diretamente relacionada às condições climáticas favoráveis à proliferação do seu vetor, o *Aedes aegypti*. Esse mosquito adaptou-se muito bem ao ambiente urbano e vários fatores permitiram que o mesmo tenha se disseminado pelo país todo, destacando-se o crescimento desordenado dos centros urbanos. Conforme citado anteriormente, já foram descritos ciclos silvestres da doença, em que outros mosquitos e hospedeiros estariam envolvidos; porém, até o presente, estes não foram identificados no Brasil. O mosquito da dengue prefere ambientes quentes, escuros e com a presença de água, geralmente mais limpa, para que seus ovos possam eclodir e que todas as etapas de desenvolvimento até a fase adulta possam ocorrer. Por isso, o predomínio do número de casos é durante o verão e em cidades com climas mais quentes. Portanto, a ocorrência da doença está diretamente relacionada a esses ambientes que contêm pneus, vasos, calhas, caixas d'água, ralos, garrafas, entre outros, e que permanecem descobertos, permitindo o acúmulo de água limpa. A fêmea do *Aedes aegypti* coloca seus ovos nesses locais, acima da linha da água e, após contato com esta, principalmente depois de períodos chuvosos, costumam eclodir após cerca de 10 a 30 minutos. As evolução das diversas fases de maturação (ovo – larva – pupa – adulto) demoram cerca de 10 dias. Cada fêmea pode produzir cerca de 1.500 ovos durante sua vida e esses podem permanecer resistentes ao ressecamento por até 450 dias. As fêmeas contaminadas podem transmitir o vírus da dengue, verticalmente, aos seus ovos, o que ajuda na manutenção da doença no ambiente entre as estações quentes e chuvosas. Pode ocorrer, ainda, a transmissão sexual do vírus da dengue do macho contaminado para a fêmea. Devido à imunidade adquirida ser específica ao sorotipo, a circulação simultânea dos quatro sorotipos vem determinando o cenário de hiperendemicidade da doença em nosso país, responsável pelos altos níveis de transmissão atuais.

FISIOPATOLOGIA

Após penetração por meio da picada da fêmea do mosquito, o vírus da dengue infecta, preferencialmente, monócitos e macrófagos e se dissemina pelo organismo. Essa infecção gera uma resposta imunológica com produção exacerbada de citocinas que gera, além dos sintomas gerais, o extravasamento de plasma e albumina para o espaço extravascular. Na maioria dos indivíduos infectados, essa resposta imune é limitada e adequadamente compensada, sem maiores consequências. Porém, alguns pacientes podem responder de modo exacerbado à infecção, levando ao extravasamento de plasma de forma aguda e grave, tendo como consequência, hemoconcentração, hipotensão e até mesmo choque sistêmico (geralmente entre o 3º e o 4º dia após início dos sintomas). O organismo tenta compensar a hipotensão com vasoconstrição e liberação de catecolaminas, gerando ambientes isquêmicos, com acidose, necrose isquêmica, coagulação intravascular disseminada, sangramentos sistêmicos, falência de múltiplos órgãos e óbito, principalmente se o paciente não for adequadamente tratado. Alguns fatores estão mais relacionados à evolução para essa forma mais grave da dengue e estão relacionados ao vírus, ao hospedeiro e ao meio ambiente. Entre os fatores relacionados aos hospedeiros, pode-se destacar, além da predisposição genética, a idade, sendo que a morbimortalidade apresenta-se mais elevada em lactentes (< 2 anos) e idosos (> 65 anos), as gestantes, a presença de comorbidades, como hipertensão arterial ou outras doenças cardiovasculares graves, diabetes *mellitus*, doença pulmonar obstrutiva crônica (DPOC), doenças hematológicas crônicas (principalmente anemia falciforme e púrpuras), doença renal crônica, doença ácido-péptica, hepatopatias e doenças autoimunes, além da utilização de medicamentos que podem facilitar dificultar a coagulação, como anticoagulantes, antiagregantes plaquetários, como ácido acetilsalicílico (AAS) e clopidogrel, além dos anti-inflamatórios não esteroides. Quanto ao agente, a dengue pode manifestar-se de forma mais grave quando a infecção está relacionada a algumas cepas mais virulentas. Finalmente, com relação ao meio ambiente, em locais onde há elevada incidência da doença, com diferentes tipos de vírus circulantes, o número de casos graves da doença se eleva. Acredita-se que a teoria de infecção sequencial de Halstead poderia explicar grande parte desses casos. Em média, as formas mais graves da dengue acontecem em cerca de 0,2% durante a primoinfecção. Logo após a mesma, os pacientes produzem anticorpos neutralizantes que cruzam com todos os tipos virais durante o período de cerca de três meses, levando à resistência temporária contra todos os tipos. Porém, após esse período, esses anticorpos não são mais capazes de neutralizar outros tipos de vírus da dengue. Essa ligação, sem neutralização, facilitaria a entrada dos novos tipos de vírus da dengue dentro dos monócitos/macrófagos através dos receptores para Fc, elevando a replicação e a viremia em cerca de 10 a 100 vezes e, consequentemente, podendo elevar a ocorrência das formas graves em cerca de 15 vezes, ou seja, para cerca de 3% dos casos. Teoricamente, portanto, cada pessoa teria a chance de contrair dengue quatro vezes (DEN-1, DEN-2, DEN-3 e DEN-4).

MANIFESTAÇÕES CLÍNICAS

Acredita-se que a grande maioria das infecções por dengue sejam assintomáticas. Quando os sintomas estão presentes, o período de incubação humana é de 3 a 15 dias, em média 5 a 6 dias. Após esse período, geralmente inicia-se quadro abrupto caracterizado por febre elevada (39 °C a 40 °C), mialgia, cefaleia, dor retro-orbitária, prostração importante e artralgia. Exantema ocorre em cerca de 50% dos casos, geralmente iniciando entre o 2º e o 5º dia de sintomas, e caracteriza-se por ser intenso, principalmente maculopapular, podendo apresentar-se como morbiliforme, escarlatiniforme, entre outros, localizado principalmente em tronco e membros e não poupa palmas e plantas dos pés. O prurido pode estar presente e intenso. Outros sinais e sintomas que costumam estar presentes nessa fase inicial são náuseas, vômitos e diarreia.

Na faixa pediátrica, os sintomas podem se apresentar como um quadro febril inespecífico, com a presença de adinamia, apatia, recusa alimentar, prostração e diarreia. Lactentes podem apresentar choro persistente e irritabilidade, confundindo com outros quadros infecciosos dessa faixa etária.

Portanto, frente a um quadro febril, deve-se sempre investigar as evidências epidemiológicas associadas à dengue e seus principais diagnósticos diferenciais e, caso haja suspeita, deve-se imediatamente iniciar terapia específica, visto o pior prognóstico quando esta se inicia tardiamente.

Após essa fase inicial, a evolução clínica da dengue pode ser dividida e classificada em três formas:

Dengue

Esses pacientes não apresentam sinais de alarme e não evoluem para as formas mais graves da doença. A prova do laço deve ser pesquisada sempre que possível (Figura 46.1). Sua positividade indica a presença de fragilidade capilar, não sendo considerada, necessariamente, um sinal de alerta ou de gravidade. A febre normalmente cessa em até 7 dias e a fase de convalescença pode durar semanas,

**AVALIAÇÃO DO SUSPEITO DE DENGUE
PROVA DO LAÇO**

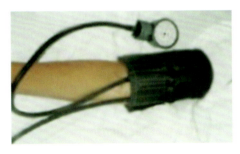
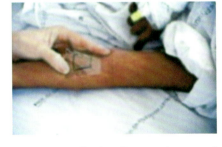

Verificar a PA e calcular a PAM. Insuflar o manguito até a PAM e manter por 3 minutos (crianças) e 5 minutos (adultos), ou até o aparecimento de petéquias (o que ocorrer primeiro)

$$PAM = \frac{(PAS + PAD)}{2}$$

PA: pressão arterial
PAM: pressão arterial média
PAS: pressão arterial sistólica
PAD: pressão arterial diastólica

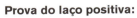

Desinsuflar o ar do manguito e desenhar um quadrado com 2,5 cm no local de maior concentração de petéquias

Prova do laço positiva:
Crianças: ≥ 10 petéquias dentro do quadrado
Adultos: ≥ 20 petéquias dentro do quadrado

FIGURA 46.1. Procedimentos para realização e interpretação da prova do laço. (Fonte: Centro de Vigilância Epidemiológica "Prof. Alexandre Vranjac". Orientação de atendimento para casos suspeitos de dengue, chikungunya e zika. São Paulo, SP; 2017.)

durante a qual podem ocorrer adinamia e fadiga intensas, distúrbios psiquiátricos, bradicardia e infecções bacterianas, que podem contribuir para maior morbimortalidade.

Dengue com sinais de alarme

Alguns pacientes apresentam resposta imune mais exacerbada a partir do terceiro dia e há vasodilatação repentina e intensa, levando a extravasamento de plasma importante e o aparecimento dos sinais de alarme logo após defervescência temporária da febre. Os sinais de alarme devem sempre ser investigados e os pacientes e responsáveis orientados a retornar imediatamente ao serviço de saúde caso os mesmos estejam presentes. Alguns pacientes podem ter boa evolução clínica e entrar na fase de convalescença descrita acima. Abaixo, encontram-se os sinais de alarme:

- Dor abdominal intensa (referida ou à palpação) e contínua.
- Vômitos persistentes.
- Acúmulo de líquidos (ascite, derrame pleural, derrame pericárdico).
- Hipotensão postural e/ou lipotimia.
- Hepatomegalia maior que 2 cm abaixo do rebordo costal.
- Sangramento de mucosa.
- Letargia e/ou irritabilidade.
- Aumento progressivo do hematócrito.

Dengue grave

O extravasamento de plasma é mais intenso, podendo levar a quadros mais graves e de elevada mortalidade caso não prontamente identificado e tratado. Estes quadros clínicos podem ocorrer isoladamente ou associados:

- Choque: geralmente ocorre entre o 4º e o 5º dia de sintomas e se caracteriza por taquicardia, extremidades frias e tempo de enchimento capilar igual ou maior a 2 segundos, pulso débil ou indetectável, pressão diferencial convergente ≤ 20 mmHg; oligúria, hipotensão arterial e cianose em fase tardia do choque e acumulação de líquidos com insuficiência respiratória. O extravasamento intenso e abrupto de plasma pode levar ao óbito em apenas 12 a 24 horas. Podem ocorrer grandes derrames cavitários. Esse choque pode ser agravado pela presença de miocardite. O choque pode desencadear hipoperfusão de órgãos e suas consequências, como acidose metabólica, lesão endotelial, distúrbios hemorrágicos importantes e disfunção múltipla de órgãos.

- Hemorragias: nos casos graves, podem ocorrer hemorragias maciças, como hematêmese, sangramento vaginal intenso, melena, sangramento em sistema nervoso central, entre outros.
- Comprometimento grave de órgãos: alguns pacientes podem evoluir com graves disfunções orgânicas, como hepatite aguda grave, miocardites e comprometimento neurológico. É comum a elevação discreta de transaminases na dengue, porém, alguns casos podem evoluir com hepatite grave, podendo levar à insuficiência hepática e suas apresentações clássicas, e ao óbito. A miocardite viral pode levar a taquicardia, bradicardia, inversão de onda T do segmento ST, simulando quadros isquêmicos, inclusive com elevação de enzimas, e ainda evoluir para disfunções ventriculares importantes e insuficiência cardíaca e óbito. Alterações neurológicas diversas podem ocorrer, como meningite com predomínio linfomonocitário, encefalite, síndrome de Guillain-Barré, síndrome de Reye, polirradiculoneurite, mielite, entre outras.

▌DIAGNÓSTICO

A confirmação diagnóstica da dengue muitas vezes somente poderá ser realizada tardiamente na prática clínica diária. Portanto, considerando a gravidade da doença e a necessidade de se instituir as terapias adequadas o mais precocemente possível, torna-se fundamental investigar minuciosamente os fatores epidemiológicos e o quadro clínico, sempre considerando o tempo de incubação. Para complementar o diagnóstico, devem ser realizados exames inespecíficos e específicos:

Exames inespecíficos

As alterações de exames podem variar de acordo com as fases da doença e com manifestações clínicas apresentadas por cada paciente. Os seguintes exames poderão ser solicitados, inicialmente, em uma rotina de suspeita clínica de dengue, com o objetivo de ajudar na diferenciação de outras doenças e avaliação da gravidade do caso: hemograma, coagulograma, bioquímicos (PCR, ureia, creatinina, bilirrubina total e frações, TGO, TGP, gama-GT, fosfatase alcalina e CPK, DHL, eletrólitos), urinário (urina tipo 1). Se necessário, também devem ser solicitados: exames microbiológicos (hemoculturas e urocultura), radiografia de tórax, eletrocardiograma (ECG), gasometria arterial e coleta de líquido cefalorraquidiano (LCR), entre outros exames.

- Exame hematológico: caracteristicamente, há tendência à leucopenia e plaquetopenia. Leucocitose é muito rara na dengue, ocorrendo em alguns casos graves (como na hepatite aguda grave), devendo-se considerar fortemente outros diagnósticos diferenciais quando estiver presente. A presença de elevação do hematócrito é muito característica no hemograma de pessoas com dengue e reflete o extravasamento de plasma.
- Proteína C reativa (PCR): tende a se apresentar pouco elevada.
- Ureia e creatinina: o acometimento renal é muito raro na dengue, geralmente ocorrendo nos casos graves de choque. Quando há elevação das escórias nitrogenadas, deve-se considerar fortemente outros diagnósticos diferenciais.
- Enzimas hepáticas: a elevação das concentrações séricas de transaminases é muito comum e costuma ser leve a moderada. A TGO (AST) normalmente encontra-se em níveis mais elevados que os da TGP (ALT) devido ao comprometimento muscular simultâneo. A elevação da concentração sérica de bilirrubina é muito rara na dengue, ocorrendo basicamente nos casos de hepatite aguda grave.
- CPK e DHL: podem mostrar-se elevados devido ao acometimento muscular.
- CK-MB: as concentrações séricas podem apresentar-se elevadas na miocardite.
- Coagulograma: atividade de protrombina (AP) pode apresentar-se diminuída e/ou o tempo de protrombina (TP) aumentado.
- Urina tipo 1: hematúria é a alteração mais frequente.
- Radiologia de tórax: edema e derrames pleurais são as alterações mais comuns.
- Eletrocardiograma (ECG): pode evidenciar bradicardia e taquicardia, outras arritmias, bloqueios de condução, baixa voltagem, alteração da repolarização ventricular e inversões de onda T transitórias, que podem simular fenômenos isquêmicos. RNM e ecocardiograma podem auxiliar no diagnóstico de miocardite.
- Outros exames: podem ser solicitados, de acordo com manifestações específicas da doença.

Exames específicos

Deve-se considerar a fase em que se encontra a doença. O período de viremia geralmente se inicia um dia antes e dura até o 6º dia do início dos sintomas. Portanto, nessa fase deve-se procurar antígenos virais. Técnicas como biologia molecular e cultura viral são caras e de difícil execução, sendo, portanto, reservadas principalmente para estudos epidemiológicos. A partir do 6º dia até 60 a 90 dias após início dos sintomas, pode-se detectar anticorpos da classe IgM. Deve-se considerar a possibilidade de reação cruzada dos anticorpos IgM com outros flavivírus, como vírus do Nilo Ocidental, febre amarela e vírus zika. Os anticorpos IgG específicos geralmente são detectados a partir do 9º dia de sintomas da primoinfecção e persistem por toda a vida. Considerando esses fatos, abaixo encontram-se os exames laboratoriais específicos normalmente utilizados na rotina clínica:

- Detecção de antígeno NS1: trata-se de uma proteína não estrutural do vírus da dengue. Deve ser pesquisada até o 5º dia de sintomas, preferencialmente até o 3º dia, podendo ser detectada já a partir do 1º dia de sintomatologia. São utilizadas as técnicas de imunocromatografia (teste rápido) e ELISA. Resultados negativos isoladamente não descartam a infecção devidido à sua menor sensibilidade.
- Detecção de anticorpos da classe IgM: a técnica utilizada na rotina é o MAC-ELISA, devendo ser coletada a partir do 6º dia de sintomas.
- Detecção de anticorpos da classe IgG: a técnica utilizada na rotina é o ELISA, devendo ser coletada a partir do 6º dia de sintomas, em conjunto com MAC-ELISA. A sua detecção nessa fase, na ausência de anticorpos IgM, indica infecção prévia.

Para saber os detalhes sobre coleta, armazenamento e encaminhamento de amostras para os laboratórios de referência, sempre se deve notificar o caso, o mais rapidamente possível, entrando em contato com o serviço de vigilância epidemiológica de seu serviço de saúde ou do município, ou, ainda, diretamente com o Departamento de Vigilância Epidemiológica da Secretaria de Estado da Saúde.

Confirmação diagnóstica em caso de óbito

Todo óbito deve ser investigado. Deve-se solicitar ao serviço de verificação de óbito que seja aplicado o protocolo específico para investigação de síndrome febril ictérica e/ou hemorrágica aguda quando esta se faz presente.

Diagnósticos diferenciais

A dengue pode comportar-se, principalmente, como síndrome febril hemorrágica aguda, cabendo os principais diagnósticos diferenciais ou como outras apresentações.

TABELA 46.1. Frequência de sinais e sintomas mais comuns de infecção pelo vírus zika em comparação com a infecção pelos vírus da dengue e chikungunya, segundo observações da Universidade Federal de Pernambuco, até dezembro de 2015

Sinais/sintomas	Dengue	Zika	Chikungunya
Febre (duração)	Acima de 38 °C (4 a 7 dias)	Sem febre ou subfebril ≤ 38 °C (1-2 dias subfebril)	Febre alta > 38 °C (2-3 dias)
Manchas na pele (frequência)	Surge a partir do quarto dia: 30-50% dos casos	Surge no primeiro ou segundo dia: 90-100% dos casos	Surge no segundo a quinto dia: 50% dos casos
Dor nos músculos (frequência)	+++/+++	++/+++	+/+++
Dor na articulação (frequência)	+/+++	++/+++	+++/+++
Intensidade da dor articular	Leve	Leve/moderada	Moderada/intensa
Edema da articulação	Raro	Frequente e leve intensidade	Frequente e de moderada a intensa
Conjuntive	Raro	50-90% dos casos	30% dos casos
Cefaleia (frequência e intensidade)	+++	++	++
Prurido	Leve	Moderada/intensa	Leve
Hipertrofia ganglionar (frequência)	Leve	Intensa	Moderada
Discrasia hemorrágica (frequência)	Moderada	Ausente	Leve
Acometimento neurológico	Raro	Mais frequente que dengue e chikungunya	Raro (predominante em neonatos)

Fonte: Ministério da Saúde. Protocolo de Vigilância e Resposta à Ocorrência de Microcefalia Relacionada à Infecção pelo Vírus Zika. Brasília, DF; 2015.

Os principais diagnósticos diferenciais são: outras arboviroses (zika, chikungunya, mayaro, oropouche, febre amarela), febre maculosa e outras riquetsioses, enteroviroses, sepse, doença meningocócica, febre tifoide, pielonefrite aguda, apendicite aguda, influenza (geralmente na dengue não há acometimento de vias aéreas), malária, doença de Chagas aguda, meningoencefalites virais, hepatites virais agudas, farmacodermias, doença de Kawasaki, doença de Henoch-Schönlein, rubéola, sarampo, escarlatina, eritema infeccioso, exantema súbito, leptospirose anictérica, miocardites virais, entre outros.

Em 2015, zika e chikungunya uniram-se à dengue e teve início no Brasil a chamada "tríplice epidemia". São doenças que podem ter apresentações clínicas e laboratoriais semelhantes, porém geralmente possuem algumas características clínicas específicas e prognósticos diversificados, relacionados à morbimortalidade, incapacitação física e sequelas neurológicas graves, principalmente durante a gestação. A Tabela 46.1 representa um quadro comparativo da sintomatologia dessas três arboviroses.

■ TRATAMENTO

Deve-se reforçar que, em grande parte das vezes, as condutas terapêuticas e de suporte para a dengue deverão ser iniciadas antes da sua confirmação diagnóstica. Portanto, a suspeita baseada principalmente em critérios clínicos e epidemiológicos é fundamental para o diagnóstico e tratamento oportunos, e a consequente redução de morbimortalidade. A maioria dos óbitos por dengue estão associados à não suspeição diagnóstica inicial e/ou a não identificação e condução adequada frente aos sinais de alerta. Para o adequado encaminhamento dos pacientes, estes deverão ser classificados quanto ao seu risco em classes A, B, C e D, respectivamente dos pacientes com menor para maior gravidade (Figura 46.2). A Figura 46.3 mostra o fluxograma para classificação de risco da dengue.

De modo geral, todos os pacientes com suspeita de dengue deverão receber hidratação adequada, de acordo com sua classificação de risco, e evitar medicações que possam predispor ao sangramento, entre elas as que contenham em sua formulação antiagregantes plaquetários, como o ácido acetilsalicílico (AAS), anti-inflamatórios não hormonais e anticoagulantes. Os medicamentos que contenham salicilatos deverão ser ainda evitados pelo risco de síndrome de Reye. Recomenda-se o uso de paracetamol e dipirona.

As condutas adequadas para os pacientes classificados de acordo com os critérios de gravidade encontram-se na Figura 46.4 e também poderão ser

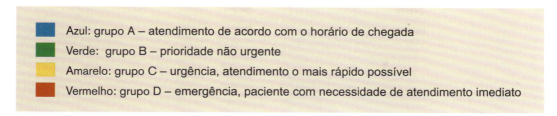

FIGURA 46.2. Classificação de risco e prioridade no atendimento de pacientes com suspeita de dengue. (Fonte: Ministério da Saúde. Diretrizes nacionais para prevenção e controle de epidemias de dengue. Brasília, DF; 2009.)

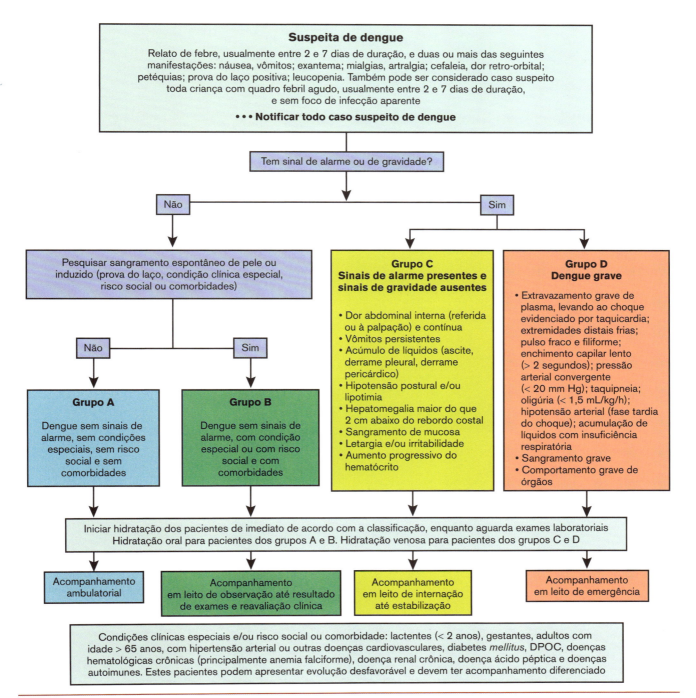

FIGURA 46.3. Fluxograma para classificação de risco da dengue. (Fonte: Ministério da Saúde. Dengue: diagnóstico e manejo clínico: adulto e criança. Brasília, DF; 2016.)

Grupo A

- Hemograma é recomendável.
- Outros exames complementares a critério médico.
- Paracetamol ou dipirona, antieméticos e anti-histamínicos, se necessário.
- Prescrever hidratação oral:
  Adultos: 60-80 mL/kg/dia, sendo 1/3 com soro de reidratação oral (SRO) em 4 horas; para os 2/3 restantes, orientar a ingestão de líquidos caseiros (água, suco de frutas, soro caseiro, chás, água de coco etc.). Por exemplo, para um adulto de 70 kg, orientar: 60 mL/kg/dia 4,2 L. Ingerir nas primeiras 4 horas do atendimento: 1,4 L de SRO e distribuir o restante nos outros períodos (2,8 L).
  Crianças: (< 13 anos de idade) orientar paciente e o cuidador para hidratação por via oral. Oferecer 1/3 na forma de SRO nas primeiras 4 horas do atendimento e o restante através da oferta de água, sucos e chás. Considerar o volume de líquidos a ser ingerido conforme recomendação a seguir (baseado na regra de Holliday Segar, acrescido de reposição de possíveis perdas de 3%):
  – Crianças até 10 kg: 130 mL/kg/dia;
  – Crianças de 10 a 20 kg: 100 mL/kg/dia;
  – Crianças acima de 20 kg: 80 mL/kg/dia.
- Manter a hidratação durante todo o período febril e por até 24-48 horas após a defervescência da febre.
- O aleitamento materno deve ser mantido e estimulado.
- Retorno no primeiro dia sem febre ou no quinto dia de sintomas, caso permaneça febril.
- Retorno IMEDIATO na presença de sinais de alarme ou sangramento.
- Orientar sobre a eliminação de criadouros do *Aedes aegypti*.
- Levar o cartão de acompanhamento da dengue nos retornos.

Grupo B

- Hemograma obrigatório para todos os pacientes com coleta no momento do atendimento e liberação do resultado em 2-4 horas.
- Outros exames complementares a critério médico.
- Leito de observação até resultado do hemograma.
- Prescrever hidratação oral conforme o recomendado para o Grupo A até liberação do resultado do hemograma.
- Em caso de vômitos ou recusa da ingestão do soro oral, recomenda-se a administração da hidratação venosa com soro fisiológico ou Ringer lactato 40 mL/kg em 4 horas, segundo protocolo e mediante prescrição médica.
  Hemograma normal: ausência de hemoconcentração e plaquetas > 100.000/mm³.
  Condutas (regime ambulatorial):
- Atualizar cartão de acompanhamento da dengue.
- Manter hidratação oral, conforme Grupo A.
- Retorno em 24 horas, com reavaliação clínica e laboratorial diária até 48 horas após o 1º dia sem febre.
- Retorno IMEDIATO na presença de sinais de alarme ou sangramentos.
- Paracetamol ou dipirona, antieméticos e anti-histamínicos, se necessário.
- Orientar: não se automedicar e sobre a eliminação de criadouros do *Aedes aegypti*.
- Levar o cartão de acompanhamento da dengue nos retornos.
- Repouso.
  Hemograma alterado: presença de hemoconcentração ou plaquetas < 100.000/mm³.
  Condutas (leito de observação):
- Hidratação parenteral com soro fisiológico ou Ringer lactato – 40 mL/kg em 4 horas, segundo protocolo e mediante prescrição médica.
- Reavaliar classificação de risco.
- Novo hemograma após hidratação:
  – Hematócrito normal: seguir condutas do regime ambulatorial, com retorno diários;
  – Hemoconcentração ou surgimento de sinais de alarme: seguir condutas do Grupo C.
- Plaquetas < 20.000/mm³ mesmo sem repercussão clínica: internar e reavaliar clínica e laboratorialmente a cada 12 horas.

Grupo C

- Iniciar a expansão volêmica imediata com punção de acesso venoso periférico calibroso e controle rigoroso de infusão, em qualquer ponto de atenção, independentemente do nível de complexidade, inclusive durante eventual transferência para uma unidade de referência, mesmo na ausência de exames complementares.
- Hidratação venosa imediata: iniciar fase de expansão com soro fisiológico ou Ringer lactato 20 mL/kg em 2 horas (crianças e adultos), segundo protocolo e mediante prescrição médica. Reavaliação clínica a cada 1 hora: sinais vitais, PA e diurese > 1 mL/kg/h. Reavaliação laboratorial: hematócrito em 2 horas (ao término da fase de expansão).
  Melhora do hematócrito e dos sinais hemodinâmicos?
  SIM: iniciar a fase de manutenção (crianças e adultos), segundo protocolo e mediante prescrição médica.
  – Primeira fase: soro fisiológico 25 mL/kg em 6 horas. Se houver melhora clínica, iniciar segunda fase;
  – Segunda fase: 25 mL/kg em 8 horas, sendo 1/3 com soro fisiológico e 2/3 com soro glicosado 5%.
  NÃO: repetir a fase de expansão até 3 vezes, seguindo a orientação de reavaliação clínica (sinais vitais, PA, diurese) a cada 1 hora, e laboratorial (hematócrito) a cada 2 horas (ao término de cada fase de expansão). Se resposta inadequada após as 3 fases de expansão – conduzir como Grupo D.
- Sempre oferecer O₂ suplementar, sendo a forma da oferta definida em função da tolerância e da gravidade.
- Hemograma, dosagem de albumina e de transaminases são obrigatórios para todos os pacientes.
- Recomenda-se a realização de raios X de tórax (PA, perfil e Laurell) e de USG de abdome para identificação de derrames cavitários.
- Outros exames poderão ser realizados, conforme necessidade: glicemia, ureia, creatinina, eletrólitos, gasometria, TTPA e ecocardiograma.
- Exames específicos para dengue deverão ser solicitados obrigatoriamente, mas os resultados não devem ser aguardados para definição de conduta. O diagnóstico de dengue é clínico.
- A avaliação deve ser contínua e na presença de qualquer sinal de agravamento ou choque a reavaliação média deve ser imediata.
- Leito de internação por um período mínimo de 48 horas. Após preencher critérios de alta, o retorno para reavaliação clínica e laboratorial deve seguir orientação do Grupo B.

Grupo D

- Iniciar a expensão volêmica imediata (SF ou RL 20 mL/kg em até 20 minutos para crianças e adultos) com punção de acesso venoso periférico calibroso e controle rigoroso de infusão, em qualquer ponto de atenção, independentemente do nível de complexidade, inclusive durante eventual transferência para uma unidade de referência, mesmo na ausência de exames complementares.
  Reavaliação clínica: sinais vitais, PA e diurese > 1 mL/kg/h a cada 15-30 minutos. Reavaliação laboratorial: hematócrito em 2 horas.
  Melhora do hematócrito e dos sinais hemodinâmicos?
  SIM: Conduzir como Grupo C.
  NÃO: repetir fase de expansão rápida até 3 vezes, seguindo a orientação de reavaliação clínica (sinais vitais, PA, diurese) a cada 15-30 minutos e laboratorial (hematócrito) a cada 2 horas.
  Se resposta inadequada após as 3 fases de expansão rápida e:
  – *Hematócrito em ascensão:* mediante prescrição médica, infundir albumina 0,5-1 g/kg (para cada 100 mL da solução, usar 25 mL de albumina 20% e 75 mL de SF); se albumina indisponível ou ineficaz, considerar coloides sintéticos (10 mL/kg/hora) atentando sempre para o risco de indução a sangramentos e dano renal em adultos;
  – *Hematócrito em queda:* investigar sangramento, coagulopatia, hiper-hidratação (sinais de ICC) e, mediante prescrição médica, adotar as seguintes condutas:
    Se hemorragia: transfundir concentrado de hemácias (10 a 15 mL/kg/dia);
    Se coagulopatia: infundir plasma fresco (10 mL/kg), vitamina K endovenosa e crioprecipitado (1 unidade para cada 5-10 kg). Considerar a transfusão de plaquetas somente nas seguintes condições: sangramento persistente não controlado após corrigidos os fatores de coagulação e de choque, associado a plaquetopenia e a INR maior que 1,5 vezes o valor normal. A transfusão desnecessária de plaquetas pode aumentar a gravidade do paciente.
  – *Se hiper-hidratação:* reduzir a infusão de líquido, utilizar diuréticos e drogas inotrópicas, se necessário.
- Sempre oferecer O₂ suplementar, sendo a forma da oferta definida em função da tolerância e da gravidade.
- Hemograma, dosagem de albumina e de transaminases são obrigatórios. Recomenda-se a realização de raios X de tórax (PA, perfil Laurell) e de USG de abdome para identificação de derrames cavitários. Outros exames poderão ser realizados, conforme necessidade: glicemia, ureia, creatinina, eletrólitos, gasometria, TTPA e ecocardiograma.
- Exames específicos para dengue deverão ser solicitados obrigatoriamente, mas os resultados não devem ser aguardados para definição de conduta. Leito de internação em Unidade de Terapia Intensiva até estabilização (mínimo 48 horas). Após estabilização, permanecer em leito de internação. Quando critérios de alta, o retorno para realização clínica e laboratorial deve seguir orientação do Grupo B.

FIGURA 46.4. Condutas terapêuticas de acordo com a classificação de risco da dengue. (Fonte: Ministério da Saúde. Dengue: diagnóstico e manejo clínico: adulto e criança. Brasília, DF; 2016 e Centro de Vigilância Epidemiológica "Prof. Alexandre Vranjac". Orientação de atendimento para casos suspeitos de dengue, chikungunya e zika. São Paulo, SP; 2017.)

acessadas, de acordo com faixa etária e sexo, pelo aplicativo "Dengue-UNASUS" (http://www.unasus.gov.br/Dengue).

Mais detalhes sobre condutas relacionadas à terapia intensiva dos pacientes podem ser encontradas na recomendação do Ministério da Saúde "Dengue: diagnóstico e manejo clínico: adulto e criança".

Critérios de alta hospitalar

Os pacientes precisam preencher todos os seis critérios a seguir: estabilização hemodinâmica durante 48 horas; ausência de febre por 48 horas; melhora visível do quadro clínico; hematócrito normal e estável por 24 horas; plaquetas em elevação e acima de 50.000/mm³.

Condutas em populações especiais

As condutas mais específicas relacionadas às gestantes, aos pacientes que estejam em uso de antiagregantes plaquetários e anticoagulantes, aos cardiopatas, hipertensos e, ainda, os diferentes parâmetros utilizados em adultos e crianças encontram-se na recomendação do Ministério da Saúde "Dengue: diagnóstico e manejo clínico: adulto e criança" de 2016.

▌ PREVENÇÃO

Estudos sobre vacina eficaz estão em andamento. A Dengvaxia – vacina contra dengue 1, 2, 3 e 4 (recombinante, atenuada) – foi registrada na Anvisa, porém possui limitações importantes relacionadas à faixa etária, entre 9 e 45 anos, ao número elevado de doses (3 doses, com intervalos de 6 meses), à impossibilidade de se utilizar em gestantes, lactantes e imunossuprimidos e à eficácia global de 66% na faixa etária empregada.

Portanto, outras condutas pessoais deverão ser seguidas:

- Utilização de roupas compridas – calças e blusas – e, se vestir roupas que deixem áreas do corpo expostas, a aplicação de repelente somente nessas áreas.
- Não utilizar perfumes ou cosméticos perfumados.
- Utilização de telas de proteção em portas e janelas, e mosquiteiros em camas e berços. É possível aplicar repelente em spray (permetrina) nesses dispositivos.
- Utilizar ventiladores ou ar condicionado.
- Eliminação de criadouros do *Aedes aegypti* em domicílios e local de trabalho.

Orientações quanto ao uso de repelentes
Crianças

- Menor que 6 meses: não devem utilizar repelentes.
- 6 meses a 2 anos: IR3535 duração de até 4 horas (1 aplicação ao dia).
- 2 a 7 anos: IR3535 duração de até 4 horas (2 aplicações ao dia). Icaridina 20-25% duração de até 10 horas (2 aplicações ao dia). DEET 6-9%, duração de 4-6 horas (2 aplicações ao dia).
- A partir de 7 anos: IR3535 duração de até 4 horas (3 aplicações ao dia). Icaridin a 20-25% duração de até 10 horas (3 aplicações ao dia). DEET 6-9% duração de 4-6 horas (3 aplicações ao dia).

Adultos, idosos e gestantes

- IR3535: duração de até 4 horas (3 aplicações ao dia). Icaridina 20-25%, duração de até 10 horas (3 aplicações ao dia). DEET 10-15%, duração de 6-8 horas (3 aplicações ao dia).

Observações: Se utilizar filtro solar, esperar secar e aplicar o repelente após 15 minutos. Não aplicar próximo aos olhos, nariz e boca. Lavar as mãos após a aplicação. Não aplicar nas mãos das crianças. Não dormir com repelente no corpo.

Bibliografia

Centro de Vigilância Epidemiológica "Prof. Alexandre Vranjac". Orientação de atendimento para casos suspeitos de dengue, chikungunya e zika; 2017. Disponível em: https://www.google.com.br/url?sa=t&rct=j&q=&esrc=s&source=web&cd=2&cad=rja&uact=8&ved=0ahUKEwjnxNnWy4DWAhWJjVQKHd08Ak0QFggtMAE&url=http%3A%2F%2Fwww.saude.sp.gov.br%2 Fresources%-2Fcve-centro-de-vigilancia- epidemiologica%2Fareas-de-vigilancia%2Fdoencas-de-transmissao-por-vetores-e-zoonoses% 2Fdoc%2Farbovirose17_orientacao_atendimento_casos_suspeitos_dengue_chikungunya_zika.pdf&usg= AFQjCNE0YvBC0g4JWyMY FZYVVyievu0vUQ. Acessado em 29 ago 2017.

Chen LH, Wilson ME. Update on non-vector transmission of dengue: relevant studies with Zika and other flaviviruses. Tropical Diseases, Travel Medicine and Vaccines. 2016; 2(15):1-6.

Secretaria de Vigilância em Saúde - Ministério da Saúde. Dengue: diagnóstico e manejo clínico: adulto e criança. 2016. Disponível em: http://portalsaude.saude.gov.br/images/pdf/2016/janeiro/14/dengue-manejo-adulto-crianca-5d.pdf. Acessado em 29 ago 2017.

Secretaria de Vigilância em Saúde - Ministério da Saúde. Dengue; 2017. Disponível em: http://portalsaude.saude.gov.br/index.php/o-ministerio/principal/secretarias/svs/dengue.

Secretaria de Vigilância em Saúde - Ministério da Saúde. Ministério da Saúde. Protocolo de Vigilância e Resposta à Ocorrência de Microcefalia Relacionada à Infecção pelo Vírus Zika; 2015. Disponível em: http://portalsaude.saude.gov.br/images/pdf/2015/dezembro/09/Microcefalia--- Protocolo-de-vigil--ncia-e-resposta---vers--o-1---09dez2015-8h.pdf.

Secretaria de Vigilância em Saúde – Ministério da Saúde. Monitoramento dos casos de dengue, febre de chikungunya e febre pelo vírus Zika até a Semana Epidemiológica 51, 2016. Boletim Epidemiológico [Internet]. 2017 ago 29; 48(2):10. Disponível em: http://combateaedes.saude.gov.br/images/boletins-epidemiologicos/2016-Dengue_Zika_Chikungunya-SE51.pdf.

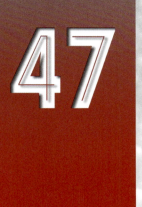

SÍNDROME FEBRIL ICTÉRICA E/OU HEMORRÁGICA AGUDA

Ricardo Augusto Monteiro de Barros Almeida

INTRODUÇÃO

O diagnóstico sindrômico tem como objetivo aumentar a sensibilidade do diagnóstico e permitir o tratamento oportuno e o controle de doenças, incluindo as emergentes e reemergentes.[1]

Para ilustrar a importância do diagnóstico sindrômico, tem-se como exemplo o surto de febre amarela ocorrido na região de Botucatu-SP, em 2009.[2] O primeiro caso identificado era uma paciente proveniente de Sarutaiá-SP, a qual apresentava quadro agudo de febre, icterícia e distúrbios hemorrágicos, sendo inicialmente tratada como leptospirose. Porém, a equipe médica conduziu o diagnóstico sob a forma sindrômica, solicitando os exames laboratoriais específicos para os diagnósticos diferenciais, incluindo o de febre amarela, doença que não ocorria na região há mais de 60 anos. Essa vigilância sindrômica permitiu diagnosticar oportunamente os casos subsequentes e imediatamente acionar as medidas preventivas, controlando a epidemia em apenas dois meses.

Além da síndrome febril ictérica e/ou hemorrágica aguda, outras formas de vigilância sindrômica também foram implantadas, como as relacionadas às doenças exantemáticas, às paralisias flácidas e à síndrome respiratória aguda.

DEFINIÇÕES E ETIOLOGIAS

A síndrome febril ictérica e/ou hemorrágica aguda pode apresentar-se como síndrome febril ictérica aguda (SFIA), síndrome febril hemorrágica aguda (SFHA) ou, ainda, como síndrome febril íctero-hemorrágica aguda (SFIHA). A seguir são apresentadas as respectivas definições, etiologias mais comuns e critérios de exclusão.[1]

Síndrome febril ictérica aguda (SFIA)

Pacientes acima de um ano de idade, com relato de febre com duração de até três semanas e sinais clínicos de icterícia cutânea e/ou mucosa.

Etiologias mais comuns:
- Leptospirose.
- Febre amarela e evento adverso à vacinação.
- Sepse.
- Malária.
- Febre tifoide.
- Hepatites virais agudas.

Síndrome febril hemorrágica aguda (SFHA)

Pacientes acima de 1 ano de idade, com relato de febre com duração de até 3 semanas, apresentando um ou mais sinais de hemorragia: espontânea (mucosa, cutânea, intestinal, pulmonar, múltiplos órgãos e/ou outras) ou induzida (prova do laço positiva).

Etiologias mais comuns:
- Dengue.
- Outras arboviroses.
- Febre maculosa brasileira e outras riquetsioses.
- Doença meningocócica.
- Febre amarela e evento adverso à vacinação.
- Sepse.
- Malária.
- Febre tifoide.
- Febre purpúrica brasileira.
- Hantavirose.

Síndrome febril íctero-hemorrágica aguda (SFIHA)

Pacientes acima de um ano de idade, com relato de febre com duração de até três semanas, apresentando sinais de síndrome febril ictérica aguda e síndrome febril hemorrágica aguda.

Etiologias mais comuns:
- Leptospirose.
- Febre maculosa brasileira e outras riquetsioses.
- Febre amarela e evento adverso à vacinação.
- Sepse.
- Malária.
- Febre tifoide.
- Hepatites virais agudas.

Critérios de exclusão: síndrome hemorrágica de origem não infecciosa, doenças hematológicas, hepatopatia crônica, doenças autoimunes, neoplasias, uso de anticoagulantes, intoxicações exógenas agudas, acidentes por animais peçonhentos, outras doenças crônicas febris que cursem com hemorragia e/ou icterícia.

ETIOLOGIAS APRESENTADAS NESTE CAPÍTULO

Considerando a importância e incidência regional, além do fato de que algumas etiologias relacionadas à síndrome febril ictérica e/ou hemorrágica aguda já foram descritas no Capítulo 46 (Dengue), serão aqui apresentados aspectos relativos às seguintes etiologias: leptospirose, febre maculosa e febre amarela.

Leptospirose

Introdução[3,4]

A leptospirose é uma zoonose de importância mundial, bastante associada a climas quentes e úmidos. É causada por leptospiras transmitidas, principalmente, pelo contato com urina de animais infectados, ou água e lama contaminadas pela bactéria, materiais onde podem permanecer por meses. Há vários animais que servem de reservatório e permitem a manutenção de focos de infecção no meio ambiente. Os principais reservatórios para as pessoas que vivem no meio urbano são os roedores (principalmente o rato de esgoto) e os cães. Outros reservatórios relevantes são os animais de produção, como suínos, bovinos, equinos e ovinos, principalmente pela proximidade com os humanos.

A leptospirose possui elevada incidência no Brasil. Em média, cerca de 13.000 casos são notificados por ano, sendo 3.500 confirmados. A letalidade média é de 10,8%. Possui importância econômica e social por atingir principalmente pessoas na faixa etária produtiva, dos 20 aos 49 anos, e pela estrita associação com atividades ocupacionais. A média de internações de pacientes chega a 75%, mostrando a gravidade da maioria dos casos detectados pelo sistema de vigilância. Isso destaca a importância para o diagnóstico precoce e tratamento oportuno, como forma de reduzir a morbimortalidade da doença.

Etiologia[4,5]

Bactérias espiroquetas, do gênero *Leptospira*, sendo que, fenotipicamente, a *Leptospira interrogans é* considerada como a espécie patogênica. A *Leptospira interrogans* pode ser classificada, ainda, em mais de 200 sorovares, de acordo com características antigênicas da sua superfície. Esses sorovares podem ser patogênicos a animais e humanos, porém alguns estão mais associados a hospedeiros específicos, como é o caso dos sorovares Canicola, Pommona, Hardjo e Icterohaemorrhagiae, respectivamente mais prevalentes em cães, suínos, bovinos e ratos. Do mesmo modo, diferentes sorovares podem gerar todos os quadros clínicos da leptospirose, embora, no Brasil, haja evidências de que os sorovares Icterohaemorrhagiae e Copenhageni estejam frequentemente relacionados aos casos mais graves.

Reservatórios[4,6,7]

Essencialmente, todos os outros mamíferos são suscetíveis à infecção pelas leptospiras patogênicas e podem servir como reservatório da doença, eliminando as bactérias na urina. Alguns animais são considerados como reservatórios mais importantes para a transmissão ao ser humano, seja pela suscetibilidade natural à infecção e/ou pela proximidade com os humanos. Esses são os roedores sinantrópicos, das espécies *Rattus norvegicus* (ratazana ou rato de esgoto), *Rattus rattus* (rato de telhado ou rato preto) e *Mus musculus* (camundongo ou catita), cães, suínos, bovinos, equinos, ovinos e caprinos. Entre esses, destacam-se os roedores, que podem carrear e transmitir as leptospiras patogênicas por toda a sua vida, sem apresentar sintomas da doença (carreadores assintomáticos). Os outros animais reservatórios podem apresentar sinais e sintomas da leptospirose semelhantes aos dos humanos, principalmente quando estes são hospedeiros acidentais, ou seja, quando são infectados por sorovares diferentes dos habituais. Animais silvestres são frequentemente infectados, porém sua função como reservatório da doença para os humanos torna-se menos importante pelo limitado contato direto com seu meio ambiente. A infecção e eliminação da leptospira pela urina dos felinos parece ocorrer de modo mais raro, porém, pode estar subestimada.

SÍNDROME FEBRIL ICTÉRICA E/OU HEMORRÁGICA AGUDA

Meios de transmissão[4,5]

A principal forma de transmissão da leptospirose para os humanos, seu hospedeiro terminal e acidental, é por meio do contato com a urina de animais infectados ou com água e lama contaminadas pela urina. A penetração das leptospiras geralmente ocorre através de pele lesada e mucosas; porém, dependendo do tempo de exposição e da carga bacteriana, acredita-se que a transmissão também possa ocorrer através de pele íntegra. A ingestão de água e alimentos contaminados também é uma das formas possíveis de transmissão, além da manipulação de sangue, tecidos e órgãos de animais contaminados. Transmissão inter-humana é muito rara e de pouca importância epidemiológica, sendo descrita por meio da via sexual, transplacentária e durante a amamentação. Pode, ainda, ocorrer transmissão por meio de mordidas de animais e acidentes em laboratório.

Epidemiologia[4]

A epidemiologia da leptospirose humana está diretamente relacionada às condições climáticas favoráveis e ao contato direto ou indireto com os reservatórios animais em seu meio ambiente, destacando-se o caráter ocupacional da doença. As seguintes situações epidemiológicas estão mais relacionadas à ocorrência de leptospirose humana:

- Períodos quentes e úmidos.
- Predomínio no sexo masculino.
- Idade de 20 a 49 anos.
- Ocorrência de inundações e desastres naturais com exposição a água e lama contaminadas.
- Locais com elevada presença de roedores.
- Atividade ocupacional: lixeiros e catadores de material reciclável, pedreiros, encanadores, pintores, trabalhadores em contato com fossa/esgoto, caminhoneiros, jardineiros, mecânicos, militares, veterinários, cuidadores de animais e funcionários de *pet shop*, empregados domésticos, agricultores, criadores de animais domésticos, trabalhadores de matadouros, pescadores, entre outras.
- Atividades recreacionais aquáticas e ecoturismo: natação, canoagem, caiaquismo, mergulhos, rafting e pescaria em rios, riachos, pântanos ou lagos contaminados com urina de reservatórios animais.

Fisiopatologia[8,9]

Após penetração através das vias citadas anteriormente, as leptospiras alcançam a corrente sanguínea, provocando uma vasculite sistêmica e invadindo tecidos por todo o organismo. Há preferência para os rins, fígado, pulmões, coração, sistema nervoso central, pele, tecido muscular esquelético e olhos. Além das lesões decorrentes da invasão tecidual pelas leptospiras, outros mediadores como endotoxinas, hemolisinas e lipases também estariam implicados na patogenia da doença. Entretanto, o real mecanismo de lesão tecidual ainda não está claro e envolve um complexo mecanismo de interações, incluindo a resposta imune do hospedeiro.

Manifestações clínicas[3,10]

O tempo de incubação da leptospirose humana pode estender-se de 1 a 30 dias, sendo mais frequente entre 5 e 14 dias. As manifestações clínicas da leptospirose podem apresentar-se desde a forma assintomática ou oligossintomática até como quadros extremamente graves e fatais. Os casos sintomáticos são divididos em duas fases evolutivas: a fase precoce ou leptospirêmica e a fase tardia ou imune.

Fase precoce ou leptospirêmica

Entre as formas sintomáticas, essa fase representa cerca de 90% dos quadros clínicos de leptospirose. Após o tempo de incubação, inicia-se quadro abrupto e intenso, caracterizado por sinais e sintomas inespecíficos, como febre elevada (38 a 40 °C), calafrios, mialgia (principalmente localizada em panturrilhas e dorso), cefaleia, fraqueza, náuseas e vômitos. Frequentemente, ocorrem hiperemia e hemorragia conjuntivais. Podem ocorrer, ainda, artralgias, fotofobia, dor ocular, diarreia, tosse seca, dor de garganta, dor torácica e exantema em cerca de 10 a 20% dos pacientes, caracterizados por eritema macular, papular, urticariforme ou purpúrico, distribuídos no tronco ou região pré-tibial. Cerca de 10% dos pacientes podem apresentar icterícia nessa fase. Na fase precoce, portanto, a leptospirose geralmente não se apresenta como síndrome febril ictérica e/ou hemorrágica aguda, mas sim como uma síndrome febril aguda, podendo ser diagnosticada erroneamente como "síndrome gripal", "virose" ou até como dengue e outros quadros semelhantes. Essa fase é geralmente autolimitada em cerca de 85% das vezes, com resolução do quadro clínico em cerca de 3 a 7 dias.

Fase tardia ou imune

Cerca de 10% dos pacientes evoluem para essa fase. A fase imune normalmente se inicia após a primeira semana dos sintomas e coincide com a produção de anticorpos específicos e eliminação de leptospiras da circulação, as quais permanecem apenas em alguns focos específicos, como os olhos, túbulos renais e sistema nervoso central, por semanas a meses. Geralmente, a fase tardia inicia-se após alguns dias de acalmia clínica (caráter bifásico); porém, nos quadros mais graves e fulminantes (como os que evoluem para as manifestações da doença de Weil e as formas pulmonares isoladas), essa remissão clínica temporária não costuma ocorrer. De forma geral, há remissão da febre, porém sintomas gerais como mialgia permanecem, em menor intensidade. As apresentações clínicas específicas da fase tardia podem ser muito diversas, o que geralmente dificulta a sua compreensão. Muitas manifestações clínicas podem estar presentes, isoladamente ou em combinações diversas. Para facilitar sua compreensão, tais manifestações serão apresentadas em quatro grupos:

- **Manifestações associadas à doença de Weil:** a tríade clássica associada à doença de Weil constitui-se de icterícia, insuficiência renal e hemorragias, principalmente hemoptise. Essa é uma das formas mais graves da doença, com mortalidade entre 5 e 15%. Porém, na fase tardia da doença, essas manifestações podem apresentar-se em variedade e intensidade diferentes. Há casos em que a lesão renal é a única presente, podendo haver casos em que apenas ocorre lesão hepática, com icterícia franca, o mesmo acontecendo com as outras manifestações. A insuficiência renal ocorre em cerca de 16% a 40% dos pacientes na fase tardia e possui algumas características particulares e muito importantes para que se levante a hipótese diagnóstica de leptospirose. Contrariamente às manifestações corriqueiras da insuficiência renal aguda, na leptospirose pode não haver oligúria e prevalece a hipocalemia. Devido a alterações que inibem a reabsorção de sódio no túbulo renal proximal, há aumento do aporte de sódio nos túbulos distais e, consequentemente, intensificação da perda de potássio. Portanto, no início do quadro, o débito urinário é normal ou elevado e pode ocorrer hipocalemia moderada a grave, apesar de os níveis séricos de ureia e creatinina se elevarem. Com a evolução do quadro e da hipovolemia, os pacientes desenvolvem necrose tubular aguda e, consequentemente, insuficiência renal aguda oligúrica, normo ou hipercalemia. O início imediato de diálise torna-se fundamental nesse momento. A icterícia geralmente é intensa e sua coloração tende a ser alaranjada, ou mais comumente descrita como rubínica. O comprometimento da função hepática geralmente é moderado, retornando ao normal logo após o quadro. Pode ocorrer hepatomegalia. A alteração hemorrágica mais grave na leptospirose é a pulmonar, que será mais detalhada a seguir. Porém, outras manifestações hemorrágicas podem ocorrer, como petéquias, equimoses, hemorragias conjuntivais, epistaxe e sangramento de órgãos internos, incluindo o sistema nervoso central.

- **Manifestações pulmonares:** além de ser uma das manifestações da doença de Weil e outras formas da leptospirose, a forma pulmonar isolada pode ser a sua única apresentação. Trata-se da mais letal das manifestações, com mortalidade acima de 50%. Por se tratar de quadro febril e pulmonar exclusivo, seu diagnóstico costuma passar despercebido, ou tardio. Assim como nas outras formas mais graves da leptospirose, o período de acalmia clínica entre as fases precoce e tardia não costuma ocorrer. Geralmente, os pacientes apresentam tosse seca, dispneia e hemoptise, que pode ser maciça. Pode ocorrer, ainda, dor torácica, cianose e insuficiência respiratória. Em alguns casos, mesmo que haja sangramento pulmonar, pode não ocorrer hemoptise visível. Por outro lado, pode haver síndrome da angústia respiratória aguda sem sinais expressivos de sangramento pulmonar. Portanto, torna-se fundamental pensar na hipótese diagnóstica de leptospirose pulmonar em casos de quadros febris e de insuficiência respiratória aguda.

- **Manifestações neurológicas:** acredita-se que a grande maioria dos pacientes com leptospirose apresentem pleocitose linfomonocítica já durante a fase precoce da leptospirose. Coincidentemente, esses pacientes apresentam quadro compatível com meningite asséptica, porém, de intensidade mais branda, predominando cefaleia e discreta rigidez de nuca. No entanto, há pacientes em que as manifestações neurológicas predominam durante a fase tardia. Esses pacientes apresentam quadro compatível com meningite asséptica de intensidade um pouco maior. Além do quadro predominantemente meníngeo, já foram descritos casos de encefalite, paralisias focais, espasticidade, nistagmo, convulsões, distúrbios visuais de origem central, hidrocefalia, trombose de seio venoso, encefalomielite disseminada aguda (ADEM) neurite periférica, paralisia de nervos cranianos, radiculite, síndrome de Guillain-Barré e mielite. Tais quadros são muito difíceis de distinguir dos originados por outras etiologias, tornando a investigação epidemiológica fundamental para seu diagnóstico.

- **Outras manifestações:** outras manifestações clínicas podem estar associadas ao quadro clínico da leptospirose tardia. No comprometimento cardíaco, pode ocorrer miocardite, muitas vezes associada a distúrbios eletrolíticos, que pode resultar em arritmias (fibrilação e *flutter* atrial, bloqueios atrioventriculares, bradicardia sinusal etc.) e choque circulatório, além de pericardite e endocardite. São comuns sintomas como dor torácica, palpitação e dispneia. Além da hiperemia e da hemorragia subconjuntival características, o comprometimento ocular pode manifestar-se como uveítes, iridociclites e coriorretinites, as quais podem ocorrer até um ano após início dos sintomas e persistir por anos. São descritas, ainda, pancreatite aguda, colecistite aguda, pancitopenia, anemia hemolítica autoimune, púrpura trombocitopênica trombótica, síndrome hemolítico-urêmica, além de abortos, partos prematuros, oligo-hidrâmnio e leptospirose congênita.

Diagnóstico[3,4,9]

A confirmação etiológica da leptospirose, na grande maioria das vezes, somente poderá ser realizada tardiamente na prática clínica diária. Portanto, considerando a gravidade da doença e a necessidade de se instituir as terapias adequadas o mais precocemente possível, torna-se fundamental investigar minuciosamente os fatores epidemiológicos e o quadro clínico, sempre considerando o tempo de incubação. Para complementar o diagnóstico, devem ser realizados exames inespecíficos e específicos:

Exames inespecíficos

Deve-se considerar a grande variabilidade de acometimento sistêmico da leptospirose. As alterações de exames podem variar de acordo com as fases da doença e com manifestações clínicas apresentadas por cada paciente. Os seguintes exames deverão ser solicitados, inicialmente, em uma rotina de suspeita clínica de leptospirose, com o objetivo de ajudar na diferenciação de outras doenças e avaliação da gravidade do caso: hemograma, coagulograma, bioquímicos (PCR, ureia, creatinina, bilirrubina total e frações, TGO, TGP, gama-GT, fosfatase alcalina e CPK, DHL, eletrólitos), urina tipo 1 e microbiológicos (hemoculturas e urocultura). Se necessário, também devem ser solicitados: radiografia ou tomografia computadorizada de tórax, eletrocardiograma (ECG), gasometria arterial e coleta de líquido cefalorraquidiano (LCR), entre outros exames.

- Exame hematológico: caracteristicamente, há tendência à leucocitose, com neutrofilia e desvio à esquerda. Leucopenia é muito rara na leptospirose e quando a mesma está presente, deve-se considerar fortemente outros diagnósticos diferenciais. Geralmente, há plaquetopenia e anemia.
- Proteína C reativa (PCR): seus níveis séricos tendem a se apresentarem bastante elevados.
- Ureia e creatinina: quando há acometimento renal da doença, as escórias nitrogenadas encontram-se elevadas.
- Enzimas hepáticas: as enzimas geralmente encontram-se elevadas quando há comprometimento hepático. A elevação das concentrações séricas de transaminases costumam ser leves a moderadas, e geralmente não ultrapassam a 500 UI/dL. A TGO (AST) costuma estar mais elevada que a TGP (ALT) devido ao comprometimento muscular simultâneo. A concentração sérica de bilirrubina total costuma estar bastante elevada, predominado a fração de bilirrubina conjugada.
- Eletrólitos: paradoxalmente, o potássio sérico pode apresentar-se normal ou até mesmo diminuído, mesmo na vigência de insuficiência renal aguda inicial. Na fase mais tardia da insuficiência renal, os níveis séricos de K^+ elevam-se, evidenciando pior prognóstico.
- CPK e DHL: podem mostrar-se elevados devido ao acometimento muscular da leptospirose. A elevação da concentração sérica de DHL pode significar, ainda, acometimento pulmonar.
- CK-MB: as concentrações séricas podem apresentar-se elevadas na miocardite.
- Coagulograma: atividade de protrombina (AP) pode apresentar-se diminuída e/ou o tempo de protrombina (TP) aumentado.
- Urina tipo 1: no acometimento renal, geralmente identifica-se leucocitúria, hematúria, proteinúria e cilindrúria.
- Gasometria arterial: nos casos mais graves e no acometimento pulmonar da doença geralmente encontra-se hipoxemia e acidose metabólica.
- Líquido cefalorraquidiano (LCR): as alterações liquóricas são bastante comuns e geralmente mostram leucorraquia moderada, com predomínio linfomonocitário (em alguns casos pode haver predomínio neutrofílico, principalmente nas fases mais iniciais), hiperproteinorraquia leve a moderada e a glicorraquia não costuma alterar-se.
- Radiologia de tórax: quando há acometimento pulmonar, frequentemente encontra-se infiltrado micronodular difuso, podendo evoluir para áreas de infiltrado alveolar confluente, indicando hemorragia intersticial e intra-alveolar, e SARA. A ocorrência de derrames pleurais é rara.
- Eletrocardiograma (ECG): pode evidenciar alterações específicas da leptospirose, assim como as consequentes a distúrbios eletro-

líticos. São mais comuns fibrilação e *flutter* atrial, bloqueios atrioventriculares, bradicardia sinusal, alteração da repolarização ventricular *e inversões de onda T transitórias, que podem simular fenômenos isquêmicos*. RNM e ecocardiograma podem auxiliar no diagnóstico de miocardite.

- Outros exames: podem ser solicitados, de acordo com manifestações específicas da doença.

Exames específicos

Deve-se considerar a fase em que se encontra a doença.

- Fase precoce: nessa fase, o ideal é utilizar-se de métodos que detectem a presença das leptospiras no organismo, principalmente na corrente sanguínea e LCR:
  - Microscopia de campo escuro: devido às espiroquetas serem muito delgadas, devem-se utilizar técnicas de microscopia específicas, como a microscopia de campo escuro. Porém, esta raramente está disponível e possui sensibilidade e especificidade reduzidas.
  - Cultura: a cultura é realizada em meio de Fletcher ou Stuart. Sua baixa disponibilidade e sensibilidade, e elevado tempo necessário para crescimento (até 1 mês) reduzem sua utilidade na prática diária.
  - Reação em cadeia da polimerase (PCR): apresenta sensibilidade maior que a da cultura e menor tempo para liberação do resultado. Por outro lado, por ser mais complexo e de custo elevado, sua disponibilidade é muito baixa, sendo reservado, na maioria das vezes, aos casos de óbitos ainda na fase precoce da doença, quando não há tempo para soroconversão.
- Fase tardia: nessa fase, busca-se a detecção de anticorpos específicos. As técnicas mais utilizadas na rotina são ELISA-IgM e a microaglutinação (MAT).
  - ELISA-IgM: a técnica de ELISA para a detecção de anticorpos da classe IgM contra a leptospira pode tornar-se positiva antes do teste de microaglutinação (MAT), porém pode apresentar resultados falsos positivos ou falsos negativos. Por não indicar o sorovar em questão, falha em fornecer dados epidemiológicos importantes. Não se deve, portanto, confirmar o diagnóstico de leptospirose considerando apenas os resultados do teste de ELISA-IgM.
  - Microaglutinação (MAT): esse teste é considerado como padrão-ouro pela Organiza-

ção Mundial da Saúde (OMS) para o diagnóstico de leptospirose. Por discriminar os sorovares envolvidos, podem sugerir a origem dos reservatórios da infecção. Porém, é preciso coletar duas amostras, com intervalo de 14 dias entre as mesmas. A primeira amostra deverá ser colhida na chegada do paciente ao serviço. Considera-se positivo o teste em que: a primeira amostra, coletada ainda na fase precoce, mostra-se negativa e a segunda com título maior ou igual a 200; quando há aumento de quatro vezes ou mais nos títulos entre as duas amostras; ou quando estiver disponível apenas uma amostra e o título apresentar-se maior ou igual a 800.

Para saber os detalhes sobre coleta, armazenamento e encaminhamento de amostras para os laboratórios de referência, sempre se deve notificar o caso o mais rapidamente possível, entrando em contato com o serviço de vigilância epidemiológica de seu serviço de saúde ou do município, ou, ainda, diretamente com o Departamento de Vigilância Epidemiológica da Secretaria de Estado da Saúde.

As Figuras 47.1 e 47.2 representam os algoritmos propostos pelo Ministério da Saúde que deverão ser utilizados para o encerramento, confirmação ou descarte dos casos de leptospirose.[3]

Confirmação diagnóstica em caso de óbito[3]

Todo óbito deve ser investigado. Deve-se solicitar ao serviço de verificação de óbito que seja aplicado o protocolo específico para investigação de síndrome febril ictérica e/ou hemorrágica aguda. A seguir, encontram-se as orientações da Secretaria de Vigilância em Saúde/MS quanto à investigação pós-óbito da leptospirose em humanos:

- Em caso de pacientes com síndrome febril, febril-ictérica ou febril-hemorrágica, sem diagnóstico definido, recomenda-se coletar imediatamente após o óbito uma amostra de 10 mL de sangue para sorologia de leptospirose (pesquisa de anticorpos IgM), mesmo que tenham sido colhidas amostras anteriormente. Essa amostra servirá para diagnóstico laboratorial de leptospirose, bem como de outras doenças com sintomas comuns. Para afastar meningococcemia e sepse, sugere-se também coletar sangue para hemocultura.
- Fragmentos de tecido de diversos órgãos (fígado, pulmão, rim, cérebro, pâncreas, coração e músculo esquelético/panturrilha) podem ser retirados por ocasião da necropsia, devendo ser realizada tão logo seja constatado o óbito, em até, no máximo, oito horas após a morte.

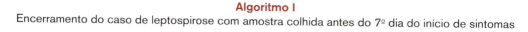

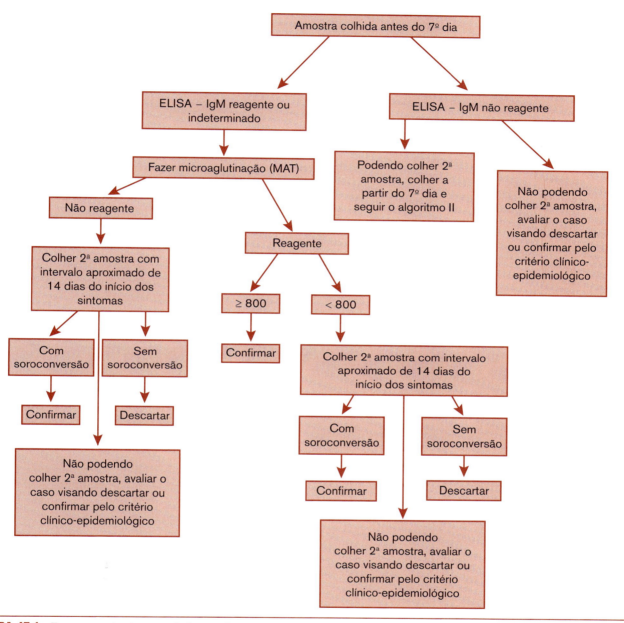

FIGURA 47.1. Encerramento de caso de leptospirose com amostra colhida antes do 7º dia de sintomas.[3]

- Para realização dos exames histopatológico e de imuno-histoquímica, o material coletado deve ser armazenado em frasco com formalina tamponada, mantido e transportado em temperatura ambiente. Cada LACEN deverá orientar os serviços de vigilância e assistência de sua unidade federada sobre a melhor maneira de proceder à coleta e de encaminhar as amostras.
- Outros exames específicos e de maior complexidade nos casos de óbito (p. ex., PCR em tecidos) podem ser realizados de acordo com orientação e protocolos específicos – mediante orientação, caso a caso, do Laboratório de Referência Nacional.

Diagnósticos diferenciais[3]

A leptospirose pode comportar-se como síndrome febril ictérica e/ou hemorrágica aguda, cabendo os principais diagnósticos diferenciais citados no início deste capítulo ou, ainda, como outras apresentações. Os principais diagnósticos diferenciais variam de acordo com a fase da doença:

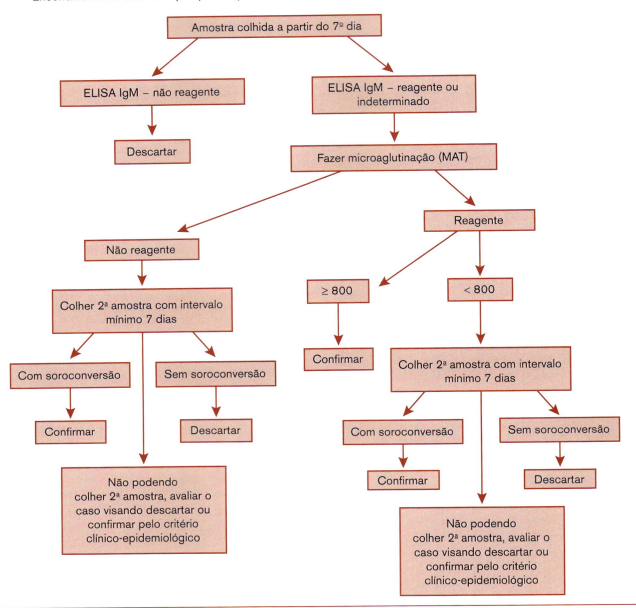

FIGURA 47.2. Encerramento de caso de leptospirose quando amostra colhida a partir do 7º dia do início de sintomas.[3]

Fase precoce

Dengue e outras arboviroses, febre maculosa e outras riquetsioses, influenza (síndrome gripal), malária, doença de Chagas aguda, enteroviroses, entre outras.

Fase tardia

Dengue grave, febre amarela, febre maculosa e outras riquetsioses, sepse, doença meningocócica, influenza, malária grave, febre tifoide, endocardite, doença de Chagas aguda, pneumonias, hantavirose, pielonefrite aguda, apendicite aguda, meningoencefalites virais ou criptocócica, colangite, colecistite aguda, hepatites virais agudas, esteatose aguda da gravidez, síndrome hepatorrenal, síndrome hemolítico-urêmica, outras vasculites, incluindo lúpus eritematoso sistêmico e síndrome de Goodpasture, entre outras.

Tratamento[3]

Deve-se reforçar que, na quase totalidade das vezes, as condutas terapêuticas e de suporte para a

SÍNDROME FEBRIL ICTÉRICA E/OU HEMORRÁGICA AGUDA

leptospirose deverão ser iniciadas antes da sua confirmação diagnóstica. Portanto, a suspeita baseada principalmente em critérios clínicos e epidemiológicos é fundamental para o diagnóstico e tratamento oportunos, e a consequente redução de morbimortalidade. As Figuras 47.3 e 47.4 foram extraídas da recomendação do Ministério da Saúde "Leptospirose: diagnóstico e manejo clínico"[3] e representam os fluxogramas que devem ser utilizados como guia de condução terapêutica para os casos suspeitos de leptospirose.

Observações:
- Assim como na dengue, a identificação dos sinais de alerta são fundamentais para o devido encaminhamento a unidades de maior complexidade e intensificação das condutas terapêuticas e de suporte.
- Deve-se deixar claro que o fluxograma 2 (Figura 47.4) foi baseado no atendimento de adultos e que o mesmo deverá ser adaptado à faixa etária dos pacientes pediátricos.
- Ambos os fluxogramas não devem ser usados como único guia para as decisões terapêuticas. A avaliação caso a caso, a experiência clínica e o julgamento criteriosos do profissional prestando assistência aos pacientes devem ser sempre considerados, para que as decisões e o manejo terapêutico sejam os mais apropriados a cada paciente.

Antibioticoterapia

Apesar de se acreditar que a efetividade seja maior quando introduzida ainda na primeira semana de sintomatologia, a antibioticoterapia deverá ser introduzida em qualquer momento da doença.

A antibioticoterapia deverá ser escolhida de acordo com a presença, ou não, de sinais de alerta (ver definição de sinais de alerta na Figura 47.3):
- *Ausência de sinais de alerta*:
  - Adultos: amoxicilina: 500 mg, VO, 8/8 h, por 5 a 7 dias ou doxiciclina 100 mg, VO, 12/12 h, por 5 a 7 dias.
  - Crianças: amoxicilina: 50 mg/kg/dia, VO, 8/8 h, por 5 a 7 dias.

  Observações:
  - A doxiciclina não deve ser utilizada em crianças menores de 9 anos, mulheres grávidas e em pacientes portadores de hepatopatias graves.
  - A azitromicina ou claritromicina são alternativas para pacientes com contraindicação para uso de amoxicilina e doxiciclina. Embora o uso de macrolídeos ainda não tenha sido avaliado em testes clínicos, sua eficácia já foi demonstrada em trabalhos experimentais.

- *Presença de sinais de alerta*:
  - Adultos: penicilina G cristalina: 1,5 milhões UI, IV, de 6/6 horas; ou ampicilina: 1 g, IV, 6/6 h; ou ceftriaxona: 1 a 2 g, IV, 24/24 h ou cefotaxima: 1 g, IV, 6/6 h. Alternativa: azitromicina 500 mg, IV, 24/24 h.
  - Crianças: penicilina cristalina: 50 a 100.000 UI/kg/dia, IV, em quatro ou seis doses; ou ampicilina: 50-100 mg/kg/dia, IV, dividido em quatro doses; ou ceftriaxona: 80-100 mg/kg/dia, em uma ou duas doses, ou cefotaxima: 50-100 mg/kg/dia, em duas a quatro doses. Alternativa: azitromicina 10 mg/kg/dia, IV.
  - Duração do tratamento intravenoso: pelo menos 7 dias.

Observação:
- Apesar de evento raro, logo após introduzida antibioticoterapia, pode ocorrer a reação de Jarisch-Herxheimer, a qual é consequente à liberação de grande quantidade de endotoxinas pelas leptospiras mortas e se caracteriza por início súbito de febre, calafrios, cefaleia, mialgia, exacerbação de exantemas e, algumas vezes, choque refratário a volume. O tratamento da reação de Jarisch-Herxheimer é apenas sintomático (analgésicos e antitérmicos), involuindo espontaneamente em 12 a 48 h, não justificando a interrupção do antibiótico.

Condutas de suporte

São fundamentais e deverão ser instituídas imediatamente para que se reduza a morbimortalidade associada, principalmente, aos casos mais graves. Maiores detalhes sobre essas condutas, principalmente as relacionadas aos cuidados de terapia intensiva, podem ser visualizadas na recomendação do Ministério da Saúde "Leptospirose: diagnóstico e manejo clínico",[3] sempre considerando que as doses medicamentosas e valores de sinais vitais apresentados nesse manual são correspondentes aos de adultos e deverão ser individualizados, de acordo com faixa etária, peso e situação clínica.

Prevenção[3,4,9]

A melhor prevenção primária e secundária para a leptospirose é atingida por meio do conhecimento da doença pela população e equipe de saúde.

Geral

Todas as pessoas devem evitar entrar em contato direto ou indireto com materiais potencialmente contaminados com leptospiras; porém, caso não seja possível, essas devem utilizar, sempre que possível,

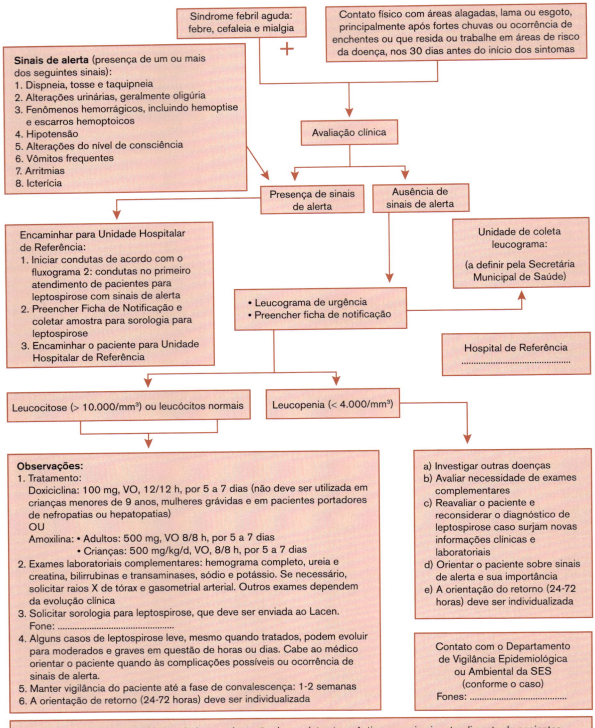

FIGURA 47.3. Conduta médica diante de um paciente com suspeita de leptospirose.[3]

SÍNDROME FEBRIL ICTÉRICA E/OU HEMORRÁGICA AGUDA

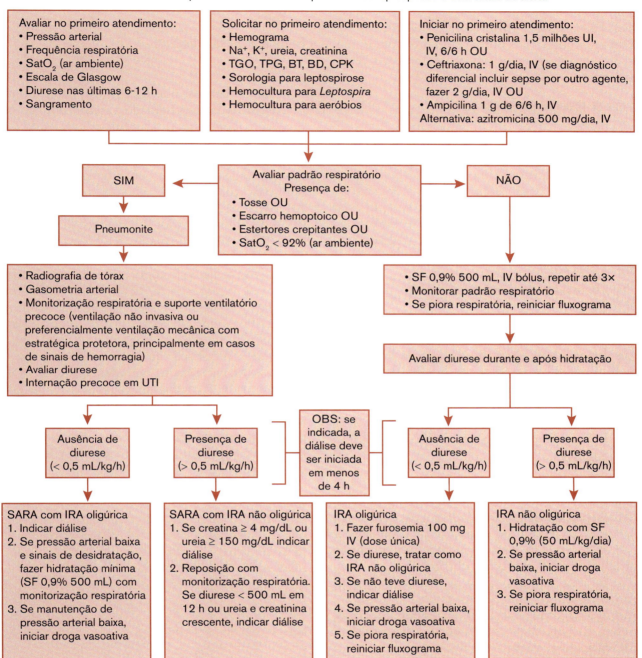

FIGURA 47.4. Conduta clínica no atendimento de pacientes com suspeita de leptospirose e com sinais de alerta.[3]

equipamentos de proteção individual (EPI) e sempre lavar as mãos e limpar ferimentos após contato com materiais contaminantes. Utilizar roupas à prova d'água e não retirar os calçados em caso de contato com materiais potencialmente contaminados, como durante episódios de enchentes e desastres naturais.

Controle de roedores e proteção ambiental

O controle de roedores é fundamental. Áreas peridomiciliares onde haja a presença de roedores e/ou secreções de animais deverão ser desinfetadas com hipoclorito de sódio na diluição de 1:10 ou com desinfetantes comerciais, assim como os alimentos e a água de animais de estimação deverão sempre estar protegidos do contato com animais reservatórios. O mesmo vale para o acondicionamento de lixo.

Cuidados alimentares

Não beber água ou ingerir alimentos potencialmente contaminados por leptospiras.

Vacinas

As vacinas contra leptospirose, do mesmo modo que a imunidade adquirida pós-infecção, são sorovar-específicas e não estão disponíveis para humanos no Brasil. Cães e animais de criação (como bovinos e suínos) podem ser vacinados, porém a vacina pode não prevenir o estado de reservatório da doença.

Antibioticoprofilaxia

Não há evidências suficientes na literatura quanto ao uso de antibioticoprofilaxia pré e pós-exposição. O Ministério da Saúde não indica a profilaxia populacional em massa ou, ainda, de profissionais de saúde, militares e de defesa civil que se expuserem ou irão se expor a situações de risco durante operações de resgate, por ocasião de desastres naturais como enchentes. Situações em que a exposição foi comprovada, como em acidentes de laboratório, doxiciclina 100 mg VO 12/12 h por 5-7dias pode ser utilizada (caso não haja contraindicações).

Precauções de isolamento

Os pacientes deverão permanecer em precaução padrão.

Observação:

- Todos os pacientes com quadro clínico compatível deverão ser amplamente investigados quanto a possíveis exposições a leptospiras, de forma a permitir a suspeição diagnóstica precoce e tratamento oportuno. Deve-se realizar de forma ainda mais minuciosa essa investigação epidemiológica em faixas etárias pediátricas, vista a baixa incidência da doença nessa população, e pouca experiência dos profissionais da saúde frente à infecção.

Febre maculosa brasileira

Introdução[11-14]

A febre maculosa brasileira (FMB) é uma zoonose de elevada morbimortalidade, causada por bactérias do gênero *Rickettsia*, transmitida por meio da picada de carrapatos do gênero *Amblyomma*. A FMB é mais frequente nas regiões sudeste e sul do Brasil, porém sua distribuição mostra-se em ampliação, sendo também confirmados casos nos estados de RO, RR, CE, PE, BA, MT, MS, GO e DF. No período de 2010 a 2014, foram notificados 9.831 casos de FMB. Desses, 700 foram confirmados e 252 evoluíram para óbito, com letalidade média de 35% (252/700). No estado de São Paulo, o coeficiente de letalidade médio foi de 55,45% (178/321). Possui importância econômica e social por atingir principalmente pessoas na faixa etária produtiva, dos 20 aos 49 anos, em sua maioria do sexo masculino (73%). Porém, é importante destacar que quase 10% dos casos de FMB são diagnosticados em crianças menores de 9 anos de idade. A média de internações de pacientes é de cerca de 60%, mostrando a gravidade da maioria dos casos detectados pelo sistema de vigilância. Isso destaca a importância para o diagnóstico precoce e tratamento oportuno, como forma de reduzir a gravidade e consequente mortalidade da doença.

Etiologia[11,15-17]

Bactérias Gram-negativas do gênero *Rickettsia*, fundamentalmente a espécie *Rickettsia rickettsii*. Outras bactérias do grupo da febre maculosa (GFM), como *R. parkeri*, *R. felis*, entre outras, também podem causar quadros clínicos de diferentes potenciais patogênicos. São bactérias muito pequenas, que possuem característica importante de apenas se reproduzirem em ambiente intracelular. O fato dessas bactérias serem resistentes à grande maioria dos antibióticos comumente utilizados em pacientes com infecções mais comuns, incluindo as de maior gravidade, eleva sobremaneira a letalidade da doença e reafirma a necessidade da devida investigação epidemiológica em pacientes com síndrome febril ou síndrome febril ictérica e/ou hemorrágica aguda.

Vetores e reservatórios[16,17]

Os vetores da FMB são os carrapatos do gênero *Amblyomma* (*A. cajennense, A. dubitatum, A. aureolatum* e *A. ovale*), os quais se infectam ao sugarem animais silvestres. Os carrapatos do gênero *Amblyomma* também são considerados os principais reservatórios da *Rickettsia rickettsii*, visto que mantêm a infecção na natureza por meio da transmissão transovariana (da fêmea para seus ovos), transestadial (das larvas até as fases de ninfa e adulto, permanecendo durante toda a vida), pela cópula, ou durante alimentação em um animal que esteja em período de riquetsemia. Animais como equídeos, roedores, passeriformes e canídeos podem se comportar como hospedeiros e amplificadores da FMB, a depender da espécie de carrapato em questão.

Meios de transmissão[11,16]

A principal forma de transmissão da FMB para os humanos é por meio da picada de carrapatos em todos os estágios de maturação (adulto, ninfa e larvas ou "micuins"). Pode, raramente, ser transmitida com a retirada de carrapatos com as mãos sem proteção e esmagamento com as unhas, permitindo penetração das bactérias pela pele lesada ou mucosas, ou ainda ser transmitida por meio de acidentes de laboratório. Não foi descrita transmissão direta entre humanos.

Epidemiologia[11,15-17]

A ocorrência de FMB está diretamente relacionada a ambientes em que estejam presentes carrapatos infectados e os animais parasitados por estes. Esses ambientes poderão ser diferentes, de acordo com as espécies de carrapatos em questão.

O cenário epidemiológico predominante no Brasil está relacionado ao vetor *Amblyomma cajennense*, cujos principais hospedeiros e amplificadores da doença são o cavalo a anta e a capivara. O ciclo de vida do *Amblyomma sp.* está representado na Figura 47.5.

Em locais com coleções hídricas e presença de capivaras, esse carrapato está sempre associado a outra espécie, o carrapato *Amblyomma dubitatum*. Os carrapatos podem transmitir as riquétsias aos humanos durante todos os estágios de maturação (adulto, ninfa e larvas) de forma acidental, quando estes adentram o ambiente infestado pelos vetores contaminados. No Brasil, as larvas geralmente ocorrem entre os meses de março e julho, as ninfas entre julho e novembro e os adultos entre novembro e março. Nesse cenário epidemiológico, o vetor necessita permanecer fixado ao homem por pelo menos 4 a 6 horas para que ocorra a transmissão da FMB. Devido aos animais envolvidos nessa situação, a FMB é transmitida predominantemente em ambientes rurais, porém há forte tendência de que a mesma se apresente cada vez mais associada a ambientes urbanos e periurbanos, como já ocorreu nas cidades de Campinas, SP, Piracicaba, SP, Rio de Janeiro, RJ e Belo Horizonte, MG. O período de maior transmissibilidade é durante a primavera.

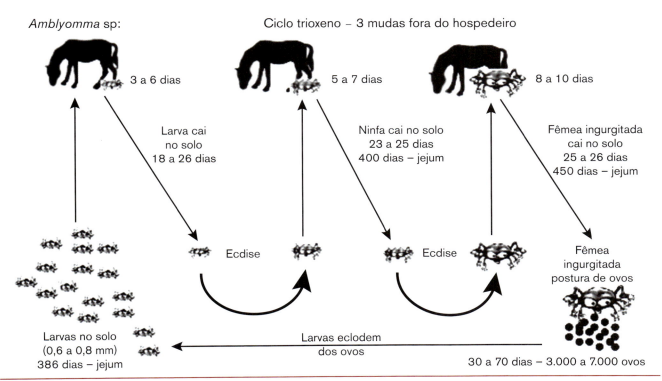

FIGURA 47.5. Ciclo de vida do *Amblyomma* sp. (Fonte: SVS/MS.)

Recentemente, um novo cenário epidemiológico vem se apresentando na Região Metropolitana de São Paulo (RMSP) e está relacionado a outra espécie de carrapato, o *Amblyomma aureolatum*. Esse cenário pode estar ocorrendo em outras regiões ecoepidemiologicamente semelhantes. O *Amblyomma aureolatum*, ou carrapato amarelo do cão, é endêmico na Floresta Pluvial Atlântica, a qual muitas vezes se funde com áreas urbanas da RMSP. As formas imaturas do *A. aureolatum* parasitam algumas espécies de aves passeriformes, além de algumas espécies de roedores silvestres. Em sua fase adulta, o *A. aureolatum* parasita carnívoros, entre eles o cão que invade essas áreas de mata; porém, podendo também parasitar seres humanos. Cães e gatos podem carregar carrapatos infectados para seus domicílios e, consequentemente, permitir a contaminação de seres humanos. Os cães geralmente são assintomáticos, mas podem apresentar febre, anorexia e prostração alguns dias após a picada pelo carrapato. Durante o período de riquetsemia canina (2 a 6 dias), pode haver transmissão para outros carrapatos. Os cães podem se infestar pelo estágio adulto do *Amblyomma aureolatum* por todo o ano, porém essa forma é menos presente entre fevereiro e maio.

Um terceiro cenário epidemiológico está relacionado ao *Amblyomma ovale*, carrapato transmissor da *Rickettsia* sp. – Cepa Mata Atlântica, menos virulenta que a *R. rickettsii*. Assim como o *Amblyomma aureolatum*, o *A. ovale* apresenta um ciclo de vida em que as fases imaturas parasitam pequenos roedores silvestres na Floresta Atlântica próxima aos municípios litorâneos do estado de São Paulo, e a fase adulta tem alta predileção por carnívoros. Duas situações estão associadas à transmissão da FMB para os humanos. A primeira se dá por meio de cães domésticos que invadem essas áreas de Mata Atlântica e carregam carrapatos *A. ovale* para seus domicílios. A segunda situação se dá quando seres humanos entram nas áreas de mata, principalmente devido a turismo ecológico, e acabam sendo parasitadas e contaminadas. Municípios da RMSP limítrofes ao Parque Estadual da Serra do Mar são especialmente vulneráveis a esse tipo de transmissão, visto o elevado número de turistas adentrando esse cenário ecológico. Esse mesmo cenário epidemiológico parece estar ligado às infecções no estado de Santa Catarina, onde estudos indicam que a cepa de riquétsia menos patogênica implicada nesses casos seja mais provavelmente a *Rickettsia parkeri*.

Observação:
- Para a suspeição da febre amarela não é necessário histórico de ser picado ou ter contato direto com carrapato. Grande parte dos pacientes não percebem terem sido picados, porém referem contato com animais reservatórios, como cavalos, antas, capivaras e cães, e/ou regiões onde se encontram esses animais e os carrapatos transmissores.

Fisiopatologia[11,15,16]

O período de incubação, desde a picada do carrapato, pode variar de 2 a 14 dias, em média de 7 dias. A bactéria dissemina-se para vários órgãos pelas vias linfática e hematogênica, incluindo pele, músculos esqueléticos, cérebro, pulmões, coração, rins, baço, pâncreas, fígado e trato gastrointestinal. As riquétsias multiplicam-se dentro das células endoteliais, provocando uma vasculite difusa, que resulta em aumento da permeabilidade vascular (resultando em edema, hipovolemia, hipotensão e hipoalbuminemia), distúrbios de coagulação, oclusões de pequenos vasos e lesões teciduais difusas, podendo resultar em disfunção de múltiplos órgãos e óbito. Acredita-se que a imunidade adquirida possa ser duradoura contra a reinfecção.

Manifestações clínicas[11,15-19]

As manifestações clínicas podem variar de acordo com a região geográfica onde o paciente adquiriu a doença, estando intimamente relacionadas ao tipo de vetor e, provavelmente, da espécie/cepa de riquétsia envolvida. Nos ambientes onde a transmissão se dá pelos carrapatos *Amblyomma cajennense*, *Amblyomma dubitatum* e *Amblyomma aureolatum*, a *R. rickettsii* parece predominar, e os quadros clínicos costumam ser mais clássicos e de maior gravidade. Por outro lado, quando o *Amblyomma ovale* está relacionado à transmissão da FMB, a *Rickettsia* sp. – Cepa Mata Atlântica costuma ser o agente envolvido, sendo bem menos virulenta que a *R. rickettsii*. Acredita-se que o envolvimento de outras espécies de riquétsia, como a *R. parkeri* estejam relacionadas aos pacientes diagnosticados no estado de Santa Catarina, os quais apresentam sintomatologia mais branda, bastante associada à linfadenopatia. A mortalidade mostra-se mais elevada em pacientes que iniciam tratamento específico tardiamente e para os que apresentam icterícia, alterações neurológicas, insuficiência respiratória aguda, alterações hemodinâmicas e insuficiência renal. O óbito ocorre mais frequentemente no sétimo dia de sintomas. A mortalidade nacional recente é de cerca de 35%, porém, os índices não são homogêneos, mostrando-se mais elevados na Região Sudeste (34%), mais elevado no estado de São Paulo, cujo coeficiente de letalidade médio foi de 55,45% (chegando a 64% na RMSP), e paradoxalmente menos elevados nos estados do Sul do país (cerca de 1%), mantendo-se em 0% no estado de Santa Catarina. Conforme citado acima, suspeita-se que cepas de *Rickettsia rickettsii* menos patogênicas, ou até mesmo que outras espécies de riquétsias possam estar envolvidas para explicar tal discrepância. Conforme já citado, o tempo de incubação da FMB pode variar de 2 a 14 dias, com média de 7 dias após a picada. Há dúvidas sobre a possibilidade da ocorrência de casos oligossintomáticos ou assintomáticos, visto que inquéritos sorológicos que evidenciaram infecção prévia em pacientes sem histórico de sintomas clássicos podem ter sido consequentes a reação cruzada com outras riquétsias. De todo modo, independentemente da intensidade dos sintomas, sempre se deve considerar como suspeita de FMB a exposição a carrapatos, a seus animais reservatórios e a ambientes infestados pelos mesmos. Por resultar em vasculite sistêmica, a sintomatologia geralmente é bastante ampla e potencialmente grave. Como a maioria dos casos de síndrome febril e síndrome febril ictérica e/ou hemorrágica aguda, o quadro inicial geralmente se caracteriza pela presença de febre, mialgia e cefaleia intensa, podendo ocorrer, ainda, artralgia, astenia, inapetência, dor abdominal (ocorre especialmente em crianças e seu aparecimento antes do exantema pode levar ao diagnóstico de abdome agudo, simulando outras doenças como apendicite aguda, colecistite ou quadro de suboclusão intestinal), náuseas e vômitos. Após esse quadro inicial, podem se seguir os seguintes quadros clínicos:

- Manifestações cutâneas: o acometimento cutâneo característico, e que dá o nome à doença, geralmente se inicia entre o segundo e o quinto dia de sintomas. Inicialmente, há um exantema maculopapular com localização característica em extremidades, principalmente punhos e tornozelos, que evolui de forma centrípeta, não palpando palmas das mãos e plantas dos pés. Esse exantema pode evoluir para petequial difuso e, em casos mais graves, para sufusões hemorrágicas importantes e necrose de extremidades. Deve-se considerar que o exantema clássico pode estar ausente em até 40% dos casos, o que normalmente pode dificultar a suspeita clínica de FMB. As Figuras 47.6 a 47.11 ilustram lesões cutâneas da FMB em variados graus de evolução.
- Manifestações hemorrágicas: além dos sangramentos mucocutâneos descritos acima, podem ocorrer sangramentos mais graves, como digestivos e pulmonares.

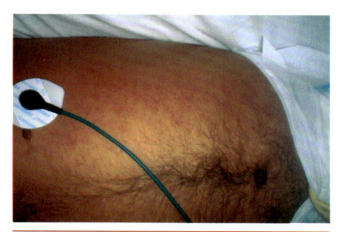

FIGURA 47.6. Exantema maculopapular em paciente com febre maculosa brasileira. (Fonte: Angerami RN, Hospital das Clínicas, Universidade Estadual de Campinas.)

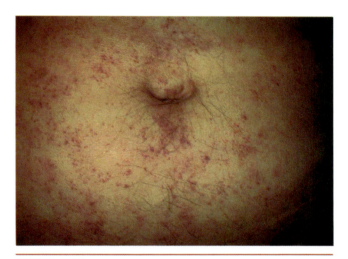

FIGURA 47.7. Exantema petequial em paciente com febre maculosa brasileira. (Fonte: Angerami RN, Hospital das Clínicas, Universidade Estadual de Campinas.)

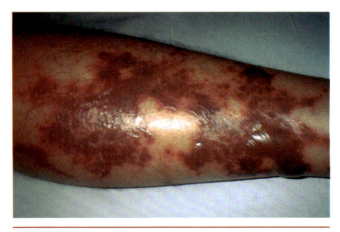

FIGURA 47.8. Sufusões hemorrágicas em paciente com febre maculosa brasileira. (Fonte: Angerami RN, Hospital das Clínicas, Universidade Estadual de Campinas.)

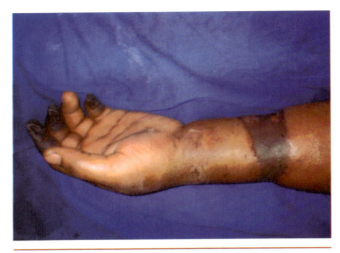

FIGURA 47.9. Necrose cutânea e gangrena de extremidade em paciente em paciente com febre maculosa brasileira. (Fonte: Angerami RN, Hospital das Clínicas, Universidade Estadual de Campinas.)

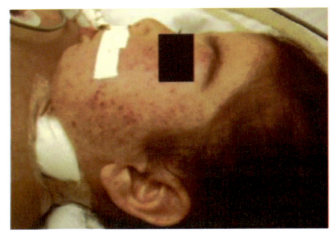

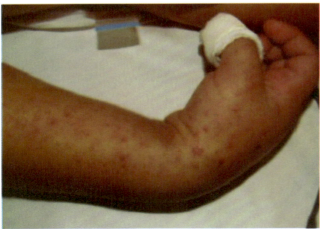

FIGURAS 47.10 E 47.11. Exantema petequial em paciente em uma criança com quadro grave de febre maculosa brasileira. (Fonte: Angerami RN, Hospital das Clínicas, Universidade Estadual de Campinas.)

- Manifestações pulmonares: tosse, edema pulmonar agudo, hemorragia pulmonar, derrame pulmonar e síndrome da angústia respiratória do adulto podem ocorrer nas formas graves.
- Manifestações neurológicas: as alterações neurológicas são frequentes e podem se manifestar de formas bastante graves. Podem ocorrer edema cerebral, meningoencefalite e hemorragias, que resultam em cefaleia intensa, torpor, fotofobia, confusão mental, alterações comportamentais, déficits focais, convulsões e coma. A evolução do quadro para crises convulsivas e coma associa-se a um pior prognóstico e elevada mortalidade.
- Manifestações renais: pode ocorrer necrose tubular aguda e insuficiência renal aguda, com elevação de ureia e creatinina e oligúria.
- Manifestações hepáticas: o comprometimento hepático pode levar a icterícia e hepatoesplenomegalia.
- Outras manifestações: outras manifestações clínicas podem estar associadas ao quadro clínico da FMB: edema de extremidades e anasarca, linfadenopatia, arritmia cardíaca, miocardite, choque circulatório, hiperemia e hemorragia subconjuntival, pancreatite aguda.

Diagnóstico[11,15,16]

A confirmação diagnóstica da FMB na quase totalidade das vezes somente poderá ser realizada tardiamente na prática clínica diária. Portanto, considerando a gravidade da doença e a necessidade de se instituir as terapias adequadas o mais precocemente possível, torna-se fundamental investigar minuciosamente os fatores epidemiológicos e o quadro clínico, sempre considerando o tempo de incubação. Para complementar o diagnóstico, devem ser realizados exames inespecíficos e específicos.

Exames inespecíficos

Abaixo, encontram-se os exames gerais normalmente solicitados e suas alterações mais comuns (outros exames poderão ser solicitados, de acordo com quadro clínico, como provas de atividade inflamatória, ECG, ecocardiograma etc.):

- Hemograma: leucócitos geralmente com contagens baixas ou normais, com desvio à esquerda. Porém, pode haver leucocitose, também com desvio à esquerda. Anemia é frequente, com hematócrito normal ou diminuído. Plaquetopenia está presente na maioria dos casos.
- Coagulograma: atividade de protrombina (AP) pode apresentar-se diminuída e/ou o tempo de protrombina (TP) aumentado.

- Ureia e creatinina: quando há acometimento renal da doença, as escórias nitrogenadas encontram-se elevadas.
- Enzimas hepáticas: as enzimas geralmente encontram-se elevadas quando há comprometimento hepático, destacando-se a elevação de AST/TGO devido a acometimento muscular simultâneo. A concentração sérica de bilirrubina total também costuma estar elevada quando há dano hepático, predominado a fração de bilirrubina conjugada.
- Eletrólitos: hiponatremia é comum. Na insuficiência renal, os níveis séricos de K^+ elevam-se.
- CPK e DHL: podem mostrar-se elevados devido ao acometimento muscular. A elevação da concentração sérica de DHL pode significar, ainda, acometimento pulmonar.
- Gasometria arterial: nos casos mais graves e no acometimento pulmonar da doença geralmente encontra-se hipoxemia e acidose metabólica.
- Líquido cefalorraquidiano (LCR): quando há acometimento neurológico, as alterações liquóricas geralmente consistem em pleocitose com predomínio linfomonocitário (em alguns casos pode haver predomínio neutrofílico, confundindo o diagnóstico com meningite por outras bactérias); hiperproteinorraquia e a glicorraquia não costumam se alterar.
- Radiologia de tórax: quando há acometimento pulmonar, frequentemente encontra-se infiltrado intersticial, derrame pleural e SARA.
- Outros exames: podem ser solicitados, de acordo com manifestações específicas da doença.

Exames específicos

Todos os casos em que há suspeita de FMB devem ser notificados. Para saber os detalhes sobre coleta, armazenamento e encaminhamento de amostras para os laboratórios de referência, deve-se entrar em contato com o serviço de vigilância epidemiológica de seu serviço de saúde ou do município, ou, ainda, diretamente com o Departamento de Vigilância Epidemiológica da Secretaria de Estado da Saúde.

- Reação de imuno-histoquímica (RIHQ): na fase inicial da FMB, esse é o método mais sensível para confirmação diagnóstica, quando realizada em lesões vasculíticas de pele. Essas biópsias devem ser realizadas por meio de *punchs* de pele e conservadas em formalina. Esse é um método utilizado para a detecção de antígenos do GFM em células endoteliais de amostras de tecido, que podem ser obtidas por meio de biópsia ou necrópsia. Apresenta especificidade de 100%, porém, sensibilidade menor (53 a 75%). Por isso, caso resulte negativa, sob forte suspeita da doença, deve-se solicitar repetir o exame, se possível, com outros tecidos do paciente.
- Reação de imunofluorescência indireta (RIFI): esse é o método sorológico padrão-ouro para as riquétsias do grupo da febre maculosa (GFM). Deve-se solicitar a detecção de anticorpos da classe IgG, visto que o IgM pode resultar em reação cruzada com outras infecções, como dengue e leptospirose, doença meningocócica, estafilococcia etc. Apesar de boa sensibilidade (84 a 100%), há janela sorológica, podendo chegar a 7 a 10 dias após início dos sintomas. Por isso, deve-se coletar amostras pareadas, sendo a primeira na chegada do paciente e a segunda amostra 14 dias após a primeira. Pode ocorrer demora na soroconversão em alguns pacientes, por isso, sugere-se que uma terceira amostra seja colhida 14 dias após a segunda nos casos em que a elevação de anticorpos IgG não tenha sido a esperada inicialmente. Caso não seja possível a coleta da terceira amostra após 14 dias, pode ser feita posteriormente, visto que há estudos que indicam manutenção dos títulos de anticorpos específicos até quatro anos após a infecção. A Tabela 47.1 mostra exemplos de interpretações da RIFI de acordo com as amostras coletadas.
A RIFI não é espécie-específica e indica a infecção por riquétsias do GFM (*R. rickettsii*, *R. rickettsii*, *R. Parkeri*, *R. felis*, entre outras), e que possuem diferentes níveis de patogenicidade.
- Reação em cadeia da polimerase (PCR): é realizada pela técnica de RT-PCR e não é espécie-específica (*Rickettsia* sp.). Por ser bactéria de crescimento intracelular obrigatório e possuir baixa carga circulante, o resultado negativo não exclui o diagnóstico. Para elevar sensibilidade do método, esse exame é normalmente realizado apenas no caso de óbito do paciente, momento em que as lesões endoteliais graves permitem a liberação das riquétsias para a circulação. O PCR para riquétsias, em conjunto com a RIHQ, torna-se ferramenta importante nos casos de óbito precoce, quando a produção de anticorpos ainda é insuficiente para o diagnóstico por RIFI, podendo ser realizada com a mesma amostra encaminhada para o exame sorológico. O PCR para riquétsias pode ser realizado, e ainda identificar a presença da bactéria em carrapatos extraídos do paciente.

TABELA 47.1. Exemplos de interpretação de resultados de reação de imunofluorescência indireta[20]

Primeira amostra[a]	Segunda amostra[b]	Interpretação e comentário
Não reagente	Não reagente	Descartado
Não reagente	64	Verificar possibilidade de surgimento/aumento tardio de anticorpos[c]
Não reagente	128	Confirmado
64	64	Verificar possibilidade de surgimento/aumento tardio de anticorpos[c]
128	256	Verificar possibilidade de surgimento/aumento tardio de anticorpos[c]
128	512	Confirmado
256	512	Verificar possibilidade de surgimento/aumento tardio de anticorpos[c]
256	1.024	Confirmado

[a]Primeira amostra colhida no início dos sintomas.
[b]Segunda amostra de 14 a 21 após a primeira coleta.
[c]Diante da possibilidade retardo na cinética de anticorpos, eventualmente, o surgimento da soroconversão pode ocorrer mais tardiamente. Assim, diante de um caso clínico-epidemiológico compatível, por exemplo, diante de um paciente cujo tratamento com antibioticoterapia específica foi instituído precocemente.

- Cultura e isolamento: permite a identificação de espécies de riquétsias, inclusive o aparecimento de novas espécies. Devido às dificuldades técnicas e de segurança, deverá ser realizada apenas em casos graves, nos quais os outros métodos não são capazes de realizar o diagnóstico. Resultados negativos não excluem o diagnóstico, visto que há muitos fatores que reduzem a sensibilidade (carga bacteriana baixa, uso de antibioticoterapia, acondicionamento e transporte inadequados, contaminação, entre outros).
- Confirmação diagnóstica em caso de óbito: todo óbito deve ser investigado. Deve-se solicitar ao serviço de verificação de óbito que seja aplicado o protocolo específico para investigação de síndrome febril ictérica e/ou hemorrágica aguda. Fragmentos de cérebro, coração, pulmão, fígado, baço, rim, músculos e pele deverão ser encaminhados para a realização de RIHQ dentro das primeiras 24 horas após o óbito, visto que as riquétsias poderão deixar de ser identificadas quando já houver sinais de autólise tecidual.
- Pesquisa vetorial: sempre que possível, deve-se coletar carrapatos parasitando o paciente e/ou animais envolvidos para isolamento de riquétsias. Para isso, seguir as recomendações sobre extração de carrapatos da Figura 47.14, e entrar em contato com o serviço de vigilância epidemiológica de seu serviço de saúde ou do município, ou, ainda, diretamente com o Departamento de Vigilância Epidemiológica da Secretaria de Estado da Saúde, para orientações quanto à sua preservação e encaminhamento.

Diagnósticos diferenciais[1,11,15,16]

A febre maculosa pode comportar-se como síndrome febril ictérica e/ou hemorrágica aguda, cabendo os principais diagnósticos diferenciais citados no início deste capítulo, ou como síndrome febril. Há vários diagnósticos diferenciais; portanto, a análise clínico-epidemiológica dos pacientes é fundamental para o diagnóstico e tratamentos oportunos:

Síndrome febril

Dengue e outras arboviroses, leptospirose, influenza (síndrome gripal), outras riquetsioses, malária, doença de Chagas aguda, enteroviroses, síndrome da mononucleose infecciosa, febre amarela (fase virêmica), outras doenças exantemáticas, entre outras.

Síndrome febril ictérica e/ou hemorrágica aguda

Dengue grave e outras arboviroses, febre amarela, leptospirose, outras riquetsioses, sepse, doença meningocócica, influenza, malária grave, febre tifoide, arenaviroses, endocardite, pneumonias, hantavirose, pielonefrite aguda, apendicite aguda, colangite, colecistite aguda, hepatites virais agudas.

Tratamento

A eficácia do tratamento está diretamente relacionada com a sua precocidade, principalmente se iniciado até o quarto dia de sintomas. Caso a terapia seja instituída precocemente, a febre costuma regredir dentro de 24 a 72 horas. Portanto, quando há suspeita de febre maculosa (mesmo que não se identifique epidemiologia compatível, porém, haja a presença de febre, mialgia e cefaleia associadas a exantema maculopapular com início entre o 2º e o

5º dia de sintomas ou a manifestações hemorrágicas, sem outras causas identificadas), a terapia empírica deve ser imediatamente instituída. A doxiciclina é a terapia de escolha em todas as idades, visto que sua eficácia é bastante superior à do cloranfenicol, a droga de segunda escolha. Estudos recentes mostraram que não houve alterações dentárias em crianças menores de 8 anos de idade quando se utilizou as doses convencionais e pelo tempo de curto tempo de tratamento da febre maculosa. Até o momento, a doxiciclina injetável ainda não se encontra disponível no Brasil, portanto, enquanto a mesma se mantiver indisponível, os casos graves deverão ser tratados com cloranfenicol. Ambos doxiciclina e cloranfenicol são contraindicados para gestantes, porém, por não haver alternativas eficazes, as gestantes deverão seguir as mesmas recomendações e doses para não gestantes (Tabela 47.2)[20] e devidamente monitorizadas posteriormente.

Pacientes em bom estado geral poderão utilizar doxiciclina via oral (caso também haja suspeita de leptospirose, a doxiciclina poderá cobrir as duas infecções nos casos leves) e manter acompanhamento em domicílio, sempre mantendo retornos frequentes e orientando quanto aos sinais de alarme para agravamento da infecção. Nos casos não leves ou com comorbidades relevantes e dificuldades sociais de manutenção regular do acompanhamento deverão ser internados.

Observação:
- Os pacientes com suspeita de FMB devem sempre ser considerados como potencialmente graves, lembrando que, nesses casos, a mortalidade costuma ultrapassar 50%.

Prevenção[20]

A profilaxia contra a FMB deverá ser realizada por meio das seguintes condutas:
- Evitar caminhar em áreas conhecidamente infestadas por carrapatos e/ou que contenham animais hospedeiros (capivaras, cavalos e animais silvestres), principalmente onde há casos suspeitos ou confirmados de FMB.
- Caso não seja possível evitar adentrar áreas de risco:
- Usar roupas claras e com mangas compridas para facilitar a visualização de carrapatos.
- Usar calças compridas, inserindo a parte inferior por dentro de botas, preferencialmente de cano longo e vedadas com fita adesiva de dupla face.
- Examinar o próprio corpo a cada três horas a fim de verificar a presença de carrapatos. Quanto mais rápido eles forem retirados, menor a chance de infecção.
- Evitar que cães e gatos invadam ou circulem em áreas de mata.
- Evitar contato próximo com cães e gatos que circulam nas áreas de mata.
- Manutenção dos animais domésticos livres de carrapatos (uso de coleiras impregnadas ou outros carrapaticidas, escovação frequente, catação manual etc.).
- Retirar carrapatos aderidos tanto em animais como em pessoas, com os devidos cuidados: usando luvas ou outra forma de proteção das mãos; usando pinça ou linha para retirar calmamente e com movimentos de torção até o ácaro se desprender da pele; nunca espremer um carrapato entre as unhas; não utilizar objetos aquecidos (fósforo, cigarro aceso etc.) para desprendê-lo; colocá-lo em um frasco e encaminhar para identificação. Lavar adequadamente as mãos após o procedimento. A Figura 47.12 mostra a forma correta de se retirar carrapatos.
- Profilaxia medicamentosa: a terapia profilática medicamentosa pós-exposição a picadas de carrapatos não está indicada, visto que somente pequena porcentagem desses estão infectados e que a profilaxia somente atrasa o início da sintomatologia, não prevenindo a doença.

TABELA 47.2. Terapias medicamentosas e posologias para o tratamento de adultos e crianças com a hipótese diagnóstica de febre maculos brasileira[20]

Adultos	
Doxiciclina	100 mg de 12 em 12 horas, por via oral ou endovenosa, a depender da gravidade do caso, devendo ser mantido por 3 dias após o término da febre. Sempre que possível, a doxiciclina deve ser priorizada
Cloranfenicol	500 mg de 6 em 6 horas, por via oral, devendo ser mantido por 3 dias após o término da febre. Em casos graves, recomenda-se 1 g, por via endovenosa, a cada 6 horas, até a recuperação da consciência e melhora do quadro clínico geral, mantendo-se o medicamento por mais de 7 dias, por via oral, na dose de 500 mg, de 6 em 6 horas
Crianças	
Doxiciclina	Para crianças com peso inferior a 45 kg, a dose recomendada é 2,2 mg/kg em 12 horas, por via oral ou endovenosa, a depender da gravidade do caso, devendo ser mantido por 3 após o término da febre. Sempre que possível, seu uso deve ser priorizado
Cloranfenicol	50 a 100 mg/kg/dia de 6 em 6 horas, até a recuperação da consciência e melhora do quadro clínico geral, nunca ultrapassando 2 g por dia, por via oral ou endovenosa, dependendo das condições do paciente

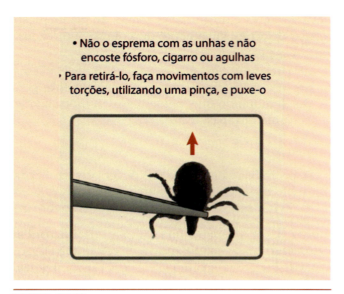

FIGURA 47.12. Forma correta para retirada de carrapatos.[21]

Observação:
- Após sofrer picada, frequentar área de risco ou se expor ao retirar carrapatos, orienta-se observação da pessoa por até 14 dias após exposição. Caso haja sintomas como febre, cefaleia etc., o paciente deverá procurar auxílio médico imediatamente, referindo a exposição de risco para FMB.

Febre amarela

Introdução[2,22-24]

A febre amarela (FA) é uma doença infecciosa febril aguda, de elevada morbimortalidade, causada pelo vírus da febre amarela e transmitida fundamentalmente por meio da picada de mosquitos. A FA é endêmica apenas na América do Sul e África. Possui dois ciclos de transmissão distintos, um urbano e de transmissão inter-humana, e outro silvestre com transmissão acidental a partir de macacos, sendo que o ciclo urbano não é descrito no Brasil desde 1942. Porém, devido à presença maciça de *Aedes aegypti* nos centros urbanos atualmente, o risco de reurbanização da FA mostra-se bastante elevado. A FA reemerge de tempos em tempos por meio de surtos no Brasil e a área de risco expande-se a cada ano em direção ao leste e sul do país. Durante a expansão ocorrida entre 2007 e 2009, durante a qual atingiu novas regiões do Sudeste e Sul, incluindo a região de Botucatu, SP, foram identificados mais de 100 casos de FA, com uma mortalidade de 51%. No surto mais recente, de dezembro de 2016 a março de 2017 foram notificados 1.561 casos de FA, com 448 casos confirmados e 850 em investigação, que resultaram em 264 óbitos; destes, 144 confirmados e 110 ainda em investigação. Apesar de seus potenciais efeitos adversos graves, a vacina contra FA é extremamente imunogênica e eficaz no controle da doença.

Etiologia[25]

O vírus da febre amarela é um arbovírus do gênero *Flavivirus*, da família Flaviviridae (mesma família do vírus da dengue, do vírus do Nilo Ocidental e da Hepatite C).

Hospedeiros, vetores e reservatórios[22]

No ciclo silvestre, os hospedeiros e amplificadores da FA são primatas não humanos (macacos) e os vetores no Brasil são as fêmeas dos mosquitos dos gêneros *Haemagogus* e *Sabethes*. Nesse caso, os humanos participam como hospedeiros acidentais. Já no ciclo urbano, os hospedeiros são os humanos e o vetor principal é o *Aedes aegypti*. Os mosquitos são os reais reservatórios da FA, podendo permanecer infectados durante toda a vida e, ainda, transmitir o vírus de forma vertical, através de seus ovos.

Meios de transmissão[22,26,27]

A principal forma de transmissão da FA é por meio da picada das fêmeas dos mosquitos, as quais necessitam de repasto sanguíneo para a maturação de seus ovos. Durante o surto de 2009 na região de Botucatu, SP, foi descrita pela primeira vez a transmissão perinatal da FA, quando um recém-nascido apresentou sintomas característicos de FA três dias após o nascimento de gestante sintomática, falecendo com 12 dias de vida. A transmissão do vírus vacinal já foi observada através do aleitamento. Suspeita-se que algumas transmissões possam ter ocorrido, acidentalmente, em laboratório.

Epidemiologia[22,24,26,27]

A ocorrência de FA está diretamente relacionada a ambientes em que estejam presentes mosquitos infectados e é mais incidente entre os meses de dezembro e maio, quando as condições climáticas são favoráveis. Os aspectos epidemiológicos específicos da transmissão dependerão do tipo de ciclo da doença.

Ciclo silvestre

No ciclo silvestre, a transmissão da FA ocorre naturalmente entre macacos, por meio da picada das fêmeas de mosquitos dos gêneros *Haemagogus* e *Sabethes*. Os macacos podem apresentar, ou não, sintomas relacionados à FA; porém, a elevada mortalidade de primatas nessas áreas (epizootias) são grandes indícios da circulação viral. Os humanos suscetíveis

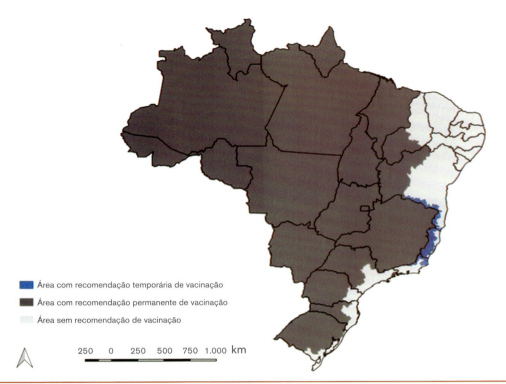

FIGURA 47.13. Áreas de risco de FA no Brasil com recomendação para vacinação, 2017.[24]

(não vacinados e sem infecção prévia) entram no ciclo de transmissão, acidentalmente, ao adentrar essas áreas, principalmente para atividades de turismo e lazer (pesca, turismo ecológico, de aventura e rural, atividades esportivas etc.) ou profissionais (trabalhadores rurais, extrativistas, militares etc.). Esses acabam sendo picados pelos vetores infectados e adquirindo a doença. Deve-se chamar a atenção para o fato de que as áreas consideradas como "silvestres" nem sempre estão localizadas em matas fechadas, distantes dos centros urbanos. Muitas vezes, essas se localizam em áreas rurais e de matas periurbanas, como parques e reservas ecológicas. As áreas de risco de transmissão de FA expandem-se a cada ano em direção ao leste e sul do país. A Figura 47.13 mostra as áreas de risco brasileiras no ano de 2017 (sugere-se que as áreas atualizadas sejam verificadas no site da Secretaria de Vigilância em Saúde do Ministério da Saúde (SVS-MS), ou no site do Centers for Disease Control and Prevention (CDC), caso paciente seja proveniente de outros países).

Deve-se ficar atento, ainda, à possibilidade da transmissão da FA por meio de outras vias, como perinatal e acidental, em laboratórios. Apesar de ainda não terem sido descritas, a transmissão da FA não vacinal através de aleitamento, transfusão de sangue e derivados, e transplante de órgãos e tecidos parecem ser viáveis.

Ciclo urbano

O ciclo urbano não é descrito no Brasil desde 1942, porém o risco de reurbanização é preocupante. Nesse ciclo, o humano suscetível é o hospedeiro principal e a transmissão da FA se dá por meio das picadas de fêmeas do mosquito *Aedes aegypti* infectadas por outros humanos. Deve-se ressaltar que, assim como no ciclo silvestre, a manutenção do ciclo urbano pode ocorrer devido à capacidade de transmissão do vírus durante toda a vida do vetor e devido à transmissão viral transovariana no mosquito.

A Figura 47.14 demonstra os ciclos epidemiológicos da FA no Brasil.

Fisiopatologia[25,29,30]

Após inoculação do vírus da FA, há replicação nos linfonodos e, posteriormente, disseminação sistêmica, atingindo principalmente o fígado, rins, baço, pâncreas, coração, medula óssea, musculatura esquelética e sistema nervoso central. As lesões podem ocorrer por meio de ação viral direta e/ou como resultado de reação inflamatória sistêmica com liberação intensa de citocinas, resultando em apoptose, necrose, choque séptico e, consequentemente, disfunção múltipla de órgãos e óbito nos casos mais graves. A suscetibilidade é universal e a imunidade adquirida é permanente contra reinfecção.

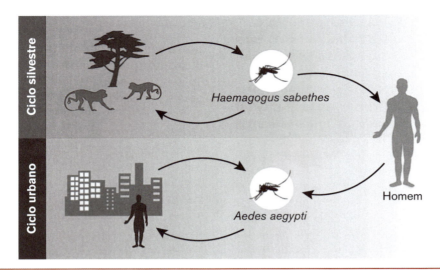

FIGURA 47.14. Ciclos epidemiológicos da FA no Brasil.[28]

Manifestações clínicas[22,29,31]

As manifestações clínicas podem variar desde quadros assintomáticos ou episódios febris associados a sintomatologia leve a moderada, até o quadro clássico de maior gravidade, que corresponde a cerca de 10 a 20% dos casos. O período de incubação geralmente é de 3 a 6 dias. A seguir, será descrita a apresentação clínica bifásica da forma clássica e de maior gravidade, que se divide em três períodos:

1. Período de infecção. Caracteriza-se por quadro febril inespecífico, que dura cerca de 3 dias, e início súbito. Além da febre, o paciente geralmente apresenta calafrios, cefaleia, mialgia generalizada, prostração, hiperemia ocular, náuseas, vômitos e diarreia. Pode ocorrer já nessa fase o sinal de Faget, que se caracteriza pela dissociação pulso-temperatura, ou seja, bradicardia na presença de febre.
2. Período de remissão. Nesse período que varia de algumas horas até 2 dias, ocorre remissão dos sintomas e sensação de melhora do quadro.
3. Período toxêmico. Cerca de 10 a 20% dos pacientes voltam a ficar sintomáticos, porém com maior gravidade. O paciente apresenta febre, sinal de Faget, diarreia, náuseas e vômitos com aspecto de borra de café. Podem ocorrer arritmias e choque sistêmico. Há insuficiência hepatorrenal e diátese hemorrágica, caracterizadas por icterícia, manifestações hemorrágicas como petéquias, equimoses, epistaxe, gengivorragia, melena, hematúria e sangramentos em locais de punção, oligúria, anúria e albuminúria e alterações neurológicas como convulsões, obnubilação, torpor e coma. O óbito geralmente ocorre na segunda semana de sintomas e em cerca de 50% das formas graves.

Os pacientes sobreviventes apresentam fraqueza e fadiga, que pode durar várias semanas.

Diagnóstico[2,22,25]

A confirmação diagnóstica da FA, na grande maioria das vezes, somente poderá ser realizada tardiamente na prática clínica diária. Portanto, considerando a gravidade da doença e a necessidade de se instituir as terapias adequadas o mais precocemente possível, torna-se fundamental investigar minuciosamente os fatores epidemiológicos e o quadro clínico, sempre considerando o tempo de incubação. Para complementar o diagnóstico, devem ser realizados exames inespecíficos e específicos:

Exames inespecíficos

Devido ao grande acometimento sistêmico da FA, podem ocorrer várias alterações laboratoriais. As alterações de exames podem variar de acordo com o tipo e a intensidade das manifestações clínicas apresentadas por cada paciente. Os seguintes exames deverão ser solicitados, inicialmente, em uma rotina de suspeita clínica de FA, com o objetivo de ajudar na diferenciação de outras doenças e avaliação da gravidade do caso: hemograma, coagulograma, bioquímicos (PCR, ureia, creatinina, bilirrubina total e frações, TGO, TGP, gama-GT, fosfatase alcalina e CPK, DHL, glicemia, eletrólitos), urinário (urina tipo 1) e microbiológicos (hemoculturas e urocultura). Se necessário, também devem ser solicitados: radiografia de tórax, eletrocardiograma (ECG), gasometria arterial e coleta de líquido cefalorraquidiano (LCR), entre outros exames. Uma das alterações mais características da FA, e que ajudam a elevar a suspeição sobre o diagnóstico, é o aumento importante de transaminases. Essas alcançam, muitas ve-

SÍNDROME FEBRIL ICTÉRICA E/OU HEMORRÁGICA AGUDA

zes, valores acima de 1.000 U/L, sendo que a AST (TGO) costuma ser mais elevada que a ALT (TGP) devido ao importante comprometimento muscular.

- Exame hematológico: caracteristicamente, há leucopenia, neutropenia e plaquetopenia no início do quadro. Nessa fase, ainda pode ocorrer tendência a hemoconcentração, com elevação de hematócrito; porém, posteriormente prevalece a anemia. Nos quadros mais graves, geralmente na segunda semana de sintomas, pode ocorrer leucocitose com neutrofilia e desvio à esquerda.
- Proteína C reativa (PCR): pode alcançar níveis bastante elevados enquanto há reserva de função hepática.
- Ureia e creatinina: nos casos mais graves da doença, as escórias nitrogenadas encontram-se bastante elevadas devido à necrose tubular aguda.
- Enzimas hepáticas: as enzimas hepáticas geralmente se encontram elevadas a partir do 2º ou 3º dia de sintomas e se relacionam diretamente com a gravidade do caso. A elevação das concentrações séricas de transaminases costumam se apresentar bastante elevadas na FA, predominado a elevação de AST (TGO), devido ao comprometimento muscular simultâneo. Os níveis de AST (TGO) podem se mostrar acima de 20.000 UI/dL e ALT (TGP) acima de 10.000 UI/dL. Níveis acima de 1.000 UI/dL estão relacionados a pior prognóstico. A concentração sérica de bilirrubina total costuma estar bastante elevada na fase de intoxicação, alcançando 10 a 15 mg/dL e predominado a fração de bilirrubina conjugada.
- Glicemia: pode apresentar-se em baixos níveis caso haja comprometimento hepático importante.
- Eletrólitos: podem ocorrer alterações importantes, a depender da gravidade do caso e da função renal.
- CPK e DHL: podem mostrar-se bastante elevados devido ao acometimento muscular.
- CK-MB: as concentrações séricas podem apresentar-se elevadas na miocardite.
- Coagulograma: atividade de protrombina (AP) pode apresentar-se diminuída e/ou o tempo de protrombina (TP) prolongado.
- Urina tipo 1: destacam-se a elevada proteinúria, albuminúria, hematúria e cilindrúria.
- Gasometria arterial: nos casos mais graves pode ocorrer hipoxemia e acidose metabólica.
- Outros exames: podem ser solicitados, de acordo com manifestações específicas da doença.

Exames específicos

Deve-se considerar a fase em que se encontra a doença.

- RT-PCR e isolamento viral: a reação em cadeia da polimerase em tempo real e o isolamento viral em cultura de células, ou por meio de inoculação em camundongos recém-nascidos, podem ser realizados a partir de sangue periférico e LCR, devendo a amostra ser coletada preferencialmente até o 5º dia após início de sintomas.
- Testes sorológicos: podem ser realizados a partir de sangue periférico e LCR.
- MAC-ELISA: a pesquisa de anticorpos da classe IgM deve ser realizada, preferencialmente, a partir do 6º dia de sintomas. As técnicas de inibição da hemaglutinação, teste de neutralização e fixação do complemento também podem ser realizadas, porém necessitam coleta de segunda amostra para verificar a elevação de títulos. Deve-se considerar que a ocorrência de reações cruzadas, como é o caso de outros flavivírus, como o vírus da dengue.

Para saber os detalhes sobre coleta, armazenamento e encaminhamento de amostras para os laboratórios de referência, sempre se deve notificar o caso, o mais rapidamente possível, entrando em contato com o Serviço de Vigilância Epidemiológica de seu Serviço de Saúde ou do Município, ou, ainda, diretamente com o Departamento de Vigilância Epidemiológica da Secretaria de Estado da Saúde.

Confirmação diagnóstica em caso de óbito

Todo óbito deve ser investigado. Deve-se solicitar ao serviço de verificação de óbito que seja aplicado o protocolo específico para investigação de síndrome febril ictérica e/ou hemorrágica aguda.

- Em caso de pacientes com síndrome febril, febril-ictérica ou febril-hemorrágica, sem diagnóstico definido, recomenda-se coletar imediatamente após o óbito uma amostra de sangue para sorologia de febre amarela (pesquisa de anticorpos IgM) e RT-PCR, mesmo que tenham sido colhidas amostras anteriormente. Essa amostra servirá para diagnóstico laboratorial de febre amarela, bem como de outras doenças com sintomas comuns. Para afastar meningococcemia e sepse, sugere-se também coletar sangue para hemocultura.
- Fragmentos de tecido de diversos órgãos (fígado, baço, cérebro, rim, pulmão, pâncreas, coração e músculo esquelético/panturrilha) devem ser retirados por ocasião da necropsia, devendo ser realizada tão logo seja constatado

o óbito, em até, no máximo, oito horas após a morte. Em tecidos hepáticos, a identificação de necrose médio-lobular ou médio-sazonal e a presença de corpúsculos de Coulcilman são bastante sugestivas do diagnóstico de FA.

- Para realização dos exames histopatológico e de imuno-histoquímica, o material coletado deve ser armazenado em frasco com formalina tamponada, mantido e transportado em temperatura ambiente. Para a realização de RT-PCR a partir dos tecidos, o material deve ser estocado em freezer -70 °C. Cada Lacen deverá orientar os serviços de vigilância e assistência de sua unidade federada sobre a melhor maneira de proceder à coleta e de encaminhar as amostras.

Diagnósticos diferenciais[1,22,25,32]

A febre amarela pode comportar-se como síndrome febril ictérica e/ou hemorrágica aguda, cabendo os principais diagnósticos diferenciais citados no início deste capítulo, ou como síndrome febril, nos casos mais leves. Há vários diagnósticos diferenciais, portanto a análise clínico-epidemiológica dos pacientes é fundamental para o diagnóstico e tratamentos oportunos. Deve-se lembrar que a vacina da FA pode ter como efeito adverso grave a doença viscerotrópica aguda, cuja sintomatologia muito se assemelha à da FA grave. Portanto, sempre se deve indagar sobre vacinação contra FA nos últimos 10 dias:

Síndrome febril

Dengue e outras arboviroses, leptospirose, influenza (síndrome gripal), febre maculosa e outras riquetsioses, malária, doença de Chagas aguda, enteroviroses, síndrome da mononucleose infecciosa, entre outras.

Síndrome febril íctero-hemorrágica aguda

Doença viscerotrópica aguda associada à vacina da FA, dengue grave (icterícia é mais rara na dengue) e outras arboviroses, febre maculosa e outras riquetsioses, leptospirose, sepse, malária grave, febre tifoide, colangite, colecistite aguda, hepatites virais agudas.

Tratamento[22,25]

Não há tratamento específico para FA. Os pacientes devem receber terapia de suporte, evitando o uso de salicilatos e os casos mais graves devem ser tratados em esquema de terapia intensiva, com atenção ao suporte nutricional (por meio de sonda nasogástrica ou orogástrica), glicêmico, hidroeletrolítico, ventilatório, ácido-base e pressórico. Deve-se proteger a mucosa gástrica como inibidores de bomba de próton e seguir protocolos de hepatite aguda grave. Pacientes com hemorragia devem receber plasma fresco congelado e concentrados de glóbulos vermelhos. A hemodiálise deve ser indicada aos pacientes com insuficiência renal aguda e os corticosteroides talvez possam ter certa utilidade em casos de choque séptico. Infecções secundárias devem ser devidamente identificadas e tratadas. Ainda não há evidências suficientes para indicação de interferons, imunoglobulinas e drogas antivirais, como a ribavirina, na prática clínica.

Prevenção[22,25,31-33]

A profilaxia contra a FA poderá ser realizada evitando-se o contato com os vetores, seja evitando as áreas de risco (o que nem sempre é possível), por meio de proteção pessoal ao adentrar tais regiões (uso de repelentes, telas de proteção, roupas compridas etc.), assim como tomar todas as medidas para erradicar o *Aedes aegypti*, com o intuito de redução das chances de reurbanização da FA. Pelo menos durante os cinco primeiros dias de doença é imprescindível que os pacientes com suspeita de FA estejam protegidos com mosquiteiros, uma vez que durante esse período podem ser fontes de infecção para o *Aedes aegypti*. A vigilância de síndrome febril íctero-hemorrágica aguda ou de síndrome febril deve ser realizada com o intuito de se diagnosticar oportunamente os casos de FA, seja em regiões de risco ou nas regiões em que a FA esteja emergindo ou reemergindo, permitindo o controle adequado o mais rapidamente possível. Porém, a medida profilática mais eficaz para o controle da transmissão da FA certamente é a imunização adequada da população que vive em área de risco, ou que se desloque até a mesma. A vacina contra a FA é constituída por vírus vivos atenuados, derivada do vírus 17DD, de origem africana. É aplicada pela via subcutânea, em dose única de 0,5 mL. Essa vacina é muito imunogênica, com eficácia acima de 95% após 7 a 10 dias. Porém, efeitos adversos importantes e até fatais podem ocorrer, incluindo a doença viscerotrópica, que se apresenta de modo muito similar à febre amarela e geralmente possui mortalidade acima de 50%.

A vacina deve ser aplicada pelo menos 10 dias antes de adentrar as áreas de risco para os indivíduos que nunca receberam vacinação para FA.

As recomendações brasileiras e do Regulamento Sanitário Internacional (RSI) atuais, assim como as doses, precauções, contraindicações e efeitos adversos da vacina podem ser encontradas nos *sites* da Organização Mundial de Saúde, da Secretaria de Vigilância em Saúde do Ministério da Saúde e da Sociedade Brasileira de Infectologia.[22,31-33]

Referências bibliográficas

1. Secretaria de Vigilância em Saúde do Ministério da Saúde (SVS/MS). Sistema de Vigilância de Síndrome Febril Ictérica Aguda e/ou Síndrome Febril Hemorrágica Aguda. Brasil; 2004. Disponível em: bvsms.saude.gov.br/bvs/periodicos/boletim_eletronico_epi_ano04_n04.pdf. Acessado em 29 ago 2017.
2. Romano AP, Costa ZG, Ramos DG, Andrade MA, Jayme V de S, Almeida MA, et al. Yellow Fever outbreaks in unvaccinated populations, Brazil, 2008-2009. PLoS Neglected Tropical Diseases. 2014 mar; 8(3):e2740.
3. Ministério da Saúde. Secretaria de Vigilância em Saúde. Departamento de Vigilância das Doenças Transmissíveis. Leptospirose: diagnóstico e manejo clínico. Brasília: Ministério da Saúde; 2014. Disponível em: portalsaude.saude.gov.br/images/pdf/.../Leptospirose-diagnostico-manejo-clinico.pdf.
4. World Health Organization. Human leptospirosis: guidance for diagnosis, surveillance and control. World Health Organization; 2003. Disponível em: whqlibdoc.who.int/hq/2003/WHO_CDS_CSR_EPH_2002.23.pdf.
5. Secretaria de Vigilância em Saúde - Ministério da Saúde (SVS/MS). Leptospirose. Disponível em: http://portalsaude.saude.gov.br/index.php/informacoes-tecnicas. Acessado em 29 ago 2017.
6. Mwachui MA, Crump L, Hartskeerl R, Zinsstag J, Hattendorf J. Environmental and Behavioural Determinants of Leptospirosis Transmission: A Systematic Review. PLoS Neglected Tropical Diseases. 2015; 9(9):e0003843.
7. Schuller S, Francey T, Hartmann K, Hugonnard M, Kohn B, Nally JE, et al. European consensus statement on leptospirosis in dogs and cats. The Journal of Small Animal Practice. 2015 mar; 56(3):159-79.
8. Seguro AC, Andrade L. Pathophysiology of leptospirosis. Shock. 2013 mai; 39(Suppl 1):17-23.
9. Haake DA, Levett PN. Leptospirosis in humans. Current Topics in Microbiology and Immunology. 2015; 387:65-97.
10. Rajapakse S, Rodrigo C, Balaji K, Fernando SD. Atypical manifestations of leptospirosis. Transactions of the Royal Society of Tropical Medicine and Hygiene. 2015 mai; 109(5):294-302.
11. Pinter A, França AC, Souza CE, Sabbo C, Nascimento EMM, Santos FCP, et al. Febre Maculosa Brasileira. Suplemento Bepa [Internet]. 2011; 8(1):31. Disponível em: http://www.saude.sp.gov.br/resources/sucen/homepage/.../bepa94_suplemento_fmb.pdf.
12. Secretaria de Vigilância em Saúde - Ministério da Saúde. Febre maculosa: análise dos dados epidemiológicos de 2010 a 2014; 2016. Disponível em: http://u.saude.gov.br/images/pdf/2016/maio/20/Informe-epidemiol--gico-febre-maculosa.pdf.
13. Secretaria de Vigilância em Saúde - Ministério da Saúde. Casos confirmados de Febre maculosa. Brasil, Grandes Regiões e Unidades Federadas, 2000 a 2017; 2017. Disponível em: http://portalsaude.saude.gov.br/images/pdf/2017/maio/09/Casos-confirmados-febre-maculosa-site-09.05.2017.pdf. Acessado em 29 ago 2017.
14. Secretaria de Vigilância em Saúde - Ministério da Saúde. Óbitos de febre maculosa. Brasil, Grandes Regiões e Unidades Federadas. 2000-2017; 2017. Disponível em: http://portalsaude.saude.gov.br/images/pdf/2017/maio/09/Obitos-confirmados-febre-maculosa-site-09.05.2017.pdf.
15. Angerami RN, da Silva AM, Nascimento EM, Colombo S, Wada MY, dos Santos FC, et al. Brazilian spotted fever: two faces of a same disease? A comparative study of clinical aspects between an old and a new endemic area in Brazil. Clinical Microbiology and Infection. 2009 dez; 15(Suppl 2):207-8.
16. Mitsumori ATH, Pinter A, Nunes AMN, Marcusso C, Costa CS, Moises DB, et al. A Febre Maculosa Brasileira na Região Metropolitana de São Paulo. Boletim Epidemiológico Paulista - BEPA [Internet]; 2016. 13(151):53. Disponível em: http://www.saude.sp.gov.br/resources/ccd/homepage/bepa/edicao-2016/edicao_151_-_julho_2.pdf. Acessado em 29 ago 2017.
17. Angerami RN, Camara M, Pacola MR, Rezende RC, Duarte RM, Nascimento EM, et al. Features of Brazilian spotted fever in two different endemic areas in Brazil. Ticks and tick-borne diseases. 2012 dez; 3(5-6):346-8.
18. Angerami RN, Resende MR, Feltrin AF, Katz G, Nascimento EM, Stucchi RS, et al. Brazilian spotted fever: a case series from an endemic area in southeastern Brazil: clinical aspects. Annals of the New York Academy of Sciences. 2006 out; 1078:252-4.
19. Nogueira AR, Oliveira ME, Katz G, Jacintho da Silva L. Brazilian spotted fever in the paediatric age-segment in the State of Sao Paulo, southeastern Brazil, 2003-2006. Clinical Microbiology and Infection. 2009 dez; 15(Suppl 2):205-6.
20. Febre Maculosa Brasileira e Outras Riquetsioses. In: Secretaria de Vigilância em Saúde - Ministério da Saúde Guia de Vigilância em Saúde [Internet]. Ministério da Saúde. 1ª edição atualizada. 2016; 425-35. Disponível em: http://portalsaude.saude.gov.br/images/pdf/2016/dezembro/31/GVS-Febre-Maculosa.pdf. Acessado em 29 ago 2017.
21. Biblioteca virtual da saúde - BVS. Doenças Transmitidas por Carrapatos; 2014. Disponível em: http://portalsaude.saude.gov.br/images/pdf/2014/outubro/02/AF-folder-carrapatos-1out14-GRAFICA.pdf.
22. Febre Amarela. In: Secretaria de Vigilância em Saúde - Ministério da Saúde Guia de Vigilância em Saúde [Internet]. Brasília. 1a edição atualizada. 2016; 399-416. Disponível em: http://bvsms.saude.gov.br/bvs/publicacoes/guia_vigilancia_saude_1ed_atual.pdf. Acessado em 29 ago 2017.
23. Secretaria de Vigilância em Saúde – Ministério da Saúde. Reemergência da Febre Amarela Silvestre no Brasil, 2014/2015: situação epidemiológica e a importância da vacinação preventiva e da vigilância intensificada no período sazonal. Boletim Epidemiológico [Internet]. 2015; 46(29):10. Disponível em: http://portalsaude.saude.gov.br/images/pdf/2015/outubro/19/2015-032---FA-ok.pdf. Acessado em 29 ago 2017.
24. Secretaria de Vigilância em Saúde - Ministério da Saúde. Informe Especial Febre Amarela no Brasil Nº 01/2017: Ministério da Saúde; 2017. Disponível em: http://portalsaude.saude.gov.br/images/pdf/2017/marco/18/Informe-especial-COES-FA.pdf.
25. Vasconcelos PF. [Yellow Fever]. Revista da Sociedade Brasileira de Medicina Tropical. 2003 mar-abr; 36(2):275-93.

26. Bentlin MR, de Barros Almeida RA, Coelho KI, Ribeiro AF, Siciliano MM, Suzuki A, et al. Perinatal transmission of yellow fever, Brazil, 2009. Emerging infectious diseases. 2011 set;17(9):1779-80.

27. Shrestha P, Horby P, Carson G. Non-vector transmission of flaviviruses, with implications for the Zika virus. Bulletin of the World Health Organization [Internet]; 2016. Disponível em: http://www.who.int/bulletin/online_first/16-177683.pdf.

28. Secretaria de Vigilância em Saúde - MInistério da Saúde. Descrição da doença. Disponível em: http://portalsaude.saude.gov.br/index.php/descricao-da-doenca-febreamarela. Acessado em 29 ago 2017.

29. Monath TP. Yellow fever: an update. The Lancet Infectious Diseases. 2001 ago; 1(1):11-20.

30. Monath TP, Vasconcelos PF. Yellow fever. Journal of Clinical Virology. 2015 mar; 64:160-73.

31. Sociedade Brasileria de Infectologia. Febre amarela - informativo para profissionais de saúde: Sociedade Brasileria de Infectologia; 2017. Disponível em: https://http://www.infectologia.org.br/admin/zcloud/125/2017/02/FA_-_Profissionais_13fev.pdf.

32. Secretaria de Vigilância em Saúde – MInistério da Saúde. Manual de Vigilância Epidemiológica de Eventos Adversos Pós-Vacinação Brasília: Ministério da Saúde; 2014. 3ª edição:[73-8]. Disponível em: http://biblioteca.cofen.gov.br/wp-content/uploads/2017/03/manual_vigilancia_epidemiologica_eventos_adversos_pos_vacinacao.pdf.

33. Secretaria de Vigilância em Saúde - Ministério da Saúde. Nota Informativa N° 94, DE 2017/CGPNI/DEVIT/SVS/MST Brasília 2017. Disponível em: http://portalsaude.saude.gov.br/images/pdf/2017/abril/13/Nota-Informativa-94-com-acordo.pdf.

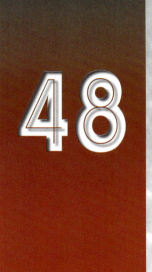

MENINGITES BACTERIANAS

Mário Ferreira Carpi

DEFINIÇÃO E FISIOPATOLOGIA

Meningite bacteriana é a infecção que acomete as leptomeninges (pia-aracnoide) provocando reação purulenta detectável no líquido cefalorraquidiano (LCR).[1]

A partir da colonização da mucosa do trato respiratório superior por bactérias capsuladas como o meningococo e o pneumococo, cepas portadoras de fatores de virulência, como fímbrias de ligação a receptores celulares de superfície, são capazes de invadir a corrente sanguínea. Por disseminação hematogênica, esses agentes rompem a barreira hematoencefálica (BHE) e causam infecção nas leptomeninges. A proliferação bacteriana no espaço subaracnóideo causa reação inflamatória caracterizada por invasão de polimorfonucleares no LCR e espaço periventricular, além da liberação de inúmeros mediadores inflamatórios (IL-1, IL-6, TNF, prostaglandinas, tromboxane e leucotrienos).[2] Essa inflamação resulta em edema cerebral, trombose e vasculite no sistema nervoso central (SNC), resultando em aumento da pressão intracraniana e redução de pressão de perfusão cerebral, o que pode ocasionar dano neurológico irreversível e óbito.

Nas meningites, predominam os seguintes tipos de edema cerebral:
- Vasogênico: por aumento de permeabilidade vascular no SNC.
- Citotóxico: lesão celular primária por disfunção da bomba sódio-potássio-ATPase.
- Intersticial: por obstrução das vias de drenagem liquórica, com consequente hidrocefalia.

QUADRO CLÍNICO

A meningite bacteriana pode apresentar evolução aguda (horas) ou subaguda (dias). O espectro de manifestações clínicas é bastante variável, sendo o quadro mais inespecífico quanto menor for a idade da criança.[2]

Classicamente, a criança pode apresentar febre, queda de estado geral associada a sinais e sintomas de hipertensão intracraniana, como náuseas, vômitos e irritabilidade, além de sinais de irritação meníngea (rigidez de nuca, sinal de Kernig e Brudzinski). A Tabela 48.1 mostra os principais sinais e sintomas presentes de acordo com a faixa etária da criança.
- Sinal de Kernig: resposta em flexão da articulação do joelho, quando a coxa é colocada em certo grau de flexão, relativamente ao tronco.
- Sinal de Brudzinski: flexão involuntária da perna sobre a coxa e desta sobre a bacia, ao se tentar fletir a cabeça do paciente.

Convulsões podem ocorrer em até 20% dos casos antes da admissão hospitalar e, em 30% dos casos, ocorrem entre 24 e 48 horas após o início dos sintomas.[2]

ETIOLOGIA E EPIDEMIOLOGIA

A etiologia das meningites bacterianas na infância varia de acordo com a faixa etária (Tabela 48.2).[1]

Exceto durante o período neonatal, o meningococo (*Neisseria meningitidis*) é o agente mais frequentemente isolado das meningites bacterianas, seguido pelo pneumococo (*Streptococcus pneumoniae*).

TABELA 48.1. Sinais e sintomas mais comuns de meningite bacteriana de acordo com a faixa etária

Faixa etária	Quadro clínico
Período neonatal	Febre ou hipotermia, letargia, sucção débil, abaulamento de fontanela, irritabilidade, cianose, icterícia, apneia, convulsões
Lactentes	Febre, vômitos, irritabilidade, gemência, abaulamento de fontanela, convulsões
Crianças maiores	Febre, cefaleia e vômitos, sinais de irritação meníngea (rigidez de nuca, sinais de Kernig e Brudzinski)

TABELA 48.2. Principais agentes etiológicos das meningites bacterianas por faixa etária pediátrica

Idade	Principais agentes
< 1 mês	Gram-negativos entéricos Estreptococo do grupo B *Listeria monocytogenes* Enterococo
1 a 3 meses	Gram-negativos entéricos Estreptococo do grupo B *Listeria monocytogenes* *Neisseria meningitidis* *Streptococcus pneumoniae* *Haemophilus influenzae* B
3 meses a 5 anos	*Neisseria meningitidis* *Streptococcus pneumoniae* *Haemophilus influenzae* B
> 5 anos e adolescentes	*Neisseria meningitidis* *Streptococcus pneumoniae*

O meningococo é um diplococo Gram-negativo aeróbio. A composição antigênica da cápsula polissacarídica permite a classificação do meningococo em sorogrupos. Os sorogrupos A, B, C, Y, W e X são os principais responsáveis pela ocorrência da doença invasiva.[3] No Brasil, o meningococo C é responsável pela maioria dos casos, o que torna a vacina antimeningocócica C extremamente útil. A letalidade da doença meningocócica é de cerca de 20%, podendo ser superior a 50% em casos de meningococcemia sem meningite (forma mais grave da doença).[3]

O pneumococo é um diplococo Gram-positivo e, no Brasil, 15 sorogrupos são responsáveis por 90% das meningites pneumocócicas. As cepas resistentes à penicilina chegam a mais de 30% considerando o SNC. A meningite pneumocócica apresenta elevada letalidade (em torno de 30%) e morbidade, podendo resultar em graves sequelas neurológicas.[1]

A meningite por *Haemophilus influenzae* B apresentou drástica redução no seu coeficiente de in-

cidência após a introdução da vacina específica no Programa Nacional de Imunizações (PNI) em 1999.

Staphylococcus epidermidis, *Staphylococcus aureus* e *Pseudomonas aeruginosa* são agentes que devem ser considerados em portadores de malformações do SNC, meningomielocele, fístulas neuroectodérmicas e válvula de derivação ventrículo-peritoneal.

COMPLICAÇÕES

A meningite bacteriana é doença de elevada morbidade, podendo levar a graves complicações, o que se intensifica em caso de diagnóstico tardio ou tratamento inadequado.

Entre as complicações, pode-se destacar:
- Choque séptico e coagulação intravascular disseminada (CIVD).
- Síndrome de Waterhouse-Frederichsen (hemorragia adrenal bilateral).
- Artrite meningocócica.
- Pericardite e miocardite.
- Neurológicas (coleção subdural, abscesso cerebral, déficit auditivo, hidrocefalia, retardo mental).

EXAMES COMPLEMENTARES

Punção lombar

A punção lombar entre L3-L4 ou L4-L5 com avaliação de celularidade, glicorraquia, proteinorraquia, pesquisa de antígenos bacterianos (contraimunoeletroforese ou aglutinação pelo látex), bacterioscopia e cultura permite o diagnóstico e, muitas vezes, a identificação do agente etiológico.[1] A punção lombar estará contraindicada somente quando houver:
- Sinais neurológicos localizatórios.
- Sinais evidentes de hipertensão intracraniana (grave alteração da consciência, anisocoria pupilar, abaulamento de fontanela).
- Instabilidade hemodinâmica e/ou ventilatória.
- Trombocitopenia grave ou distúrbios de coagulação.
- Celulite ou abscesso no local de punção.

A Tabela 48.3 mostra as alterações encontradas no LCR nas meningites bacterianas comparadas às meningites virais.[2]

Reação em cadeia de polimerase (PCR)

Reação em cadeia da polimerase (PCR) detecta o DNA bacteriano presente em amostras clínicas (LCR, soro e sangue total). Também permite a genogrupagem dos sorogrupos do meningococo. A PCR de transcrição reversa em tempo real (RT-PCR)

TABELA 48.3. Características do LCR nas meningites bacterianas e virais

LCR	Bacterianas	Virais
Células/mm³	10 a 20.000 Predomínio PMN* (75-95%)	Aumentadas (< 2.000) Predomínio linfócitos
Glicose	Diminuição acentuada (< 30 mg/100 mL)	Normal (60% da glicemia)
Proteínas	Aumentadas	Normais ou pouco aumentadas
Bacterioscopia (Gram)	Positiva	Negativa
Cultura	Positiva	Negativa

*PMN: polimorfonucleares.

identifica o DNA alvo com maior sensibilidade e especificidade e em menor tempo de reação.[1]

Tomografia computadorizada

Deve ser realizada quando há sinais evidentes de hipertensão intracraniana, alteração do nível de consciência ou suspeita de complicações intracranianas.[2]

TRATAMENTO

Medidas gerais no pronto-socorro

Por se tratar de doença potencialmente fatal e transmissível por contato direto, ao se suspeitar de meningite bacteriana o paciente deve ser mantido em quarto de isolamento de contato e gotículas e atenção deve ser dada à manutenção do estado hemodinâmico e respiratório.[1]

- Manter a permeabilidade das vias aéreas.
- Ofertar O_2 100% se houver instabilidade hemodinâmica, ventilatória ou neurológica.
- Obter acesso venoso para administração de medicações e hidratação adequada.
- Monitorizar: pulso, frequência cardíaca, frequência respiratória, temperatura e pressão arterial.
- Exame neurológico cuidadoso.

Antibioticoterapia

A antibioticoterapia empírica deve ser iniciada ainda no pronto-socorro, de preferência após a punção lombar e coleta de hemocultura, com antibióticos bactericidas contra os agentes mais prevalentes segundo a faixa etária:[1,4]

- < 3 meses: ampicilina (200 mg/kg/dia 6/6 h) associada a cefotaxima (300 mg/kg/dia 6/6 h).
- > 3 meses: ceftriaxona (100 mg/kg/dia 12/12 h) ou cefotaxima (300 mg/kg/dia 6/6 h).

Em casos muito graves, vancomicina (60 mg/kg/dia 6/6 h) deve ser associada à cefalosporina de 3ª geração empiricamente, devido à elevada taxa de pneumococos resistentes a antibióticos β-lactâmicos no SNC, ou se houver isolamento de pneumococo resistente à penicilina e cefalosporinas.[4] Neste último caso, ocorrendo piora clínica em 24 a 48 horas ou não esterilização do LCR ou pneumococo com MIC ≥ 4 µg/mL para ceftriaxona, rifampicina (20 mg/kg/dia 12/12 h) deve ser associada ao esquema de antibióticos.

Quanto ao tempo de tratamento, para meningite meningocócica não complicada o tratamento com cefalosporina de 3ª geração deve ser mantido por 5 a 7 dias. No caso da meningite pneumocócica, o antibiótico deve ser mantido por 10 a 14 dias e para *Haemophilus influenzae* B, por 7 a 10 dias.[1]

Corticoterapia

A destruição rápida de bactérias no LCR pode levar à liberação de produtos celulares tóxicos (endotoxina da parede celular bacteriana), que intensificam a inflamação mediada por citocinas. O edema cerebral resultante e a infiltração neutrofílica podem agravar os sinais e sintomas e provocar dano neurológico adicional. Com o objetivo de reduzir ou impedir a amplificação da inflamação, recomenda-se o uso de dexametasona (0,15 mg/kg/dose 6/6 h por 2 dias). O benefício parece ser melhor quando administrado 1 a 2 horas antes da primeira dose do antibiótico, mas também pode ser eficaz se administrado simultaneamente ou logo após a primeira dose.[2]

QUIMIOPROFILAXIA

Está indicada em caso de meningite meningocócica ou por *Haemophilus influenzae* B:[1]

- *Neisseria meningitidis*: contatos domiciliares (todos) e de creches ou escolas quando há contato > 20 h/semana; rifampicina 10 mg/kg 12/12 h por 2 dias; adultos – 600 mg 12/12 h por 2 dias.
- *Haemophilus influenzae* B: contatos domiciliares independentemente da idade, desde que tenham pelo menos um contato < 5 anos não imunizado; contatos em creches ou escolas < 2 anos não vacinados quando há contato > 20 h/semana; rifampicina 20 mg/kg 1× ao dia por 4 dias; adultos – 600 mg 1× ao dia por 4 dias.

PREVENÇÃO

A medida mais eficaz para prevenir a doença é por meio da imunização. O PNI do Ministério da Saúde oferece gratuitamente vacinas contra meningococo C (3, 5 e 12 meses), pneumocócica-10 valente (2, 4 e 12 meses) e *Haemophilus influenzae* B (2, 4 e 6 meses). [1]

Referências bibliográficas

1. Guia de Vigilância em Saúde: Ministério da Saúde, Secretaria de Vigilância em Saúde, Coordenação Geral de Desenvolvimento da Epidemiologia em Serviços. 1 ed. Brasília: Ministério da Saúde. 2016; 773.
2. Meningite bacteriana aguda após o período neonatal. In: Kliegman RM. Nelson Tratado de Pediatria: 20 ed. Rio de Janeiro: Elsevier. 2017; 2938-46.
3. Epidemiologia da Infecção Meningocócica. In: Berezin EM (ed.). Doença Meningocócica Fascículo 1. Sociedade Brasileira de Pediatria; AlamTec - Ciência Médica Editorial Ltda; 2015.
4. American Academy of Pediatrics. Meningococcal infections. In: Pickering LK, et al (eds.). Red Book: 2009 Report of the Committee on Infectious Diseases. 28 ed. Elk Grove Village, IL: American Academy of Pediatrics. 2009; 455-63.

SEÇÃO

6

EMERGÊNCIAS ENDOCRINOLÓGICAS

CETOACIDOSE DIABÉTICA (CAD)

Israel Diamante Leiderman
José Roberto Fioretto

DEFINIÇÃO

CAD é definida como diminuição da insulina circulante efetiva associada com aumento dos hormônios contrarreguladores (glucagon, adrenalina, hormônio de crescimento e cortisol), levando ao aumento de produção de glicose pelo fígado e rim com diminuição da utilização periférica de glicose e resultando em hiperglicemia e hiperosmolaridade. Aumento da lipólise com aumento da produção de corpos cetônicos (β-hidroxibutirato e acetoacetato) causando cetonemia e acidose metabólica. Hiperglicemia e acidose resultam em diurese osmótica e perda de eletrólitos. Os critérios bioquímicos que definem a CAD são hiperglicemia (> 200 mg%) associada a acidose (pH < 7,3 ou bicarbonato < 15) concomitante com glicosúria, cetonúria e cetonemia.[1] Raramente podemos nos deparar com casos em que a glicemia pode ser próxima do normal, como em jejum prolongado, crianças menores que 4 anos subtratadas ou adolescentes grávidas.

A CAD é classificada de acordo com a gravidade da acidose:[2]
- Leve: pH < 7,3 e/ou bicarbonato < 15 mmol/L, cetonemia > 1;
- Moderada: pH < 7,2 e/ou bicarbonato < 10 mmol/L, cetonemia > 2;
- Grave (indicação absoluta de UTI): pH < 7,1 e/ou bicarbonato < 5 mmol/L, cetonemia > 3.

ETIOLOGIA/DIAGNÓSTICO

A CAD é o modo de abertura do quadro de diabetes mais comum em crianças abaixo de 4 anos de idade, especialmente nas crianças com baixo nível socioeconômico. Nas crianças mais velhas, a causa mais comum é o estresse biológico causado por infecções ou traumas. Nos adolescentes a causa mais comum é a falta de aderência do uso da insulina. Algumas drogas podem desencadear a CAD como glicocorticoides em altas doses, alguns imunossupressores, antipsicóticos e diazóxido.

Devemos lembrar que a incidência de diabetes tipo 2 vem aumentando rapidamente, inclusive nos países em desenvolvimento, e chega-se a taxas de 20%.[3,8] Muitos casos de diabetes tipo 2 abrem o quadro com CAD, assim como alguns casos de diabetes monogênicos (MODY). Portanto, se a criança ou adolescente é portador de obesidade grave com acantose *nigrans* ou com idade inferior a 1 ano, respectivamente, desconfie que pode não ser tipo 1; mas a conduta deve ser a mesma, independente da etiologia. Nesses casos a dosagem dos anticorpos anti-insulina, anti-GAD e anti-ilhotas, e os níveis de peptídeo C ajudam na elucidação etiológica.[3,8] Às vezes, somente a evolução clínica para descontinuação da insulina elucidará o caso.[3,8]

QUADRO CLÍNICO E LABORATORIAL

Clínico

Pele quente e rubor facial, cefaleia, letargia, hiperventilação (ritmo de Kussmaul), poliúria, polidipsia, emagrecimento, dor abdominal, náuseas e vômitos (mimetizando abdome agudo), desidratação (choque é raro, mas quando presente é fator de risco para edema cerebral). Na primeira descompensação de crianças pequenas há confusão com quadro clínico de sepse.

Laboratório

Hiperglicemia (não obrigatória) (> 200 mg/dL – se > 600 mg/dL, sugere coma hiperosmolar); cetonemia > 3 mmol/L (pode-se medir com um aparelho de ponta de dedo disponível no Brasil); cetonúria/glicosúria; acidose metabólica; hemograma com leucocitose. Se houver mialgia e coloração diferente da urina, pense em rabdomiólise e confira com dosagem da CPK. A ureia e o hematócrito elevados são importantes fatores de risco para edema cerebral, pois representam importante contração do volume extracelular. Acredita-se que a elevação das enzimas pancreáticas é secundária a hipoperfusão e raramente evolui para pancreatite.

MONITORIZAÇÃO

Monitorizar frequência cardíaca, PA, frequência respiratória, nível de consciência (Glasgow), balanço hídrico, ECG, gasometria de hora em hora. Atentar para estes sinais de edema cerebral: queda inesperada da frequência cardíaca ou aumento da PA, recorrência dos vômitos, cefaleia, alteração de consciência, alteração neurológica (p. ex., pupilas ou paralisia facial). Proceda ao exame de fundo de olho, pois o mesmo, se normal, não afasta; mas se alterado, confirma o edema.

TRATAMENTO

Geral

Mantenha cabeceira da cama elevada em 45°. A maioria das crianças em CAD apresentam alterações de edema cerebral na ressonância de crânio, mas a minoria é sintomática.[4]

Procure a causa desencadeante e trate, se possível.

Evite a dissecção de veia; prefira os cateteres percutâneo para acesso profundo.

Instale sonda nasogástrica.

Monitore o Glasgow e, se < 8, proceda ao ABC (*airway/breathing/circulation*).

Se pH for < 6,9 proceda a intubação orotraqueal, mesmo com Glasgow > 8.

Reidratação e reposição eletrolítica, conforme Figura 49.1.

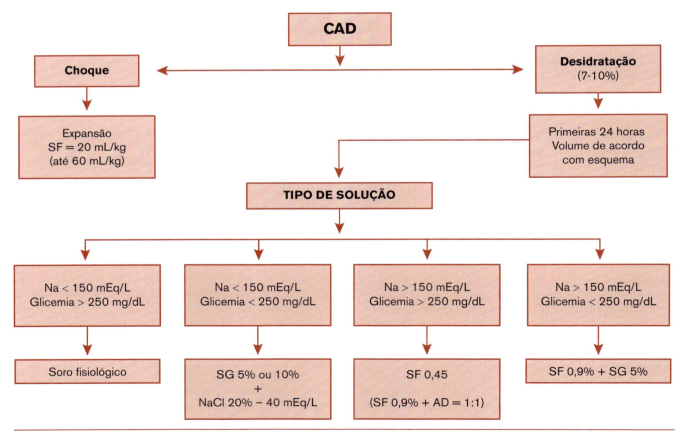

FIGURA 49.1. Reidratação e reposição eletrolítica na cetoacidose diabética. (Fonte: Fioretto JR, Bonatto RC, Carpi MF, Ricchetti SMQ, Moraes MA. UTI Pediátrica. Rio de Janeiro: Guanabara Koogan; 2013.)

CETOACIDOSE DIABÉTICA (CAD)

Se a criança está hipotensa, administra-se soro fisiológico (não há necessidade de coloides) 10 mL/kg/h até ocorrer diurese e/ou tempo de enchimento capilar normalizado. Se a criança urinar, acaba a pressa para reidratar.

Estime o déficit de líquido (em média 6%)[5] e reponha em 48 horas. Não ultrapasse 2,5 L/m²/dia (fator de risco para edema cerebral).

Calcula-se o Na⁺ corrigido que é igual ao Na⁺ encontrado mais 2,75 mEq/L para cada 100 mg/dL de glicose que ultrapassam o valor plasmático de 100 mg/dL. Se o Na⁺ corrigido obtido for menor que 150 mEq/L, utiliza-se soro fisiológico 0,9%; já se o Na⁺ corrigido for maior que 160 mEq/L, utiliza-se soro fisiológico 0,45%.

Acrescente glicose 5% aos líquidos se a glicemia < 250 mg/dL.

Acompanhe o K⁺ com ECG na derivação DII. Se o K⁺ inicial for alto, espere normalização na evolução; se o K⁺ inicial for normal, espere queda na evolução; se o K⁺ inicial for baixo, espere queda acentuada com possibilidade de correção. O intervalo QTc pode estar aumentado, mas se normaliza após corrigir a cetose.

Quase nunca usamos bicarbonato, pois somente com reidratação a bicarbonatemia e o pH chegam a níveis seguros. Por isso, considere somente a gasometria colhida após a reidratação e reponha somente se o bicarbonato for < 6,9. Nesse caso, coloque a criança sob ventilação pulmonar mecânica precoce (mas nunca hiperventile) e monitore rigorosamente o potássio. Se for necessário, utilize a seguinte fórmula:

$$(PaCO_2 / 2 - HCO_3) \times 0,3 \times P (kg) = mEq \ de \ HCO_3$$

Insulinoterapia

Não há pressa alguma para iniciar o tratamento insulínico. Tenha certeza que o paciente já tenha uma boa diurese e que o K⁺ esteja normal ou alto. Se estiver baixo, corrija o K⁺ antes de iniciar a insulina.

Use insulina regular ou aspart/lispro.

Não há necessidade de bólus; somente a reidratação adequada já é suficiente para baixar a glicemia em níveis seguros.

Somente após a 2ª hora de reidratação, inicie insulina (regular, aspart ou lispro) 0,05 a 0,1 U/kg/h em bomba de infusão (tomando-se o cuidado de "lavar o equipo", deixando correr 50 mL dessa solução para saturar as porosidades do equipo). Pode-se aplicar de modo intermitente por via IM ou SC desde que o paciente tenha boa perfusão. Acrescente soro glicosado a 5% se glicose chegar a 180 mg/dL.[6]

Após a normalização da cetonemia (< 1,5 mmol/L) ou cetonúria e da acidose, com glicemia entre 180 e 250 mg/dL, inicia-se insulina regular, aspart ou lispro por via SC com intervalo de 4/4 horas, 0,1 U/kg/dose com aumentos gradativos conforme a resposta clínico-laboratorial e realimentar. Na manhã seguinte, inicia-se insulina NPH(N) glargina, detemir ou degludeca na dose de 0,3 a 0,5 U/kg/dia (se for a primeira descompensação), ou ajuste a dose usada anteriormente. No período neonatal, temos usado a insulina glargina ou detemir na dose de 0,3 a 0,5 U/kg/dia em dose única pela manhã.

Sempre tenha preparado manitol 1-2 g/kg (em 20 minutos) ou NaCl a 3% logo que perceber deterioração neurológica. Nesse momento, diminua também a infusão de líquidos para 400 mL/m²/dia. Nenhum exame é importante para modificar a morbidade ou mortalidade do edema cerebral. Somente o reconhecimento clínico e tratamento precoce tem importância nesse sentido (Tabela 49.1).[4]

COMPLICAÇÕES

- Hipoglicemia: certifique por meio da glicemia de ponta de dedo, porque apresenta alguns sinais e sintomas semelhantes ao edema cerebral;
- Edema cerebral (fatores de risco: choque refratário, idade precoce, primeira descompensação, longa duração dos sintomas, acidose grave, hipocapnia e aumento da ureia/hema-

TABELA 49.1. Farmacocinética das insulinas

Tipo de insulina	Início de ação	Pico da ação (h)	Duração da ação (h)
Regular	30 min	1,5-2	5-8
NPH(N)	1-2 h	4-6	16-20
Aspart/glulisina ou lispro	5-15 min	1-2	3-5
Glargina ou detemir	1-2 h	Não há	Aprox. 20
Degludeca ou glargina 300	1-2 h	Não há	Aprox. 36

tócrito), pneumonia aspirativa (evita-se com SNG), insuficiência renal, hipoglicemia;

- Pneumonia aspirativa;
- Lesão renal aguda, desconfie se *clearance* de creatinina for < 90 mL/min/1,73 m^2, após a hidratação;[7]
- Hipopotassemia com arritmia cardíaca: atenção especial se o K$^+$ inicial é normal ou baixo, porque durante o tratamento cairá mais ainda;
- Trombose: atentar e tratar preventivamente se a criança possui fator de risco para malformações vasculares (p. ex., síndrome de Turner e síndrome de Down).

Referências bibliográficas

1. Ann Pediatr Endocrinol Metab. 2015; 20:179-86.
2. ESPE/LWPES Consensus Statement on Diabetic Keto-acidosis in Children and Adolescents. Arc Dis Childhood. 2004; 89:188-94.
3. Standards of Medical Care in Diabetes 2014. Diabetes Care. 2014 jan; 37(Suppl 1).
4. Pediatr Diabetes; 2016 ago.
5. Pediatric Critical Care Med. 2012 mar; 13(2):e103-e107.
6. Pediatric Critical Care Medicine. 2011 mar; 12(2): 137-40.
7. American Medical Association Pediatric. 2017 mai; 171(5).
8. Endocrine Practice. 2017 jun; 23.

CRISE TIREOTÓXICA

Israel Diamante Leiderman
José Roberto Fioretto

DEFINIÇÃO

A crise ou tempestade tireotóxica é a exacerbação dos sinais e sintomas do hipertireoidismo, e o reconhecimento da crise tireotóxica é clínico, porque as alterações laboratoriais são as mesmas do hipertireoidismo. É uma condição rara, mas potencialmente fatal. As alterações neurológicas são determinantes.

CASO CLÍNICO ILUSTRATIVO

A. A. C., 16 anos, chega ao PS sonolenta com PA = 70×30, FC = 200, Tax. = 39,5 °C e sinais de baixo débito.

História de tratamento de doença de Graves com propiltiouracil na dose de 100 mg de 8/8 h há 2 anos e, segundo a mãe, a adolescente estava tomando corretamente a medicação, apesar de emagrecer 8 kg no último mês associado a diarreia.

Chegou desidratada +++, febril, acianótica, taquicárdica com FC = 200, PA = 70×30, pulsos finos. Exoftalmia, pele seca, tremores e sudorese excessiva.

Feito HD de geca que evoluiu com choque séptico ou crise tireotóxica por não tomar a medicação.

Foi iniciado propranolol 5 mg/dia, mas foi suspenso após crise de broncoespasmo, sendo trocado por metoprolol (mais cardiosseletivo).

Acrescentamos Lugol e aumentamos o propiltiouracil para 150 mg/kg/dose. Iniciamos antibioticoterapia e noradrenalina que foi suspensa em menos de 24 horas.

A menina teve alta da UTI em 2 dias. Pela evolução rápida para melhora ficou como hipótese principal a falta de medicamento antitireoidiano.

Após alguns dias, chegaram os exames da amostra crítica: T4 livre = 8,3 μg/dL (0,75-2,2), TSH < 0,01 mU/dL (0,4-4,0).

ETIOLOGIA

É a mesma do hipertireoidismo, mas a crise tireotóxica é causada basicamente por falta de aderência ao tratamento medicamentoso em um adolescente (caso clínico citado anteriormente) com doença de Graves e, bem mais raramente, tireotoxicose neonatal.

- Doença de Graves é a causa mais comum na criança;
- Tireoidite de Hashimoto (hashitoxicose), geralmente mais brando;
- Tireotoxicose neonatal;
- Doença de Plummer (mutações ativadoras do receptor de TSH);
- Bócio multinodular tóxico;
- Síndrome McCune-Albright;
- Adenoma produtor (hipófise) de TSH;
- Tireotoxicose factícia.

QUADRO CLÍNICO

- Insidioso;
- Bócio;
- Hiperatividade/nervosismo;
- Baixo rendimento escolar;
- Perda de peso/caquexia;

TABELA 50.1. Critérios diagnósticos de Burch-Wartofsky[2]

	Pontos
1. Disfunção termorregulatória (temperatura °C)	
37,2-37,7	5
37,8-38,2	10
38,3-38,8	15
38,9-39,4	20
39,4-39,9	25
> 40,0	30
2. Efeitos sobre o sistema nervoso central	
Leve (agitação)	10
Moderado (delírio, psicose, letargia extrema)	20
Grave (convulsões, coma)	30
3. Disfunção gastrointestinal e hepática	
Moderada (diarreia, náuseas/vômitos, dor abdominal)	10
Grave (icterícia não explicada)	20
4. Disfunção cardiovascular (frequência cardíaca)	
99-109	5
110-119	10
120-129	15
130-139	20
≥ 140	25
Fibrilação atrial	10
5. Insuficiência cardíaca	
Leve (edema em membros inferiores)	5
Moderada (crepitantes em bases pulmonares)	10
Grave (edema pulmonar)	15
6. História de fator desencadeante	
Negativa	0
Positiva	10

Soma: 45 = crise tireotóxica; 25-45 = crise tireotóxica iminente; < 25 = crise tireotóxica improvável.
Nossa paciente: 85 pontos.

- Palpitações/taquicardia;
- Tremores, fraqueza muscular;
- Exoftalmia e intolerância ao calor são infrequentes na criança.

LABORATÓRIO

- ↓ do TSH;
- ↑ do T3, T4 e das formas livres;
- Anticorpo anti-TPO e antitireoglobulina +;
- TRAB+ em 95% dos casos;
- Hemograma, TGO/TGP (para monitorizar o tratamento);
- Ultrassonografia com bócio difuso e aumento da vascularização pelo Doppler;
- Níveis persistentemente altos de TRAB associam-se com altas taxas de recidiva da doença de Graves.

TRATAMENTO

Uma vez que o diagnóstico depende de julgamento clínico, recomenda-se que pacientes com suspeita de crise tireotóxica sejam tratados como tendo a condição.[1] Os fatores desencadeantes descritos incluem cessação abrupta das drogas antitireoidianas (DAT), cirurgias tireoidianas e não tireoidianas, e enfermidades agudas graves (infecções, cetoacidose diabética, eventos vasculares) (Tabela 50.1).

O fator desencadeante, quando identificado, deve ser agressivamente tratado. Além disso, a hipertermia deve ser corrigida, evitando-se o uso de salicilatos, pois esses medicamentos podem aumentar a fração livre dos hormônios tireoidianos.

Recomenda-se hidratação endovenosa criteriosa, porque é comum a insuficiência cardíaca na crise tireotóxica.

Inicia-se com propiltiouracil (PTU) na dose de 10 a 15 mg/kg/dia dividida em 3 tomadas. Apesar do risco de insuficiência hepática, é a droga de escolha para o tratamento da crise tireotóxica porque tem ação mais rápida que o metimazol pois inibe a conversão periférica de T4 ao T3 (forma biologicamente ativa). Após 6 a 8 horas do início das DAT, inicia-se o tratamento com Lugol-iodeto de potássio: 300-500 mg/dia de 8 em 8 horas, pois o controle é mais rápido. Os dois compostos com iodeto disponíveis são a solução de Lugol e a solução saturada de iodeto de potássio (SSKI). Esses medicamentos também podem ser administrados por via retal. Os meios de contraste com iodo (ácido iopanoico, ipodato de sódio) também podem ser utilizados e apresentam a vantagem de bloquear, simultaneamente, a liberação dos hormônios tireoidianos e a conversão periférica de T4 para T3. Efeitos colaterais: acne, febre, coriza e salivação.

Os glicocorticoides em altas doses também devem ser associados ao tratamento e deve-se fazer a pulsoterapia se houver comprovação de acometimento do músculo cardíaco (miocardiopatia).

Se nenhum resultado for alcançado, pode-se realizar a plasmaférese.

Deve-se proceder à tireoidectomia se houver chance de recidiva (p. ex., adolescentes não aderentes).[3]

TIREOTOXICOSE NEONATAL

Se dá pela passagem transplacentária do TSA (anticorpos estimulantes da tireoide). A taquicardia > 160 é o parâmetro de tratamento que deve ser instituído para evitar craniossinostose, retardo de crescimento intrauterino, parto prematuro.

Tratar a gestante com PTU 300 mg/dia até FC < 160 e diminuir rapidamente a dose para evitar hipotireoidismo fetal.

A maioria é transitória até 3 meses. A forma persistente é mais grave e deve ser tratada com DAT até o controle, quando deverá ser suspenso.

Ainda há controvérsia sobre o uso de DAT pela mãe, por ser uma das poucas contraindicações para amamentação.

Referências bibliográficas

1. Consenso Brasileiro para o Diagnóstico e Tratamento do Hipertireoidismo: Recomendações do Departamento de Tireoide da Sociedade Brasileira de Endocrinologia e Metabologia. Arq Bras Endocrinol Metab. 2013; 57:3. Disponível em: http://educapes.capes.gov.br/handle/capes/56770.
2. Angell TE, Lechner MG, Nguyen CT, et al. Clinical features and hospital outcomes in thyroid storm: a retrospective cohort study. J Clin Endocrinol Metab. 2015 Feb; 100(2):451-9.
3. Kiriyama H, Amiya E, Hatano M, et al. Rapid improvement of thyroid storm-related hemodynamic collapse by aggressive anti-thyroid therapy including steroid pulse. Medicine. 2017; 96:22(e7053).

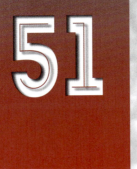

INSUFICIÊNCIA ADRENAL AGUDA

Israel Diamante Leiderman
Dânae Braga Diamante Leiderman
José Roberto Fioretto

CONCEITO

É a incapacidade de produção hormonal suprarrenal adequada tanto em situações basais como em situações de estresse, com alta taxa de mortalidade quando não reconhecida e tratada precocemente.

Pode ser total, parcial ou relativa, sendo esta última a mais comum. Pode também ocorrer por resistência de ação causada por ações de interleucinas (1 e 6) e fator de necrose tumoral.

Quanto à classificação, pode ser glico ou mineralocorticoide de acordo com a principal deficiência; ou primária (suprarrenal), secundária (hipófise) ou terciária (hipotalâmica).

FISIOPATOLOGIA

A hipovolemia e elevada concentração de K^+ estimula a liberação de aldosterona que age no túbulo distal renal fazendo reter água e sódio, eliminando hidrogênio e potássio pela urina. Isso nos protege contra hiperpotassemia, desidratação e choque. Por isso, é surpreendente que uma característica da deficiência mineralocorticoide em qualquer idade, principalmente no lactente desidratado, seja a poliúria.

O fator de corticotropina hipotalâmica (CRF) é liberado nos momentos de estresse ou de hipoglicemia, e estimula a liberação do ACTH hipofisário. O ACTH estimula a suprarrenal a produzir glicocorticoides (hidrocortisona), que é importante defesa contra hipoglicemia (por gliconeogênese e glicogenólise) e choque.

Então, a insuficiência adrenal causa: hiponatremia, hiperpotassemia, hipoglicemia e hipovolemia que, em situações de estresse, leva ao óbito de maneira muito rápida.

ETIOLOGIA

Causas centrais

- Pan-hipopituitarismo: hipoplasia ou mutação ectópica dos genes DAX-1 OU PROP1;
- Deficiência isolada de ACTH (tbx19-tpit);
- Hidrocefalia associada a síndrome da sela túrcica vazia;
- Afecções do SNC, tais como trauma, cirurgia, tumor ou irradiação do sistema nervoso central;
- Meningite, tuberculose, doenças granulomatosas;
- Hemorragia/isquemia;
- Suspensão abrupta do glicocorticoide.

Causas adquiridas primárias

- Infecções (bacterianas, Aids, tuberculose), principalmente as que cursam com vasculite;
- Hemorragia: GIG (raro achado), diáteses hemorrágicas, pós-anóxia;
- Medicamentos: OP'DDD, etomidato (bloqueio de síntese);
- Infiltrativas (sarcoidose, amiloidose e, mais frequentemente, hemocromatose).

Causas primárias genéticas[1]

- Hiperplasia adrenal congênita (causa mais comum de insuficiência adrenal);

INSUFICIÊNCIA ADRENAL AGUDA

- Síndrome de Adisson (associada a doença autoimune poliglandular);
- AHC (hipoplasia);
- Adrenoleucodistrofia;
- Síndrome do tríplice A;
- Resistência ao ACTH, desconfie se coexistir com síndrome nefrótica resistente a corticoides;
- Síndrome de Wolman e Smith-Lemli-Opitz;
- Quando tiver doença genética, procure pesquisar se não associa com insuficiência adrenal.

QUADRO CLÍNICO

Depende se desenvolveu de forma lenta ou aguda e, normalmente, chega-se ao pronto-socorro com queixas vagas como cansaço, anorexia, perda de peso, fraqueza e vômitos (geralmente é o que inicia a crise adrenal). No entanto, no exame físico já podem apresentar taquicardia e hipotensão que evolui rapidamente para palidez, perfusão periférica diminuída e distúrbios de consciência que evoluem para o coma. Podem apresentar hiperpigmentação de pele se a insuficiência for primária (por aumento do ACTH).

Pode haver genitália ambígua, nos casos de hiperplasia adrenal em meninas.

Na UTI, desconfie de insuficiência adrenal se chegar em doses altas de vasopressores (noradrenalina no choque quente e adrenalina no choque frio), sem resposta clínica rápida – choque refratário às drogas vasoativas.

Devemos ter em mente que a crise adrenal pode causar miocardiopatia aguda com insuficiência cardíaca reversível com a reposição de corticoides.[3]

Podemos esperar insuficiência adrenal após semanas ou meses da ocorrência de traumatismo cranioencefálico. Nos casos de associação de insuficiência adrenal e diabetes *insipidus*, a poliúria ocorrerá somente após a reposição de corticoides.

LABORATÓRIO

Primeiro: colher amostra crítica.

Os exames iniciais mostrarão hiponatremia, acidose metabólica (ânion *gap* normal com cloro sérico aumentado), hipoglicemia e hiperpotassemia. Se esse padrão for encontrado, colha nível de atividade de renina plasmática, cortisol e ACTH.

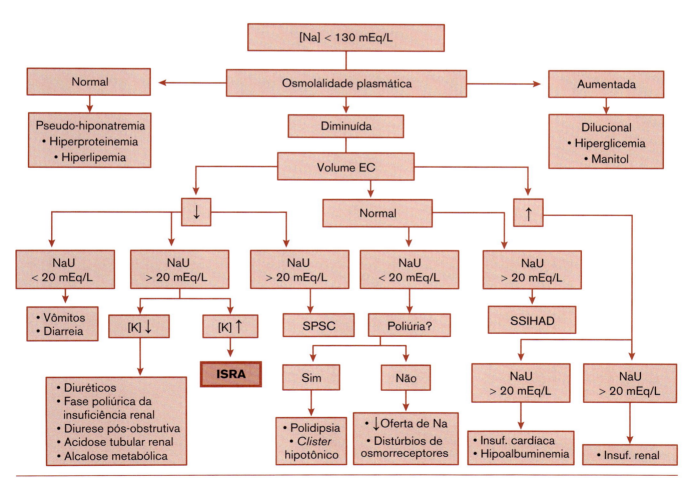

FIGURA 51.1. Diagnóstico diferencial das hiponatremias. (Fonte: Israel Diamante Leiderman.)

O cortisol medido aleatoriamente não é parâmetro para avaliar a função adrenal, mas se correlaciona com a gravidade das doenças como síndrome respiratória aguda.[2]

Nos casos de choque refratário, quando se iniciar o tratamento com corticoides, faça o teste rápido do ACTH: aplique 1 μg/kg de ACTH sintético (Synacthen ou Cortrosina) e meça o cortisol antes e 30 minutos após a aplicação. Espera-se elevação do cortisol para mais de 18 dL/mL após o estímulo, em vigência de estresse.

DIAGNÓSTICO DIFERENCIAL

Se faz com as causas de hiponatremia hipovolêmica, como demonstrado na Figura 51.1.

TRATAMENTO

Primeiro corrija a hipovolemia com SF 0,9% 20 mL/kg em 10 min. E faça bólus de glicose 2 mL/kg de SG 10% se ocorrer hipoglicemia. Mantenha infusão de glicose em 8 mg/kg/min.

Se o paciente já usava corticoide previamente, multiplique a dose usada anteriormente por 6 em equivalência à hidrocortisona 60 mg/m^2/dia ou 2 mg/kg/dia.

Nos casos de choque refratário, segundo o consenso da Critical Care Society, de 2012, somente deverá ser usada a hidrocortisona em doses baixas, por tempo superior a 7 dias e iniciado nas primeiras 24 horas. Esses choques refratários se beneficiam da hidrocortisona se o cortisol dosado em vigência de estresse for menor que 25 μg/dL.

Referências bibliográficas

1. Mecanisms in endocrinology. Eur J Endocrinol; 2017 abr.
2. J Pediatrics. 2016 out; 177:212-8.
3. Paediatr Int Child Health. 2017 mai; 37:148-51.

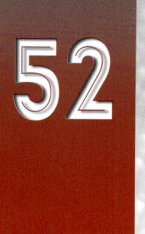

DIABETES INSIPIDUS

Israel Diamante Leiderman
Mario Roberto Hirscheimer
José Roberto Fioretto

O diabetes *insipidus* (DI) é a inabilidade de concentrar urina associada a poliúria e polidipsia, consequente à diminuição do hormônio antidiurético (central) ou à insensibilidade renal (nefrogênico), havendo grande perda de água livre e hipernatremia (Figura 52.1).

Quase sempre o DI central é secundário a alguma patologia do sistema nervoso central (malformações, traumas, tumores, histiocitose) e, raramente, a causa é genética central[2] (autossômica dominante) e nefrogênica (pielonefrite crônica, uropatias obstrutivas, rins policísticos, hipercalcemias) ou genética por herança recessiva ligada ao X.[1,2]

DIAGNÓSTICO

Diurese > 5 mL/kg/h por 2 horas seguidas levanta suspeita, podendo chegar a cifras > 10 mL/kg/h. Não espere grande poliúria se coexistir a deficiência de ACTH, porque os corticosteroides são necessários para a excreção de água livre.

Osmolalidade plasmática (P_{osm}) > 325 mOsm/L
$P_{osm} = (2 \times [Na^+]) + (glicemia: 18) + (ureia: 5,6)$

Sempre deverá ser solicitada ressonância magnética do SNC, caso não se tenha o diagnóstico etiológico.

- Osmolalidade sérica > 300 mOsm/kg com osmolalidade urinária < 300 é diagnóstico;
- Osmolalidade sérica < 270 com osmolalidade urinária > 600 afasta o diagnóstico.

Com osmolalidade sérica entre 270 e 300 com polidipsia e poliúria, fazer o teste da restrição hídrica, principalmente se o paciente já foi manipulado hidricamente; e o excesso de oferta causa poliúria.

PROVA DA PRIVAÇÃO HÍDRICA

Início: deixe o paciente beber quanta água quiser ou infunda SG 2,5% – 20 mL/kg, EV, em 1 hora. A partir daí inicia-se a prova, não deixando nenhum acesso de líquido ao paciente. Nesse momento, pese o paciente.

Monitorização: diurese e densidade urinária – de hora em hora; peso e sinais vitais a cada 30 minutos; Na^+ e osmolalidade urinária no início e a cada 90 minutos e, quando possível, dosar o HAD no início e no fim da prova.

Fim de prova: perda de 3% do peso inicial ou com 6 horas de prova. Instila-se então 10 a 15 μg intranasal de DDAVP, se não obtiver os resultados normais (vide a seguir).

Interpretação: em indivíduos normais, a diurese deve diminuir para menos que 1 mL/kg/minuto, a osmolalidade urinária deve aumentar para 600 a 1.400 mOsm/kg e a osmolalidade plasmática deve permanecer entre 288 e 301 mOsm/kg, com uma relação U/P (osmolalidade) maior que 1,5. O Na^+ plasmático deverá permanecer dentro da faixa normal (< 150 mEq/L) e o Na^+ urinário deverá ficar acima de 15 mEq/L. A densidade urinária deve permanecer acima de 1.010 ao final da prova. Se esses parâmetros não forem atingidos, faz-se a instilação do DDAVP; e se ocorrer resposta em minutos (normalização) o

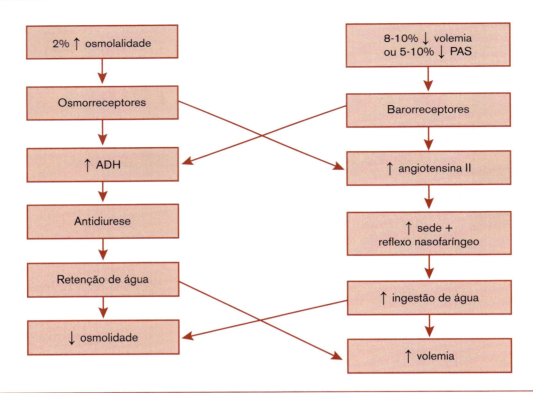

FIGURA 52.1. Fisiologia do hormônio antidiurético.

diabetes *insipidus* é central; se não ocorrer ou se a resposta for parcial, o diabetes será nefrogênico. Nesse caso, pode-se confirmar o tipo nefrogênico com a dosagem da aquaporina 2 urinária que não aumenta após a administração do DDAVP.

Devemos nos atentar que alguns casos (principalmente pós-operatório do SNC) podem evoluir de forma trifásica: poliúria evoluindo para retenção hídrica importante e depois evoluindo para o diabetes *insipidus* definitivo.

DIAGNÓSTICO DIFERENCIAL

Se faz com todas as causas de hipernatremia, perceba que somente um caminho leva ao diabetes *insipidus* como a Figura 52.2.

TRATAMENTO

- Patologia de base pode ser tratada? Se puder, trate;
- É necessário ou seguro corrigir a hipernatremia? Não há pressa, principalmente se for crônica;
- Se [Na$^+$] > 170 mEq/L ou aguda: repor água livre em 48 horas:

  $$= ([Na^+]: 145 - 1) \times 0{,}6 \times Peso\ (g)$$

- Há comprometimento hemodinâmico? Tratamento urgente;
- A função renal está preservada?

Até que se consiga a desmopressina, pode-se iniciar o tratamento com diuréticos tiazídicos.[3]

Tratar a desidratação hipernatrêmica com soro glicofisiológico. Em caso de choque, usa-se soro fisiológico.

Iniciar, após hidratação, soro de manutenção. Em paralelo (uma veia só para reposição), utiliza-se soro glicosado 5% na mesma velocidade da diurese, limitando-se a 4 a 5 mL/kg/h (pode permitir Na$^+$ sérico em torno de 145 a 150 mEq/L), mas suspenda se a diurese for menor que 1,5 mL/kg/h, pois a criança poderá estar entrando na 2ª fase caracterizada por SSIHAD antes do diabetes *insipidus* permanente (3ª fase). Até aqui não há necessidade do uso do DDAVP; use-o após instalação da 3ª fase, que ocorre após 72 horas, em média.

Instila-se intranasal DDAVP (desmopressina) ou aplica-se SC (via preferencial por ser mais estável) iniciando com dose de 5 a 10 µg/dose (a cada 8, 12 ou 24 horas, conforme resposta clínica). Pode-se usar o AVP aquoso na dose de 1 a 3 mU/kg/h, se a via oral não for possível; nesse caso, limite a oferta de líquidos a 40 mL/kg/dia para evitar a intoxicação hídrica.

Recomenda-se a via subcutânea para crianças menores que 18 meses (DDAVP aquoso subcutâneo). Nesse caso, a dose é de 0,02 a 0,1 µg/dose; pode-se monitorizar o Na com o i-STAT (analisador clínico portátil).

O uso da dexametasona ajuda a prevenir as dismielinizações.

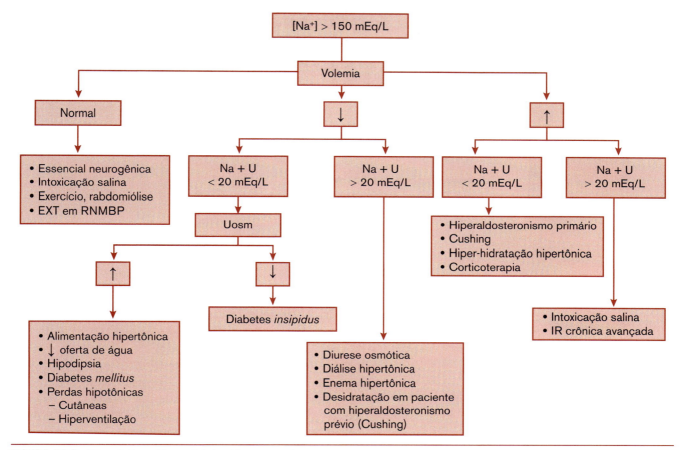

FIGURA 52.2. Diagnóstico diferencial das hipernatremias.

TRATAMENTO DO DIABETES *INSIPIDUS* NEFROGÊNICO

- Corrigir distúrbios metabólicos;
- Suspender drogas antagônicas ao HAD;
- Restrição de sódio;
- Hidroclortiazaida: 3 mg/kg/dia ↓ 40% da diurese;
- Indometacina: 1,5 a 3 mg/kg ↓ + 25 a 50% da diurese;
- Em casos resistentes, deve-se tentar o sildenafil;[4]
- Observar se há espoliação de K^+: associar amilorida, 0,3 mg/kg/dia.

Atenção!

Associação de diabetes *insipidus* com perda cerebral de sal:[5]

- A combinação de diabetes *insipidus* com perda cerebral de sal pode acontecer após traumatismos cranioencefálicos e é caracterizada por poliúria maciça, levando a severo distúrbio de água e eletrólitos, sendo associada a altíssimos índices de mortalidade por atraso de diagnóstico e condutas impróprias;
- A apresentação mais típica é de intensa poliúria refratária à vasopressina, mas responsiva à vasopressina associada ao acetato de cortisona;
- Outras características incluem baixa PVC, peptídeo cerebral natriurético alto sem disfunção cardíaca, excreção de sódio urinário alto associado a hipovolemia e osmolalidade urinária muito maior que a sérica. O sódio sérico e a densidade urinária podem estar normais. Então, nesses casos, o tratamento primordial é a reposição de cloreto de sódio, vasopressina e acetato de cortisona.

Referências bibliográficas

1. Hunter JD, Calikoglu AS. Etiological and clinical characteristics of central diabetes insipidus in children: a single center experience. Int J Pediatr Endocrinol. 2016; 3.
2. Schernthaner-Reiter MH, Stratakis CA, Luger A. Genetics of diabetes insipidus. Endocrinol Metab Clin N Am. 2017; 46:305-34.
3. Al Nofal A, Lteif A. Thiazide diuretics in the management of young children bwith central diabetes insipidus. J Pediatrics. 2015 set; 167(3):658-61.
4. Am J Nephrol. 2015; 42.
5. World Neurosurgery. 2014 abr; 28.

DIABETES *MELLITUS* NEONATAL

Israel Diamante Leiderman
José Roberto Fioretto

CASO CLÍNICO

J. E. S., nascido de parto cesáreo em Jacareí, Apgar 8 e 9 sem intercorrências no parto.

Peso 2.560 g; comprimento 46,5 cm.

Exame físico normal ♂, exceto por hérnia umbilical.

Evolução sem intercorrências, com alta no 2º dia de vida.

No 8º dia de vida iniciou recusa das mamadas.

Foi ao pronto atendimento, onde foi diagnosticado IVAS e recebeu somente antitérmico.

No 9º dia a mãe voltou ao PS com queixa de irritabilidade. Colheu-se um hemograma (com leucocitose).

No 10º dia, voltou ao PS com piora da apatia, sonolência e história de convulsão. Foi internado com hipótese de sepse e iniciou-se antibioticoterapia após colheita de líquor e transferido para UTI por piora do Glasgow.

No caminho da UTI foi intubado por apneia e má perfusão (choque séptico?).

Quando chegou na UTI, o laboratório ligou pedindo uma glicemia porque a glicose do líquor foi alta. Foi feita glicemia capilar com resultado HI (> 600 mg%).

Suspendeu-se a infusão de glicose e colheu glicemia após 1 hora = 830 mg%.

Nessa hora houve parada cardiorrespiratória que reverteu após 20' de reanimação.

Foi iniciada insulina R na dose de 0,05 U/kg/h.

Após 12 horas, a glicemia estava em 250 mg%, mas totalmente instável por 36 horas.

Iniciou-se insulina detemir na dose de 0,2 U/kg/dia com insulina lispro 0,5 unidade, se glicemia > 200 mg%, com estabilidade por 2 dias.

No 5º dia de internação foi extubado mas teve convulsão atribuída a hipoglicemia.

Baixou-se as doses de insulina progressivamente, mas quando se suspendia, fazia hiperglicemia também importante (200 a 350 mg%).

Foi iniciada glibenclamida na dose de 0,5 mg/kg/dia e com a evolução foi diminuído para 0,1 mg/kg/dose, 2 vezes ao dia.

Passou por um pediatra que tentou suspender, porém as glicemias ficaram acima de 240 mg%, mas estáveis.

Quando voltou em consulta, reiniciou-se a glibenclamida, porque a hemoglobina glicada subiu de 5,5 para 9,2, sendo este valor (> 9) risco de cetoacidose diabética em situações de estresse.

Ficou sem sequela neurológica.

DEFINIÇÃO

Hiperglicemia, que necessita de tratamento com insulina antes dos 6 meses de idade.

ETIOLOGIA E EPIDEMIOLOGIA

Antes dos 6 meses, a causa genética é a etiologia mais comum e as mutações nos genes ABCC8 e KCNJ11 correspondem a 50% da mutações.[1]

Após os 6 meses, a causa autoimune é a causa mais comum.

Incidência crescente, mas ainda rara: 1/400.000.

Compare a incidência e note que o diabetes neonatal é o que mais cresce:
- Aumento por ano:
  - DM1 > 8 anos: 3-5%/ano;
  - DM1 < 5 anos: 10-12%/ano;
  - Neonatal: 8-12%/ano (note que já é o dobro das crianças > 8 anos).
- Evolução:
  - "Transitório": 50-60% dos casos;
  - "Permanente transitório": 40-50% dos casos – é o mais comum (60% dos casos). É genético em 70% com anomalias no cromossomo 6q24 de *imprinting* com alteração de herança paterna;
  - Permanente: ocorre em 30-40% dos casos – é genético com mutação no cromossomo 6, gene KCNJ11.

■ CARACTERÍSTICAS CLÍNICAS

Na maioria das vezes indistinguíveis.

Só a evolução clínica vai diferenciar entre transitório e permanente.

O sequenciamento genético ajuda em 70% dos casos.

Algumas características são mais comuns, veja Tabela 53.1.

■ QUADRO CLÍNICO E LABORATORIAL

Primeiro, devemos definir hiperglicemia neonatal.

Definição

- Dois episódios de glicemia > 180 em intervalo de, pelo menos, 4 h;
- CGMS (monitorização contínua da glicemia sanguínea) (7 dias): 144 mg/dL por mais de 10% do tempo total (15 h):
  - leve > 144;
  - moderada > 180;
  - grave > 270.
- Apatia;

- Irritabilidade;
- Recusa de mamadas;
- Fralda pesada;
- Macroglossia;
- Hérnia umbilical;
- Anticorpos anti-ilhotas, anti-GAD e anti-insulina negativos;
- Hiperglicemia hipoinsulinêmica – peptídeo C baixo.

Transitório

- Idade mais precoce;
- Menor peso de nascimento (insulina é importante para o crescimento intraútero);
- Menor incidência de cetoacidose (tecido adiposo diminuído; sem tecido adiposo não há lipólise, portanto, sem corpos cetônicos);
- 70% tem hiperglicemia em situações de estresse;
- 50% reaparece após 8 anos (principalmente na puberdade), e se torna permanente.

Permanente

- Idade mais tardia;
- PIG em somente 36% dos casos;
- Necessita de doses maiores de insulina;
- Mais frequentemente apresenta cetoacidose;
- Associado com síndromes: DEND (retardo mental, epilepsia e diabetes *mellitus* neonatal, sendo casos leves os mais comuns), IPEX (diarreia, eczema, anemia e diabetes neonatal; geralmente é fatal), hipoplasia pancreática geralmente associada a hipoplasia cerebelar (10% dos casos de permanentes).

■ TRATAMENTO

- Verificar se a hiperglicemia não desaparece com a suspensão da infusão de glicose;
- Hidratar com soro fisiológico, mas não ultrapassar 10 mL/kg/h;
- Corrigir distúrbios hidroeletrolíticos e insulinizar somente após hidratação;
- Indicação de insulinoterapia: glicemia > 180 durante um período de 12 h e/ou imediata se glicemia > 250 mg/dL;
- A dose de insulina (de preferência ultrarrápida, lispro ou aspart) deve ser iniciada com 0,01 UI/kg/h;
- Não utilizar bólus;
- Depois de estabilizar, iniciar insulina de ação ultralenta (de preferência análogos – detemir ou degludeca ou glargina) – na dose de 0,2 UI/kg/dia;

TABELA 53.1. Características comuns do diabetes *mellitus* neonatal

Transitória	Permanente
Precoce – poucas horas até 31 dias	Mais tardio, média 27 dias – de 1 a 127
Duração – 4 a 60 semanas	Sem remissão
Maioria PIG em 74% dos casos mais severos (~ 2.000 g)	PIG em 36% dos casos menos severos (~ 2.500 g)

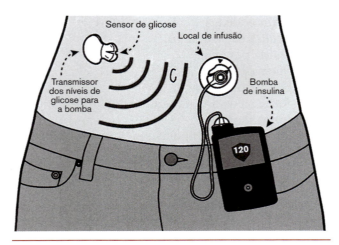

FIGURA 53.1. Funcionamento da nova bomba de infusão contínua. (Fonte: Medtronic.)

- Meta terapêutica:
  - Entre 90 e 180 mg/dL;
  - Entre 72 e 108 mg/dL, aumentam muito os episódios de hipoglicemias recorrentes, sendo obrigatório diminuir dose;
  - Entre 144 e 180 mg/dL = convencional.
- Deve-se tentar uso de glibenclamida.[2] Dose: 0,5 a 0,8 mg/kg dia, VO, dividida em 3 tomadas. Efeitos colaterais: diarreia transitória. A hipoglicemia é rara;
- Quando ficam insulinodependentes, a bomba de infusão contínua com sistema acoplado de monitorização contínua é o tratamento de escolha;[3]
- As novas bombas já se desligam sozinhas antes que ocorra a hipoglicemia e religam automaticamente quando a glicemia chega ao valor pré-programado (Figura 53.1).

PARÂMETROS

- Procurar manter glicemia entre 100 e 200 mg%;
- Manter hemoglobina glicada < 9;
- Aumentar glicemias capilares caso a bomba de infusão não tenha medidor contínuo de glicose, em situações de estresse, mesmo leves (como infecções leves).

Referências bibliográficas

1. Andrew TH, Kashyap AP. Precision diabetes: learning from monogenic diabetes. Diabetologia. 2017; 60(5):769-77.
2. Sreeramaneni PGA, Ambula SRV. Ketoacidosis in neonatal diabetes mellitus. Am J Case Rep. 2017; 18:719-22.
3. Rabbone I, Barbetti F, Gentilella R, et al. Insulin therapy in neonatal diabetes mellitus: a review of the literature. Diabetes Res Clin Pract. 2017; 129:126-35.

54 SÍNDROME DA SECREÇÃO INAPROPRIADA DO HORMÔNIO ANTIDIURÉTICO (SSIHAD)

Israel Diamante Leiderman
Mario Roberto Hirscheimer
José Roberto Fioretto

A hiponatremia é a causa mais comum de distúrbio eletrolítico, e a SSIHAD é uma causa comum de hiponatremia. A hiponatremia contribui para maior tempo de internação assim como aumento de morbidade e mortalidade.

CONCEITO DE SSIHAD

Hiponatremia com perda renal de sal atribuída à expansão exagerada de água corpórea, resultante de liberação sustentada de hormônio antidiurético. A função renal é normal, a osmolalidade urinária alta e a osmolalidade sérica baixa, determinando disfunção neurológica. É a causa mais comum de hiponatremia em pacientes internados.

CAUSAS

Ver Tabela 54.1.

QUADRO CLÍNICO

Depende da intensidade e da velocidade de instalação da hiponatremia, variando desde oligoassintomática (com Na > 125 mEq/L) até crise convulsiva e coma (com Na < 120 mEq/L). Mas se houver lesão cerebral prévia, os sintomas podem ocorrer com níveis séricos de Na mais altos, incluindo paralisia pseudobulbar, alterações reflexas, sinal de Babinski, sinais extrapiramidais e aumento de peso.

TABELA 54.1. Causas da síndrome de secreção inapropriada do hormônio antidiurético

Neoplásicas	Pulmonares	SNC	Drogas
• Linfomas, leucemias, timoma, neuroblastoma tímico • Sarcoma de Ewing • Cânceres da cabeça e pescoço • Neuroblastoma olfatório • Mesotelioma • Teratoma ovariano imaturo • Melanoma	• Pneumonias virais e bacterianas • Asma e bronquiolite • Pneumotórax • Atelectasia • Tuberculose • Fibrose cística • Síndrome de angústia respiratória aguda • Ventilação mecânica com pressão positiva	• Síndrome de Guillain-Barré • Esclerose múltipla • Neoplasias (tumores primários ou metastáticos) • Hemorragia subaracnóidea, hematoma subdural, acidentes vasculares cerebrais isquêmicos ou hemorrágicos • Traumatismo craniano • Secção da haste hipofisária (2ª fase) • Infecções	• Clorpropamida, carbamazepina e ciclofosfamida em altas doses intravenosas, fluoxetina, sertralina ou outros inibidores seletivos da recaptação da serotonina e anti-inflamatórios não esteroides

DIAGNÓSTICO

A dosagem da vasopressina aumentada para a osmolalidade sérica é diagnóstica, mas quando não for possível:

- Natremia < 132 mEq/L com osmolalidade plasmática < 270 mOsm/L, volume plasmático aumentado, osmolalidade urinária > 100 mOsm/kg e aumentada com relação à plasmática;
- Natriúria > 20 mmol/L;
- Ácido úrico diminuído (normal em todas outras causas de hiponatremia);
- Euvolemia clínica: sem edema, hipotensão ou desidratação;
- Ausência de: doença suprarrenal, tireoidiana, pituitária ou renal (sem uso de diuréticos);
- Teste com sobrecarga de água: incapacidade de excretar mais de 90% de 20 mL/kg de água em 4 horas e/ou não diminui osmolalidade urinária abaixo de 100 mOsm/kg;
- Teste da furosemida: infusão EV de furosemida e medir a natremia antes e após 1, 2 e 3 horas;
- ↑ [Na$^+$] na SIHAD;
- ↓ ou inalterado [Na$^+$] na síndrome cerebral de perda de sal (SCPS).

DIAGNÓSTICO DIFERENCIAL

Se faz com as causas de hiponatremias, perceba que somente um caminho leva à SSIHAD (Figura 54.1).

É extremamente importante diferenciar SSIHAD da SCPS, pois a restrição hídrica na SCPS piora a perfusão cerebral (Tabela 54.2).

TRATAMENTO[1]

Não tratamento ou supercorreção são prejudiciais ao SNC.

A correção diminui a mortalidade.

Se persistir > 3 dias (crônica) ou a correção ocorrer em menos de 24 horas, isso aumenta a mortalidade em 60 a 80% por síndrome de desmielinização osmótica (mielinose pontina central).

A restrição hídrica (até 50% das necessidades basais) é mandatória, mas nem sempre possível devido à medicação e nutrição enteral ou parenteral. São sinais que indicam que a restrição hídrica não será suficiente: diurese < 1 mL/kg/h, soma do Na e K urinário > Na plasmático, osmolalidade urinária > 500 mOsm/L e aumento de Na plasmático < 2 em 24 horas de restrição.

Tratar a causa de base, quando possível, melhora a SSIHAD, mas se o aumento do HAD já durou mais de 48 horas, o Na deve ser corrigido muito lentamente.

Tratamento da hiponatremia

1. Corrigir hiponatremia aguda < 125 mEq/L:

> (130 − [Na] × 0,6 × peso (kg) = mEq de sódio a repor
> NaCl 3% (1 mL = 0,5 mEq) − 10 mL/kg/hora

Reposição das perdas urinárias 1/4 da diurese como NaCl 3%.

Cuidado!
[Na] deve ↑ < 10 mEq/L/dia.

2. Corrigir a volemia com SF ou albumina 5%;
3. Corrigir outros distúrbios hidroeletrolíticos e acidobásicos;
4. Monitorizar a glicemia;
5. Medicamentos:
   - Antagonistas do receptor de HAD (primeira escolha), conivaptan (EV), tolvaptan (VO) 1 a 2 mg a cada 12 h e ir tilulando pelo Na (dose máxima 40 mg/dia). Indicados apenas para hiponatremias euvolêmicas e hipervolêmicas. Contraindicados em pacientes hipovolêmicos e anúricos;[2]

TABELA 54.2. Diferenciação entre síndrome de secreção inapropriada do hormônio antidiurético e síndrome central perdedora de sal

Parâmetro	SSIHAD	Perda cerebral de sal
Volemia	Aumentada	Diminuída
Resposta a fase rápida SF 0,9%	Piora a hiponatremia	Não piora a hiponatremia
Balanço hídrico e de Na$^+$	Positivo	Negativo
Hematócrito	Diminuído	Aumentado
Albumina	Diminuída	Aumentada
PVC	Aumentada	Diminuída
Hormônio natriurético atrial*	Aumentado	Diminuído

*Pode-se dosar o digital, caso essa dosagem não seja possível.

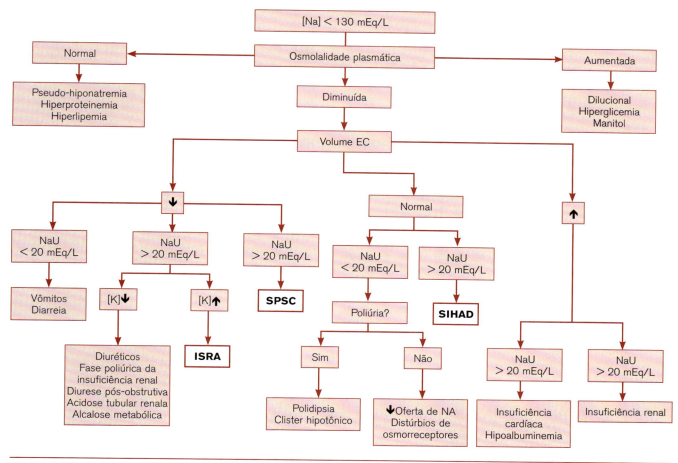

FIGURA 54.1. Diagnóstico deferencial das hiponatremias

- Furosemida: 1 mg/kg, EV, em 2 minutos – a dose pode ser repetida, se necessário;
- Ureia 3%:
  - < 2 anos: 0,1 g/kg, EV;
  - > 2 anos: 0,5 a 1,5 g/kg, EV, 4 mL/min.
- Demeclociclina (tetraciclina) somente > 8 anos: 25 mg/kg/dia, 2×/dia.

Se as medidas forem ineficazes, considere a diálise peritoneal com banhos hipertônicos a cada 3 a 4 horas.

COMPLICAÇÃO

Síndrome de desmielinização osmótica que deixa sequelas neurológicas em 80% dos casos.

Diagnóstico

O quadro surge poucos dias após a correção rápida da [Na] com deterioração clínica progressiva:
- Alterações do nível de consciência;
- Disartria;
- Disfagia;
- Paraparesia;
- Tetraparesia (flácida ou espástica);
- Paralisia pseudobulbar;
- Coma;
- Convulsões, se correção > 20 mEq/L nas primeiras 24 horas ou supercorreção > 140 mEq/L;
- TCC ou RNM: lesões desmielinizantes (até 4 semanas após os primeiros sintomas).

Tratamento

Não há tratamento específico.

Em casos de supercorreção do sódio, diminuir [Na] com DDAVP e água livre.

Referências bibliográficas

1. Verbalis JG, Grossman A, Höybye C, Runkle I. Review and analysis of differing regulatory indications and expert panel guidelines for the treatment of hyponatremia. Curr Med Res Op. 2014; 30(7):1201-7.
2. Lehrich RW, Greenberg A. Hyponatremia and the use of vasopressin receptor antagonist in critically ill patients. J Intensive Care Med. 2012 jul; 27(4):207-18.

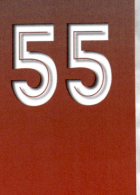

55 HIPOGLICEMIAS

Israel Diamante Leiderman
Dânae Braga Diamante Leiderman
José Roberto Fioretto

INTRODUÇÃO

A definição requer a tríade de Whipple:[1]
- Glicose plasmática < 50 mg%, sinais clínicos de neuroglicopenia e melhora dos sintomas após administração de glicose;
- A homeostasia da glicose depende do substrato exógeno (VO ou EV), vias metabólicas e enzimáticas funcionantes para utilização e armazenamento e o sistema endócrino (insulina *versus* contrarreguladores: cortisol, adrenalina, glucagon e hormônio de crescimento) coordenando a ativação necessária para atender as demandas energéticas mesmo em situações de privação e estresse;
- A taxa de utilização de glicose no recém-nascido prematuro é de 10 mg/kg/min; do recém-nascido de termo, 8 mg/kg/min; lactentes e crianças menores, 6-8 mg/kg/min; crianças maiores e adolescentes, 4-6 mg/kg/min e adultos, 2-4 mg/kg/min. Quando a utilização de glicose excede a produção, os hormônios contrarreguladores (GH, cortisol, glucagon e epinefrina) são secretados para prevenir a hipoglicemia, agindo individualmente ou em conjunto para estimular a glicogenólise e a gliconeogênese e, assim, normalizar a glicemia. Defeitos relativos à síntese de cetonas, fonte alternativa de energia (defeitos de oxidação dos ácidos graxos), defeitos da glicogenólise e defeitos da gliconeogênese levam também à hipoglicemia.[2]

ETIOLOGIA

De acordo com a Figura 55.1, observamos que a causa mais comum de hipoglicemia depois do período neonatal é a hipoglicemia cetótica, porém ela é autolimitada, na maioria das vezes, e de simples tratamento (glicose VO ou EV na crise, evitar açúcares de absorção rápida, sacarose e jejum prolongado entre as crises). No entanto, merece investigação se ocorrer mais de um episódio grave de hipoglicemia (geralmente não são hiperinsulinêmicas).

Porém, antes dos 6 meses de idade, a causa mais comum é a hipoglicemia hiperinsulinêmica e, a despeito de inovações e melhora no diagnóstico e tratamento, ainda é responsável por 26 a 44% (70% em países em desenvolvimento) das sequelas neurológicas, principalmente aquelas de início neonatal. Essas sequelas ocorrem porque não há formação de cetonas, que são o segundo substrato energético usado pelo cérebro na falta de glicose.[3]

DIAGNÓSTICO

Deve ser extremamente rápido, pois o tempo de demora é proporcional à chance de sequela.

Sinais e sintomas no RN (Tabela 55.1):
- Cianose/apneia;
- "Desconforto respiratório";
- Recusa alimentar;
- Abalos mioclônicos breves;
- Convulsões;
- Crises de palidez (às vezes só em extremidades);

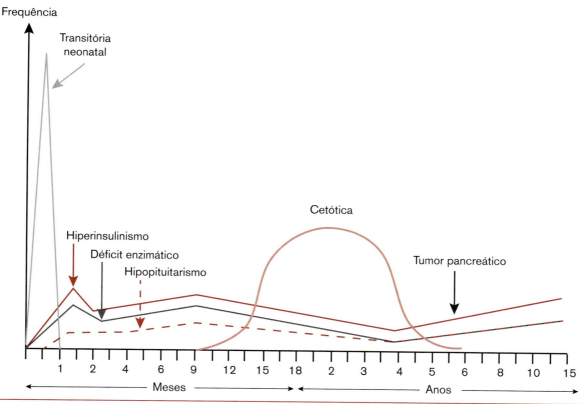

FIGURA 55.1. Síndromes hipoglicêmicas de acordo com a idade.

TABELA 55.1. Sinais e sintomas nas crianças maiores	
Adrenérgicos	**Neuroglicopênicos**
• Fome	• Cefaleia
• Palidez	• Tontura, ataxia
• Sudorese	• Parestesias
• Taquicardia	• Lassidão
• Hipertensão transitória	• Confusão mental
• Dores abdominais	• Irritabilidade
• Náuseas	• Dislalia e hipoacusia
• Diarreia	• Diplopia
• Tremores	• Comportamento anormal
• Abalos musculares	• Fraqueza muscular
• Sensações de pontadas	• Convulsões
• Ansiedade	• Coma

- Hipotermia;
- Sudorese;
- Sonolência;
- Hipotonia muscular.

Feito o diagnóstico de hipoglicemia, o passo seguinte é fazer o diagnóstico da causa. Então, a primeira coisa a fazer é: colher amostra crítica, o que é conduta essencial e imprescindível, e seguir o roteiro descrito na Figura 55.2.

A causa mais comum de hipoglicemia persistente, que dura além da primeira semana de vida e após o período neonatal, é o hiperinsulinismo (Figura 55.3).[4]

Conduta

Ao puncionar a veia, colha amostra de sangue para amostra crítica.

Tratamento imediato (antes de esclarecer etiologia)

- Glucagon (importância diagnóstica) 3 µg/kg (máx. 1 mg = 1 amp), EV, IM ou SC. Realizar esse teste somente se a criança estiver assintomática, pode-se interromper no 10º ao 15º minuto, se necessário. Contraindicados em recém-nascidos PIG (sem reserva de glicogênio). A elevação da glicemia plasmática de pelo menos 30 mg/dL acima do valor inicial sugere fortemente o diagnóstico de hiperinsulinismo (dosar com 0, 15, 30, 60, 90 e 120 minutos). No momento da hipoglicemia, níveis de insulina sérica maiores que 6 µU/mL e níveis de peptídeo C maiores que 0,6 ng/mL reforçam esse diagnóstico, associados a níveis reduzidos de cetonas e ácidos graxos, além de uma resposta normal ao cortisol e GH. Nas defi-

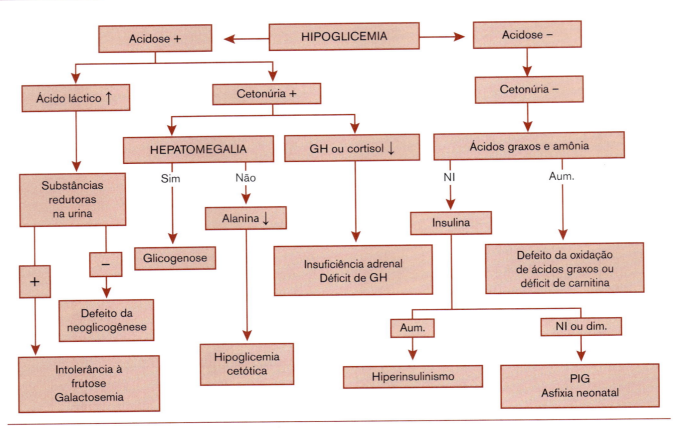

FIGURA 55.2. Algoritmo diagnóstico das hipoglicemias.

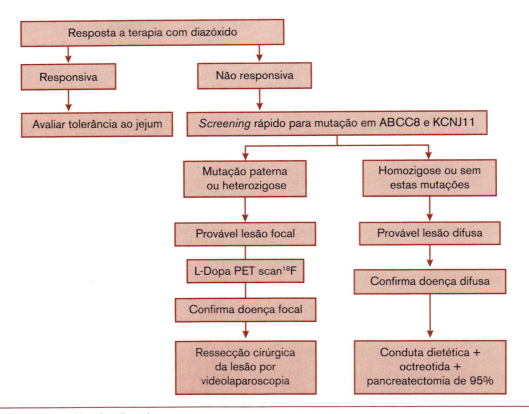

FIGURA 55.3. Conduta na hiperinsulinemia.

ciências de cortisol e GH, as crianças apresentam-se cetóticas, os níveis de insulina estão reduzidos, o lactato é normal e não há resposta da glicemia ao estímulo com glucagon. Desordens da oxidação dos ácidos graxos são sugeridas por acidose metabólica, hipoglicemia cetótica e elevação dos níveis de ácidos graxos livres. Outros erros inatos do metabolismo são suspeitados quando há presença de acidose metabólica, distúrbios hidroeletrolíticos e alteração da função hepática.

Persistindo sintomas, pense em edema cerebral se houver perda de consciência. Após correção da glicose, considere coma pós-hipoglicemia → manitol 20%: 1 g/kg (máx. 40 g), EV, em 20 minutos;

- Glicose: 200 mg/kg (2 mL/kg de SG 10%), IV em 5 a 10 min (repetir uma vez, se necessário):
  - Persistindo convulsões: iniciar anticonvulsivantes;
  - Monitorização da glicemia: de hora em hora até glicemia > 40 mg/dL;
  - Inicie com VIG de 2 mg/kg/min acima da taxa de utilização de glicose de acordo com a idade e aumente a cada 10 minutos até a taxas que podem chegar a 20-25 mg/kg/min;
  - Via periférica: glicose até 12,5%;
  - Via venosa central: glicose > 12,5%;
  - Quando há estabilização clínica e laboratorial: diminua VIG em 2 mg/kg/min a cada 24 horas (evitar hipoglicemias por hiperinsulinismo estimulado pela glicose);
  - Importante: manter em paralelo uma veia só para reposição de glicose.

▮ MEDICAMENTOS

Diazóxido

Boa opção para hiperinsulinismo de difícil controle com prognóstico de cura espontânea (síndrome de Beckwith-Wiedmann e hipoglicemia hiperinsulinêmica persistente da infância). Nos casos de retenção hídrica importante, use clorotiazída – 7 a 10 mg/kg/dia, 12/12 h (efeito sinérgico em hipoglicemia). Efeitos colaterais: hiponatremia e hipocalemia.

Dose:
- RNs e lactentes: 10 a 25 mg/kg/dia, 6/6 a 12/12 horas, VO;
- Crianças e adultos: 3 a 8 mg/kg/dia, 8/8 a 12/12 horas, VO.

Se dado por via EV, dar lentamente (evitar hipotensão).

Octreotida

Indicações:
- Hiperinsulinismo (cura de alguns insulinomas após 30 meses de uso);
- Pós-operatório de pancreatectomia subtotal (antes de decidir por reoperar).

Dose: 20 a 50 µg/kg/dia, SC ou EV, a cada 12 ou 24 horas. Incrementos de 0,3 µg/kg/dose a cada 48 a 72 horas, se necessário (máx. = 1.500 µg/dia).

Corticoides

Note que os corticoides são indicados apenas nos casos de insuficiência adrenal. Se a insuficiência adrenal foi a causa da hipoglicemia, devemos também verificar hiponatremia e hiperpotassemia.

Nesse caso, inicie com hidrocortisona na dose de 1 mg/kg a cada 4 h e associe fludrocortisona 0,1 mg.

Novas drogas em fase final de estudos estão se mostrando promissoras: exendin (antagonista do receptor GLP-1); sirulimus (droga para evitar rejeição de transplante); glucagon solúvel para administração subcutânea contínua e os anticorpos antirreceptor de insulina.

Referências bibliográficas

1. Dufey A, Kohler BB, Philippe J. Non diabetic hypoglycemia: diagnosis and management. Rev Med Suisse. 2013 jun 5; 9(389):1186-8, 1190-1.
2. Young K. Endocrine and metabolic emergencies in children: hypocalcemia, hypoglicemia, adrenal insufficiency and metabolic acidosis including diabetic ketoacidosis. Ann Pediatr Endocrinol Metab. 2015; 20:179-86.
3. J Inherit Metabol Dis. 2017 jun; 10.1007s.
4. De Leon DD, Stanley CA. Congenital Hypoglycemia Disorders: New Aspects of Etiology, Diagnosis, Treatment and Outcomes Highlights of the Proceedings of the Congenital Hypoglycemia Disorders Symposium. Philadelphia: April; 2016.

SEÇÃO 7

EMERGÊNCIAS GASTROINTESTINAIS

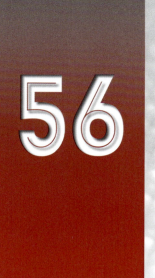

GASTRITES, GASTROPATIAS, ÚLCERAS GÁSTRICAS E DUODENAIS E DOR ABDOMINAL AGUDA

Nilton Carlos Machado
Mary de Assis Carvalho
Gabriela Nascimento Hercos
Juliana Tedesco Dias
Débora Avellaneda Penatti

INTRODUÇÃO

Gastrites, gastropatias e úlceras se apresentam com frequência em Unidades de Emergência Pediátrica e têm morbidade significativa, sendo normalmente passíveis de tratamento. Inversamente, como acontece com muitas condições que se desenvolvem na infância, pode haver implicações ao longo da vida. Podem evoluir de gastrite ou gastropatia leve para formas graves de ulceração da mucosa gástrica e duodenal, fazendo parte de um *continuum* de doença. A doença relacionada com *Helicobacter pylori* (*H. pylori*) é a causa mais importante de gastrite ou úlcera péptica na criança e é um exemplo clássico desse princípio.

DEFINIÇÃO DE TERMOS

- Gastrites: caracterizam-se pela presença de células inflamatórias. Assim, o diagnóstico é puramente histológico, feito apenas pela avaliação de biópsias do estômago, e não por achados endoscópicos;
- Gastropatias: entidades em que existem dano e regeneração epitelial, podendo haver anormalidades vasculares, mas não são normalmente associadas com infiltrado inflamatório. Muitas vezes têm uma aparência endoscópica típica como na gastropatia por hipertensão portal;
- Secreções gástricas: o estômago secreta água, ácido, bicarbonato, K+, Cl−, Na+, enzimas que são ativas a pH baixo (pepsina a partir de células-principais e lipase a partir do epitélio do corpo gástrico), fator intrínseco a partir de células parietais e mucinas. O ácido clorídrico é secretado pelas células parietais do corpo e fundo gástrico;
- Úlceras pépticas são lesões profundas da mucosa que penetram na camada muscular do estômago ou do duodeno;
- Erosões pépticas são lesões superficiais nas mucosas, e não envolvem a camada muscular.

QUADRO CLÍNICO

O espectro de sintomas causados por distúrbios gastrointestinais altos é limitado, embora haja uma série de entidades no diagnóstico diferencial. Por exemplo, pode ser difícil distinguir dor abdominal no andar superior devido à doença péptica, doença hepatobiliar e pancreatite. A combinação de dor abdominal, vômitos e despertar noturno são sugestivos de úlcera péptica. Relação temporal com as refeições ocorre em apenas cerca de metade das crianças. Hemorragia gastrointestinal alta pode ocorrer com dor epigástrica de longa data. O sangramento pode ser a única manifestação da doença ulcerosa. Essa apresentação "silenciosa" ocorre em até 25% das crianças com úlcera duodenal. Dor epigástrica e hemorragia gastrointestinal alta sempre requerem investigação. Ao exame físico, dor epigástrica não se correlaciona com a presença ou ausência de úlcera péptica. Gastrite, gastropatia e úlcera péptica não são diagnosticadas em estudos de radiologia e, sim, por endoscopia digestiva alta com biópsia.

DIAGNÓSTICO E DIAGNÓSTICO DIFERENCIAL

Gastrites

Na inflamação gástrica, deve-se definir as células presentes e a sua distribuição na mucosa. "Aguda" refere-se à presença de neutrófilos; "crônica" à presença de linfócitos, monócitos, plasmócitos; e "crônica ativa" a uma combinação de um processo crônico com neutrófilos presentes. Tambem é classificada por características histolopatológicas (atrófica ou não atrófica, química, granulomatosa, eosinofílica, linfocítica etc.); curso no tempo (aguda *vs.* crônica); etiologia (*Helicobacter pylori*, bile, anti-inflamatórios, doença de Crohn etc.). A gastrite infecciosa é dividida em formas agudas e crônicas. Embora o meio ácido proporcione alguma proteção contra as infecções, microorganismos patogênicos, tais como bactérias, vírus, fungos e parasitas, podem afetar o estômago.

Gastrites bacterianas

Helicobacter pylori

H. pylori é a principal causa de gastrite no mundo. A rota mais comum de infecção é oral-oral ou fecaloral, e essa infecção é frequentemente adquirida na infância. A gastrite aguda é leve, transitória, geralmente assintomática e raramente detectada clinicamente. O *H. pylori* provoca gastrite crônica ativa, sem sinais ou sintomas clínicos específicos. As crianças podem ter dispepsia, desconforto abdominal ou dor epigástrica, enquanto outros podem ter somente halitose. Gastrite crônica associada ao *H. pylori* pode provocar úlceras gástricas e duodenais que podem se apresentar como hematêmese e anemia.

O diagnóstico pode ser dividido em duas categorias:

- Testes não invasivos: sorologia, teste respiratório da ureia marcada e teste do antígeno fecal;
- Testes invasivos: teste rápido da urease e histologia da biópsia gástrica obtida por endoscopia.

Outras gastrites bacterianas

Outros patógenos bacterianos que causam gastrite incluem *Streptococcus*, *Staphylococcus*, *Lactobacillus*, *Bacteroides*, *Klebsiella* spp. e *Escherichia coli*. Esses organismos residem na cavidade oral e raramente têm qualquer significado clínico, exceto em circunstâncias especiais, como em pacientes com imunossupressão.

Gastrite viral

Gastrite por citomegalovírus

A infecção por citomegalovírus (CMV) ocorre mais frequentemente em crianças imunodeprimidas, como aquelas com síndrome de imunodeficiência adquirida (Aids) ou naquelas com transplante de órgãos sólidos ou medula óssea. Na criança imunocompetente, a infecção por CMV é geralmente associada com a doença de Ménétrier. A infecção tende a ocorrer no corpo e fundo gástrico e ocasiona edema, ulceração, hemorragia e perfuração. A maioria dos pacientes apresentam náuseas, vômitos, diarreia e dor epigástrica. O mecanismo da lesão na infecção por CMV ocorre devido à infecção das células endoteliais, causando uma resposta inflamatória aguda intensa com ulceração da mucosa, formação de abscessos, vasculite de pequenos vasos que podem evoluir para isquemia focal e necrose. A biópsia gástrica é necessária para o diagnóstico.

A doença de Ménétrier induzida pelo CMV pode apresentar-se com uma variedade de características clínicas, como dor epigástrica, perda de peso, náuseas, vômitos, diarreia e gastropatia com perda de proteína, acompanhada por hipoalbuminemia e edema. O diagnóstico é estabelecido pela aparência alargada das pregas gástricas, vista na endoscopia ou radiografia contrastada. O tratamento com ganciclovir pode ser benéfico em pacientes imunossuprimidos. Outros vírus que causam gastrite são: herpes-vírus simples, rotavírus, adenovírus, calicivírus, astrovírus, vírus Norwalk e norovírus.

Gastrites por fungos

Candida sp. (candidíase), *Histoplasmosis capsulatum* (histoplasmose) e *Paracoccidioides brasiliensis* são relatados como patógenos causadores de infecções gástricas. A maioria dos casos de gastrite por fungos ocorre em doentes imunodeprimidos, como na infecção pelo vírus da imunodeficiência humana (HIV) e pacientes transplantados. Os sinais e sintomas são: dor abdominal, náuseas, vômitos, eructação e sensação ou plenitude pós-prandial. Endoscopia com biópsia revela placas esbranquiçadas ou uma úlcera gástrica benigna. O diagnóstico é confirmado por cultura positiva, presença de organismos típicos em granulomas na biópsia. As opções de tratamento são os medicamentos antifúngicos.

Gastrite parasitária

O estômago não é um local preferido para a infecção pelos parasitas humanos. *Strongyloides stercoralis* e *Schistosoma mansoni* raramente podem infectar o estômago. O *Cryptosporidium* pode ser observado no epitélio da mucosa gástrica em indivíduos imunodeprimidos. Os sintomas da gastrite parasitária incluem dor abdominal, distensão abdominal, náuseas e vômitos, imitando os sintomas da úlcera péptica. O tratamento envolve a administração de medicamentos antiparasitários.

Gastropatias

Gastropatia por "estresse"

O termo se refere ao estresse por: choque, hipoxemia, acidose, sepse, queimaduras, cirurgias de grande porte, falência múltipla dos órgãos ou traumatismo craniano. As lesões ocorrem geralmente no prazo de 24 horas após o início do estresse. Fatores de risco para hemorragia incluem hipersecreção gástrica, ventilação mecânica e uso de corticosteroides. Erosões por estresse são múltiplas, superficiais, não perfuram e são normalmente assintomáticas. No entanto, uma gastrite erosiva, difusa e hemorrágica pode estar presente.

Gastropatia neonatal

A maioria das gastropatias neonatais são por estresse, incluindo a prematuridade, hipoxemia, suporte ventilatório prolongado, sepse, desequilíbrio ácido-base e hemorragia gastrointestinal. São relatadas em recém-nascidos em Unidade de Terapia Intensiva. Endoscopia digestiva alta revela lesões inespecíficas.

Gastropatia traumática

Náusea ou vômitos incoercíveis podem produzir hemorragias subepiteliais no fundo e parte proximal do corpo do estômago. Ocorre por prolapso pelo esforço do estômago proximal para o esôfago distal. Também, erosões gástricas podem resultar em trauma secundário por longo tempo de uso de sonda nasogástrica, sucção contínua pela sonda nasogástrica, ingestão de corpos estranhos, dispositivos de alimentação de gastrostomia e procedimentos endoscópicos.

Gastrite medicamentosa

A utilização crônica de anti-inflamatórios (aspirina, ibuprofeno e naproxeno), pode atuar diretamente sobre a mucosa como um irritante químico e diminuir a produção de prostaglandinas, que são protetoras e ajudam a manter a barreira da mucosa. Anti-inflamatórios podem resultar em danos na mucosa, que vão desde somente alterações histológicas a ulceração franca gástrica. Os pacientes podem ser assintomáticos, ter quadro sugestivo de dispepsia não ulcerosa ou sofrer perfuração por úlcera hemorrágica com risco à vida. A ação dos anti-inflamatórios sobre a mucosa gástrica pode provocar erosões e hemorragia aguda dentro de 15 a 30 minutos após a ingestão. Os pacientes com maior risco de complicações graves por anti-inflamatórios podem ter história de úlcera, uso concomitante de corticosteroide, uso de anticoagulante e infecção por *H. pylori*. Gastropatias erosivas com hemorragia gastrointestinal também foram descritas com ácido valproico, dexametasona, agentes quimioterápicos, cloreto de potássio e ferro.

Gastropatia por hipertensão portal

Gastropatia congestiva é comum em crianças com hipertensão portal, tanto naquelas com e sem cirrose. O achado endoscópico da gastropatia hipertensiva portal pode variar desde uma gastropatia leve com um padrão de mosaico de manchas eritematosas de 5 mm, separadas por uma estrutura branca e fina, até uma gastropatia grave com presença de manchas vermelho-cereja ou mesmo uma hemorragia com aparência confluente.

Gastropatia urêmica

Na insuficiência renal aguda, a gastropatia pode ocorrer devido ao estresse gastrointestinal, ao invés da própria insuficiência renal. A hemorragia gastrointestinal na insuficiência renal aguda está associada com erosões e/ou úlceras. O pH gástrico pode ser menos ácido que o esperado. Essa situação pode refletir em neutralização do ácido gástrico com amônia, um produto da decomposição da ureia que é muito elevado no suco gástrico de pacientes com insuficiência renal.

Gastropatia por bile

Características endoscópicas típicas da doença do refluxo duodeno-gastroesofágico incluem eritema, coloração da mucosa gástrica por bile e, ocasionalmente, erosões. A constatação de bile no estômago durante a endoscopia é comum e, na maioria das vezes, não tem qualquer significado.

Gastropatia corrosiva

A ingestão de ácidos e bases fortes geralmente resulta em danos no esôfago, mas pode envolver o estômago. Quando a lesão gástrica ocorre, a área pré-pilórica é particularmente vulnerável, provavelmente por causa da combinação de piloroespasmo e secreções.

Gastrite eosinofílica

A gastrite eosinofílica é um dos distúrbios gastrointestinais eosinofílicos que incluem: esofagite, gastrite, enterite e colite. A gastrite eosinofílica se apresenta como parte de uma gastroenteropatia eosinofílica e raramente como uma entidade isolada. Está geralmente associada a alérgenos específicos, que em lactentes e crianças são as proteínas do leite, soja, ovo ou trigo. Os pacientes com gastrite eosinofílica podem ter história de eczema e asma. Os sintomas dependem da gravidade e extensão do envolvimento. A forma mucosa normalmente se apresenta com sintomas semelhantes a outras formas de gastrite. Em recém-nascidos ou crianças menores, ocorre déficit de crescimento, recusa alimentar, anemia devido à perda de sangue oculto e hipoalbuminemia. Se ocorrer envolvimento muscular e/ou serosa, a dor abdominal e ascite podem estar presentes. Os achados endoscópicos característicos incluem: friabilidade, eritema, erosões, pregas mucosas edemaciadas, alargadas, pseudopólipos nodulares e ulceração. A mucosa em casos mais leves pode ser macroscopicamente normal. O tratamento inclui a remoção do alérgeno provável, antagonista de receptores de leucotrienos, corticosteroides sistêmicos e dieta elementar.

Gastrite linfocítica

Gastrite linfocítica é um padrão de gastrite que pode ser observado na doença celíaca, gastrite por citomegalovírus, doença de Ménétrier e infecção por *H. pylori*. A gastroscopia na doença celíaca é geralmente normal. Entretanto, o infiltrado linfocítico é frequentemente detectado e é caracterizado por ser intraepitelial. O número de linfócitos intraepiteliais retorna ao normal com uma dieta isenta de glúten.

Gastrite por púrpura de Henoch-Schönlein

A púrpura de Henoch-Schönlein é uma vasculite mediada por imunocomplexos, envolvendo vasos sanguíneos pequenos e médios. Pode apresentar-se com envolvimento da pele, trato gastrointestinal, rins e articulações. Os sintomas e sinais gastrointestinais incluem dor epigástrica, cólica periumbilical, náuseas, vômitos e sangramento gastrointestinal. As complicações abdominais graves e menos comuns são o hematoma intramural, intussuscepção, infarto intestinal, perfuração intestinal, pancreatite, apendicite e colecistite. Achados endoscópicos no estômago incluem edema da mucosa, mucosa eritematosa ou hemorrágica, com erosões ou úlceras. Lesões semelhantes estão frequentemente presentes no duodeno e jejuno. Endoscopia raramente é necessária para o diagnóstico dessa condição, embora possa ser útil em crianças com dor abdominal ou vômitos persistentes.

Úlceras gástricas e duodenais

Úlcera péptica gástrica ou duodenal é o resultado de um insulto no epitélio superficial da mucosa. Nenhuma característica clínica confiável pode diferenciar úlceras duodenais gástricas. As crianças podem apresentar dor abdominal como queixa principal,

associada a dor pós-prandial, náuseas e vômitos. Algumas crianças apresentam alívio da dor ao se alimentar e despertar noturno. Menos frequentemente apresentam sangramento gastrointestinal alto, sangue oculto nas fezes e perda de peso. Considerando que os sintomas acima mencionados não são específicos, deve-se considerar outras condições clínicas, tais como a pancreatite, doença inflamatória intestinal e doença biliar/hepática. As úlceras pépticas são quatro vezes mais comumente encontradas no bulbo duodenal que no estômago. A endoscopia é o exame mais sensível e pode distinguir úlceras hemorrágicas ativas de úlceras cicatrizadas.

Úlcera péptica primária
Associada ao Helicobacter pylori

Embora a infecção por *H. pylori* seja a causa mais comum da úlcera péptica em crianças, essas úlceras são raras. Frequentemente, há uma história de doença ulcerosa péptica e infecção por *H. pylori* em outros membros da família. O mecanismo pelo qual a gastrite associada ao *H. pylori* provoca ulceração no duodeno parece envolver interação entre infecção, produção de ácido, metaplasia gástrica, produção de citocinas pró-inflamatórias e fatores de virulência da bactéria. As úlceras pépticas relacionadas ao *H. pylori* não podem ser distinguidas pela sua aparência endoscópica das úlceras *H. pylori* negativas. As úlceras do duodeno podem ser consideradas como condições secundárias à infecção por *H. pylori*, medicamentos (anti-inflamatórios, corticosteroides e bifosfonatos) e doença de Crohn.

Não associada ao Helicobacter pylori

Úlcera *H. pylori* negativa pode ser diagnosticada apenas quando a infecção por *H. pylori* foi excluída. Outras condições também devem ser excluídas, tais como a doença de Crohn, síndrome de Zollinger-Ellison, hiperplasia das células G, infecção por citomegalovírus e doença alérgica.

Úlcera péptica secundária

Todas as causas de gastrite e gastropatia podem ser consideradas como causas secundárias de úlcera péptica, exceto para *H. pylori*.

▌TRATAMENTO

Independentemente da causa da doença ulcerosa, a produção ácida gástrica e a pepsina são fatores importantes na via final que leva a uma maior lesão da mucosa. Portanto, a terapia ácido-supressora é primordial no tratamento de gastrites, gastropatias e

GASTRITES, GASTROPATIAS, ÚLCERAS GÁSTRICAS E DUODENAIS E DOR ABDOMINAL AGUDA

úlceras pépticas. O tratamento específico para a causa subjacente da lesão da mucosa deve ser administrado concomitantemente. Os inibidores da bomba de prótons são os medicamentos de escolha para o tratamento da úlcera péptica. Antagonistas do receptor H2 de supressão de ácido (ranitidina, cimetidina, famotidina) são de eficácia menor, e um dos principais problemas é a taquifilaxia que se desenvolve com o uso crônico. Antiácidos são frequentemente empregados e permanecem úteis para o tratamento de sintomas leves. Sucralfato é um complexo de alumínio com pouca capacidade de neutralização do ácido. Entretanto, quando exposto ao pH ácido, a molécula se dissocia e se liga a tecido danificado. A dieta desempenha pequeno papel na prevenção ou tratamento da doença péptica ácida. Para a doença ulcerosa, ela pode ser útil quando estimulam aumento da secreção ácida, tais como o chá, café e refrigerantes. Complicações de úlceras pépticas, como perfuração, hemorragia refratária a hemostasia endoscópica e obstrução da saída gástrica são raras em crianças.

DOR ABDOMINAL AGUDA

Introdução

A dor abdominal aguda é uma queixa comum e um dos pricipais motivos da admissão em Unidade de Emergência Pediátrica. Ela é causada por uma ampla gama de condições cirúrgicas e não cirúrgicas. Esses distúrbios variam de doenças benignas e autolimitadas a condições que requerem cirurgia imediata. Causas de dor abdominal aguda que ameaçam a vida muitas vezes resultam de hemorragia, obstrução ou perfuração do trato gastrointestinal ou órgãos intra-abdominais. Assim, o abdome agudo é definido como uma síndrome clínica caracterizada pelo início súbito de dor abdominal intensa, que requer tratamento médico ou cirúrgico imediato. Portanto, é importante entender que um diagnóstico preciso é necessário para prevenir complicações com significativa morbidade e mortalidade.

Fisiopatologia

A dor abdominal pode ser classificada como dor visceral, somatoparietal e referida, de acordo com a natureza dos receptores da dor envolvidos. A dor que se origina das estruturas do esôfago inferior e estômago é sentida na área epigástrica, aquela originária do intestino delgado na área periumbilical e a dor originária do cólon na parte inferior do abdome. A maioria das dores abdominais está associada a receptores viscerais localizados na superfície serosa, no mesentério, no músculo intestinal e na mucosa das vísceras ocas. Esses receptores de dor respondem a estímulos mecânicos e químicos, tais como alongamento, tensão e isquemia. A dor referida é bem localizada, mas sentida em áreas distantes do mesmo dermatoma cutâneo que o órgão afetado. Isso resulta do nível compartilhado de medula espinal para neurônios aferentes de diferentes locais.

Etiologia

A idade do paciente é um fator-chave na avaliação da etiologia da dor abdominal aguda em crianças admitidas em unidade de emergência. As principais causas são divididas em quatro faixas etárias: lactentes com menos de 1 ano de idade, crianças de 2 a 5 anos, crianças de 6 a 11 anos e crianças com mais de 12 anos de idade. As principais causas estão listadas na Tabela 56.1.

TABELA 56.1. Causas de dor abdominal aguda segundo diferentes faixas etárias

< 1 ano	2-5 anos	6-11 anos	> 12 anos
Cólica do lactente	Gastroenterite	Gastroenterite	Apendicite
Gastroenterite	Apendicite	Apendicite	Gastroenterite
Constipação	Constipação	Constipação	Constipação
Infecção do trato urinário	Infecção urinária	Dor abdominal funcional	Dismenorreia
Intussuscepção	Intussuscepção	Infecção do trato urinário	Gravidez ectópica
Volvo	Volvo	Trauma	Torção do ovário/testículo
Hérnia encarcerada	Trauma	Linfadenite mesentérica	
Megacólon congênito	Linfadenite mesentérica	Pneumonia	
		Púrpura de Henoch-Schönlein	

Crianças menores de 1 ano

No recém-nascido, o abdome agudo frequentemente se relaciona com obstrução ou perfuração, como na enterocolite necrosante, má-rotação, volvo, banda congênita, atresia, íleo meconial e megacólon aganglônico. Durante os primeiros meses de vida, hérnia inguinal encarcerada e volvo são as principais etiologias. Se houver massa abdominal palpável, intussuscepção, abscesso ou neoplasia (geralmente de origem renal) são prováveis. A história de cólicas episódicas com intervalos livres, mesmo na ausência de evacuação em "geleia de morango" faz suspeitar de intussuscepção ou, ocasionalmente, volvo do intestino médio. Entretanto, o toque retal deve ser realizado e pode demonstrar fezes em "geleia de morango" na intussuscepção intestinal.

Crianças de 2-5 anos de idade

As causas mais comuns de dor abdominal nessa faixa etária são os processos inflamatórios, como a gastroenterite e a infecção do trato urinário. As causas cirúrgicas mais importantes são apendicite aguda, geralmente com apresentação atípica e intussuscepção ou má-rotação intestinal. Sangramento retal sugere enterocolite infecciosa, intussuscepção intestinal ou divertículo de Meckel. Sintomas como tosse e dor de garganta associados à dor abdominal geralmente indicam pneumonia ou faringoamigdalite. Em todos os casos, nessa faixa etária, o médico deve procurar sinais de obstrução e inflamação peritoneal.

Criança de 6-11 anos

Nas crianças escolares acrescenta-se a dimensão psicogênica ao espectro da dor abdominal. Entretanto, as principais causas de dor abdominal são inflamatórias e incluem a gastroenterite e a infecção do trato urinário. Dor abdominal também pode sugerir úlcera, doença da vesícula biliar, pâncreas ou doença hepática. A constipação intestinal é causa comum de dor abdominal aguda em crianças escolares. A dor que começa na região periumbilical e migra para o quadrante inferior direito após 24 horas, em média, sugere apendicite, sendo diagnóstico frequente nessa faixa etária.

Adolescentes com mais de 12 anos

Na adolescente, a história menstrual e verificação da atividade sexual são essenciais e causas ginecológicas, como a gravidez ectópica, devem ser descartadas. Portanto, uma avaliação física completa da adolescente com dor abdominal inclui o exame pélvico. Ainda, a avaliação deve abordar a possibilidade de torção testicular ou epididimite nos adolescentes. A dor aguda com peritonite geralmente é causada pela apendicite.

Avaliação clínica

A dor aguda é reconhecida como o quinto sinal vital, juntamente com pressão sanguínea, pulso, frequência respiratória e temperatura. A realização de uma história meticulosa e exames físicos repetidos são essenciais para determinar a causa da dor abdominal aguda e identificar crianças com doenças que necessitam de cirurgia. A avaliação contínua da intensidade da dor é uma parte importante no seu tratamento. Como a dor é uma experiência subjetiva, a utilização de ferramentas de avaliação é alternativa aceitável quando um autorrelatório válido não for possível. Os instrumentos comumente usados são: a escala de faces e a escala visual analógica.

Os detalhes importantes da história clínica incluem o padrão de início dos sintomas, a progressão, a localização, a intensidade, os fatores de precipitação e alívio, e os sintomas associados. Outras variáveis importantes incluem trauma abdominal recente, cirurgia abdominal prévia e uma revisão completa dos diferentes sistemas. O alívio da dor após evacuação sugere uma condição colônica e a melhora da dor após o vômito pode ocorrer com condições localizadas no intestino delgado. No abdome cirúrgico, a dor abdominal geralmente precede os vômitos, e o vômito precede a dor abdominal em condições médicas. Em todas as crianças que apresentam vômitos biliosos deve-se suspeitar de obstrução intestinal.

- O início súbito de dor intensa pode ser visto em condições relativamente inocentes, como a constipação, mas também pode representar uma úlcera perfurada, obstrução ou isquemia intestinal, obstrução das vias urinárias, torção do ovário ou gravidez ectópica;
- A dor leve intermitente, sem sintomas associados raramente é uma condição grave;
- A dor persistente com sintomas progressivos requer uma avaliação para condições mais graves, como a apendicite;
- O vômito está associado a muitas condições cirúrgicas e se deve investigar sobre o número e a frequência dos episódios, caráter e, especialmente, se há presença de bile ou sangue;
- O início agudo de vômitos biliosos deve levantar a suspeita de obstrução intestinal. Vômitos biliosos em um recém-nascido são altamente indicativos de uma emergência cirúrgica;
- O hábito intestinal deve ser revisto, assim como a presença de sangue nas fezes (sangue vivo ou melena);
- A diarreia com sangue é mais comumente observada na colite infecciosa, enquanto a eliminação pura de sangue via retal é mais con-

sistente com isquemia intestinal, divertículo de Meckel ou trauma gastrointestinal baixo;
- A ausência de fezes e de flatos pode sugerir um íleo adinâmico ou obstrução intestinal. A diarreia não é uma característica típica dos processos cirúrgicos agudos. No entanto, a diarreia pode preceder o quadro de intussuscepção;
- A presença de febre pode sugerir gastroenterite, enquanto o paciente com apendicite aguda pode sugerir perfuração intestinal;
- Em geral, a presença de febre antes da dor abdominal torna pouco provável que seja um processo agudo cirúrgico;
- Tosse, febre e dor torácica podem sugerir pneumonia e a dor lombar pode ser um indicativo de pielonefrite;
- História cirúrgica prévia em paciente com dor abdominal aguda pode indicar complicação no pós-operatório imediato; história de cirurgia mais remota pode sugerir obstrução intestinal por aderência.

Exame físico

As crianças variam em sua capacidade de cooperar durante o exame abdominal e, muitas vezes, o médico deve se esforçar para realizar uma avaliação adequada. A repetição do exame pelo mesmo médico, verificando alterações nas características da dor, é necessária para decidir sobre o diagnóstico, necessidade de internação ou cirurgia. Assim, um exame físico cuidadoso é essencial para um diagnóstico preciso da dor abdominal aguda.
- Aparência geral: crianças com irritação peritoneal permanecem imóveis ou resistem ao movimento, enquanto os pacientes com dor visceral mudam de posição com frequência, muitas vezes se contorcendo e com desconforto;
- Sinais vitais: os sinais vitais são úteis na avaliação da hipovolemia e fornecem pistas úteis para o diagnóstico;
- A febre indica uma infecção subjacente ou inflamação, incluindo gastroenterite aguda, pneumonia, pielonefrite ou abscesso intra-abdominal;
- A taquipneia pode indicar pneumonia. Taquicardia e hipotensão sugerem hipovolemia ou perda de volume para o terceiro espaço.

Exame abdominal

Inspeção e observação

A criança deve ser observada em movimento, por exemplo, quando muda de posição nos braços dos pais ou na cama e, em crianças maiores, ao andar ou quando estimuladas a pular da maca. Mudanças na expressão facial ou segurar o abdome aos movimentos implicam em dor significativa. Pacientes com sinais de peritonite geralmente só se sentem confortáveis quando em decúbito dorsal. A inspeção deve incluir a orofaringe, parte inferior do tórax, flancos, genitália e regiões inguinais. A inspeção deve focar sobre a presença de distensão, alças intestinais visíveis e assimetria.

Palpação abdominal

A palpação é a etapa mais difícil e a mais informativa. O médico tem que fazer esforços para determinar o grau de dor abdominal, localização, descompressão brusca, rigidez, distensão, massas ou organomegalia. Palpar suavemente o abdome em direção à área de máxima dor. Em lactentes e pré-escolares, o relaxamento da criança e, portanto, dos músculos abdominais, é muito importante. A flexão do quadril ou o uso da chupeta podem transformar um abdome tenso em um abdome examinável. Tentar envolver as crianças maiores, distraindo-as antes da palpação é benéfico. Peça à criança para apontar para o lugar onde a dor é mais grave. Evite essa área indicada inicialmente. Uma série de "truques" pode ser usada para facilitar a palpação, como distrair a criança com conversa, palpar com a cabeça do estetoscópio na mão ou palpar ao pedir que a criança respire fundo. A palpação deve identificar qualquer desconforto expresso verbalmente, por mudança facial ou choro na criança menor. A palpação deve incluir a genitália dos meninos, e exame pélvico deve ser considerado em meninas pós-puberdade sexualmente ativas. O exame pélvico não é necessário em meninas não sexualmente ativas, a menos que diagnóstico ginecológico específico seja provável; como o hematocolpo, que pode se apresentar como dor e massa abdominal.

Ausculta

Abdome silencioso ou com ruído metálico agudo e frequente sugere a possibilidade de íleo ou obstrução. A ausculta dos campos pulmonares é necessária para identificar pneumonia, assim como achados pulmonares associados, como o derrame pleural na pancreatite ou peritonite.

Toque retal

O passo final na avaliação deve ser o exame retal. Os aspectos técnicos importantes incluem o uso de grande quantidade de lubrificante, a inserção lenta do dedo do examinador enquanto o paciente respira profunda e lentamente. Observar: irritação peritoneal, massas, presença e consistência das fezes e/ou

TABELA 56.2. Sinais clínicos e respectivos significados na dor abdominal aguda

Exame físico	Significado
Distensão abdominal	Peritonite, obstrução, íleo
Alças intestinais visíveis	Obstrução, intussuscepção
Assimetria	Abscesso de apêndice, constipação, tumor
Ponto doloroso	Apendicite, colecistite
Dor à descompressão brusca	Peritonite, apendicite, abscesso
Sinal de Rovsing	Apendicite
Massa palpável	Tumor, cisto, intussuscepção
Ausência de ruídos hidroaéreos	Peritonite, infarto intestinal, íleo
Sinal do psoas	Apendicite, abscesso do psoas

sangue. Um exame retal fornece informações úteis sobre o tônus do esfíncter, a presença de massas, a natureza das fezes, hematoquezia ou melena.

A Tabela 56.2 apresenta os sinais clínicos na dor abdominal aguda e os respectivos significados.

Avaliação laboratorial

A solicitação apropriada de exames laboratoriais e de imagem é necessária para estabelecer o diagnóstico da dor abdominal aguda. No entanto, o diagnóstico pode não ser definido mesmo após uma avaliação completa.

- Hemograma completo: glóbulos brancos maiores que 16.000 a 18.000 por mm^3 sugerem uma infecção bacteriana aguda ou processo intra-abdominal, como um abscesso. Antes da ruptura do apêndice, uma contagem leucocitária geralmente é pouco alterada. Com uma perfuração, essa contagem geralmente sobe para mais de 16.000 por mm^3;
- Exame de urina: é parte importante da avaliação de qualquer sintoma abdominal em crianças. Também pode sugerir etiologia urológica, tal como litíase renal ou obstrução ureteral;
- Dependendo da condição da criança e da suspeita diagnóstica, ureia, amilase, lipase, enzimas hepáticas, bilirrubina, beta-HCG devem ser solicitados. A análise da glicose e dos eletrólitos ajuda na avaliação do estado de hidratação e do equilíbrio ácido-base.

Avaliação por imagem

Antes de iniciar um exame de imagem, informar ao radiologista da apresentação clínica do paciente na Unidade de Emergência. Assim, entendendo a situação clínica, é possível uma melhor escolha do exame a ser realizado e um diagnóstico preciso. As radiografias abdominais simples consagradas no tempo foram substituídas em grande parte por ultrassonografia e tomografia computadorizada. A ultrassonografia é a modalidade de imagem preferida para uma avaliação inicial, pois é livre de radiação, não invasiva e menos dispendiosa.

As radiografias simples do abdome são úteis na suspeita de obstrução ou perfuração intestinal, constipação, urolitíase e massa abdominal. Os sinais radiográficos de apendicite, tais como sinais de obstrução intestinal (alça sentinela), apendicólito ou apagamento da imagem do psoas, são de grande valor quando estão presentes.

Duas visualizações geralmente são tomadas, uma supina e uma ereta. Essas radiografias são avaliadas para "gás, massa, pedra e osso". Assim, na avaliação da radiografia abdominal, observar:

1. Distensão gasosa do intestino, gás fora do lúmen intestinal na cavidade peritoneal (pneumoperitônio), no retroperitônio, na parede intestinal, na veia porta ou no trato biliar. Há presença de gás no intestino delgado e cólon? A distensão gasosa está no intestino delgado e cólon ou somente em um local? O intestino delgado e o cólon estão corretamente situados no abdome? O ceco é visível?
2. Coleções de massa ou fluidos, deslocamento de órgãos ou alças intestinais. Existe organomegalia e/ou massa abdominal visível? Fígado, baço ou rins. O psoas é visível? A gordura pré-peritoneal está delineada e/ou deslocada? As bases pulmonares e as cúpulas pleurais estão nitidamente visíveis?
3. Existem cálculos e/ou calcificações?
4. Patologia esquelética?

Um trânsito intestinal pode ajudar a delinear márotação ou obstruções superiores. Enema com ar ou contrastado pode identificar obstruções inferiores, tais como intussuscepção ileocecal. Em pacientes com febre significativa, a radiografia de tórax pode detectar pneumonia do lobo inferior ou asma com atelectasia. A ultrassonografia abdominal pode ajudar a estabelecer diagnóstico em crianças com dor abdominal atípica, particularmente de origem geniturinária, na menina pós-menarca com dor abdominal e suspeita de gravidez e na suspeita de apendicite. Em crianças com dor persistente e nenhum diagnóstico específico, para melhor definir o possível órgão intra-abdominal comprometido, pode ser necessário obter uma imagem mais definitiva pela tomografia computadorizada abdominal com contraste.

Dor abdominal aguda sem trauma

A dor abdominal aguda não relacionada ao trauma é uma das condições mais comuns em pacientes que se apresentam ao serviço de emergência pediátrica.

Irritação peritoneal

Apendicite aguda

Não perfurativa: sintoma mal definido de dor abdominal ou periumbilical, febre baixa, anorexia, vômitos, dor com migração para o quadrante inferior direito. Dor ao tossir, saltar da maca e dor à palpação da parede retal direita, descompressão brusca positiva. Apendicite perfurada: sinais de toxemia, parede abdominal rígida ("abdome em tábua"), abdome com extrema sensibilidade à palpação, ausência de ruídos abdominais, taquicardia e febre alta.

Obstrução intestinal aguda

Intussuscepção

Ocorre quando um segmento do intestino invagina para um segmento mais distal. Essa é a principal causa de obstrução intestinal aguda em crianças entre 3 e 12 meses de idade. A doença diarreica pode preceder em vários dias o início da dor abdominal e da obstrução. A manifestação primária de intussuscepção é a dor abdominal em cólica, com choro intenso, tipicamente com períodos de acalmia. Gradualmente, a criança torna-se mais irritável, anorética e com vômitos. A intussuscepção leva à obstrução parcial ou completa e distensão abdominal generalizada. Em alguns casos, a massa da intussuscepção pode ser palpada se o abdome não estiver muito dilatado.

Hérnia inguinal encarcerada

É causa comum de obstrução intestinal em lactentes e pré-escolares. A apresentação clínica consta de: irritabilidade, vômitos, dor e distensão abdominal. A massa firme pode ser palpada no anel interno inguinal e pode ou não se estender para o escroto. A obstrução intestinal pode se desenvolver rapidamente.

Hérnia umbilical encarcerada

O encarceramento de uma hérnia umbilical é menos comum. Se estiver presente, há uma protuberância dolorosa e persistente no saco da hérnia umbilical. Se o encarceramento é de curta duração, uma manobra suave pode ser feita para reduzi-lo manualmente. Entretanto, muitas vezes é necessário preparar a criança para cirurgia de urgência.

Má-rotação do intestino com volvo

Criança com vômitos biliosos e dor abdominal pode ter má-rotação com volvo. A dor geralmente é intensa e constante. O sangue pode aparecer nas fezes dentro de algumas horas e sugere o desenvolvimento de isquemia e possível necrose das alças intestinais. Ao exame físico, pode haver pouca distensão abdominal devido à obstrução geralmente ocorrer no trato gastrointestinal alto. Pode haver sinais de desidratação por perdas para o terceiro espaço. Essa é uma situação de risco, pois o volvo, por mais de 1 ou 2 horas, pode obstruir totalmente o fluxo sanguíneo para o intestino, levando à necrose do segmento envolvido. Para evitar tal catástrofe, os médicos devem ter um grau elevado da suspeita para má-rotação em qualquer criança com sinais de obstrução. Ao exame retal, a presença de sangue é um sinal alarmante de isquemia e gangrena do intestino.

Aderências pós-operatórias

A obstrução pode ocorrer no curso do pós-operatório, meses ou mesmo anos mais tarde. A criança muitas vezes apresenta cólica abdominal de início súbito, náuseas, vômitos e distensão abdominal.

Obstrução intestinal crônica parcial

Constipação crônica

É provavelmente uma das causas mais comuns de dor abdominal, distensão e vômitos em crianças. A história pode confirmar a constipação crônica. No entanto, a constipação pode ser diagnosticada apenas por uma grande massa abdominal palpável ou uma massa fecal dura bloqueando a saída anal no exame retal.

Megacólon agangliônico (doença de Hirschsprung)

O efeito da ausência de células ganglionares produz motilidade anormal do segmento comprometido, o que resulta em obstrução intestinal com constipação crônica. Essas crianças têm distensão abdominal crônica e frequentemente são desnutridas. Vômito é incomum.

Duplicações

As duplicações podem ocorrer em qualquer ponto do intestino e podem se apresentar como cisto não comunicante, que gradualmente se enche de secreções e comprime o intestino normal adjacente, produzindo uma massa palpável abdominal e sinais de obstrução intestinal.

Corpo estranho no trato gastrointestinal

A maioria dos corpos estranhos deglutidos se move através do trato gastrointestinal sem complicações. Os corpos estranhos que atingem o estômago, geralmente, atravessam completamente o trato intestinal e são eliminados com a evacuação. Moedas podem permanecer no estômago da criança durante um tempo considerável, e se elas não estiverem aderidas na mucosa gástrica acabarão por passar, mesmo depois de várias semanas. Vômitos persistentes podem indicar obstrução pilórica e deve ser removida. Ocasionalmente, um corpo estranho pode ficar preso no duodeno ou outro local do intestino, podendo ocorrer perfuração com peritonite.

Dor abdominal aguda associada ao trauma

A chave para abordagem da criança com trauma abdominal é a atenção cuidadosa para com o exame clínico, com avaliação do estado cardiovascular (sinais vitais e perfusão periférica), alterações da respiração e a extensão de problemas neurológicos. Realizar o exame físico suavemente para separar lesão superficial (tecidos moles ou contusão muscular) de trauma intra-abdominal significativo (hematoma, ruptura esplênica, perfuração de víscera oca).

ABORDAGEM TERAPÊUTICA

Crianças com dor abdominal aguda devem ser mantidas em um serviço de emergência com exames físicos repetidos para esclarecimento de diagnóstico. O tratamento deve ser direcionado à causa subjacente da dor abdominal. É necessária intervenção imediata em crianças com aparência nitidamente doentia, que apresentam sinais de obstrução intestinal e evidências de irritação peritoneal. Os antibióticos intravenosos empíricos são frequentemente indicados quando há suspeita clínica de uma infecção in-

tra-abdominal. Além disso, fazer analgesia adequada aos pacientes com dor intensa, de preferência antes da avaliação cirúrgica. Na abordagem inicial do paciente com dor abdominal aguda, três prioridades devem ser observadas:

- A primeira prioridade é a estabilização, se a criança está gravemente doente. Deve ser enfatizado que a emergência abdominal pode progredir para um estado de choque. As medidas iniciais de ressuscitação incluem a correção da hipoxemia, a substituição da perda de volume intravascular e a correção de anormalidades metabólicas;
- A segunda prioridade é identificar a criança que requer intervenção cirúrgica imediata ou potencial, como apendicite aguda ou perfuração intestinal. A descompressão gástrica com sonda nasogástrica pode ser necessária se houver obstrução intestinal;
- A terceira prioridade é diagnosticar distúrbios inflamatórios abdominais e extra-abdominais agudos e crônicos que requerem tratamento não operatório de emergência.

Bibliografia

Bachur RG. Abdominal emergencies. In: Fleisher GR, Ludwig S, Henretig FM (eds.). Textbook of Pediatric Emergency Medicine. 5 ed. Philadelphia: Lippincott Williams & Wilkins. 2006; 1605-29.

Carty HML. Paediatric emergencies: non-traumatic abdominal emergencies. Eur Radiol. 2002; 12:2835-48.

Leung AKC, Sigalet DL. Acute abdominal pain in children. Am Fam Physician. 2003; 67:2321-6.

Williams A, Kapilas L. Managing an acute abdomen. Current Paediatrics. 2001; 11:311-6.

57 DOENÇA BILIAR AGUDA

Nilton Carlos Machado
Mary de Assis Carvalho
Gabriela Nascimento Hercos
Juliana Tedesco Dias
Débora Avellaneda Penatti

INTRODUÇÃO

Um espectro de diferentes doenças com manifestações agudas afeta o sistema biliar de crianças, muitas vezes apresentando sinais e sintomas clínicos semelhantes.

São elas:
- Colelitíase ou litíase biliar: cálculo(s) na vesícula biliar;
- Coledocolitíase: cálculo(s) no colédoco/ducto biliar comum;
- Síndrome de Mirizzi: obstrução do ducto hepático comum causada por uma compressão extrínseca de um cálculo impactado no ducto cístico;
- Colecistite aguda: processo inflamatório agudo da vesícula biliar, geralmente de etiologia infecciosa:
  - Calculosa: secundária a cálculo obstrutivo no ducto cístico ou menos frequentemente no colédoco. A inflamação inicial é causada por irritação química e a infecção bacteriana provavelmente é um evento secundário;
  - Não calculosa: geralmente secundária a isquemia da vesícula em pacientes críticos ou com doenças vasculares. É precedida por fase não infectada denominada vesícula hidrópica.
- Colangite aguda: processo inflamatório agudo dos ductos biliares intra e/ou extra-hepáticos, geralmente de etiologia infecciosa;
- Cistos do trato biliar (cisto de colédoco): anomalia incomum da árvore biliar frequentemente associada à união anômala do sistema ductal pancreático e biliar. São classificados em cinco tipos, segundo Todani.

FISIOPATOLOGIA

A bile é produzida pelo fígado e canalizada pelo sistema ductal biliar para o trato intestinal, para a emulsão e absorção de gorduras. A doença biliar é causada por anormalidades na composição da bile, anatomia ou função do sistema biliar. O fígado determina a composição química da bile, e isso pode ser modificado posteriormente pela vesícula biliar e pelo epitélio biliar. O colesterol, normalmente insolúvel em água, entra em solução formando vesículas com fosfolipídeos (principalmente lecitina) ou micelas misturadas com sais biliares e fosfolipídeos.

Cálculos biliares

Quando a proporção de colesterol, bilirrubina, fosfolipídeos e sais biliares estão fora de uma gama ótima, esses componentes podem sair do estado solúvel e formar cálculos biliares. A supersaturação de colesterol (decorrente do aumento de síntese de colesterol, diminuição de secreção dos ácidos biliares pelo fígado ou diminuição dos fosfolipídeos na bile) e a supersaturação de bilirrubinato de cálcio (decorrente de aumento da desconjugação da bilirrubina conjugada pela betaglicuronidase da vesícula, diminuição de secreção dos ácidos biliares pelo fígado ou diminuição dos fosfolipídeos na bile) parecem ser um pré-requisito para a formação de cálculos biliares; entretanto, outros fatores também estão envolvidos. O processo de nucleação, isto é, a transição de um estado solúvel para uma forma cristalina sólida, pode ser acelerado por aumento de fatores pró-nucleação (mucinas, imunoglobulinas) e diminuição de fatores anti-nucleação (apolipoproteínas AI e AII, lecitina). Além disso, a hipomotilidade da vesícula biliar e a estase biliar parecem promover a formação e crescimento do cálculos biliares, o que pode ser importante em diabetes, gravidez, uso de contraceptivo oral em adolescentes e jejum prolongado em pacientes críticos sob nutrição parenteral total. Finalmente, existe também o papel da suscetibilidade genética.

ETIOLOGIA

Colelitíase e coledocolitíase

A distribuição de crianças com litíase biliar é bimodal: um pico menor em lactentes < 1 ano e outro pico considerável em adolescentes, idade em que ocorre nítido predomínio em meninas. Nas crianças, diferentemente do adulto, os cálculos predominantes não são os de colesterol e, sim, os pigmentados associados a anemias hemolíticas. A microlitíase se refere a cálculos biliares < 3 mm na árvore biliar intra-hepática e extra-hepática e, geralmente, não são identificados pela ultrassonografia. A lama biliar é constituída por precipitados de cristais de mono-hidrato de colesterol, bilirrubinato de cálcio, fosfato de cálcio, carbonato de cálcio e sais de cálcio de ácidos graxos, que são incorporados na mucina biliar, formando um lodo.

Os tipos e distribuição de cálculos na infância são:
- De colesterol (21% dos casos, porém já são os predominantes em algumas casuísticas pe-

diátricas): 70 a 100% de colesterol + mistura de proteína, bilirrubina e carbonato de cálcio; associados à obesidade, emagrecimento rápido, fibrose cística, má absorção de sais biliares (geralmente radiotransparentes);
- De pigmento preto (48% dos casos): bilirrubinato de cálcio (sal de cálcio de bilirrubina não conjugada); associados com doenças hemolíticas e nutrição parenteral (radiopacos);
- De pigmento marrom (3% dos casos): bilirrubinato de cálcio e ácidos graxos; muito mais raros, associados a estase biliar e infecções do trato biliar bacteriana e helmíntica (geralmente radiotransparentes);
- De carbonato de cálcio (24% dos casos): sais de cálcio; relativamente exclusivo da faixa etária pediátrica, relacionado à obstrução transitória do ducto cístico, que incentiva secreção excessiva de mucina na vesícula biliar com consequente aumento do tamponamento de ácido com precipitação de sais de cálcio (geralmente radiopacos);
- De proteínas (5% dos casos): geralmente radiotransparentes.

Os fatores de risco para desenvolvimento de cálculos biliares em crianças estão descritos na Tabela 57.1.

QUADRO CLÍNICO

A doença da vesícula e do trato biliar pode se apresentar desde assintomática até uma constelação de sinais e sintomas de gravidade variada e, portanto, deve estar no diagnóstico diferencial de qualquer paciente pediátrico que se apresente com dor no quadrante superior direito, icterícia ou dispepsia persistente com achados gástricos endoscópicos

---

TABELA 57.1. Fatores de risco para desenvolvimento de cálculos biliares em crianças

Doença hemolítica	*Sistêmico*
• Doença falciforme	• Sepse
• Talassemia	• Doença de Crohn
• Esferocitose hereditária	
• Síndrome de Gilbert	*Medicamentos*
	• Cefalosporinas
Neonatal/congênita	• Diuréticos: furosemida
• Prematuridade	• Anticoncepcionais orais
• Nutrição parenteral	
• Congênito: malformação do colédoco	*Cirurgia*
	• Cirurgia cardíaca: hemólise em circulação extracorpórea
Genética	• Ressecção intestinal (íleo terminal)
• Colestase intra-hepática familiar progressiva (PFIC)	• Doença de Crohn
• Fibrose cística	• Ressecção intestinal neonatal (atresia, volvo, gastrosquise)
Dietético	*Diversos*
• Obesidade	• Discinesia biliar
• Resistência insulínica	

normais. Em geral, resultam em dor e morbidade significativa na população pediátrica. Podem desenvolver-se complicações mais graves, como colecistite aguda, coledocolitíase, colangite e pancreatite. O diagnóstico exato, portanto, começa com uma boa anamnese, alto grau de suspeita clínica e muitas vezes a indicação de exames de imagem.

Colelitíase (dor do tipo biliar)

Nas crianças, diferentemente do adulto, os casos assintomáticos são a minoria (apenas 30% das crianças). A dor é causada por uma obstrução ao fluxo biliar com distensão do lúmen biliar e é clinicamente semelhante tanto para a obstrução que ocorre no ducto cístico quanto em outro nível da via biliar comum. Embora o termo "cólica" biliar seja comumente usado, é um termo incorreto porque o padrão de dor é constante. A colelitíase geralmente se manifesta por dor abdominal vaga em uma criança com obesidade, sendo a intolerância alimentar à gordura menos comum que em adultos. Entretanto, algumas crianças podem apresentar sintomas clássicos de "cólica" biliar, incluindo dor abdominal no quadrante superior direito ou em epigástrio, de início súbito e caráter penetrante, que rapidamente se torna grave, intermitente, ou dor epigástrica após a ingestão de alimentos gordurosos. A sensação geralmente é difícil de descrever, dura 15 minutos a várias horas, e depois se resolve repentinamente. Nas cólicas biliares, a dor grave dura 1-3 horas e então se modera para uma dor incômoda ao longo de 30-90 minutos. À medida que os estímulos viscerais nocivos se tornam mais intensos, a dor referida pode ser experimentada na escápula posterior ou área do ombro direito e, geralmente, é acompanhada por náuseas e vômitos. A dor visceral é percebida como uma sensação vaga, incômoda, enquanto a dor parietal é mais nítida em qualidade e melhor localizada. O paciente com dor aguda intensa do tipo biliar geralmente faz caretas faciais, é inquieto, ansioso e frustrado por tentativas mal sucedidas de encontrar uma posição confortável. Os sinais vitais podem ser normais. A presença de febre sugere a presença de inflamação ou infecção. A taquicardia e a hipertensão ocasionalmente acompanham a dor. Taquicardia e hipotensão sugerem hipovolemia ou presença de sepse.

Coledocolitíase (dor abdominal e icterícia)

A combinação de icterícia e dor abdominal sugere uma obstrução subaguda do sistema ductal biliar. Raramente a hepatite viral aguda pode ser confundida com a dor do tipo biliar.

Colecistite aguda calculosa

A colecistite apresenta-se com dor também de início súbito, que rapidamente se torna grave, porém persiste por mais que 6 a 8 horas no quadrante superior direito ou região epigástrica, podendo às vezes ser periumbilical ou difusa. Uma mudança na percepção da dor, classicamente uma migração para o quadrante superior direito, sugere inflamação transmural da vesícula biliar, com envolvimento do peritônio parietal. Quando ocorre peritonite, alguns pacientes podem ficar quietos, com uma expressão facial preocupada e evitar serem tocados ou empurrados. Náuseas e vômitos são sintomas associados comuns e progridem para febre baixa e anorexia. No exame físico, ocorre dor à palpação do quadrante superior direito, sendo a vesícula biliar aumentada palpável em um terço dos casos. O sinal de Murphy (parada inspiratória à palpação profunda do quadrante superior direito) e o sinal de Boas (sensibilidade ou hiperestesia sobre a escápula direita) podem estar presentes. Raramente os pacientes desenvolvem icterícia. Dois terços dos casos de colecistite aguda resolvem-se espontaneamente ao longo de 2-3 dias, embora possa haver progressão para necrose da vesícula biliar e perfuração com formação de abscesso localizado ou peritonite. Quando associada a cálculos de colesterol, a apresentação é geralmente leve. Em pacientes com doença falciforme ou diabetes, a colecistite pode apresentar-se como uma doença muito mais grave, resultando em crises de falcização, sepse ou cetoacidose diabética.

Colecistite acalculosa e vesícula hidrópica

Apesar de incomum em crianças, pode surgir após ressuscitação bem sucedida de paciente gravemente enfermo (por exemplo, sepse grave, choque, queimaduras graves, traumas múltiplos, cuidados pós-operatórios prolongados, cuidados intensivos prolongados) ou associada à doença de Kawasaki e à púrpura de Henoch-Schönlein. Como a dor abdominal, febre e leucocitose são relativamente comuns nesses pacientes e os sinais e sintomas não são específicos para colecistite acalculosa, o médico deve ter um alto índice de suspeita para fazer o diagnóstico. Essa condição tem uma taxa aumentada de complicações e mortalidade.

Colangite aguda

A colangite é uma infecção do sistema biliar, complicando a obstrução benigna e maligna do trato biliar, via bacteremia portal ou relacionada à ascensão bacteriana via anastomoses biliodigestivas (por exemplo, cirurgia de Kasai). A apresentação clínica é bastante variável dependendo da natureza da doença, da idade do paciente e da sua condição. A tríade de Charcot (febre, dor do quadrante superior direito e icterícia) ocorre em 20-70% dos casos. Adicionalmente, hipotensão e alterações do estado mental podem estar presentes em uma infecção grave (pêntade de Reynolds). Os sintomas mimetizam a colecistite, mas com sintomas adicionais de icterícia e irradiação para o dorso. Os organismos tipicamente identificados são de origem entérica, nomeadamente *Escherichia coli*, *Streptococcus faecalis*, *Clostridium*, *Klebsiella*, *Enterobacter*, *Pseudomonas* e *Proteus*. A colangite supurativa está associada a uma maior taxa de mortalidade.

DIAGNÓSTICO

Exames laboratoriais

- Hemograma (leucocitose com desvio à esquerda pode ser observada na colecistite);
- PCR (pode estar elevado em infecções);
- Perfil hepático: bilirrubina total e frações, AST (aspartato aminotransferase), ALT (alanina aminotransferase), CPK, LDH (lactato desidrogenase), GGT (gama-glutamil transpeptidase) e FA (fosfatase alcalina), proteínas totais e frações;
- Amilase e lipase (avaliação de pancreatite);
- Eletrólitos;
- Ureia e creatinina;
- Glicemia, colesterol total e frações, e triglicerídeos (pacientes obesos);
- Cultura de sangue (se houver suspeita de colangite ou colecistite);
- Beta-HCG para adolescentes em idade fértil;
- Urina tipo 1 (descartar pielonefrite e cálculos renais).

As dosagens de bilirrubina e fosfatase alcalina são utilizadas para avaliar evidências de obstrução do colédoco. Na coledocolitíase com obstrução do colédoco ocorre hiperbilirrubinemia conjugada. Um nível elevado de fosfatase alcalina é observado em 25% dos pacientes com colecistite. A hiperbilirrubinemia não conjugada pode ocorrer em pacientes com hemólise ou doenças hemolíticas. Os níveis de ALT e AST são utilizados para avaliar a presença de hepatite e podem estar levemente elevados na colecistite ou na obstrução do colédoco. A elevação significativa geralmente é indicativa de hepatite e sugere a necessidade de coleta de sorologia para hepatite.

Exames de imagem
Ultrassonografia (USG) abdominal

É o melhor exame de imagem para avaliação inicial da doença biliar. Pode revelar o tamanho e eco-genicidade do fígado, bem como detectar cálculos e lama biliar nos canais biliares e vesícula biliar, além de dilatação cística ou obstrutiva do sistema biliar.

Em pacientes com colecistite, pode revelar fluido pericolecístico e espessamento da parede da vesícula biliar (> 4 mm). Pode ser usado para revelar um sinal de Murphy ultrassonográfico. A ultrassonografia é 90-95% sensível e 78-80% específica para esses pacientes.

Em pacientes com coledocolitíase, a ultrassonografia revela um colédoco dilatado (definido como ≥ 8 mm).

Raios X de tórax e abdome

A radiografia simples revela cálculos calcificados em apenas 10-25% dos casos, mas pode ser útil para excluir a pneumonia, que pode ter uma apresentação semelhante.

Tomografia de abdome contrastada

Informações semelhantes às da USG, mas envolve radiação.

Auxilia na avaliação da anatomia circundante se o diagnóstico for incerto e na avaliação do pâncreas em casos de pancreatite biliar grave.

Colangiopancreatografia por ressonância magnética (CPRM)

É particularmente útil em pacientes com anomalias congênitas e na avaliação de coledocolitíase.

Evita a exposição à radiação; no entanto, pode exigir sedação ou anestesia, a fim de obter um estudo ótimo, particularmente em pacientes mais jovens.

Cintilografia hepatobiliar

Exame indicado quando a ultrassonografia não for conclusiva. Faz-se a injeção intravenosa (IV) do ácido iminodiacético radiomarcado com tecnécio (HIDA), o qual é secretado na árvore biliar, até alcançar o intestino.

Na colecistite aguda, a HIDA entra no colédoco, mas não entra na vesícula biliar; assim, a vesícula não é preenchida ao final do estudo, devido ao edema que obstrui o ducto cístico ou a presença de cálculo.

Procedimentos mais invasivos

Outras opções de diagnóstico a serem consideradas incluem procedimentos mais invasivos, como biópsia hepática, colangiografia intra-operatória e colangiopancreatografia endoscópica retrógrada (CPRE).

DIAGNÓSTICO DIFERENCIAL

Ver Tabela 57.2.

TRATAMENTO

Em geral, para todos os pacientes com doença biliar aguda é necessário:

- Manter o paciente em jejum até melhora da crise álgica;
- Estabelecer um acesso vascular;
- Corrigir os distúrbios hidroeletrolíticos;
- Administrar analgésicos orais para dores mais leves (paracetamol ou ibuprofeno 10 mg/kg/dose cada 6 horas) ou intravenosos para dores graves (morfina: 0,05 mg/kg cada 2-4 horas);

TABELA 57.2. Diagnóstico diferencial das dores abdominais de quadrante superior direito

Diagnóstico	Características diferenciadoras
Doença do trato biliar	
Doença da vesícula biliar	• A dor irradia para trás/escápula • O ultrassom é diagnóstico
Colecistite	• Febre de baixo grau, icterícia variável • Sinais de Murphy e/ou Boas positivos
Cisto do colédoco	• Massa palpável, visível ao ultrassom
Hidropsia da vesícula biliar	• A febre é rara (exceto com Kawasaki) • Massa palpável no quadrante superior esquerdo
Colelitíase	• A dor pode piorar com as refeições
Doença hepática	
Abscesso hepático	• Dor insidiosa, febre, leucocitose, VHS elevado
Hepatite	• Hepatomegalia • ALT/AST (4-100 vezes normal)
Outros diagnósticos	
Apendicite retrocecal	• Febre, vômito
Fitz-Hugh-Curtis	• Culturas positivas para gonorreia e/ou clamídia • Sinais de doença inflamatória pélvica são variáveis
Pancreatite	• A dor se irradia para o dorso • Aumento de amilase e lipase
Úlcera péptica	• A dor pode ser aliviada com as refeições
Pielonefrite	• Febre, sinal de Giordano positivo, piúria
Cálculo renal	• Dor em cólica, hematúria
Pneumonia de base direita	• Taquipneia, febre, tosse

- Inserir sonda nasogástrica com drenagem gravitacional se os vômitos são incoercíveis.

Para pacientes com dor biliar por colelitíase, após tratar o episódio álgico agudo, se tudo bem:

- Na alta, encaminhe ao gastro-hepatologista e ao cirurgião pediátrico para programação de colecistectomia videolaparoscópica eletiva (a colecistectomia é o tratamento de escolha para a doença da vesícula biliar sintomática).

Em pacientes com suspeita de coledocolitíase, deve-se:

- Internar o paciente para observação rigorosa da evolução;
- Solicitar uma avaliação cirúrgica de urgência. Pode ser necessária a abordagem por CPRE (colangiopancreatografia endoscópica retrógrada) ou por laparotomia para desobstrução do colédoco.

Em pacientes com suspeita diagnóstica de colecistite aguda:

- Internar o paciente para observação rigorosa da evolução;
- Iniciar antibioticoterapia intravenosa de amplo espectro com cobertura para Gram-negativos (evite ceftriaxona, pois pode causar lama biliar);
- Solicite uma avaliação cirúrgica e adie a administração de analgésicos até avaliação cirúrgica. A cirurgia urgente é indicada para peritonite, perfuração ou progressão de sintomas com piora da dor e febre;
- A evolução da hidropsia aguda da vesícula geralmente é favorável, concomitante ao tratamento da doença associada.

Em pacientes com suspeita diagnóstica de colangite:

- Internar o paciente para observação rigorosa da evolução;
- Iniciar antibioticoterapia intravenosa de amplo espectro com cobertura para Gram-negativos (evite ceftriaxona, pois pode causar lama biliar).

Bibliografia

McCann T, Lin J. Gallbladder and gallstone disease. In: Crain EF, Gershel JC, Cunningham SJ (eds.). Clinical Manual of Emergency Pediatrics. 5 ed. New York: Cambridge University Press. 2010; p. 244-7.

Poffenberger CM, Gausche-Hill M, Ngai S, Myers A, Renslo R. Cholelithiasis and its complications in children and adolescents: update and case discussion. Pediatr Emerg Care. 2012; 28(1):68-76.

Rothstein DH, Harmon CM. Gallbladder disease in children. Semin Pediatr Surg. 2016; 25(4):225-31.

Svensson J, Makin E. Gallstone disease in children. Semin Pediatr Surg. 2012; 21(3):255-65.

Tannuri AC, Leal AJ, Velhote MC, Gonlçalves ME, Tannuri U. Management of gallstone disease in children: a new protocol based on the experience of a single center. J Pediatr Surg. 2012; 47(11):2033-8.

DOENÇA INFLAMATÓRIA INTESTINAL

Mary de Assis Carvalho
Nilton Carlos Machado
Gabriela Nascimento Hercos

INTRODUÇÃO

A doença inflamatória intestinal (DII) inclui a retocolite ulcerativa (RCU), doença de Crohn (DC) e a DII não classificada (anteriormente chamada colite indeterminada), que são distúrbios inflamatórios crônicos do trato gastrointestinal que comumente ocorrem na adolescência e início da vida adulta. Aproximadamente 25% das DII ocorrem antes da idade de 20 anos. Entre as crianças com DII, 4% se apresentam antes da idade de 5 anos e 18% antes da idade de 10 anos. A apresentação da DII em pacientes pediátricos é variável, e os pediatras devem estar atentos com as apresentações atípicas, tais como febre inexplicada, anemia crônica e *failure to thrive*. Por outro lado, diversos fatores podem conduzir pacientes pediátricos com diagnóstico conhecido de DII a consultas em unidades de emergência (Tabela 58.1).

DEFINIÇÃO DE TERMOS

- Retocolite ulcerativa: caracterizada por inflamação difusa e contínua da mucosa e limitada ao cólon. A inflamação confluente se estende proximalmente a partir do reto com gravidade e extensão variáveis, sem envolvimento do intestino delgado, exceto pela ileíte *backwash*. Em crianças, geralmente afeta todo o cólon (pancolite);
- Doença de Crohn: doença inflamatória crônica, que pode afetar qualquer parte do trato gastrointestinal, assim como extraintestinal;

TABELA 58.1. Fatores atribuídos a consultas em unidades de emergência

Relacionados à atividade e gravidade da doença
Comorbidades, incluindo infecção por *Clostridium difficile*
Medicamento ou dose errada
Ligados à retirada da prednisona
Antes da próxima infusão do infliximabe
A medicação não está disponível em regime ambulatorial
Testes diagnósticos não disponíveis em ambulatório
Sem a adesão às consultas ambulatoriais regulares
Para remarcar consulta ambulatorial perdida
Consulta não disponível em regime ambulatorial
Possível falha de gestão médica ambulatorial
Conveniência e preferência do paciente
Ansiedade do paciente ou familiar
Orientado para ir para unidade de emergência por outra especialidade médica

- DII não classificada: uma forma de DII do cólon cujas características clínicas e histopatológicas não permitem definir como RCU ou DC no momento do diagnóstico.

ETIOPATOGENIA

A patogênese subjacente da DII em crianças é semelhante ao que acontece em adultos. Na DII, uma interação complexa de fatores genéticos, ambientais e microbianos converge para resultar em uma resposta imune da mucosa gastrointestinal em resposta a uma disbiose da microbiota intestinal. Os fatores genéticos parecem desempenhar um papel ainda maior na doença que se apresenta com início muito precoce (menores de 6 anos de idade).

QUADRO CLÍNICO

História

Uma história e exame físico detalhado podem revelar informações importantes sobre o diagnóstico de DII, distinguir entre DC e RCU, e até indicar a localização da doença. Há alguns desafios na obtenção de uma boa história em pacientes pediátricos. As crianças não conseguem fornecer as informações pertinentes e os pais e cuidadores são frequentemente incapazes de fornecer os detalhes necessários, pois suas habilidades como observadores podem variar amplamente. Critérios para o diagnóstico da DII sugerem que deveria haver uma suspeita clínica em qualquer criança com sintomas de dor abdominal, diarreia, hematoquezia e perda de peso persistente (> 4 semanas) ou recorrente (> 2 episódios em 6 meses).

Dor abdominal, perda ou ganho insuficiente de peso, diarreia, evacuações noturnas, sangramento retal, febre, letargia, anorexia, artrite, abscesso perirretal, associados a atraso da puberdade, são sintomas que levam à suspeita de DII. A quantidade e frequência de sangue nas fezes são importantes para avaliar a gravidade da doença. A artrite na DII é tipicamente pauciarticular e envolve as grandes articulações. Os doentes com DII podem desenvolver fístulas, entre intestino delgado e cólon, intestino e períneo, ou intestino com o trato urinário. Uma grande proporção de pacientes com eritema nodoso ou pioderma gangrenoso será diagnosticada como DII. A história da doença atual e a história familiar podem orientar para o diagnóstico de DII.

Exame físico

A aparência geral do paciente pode refletir a gravidade da doença. Avaliação cuidadosa de altura e peso é muito importante, pois velocidade de crescimento reduzida é indicador importante da atividade da doença. Criança com atraso pubertário pode parecer muito mais jovem que sua idade cronológica. Febre pode ser um sinal de apresentação de DII. Taquicardia pode indicar febre, anemia, hipoproteinemia ou desidratação. A orofaringe precisa ser examinada à procura de lesões aftosas. Achados oculares de DII incluem uveíte e episclerite. Exame da pele, unhas e articulações podem revelar informações importantes para o diagnóstico.

O exame abdominal pode ser normal ou apresentar informações inespecíficas. Distensão abdominal pode ser vista com a obstrução, íleo, perfuração ou megacólon tóxico. Ruídos intestinais podem estar aumentados com a distensão de alças intestinais, diminuídos ou ausentes com inflamação grave, peritonite, ou íleo paralítico. Uma massa inflamatória palpável no quadrante inferior direito pode indicar inflamação ativa ou um abscesso, e sugerir DC.

Doença perianal ocorre em cerca de um terço dos pacientes com DC, e não está associada à RCU. Exame visual perianal e exame digital do reto, enquanto desagradáveis para o paciente, são partes críticas do exame de pacientes com diagnóstico potencial de DII. Diagnóstico de manifestações externas, tais como lesões na pele, fissuras, úlceras e abscessos perianais, requer apenas uma inspeção cuidadosa. Hemorroidas são incomuns em crianças e geralmente estão presentes com coloração azulada refletindo distensão venosa. Abscesso perianal é geralmente marcado por eritema, endurecimento e flutuação. Informação adicional sobre abscessos complexos, fístulas e estenoses pode ser obtida por meio da realização de exame sob anestesia com proctossigmoidoscopia e com estudos de imagem.

DIAGNÓSTICO E DIAGNÓSTICO DIFERENCIAL

O diagnóstico preciso da DII deve ser baseado em uma combinação de história, exame físico, laboratorial, esofagogastroduodenoscopia, ileocolonoscopia com histologia e estudos por imagem. A primeira pergunta é se os sintomas/sinais apresentados são compatíveis com o diagnóstico de DII. Distúrbios gastrointestinais, tais como gastroenterite infecciosa e enterite eosinofílica, podem imitar os sinais e sintomas de DII. Anorexia e perda de peso são mais características da DC. Urgência evacuatória, aumento da frequência das evacuações e tenesmo são sintomas indicativos de inflamação retal e podem ser vistos em crianças com DC ou RCU. Diarreia e dor abdominal são sintomas comuns tanto na DC como na RCU, enquanto diarreia e sangramento retal ou somente sangramento retal são sintomas mais comuns na RCU. Fissuras e fístulas profundas na região perianal são quase patognomônicas de DC.

Laboratório

Avaliação laboratorial inicial da DII deve incluir: exames de rotina (hemograma completo com PCR, VHS e plaquetas) à procura de sinais de inflamação, perfil hepático (bilirrubinas, ALT, AST, FA e gama-GT)

DOENÇA INFLAMATÓRIA INTESTINAL

e albumina sérica para avaliar lesão extraintestinal e o estado nutricional/absorção. Estudos fecais (*Salmonella, Shigella, Campylobacter, Yersinia, Escherichia coli* O157, *Clostridium difficile* e pesquisa de ovos e parasitas) para descartar infecção, especialmente na presença de uma história de viagem ou uso recente de antibióticos, devem sempre ser realizados. Marcadores fecais como a calprotectina e a lactoferrina, e marcadores serológicos, tais como ASCA e pANCA, podem auxiliar no diagnóstico diferencial. Alterações laboratoriais comuns em crianças com DII incluem anemia, trombocitose, hipoalbuminemia e níveis elevados de marcadores inflamatórios. Um resultado normal na avaliação laboratorial inicial não exclui o diagnóstico de DII porque cerca de 10 a 20% das crianças terão resultados normais de laboratório.

■ AVALIAÇÃO ENDOSCÓPICA

Esofagogastroduodenoscopia e ileocolonoscopia com biópsia são padrão-ouro para o diagnóstico e classificação de IBD em crianças. Achados endoscópicos e histopatológicos são cruciais para determinar a gravidade, extensão da doença e para distinguir RCU e DC. Recomenda-se que todas as crianças sejam submetidas à endoscopia digestiva alta e colonoscopia no momento da investigação inicial. Colonoscopia com intubação do íleo e biópsia deve ser tentada em todas as crianças com sintomas compatíveis com DII. Entre as características histológicas comuns a DC e RCU estão: inflamação ativa (infiltração de neutrófilos) e cronicidade (alterações da cripta, depleção das células caliciformes e linfocitose na lâmina própria). A lesão e inflamação na RCU estão limitadas à mucosa. A DC é um processo inflamatório transmural, com granulomas não caseosos observados em até 60% dos pacientes pediátricos.

■ COMPLICAÇÕES DA DII EM UNIDADES DE EMERGÊNCIA

As principais complicações são: hemorragia grave, fístula entérica, abscessos intra-abdominais, obstrução intestinal, perfuração intestinal, estenoses e colite fulminante ou megacólon tóxico.

Hemorragia grave

A hemorragia grave pode ocorrer na RCU grave e deve ser abordada com transfusões de sangue e tratamento clínico adequado. A colectomia urgente pode ser necessária. Em indivíduos com RCU, que requerem mais de 6-8 unidades de sangue nas primeiras 48 horas e ainda estão com hemorragia ativa, deve-se discutir a necessidade de colectomia.

Fístula entérica

Uma das manifestações mais dramáticas da fístula entérica é o envolvimento do trato geniturinário. A comunicação se desenvolve entre o íleo terminal e a bexiga, mas pode estender-se para os ureteres, útero e vagina. Clinicamente, ocorrem infecções recorrentes do trato urinário. Fístula vaginal para a bexiga é muitas vezes difícil de visualizar com cistografia convencional. A descoberta de ar no interior da bexiga na ausência de instrumentação recente é sugestiva do diagnóstico de uma fístula.

Abscessos intra-abdominais

Frequentemente se desenvolvem abscessos na parede abdominal, na cavidade peritoneal, retroperitoneal e na região subfrênica. Abscessos intra-abdominais devem ser avaliados com tomografia computadorizada ou ultrassonografia. Ambos os exames são muito eficazes na orientação para drenagem percutânea dos abscessos.

Obstrução intestinal, perfuração e estenose

É importante distinguir entre a obstrução parcial, em que o tratamento inicial clínico pode ser apropriado, da obstrução completa, em que a intervenção cirúrgica é frequentemente necessária. Os sinais radiológicos de obstrução intestinal ou perfuração em pacientes com DC são semelhantes aos achados em pacientes com outras etiologias de obstrução. O sinal radiológico de obstrução intestinal é a dilatação do intestino proximal com escassez de gás distalmente. Níveis hidroaéreos também podem ser observados no intestino proximal.

O diagnóstico de perfuração intestinal é feito quando o gás extraperitoneal livre é detectado por radiografia simples ou tomografia computadorizada. A perfuração do cólon é a complicação mais grave da RCU, podendo ocorrer com ou sem dilatação no megacólon tóxico, e requer colectomia urgente. A maioria das estenoses é benigna e ocorre mais frequentemente no reto e cólon sigmoide.

Colite fulminante ou megacólon tóxico

A colite fulminante grave, também denominada megacólon tóxico, é uma emergência médica e cirúrgica incomum em pacientes pediátricos e, geralmente, ocorre na presença de grave pancolite. Megacólon tóxico é uma complicação mais frequente na RCU, mas também pode ocorrer em pacientes com DC grave.

Megacólon tóxico é secundário a inflamação intestinal grave com a motilidade intestinal muito comprometida. A doença fulminante é definida quando existem mais de 10 evacuações sanguinolentas diárias, evidências de toxicidade, febre, taquicardia, anemia ou uma elevada taxa de VHS, dor e distensão abdominal, necessidade de transfusões de sangue e evidente dilatação colônica em uma radiografia simples do abdome. Com a progressão da doença, esses indivíduos podem desenvolver desidratação, alterações do estado mental, distúrbios eletrolíticos, hipotensão e aumentar a distensão abdominal, com ou sem sinais de peritonite. Sob essas condições e com o aumento da permeabilidade da mucosa pode ocorrer entrada de bactérias na submucosa, levando a necrose tecidual, perfuração e peritonite. O uso de agentes antidiarreicos, enema opaco recente ou colonoscopia podem estar implicados.

O manejo da colite fulminante baseia-se no controle da hemorragia gastrointestinal e na imunossupressão com corticosteroides intravenosos.

O diagnóstico deve ser feito em uma radiografia simples com evidente dilatação do cólon, envolvendo mais frequentemente o cólon transverso, acompanhada por alterações inflamatórias incluindo padrão haustral ausente. Após o tratamento médico inicial, radiografias em série devem ser obtidas para monitorizar a progressão da dilatação e a evidência de perfuração. Estudos de contraste do cólon devem ser evitados, pois aumentam o risco de perfuração. Se o megacólon tóxico está presente, a consulta cirúrgica é essencial, pois o paciente terá grande probabilidade de necessitar de uma colectomia. A intervenção cirúrgica precoce é indicada quando a terapia médica falhou, quando ocorre dilatação progressiva do cólon, agravamento da toxicidade sistêmica, perfuração ou hemorragia de difícil controle.

▌TRATAMENTO

Os objetivos gerais do tratamento são: eliminar os sintomas, restaurar o crescimento normal, melhorar a qualidade de vida e eliminar as complicações cirúrgicas evitáveis.

▌PONTOS IMPORTANTES NA PRÁTICA CLÍNICA

- Exames normais de sangue não excluem o diagnóstico de DII;
- Infecções intestinais devem ser excluídas, preferencialmente antes da endoscopia;
- Uma investigação mais extensa para agentes infecciosos incomuns e parasitas deve ser realizada em áreas endêmicas;
- A identificação de um patógeno não exclui um diagnóstico de DII, pois um primeiro episódio de DII pode ser desencadeado por uma infecção intestinal;
- Valores normais de PCR e VHS refletem pouca possibilidade de inflamação ativa no intestino delgado e cólon;
- Calprotectina fecal é sensível na detecção de inflamação da mucosa intestinal, mas não é específica para DII;
- A albumina sérica diminuída pode indicar enteropatia perdedora de proteína e refletir a atividade e gravidade da doença, e não apenas o estado nutricional;
- Exames adicionais podem ser necessários quando manifestações extraintestinais (pancreatite, uveíte, artrite ou colangite esclerosante) estão presentes ou suspeitas;
- Ileocolonoscopia e endoscopia digestiva alta são recomendadas como avaliação inicial para todas as crianças com suspeita de DII;
- Múltiplas biópsias devem ser obtidas, mesmo na ausência de lesões macroscópicas;
- Estudos de imagem são importantes na suspeita de DC em pacientes cuja intubação ileal não foi possível;
- A ultrassonografia é um exame valioso de triagem na investigação diagnóstica preliminar, mas deve ser complementada por estudos mais sensíveis de imagem;
- Enterografia por ressonância magnética pode detectar alterações inflamatórias na parede intestinal e identificar complicações da doença (fístula, abscesso, estenose);
- Cápsula endoscópica é uma alternativa útil para identificar lesões no intestino delgado em crianças com suspeita de DC.

Bibliografia

Bousvaros A, Antonioli DA, Colletti RB, et al. North American Society for Pediatric Gastroenterology, Hepatology, and Nutrition Colitis Foundation of America. Differentiating ulcerative colitis from Crohn disease in children and young adults: report of a working group of the North American Society for Pediatric Gastroenterology, Hepatology, and Nutrition and the Crohn's and Colitis Foundation of America. J Pediatr Gastroenterol Nutr. 2007; 44:653-74.

Hoffenberg EJ, Park KT, Dykes DM, Fridge J, Kappelman MD, Leibowitz IH, et al. Appropriateness of emergency department use in Pediatric Inflammatory Bowel Disease: A quality improvement opportunity. J Pediatr Gastroenterol Nutr. 2014; 59:324-6.

IBD Working Group of the European Society for Paediatric Gastroenterology, Hepatology and Nutrition. Inflammatory bowel disease in children and adolescents: recommendations for diagnosis – the Porto criteria. J Pediatr Gastroenterol Nutr. 2005; 41:1-7.

Levine A, Koletzko S, Turner D, Escher JC, Cucchiara S, de Ridder L, et al. European Society of Pediatric Gastroenterology, Hepatology, and Nutrition. ESPGHAN Revised Porto Criteria for the Diagnosis of Inflammatory Bowel Disease in Children and Adolescents. J Pediatr Gastroenterol Nutr. 2014; 58:795-806.

Pant C, Deshpande A, Fraga-Lovejoy C, O'Connor J, Gilroy R, Olyaee M. Emergency Department visits related to Inflammatory Bowel Disease: results from Nationwide Emergency Department Sample. J Pediatr Gastroenterol Nutr. 2015; 61:282-4.

Rosen MJ, Dhawan A, Saeed SA. Inflammatory Bowel Disease in children and adolescents. JAMA Pediatr. 2015; 169:1053-60.

Wojtowicza AA, Plevinskya JM, Poulopoulosa N, Schurmanb JV, Greenley RN. Examining predictors of healthcare utilization in youth with inflammatory bowel disease. Eur J Gastroenterol Hepatol. 2016; 28:469-74.

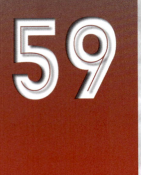

ENTEROCOLITE E PROCTOCOLITE INDUZIDAS POR PROTEÍNA ALIMENTAR

Mary de Assis Carvalho
Nilton Carlos Machado
Gabriela Nascimento Hercos

INTRODUÇÃO

Alergia alimentar é definida como uma reação clínica anormal a proteínas alimentares, na qual mecanismo imunologicamente mediado está implicado e que ocorre com reprodutibilidade. Todas as outras reações a alimentos constituem reações alimentares adversas não imunes (distúrbios metabólicos, respostas aos componentes farmacologicamente ativos ou toxinas em alimentos e distúrbios psicológicos, tais como aversões e fobias alimentares). Em unidade de emergência pediátrica, a preocupação com a enterocolite na forma aguda e a proctocolite com sangramento intestinal baixo está aumentando e a história alimentar nessas crianças deve ser obrigatória.

FISIOPATOLOGIA

As alergias alimentares são imunologicamente mediadas, sendo útil classificá-las em categorias baseadas em seu envolvimento subjacente da IgE em sua patogênese: a) reações mediadas por IgE; b) combinadas de IgE e reações mediadas por células; e c) reações mediadas por células não IgE mediadas (Tabela 59.1). A enterocolite e proctocolite alérgica são caracterizadas por reações células T mediadas e os sintomas/sinais ocorrem por inflamação, dismotilidade ou a combinação de ambos. A fisiopatologia subjacente é por infiltração eosinofílica do reto e do cólon. Os fatores de risco para o seu desenvolvimento são: sistema imunológico imaturo, alteração da permeabilidade intestinal e outros fatores que

TABELA 59.1. Classificação das reações imunomediadas às proteínas alimentares

	IgE mediada (reação imediata)	Misto (reação tardia)	Não IgE mediada celular (reação tardia)
Gastrointestinal	Síndrome da alergia oral Hipersensibilidade gastrointestinal imediata	Esofagite eosinofílica alérgica Gastroenterite eosinofílica alérgica	Enterocolite induzida por proteína alimentar Proctocolite induzida por proteína alimentar Enteropatia induzida por proteína alimentar Constipação crônica
Dermatológica	Urticária/angioedema agudo e crônico *Rash* morbiliforme	Dermatite atópica	Dermatite de contato
Respiratória	Rinoconjuntivite alérgica Sibilância	Asma	Síndrome de Heiner
Geral	Choque anafilático		

ENTEROCOLITE E PROCTOCOLITE INDUZIDAS POR PROTEÍNA ALIMENTAR

ativam a função imunológica local, como a susceti-bilidade genética em combinação com os alimentos alergênicos (leite, soja, ovo, peixe e outros em menor frequência).

QUADRO CLÍNICO GERAL

Em crianças, a pele e o trato gastrointestinal são os órgãos-alvo mais comumente comprometidos, seguidos pelo trato respiratório. Os sintomas de hipersensibilidade imediata, que ocorrem dentro de minutos a 2 horas, envolvem mecanismos mediados por IgE e incluem: anafilaxia, urticária, angioedema, exantema morbiliforme, síndrome de alergia oral, náusea, vômitos, diarreia e dor abdominal. Pacientes com alergia alimentar não IgE mediada desenvolvem sintomas gastrointestinais várias horas ou dias após a ingestão de alimentos alergênicos: vômitos, diarreia, dor abdominal e déficit de crescimento.

QUADRO CLÍNICO DA ENTEROCOLITE INDUZIDA POR PROTEÍNA ALIMENTAR

Enterocolite aguda

Os sintomas de uma reação típica de enterocolite aguda incluem vômitos repetitivos (2 a 4 horas após a ingestão), letargia, palidez, diarreia (cerca de 5 horas após a ingestão) e desidratação após a ingestão do alimento suspeito. Esses pacientes frequentemente se apresentam em unidades de emergência e podem inicialmente ser diagnosticados com uma infecção gastrointestinal aguda. Pode haver o relato que um alimento particular foi introduzido pela primeira vez poucas horas antes do desenvolvimento dos sintomas. Formas mais graves de enterocolite aguda apresentam vômitos intensos e prolongados, letargia grave, alteração da consciência, desidratação, distensão abdominal e hipotensão que necessitam de medicação intravenosa. Esse quadro mais grave pode levar a um tratamento para sepse ou obstrução gastrointestinal. A leucocitose com neutrofilia e desvio à esquerda é frequentemente observada e pode levar à suspeita de processo infeccioso. Outros achados laboratoriais incluem trombocitose e acidose metabólica. Estudo fecal pode revelar sangue oculto ou visível, leucócitos, eosinófilos e aumento do teor de carboidrato. Infelizmente, apenas após reações repetidas desse padrão clínico que uma alergia alimentar é implicada.

Enterocolite crônica

As características de enterocolite crônica incluem vômitos intermitentes, diarreia aquosa crôni-ca com sangue ou muco, ganho de peso inadequado ou perda de peso, dificuldades de alimentação e falha no crescimento. Ocorre tipicamente em lactentes no primeiro ano de vida alimentados com leite de vaca ou fórmula à base de soja. A enterocolite crônica tende a ter o diagnóstico feito retrospectivamente. O sintomas desaparecem quendo a proteína implicada é retirada da dieta e retornam agudamente quando é reintroduzida. Os achados laboratoriais incluem anemia, hipoproteinemia, leucocitose com desvio à esquerda e eosinofilia. Avaliação fecal apresenta pesquisa de sangue oculto positiva, pesquisa de leucócitos fecais e de substâncias redutoras positivas.

Apresentação clínica de enterocolite aguda e crônica

- Idade no diagnóstico inicial em lactentes menores de 9 meses;
- Exposição repetida aos alimentos implicados provoca sintomas gastrointestinais;
- Ausência de sintomas consistentes com reação mediada por IgE;
- Remoção de alimentos causadores resulta na resolução de sintomas;
- A reexposição ou o desafio alimentar oral provocam sintomas típicos.

Enterocolite aguda *versus* crônica

Os pacientes que apresentam a forma aguda são normais entre as exposições à proteína implicada. Uma vez que uma reação é resolvida, geralmente em poucas horas, o paciente retorna ao normal. É em casos de exposição contínua (proteína de leite de vaca ou fórmula de soja) que a forma crônica se desenvolve. Os sintomas da enterocolite crônica geralmente melhoram dentro de 3 a 10 dias após a remoção do alimento implicado. Dificuldades de alimentação ou recusa alimentar podem se desenvolver em pacientes com a forma crônica ou múltiplos episódios da forma aguda.

QUADRO CLÍNICO DA PROCTOCOLITE INDUZIDA POR PROTEÍNA ALIMENTAR

O quadro clínico se desenvolve nas primeiras semanas ou meses de vida, especialmente entre 2 e 8 semanas de idade, e quase sempre nos primeiros 6 meses de vida. A maioria dos pais descreve início mais gradual dos sintomas que persistem, a menos que o alimento agressor seja removido.

Os sintomas são sempre gastrointestinais e compreendem principalmente sangramento retal. A hemorragia pode variar de "raias" de sangue misturada às fezes ou a presença mais significativa de sangue com sangramento abundante (retorragia). Algumas crianças podem ter aumento na frequência evacuatória, mas raramente diarreia. Quase todos os pacientes com proctocolite não desenvolvem sintomas sistêmicos e a condição geral da criança não é afetada, exceto pelo sangramento intestinal. Eles não têm atraso de crescimento ou ganho de peso. O exame abdominal não apresenta alterações. No entanto, atenção especial deve ser dada para excluir uma fissura anal. Ocasionalmente, os pacientes podem ter uma leve anemia.

O diagnóstico é baseado na história clínica e na resposta à eliminação de proteínas suspeitas da dieta. Se o paciente não está bem, com comprometimento do crescimento ou desenvolvendo outros sintomas, o diagnóstico de proctocolite está incorreto e outras condições possivelmente estão causando sangramento retal, tais como infecções bacterianas e parasitárias, invaginação intestinal, enterocolite necrosante, anormalidade anatômica, malformação vascular, pólipos intestinais etc. devem ser excluídas. Na proctocolite não existem testes específicos não invasivos disponíveis para o diagnóstico, e as técnicas laboratoriais existentes têm falta de especificidade e sensibilidade. O hemograma completo é frequentemente normal, embora algumas crianças possam desenvolver anemia microcítica leve, eosinofilia periférica, discreta elevação de IgE e hipoalbuminemia sérica. Cultura bacteriana de fezes e sorologia para citomegalovírus são recomendadas para avaliar uma infecção subjacente. As principais características da proctocolite estão na Tabela 59.2.

TABELA 59.2. Principais características da proctocolite induzida por proteína alimentar

Geralmente aparece nos primeiros 6 meses de vida
Normalmente aparece em lactentes em aleitamento materno: 60% são amamentados e 40% são alimentados com fórmula
Leite de vaca e soja são as causas mais comuns
Crianças são saudáveis, com crescimento e desenvolvimento normais
A maioria se apresenta com estrias de sangue nas fezes
O diagnóstico é feito por meio da história clínica e testes de provocação
Testes cutâneos e no soro são negativos
O tratamento consiste em eliminar a proteína causal, com resolução dos sintomas em 48-72 horas
Tolerância às proteínas sensibilizadas ocorre geralmente entre 1-2 anos de idade

DIAGNÓSTICO E DIAGNÓSTICO DIFERENCIAL

Os critérios essenciais para o diagnóstico são uma história clínica completa e exame físico detalhado, associado a teste de provocação oral. Os alimentos mais implicados são: leite de vaca, soja, ovos, peixe. A remoção do alimento leva à resolução dos sintomas, e sua reintrodução no lactente ou na dieta da mãe leva à recorrência dos sintomas. Os testes cutâneos *prick test* e títulos do soro IgE específicos RAST para proteínas heterólogas alergênicas são negativos, pois se trata de mecanismo patogênico não mediado por IgE. O *patch test*, que avalia uma resposta tardia e não IgE mediada, é um exame promissor. O diagnóstico diferencial da enterocolite aguda deve ser feito com: infecção gastrointestinal, sepse, intussuscepção intestinal, volvo intestinal, doença de Hirschsprung, doença inflamatória intestinal na forma de início muito precoce, intoxicações, doença metabólica e síndrome hemolítica urêmica.

TRATAMENTO

Proctocolite

Muitos pacientes com proctocolite são lactentes amamentados com leite materno. A eliminação de leite de vaca, soja ou ovo da dieta da mãe seria a primeira opção, que resolve os sintomas na maioria dos pacientes e permite a continuação do aleitamento materno. No entanto, alguns pacientes alimentados com leite materno continuam sintomáticos, mesmo depois que a mãe tenha feito uma eliminação rigorosa de alimentos de sua dieta. A persistência de sangramento retal, apesar das restrições dietéticas maternas, pode ser explicada pela incapacidade para remover todas as fontes de alérgeno da dieta ou por um alérgeno que não foi identificado. Se o sangramento persistir após manipulação dietética materna adequada e/ou sensibilização a múltiplos alimentos, uma fórmula extensamente hidrolisada de proteínas do soro do leite ou uma fórmula à base de aminoácidos deve ser prescrita.

Enterocolite

O tratamento das reações agudas de enterocolite é principalmente de suporte. A reidratação oral pode ser tentada se a reação for leve, e intravenosa se a desidratação for moderada ou grave. O bicarbonato deve ser usado para corrigir a acidemia. Os vasopressores devem ser utilizados para hipotensão grave ou não responsiva a fluidos intravenosos. Os esteroides intravenosos (metilprednisolona, 1 mg/kg, máximo de 60 mg) devem ser utilizados em reações moderadas a graves.

Bibliografia

Boyce JA, Assa'ad A, Burks AW, et al. Guidelines for the diagnosis and management of food allergy in the United States: report of the NIAID sponsored expert panel. J Allergy Clin Immunol. 2010; 126(6 Suppl):S1-S58.

Fiocchi A, Brozek J, Schünemann H, Bahna S, von Berg A, Beyer K, et al. World Allergy Organization (WAO) Diagnosis and Rationale for Action against Cow's Milk Allergy (DRACMA) Guidelines. World Allergy Organization Journal. 2010; 3:57-161.

Johansson SG, Bieber T, Dahl R, et al. Revised nomenclature for allergy for global use: report of the Nomenclature Review Committee of the World Allergy Organization, October 2003. J Allergy Clin Immunol. 2004; 113:832-6.

Koletzko S, Niggemann B, Arato A, Dias JA, Heuschkel R, Husby S, et al. Diagnostic approach and management of cow's-milk protein allergy in infants and children: ESP-GHAN GI Committee Practical Guidelines. J Pediatr Gantoenterol Nutr. 2012; 55:221-9.

National Institute for Health and Clinical Excellence. Diagnosis and assessment of food allergy in children and young people in primary care and community settings. Guideline CG116. 2011; 1-28. http://guidance.nice.org.uk.

Sicherer SH, Sampson HA. Food allergy. J Allergy Clin Immunol. 2010; 125:S116-25.

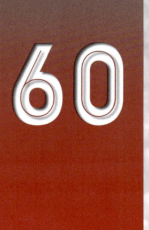

ENTEROCOLITE INFECCIOSA AGUDA

Nilton Carlos Machado
Mary de Assis Carvalho
Débora Avellaneda Penatti

INTRODUÇÃO

A enterocolite infecciosa aguda ou diarreia aguda é uma das queixas mais comuns em pronto atendimento pediátrico e suas complicações, a desidratação e a desnutrição, são causas importantes de morbidade e mortalidade. O diagnóstico de enterocolite infecciosa aguda deve ser considerado quando houver aumento na frequência evacuatória, ou no volume, ou fluidez das fezes em comparação com o padrão normal do paciente. A maioria das crianças com enterocolite infecciosa aguda vai exigir pelo menos uma breve avaliação em unidade de emergência pediátrica para se analisar a condição clínica e situações de risco para má evolução do quadro clínico.

A história e o exame físico são muito importantes para determinar o mecanismo fisiopatológico subjacente e especialmente a desidratação associada a distúrbios eletrolíticos. Embora a maioria das crianças com desidratação sejam facilmente tratadas com hidratação oral, a intervenção urgente pode ser necessária quando a desidratação for moderada/grave.

Embora a maioria dos episódios de diarreia decorra de infecção gastrointestinal autolimitada, a diarreia pode ser a manifestação inicial de um amplo espectro de doenças. O médico da emergência deve estar atento para reconhecer as crianças com doenças que são suscetíveis de ameaçar a vida, particularmente a intussuscepção, a colite pseudomembranosa e a síndrome hemolítico-urêmica.

FISIOPATOLOGIA

Durante a diarreia, a capacidade do intestino em reabsorver líquidos está reduzida. O intestino delgado secreta e absorve água e eletrólitos, bem como absorve nutrientes. Por outro lado, o cólon tem a função primária de absorver líquidos e eletrólitos, bem como armazenar o conteúdo para ser eliminado como fezes. Desequilíbrio nessas funções leva à diarreia.

Clinicamente, é útil distinguir três síndromes produzidas pela infecção gastrointestinal aguda:

- Diarreia inflamatória: resultante da infecção com processo enteroinvasivo, especialmente no cólon. O quadro clínico é de disenteria: evacuações de pequeno volume, frequência alta, com muco, sangue, dor abdominal e tenesmo. A febre está frequentemente presente e o paciente pode se apresentar com toxemia;
- Diarreia osmótica: o efeito decorre da lesão da mucosa do intestino delgado, com a presença de carboidrato mal digerido/absorvido no lúmen intestinal exercendo efeito osmótico. Com trânsito rápido de fluido intestinal e da fermentação dos carboidratos no cólon, as evacuações são: líquidas, ácidas, explosivas. Pode ocorrer precocemente dermatite em "área de fraldas" nos lactentes;
- Diarreia secretora: resultante de mecanismo secretor no intestino delgado. A diarreia é de grande volume, clara, parecendo "água de arroz". O sinais/sintomas de desidratação e acidose metabólica podem ser precoces e graves.

ENTEROCOLITE INFECCIOSA AGUDA

As principais etiologias da infecção intestinal aguda são:

- Vírus: rotavírus, norovírus, adenovírus e enterovírus;
- Bactérias: *Escherichia coli*, *Salmonella*, *Shigella*, *Campylobacter*, *Yersinia*, *Plesiomonas* e *Aeromonas*;
- Parasitas: *Giardia*, *Amoeba* e *Criptosporidium*;
- Intoxicação alimentar: *Staphylococcus aureus*, *Clostridium perfringens* e espécies de *Vibrio*.

■ QUADRO CLÍNICO

O atendimento ideal deve ser realizado com a obtenção concomitante de história e exame físico, buscando avaliar imediatamente a evolução da doença: tempo e tipo de sintomas e evolução para desidratação. Os principais dados a serem obtidos são:

- Quando e como a doença começou (início abrupto *versus* gradual) e duração dos sintomas;
- Características das fezes (aquosas, sanguinolentas, mucoides, explosivas, ácidas);
- Frequência das evacuações e quantidade relativa de fezes;
- Presença de sintomas disentéricos (febre, tenesmo, muco/pus e/ou sangue nas fezes);
- Sintomas de desidratação (sede, taquicardia, hipotonia, oligúria, letargia, turgor alterado);
- Sintomas associados e sua frequência e intensidade (náusea, vômito, dor abdominal, mialgia, alteração do sensório);
- Sintomas sugestivos de distúrbios hidroeletrolíticos e acidobásico;
- Convulsões;
- Sinais de intussuscepção intestinal;
- Síndrome hemolítico-urêmica com insuficiência renal;
- Infecções à distância, sepse.

Questões detalhadas a respeito da duração dos sintomas (perda de peso, quantidade de líquidos e alimentos ingeridos, números de episódios de vômitos e diarreia, frequência e quantidade de urina) ajudam a determinar a evolução e progressão da diarreia. Observações imediatas que auxiliam na tomada de decisão na investigação e terapêutica são:

- Faixa etária (prematuridade), especialmente menor de 6 meses de idade;
- Estado nutricional (< 8 kg);
- Vômito persistente;
- Diarreia de grande volume;
- Qual sintoma predomina: diarreia ou vômitos;
- Desidratação moderada/grave;
- Diarreia inflamatória (sangue visível);
- Febre alta ou outros sintomas sistêmicos;

- Mais de 3 dias de duração;
- Vulnerabilidade social;
- Viagem recente a áreas de grande risco;
- Surtos na comunidade;
- Ocorrência de outras pessoas doentes (casa, creche, escola);
- Pacientes imunodeficientes;
- Doença crônica associada;
- Diarreia anteriormente.

■ QUADRO CLÍNICO BASEADO NA ETIOLOGIA

Algumas vezes, sinais e sintomas específicos ajudam a identificar a etiologia:

Vírus

O início do quadro é abrupto. A infecção acomete o intestino delgado proximal. O vômito é frequente, podendo ocorrer sintomas respiratórios leves. Causam doença leve e autolimitada.

Shigella

A bactéria prolifera no intestino delgado, 8-40 horas após a ingestão, causando inicialmente febre e diarreia aquosa. Pouco tempo depois ocorre invasão colônica, e aparecem fezes caracteristicamente mucoides e sanguinolentas. Tenesmo pode ser proeminente. Uma pequena porcentagem de crianças pode apresentar convulsão e bacteremia.

Campylobacter

Causa uma síndrome semelhante à disenteria causada por *Shigella*.

Salmonella

O período de incubação é 6-48 horas. O diagnóstico é sugerido pela eliminação de fezes esverdeadas que são particularmente pútridas, sendo o sangue e/ou muco menos frequentes. O vômito é mais proeminente que em outras formas de enterocolite bacteriana. Embora os sintomas sejam autolimitados e de curta duração (2-5 dias), a diarreia pode ocorrer por semanas, especialmente em crianças desnutridas e/ou com comprometimento da resposta imune.

Escherichia coli

Pode causar diarreia com os subtipos: *E. coli* enteropatogênica clássica, *E. coli* enteroinvasiva (quadro clínico semelhante à *Shigella*), *E. coli* enteroagregativa, *E. coli* enteroaderente. A *E. coli* enterotoxigênica (diarreia secretora, podendo se apresentar com desidratação grave) e a *E. coli* êntero-hemor-rágica (associada à síndrome hemolítico-urêmica) são as mais importantes em unidades de emergência pediátrica.

Yersinia

Produz um quadro clínico indistinguível da apendicite, com dor abdominal grave. A doença confinada ao trato gastrointestinal é geralmente autolimitada e não requer tratamento.

Staphylococcus aureus

Inicia-se abruptamente com vômitos em até 30 minutos após a ingestão do alimento contaminado com a toxina pré-formada, seguida de diarreia.

▌DESIDRATAÇÃO

A desidratação consiste em redução do teor de água corporal total e pode se apresentar como choque hipovolêmico. Qualquer criança com suspeita de desidratação deve ter observação rigorosa. A gravidade é avaliada pela quantidade de perda hídrica corporal ou porcentual de perda de peso, e é geralmente caracterizada como leve (menos de 50 mL/kg, ou menos de 5% do peso corporal total), moderada (50 a 100 mL/kg, ou 5 a 10% do peso corporal total) e grave (maior que 100 mL/kg, ou superior a 10% do peso corporal total). Atenção especial deve ser dada para as perdas e a ingestão de líquidos e sais minerais. Como as perdas por diarreia e vômito são as causas mais comuns, informações sobre a quantidade e natureza dessas perdas são fundamentais. O primeiro passo é avaliar o grau de desidratação, independentemente da causa. A maioria das crianças com desidratação clinicamente significativa terão os seguintes achados clínicos: 1) enchimento capilar maior que 2 segundos; 2) mucosas secas; 3) ausência de lágrimas; e 4) aparência doentia. Ao abordar o paciente com desidratação, a avaliação inicial serve para determinar se choque compensado ou descompensado está presente. Em seguida, a história deve abordar a característica das perdas e o volume da diurese. Com a desidratação, é esperado encontrar oligúria ou anúria se a função de concentração renal permanece intacta. Na desidratação grave e choque pode haver insuficiência renal aguda. Para a avaliação clínica da desidratação de distúrbios hidroeletrolíticos e acidobásico, alguns aspectos são muito importantes e devem ser observados na primeira fase do exame físico; são eles: aspecto da criança, elasticidade da pele, mucosas, olhos, fontanela, pulso radial, diurese.

▌LABORATÓRIO

A avaliação laboratorial da diarreia pode constar de:
- Avaliação macroscópica das fezes: consistência, volume, presença de muco e sangue;
- Pesquisa de leucócitos fecais: exame microscópico de esfregaço do muco fecal corado. A presença de > 5 leucócitos fecais em pelo menos 5 campos de maior aumento sugere infecção bacteriana enteroinvasiva: *Shigella*, *Salmonella*, *Campylobacter* e *E. coli* enteroinvasiva. A pesquisa positiva de leucócitos fecais tem maior correlação com a diarreia bacteriana enteroinvasiva que a cultura de fezes, sendo mais rápida e menos dispendiosa;
- pH fecal < 5,5 e/ou pesquisa positiva de substâncias redutoras e/ou do Lugol nas fezes indicam má absorção de carboidratos;
- Cultura de fezes: deve ser realizada em crianças febris com diarreia com sangue ou diarreia inexplicada para as quais o curso clínico e o período de contágio podem ser alterados por terapia antibacteriana. Os pacientes com síndrome da imunodeficiência adquirida (Aids) exigem avaliação, incluindo cultura bacteriana e análise fecal para cistos, ovos de parasitas e pesquisa de *Cryptosporidium*;
- Eletrólitos séricos, ureia e creatinina auxiliam na avaliação da desidratação moderada a grave;
- A gasometria venosa ou arterial pode avaliar a presença de acidose metabólica;
- A urinálise auxilia na avaliação da desidratação, pois a diminuição progressiva da diurese e o aumento da densidade e osmolaridade são proporcionais à gravidade da desidratação, se a função renal normal estiver preservada;
- Cultura de urina é indicada se houver dados de história que apontem para uma infecção do trato urinário em menores de 6 meses de idade;
- A ultrassonografia abdominal deve ser realizada na suspeita de intussuscepção.

▌TRATAMENTO

Estabilização inicial

- A criança desidratada deve ser examinada de imediato para o diagnóstico da gravidade da desidratação ou estado de choque hipovolêmico;
- Se houver desidratação grave ou choque, o paciente deve ser tratado de forma aguda com isotônicos para reposição do volume intravascular, independentemente da causa da desidratação;

ENTEROCOLITE INFECCIOSA AGUDA

- Após a estabilização inicial com a correção do volume intravascular, é importante corrigir o porcentual de desidratação calculado inicialmente.

As principais indicações para a observação na unidade de emergência são:

- Recém-nascidos estáveis e sem achados de toxicidade e desidratação;
- Paciente com desidratação moderada aceitando bem a reidratação oral;
- Crianças desnutridas com desidratação leve;
- Diarreia sem desidratação, mas com ingestão oral reduzida;
- Incapazes de tolerar solução de hidratação oral;
- Diagnóstico subjacente, como infecção do trato urinário;
- Vômitos intratáveis ou biliosos;
- Distúrbios eletrolíticos significativos (hiponatremia, hipopotassemia);
- Disenteria com quantidade moderada de sangue nas fezes.

As principais indicações para internação são:

- História de prematuridade ou condições médicas crônicas;
- Recém-nascidos e crianças < 3 meses de idade com a desidratação;
- Crianças desnutridas com desidratação;
- Desidratação grave requerendo hidratação intravenosa;
- Aparência toxemiada, alteração do estado mental ou convulsões;
- Diarreia de grande volume fecal;
- Nenhuma resposta à terapia de reidratação oral.

Uso racional de medicamentos

Antieméticos

A utilização da ondansetrona: diminui a frequência e intensidade dos vômitos e a necessidade de hospitalização. É medicamento muito efetivo e os efeitos adversos ocorrem em < 1% das crianças.

- Ondansetron EV (0,15-0,3 mg/kg/dose);
- Ondansetron VO (2-8 mg/dose a cada 8 h):
  - 8-15 kg   2 mg;
  - 15-30 kg   4 mg;
  - > 30 kg   8 mg.

Antimicrobianos

Quando agentes bacterianos ou parasitários são isolados ou fortemente suspeitos, o tratamento com agentes antimicrobianos é recomendado com o ob-

jetivo de limitar a duração da doença. Os agentes e as principais indicações terapêuticas são:

- *Campylobacter*: azitromicina, eritromicina, ceftriaxona ou ciprofloxacina por 5 dias;
- *Shigella*: azitromicina, ceftriaxona ou ciprofloxacina por 5 dias;
- *E. coli* enteroinvasiva: azitromicina, ceftriaxona ou ciprofloxacina por 5 dias;
- *Yersinia*: sulfametoxazol-trimetoprima por 5 dias;
- *Salmonella* não complicada: não usar antibióticos. *Salmonella* complicada (lactentes < 6 meses de idade, bacteremia, hospedeiro imunocomprometido, febre tifoide): ceftriaxona ou ciprofloxacina por 10 dias;
- *Clostridium difficile*: enterocolite grave ou prolongada – metronidazol oral ou vancomicina oral por 7 dias. Portador: nenhum tratamento;
- *E. coli* enterotoxigênica ou enteropatogênica: nenhum tratamento;
- *Giardia intestinalis*: metronidazol por 5 dias;
- *Entamoeba hystolitica*: metronidazol por 7 dias;
- *Cryptosporidium*: nitazoxanida por 3 dias.

Dose diária dos antimicrobianos (inicialmente recomendados para uso por 5 dias):

- Azitromicina: 10-15 mg/kg (VO, 1 dose ao dia);
- Ceftriaxona: 50-100 mg/kg (IV ou IM, 2 doses ao dia);
- Ciprofloxacina: 20-30 mg/kg (VO, 2 doses ao dia);
- Eritromicina: 50 mg/kg (VO, 3 doses ao dia);
- Metronidazol: 30-40 mg/kg (VO, 2 doses ao dia);
- Nitazoxamida: 7,5 mg/kg (VO, 2 doses ao dia);
- Trimetoprima-sulfametoxazol: trimetoprima 8 mg/kg (VO, 2 doses ao dia);
- Vancomicina: 40 mg/kg (VO, 4 doses ao dia).

Suplementação com zinco

Melhora o transporte de água e eletrólitos e diminui a gravidade e a duração da diarreia em menores de 5 anos de idade (dose diária de 10-20 mg/dia até o controle da diarreia).

Probióticos

Encurtam a duração da doença viral, bem como a excreção viral e diminuem a duração da diarreia associada a antibióticos. Os mais indicados são aqueles que contem *Saccharomyces boulardii* (2 doses de 250 mg por dia por 5 dias).

Antidiarreicos

Antidiarreicos promissores

- Medicamentos que aumentam a reabsorção intestinal de sódio e água: subsalicilato de bismuto (pepto-bismol) em diarreia bacteriana, pois também podem quelar enterotoxinas e ter efeito antibacteriano;
- Medicamentos antissecretores – racecadotrila: inibidor da encefalinase que inativa opioides endógenos (encefalinas) secretadas pelo sistema nervoso entérico.

Antidiarreicos não recomendados

- Inibidores de motilidade (opioides e anticolinérgicos: elixir paregórico, difenoxilato, loperamida, clorpromazina) não são recomendados: aumentam o tempo para excreção dos enteroinvasores e favorecem translocação bacteriana;
- Agentes que promovem a adsorção do fluido intestinal e toxinas (pectina-caulim, fibras, carvão ativado, atapulgita) não são eficazes.

▍REALIMENTAÇÃO

A reintrodução precoce da alimentação após 4-6 horas promove recuperação mais rápida da mucosa intestinal. Antes de programar a alimentação em uma criança com enterocolite infecciosa aguda, alguns questionamentos devem ser feitos, tais como:

- Que tipo de dieta deve ser prescrita?
- Qual carboidrato deve ser retirado/reduzido?
- Quanto tempo excluir o carboidrato implicado?

As dietas mais adequadas são aquelas correspondentes à dieta habitual da criança. Alimentos bem cozidos e com fontes de amido: arroz bem cozido, batata, cenoura, banana, fornecem energia e não aumentam a osmolaridade. Fórmulas sem lactose devem ser indicadas nas diarreias com padrão osmótico (avaliar o padrão da diarreia, pH fecal < 5,5 e substâncias redutoras nas fezes, em quantidade maior que ++). Fórmulas sem proteína do leite de vaca são raramente indicadas na enterocolite infecciosa aguda. Sucos de frutas, refrigerantes e bebidas hipertônicas não são soluções de reidratação e devem ser contraindicadas.

As mães ou cuidadores devem ser orientadas para retornar imediatamente diante das seguintes situações:

- Aumento na frequência e volume fecal;
- Sede excessiva;
- Olhos encovados, boca seca e ausência de lágrima ao chorar;
- Diurese muito diminuída;
- Febre recorrente;
- Não aceitar o soro de reidratação oral e/ou alimentação;
- Sem melhora após 2 ou 3 dias de tratamento.

Em resumo, na diarreia inflamatória, a pesquisa de leucócitos fecais é o exame que melhor orienta na conduta, pois a cultura fecal ficaria pronta somente em 3 dias e com uma grande possibilidade de exame falso-negativo. A decisão seria o uso de antibiótico o mais precoce possível. Na diarreia osmótica, o pH fecal e a pesquisa de carboidratos fecais orientariam para a retirada ou redução do carboidrato da dieta. A diarreia secretora geralmente é de curta duração e o pH fecal alto, as pesquisas de leucócitos fecais e carboidratos fecais negativas orientariam para uma vigilância adequada no estado de hidratação e a sua correção o mais rapidamente possível.

Bibliografia

Colletti JE, Brown KM, Sharieff GQ, Barata IA, Ishimine P. The management of children with gastroenteritis and Dehydration in the emergency department. J Emerg Med. 2010; 38:686-98.

Dekate P, Jayashree M, Singhi SC. Management of Acute Diarrhea in Emergency Room. Indian J Pediatr. 2013; 803:235-46.

Farthing M, Salam MA, Lindberg G, Dite P, Khalif I, Salazar-Lindo E, et al. Acute diarrhea in adults and children: a global perspective. J Clin Gastroenterol. 2013; 47:12-20.

Guarino A, Ashkenazi S, Gendrel D, Lo Vecchio A, Shamir R, Szajewska H. European Society for Pediatric Gastroenterology, Hepatology, and Nutrition/European Society for Pediatric Infectious Diseases Evidence-Based Guidelines for the Management of Acute Gastroenteritis in Children in Europe: Update 2014. J Pediatr Gastroenterol Nutr. 2014; 59:132-52.

NICE. Review of Clinical Guideline (CG84). Diarrhoea and vomiting caused by gastroenteritis: diagnosis, assessment and management in children younger than 5 years. Disponível em: https://www.nice.org.uk/guidance/cg84. Acessado em: jan 2017.

World Health Organization. The treatment of diarrhoea. A manual for physicians and other senior health care workers, 4 ed rev. Geneva, Switzerland: World Health Organization; 2005. Disponível em: http://whqlibdoc.who.int/publications/2005/9241593180.pdf. Acessado em: jan 2017.

61 FAILURE TO THRIVE OU INSUFICIÊNCIA DO CRESCIMENTO

Nilton Carlos Machado
Mary de Assis Carvalho
Débora Avellaneda Penatti

INTRODUÇÃO

Failure to thrive (FTT) ou insuficiência de crescimento é um estado de desnutrição que ocorre quando a ingestão calórica é insuficiente para manter o crescimento. Ela pode representar um sintoma de doença sistêmica subjacente ou um sinal de ingestão calórica inadequada devido a fatores psicológicos ou ambientais. É um distúrbio multifatorial, diagnosticado com mais frequência em crianças menores de 2 anos de idade, em que estão implicadas causas clínicas, psicológicas, nutricionais, comportamentais, de abuso, ambientais e congênitas. Para a maioria das crianças, ela pode ser revertida com modificações comportamentais e aumento das provisões calóricas. Em uma minoria de casos, é o sintoma de doença orgânica subjacente.

A avaliação da FTT apresenta um desafio único para o pediatra que atua em unidade de emergência. Assim, é importante que esses profissionais tenham conhecimento do crescimento normal da criança para determinar quais realmente são FTT e identificar aqueles pacientes que requerem hospitalização, a fim de estabilizar o seu estado clínico.

CRITÉRIOS ANTROPOMÉTRICOS PARA O DIAGNÓSTICO DE FTT

Não há ainda consenso, mas em geral considera-se FTT quando os seguintes índices antropométricos são observados em várias ocasiões:
- Peso para idade inferior ao percentil 3 ou escore z < -2;
- Peso para estatura inferior ao percentil 3 ou escore z < -2;
- Velocidade de ganho ponderal inferior ao esperado para idade:
  - 0 a 3 meses: 26-31 g/dia;
  - 3 a 6 meses: 17-18 g/dia;
  - 6 a 9 meses: 12-13 g/dia;
  - 9 a 12 meses: 9 g/dia;
  - 1 a 3 anos: 7 a 9 g/dia.
- Desaceleração do peso, de tal forma que cruze duas curvas principais de percentis (por exemplo, cair do percentil 75 para o 25).

Obs.: em prematuros, todos os índices antropométricos devem ser calculados para idade corrigida até completarem 2 anos. A idade corrigida (ou idade pós-concepção) traduz o ajuste da idade cronológica em função do grau de prematuridade, considerando que o ideal seria nascer com 40 semanas de idade gestacional. Assim:
- Idade corrigida = idade cronológica – (40 semanas – idade gestacional em semanas).

DEFINIÇÃO DE TERMOS

- FTT descreve uma condição clínica e não um diagnóstico, sendo um marcador de crianças que exibem ganho de peso ou crescimento inadequado;
- FTT é um termo usado para descrever o crescimento inadequado ou a incapacidade de manter o crescimento, especialmente nos primeiros 2 anos de vida;

- FTT é o processo em uma criança cujo peso e crescimento foi interrompido por um processo orgânico ou não orgânico;
- FTT é aplicado a lactentes e pré-escolares cujo peso, altura, circunferência da cabeça e desenvolvimento são significativamente abaixo das normas relacionadas com a idade;
- Distúrbio alimentar não orgânico é uma condição em que as crianças mostram comportamentos alimentares incorretos, tais como seletividade, recusa alimentar ou medo da ingestão de alimentos, sem doença orgânica subjacente;
- Negligência infantil deve ser considerada quando um cuidador não consegue satisfazer as necessidades básicas de uma criança, tais como alimentação adequada, abrigo, vestuário, educação, cuidados de saúde.

FISIOPATOLOGIA E ETIOLOGIA

O FTT pode ser classificado da seguinte forma, conforme mecanismo fisiopatogênico:

Ingestão insuficiente de calorias

A pobreza ainda é o maior fator de risco, associada a problemas psicossociais e disfunções na interação mãe-filho. São razões para ingestão inadequada de alimentos:
- Técnica de amamentação incorreta;
- Preparação incorreta da fórmula láctea;
- Fórmula láctea e/ou alimentos inadequados;
- Progressão tardia para alimentos sólidos;
- Variedade limitada de alimentos oferecidos;
- Alimentação insuficiente para a idade da criança;
- Baixa percepção de que a criança está com fome;
- Estimulação insuficiente para a alimentação;
- Não há tempo suficiente para a alimentação;
- Apressar a criança para a alimentação;
- Alimentação irregular, não acordar a criança para ser alimentada;
- Restrição de ingestão de alimentos pelos pais para evitar "obesidade";
- Ambiente tenso e ruidoso;
- Privação de alimentação como meio de punição;
- Problemas mecânicos, estruturais da via alimentar (fenda palatina, obstrução nasal, hipertrofia adenoideana, lesões dentárias, estenose esofágica);
- Possível disfunção da sucção/deglutição/mastigação (doenças do sistema nervoso central, neuromusculares, da motilidade esofágica);
- Inapetência secundária a distúrbios orgânicos;

Redução na digestão/absorção de nutrientes/perda excessiva de nutrientes

- Síndrome de má absorção (diarreia crônica como alergia à proteína do leite de vaca, doença celíaca, fibrose cística);
- Vômitos crônicos (doença do refluxo gastroesofágico, alergia à proteína do leite de vaca, malformações gastrointestinais).

Incapacidade de utilizar os nutrientes ingeridos

- Doenças cromossômicas, metabólicas ou endócrinas.

Necessidade calórica aumentada

- Doenças crônicas da infância (hipertireoidismo, infecção crônica, hipoxemia por defeitos cardíacos congênitos).

Negligência

- Fatores de risco: desemprego, pais adolescentes ou solteiros, problemas conjugais, história de abuso na infância, falta de apoio da família, depressão, problemas de saúde mental ou períodos de separação durante hospitalização prolongada;
- Deve sempre ser considerada no diagnóstico diferencial e pode afetar crianças de todas as idades, podendo às vezes ser fatal se não for reconhecida.

CAUSAS COMUNS DE FTT EM MENORES DE 24 MESES

- Pré-natal: prematuridade, infecções congênitas e insuficiência placentária;
- 0 e 4 meses: doenças genéticas, anormalidades anatômicas, depressão materna, negligência e doenças sistêmicas;
- 3 a 6 meses: subalimentação, doença do refluxo gastroesofágico, alergia à proteína alimentar e doenças sistêmicas;
- 6 de 24 meses: transtornos alimentares, diarreia crônica, negligência e doenças sistêmicas.

AVALIAÇÃO E DIAGNÓSTICO

Anamnese detalhada é a chave na avaliação de crianças com FTT. A história normalmente fornece as principais razões que podem estar causando a dificuldade de crescimento, tais como: amamentação incorreta, ingestão de fórmula inadequada, excesso de consumo de suco de frutas em lactentes, vômitos pós-mamadas, problemas de absorção por diarreias recorrentes. Devem ser avaliadas questões do cuidador com relação ao tipo, frequência, volume e tolerância à alimentação. Avaliação detalhada de cuidadores e familiares é essencial no FTT não orgânico.

Situações que devem ser abrangidas na anamnese geral

Pré-natal

Obter detalhes sobre exposição da mãe a infecções, crescimento fetal pré-natal (retardo do crescimento intrauterino), prematuridade, diagnóstico pré-natal de anomalias cromossômicas e síndromes congênitas.

Pós-natal

Detalhes sobre o tempo de aleitamento materno, fórmulas lácteas utilizadas e alimentos introduzidos no desmame.

História pregressa

Realizar questões específicas sobre cada sistema para descartar a possibilidade de anomalias. A maioria dos defeitos cardíacos congênitos é detectada no pré-natal e abordagem nutricional deve ser posta em prática com antecedência para essas crianças. A presença de vômitos persistentes pode indicar refluxo gastroesofágico ou anormalidades anatômicas intestinais; diarreia crônica pode ser causada por distúrbios de má absorção (doença celíaca, fibrose cística, intolerância à lactose); infecções frequentes podem apontar para deficiências imunológicas. Doenças renais levando à insuficiência de crescimento podem ter início insidioso, necessitando de um alto índice de suspeita; infecção urinária crônica representa uma etiologia que deve ser considerada em lactentes.

História alimentar

Determinar a ingestão calórica dessas crianças. Detalhes específicos sobre exclusão de alimentos podem indicar alergia alimentar ou evitar certas texturas de alimentos pode ser um sintoma de disfunção oromotora. Restrições alimentares, como o vegetarianismo estrito dos pais, devem ser questionadas.

História do desenvolvimento

Crianças com problemas de desenvolvimento são propensas a ter problemas de crescimento e vice-versa. A avaliação do comportamento poderia dar pistas para privação ambiental.

História familiar

Avaliar os índices antropométricos dos pais e irmãos; qualquer atraso do desenvolvimento na família e presença de doenças significativas fornece informações sobre a causa subjacente da FTT.

História psicossocial

Obtenção de informações sobre composição familiar, emprego, situação financeira, informações sobre benefícios, presença de doenças físicas e mentais, abuso de substâncias e violência doméstica.

Informações de outros profissionais de saúde

Informações valiosas podem ser obtidas ao consultar os registros da saúde de nutricionista, médico de família ou serviço social.

Também é muito importante observar:

Os sinais e sintomas da doença são reais?

- O diagnóstico não coincide com os achados clínicos;
- Sinais ou sintomas "estranhos";
- Sensibilidade a múltiplos alimentos;
- Histórias inconsistentes ou de diferentes observadores;
- Os sinais e sintomas ocorrem apenas na presença de um cuidador.

A criança recebe muitas abordagens desnecessárias?

- Consultas em muitas subespecialidades;
- Vários centros médicos envolvidos;
- Múltiplos procedimentos invasivos.

Quem está instigando as avaliações e tratamentos?

- Cuidador insiste em procedimentos e internações invasivos ou dolorosos;
- Falha para responder a tratamentos adequados.

Existem fatores de risco adicionais?

- Irmão tem ou teve uma doença incomum ou morte inexplicável;
- Cuidador solicita doações;
- Extensa história de doença incomum no cuidador ou familiar;
- História de transtorno de somatização do cuidador.

Exame físico

Deve ser realizado especialmente para determinar o estado nutricional da criança. Os parâmetros de crescimento, incluindo peso, estatura, perímetro cefálico e peso para a estatura devem ser plotados em gráficos de crescimento apropriados. É importante entrar em contato com médico de cuidados primários do paciente para obter mais dados para avaliar o verdadeiro crescimento da criança. Falha de crescimento deve ser considerada se o peso da criança cai e cruza duas linhas de percentis em tempo de alguns meses (geralmente menos de 6 meses). Para recém-nascidos de termo saudáveis, uma perda de 5 a 10% de seu peso de nascimento é visto inicialmente. As crianças devem ter recuperado seu peso de nascimento com 2 semanas de idade. Lactentes devem duplicar o peso de nascimento aos 4 a 5 meses e triplicar o seu peso de nascimento até 1 ano de idade. A estatura deve dobrar nos primeiros 4 anos de vida.

- Se perímetro cefálico, peso e estatura estão todos diminuídos em comparação com percentis para crianças normais, doenças genéticas e pré-natais devem ser suspeitas;
- Se o peso e estatura estão comprometidos e perímetro cefálico é normal, distúrbios endócrinos e atraso constitucional são causas possíveis;
- Se o perímetro cefálico é normal e o peso é baixo com relação à estatura, frequentemente a causa é uma alimentação inadequada.

As medições de estatura e peso devem ser obtidas em visitas seriadas e comparadas com os padrões de crescimento normal. O exame detalhado da "cabeça aos pés" deve ser realizado para identificar em cada um dos principais sistemas, incluindo uma avaliação do desenvolvimento neurológico, a presença de sinais físicos de abuso ou negligência.

Exame da cabeça aos pés

- Sinais vitais: hipotensão, hipertensão e taquipneia/taquicardia;
- Aparência geral: palidez, salivação excessiva, caquexia, cabelos rarefeitos ou alopecia, adiposidade inadequada/reduzida e características dismórficas;
- Pele e membranas mucosas: pele descamativa, candidíase, unhas em "vidro de relógio", queilose/queilite, dermatite em área de fraldas, lesões na pele e hematomas;
- Cabeça e pescoço: microcefalia, fechamento tardio das fontanelas, fendas palpebrais reduzidas, catarata, papiledema, apagamento do filtro nasal, aftas orais e alargamento da tireoide;
- Orofaringe: macroglossia, hipoplasia mandibular, hipertrofia tonsilar, defeitos no palato mole ou duro e erupção dentária retardada;
- Tórax: sibilância, crepitações, fase expiratória prolongada, hiperexpansão torácica e sopro cardíaco;

- Abdome: distensão abdominal, ruídos intestinais hiperativos, hepatoesplenomegalia e fístula retal;
- Geniturinário: anomalias geniturinárias;
- Musculoesquelético: baqueteamento digital, deformidades ósseas (craniotabes, rosário costal, escoliose, curvamento distal das pernas, rádio e ulna, alargamento do pulso) e edema;
- Neurológico: reflexos tendinosos anormais, hipotonia, fraqueza muscular e espasticidade.

Observação da alimentação quando a criança está com fome proporciona uma oportunidade para avaliar a mecânica da alimentação, estágio de desenvolvimento da criança e interação com o cuidador. Normalmente, uma criança com uma etiologia orgânica apresentará um achado específico (alteração metabólica ou anormalidade renal), que ajuda na orientação diagnóstica. Em casos de insuficiência de crescimento não orgânica, o único achado físico é o comprometimento do crescimento.

◼ DIAGNÓSTICO E DIAGNÓSTICO DIFERENCIAL

As causas da FTT são divididas em três categorias: orgânicas, não orgânicas e mistas. FTT muitas vezes é multifatorial, envolvendo uma combinação de doença orgânica e problemas disfuncionais entre pais e filhos, dificuldades interacionais, dificuldades de alimentação, disfunção oromotora, aversão aos alimentos e/ou controle do apetite. Em geral, o diagnóstico diferencial de FTT recai em categorias de ingestão inadequada (nutricional, social/psicológico, comportamental), absorção inadequada (diarreia crônica como alergia à proteína do leite de vaca), aumento do metabolismo (hipertireoidismo, infecção crônica, hipoxemia por defeitos cardíacos congênitos), ou utilização defeituosa (anomalias genéticas, distúrbios metabólicos, infecções congênitas).

Sinais e sintomas de alerta sugerindo causas orgânicas de FTT

- Incapacidade de ganhar peso, apesar de ingestão calórica adequada;
- Atraso no desenvolvimento;
- Características dismórficas;
- Organomegalia ou linfadenopatia;
- Infecção recorrente: respiratória, mucocutânea ou urinária;
- Vômitos recorrentes, diarreia com desidratação;
- Achados sugestivos de doença cardíaca congênita.

Investigação laboratorial

A investigação laboratorial produz poucos resultados para o diagnóstico, a menos que indicados pela história inicial e exame físico. Por isso, a anamnese detalhada e exame físico completo não podem ser subestimados. A investigação inicial deve incluir: hemograma completo, PCR, VHS, exame de testes de função tireoidiana, glicemia, ureia, creatinina, eletrólitos, testes de função hepática, ferritina, imunoglobulinas, sorologia para doença celíaca (antitransglutaminase tecidual – IgA) e sorologia para HIV, urina tipo 1, urocultura. Outros testes e estudos radiográficos e de imagem podem ser indicados com base nos achados clínicos. A análise cromossômica é indicada para crianças dismórficas ou com características sindrômicas. Para diagnóstico de erros inatos do metabolismo a gasometria venosa, enzimas musculares, dosagem de amônia sérica, perfil *tandem* de aminoácidos e acilcarnitinas no sangue e dosagem de ácidos orgânicos na urina devem ser indicados.

■ TRATAMENTO

O tratamento de crianças com FTT é individualizado de acordo com a cronicidade e gravidade da desnutrição, distúrbios médicos subjacentes e as necessidades da criança e da família. O médico da emergência deve, inicialmente, concentrar-se na correção de potenciais complicações, tais como infecções, hipoglicemia, desidratação ou distúrbios hidroeletrolíticos crônicos agudizados. A seguir, deve decidir sobre a necessidade ou não de hospitalização e iniciar o tratamento das causas subjacentes do FTT. A hospitalização é indicada nos casos em que o estado clínico e psicológico do paciente esteja severamente afetado. Indicações para hospitalização incluem:

- Desnutrição grave: peso/estatura z escore < -3;
- Desidratação significativa;
- Doença intercorrente grave ou problemas médicos significativos;
- Circunstâncias psicossociais que colocam a criança em risco de danos;
- Falha em responder a vários meses de tratamento ambulatorial;
- Documentação precisa da ingestão de energia;
- Comprometimento ou ansiedade extrema dos pais;
- Interação pais-filho extremamente problemática;
- Impedimento de condução ambulatorial associada à praticidade da distância, transporte ou problemas psicossociais familiares.

Enquanto no hospital, mais informações devem ser obtidas sobre a forma como a criança se alimenta, a interação entre a criança e o cuidador, e as funções fisiológicas diárias da criança. A hospitalização desempenha um papel-chave para ajudar a melhorar o estado nutricional do paciente. Consultas com especialistas pediátricos em gastroenterologia, endocrinologia, doenças infecciosas, neurologia, psiquiatria, assistentes sociais, nutricionistas, fisioterapeutas e terapia ocupacional, devem ser realizadas devido à natureza multifatorial desse problema.

Em pacientes com crescimento menos comprometido, sem aparência doentia, clínica e psicologicamente estáveis, um plano de tratamento ambulatorial deve ser instituído, e deve-se encaminhar para uma equipe multidisciplinar que deve seguir os seguintes objetivos:

- Oferecer quantidade adequada de calorias, proteínas e outros nutrientes, sempre com aumento gradual para não ocorrerem complicações derivadas do tratamento, tais como a síndrome da realimentação;
- Aconselhamento nutricional para a família;
- Acompanhar o estado nutricional da criança e monitorizar em longo prazo;
- Tratamento específico de complicações ou deficiências;
- Educação da família para o problema, com mudanças comportamentais;
- Intervir nos problemas psicossociais familiares;
- Assistência econômica quando necessário.

Bibliografia

Cole SZ, Lanham JS. Failure to thrive: an update. Am Fam Physician. 2011; 83:829-34.

Homan GJ. Failure to Thrive: a practical guide. Am Fam Physician. 2016; 15:94:295-9.

Kerzner B, Milano K, MacLean WC, Berall G, Stuart S, Chatoor I. A practical approach to classifying and managing feeding difficulties. Pediatrics. 2015; 135:344-53.

Larson-Nath C, Biank VF. Clinical review of Failure to Thrive in pediatric patients. Pediatr Ann. 2016; 45:e46-e49.

Nützenadel W. Failure to Thrive in childhood. Dtsch Arztebl Int. 2011; 108:642-9.

Rybak A. Organic and nonorganic feeding disorders. Ann Nutr Metab. 2015; 66(Suppl 5):16-22.

62 INSUFICIÊNCIA HEPÁTICA AGUDA

Mary de Assis Carvalho
Nilton Carlos Machado
Gabriela Nascimento Hercos

DEFINIÇÃO

A insuficiência hepática aguda (IHA) pediátrica é uma síndrome clínica multissistêmica caracterizada por disfunção hepática aguda grave e coagulopatia, associada ou não à encefalopatia, em criança sem doença hepática crônica subjacente reconhecida. São critérios diagnósticos, pelo Pediatric Acute Liver Failure Study Group:

- Evidências bioquímicas de lesão hepática aguda (geralmente < 8 semanas de evolução);
- Nenhuma evidência de lesão hepática crônica;
- Coagulopatia de origem hepática, definida como:
  - Tempo de protrombina (TP) > 15 segundos ou razão normalizada internacional (RNI) > 1,5 não corrigidos pela administração de vitamina K via parenteral (6-8 horas após 1 dose) em presença de encefalopatia hepática clínica; ou
  - TP > 20 segundos ou RNI > 2 não corrigidos pela administração parenteral de vitamina K, independentemente da presença de encefalopatia hepática clínica.

A IHA é classificada, segundo O'Grady, quanto ao intervalo entre o aparecimento da icterícia e o desenvolvimento da encefalopatia hepática em:

- Hiperaguda: < 7 dias;
- Aguda: 8-28 dias;
- Subaguda: 29 dias-12 semanas.

FISIOPATOLOGIA

A IHA é o resultado de uma equação complexa entre morte e regeneração de hepatócitos, em um indivíduo "suscetível" a um estímulo potencialmente hepatotóxico (Figura 62.1). A patogênese da lesão hepática é multifatorial, e as células hepáticas lesadas secretam várias substâncias bioativas e toxinas que iniciam uma cascata de eventos que conduzem à falência de múltiplos órgãos (Figura 62.2). A IHA leva à deficiência funcional grave do fígado, com alteração de todo o seu metabolismo. Ocorre falha da função hepática de síntese (como glicose, proteínas, colesterol, triglicerídeos, ácidos biliares, fatores de coagulação, vitaminas, hormônios, complemento), de catabolismo (como glicogênio, gorduras, hormônios), de detoxificação (como amônia, bilirrubina, metabólitos bacterianos, drogas), de armazenamento (glicogênio, vitaminas), de clareamento bacteriano (células de Kupfer) e muitas outras. A Tabela 62.1 sintetiza a fisiopatologia das complicações da IHA.

ETIOLOGIA

As causas de insuficiência hepática aguda em crianças são infecções, medicamentos/drogas/toxinas, doenças metabólicas, doenças autoimunes, isquemia hepática e neoplasias malignas (Tabela 62.2); entretanto, em até 50% dos casos a etiologia não é estabelecida. Em recém-nascidos, a etiologia mais comum é a hemocromatose neonatal e a infecção por herpes-vírus simples, sendo causas menos comuns a linfo-histiocitose hemofagocítica e distúrbios metabólicos (galactosemia, tirosinemia, citopatia mitocondrial). Nos lactentes, as causas metabólicas são comuns (tirosinemia tipo I, citopatia mitocondrial, galactosemia e intolerância hereditária à frutose). Em

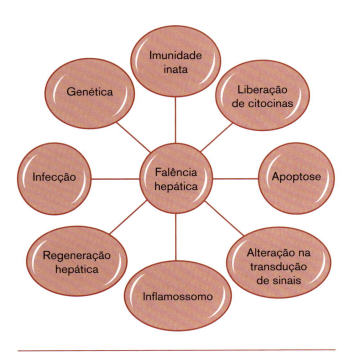

FIGURA 62.1. Interação multifatorial para a lesão do hepatócito (necrose, degeneração e regeneração) na IHA. (Fonte: Shanmugam NP, et al., 2016.)

TABELA 62.1. Fisiopatologia das complicações da IHA
Coagulopatia: diminuição dos níveis de fatores de coagulação, diminuição da proteína C, proteína S e antitrombina associada a plaquetas e fibrinogênio disfuncionais
Encefalopatia e hipertensão intracraniana: efeito inibitório da amônia e do ácido gama-aminobutírico nas membranas celulares neuronais e sinapses. A toxicidade direta de toxinas em células neuronais e o desequilíbrio vasogênico resultam na entrada de líquido intracelular resultando em edema cerebral
Insuficiência renal: necrose tubular aguda secundária a complicações da IHA, tais como sepse, hemorragia e/ou hipotensão. Síndrome hepatorrenal resultante da vasoconstrição renal provavelmente associada à liberação de mediadores vasoativos
Hipotensão: diminuição da resistência vascular sistêmico e hipovolemia secundária a mobilização de fluidos para o espaço intersticial e a insuficiência adrenal devido à redução da síntese hepática da apolipoproteína A-1/HDL e, portanto, diminuição da produção de cortisol
Alterações metabólicas: hipoglicemia devido ao aumento dos níveis plasmáticos de insulina, à redução da absorção hepática, redução das reservas de glicogênio, deterioração da gliconeogênese. Acidose láctica relacionada à inadequada perfusão tecidual devido à hipotensão e à diminuição da detoxificação pelo fígado
Infecção: prejuízo na função das células de Kupffer e polimorfonucleares, associado a níveis reduzidos de fatores como fibronectina, opsoninas, quimiotaxinas e componentes do sistema do complemento

HDL: lipoproteína de alta densidade.
Adaptada de Shanmugam NP, et al., 2016.

crianças e adolescentes predominam infecções virais, em especial a hepatite A, e também a ingestão incidental ou proposital de altas doses de paracetamol.

Identificar a causa da IHA tem importante valor prognóstico, além de determinar se devem ser iniciadas terapias específicas para uma determinada etiologia. Na IHA por doença de Wilson as chances de recuperação são nulas, enquanto na IHA por overdose de paracetamol tratada há boas chances de recuperação espontânea. O prognóstico parece depender da etiologia (Figura 62.3), sendo mais favorável na hepatite A, intoxicação por paracetamol e isquemia (aproximadamente 60% de recuperação espontânea).

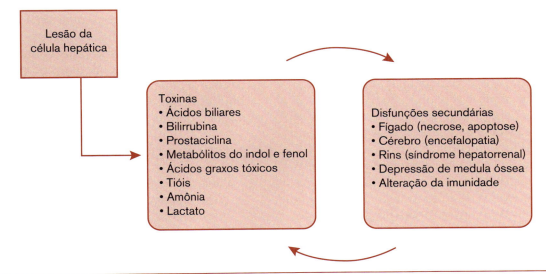

FIGURA 62.2. Cascata de eventos decorrentes da IHA que conduzem à falência de múltiplos órgãos. (Fonte: Shanmugam NP, et al., 2016.)

TABELA 62.2. Etiologia da insuficiência hepática aguda em pediatria

Infecções	Hepatites A, B, C, D e E, sarampo, febre amarela, herpes simpes, adenovírus, ebola, echovírus, vírus Epstein-Barr, dengue, citomegalovírus, togavírus, varicela, parvovírus B19, leptospirose, malária, sepse bacteriana
Drogas e toxinas	Paracetamol, isoniazida, halotano, agentes citotóxicos, ácido valproico, carbamazepina, cobre, fenitoína, *Amanita phalloides*, fenobarbital, tetracloreto de carbono, ácido acetil-salicílico (síndrome de Reye)
Doenças metabólicas	Galactosemia, Niemann-Pick II (C), frutosemia e intolerância a frutose, defeitos da betaoxidação de ácidos graxos e da fosforilação oxidativa mitocrondrial, deficiência de alfa1-antitripsina, tirosonemia, doença de Wilson, defeitos congênitos da glicosilação
Neoplasias (infiltrativas)	Leucemia, linfo-histiocitose hemofagocítica (síndrome de ativação macrofágica), hemangioendotelioma, linfangioendotelioma
Doenças vasculares/isquêmicas (raro)	Síndrome de Budd-Chiari, insuficiência cardíaca aguda, insuficiência vascular aguda, sepse com choque, insuficiência cardíaca
Doenças autoimunes	Hepatite autoimune, hepatite autoimune de células gigantes com anemia hemolítica Coombs positiva
Doença aloimune	Hemocromatose neonatal (doença gestacional aloimune – GALD)

Adaptada de Devictor D, et al., 2011.

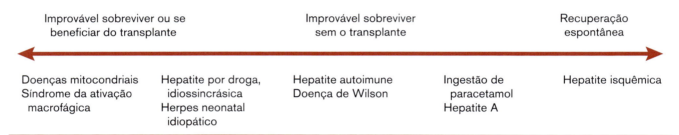

FIGURA 62.3. Etiologia e associação prognóstica. (Fonte: Devictor D, et al., 2011.)

Entre as etiologias de IHA, vale destacar a síndrome de Reye.

A síndrome de Reye é uma doença caracterizada por encefalopatia aguda não inflamatória (não secundária à disfunção hepática) e insuficiência hepática por esteatose hepática aguda microvesicular. A causa é desconhecida, mas acredita-se que seja secundária a um distúrbio da função mitocondrial. Divide-se em 2 formas quanto à fisiopatologia.

A síndrome de Reye propriamente dita, forma clássica descrita, afeta crianças mais velhas. A encefalopatia e degeneração gordurosa do fígado se instalam após uma doença viral, geralmente influenza ou varicela, com evidências epidemiológicas que ligam a síndrome ao uso concomitante de ácido acetilsalicílico. A doença clássica atualmente é rara. As alterações da função hepática consistem em níveis acentuadamente elevados de aminotransferases e tempo de protrombina, sem um aumento proporcional dos níveis séricos de bilirrubina. Os níveis de amônia podem estar aumentados e pode haver hipoglicemia. A hepatomegalia pode ser encontrada e a biópsia do fígado revela uma esteatose microvesicular com edema mitocondrial em microscopia eletrônica. Há uma alta taxa de letalidade por herniação cerebral e uma alta taxa de morbidade se o transtorno não for reconhecido e não for iniciada a abordagem apropriada. Os pacientes que sobrevivem mostram uma melhora rápida nos testes de função hepática.

A síndrome Reye-*like* afeta principalmente lactentes e crianças menores, como uma complicação de um distúrbio metabólico subjacente. Vários erros congênitos do metabolismo, tais como defeitos da oxidação de ácidos graxos, defeitos do ciclo da ureia, acidemias orgânicas e distúrbios do metabolismo de carboidratos, simulam a síndrome de Reye na apresentação e podem impedir o transplante hepático.

APRESENTAÇÃO CLÍNICA DA IHA

Na anamnese deve-se investigar:
- Possível exposição recente a indivíduos sabidamente com hepatite aguda, a indivíduos com herpes simples, a produtos derivados do sangue, viagens e ocorrência de doenças de notificação na área em que o indivíduo reside, além de atividade sexual em adolescentes (fatores predisponentes de hepatites infecciosas);

INSUFICIÊNCIA HEPÁTICA AGUDA

- História detalhada de uso de medicação, que inclui o uso de remédios herbais, produtos para perda de peso, uso de drogas, uso de cocaína e exposição a produtos químicos industriais;
- Antecedentes de infecções prévias atípicas e riscos para o HIV, pois pacientes imunodeficientes estão sob risco de hepatite grave;
- Antecedentes familiares de doenças hepáticas.

QUADRO CLÍNICO

- Sintomas prodrômicos: criança previamente saudável com sintomas inespecíficos semelhantes a uma "síndrome viral", com dor abdominal, náuseas, vômitos, hiporexia (cessam com o início da icterícia), febre, geralmente de início insidioso (ocasionalmente abrupto), que evolui em horas, dias a semanas;
- Posteriormente, tríade icterícia, encefalopatia e coagulopatia: o paciente geralmente evolui com icterícia, piora dos vômitos e, à medida em que ocorre envolvimento do SNC, iniciam-se dificuldade de alimentação, sonolência, irritabilidade, hiperventilaçao, hipertermia, hiperreflexia, distúrbios de comportamento, que podem se seguir de confusão e coma (EH). A EH é graduada de 1 a 4 dependendo da gravidade clínica (Tabela 62.3). A falência das funções hepáticas se apresenta com hipoglicemia, coagulopatia com sangramentos em locais de punção, ascite, predisposição a infecções. Na evolução ocorre disfunção de múltiplos órgãos, com bradicardia e hipotensão, encefalopatia avançada com edema cerebral e aumento da pressão intracraniana (PIC).

No exame físico:
- Avalie presença de icterícia, lesões cutâneas virais, lesões purpúricas ou petéquias. Na maioria das vezes o paciente apresenta icterícia, mas algumas formas de insuficiência hepática ocorrem sem icterícia marcada e até sem icterícia (síndrome de Reye);
- Realize um cuidadoso exame do abdome avaliando o tamanho do fígado e do baço. O tamanho do fígado pode estar aumentado, normal ou pequeno. A ascite costuma estar ausente no início da síndrome; quando presente deve-se suspeitar de doença hepática crônica;
- Faça um exame neurológico meticuloso procurando alterações no estado mental e sinais de aumento da pressão intracraniana (aumento do tônus muscular, hiperventilação, pupilas anisocóricas ou dilatadas com resposta lenta à luz, convulsões focais, papiledema, trismo, postura ou perda de reflexos do tronco encefálico);
- Observe se há odor respiratório sugestivo de *fetor hepaticus*, caracterizado por um hálito semelhante a mofo, adocicado ou hálito fecal. Algumas formas de insuficiência hepática ocorrem sem icterícia marcada e o tamanho do fígado pode ser aumentado, normal ou pequeno.

DIAGNÓSTICO

Deve-se manter um elevado índice de suspeita, pois a IHA pode se apresentar em criança de todas as

TABELA 62.3. Estágios da encefalopatia hepática (EH) na IHA em pediatria

Grau	Estado mental	Reflexos	Sinais neurológicos	EEG
I	Lactentes e crianças até 4 anos: choro inconsolável, inversão do sono, desatenção, alteração do comportamento	Normal ou hiper-reflexia	Difícil/impossível testar adequadamente	Usualmente normal
	Crianças maiores/adultos: alterações do humor, confusão leve, dificuldade de fala, inversão do sono	Normal	Tremor, apraxia, alterações da caligrafia	Anormal
II	Lactentes e crianças até 4 anos: choro inconsolável, inversão do sono, desatenção, alteração do comportamento	Normal ou hiper-reflexia	Difícil/impossível testar adequadamente	Anormal
	Crianças maiores/adultos: letargia, comportamento inadequado	Hiper-reflexia	Disartria, ataxia	Anormal
III	Lactentes e crianças até 4 anos: sonolência, estupor, agressividade	Hiper-reflexia	Difícil/impossível testar adequadamente	Anormal
	Crianças maiores/adultos: confusão marcada, incoerente, sonolência, responde a comandos simples	Hiper-reflexia, Babinski (+)	Rigidez	Anormal
IV	Lactentes e crianças até 4 anos: comatoso, responde a estímulos dolorosos (estágio IVa) ou não responde (estágio IVb)	Ausente	Descerebração ou decorticação	Anormal
	Crianças maiores/adultos: comatoso, responde a estímulos dolorosos (estágio IVa) ou não responde (estágio IVb)	Ausente	Descerebração ou decorticação	Anormal

Adaptada de Squires RH, 2014.

TABELA 62.4. Avaliação diagnóstica básica e avançada em IHA pediátrica

Avaliação básica	Avaliação etiológica e/ou avançada
Exames hematológicos: • Hemograma com plaquetas e reticulócitos • TP (RNI), TTPA(r), fibrinogênio • Tipagem sanguínea • Fator V ou VII Exames bioquímicos: • Bilirrubina total e frações • AST e ALT • LDH e CPK • GGT e FA • Proteínas totais e frações • Alfafetoproteína • Glicose • Lactato, piruvato e amônia • Eletrólitos (sódio, potássio, cloro, cálcio, fósforo, magnésio) • Gasometria arterial • Ureia e creatinina • Proteína C reativa PCR Culturas: • Urina e sangue Exames de imagem: • Raios X de tórax • USG com Doppler (veias hepáticas, veia porta, artéria hepática) Exame neurofisiológico: • EEG	Hepatite viral (sorologia e biologia molecular): • Anti-HAV IgM, anti-HEV IgM, HBsAg, anti-HBc IgM, anti-HCV, dengue, CMV (sorologia e PCR para citomegalovírus), HSV, EBV, HIV Hepatite bacteriana (sorologia e biologia molecular): • Leptospirose, malária Hepatite autoimune: • Teste de Coombs direto • ANA, AML (> 1:20) • LKM-1, LC1 (> 1:10) • Imunoglobulina G Doença de Wilson: • Ceruloplasmina sérica • Cobre urinário de 24 horas • Aneis de Kayser Fleischer (oftalmologia) Deficiência de alfa1-antitripsina: • Dosagem de alfa1-antitripsina • Fenotipagem de alfa1-antitripsina Linfo-histiocitose hemofagocítica: • Triglicérides e colesterol total e frações • Ferritina • Biópsia da medula óssea Hemocromatose neonatal: • Biópsia labial • Ressonância magnética (hemossiderose extra-hepática) Overdose de drogas: • Níveis séricos de paracetamol • Níveis de valproato Doenças metabólicas: • Pesquisa de substâncias redutoras na urina • Teste do pezinho ampliado • Dosagem de galactose uridiltransferase (GALT) no sangue • Dosagem de aminoácidos e acilcarnitinas no sangue • Succinilacetona urinária • Ácidos orgânicos urinários Exames de imagem: • Tomografia de crânio contrastada

Adaptada de Shanmugam NP, et al., 2016.

faixas etárias, e esse diagnóstico deve ser considerado em crianças que apresentem início agudo de icterícia, doença toxêmica com ou sem icterícia ou que apresentem alguma disfunção neurológica. Os testes laboratoriais iniciais e os testes úteis para o diagnóstico etiológico e de seguimento estão discriminados na Tabela 62.4. Geralmente, ocorre elevação de bilirrubinas a níveis de 10 a 40 mg/dL (raramente pode estar normal – síndrome de Reye). As transaminases aumentam em 10 a 100 vezes o valor superior do normal. A biópsia hepática não é considerada um exame necessário ou elucidativo para o diagnóstico etiológico.

Diagnóstico diferencial

- Sepse;
- Meningite;
- Intoxicação medicamentosa;

- Síndrome de Reye e Reye-*like* sem falência hepática.

▋ TRATAMENTO

As prioridades em uma unidade de pronto-socorro são o rápido reconhecimento da insuficiência hepática aguda e de complicações potenciais, especialmente hipoglicemia e edema cerebral. A avaliação frequente da glicemia e do estado neurológico é fundamental. Todo paciente deve ser inicialmente admitido em UTI pediátrica, dado o potencial de rápida deterioração clínica. Há necessidade de uma equipe de especialistas pediátricos em: cuidados intensivos, gastroenterologia/hepatologia, nefrologia, cirurgiões especialistas em transplante de fígado e enfermeiros qualificados.

A maior parcela dos pacientes irá necessitar de transplante hepático. Assim, o encaminhado para centro de transplante hepático deve ser realizado precocemente, preferencialmente com paciente ainda sem complicações. Quando isso ocorrer, o transporte deve ser bem programado, com equipe e infraestrutura adequadas.

A indicação de transplante depende da probabilidade de resolução espontânea, a qual não é possível predizer por qualquer fator isolado e é decidida em conjunto pela equipe médica responsável. A etiologia parece se relacionar mais com o prognóstico (Figura 62.3) que qualquer fator isoladamente; entretanto, níveis de amônia maiores que 200 parecem indicar mau prognóstico. Para a indicação de transplante utilizam-se especialmente os critérios do King's College Hospital (Tabela 62.5) e o PELD (Pediatric End-Stage Liver Disease).

TABELA 62.5. Critérios do King's College Hospital para a indicação de transplante hepático

IHA secundária a intoxicação por paracetamol
- pH < 7,30 (após ressuscitação hídrica) ou
- Todos os três critérios a seguir:
  – RNI > 6,5 (tempo de protrombina [TP] > 100 s)
  – Creatinina sérica > 3,4 mg/dL
  – Encefalopatia hepática grau 3 ou 4

IHA não associada ao paracetamol
- RNI > 6,5 (TP > 100 s) ou
- Três dos cinco critérios a seguir:
  – Idade < 11 anos ou > 40 anos
  – Bilirrubina sérica > 17,6 mg/dL
  – Tempo entre o início da icterícia e o desenvolvimento do coma > 7 dias
  – RNI > 3,5 (TP > 50 s)
  – Toxicidade por droga/medicamento

Adaptada de Shanmugam NP, et al., 2016.

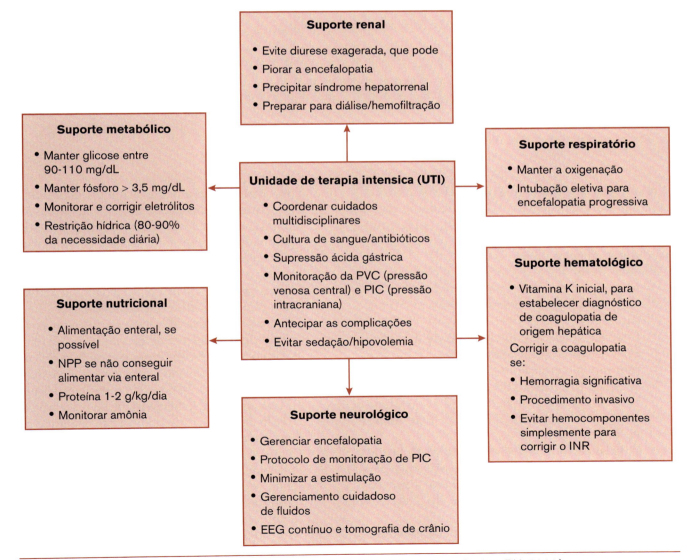

FIGURA 62.4. Abordagem de múltiplos sistemas na condução de IHA. (Adaptada de Squires RH, 2014.)

TABELA 62.6. Medicações utilizadas em IHA

Medicação	Dose
Vitamina K	• < 1 ano: 2,5 mg/dose, 1×/dia, IV • > 1 ano: 5 mg/dose, 1×/dia, IV • > 10 anos: 10 mg/dose, 1×/dia, IV
Inibidores da secreção ácida gástrica (manter pH gástrico > 5)	• Ranitidina: 1-3 mg/kg/dose, 3×/dia, IV ou • Omeprazol: 0,5 mg/kg/dose, 2×/dia, IV ou • Sucralfato: 250-500 mg/dose, 3×/dia (se pH gástrico permanecer < 5), VO ou VG
Inibidores da produção de compostos nitrogenados (amônia)	• Lactulose: 2-3 mL/kg/dose, 3×/dia, VO ou VG • Neomicina: 25 mg/kg/dose, 4×/dia, VO ou VG
N-acetilcisteína	• 150 mg/kg/dia, IV sob infusão contínua (somente na intoxicação por paracetamol)
Antibióticos de amplo espectro: • Piperacilina-tazobactam	• 90 mg/kg/dose, 3×/dia
• Metronidazol	• 8 mg/kg/dose, 3×/dia, IV (2×/dia para RN até 1 mês)
Antifúngicos: • Fluconazol ou	• 3-6 mg/kg/dia • RN < 2 semanas: 3-6 mg/kg (primeiro dia), a seguir 3 mg/kg a cada 72 horas • RN 2-4 semanas: 3-6 mg/kg (primeiro dia), a seguir 3 mg/kg a cada 48 horas
• Anfotericina B lipossomal	• 3-6 mg/kg/dia
Tratamento antiviral: • Aciclovir – deve ser iniciado em todos os lactentes	• < 3 meses: 10 mg/kg, 3×/dia, IV • 3 meses-12 anos: 250 mg/m², 3×/dia, IV • > 12 anos: 5 mg/kg, 3×/dia, IV Obs.: Dobre a dose em imunodeficientes ou em doença grave

Fonte: Kelly D, et al., 2014.

A correção dos fatores que possam levar à piora da lesão hepática e da encefalopatia, como hemorragias, hipóxia, alterações hemodinâmicas, hidroeletrolíticas ou do metabolismo acidobásico, são urgentes e mandatórias (Figura 62.4 e Tabela 62.6).

Assim, em unidade de emergência, deve-se:

- Manter cabeceira da cama elevada 30°;
- Oxigenioterapia: o necessário para manter saturometria > 95%;
- Instituir venólise e iniciar soro de manutenção com concentração de glicose a 10%. Corrigir hipoglicemia com bólus de glicose IV de 0,2 g/kg (diluída a 10%) e monitorizar a glicose com frequência (a cada 1-2 horas), mantendo nível sérico de glicose de pelo menos 70 mg/dL;
- O balanço hídrico deve ficar restrito em 80 a 90% da necessidade basal, o suficiente para débito urinário > 0,5 mL/kg/hora, com monitorização e correção precoce de distúrbios hidroeletrolíticos;
- Administrar vitamina K IV e iniciar inibidores da secreção ácida gástrica para profilaxia de sangramento gastrointestinal;

- Se houver sangramento ativo ou o paciente necessitar de um procedimento invasivo, incluindo a inserção de acesso central, infundir plasma fresco congelado (10 mL/kg/dose) para manter RNI < 1,5 e transfundir plaquetas se a contagem for < 50.000/mL;
- Evitar medicação com propriedades sedativas se o paciente não estiver intubado;
- Terapias específicas devem ser instituídas a partir da identificação etiológica da IHA. Na intoxicação pelo paracetamol, o uso de N-acetilcisteína deve ser iniciado o mais precoce possível, nas primeiras 10-24 horas. O tratamento para a IHA induzida pelo herpes simples é a administração de aciclovir (introduzir até resultado de sorologias em todos os lactentes). Na hepatite B que evolui com FHA, está indicado o uso de antivirais orais, sendo que existe experiência clínica com a lamivudina (em doses habituais), embora outros antivirais de ação rápida, como o entecavir, sejam promissores;
- Considere iniciar antibioticoterapia de amplo espectro contra Gram-negativos e anaeróbios do trato gastrointestinal.

Bibliografia

Bhatia V, Bavdekar A, Yachha SK, Indian Academy of Pediatrics. Management of acute liver failure in infants and children: consensus statement of the pediatric gastroenterology chapter, Indian academy of pediatrics. Indian Pediatr. 2013; 50(5):477-82.

Devictor D, Tissieres P, Afanetti M, Debray D. Acute liver failure in children. Clin Res Hepatol Gastroenterol. 2011; 35(6-7):430-7.

Newland CD. Acute Liver Failure. Pediatr Ann. 2016; 45(12):e433-e438.

Rajanayagam J, Kelly DA. Liver Failure. In: Wyllie R, Hyams JS, Kay M (eds.). Pediatric gastrointestinal and liver disease. Philadelphia: Elsevier. 2016; 944-61.

Squires RH. Acute Liver Failure. In: Murray KF, Horslen S (eds.). Diseases of the Liver in Children. New York: Springer Science+Business Media. 2014; 445-61.

Shanmugam NP, Kelgeri C, Dhawan A. Acute Liver Failure in Children. In: Guandalini S, Dhawan A, Branski D (eds.). Textbook of Pediatric Gastroenterology, Hepatology and Nutrition. A Comprehensive Guide to Practice. New York: Springer Science+Business Media. 2016; 831-41.

The management of a child with acute liver failure. In: Kelly D, Bremner R, Hartley J, Flynn D (eds.). Practical Approach to Paediatric Gastroenterology, Hepatology and Nutrition. Oxford: Wiley Blackwell. 2014; 158-63.

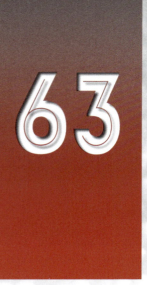

PANCREATITES

Mary de Assis Carvalho
Nilton Carlos Machado
Juliana Tedesco Dias

DEFINIÇÃO

Processo inflamatório do pâncreas e tecido peripancreático, de inúmeras etiologias, que cursa com autodigestão do pâncreas, deixando ou não alterações morfofuncionais permanentes. Geralmente, é reversível, sendo que 10% dos pacientes irão apresentar recorrência.

CLASSIFICAÇÃO

- Pancreatite intersticial (edema, sem necrose);
- Pancreatite necrosante.

FISIOPATOLOGIA

Está resumida na Figura 63.1.

ETIOLOGIA

As causas mais frequentes de pancreatite aguda em crianças são trauma abdominal fechado, doenças sistêmicas (tais como síndrome hemolítico-urêmica e doença inflamatória intestinal) e cálculos ou barro biliar (Tabela 63.1). Na pancreatite biliar, os cálculos menores que 3 mm (microlitíase) e a lama biliar estão mais envolvidos etiologicamente que cálculos maiores.

APRESENTAÇÃO CLÍNICA

Na história deve-se investigar a ocorrência prévia de trauma abdominal, uso de drogas/medicamentos, estado nutricional (especialmente obesidade), ocorrência prévia de crise de dor abdominal com

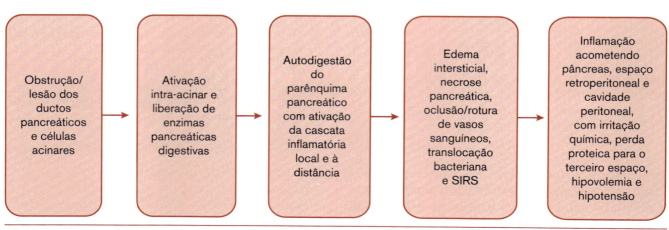

FIGURA 63.1. Fisiopatologia da pancreatite aguda. (Fonte: arquivo pessoal.)

PANCREATITES

TABELA 63.1. Etiologia da pancreatite aguda

Doença genética	Gene catiônico do tripsinogênio (PRSS1), gene quimotripsina C (CTRC), gene da fibrose cística (CFTR), gene inibidor da tripsina (SPINK1)
Doença obstrutiva	Ascaridíase, colelitíase, microlitíase e coledocolitíase (cálculos ou barro biliar), disfunção do esfíncter de Oddi, doença da papila de Vater, complicação de colangiopancreatografia retrógrada endoscópica (CPRE), anormalidades do ducto pancreático, malformações do trato biliar (cisto de colédoco, coledococele, cisto de duplicação, pâncreas anular, pâncreas *divisum*), pós-operatório, tumor
Doença sistêmica	Acidemia orgânica, anemia falciforme, desnutrição, diabetes *mellitus* (cetoacidose), doença de Crohn, doenças vasculares do colágeno, doença de Kawasaki, hemocromatose, hiperparatireoidismo/hipercalcemia, hipertrigliceridemia (> 1.000 mg/dL), insuficiência renal, lúpus eritematoso sistêmico, síndrome hemolítico-urêmica, pancreatite autoimune (doença sistêmica relacionada com IgG4), periarterite nodosa, trauma de crânio, transplante (medula óssea, coração, fígado, rim, pâncreas), tumor cerebral, úlcera péptica, vasculite
Doença obstrutiva	Ascaridíase, colelitíase, microlitíase e coledocolitíase (cálculos ou barro biliar), disfunção do esfíncter de Oddi, doença da papila de Vater, complicação de colangiopancreatografia retrógrada endoscópica (ERCP), anormalidades do ducto pancreático, malformações do trato biliar (cisto de colédoco, coledococele, cisto de duplicação, pâncreas anular, pâncreas *divisum*), pós-operatório, tumor
Drogas/medicamentos/toxinas	Ácido valproico, álcool, L-asparaginase, azatioprina, carbamazepina, cimetidina, corticosteroides, enalapril, estrogênio, furosemida, agentes peptídicos do tipo glucagon-1, isoniazida, lisinopril, 6-mercaptopurina, metildopa, metronidazol, octreotida, organofosforados (envenenamento), paracetamol (superdose), pentamidina, retrovirais [DDC (didesoxicitidina), DDI (didesoxiinosina), tenofovir], sulfonamidas (mesalazina, 5-aminosalicitatos, sulfasalazina, trimetoprim-sulfametoxazol), sulindaco, tetraciclina, tiazidas, venenos (aranha, escorpião), vincristina, hidrocarbonetos voláteis
Infecções	Coxsackie B vírus, vírus Epstein-Barr, hepatites A e B, influenza A e B, sarampo, caxumba, rubéola, síndrome de Reye (varicela, influenza B), leptospirose, micoplasma, malária, ascaridíase, choque séptico
Trauma	Abuso infantil, hipotermia, trauma fechado, queimaduras, trauma cirúrgico
Idiopática	–

Compilação de Pohl JF, Uc A, 2015; Sathiyasekaran M, et al., 2016.

ou sem icterícia, ocorrência de doenças predisponentes (tais como anemia hemolítica, dislipidemia e fibrose cística) e história familiar de litíase e de pancreatite crônica.

Sintomas clássicos: dor abdominal, náuseas, vômitos e anorexia.

- Dor abdominal: caráter contínuo ou em "facada" no epigástrio, quadrante superior direito ou região periumbilical (também pode ser em faixa), com irradiação para o dorso ou parte inferior do tórax e piora com o decúbito. A dor abdominal e os vômitos pioram com a alimentação;
- Nos quadros associados à obstrução de vias biliares pode ocorrer icterícia e colúria.

EXAME FÍSICO

- Pode ocorrer taquicardia (achado frequente), hipotensão, febre baixa, sensibilidade na parte superior do abdome e o paciente pode se recusar a ficar deitado em decúbito dorsal;
- Pode ocorrer sinal de Blumberg positivo (dor à descompressão brusca do abdome), distensão abdominal e diminuição dos sons intestinais, sugestivos de abdome agudo cirúrgico;

- Pode ocorrer icterícia especialmente nas causas obstrutivas;
- Sinais de ascite (maciçez móvel, sensação de onda, piparote) ou derrame pleural (diminuição dos sons intestinais, maciçez torácica à percussão, atrito pleural) podem estar presentes na doença avançada;
- Na pancreatite hemorrágica, o hemoperitônio pode raramente se apresentar como coloração azul dos flancos (sinal de Grey-Turner) ou do umbigo (sinal de Cullen).

DIAGNÓSTICO

Critérios diagnósticos de pancreatite aguda (≥ 2 critérios dos 3 seguintes):
- Dor abdominal persistente;
- Elevação de amilase/lipase em mais que 3 vezes o limite superior da normalidade;
- Alterações radiológicas (USG/TC) compatíveis com pancreatite (edema ou necrose pancreática, calcificações, pseudocisto).

Exames laboratoriais úteis no diagnóstico e no seguimento:
- Hemograma;
- PCR;

- Amilase e lipase;
- Bilirrubina total e frações, transaminases, GGT (gamaglutamiltranspeptidase) e FA (fosfatase alcalina);
- DHL (desidrogenase láctica);
- Eletrólitos, em especial o cálcio sérico;
- Ureia e creatinina;
- Perfil lipídico.

Exames de imagem úteis no diagnóstico e no seguimento:
- USG abdominal: sempre a primeira escolha, mas tem limitações. Pode detectar alterações da ecogenicidade, dilatação dos ductos pancreáticos e biliares, cálculos biliares e lama biliar, calcificações pancreáticas, cistos de colédoco e coleções císticas peripancreáticas;
- Radiografia de abdome: obstrução intestinal, derrame pleural (mais comum à esquerda), cálculo biliar radiopaco e calcificações pancreáticas;
- Tomografia de abdome contrastada: auxilia na avaliação do prognóstico. É a modalidade de escolha para estadiar gravidade e complicações, pois possui maior sensibilidade para elucidar edema pancreático, processo inflamatório peripancreático, necrose, hemorragia, abscesso e pseudocisto de pâncreas;
- Colangiopancreatografia por ressonância magnética: melhor na identificação de malformações ductais com pouca irradiação da criança;
- Colangiopancreatografia endoscópica retrógrada (CPRE): controversa na pancreatite aguda, pois o edema pode obstruir a entrada do contraste. Pode estar indicada em casos de pancreatite inexplicada, recorrente ou prolongada, na suspeita de ruptura de ductos biliares ou defeito estrutural. Possui potencial terapêutico (esfincterotomia), especialmente nas coledocolitíases deflagradoras de pancreatite biliar.

■ CRITÉRIOS DE GRAVIDADE

Parece não haver relação dos níveis da amilase e lipase com a gravidade da pancreatite. Na faixa etária pediátrica pode-se utilizar escores de gravidade que levam em consideração critérios clínico-laboratoriais, tais como o escore do Grupo Multicêntrico do Centro-Oeste de Estudos do Pâncreas (Tabela 63.2) e, mais recentemente, o Escore Pediátrico Japonês (Tabelas 63.3, 63.4 e 63.5), além dos critérios tomodensitométricos de Baltazar e Ramson (Tabela 63.6).

■ DIAGNÓSTICO DIFERENCIAL

- Apendicite – dor periumbilical, migrando para o abdome inferior direito;

TABELA 63.2. Sistema de pontuação clínico-laboratorial de gravidade – escore do Grupo Multicêntrico do Centro-Oeste de Estudos do Pâncreas

Critério clínico-laboratorial	Pontuação
Excesso de base ≤ 3 mEq ou choque	1
PaO_2 < 60 mmHg em ar ambiente ou insuficiência respiratória que requer ventilação	1
Ureia > 40 mg/dL ou creatinina > 2 mg/dL ou débito urinário < 0,5 mL/kg/h	1
LDH > 2 vezes o limite superior do normal (valores ajustados para idade)	1
Contagem de plaquetas < 100.000 células/mm³	1
Cálcio sérico total < 7,5 mg/dL	1
Proteína C reativa > 15 mg/dL	1
Número de itens positivos no escore pediátrico de SIRS > 3 (ver Tabelas 63.4 e 63.5)	1
Idade < 7 anos ou peso < 23 kg	1

Pontuação total: ≥ 3 pontos = pancreatite grave.
Fonte: De Banto, et al (2002).

TABELA 63.3. Sistema de pontuação clínico-laboratorial de gravidade – Escore Pediátrico Japonês para pancreatite aguda

Parâmetros	Pontuação
À admissão:	
Idade (< 7 anos)	1
Peso (< 23 kg)	1
Leucócitos (> 18,5 × 10⁹/L)	1
Lactato desidrogenase (> 2.000 UI/L)	1
Após 48 horas:	
Cálcio (< 8,3 mg/dL)	1
Albumina (< 2,6 mg/dL)	1
Sequestro hídrico (> 75 mL/kg/48 horas)	1
Aumento na ureia (> mg/dL)	1

Pontuação total: ≥ 5 pontos = pancreatite grave.
Fonte: Suzuki M, et al (2015).

- Ruptura apendicular (precoce), torção ovariana – dor aguda, grave, focal (abdome inferior);
- Intussuscepção – dor intermitente, cólicas;
- Gastroenterite – dor difusa ou vaga;
- Hepatite e colecistite – dor em quadrante superior direito;
- Gastrite, úlcera gástrica – dor epigástrica em queimação;

TABELA 63.4. Escore pediátrico de síndrome da resposta inflamatória sistêmica (SIRS)

Critérios clínicos
1. Temperatura central > 38,5 °C ou < 36 °C
2. Taquicardia: crianças > 1 ano, frequência cardíaca média > 2 DP acima do normal para a idade; ou Bradicardia: crianças < 1 ano, frequência cardíaca média < percentil 10 para idade
3. Taquipneia: frequência respiratória média > 2 DP acima do normal para a idade
4. Contagem de leucócitos elevada ou diminuída para idade ou > 10% de neutrófilos imaturos

Pontuação total: > 3 critérios = SIRS pediátrico.
Fonte: Suzuki M, et al., 2015.

- Pancreatite – dor periumbilical constante, muitas vezes irradiando para o dorso;
- Cálculo renal – dor de flanco irradiando para abdome lateral médio e inferior.

▌TRATAMENTO

- Oxigenioterapia: o necessário para manter saturometria > 95%;
- Fluidos intravenosos:
  - A ressuscitação hídrica precoce e agressiva, com soluções cristaloides (soro fisiológico ou Ringer lactato) parece melhorar os resultados e prevenir a necrose pancreática. Deve-se manter com balanço hídrico o suficiente para débito urinário > 0,5 mL/kg/hora, pressão venosa central entre 8 e 12 cmH$_2$O e hematócrito entre 30 e 35%;
  - Monitorização rigorosa e correção precoce do balanço hídrico e de distúrbios eletrolíticos, em especial da hipocalcemia e hipomagnesemia;
  - Considere perdas por vômitos para o 3º espaço, ou via SNG.

TABELA 63.6. Critérios tomodensitométricos de gravidade da pancreatite aguda de Balthazar e Ranson

Aspecto morfológico do pâncreas	Escore 1
Normal (A)	0
Aumento focal ou difuso; irregularidade de contorno; atenuação heterogênea (B)	1
B + inflamação/opacidade peri-pancreática (C)	2
B ou C + 1 coleção líquida peri-pancreática (D)	3
B ou C + 2 ou mais coleções líquidas peri-pancreáticas (E)	4
Necrose pancreática	**Escore 2**
Nula	0
< 30%	2
30-50%	4
> 50%	6

Escore total = escore 1 + escore 2 (0-10).
Pancreatite aguda:
- Forma leve: 0 e 3 pontos;
- Forma moderada: 4 a 6 pontos;
- Forma grave: 7 a 10 pontos.
Fonte: Balthazar EJ, 2002; Lautz TB, et al., 2014.

- Analgesia:
  - Narcóticos da dor via parenteral intermitente (dor leve a moderada) ou via PCA (dor moderada a grave);
  - Opioides: analgésicos de escolha podem aumentar a pressão no esfíncter de Oddi, mas raramente pioram o curso da doença:
    - Morfina: 0,05 mg/kg cada 2-4 horas (maior meia-vida e menos efeitos colaterais);
    - Meperidina: 0,5 mg/kg cada 2-4 horas (uso repetitivo pode levar ao acúmulo de substância neurotóxica);
    - Fentanil: 0,5-1 µg/kg cada 1-2 horas.

TABELA 63.5. Sinais vitais e laboratoriais idade-específicos

Faixa etária	Taquicardia (batimentos/min)	Bradicardia (batimentos/min)	Frequência respiratória (respirações/min)	Leucócitos (×10³/mm³)	Pressão sistólica (mmHg)
0 dias-1 semana	> 180	< 100	> 50	> 34	< 65
1 semana-1 mês	> 180	< 100	> 40	> 19,5 ou < 5	< 75
1 mês-1 ano	> 180	< 90	> 34	> 17,5 ou < 5	< 100
2-5 anos	> 140	ND	> 22	> 15,5 ou < 6	< 94
6-12 anos	> 130	ND	> 18	> 13,5 ou < 4,5	< 105
13-18 anos	> 110	ND	> 14	> 11 ou < 4,5	< 117

Fonte: Suzuki M, et al., 2015.

- Terapia nutricional:
  - Repouso pancreático – jejum:
    - Pilar da terapia, ainda usado na maioria das instituições, mas há pouca evidência para apoiar essa abordagem;
    - Não é necessário jejum para pancreatite aguda leve;
    - Informações derivadas de adultos sugerem iniciar alimentação precocemente, preferencialmente nas 24 a 36 horas após a admissão, após a estabilização do doente, na ausência de íleo, náusea ou vômitos. Em adultos, o tempo de internação é menor em doentes que iniciam precocemente a alimentação comparados com aqueles sob jejum prolongado.
  - Dieta:
    - Via oral: em pancreatites leves, na ausência de íleo ou náusea significante e/ou vômitos e, geralmente, quando o paciente refere fome e a dor está diminuindo, usualmente iniciamos com dieta oral de baixo resíduo, hipogordurosa e leve (em 24 a 48 horas). A dieta é avançada conforme tolerância. Entretanto, não há evidência científica favorecendo o uso da dieta hipogordurosa sobre a dieta habitual;
    - Via nasogástrica *vs.* nasojejunal: em pacientes com pancreatites moderadas a graves, a alimentação oral pode não ser tolerada devido à dor pós-prandial, náuseas e vômitos. Informações derivadas de adultos sugerem benefício em oferecer alimentação via jejunal, pós-ângulo de Treitz, precocemente (24 a 72 horas):
      - Menor estimulação do pâncreas exócrino;
      - *Bypass* do estômago para aqueles com retardo de esvaziamento gástrico, relacionados com inflamação gastroduodenal e/ou compressão extrínseca por fluidos ou coleções;
      - Descompressão do estômago.
    - Nutrição parenteral: apenas para pacientes que não toleram a via jejunal.
- Outros medicamentos:
  - Antiácidos/inibidores H2/inibidor de bomba de prótons para prevenir gastrite;
  - Antibióticos: uso profilático não está indicado; utilizar especialmente na suspeita de necro-

se pancreática infectada. Os antimicrobianos (carbapenêmicos, quinolonas e/ou metronidazol) utilizados contra organismos Gram-negativos do trato gastrointestinal, devem ser usados por 10 a 14 dias. É aconselhável coleta de material para cultura por aspiração com agulha guiada por tomografia computadorizada.
- Tratamento da causa;
- Monitorizar complicações:
  - Choque;
  - Insuficiência renal aguda;
  - Derrame pleural;
  - Fístula pancreatopleural;
  - Necrose pancreática (rara) estéril ou infectada;
  - Pseudocistos pancreáticos;
  - Insuficiência pancreática – comum na pancreatite crônica;
  - Diabetes (complicação tardia);
  - Dor crônica grave.
- Tratamento cirúrgico: raramente necessário, mas pode incluir:
  - Esfincterotomia endoscópica +/– colocação de *stent*;
  - Ressecção pancreática parcial;
  - Pancreatectomia total com autotransplante de células de ilhotas.

Bibliografia

Abu-El-Haija M, Lin TK, Palermo J. Update to the management of pediatric acute pancreatitis: highlighting areas in need of research. J Pediatr Gastroenterol Nutr. 2014; 58(6):689-93.

Balthazar EJ. Acute pancreatitis: assessment of severity with clinical and CT evaluation. Radiology. 2002; 223:603-13.

DeBanto JR, Goday PS, Pedroso MR, et al. Acute pancreatitis in children. Am J Gastroenterol. 2002; 97:1726-31.

Kramer C, Jeffery A. Pancreatitis in Children. Crit Care Nurse. 2014; 34:43-53.

Lautz TB, Turkel G, Radhakrishnan J, Wyers M, Chin AC. Utility of the computed tomography severity index (Balthazar score) in children with acute pancreatitis. J Ped Surg. 2012; 47:1185-91.

Pohl JF, Uc A. Pediatric pancreatitis. Curr Opin Gastroenterol. 2015; 31:380-6.

Sathiyasekaran M, Biradar V, Ramaswamy G, Srinivas S, Ashish B, Sumathi B, et al. Pancreatitis in children. Indian J Pediatr. 2016; 83:1459-72.

Suzuki M, Sai JK, Shimizu T. Acute pancreatitis in children and adolescents. World J Gastrointest Pathophysiol. 2014; 5:416-26.

Suzuki M, Saito N, Naritaka N, Nakano S, Minowa K, Honda Y, et al. Scoring system for the prediction of severe acute pancreatitis in children. Pediatr Int. 2015; 57:113-8.

SEÇÃO

8

EMERGÊNCIAS HEMATOLÓGICAS: HEMATOPEDIATRIA

TALASSEMIAS

Marília Alves Ansaloni
Renata Dudnick de Lima Mauro

◼ INTRODUÇÃO

As talassemias definem-se como síndromes hereditárias da síntese de hemoglobina, em que se caracterizam por diminuição da produção de uma ou mais cadeias globínicas, levando a uma anemia microcítica e hipocrômica de variados graus.[1]

A hemoglobina é um tetrâmero composto por dois tipos de globinas: alfaglobina e betaglobina (alfa2/beta2). A produção inadequada da betaglobina denomina-se betatalassemia; já na alfatalassemia ocorre redução da alfaglobina. Os genes que controlam a síntese de globina estão localizados no cromossomo 11 (betaglobina) e no cromossomo 16 (alfaglobina).

As talassemias são de herança autossômica recessiva. Os portadores são classificados de acordo com o número de genes afetados.[1,2]

◼ FISIOPATOLOGIA

As manifestações clínicas e laboratoriais vão variar com a globina afetada e a quantidade de genes afetados.[1]

O desequilíbrio na produção das cadeias alfa ou beta provoca um excesso da cadeia, que continua sendo produzida formando precipitados ou inclusões intraeritrocitárias, que acabam danificando a membrana eritrocitária, causando hemólise. A formação de precipitados nos precursores eritroides da medula óssea gera injúria celular, causando destruição intramedular e eritropoiese ineficaz.

Ocorre, portanto aumento da hemoglobina fetal (HbF) que tem alta afinidade com oxigênio. O aumento da HbF e a anemia grave levam à hipoxemia, que estimula produção de eritropoetina com consequente aumento da eritropoiese inadequada (baço, fígado e medula óssea), podendo causar hepatoesplenomegalias e deformidades ósseas.[1,2]

◼ DIAGNÓSTICOS DIFERENCIAIS

As talassemias cursam com anemia microcítica e hipocrômica, portanto precisam ser diferenciadas das demais doenças que também apresentam esse sintoma como a anemia ferropriva e a anemia de doença crônica.

Pode também haver associação de talassemia com demais hemoglobinopatias, como a doença falciforme. Essa associação pode ser suspeitada por meio de um hemograma com microcitose e eletroforese com presença de hemoglobina anômala.[1,2]

◼ ALFATALASSEMIA

Quadro clínico[1,2,4]

- Portador silencioso: sem alteração hematológica.
- Traço alfatalassêmico: anemia microcítica e hipocrômica leve.
- Doença da hemoglobina H: anemia moderada a grave, com ou sem esplenomegalia e alterações ósseas.
- Hidropsia fetal por Hb de Barts: sobrevida curta devido a grave hipoxemia tecidual com insuficiência cardíaca congestiva e hipoalbuminemia, levando a edema generalizado e morte precoce.

Diagnósticos laboratoriais[1,2,4]

- Hemograma: anemia microcítica hipocrômica.
- Eletroforese de hemoglobina ou focalização isoelétrica: hemoglobina de Barts no período neonatal e hemoglobina H após esse período, além de hemoglobinas variantes associadas.
- Análise de molecular de DNA: mutações específicas que confirmam o diagnóstico.

BETATALASSEMIA

Quadro clínico[1,4]

Devido à dificuldade de diagnóstico molecular das combinações genéticas em nosso meio, a diferenciação entre as betatalassemias é feita principalmente por meio das manifestações clínicas e a necessidade transfusional:

- Talassemia *minor*/traço betatalassêmico: anemia microcítica e hipocrômica leve assintomática.
- Talassemia intermédia: anemia leve a moderada, podendo ter necessidade transfusional, geralmente após o período de lactente. Em casos graves, a clínica pode ser semelhante à talassemia *major*.
- Talassemia *major*: anemia grave com necessidade transfusional desde os primeiros meses de vida. Sem tratamento adequado, o paciente evolui com prejuízo no desenvolvimento ponderoestatural, hepatoesplenomegalia progressiva, deformidades ósseas acometendo ossos longos (fronte alargada, hipertrofia maxilar, região malar proeminente), osteoporose e sobrecarga de ferro devido a absorção intestinal aumentada.

Diagnóstico laboratorial[1]

- Hemograma: anemia hipocrômia microcítica.
- Eletroforese de hemoglobina: aumento da HbF com hemoglobina A2(%) acima de 4%.
- Estudo molecular das mutações do gene beta.

Tratamento

O tratamento consiste em terapia transfusional regular, a fim de corrigir a anemia e suprimir a eri-tropoiese ineficaz, além de inibir a absorção gastrointestinal de ferro.[1]

A indicação do início do regime da terapia de transfusão é baseada na presença de anemia grave (Hb < 7 g/dL) em duas ocasiões em um intervalo de cerca de duas semanas. Deve-se também considerar transfusões na presença de deformidades faciais, crescimento inadequado, fraturas espontâneas e sinais importantes de eritropoiese extramedular.[2,5]

As transfusões de glóbulos vermelhos devem ser realizadas a cada 2-5 semanas, mantendo a hemoglobina pré-transfusional entre 9-10,5 g/dL e a hemoglobina pós-transfusional em níveis próximos a 15 g/dL.[2,5]

Em pacientes clinicamente estáveis realiza-se transfusão de aproximadamente 8-15 mL/kg de concentrado de hemácias com filtro de leucociário e fenotipadas que podem ser infundidas em 1-2 horas.[2,5]

A esplenectomia pode ser considerada em pacientes com alta necessidade transfusional, principalmente naqueles que desenvolvem aloimunização, a mais importante complicação da terapia de transfusão regular. A esplenectomia também previne a eritropoiese ineficaz, além da sobrecarga de ferro e suas complicações. No entanto, deve ser levada em conta a maior possibilidade de sepse por germes encapsulados pós-esplenectomia.[2,3,5]

Referências bibliográficas

1. Braga JAP, et al. Hematologia e Hemoterapia Pediátrica. São Paulo: Soc Bras Ped; 2014.
2. Langhi Jr D, Ubiali MA, Marques Jr JFC, Verissimo MA, Loggetto SR, Silvinato A, et al. Guidelines on Beta-thalassemia major – Regular Blood Transfusion Therapy: Associação Brasileira de Hematologia, Hemoterapia e Terapia Celular: Project Guidelines: Associação Médica Brasileira. Brazilian Journal of Hematology and Hemotherapy; 2016.
3. Rachmilewitz EA, Giardina PJ. How I treat Thalassemia. Blood J. 2011; 118:3479-88. doi:10.1182/blood-2010-08-300335.
4. Stuart O, Nathan D, Ginsburg D, Look AT, Fisher D, Lux S. Nathan and Oski's Hematology of Infancy and Childhood. 7 ed. Philadelphia: Saunders; 2008.
5. Thalassaemia International Federation. Guidelines for the management of non transfusion dependent thalassaemia. Italy: Nicosia; 2013.

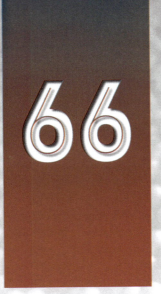

DOENÇA FALCIFORME

Marília Alves Ansaloni
Renata Dudnick de Lima Mauro

INTRODUÇÃO

A doença falciforme (DF) é uma hemoglobinopatia autossômica recessiva. Ocorre uma mutação na 6ª posição da cadeia beta do gene da globina A, gerando uma hemoglobina anômala, a hemoglobina S.[2]

A herança pode ser em homozigose (SS – anemia falciforme), em heterozigose simples (AS – traço falciforme), ou em heterozigose dupla (SC, S – betatalassemia, SD – doença falciforme).[2]

No Brasil, estima-se que existam 25.000 a 50.000 portadores de anemia falciforme e doença falciforme, por isso a necessidade do conhecimento dessa patologia.[1]

FISIOPATOLOGIA

A hemoglobina S na forma desoxigenada sofre polimerização, alterando sua forma bicôncava em uma estrutura em forma de foice, fenômeno chamado de eritrofalcização. A falcização altera a membrana das hemácias, gerando hemólise intravascular e consequentemente uma anemia hemolítica crônica encontrada nos pacientes falciformes.

Além disso, a hemólise intravascular também altera o metabolismo do óxido nítrico, levando a vasculopatia proliferativa. O endotélio lesado ativa a cascata de coagulação, além de estimular a expressão de moléculas de adesão, causando um estado inflamatório crônico e de hipercoagulabilidade.[2]

QUADRO CLÍNICO

O paciente portador da DF, além da anemia hemolítica crônica, pode apresentar ao longo da vida vários episódios de crises aguda, o que o leva a procurar o atendimento médico de emergência com frequência. As crises podem ser desencadeadas por infecção, desidratação, frio e estresse.[6]

Infecções

Os pacientes falciformes desenvolvem uma asplenia funcional devido à vaso-oclusão esplênica crônica. Por volta dos cinco anos de idade, cerca de 90% das crianças apresentarão perda da função do baço e, portanto, uma maior suscetibilidade a infecção por bactérias encapsuladas (*Streptococcus pneumoniae*, *Haemophilus influenzae* e *Salmonella* spp.). Em menores de três anos, o risco de sepses por esses germes é 300 vezes maior que o esperado para essa faixa etária.[3]

Em crianças com anemia falciforme, foi observado que a colonização nasofaríngea pelo *Streptococcus pneumoniae* é maior em menores de 2 anos, sendo ainda importante até os 5 anos de vida.[3]

A infecção é a maior causa de mortalidade em pacientes até 10 anos, sendo 70% das infecções causadas pelo pneumococo.[3]

Tratamento e profilaxia

A profilaxia com penicilina oral foi comprovada como redutora da incidência de infecções bacterianas em menores de cinco anos, principalmente contra o pneumococo. É indicada para pacientes com doença falciforme a partir do segundo mês de vida a profilaxia com penicilina sintética V (fenoximetilpenicilina/suspensão). Pode-se optar pela penicilina G injetável (penicilina G benzatina intramuscular); ou ainda, nos alérgicos à penicilina, a eritromicina via oral.[1]

No entanto, apesar da profilaxia, a febre é um sintoma que leva os pacientes a procurar atendimento na emergência e deve ser conduzido com cautela.[6]

É preciso realizar uma anamnese completa com histórico vacinal e uso da profilaxia com penicilina, além de exame físico minucioso na tentativa de localizar o sítio da infecção. Um fluxograma na conduta inicial é proposto na Figura 66.1.[4]

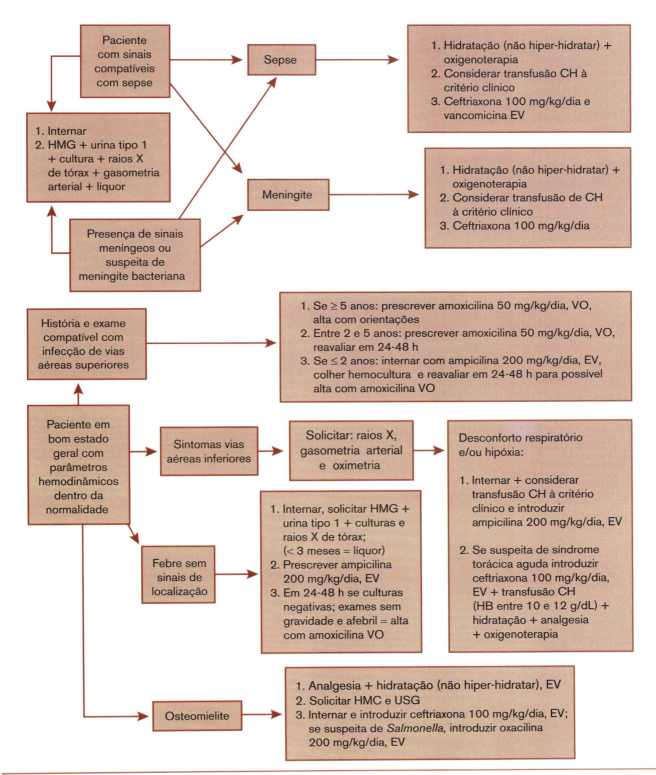

FIGURA 66.1. Fluxograma de avaliação inicial do paciente falciforme com febre.[4]

Paciente apresentando sinais compatíveis com sepse deve ser prontamente internado e deve-se solicitar hemograma (HMG), urina tipo 1, hemoculturas, radiografia de tórax (RX) e gasometria arterial para iniciar a triagem, além da introdução empírica de antibioticoterapia com ceftriaxona 100 mg/kg/dia e vancomicina endovenosa (EV), hidratação endovenosa, oxigenioterapia e considerar transfusão de concentrado de hemácias (CH) a critério clínico (instabilidade hemodinâmica ou queda de 2 g/dL de Hb). Ao paciente com suspeita de meningite deve ser prescrito empiricamente ceftriaxona de 100 mg/kg/dia e deve-se solicitar exames para melhor avaliação: HMG, urina tipo 1, hemoculturas, gasometria arterial e líquor.

Em casos em que o paciente encontra-se em bom estado geral (BEG), sem sinais de gravidade e sinais e sintomas de infecção de via área superior, a conduta irá se basear na idade da criança: se ≥ 5 anos: prescrever amoxicilina 50 mg/kg/dia via oral (VO) e alta com orientações; entre 2 e 5 anos: prescrever amoxicilina 50 mg/kg/dia VO e reavaliar em 24-48 h; se ≤ 2 anos: internar com ampicilina 200 mg/kg/dia EV, colher hemocultura e reavaliar em 24-48 h para possível alta com amoxicilina VO. Naqueles com febre sem sinais de localização orienta-se triagem infecciosa (< 3 meses de idade, colher líquor), introduzir ampicilina 200 mg/kg/dia EV e, se em 24-48 h as culturas são negativas (neg.), exames sem gravidade e paciente afebril, dar alta com amoxicilina VO. No caso de sinais de desconforto respiratório, é necessário raios X de tórax e gasometria para melhor avaliação e internação; considerar transfusão CH a critério clínico e introdução de ampicilina 200 mg/kg/dia EV. Se houver suspeita de síndrome torácica aguda, introduzir ceftriaxona 100 mg/kg/dia EV, transfusão CH (Hb entre 10 e 12 g/dL), hidratação, analgesia e oxigenoterapia. Em pacientes febris com dor localizada, sem melhora com antibioticoterapia inicial e suporte, deve-se suspeitar de osteomielite e associar oxacilina 200 mg/kg/dia EV devido ao risco aumentado de infecção por *Salmonella* spp.

Síndrome torácica aguda

A síndrome torácica aguda (STA) é definida como um conjunto de sinais e sintomas respiratórios agudos que ocorre no paciente falciforme e é a principal causa de óbitos em maiores de 10 anos.[6]

Caracteriza-se por hipóxia (saturação de O_2 < 95% ou PO_2 < 75 mmHg), dor torácica, obrigatoriamente um novo infiltrado pulmonar à radiografia de tórax (pode ou não estar presente no início do quadro), podendo ainda ocorrer febre e broncoespasmo.[9]

A etiologia é multifatorial, com componentes de infecção por bactérias, principalmente atípicas (*Mycoplasma pneumoniae*, *Clamydia pneumonia*, pneumonias virais e Parvovírus B19), hipoventilação, vaso-oclusão pulmonar, edema pulmonar, entre outros.[2]

Frente a uma suspeita de STA, o paciente deve ser internado e devem ser solicitados exames de avaliação complementar inicial: hemograma, reticulócitos, PCR, hemoculturas, radiografia de tórax e gasometria arterial.[4]

Tratamento[2,4-6,14]

- Oxigenioterapia: manter saturação de oxigênio > 95% e/ou PO_2 > 75 mmHg.
- Hidratação cautelosa.
- Analgesia de preferência com morfina: 0,1-0,2 mg/kg/dose, EV, de 2/2 h ou de 4/4 h. Se houver dor abdominal e/ou íleo paralítico: nalbufina 0,15 mg/kg/dose de 4/4 h. Atentar para sedação, a fim de evitar a depressão respiratória.
- Transfusão precoce de concentrado de hemácias filtradas e fenotipadas.
  - Transfusão simples se Hb < 10 g/dL: 10 mL/kg em 2 horas.
  - Transfusão de troca se Hb > 11 g/dL para evitar viscosidade sanguínea.
- Fisioterapia respiratória precoce.
- Antibioticoterapia precoce: ceftriaxona 100 mg/kg/dia por 10-14 dias.

Crise vaso-oclusiva dolorosa

A crise de dor causada pela vaso-oclusão por eritrócitos falcizados pode ocorrer em qualquer tecido, como ossos, partes moles, órgãos e articulações e é responsável pelo maior número de hospitalizações nos falciformes.[2]

A dor é caracterizada como súbita, contínua e intensa e pode ser desencadeada por infecção, desidratação, frio, acidose e hipóxia. Nos lactentes, a crise vaso-oclusiva mais comum ocorre nas extremidades (mãos e pés) e pode ser acompanhada de sinais flogísticos; é a chamada dactilite, que ocorre geralmente antes do 1º ano de vida e reflete um sinal de gravidade.[1,2,4]

É de extrema importância a avaliação da dor, suas características e intensidade antes do início da terapêutica e a cada 30 minutos após, durante pelo menos 4 horas. Existem escalas de dor padronizadas que ajudam o profissional de saúde a quantificar e oferecer uma melhor condução da analgesia (Figura 66.2).[4]

ESCALA VERBAL – NUMÉRICA = notas que variam de 0 a 10

ESCALA VISUAL – NUMÉRICA = p. ex., 0–1–2–3–4–5–6–7–8–9–10

ESCALA VISUAL ANALÓGICA

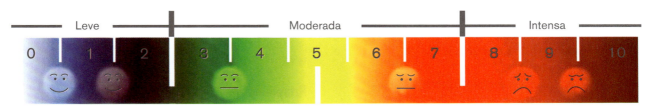

FIGURA 66.2. Escalas de dor padronizadas.[4]

Manuseio da dor

De acordo com a escala da dor (leve, moderada e grave), deverá ser prescrita uma analgesia que poderá ter a potência aumentada gradualmente de acordo com a evolução do paciente.[4]

- Dor leve: analgésicos não opioides que poderão ser administrados em domicílio. (dipirona, paracetamol, ibuprofeno).
- Dor moderada: analgésicos opioides (tramadol: 0,5 mg/kg de 6/6 h ou codeína: 0,5- 0,75 mg/kg/dia de 4/4h – dose máxima de 60 mg/dia).
- Dor grave: opioides (preferência morfina: 0,1- 0,2 mg/kg/dose, EV, de 2/2 h ou de 4/4 h. Se houver dor abdominal e/ou íleo paralítico, opta-se pela nalbufina 0,15 mg/kg/dose de 4/4 h).[1,2,4,6]

Se o serviço possuir analgesia controlada pelo paciente, pode ser considerado o uso quando a dor for intensa e ocorrer em um intervalo menor que 2 horas da dose da analgesia.[1,10,13]

Atentar para os efeitos colaterais dos opioides e prescrever em associação laxativo e, se necessário, antiemético e anti-histamínico. No caso de intoxicação do sistema nervoso central pela morfina (ansiedade, irritabilidade, tremores, alteração do nível de consciência, taquipneia, dispneia, febre, vômitos, hipertensão arterial e sudorese) prescrever o antídoto: nalorfina: 0,1 mg/kg/dose (intravenosa, intramuscular ou subcutânea).[1,2,6]

Não existem evidências científicas que confirmem o benefício do uso de anti-inflamatórios não hormonais, antidepressivos, benzodiazepínicos, anticonvulsivantes, corticosteroides, piracetam ou sulfato de magnésio no tratamento da dor vaso-oclusiva.[2]

Além da analgesia, devemos oferecer tratamento de suporte:
- Manter paciente aquecido.
- Hidratação (não hiper-hidratar).
- Espirometria de incentivo.
- Psicoterapia.

Em caso de dor intratável e Hb < 2 g/dL com relação ao Hb basal ou associada a outras complicações como STA e AVC, pode-se optar por transfusão de concentrado de hemácias 10 mL/kg em 2 horas ou transfusão de troca.[1,2,4,6,10]

Diagnósticos diferenciais[4]

- Osteomielite: a CVO pode ser facilmente confundida com a osteomielite, já que as duas entidades podem apresentar sinais flogísticos. Quando a dor for localizada em uma região óssea específica, ou dor intratável por mais de 72 horas e febre, devemos solicitar exames complementares como ultrassonografia, radiografia da área acometida ou o padrão-ouro, ressonância magnética. A *Salmonella* é um agente comum em paciente falciforme.
- As dores agudas em região abdominal também deverão ser diferenciadas das causas de abdome agudo, quando suspeitadas.

Sequestro esplênico

No sequestro esplênico ocorre aprisionamento das hemácias falcizadas na circulação esplênica, causando aumento importante do baço, queda abrupta da hemoglobina e reticulocitose, podendo levar à cor anêmica e ao óbito.

É a segunda causa de mortalidade em pacientes menores de dois anos e tem maior incidência entre 6 meses e 3 anos de vida.[2]

Tratamento

Transfusão de concentrado de hemácias 5 mL/kg em 2 horas; cuidado: a transfusão promove liberação da hemácia pelo baço, aumentando o Hb para > 12 g/dL e levando à hiperviscosidade e vaso-oclusão.[1,2]

A regressão do baço ocorre de forma gradativa, podendo ser repetida a transfusão de acordo com a evolução do paciente.[2]

Existem grandes chances de recidiva com risco aumentado de óbito; portanto, deverá ser indicada esplenectomia eletiva após resolução do quadro agudo.[2]

Acidente vascular cerebral

O acidente vascular cerebral (AVC) é a complicação aguda mais temida na doença falciforme. Em geral, o AVC é isquêmico e é mais comum nos paciente HbSS.

O quadro clínico pode ser focal com hemiparesias, afasias, alteração de campo visual e hemiparesias, mas também pode se manifestar de forma mais generalizada com convulsões e síncopes.[7]

Tratamento

Frente a uma suspeita de AVC, deve-se prescrever prontamente terapia transfusional para reduzir a HbS e diminuir a isquemia.[5]

Transfusão de concentrado de hemácias filtradas e fenotipadas:

- Transfusão simples se Hb < 10 g/dL: 10 mL/kg em 2 horas.
- Transfusão de troca se Hb > 11 g/dL e/ou Ht > 30% para evitar viscosidade sanguínea

Esquema de transfusão de troca – necessários dois acessos venosos de grosso calibre:[4]

- Primeira fase: retirar lentamente de 10 mL/kg de sangue do paciente. Em outro acesso, infundir 10 mL/kg de SF 0,9% em 1 hora.
- Segunda fase: retirar lentamente 10 mL/kg de sangue do paciente. Em outro acesso, infundir 10 mL/kg de concentrado de hemácias filtradas e fenotipadas em 2 horas.
- Terceira fase: retirada lenta de 10 mL/kg de sangue do paciente. Em outro acesso, infundir 10 mL/kg de SF 0,9% em 1 hora.

Após ter sido realizada a terapia transfusional, é necessário realizar exames de imagem (tomografia cerebral, ressonância magnética e, quando necessário, angiorressonância), além do acompanhamento concomitante com a equipe de neurologia.

A recuperação completa pode acontecer em alguns casos; no entanto, são frequentes sequelas intelectuais e neurológicas.

É de imprescindível importância, após quadro agudo, o paciente ser mantido em regime de transfusão crônica de concentrado de hemácias a cada 3-4 semanas, com o objetivo de manter o HbS < 30%, prevenindo novos quadros de isquemia cerebral por tempo indeterminado.[7,13]

Priapismo

Apesar de pouco falado, o priapismo é uma complicação aguda frequente no paciente com doença falciforme. É mais prevalente na puberdade e se define como uma ereção peniana prolongada e dolorosa por mais de 4 horas não relacionada a estímulo sexual. Pode ser desencadeado pela desidratação, frio, febre, uso de álcool, drogas ilícitas como maconha e cocaína, além de psicotrópicos.

Ocorre isquemia dos corpos cavernosos e pode levar a alterações irreversíveis.[1,2,10]

Tratamento

O tratamento varia de acordo com o tempo de evolução do priapismo:[11]

- 0 a 2 horas de evolução: tratamento domiciliar: exercícios, estimular a micção, hidratação via oral e analgesia.
- 2 a 4 horas de evolução: hidratação e analgesia endovenosa, oxigenioterapia e ansiolíticos.
- 4 até 12 horas de evolução: realizar aspiração intracavernosa de sangue e irrigação com agonista adrenérgico, podendo ser repetido se necessário.
- Mais de 12 horas de evolução: avaliação cirúrgica para realização de comunicação venosa – *shunt*.

Referências bibliográficas

1. Anvisa – MS-BR. Manual de diagnóstico e tratamento de doenças falciformes/Manual of diagnosis and treatment of sickle cell disease. Coleciona SUS 2002; Brasília: BR1758. 1. BR1758. 1; 616.15, B823m: 142.
2. Braga JAP, et al. Hematologia e Hemoterapia Pediátrica. São Paulo: Soc Bras Ped; 2014.
3. Fonseca PBB, Farhat CK, Succi RCM, Machado AMO, Braga JAP. Penicillin Resistance in Nasopharyngeal *Streptococcus pneumonia* among Children with Sickle Cell Disease Immunized with 7-Valent Pneumococcal Conjugate Vaccine. W J of Vaccines. 2013; 3:25-31.
4. Fonseca PBB, Ivanlovick DT. Hematologia Pediátricas Diretrizes assistenciais. Manual de Condutas e Rotinas. São Paulo: HIDV; 2013.

5. Lee MT, et al. Stroke Prevention Trial in Sickle Cell Anemia (STOP): extended follow-up and final results. Blood J. 2006; 108(3):847-52.

6. Ministério da saúde (Brasil). Relatório de recomendação da Comissão Nacional de Incorporação de Tecnologias em Saúde – CONITEC. Protocolo clínico e diretrizes Terapêuticas Anemia Falciforme; 2016.

7. Miller ST, et al. Impact of chronic transfusion on incidence of pain and acute chest syndrome during the Stroke Prevention Trial (STOP) in sickle-cell anemia. J Pediatr 2001; 139(6):785-9.

8. Platt OS, Brambilla DJ, et al. Mortality in sickle cell disease. Life expectancy and risk factors for early death. N Engl J Med. 1994; 330(23):1639-44.

9. Stuart MJ, Nagel RJ. Sickle-cell disease. Lancet. 2004; 364(9442):1343-60.

10. Stuart O, Nathan D, Ginsburg D, Look AT, Fisher D, Lux S. Nathan and Oski's Hematology of Infancy and Childhood. 7 ed. Philadelphia: Saunders; 2008.

11. Vicari PF. Priapismo na doença falciforme. Rev bras hematol hemoter. 2007; 29(3):275-8.

12. Vicari P, Barretto AM, Figueiredo MS. Effects of hydroxyurea in a population of Brazilian patients with sickle cell anemia. Am J Hematol. 2005; 78(3):243-4.

13. Vickinsky EP, Styles A, Colangelo LH, Wright EC, Castro O, Nickerson B. Acute Chest Syndrome in Sickle Cell Disease: Clinical Presentation and Course. Blood J. 1997; 1787-92.

14. Yawn BP, et al. Management of sickle cell disease: summary of the 2014 evidence-based report by expert panel members. JAMA. 2014; 312(10):1033-48.

67 TROMBOCITOPENIA IMUNE PRIMÁRIA

Marília Alves Ansaloni
Renata Dudnick de Lima Mauro

INTRODUÇÃO

A trombocitopenia imune primária (PTI) é uma doença autoimune adquirida e geralmente benigna em que a contagem plaquetária se encontra abaixo de 100.000/mm³.[2]

Comumente precede um quadro de infecção viral ou vacinação com vírus vivo atenuado e ocorre em criança previamente hígida; no entanto, pode ser secundária a infecção (HPV, HIV, hepatites e *H. pylori*), doenças autoimunes (lúpus eritematoso sistêmico, artrite reumatoide), doenças linfoproliferativas, pós-transplante (hepático) e drogas.[1,2,8]

Em crianças que apresentam a PTI, 80% têm remissão espontânea do quadro em 6 meses e 20-50% apresentam remissão em 4 anos.[1]

CLASSIFICAÇÃO[2]

- Aguda (recente): plaquetopenia (< 100.000/mm³) há menos de 3 meses;
- Persistente: ausência de remissão ou resposta ao tratamento no período de 3 a 12 meses após o diagnóstico;
- Crônica: plaquetopenia mantida após 12 meses do diagnóstico.

FISIOPATOLOGIA

A destruição plaquetária é mediada por autoanticorpos dirigidos a glicoproteínas da membrana plaquetária que, ao passarem pelo baço, são fagocitados pelos macrófagos por meio dos receptores Fcγ, levando à diminuição do número de plaquetas periféricas.[2,8]

QUADRO CLÍNICO

Trombocitopenia com aparecimento súbito de petéquias e hematomas, podendo se apresentar com sangramento de mucosa (epistaxe, gengivorragia, sangramento do trato gastrointestinal e hematúria) em casos mais graves.[2,8]

A PTI aguda é mais comum em crianças menores de 10 anos e geralmente abre o quadro com trombocitopenias menores de 50.000/mm,³ sendo comuns dosagens plaquetárias menores que 10.000/mm;³ já a crônica atinge os maiores de 10 anos e tem início mais insidioso, com plaquetas entre 50 e 100.000/mm³.[1]

O valor crítico de plaquetas para complicações hemorrágicas estabelecido pela literatura foi de menores que 20.000/mm,³ em que ocorre risco aumentado de sangramento grau 3 (mucosa, sem necessidade de tratamento) e grau 4 (grave de mucosa ou sangramento interno).[7]

PRINCIPAIS DIAGNÓSTICOS DIFERENCIAIS

Os diagnósticos diferenciais devem ser feitos com as patologias que levam a trombocitemias, como:
- Leucemia aguda: na maioria dos casos não cursa com trombocitopenia isolada. Geralmente o paciente apresenta febre, hepatoesplenomegalia, adenomegalias, outras alterações hematológicas além de dor óssea ou articular, emagrecimento e queda do estado geral.[1,2,6]

TROMBOCITOPENIA IMUNE PRIMÁRIA

- Aplasias congênitas ou adquiridas: podem se apresentar inicialmente apenas com diminuição de plaquetas, porém podem estar associadas a outras citopenias e comumente apresentam volume corpuscular médio aumentado ao hemograma.[2,6]
- Plaquetopatias congênitas: geralmente apresentam um familiar com história de plaquetopenia.
- Doença de Von Willebrand tipo IIb: associação de trombocitopenia e alteração na agregação plaquetária, levando a sangramentos.[5]

DIAGNÓSTICO LABORATORIAL[2]

- Hemograma: trombocitopenia < 100.000 mm,[3] sem demais alterações hematológicas.
- Esfregaço periférico: importante para diferenciar a PTI das plaquetopenias hereditárias.
- Mielograma: faz-se necessário para diagnóstico diferencial quando a presença de plaquetopenia está associada a anemia e neutropenia, ou ainda, associada a quadro clínico atípico. Deve-se sempre realizá-lo antes de iniciar o tratamento com corticoterapia.
- Dosagem de anticorpo antiplaquetário: positivo.

TRATAMENTO

O objetivo de tratar a plaquetopenia da PTI é diminuir o risco de sangramentos graves, principalmente sangramentos de sistema nervoso central e melhorar a qualidade de vida dos pacientes portadores.[4]

A maioria das crianças cursa sem sangramentos ou com sangramentos leves, independente do uso ou não de medicações ao diagnóstico. A decisão de tratamento deve levar em conta o estilo de vida do paciente e deve ser tomada em conjunto com a família quando possível.[7]

Recomenda-se iniciar tratamento em pacientes que apresentem plaquetas menores que 20.000 mm[3] na presença de sangramentos de mucosa ou no difícil acesso ao atendimento médico.[7]

Considera-se falha de tratamento quando o número de plaquetas pós-tratamento é menor que 30.000 mm[3] em duas medidas diferentes, ou quando o aumento das plaquetas é menor que o dobro do valor basal.[1,2]

Tratamento inicial de primeira linha em pediatria
Imunoglobulina humana

Dose: 0,8-1,0 g/kg, endovenosa, dose única.

A resposta medicamentosa inicia em 1 a 3 dias e o pico de ação varia de 2 a 7 dias. As plaquetas voltam a cair em média após 2 a 6 semanas da infusão da medicação.

Os principais efeitos colaterais são cefaleia e febre, podendo ainda ocorrer calafrios, náuseas e vômitos.[4]

Metilprednisolona pulsoterapia

Dose: 30 mg/kg/dia, endovenosa, por 3 dias.[6]

Prednisolona

Dose tradicional: 1-2 mg/kg/dia (máximo 60-80 mg) por 14 dias ou 4 mg/kg/dia por 3-4 dias.[7]

O início da resposta começa em 4 a 14 dias e o pico de ação varia de 7 a 28 dias.[6]

O corticoide possui uma gama de efeitos colaterais, como: aumento de peso, aumento da pressão arterial, irritação gástrica, edema, alteração de humor, hiperglicemia e sangramentos do trato gastrointestinal.[1]

Imunoglobulina anti-D

Dose: 50-75 mcg/kg, endovenosa ou subcutânea.

Pode ser utilizada como primeira linha no tratamento em pacientes Rh-positivos ou em pacientes não esplenectomizados.[7]

Esplenectomia na urgência

Pode ser necessária em pacientes com situação de risco de morte que não apresentam melhora após imunoglobulina humana, corticoide e transfusão de plaquetas.[4]

Opções terapêuticas

Para pacientes portadores de PTI com plaquetas < 20.000/mm[3], com sangramentos frequentes que atrapalham a qualidade de vida ou que limitam alguma atividade dos mesmos, deverá ser considerado tratamento complementar.[7]

Rituximab (anti-CD20)

Anticorpo monoclonal contra antígenos presentes em linfócitos B: 375 mg/m[2], EV, 1× por semana por 4 semanas (1ª infusão em 6 horas; demais em 4 horas, exceto em reação infusional anterior). As contraindicações com relação ao seu uso são: infecção ativa grave, hipersensibilidade ou cardiopatia grave não controlada.[4]

Esplenectomia

A indicação de esplenectomia deve levar em conta a qualidade de vida da criança e é indicada em pacientes com PTI crônica ou persistente que apresentam sangramentos importantes ou que não apresentam resposta satisfatória ao tratamento medicamentoso.[1,7]

Novas terapêuticas

Foi aprovado pela Anvisa em 2017 o uso do eltrombopag (agonista do receptor de trombopoetina que estimula os precursores megacariocíticos) em pacientes pediátricos acima de 6 anos com PTI que tiveram resposta imune insuficiente a corticosteroides, imunoglobulinas ou esplenectomia. A dose inicial é de 50 mg, 1× ao dia, VO (pacientes asiáticos ou com insuficiência hepática – 25 mg 1× ao dia).[3]

Referências bibliográficas

1. Associação Médica Brasileira, Braga JAP, Loggetto SRG, Hoepers ATD, Bernado WB, Medeiros L, et al. Guidelines on the diagnosis of primary immune thrombocytopenia in children and adolescents. São Paulo: Associação Brasileira de Hematologia, Hemoterapia e Terapia Celular; 2012.
2. Braga JAP, et al.Hematologia e Hemoterapia Pediátrica. São Paulo: Soc Bras Ped; 2014.
3. BRASIL. Ministério da Saúde. Relatório de recomendação da Comissão Nacional de Incorporação de Tecnologias em Saúde – CONITEC. Eltrombopague olamina no tratamento da púrpura trombocitopênica idiopática (PTI); 2018.
4. Fonseca PBB, Ivanlovick DT. Hematologia Pediátrica Diretrizes assistenciais Manual de Condutas e Rotinas. São Paulo: HIDV; 2013.
5. Gresele P. Diagnosis of inherited platelet function disorders: guidance from the SSC of the ISTH. J Thromb Haemost. 2015; 13:314-22.
6. Ministério da saúde. Portaria nº 1316. Protocolo clínico e diretrizes terapêuticas da púrpura trombocitopênica idiopática. Projeto diretrizes: Brasília (DF); 2013.
7. Neunert C, Lim W, Crowther M, Cohen A, Solberg Jr L, Crowther MA. The American Society of Hematology 2011 evidence-based practice guideline for immune thrombocytopenia. Blood. 2011; 117:4190-207.
8. Stuart O, Nathan D, Ginsburg D, Look AT, Fisher D, Lux S. Nathan and Oski's Hematology of Infancy and Childhood. 7 ed. Philadelphia: Saunders; 2008.

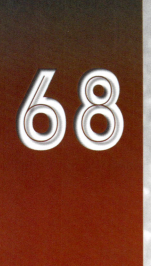

68 HEMOCOMPONENTES E REAÇÕES TRANSFUSIONAIS

Marília Alves Ansaloni
Renata Dudnick de Lima Mauro

■ INTRODUÇÃO

Iniciaremos com um breve resumo sobre os hemocomponentes e suas indicações.

■ CONCENTRADO DE HEMÁCIAS (CH)

São os eritrócitos que permanecem na bolsa, após a centrifugação e o plasma extraído para uma bolsa-satélite. Os concentrados de hemácias devem ter hematócrito entre 50 e 80%, conforme a substância preservadora. Sobrevida conforme solução preservativa: 21 dias (CPD), 35 dias (CPDA-1) a 42 dias (SAG-Manitol). Volume aproximado: 280 mL ± 50 mL. Indicação criteriosa e individual: fator determinante é o estado hemodinâmico do paciente. Aumento da massa eritrocitária em anemias sintomáticas. Situações especiais (evitar transfusão):

- Anemia por perda sanguínea crônica, responde bem ao ferro (oral ou parenteral).
- Anemia por insuficiência renal crônica, responde à eritropoetina.
- Anemia hemolítica constitucional (doença falciforme, talassemias etc.), não valorizar somente os valores de Hb e Ht.
- Anemia hemolítica autoimune em geral não se encontra CH-compatível e todo sangue transfundido corre risco de ser hemolisado. Indicada imunossupressão (corticoterapia) imediata. Transfusão somente em risco de morte, com CH filtrados e fracionados.[2]

Concentrado de hemácias lavadas

São os eritrócitos obtidos após a retirada do plasma e de cerca de 80% dos leucócitos. É utilizado quando há necessidade de prevenir reações a proteínas plasmáticas.

Concentrado de hemácias filtradas (CHF)

São os eritrócitos obtidos após a retirada de aproximadamente 99,9% dos leucócitos, com a utilização de filtros de leucorredução. É utilizado quando há necessidade de prevenir reações a componentes leucocitários.[1] Pode ser indicado após 2º episódio de reação transfusional febril não hemolítica (RTFNH) para diminuir a possibilidade de aloimunização a antígenos leucocitários e do sistema HLA e na profilaxia da contaminação por CMV em imunossuprimidos CMV-negativos.

Concentrado de hemácias irradiadas

Para reduzir o risco de doença do enxerto contra hospedeiro (DECH) deve-se irradiar os hemocomponentes celulares que se destinam a:

- Transfusão intrauterina.
- Exosanguineotransfusão, obrigatoriamente, quando houver transfusão intrauterina prévia.
- Recém-nascidos prematuros (inferior a 28 semanas) e/ou de baixo peso (1.200 g).
- Portadores de imunodeficiências congênitas graves.

- Pós-transplante de medula óssea autólogo ou alogênico.
- Pós-transplante com células de cordão umbilical.
- Pacientes tratados com análogos da purina, fludarabina, cladribine, deoxicoformicina.
- Receptor de transplante de coração ou pulmão.
- Portadores de linfomas, leucemia mieloide aguda e anemia aplástica em uso de imunossupressor.
- Quando o receptor for parente de primeiro grau com o doador.[2]

PLASMA FRESCO (PF)

É o plasma separado de uma unidade de sangue total por centrifugação e totalmente congelado até 8 horas depois da coleta, o qual mantém preservados os fatores de coagulação, inclusive os lábeis, além de outras proteínas plasmáticas. Terapia de reposição em pacientes com sangramento ou que serão submetidos a procedimento invasivo, ou quando fatores específicos da coagulação não são disponíveis, incluindo, mas não limitados a antitrombina III, deficiência de proteína C, ou S, FII, FV, FX e FXI, quando tempo de protrombina (PT) e/ou tempo de tromboplastina parcial (TTPA) = 1,5× o valor do controle para a idade em pacientes com sangramento ou que serão submetidos a procedimento invasivo, ou ainda durante plasmaférese terapêutica, quando há indicação de PFC, e também pode ser utilizada para reversão do varfarina em situações de emergência, tais como antes de procedimentos invasivos com sangramento ativo.

CONCENTRADO DE PLAQUETAS (CP)

O concentrado de plaquetas é uma suspensão de plaquetas em plasma, preparado mediante dupla centrifugação de uma unidade de sangue total. O CP unitário obtido a partir do sangue total contém aproximadamente $5,5 \times 1.010$ plaquetas em 50-60 mL de plasma. Já as unidades obtidas por aférese contêm, pelo menos, 3,0.

A contagem de plaquetas do RN é a mesma da criança e do adulto. O RN a termo dificilmente sangra se plaquetas > 20.000; já o RNPT necessita de um parâmetro mais alto, especialmente nos primeiros dias de vida, quando é maior o risco de hemorragia periventricular. Em geral, o número de plaquetas > 50.000 é considerado hemostático, a menos que o paciente apresente alguma doença de base.[2]

Concentrado de plaquetas lavadas

É o concentrado de plaquetas obtido por meio da retirada do plasma. É utilizado quando há necessidade de prevenir reações a proteínas plasmáticas.

Concentrado de plaquetas filtradas

É o concentrado de plaquetas das quais foram retirados, por filtração, mais de 99,9% dos leucócitos originalmente presentes nos componentes.

Concentrado de plaquetas irradiadas

Seguem as mesmas indicações para concentrado de hemácias irradiados, além de receptor de concentrado de plaquetas HLA compatíveis.

CRIOPRECIPITADO

É a parte insolúvel do plasma, obtido por meio do método de congelamento rápido, descongelamento e centrifugação do plasma. É rico em fator VIII:C (atividade pró-coagulante), fator VIII:Vwf (fator Von Willebrand), fibrinogênio, fator XIII e fibronectina. Indicações:
- Hipofibrinogenemia congênita ou adquirida (< 100 mg/dL).
- Disfibrinogenemia.
- Deficiência de fator VIII.
- Transfusões maciças.
- Coagulação intravascular disseminada (CID).
- Deficiências congênitas (doença de Von Willebrand na falta do fator específico).

Dose: cada unidade aumentará o fibrinogênio em 5-10 mg/dL em um adulto médio, na ausência de grandes sangramentos ou de consumo excessivo de fibrinogênio. Cuidados especiais:
- Deve-se ter cuidado na administração de grandes quantidades de crioprecipitado, devendo-se monitorizar os níveis de fibrinogênio (do paciente), devido ao risco de tromboembolismo.
- Atualmente existem produtos industrializados específicos para a deficiência de fator VIII (hemofilia A) e fator VIII:vW (doença de Von Willebrand).

REAÇÕES TRANSFUSIONAIS

Conceito

A reação transfusional pode ser definida como um efeito ou resposta indesejável observado em uma pessoa, associado temporalmente com a administração de sangue ou hemocomponente. Pode ser o resultado de um incidente do ciclo do sangue ou da

HEMOCOMPONENTES E REAÇÕES TRANSFUSIONAIS

interação entre um receptor e o sangue ou hemocomponente, um produto biologicamente ativo.[1]

A administração de sangue e de hemocomponentes exige dos profissionais de saúde envolvidos o conhecimento de técnicas corretas e a capacidade de identificação de potenciais eventos adversos.[3]

A experiência do quase erro é tão grave quanto a do erro. Atitudes incorretas e pequenas falhas comuns no dia a dia são indicativas de que um erro maior pode estar prestes a acontecer.

Podemos prevenir erros garantindo que os hemocomponentes foram corretamente conferidos e instalados no paciente com a devida indicação e prescrição.

A reação transfusional pode ser classificada quanto:

1. Ao tempo de ocorrência (Tabela 68.1);
2. À gravidade (Tabela 68.2);
3. À correlação com a transfusão (Tabela 68.3).

O sistema nacional de hemovigilância adota, para fins de notificação, os seguintes diagnósticos de reações transfusionais:[1]

1. Reação febril não hemolítica – RFNH;
2. Reação alérgica – ALG;
3. Reação por contaminação bacteriana – CB;
4. Transmissão de doença infecciosa – DT;
5. Reação hemolítica aguda imunológica – RHAI;
6. Lesão pulmonar aguda relacionada à transfusão – TRALI;
7. Reação hemolítica aguda não imune – RHANI;
8. Reação hipotensiva relacionada à transfusão – HIPOT;

TABELA 68.1. Reação transfusional de acordo com o aparecimento do quadro clínico e laboratorial

Classificação	Definição
Imediata	Ocorrência da RT durante a transfusão ou até 24 horas após seu início
Tardia	Ocorrência da RT após 24 horas do início da transfusão

TABELA 68.2. Reação transfusional de acordo com a gravidade

Classificação	Definição
Grau 1 – leve	Ausência de risco à vida. Poderá ser requerida intervenção médica, mas a sua falta não resulta em danos permanentes ou em comprometimento de um órgão ou função
Grau 2 – moderada	Morbidade em longo prazo. Em consequência da reação transfusional houve: • Necessidade de hospitalização ou prolongamento desta e/ou • Deficiência ou incapacidade persistente ou significativa e/ou • Necessidade de intervenção médica ou cirúrgica para evitar danos permanentes ou comprometimento de um órgão ou função
Grau 3 – grave	Ameaça imediata à vida em consequência da reação transfusional, sem óbito atribuído à transfusão. Intervenção médica exigida para evitar a morte
Grau 4 – óbito	Óbito atribuído à transfusão

TABELA 68.3. Reação transfusional de acordo com a correlação com a transfusão

Correlação	Descrição
Confirmada	Quando a investigação concluiu que há evidências claras (quadro clínico, laboratorial, vínculo temporal) sem qualquer dúvida acerca da correlação com a transfusão
Provável	Quando a investigação já concluída ou ainda em curso apresenta evidências (quadro clínico, laboratorial, vínculo temporal) que indicam correlação com a transfusão, mas há dúvida para sua confirmação
Possível	Quando a investigação já concluída ou ainda em curso apresenta evidências (quadro clínico, laboratorial, vínculo temporal) que indicam correlação dos sinais e sintomas com outras causas, mas a correlação com a transfusão não pode ser descartada
Improvável	Quando a investigação já concluída ou ainda em curso apresenta evidências (quadro clínico, laboratorial, vínculo temporal) que indicam correlação do evento adverso a outra(s) causa(s), mas há dúvida para sua exclusão
Descartada	Quando a investigação já concluída ou ainda em curso apresenta evidências (quadro clínico, laboratorial, vínculo temporal) que indicam claramente a correlação do evento adverso a outra(s) causa(s) e não à transfusão
Inconclusiva	Quando a investigação já concluída não encontrou evidências (quadro clínico, laboratorial, vínculo temporal) suficientes para confirmar ou descartar a correlação com a transfusão

TABELA 68.4. RFNH de acordo com a correlação com a transfusão

Tipo de correlação	Critérios
Confirmado	Ausência de outras causas que possam explicar os sinais e sintomas descritos na definição de caso, tais como contaminação bacteriana, reação hemolítica ou outra condição subjacente
Provável	Quando a investigação, já concluída ou ainda em curso, apresenta evidências (quadro clínico/laboratorial e vínculo temporal) que indicam a correlação com a transfusão, mas há outras causas que podem explicar os sinais e sintomas descritos na definição e caso
Possível	Quando a investigação, já concluída ou ainda em curso, apresenta evidências (quadro clínico/laboratorial, evolução e vínculo temporal) que indicam a correlação dos sinais e sintomas descritos na definição de caso a outras causas, mas a correlação com a transfusão não pode ser descartada
Improvável	Quando a investigação, já concluída ou ainda em curso, apresenta evidências claras (quadro clínico/laboratorial, evolução e vínculo temporal) que indicam a correlação do evento adverso a outra(s) causa(s), mas a correlação com a transfusão não pode ser descartada
Inconclusivo	Não há evidências (quadro clínico/laboratorial, evolução) suficientes para confirmar ou descartar a correlação com a transfusão
Descartada	Quando a investigação já concluída apresenta evidências (quadro clínico/laboratorial, evolução e vínculo temporal) que indicam claramente a correlação do evento adverso a outra(s) causa(s), como uma contaminação bacteriana, ou outras reações, ou ainda à doença de base

TABELA 68.5. Reação alérgica de acordo com a correlação com a transfusão

Tipo de correlação	Critérios
Confirmado	Quando não há evidência de outras causas (ambientais, alimentares ou medicamentosas) que expliquem os sintomas descritos na definição de caso
Provável	Há outras causas (ambientais, alimentares ou medicamentosas) que poderiam explicar os sintomas descritos na definição de caso, mas a transfusão é a causa mais provável
Possível	Há evidências de outras causas (ambientais, alimentares ou medicamentosas) que expliquem os sintomas descritos na definição de caso, mas a correlação com a transfusão não pode ser descartada
Improvável	Há evidências claras a favor de outras causas (ambientais, alimentares ou medicamentosas) que não a transfusão, mas a correlação com a transfusão não pode ser descartada
Inconclusiva	A relação entre o evento adverso e a transfusão é desconhecida ou não definida
Descartada	Há evidências que indicam claramente a correlação do evento adverso a outra(s) causa(s) (ambiental, alimentar ou medicamentosa)

9. Sobrecarga circulatória associada à transfusão – SC/TACO;
10. Dispneia associada à transfusão – DAT;
11. Doença do enxerto contra hospedeiro pós-transfusional – DECH(GVHD);
12. Reação hemolítica tardia – RHT;
13. Aloimunização/aparecimento de anticorpos irregulares – ALO/PAI;
14. Púrpura pós-transfusional – PPT;
15. Dor aguda relacionada à transfusão – DA;
16. Hemossiderose com comprometimento de órgãos – HEMOS;
17. Distúrbios metabólicos – DM;
18. Outras reações imediatas – OI;
19. Outras reações tardias – OT.

Reação febril não hemolítica

Presença de febre (temperatura $\geq 38\ °C$) com aumento de pelo menos $1\ °C$ com relação ao valor pré-transfusional; e/ou tremores e calafrios, durante a transfusão ou até quatro horas após; e ausência de outras causas, tais como contaminação bacteriana, reação hemolítica ou outra condição subjacente. Podem ocorrer náuseas, vômitos e cefaleia (Tabela 68.4). Os sintomas podem ceder espontaneamente.

Reação alérgica

Consiste no aparecimento de reação de hipersensibilidade (alergia) durante a transfusão ou até quatro horas após (Tabela 68.5). O caso confirmado

TABELA 68.6. Reação por contaminação bacteriana de acordo com a correlação com a transfusão

Tipo de correlação	Critérios
Confirmado	Uma ou mais das seguintes evidências: • Bactéria no produto transfundido • Bactéria no doador no período da doação • Bactéria em outro hemocomponente proveniente da mesma doação (cocomponente) • Bactéria em receptor de outro hemocomponente proveniente da mesma doação (co-componente) E • Presença da mesma bactéria no sangue do receptor E • Evidência de que o receptor não estava infectado com a mesma bactéria antes da transfusão E • Nenhuma outra evidência de contaminação do receptor pela mesma bactéria por outro meio que não a transfusão
Provável	Uma ou mais das seguintes evidências: • Bactéria no produto transfundido • Bactéria no doador no período da doação • Bactéria em outro hemocomponente proveniente da mesma doação (co-componente) • Bactéria em receptor de outro hemocomponente proveniente da mesma doação (co-componente) E • Presença da mesma bactéria no sangue do receptor E • Evidência de que o receptor não estava infectado com a mesma bactéria antes da transfusão OU • Nenhuma outra evidência de contaminação do receptor pela mesma bactéria por outro meio que não a transfusão
Possível	• Presença de bactéria no sangue do receptor E • Sinais e sintomas de sepse sem outra causa E • Não realização da cultura do hemocomponente E • Exclusão de contaminação da amostra de sangue ou de contaminação laboratorial
Improvável	Evidências claras a favor de outras causas de contaminação que não a transfusão, mas a correlação com a transfusão não pode ser descartada
Inconclusivo	A relação entre a reação e a transfusão é desconhecida ou não estabelecida
Descartada	Há evidências que indicam claramente a correlação do evento adverso a outra causa

deve apresentar dois ou mais dos seguintes sinais e sintomas:

- Pápulas;
- Prurido;
- Urticária;
- Edema labial, de língua e de úvula ou periorbital/conjuntival;
- Tosse, rouquidão.

Na reação anafilática – caso grave da reação alérgica –, os sinais e sintomas ocorrem rapidamente, em poucos segundos ou minutos após o início da transfusão. Observam-se, obrigatoriamente, distúrbios respiratórios e os sintomas abaixo:

- Edema de laringe;
- Cianose;
- Insuficiência respiratória;
- Broncoespasmo;
- Estridor respiratório.

Podem ocorrer também: ansiedade, taquicardia, perda da consciência, hipotensão arterial e choque.

Reação por contaminação bacteriana

Presença do micro-organismo no hemocomponente transfundido ou em outro hemocomponente proveniente da mesma doação (co-componente); e presença do mesmo micro-organismo no sangue do receptor, ainda que sem sintomatologia clínica; e/ou presença de febre (temperatura ≥ 38 °C) com aumento de pelo menos 2 °C com relação ao valor pré-transfusional durante a transfusão ou até 24 horas após, sem evidência de infecção prévia (Tabela 68.6).

É comum a ocorrência de alguns dos seguintes sinais e sintomas:

- Tremores;
- Calafrios;
- Hipotensão arterial;
- Taquicardia;
- Dispneia;
- Náusea, vômitos;
- Choque.

TABELA 68.7. Transmissão de outras doenças infecciosas de acordo com a correlação com a transfusão

Tipo de correlação	Critérios
Confirmado	Um ou mais dos seguintes critérios: • Evidência do agente infeccioso no hemocomponente transfundido • Evidência do agente infeccioso no doador no momento da doação • Evidência do agente infeccioso em outro hemocomponente oriundo da mesma doação (co-componente) • Evidência do agente infeccioso em outro receptor de hemocomponente oriundo da mesma doação E • Evidência de que o receptor não apresentava infecção pelo agente infeccioso antes da transfusão E • Ausência de outra exposição potencial do receptor ao agente infeccioso
Provável	Um ou mais dos seguintes critérios: • Evidência do agente infeccioso no hemocomponente transfundido • Evidência do agente infeccioso no doador no momento da doação • Evidência do agente infeccioso em outro hemocomponente oriundo da mesma doação (co-componente) • Evidência do agente infeccioso em outro receptor de hemocomponente oriundo da mesma doação E • Evidência de que o receptor não apresentava infecção pelo agente infeccioso antes da transfusão OU • Ausência de outra exposição potencial do receptor ao agente infeccioso
Possível	Quando a investigação já concluída, ou ainda em curso, apresenta evidências (quadro clínico/laboratorial, evolução e vínculo temporal) que indicam a correlação dos sinais e sintomas a outras causas, mas a correlação com a transfusão não pode ser descartada
Improvável	• Evidência laboratorial de que o receptor estava infectado pelo agente infeccioso antes da transfusão OU • Evidência claramente a favor de outra fonte, mas a transfusão não pode ser descartada
Inconclusivo	Quando a investigação já concluída não encontrou evidências (quadro clínico/laboratorial, evolução e vínculo temporal) suficientes para confirmar ou descartar a correlação com a transfusão
Descartado	Todos os seguintes (quando aplicável): • Evidência de que o hemocomponente transfundido estava isento do agente infeccioso no momento da transfusão • Evidência de que o doador estava isento do agente infeccioso no momento da doação • Evidência de que outros hemocomponentes oriundos da mesma doação estavam isentos do agente infeccioso • Evidência de que outros receptores de hemocomponentes oriundos da mesma doação ficaram isentos do agente infeccioso OU • Evidência claramente a favor de outra fonte que não a transfusão

Transmissão de outras doenças infecciosas

O receptor apresenta infecção pós-transfusional (vírus, parasitas ou outros agentes infecciosos, exceto bactérias), sem evidência da existência dessa infecção antes da transfusão; e ausência de uma fonte alternativa da infecção; e doador de hemocomponente transfundido no receptor apresenta evidência da mesma infecção; ou hemocomponente transfundido no receptor apresenta evidências do mesmo agente infeccioso (Tabela 68.7).

Reação hemolítica aguda imunológica

Reação caracterizada por uma rápida destruição de eritrócitos durante a transfusão ou até 24 horas após, por incompatibilidade ABO ou de outro sistema eritrocitário (Tabela 68.8).

Presença de qualquer um dos seguintes sinais e sintomas:

- Ansiedade;
- Agitação;
- Sensação de morte iminente;
- Tremores/calafrios;
- Rubor facial;
- Febre;
- Dor no local da venopunção;
- Dor abdominal, lombar e em flancos;
- Hipotensão arterial;
- Epistaxe;
- Oligúria/anúria, insuficiência renal;
- Coagulação intravascular disseminada (CIVD);
- Sangramento no local da venopunção, choque;

E

- Teste de hemólise positivo na amostra do paciente;

E

Dois ou mais dos seguintes resultados:

- Teste de antiglobulina direto positivo para anti-IgG ou anti-C3;
- Teste de eluição positivo;
- Lactato desidrogenase elevada;
- Bilirrubina indireta elevada;

TABELA 68.8. Reação hemolítica aguda imunológica de acordo com a correlação com a transfusão

Tipo de correlação	Critérios
Confirmada	Comprovação laboratorial da incompatibilidade ABO ou de outros sistemas eritrocitários, conforme definição e caso OU Presença de hemólise aguda imunológica relacionada exclusivamente à transfusão
Provável	Evidências (quadro clínico/laboratorial e vínculo temporal) que indicam a correlação com a transfusão, mas há outras causas que podem explicar a hemólise aguda
Possível	Evidências (quadro clínico/laboratorial e vínculo temporal) que indicam a correlação da hemólise aguda com outras causas, mas a correlação com a transfusão não pode ser descartada
Improvável	Evidências claras a favor de outras causas de hemólise aguda, mas a correlação com a transfusão não pode ser descartada
Inconclusiva	A relação entre a reação e a transfusão é desconhecida ou não estabelecida
Descartada	Quando a investigação já concluída apresenta evidências (quadro clínico/laboratorial, evolução e vínculo temporal) que indicam claramente a correlação do evento adverso a outra(s) causa(s)

TABELA 68.9. TRALI de acordo com a correlação com a transfusão

Tipo de correlação	Critérios
Confirmada	Evidências claras da correlação com a transfusão, conforme definição de caso; E Ausência de outras causas ou fatores que possam explicar a lesão pulmonar
Provável	Evidências (quadro clínico/imagem/laboratorial e vínculo temporal) que indicam a correlação com transfusão, mas há outras causas que podem explicar a lesão pulmonar aguda, tais como: aspiração, pneumonia, inalação tóxica, contusão pulmonar, quase afogamento, sepse severa, politrauma, choque, queimadura, pancreatite aguda, *bypass* cardiopulmonar e overdose de drogas
Possível	Evidências (quadro clínico/imagem/laboratorial e vínculo temporal) de outras causas que explicam a lesão pulmonar aguda, mas a correlação com a transfusão não pode ser descartada. Exemplos de outras causas: aspiração, pneumonia, inalação tóxica, contusão pulmonar, quase afogamento, sepse severa, politrauma, choque, queimadura, pancreatite aguda, *bypass* cardiopulmonar e overdose de drogas
Improvável	Quando a investigação já concluída, ou ainda em curso, apresenta evidências claras (quadro clínico/laboratorial, evolução e vínculo temporal) que indicam a correlação do evento adverso a outra(s) causa(s), mas a correlação com a transfusão não pode ser descartada
Inconclusiva	Quando a investigação já concluída não encontrou evidências (quadro clínico/laboratorial, evolução e vínculo temporal) suficientes para confirmar ou descartar a correlação com a transfusão
Descartada	Quando a investigação já concluída apresenta evidências (quadro clínico/laboratorial, evolução e vínculo temporal) que indicam claramente a correlação do evento adverso a outra(s) causa(s)

- Queda de hemoglobina e hematócrito;
- Haptoglobina baixa;
- Hemoglobinúria;
- Fibrinogênio baixo ou hemoglobina livre aumentada.

Lesão pulmonar aguda relacionada à transfusão

Síndrome que se caracteriza por desconforto respiratório agudo que ocorre durante a transfusão ou até seis horas após sua realização, sem evidência anterior de lesão pulmonar; E exame de imagem de tórax apresentando infiltrado pulmonar bilateral sem evidência de sobrecarga circulatória; E hipoxemia com saturação de oxigênio < 90% em ar ambiente e/ou $PaO_2/FiO_2 < 300$ mmHg (Tabela 68.9).

Pode apresentar dispneia, febre, taquicardia, hipertensão/hipotensão arterial e cianose.

Reação hemolítica aguda não imune

Caracteriza-se por hemólise, durante a transfusão ou até 24 horas após, com ou sem sintomas clínicos significativos, sem evidência de causa imunológica; e presença de hemoglobina livre no plasma (hemoglobinemia) e/ou na urina (hemoglobinúria) (Tabela 68.10).

TABELA 68.10. Reação hemolítica aguda não imune de acordo com a correlação com a transfusão

Tipo de correlação	Critérios
Confirmado	Causa de hemólise aguda relacionada somente à transfusão sem evidências de causa imunológica
Provável	Há outras causas potenciais que poderiam explicar a hemólise aguda não imune, porém a transfusão é a causa mais provável
Possível	Outras causas de hemólise aguda não imune são possíveis, mas a transfusão não pode ser afastada
Improvável	Quando a investigação, já concluída ou ainda em curso, apresenta evidências (quadro clínico/laboratorial e vínculo temporal) que indicam a correlação do evento adverso a outra(s) causa(s), mas há dúvidas quanto à sua exclusão
Inconclusivo	Quando a investigação já concluída não encontrou evidências (quadro clínico/laboratorial/evolução e vínculo temporal) suficientes para confirmar ou descartar a correlação com a transfusão
Descartado	Quando a investigação já concluída apresenta evidências (quadro clínico/laboratorial, evolução e vínculo temporal) que indicam claramente a correlação do evento adverso a outra(s) causa(s)

TABELA 68.11. Reação hipotensiva relacionada à transfusão de acordo com a correlação com a transfusão

Tipo de correlação	Critérios
Confirmado	O quadro descrito na definição de caso ocorre em menos de 15 minutos após o início da transfusão E Responde rapidamente (em dez minutos) após a interrupção da transfusão e o tratamento de suporte E Exclusão de outras condições que expliquem a hipotensão
Provável	Instalação do quadro descrito na definição de caso entre 15 minutos após o início da transfusão e 1 hora após a sua interrupção OU O paciente não responde rapidamente (em dez minutos) à interrupção da transfusão e ao tratamento de suporte OU Há outras causas potenciais que podem explicar a hipotensão, porém a transfusão é a causa mais provável
Possível	Estão presentes outras condições que podem explicar a hipotensão arterial
Improvável	Quando a investigação, já concluída ou ainda em curso, apresenta evidências (quadro clínico/laboratorial e vínculo temporal) que indicam a correlação do evento adverso a outra(s) causa(s), mas há dúvidas quanto à sua exclusão
Inconclusivo	Quando a investigação já concluída não encontrou evidências (quadro clínico/laboratorial, evolução e vínculo temporal) suficientes para confirmar ou descartar a correlação com a transfusão
Descartada	Quando a investigação já concluída apresenta evidências (quadro clínico/laboratorial, evolução e vínculo temporal) que indicam claramente a correlação do evento adverso a outra(s) causa(s)

Reação hipotensiva relacionada à transfusão

Acima de 18 anos de idade: queda maior ou igual a 30 mmHg e aferição menor ou igual a 80 mmHg da pressão arterial sistólica, em até uma hora após a transfusão; ou entre 1 e 18 anos de idade: queda maior que 25% da pressão sistólica basal, em até uma hora após a transfusão; ou em menores de 1 ano de idade ou com peso corpóreo inferior a 12 kg: queda maior que 25% do valor basal da pressão arterial sistólica, diastólica ou média, em até uma hora após a transfusão; e exclusão de todas as outras causas de hipotensão arterial; responde rapidamente à cessação da transfusão e ao tratamento de suporte (Tabela 68.11).

Sobrecarga circulatória associada à transfusão

É caracterizada pelo aparecimento de edema pulmonar durante a transfusão ou até seis horas após, apresentando pelo menos quatro das seguintes características (Tabela 68.12):

- Insuficiência respiratória aguda (ortopneia, dispneia e tosse);
- Taquicardia;
- Hipertensão arterial;

HEMOCOMPONENTES E REAÇÕES TRANSFUSIONAIS

TABELA 68.12. TACO de acordo com a correlação com a transfusão

Tipo de correlação	Critérios
Confirmada	Evidências claras da correlação com a transfusão, conforme definição de caso E Ausência de outras causas ou fatores que possam explicar a sobrecarga circulatória
Provável	Evidências que indicam a correlação com a transfusão E O receptor recebeu outros fluidos OU O receptor tem história de insuficiência cardíaca e ou renal que possam explicar a sobrecarga circulatória
Possível	O receptor tem história de insuficiência cardíaca preexistente que pode melhor explicar a sobrecarga circulatória, mas a transfusão não pode ser descartada
Improvável	Quando a investigação, já concluída ou ainda em curso, apresenta evidências (quadro clínico/laboratorial e vínculo temporal) que indicam a correlação do evento adverso a outra(s) causa(s), mas há dúvidas quanto à sua exclusão
Inconclusiva	Quando a investigação já concluída não encontrou evidências (quadro clínico/laboratorial, evolução e vínculo temporal) suficientes para confirmar ou descartar a correlação com a transfusão
Descartada	Quando a investigação já concluída apresenta evidências (quadro clínico/laboratorial, evolução e vínculo temporal) que indicam claramente a correlação do evento adverso a outra(s) causa(s)

TABELA 68.13. Dispneia associada à transfusão de acordo com a correlação com a transfusão

Tipo de correlação	Critérios
Confirmado	Quando a investigação concluiu que há evidências claras (quadro clínico/laboratorial e vínculo temporal), sem qualquer dúvida, da correlação com a transfusão, conforme definição de caso
Provável	Quando a investigação já concluída, ou ainda em curso, apresenta evidências (quadro clínico/laboratorial e vínculo temporal) que indicam a correlação com a transfusão, mas há outras causas que podem explicar os sinais e sintomas descritos na definição de caso
Possível	Quando a investigação já concluída, ou ainda em curso, apresenta evidências (quadro clínico/laboratorial e vínculo temporal) que indicam a correlação dos sinais e sintomas descritos na definição de caso a outras causas, mas a correlação com a transfusão não pode ser descartada
Improvável	Quando a investigação já concluída, ou ainda em curso, apresenta evidências claras (quadro clínico/laboratorial e vínculo temporal) que indicam a correlação do evento adverso a outra(s) causa(s), mas a correlação com a transfusão não pode ser descartada
Inconclusivo	Quando a investigação já concluída não encontrou evidências (quadro clínico/laboratorial, evolução e vínculo temporal) suficientes para confirmar ou descartar a correlação com a transfusão
Descartada	Quando a investigação já concluída apresenta evidências (quadro clínico/laboratorial, evolução e vínculo temporal) que indicam claramente a correlação do evento adverso a outra(s) causa(s)

- Achados de imagem de edema pulmonar;
- Evidência de balanço hídrico positivo;
- Aumento da pressão venosa central;
- Insuficiência ventricular esquerda;
- Aumento de peptídeo natriurético tipo B (BNP).

Dispneia associada à transfusão

Caracterizada por desconforto respiratório agudo dentro das primeiras 24 horas da transfusão, que não preencha os critérios de TRALI, sobrecarga circulatória associada à transfusão e reação alérgica. O desconforto respiratório é o sintoma clínico mais proeminente; e não pode ser explicada pelo quadro de base do paciente ou por outra causa (Tabela 68.13).

Doença do enxerto contra hospedeiro pós-transfusional (*graft versus host disease*)

É uma síndrome clínica que ocorre entre 2 dias e 6 semanas após a infusão de hemocomponente, sendo caracterizada por (Tabela 68.14):
- Febre;
- Diarreia;

TABELA 68.14. Doença do enxerto contra hospedeiro pós-transfusional de acordo com a correlação com a transfusão

Tipo de correlação	Critérios
Confirmada	Presença de quimerismo leucocitário na ausência de outros diagnósticos
Provável	Presença de quimerismo leucocitário, mas há outras causas potenciais
Possível	Ausência de quimerismo leucocitário ou não há realização do exame OU Outras causas potenciais são mais prováveis
Improvável	Quando a investigação já concluída, ou ainda em curso, apresenta evidências (quadro clínico/laboratorial e vínculo temporal) que indicam a correlação do evento adverso a outra(s) causa(s), mas há dúvidas quanto à sua exclusão
Inconclusiva	Quando a investigação já concluída não encontrou evidências (quadro clínico/laboratorial, evolução e vínculo temporal) suficientes para confirmar ou descartar a correlação com a transfusão
Descartada	Quando a investigação já concluída apresenta evidências (quadro clínico/laboratorial, evolução e vínculo temporal) que indicam claramente a correlação do evento adverso a outra(s) causa(s)

TABELA 68.15. Reação hemolítica tardia de acordo com a correlação com a transfusão

Tipo de correlação	Critérios
Confirmada	Nenhuma outra explicação para os sintomas descritos na definição de caso OU Identificação de um novo anticorpo eritrocitário
Provável	Há uma explicação alternativa para os sintomas descritos na definição de caso ou a identificação de um novo anticorpo eritrocitário, mas a transfusão é a causa mais provável
Possível	Há outras explicações para os sintomas descritos na definição de caso ou é possível a identificação de um novo anticorpo eritrocitário, porém a transfusão não pode ser afastada
Improvável	Quando a investigação já concluída, ou ainda em curso, apresenta evidências (quadro clínico/laboratorial e vínculo temporal) que indicam a correlação do evento adverso a outra(s) causa(s), mas há dúvidas quanto à sua exclusão
Inconclusiva	Quando a investigação já concluída não encontrou evidências (quadro clínico/laboratorial, evolução e vínculo temporal) suficientes para confirmar ou descartar a correlação com a transfusão
Descartada	Quando a investigação já concluída apresenta evidências (quadro clínico/laboratorial, evolução e vínculo temporal) que indicam claramente a correlação do evento adverso a outra(s) causa(s)

- Eritema com erupção maculopapular central que se espalha para as extremidades e pode, em casos graves, progredir para eritrodermia generalizada e formação de bolhas hemorrágicas;
- Hepatomegalia;
- Alteração de função hepática (aumento de fosfatase alcalina, transaminases e bilirrubina);
- Pancitopenia;
- Aplasia de medula óssea;

E

- Resultado de biópsia de pele ou de outros órgãos comprometidos compatível com a DECH;

OU

- Presença de quimerismo leucocitário.

Reação hemolítica tardia

O quadro está relacionado ao desenvolvimento de anticorpos contra antígeno(s) eritrocitário(s) após a transfusão. Os sinais clínicos de hemólise geralmente estão presentes entre 24 horas e 28 dias após a transfusão (Tabela 68.15).

O paciente pode ser assintomático, com sinais clínicos discretos e, muitas vezes, imperceptíveis. O quadro clínico clássico, porém, é composto por febre, icterícia e anemia, podendo apresentar outros sintomas semelhantes aos da reação hemolítica aguda imunológica; e o teste direto de antiglobulina é positivo; teste de eluição positivo ou aloanticorpo eritrocitário recém-identificado no soro do receptor; e aumento insuficiente do nível de hemoglobina pós-transfusional ou queda rápida da hemoglobina para

HEMOCOMPONENTES E REAÇÕES TRANSFUSIONAIS

TABELA 68.16. Aloimunização/aparecimento de anticorpos irregulares de acordo com a correlação com a transfusão

Tipo de correlação	Critérios
Confirmada	Novo anticorpo é identificado entre 24 horas e 28 dias após a transfusão; e transfusão realizada na própria instituição é a única causa possível para o aparecimento de anticorpos irregulares
Provável	Quando a investigação já concluída, ou ainda em curso, apresenta evidências (quadro clínico/laboratorial e vínculo temporal) que indicam a correlação com a transfusão, mas há outras causas que podem explicar os sinais e sintomas
Possível	Quando a investigação já concluída, ou ainda em curso, apresenta evidências (quadro clínico/laboratorial, evolução e vínculo temporal) que indicam a correlação dos sinais e sintomas a outras causas, mas a correlação com a transfusão não pode ser descartada
Improvável	Quando a investigação já concluída, ou ainda em curso, apresenta evidências (quadro clínico/laboratorial e vínculo temporal) que indicam a correlação do evento adverso a outra(s) causa(s), mas há dúvidas quanto à sua exclusão
Inconclusiva	Quando a investigação já concluída não encontrou evidências (quadro clínico/laboratorial, evolução e vínculo temporal) suficientes para confirmar ou descartar a correlação com a transfusão
Descartada	Quando a investigação já concluída apresenta evidências (quadro clínico/laboratorial, evolução e vínculo temporal) que indicam claramente a correlação do evento adverso a outra(s) causa(s)

TABELA 68.17. Púrpura pós-transfusional de acordo com a correlação com a transfusão

Tipo de correlação	Critérios
Confirmada	O quadro descrito na definição de caso ocorre de 5 a 12 dias após a transfusão E Receptor sem outras condições que expliquem a trombocitopenia
Provável	O quadro descrito na definição de caso ocorre em menos de 5 dias ou mais de 12 dias após a transfusão OU Há outras causas potenciais que poderiam explicar a trombocitopenia, mas a transfusão é a causa mais provável
Possível	Quando a investigação já concluída, ou ainda em curso, apresenta evidências (quadro clínico/laboratorial, evolução e vínculo temporal) que indicam a correlação dos sinais e sintomas a outras causas, mas a correlação com a transfusão não pode ser descartada
Improvável	Quando a investigação já concluída, ou ainda em curso, apresenta evidências (quadro clínico/laboratorial e vínculo temporal) que indicam a correlação do evento adverso a outra(s) causa(s), mas há dúvidas quanto à sua exclusão
Inconclusiva	Quando a investigação já concluída não encontrou evidências (quadro clínico/laboratorial, evolução e vínculo temporal) suficientes para confirmar ou descartar a correlação com a transfusão
Descartada	Quando a investigação já concluída apresenta evidências (quadro clínico/laboratorial, evolução e vínculo temporal) que indicam claramente a correlação do evento adverso a outra(s) causa(s)

os níveis anteriores à transfusão ou aparecimento inexplicável de esferócitos.

Aloimunização/aparecimento de anticorpos irregulares (ALO/PAI positivo)

Aparecimento no receptor de novo anticorpo, clinicamente significativo, contra antígenos eritrocitários detectados pelo teste de antiglobulina direta (TAD) positivo ou triagem de anticorpos irregulares (Tabela 68.16); e ausência de sinais clínicos ou laboratoriais de hemólise.

Púrpura pós-transfusional

É um episódio de trombocitopenia (queda da contagem de plaquetas para níveis inferiores a 20% da contagem pré-transfusional), que ocorre de 5 a 12 dias após a transfusão de sangue; e presença de anticorpo antiplaquetário no receptor.

Pode ser assintomático, autolimitado, mas também cursar com sangramento cutâneo-mucoso, gastrointestinal, geniturinário e do sistema nervoso central (Tabela 68.17).

SEÇÃO 8 — EMERGÊNCIAS HEMATOLÓGICAS: HEMATOPEDIATRIA

TABELA 68.18. Dor aguda relacionada à transfusão de acordo com a correlação com a transfusão.

Tipo de correlação	Critérios
Confirmada	Dor aguda, de curta duração (até 30 minutos), excluindo outras condições que a expliquem E Evidência conclusiva de que a reação adversa pode ser atribuída à transfusão
Provável	Quando a investigação já concluída, ou ainda em curso, apresenta evidências (quadro clínico/laboratorial e vínculo temporal) que indicam a correlação com a transfusão, mas há outras causas que podem explicar os sinais e sintomas
Possível	Quando a investigação já concluída, ou ainda em curso, apresenta evidências (quadro clínico/laboratorial, evolução e vínculo temporal) que indicam a correlação dos sinais e sintomas a outras causas, mas a correlação com a transfusão não pode ser descartada
Improvável	Quando a investigação já concluída, ou ainda em curso, apresenta evidências (quadro clínico/laboratorial e vínculo temporal) que indicam a correlação do evento adverso a outra(s) causa(s), mas há dúvidas quanto à sua exclusão
Inconclusiva	Quando a investigação já concluída não encontrou evidências (quadro clínico/laboratorial, evolução e vínculo temporal) suficientes para confirmar ou descartar a correlação com a transfusão
Descartada	Quando a investigação já concluída apresenta evidências (quadro clínico/laboratorial, evolução e vínculo temporal) que indicam claramente a correlação do evento adverso a outra(s) causa(s)

TABELA 68.19. Hemossiderose com comprometimento de órgãos de acordo com a correlação com a transfusão

Tipo de correlação	Critérios
Confirmada	Quando a investigação concluiu que há evidências claras (quadro clínico/laboratorial e vínculo temporal), sem qualquer dúvida, da correlação com a transfusão, segundo a definição de caso
Provável	Quando a investigação já concluída, ou ainda em curso, apresenta evidências (quadro clínico/laboratorial e vínculo temporal) que indicam a correlação com a transfusão, mas há outras causas que podem explicar os sinais e sintomas descritos na definição de caso
Possível	Quando a investigação já concluída, ou ainda em curso, apresenta evidências (quadro clínico/laboratorial, evolução e vínculo temporal) que indicam a correlação dos sinais e sintomas descritos na definição de caso a outras causas, mas a correlação com a transfusão não pode ser descartada
Improvável	Quando a investigação já concluída, ou ainda em curso, apresenta evidências (quadro clínico/laboratorial e vínculo temporal) que indicam a correlação do evento adverso a outra(s) causa(s), mas há dúvidas quanto à sua exclusão
Inconclusiva	Quando a investigação já concluída não encontrou evidências (quadro clínico/laboratorial, evolução e vínculo temporal) suficientes para confirmar ou descartar a correlação com a transfusão
Descartada	Quando a investigação já concluída apresenta evidências (quadro clínico/laboratorial, evolução e vínculo temporal) que indicam claramente a correlação do evento adverso a outra(s) causa(s)

Dor aguda relacionada à transfusão

Dor aguda, de curta duração (até 30 minutos), principalmente na região lombar, torácica e membros superiores, durante a transfusão ou até 24 horas após, sem outra explicação.

É comum a ocorrência de alguns dos seguintes sinais e sintomas: hipertensão arterial, inquietação, vermelhidão na pele, calafrios, taquipneia, dispneia e taquicardia. A dor apresentada nessa reação é mais intensa comparada à dor de outras reações (Tabela 68.18).

Hemossiderose com comprometimento de órgãos

Presença de nível de ferritina sanguínea superior ou igual a 1.000 μg/L no contexto de transfusões repetidas de concentrados de hemácias; e disfunção orgânica (Tabela 68.19).

Distúrbios metabólicos

Evidência clínica de distúrbios metabólicos (por exemplo, hipocalcemia, hipercalemia, alcalose metabólica) na ausência desses mesmos distúrbios na doença de base; e confirmação laboratorial (Tabela 68.20).

HEMOCOMPONENTES E REAÇÕES TRANSFUSIONAIS

TABELA 68.20. Distúrbios metabólicos de acordo com a correlação com a transfusão

Tipo de correlação	Critérios
Confirmada	Confirmação laboratorial do distúrbio metabólico atribuído à transfusão na ausência desse distúrbio na doença de base
Provável	Quando a investigação já concluída, ou ainda em curso, apresenta evidências (quadro clínico/laboratorial e vínculo temporal) que indicam a correlação com a transfusão, mas há outras causas que podem explicar os sinais e sintomas descritos na definição de caso
Possível	Quando a investigação já concluída, ou ainda em curso, apresenta evidências (quadro clínico/laboratorial, evolução e vínculo temporal) que indicam a correlação dos sinais e sintomas descritos na definição de caso a outras causas, mas a correlação com a transfusão não pode ser descartada
Improvável	Quando a investigação já concluída, ou ainda em curso, apresenta evidências (quadro clínico/laboratorial e vínculo temporal) que indicam a correlação do evento adverso a outra(s) causa(s), mas há dúvidas quanto à sua exclusão
Inconclusiva	Quando a investigação já concluída não encontrou evidências (quadro clínico/laboratorial, evolução e vínculo temporal) suficientes para confirmar ou descartar a correlação com a transfusão
Descartada	Quando a investigação já concluída apresenta evidências (quadro clínico/laboratorial, evolução e vínculo temporal) que indicam claramente a correlação do evento adverso a outra(s) causa(s)

TABELA 68.21. Outras reações transfusionais imediatas de acordo com a correlação com a transfusão

Tipo de correlação	Critérios
Confirmada	Quando a investigação concluiu que há evidências claras (quadro clínico/laboratorial e vínculo temporal), sem qualquer dúvida, da correlação com a transfusão, segundo a definição de caso
Provável	Quando a investigação já concluída, ou ainda em curso, apresenta evidências (quadro clínico/laboratorial e vínculo temporal) que indicam a correlação com a transfusão, mas há outras causas que podem explicar os sinais e sintomas descritos na definição de caso
Possível	Quando a investigação já concluída, ou ainda em curso, apresenta evidências (quadro clínico/laboratorial, evolução e vínculo temporal) que indicam a correlação dos sinais e sintomas descritos na definição de caso a outras causas, mas a correlação com a transfusão não pode ser descartada
Improvável	Quando a investigação já concluída, ou ainda em curso, apresenta evidências (quadro clínico/laboratorial e vínculo temporal) que indicam a correlação do evento adverso a outra(s) causa(s), mas há dúvidas quanto à sua exclusão
Inconclusiva	Quando a investigação já concluída não encontrou evidências (quadro clínico/laboratorial, evolução e vínculo temporal) suficientes para confirmar ou descartar a correlação com a transfusão
Descartada	Quando a investigação já concluída apresenta evidências (quadro clínico/laboratorial, evolução e vínculo temporal) que indicam claramente a correlação do evento adverso a outra(s) causa(s)

Outras reações transfusionais imediatas

Quadro clínico/laboratorial com aparecimento durante a transfusão ou em até 24 horas, que após a investigação não pôde ser classificado em nenhuma das reações transfusionais descritas, tendo sido excluídas outras causas não relacionadas à transfusão (Tabela 68.21).

Outras reações transfusionais tardias

Quadro clínico/laboratorial com aparecimento após 24 horas da transfusão, que após a investigação não pôde ser classificado em nenhuma das reações

transfusionais descritas, tendo sido excluídas outras causas não relacionadas à transfusão (Tabela 68.22).

▌ O QUE FAZER NA SUSPEITA DE RTI

1. Interromper a transfusão, manter acesso SF 0,9%;
2. Notificar imediatamente médico do paciente e/ou médico plantonista;
3. Assegurar débito urinário, checar pressão, FC, manter ventilação adequada;
4. Verificar se unidade e pacientes estão corretos;

TABELA 68.22. Outras reações transfusionais tardias de acordo com a correlação com a transfusão

Tipo de correlação	Critérios
Confirmada	Quando a investigação concluiu que há evidências claras (quadro clínico/laboratorial e vínculo temporal), sem qualquer dúvida, da correlação com a transfusão, segundo a definição de caso
Provável	Quando a investigação já concluída, ou ainda em curso, apresenta evidências (quadro clínico/laboratorial e vínculo temporal) que indicam a correlação com a transfusão, mas há outras causas que podem explicar os sinais e sintomas descritos na definição de caso
Possível	Quando a investigação já concluída, ou ainda em curso, apresenta evidências (quadro clínico/laboratorial, evolução e vínculo temporal) que indicam a correlação dos sinais e sintomas descritos na definição de caso a outras causas, mas a correlação com a transfusão não pode ser descartada
Improvável	Quando a investigação já concluída, ou ainda em curso, apresenta evidências (quadro clínico/laboratorial e vínculo temporal) que indicam a correlação do evento adverso a outra(s) causa(s), mas há dúvidas quanto à sua exclusão
Inconclusiva	Quando a investigação já concluída não encontrou evidências (quadro clínico/laboratorial, evolução e vínculo temporal) suficientes para confirmar ou descartar a correlação com a transfusão
Descartada	Quando a investigação já concluída apresenta evidências (quadro clínico/laboratorial, evolução e vínculo temporal) que indicam claramente a correlação do evento adverso a outra(s) causa(s)

5. Coletar amostra da primeira urina eliminada após reação para a pesquisa de hemoglobinúria e chamar laboratório amostra de HMC do paciente;

6. Entregar a bolsa de hemocomponente e equipo utilizado na transfusão ao serviço de hemoterapia;

7. Coletar amostra de sangue com e sem EDTA para imuno-hematologia;

8. Descrição em FIT e prontuário dos sinais e sintomas apresentados pelo paciente;

9. Seguir com normas do protocolo de reações transfusionais;

10. Condução e acompanhamento da investigação, registro na FIT dos exames realizados e da conclusão do caso e notificação on line (NOTIVISA); comunicação ao comitê transfusional da instituição;

11. Tomada de ações corretivas e preventivas.

Referências bibliográficas

1. Braga JAP, Tone LG, Loggetto SR. Hematologia e Hemoterapia Pediátrica. São Paulo: Atheneu; 2014.
2. Manual de transfusão Hospitalar e Complicação Transfusional. Centro de Hematologia e Hemoterapia do Estado do Paraná; 2013.
3. Anvisa. Agência Nacional de Vigilância Sanitária. Manual Técnico de Hemovigilância – Investigação das reações transfusionais imediatas e tardias não infecciosas. Anvisa, Novembro; 2007.
4. Bonini P, et al. Erros in Laboratory Medicine. Clinical Chemistry. 2002; 45(05):691-8.
5. BRASIL. Ministério da Saúde. Portaria 1.376 de 19 de novembro de 1993. Diário Oficial da União. Brasília, DF: Ministério da Saúde. 02 dez 1993. Número 229, Seção 1.

TROMBOEMBOLISMO VENOSO NA PEDIATRIA

Marília Alves Ansaloni
Renata Dudnick de Lima Mauro

INTRODUÇÃO

Tromboembolismo venoso (TEV) é uma complicação cada vez mais comum na criança.[2]

O risco de TEV recorrente em crianças é estimado em 5-10%, no entanto pode ser maior naquelas com um ou mais fatores de risco, como dispositivos de acesso venoso central, doenças crônicas, trombofilia hereditária, traumas, próteses vasculares e cardíacas e infecções. O tromboembolismo venoso associado a cateteres é o cenário mais comum nos hospitais pediátricos.[2]

FISIOPATOGÊNESE

As bases fisiopatológicas da TEV pediátrica são diferentes daquelas observadas em adultos e muitas vezes são variáveis dentro de grupos de pacientes pediátricos. As crianças possuem mecanismos protetores de TEV e necessitam muitas vezes de mais de um fator de risco associados para desenvolver um evento tromboembólico.[1,2]

Na infância, a produção de trombina é reduzida com relação ao indivíduo adulto e no período neonatal essa produção é ainda menor devido aos níveis reduzidos dos fatores de coagulação dependentes de vitamina K (fator II, VII, IX e X). Além disso, os inibidores da trombina também se encontram reduzidos nas crianças, diminuindo a chance de desenvolver TEV.[7,9]

Para o desenvolvimento de um evento tromboembólico é necessário que ocorra um desequilíbrio entre os fatores pró-coagulantes e os anticoagulantes.[4]

QUADRO CLÍNICO

A sintomatologia vai variar de acordo com o sítio vascular acometido.

Na trombose venosa profunda de membros inferiores ocorre edema, calor local, empastamento muscular, dor local progressiva que piora ao movimento, além de dor à dorsoflexão do pé e alteração da coloração da pele (*Phlegmasia coerulea* – rósea e *Phlegmasia alba* – branca). Já a presença de membros inferiores cianóticos, com edema e frios, levanta a suspeita diagnóstica de trombose aguda de veia cava inferior.[2,9]

A embolia pulmonar pode se apresentar com dispneia, taquicardia, cianose, hemoptise, podendo ocorrer *cor pulmonale* em casos maciços.[2,9]

No período neonatal, a trombose espontânea de veia renal é uma patologia importante que se manifesta nos primeiros dias de vida com massa abdominal palpável, disfunção renal com hematúria e proteinúria, podendo também apresentar plaquetopenia ao hemograma. Já nas crianças maiores, a maior incidência é de tromboses relacionadas ao cateterismo vascular que podem ser muitas vezes assintomáticos.[2,9]

DIAGNÓSTICO

O diagnóstico pode ser feito por meio de ecografia com Doppler, porém o padrão-ouro é a angiografia com contraste não iodado.

A tomografia computadorizada com contraste iodado pode ser utilizada, assim como a angiografia por ressonância magnética que tem a vantagem de não utilizar o contraste. Ambos o métodos são importantes no diagnóstico por imagem da trombose cerebral.[2,3]

▌ TRATAMENTO

Os anticoagulantes são indicados para prevenir a extensão do trombo e devem ser mantidos por semanas ou meses de acordo com os fatores de risco associados.

No caso de TEV associado a cateter, inicia-se a anticoagulação e se o cateter não for mais necessário e/ou não funcional, a remoção pode ser considerada. Recomenda-se adiar a remoção até depois de 3-5 dias da anticoagulação para se proteger contra embolia paradoxal.[2,7,8]

Medicamentos

Heparina de baixo peso molecular

Enoxaparina: em crianças menores de 2 meses a dose indicada é de 1,5 mg/kg/dose, 12/12 h, subcutânea, e em crianças maiores 2 meses orienta-se 1,0 mg/kg/dose, 12/12 h, subcutânea. Em paciente com insuficiência renal é sugerida a mesma dose a cada 24 h. É contraindicado administrar enoxaparina em pacientes com plaquetas < 100.000/mm³.[2,4,6,7]

O controle da anticoagulação é feito por meio da dosagem antifator Xa (alvo: antifator Xa 0,5-1,0 unidades/mL) e deve ser solicitado um dia do início do tratamento e então diariamente após 4 horas da dose da manhã. Se o valor alvo for atingido, solicitar novo exame em uma semana. Após esse período, realizar controles mensais.[4]

O ajuste da dose deverá ser feito de acordo com a Tabela 69.1.[4]

Heparina não fracionada

Dose inicial:
- Recém-nascido de termo e < 1 ano: 75-100 U/kg em 10 minutos (máximo 5.000 U);
- Recém-nascido pré-termo < 28 sem.: 25 U/kg em 10 minutos;
- Recém-nascido pré-termo 28-37 sem: 50 U/kg em 10 minutos;
- > 1 ano: 75 U/kg em 10 minutos.

Manutenção inicial:
- Recém-nascido termo e < 1 ano: 28-50 U/kg/h;
- Recém-nascido pré-termo < 28 sem.: 15-20 U/kg/h;
- Recém-nascido pré-termo 28-37 sem.: 15-25 U/kg;
- > 1 ano: 20-30 U/kg/h.

O alvo da anticoagulação é feito por meio do resultado do tempo de protrombina parcial (TTPa) entre 60-85 s. E, para o controle, deve ser solicitado TTPa 4 horas após a heparina não fracionadas e 4 horas após cada alteração de infusão.[2,4,6-8] Se os valores atingirem o alvo, solicitar TTPA no dia seguinte e ajustar conforme Tabela 69.2.[4]

Antes de iniciar a heparinização, devem ser realizados os exames laboratoriais: hemograma, TTPA, TP, fibrinogênio e dímeros-D. O acesso venoso deve ser exclusivo para a infusão da heparina.

Além disso, a heparina tem depuração renal, portanto em paciente com função renal prejudicada deve-se reduzir a dose.

TABELA 69.1. Ajuste de dose da enoxaparina de acordo com o valor da dosagem sérica do antifator Xa

Antifator Xa	Ajuste
< 0,35 un/mL	Aumentar dose em 25%
0,35 a 0,49 un/mL	Aumentar dose em 10%
0,5 a 1 un/mL	Manter dose
1,1 a 1,5 un/mL	Reduzir em 20%
1,6 a 2 un/mL	Atrasar próx. dose em 3 horas e reduzir 30%
> 2 un/mL	Pausar tratamento, dosar anti-Xa 12/12 h e reiniciar com redução de 40% quando anti-Xa atingir 0,5 un/mL

TABELA 69.2. Ajuste de dose e manejo do uso da heparina não fracionada de acordo com resultado da dosagem sérica de TTPa

TTPA (s)	Dose de heparina
< 50 s	50 U/kg em bólus e aumentar velocidade de infusão em 10% – coletar TTPa em 4 h
50-59 s	Aumentar a velocidade de infusão em 10% – coletar TTPa em 4 h
60-85 s	Manter velocidade de infusão – coletar TTPa em 24 h
86-95 s	Reduzir a velocidade de infusão em 10% – coletar TTPa em 4 h
96-120 s	Pausar infusão em 30 minutos e reduzir a velocidade de infusão em 10% – coletar TTPa em 4 h
> 120 s	Pausar infusão em 60 minutos e reduzir a velocidade de infusão em 15% – coletar TTPa em 4 h

TROMBOEMBOLISMO VENOSO NA PEDIATRIA

TABELA 69.3. Dose de sulfato protamina para cada 100 U de HNF recebida de acordo com o tempo da última infusão de HNF, em minutos

Tempo entre a última dose de HNF em min	Dose de sulfato protamina para cada 100 U de HNF recebida
< 30 min	1 mg
30-60 min	0,5-0,75 mg
60-120 min	0,375-0,5 mg
> 120 min	0,25-0,375 mg

*Dose máxima: 50 mg; concentração: 10 mg/mL; infusão máxima: 5 mg/minuto; realizar TTPA controle 15 minutos após infusão; risco de reações anafiláticas.

A heparina não fracionada possui um antídoto, o sulfato de protamina. Se necessário, reverter a anticoagulação; a dose da protamina vai depender do tempo em que a última dose da HNF foi admnistrada (Tabela 69.3).[4]

As principais complicações do uso da HFN são: sangramento, osteoporose e trombocitopenia induzida por heparina.[9]

Varfarina (antagonista da vitamina K)

Deve ser iniciada junto com a enoxaparina ou HNF e só suspendê-los quando o RNI atingir entre 2-3.[2,4]

A dose inicia indicada é de 0,2 mg/kg/dia via oral, coletando controle com RNI diário e ajustando a dose de acordo com o resultado do TTPa do primeiro ao quarto dia de início da droga (Tabela 69.4).[4]

No quinto dia, a dose a ser administrada será a média da dose dos primeiros 4 dias de varfarina. Deverá ser mantida coleta de TTPa e o ajuste da dose deverá ser feito de acordo com o resultado do RNI (Tabela 69.5).[4]

Quando estiver estabelecida a dose de anticoagulação individual do paciente, poderá ser realizado controle quinzenal e após mensal para controle.

TABELA 69.4. Ajuste de dose da varfarina do primeiro ao quarto dia de sua introdução de acordo com o valor sérico do RNI

RNI	Ajuste
< 1,4	Repetir dose do D1
1,5 a 1,9	Fazer 50% da dose do D1
2,0 a 3,0	Manter a dose
3,1 a 3,5	Fazer 25% da dose do D1
> 3,5	Não administrar dose nesse dia, controle diário Quando RNI < 3,5, reiniciar com 50% da dose do D1

TABELA 69.5. Ajuste de dose da varfarina no quinto dia de sua introdução de acordo com o valor sérico do RNI

RNI	Ajuste
< 1,4	Aumentar dose em 20%
1,5 a 1,9	Aumentar dose em 10%
2 a 3	Manter dose
3,1 a 3,5	Reduzir dose em 10%
> 3,5	Pausar tratamento, controle diário; quando RNI < 3,5 reiniciar com redução de 20%

TABELA 69.6. Tempo de anticoagulação de acordo com os fatores de riscos relacionados a cada paciente e a etiologia do quadro trombótico

Primeiro episódio de trombose:
- Fator de risco resolvido: profilaxia de 3 a 6 meses conforme gravidade
- Fator de risco desconhecido: profilaxia por 6 meses
- Fator de risco crônico: profilaxia por 6 meses (se houver lúpus – 12 meses)
- Trombofilia congênita: profilaxia de 6 a 12 meses

Trombose recorrente:
- Fator de risco resolvido: profilaxia de 6 a 12 meses
- Fator de risco desconhecido: profilaxia por 12 meses
- Fator de risco crônico: profilaxia por 12 meses (se houver lúpus – para toda a vida)
- Trombofilia congênita: profilaxia por toda a vida

A duração da anticoagulação vai depender dos fatores de risco associado podendo ser mantido por toda a vida do paciente (Tabela 69.6).[2,4,7,9]

Referências bibliográficas

1. Braga JAP, et al. Hematologia e Hemoterapia Pediátrica. São Paulo: Soc Bras Ped; 2014.
2. Chalmers E, Ganesen V, Liesner RI, Maroo S, Nokes T, Saunders D, et al. Guideline on the investigation, management and prevention of venous thrombosis in children. British Journal of Hematology. 2011; 154:196-207.
3. Dandoy CE, Kukreja KU, Gruppo RA, Patel MN, Tarango C. Outcomes in children with deep vein thrombosis managed with percutaneous endovascular thrombolysis. Pediatr Radiol. 2015; 45:719-26. DOI 10.1007/s00247-014-3209-4.
4. Fonseca PBB, Ivanlovick DT. Hematologia Pediátrica Diretrizes assistenciais Manual de Condutas e Rotinas. São Paulo: HIDV; 2013.
5. Kearon C, Aki EA. Duration of anticoagulant therapy for deep vein thrombosis and pulmonary embolism. Bood J. 2016; 123:1794-801.

6. Kearon C. A conceptual framework for two phases of anticoagulant treatment of venous tromboembolism. J Thromb Haemost. 2012; 10(4):507-11.
7. Kerlin BA. Current and future management of pediatrics venous Thromboembolism. Am J Hemotol. 2012; 87(1):68-74.
8. Lindmarke P, Shulman S, Holmstrom M. Post-thrombotic syndrome, recurrence, and death 10 years after the first episode of venous thromboembolism theated with warfarin for 6 weeks ou 6 months. J Thromb Haemost. 2006; 4(4):734-42.
9. Stuart O, Nathan D, Ginsburg D, Look AT, Fisher D, Lux S. Nathan and Oski's Hematology of Infancy and Childhood. 7 ed. Philadelphia: Saunders; 2008.

SEÇÃO 9

EMERGÊNCIAS GINECOLÓGICAS

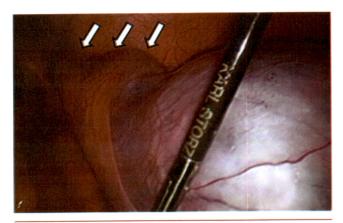

FIGURA 70.1. Visão laparoscópica de cisto ovariano direito com torção incompleta sobre seu próprio eixo (setas). (Foto cedida pela dra. Lúcia Regina Marques Gomes Delmanto – arquivo pessoal.)

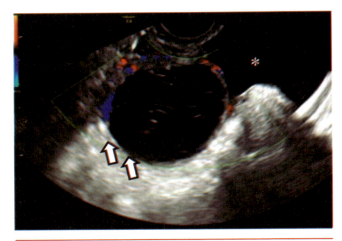

FIGURA 70.2. Cisto ovariano hemorrágico observado à ultrassonografia (setas). Notar a vascularização reduzida na periferia do cisto e a presença de líquido livre na cavidade pélvica (*). (Foto cedida pela dra. Lúcia Regina Marques Gomes Delmanto – arquivo pessoal.)

infância são os de células germinativas, com destaque para os teratomas, que costumam ser benignos em mais de 90% dos casos.[11]

A torção anexial pode ocorrer em cistos tubários ou ovarianos, mas também em anexos normais, facilitada por ligamentos ovarianos longos e frouxos (Figura 70.1). O diagnóstico e tratamento precoces podem evitar a perda ovariana, permitindo a preservação do anexo e sua fertilidade.[11,12]

Considerada emergência cirúrgica, pode-se recorrer a laparotomia ou laparoscopia, sendo este método preferido por ser menos invasivo. Há uma tendência atual em preservar o anexo em meninas, mesmo com sinais de necrose, desfazendo a torção e realizando a cistectomia quando indicada.[12] Em pacientes com frouxidão ligamentar deve-se proceder à pexia dos anexos com sutura inabsorvível, no intuito de evitar recidivas.

CISTO OVARIANO HEMORRÁGICO ROTO

O cisto ovariano roto ou hemorrágico normalmente sucede a menarca e está relacionado com a formação de cistos de corpo lúteo, que ocorre após a ovulação. A manifestação clínica costuma caracterizar-se por dor abdominal aguda e intensa de início súbito.[13,14] Ao exame físico podemos observar sensibilidade ou dor abdominal, principalmente na região do baixo ventre, sendo que a ultrassonografia pélvica costuma apresentar formação anexial hipoecoica e heterogênea, com pouca ou mesmo ausência de vascularização ao estudo Doppler associada à presença de líquido livre na cavidade peritoneal (Figura 70.2).

Pode-se optar primeiramente pelo tratamento clínico baseado no uso de analgésicos e anti-inflamatórios não hormonais (AINEs), devendo ocorrer resposta satisfatória no período de até 3 dias. Em casos com sinais de irritação peritoneal importante ou com presença de sangue em moderada-grande quantidade na pélvis, pode-se indicar tratamento cirúrgico para lavagem da cavidade peritoneal e hemostasia do cisto, procurando preservar o ovário sempre que possível.

GESTAÇÃO ECTÓPICA

A tríade clássica descrita na literatura de dor abdominal, amenorreia e sangramento, que pode ocorrer na gestação ectópica rota, nem sempre aparece dessa forma. Quando temos um quadro de abdome agudo, com choque hemorrágico e teste de gravidez positivo, o diagnóstico de gestação ectópica rota torna-se intuitivo, mas na prática clínica não é tão simples assim, uma vez que a coexistência dos sinais e sintomas não é tão comum e repetitiva como se possa imaginar. Importante ressaltar que quanto mais precoce o diagnóstico, mais conservadora se torna a conduta.

O quadro e a história clínica são de dor abdominal, atraso menstrual/amenorreia (nem sempre é queixa da paciente) e sangramento vaginal irregular. Ao exame físico-ginecológico os achados mais frequentes e comuns são massa anexial, sensibilidade anexial e/ou abdominal, aumento uterino, dor abdominal (não rara, às vezes, levando à posição antálgica da paciente) e febre. Associam-se a esse quadro sinais de irritação peritoneal, com dor difusa à palpação do abdome, dor intensa ao toque do fundo de saco vaginal posterior (grito de Douglas), taquicardia, hipotensão, sudorese e sede, podendo chegar ao quadro de choque hipovolêmico.[2,3,15]

ABDOME AGUDO E TRAUMA GINECOLÓGICO

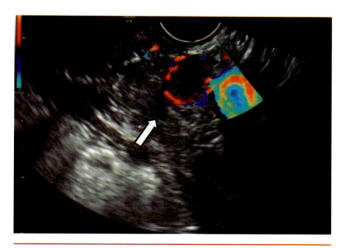

FIGURA 70.3. Gestação ectópica observada à ultrassonografia (seta) com formação de anel vascular indicando fluxo sanguíneo no tecido trofoblástico. (Foto cedida pela dra. Lúcia Regina Marques Gomes Delmanto – arquivo pessoal.)

O tratamento da gestação ectópica rota é sempre cirúrgico, devendo ser o mais conservador possível, quando houver estabilidade hemodinâmica e lesão mínima da tuba uterina, procurando preservar o anexo para assegurar o futuro reprodutivo (Figura 70.3). Caso contrário, a salpingectomia é a conduta clássica, podendo ser realizada tanto por via laparotômica quanto laparoscópica, quando as condições clínicas da paciente permitirem. Reposição de volume com soluções cristaloides deve ser iniciada o mais precocemente possível, quando indicada, devendo sempre avaliar a eventual necessidade de transfusão sanguínea nos casos de sangramento significativo.[16]

Na gestação ectópica íntegra o tratamento pode ser clínico com o uso de metotrexato, desde que atendidos alguns critérios, variáveis entre diferentes serviços, mas que no geral contemplam integridade da tuba uterina, estabilidade hemodinâmica, disponibilidade de retorno da paciente e desejo reprodutivo, além do tamanho da gestação ectópica, quantidade de líquido livre, concentração de beta-HCG e atividade cardíaca do concepto.[16]

DOENÇA INFLAMATÓRIA PÉLVICA AGUDA

A doença inflamatória pélvica (DIP) é o processo infeccioso que envolve as estruturas do trato genital superior, do qual fazem parte a cavidade endometrial, as tubas uterinas e os ovários, podendo também acometer outras estruturas adjacentes ao útero. Considerada polimicrobiana, os principais agentes etiológicos envolvidos na sua gênese são micro-organismos sexualmente transmissíveis, como a *Chlamydia trachomatis*, *Neisseria gonorrhoeae*, *Ureaplasma urealiticum* e *Mycoplasma hominis*, que se disseminam por via canicular ascendente da vagina e do canal cervical.[15,17] Sendo assim, a DIP é considerada uma doença de transmissão sexual (DST).

Afeta mulheres jovens e em idade fértil, podendo determinar sequelas graves, tais como infertilidade, gravidez ectópica e dor pélvica crônica. O diagnóstico é feito pela história clínica, pelos sinais e sintomas apresentados pela paciente, pelas avaliações laboratorial e imagenológica (ultrassonografia e raios X simples de abdome), sendo que em alguns casos o diagnóstico é realizado durante procedimento cirúrgico como a laparoscopia.

O diagnóstico diferencial da DIP deve ser feito com gestação ectópica, apendicite, rotura ou torção de cisto ovariano, endometrioma ovariano roto e infecção do trato urinário. Para o diagnóstico clínico é necessária a presença de três critérios maiores somados a um dos critérios menores, conforme descrito abaixo. Por sua vez, os critérios elaborados por si só definem o diagnóstico.[17,18]

Critérios maiores

- Dor abdominal/pélvica;
- Dor à palpação dos anexos;
- Dor à mobilização do colo uterino.

Critérios menores

- Temperatura axilar maior que 37,8 °C;
- Corrimento cervical ou vaginal anormal;
- Hemograma com sinais infecciosos (leucocitose com desvio à esquerda);
- Outras provas laboratoriais sugerindo infecção (VHS, proteína C reativa);
- Comprovação laboratorial de infecção por clamídia ou gonococo na cérvix uterina.

Critérios elaborados

- Evidência histológica de endometrite;
- Ecografia ou tomografia evidenciando abscesso tubo-ovariano;
- Laparoscopia evidenciando DIP.

O tratamento ambulatorial consiste em: ceftriaxona 250 mg, IM, dose única + doxiciclina 100 mg, VO, de 12/12 h por 14 dias, associados ou não a metronidazol 500 mg, VO, de 12/12 h por 14 dias; ou tianfenicol 2,5 g, VO, dose única + doxiciclina 100 mg, VO, de 12/12 h por 14 dias. Pode-se substituir a ceftriaxona por ampicilina 3,5 g + probenecid 1 g VO ou ofloxacina 800 mg, VO, em dose única, entre outros, mas sempre associados à doxiciclina 100 mg, VO, de 12/12 h por 14 dias.

O tratamento hospitalar consiste em penicilina G cristalina 5 milhões UI, EV, de 4/4 h ou clindamicina 600-900 mg, EV, de 8/8 h, associado a gentamicina 3-5 mg/kg/dia, EV, em dose única diária ou de 12/12 h, podendo ou não ser associado a metronidazol 500 mg, EV, de 8/8 h.[17]

O critério de hospitalização é baseado na presença de peritonite ou abscesso, no diagnóstico incerto, nos casos de abdome agudo cirúrgico, em pacientes adolescentes, em estádios severos que impeçam o tratamento ambulatorial, em casos nos quais as pacientes são incapazes de seguir ou tolerar o tratamento ambulatorial e na impossibilidade de reavaliar a paciente após 48 a 72 horas do início da antibioticoterapia.[18]

O tratamento cirúrgico consiste na drenagem do abscesso e lavagem da cavidade abdominal e está indicado nos casos de comprometimento das funções vitais, piora dos sintomas e dos sinais infecciosos ou quando houver ausência de melhora clínica e laboratorial no prazo de 72 horas.

CRIPTOMENORREIA

Devido à sua latência clínica habitual durante a infância, a maioria das malformações uterovaginais só são descobertas no final da puberdade ou após a menarca. Os principais sinais clínicos são amenorreia primária, criptomenorreia, dismenorreia e dispareunia.[19]

O corno uterino rudimentar é uma alteração mülleriana rara, podendo apresentar endométrio funcional em uma cavidade com comunicação parcial ou não comunicante com o útero funcional em 25% dos casos, levando à criptomenorreia. O quadro clínico varia de dismenorreia progressiva após a menarca e dor pélvica crônica a dor abdominal aguda.[20]

O diagnóstico se faz pela história clínica e exame de imagem (ultrassonografia pélvica e ressonância nuclear magnética), sendo possível, por vezes, a palpação de massa abdominal durante o exame físico. O tratamento é sempre cirúrgico, com ressecção da hemicavidade rudimentar impedindo, assim, a possibilidade de gestação cornual e suas complicações.

TRAUMA GINECOLÓGICO

O trauma dos órgãos genitais femininos inclui ferimentos dos grandes e pequenos lábios, vulva ou vagina, bem como estruturas ano e urogenitais. Geralmente decorrem de acidentes, podendo estar relacionados à queda de altura, compressão em sela, picada de insetos ou mordida de animais, acidentes de automóvel, bicicleta, devido a chifres de animais, introdução de corpo estranho ou relação sexual.[21]

Acidente em sela

Ocorre quando os tecidos vulvares são comprimidos contra os ossos da pelve. Podem resultar em equimose, abrasão e laceração. Acontece comumente com acidentes de bicicleta, com extremidades de mobílias ou em parques de diversão.

Hematoma vulvar

Ocorre frequentemente em acidentes em sela. Pode ser muito doloroso e impedir a micção em crianças e adolescentes devido à dor, ao edema e tumor que se formam.

Trauma acidental penetrante

Ocorre com a queda de pacientes sobre objetos pontiagudos. Podem ocorrer lesões da vagina, uretra, bexiga, ânus, reto e cavidade peritoneal. Ao exame físico, os achados podem ser insignificantes, ocultando lesões mais graves.

EXAME DA PACIENTE

Tirar uma história sucinta (acidente, abuso sexual).

No exame físico geral, avaliar mucosas, pulso, pressão arterial.

O exame ginecológico em crianças requer atenção especial. A menina pode ficar no colo da mãe ou na mesa de exame. Pode-se usar a posição dorsal em batráquio ou ventral joelho-tórax.

Podemos afastar ou tracionar os pequenos lábios. Na presença de hematoma vulvar, laceração ou sangramento vaginal, caso não haja cooperação da criança, utilizamos sedação ou anestesia geral, para avaliar a extensão precisa do traumatismo.

Realizamos a vaginoscopia com cistoscópio pediátrico, anuscopia e cistoscopia.

Em caso de suspeita de fratura, pede-se raios X de bacia. Em casos de hematoma e sangramento vaginal, pede-se hemograma.

TRATAMENTO

As lacerações podem necessitar de sutura com anestesia local ou geral.

Nos hematomas pequenos, anatomia preservada e micção espontânea, a conduta é conservadora com bolsa de gelo e repouso. Hematomas grandes requerem sondagem vesical e, se houver aumento de volume, realizar drenagem e hemostasia. Deixar o dreno em sistema fechado, retirando em 24 ou 48 horas.

Nos casos de lesões do reto ou cavidade peritoneal, fazer laparotomia ou laparoscopia. Existe controvérsia quanto ao uso rotineiro de colostomia no trauma anorretal, podendo-se realizar reparo anorretal sem colostomia proximal baseados em alguns estudos da literatura.[22-24]

Nas picadas e mordidas de animais deve-se realizar lavagem, desbridamento, vacinação antitetânica e antirrábica. Fazer sutura primária da laceração ou reconstrução cirúrgica, se for o caso.

Referências bibliográficas

1. Pires RA, Boscollo ACP, Murta EFC. Abdome agudo em ginecologia. J Bras Ginecol. 1997; 107(10):343-6.
2. Dias R. Abordagem laparoscopia da gravidez ectópica. In: Febrasgo. Tratado de ginecologia. Rio de Janeiro: Revinter. 2000; 2:1441-5.
3. Pinho de Oliveira MA, Melki LA, Tavares RCS. Abdome agudo ginecológico. Rev Hosp Univ Pedro Ernesto – UERJ. 2009; 8(1):81-7.
4. Rieger MM, Santos XM, Sangi-Haghpeykar H, Bercaw JL, Dietrich JE. Laparoscopic outcomes for pelvic pathology in children and adolescents among patients presenting to the pediatric and adolescent gynecology service. J Pediatr Adolesc Gynecol. 2015; 28(3):157-62.
5. Lopes AC, Reibscheid S, Szejnfeld J. Abdome agudo: clínica e imagem. São Paulo: Atheneu; 2004.
6. Rezende WW, Rezende CS, Pinotti M, Ribeiro RM. Urgências em ginecologia: abdome agudo. Rev Bras Med Ginecol Obstet. 1996; 6:353-8.
7. Silva-Filho AL, Lamaita RM, Marques CFM, Marques GM, Triginelli AS. Emergências cirúrgicas não obstétricas na gravidez. Femina. 2005; 33(2):141-6.
8. Maksoud JG. Cirurgia pediátrica. 2 ed. Rio de Janeiro: Revinter; 2003.
9. de Souza JCK, Salle JLP. Cirurgia pediátrica: teoria e prática. São Paulo: Roca; 2007.
10. Dias DS, Bueloni-Dias FN, Delmanto A, Tonon AF, Tayfour NM, Traiman P, et al. Clinical management of incidental findings on pelvic adnexal masses. Rev Assoc Med Bras. 2015; 61(5):469-73.
11. Adkins ES. Female genital tract. In: Oldham KT, Colombani PM, Foglia RP (eds.). Surgery of infants and children: scientific principles and practice. Philadelphia: Lippincott-Raven Publishers. 1997; p. 1559-75.
12. Santos XM, Cass DL, Dietrich JE. Outcome following detorsion of torsed adnexa in children. J Pediatr Adolesc Gynecol. 2015; 28(3):136-8.
13. American College of Emergency Physicians. Clinical policy: critical issues for the initial evaluation and management of patients presenting with a chief complaint of nontraumatic acute abdominal pain. Ann Emerg Med. 2000; 36(4):406-15.
14. Flasar MH, Goldberg E. Acute abdominal pain. Med Clin North Am. 2006; 90(3):481-503.
15. McWilliams GD, Hill MJ, Dietrich CS. Gynecologic emergencies. Surg Clin North Am. 2008; 88(2):265-83.
16. Zugaib M. Zugaib obstetrícia. Barueri, SP: Manole. 2008; p. 1228.
17. FEBRASGO. Manual de orientação DST/AIDS. Rio de Janeiro: Revinter. 2007; 9:78-86.
18. Schorge JO, Williams JW. Williams gynecology. New York: McGraw-Hill Medical. 2008; Cap. 25, p. 1189.
19. Galifer RB. Utero-vaginal malformations. Pediatrie. 1992; 47(5):379-90.
20. Spitzer RF, Kives S, Allen LM. Case series of laparoscopically resected noncommunicating functional uterine horns. J Pediatr Adolesc Gynecol. 2009; 22(1):e23-8.
21. Martins RGH, Schellini AS. Condutas em urgências e emergências da Faculdade de Medicina de Botucatu-UNESP. Botucatu: UNESP, Faculdade de Medicina de Botucatu, Cultura Acadêmica; 2014.
22. Onen A, Ozturk H, Yayla M, Basuguy E, Gedik S. Genital trauma in children: classification and management. Urology. 2005; 65(5):986-90.
23. Merritt DF. Genital trauma in children and adolescents. Clin Obstet Gynecol. 2008; 51(2):237-48.
24. Merritt DF. Genital trauma in the pediatric and adolescent female. Obstet Gynecol Clin North Am. 2009; 36(1):85-98.

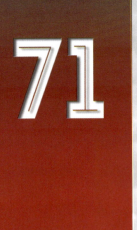

SANGRAMENTO GENITAL NA INFÂNCIA E ADOLESCÊNCIA

Ana Gabriela Pontes
Coordenadores: Eliana Aguiar Petri Nahás,
Heloisa Maria De Luca Vespoli, Jorge Nahás Neto

O sangramento uterino anormal (SUA) está relacionado a qualquer alteração nos parâmetros de um ciclo menstrual normal, ou seja, no intervalo, duração e/ou fluxo.

Anteriormente, considerava-se normais ciclos menstruais com intervalo de 24-32 dias (+/- 3 dias), duração de 3-7 dias e volume de 20-80 mL. Mais recentemente, a Federação Internacional de Ginecologia e Obstetrícia (FIGO), englobou os percentis 5 a 95 da população, ou seja, 90% das mulheres. Assim, seriam considerados normais intervalos entre 24-38 dias, duração de 4, 5 a 8 dias e fluxo de 5 a 80 mL.[1]

Atualmente, a nomenclatura utilizada para definir os padrões anormais de sangramento uterino (menorragia, polimenorreia, entre outros), foi abolida pela FIGO em virtude da discordância entre os ginecologistas quanto aos termos. Recomenda-se descrever o que ocorre no ciclo menstrual (alteração de intervalo, fluxo e/ou duração).

SANGRAMENTO VAGINAL NA INFÂNCIA

O sangramento vaginal na menina pré-púbere, independente da duração e quantidade, sempre tem importância clínica.

Diferentes causas estão relacionadas ao sangramento vaginal na infância.

Situações específicas de sangramento na infância

As recém-nascidas podem apresentar, durante a primeira semana de vida, sangramento que varia de pequena a grande intensidade devido à estimulação estrogênica placentária, e é secundário à retirada dos estrógenos maternos após o nascimento.

O sangramento uterino pode ocorrer em crianças pela ingestão acidental de medicamentos contendo estrogênios, por exemplo pílulas anticoncepcionais.

Corpo estranho

Na infância, a causa mais frequente de sangramento são os traumas de vulva e vagina. Em crianças com corrimento persistente, fétido e sanguinolento, deve-se primeiramente pensar em corpo estranho. Geralmente encontra-se peças de brinquedos, pedaços de papel higiênico e grãos de areia. Se o corpo estranho é visível ao exame ginecológico, pode ser removido com material adequado.

No caso de crianças que não permitem o exame ginecológico, não se deve forçar o mesmo, proceder ao exame ginecológico sob narcose para retirada do corpo estranho, e também nos casos em que o mesmo não é visível. A vaginoscopia pode ser útil nessa situação.

Se o corpo estranho estiver encrustado na parede vaginal, deve-se ter cautela na remoção, uma vez que na retirada pode haver lesão da mucosa atrófica. Pode ser necessário uso de estrogênios tópicos por 10-14 dias antes da remoção.

Abuso sexual

É extremamente raro uma criança apresentar laceração himenal sem que tenha ocorrido uma lesão penetrante. Consequentemente, na ausência de história condizente com o trauma, deve-se pensar for-

SANGRAMENTO GENITAL NA INFÂNCIA E ADOLESCÊNCIA

temente na hipótese de abuso sexual, sempre que houver lesão himenal. Frequentemente essas meninas começam a apresentar alterações de humor e comportamento, devendo sempre chamar a atenção dos pais e profissionais de saúde.

Puberdade precoce e menarca precoce

A puberdade precoce é definida como o aparecimento dos caracteres sexuais secundários antes dos oito anos de idade. A menarca antes dos nove anos pode ser considerada como um critério adicional.

Investigar quando houver:

- Aparecimento dos caracteres sexuais (mamas ou pilificação) antes dos oito anos de idade;
- Sangramento genital sem causa aparente antes dos nove anos;
- Sinais de aceleração da velocidade do crescimento e/ou sinais de maturação óssea;
- Início da puberdade em idade normal, mas que apresenta progressão rápida do desenvolvimento mamário, além da progressão da idade óssea.

Quando se faz o diagnóstico de puberdade precoce, o tratamento deve ser instituído o mais rápido possível, pois é necessário bloquear o eixo hipotalâmico, impedindo a progressão da puberdade com fechamento prematuro das epífises ósseas, impactando no potencial de crescimento.

A menarca precoce é suspeitada quando ocorre sangramento vaginal em meninas pré-púberes na ausência de alterações ao exame clínico e laboratorial. Pode ocorrer por elevação transitória dos níveis de estradiol circulantes ou por hipersensibilidade dos tecidos periféricos aos baixos níveis hormonais. É habitualmente idiopática e autolimitada. Os casos de menarca precoce devem ser seguidos, pois podem evoluir para puberdade precoce.

Prolapso de uretra

O prolapso da mucosa uretral caracteriza-se por tecido edemaciado, anular, ao redor do meato uretral e distinto da vagina.

Classifica-se em:

- Grau 1: prolapso leve, sem reação inflamatória;
- Grau 2: prolapso circunferencial com edema;
- Grau 3: edema e presença de massa protuberante;
- Grau 4: inflamação hemorrágica severa ou necrose ou ulceração do prolapso.

Nos casos leves pode haver regressão espontânea. Nos casos classificados como grau 2 e 3, pode ocorrer melhora do processo inflamatório com banho de assento com camomila e/ou uso de estrogênio tópico por 4-6 semanas.

O procedimento operatório está indicado apenas nos casos severos (grau 4) ou quando não há melhora com o tratamento clínico.

Sarcoma botrioide (rabdomiossarcoma)

Tumor maligno que pode acometer a vagina, útero, bexiga e uretra. Em 90% dos casos ocorre em meninas com menos de cinco anos de idade com pico maior de incidência por volta dos dois anos de idade. O tumor geralmente se origina na porção inferior da vagina ou uretra. Pode ter crescimento rápido.

Habitualmente, o tratamento associa quimioterapia a cirurgia conservadora.

Vulvovaginites

Podem ser causas de sangramento na infância por conta das escoriações resultantes do prurido vulvovaginal. As vulvovaginites não específicas são responsáveis por 25-75% dos casos.

O tratamento é direcionado para medidas gerais, como higiene adequada do períneo (após urinar e evacuação), uso de calcinhas de algodão, evitar uso de roupas apertadas, banhos de assento 1-3× dia.

Nos casos refratários de vulvovaginites não específicas, as evidências sugerem avaliação microbiológica; e antibioticoterapia específica pode estar indicada nesses casos.

■ SANGRAMENTO VAGINAL NA ADOLESCÊNCIA

O sangramento anormal é uma das queixas clínicas mais comuns que levam à procura de assistência médica.

Sangramento uterino disfuncional

É definido como a perda sanguínea anormal do útero, por sangramento prolongado e/ou frequente de origem uterina, na ausência de gestação, etiologia orgânica ou sistêmica.[2,3]

É mais comum durante a adolescência, principalmente durante os primeiros dois anos após a menarca, quando há predominância dos ciclos anovulatórios, pois o endométrio é exposto a estímulo estrogênico prolongado sem oposição pela progesterona (SUD anovulatório). Quando a espessura endometrial atinge nível acima da capacidade dos estrogênios em manter a integridade, o aporte sanguíneo torna-se insuficiente, surgindo áreas de isquemia que evoluem para necrose focal, levando a sangramento prolongado. Além disso, como consequência da imaturidade do eixo hipotalâmico, os níveis diminuídos de estrogênio decorrentes da atresia folicular não sustentam o endométrio e acentuam a descamação endometrial desordenada e imprevisível.

O SUD ovulatório é menos frequente e cursa habitualmente com aumento da duração e fluxo com ciclos menstruais mensais.

O diagnóstico do SUD é realizado após a exclusão de causas orgânicas e obstétricas. A anamnese deve ser detalhada com exame físico minucioso.

O tratamento do SUD anovulatório deve ser individualizado e classificado de acordo com a intensidade de sangramento e parâmetros hematológicos em SUD grave ou intenso, moderado ou leve.[4]

O SUD grave deve ser sempre considerado como urgência ginecológica, sendo mandatória a internação com reposição volêmica imediata. Concomitantemente às medidas gerais para estabilização clínica da paciente, afastada a gestação, o tratamento com estrogênios em alta dose deve ser iniciado.

Como no Brasil não temos o estrogênio equino conjugado (EEC) por via endovenosa, recomenda-se a dose de 1,25-2,5 mg por via oral de até 6/6 horas até a cessação do sangramento. Como segunda opção terapêutica pode-se indicar o uso de anticoncepcionais orais combinados na dose de 35-50 µg de até 6/6 horas. O EEC é mais eficaz que o ACO, uma vez que o estrogênio sem oposição da progesterona, prolifera o endométrio sem a diferenciação e estabilização induzida pela progesterona.

Outra opção no tratamento agudo do SUD é a utilização dos antifibrinolíticos, como o ácido tranexâmico endovenoso (Transamin) na dose de 25-30 mg/kg/dia de até 8/8 horas ou o ácido aminocaproico (Epsilon) endovenoso na dose de 50 mg/kg/dose de 6/6 horas.[5]

No SUD de moderada quantidade ou de pequena quantidade, mas prolongado com hemoglobina > 9 e < 11 e hematócrito > 25 e < 35% podem ser utilizados os seguintes esquemas terapêuticos: EEC na dose de 1,5 a 2,5 mg/dia por 21 dias ou o valerato de estradiol 2 mg VO a cada 6 horas até cessação do sangramento e reduzir a dose gradativamente até 21 dias. Nos últimos 10-14 dias do uso do estrogênio, associar ao acetato de medroxiprogesterona 10 mg/dia ou di-hidrogesterona 20 mg dia. Outra opção seriam os ACOs contendo 30 µg de etinilestradiol 1 cp, VO, de 6 em 6 horas até parar o sangramento e em seguida reduzir progressivamente até 21 dias. Nas pacientes com contraindicação absoluta para o uso de estrogênios ou em naquelas com sangramento leve porém prolongado, indica-se os progestágenos de segunda fase do ciclo como o acetato de medroxiprogesterona 5-10 mg/dia; di-hidrogesterona 10-20 mg/dia ou a progesterona micronizada 200 mg dia por 10 a 14 dias no mês.

Nos casos de SUD ovulatório, tipo mais raro em adolescentes pode-se optar pelos anti-inflamtórios não esteroidais (AINEs) como o ácido mefenâmico 500 mg de 8/8 horas ou ibuprofeno 400 mg de 8/8 horas até a redução do sangramento. Atualmente, a primeira opção de tratamento do SUD ovulatório é o sistema intrauterino com levonorgestrel (Mirena) que libera 20 µg de levonorgestrel a cada 5 anos e recentemente seu uso foi altamente recomendado na adolescência, por ser método anticoncepcional de alta eficácia e longa duração.

Coagulopatias

Umas das causas de importância relacionada ao sangramento em adolescentes e que deve ser afastada são as coagulopatias, como a púrpura trombocitopênica idiopática e a doença de Von Willebrand. Na anamnese é importante verificar os fatores de risco para distúrbios de coagulação como: a) duração da menstruação maior que sete dias com relato de fluxo abundante ou impedimento das atividades rotineiras durante a menstruação; b) história de tratamento para anemia; c) história familiar de distúrbios de sangramento; d) história de sangramento excessivo em extração dentária e procedimentos operatórios. Na suspeita clínica de coagulopatias, solicitar hemograma completo (avalia síndrome anêmica e afasta leucemias), contagem de plaquetas, tempo de protombina, tempo de tromboplastina parcial ativado, tempo de trombina e tempo de sangramento. As coagulopatias, como a doença de Von Willebrand, nem sempre são fáceis de diagnosticar por ser uma doença altamente heterogênea e de diagnóstico laboratorial complexo. Se a suspeita é de doença de Von Willebrand, solicitar no plasma atividade do fator VIII e do fator de Von Willebrand, assim como a mensuração da atividade do cofator de ristocetina. A avaliação do hematologista se faz necessária.

Gestação

Na adolescente com hemorragia, e que relata atividade sexual deve-se sempre afastar gestação e complicações obstétricas como ameaça de aborto ou abortamento em curso. Pode ser realizado teste de gravidez urinário ou o beta-HCG sanguíneo.

Outras causas de sangramento vaginal na adolescência incluem as iatrogênicas (uso de antidepressivos tricíclicos, anticoagulantes e anticoncepcionais), endócrinas (hipotireoidismo não diagnosticado), vulvovaginites e cervicites que podem cursar com hemorragia pós-coito e sangramento vaginal intermitente. O aumento da prevalência de cervicites e doença inflamatória pélvica na adolescência está relacionado principalmente à infecção pela *Chlamydia trachomatis*.

DIAGNÓSTICO DO SANGRAMENTO GENITAL

A anamnese deve ser detalhada e é passo importante para definir se houve início da atividade sexual (afastar gravidez e abortamento), bem como inferir a causa do sangramento. O exame físico, incluindo o exame ginecológico, deve ser minucioso e detalhado. Avaliar peso, estatura, índice de massa corpórea (IMC), presença de sinais de hiperandrogenismo clínico (hirsutismo, acne e alopecia), avaliação da tireoide, sintomas clínicos sugestivos de distúrbio de coagulação como gengivorragia, epistaxe, equimoses, petéquias e hematomas. A estabilidade hemodinâmica é avaliada clinicamente por meio da pressão arterial, pulso e frequência cardíaca, palidez cutaneomucosa e sudorese. Na inspeção da vulva e vagina e no exame especular, podemos observar a origem do sangramento, presença de lesões traumáticas, infecções vaginais, corpo estranho e saída de material anormal pelo orifício externo do colo uterino. O toque bimanual pode detectar massas pélvicas. O SUA referido pela paciente pode se originar do trato urinário ou trato gastrointestinal. Os exames complementares devem ser de uso judicioso e realizados de acordo com a necessidade clínica e faixa etária da paciente. O teste de gravidez, hemograma completo com velocidade de hemossedimentação (VHS), coagulograma, função tireoidiana, avaliação hepática e renal e ultrassonografia pélvica ou transvaginal devem ser solicitados de acordo com a suspeita clínica.

Quando possível, e se houver dúvida quanto à estimativa da perda de sangue menstrual, devemos orientar para que a paciente anote as menstruações, realizando calendário menstrual por pelo menos três ciclos.

O diagnóstico de SUD é essencialmente clínico e inicialmente provisório após afastar outras causas de SUA, como doenças do trato reprodutivo, doenças sistêmicas ou complicações da gravidez.

TRATAMENTO

Como discutimos anteriormente, existem várias causas para o sangramento genital na infância e adolescência e o tratamento deve ser direcionado para o diagnóstico realizado.

Referências bibliográficas

1. FIGO classification system (PALM-COEIN) for causes of abnormal uterine bleeding in nongravid women of reproductive age. Int J Gynecol Obstet. 2011; 113:3-13.
2. Benjamins LJ. Practice guideline: evaluation and management of abnormal vaginal bleeding in adolescents. J Pediatr Health Care. 2009; (23):189-93.
3. Mohan S, Page LM, Higham JM. Diagnosis of abnormal uterine bleeding. Best Pract Res. 2006; 21(6):891-903.
4. Walden MS. Primary care management of dysfunctional uterine bleeding. JAAPA. 2006; 19(2):32-9.
5. Gultekin M, Diribas K, Buru E, Gökçeoglu MA. Role of a non-hormonal oral anti-fibrinolytic hemostatic agent (tranexamic acid) for management of patients with dysfunctional uterine bleeding. Clin Exp Obstet Gynecol. 2009; 36(3):163-5.

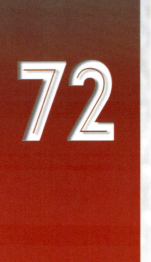

72 INFECÇÕES DO TRATO GENITAL INFERIOR

Andréa da Rocha Tristão
Márcia Guimarães da Silva
Coordenadores: **Eliana Aguiar Petri Nahás,**
Heloisa Maria De Luca Vespoli, Jorge Nahás Neto

CORRIMENTO VAGINAL NA INFÂNCIA

Os sintomas relacionados às vulvites e as vulvovaginites são queixas comuns na clínica pediátrica.[1] Apesar de serem frequentemente patológicas na pré-puberdade, o achado de conteúdo vaginal aumentado pode ser fisiológico na pós-puberdade. Em meninas pré-púberes, devido à condição hormonal, verificam-se peculiaridades anatômicas – coxim gorduroso pouco desenvolvido nos pequenos e grandes lábios, ausência de pelos pubianos, proximidade entre a rima vulvar e a região anal, pele vulvar pouco espessa e atrofia fisiológica do epitélio vaginal, que aliadas à ausência de muco cervical e glicogênio vaginal, determinam pH neutro/alcalino (6,5-7,5), ambiente local desfavorável à colonização lactobacilar[2,3] e aumento da suscetibilidade às infecções.

Diante das queixas e dos achados do exame físico, bem como a partir da identificação de fatores de risco sociais e comportamentais, com destaque para a prática da higiene genital inadequada, possibilita-se a distinção entre doenças dermatológicas, vulvovaginites não específicas e vulvovaginites infecciosas.

Consideram-se vulvovaginites não específicas aquelas causadas por micro-organismos saprófitos, muito associadas às práticas de higiene genital inadequada, praticadas pela própria criança sem orientação ou supervisão familiar. O mau hábito da higiene "de trás para frente" permite depósito de resquícios de fezes no vestíbulo vaginal e facilita a proliferação de micro-organismos intestinais no trato genital inferior, causando quadros infecciosos.[4]

As vulvovaginites não específicas também podem se originar por autoinoculação (mãos contaminadas) a partir do trato respiratório ou por contiguidade a partir do reto, uretra ou pele adjacente. Os principais micro-organismos isolados incluem *Staphylococcus aureus*, *Streptococcus* hemolítico, *Haemophilus influenzae*, *Streptococcus pneumoniae*, *Escherichia coli*, *Enterococcus* spp., *e Proteus mirabilis*.[5]

Entre as principais queixas associadas às vulvovaginites inespecíficas destacam-se: corrimento vaginal, hiperemia local, mau odor genital, ardência, prurido, disúria, dor perineal e sangramento.

Com relação à anamnese deve-se valorizar os hábitos de higiene (a prática da higienização e os produtos utilizados), bem como o tipo de vestuário (roupas íntimas sintéticas e roupas justas). Também é importante avaliar as atividades recreativas que envolvam contato com areia (praia e parques) e, ainda, a manipulação das áreas genitais com as mãos sujas.

O diagnóstico dessa condição deve incluir exame físico geral em busca de alterações dermatológicas, sugestivas de dermatites atópicas, irritativas ou alérgicas de contato, bem como outras condições dermatológicas tais como líquen escleroso e psoríase.

A inspeção da região anogenital deve ser realizada na presença dos responsáveis, preferencialmente após consentimento da criança, com a garantia de ser indolor e informando-se a possibilidade de interrupção, se necessário.

Para o exame genital sugere-se a "posição de rã", com a paciente em decúbito dorsal sobre a mesa ginecológica, mantendo as pernas abduzidas e com

INFECÇÕES DO TRATO GENITAL INFERIOR

os joelhos flexionados, separados, e as pernas apoiadas na mesa.

A coleta do conteúdo vaginal, com *swab* delicado e umedecido em solução salina, é recomendada nos casos de sintomatologia persistente, apesar da adequação dos hábitos de higiene e vestuário. Nesses casos, sugere-se realização de cultura e exame microscópico direto do conteúdo vaginal, direcionando-se o tratamento de acordo com os achados laboratoriais.

É importante ressaltar algumas medidas fundamentais no tratamento e seguimento clínico dessas pacientes:

- Orientar a prática de higiene ideal – limparse de "frente para trás" após todas as evacuações; orientar as meninas maiores a urinar em posição sentada com joelhos afastados e secar com papel neutro ao término da micção, ressaltando a necessidade de lavarem as mãos antes e depois do uso do toalete; em crianças usuárias de fraldas, estimular trocas frequentes e praticar a higienização com algodão e óleos/pomadas específicas após cada troca, evitando fraldas com cobertura plástica.
- Praticar higiene genital mais frequentemente durante o dia (cerca de 3×) com sabonete neutro, glicerinado e hipoalergênico, com secagem criteriosa para evitar proliferação de micro-organismos.
- O vestuário deve ser de peças de algodão confortáveis e a higienização das mesmas realizada com produtos neutros próprios para lavagens de roupas infantis – evitar uso de sabões em pó, alvejantes, amaciantes e molho prolongado.

Vale ainda destacar que a antibioticoterapia oral pode ser utilizada em quadros persistentes com sintomatologia exuberante e após as medidas anteriormente citadas não terem sido efetivas. A escolha do antibiótico basear-se-á no resultado dos exames laboratoriais e na sensibilidade do patógeno.[6,7]

Quando o corrimento vaginal em pré-púberes é recorrente e especialmente associado às queixas de mau odor e sangramento genitais, a possibilidade de presença de corpo estranho vaginal deve ser considerada,[8] já que cerca de 10% dos casos envolvem sua presença.[9] Exemplos de corpos estranhos incluem pequenos fragmentos de esponjas de banho, pequenas peças de brinquedos, grãos de cereais, moedas, resquícios de papel higiênico, entre outros.[9,10] Nesses casos, a paciente deverá ser submetida à vaginoscopia sob sedação ou anestesia para identificação e remoção do corpo estranho. Pode ser necessária a complementação do tratamento com antibioticoterapia oral ou tópica. A vaginoscopia possibilita a realização de biópsias para diagnóstico de outras condições, tais como condilomas, hemangiomas e tumores primários da vagina e/ou do colo uterino. Na infância, o rabdomiossarcoma embrionário (sarcoma botrioide) se apresenta como o tumor vaginal mais frequente, seguido pelos tumores de seio endodérmico e adenocarcinoma de células claras.[11,12]

Os principais agentes causadores de vulvovaginites específicas em pré-púberes são *Enterobius vermiculares*, *Streptococcus* do grupo A, *Giardia lamblia* e *Shigella* spp.

A enterobíase ou oxiuríase deve ser investigada nas meninas com prurido anogenital intenso de exacerbação noturna. O diagnóstico baseia-se na clínica e pode ser confirmado pelo emprego da fita anal, apesar do resultado negativo não excluir a infecção. A contaminação vulvar ocorre por migração das larvas a partir da região anal ou por manipulação com a possibilidade do verme carrear bactérias intestinais ao vestíbulo, constituindo importante causa de vulvovaginite recorrente.[13,14]

O tratamento pode ser feito com mebendazol oral, 5 mL, de 12/12 horas por 3 dias, ou albendazol, 10 mL, em dose única para crianças acima de 2 anos. As medidas de higiene adequadas devem ser firmemente orientadas.

O *Streptococcus* do grupo A, assim como o *S. pneumoniae* e o *Haemophilus influenza*, podem causar quadros de vulvovaginites persistentes com corrimento de aspecto purulento, por vezes sanguinolento, com hiperemia vulvar associada. São frequentes as queixas de prurido, ardência e dor perineal. A autoinoculação a partir das vias aéreas é a hipótese mais aceita, embora a possibilidade de deglutição dos patógenos possa ser considerada.[3]

O diagnóstico deve ser feito a partir de cultura do conteúdo vaginal em meios apropriados, seguida de tratamento com antibioticoterapia sistêmica, preferencialmente com cefalosporina ou eritromicina.

Patógenos associados a síndromes diarreicas, tais como *G. lamblia* e *Shigella* spp., também podem estar associados a quadros de vulvovaginites em pré-púberes.[15-17] A contaminação vaginal ocorre a partir das fezes, sendo a giardíase caracterizada por diarreia aquosa, por vezes esteatorreica (síndrome de má absorção), além de náuseas, vômitos e mal-estar geral, lembrando-se que parte das pacientes acometidas são assintomáticas. O diagnóstico é firmado a partir da observação de cistos ou trofozoítos do agente no exame parasitológico de fezes e o tratamento é feito com metronidazol de 15 a 25 mg/kg, 3 vezes ao dia, por 7 dias, em crianças menores de 8 anos e 250 mg, VO, de 8/8 horas por 7 dias em crianças maiores de 8 anos.[15]

A shigelose frequentemente se associa à colite inflamatória infecciosa aguda, possibilitando a infecção vaginal pelo contato direto com as fezes contaminadas. O quadro de vulvovaginite pode arrastar-se por semanas, podendo incluir sintomas urinários (disúria), mau odor e sangramento genitais.[16] O diagnóstico é dado por coprocultura e o tratamento com antibioticoterapia adequada – sulfametoxazol/trimetoprim, ampicilina ou cloranfenicol.

Candidíase vulvovaginal e vaginose bacteriana são condições raras na pré-puberdade,[10] e quando presentes podem estar associadas à ocorrência de abuso sexual.[8] Em crianças usuárias de fraldas, contudo, há maior possibilidade de infecção fúngica, especialmente quando utilizadas as de cobertura plástica, sem trocas periódicas e sem higienização adequada da região perineal e perianal. O uso de antibioticoterapia de largo espectro, doenças sistêmicas tais como diabetes e condições clínicas que resultem em imunossupressão, também aumentam a prevalência de candidíase. O diagnóstico baseia-se no isolamento do fungo em cultura em meio de Sabouraud ou pela visualização de blastoconídeos e/ou pseudo-hifas no exame direto do conteúdo vaginal. A primeira linha de tratamento envolve o uso de antifúngico tópico (clotrimazol ou miconazol) por 6 dias. O uso de fluconazol oral em dose única de 20 mg/kg deve ser considerado nos casos de sintomatologia severa ou fatores predisponentes para a infecção fúngica.[3]

A vaginose bacteriana, principal causa de corrimento vaginal nas mulheres no menacme, é muito rara em crianças pré-púberes. Há relatos de casos que a associam a abuso sexual e a outras condições dermatológicas como o líquen escleroso.[18] O diagnóstico deve ser feito a partir do esfregaço do conteúdo vaginal corado pelo método de Gram e baseado no escore de Nugent e cols. (1991).[19] O tratamento é feito com metronidazol VO na dose de 10 a 30 mg/kg/dia, em 3 tomadas, por 7 dias.

Em casos raros, patógenos primariamente de transmissão sexual, tais como *Neisseria gonorrhoeae* e *Chlamydia trachomatis* podem causar endocervicites que se manifestam clinicamente com corrimento vaginal. Em crianças menores de 3 anos, há de se considerar a possibilidade de transmissão perinatal de *C. trachomatis*.[20] Em crianças maiores, a pesquisa desse agente dever ser realizada sempre que houver suspeita de abuso sexual, devido à possibilidade de assintomatologia na maior parte dos casos. Assim sendo, os testes de amplificação de ácidos nucleicos devem ser indicados para confirmação diagnóstica. O tratamento deve ser realizado com estolato de eritromicina, 50 mg/kg/dia dividido em 4 doses, por 14 dias, em crianças com peso inferior a 45 kg. A azitromicina oral, em dose única de 1 g, pode ser utilizada em crianças com peso superior a 45 kg. Em crianças maiores de 8 anos, recomenda-se tratamento com azitromicina oral, em dose única de 1 g ou doxiciclina 100 mg de 12/12 horas, por 7 dias.[21]

A infecção gonocócica também pode ser de transmissão perinatal, com tendência a manifestar sintomas precocemente no período neonatal. A manifestação clínica depende do sítio de acometimento, que pode incluir uretra, vagina, meninges, conjuntivas e até mesmo acometimento sistêmico, com quadros graves de sepse.[21]

Em crianças maiores, a presença de corrimento vaginal purulento, vulvite e disúria pode sugerir o diagnóstico de gonorreia, devendo ser investigada a possibilidade de abuso sexual. Para tal, os testes baseados em amplificação de ácidos nucleicos, bem como a cultura em meio de Thayer Martin, estão disponíveis.

O tratamento da endocervicite e uretrite por *N. gonorrhoeae* em crianças com menos de 45 kg deve ser feito com ceftriaxona 25 a 50 mg/kg IV ou IM em dose única que não pode exceder 125 mg IM. Para aquelas com mais de 45 kg, o tratamento deve seguir o protocolo utilizado para adultos, ou seja, ceftriaxona 250 mg, IM, em dose única. Para casos de sepse ou artrite recomenda-se o uso de ceftriaxona 50 mg/kg, IM ou IV, em dose única diária por 7 dias, não excedendo a dose diária de 1 g, em crianças com peso inferior a 45 kg. Em crianças com peso superior a 45 kg, utiliza-se ceftriaxona, IM ou IV, em dose única diária de 1 g por 7 dias.[21]

Em crianças maiores de 1 ano de idade, o achado de *Trichomonas vaginalis* no exame a fresco, cultura em meio de Diamond ou testes moleculares sugere a possibilidade de abuso sexual, apesar de não haver dados consistentes a respeito do tempo de transmissão vertical.[21,22] A tricomoníase manifesta-se, na maioria das vezes, por corrimento vaginal bolhoso, esverdeado, com mau odor genital associado, podendo haver sinais irritativos dos genitais inferiores – prurido local, vulvite e disúria. O tratamento em crianças se fará com metronidazol, VO, na dose de 10 a 30 mg/kg/dia, em 3 tomadas por 7 dias.[15]

■ AFECÇÕES DAS GLÂNDULAS DE BARTHOLIN

Também denominadas glândulas vestibulares maiores, as glândulas de Bartholin têm origem no endoderma e são homólogas das glândulas de Cowper nos homens. Foram inicialmente descritas pelo anatomista alemão Caspar Bartholin em 1677, explicando-se assim a origem do nome. Têm formato tuboalveolar e luz delimitada por camada única de

INFECÇÕES DO TRATO GENITAL INFERIOR

epitélio colunar. Abrem-se no vestíbulo vulvar nas posições de 4 e 8 horas com óstio praticamente imperceptível nas mulheres hígidas. Apresentam canal excretor de 1 a 2,5 cm de comprimento e 2 mm de largura. São responsáveis pela lubrificação dos genitais externos femininos, principalmente durante a relação sexual.[23,24]

Durante seu período de vida, 2% das mulheres desenvolverão cistos ou abscessos das glândulas de Bartholin,[25] sendo os abscessos 3 vezes mais comuns que os cistos.[26]

Nas meninas, as glândulas de Bartholin são pouco desenvolvidas devido ao hipoestrogenismo fisiológico da infância. Relata-se na literatura a ocorrência de pico de estradiol por volta do segundo mês de vida, o que pode explicar o aumento da suscetibilidade às afecções das glândulas nas lactentes dos 2 aos 4 meses de idade.[27] Na puberdade, elas atingirão o desenvolvimento adequado. Assim sendo, entende-se que, na infância, as alterações que envolvam as glândulas de Bartholin, como cistos e abscessos, são raras.

Obstruções distais do ducto de drenagem da glândula resultam em formação de estruturas císticas e podem ser de causa infecciosa ou não. Entre as causas não infecciosas, destacam-se os hábitos inadequados de vestuário (roupas muito justas), o excesso de atividade física ou intercurso sexual,[28] que podem determinar edema local, dificultando a drenagem do conteúdo glandular. Os cistos podem infectar-se e, como consequência, desenvolver abscessos, estendendo-se à região dos lábios maiores.

Cistos vaginais envolvendo a glândula de Bartholin são incomuns em recém-nascidos, mas quando presentes podem ser congênitos ou adquiridos, pois a origem da obstrução ductal em neonatos é incerta.[29] O cisto congênito da glândula de Bartholin tem caráter benigno e trata-se de malformação da parede vaginal remanescente do ducto de Wolff. Esse tipo de cisto pode estar associado a malformações do sistema urinário.[30-32] Cevik e cols.[30] relatam achado de volumoso cisto de Bartholin em recém-nascida associado à uretero-hidronefrose e cistos renais contralaterais, com quadro de retenção urinária.

Na Bartholinite, o espectro microbiano é variável, frequentemente polimicrobiano,[33-36] envolvendo agentes comensais como *Peptostreptococcus* spp. *Staphylococcus* sp. e *Streptococcus* sp. Patógenos entéricos, aeróbios ou anaeróbios, especialmente os Gram-negativos tais como *Escherichia coli*, *Proteus mirabilis*, *Enterococcus faecalis*, *Citrobacter* spp., *Bacteroides fragilis* e *Klebsiella pneumoniae* figuram como causadores de abscessos, especialmente em pacientes com deficiência nas práticas de higiene genital. O *Haemophilus influenzae*, bactéria também

associada às infecções respiratórias, pode ser causador de abscessos da glândula de Bartholin, a partir da autoinoculação pelas mãos contaminadas.[35] A *Neisseria gonorrhoeae* e a *Chlamydia trachomatis* também são agentes causadores de Bartholinite, sendo obrigatória a avaliação quanto à possibilidade de abuso sexual.[37] Para o diagnóstico etiológico emprega-se a tradicional cultura em meio de Thayer Martin e a reação em cadeia da polimerase (PCR) com *primers* específicos.

A identificação da espécie microbiana causadora do abscesso, em geral, não é mandatória mas passa a ser de grande utilidade nos casos em que a melhora clínica não seja satisfatória após 48 horas de antibioticoterapia. O material para cultura pode ser obtido por drenagem ou aspiração do abscesso e semeado em meios de cultura tradicionais considerando-se as exigências das condições de atmosfera apropriadas para crescimento das diferentes espécies envolvidas.[38]

As manifestações clínicas do abscesso incluem febre e a ocorrência de tumefação inflamatória do grande lábio, muito dolorosa, que pode ulcerar-se ou drenar espontaneamente secreção purulenta, fétida ou não, geralmente pelo óstio da glândula.[24] Pode haver comprometimento do estado geral. Os achados de leucocitose e neutrofilia, comuns em adultos, não devem ser esperados em crianças.[39] Pode-se observar elevação da proteína C reativa (PCR) e da velocidade de hemossedimentação (VHS). Com relação aos cistos, pode-se observar tumefação na região do grande lábio, porém, sem outras alterações inflamatórias adjacentes, o que muitas vezes motivará conduta expectante, especialmente nos cistos de pequeno volume. Pode haver drenagem de conteúdo hialino espontaneamente e principalmente à palpação da glândula.

Entre as complicações associadas ao abscesso da glândula de Bartholin destacam-se a ocorrência de fistulização, celulite inflamatória, sepse e até mesmo fascite necrosante.[40-42]

O diagnóstico diferencial inclui: cistos de inclusão, cistos de Gartner, cistos sebáceos, cistos do canal de Nuck, cistos epidermoides, hematomas, fibromas, lipomas, hidradenomas, linfangiomas, leiomiomas, doença de Von Recklinghausen (neurofibromatose), adenocarcinomas, rabdomiossarcomas, hérnias inguinais e adenoses.[43]

Em mulheres no menacme, o tratamento dos abscessos da glândula de Bartholin inclui preferencialmente a abordagem cirúrgica, com marsupialização da glândula ou, pelo menos, drenagem do conteúdo, em momento oportuno, associado ao aparecimento de "pontos de flutuação" à palpação da lesão, seguido ou não de antibioticoterapia. Quando a drenagem do abscesso ocorre espontaneamente, na grande maioria dos casos, empregam-se anti-inflamatórios não esteroides e analgésicos para alívio dos sintomas. Banhos de assento mornos também podem ser úteis. A exérese da glândula figura como último recurso, para os casos recorrentes.[25,34,44-46]

Em crianças, a literatura respalda a antibioticoterapia como tratamento de primeira linha, bem como a utilização de medicações sintomáticas, avaliando-se caso a caso. Vale ressaltar a necessidade imperiosa das boas práticas de higiene genital. Não raramente pode haver necessidade de drenagem cirúrgica.[24]

Os antibióticos de eleição são o de largo espectro de ação, com destaque para a utilização de amoxicilina-clavulanato 25 a 50 mg/kg/dia, dividido em 3 tomadas diárias por 7 a 10 dias; cefalexina 25 a 50 mg/kg/dia, dividida em 2 tomadas diárias por 7 a 10 dias; sulfametoxazol 30 mg/kg/dia – trimetoprim 6 mg/kg/dia, divididos em 2 tomadas diárias por 7 dias; cefixima 8 mg/kg/dia em 1 ou 2 tomadas diárias por 7 a 14 dias; cefixima 400 mg em 1 tomada diária ou 200 mg em 2 tomadas diárias para crianças acima de 50 kg, sendo também boa opção terapêutica para os casos de abscessos causados por *N. gonorrhoeae*. O tratamento da infecção gonocócica em crianças com menos de 45 kg deve ser feito com ceftriaxona 25 a 50 mg/kg, IV ou IM, em dose única que não pode exceder 125 mg IM. Para aquelas com mais de 45 kg, o tratamento deve seguir o protocolo utilizado para adultos, ou seja, ceftriaxona 250 mg, IM, em dose única.[21,37]

O tratamento da infecção por *C. trachomatis* deve ser realizado com estolato de eritromicina, 50 mg/kg/dia dividido em 4 tomadas diárias, por 14 dias, em crianças com peso inferior a 45 kg. A azitromicina oral, em dose única de 1 g, pode ser utilizada em crianças com peso superior a 45 kg. Em crianças maiores de 8 anos, recomenda-se tratamento com azitromicina oral, em dose única de 1 g ou doxiciclina 100 mg em 2 tomadas diárias, por 7 dias.[21,37]

INFECÇÃO POR PAPILOMAVÍRUS HUMANO (HPV) NA INFÂNCIA E ADOLESCÊNCIA

Os papilomavírus humanos (HPVs) são vírus de DNA, pertencentes à família Papillomaviridae, que infectam epitélios. Atualmente existem descritos mais de 200 tipos de HPV, entre os quais, mais de 40 infectam o trato anogenital.[47] Os tipos não genitais acometem principalmente a pele, causando as verrugas comuns; enquanto alguns tipos específicos causam a epidermodisplasia verruciforme, tumores de pele raros.[48]

Os HPVs genitais são divididos de acordo com o risco que conferem ao desenvolvimento de lesões neoplásicas. Os HPVs de baixo risco oncogênico, como HPV-6, 11 e 42, estão associados ao desenvolvimento de verrugas genitais. Os HPVs de alto risco estão associados às lesões intraepiteliais de alto grau e carcinomas invasivos do colo do útero.[49] Entre os HPVs de alto risco, mais comumente encontrados, destacam-se: HPV-16, 18, 31, 33, 35, 45, 52 e 58. Os HPVs 16 e 18 juntos são responsáveis por mais de 70% dos casos de carcinomas epidermoides e mais de 80% dos adenocarcinomas do colo do útero.[50,51] O HPV-16 é um dos genótipos mais prevalentes em mulheres sexualmente ativas e com citologia cervical normal, porém, é também o responsável por grande parte dos casos de câncer, sendo que sozinho está associado a 50-60% dos casos de câncer do colo uterino.[51,52]

A ocorrência de infecção por HPV em crianças e pré-adolescentes tem sido mais diagnosticada e está associada à presença de lesões condilomatosas nos adultos. Evidências mostram que recém-nascidos expostos ao HPV no período perinatal podem contrair o vírus, porém existe consenso, que a infecção pelo HPV é adquirida principalmente durante o parto, na passagem do canal de parto infectado.[53] Muitos estudos, contudo, apresentam evidências biológicas sugerindo outras possíveis vias de transmissão viral, já que o DNA do HPV já foi detectado no sêmen, líquido amniótico, placenta, sangue materno e sangue do cordão umbilical.[54,55]

A transmissão vertical do HPV (infecção perinatal) foi descrita pela primeira vez em 1956 em um caso de papilomatose laríngea juvenil[56] e a confirmação da transmissão perinatal em diferentes mucosas (genital e oral) foi subsequentemente relatada em vários estudos, embora não se conhecesse o exato modo de transmissão.

Estudos recentes têm relatado que a taxa de transmissão para recém-nascidos de mães HPV positivas durante a gestação é variável: 3,4%,[57] 11,2%[58] e 23,6%.[59] Entre os fatores de risco associados à transmissão destacam-se a infecção materna por múltiplos genótipos de HPV e a via de parto vaginal; por outro lado, não foi demonstrado que o genótipo do HPV, idade gestacional e peso ao nascimento aumentem a chance de transmissão vertical pelo HPV.[60] Em estudo de coorte sobre a transmissão perinatal do HPV (*heritage cohort*), a prevalência de HPV na placenta de gestantes positivas para HPV durante o primeiro trimestre de gestação foi de 27%, enquanto no grupo de gestantes HPV negativas, nesse período gestacional, a infecção HPV esteve presente em apenas 3% das placentas analisadas.[58] Um dos achados

INFECÇÕES DO TRATO GENITAL INFERIOR

recentemente descritos na literatura é a infecção da conjuntiva em recém-nascidos de mães com infecção persistente na gestação, com positividade para o mesmo genótipo na placenta.[58]

Ainda hoje, os mecanismos de transmissão vertical não são bem compreendidos; e é considerada quando o genótipo viral isolado no recém-nascido é concordante com o genótipo viral materno.[61] A transmissão é possível por meio da ascensão transcervical da infecção do trato genital materno, ou ainda pela infecção do sêmen depositado na vagina durante o intercurso sexual.[62,63] A transmissão periconcepcional a partir da infecção do parceiro sexual masculino é possível, já que DNA do HPV tem sido detectado em 8 a 64% das amostras de líquido seminal e dos espermatozoides. Além disso, o DNA do HPV tem sido detectado no endométrio e nos ovários, mas a chance de transmissão para o embrião, logo após sua fertilização, permanece teórica.[62-64] Recentemente, o DNA do HPV tem sido descrito no leite materno com taxas variando de 2 a 8%, sugerindo que o HPV pode ser verticalmente transmitido para os recém-nascidos por meio da amamentação. Finalmente, a transmissão horizontal, logo após o nascimento, pode ocorrer via manipulação pelos cuidadores.[63]

Manifestações clínicas da infecção pelo HPV

Apesar de frequentemente assintomática, a manifestação clínica mais comum da infecção por HPV em crianças e adolescentes é a presença de verrugas, que pode ser relatada pelos cuidadores ou detectada pelo pediatra durante as consultas de rotina. A prevalência de verrugas anogenitais na infância é de 1,5% e 2 vezes mais comuns em meninas.[65] As verrugas cutâneas (vulgares) são causadas pelos genótipos 1, 2, 3, 4, 27, 28, 29 e 57, que, especialmente em crianças menores, podem ser encontradas na região genital como resultado da auto ou heteroinoculação. Já os genótipos 6 e 11 estão associados às verrugas anogenitais e à papilomatose laríngea juvenil, sendo esta última, na maior parte das vezes, resultante de transmissão vertical.

Os sintomas mais frequentemente associados às verrugas genitais incluem dor local, prurido, sangramento e infecção secundária.[66] A região perianal costuma ser o sítio de maior acometimento, devido a microtraumas locais resultantes de dermatites, quadros diarreicos e uso "inadequado" de fraldas. Em meninas, o achado de lesões periuretrais, himenais e em fúrcula vaginal não são raros.

Na abordagem e seguimento das crianças com lesões anogenitais, a equipe envolvida deve ser multidisciplinar, buscando identificar fatores de risco, principalmente sociais e educacionais e contemplar as questões emocionais e educativas. Além da anamnese detalhada da criança, envolvendo aspectos familiares, o exame físico deve ser minucioso na busca de verrugas, que quando presentes alertam para a necessidade de exame físico geral e genital dos cuidadores, considerando-se a possibilidade de heteroinoculação.[67]

A hipótese de abuso sexual deve ser considerada e o exame físico poderá ser útil na identificação de outras lesões como lacerações, hematomas e rupturas himenais, sendo crítico o tempo decorrido entre o abuso e a avaliação médica.[68] Nesses casos é sempre obrigatória a realização dos testes sorológicos para hepatites B e C, sífilis e HIV, aplicando-se as recomendações de protocolo específico para atendimento às vítimas de violência sexual.

Métodos diagnósticos de infecção pelo HPV

O diagnóstico de condilomatose é geralmente clínico, porém, em casos de persistência, lesões atípicas ou na necessidade de comprovação para fins jurídicos (laudo histopatológico), a biópsia é indispensável, sendo realizada em centro cirúrgico com procedimento anestésico associado. O estudo histopatológico das lesões verrucosas genitais é um aliado importante no diagnóstico diferencial dessas lesões.

A identificação da infecção pelo HPV é usualmente realizada pela detecção do DNA viral em amostras clínicas. Uma variedade de testes moleculares têm sido desenvolvidos desde a primeira identificação dos genótipos virais. Muitos desses testes desenvolvidos *in house* têm sido efetivamente empregados em laboratórios de pesquisa nos últimos 25 anos.[69] Na atualidade, a detecção do DNA-HPV pode ser realizada por vários métodos de biologia molecular, tais como captura híbrida, hibridização *in situ*, análise de restrição de fragmentos polimórficos (RFLP) e reação em cadeia da polimerase (PCR).

Diagnóstico diferencial

Os diagnósticos diferenciais mais comuns das verrugas vulgares incluem: acrocórdons, siringomas, ceratoses actínicas, ceratoses seborreicas, fibromas moles, nevos e carcinoma espinocelular. Entre os diagnósticos diferenciais das verrugas anogenitais ressaltam-se: condiloma plano da sífilis recente, molusco contagioso, pênfigo benigno crônico, histiocitose X, pápulas peroladas do pênis, papilomatose vulvar, hiperplasia microglandular induzida por progesterona, líquen plano erosivo, neurofibromatose, doença de Paget extramamária, herpes simples e carcinoma espinocelular.[70]

Tratamento

Apesar de não serem as mais comuns em pediatria (as verrugas vulgares de face e extremidades são as mais comuns), as lesões anogenitais em crianças geralmente involuem espontaneamente – 1/3 regridem em 6 meses, 2/3 em 2 anos e 3/4 em 3 anos,[71] respaldando, a princípio, a conduta expectante com seguimento clínico (Figura 72.1). Entretanto, a possibilidade de acometimento de outras partes do corpo, de transmissão à outras pessoas da família e/ou convívio, do risco de infecção secundária e da ocorrência de sintomas persistentes, justificam o tratamento de imediato.

Trata-se de difícil dilema a opção terapêutica a ser eleita em crianças. Essa deve ser individualizada e, muitas vezes, combinando esquemas terapêuticos.[66,71-73]

Os métodos físicos destrutivos (criocauterização, eletrocauterização, vaporização a laser ou alça diatérmica) têm a vantagem de eliminar as lesões em uma única abordagem, porém necessitam procedimento anestésico em ambiente hospitalar (centro cirúrgico), além de originarem processos cicatriciais, por vezes exuberantes. Essa opção deve ser considerada em crianças menores ou naquelas pouco colaborativas com o exame local.

Os métodos químicos incluem podofilina, 5-fluoracil, ácido tricloroacético (ATA) 70 a 90% e podofilotoxina. O ATA, apesar de amplamente utilizado em adultos, não deve ser considerado para uso em crianças e jovens devido à sensação dolorosa associada às suas repetidas aplicações. Campaner e Aldrighi[67] sugerem aplicações semanais de podofilina a 25% em vaselina sólida com a vantagem de não ser dolorosa. A aplicação é feita pelo médico sobre as lesões com posterior lavagem após 3 horas. A não resposta ao tratamento após a 4ª aplicação motiva mudança no esquema terapêutico.

O uso de imunomodulares tópicos em crianças (imiquimod a 5%), apesar de ainda não estar preconizado pelo FDA, tem se mostrado de grande eficácia em diversos tipos de infecções virais nessa faixa etária (condiloma e molusco contagioso), com boa tolerabilidade e sem ocorrência de efeitos colaterais relevantes, mesmo em lesões volumosas ou quadros extensos, restringindo-se ao aparecimento de eritema local com frequência. A aplicação é realizada com uso de 1/2 ou 1 sachê em cada aplicação, em dias alternados, ao deitar-se, com a orientação de realizar-se limpeza local da região tratada pela manhã. Segundo Dinleyici e cols.[74] e Campaner e cols.,[75] o uso do imoquimod a 5% durante 12 semanas é eficaz na eliminação das lesões.

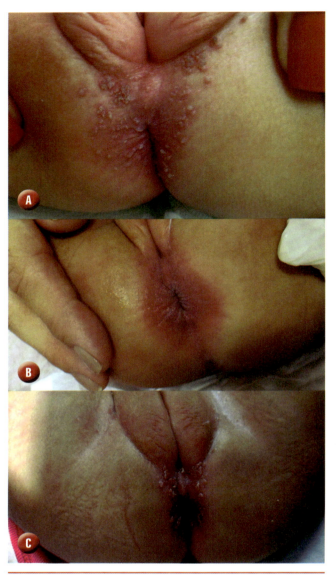

FIGURA 72.1. **(A)** Lesões anogenitais condilomatosas em lactente de 9 meses; **(B)** Regressão parcial das lesões em 45 dias após a avaliação inicial; **(C)** Regressão total das lesões sem intervenção terapêutica ativa – adotou-se conduta expectante (60 dias após avaliação inicial). (Fonte: arquivo pessoal de Andréa da Rocha Tristão.)

Finalmente, pelo risco de desenvolvimento de neoplasia anogenital no futuro, todas as crianças acometidas devem ter seguimento de longa duração, o que tornará possível o diagnóstico e manejo terapêutico adequado das recorrências e até mesmo a eventual constatação de abuso sexual que pode não ter sido evidenciado na abordagem inicial.[76,77]

Referências bibliográficas

1. Jaquiery A, Stylianopoulos A, Hogg G, Grover S. Vulvovaginitis: clinical features, aetiology and microbiology of the genital tract. Arch Dis Child. 1999; 81:64-7.

2. Rome ES. Vulvovaginitis and other common vulvar disorders in children. Endocr Dev. 2012; 22:72-83.
3. Dei M, Di Maggio F, Di Paolo G, Bruni V. Vulvovaginitis in childhood. Best Pract Res Clin Obstet Gynaecol. 2010; 24:129-37.
4. Cemek F, Odabas D, Senel U, Kocaman AT. Personal hygiene and vulvovaginitis in prepubertal children. Pediatr Adolesc Gynecol. 2016; 29:223-7.
5. Sikanic-Dugic N, Pustisek N, Hirsl-Hecei V, Lukic-Grlic A. Microbiological findings in prepubertal girls with vulvovaginitis. Acta Dermatovenerol Croat. 2009; 17:267-72.
6. Joishy M, Ashtekar CS, Jain A, Gonsalves R. Do we need to treat vulvovaginitis in prepubertal girls? BMJ. 2005; 330:186-8.
7. Sharma B, Preston J, Greenwood P. Manegement of vulvovaginitis and vaginal discharge in prepubertal girls. Rev Gynaecol Pract. 2004; 4:111-20.
8. McGreal S, Wood P. Recurrent vaginal discharge in children. J Pediatr Adolesc Gynecol. 2013; 26:205-8.
9. Smith YR, Berman DR, Quint EH. Premenarchal vaginal discharge: findings of procedures to rule out foreign bodies. J Pediatr Adolesc Gynecol. 2002; 15:227-30.
10. McGreal S, Wood P. A study of paediatric and adolescent gynaecology services in a British district general hospital. BJOG. 2010; 117:1643-50.
11. Soderstrom HF, Carlsson A, Borjesson A, Elfving M. Vaginal bleeding in prepubertal girls: etiology and clinical management. J Pediatr Adolesc Gynecol. 2016; 29:280-5.
12. Ansari DO, Horowitz IR, Katzenstein HM, Durham MM, Esiashyili N. Successful treatment of an adolescent with locally advanced cervicovaginal clear cell adenocarcinoma using definitive chemotherapy and radiotherapy. J Pediatr Hematol Oncol. 2012; 34:e174-6.
13. Smolyakov R, Talalay B, Yanai-Inbar L, Pak I, Alkan M. *Enterobius vermiculares* infection of female genital tract: a report of three cases and review of the literature. Eur J Obstet Gynecol. 2003; 107:220-2.
14. Yilmaz AE, Celik N, Soylu G, Donmez A, Yuksel C. Comparison of clinical and microbiological features of vulvovaginitis in prepubertal and pubertal girls. J Formos Med Assoc. 2012; 111:392-6.
15. Campaner AB, Cardoso FA, Aldrighi JM. Vulvovaginites na infância. In: Ginecologia e obstetrícia - da infância à adolescência. São Paulo: Atheneu. 2016; p. 454.
16. Jasper JM, Ward MA. Shigella vulvovaginitis in a prepubertal child. Pediatr Emerg Care. 2006; 22:585-6.
17. Baiulescu M, Hannon PR, Marcinak JF, Janda WM, Schreckenberger PC. Chronic vulvovaginitis caused by antibiotic-resistant Shigella flexneri in a prepubertal child. Pediatr Infect Dis J. 2002; 21:170-2.
18. Feito-Rodriguez M, Noguera-Morel L, Casas-Rivero J, García-Rodríguez J, de Lucas-Laguna R. Bacterial vaginosis in the context of lichen sclerosus in a prepubertal girl. Pediatr Dermatol. 2014; 31:95-8.
19. Nugent RP, Krohn MA, Hillier SL. Reliability of diagnosing bacterial vaginosis is improved by a standardized method of gram stain interpretation. J Clin Microbiol. 1991; 29:297-301.
20. Hammerschlang MR. Chlamydial infection. J Pediatr. 1989; 114:727-34.
21. CDC. Sexually transmitted diseases treatment guidelines. MMWR. 2015; 64:55-60.
22. Adams JA, Kaplan AR, Starling SP, Mehta NH, Finkel MA, Botash AS, et al. Guidelines for medical care of children who may have been sexually abused. J Pediatr Adolesc Gynecol. 2007; 20:163-72.
23. Kurman RJ. Blaustein's pathology of the female genital tract. 5 ed. New York: Spring-Verlag; 1995.
24. Touzot F, De Pontual L, Letamendia-Richard E, Fayad F, Nathanson M, Lachassinne E, et al. Bartholinite aigue à Pseudomonas aeruginosa chez un nourrisson d'un an et demi. Arch Pediatr. 2004; 11:1070-2.
25. Marzano DA, Haefner HK. The Bartholin gland cyst: past, present and future. J Low Genit Tract Dis. 2004; 8:195-204.
26. Kaufman RH, Faro S. Benign diseases of the vulva and vagina. 4 ed. St Louis: Mosby; 1994.
27. Kubitz R, Hoffman K. Bartholin´s gland abscess in an infant. A case report. J Reprod Med. 1986; 31:67-9.
28. Wilkinson EJ, Stone JK. Atlas of vulvar disease. 5 ed. Baltimore: Williams & Wilkins; 1995.
29. Holmes M, Upadhyay V, Pease P. Gartner's duct cyst with unilateral renal dysplasia presenting as an introital mass in a new born. Pediatr Surg Int. 1999; 15:277-9.
30. Cevik M, Savas M, Guldur M, Boleken ME. Urinary retention as the presentation of Bartholin's duct cyst in a neonate. Pediatr Adolesc Gynecol. 2013; 25:e65-7.
31. Ilica AT, Kocaoğlu M, Bulakbaşi N, Sürer I, Tayfun C. Prolapsing ectopic ureterocele presenting as a vulval mass in a newborn girl. Diagn Interv Radiol. 2008; 14:33-4.
32. Soyer T, Aydemir E, Atmaca E. Pararauretral cysts in female newborns: role of maternal estrogens. J Pediatr Adolesc Gynecol. 2007; 20:249-51.
33. Kessous R, Aricha-Tamir B, Sheizaf B, Shteiner N, Moran-Gilad J, Weintraub AY. Clinical and microbiological characteristics of Bartholin gland abscesses. Obstet Gynecol. 2013; 122:794-9.
34. Krissi H, Shmuely A, Aviram A, From A, Edward R, Peled Y. Acute Bartholin's abscess: microbial spectrum, patient characteristics, clinical manifestation and surgical outcomes. Eur J Clin Microbiol Infect Dis. 2016; 35:443-6.
35. Tanaka K, Mikano H, Ninimiya M, Tamaya T, Izumi K, Ito K, et al. Microbiology of Bartholin´s gland abscess in Japan. J Clin Microbiol. 2005; 43:4258-61.
36. Bosch J, Gonce A, Ros R, Carceller C. *Haemophilus influenzae* and genital infection. Enferm Infecc Microbiol Clin. 1991; 9:624-6.
37. Lee MY, Dalpiaz A, Schwamb R, Miao Y, Waltzer W, Khan A. Clinical pathology of Bartholin´s glands: a review of the literature. Curr Urol. 2014; 8:22-5.
38. Murray PR. Manual of clinical microbiology. Washington: American Society of Microbiology; 1995.
39. Ernst EA, Weller P, Karch SB. Bartholin´s gland abscess in infancy. Pediatr Infect Dis J. 1998; 7:526-7.
40. Kim YS, Han HS, Seo MW, Kim WS, Lee JH, Park NK, et al. Recto-Bartholin's duct fistula: a case report. Gynecol Obstet Invest. 2015; 79:136-8.
41. Kohagura K, Sesoko S, Tozawa M, Iseki K, Tokuyama K, Fukiyama K. A female case of Fournier´s gangrene in a patient with lupus nephritis. Nihon Jinzo Gakkai Shi. 1998; 40:354-8.

42. Lopez-Zeno JA, Ross E, O'Grady JP. Septic shock complicating drainage of a Bartholin gland abscess. Obstet Gynecol. 1990; 76:915-6.
43. Hill A, Lense JJ. Office management of Bartholin gland cysts and abscesses. Am Fam Physician. 1998; 57:1611-6.
44. Wechter ME, Wu JM, Marzano D, Haefner H. Management of Bartholin duct cysts and abscesses: a systematic review. Obstet Gynecol Surv. 2009; 64:395-404.
45. Wood S. Clinical manifestations and therapeutic management of vulvar cellulitis and abscess: methicillin-resistant Staphylococcus aureus, necrotizing fasciitis, Bartholin abscess, Crohn disease of the vulva, hidradenitis suppurativa. Clin Obstet Gynecol. 2015; 58:503-11.
46. Pundir J, Auld B. A review of the management of diseases of the Bartholin's gland. J Obstet Gynecol. 2008; 28:161-5.
47. Stanley MA. Epithelial cell responses to infection with human papillomavirus. Clin Microbiol Rev. 2012; 25:215-22.
48. Fleider LA, Tatti SA, Suzuki AV, Maldonado VA, Diaz LB, Chiesa IJ, et al. Human Papillomavirus types involved in external genital warts in a group of argentinian women in Buenos Aires. J Low Genit Tract Dis. 2016; 20:365-6.
49. Munoz N, Bosch FX, de Sanjose S, Herrero R, Castellsagué X, Shah KV, et al. International Agency for Research on Cancer Multicenter Cervical Cancer Study Group. Epidemiologic classification of human papillomavirus types associated with cervical cancer. N Engl J Med. 2003; 348:518-27.
50. Bosch FX, de Sanjosé S. Human papillomavirus and cervical cancer –burden and assessment of causality. J Natl Cancer Inst Monogr. 2003; 31:3-13.
51. Villa LL. Human papillomaviruses and cervical cancer. Adv Cancer Res. 1997; 71:321-41.
52. Smith JS, Lindsay L, Hoots B, Keys J, Franceschi S, Winer R, et al. Human papillomavirus type distribution in invasive cervical cancer and high-grade cervical lesions: a meta-analysis update. Int J Cancer. 2007; 121:621-32.
53. Medeiros LR, Ethur AB, Hilgert JB, Zanini RR, Benwanger O, Bozzetti MC, et al. Vertical transmission of the human papillomavirus: a systematic quantitative review. Cad Saude Publica. 2005; 21:1006-15.
54. Lai YM, Yang FP, Pao CC. Human papillomavirus deoxyribonucleic acid and ribonucleic acid in seminal plasma and sperm cells. Fertil Steril. 1996; 65:1026-30.
55. Sarkola ME, Grenman SE, Rintala MA, Syrjanen KJ, Syrjanem SM. Human papillomavirus in the placenta and umbilical cord blood. Acta Obstet Gynecol. 1992; 166:35-40.
56. Hajek EF. Contribution to the etiology of laryngeal papiloma in children. J Laryngol Otol. 1956; 70:166-8.
57. Park H, Lee SW, Lee IH, Ryu HM, Cho AR, Kang YS, et al. Rate of vertical transmission of Human Papillomavirus from mothers to infants: relationship between infection rate and mode of delivery. Virol J. 2012; 9:80.
58. Trottier H, Mayrand MH, Coutlée F, Monnier P, Laporte L, Niyibizi J, et al. Human papillomavirus (HPV) perinatal transmission and risk of HPV persistence among children: design, methods and preliminar results of the HERITAGE study. Papillomavirus Res. 2016; 2:145-52.
59. Hong Y, Li SQ, Hu YL, Wang ZQ. Survey of human papillomavirus types and their vertical transmission in pregnant women. BMC Infect Dis. 2013; 13:109.
60. Hahn HS, Kee MK, Kim MY, Kang YS, Park JS, Kim TJ. Distribution of maternal and infant human papillomavirus: risk factors associated with vertical transmission. Eur J Obstet Gynecol Reprod Biol. 2013; 169:202-6.
61. Smith EM, Parker MA, Rubenstein LM, Haugen TH, Hamsikova E, Turek LP. Evidence for vertical transmission of HPV from mothers to infants. Infect Dis Obstet Gynecol. 2010; 326-369.
62. Syrjanen S. Current concepts on human papillomavirus infections in children. APMIS. 2010; 118:494-509.
63. Laprise C, Trottier H, Monnier P, Coutlée F, Mayrand MH. Prevalence of human papillomaviruses in semen: a systematic review and meta-analysis. Hum Reprod. 2014; 29:640-51.
64. Zur Hausen H. Papillomavirus infections--a major cause of human cancers. Biochim Biophys Acta. 1996; 1288:F55-78.
65. Bulbul S, Demirceken F, Cakir B, Pinar Cakir E, Unlu E, Soyer T. Difficulties in diagnosing sexual abuse in children with condyloma acuminata in Turkey. J Child Sex Abus. 2010; 19:35-42.
66. Moresi JM, Herbert CR, Cohen BA. Treatment of anogenital warts in children with topical 0.05% podofilox gel and 5% imiquimod cream. Pediatr Dermatol. 2001; 18:448-50.
67. Campaner AB, Aldrighi JM. Infecção pelo Papilomavirus Humano (HPV) na infância e adolescência. In: Ginecologia e obstetrícia - da infância à adolescência. São Paulo: Atheneu; 2016.
68. Herman BE, Corneli HM. A practical approach to warts in the emergency department. Pediatr Emerg Care. 2008; 24:246-51.
69. Poljak M, Kocjan BJ, Ostrbenk A, Seme K. Commercially available molecular tests for human papillomaviruses (HPV): 2015 update. J Clin Virol. 2016; 76:S3-13.
70. Belda W, Camargo CLA, Gomes CM, Santos DV, Miot HA, Bessa GR, et al. Dermatologia. In: Carvalho JJM (ed.). Atualização em HPV: abordagem científica e multidisciplinar. São Paulo: Hunter. 2012; p. 75-96.
71. Silverberg NB. Human papillomavirus infections in children. Curr Opin Pediatr. 2004; 16:402-9.
72. Chang GJ, Welton ML. Human papillomavirus, condylomata acuminata and anal neoplasia. Clin Colon Rectal Surg. 2004; 17:221-30.
73. Snoeck R, Andrei G, De Clercq E. Specific therapies for human papillomavirus infections. Curr Opin Infect Dis. 1998; 11:733-7.
74. Dinleyici M, Saracoglu N, Eren M, Kiliç Ö, Ciftci E, Dinleyici EC, et al. Giant condyloma acuminate due to human papillomavirus type 16 in an infant successfully treated with topical imiquimod therapy. Dermatol Rep. 2015; 7:6134.
75. Campaner AB, Santos RE, Galvão MAL, Beznos GW. Effectiveness of Imiquimod 5% cream for treatment of extensive anogenital warts in a seven-year-old child. Pediatr Infect Dis J. 2007; 26:265-6.
76. Schaen L, Mercurio MG. Treatment of human papilloma virus in a 6-month-old infant with imiquimod 5% cream. Pediatr Dermatol. 2001; 18:450-2.
77. Armstrong DK, Handley JM. Anogenital warts in prepubertal children: pathogenesis, HPV, typing and management. Int J STD AIDS. 1997; 8:78-81.

73 DISMENORREIA

Eneida Maria Boteon Schmitt
Gustavo Filipov Peres
Priscila Ferreira Poloni
Coordenadores: **Eliana Aguiar Petri Nahás,**
Heloisa Maria De Luca Vespoli, Jorge Nahás Neto

É definida como uma dor tipo cólica em abdome inferior, durante as menstruações, de caráter recorrente.

Trata-se de um dos problemas ginecológicos mais comuns que afetam as mulheres em idade reprodutiva, sendo a principal queixa ginecológica entre adolescentes.[1] Afeta a qualidade de vida, qualidade do sono e leva a mudanças do humor, sendo responsável por limitações às atividades diárias e é a causa mais comum de absenteísmo escolar de curta duração.[2]

CLASSIFICAÇÃO

Dismenorreia primária: dor menstrual decorrente de contrações miometriais em ciclos menstruais ovulatórios, na ausência de patologias pélvicas demonstráveis que possam justificar esse sintoma.

Dismenorreia secundária: dor durante a menstruação associada a patologias pélvicas como malformações congênitas, endometriose, entre outras.

A dismenorreia primária, de maneira geral, inicia-se na adolescência, após o estabelecimento dos ciclos ovulatórios (maturação do eixo hipotálamo-hipófise-ovariano), cerca de 6 a 24 meses após a menarca[3] (Figura 73.1).

FISIOPATOLOGIA

A dismenorreia primária é causada pela isquemia miometrial devido a contrações uterinas prolongadas e frequentes durante a menstruação. A queda dos níveis de progesterona com a regressão do corpo lúteo (fase lútea do ciclo), que ocorre antes do início da menstruação, acarreta a liberação do ácido araquidônico pelo endométrio secretor. O ácido araquidônico, pela ação da cicloxigenase, é convertido em prostaglandina F2a (PGF2a), prostaglandina E2 (PGE2) e leucotrienos, que quando liberados na camada endometrial desencadeiam contrações arrítmicas e incoordenadas do miométrio. Quando o nível pressórico uterino ultrapassa a pressão arterial por um período de tempo maior, ocorre isquemia uterina e dor.[4] Estudos demonstraram que mulheres com dismenorreia primária apresentam hipersensibilidade à dor durante o período menstrual, decorrente de sensibilização e alteração estrutural do sistema nervoso central, havendo inibição deficiente à sensação de dor e amplificação da resposta à dor visceral.[5,6]

QUADRO CLÍNICO

De maneira geral, a dor tem início um a dois dias antes do sangramento menstrual ou concomitantemente com este e diminui no intervalo de 12 a 72 horas. É, usualmente, tipo cólica e intermitente, podendo ser contínua; varia em intensidade, desde dor leve a incapacitante e pode ficar restrita ao abdome inferior ou irradiar-se para coxas ou região sacral/lombar. Outros sintomas como náuseas, diarreia, fadiga e cefaleia podem acompanhar a dor.

As pacientes com dismenorreia secundária, como a endometriose, frequentemente referem dor severa e progressiva que se inicia no meio do ciclo e durante a semana que antecede a menstruação, passando a

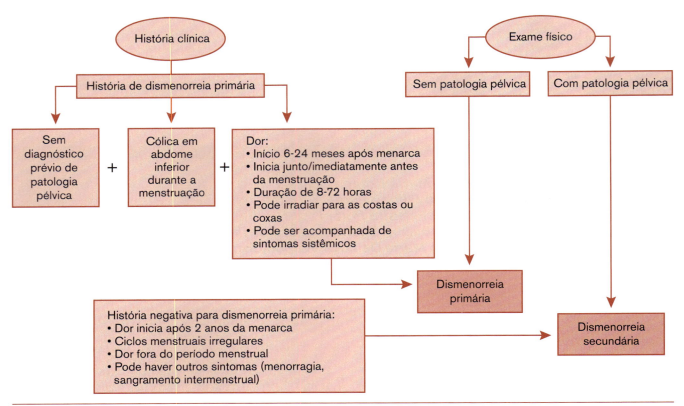

FIGURA 73.1. Fluxograma para diagnóstico diferencial de dismenorreia primária e secundária. (Adaptada de Iacovides S, Avidon I, Baker FC. What we know about primary dysmenorrhea today: a critical review. Human Reproduction Update. 2015; 21(6): 762-778.)

apresentar padrão de dor acíclico. Podem apresentar outros sintomas como dispareunia e disquezia. Dor cíclica em adolescentes que ainda não apresentaram a menarca pode sugerir malformações.

DIAGNÓSTICO

O diagnóstico da dismenorreia primária é clínico, baseado na história e exame físico, com o intuito de afastar causas secundárias da dismenorreia. A história clínica deve incluir idade da menarca, idade do início da dismenorreia, o volume e a duração do fluxo menstrual, o intervalo entre os ciclos menstruais, presença de sintomas associados (náuseas, diarreia, cefaleia, fadiga, dor lombar), e a caracterização da dor. O antecedente sexual (atividade sexual atual, tipo de contracepção e história de doenças sexualmente transmissíveis ou de doença inflamatória pélvica) deve ser questionado.[7]

Fatores psicossociais como a atitude da paciente frente à menstruação e história de abuso sexual também podem ser abordados na anamnese.[8]

Pacientes com dismenorreia primária apresentam exame físico normal.

DIAGNÓSTICO DIFERENCIAL

A inspeção do introito vaginal e a inserção de um cotonete através do orifício himenal podem afastar lesões obstrutivas do trato genital inferior, como hímen imperfurado ou septo vaginal. Outras anomalias obstrutivas do trato reprodutor feminino, como o útero didelfo com obstrução de uma das cavidades devem ser consideradas, em especial, nas pacientes com dismenorreia severa de início precoce.[7,8]

Nas pacientes sexualmente ativas e que iniciam quadro de dor abdominal e sangramento vaginal, descartar gravidez ectópica e aborto.

Pacientes com vida sexual ativa sem uso de métodos de barreira ou com múltiplos parceiros e que desenvolvem quadro de dismenorreia ou apresentam agravamento de dismenorreia prévia, a doença inflamatória pélvica deve ser considerada.

Outras causas de dismenorreia secundária (menos comuns na adolescência): endometriose, adenomiose, miomas uterinos e dismenorreia membranácea.

Exames complementares devem ser solicitados havendo a hipótese de dismenorreia secundária, de acordo com a suspeita clínica:

- Teste de gravidez/beta-HCG sérico;

TABELA 73.1. AINEs usados para tratamento da dismenorreia primária de adolescentes

Classe farmacológica	Dose inicial	Dose de manutenção (se necessário)
Ácidos acéticos		
Indometacina	25 mg	25 mg de 8/8 horas
Diclofenaco	50 mg	50 mg de 8/8 horas
Ácido propiônico		
Ibuprofeno	800 mg	400 a 800 mg de 8/8 horas
Naproxeno	500 mg	250 mg de 6/6 ou 8/8 horas
Naproxeno sódico	440 a 550 mg	550 mg de 12/12 horas
Cetoprofeno	50 a 100 mg	50 mg (8/8 horas) ou 100 mg (12/12 horas)
Fenamatos		
Ácido mefenâmico	500 mg	500 mg de 8/8 horas
Oxicans		
Piroxicam	20 mg	20 mg/dia (dose máxima)
Meloxicam	15 mg	7,5 a 15 mg/dia (dose máxima)
Inibidores da COX-2		
Celecoxibe*	200 a 400 mg	200 mg 12/12 horas

*Uso não liberado para menores de 18 anos.
Adaptada de Harel Z. Dysmenorrhea in adolescents and young adults: un update on pharmacological treatments and management strategies. Expert Opin Pharmacother. 2012; 13(15):2157-70.[11]

- Hemograma;
- PCR;
- Ultrassom pélvico/transvaginal.

TRATAMENTO

Visa fornecer alívio da dor, permitindo que a adolescente exerça suas atividades. Assim, a intensidade do quadro clínico deve nortear a instituição da terapêutica.

Os anti-inflamatórios não esteroidais (AINE) constituem o tratamento de escolha para a dismenorreia primária[9] (A) (Tabela 73.1).

O efeito primário dos AINEs é inibir a ação da cicloxigenase, impedindo a transformação do ácido araquidônico em prostaglandinas, prostaciclinas e tromboxanos.

Recomenda-se que os AINEs sejam iniciados com a menstruação ou o início da percepção da dor e seu uso mantido durante todo o período de dor. As pacientes devem ser orientadas quanto à dose e frequência máxima diária do AINE prescrito.

Uma meta-análise de ensaios clínicos randomizados não mostrou diferença de eficácia entre as diversas classes desse grupo de drogas; evidenciou excelente eficácia dos AINEs na redução da dor, sendo superior ao paracetamol, com maior incidência de efeitos colaterais quando comparado aos placebos.[10]

Os contraceptivos hormonais, seja de uso oral ou parenteral e em regime cíclico ou estendido, também podem ser usados como tratamento da dismenorreia[11,12] (B), além de métodos não medicamentosos, como a acupuntura.[13]

Referências bibliográficas

1. HPV, typing and management. Int J STD AIDS. 1997; 8:78-81.
2. Harel Z. Dysmenorrhea in adolescents and young adults: etiology and management. J Pediatr Adolesc Gynecol. 2006; 19:363.
3. FEBRASGO. Manual de Ginecologia Infato Juvenil. São Paulo: Federação Brasileira das Associações de Ginecologia e Obstetrícia – FEBRASGO. 2015; 166-72.
4. Iacovides S, Avidon I, Baker FC. What we know about primary dysmenorrhea today: a critical review. Hum Reprod Update. 2015; 21(6):762-78.
5. Fritz M, Speroff L. Clinical gynecologic and infertility. 8 ed. Philadelphia: Lippincott Williams & Wilkins; 2011.
6. Tu CH, Niddam DM, Chao HT, Chen LF, Chen YS, Wu YT, et al. Brain morphological changes associated with cyclic menstrual pain. Pain. 2010; 150:462-8.
7. Vincent K, Warnaby C, Stagg CJ, Moore J, Kennedy S, Tracey I. Dysmenorrhoea is associated with central changes in otherwise healthy women. Pain. 2011; 152:1966-75.

8. Emans S, Laufer MR. Pediatric & adolescent gynecology. 6 ed. Philadelphia: Lippincott Williams & Wilkins; 2012.
9. Harel Z. Dysmenorrhea in adolescents and young adults: an update on pharmacological treatments and management strategies. Expert Opin Pharmacother. 2012; 13(15):2157-70.
10. French L. Dysmenorrhea. Am Fam Physician. 2005; 71: 285-91.
11. Marjoribanks J, Ayeleke RO, Farquhar C, Proctor M. Nonsteroidal anti-inflammatory drugs for dysmenorrhoea. Cochrane Database Syst Rev. 2015; 7:CD001751.
12. Harel Z. Dysmenorrhea in adolescents and young adults: an update on pharmacological treatments and management strategies. Expert Opin Pharmacother. 2012; 13(15):2157-70.
13. Dmitrovic R, Kunselman AR, Legro RS. Continuous compared with cyclic oral contraceptives for the treatment of primary dysmenorrhea: a randomized controlled trial. Obstet Gynecol. 2012; 119(6):1143-50.
14. Smith CA, Zhu X, He L, Song J. Acupuncture for dysmenorrhea. Cochrane Database Syst Rev. 2011; (1):CD007854.

SEÇÃO
10

EMERGÊNCIAS UROLÓGICAS

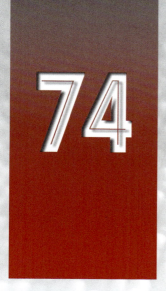

FIMOSE E PARAFIMOSE

Paulo Roberto Kawano
Hamilto Yamamoto
Rodrigo Guerra da Silva
João Luiz Amaro

INTRODUÇÃO

A fimose pode ser definida como a incapacidade de retrair o prepúcio peniano devido à presença de um anel fibrótico estreito, que impede a adequada exposição da glande.[1] Vale a pena ressaltar que em cerca de 96% dos recém-nascidos do sexo masculino a glande não pode ser exposta devido à presença de aderências fisiológicas entre a glande e a pele prepucial, sendo que, ao final do primeiro ano de vida, a retração do prepúcio será possível em apenas metade desses meninos, sem que isso configure um quadro de fimose.[2]

DIAGNÓSTICO

Clinicamente, a criança pode queixar-se de dor, irritação e sangramento da pele prepucial, infecções locais, disúria, hematúria, episódios frequentes de infecções do trato urinário, jato fraco e, em adolescentes, ereções ou relações sexuais dolorosas. Em casos mais extremos, pode ocorrer enurese ou retenção urinária.[2] Ao exame físico, a abertura para exposição do meato é pequena e o tecido prepucial tem coloração esbranquiçada e fibrótica.[3] Durante a micção, o jato urinário tende a ser fraco e disperso, frequentemente referido pela mãe como em "chuveirinho", associado à formação de uma dilatação sacular do prepúcio.

TRATAMENTO

O tratamento da fimose em crianças depende da presença ou não de complicações e, em parte, da preferência dos pais. Embora alguns autores recomendem o uso de cremes esteroides como forma de tratamento não invasivo,[4] nos casos mais severos ou na falha do tratamento clínico, a cirurgia constitui tratamento de escolha.

Tratamento conservador

Os esteroides tópicos têm sido indicados no tratamento da fimose com taxas de sucesso que podem variar de 65 a 95%.[1] Entre suas principais vantagens destacam-se a baixa morbidade, ausência de dor, atraumático e de baixo custo.

A idade do paciente, a gravidade da fimose, a correta aplicação da medicação e o tempo de tratamento são alguns fatores que podem interferir no sucesso do tratamento. Quando utilizados por um período de 4 a 6 semanas, os efeitos colaterais dos corticoides tópicos são mínimos.[2]

Tratamento cirúrgico

Entre as indicações para o tratamento cirúrgico precoce da fimose primária destacam-se episódios frequentes de balanopostite, infecções urinárias recorrentes (particularmente em pacientes com anormalidades congênitas do trato urinário), parafimose e a retenção urinária. Já a fimose secundária constitui indicação absoluta para postectomia.[5] Coagulopatia não controlada, infecção local aguda, anomalias congênitas do pênis (hipospadias ou outras patologias em que o prepúcio pode ser necessário para um procedimento reconstrutivo) constituem algumas das contraindicações para realização desse tipo de procedimento.

Em crianças, a postectomia é realizada, geralmente, na sala de cirurgia sob anestesia geral, em que a técnica empregada e a quantidade de pele a ser removida irão depender da preferência do cirurgião. A sutura poderá ser realizada com fios absorvíveis ou cola biológica, com resultado estético satisfatório.[6] Em neonatos, devido à menor espessura do prepúcio, uso de dispositivos plásticos descartáveis podem representar uma opção à cirurgia convencional.

Complicações relacionadas ao tratamento cirúrgico podem ocorrer em 0,2 a 3% e incluem dor, sangramento, infecção, fimose secundária, formação de queloides, lesão da glande e/ou da uretra, entre outros.[7]

PARAFIMOSE

A parafimose é uma condição de urgência que acontece quando a glande é forçada a passar pelo anel prepucial estreito e a criança não consegue mais retorná-lo à posição normal. Devido à excessiva compressão, forma-se um edema secundário à congestão linfática e venosa que piora com o tempo, podendo acarretar até mesmo comprometimento da irrigação arterial. Trata-se de uma condição que exige tratamento de emergência.

A primeira conduta consiste na tentativa de redução manual na qual, após adequada sedação e bloqueio locorregional, o pênis é envolto em uma compressa de gaze embebida em solução salina e comprimido suavemente, porém de maneira firme, por cerca de 1 a 5 minutos com o objetivo de reduzir o edema glandar.[8] Posteriormente, aplica-se uma pressão sobre a glande com os polegares, enquanto o prepúcio é tracionado com os dedos indicador e médio. Caso essa manobra falhe devido ao edema intenso, uma incisão prepucial dorsal de emergência, perpendicular ao anel estenótico, pode ser necessária.

A maioria dos autores concorda que a postectomia definitiva não deve ser realizada nesse momento e, sim, postergada ao quadro agudo de parafimose, devido ao maior risco de complicações como deiscência e infecções.[7]

Referências bibliográficas

1. Steadman B, Ellsworth P. To circ or not to circ: indications, risks, and alternatives to circumcision in the pediatric population with phimosis. Urol Nurs. 2006; 26: 181-94.
2. Shahid SK. Phimosis in children- review article. ISRN Urol. 2012 mar; 707329. doi: 10.5402/2012/707329.
3. McGregor TB, Pike JG, Leonard MP. Pathologic and physiologic phimosis: approach to the phimotic foreskin. Can Fam Phys. 2007; 53:445-8.
4. Monsour MA, Rabinovitch HH, Dean GE. Medical management of phimosis in children: our experience with topical steroids. J Urol. 1999; 162:1162-4.
5. Tekgül S, Riedmiller H, Gerharz E, Hoebeke P, Kovara R, Nijman JM, et al. Guidelines on paediatric urology [Internet]. Arnhem: European Association of Urology. 2011; p. 339-52. Disponível em: https://uroweb.org/wp-content/uploads/22-Paediatric-Urology.pdf. Acessado em 22 ago 2017.
6. Elmore JM, Smith EA, Kirsch AJ. Sutureless circumcision using 2-octyl cyanoacrylate (Dermabond): appraisal after 18-month experience. Urology. 2007; 70:803-7.
7. Wiliams N, Kapila L. Complications of circumcision. Br J Surg. 1993; 80:1231-6.
8. De Vries CR, Miller AK, Packer MG. Reduction of paraphimosis with hyaluronidase. Urology. 1996; 48:464-5.

75 PRIAPISMO NA INFÂNCIA

Paulo Roberto Kawano
Hamilto Akihissa Yamamoto
João Luiz Amaro

INTRODUÇÃO

O priapismo pode ser entendido como uma condição patológica caracterizada por ereção peniana prolongada, geralmente dolorosa, não relacionada ao interesse ou estímulo sexual e que pode persistir por várias horas ou mesmo dias.[1] Embora possa ocorrer em todas as idades, sua incidência na população geral é baixa, variando de 0,5 a 0,9 caso por 100.000 pessoas/ano.[2] Não há dados concretos acerca da sua prevalência em crianças (que é considerada particularmente rara), no entanto essa condição é seguramente sub-relatada.[3] Sabe-se que ocorre em cerca de 3,6% das crianças portadoras de doença falciforme,[4] mas em adultos pode atingir até 42% dos indivíduos com esta doença.[5]

O priapismo é uma emergência urológica e seu adequado diagnóstico/tratamento tem como objetivo prevenir a disfunção erétil (DE) e suas sequelas psicológicas.[6] Não existem, até o presente momento, diretrizes amplamente aceitas sobre o manejo do priapismo em crianças.

CLASSIFICAÇÃO E DIAGNÓSTICO

Classicamente, existem três tipos mais comumente aceitos de priapismo: o priapismo isquêmico (também chamado de baixo fluxo ou veno-oclusivo), o priapismo intermitente (recorrente isquêmico) e o priapismo não isquêmico (conhecido como de alto fluxo ou arterial). Um quarto tipo de priapismo, o neonatal, tem sido descrito por alguns autores.[7]

Priapismo isquêmico (PI)

O priapismo isquêmico (PI) é o tipo mais comumente visto em crianças. Caracteriza-se pela presença de ereções dolorosas com acentuada rigidez dos corpos cavernosos, porém com a glande flácida. Ereções noturnas, atividade sexual (incluindo masturbação), desidratação, febre e a exposição ao frio são os fatores precipitantes mais comuns desse tipo de priapismo, particularmente em crianças com doença falciforme (DF), considerada a principal etiologia do PI na infância.[3,6]

Priapismo recorrente (PR)

Crianças portadoras de priapismo recorrente (PR) apresentam ereções involuntárias e dolorosas, muitas vezes autolimitadas, mas que podem preceder um episódio de PI grave. As ereções noturnas costumam funcionar como gatilhos nesse tipo de manifestação. Devido ao seu caráter recorrente, pode ter um impacto negativo significativo na qualidade de vida dessas crianças, resultando em constantes idas ao pronto-socorro (muitas vezes à noite) com consequente privação de sono, constrangimento, ansiedade e comprometimento futuro do desempenho sexual.[8]

Assim como acontece no priapismo de baixo fluxo, a DF é a causa mais comum de PR em crianças, sugerindo uma etiologia semelhante ao PI, porém menos pronunciada. No entanto, sua fisiopatologia exata ainda é mal compreendida.[6]

Priapismo não isquêmico (PNI)

O priapismo não isquêmico (PNI) caracteriza-se pela ocorrência de ereção parcial, geralmente não dolorosa, que ocorre devido a um fluxo arterial cavernoso anormal, frequentemente associado à ocorrência de uma fístula arteriovenosa local. O traumatismo peniano, perineal ou pélvico é a causa mais comum de PNI, no qual a ereção ocorre, tipicamente, cerca de 3 a 7 dias após trauma.[9] Acredita-se que alterações hemodinâmicas penianas causadas por uma ereção (tipicamente noturna) podem romper o coágulo estabelecido após o trauma, resultando na formação da fístula. Mais raramente, o PNI pode ocorrer após cirurgias ou como resultado do tratamento do PI em adultos.[10] A presença do sinal de Piesis (compressão perineal resultando em detumescência peniana que se refaz cessada a pressão perineal) é fortemente sugestiva de PNI em crianças (menos comum em adultos).[7]

O diagnóstico é sugerido pela história clínica e pela presença de ereções parciais e pouco dolorosas, mas pode ser confirmado pela hemogasometria do corpo cavernoso ou, preferencialmente, pela ultrassonografia com Dopplerfluxometria (USD) que, além de menos invasiva, pode identificar a presença e o local da fístula.[11]

Priapismo neonatal (PN)

O priapismo neonatal (PN) caracteriza-se pela ocorrência de ereções prolongadas (em geral com mais de 4 horas) durante os primeiros 28 dias de vida. A avaliação inicial do recém-nascido com priapismo deve incluir o exame clínico completo, preferencialmente associado a um exame de ultrassonografia com Dopplerfluxometria (USD), hemograma e proteína C reativa.[12] Se o PI não pode ser excluído, a aspiração dos corpos cavernosos deve ser considerada.[13] A administração de medicamentos intracavernosos ou intervenção cirúrgica não são necessárias.

A observação cuidadosa do PN é apropriada e suficiente na maioria dos casos de PN idiopático, em que a maioria se resolve espontaneamente e sem sequelas para a criança.[12] Donaldson e cols. recomendam a realização de USD quinzenal com reavaliações clínicas periódicas em neonatos com priapismo idiopático até 1 mês após o episódio inicial.[7]

MANEJO DO PRIAPISMO NA CRIANÇA

Embora seja bastante raro, o PNI pode acometer também as crianças. Como, em geral, não está associado a dor significativa e/ou sequelas graves, o tratamento inicial consiste na adoção de medidas gerais como analgesia e observação, uma vez que a detumescência peniana pode ocorrer espontaneamente em grande parte dos casos. Quando isso não ocorre, o objetivo do tratamento deve ser a tentativa de redução do fluxo sanguíneo através da fístula.[14] Compressão perineal sustentada e o uso de gelo foram sugeridas, porém com resultados insatisfatórios, uma vez que não há precisão na localização da fístula e nem na qualidade da redução do fluxo arterial. Irrigação cavernosa com epinefrina diluída pode ser bem sucedida, mas a drenagem venosa patente pode levar a complicações decorrentes da ação sistêmica das drogas utilizadas.[15] Além disso, sua utilização em crianças não deve ser estimulada.

Nos casos em que há falha da terapia conservadora, a angiografia com embolização superseletiva tem sido considerada o tratamento de escolha.[16] Esse procedimento corrige de forma eficaz o hiperfluxo arterial, normalmente com preservação da potência, com resultados encorajadores em longo prazo.[15] Apesar de ter sido inicialmente descrita em pacientes adultos, o aprimoramento da técnica associado ao desenvolvimento de materiais apropriados tem permitido a realização desse tipo de intervenção também em pacientes pediátricos, com excelentes resultados.[17]

O tratamento do PI deve ser feito de forma gradual, do menos para o mais invasivo, porém de forma imediata. A identificação de causas reversíveis deverá ser feita, contudo sem atrasar o início do tratamento do episódio agudo.[18]

As medidas iniciais incluem a realização de exercícios físicos (como subir escadas), micção, banho frio, ejaculação (quando possível) e administração de líquidos.[19] O uso de compressas frias pode causar vasoconstrição e diminuir o fluxo peniano, além de auxiliar na analgesia e de ter um efeito citoprotetor, limitando dano isquêmico.[10] No entanto, é preciso estar atento ao fato de que o frio pode induzir priapismo em crianças com DF.[6] O uso de opioides, quando necessário, atua no controle da dor no PI, além de auxiliar na inibição da tumescência.[20]

Para as crianças que respondem a essas medidas, o aconselhamento cuidadoso sobre como proceder caso uma ereção prolongada retorne (incluindo a procura de avaliação médica urgente) e as potenciais sequelas desse processo são muito importantes. O prognóstico é tanto melhor quanto mais precoce for o diagnóstico e a intervenção médica. O rastreio e o acompanhamento dessas crianças deve ser organizado e individualizado.[7]

Em casos persistentes, as características clínicas e a identificação de uma causa subjacente orientarão a conduta. Amostras de sangue devem ser colhidas para investigar hemoglobinopatias e leucemia, em que o priapismo pode ser uma das formas iniciais de apresentação.[6] A ausência de dor, por si só, não é um indicador confiável para o diagnóstico de PNI.[3] Na opinião de Corbetta e cols., a hemogasometria do corpo cavernoso deve ser realizada rotineiramente em todos os pacientes com priapismo.[21] No entanto, é importante resaltar que esse procedimento é invasivo e quase sempre necessita de anestesia geral, além de não ser terapêutico nos casos de PNI.

Uma alternativa a essa conduta é a realização do USD, que tem quase 100% de sensibilidade e especificidade em mãos experientes.[15] No PI, o fluxo cavernoso demonstra uma onda típica de alta resistência, baixa velocidade e o fluxo arterial está geralmente ausente ou bastante diminuído.[22] Já no PNI, o USD demonstra uma onda de alto fluxo com baixa resistência em que, após a redução do fluxo com o *probe*, ocorre um rápido reenchimento. O USD detecta quase 100% das fístulas arteriossinusoidais.[22]

Quando as medidas clínicas são ineficazes ou insuficientes, terapias invasivas podem auxiliar na reversão do quadro. O primeiro ponto considerado nesse momento deverá ser o tipo de analgesia a ser empregado durante o procedimento. Em linhas gerais, a anestesia geral é superior à sedação durante a realização de procedimentos em crianças, sendo que seus riscos diminuem significativamente após os 6 a 12 meses de idade.[23] Ao escolher a melhor via, o médico deverá levar em consideração o risco de danos psicológicos à criança, as complicações da aspiração, o risco do ato anestésico em si e as consequências que o atraso na terapêutica poderão ocasionar ao paciente (e, portanto, na probabilidade de evolução para disfunção erétil futura).

Entre as opções de tratamento não conservador, o tratamento de primeira linha para o PI consiste na aspiração do corpo cavernoso associado ou não à irrigação com solução salina 0,9%, com taxas de sucesso na ordem de 30%.[24] Apesar da escassez de estudos em pediatria, acredita-se que o tratamento de primeira linha, quando associado à injeção intracavernosa de um fármaco simpaticomimético, resulte em maiores benefícios, em que a fenilefrina é droga de escolha.[25] Em crianças maiores, recomenda-se a administração de fenilefrina diluída em solução salina em uma concentração inferior a 100-500 µg/mL, sendo injetado no corpo cavernoso cerca de 1 mL a cada 3 a 5 minutos.[25] Nesses casos, recomenda-se a monitorização contínua da pressão arterial e da frequência cardíaca a cada 15 minutos, por 1 hora após o procedimento.

A derivação cirúrgica deve ser reservada como última opção. Sua indicação dependerá da duração do priapismo e dos recursos disponíveis, lembrando-se que o tempo de ereção impactará diretamente no sucesso do tratamento. Independentemente da técnica empregada, o objetivo da intervenção consiste na confecção de uma fístula entre o corpo cavernoso e o corpo esponjoso (que pode ser glandar ou proximal), a fim de permitir que o sangue não oxigenado seja drenado para o sistema venoso.[26]

De acordo com o preconizado pela Associação Europeia de Urologia, o tratamento do PI deverá ser feito de forma imediata e sequencial, em que as etapas subsequentes de tratamento deverão ser adotadas o mais rápido possível sempre que a anterior não reverter a sintomatologia clínica.[25]

Referências bibliográficas

1. Montague DK, Jarow J, Broderick GA, Dmochowski RR, Heaton JP, Lue TF, et al. American Urological Association guideline on the management of priapism. J Urol. 2003; 170(4 Pt 1):1318-24.
2. Eland IA, van der Lei J, Stricker BH, Sturkenboom MJ. Incidence of priapism in the general population. Urology. 2001; 57(5):970-2.
3. Donaldson JF, Davis N, Davies JH, Rees RW, Steinbrecher HA. Priapism in teenage boys following depot testosterone. J Pediatr Endocrinol Metab. 2012; 25(11-12): 1173-6.
4. Furtado PS, Costa MP, Ribeiro do Prado Valladares F, Oliveira da Silva L, Lordêlo M, Lyra I, et al. The prevalence of priapism in children and adolescents with sickle cell disease in Brazil. Int J Hematol. 2012; 95(6): 648-51.
5. Lionnet F, Hammoudi N, Stojanovic KS, Avellino V, Grateau G, Girot R, et al. Hemoglobin sickle cell disease complications: a clinical study of 179 cases. Haematologica. 2012; 97(8):1136-41.
6. Jesus LE, Dekermacher S. Priapism in children: review of pathophysiology and treatment. Rio de Janeiro: J Pediatr. 2009; 85:194-200.
7. Donaldson JF, Rees RW, Steinbrecher HA. Priapism in children: a comprehensive review and clinical guideline. J Pediatr Urol. 2014; 10(1):11-24.
8. Chow K, Payne S. The pharmacological management of intermittent priapismic states. BJU Int. 2008; 102: 1515-21.
9. Mockford K, Weston M, Subramaniam R. Management of high flow priapism in paediatric patients: a case report and review of the literature. J Pediatr Urol. 2007; 3: 404-12.
10. Broderick GA, Kadioglu A, Bivalacqua TJ, Ghanem H, Nehra A, Shamloul R. Priapism: pathogenesis, epidemiology, and management. J Sex Med. 2010; 7(1 Pt 2): 476-500.
11. Feldstein VA. Posttraumatic high-flow priapism evaluation with color flow Doppler sonography. J Ultrasound Med. 1993; 12:589-93.
12. Dust N, Daboval T, Guerra L. Evaluation and management of priapismin a newborn: a case report and review of the literature. Paediatr Child Health. 2011; 16:6-8.

13. Aktoz T, Tepeler A, Gündoğdu EO, Ozkuvanci U, Müslümanoğlu AY. Priapism in the newborn: management and review of literature. Andrologia. 2011; 43(1):65-7.

14. Ricciardi R Jr, Bhatt GM, Cynamon J, Bakal CW, Melman A. Delayed high flow priapism: pathophysiology and management. J Urol. 1993; 149(1):119-121.

15. Bastuba MD, De Tejada IS, Dinlenc CZ, Sarazen A, Krane AJ, Goldstein I. Arterial priapism: diagnosis, treatment and long-term followup. J Urol. 1994; 151(5): 1231-7.

16. Miller SF, Chait PG, Burrows PE, Steckler RE, Khoury AE, McLorie GA, et al. Postraumatic arterial priapism in children: management with embolization. Radiology. 1995; 196:59-62.

17. Stock KW, Jacob AL, Kummer M, Zimmerman U, Steinbrich W. High-flow priapism in a child: treatment with superselective embolization. AJR Am J Roentgenol. 1996; 166(2):290-2.

18. Pal DK, Biswal DK, Ghosh B. Outcome and erectile function following treatment of priapism: an institutional experience. Urol Ann. 2016; 8(1):46-50.

19. Maples BL, Hagemann TM. Treatment of priapism in pediatric patients with sickle cell disease. Am J Health Syst Pharm. 2004; 61(4):355-63.

20. Succu S, Mascia MS, Melis T, Sanna F, Boi A, Melis MR, et al. Morphine reduces penile erection induced by the cannabinoid receptor antagonist SR141617A in male rats: role of paraventricular glutamic acid and nitric oxide. Neurosci Lett. 2006; 404(1-2):1-5.

21. Corbetta JP, Durán V, Burek C, Sager C, Weller S, Paz E, et al. High flow priapism: diagnosis and treatment in pediatric population. Pediatr Surg Int. 2011; 27(11): 1217-21.

22. Halls JE, Patel DV, Walkden M, Patel U. Priapism: pathophysiology and the role of the radiologist. Br J Radiol. 2012; 85(Spec Iss 1):79-85.

23. American Academy of Pediatrics. Timing of elective surgery on the genitalia of male children with particular reference to the risks, benefits, and psychological effects of surgery and anesthesia. Pediatrics. 1996; 97(4):590-4.

24. Song PH, Moon KH. Priapism: current updates in clinical management. Korean J Urol. 2013; 54(12):816-23.

25. Salonia A, Eardley I, Giuliano F, Hatzichristou D, Moncada I, Vardi Y, et al. European Association of Urology guidelines on priapism. Eur Urol. 2014; 65(2):480-9.

26. Levey HR, Segal RL, Bivalacqua TJ. Management of priapism: an update for clinicians. Ther Adv Urol. 2014; 6(6):230-44.

76 ESCROTO AGUDO

Paulo Roberto Kawano
Hamilto Yamamoto
Rodrigo Guerra da Silva
João Luiz Amaro

INTRODUÇÃO

O escroto agudo (EA) caracteriza-se pelo aumento súbito e doloroso do volume escrotal, frequentemente acompanhado de náuseas, sudorese, inquietação e, às vezes, febre.[1]

Esse quadro constitui uma urgência urológica e corresponde a 0,5% dos atendimentos de urgência.[2] Como principal diagnóstico diferencial, entre as várias patologias que podem levar a esse quadro agudo, a maior preocupação do médico que realiza o primeiro atendimento deve ser descartar a torção do cordão espermático (TCE); condição essa que necessita intervenção urgente a fim de assegurar a preservação do testículo e evitar complicações futuras.[3]

DIAGNÓSTICO

Clinicamente, a criança com quadro de EA queixa-se de dor escrotal importante, cuja intensidade e duração irão depender da etiologia, seja ela causada por processos vasculares, infecciosos, inflamatórios, traumáticos ou tumorais. Entre eles, destacam-se a torção do cordão espermático, torção de apêndice testicular, orquite/epididimite, abscesso testicular, trauma testicular, vasculite (púrpura de Henoch-Schönlein), tumor testicular (pouco frequente), hérnia inguinal encarcerada, entre outros.[4,5]

O atendimento da criança com suspeita de EA deve ser priorizado e, caso o diagnóstico seja confirmado, o urologista deve ser comunicado prontamente. A história clínica deve ser detalhada e objetiva, investigando-se o tempo e modo de início da dor e eventual concomitância com náuseas, vômitos e hipertermia. O exame genital deve ser feito com delicadeza, dando especial atenção aos aspectos anatômicos para identificar quais estruturas estão normais e quais estão alteradas. Tal avaliação nem sempre é simples e pode ser dificultada pela dor e o edema locais, o que, via de regra, torna a criança pouco colaborativa com o exame. É importante ressaltar que o reflexo cremastérico deve ser sempre pesquisado. A urinálise (para investigação de leucocitúria e bacteriúria) juntamente com a urinocultura podem auxiliar no posterior manuseio de uma eventual infecção urinária. O hemograma nas epididimites e orquites agudas pode demonstrar leucocitose e desvio à esquerda. O ultrassom com eco-Doppler pode ser de grande importância pois, em caso de dúvidas, auxilia no diagnóstico diferencial com TCE. Pouco invasivo e de baixo custo, esse exame irá demonstrar a anatomia local e o fluxo no cordão espermático que, no caso de torção, estará severamente diminuído ou ausente.[6]

TRATAMENTO

É importante ter em mente que quase um terço dos pacientes com escroto agudo apresentam TCE. Nesse sentido, o médico deve sempre lembrar dessa possibilidade, visto que a hesitação ou demora no tratamento podem levar à perda do testículo.[7,2] Uma vez confirmado o diagnóstico de TCE, a exploração cirúrgica é mandatória e deve ser realizada o mais brevemente possível. A incisão pode ser realizada na rafe mediana, permitindo assim o acesso a ambos os

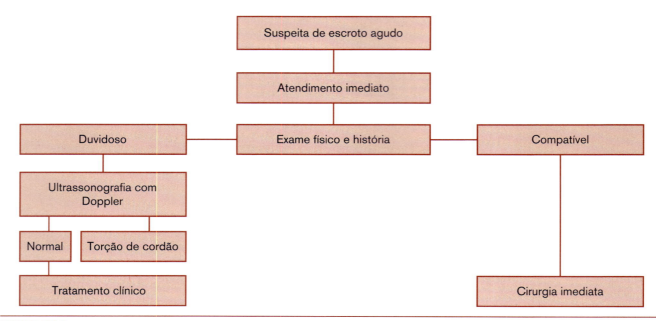

FIGURA 76.1. Algoritmo de tratamento do escroto agudo.

compartimentos escrotais. Após o restabelecimento do fluxo sanguíneo, a viabilidade do testículo torcido é avaliada e o mesmo é fixado. Caso o testículo seja considerado inviável devido ao tempo prolongado de isquemia, este deverá ser removido.[1] No caso da torção de apêndice testicular, o quadro clínico é menos intenso, mas pode confundir com a TCE. Nesse caso, porém, a ultrassonografia com Doppler mostra o fluxo sanguíneo normal do testículo.[8] A exploração cirúrgica pode ser necessária quando há persistência do quadro doloroso apesar das medidas clínicas, ou quando o quadro clínico se confunde com TCE.[2]

Embora apresentem uma sintomatologia mais frustra, as orquites e orquiepididimites constituem importante diagnóstico diferencial com TCE. Via de regra, apresentam início mais insidioso e, geralmente, são acompanhadas de queixas urinárias e/ou sintomas inespecíficos. Nos quadros virais, o tratamento com sintomáticos utilizando analgésicos, anti-inflamatórios e antitérmicos, associados a cuidados locais, geralmente é suficiente. Embora não sejam muito frequentes na infância, os agentes mais comuns causadores de infecção na criança são os coliformes e o micoplasma, enquanto em adolescentes e adultos jovens predominam as infecções por *Chlamidia* e *Gonococcus*. Nesses casos, deve-se associar o uso de antibióticos específicos.[2]

As demais causas de escroto agudo devem ter seu tratamento direcionado de acordo com o diagnóstico e, via de regra, não necessitam intervenção imediata. No entanto, em caso de dúvida ou diante da ausência de recursos propedêuticos que esclareçam o diagnóstico, a exploração cirúrgica deve ser indicada (Figura 76.1).[1]

Referências bibliográficas

1. Denes FT, Souza NCLB, Souza AS. Escroto agudo: diagnóstico e tratamento. In: Associação Médica Brasileira e Conselho Federal de Medicina (eds.). São Paulo: Projeto Diretrizes. 2006; 1-6.
2. Mosconi A, Almeida Claro JF, Andrade E, Vicentini F, Paranhos MLS. Escroto agudo. São Paulo: Rev Med. 2008; 87:178-83.
3. Sessions AE, Rabinowitz R, Hulbert WC, Goldstein MM, Mevorach RA. Testicular torsion: direction, degree, duration and disinformation. J Urol. 2003; 169:663-5.
4. Gatti JM, Patrick Murphy J. Current management of the acute scrotum. Sem Pediatr Surg. 2007; 16:58-63.
5. Liguori RLS. Escroto agudo. In: Nardoza A Jr, dos Reis RB, Campos RSM (eds.). Manual de urologia. São Paulo: Planmark Editora. 2010; 117-22.
6. Yagil Y, Naroditsky I, Milhem J, Leidemmann M, Badaan S, Gaitini D. Role of doppler ultrasonography in the triage of acute scrotum in the emergency department. J Ultrasound Med. 2010; 29:11-21.
7. Kalfa N, Veyrac C, Baud C, Couture A, Averous M, Galifer RB. Ultrasonography of the spermatic cord in children with testicular torsion: impact on the surgical strategy. J Urol. 2004; 172:1692-5.
8. Baker LA, Sigman D, Matheus RI, Benson J, Docimo SG. An analysis of clinical outcomes using color Doppler testicular ultrasound for testicular torsion. Pediatrics. 2000; 105(3):604-7.

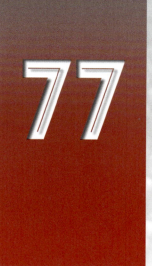

77 LITÍASE URINÁRIA NA CRIANÇA

Rodrigo Guerra da Silva
Paulo Roberto Kawano
Hamilto Yamamoto
João Luiz Amaro

INTRODUÇÃO

A litíase do trato urinário (LTU) manifesta-se clinicamente de forma amplamente variável, abrangendo desde casos assintomáticos até aqueles mais graves com hidronefrose e comprometimento significativo da função renal. Entre esses extremos, há um espectro de manifestações clínicas que inclui crises de dor em cólica, hematúria e infecção do trato urinário, cuja ocorrência irá depender do tamanho, posição/número dos cálculos renais e da presença ou ausência de obstrução do sistema coletor.

Na faixa etária pediátrica, sua incidência tem sofrido um recente aumento, em que fatores genéticos, metabólicos (como hipocitratúria, hiperoxalúria primária etc.) e também ligados à dieta rica em sódio e carboidratos, podem estar relacionados. Dessa forma, o tratamento clínico deve sempre andar em paralelo com o urológico, cujo foco será a prevenção de recorrências. Nesse sentido, o nefrologista pediátrico apresenta importante papel no seguimento e cuidado dessas crianças.

INVESTIGAÇÃO

Em crianças, a realização de um perfil metabólico completo envolvendo coletas de sangue, assim como de urina de 24 h, é sempre indicado quando do diagnóstico LTU. Medidas de creatinina, sódio, cálcio, oxalato, citrato e ácido úrico urinários devem constar dessa avaliação preliminar.

Com relação aos exames de imagem, o objetivo é determinar o tamanho, localização e densidade dos cálculos, assim como a anatomia do sistema coletor. De forma semelhante ao que acontece com os pacientes adultos, a tomografia computadorizada (TC) de abdome sem contraste com cortes finos (< 5 mm) oferece a melhor sensibilidade e especificidade (cerca de 96%). No entanto, esforços devem ser tomados no sentido de minimizar o número de TCs realizadas ao longo do seguimento, uma vez que a LTU é altamente recorrente e que crianças têm maior sensibilidade à radiação. Sendo assim, apesar de a ultrassonografia ser mais limitada e falhar na detecção de cálculos ureterais em até 62% dos pacientes pediátricos, esta deve ser considerada como uma importante ferramenta de rastreamento e na investigação dos casos sem características urgentes ou na rotina de acompanhamento.

OPÇÕES DE TRATAMENTO

A conduta conservadora pode ser a opção inicial quando não há infecção urinária, obstrução ou impacto da doença calculosa no crescimento da criança. Já nos casos de rim único, o tratamento ativo deve ser priorizado. Sendo assim, nos cálculos até 3 a 4 mm, em que é alta a chance de eliminação espontânea, o tratamento sintomático e o acompanhamento são boas opções iniciais.

Na litíase ureteral, o uso de medicação alfabloqueadora pode ser considerado, baseado nos efeitos demonstrados em adultos, mas sem comprovação específica. Caso não haja eliminação do cálculo em um período de 4 a 6 semanas, dor não controlada, presença de complicação ou naqueles cálculos mais volumosos, deve-se considerar alguma forma de tratamento ativo.

Litotripsia extracorpórea por ondas de choque (LECO)

A LECO, por ser um exame pouco invasivo e com taxas de sucesso que oscilam entre 68 e 84%, continua a ser amplamente utilizada na condução de casos de LTU pediátrica, sendo considerada como primeira escolha no tratamento de cálculos renais e ureterais proximais não complicados com até 15 mm.

Sua realização necessita de anestesia geral na maioria das crianças. Utilizando-se potências baixas a médias, de acordo com o modelo do litotritor, são aplicados cerca de 2.000 a 3.000 impulsos com frequência abaixo de 80/minuto, por sessão. De forma geral, a resposta à LECO na população pediátrica é melhor que em adultos, devido principalmente à menor massa corporal (facilitando transmissão tecidual das ondas de choque) e a maior facilidade em eliminar fragmentos de cálculo. A colocação de cateter ureteral previamente às aplicações não deve ser rotineira, ficando reservada aos casos de rim único, cálculos de grande volume (renais > 2 cm ou ureterais obstrutivos), hidronefrose/obstrução ou anomalias anatômicas associadas.

Ureteroscopia

Graças ao desenvolvimento de material endourológico de menor calibre, a resolução de cálculos ureterais distais, com baixos índices de complicações, pode atingir taxas de sucesso entre 86 e 100%, resultados esses significativamente melhores que os da LECO nessa mesma topografia. No ureter proximal, a resolutividade pode variar de 88 a 91% para cálculos até 15 mm, com elevada segurança. Assim como acontece em adultos, o tratamento de cálculos intrarrenais com endoscópio flexível também já é uma realidade possível e bastante eficaz.

As complicações mais comuns nesse tipo de procedimento são decorrentes da manipulação grosseira do ureter e do cálculo, resultando em lesões de mucosa, falsos trajetos, perfurações e avulsões parciais ou totais do ureter. Nesse caso, o aspecto preventivo é essencial por meio do reconhecimento precoce de eventual dificuldade técnica, interrupção do procedimento e colocação de *stent* ureteral.

Nefrolitotripsia percutânea (NLP)

A indicação da NLP como opção inicial se dá naquelas crianças com cálculos altos maiores que 1,5-2,0 cm, em cálculos de cálice inferior a partir de 1 cm e em situações anatômicas específicas que dificultem a drenagem de fragmentos ou o acesso do ureteroscópio flexível. Para planejamento pré-operatório, é importante a realização de TC do abdome, eventualmente contrastada, de forma a obter melhores informações sobre o sistema calicinal e a relação do rim com órgãos vizinhos. O sucesso do procedimento pode atingir 88 a 90%, com baixo índice de complicações, mas é tecnicamente desafiador, sendo importante a experiência do cirurgião.

Outras opções

Dependendo das características de cada caso, principalmente nos cálculos de grande volume, uma única modalidade de tratamento pode ser insuficiente para completa resolução do quadro. Dessa forma, uma combinação de técnicas minimamente invasivas comumente faz-se necessária, como a realização inicial de NLP, seguida de complementação com LECO ou ureteroscopia para cálculos residuais menores.

Quando houver falha prévia das técnicas aqui discutidas (ou se forem consideradas baixas suas chances de sucesso) ou nos casos de impossibilidade de sua execução (seja por alguma característica clínica ou limitação de material/*expertise*), as abordagens laparoscópicas ou mesmo por via aberta podem ser oferecidas. Finalmente, nos casos em que a função renal foi comprometida de forma significativa e irreversível, a nefrectomia pode ser necessária, geralmente com função diferencial abaixo de 10% à cintilografia com DMSA.

Bibliografia

Asimos D, Krambeck A, Miller NL, Monga M, Murad MH, Nelson CP, et al. Surgical management of stones: American Urological Association/ Endourological Society Guideline, PART I. J Urol. 2016; 196:1153-60. doi:10.1016/j.juro.2016.05.090.

Schneck FX, Ost MC. Surgical Management of Pediatric Stone Disease. In: Wein AJ, Kavoussi LR, Partin AW, Peters CA (eds.). Campbell-Walsh Urology. Philadelphia: Elsevier. 2016; 3102-20.

Türk C, Knoll T, Petrik A, Sarica K, Skolarikos A, Straub M, et al. EAU Urolithiasis Guideline on urolithiasis [Internet]. Arnhem: European Association of Urology; 2016. Disponível em: https://uroweb.org/guideline/urolithiasis. Acessado em: 12 ago 2017.

SEÇÃO

11

EMERGÊNCIAS RESPIRATÓRIAS

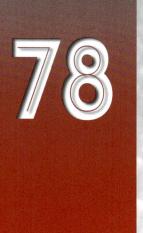

PNEUMONIA ADQUIRIDA NA COMUNIDADE E SUAS COMPLICAÇÕES

Mário Ferreira Carpi

DEFINIÇÃO

Pneumonia é a inflamação do parênquima pulmonar (alvéolos e espaço intersticial), na maioria das vezes de etiologia infecciosa. A pneumonia adquirida na comunidade (PAC) é a principal causa de internação em pediatria e a segunda causa de óbito em crianças menores de 5 anos de idade no Brasil.[1]

ETIOLOGIA E FISIOPATOLOGIA

Muitos são os fatores de risco para a ocorrência de pneumonias em crianças, entre eles a baixa idade, abandono precoce do aleitamento materno, baixo peso ao nascer e comorbidades, como a desnutrição, imunodeficiências e doenças crônicas.[1,2] Condições associadas à lesão da mucosa das vias aéreas superiores, como a exposição passiva ao cigarro e resfriado comum também podem favorecer o desenvolvimento de pneumonia, uma vez que diminuem a eficácia da defesa mecânica desempenhada pelo epitélio cilíndrico mucociliado.

Os agentes infecciosos atingem as vias aéreas inferiores, em geral, por meio de dois mecanismos: progressão direta pelo epitélio respiratório célula a célula (por exemplo, maioria das pneumonias virais e pneumonias atípicas) ou microaspiração de partículas de vias aéreas superiores (pneumonias bacterianas clássicas). Enquanto a primeira leva a inflamação predominantemente intersticial, a microaspiração causa inflamação predominantemente alveolar.

A disseminação hematogênica a partir de outro foco infeccioso é uma via eventual de infecção pulmonar.[2]

Quanto à etiologia das pneumonias, é difícil firmar um diagnóstico de certeza, pois o curso clínico pode ser muito semelhante para os diversos agentes. Não há dados clínicos, radiológicos ou laboratoriais patognomônicos de uma ou outra etiologia. Dessa forma, deve-se levar em consideração a faixa etária da criança, sua história clínica (incluindo dados epidemiológicos, como a presença de contato próximo com pessoas resfriadas), o estado geral da criança, a extensão do comprometimento pulmonar e a existência de comorbidades para se decidir quanto ao tratamento empírico com base na provável etiologia.

A Tabela 78.1 mostra os agentes mais comuns por faixa etária na criança.[1,2]

Entre os vírus, o vírus sincicial respiratório (VSR) é o responsável por 50 a 80% das infecções respiratórias das vias aéreas inferiores em menores 2 anos de idade, sendo a maioria dos casos bronquiolite aguda. Outros vírus como influenza, parainfluenza, metapneumovírus, coronavírus, adenovírus e rinovírus também podem causar pneumonia.

Os agentes bacterianos são responsáveis pela maior gravidade e mortalidade por pneumonia na infância. Estudos utilizando técnica de aspirado pulmonar realizados em países em desenvolvimento, incluindo o Brasil, encontraram etiologia bacteriana em 50 a 60% das crianças com pneumonia.[1] Entre as bactérias, excetuando o período neonatal, o *Streptococcus pneumoniae* (pneumococo) responde pela maioria dos casos, particularmente em crianças me-

TABELA 78.1. Agentes mais comuns de PAC por faixa etária em crianças

Faixa etária	Agente etiológico
Recém-nascidos	Estreptococo do grupo B Gram-negativos entéricos (*E. coli, Klebsiella* sp.) *Listeria monocytogenes*
1 a 3 meses	Vírus (VSR*) *Chlamydia trachomatis* *Streptococcus pneumoniae* *Staphilococcus aureus*
1 mês a 5 anos	Vírus *Streptococcus pneumoniae* *Haemophilus influenzae* *Staphilococcus aureus* *Mycoplasma pneumoniae*
> 5 anos	*Mycoplasma pneumoniae* *Chlamydia pneumoniae* *Streptococcus pneumoniae*

*VSR: vírus sincicial respiratório.

nores de 5 anos de idade. Em maiores de 10 anos, aumenta muito a incidência do *Mycoplasma pneumoniae*.

HISTÓRIA E SINAIS CLÍNICOS

História aguda de infecção de vias aéreas superiores é frequente precedendo quadro de pneumonia em crianças. Febre pode estar ausente em lactentes pequenos, mas é reportada na maioria dos casos. A tosse de início agudo (menos de 2 semanas de duração) é comum.

Ao exame físico, o aumento da frequência respiratória (taquipneia) é o dado clínico mais sensível (sensibilidade de 77%) para o diagnóstico de pneumonia em crianças, particularmente em menores de 5 anos. Deve ser pesquisada com a criança tanto mais tranquila quanto possível, de preferência no colo da mãe, contada durante 1 minuto e antes de ser manipulada.

Crianças com infecção respiratória aguda, na ausência de sibilância e com taquipneia devem ser consideradas como tendo pneumonia até prova contrária. Os pontos de corte utilizados para taquipneia em crianças são:[1,2]

- < 2 meses: FR (frequência respiratória) $\geq$ 60 mrpm (movimentos respiratórios por minuto).
- 2-11 meses: FR $\geq$ 50 mrpm.
- 1 a 4 anos: FR $\geq$ 40 mrpm.

A ausculta torácica pode revelar a presença de crepitações, sopro tubário, redução ou abolição do murmúrio vesicular. Pode haver sibilância, principal-

mente em crianças com infecção viral ou por *Mycoplasma pneumoniae* ou *Chlamydia pneumoniae*. Em lactentes, por ser o tórax muito ressonante e a respiração superficial, pode não haver alteração perceptível na ausculta respiratória. A sensibilidade da ausculta para o diagnóstico de pneumonia em menores de 5 anos é apenas cerca de 53%.

Deve-se estar atento para sinais que indicam maior gravidade do comprometimento respiratório, como a presença de tiragem subcostal, tiragem de fúrcula e intercostal, gemência, batimentos de asa nasal e cianose.[2]

A presença de toxemia, sonolência e agitação, vômitos persistentes e convulsão são indicadores de pneumonia muito grave.[2]

História clínica mais insidiosa, com duração superior a uma semana, bem como a presença de tosse paroxística e dissociação clínico-radiológica (imagem radiológica exuberante com a criança clinicamente bem) são dados sugestivos de pneumonia atípica. Em lactentes de primeiro trimestre de vida é causada pela *Chlamydia trachomatis*. Em geral, esses lactentes nasceram de parto normal e foram colonizados pela *C. trachomatis* na passagem pelo canal de parto. Cerca de 50% dos casos apresentam história de conjuntivite no período neonatal. Quando presente, a febre é baixa. No caso de escolares e adolescentes, os agentes principais da pneumonia atípica são o *Mycoplasma pneumoniae* e a *Chlamydia pneumoniae*. Febre baixa, tosse seca e manifestações gerais, como cefaleia, dor de garganta e dor no corpo estão presentes no início do quadro. A tosse vai piorando progressivamente e se torna paroxística.

EXAMES COMPLEMENTARES

A rigor, o diagnóstico de pneumonia na criança é clínico e não há necessidade de exames para iniciar o tratamento.[1,2] Porém, havendo disponibilidade, deve-se solicitar sempre a radiografia de tórax em posição posteroanterior (PA) e perfil. A radiografia auxilia na confirmação diagnóstica, mas serve principalmente para avaliar a extensão do comprometimento pulmonar e a presença de complicações.

Embora não se possa definir a etiologia da pneumonia somente pelo padrão radiológico, as radiografias com comprometimento alveolar (pneumonia lobar, segmentar e broncopneumonia) são mais relacionadas às pneumonias bacterianas típicas, enquanto o padrão intersticial é mais relacionado às pneumonias virais e às pneumonias atípicas (Figuras 78.1 a 78.4).

Ultrassonografia de tórax pode ser solicitada quando há suspeita de derrame pleural, a fim de

PNEUMONIA ADQUIRIDA NA COMUNIDADE E SUAS COMPLICAÇÕES

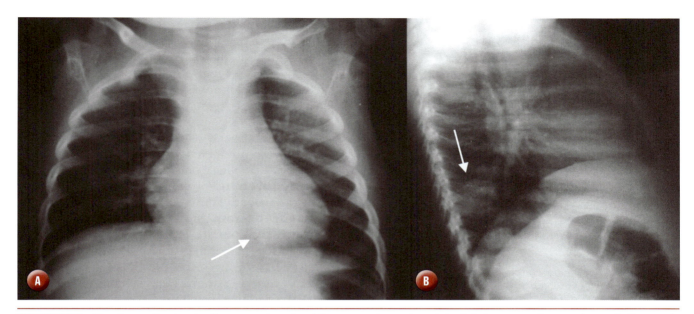

FIGURA 78.1. Condensação alveolar ("pneumonia redonda" – ponta da seta) em lobo inferior esquerdo em criança de 2 anos de idade. (Imagem de arquivo pessoal do autor.)

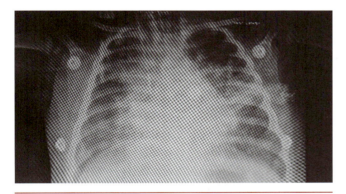

FIGURA 78.2. Broncopneumonia – condensação alveolar que não se restringe aos limites de um lobo ou segmento pulmonar. (Imagem de arquivo pessoal do autor.)

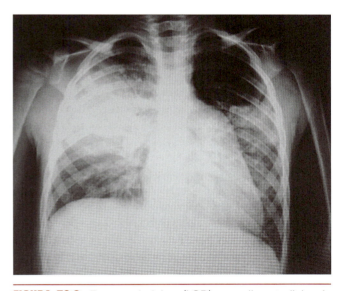

FIGURA 78.3. Pneumonia lobar (LSD) com discreta linha de derrame pleural à direita. Notam-se broncogramas aéreos e abaulamento do tronco da artéria pulmonar. (Imagem de arquivo pessoal do autor.)

quantificar e marcar local para punção torácica. Tomografia de tórax pode ser útil quando se suspeita de complicações mais graves, como abscesso pulmonar.

Outros exames inespecíficos e exames microbiológicos podem ser solicitados em casos de pneumonia comunitária grave: hemograma e proteína C reativa (PCR), hemocultura (embora a positividade seja baixa – 5 a 10%) com antibiograma, pesquisa de antígenos virais em secreção nasofaríngea quando há suspeita de etiologia viral.

CRITÉRIOS DE INTERNAÇÃO HOSPITALAR

São considerados fatores prognósticos de PAC em crianças e, portanto, critérios de internação hospitalar:[2]

- Idade: crianças < 2 meses com PAC devem sempre ser internadas. A imaturidade imunológica associada à baixa eficiência e reserva respiratória tornam essas crianças mais suscetíveis à evolução rápida para sepse e insuficiência respiratória.
- Comprometimento do estado geral: presença de toxemia, vômitos persistentes, incapacidade de mamar, palidez, agitação alternada com sonolência, convulsão.

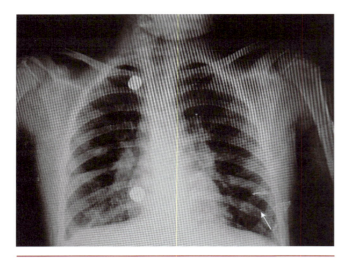

FIGURA 78.4. Pneumonia com padrão intersticial em adolescente. Nota-se hiperinsuflação pulmonar. (Imagem de arquivo pessoal do autor.)

- Comprometimento respiratório: presença de tiragem subcostal, tiragem de fúrcula e intercostal, batimentos de asa de nariz, gemência ou cianose.
- Comorbidade grave associada: imunodeficiência, desnutrição grave, cardiopatia congênita com repercussão hemodinâmica etc.
- Pneumonia muito extensa na radiografia de tórax.
- Complicações: presença de derrame pleural, pneumatocele ou abscesso na radiografia de tórax.
- Condições sociais: pais incapazes de cuidar da criança.

TRATAMENTO

Embora a pneumonia seja uma doença potencialmente grave, a maioria dos casos pode ser tratada ambulatorialmente. Seja no caso do tratamento ambulatorial ou com a criança internada, é importante estar atento e orientar quanto à manutenção do estado de hidratação e do estado nutricional. Nos casos em que a criança não é internada, é importante orientar os pais ou cuidadores quanto aos sinais de alerta que devem fazer com que retornem para avaliação médica imediatamente: dificuldade respiratória (frequência respiratória muito alta e/ou esforço para respirar), incapacidade de se alimentar, vômitos persistentes, presença de cianose.

A decisão de iniciar antibioticoterapia empiricamente depende do conjunto das avaliações clínica, epidemiológica, radiológica e, se for o caso, laboratorial. Como descrito acima, definir a etiologia nem sempre é fácil e é possível que muitas crianças em nosso meio acabem por receber antibióticos mesmo apresentando pneumonia viral.

Ao se decidir quanto à antibioticoterapia empírica inicial, deve-se levar em consideração os agentes bacterianos mais prováveis, bem como a gravidade do quadro clínico.

É importante conhecer os perfis de resistência dos principais agentes aos antimicrobianos disponíveis. No caso do pneumococo, o mecanismo de resistência à penicilina e derivados decorre da alteração na conformação da proteína ligadora de penicilina (PBP). De acordo com a concentração inibitória mínima (CIM) necessária, as cepas atualmente podem ser classificadas em: resistência plena (CIM ≥ 8 μg/mL), resistência parcial (CIM = 4 μg/mL) ou sensíveis (CIM ≤ 2 μg/mL).[3] No Brasil, considerando infecção fora do sistema nervoso central e os valores atuais de CIM, somente 1% das cepas de pneumococo apresentam resistência parcial, não havendo por enquanto cepas de resistência plena.[4] Assim, a pneumonia pneumocócica pode ser tratada com penicilina em doses habituais.

No caso do *Haemophilus influenzae* e do *Staphylococcus aureus*, o mecanismo de resistência é a produção de β-lactamases que destroem o anel β-lactâmico das penicilinas. Cerca de 40% das cepas de *Haemophilus influenzae* e 100% das cepas de *Staphylococcus aureus* são produtoras de β-lactamases.

Antibioticoterapia empírica no tratamento ambulatorial

Crianças entre 2 meses e 5 anos de idade com pneumonia sem sinais de gravidade devem ser tratadas em casa com amoxicilina via oral (VO) ou penicilina procaína por via intramuscular (IM), considerando que o pneumococo é o agente etiológico mais provavelmente envolvido.[1,2] Essas crianças devem ser reavaliadas em 48 horas para analisar a resposta ao tratamento. Caso não ocorra melhora após 48 horas de antibioticoterapia, porém a criança não apresente sinais de gravidade ou indicação de internação, pode-se manter o tratamento ambulatorial trocando o antibiótico para amoxicilina + clavulanato via oral. Em crianças alérgicas à penicilina e seus derivados ou na suspeita de pneumonia atípica, os medicamentos de escolha são os macrolídeos (azitromicina, claritromicina ou eritromicina).

Em crianças maiores de 5 anos de idade aumenta muito a frequência da pneumonia por *Mycoplasma pneumoniae*. Dessa forma, deve-se optar por macrolídeos quando o quadro é insidioso ou a tosse paroxística. Por outro lado, em pacientes com quadro mais agudo (menos de 1 semana) a amoxicilina deve ser a primeira escolha.

Antibioticoterapia empírica no tratamento hospitalar

Havendo critério para internação hospitalar, a antibioticoterapia deve ser feita inicialmente por via intravenosa (IV). A escolha do antibiótico depende da faixa etária e da gravidade da pneumonia:[1]

- < 2 meses de idade: a cobertura antibioticoterápica deve incluir agentes do período neonatal (Estreptococo do grupo B e Gram-negativos entéricos) além do *Streptococcus pneumoniae* e, eventualmente, *Staphilococcus aureus*. É clássica a associação de ampicilina com aminoglicosídeo (gentamicina, amicacina ou tobramicina). Pode-se substituir o aminoglicosídeo por cefalosporina de 3ª geração (ceftriaxona ou cefotaxima) associada à ampicilina quando houver suspeita de comprometimento concomitante do SNC. A oxacilina deve ser associada se houver suspeita de infecção pelo *Staphilococcus aureus* (evolução muito grave e muito rápida e presença de complicações, como derrame pleural e pneumatoceles).
- 2 meses a 5 anos de idade: o medicamento de escolha é a penicilina cristalina ou a ampicilina, levando-se em conta que o pneumococo é o principal agente envolvido. Porém, em casos muito graves (criança em sepse ou insuficiência respiratória aguda que exija assistência ventilatória), deve-se desde o início dar cobertura também a agentes produtores de β-lactamases, como o *Haemophilus influenzae* e o *Staphylo-*

coccus aureus. Dessa forma, pode-se utilizar a associação de amoxicilina + clavulanato ou a associação de ceftriaxona + oxacilina. Em nosso serviço, na enfermaria de pediatria e na UTI pediátrica do Hospital das Clínicas de Botucatu, para o tratamento desses casos muito graves temos preferido o uso de amoxicilina + clavulanato a fim de poupar o uso de cefalosporinas, que são fortes indutoras de resistência bacteriana. Além disso, com a melhora da criança após os primeiros dias de tratamento, é possível transicionar a amoxicilina + clavulanato IV para VO, o que pode encurtar o tempo de internação hospitalar.
- > 5 anos: penicilina cristalina ou ampicilina como drogas de escolha para os quadros agudos; amoxicilina + clavulanato para os casos de PAC considerados muito graves; macrolídeos (azitromicina, claritromicina ou eritromicina) na suspeita de pneumonia atípica.

Com o início da antibioticoterapia, espera-se que haja melhora das condições clínicas da criança em 48 horas. A ausência de melhora ou piora nesse período é considerada falha terapêutica. Nesses casos, antes de se trocar o antibiótico, deve-se excluir a presença de complicações como o derrame pleural.[2] Havendo complicação, esta deve ser tratada especificamente.

A Tabela 78.2 mostra a posologia dos principais antimicrobianos utilizados no tratamento da PAC

TABELA 78.2. Posologia, intervalo entre as doses, via de administração e tempo de tratamento para os principais antimicrobianos utilizados no tratamento da PAC em crianças

Antimicrobiano	Dose diária	Intervalo entre doses	Via	Tempo de tratamento
Amoxicilina	50 mg/kg	8/8 horas	VO	7-10 dias
Amoxicilina + clavulanato	50 mg/kg	8/8 horas	VO/IV	7-10 dias
Ampicilina	150 mg/kg	6/6 horas	VO/IV	7-10 dias
Penicilina cristalina	200.000 UI/kg	6/6 horas	IV	7-10 dias
Penicilina procaína*	50.000 UI/kg	12/12 horas	IM	7-10 dias
Ceftriaxona	80 mg/kg	12/12 horas	IV	7-10 dias
Oxacilina	200 mg/kg	6/6 horas	IV	7-10 dias
Azitromicina	10 mg/kg 1º dia 5 mg/kg 4 dias	24/24 horas	VO	5 dias
Claritromicina	15 mg/kg	12/12 horas	VO/IV	7-10 dias
Eritromicina	50 mg/kg	6/6 horas	VO	7-10 dias
Gentamicina	7,5 mg/kg	24/24 horas	IV	7-10 dias

IV: intravenosa; VO: via oral; IM: intramuscular.
*O Ministério da Saúde recomenda o uso de 400.000 UI a cada 24 horas para crianças com peso < 20 kg e 400.000 UI a cada 12 horas para crianças com peso > 20 kg.

em crianças, bem como o intervalo entre as doses e a via de administração. A menos que haja complicações, em geral o tempo de tratamento da PAC varia de 7 a 10 dias. No caso específico da azitromicina, o tempo de tratamento são 5 dias. Apesar da posologia simples e do curto tempo de tratamento, o que facilita a aderência ao mesmo, a azitromicina deve ser reservada para os casos suspeitos de pneumonia atípica e para as crianças alérgicas à penicilina. Seu uso indiscriminado pode induzir resistência a esse antimicrobiano.

COMPLICAÇÕES

Caso a criança permaneça com febre ou clinicamente instável após 48-72 horas de tratamento adequado da pneumonia, deve-se pesquisar a presença de complicações.

Derrame pleural

A complicação mais frequente da PAC é o derrame pleural. O derrame pleural parapneumônico consiste no acúmulo de líquido inflamatório entre as pleuras visceral e parietal. No Brasil, ocorre em cerca de 20 a 40% das pneumonias que exigem internação hospitalar.[5] Do ponto de vista terapêutico, o derrame pleural pode ser considerado "não complicado" (evolui sem necessidade de drenagem, sendo reabsorvido com o tratamento da pneumonia com antibiótico adequado) ou "complicado" (necessita de drenagem cirúrgica). Os principais agentes etiológicos são os mesmos encontrados em pneumonias não complicadas: *Streptococcus pneumoniae* (64%), *Haemophilus influenzae* (7%) e *Staphylococcus aureus* (15%). Embora o *Staphylococcus aureus* tenha um maior potencial de causar derrame pleural, como a pneumonia pneumocócica é muito mais frequente, o *Streptococcus pneumoniae* é o responsável pela maioria dos casos.

Clinicamente o murmúrio vesicular pode estar diminuído ou abolido e a percussão reflete som maciço. Porém, essas alterações clínicas podem não ser fáceis de se perceber em crianças pequenas. Dessa forma, diante da ausência de melhora da pneumonia após 48 a 72 horas do início do antibiótico, deve-se realizar nova radiografia de tórax. Em casos duvidosos, a ultrassonografia pode ser útil para a confirmação do derrame e para marcar o melhor local para punção torácica. Havendo presença de derrame pleural com pelo menos 10 mm de espessura, este deve ser puncionado (toracocentese) a fim de se avaliar a necessidade de drenagem cirúrgica. É um erro comum a troca do antibiótico nesses casos antes de se pesquisar e resolver a complicação.

Uma vez feita a toracocentese, o líquido pleural deve ser enviado ao laboratório para exame bacterioscópico (coloração pelo Gram), cultura e avaliação bioquímica (pH, glicose e DHL).

São características do líquido pleural que indicam a drenagem cirúrgica por se tratar de um empiema (derrame pleural infectado):[5]
- Aspecto purulento;
- Bacterioscopia ou cultura positiva;
- pH < 7,2;
- Glicose < 40 mg/dL;
- DHL > 1.000 UI/L.

A drenagem fechada associada ao uso concomitante de antibiótico parenteral com cobertura para *S. pneumoniae* é o tratamento padrão para crianças com empiema e deve ser realizado nos estágios iniciais para evitar complicações ainda maiores, por exemplo evolução para abscesso pulmonar ou sepse.

Os pacientes com empiema submetidos a drenagem tubular simples que não melhoram do quadro infeccioso devem ter a eficácia da drenagem avaliada antes da troca desnecessária do antibiótico. São causas de drenagem ineficaz: obstrução ou posicionamento inadequado do dreno e empiema loculado. Nesses casos, a ultrassonografia ou a tomografia computadorizada de tórax podem auxiliar a avaliação cirúrgica.

Nos empiemas multisseptados, está indicada pleuroscopia para ruptura das loculações e posicionamento adequado do dreno tubular.[2] Esse procedimento pode reduzir o tempo de internação hospitalar.

Evidentemente, o tempo de antibioticoterapia nas pneumonias complicadas com empiema será prolongado até a resolução da complicação (Figura 78.5).

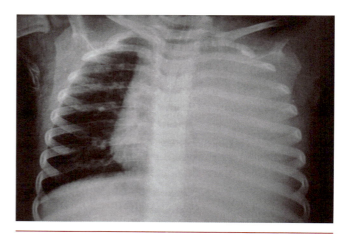

FIGURA 78.5. Pneumonia com extenso derrame pleural em hemitórax esquerdo. Nota-se desvio contralateral da traqueia. (Imagem de arquivo pessoal do autor.)

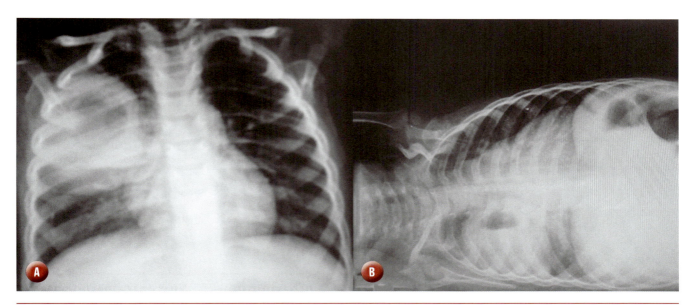

FIGURA 78.6. Abscesso pulmonar primário em LSD de lactente de 11 meses de idade com hipotonia muscular generalizada secundária a doença metabólica. Nota-se cavidade de parede espessa e nível hidroaéreo no decúbito lateral direito. (Imagem de arquivo pessoal do autor.)

Abscesso pulmonar

O abscesso pulmonar é uma área de necrose dentro do parênquima, que resulta na formação de uma cavitação com conteúdo purulento. Na maioria das vezes a radiografia de tórax em PA e P (criança sentada ou em pé) é suficiente para o diagnóstico, em que o abscesso aparece como uma cavidade > 2 cm, com parede espessa e nível hidroaéreo (Figuras 78.6 e 78.7).

Diferentemente de outros abscessos, o abscesso pulmonar não exige drenagem cirúrgica na maioria das vezes. O tratamento clínico com antibióticos resolve 80 a 90% dos casos em crianças.[2] A duração do tratamento depende da evolução clínico-radiológica, mas em geral é prolongada, chegando até 4 a 6 semanas.

Os principais agentes envolvidos com a formação do abscesso pulmonar são o *Streptococcus pneumoniae* e o *Staphylococcus aureus*. Assim, antibioticoterapia empírica com amoxicilina + clavulanato ou clindamicina são opções adequadas para o tratamento. Uma vez que o agente etiológico tenha sido isolado em cultura de sangue ou líquido pleural, pode-se guiar a antibioticoterapia pelo antibiograma. Por exemplo, em caso de abscesso com *S. aureus* isolado sensível à oxacilina, esta será a melhor opção terapêutica, visto que sua potência antiestafilocócica é alta, assim como a penetração pulmonar desse antimicrobiano. Já no caso de *S. pneumoniae* isolado, pode-se utilizar penicilina cristalina.

Em casos refratários ao tratamento clínico ou associados a hemoptise recidivante, indica-se cirurgia.

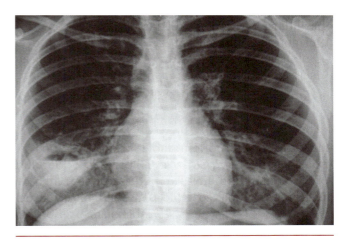

FIGURA 78.7. Radiografia de tórax mostrando abscesso em LID secundário a pneumonia. Nota-se cavitação de parede espessa e nível hidroaéreo. (Imagem de arquivo pessoal do autor.)

Pneumatocele

É uma lesão cística de parede fina, resultante de pequenos focos de necrose alveolar, fazendo com que o ar se acumule no espaço intersticial. Embora seja mais caracteristicamente causada pelo *S. aureus*, o pneumococo, por ser um agente muito mais frequente, responde pela maioria dos casos.[2]

As pneumatoceles são reabsorvidas espontaneamente na maioria das vezes em um período de tempo que pode variar de semanas até 15 meses.[2] A pneumatocele complicada é aquela que apresenta pelo menos um dos seguintes achados: tamanho maior que 50% de um hemitórax, persistência de atelectasia associada, abscessos recidivantes, persistência

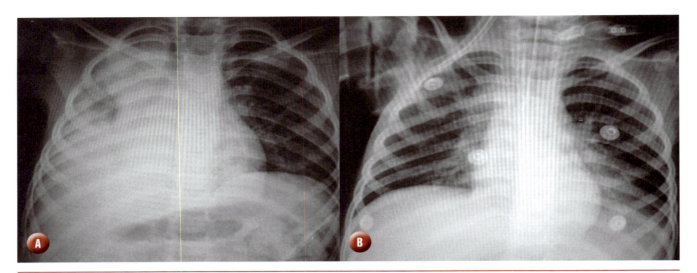

FIGURA 78.8. Atelectasia em paciente com encefalopatia crônica e pneumonia. Nota-se o desvio ipsilateral da traqueia. Na sequência, nota-se abertura da atelectasia após intubação traqueal e aplicação de pressão positiva. (Imagem de arquivo pessoal do autor.)

de sinais e sintomas de infecção recorrente e fístula broncopleural. Nesses casos, a drenagem com cateter deve ser indicada.

Atelectasia

Área do pulmão que não está aerada, mas cujo parênquima está normal. Em geral é consequência da obstrução de brônquios ou bronquíolos, ocasionando colapso alveolar. Nas pneumonias, pode ocorrer em função do excesso de secreção espessa produzida ou por compressão mecânica exercida por outras complicações, como abscessos e pneumatoceles complicadas.

As atelectasias causadas por PAC costumam desaparecer em até 8 semanas. A fisioterapia respiratória pode auxiliar na resolução. Passado esse período, se não houver resolução da atelectasia, pode-se indicar broncoscopia. Em casos mais graves, a atelectasia pode ser suficiente para ocasionar insuficiência respiratória aguda e necessidade de ventilação pulmonar mecânica (Figura 78.8).

Outras complicações menos frequentes

- Pneumonia necrosante;
- Pneumotórax;
- Piopneumotórax;
- Fístula broncopleural;
- Hemoptise;
- Bronquiectasia.

PREVENÇÃO

O incentivo ao aleitamento materno é medida eficaz para reduzir a morbimortalidade infantil por doenças respiratórias, inclusive por pneumonia, em função dos seus inúmeros benefícios imunológicos.[2]

O Programa Nacional de Imunizações (PNI) do Ministério da Saúde oferece gratuitamente a vacina conjugada pneumocócica 10-valente (2, 4 e 12 meses, contra doenças invasivas causadas por *Streptococcus pneumoniae* sorotipos 1; 4; 5; 6B; 7F; 9V; 14; 18C; 19F e 23F), a vacina contra *Haemophilus influenzae* tipo B (2, 4 e 6 meses, na forma da vacina pentavalente) e a vacina anual contra influenza (gripe).

Além disso, está disponível nos Centros de Referência de Imunobiológicos Especiais (CRIEs) a vacina polissacarídica pneumocócica 23-valente, indicada para pacientes de maior risco como portadores de pneumopatia crônica, imunodeficiências, anemia falciforme e outras hemoglobinopatias, asplenia funcional, HIV-positivos, insuficiência renal crônica, síndrome nefrótica, entre outras.

Referências bibliográficas

1. Souza ELS, Ribeiro JD, Ferreira S, March MFBP. Pneumonias Comunitárias. In: Burns DAR, et al (eds.). Tratado de Pediatria – Sociedade Brasileira de Pediatria. 4 ed. Barueri, SP: Editora Manole. 2017; 21(6):1735-9.
2. Sociedade Brasileira de Pneumologia e Tisiologia e Sociedade Brasileira de Pediatria. Diretrizes brasileiras em pneumonia adquirida na comunidade em pediatria – 2007. J Bras Pneumol. 2007; 33(Suppl 1):S31-S50.
3. Wolkers PCB, Mantese OC, de Paula A, et al. New susceptibility breakpoints in antimicrobial resistance rates of invasive pneumococcal strains. J Pediatr. 2009; 85(5):421-5.
4. Rossi F, Franco MRG, Rodrigues HMP, Andreazzi D. *Streptococcus pneumoniae*: sensibilidade a penicilina e moxifloxacina. J Bras Pneumol. 2012; 38(1):66-71.
5. Parente AAAI. Derrame Pleural. In: Burns DAR, et al (eds.). Tratado de Pediatria – Sociedade Brasileira de Pediatria. 4 ed. Barueri, SP: Editora Manole. 2017; 21(7): 1740-4.

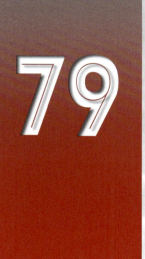

BRONQUIOLITE VIRAL AGUDA

Mário Ferreira Carpi

DEFINIÇÃO E FISIOPATOLOGIA

Infecção viral de vias aéreas inferiores que acomete predominantemente lactentes, caracterizada por processo inflamatório agudo, edema e necrose das células epiteliais dos bronquíolos, com aumento da secreção de muco.[1]

Ocorre obstrução dos bronquíolos por *plug* de muco, células epiteliais descamadas e edema inflamatório. O aumento da resistência das vias aéreas intrapleurais causa hiperinsuflação pulmonar e consequente diminuição da complacência, podendo evoluir para quadro de insuficiência respiratória hipercapneica aguda.[1,2]

QUADRO CLÍNICO

História aguda que começa como um resfriado comum, com obstrução nasal, coriza, tosse e febre baixa e que evolui em alguns dias com taquipneia e sibilância. Pode haver aumento do trabalho respiratório, caracterizado por tiragem subcostal e batimento de asa nasal. Na ausculta pulmonar, além dos sibilos expiratórios e tempo expiratório prolongado característicos da obstrução de vias aéreas intrapleurais, pode haver roncos e crepitações. Quanto menor a criança, mais exuberante será o quadro clínico. A tosse é intensa e pode simular a da coqueluche.[2]

Classicamente, a bronquiolite viral aguda (BVA) é descrita como o primeiro episódio de sibilância em um lactente com infecção respiratória aguda.

ETIOLOGIA E EPIDEMIOLOGIA

O vírus sincicial respiratório (VSR) é o agente etiológico mais frequente, sendo responsável por até 70% a 80% dos casos. Outros vírus que podem causar a BVA são: parainfluenza, influenza, adenovírus, rinovírus, metapneumovírus humano, coronavírus e enterovírus.[1,2]

Até 90% das crianças < 2 anos terão infecção pelo VSR, sendo que 40% terão infecção do trato respiratório inferior. O VSR não confere imunidade permanente, de tal forma que pode causar infecção em seres humanos ao longo de toda a vida. Porém, em adultos e crianças maiores, causará apenas um resfriado comum, sendo agente de BVA e pneumonia em lactentes. É comum na história de um lactente com BVA haver um parente (pais ou irmão mais velho) com resfriado.

Como a maioria das infecções respiratórias virais, a BVA predomina nos meses de outono e inverno. É a causa mais comum de internação hospitalar nos primeiros 12 meses de vida.[1]

FATORES DE RISCO PARA O DESENVOLVIMENTO DE BVA GRAVE[1]

A BVA é uma doença de evolução benigna na maioria das vezes, mas existem alguns fatores de risco para o desenvolvimento de doença grave:
- < 3 meses de idade;
- Nascimento com < 32 semanas de gestação;
- Cardiopatia congênita;
- Displasia broncopulmonar;

- Imunodeficiência;
- Toxemia;
- FR > 70/min;
- Intensidade dos sibilos e do desconforto respiratório;
- Atelectasia na radiografia de tórax.

EXAMES COMPLEMENTARES E MONITORIZAÇÃO

O diagnóstico da BVA é clínico e, a princípio, nenhum exame complementar é necessário.[1,2] A radiografia de tórax, habitualmente solicitada, pode ser útil nos casos graves, quando ocorre piora súbita ou quando há suspeita de pneumotórax.[1] O achado mais comum é hiperinsuflação pulmonar. No entanto, pode haver atelectasias lobares, segmentares ou subsegmentares secundárias à obstrução completa de bronquíolos por rolhas de muco, além de infiltrado intersticial e até mesmo broncogramas aéreos.[2]

Embora não faça parte da rotina da maioria dos nossos serviços de saúde, o isolamento viral é útil para vigilância epidemiológica e pode evitar o uso desnecessário de antibióticos.[3] O aspirado nasofaríngeo para pesquisa de antígenos virais por meio de imunofluorescência indireta é um exame sensível e específico. Existem ainda testes rápidos para detecção de antígenos do VSR em secreção de nasofaringe que tem mostrado alta sensibilidade e especificidade.[3]

Gasometria arterial deve ser coletada somente nos casos que evoluem com insuficiência respiratória grave, exigindo intubação endotraqueal e ventilação mecânica. Nos demais casos, a coleta desnecessária de exames somente causará agitação na criança, o que pode intensificar o quadro obstrutivo por levar ao maior turbilhonamento do fluxo aéreo.

Quanto à monitorização, não se recomenda o uso rotineiro da oximetria de pulso contínua, pois tem baixa acurácia em lactentes ativos e pode levar ao aumento desnecessário do tempo de internação, sem qualquer mudança na mortalidade.[1,2] Dessa forma, a monitorização da SaO_2 e da frequência cardíaca por meio de ECG contínuo será útil somente em casos mais graves que exigem internação em UTI pediátrica devido à insuficiência respiratória.

TRATAMENTO DA BVA

A BVA, por ser uma doença de evolução benigna na maioria dos casos, apresenta cura natural e não necessita de intervenções. Os casos leves não exigem internação, apenas controle da febre e manutenção do estado de hidratação e nutricional. É importante o acompanhamento do comprometimento respiratório, orientando pais e cuidadores sobre sinais de alerta, como taquipneia e esforço respiratório, que exigem reavaliação médica.

Nos lactentes que necessitarem de hospitalização porque apresentam desconforto respiratório, será necessário apenas oxigenoterapia, manutenção do estado de hidratação, limpeza nasal com solução fisiológica e mínimo manuseio.[1]

Embora uma série de medidas farmacológicas sejam frequentemente utilizadas, por exemplo inalação com β2-adrenérgicos e corticosteroides, elas não trazem qualquer benefício em casos de BVA, não modificam as taxas de internação ou o tempo de internação hospitalar e expõem os lactentes portadores de BVA aos efeitos adversos desses tratamentos. É preciso entender que um lactente com BVA tem quadro obstrutivo secundário à inflamação causada pela replicação de um vírus infectante na mucosa bronquiolar.[1] Não se trata de broncoespasmo e nem de inflamação controlável com o uso de esteroides.

Medidas gerais

Manter a criança o mais tranquila possível, com mínimo manuseio, é medida simples, porém importante e muitas vezes negligenciada à custa de coletas desnecessárias de exames e repetidas inalações sem qualquer efeito sintomático benéfico.[2] Se possível, a criança deve ser mantida no colo da mãe. Quando no leito, a cabeceira deve ser elevada entre 30° e 45°. Hipertermia deve ser tratada com antitérmicos comuns (acetaminofeno, dipirona ou ibuprofeno), embora febre alta seja incomum e, quando presente, possa ser sinal de alerta para complicações. Havendo obstrução nasal por secreções, a limpeza com soro fisiológico pode melhorar a mecânica respiratória.

Manutenção da hidratação

Quando não há desconforto respiratório intenso e a frequência respiratória é < 60 mrpm, pode-se manter a hidratação por via oral em livre demanda, particularmente se o lactente estiver em aleitamento materno.[1] Caso contrário, deve-se instituir hidratação parenteral, calculando-se as necessidades hídricas basais e monitorizando clinicamente a necessidade de ajustes (aumento ou diminuição do volume parenteral ofertado). Outra opção quando a via oral não for adequada é a utilização de sonda nasogástrica ou nasoenteral para oferta de dieta.[1] Costuma ser bem tolerada, garante o aporte nutricional e alivia o estresse do lactente, evitando choro excessivo e agitação.

Oxigenoterapia e suporte ventilatório

Oxigênio umidificado deve ser ofertado sempre que houver desconforto respiratório, por meio de cateter nasal ou máscara de Venturi. Em geral, não será necessário utilizar FiO_2 elevada. A suplementação de oxigênio pode corrigir a hipoxemia, o que faz com que a criança respire mais devagar, diminuindo o turbilhonamento do fluxo aéreo e, consequentemente, o desconforto respiratório. Quando a criança não apresenta mais sinais de aumento do esforço respiratório (tiragem, batimento de asa nasal), o oxigênio suplementar pode ser suspenso.

Quando o esforço respiratório é mais intenso, o uso precoce de cânula nasal de alto fluxo (CNAF) pode ser útil. Esse dispositivo mantém alto fluxo de uma mistura de ar e oxigênio aquecido e umidificado ao longo de toda a via aérea, com FiO_2 regulável. Vários mecanismos podem explicar sua eficácia em lactentes com BVA:

- Fornece FiO_2 maior que o cateter nasal convencional;
- Promove lavagem do espaço morto da nasofaringe, melhorando a eliminação de CO_2;
- Reduz a resistência das vias aéreas superiores, diminuindo o trabalho respiratório;
- Melhora a mecânica respiratória, promovendo ar adequadamente úmido e quente e diminuindo a lesão da mucosa;
- Reduz o gasto metabólico envolvido na umidificação e aquecimento do ar;
- Pode gerar pressão positiva variável na via aérea.

Cerca de 10% a 15% dos lactentes com BVA hospitalizados necessitarão de cuidados intensivos por insuficiência respiratória.[2] Nesses casos mais graves, pode ser necessária a utilização de ventilação mecânica não invasiva (VNI) ou invasiva (VM).

VNI deve ser a primeira tentativa de suporte ventilatório mecânico, porém tem que ser indicada precocemente nos casos com grande desconforto respiratório. Pode-se utilizar modo SIMV com controle de pressão + pressão de suporte. Inicie com pressão controlada de 6 a 8 cmH_2O, PEEP de 2 a 4 cmH_2O e pressão de suporte de 5 a 10 cmH_2O.

São indicações de intubação endotraqueal e VM em pacientes com BVA: frequência respiratória > 100 ou < 20 mrpm, apneia recidivante, bradicardia e irregularidade respiratória. Por ser uma doença de obstrução das vias aéreas, em que a resistência ao fluxo aéreo está muito alta, a VM na BVA não é fácil. Pode-se utilizar modo assistido com controle de volume ou pressão. O modo volume garantido/pressão controlada parece ser interessante, pois garante o volume corrente (VC), adaptando a pressão às mudanças da complacência e resistência do sistema respiratório.

Parâmetros ventilatórios:

- VC: 6 a 8 mL/kg;
- Pressão inspiratória de pico (Pip): 30 a 35 cmH_2O, podendo ser até maior desde que a pressão de platô seja < 30 cmH_2O;
- Pressão expiratória final positiva (PEEP): 4 a 5 cmH_2O;
- Tempo inspiratório (Ti): 0,5 a 0,6 segundos para lactentes;
- Relação inspiratória/expiratória (I:E): 1:4 a 1:5;
- FiO_2: mínima necessária para manter SaO_2 > 92%.

Para a manutenção do lactente em VM será necessário manter sedação e analgesia contínua. Pode-se utilizar a associação de midazolam (5 a 10 μg/kg/min) com fentanil (0,02 a 0,05 μg/kg/min). A cetamina, embora tenha efeito broncodilatador, deve ser usada com cautela, pois aumenta muito a produção de secreções. Quando utilizada, pode ser necessária a associação de atropina.

Nebulização com β2-adrenérgicos

Meta-análises e revisões sistemáticas mais recentes mostraram que os broncodilatadores não afetam a resolução da doença, a necessidade de internação ou o tempo de internação hospitalar. Podem ser úteis em subgrupos de pacientes, particularmente naqueles lactentes com história de sibilância recorrente.[4,5]

O uso indiscriminado de repetidas inalações com β2-adrenérgicos em lactentes com BVA, além de não ter efeito benéfico, ainda causa taquicardia e agitação, podendo piorar a mecânica respiratória na medida em que o lactente fica ainda mais taquipneico e o fluxo aéreo mais turbilhonado.

Dessa forma, broncodilatadores inalatórios não devem ser usados rotineiramente em lactentes com BVA (evidência nível B; forte recomendação).[1]

Nebulização com epinefrina

Inalação com epinefrina não deve ser administrada para lactentes e crianças com diagnóstico de bronquiolite (evidência nível B; forte recomendação).[1]

Meta-análise de Cochrane (2011)[5] e estudos randomizados não demonstraram qualquer benefício no prognóstico de crianças internadas por BVA.[1] A inalação com epinefrina pode até diminuir a taxa de internação no dia em que a criança é levada ao pronto-socorro, mas não diminui a taxa geral de internação por BVA porque não evita a progressão da doença. Pode ser tentada como terapia de resgate em casos graves, mas ainda assim, não há evidência que permita recomendar seu uso mesmo nesses casos.

Nebulização com salina hipertônica (salina 3%)

A lógica para utilização de salina hipertônica nebulizada em pacientes com BVA baseia-se no potencial de induzir fluxo osmótico de líquido para a camada de muco espesso, reidratar a mucosa e assim facilitar o *clearance* mucociliar. No entanto, as evidências desse mecanismo são indiretas.

Revisão da Cochrane (2008),[6] que incluiu 1.090 lactentes com BVA leve a moderada, atendidos no PS ou internados, concluiu que a inalação com salina hipertônica não diminuiu taxa de internação, mas diminuiu tempo de internação hospitalar em 1 dia em média. No entanto, a revisão incluiu 3 estudos com tempo de internação relativamente longo (5 a 6 dias). Estudos randomizados mais recentes falharam em demonstrar diminuição no tempo de internação hospitalar com uso de salina hipertônica.[1]

Dessa forma, a atual evidência científica não permite recomendar o uso rotineiro de salina hipertônica em pacientes com BVA. Não deve ser administrada para lactentes com diagnóstico de BVA no pronto-socorro (evidência nível B; moderada recomendação),[1] mas pode ser considerada para lactentes internados por BVA, particularmente quando a média de permanência hospitalar for maior que 3 dias (evidência nível B; fraca recomendação).[1]

Corticosteroides

Revisão sistemática da Cochrane (2013)[7] incluindo 17 estudos, sendo 2 grandes estudos randomizados, concluiu que o uso de corticoide não reduziu a taxa de internação hospitalar nem o tempo de internação quando comparado ao placebo. Por outro lado, o corticoide sistêmico pode prolongar a replicação viral em pacientes com BVA.

Diante das atuais evidências, corticoide sistêmico não deve ser administrado para lactentes com diagnóstico de BVA (evidência nível A; forte recomendação).[1]

Fisioterapia respiratória

Embora faça parte da rotina assistencial de muitos serviços, a fisioterapia respiratória não é medida eficaz para o tratamento de lactentes com BVA.

Revisão da Cochrane (2012)[8] incluindo 9 estudos randomizados e controlados, 5 deles utilizando técnicas de vibração ou percussão e 4 utilizando técnica de expiração passiva, não demonstraram melhora da gravidade da doença, do tempo de internação ou da necessidade de oxigênio suplementar. Sendo assim, fisioterapia respiratória não é recomendada para lactentes e crianças com diagnóstico de BVA (evidência nível B; moderada recomendação).[1]

■ PROFILAXIA DA INFECÇÃO PELO VSR

O anticorpo monoclonal contra o VSR (palivizumabe, Synagis®) é efetivo na prevenção da infecção pelo VSR em populações de risco.[2] É administrado por via intramuscular na dose é de 15 mg/kg. São recomendadas 5 doses com intervalo de 30 dias entre elas, iniciando no mês anterior ao início da estação de maior sazonalidade do VSR (de abril a agosto no Brasil).

No estado de São Paulo, a Secretaria de Saúde fornece o palivizumabe mediante cadastramento dos pacientes obedecendo aos seguintes critérios (Resolução 249 de 13/07/2007 – Secretaria de Saúde do Estado de São Paulo):

- Crianças menores de um ano de idade que nasceram prematuras (idade gestacional menor ou igual a 28 semanas), após alta hospitalar;
- Crianças menores de 2 anos de idade, portadoras de patologia congênita com repercussão hemodinâmica importante ou com doença pulmonar crônica da prematuridade, que necessitaram tratamento nos 6 meses anteriores ao período de sazonalidade do VSR.

Nos casos de crianças internadas por BVA, é importante obedecer às regras de isolamento de contato para evitar a disseminação do vírus no ambiente hospitalar e a ocorrência de infecções cruzadas. A transmissão ocorre por meio de contato direto com partículas de secreção e autoinoculação pelas mãos. As crianças com diagnóstico de BVA devem ficar preferencialmente em quarto privativo ou de isolamento comum. Se não for possível, deve-se estabelecer uma área de isolamento de 1 m² ao redor do leito. É necessário o uso de avental e luvas antes do contato com o paciente, desprezando-se o material em lixo adequado antes de sair da área do isolamento. As mãos devem ser cuidadosamente lavadas antes e após cada contato com o paciente.

Referências bibliográficas

1. American Academy of Pediatrics. Clinical Practice Guideline: The Diagnosis, Management, and Prevention of Bronchiolitis. Pediatrics. 2014 nov; 134(5).
2. Amantéa SL, Neto NL, Lotufo JPB, et al. Bronquiolite Viral Aguda. In: Campos Júnior D, Burns DAR, Lopez FA (eds.). Tratado de Pediatria – Sociedade Brasileira de Pediatria. 3 ed. Barueri, SP: Editora Manole. 2014; 24(4):2537-48.
3. Mesquita FS, Oliveira DBL, Crema D, et al. Rapid antigen detection test for respiratory syncytial virus diagnosis as a diagnostic tool. J Pediatr. 2017; 93(3):246-52.
4. Gadomski AM, Scribani MB. Bronchodilators for bronchiolitis. Cochrane Database Syst Rev. 2014; (6):CD001266.

5. Hartling L, Fernandes RM, Bialy L, et al. Steroids and bronchodilators for acute bronchiolitis in the first two years of life: systematic review and meta-analysis. BMJ. 2011; 342:d1714.

6. Zhang L, Mendoza-Sassi RA, Wainwright C, Klassen TP. Nebulized hypertonic saline solution for acute bronchiolitis in infants. Cochrane Database Syst Rev. 2008; (4):CD006458.

7. Fernandes RM, Bialy LM, Vandermeer B, et al. Glucocorticoids for acute viral bronchiolitis in infants and young children. Cochrane Database Syst Rev. 2013; (6):CD004878.

8. Roqué I, Figuls M, Giné-Garriga M, Granados Rugeles C, Perrotta C. Chest physiotherapy for acute bronchiolitis in paediatric patients between 0 and 24 months old. Cochrane Database Syst Rev. 2012; (2):CD004873.

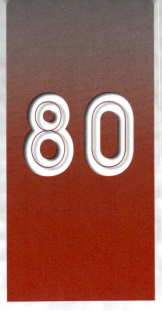

ASMA AGUDA GRAVE

Mário Ferreira Carpi

DEFINIÇÃO

Asma aguda grave ou estado de mal asmático

Insuficiência respiratória aguda secundária à crise asmática grave que não responde à terapêutica habitual apropriada com doses repetidas de broncodilatadores inalatórios.[1]

Asma crítica

Asma aguda grave que necessita de admissão à UTI em função de piora clínica ou ausência de melhora, havendo necessidade de intensificação do tratamento e monitorização contínua.[1]

Asma quase fatal

Asma crítica com insuficiência respiratória progressiva, fadiga e alteração da consciência, com necessidade de intubação endotraqueal e ventilação mecânica.[1]

FISIOPATOLOGIA E APRESENTAÇÃO CLÍNICA

Na asma ocorre obstrução das vias aéreas intrapleurais por broncoespasmo, inflamação e edema da mucosa. Há aumento da resistência ao fluxo aéreo e consequente hiperinsuflação pulmonar.[2] No caso da asma aguda grave, o componente inflamatório é muito exuberante, o que leva à falha na resposta aos broncodilatadores nas doses habitualmente utilizadas no tratamento inicial.

Clinicamente caracteriza-se por aumento do trabalho respiratório, com tiragem subcostal, roncos e sibilos expiratórios e tempo expiratório prolongado.[2] A hipóxia e a hipercapnia resultantes da piora progressiva, juntamente com o aumento da pressão intratorácica resultante da retenção de ar, podem levar à diminuição do débito cardíaco e depressão do sistema nervoso central.[1,2]

CLASSIFICAÇÃO DA GRAVIDADE

A classificação da gravidade em crianças é clínica e deve ser feita da forma mais objetiva possível. Para tanto, pode-se utilizar escores de gravidade, como o escore de Wood-Downes, demonstrado na Tabela 80.1. Esse escore é útil tanto para a classificação inicial como para avaliar a resposta à terapêutica empregada.[3] Nesse caso, deve ser recalculado a cada 30 a 60 minutos após o início do tratamento.

INDICAÇÕES DE INTERNAÇÃO EM UTI PEDIÁTRICA[3]

- Incapacidade de falar;
- Pulso paradoxal (diferença entre a pressão arterial sistólica medida na inspiração e na expiração) > 15 mmHg;
- Pulso alternante (diferença na amplitude de pulso avaliado na inspiração e na expiração);
- Nível de consciência alterado;
- Murmúrio vesicular ausente;
- Acidose ou hipóxia grave: PaO_2 < 60 mmHg;
- $PaCO_2$ normal ou com aumento progressivo (> 5 mmHg/h);
- Sinais de fadiga respiratória;
- Escore de Wood-Downes ≥ 5.

ASMA AGUDA GRAVE

TABELA 80.1. Escore clínico adaptado de Wood-Downes

Variáveis	0	1	2
PaO_2 (mmHg)	70 a 100 em ar ($SaO_2 \geq 95\%$ em ar)	< 70 am ar ($SaO_2 < 95\%$ em ar)	< 70 com FiO_2 40% ($SaO_2 < 95\%$ em FiO_2 40%)
Cianose	Ausente	+ em ar	+ em FiO_2 40%
Murmúrio vesicular	Normal	Assimétrico	Diminuído ou ausente
Uso de musculatura acessória	Ausente	Moderado	Máximo
Sibilos expiratórios	Ausente	Moderado	Máximo
Consciência	Normal	Deprimido/agitado	Coma

PaO_2: pressão arterial de oxigênio; FiO_2: fração inspirada de oxigênio.
Escore ≥ 5: insuficiência respiratória aguda em instalação.
Escore ≥ 7: insuficiência respiratória aguda instalada.

EXAMES COMPLEMENTARES E MONITORIZAÇÃO

A princípio, o único exame complementar necessário será a radiografia de tórax (AP + P), para avaliação de complicações, particularmente pneumotórax e pneumomediastino. Em casos mais graves será necessária coleta de gasometria arterial, eletrólitos (há risco de hipocalemia pelo uso de β2 em doses altas) e glicemia. A coleta de hemograma para avaliação de leucocitose deve ser considerada com reservas, uma vez que o estresse respiratório e o uso de corticoide no tratamento da asma aguda grave podem induzir leucocitose, que muitas vezes é erroneamente interpretada como sinal de infecção.

Quanto à monitorização, é recomendado ECG e saturometria contínua até a estabilização do paciente, além da medida da pressão arterial. Caso seja necessário o uso de β2 intravenoso contínuo, pode-se considerar monitorização da pressão arterial invasiva.[3]

TRATAMENTO

O tratamento da asma aguda grave deve seguir uma sequência protocolada e aditiva de medicações. Se o diagnóstico for precoce e o tratamento farmacológico instalado for adequado, raramente será necessária intubação orotraqueal e ventilação mecânica invasiva, reservada apenas aos casos muito graves ou asma quase fatal.[1]

Como essa condição clínica afeta predominantemente pré-escolares, escolares e adolescentes e a sensação de "fome de ar" é muito angustiante, é importante tranquilizar o paciente dizendo a ele que será tratado e que vai melhorar com a medicação. O paciente mais tranquilo pode respirar um pouco mais devagar, tornando o fluxo aéreo menos turbilhonado.

Oxigenoterapia

Inicialmente deve-se ofertar oxigênio umidificado na maior concentração possível, mesmo se a saturação de O_2 for normal, até a estabilização do paciente. A máscara de O_2 não reinalante com reservatório fornece FiO_2 de 90 a 100%. Uma vez estabilizado e monitorizado, pode-se fazer a regressão da FiO_2 usando a máscara de Venturi ou cateter nasal de O_2, procurando usar a menor FiO_2 que mantenha a SaO_2 > 92% (idealmente, $SaO_2 > 95\%$).[3]

Inalação contínua com β2-adrenérgico de ação curta

Pode-se utilizar salbutamol ou fenoterol. O salbutamol é de escolha na asma por ser mais seletivo para receptores β2, apresentando menos efeitos cardiovasculares e neurológicos, como taquicardia, tremores e ansiedade.[2,3]

Dose: 0,5 mg/kg/h (2 gotas/kg/h), sendo a dose mínima de 10 mg/h (40 gotas) e máxima de 20 mg/h (80 gotas). Deve ser diluído em 10 mL de solução fisiológica e nebulizado com fluxo de O_2 de 5 L/min (essa inalação deve durar de 50 a 60 minutos).

A inalação contínua pode ser repetida por 3 a 4 horas desde que o paciente esteja apresentando melhora do quadro respiratório e a frequência cardíaca permaneça < 200 bpm.[3]

Corticoterapia

É de fundamental importância para o tratamento da asma aguda grave, devendo ser usada preferencialmente dentro da 1ª hora do diagnóstico e por via intravenosa. Seu uso precoce pode modificar a evolução.[3]

- Metilprednisolona: é a medicação de escolha por sua ação rápida, potente efeito glicocorticoide e menor efeito mineralocorticoide com relação à hidrocortisona. Dose de ataque: 2 a 4 mg/kg (máximo 125 mg) e manutenção de 1 a 2 mg/kg/dose de 6/6 horas nas primeiras 24 horas. Após, de 1 a 2 mg/kg/dose a cada 8 ou 12 horas.

- Hidrocortisona: utilizada em caso de indisponibilidade da metilprednisolona. Dose de ataque: 5 a 10 mg/kg (máximo 500 mg) e manutenção de 2,5 a 5 mg/kg/dose de 6/6 horas nas primeiras 24 horas. Após, de 2,5 a 5 mg/kg/dose a cada 8 ou 12 horas.

β2 intravenoso contínuo

Usado em casos refratários à nebulização contínua com β2-adrenérgico de ação curta e/ou outros broncodilatadores, como o sulfato de magnésio.[2,3]

- Salbutamol (ação mais seletiva em receptores β2, consequentemente causa menos taquicardia): dose – ataque de 10 µg/kg em 10 minutos seguido de infusão contínua de 0,2 µg/kg/min com aumentos a cada 20 a 30 minutos de 0,1 a 0,2 µg/kg/min, até dose máxima de 4 µg/kg/min.
- Terbutalina: dose – ataque de 10 µg/kg em 10 minutos seguido de infusão contínua de 0,2 µg/kg/min com aumentos a cada 20 a 30 minutos de 0,1 a 0,2 µg/kg/min, até dose máxima de 10 µg/kg/min.

É esperado um aumento inicial de 20% na frequência cardíaca (FC). A infusão deve ser reduzida ou suspensa caso FC > 200 bpm. O β2 IV contínuo deve ser mantido por no mínimo 3 a 4 horas na menor dose possível que reverta o broncoespasmo. Uma vez revertido, a dose deve ser reduzida lentamente até 1 µg/kg/min, quando se associa β2 inalatório em dose habitual (1 gota a cada 3 kg de peso) a cada 2 ou 3 horas.[3]

A terbutalina pode ser usada por via subcutânea (SC) na dose de 0,01 mg/kg/dose, podendo ser repetida a cada 30 minutos até 3 doses (máximo de 0,4 mg/dose) na ausência de acesso venoso, sendo superior à adrenalina SC.

Sulfato de magnésio

Tem ação broncodilatadora por bloqueio dos canais de cálcio, diminui a liberação de acetilcolina na junção neuromuscular inibindo a degranulação de mastócitos, além de ter efeito sedativo e ansiolítico.[1] Está indicado em casos refratários ao β2 inalatório contínuo + corticoide.

Dose: 25 a 75 mg/kg (máximo de 2 g) IV em 20 minutos, podendo ser repetido a cada 4 a 6 horas. Alternativamente, pode ser feita infusão contínua IV: 10 a 20 mg/kg/h.

Efeitos adversos: sedação, calor e rubor facial, bradicardia e hipotensão se há infusão rápida. Em casos de intoxicação: perda de reflexos tendinosos profundos, fraqueza muscular, depressão respiratória e arritmias cardíacas.

Brometo de ipatrópio

É derivado da atropina. Tem efeito broncodilatador sinérgico aos β2 inalatórios, sendo, porém, menos potente e de ação mais lenta que estes. Inibe receptores muscarínicos e reduz tônus vagal brônquico.[2,3] Está indicado em crises graves, sempre associado aos β2 inalatórios.

Dose: 0,125 a 0,5 mg (10 a 40 gotas) 3 vezes a cada 20 minutos. Habitualmente se utilizam 10 gotas em < 2 anos e 20 gotas em > 2 anos. Manutenção a cada 4 a 6 horas.

Assistência ventilatória mecânica[3]

Está indicada na insuficiência respiratória hipercapneica associada a fadiga muscular, hipoxemia grave e alteração do nível de consciência. Tem por objetivos aliviar o esforço respiratório, corrigir a hipoxemia, compensar a acidose e dar tempo para a ação da terapia farmacológica.

Ventilação não invasiva (VNI)

Deve ser a primeira tentativa de suporte ventilatório mecânico, porém tem que ser indicada precocemente nos casos com grande desconforto respiratório, refratários ao uso de β2 inalatório contínuo + corticoide. Não pode ser usada em pacientes com alteração do nível de consciência e exige o uso de interfaces adequadas (máscaras nasais ou oronasais) adaptadas ao aparelho de ventilação mecânica.

Pode-se utilizar modo SIMV (ventilação mandatória intermitente sincronizada) com controle de pressão + pressão de suporte. Inicie com pressão controlada de 6 a 8 cmH$_2$O, PEEP de 2 a 4 cmH$_2$O e pressão de suporte de 5 a 10 cmH$_2$O. Doses baixas de cetamina IV contínua (0,5 a 1 mg/kg/h) podem ser usadas durante a VNI por ser substância sedativa e analgésica com ação broncodilatadora. Pode ser necessária a associação de atropina para reduzir o aumento das secreções respiratórias induzido pela cetamina.

Ventilação mecânica invasiva (VM)

Deve ter sua indicação com cautela. Pode agravar o broncoespasmo, aumenta o risco de barotrauma e deterioração cardiocirculatória, pois aumenta a pressão intratorácica em um paciente na qual a mesma já se encontra elevada pela hiperinsuflação pulmonar.

São indicações absolutas de VM em asma aguda grave: parada cardiorrespiratória, hipóxia grave e rápida deterioração da consciência.

Modos e parâmetros ventilatórios:

- Modo: assistido com controle de volume ou pressão; o modo volume garantido pressão controlada (PRVC) também é uma opção interessante, pois garante o volume corrente (VC) ao mesmo tempo em que a pressão é adaptada às mudanças da complacência e resistência do sistema respiratório.
- VC: 6 a 8 mL/kg.
- Pressão inspiratória de pico (Pip): 30 a 35 cmH_2O para pré-escolares, 35 a 40 cmH_2O para escolares e adolescentes, desde que a pressão de platô seja < 30 cmH_2O.
- Pressão expiratória final positiva (PEEP): 4 a 5 cmH_2O.
- Frequência respiratória (FR) baixa para permitir tempo inspiratório no limite superior para a idade e tempo expiratório prolongado a fim de evitar PEEP inadvertida (auto-PEEP): 12 a 16 para crianças < 5 anos; 10 a 12 para crianças > 5 anos.
- Tempo inspiratório (Ti): 0,75 a 1,5 segundos.
- Relação inspiratória/expiratória (I:E): 1:4 a 1:5.
- Hipercapnia permissiva: permitir $PaCO_2$ até 2 vezes o valor normal desde que pH > 7,1.
- FiO_2: mínima necessária para manter SaO_2 > 92%.

É necessário o uso de Pip relativamente alta para vencer a resistência aumentada da via aérea do paciente asmático e garantir VC adequado. A utilização de VC insuficiente leva à manutenção do esforço respiratório do paciente e taquipneia, aumentando a retenção de ar (hiperinsuflação dinâmica) e gerando auto-PEEP, agravando a hipercapnia e a hipóxia. Pode ser necessário o uso de bloqueador neuromuscular contínuo (atracúrio ou cisatracúrio) para manter a FR baixa, ao mesmo tempo que se garante VC e tempo expiratório adequados. Os bloqueadores neuromusculares devem ser descontinuados assim que possível para evitar miopatia, particularmente em pacientes asmáticos graves que estão em uso concomitante de corticosteroides.

Durante a VM é necessário manter esses pacientes bem sedados e com analgesia. A associação de cetamina e midazolam é a mais apropriada para pacientes asmáticos. Deve-se evitar o uso de opioides, particularmente da morfina pelo potencial de liberação de histamina.

Anestésicos inalatórios

Halotano e isoflurano são potentes broncodilatadores utilizados em asma quase fatal refratária a todas as outras terapias farmacológicas.[1] Seu uso é limitado por dificuldades técnicas e de segurança. O halotano pode causar depressão miocárdica, arritmias e hipotensão arterial. O isoflurano tem efeito broncodilatador comparável ao do halotano com a vantagem de não ser cardiodepressor e não ser arritmogênico.[3]

Referências bibliográficas

1. Shein SL, Speicher RH, Proença Filho JO, Gaston B, Rotta AT. Tratamento atual de crianças com asma crítica e quase fatal. Rev Bras Ter Intensiva. 2016; 28(2):167-78.
2. Carvalho CRR. Diretrizes da Sociedade Brasileira de Pneumologia e Tisiologia para o Manejo da Asma – 2012. J Bras Pneumol. 2012 abr; 38(Suppl 1):S1-S46.
3. Carvalho WB, Fioretto JR. Asma Aguda Grave. In: Fioretto JR, Bonatto RC, Carpi MF, Ricchetti SMQ, Moraes MA (eds.). UTI Pediátrica. Rio de Janeiro: Guanabara Koogan. 2013; 24:239-248.

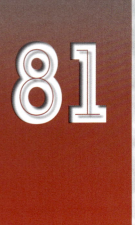

INSUFICIÊNCIA RESPIRATÓRIA AGUDA

Mário Ferreira Carpi

DEFINIÇÃO

Incapacidade do sistema respiratório em atender as demandas metabólicas do organismo quanto à captação de oxigênio (O_2), causando hipoxemia, podendo esta ser acompanhada ou não de retenção de dióxido de carbono (CO_2).[1] Clinicamente, a insuficiência respiratória aguda (IRA) caracteriza-se por aumento do trabalho respiratório e da frequência respiratória, mas pode ocorrer sem sinais de desconforto respiratório (esforço inadequado – apneia ou hipoventilação).

ETIOLOGIA E FISIOPATOLOGIA

A IRA pode ser causada pelo acometimento de qualquer parte do sistema respiratório, desde o centro respiratório no sistema nervoso central (SNC), vias aéreas extrapleurais e intrapleurais até a caixa torácica (musculatura intercostal, diafragma e costelas). As causas mais comuns de IRA em pediatria são pneumonia, asma e bronquiolite (Tabela 81.1).

Os lactentes (< 12 meses) têm maior risco de desenvolver IRA em função de uma série de características anatômicas e fisiológicas:

- Menor calibre das vias aéreas e maior resistência ao fluxo aéreo;
- Maior susceptibilidade à fadiga;
- Menor número de alvéolos;
- Menor tamanho de alvéolos e maior tensão superficial;
- Menor ventilação colateral (canais interalveolares e canais bronquioloalveolares);
- Menor eficiência da caixa torácica (costelas cartilaginosas e retificadas).

Entre os mecanismos fisiopatológicos da IRA, os principais são os distúrbios da relação ventilação/perfusão (relação V/Q): *shunt* intrapulmonar e aumento do espaço morto, além dos distúrbios difusionais (comprometimento intersticial).[1]

TABELA 81.1. Causas comuns de IRA na criança segundo o local de acometimento

Topografia do acometimento	Etiologia
SNC	• Intoxicações exógenas • Neoplasias • Traumatismo cranioencefálico
Via aérea extrapleural	• Epiglotite • Laringite • Abscesso retrofaríngeo • Aspiração de corpo estranho
Via aérea intrapleural	• Pneumonia • Bronquiolite • Asma • Aspiração • Contusão pulmonar
Caixa torácica	• Doenças neuromusculares • Desnutrição grave • Múltiplas fraturas de costelas

Shunt intrapulmonar: alvéolos mal ventilados (efeito *shunt*) ou não ventilados (*shunt* verdadeiro), porém perfundidos. Pode ser classificado em leve (*shunt* de 5 a 15%), moderado (*shunt* de 15 a 25%) ou grave (*shunt* > 25%). Causa hipoxemia mesmo quando for leve, mas só leva à hipercapnia quando for grave. Exemplos: pneumonia, síndrome do desconforto respiratório agudo (SDRA), edema agudo de pulmão, atelectasia).

Espaço morto: alvéolos ventilados, porém não perfundidos. O exemplo clássico é o tromboembolismo pulmonar, mas essa é uma condição pouco frequente em pediatria. Por outro lado, as doenças obstrutivas das vias aéreas intrapleurais como a asma e a bronquiolite, muito comuns em pediatria, cursam com hiperinsuflação pulmonar, comprimindo os pequenos capilares pulmonares e levando ao aumento do espaço morto. O aumento do espaço morto causa hipoxemia, em geral menos intensa que o *shunt* intrapulmonar, mas leva à hipercapnia precocemente.

CLASSIFICAÇÃO FISIOPATOLÓGICA

Falência respiratória hipoxêmica aguda: predomina o *shunt* intrapulmonar e os distúrbios difusionais. Ocorre nas doenças restritivas, como pneumonia e SDRA.

Falência respiratória hipercapneica aguda: ocorre no aumento do espaço morto, como nas doenças obstrutivas (asma grave, bronquiolite aguda), nos casos de hipoventilação central, doenças neuromusculares e obstrução de vias respiratórias superiores.

FASES EVOLUTIVAS DA INSUFICIÊNCIA RESPIRATÓRIA HIPOXÊMICA AGUDA

- Fase I: hipoxemia leve com normocapnia.
- Fase II: hipoxemia leve com hiperventilação (hipocapnia); é o momento ideal para iniciar a terapêutica.
- Fase III: agravamento da hipoxemia e elevação progressiva da pressão arterial de CO_2 ($PaCO_2$).
- Fase IV: hipoxemia grave com hipercapnia e acidose mista.

O tratamento iniciado precocemente (fase II) pode evitar a evolução da IRA. Pacientes em IRA hipoxêmica fases III ou IV, em geral, necessitam de intubação endotraqueal e ventilação mecânica (VM).

QUADRO CLÍNICO

A história clínica é importante para se definir a etiologia. A maioria dos casos de IRA em pediatria ocorre em lactentes com infecção de vias aéreas. Assim, uma história de alguns dias de febre, tosse e que evolui com dificuldade respiratória deve chamar a atenção para a possibilidade de IRA.

Os sinais clínicos mais comuns são a taquipneia e a tiragem subcostal e/ou de fúrcula. Embora característicos de crianças com IRA, esses sinais não são específicos e a avaliação inicial dos pacientes com suspeita de IRA deve ser dinâmica e simultânea às medidas de intervenção terapêutica e diagnóstica.[2]

A seguir encontram-se listados os sinais frequentemente observados em crianças com IRA[1]:

- Taquipneia: mecanismo compensatório para manutenção do volume-minuto, uma vez que o volume corrente esteja prejudicado em doenças obstrutivas ou restritivas de vias aéreas inferiores.
- Bradipneia e hipoventilação: é um sinal tardio, em geral ocorre quando já há fadiga da musculatura respiratória ou em casos de intoxicação exógena e depressão do SNC.
- Batimentos de asas de nariz: para diminuição da resistência em vias aéreas superiores; aparece em IRA instalada.
- Tiragem subcostal: representação clínica da diminuição da complacência pulmonar. Resulta da contração vigorosa do diafragma a fim de gerar pressão pleural negativa suficiente para entrada de ar nos pulmões.
- Gemência: fechamento prematuro da glote durante a expiração para melhorar a capacidade residual funcional. É um mecanismo compensatório visto em lactentes pequenos com doença restritiva grave (pneumonia extensa, SDRA, recém-nascido com doença de membrana hialina).
- Cianose: sinal tardio de IRA que indica intervenção imediata.
- Estridor: ruído caracteristicamente inspiratório que representa obstrução periglótica, encontrado em laringite, epiglotite, aspiração de corpo estranho, entre outras. Quando presente também na expiração, indica maior gravidade da obstrução.

A IRA instalada pode levar também a manifestações cardiovasculares. A mais comum é a taquicardia. A hipoxemia grave causa vasoconstrição e aumento da pressão na artéria pulmonar, aumentando o trabalho do ventrículo direito, podendo resultar em *cor pulmonale* agudo.[2] Além disso, sinais neurológicos como agitação motora (hipóxia grave) ou sonolência (hipóxia e hipercapnia) podem estar presentes.

AVALIAÇÃO LABORATORIAL

A gasometria arterial é utilizada para avaliar a adequação das trocas gasosas. Além da análise do pH e do valor da $PaCO_2$, é importante avaliar a intensidade da hipoxemia com relação à FiO_2 ofertada.[1,3] Para tanto, pode-se usar a relação PaO_2/FiO_2.

- Relação $PaO_2/FiO_2 < 300$ e > 200: hipoxemia leve.
- Relação $PaO_2/FiO_2 < 200$ e > 100: hipoxemia moderada.
- Relação $PaO_2/FiO_2 < 100$: hipoxemia grave.

Para avaliação do *shunt* intrapulmonar, a diferença alveoloarterial de oxigênio – D (A – a) O_2 – pode ser calculada e interpretada da seguinte maneira:

- A = pressão alveolar de O_2: $FiO_2 \times (PB - PH_2O) - (PaCO_2/R)$.
- FiO_2 = fração inspirada de O_2.
- PB = pressão barométrica = 760 mmHg.
- PH_2O = pressão de vapor de água = 47 mmHg.
- $PaCO_2$ = pressão arterial de CO_2 (obtida da gasometria arterial).
- R = quociente respiratório, definido como a razão entre a produção de CO_2 e o consumo de $O_2 = 0,8$.
- a = pressão arterial de O_2 (PaO_2 obtida da gasometria arterial).

O valor normal da D (A – a) O_2 em ar ambiente, ou seja, sob FiO_2 de 0,21 varia entre 5 e 15 mmHg.

Exemplo de indivíduo saudável respirando em ar ambiente ao nível do mar:

$FiO_2 \times (PB - PH_2O) - (PaCO_2/R)$
$= 0,21 \times (760 - 47) - (40/0,8)$
$= 100$ mmHg

Se $PaO_2 = 90$ mmHg, então a D (A – a) O_2, nessa condição ideal, é 10 mmHg.

Para cada acréscimo em 10% na FiO_2, a D (A – a) O_2 aumenta de 5 a 7 mmHg, chegando a 60 mmHg com O_2 a 100%.[4]

Se D (A – a) O_2 for normal em um paciente hipoxêmico, então a hipoxemia deve-se à hipoventilação (depressão do *drive* respiratório, doença neuromuscular).[4] Por outro lado, se a diferença estiver aumentada, a hipoxemia deve-se a *shunt* intrapulmonar e/ou desequilíbrio de oferta/consumo de O_2.

TRATAMENTO

Diante do diagnóstico de IRA, as medidas terapêuticas imediatas têm por objetivo restaurar a oxigenação e a ventilação. Oxigênio suplementar deve ser ofertado prontamente e na maior concentração possível até monitorização e estabilização do pacien-

te. A oxigenoterapia visa manter PaO_2 acima de 60 mmHg e SaO_2 acima de 90% (idealmente acima de 95%).[1] Em situações específicas (pneumopatia crônica, cardiopatia congênita cianogênica) pode-se tolerar níveis mais baixos de oxigenação arterial. Evidentemente, a identificação e o tratamento específico da causa básica são fundamentais.

MEDIDAS GERAIS

Havendo desconforto respiratório significativo e/ou taquipneia importante, o paciente deve ser mantido em jejum até estabilização. Passagem de sonda nasogástrica aberta costuma ser bem tolerada por lactentes e ajuda na descompressão gástrica. O estômago cheio de ar em função da taquidispneia pode limitar a expansão pulmonar e agravar o quadro. Hidratação parenteral deve ser providenciada nesse caso. Após estabilização do paciente, alimentação enteral por sonda pode ser instituída a fim de minimizar o estresse metabólico e manter o trofismo da mucosa intestinal.

É importante avaliar adequadamente o estado de hidratação e corrigir hipovolemia, se houver. Embora haja risco de hipovolemia em pacientes com IRA em função da perda insensível aumentada pela taquipneia e esforço respiratório associada a anorexia ou incapacidade de se alimentar que frequentemente acompanham essa condição, a administração excessiva de volume agrava a IRA. Assim, expansão volêmica deve ser feita de forma criteriosa e com cautela.

O posicionamento da cabeça, particularmente em lactentes, é importante para manter a via aérea pérvia. Um pequeno coxim pode ser colocado sob os ombros para manter a cabeça em ligeira extensão. Deve-se tomar cuidado para não hiperextender o pescoço de lactentes pois, assim como a flexão, a hiperextensão pode obstruir a laringe cartilaginosa de crianças pequenas.

Fisioterapia respiratória pode ser útil, principalmente em crianças com atelectasias e excesso de produção de secreções respiratórias. No entanto, sua utilização deve ser cautelosa em crianças com hiperinsuflação pulmonar.[1]

OXIGENOTERAPIA

Oxigênio suplementar pode ser ofertado inicialmente por meio de cateter nasal ou máscaras faciais.[1] Os dispositivos de liberação de O_2 podem ser classificados quanto ao fluxo liberado como:

- Baixo fluxo: até 5 L/min; pode ser insuficiente para atender ao volume corrente do paciente; há mistura com ar ambiente. Exemplo: cateter nasal de O_2.

INSUFICIÊNCIA RESPIRATÓRIA AGUDA

- Alto fluxo: fluxo atende a toda a necessidade inspiratória do paciente; fornece FiO_2 mais elevada. Exemplo: máscara não reinalante com reservatório, máscara de Venturi.

Os dispositivos mais utilizados para oxigenoterapia em pediatria são:[1]

- Máscara não reinalante com reservatório de O_2: modo mais adequado de iniciar oxigenoterapia na emergência. Fornece FiO_2 de 90% a 100%, com fluxo de 10 a 15 L/min (o suficiente para manter o reservatório de O_2 sempre repleto). Possui válvulas exalatórias que permitem a saída do gás na expiração, mas impedem a entrada de ar ambiente na inspiração.
- Máscara de Venturi: dispositivo de alto fluxo e FiO_2 controlada, variando de 24% a 50% dependendo da velocidade do jato e da válvula de entrada de O_2 (cada intermediário corresponde a um fluxo e FiO_2 determinados). Útil para pacientes mais estáveis que necessitam de FiO_2 mais baixa.
- Halo fechado de O_2: dispositivo de alto fluxo (10 a 15 L/min) e FiO_2 controlada. Pode ser útil para uso em recém-nascidos ou em lactentes pequenos. A FiO_2 do halo pode ser calculada pela seguinte fórmula: FiO_2 = Litros ar × 21 + Litros O_2 × 100 / Total litros
- Cateter nasal de O_2: dispositivo de baixo fluxo e baixa FiO_2 (30% a 40%). Como há mistura não controlada com ar ambiente, a FiO_2 é variável e imprecisa. Crianças toleram no máximo 3 L/min. Fluxos maiores de O_2 frio no cateter nasal comum causam ressecamento da mucosa e agitação no paciente.
- Cânula nasal de alto fluxo (CNAF): por meio de um cateter nasal, fornece alto fluxo de O_2 aquecido e umidificado ao longo de toda a tubulação e via aérea do paciente. Exige base de aquecimento e umidificação, tubulação e cânulas nasais específicas. A CNAF tem tamanho e fluxo variado de acordo com a faixa etária: recém-náscidos (até 8 L/min), lactentes (até 20 L/min), pré-escolares e escolares (até 25 L/min) e adolescentes e adultos (até 60 L/min). É bastante utilizada em bronquiolite viral aguda (Capítulo 79), embora possa ser usada em outras causas de IRA.

Suporte ventilatório

A avaliação criteriosa da evolução clínica do paciente e da resposta ao tratamento inicial, associada a alteração gasométrica significativa, pode indicar a necessidade de suporte ventilatório mecânico.

Ventilação não invasiva (VNI)

Modalidade de suporte ventilatório realizada sem intermediação de próteses traqueais.[5] A conexão com o aparelho de ventilação mecânica é feita por meio de uma interface, que pode ser uma pronga nasal (usada em lactentes) ou máscaras nasais ou oronasais. A escolha da interface deve levar em conta o mínimo vazamento possível associado ao maior conforto possível ao paciente. Não se deve usar pressão excessiva de fixação da interface no rosto do paciente, pois não aumenta a pressão na via aérea inferior e causa dor e agitação.

Os modos ventilatórios convencionais aplicados na ventilação mecânica invasiva podem ser utilizados para a VNI. Por meio da aplicação de pressão positiva inspiratória (IPAP) e expiratória (EPAP), a VNI melhora a capacidade residual funcional, reduz o trabalho respiratório, melhora a oxigenação e o volume-minuto. Pode-se iniciar com IPAP de 6 a 8 cmH_2O e EPAP de 4 a 6 cmH_2O. A VNI não deve ser usada para aplicação de altas pressões na via aérea, portanto seu uso deve ser precoce, nas fases iniciais da IRA em pacientes com desconforto significativo. O uso tardio, quando o paciente já se encontra em exaustão, não surtirá bons resultados, podendo apenas atrasar uma necessária intubação endotraqueal.

Durante a VNI o paciente pode precisar de doses baixas de sedativo/analgésico.

Em geral é aplicada a pacientes com IRA hipoxêmica fase II, em doenças obstrutivas como a asma e a bronquiolite viral aguda, pacientes oncológicos e portadores de doença neuromuscular. É contraindicada em pacientes que não apresentam *drive* respiratório adequado, portadores de trauma ou queimadura facial, pacientes submetidos recentemente a cirurgia facial, gástrica ou esofágica e pacientes que não toleram a VNI (não cooperativos).

Ventilação mecânica convencional (VMC)

Apesar da existência de critérios gasométricos absolutos para instituição de VMC em IRA, na maior parte dos casos a indicação de intubar o paciente e instituir a VMC é baseada em critérios clínicos.[6] A gasometria arterial deverá ser utilizada para o ajuste da VMC.

Indicações absolutas:
- Apneia recidivante;
- Parada cardiorrespiratória;
- Hipercapnia aguda acompanhada de acidose respiratória (pH < 7,10);
- Cianose em $FiO_2 \geq 0,6$ ou $PaO_2 < 60$ mmHg em $FiO_2 \geq 0,6$;

Deve-se escolher a variável de controle (pressão ou volume) e o modo ventilatório (assistido-controlado – AC, ou ventilação mandatória intermitente sincronizada – SIMV) com os quais se está mais familiarizado.[6]

Regra geral para ajustes iniciais do aparelho de ventilação mecânica na emergência:

- Pressão inspiratória de pico (Pip) ≤ 35 cmH_2O com pressão de platô (Ppl) ≤ 30 cmH_2O;
- Volume corrente (VC) = 6-8 mL/kg; 8-10 mL/kg quando não há SDRA;
- Pressão expiratória final positiva (PEEP) = 4-6 cmH_2O;
- FiO_2 = inicialmente 100% $\rightarrow$ objetivo < 0,6 nas primeiras 24 horas de VMC;
- Frequência respiratória (FR) = 2/3 da basal;
- Sensibilidade: 0,5-2,0 para > interação, sem autociclagem do aparelho;
- Ti = adequar pela constante de tempo (considerar idade);
- Relação inspiração/expiração (relação I:E) = 1:2;
- Fluxo = 3 a 4 × VC × FR total (3 a 4 × volume-minuto);
- Se usar modo SIMV, adicionar pressão de suporte (PS) de 5 a 10 cmH_2O de acordo com o tamanho da cânula traqueal ou doença de base;
- Preferir modos ventilatórios que permitam interação paciente/ventilador;
- Atentar para auto-PEEP, particularmente nas doenças obstrutivas, observando monitorização da mecânica ventilatória e/ou curva Fluxo × Tempo.

- Em doenças restritivas: manter a pressão de distensão (Pip – PEEP) entre 8-15 cmH_2O.

Para manutenção do paciente em VMC será necessária sedação/analgesia contínua. Em nosso serviço no pronto-socorro e UTI pediátrica do Hospital das Clínicas de Botucatu, utilizamos a associação de fentanil (0,02 a 0,05 µg/kg/min) e midazolam (5 a 10 µg/kg/min) quando não há instabilidade hemodinâmica. Caso contrário, utilizamos a associação de midazolam e cetamina (0,5 a 2 mg/kg/h).[6]

Referências bibliográficas

1. Fioretto JR. Insuficiência Respiratória Aguda. In: Fioretto JR, Bonatto RC, Carpi MF, Ricchetti SMQ, Moraes MA (eds.). UTI Pediátrica. Rio de Janeiro: Guanabara Koogan. 2013; (24):231-4.
2. Lago PM, Garcia PCR, Piva JP. Conduta na Criança com Falência Respiratória. In: Carvalho WB, Proença Filho JO (eds.). Emergências em Pediatria e Neonatologia. São Paulo: Atheneu. 2006; (14):299-321.
3. The Pediatric Acute Lung Injury Consensus Conference Group. Pediatric Acute Respiratory Distress Syndrome: Consensus Recommendations From the Pediatric Acute Lung Injury Consensus Conference. Pediatr Crit Care Med. 2015 jun; 16(5):428-39.
4. Viegas CAA. Gasometria arterial. J Pneumol. 2002 out; 28(Suppl 3):S233-S238.
5. Pires RB. Ventilação Mecânica Não Invasiva com Pressão Positiva. In: Fioretto JR, Bonatto RC, Carpi MF, Ricchetti SMQ, Moraes MA (eds.). UTI Pediátrica. Rio de Janeiro: Guanabara Koogan. 2013; (13):116-22.
6. Pires RB, Fioretto JR. Ventilação Mecânica Convencional. In: Fioretto JR, Bonatto RC, Carpi MF, Ricchetti SMQ, Moraes MA (eds.). UTI Pediátrica. Rio de Janeiro: Guanabara Koogan. 2013; (11):88-113.

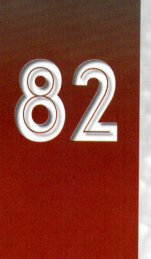

SÍNDROME DA APNEIA OBSTRUTIVA DO SONO NA INFÂNCIA

Maria Clara Oliva Albano
Caroline Fernandes Rimoli
Silke Anna Theresa Weber

INTRODUÇÃO

A síndrome da apneia obstrutiva do sono (SAOS) é um distúrbio intrínseco do sono caracterizado por obstrução completa ou parcial da via aérea superior, acompanhada por sinais e sintomas, como roncos frequentes, apneias testemunhadas, respiração oral e sono não reparador.[1,2]

Entre as desordens respiratórias do sono (DRS), a SAOS é a de maior importância clínica, já que pode resultar em prejuízo à qualidade de vida, além de graves complicações cardiovasculares e metabólicas quando não tratada.[3,4]

A prevalência da SAOS é estimada em 1,2 a 5,7% nas crianças e adolescentes. A SAOS nessa população é decorrente de um somatório de fatores anatômicos e funcionais que levam a um desequilíbrio entre as forças que tendem a fechar e aquelas que tendem a abrir as vias aéreas superiores, causando o aumento da resistência à passagem do ar. Entre os fatores anatômicos, destacam-se hipertrofia adenotonsilar, rinite alérgica, hipertrofia das conchas nasais, desvio septal, malformações craniofaciais e obesidade, sendo que esta é considerada um fator de risco independente.[5] As doenças neuromusculares, por sua vez, são causas de distúrbios funcionais na apneia do sono.[2]

FISIOPATOLOGIA

A fisiopatologia da SAOS em crianças consiste essencialmente em uma complexa interação entre dois fatores: uma via área predisposta a colapsar e seu controle neural. Durante o sono, há um relaxamento da musculatura da via área, o que causa um limiar de ventilação ligeiramente abaixo dos níveis eupneicos. Geralmente, o colapso da via área é compensado pela ativação dos músculos dilatadores faríngeos em resposta à hipercapnia e à pressão negativa do lúmen.[6]

O aumento da resistência ao fluxo de ar é o principal mecanismo da SAOS, sendo o estreitamento da via área superior causado por diversos fatores, incluindo hipertrofia adenotonsilar, anormalidades craniofaciais, rinite alérgica, hipertrofia de cornetos, desvio septal, hipotrofia maxilar e aumento das partes moles devido à obesidade.[6]

QUADRO CLÍNICO

A apneia obstrutiva é caracterizada por roncos altos frequentes (≥ 3 vezes/semana), apneias testemunhadas, sono agitado, respiração oral e sono não reparador. Outras queixas incluem esforço respiratório durante o sono, enurese noturna, dormir sentado ou com o pescoço hiperextendido, cianose e cefaleia ao acordar. Com relação aos distúrbios comportamentais, são relatados déficit de atenção/hiperatividade e problemas de aprendizado.[4,5] A combinação dos sintomas de ronco com sonolência diurna excessiva ou ronco com distúrbio de aprendizado tem uma alta especificidade (97% e 98,9%, respectivamente), mas uma baixa sensibilidade (8,7% e 4,4%, respectivamente).[7]

Os achados ao exame físico incluem hipertrofia adenotonsilar, obesidade (fator de risco independente) e alterações do terço médio da face (síndrome

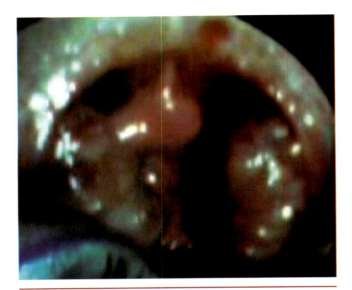

FIGURA 82.1. Hipertrofia de tonsilas palatinas, visualizada por telescopia logo antes da cirurgia. (Arquivo pessoal da autora Silke Anna Theresa Weber.)

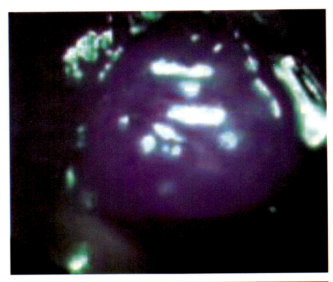

FIGURA 82.2. Hipertrofia de tonsila faríngea (adenoide), também visualizada por telescopia no pré-operatório. (Arquivo pessoal da autora Silke Anna Theresa Weber.)

de Apert, síndrome de Crouzon, síndrome de Pfeiffer, fenda palatina – corrigida ou não). Entre outras alterações, encontram-se hipoplasia mandibular importante (sequência de Pierre-Robin, síndrome de Treacher-Collins, síndrome de Nager, síndrome de Stickler e artrite idiopática juvenil), desordens neuromusculares (paralisia cerebral, distrofia muscular de Duchenne, distrofia miotônica muscular) e anormalidades complexas (acondroplasia, malformação de Chiari, síndrome de Down, síndrome de Ehlers-Danlos, mucopolissacaridose e síndrome de Prader-Willi). Déficit de ganho estatural também é uma alteração relatada (Figuras 82.1 e 82.2).[4,5]

REPERCUSSÕES DA SAOS

Alterações craniofaciais do respirador oral

A face cresce em sentido anteroinferior, através do complexo nasomaxilar, composto pelos ossos nasais, maxilares, zigomáticos, palatino e vômer. O crescimento lateral depende do adequado fluxo aéreo nasal, já que esse promove a reabsorção óssea no lado nasal e a deposição no palato.[8]

A respiração oral durante a fase de crescimento do indivíduo pode provocar diversas alterações craniofaciais, as quais podem ser avaliadas pela cefalometria, exame radiográfico que utiliza pontos anatômicos padronizados e estuda os ângulos e as relações formadas por esses pontos. As principais alterações são: crescimento facial predominantemente vertical (dolicocefalia), palato estreito e profundo, alterações da articulação temporomandibular (ATM) e ângulo goníaco (ângulo formado entre os pontos Ar – articular, Goc – gônio construído ou cefalométrico e o Me – mentoniano) aumentado.[8,9]

Os órgãos fonoarticulatórios também são comprometidos, sendo visualizados lábio superior curto, lábios secos e rachados, lábio inferior invertido, língua no soalho da boca, hipotonia da musculatura perioral e apinhamento dentário.[9]

Entre as funções estomatognáticas, pode haver prejuízo da mastigação e da deglutição.[9]

As articulações oclusais mais encontradas nos respiradores orais são: mordida aberta anterior, sobremordida, mordida cruzada, mordida topo a topo e classe II de Angle (posição distal dos primeiros molares inferiores com relação aos superiores).[9]

Alterações cognitivas

Os distúrbios do sono apresentam grande impacto na cognição, atividades e interações sociais das crianças. A síndrome de apneia obstrutiva do sono causa despertares noturnos frequentes, com dessaturação da oxi-hemoglobina. O sono fragmentado em crianças tem importância clínica significativa, já que afeta todo o desenvolvimento, acarretando déficit de memória e concentração, bem como variações de humor. As crianças se apresentam com baixo desempenho escolar, isolamento social, labilidade emocional, hiperatividade, problemas de conduta, comportamento agressivo e destrutivo. As evidências demonstram que pacientes submetidos ao tratamento cirúrgico de adenotonsilectomia apresentaram melhora significativa na qualidade de vida no

Alterações no sistema cardiovascular

A síndrome de apneia obstrutiva do sono é associada a alterações morfológicas e funcionais do ventrículo esquerdo, falência cardíaca direita, *cor pulmonale* e anormalidade da função endotelial. Durante o sono, a ativação simpática contínua contribui para um estado inflamatório permanente que culmina com alterações endoteliais e a propagação de processos aterogênicos. Ocorre, também, vasoconstrição arterial periférica, com consequente aumento da resistência vascular periférica e pulmonar. A hipoxemia, hipercapnia, despertares frequentes e variações na pressão intratorácica podem levar a diversos prejuízos ao sistema cardiovascular.[11-13]

A SAOS grave está intimamente relacionada a complicações pós-operatórias em crianças, sendo relatado edema agudo de pulmão e *cor pulmonale*. A SAOS provoca um estado de hipercapnia crônica, o que culmina em acidose respiratória e consequente vasoconstrição arterial pulmonar. Após o tratamento cirúrgico com adenotonsilectomia e resolução do quadro obstrutivo, a normalização dos níveis de gás carbônico e, então, vasodilatação arterial pulmonar pode resultar em acúmulo de líquido no pulmão, com evolução para edema agudo pulmonar.[11-13]

Alterações metabólicas

Recentemente, a SAOS também foi reconhecida como fator potencializador de alterações metabólicas causadas pela obesidade infantil. O aumento do índice de massa corporal (IMC) e dos níveis de insulina durante a infância são fatores de risco para o desenvolvimento da síndrome metabólica na idade adulta. Os distúrbios metabólicos que são sabidamente associados a doenças cardiovasculares começam a se desenvolver logo na infância e a SAOS comprovadamente tem papel de destaque na formação de seus componentes, juntamente com a obesidade, que também faz parte da síndrome, além de dislipidemia, resistência insulínica e hipertensão arterial sistêmica. Portanto, a identificação precoce dessas alterações, principalmente a obesidade, é uma oportunidade de intervenção para minimizar os riscos de desenvolvimento de doenças cardiovasculares no futuro.[14,15]

DIAGNÓSTICO

O diagnóstico de SAOS é feito pela anamnese, exame físico, o qual inclui exame da cavidade oral e do nariz, e radiografia de *cavum* ou nasofibroscopia flexível. A anamnese deve incluir investigação de roncos, pausas respiratórias, esforço respiratório, enurese, sono inquieto, hiperextensão cervical, cianose, despertares frequentes, boca seca e sintomas diurnos, como hiperatividade, dificuldade de aprendizado, sonolência diurna excessiva e cefaleia matinal.[1]

Quando do relato dos pais de roncos frequentes e/ou outras queixas relacionadas acima, deve-se solicitar uma polissonografia ou encaminhar o paciente a um otorrinolaringologista ou especialista em medicina do dono.[4] O não tratamento leva a dificuldades de aprendizado e memorização e diminuição no crescimento ponderoestatural. Em longo prazo, aumenta o risco de hipertensão e depressão.[7]

Existem quatro modalidades de monitorização do sono. O exame padrão-ouro é a polissonografia tipo I, que é realizada em laboratório do sono, assistida por um técnico. Consiste na avalição de no mínimo sete canais de captação de variáveis fisiológicas, incluindo eletroencefalograma, eletromiograma (mentoniano e tibial), eletro-oculograma, fluxo aéreo-oronasal, esforço respiratório, oximetria de pulso, eletrocardiograma, posição corporal e ronco. Os outros tipos de monitorização são: tipo II (não assistida, com mais de 7 canais de monitorização), tipo III (entre 4 e 7 canais) e tipo IV (1 ou 2 canais, sendo um oximetria).[7]

A apneia obstrutiva é definida como a ausência do fluxo aéreo oronasal por um período de 3 ciclos respiratórios ou mais na presença de movimentos respiratórios toracoabdominais. A hipopneia obstrutiva ocorre na redução de 50% ou mais do volume respiratório na vigência de movimentos respiratórios, associada à dessaturação de 3%.[1]

Os valores de normalidade para polissonografia em crianças saudáveis de 1 a 15 anos é de: IAO (índice de apneia obstrutiva) < 1, com dessaturação máxima de 89% e a PCO_2 (pressão parcial de gás carbônico) expiratório não pode ser superior a 45 mmHg por mais de 10% do tempo total do sono. Esses critérios podem ser utilizados até os 18 anos, segundo a Academia Americana de Medicina do Sono.[7]

Se não há disponibilidade de polissonografia/poligrafia, é utilizada oximetria noturna ou o Questionário dos Hábitos do Sono das Crianças para elucidação diagnóstica.

A Tabela 82.1 mostra a classificação dos distúrbios respiratórios obstrutivos do sono.[1]

Caso o exame polissonográfico não esteja disponível, deve-se buscar um exame alternativo. As evidências sobre alternativas à polissonografia para o diagnóstico de SAOS em crianças são limitadas. No entanto, poligrafia, marcadores urinários e rinomanometria podem ser válidos, bem como vídeo do sono noturno e oximetria noturna.[4,16]

TABELA 82.1. Classificação dos distúrbios respiratórios obstrutivos no sono

	IAO	SatO₂ (%)	PCO₂	Despertares/eventos/hora
Ronco primário	≤ 1	> 92	≤ 53	EEG < 11
Síndrome do aumento da resistência das vias aéreas	≤ 1	> 92	≤ 53	RERA > 1 EEG > 11
SAOS leve	1-4	86-91	> 53	EEG > 11
SAOS moderada	5-10	76-85	> 60	EEG > 11
SAOS grave	> 10	≤ 75	> 65	EEG > 11

IAO: índice de apneia obstrutiva; SatO₂: saturação arterial de oxigênio; Pet CO₂: PCO₂ (pressão parcial de gás carbônico) no final da expiração; EEG: eletroencefalograma; RERA: despertar relacionado a evento respiratório.

Os questionários (CAS-15 – *Clinical Assessment Score* 15) valem como triagem, visto que têm capacidade de descartar SAOS, mas não como diagnóstico.[4]

O papel da endoscopia com sono induzido (DISE – *drug induced sleep endoscopy*), ainda é controverso quanto à aplicabilidade na rotina de investigação. Trata-se de um exame que visualiza a via aérea superior por meio de um endoscópio nasal flexível durante um sono induzido farmacologicamente, para auxiliar no topodiagnóstico do ronco e da apneia obstrutiva do sono.[4]

A cefalometria, por sua vez, é um exame complementar útil na avaliação dos pacientes roncadores e apneicos. No entanto, é questionável sua utilização como rotina na investigação, pois não há comprovação de que a mesma muda, de fato, a conduta terapêutica, pois não apresenta sensibilidade, especificidade, valor preditivo positivo ou negativo significativos no diagnóstico de SAOS.[2,7]

Outros exames que avaliam parâmetros cardiovasculares, como frequência cardíaca, PTT (tempo de trânsito de pulso) e tonometria arterial periférica também podem ser considerados possíveis para triagem de crianças com SAOS, mas não substituem a polissonografia no diagnóstico definitivo de SAOS.[2]

DIAGNÓSTICOS DIFERENCIAIS

O principal diagnóstico diferencial de SAOS é o ronco primário, que se caracteriza pela presença de roncos noturnos sem pausa respiratória e sem fragmentação do sono. Crianças com SAOS apresentam maior prevalência de queixas como respiração oral diurna, apneia presenciada e esforço para respirar. No entanto, a diferenciação entre as doenças não pode ser feita apenas com dados de história clínica, mas com o exame polissonográfico.[2,7]

Em crianças com história pessoal ou familiar de epilepsia, na presença de quadro clínico compatível com SAOS, deve-se pensar em epilepsia noturna. De uma maneira geral, pacientes com epilepsia apresentam sono fragmentado, aumento do número de despertares, aumento dos estágios I e II do sono NREM e diminuição do III e IV. Quando ocorrem crises generalizadas durante a noite, existe também tendência à diminuição do sono REM.[17]

TRATAMENTO

O tratamento da SAOS pode ser clínico e/ou cirúrgico.[4]

Clínico

A perda de peso é potencialmente benéfica no tratamento de SAOS em qualquer grau de obesidade, apesar de as evidências serem restritas apenas aos casos de obesidade acentuada. O uso de corticoide intranasal é indicado para crianças com SAOS moderada que não podem ser submetidas ao tratamento cirúrgico ou para pacientes com SAOS moderada no pós-operatório. A utilização de CPAP (aparelho de pressão positiva contínua de via área) é necessária quando a cirurgia de adenotonsilectomia é contraindicada ou nos casos de SAOS persistente após a cirurgia. Os aparelhos intraorais devem ser usados em pacientes com alteração de mordida ou de modo auxiliar em crianças com malformações craniofaciais.[4]

Cirúrgico

A cirurgia de adenotonsilectomia é o tratamento de primeira linha para pacientes com hipertrofia adenoamigdaliana. Todos os pacientes submetidos à cirurgia devem manter acompanhamento para reavaliar quais outros tratamentos adjuvantes são necessários. Recomenda-se complementar o tratamento com redução das conchas nasais, se houver doença nasal, como a hipertrofia de cornetos. A uvulopalatofaringoplastia é restrita para pacientes com encefalopatias, algumas miopatias e obesidade mórbida.

As abordagens craniofaciais podem ser eficazes na expansão da via aérea superior e na correção de anormalidades maxilofaciais, como micrognatia congênita e hipoplasia do terço médio da face.[7]

FATORES DE RISCO PARA COMPLICAÇÕES RESPIRATÓRIAS NO PÓS-OPERATÓRIO

Pacientes com menos de 3 anos, SAOS grave à polissonografia, complicações cardíacas da SAOS, déficit de crescimento, obesidade, anormalidades craniofaciais, desordens neuromusculares e infecção de vias aéreas atual ou recente.

CASOS CLÍNICOS

Caso 1

Paciente masculino, branco, com idade de 2 anos e 10 meses, deu entrada no serviço de emergência com quadro clínico de insuficiência respiratória, rebaixamento do nível de consciência, queda do estado geral, anasarca, desidratação, hipotermia, com cianose labial e de extremidades. À ausculta pulmonar apresentava estertores crepitantes difusos bilaterais. Saturava 85% em ar ambiente. Em máscara de Venturi, apresentou saturação de 94-96%. Tinha histórico de roncos noturnos, episódios de cianose em extremidades, apneias, sono agitado, sialorreia e sonolência diurna desde os 8 meses de idade. Apresentava hipertrofia adenotonsilar à oroscopia, confirmada por radiografia de *cavum* e nasofibroscopia. O ECG revelava sobrecarga de câmaras direitas e, ao ecocardiograma, apresentava hipertrofia de ventrículo direito e hipertensão pulmonar. A radiografia de tórax evidenciava aumento da área cardíaca. Foi internado na UTI pediátrica com diagnóstico de insuficiência cardíaca congestiva (ICC) e hipertensão pulmonar secundária a distúrbio ventilatório obstrutivo, edema agudo de pulmão e anemia ferropriva. Permaneceu em ventilação mecânica por três dias para estabilização do quadro, sendo, então, submetido à adenotonsilectomia. Evoluiu com estabilização do quadro clínico, mantendo medicação digital e diurética por mais 6 meses após a cirurgia (Figura 82.3).[18]

Caso 2

Paciente masculino, 3 anos e 7 meses com obstrução nasal constante, pior à noite, respiração bucal de suplência, roncos intensos, sono agitado e com pausas respiratória sem melhora com mudança postural. A mãe relatava que a criança apresentava cianose labial durante o sono, enurese, sialorreia, soniloquia

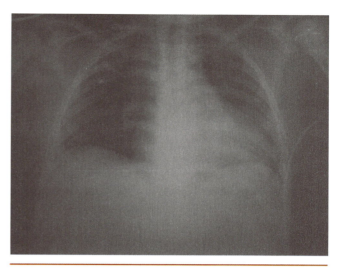

FIGURA 82.3. Radiografia de tórax demonstrando cardiomegalia. (Arquivo pessoal da autora Silke Anna Theresa Weber.)

e, durante o dia, sonolência excessiva. Tratava-se de criança adotada com antecedentes de infecção pelo HIV (em uso de Kaletra, didanosida e estavudina), tabagismo passivo e episódios de infecções de garganta mensais. À inspeção, apresentava rosto alongado, hipoplasia do terço médio facial, respiração bucal e peito escavado. Ao exame otorrinolaringológico observava-se mordida aberta anterior, tonsilas hipertróficas e coriza hialina. Tendo em vista o quadro compatível SAOS, foi submetido à adenotonsilectomia, com cuidados de UTI para o pós-operatório. A cirurgia foi realizada sem intercorrências. No entanto, após a extubação, a criança teve períodos de dessaturação, revertidos com oxigenoterapia. No pós-operatório imediato, evoluiu com taquidispneia, tiragem subcostal e intercostal, estertores crepitantes bilaterais até ápice, com dessaturação, sendo necessária nova intubação orotraqueal. A radiografia de tórax evidenciava infiltrado pulmonar bilateral, confirmando o diagnóstico de edema agudo de pulmão. Foi tratado com furosemida e digitálicos. O exame ecocardiográfico mostrou-se normal. Evoluiu com pneumonia hospitalar tratada. A extubação ocorreu no 7º dia pós-operatório, tendo recebido alta hospitalar no 10º dia. No acompanhamento ambulatorial, foi constatada remissão dos sintomas respiratórios obstrutivos.[18]

Referências bibliográficas

1. ABORL. Bucofaringologia e cirurgia cérvico-facial. São Paulo: ABORL.
2. Moreira G, Haddad F, Bittencourt L. Recomendações para o Diagnóstico e Tratamento da Síndrome da Apneia Obstrutiva do Sono na Criança e no Adolescente. São Paulo: Estação Brasil; 2013.

3. Kushida CA. Obstructive Sleep apnea - Pathophysiology, Comorbidities, and Consequences. Stanford: Taylon & Francis Inc; 2007.

4. Marcus CL, et al. Diagnosis and Management of Childhood Obstructive Sleep Apnea Syndrome [clinical practice guideline]. Pediatrics. 2012; 130(3):714-55.

5. Kaditis AG, et al. Obstructive sleep disordered breathing in 2-18 year-old children: diagnosis and management. Eur Respir J. 2016 jan; 47(1):69-94.

6. Katz ES, D'Ambrosio CM. Pathophysiology of Pediatric OSA. Proc Am Thorac Soc. 2008; 5:253-62.

7. Zancanella E, et al. Apneia obstrutiva do sono e ronco primário: diagnóstico [diretriz]. Braz J Otorhinolaryngol. 2014; 80(1 Suppl 1):S1-S16.

8. Bento R, et al. Seminários em Otorrinolaringologia. Síndrome do Respirador Oral. Fundação Otorrinolaringologia; 2005. Disponível em: http://forl.org.br/Content/pdf/seminarios/seminario_25.pdf. Acessado em 12 jul 2016.

9. Ribeiro F, Bianconi CC, Mesquita MCM, Assencio-Ferreira VJ. Respiração oral: alterações oclusais e hábitos orais. Rev CEFAC. 2002; 4:187-90.

10. Blundena SL, Beebeb DW. The contribution of intermittent hypoxia, sleep debt and sleep disruption today time performance deficits in children: Consideration of respiratory and non-respiratory sleep disorders. Clinical review. Sleep Medicine Reviews. 2006; 10:109-18.

11. Ramakrishna S, Ingle VS, Patel S, Bhat P, Dada JE, Shah FA, et al. Reversible cardio-pulmonar changes due to adeno-tonsillar hypertrophy. Int J Pediatr Otorhinolaryngol. 2000; 55:203-6.

12. Görür K, Döven O, Uenal M, Akkus N, Öezcan C. Preoperative and postoperative cardiac and clinical findings of patients with adenotonsillar hypertrophy. Int J Pediatr Otorhinolaryngol. 2001; 59:41-6.

13. Menashe VD, Farrehi C, Miller M. Hypoventilation and cor pulmonale due to chronic upper airway obstruction. J Pediatr. 1965; 67:198-203.

14. Gozal D, et al. Systemicinflammation in non-obese children with obstructive sleep apnea. Sleep Medicine. 2008; 9:254-9.

15. Metabolic Alterations and Systemic Inflammation in Obstructive Sleep Apnea among Non-obese and Obese Prepubertal Children. Am J Respir Crit Care Med. 2008; 177:1142-9.

16. Brockmann PE, Schaefer C, Poets A, Poets CF, Urschitz MS. Diagnosis of obstructive sleep apnea in children: A systematic review [clinical review]. Sleep Medicine Reviews. 2013; 17:331e340.

17. Nunes ML. Distúrbios do sono. Jornal de Pediatria. 2002; 78(Suppl 1).

18. Silva VCM, Sakai AP, Chi B, César R, Weber SAT. Edema agudo de pulmão de pressão negativa como complicação grave de síndrome de apneia obstrutiva do sono em crianças. Relatos de caso. RBM Rev Bras Med. 2010 abr; 67(Suppl 3).

83 ASPIRAÇÃO DE CORPO ESTRANHO EM VIAS AÉREAS

Giesela Fleischer Ferrari

INTRODUÇÃO

Aspiração de corpo estranho é um grave problema de saúde no grupo pediátrico. As obstruções totais de laringe ou traqueia podem rapidamente ser fatais, enquanto obstruções parciais e de brônquios podem causar sintomas menos intensos. Quando não diagnosticados de pronto e tratados tardiamente, levam a danos crônicos e irreversíveis.

Aproximadamente 80% das aspirações de corpo estranho ocorrem em crianças menores de 3 anos, com pico de incidência entre 1 e 2 anos.[1-3] Nessa faixa etária, a maioria das crianças são capazes de ficar em pé e são aptas a explorar seu mundo por via oral, além de ter habilidade de colocar pequenos objetos e pedaços de alimentos na boca, não tendo molares para triturar os alimentos adequadamente. Outros fatores predisponentes nessa faixa etária incluem acesso a alimentos inadequados ou pequenos objetos, brincadeiras enquanto comem, e irmãos mais velhos que colocam objetos na boca dos lactentes. Em crianças escolares há a tendência de colocar na boca tampas de caneta, peças pequenas de brinquedos, moedas e alimentos como feijão, pipoca e amendoim. Assim, os objetos aspirados podem ser orgânicos ou inorgânicos. Os danos pós-aspiração de comprimidos dependem das propriedades da medicação. Certas medicações tais como ferro e potássio podem se dissolver na via aérea e causar intensa inflamação e eventualmente estenose, de tal forma que o diagnóstico precoce é importante para minimizar danos futuros.[4,5]

QUADRO CLÍNICO

O quadro clínico da aspiração de corpo estranho depende da extensão e do grau de obstrução e a localização do objeto aspirado, assim como da idade da criança, tipo de objeto aspirado (tamanho e composição) e o tempo decorrido desde a aspiração e o atendimento médico.

A maioria das aspirações de corpo estranho se localizam:[1]

- Traqueia/carina: 13%;
- Pulmão direito: 60% (52% no brônquio principal, 6% no brônquio do lobo inferior e menos de 2% no brônquio do lobo médio);
- Pulmão esquerdo: 23% (18% no brônquio principal e 5% no brônquio do lobo inferior);
- Bilateral: 2%.

Na anamnese, em geral se obtém informação de que alguém da família ou responsável observou o momento da aspiração, em que a criança apresentou quadro de sufocação com tosse, sibilância, vômitos, cianose ou até apneia. Quando não há informação sobre o acidente, deve-se suspeitar de aspiração quando a criança sadia inicia de forma súbita sintomas respiratórios, sem ter antecedentes alérgicos ou história infecciosa.

Os sintomas respiratórios variam de acordo com a localização do corpo estranho:[1,6,7]

Laringotraqueal: estridor, sibilância, dispneia e insuficiência respiratória grave com cianose e alteração de consciência, quando houver obstrução total.

Brônquios: tosse, sibilância, chiado, dificuldade respiratória. Pode ocorrer hemoptise, sufocação, febre, diminuição de murmúrio vesicular e cianose quando há evolução crônica, além de pneumonia, bronquiectasia ou abscesso pulmonar.

Pequenas vias aéreas: há pouco desconforto após o episódio agudo de sufocação.

DIAGNÓSTICO

O testemunho de episódio de sufocação, definido como início súbito de tosse ou dispneia e/ou cianose ocorrido em criança previamente hígida, tem sensibilidade de 76 a 92% para diagnóstico de aspiração de corpo estranho.[1,8,9]

O episódio agudo em geral é autolimitado e pode ser seguido de período livre de sintomas, que não deve ser mal interpretado como sinal de resolução, pois atrasa o diagnóstico. Em outros casos as crianças continuam a ter desconforto respiratório, sibilância e/ou tosse persistente.

Nos pacientes assintomáticos com suspeita de aspiração de corpo estranho ou sintomáticos, mas estáveis, o primeiro passo de avaliação é realizar raios X de tórax. Etapas posteriores dependem do grau de suspeita clínica e podem ser realizados exames de tomografia de tórax ou broncoscopia.

Os achados radiográficos mais encontrados na aspiração de corpo estranho (Figura 83.1) são:[10-12]
- Pulmão hiperinsuflado (lucência distal à obstrução);
- Atelectasia;
- Desvio de mediastino;
- Radiografia normal (20% a 30%);
- Pneumonia – infecção desenvolvida distal à obstrução.

Idealmente deve-se solicitar radiografia de tórax em ins e expiração. A radiografia de tórax tem sensitividade de 68 a 76% e especificidade de 45% a 67%.[12] A maioria dos objetos aspirados são radiotransparentes e somente em torno de 10-20% são radiopacos (Figura 83.2).

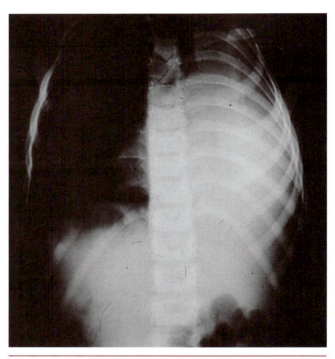

FIGURA 83.1. Atelectasia à direita: aspiração de feijão. (Arquivo pessoal da autora Giesela Fleischer Ferrari.)

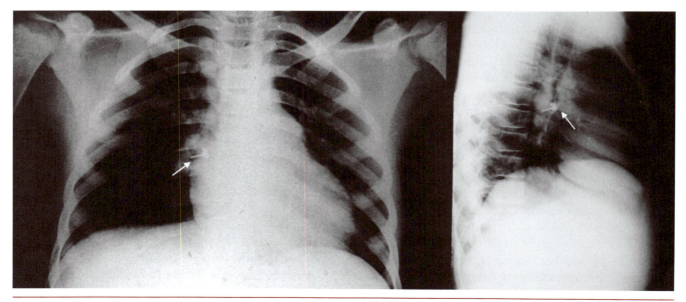

FIGURA 83.2. Corpo estranho radiopaco. (Arquivo pessoal da autora Giesela Fleischer Ferrari.)

Outras avaliações de imagem como ultrassonografia, tomografia axial computadorizada e ressonância nuclear magnética não oferecem nenhuma vantagem.

TRATAMENTO

Crianças que apresentam situação de ameaça à vida por obstrução completa de via aérea devem ter intervenção imediata. Em lactentes responsivos, realizam-se golpes nas costas e compressões torácicas (Figura 83.3). Deve-se realizar golpes com a região tenar da mão nas costas do lactente em posição prona, com a cabeça mais baixa que o tronco, sobre o antebraço do resgatador; desferir cinco golpes nas costas e, se o objeto não for expelido, colocar o paciente em posição supina e iniciar cinco compressões torácicas como na reanimação cardiorrespiratória. Usar o antebraço e a coxa como apoio, enquanto a mão mantém a cabeça do lactente em posição neutra e a via aérea aberta. Repetir essa sequência até obter a permeabilização da via aérea. Se houver perda de consciência, iniciar manobras de reanimação cardiopulmonar (RCP).

Em crianças maiores de um ano pode-se tentar manobras de Heimlich (Figura 83.4)[13] que são compressões subdiafragmáticas com o objetivo de saída forçada de ar dos pulmões, descrita como uma "tosse artificial". O paciente pode estar sentado ou em pé; o resgatador deve ficar atrás da criança e colocar os braços ao redor do tronco, abaixo das axilas, posicionar uma mão fechada na linha média abaixo do apêndice xifoide e outra sobre esta, e realizar cinco compressões abdominais dirigidas para trás e para cima simultaneamente. Repetir esse procedimento até que a criança expulse o corpo estranho ou perca a consciência.

Se houver perda de consciência, deitar a criança sobre superfície plana, abrir boca e a via aérea, procurar corpo estranho e, caso possa ser visualizado, tentar retirá-lo. Quando o corpo estranho não é visualizado, iniciar ventilação.

Quando há suspeita de aspiração de corpo estranho, todas as crianças devem ser avaliadas de acordo com algoritmo.[14] A administração de oxigênio deve ser providenciada além dos cuidados emergenciais até que a broncoscopia seja realizada.

Quando há referência de aspiração de corpo estranho ou há forte suspeita de aspiração, a broncoscopia rígida é procedimento de escolha para identificar e remover o objeto. A broncoscopia rígida permite controle da ventilação, boa visualização e manipulação do corpo estranho e tratamento imediato de hemorragia de mucosa.[15,16] O procedimento é seguro, tendo taxa de complicações menor que 1% e apresenta sucesso terapêutico em torno de 95%.[1,17,18] Maiores complicações da extração de corpos estranhos incluem pneumotórax, hemorragia e parada respiratória, que ocorrem raramente.

Alternativamente, a broncoscopia flexível é usada em alguns centros, com alto nível de experiência, para remover corpos estranhos. Essa técnica é normalmente limitada para adolescentes ou adultos jovens.

PREVENÇÃO

As medidas de prevenção para aspiração de corpo estranho devem ser recomendadas antecipadamente para os pais, a partir dos seis meses de vida da criança.

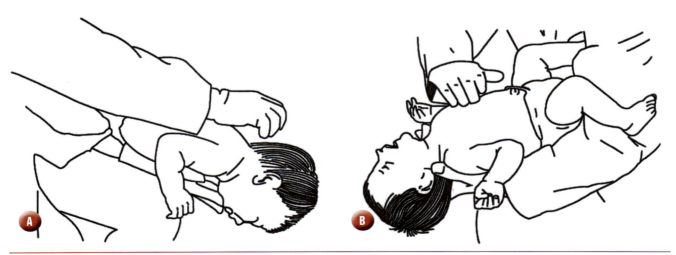

FIGURA 83.3. Manobras para desobstrução de vias aéreas em bebê responsivo. Alternar 5 golpes nas costas (**A**) e 5 compressões torácicas e forçadas (**B**) até que o objeto seja expelido ou o lactente se torne responsivo. (Fonte: Heimlich FR. Food-choking and drowning deaths prevented by external subdiaphragmatic compression: physiological basis. Ann Surg 1975; 20(2):1888-95.)

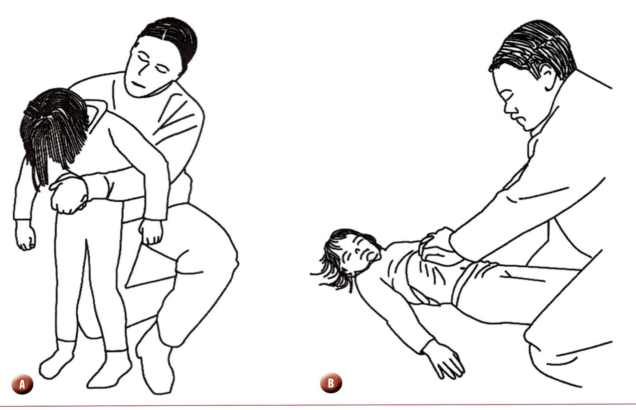

FIGURA 83.4. Manobras para desobstrução de vias aéreas em crianças maiores de 1 ano. **(A)** Compressões abdominais em criança de pé ou sentada (manobra de Heimlich). **(B)** Compressões abdominais com o paciente deitado, consciente ou inconsciente. (Fonte: Heimlich FR. Food-choking and drowning deaths prevented by external subdiaphragmatic compression: physiological basis. Ann Surg 1975; 20(2):1888-95.)

As orientações básicas de prevenção são:
- Observar recomendações de faixa etária indicada nas embalagens dos brinquedos, antes da criança ter acesso eles.
- Observar se os brinquedos não contêm peças que a criança pode destacar com as mãos ou dentes.
- Não deixar aparelhos elétricos ou que contenham pilhas ou baterias em forma de disco ao alcance de crianças pequenas.
- Moedas, joias, agulhas e outros objetos pequenos devem ficar longe do alcance de crianças menores de 3 anos.
- Evitar uso de joias, medalhas, broches, correntes, prendedores de chupeta, que podem se soltar e serem ingeridos/aspirados.
- Impedir que crianças brinquem com sacos plásticos ou balões de borracha sem supervisão direta.
- Crianças abaixo de 5 anos devem ser alimentadas sob supervisão direta dos pais ou cuidadores.
- Não dar alimentos como sementes, grãos (amendoim, milho, feijão), balas duras, para menores de 5 anos.
- Alimentos devem ser cortados, partidos ou triturados em pedaços de tamanho pequeno.
- Ensinar às crianças que não devem colocar objetos em geral na boca.
- Ficar alerta com crianças mais velhas ou irmãos mais velhos, que podem oferecer objetos perigosos aos pequenos irmãos/amigos.
- Evitar que as crianças corram, riam ou chorem com comida na boca.

Referências bibliográficas

1. Eren S, Balci AE, Dikici B, et al. Foreign body aspiration in children: experience of 1160 cases. Ann Trop Paediatr. 2003; 23:31-7.
2. Tang FL, Chen MZ, Du ZL, et al. Fibrobroncoscopic treatment of foreign body aspiration in children: an experience of 5 years in Hangzhou City, China. J Pediatr Surg. 2006; 41(1):e1-5.
3. Cataneo AJM, Reibscheid SM, Ruiz Jr RL, Ferrari GF. Foreign Body in the Tracheobronchial Tree. Clin Pediatr. 1997; 36:701-6.
4. Küpell E, Khemasuwan D, Lee P, Mehta SC. "Pills" and the air passages. Chest. 2013; 144:651-5.
5. Kinsey CM, Folch E, Majid A, Channick CL. Evaluation and management of pill aspiration; case discussion and review of the literature. Chest. 2013; 143:1791-5.

6. Zhijun C, Fugao Z, Niankai Z, Jingjing C. Therapeutic experience from 1428 patients with pediatric tracheobronchial foreign body. J Pediatr Surg. 2009; 43:718-21.
7. Laks Y, Barzilay Z. Foreign body aspiration in childhood. Pediatr Emerg Care. 1988; 4:102-6.
8. Blazer S, Naveh Y, Friedman A. Foreign body in the airway. A review of 200 cases. Am J Dis Child. 1980; 134:68-71.
9. Even L, Heno N, Talmon Y, et al. Diagnostic evaluation of foreign body aspiration in children: a prospective study. J Pediatr Surg. 2005; 40:1122-27.
10. Sahin A, Meteroglu F, Eren S, Celik Y. Inhalation of foreign bodies in children: experience of 22 years. J Trauma Acute Care Surg. 2013; 74:658-63.
11. Tang LF, Xu YC, Wang YS, et al. Airway foreign body removal by flexible bronchoscopy: experience with 1027 children during 2000-2008. World J Pediatr Surg. 2009; 5:191-5.
12. Boufersaoui A, Smati L, Benhalla KN, et al. Foreign body aspiration in children: experience from 2624 patients. Int J Pediatr Otorhinolaryngol. 2013; 77:1683-8.
13. Heimlich FR. Food-choking and drowning deaths prevented by external subdiaphragmatic compression: physiological basis. Ann Surg. 1975; 20(2):1888-95.
14. Ruiz FE. Airway foreign bodies in children; 2016. Disponível em: www.uptodate.com.
15. Pasaoglu I, Dogan R, Demircin M, et al. Bronchoscopic removal of foreign bodies in children: retrospective analysis of 822 cases. Thorac Cardiovasc Surg. 1991; 39:95-8.
16. Faro A, Wood RE, Schechter MS, et al. Official American Thoracic Society technical standards: flexible airway endoscopy in children. Am Respir Crit Care Med. 2015; 191: 1066-80.
17. Rovin JD, Rodgers BM. Pediatric foreign body aspiration. Pediatr Rev. 2000; 21:86-90.
18. Sersar SI, Rizk WH, Bilal M, et al. Inhaled foreign bodies: presentation, management and value of history and plain chest radiography in delayed presentation. Otolaryngol Head Neck Surg. 2006; 134:92-9.

SEÇÃO

12

EMERGÊNCIAS CARDIOLÓGICAS

Taussig) ou atriosseptoplastia por balão (Rashkind) ou definitivas, como a ampliação da via de saída de VD ou valvotomia pulmonar (Brock). Em algumas situações de patologias dependentes do canal arterial, a colocação de *stent* para manter o canal arterial pérvio pode ser realizada.

Bibliografia

Atik E. Crises de hipóxia. In: Ramires JAF, Kalil Filho R; Edmar Atik (eds.). Cardiopatias congênitas: guia prático de diagnóstico, tratamento e conduta geral. São Paulo: Editora Atheneu. 2014; p. 19-24.

Dorigo AHJL. Crise cianótica: como diagnosticar e tratar. Rev Socerj. 2000; 1:34-6.

Driscoll DJ. Shunts da direita para a esquerda. In: Driscoll DJ (ed.). Cardiologia Pediátrica: Fundamentos. São Paulo: Revinter. 2008; p. 105-41.

Furlaneto G, Binotto MA. Tetralogia de Fallot. In: Croti UA, Mattos SS, Pinto Jr VC, Aiello VD (eds.). Cardiologia e Cirurgia Cardiovascular Pediátrica. São Paulo: Roca. 2008; p. 291-310.

Fyler DC. Tetralogy of Fallot. In: Fyler DC (ed.). Nada´s Pediatric Cardiology. Philadelphia: Hanley & Belfus. 1992; p. 471-92.

Greeley WJ, Stanley TE, Ungerleider RM, Kisslo JA. Intraoperative hypoxemic spells in tetralogy of Fallot. An echocardiographic analysis of diagnosis and treatment. Anesth Analg. 1989; 68:815-9.

Neches WH, Park SC, Ettedgui JA. Tetralogy of Fallot and Tetralogy of Fallot with Pulmonary Atresia. In: Garson A, Bricker JT, Mcnamara DG (eds.). The Science and Practice of Pediatric Cardiology. 3 ed. Lippincott Williams and Wilkins. 1998; p. 1383-412.

Park MK. Cardiopatias congênitas cianóticas. In: Park MK (ed.). Cardiologia pediátrica. 6 ed. Rio de Janeiro: Elservier. 2015; p. 206-89.

Salerno LMVO. Crises hipoxêmicas. In: Santana MVT (ed.). Cardiopatias congênitas no Recém Nascido – Diagnóstico e Tratamento. Rio de Janeiro: Atheneu. 2005; p. 116-25.

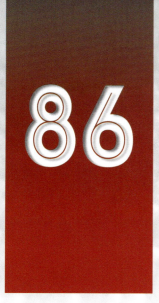

DOR TORÁCICA

Célia de Paula Pimenta Bonatto
Rossano Cesar Bonatto

INTRODUÇÃO

Dor torácica é uma queixa bastante comum em crianças e adolescentes, sendo motivo de grande ansiedade e preocupação para os familiares. A ocorrência de precordialgia em crianças atendidas no setor de emergência varia de 8 a 21%, e dessa forma, é um sintoma que merece atenção e avaliação criteriosa. A idade média da apresentação é de 9 a 14 anos e mais prevalente em meninas.

As causas geralmente são benignas, com várias etiologias. As mais frequentes são as dores de origem musculoesqueléticas, seguidas por causas idiopáticas, respiratórias, gastrointestinais, psicogênicas e, mais raramente, as cardíacas, que embora incomuns, são potencialmente mais graves com maior risco de óbito.

ETIOLOGIA

As principais etiologias de dor torácica em pediatria são mostradas nas Tabelas 86.1 e 86.2.

Anamnese

A avaliação da dor torácica exige anamnese cuidadosa e completa, além de exame clínico minucioso, que podem, na grande maioria das situações, nos levar ao diagnóstico e o direcionamento para a realização dos exames complementares necessários.

Há necessidade da caracterização da dor: quando e como começou; qual a localização, irradiação, intensidade, frequência, tipo e duração da dor; relação com exercícios; o que melhora, o que piora e quais fatores desencadeantes da dor; associação com síncope, sudorese, palpitações, náuseas ou outros sintomas.

A história de dor torácica associada a um quadro de pré-síncope ou síncope aumenta a suspeita de uma causa potencialmente grave, como estenose aór-

TABELA 86.1. Causas não cardíacas (96 a 99%)

Idiopática (21 a 39%)	Sem causa definida
Musculoesquelética (30%)	• Traumática (contusão/fratura) • Não traumática (costocondrite/tensão da parede torácica/massa mamária)
Psicogênica (9 a 20%)	• Ansiedade • Estresse emocional • Depressão • Hiperventilação
Respiratória (2 a 21%)	• Tosse • Pneumonia • Asma • Derrame pleural • Pneumotórax/pneumomediastino
Gastrointestinal (2 a 7%)	• Esofagite • Refluxo gastroesofágico • Gastrite • Úlcera péptica • Bulimia • Hérnia de hiato • Espasmo esofágico
Outra causas	• Tumor torácico • Herpes-zóster • Diabetes *mellitus* • Hipercoagulação • Hipotireoidismo • Síndrome do pânico

TABELA 86.2. Causas cardíacas (1 a 4%)

Cardiopatias congênitas	• Lesões obstrutivas da via de saída do VE • Origem anômala das artérias coronárias • Miocardiopatia hipertrófica obstrutiva • Prolapso da válvula mitral • Agenesia de pericárdio
Adquiridas	• Pericardite • Miocardite • Doença de Kawasaki • Aneurisma dissecante de aorta • Uso de cocaína (vasoespasmo coronariano)
Arritmias	• Taquiarritmias • Extrassístoles

tica, cardiomiopatia hipertrófica e origem anômala das artérias coronárias esquerda ou direita.

Também são fatores que sugerem causas cardíacas antecedentes pessoais de arritmias, cardiopatia congênita, doença de Kawasaki prévia, endocardite infecciosa, uso de drogas ilícitas (cocaína).

Entre os antecedentes familiares prováveis destacam-se doenças cardíacas e pulmonares com manifestações prematuras, casos de óbitos precoces em familiares (abaixo de 40 anos de idade) e dor torácica provocada por causas cardíacas em outros membros da família.

Exame clínico

Realizar exame físico criterioso, incluindo a palpação das articulações costocondrais e de outras áreas do tórax para identificar a sensibilidade e dor local. Após esse exame físico geral, realizar o exame cardiovascular, com inspeção e palpação do tórax e ausculta cardíaca. Evidenciar se há alguma alteração dos sinais vitais, irregularidade no ritmo cardíaco, presença de sopros ou atrito pericárdico.

As principais manifestações clínicas das diversas etiologias estão descritas a seguir:

Causas não cardíacas

Musculoesqueléticas

Causas mais comuns de dor torácica em crianças e adolescentes. Causadas por distensões musculares durante o exercício, traumas físicos, com pouca duração e localizados, ou deformidades ósseas.

Traumática

Causada por contusão ou fratura de costela. Pode ocorrer após injúria no esporte ou no trânsito. O exame físico localiza o local da dor e os raios X de tórax são úteis para confirmar ou excluir fraturas e contu-

são pulmonar. Derrame pericárdico pode ocorrer 1 a 3 semanas após golpe forte sobre o tórax. Essa condição é semelhante à síndrome pós-pericardiotomia.

Não traumática

Pode ocorrer após exercício intenso, decorrente de tensão muscular ou uso excessivo da musculatura; no início da puberdade, em meninos ou meninas, associada com a presença de massa mamária; em adolescentes masculinos que desenvolvem ginecomastia.

Idiopática

O diagnóstico é feito quando não existe causa orgânica ou fator psicológico que explique os sintomas. É mais frequente em meninas. Os sintomas ocorrem durante o período de crescimento rápido. A dor é muito específica e geralmente localizada no precórdio. Os episódios são crônicos e ocorrem por períodos de meses ou anos. Os pacientes tendem a manter os seus compromissos e frequentemente vão à consulta médica. A dor geralmente desaparece em 80% dos pacientes após período de 3 anos.

Psicogênica

Dor de origem emocional, sem a contribuição de fatores orgânicos. Está relacionada a conflitos domésticos, dificuldades na escola ou trabalho, desacordo entre os pais e eventos como morte, doença ou separação, depressão e pânico.

Síndrome da hiperventilação

A alcalose hipocapneica secundária à hiperventilação pode produzir dor, podendo ocorrer devido à vasoconstrição coronariana. A dor é aguda, fugaz, precordial anterior esquerda, exacerbada pela respiração profunda, ao inclinar-se ou com exercício físico. É frequente a presença de tontura ou parestesia. Na forma subaguda e crônica, a dor surge sem hiperventilação evidente.

Respiratórias

Geralmente são agudas, aumentam com a inspiração, podem vir associadas a processos infecciosos, ou podem ocorrer durante o exercício; são mais frequentes em crianças maiores e melhora com broncodilatadores, como na asma brônquica.

- Tosse persistente, pneumonia e asma podem causar dor, decorrentes do uso excessivo dos músculos da parede torácica.
- Derrame pleural: paciente relata piora da dor na inspiração profunda. No exame físico, observa-se diminuição do murmúrio vesicular e os raios X ou ecografia são diagnósticos.

- Pneumotórax espontâneo ou traumático: a dor torácica é aguda e piora com a inspiração.
- Pneumomediastino espontâneo: pode causar dor subesternal severa, podendo irradiar-se para as costas, região cervical posterior e ombros.
- Anemia falciforme e fibrose cística: podem causar crise de dor torácica secundária ao infarto pulmonar (crises vaso-oclusivas).
- Embolia pulmonar: é rara e deve ser suspeitada em adolescentes femininas que usam contraceptivos orais e em pacientes com síndrome de hipercoagulação que se apresentam com cianose e dispneia. O ECG revela sobrecarga de câmaras direitas com desvio do eixo para a direita, infradesnivelamento do segmento ST, arritmias cardíacas (*flutter* atrial, fibrilação atrial), bloqueio incompleto do ramo direito. O exame radiológico de tórax, em geral, não é específico. A cintilografia com ventilação perfusão é diagnóstica.

Gastrointestinais

São causas relativamente raras e a dor está relacionada com hábitos alimentares.

- Esofagite: a dor é descrita como uma dor em queimação que piora na posição reclinada e compressão abdominal.
- Gastrite, úlcera péptica, refluxo gastroesofágico e hérnia de hiato: podem ser necessários exames para confirmação diagnóstica.
- Bulimia: a dor torácica é resultante da esofagite ou dismotilidade esofágica.
- Corpo estranho e ingestão de substância cáustica: são causas raras.

Causas cardíacas

Cardiopatias congênitas

Lesões obstrutivas da via de saída do VD ou VE

São anormalidades graves por estarem associadas com morte súbita, principalmente durante exercício.

Miocardiopatia hipertrófica obstrutiva

O sintoma predominante no adolescente é a limitação funcional causada por sintomas congestivos de dispneia e/ou fadiga, ortopneia ocasional ou dispneia paroxística noturna. Sintomas de dor torácica, tontura, síncope ou palpitação e sintomas isquêmicos podem estar presentes. Há relatos de história familiar e risco de morte súbita. Ao exame físico, observa-se sopro sistólico, melhor audível com o paciente em pé ou realizando a manobra de Valsalva e a intensidade do sopro está diminuída na posição supina ou agachada.

Doenças da artéria coronária

São causas menos comuns. As malformações congênitas das artérias coronárias, por exemplo a origem anômala da coronária esquerda da artéria pulmonar ou a estenose de óstio coronariano, se manifestam precocemente com quadros graves, ou, se houver circulação colateral, mais tardiamente, quando a criança inicia atividades físicas. A coronária esquerda, quando apresenta trajeto anômalo entre artéria pulmonar e aorta, durante o exercício, com a distensão dos vasos pelo aumento do débito cardíaco, pode levar à isquemia e dor torácica.

Agenesia do pericárdio

Causa rara, pode ser visualizada ao exame de raios X de tórax e com melhor definição na RNM.

Prolapso da válvula mitral

Muito prevalente em adolescentes, pode estar associado à isquemia endocárdica pela movimentação anômala da valva ou pela tração da musculatura papilar. Os pacientes têm incidência aumentada de arritmias em torno de 18%, principalmente as extrassístoles ventriculares.

Cardiopatias adquiridas

Pericardite

Causada por infecção ou por origem autoimune.

Miocardite

Geralmente causada por infecção viral.

Doença de Kawasaki

Pode levar à formação de aneurismas, estenoses e outras lesões de coronárias que podem causar processos isquêmicos e infarto do miocárdio, e o paciente apresentar dor típica anginosa.

Síndrome de Marfan ou Ehlers-Danlos

Os pacientes podem apresentar dor torácica por aneurisma dissecante da aorta.

Uso de cocaína

O seu uso pode precipitar ansiedade, palpitação, vasoespasmo coronário e até mesmo infarto do miocárdio. A dor pode ser descrita como em aperto e pode irradiar-se para o braço esquerdo ou nuca e ter um componente vagal acentuado, resultando em náusea e bradicardia. Deve ser considerado na avaliação de adolescentes com dor torácica severa de começo súbito.

Arritmias

As alterações do ritmo cardíaco podem causar palpitação e desconforto torácico, como nas taquicardias supraventriculares e nas extrassistolias. ECG e Holter são exames diagnósticos elucidativos. As arritmias também podem se manifestar com dor torácica, pela própria taquicardia ou por baixo débito. As mais comuns são as taquicardias supraventriculares, por via acessória de condução ou outros mecanismos diversos, associadas à palidez, sudorese fria, hipotensão e, às vezes, choque. As taquicardias ventriculares, menos frequentes, podem estar associadas a miocardites virais, ou cicatrizes cirúrgicas cardíacas, ou ainda prolongamento do intervalo QT (síndrome do QT longo). Em diversos estudos, as arritmias são as causas mais comuns de dor torácica na infância e adolescência, geralmente associadas com palpitações, tontura e, às vezes, síncope.

Hipertiroidismo

Podem apresentar arritmia cardíaca. Palpação da glândula e exames de função tiroidiana confirmam o diagnóstico.

Exames complementares

A investigação diagnóstica das prováveis causas cardíacas é mostrada na Figura 86.1.

Quando a hipótese diagnóstica é que a dor torácica não é de origem orgânica significativa, mas simples dor musculoesquelética ou relacionada a fatores psicológicos, não é necessário realizar investigação diagnóstica excessiva, pois cria a impressão de que se considera ainda significativa a possibilidade de doença cardíaca e pode resultar em ganhos secundários pela criança ou adolescentes, criando muita ansiedade no paciente e nos familiares, sendo suficiente a realização de exame radiológico de tórax e eletrocardiograma.

A criança com dor torácica de provável etiologia cardíaca deve, inicialmente, ser submetida a uma radiografia de tórax para análise da imagem cardíaca, vasos da base e padrão pulmonar, e a um ECG, pois, embora a presença de anormalidades seja sempre muito baixa, é muito importante a realização do mesmo para diagnóstico. O ECG deve ser avaliado com critérios específicos para idade quanto à presença de arritmias, bloqueios, pré-excitação, hipertrofia ou isquemia.

O ecocardiograma deve ser indicado sempre que for necessária a avaliação da anatomia e função, como em doenças obstrutivas, miocardites, anomalias de coronárias ou vasos da base.

O Holter de 24 horas deve ser solicitado nos quadros de arritmia e síncope de causa não identificada, assim como exames mais específicos, como estudo eletrofisiológico (EEF), ressonância magné-

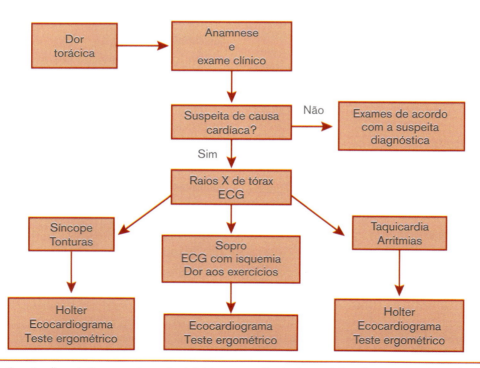

FIGURA 86.1. Investigação diagnóstica complementar inicial na suspeita de dor torácica de causa cardíaca. (Adaptada de Pfeiffer MET. Dor Torácica na Infância e Adolescência: Por que, Quando e Como Avaliar o Coração? Rev DERC. 2012; 18(3):86-90.)

tica e avaliação da perfusão miocárdica, sempre que houver dúvidas diagnósticas.

Com relação à utilização do teste de exercício (TE) para investigação diagnóstica, geralmente é indicado quando a dor tem características anginosas ou fortemente relacionada com exercícios, pacientes com provável etiologia obstrutiva e dor durante exercícios, ou ainda associação com síncope ou palpitações durante a atividade física. A detecção de resultados positivos no TE para investigação de dor torácica na criança é muito baixa, de acordo com a maioria dos estudos, mesmo naqueles casos com indicação formal.

TRATAMENTO

O tratamento específico da dor torácica dependerá da causa subjacente da dor. Caso seja detectada uma causa cardíaca, o tratamento deve ser direcionado especificamente para ela.

Para a maioria dos pacientes com dor torácica decorrentes de causas psicogênica, idiopática, musculoesquelética não traumática, como a costocondrite, a explicação da causa da dor e de sua natureza benigna é suficiente para tranquilizar o paciente e a família. Podem ser prescritos analgésicos, mas em geral a dor é transitória e a medicação é desnecessária.

São indicações de encaminhamento de crianças ao cardiologista pediátrico:

- Dor torácica que se inicia ou piora com atividades físicas, com características anginosas ou acompanhada de palpitações, tontura ou síncope.
- História familiar positiva para cardiomiopatias, síndrome do QT longo ou morte súbita inexplicada.
- Achados anormais no exame cardiológico, no exame radiológico de tórax ou no eletrocardiograma.
- Níveis altos de ansiedade familiar.
- Dor crônica e/ou recorrente.

Bibliografia

Driscoll DJ. Dor torácica. In: Driscoll DJ (ed.). Cardiologia Pediátrica: Fundamentos. São Paulo: Editora Revinter. 2008; p. 57-62.

Emmanouilides GC, Allen HD, Riemenschneider TA, Gutgetsell. A criança – Problemas que o médico enfrenta – Dor torácica. In: Emmanouilides GC, Allen HD, Riemenschneider TA, Gutgetsell (eds.). Moss e Adams' Doenças do coração na criança e no adolescente. Rio de Janeiro: Medsi. 2000; p. 640-8.

Gersony WM. A criança e o adolescente com dor no peito, prolapso de válvula mitral e síncope. In: Gessner IH, Victoria BE (eds.). Cardiologia Pediátrica – Abordagem clínica. Rio de Janeiro: Revinter. 1996; p. 147-54.

Owens TR. Chest pain in the adolescent. Adolesc Med 2001; 12(1):95-104.

Park MK. Criança com dor torácica. In: Park MK (ed.). Cardiologia pediátrica. 6 ed. Rio de Janeiro: Elservier. 2015; p. 495-504.

Pfeiffer MET. Dor Torácica na Infância e Adolescência: Por que, quando e como avaliar o coração? Rev DERC. 2012; 18(3):86-90.

Talnes NS, Carboni MP. Chest pain in the adolescent and young adult. Cardiol Rev. 2000; 8(1):49-56.

Tompson LM, Ebaid M. Dor torácica em crianças. Arq Bras Cardiol. 1993; 61(5):263-4.

Vinholes SAK. Dor torácica. Rio Grande do Sul: Rev Soc Cardiol. 2004; 1:1-3.

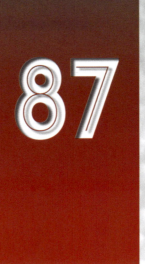

ENDOCARDITE INFECCIOSA

Andréia Grizzo
Rossano Cesar Bonatto

A endocardite infecciosa (EI) é uma doença rara, porém grave na infância, com apresentação clínica variável e sinais e sintomas sistêmicos inespecíficos, em que o diagnóstico e tratamento precoces são fundamentais para melhor prognóstico.

DEFINIÇÃO

A EI é um processo inflamatório do endocárdio, que pode acometer principalmente as valvas cardíacas, câmaras cardíacas, grandes artérias ou próteses valvares, e também fios de marca-passo de desfibriladores implantáveis. Existem vários fatores causadores de endocardite, sendo o mais frequente e letal a endocardite causada a partir de infecções por microorganismos como fungos, vírus e bactérias.

EPIDEMIOLOGIA

A EI é relativamente rara na faixa etária pediátrica, sendo mais comumente encontrada em adultos.[1] Apresenta incidência estimada em 24 casos por 1 milhão de habitantes.[2]

A prevalência na população geral foi estimada em 14-38 casos por milhão de habitantes, compreendendo cerca de 0,2-0,5 de todas as internações pediátricas.[3] Embora não seja frequente, trata-se de uma enfermidade grave que frequentemente evolui para óbito de 20 a 64% dos casos na faixa etária pediátrica.[4]

Atualmente, a incidência de EI vem aumentando na faixa etária pediátrica e neonatal e alguns fatores podem colaborar para esse fato:

- Sobrevida crescente de pacientes com cardiopatias congênitas complexas. Nas últimas duas décadas, cardiopatias congênitas complexas têm sido doença subjacente predominante para EI em crianças de todo mundo maiores que 2 anos de idade. Acredita-se que esse aumento de casos seja decorrente da maior sobrevivência desses pacientes atualmente em comparação a antigamente.
- Inovação e progresso nas técnicas de reparo cirúrgico. Correções cirúrgicas precoces antigamente eram associadas a maior risco de EI; atualmente não mais, devido aos progressos das técnicas.
- Aumento crescente na sobrevida de recémnascidos prematuros e de muito baixo peso.
- Uso mais frequente de cateteres venosos centrais nas UTIs.[5,6]

A complexidade do manejo dos pacientes em unidades de cuidado intensivos neonatais e pediátricos tem aumentado o risco de EI em crianças com coração estruturalmente normal. Atualmente, 8-10% dos casos de EI pediátrica se desenvolve sem doença cardíaca estrutural ou outros fatores de risco facilmente identificáveis. Nessas situações, a infecção geralmente se localiza nas valvas aórtica ou mitral e é secundaria a bacteremia por *Staphylococcus aureus*.

Fatores frequentemente associados com EI em adultos como abuso de drogas por via endovenosa ou doenças cardíacas degenerativas não são fatores comuns nas crianças.[7]

ENDOCARDITE INFECCIOSA

A incidência de EI no período neonatal tem aumentado. Em uma revisão multicêntrica recente,[8] 7,3% dos casos de EI pediátrica foram diagnosticados no primeiro mês de vida. Isso ocorre devido à tecnologia de imagem atualmente disponível, principalmente equipamentos de ecocardiografia de melhor qualidade. Nesses pacientes há aumento devido a técnicas invasivas para manejo. Os cateteres venosos centrais por tempo prologando fornecem uma porta de entrada para bactérias de superfície, apesar do manejo mais cuidadoso. Sendo assim, as infecções envolvem predominantemente o lado direito, principalmente a valva tricúspide. Na revisão de Day MD e cols., 31% das crianças que morreram por EI foram prematuras.[7-10]

PATOGÊNESE

O desenvolvimento da EI é resultado da interação entre o patógeno presente na corrente sanguínea com a matriz molecular e as plaquetas no local do dano celular endotelial.[11] O endotélio cardíaco normal, intacto, é resistente à colonização e infecção por bactérias circulantes.[12] Porém, a ruptura mecânica do endotélio, deixando-o exposto, leva à exposição da matriz extracelular e o depósito de fibrina e plaquetas, facilitando a aderência bacteriana e causando infecção.[11,13]

O dano endotelial pode resultar de lesões mecânicas provocadas por turbulência do fluxo sanguíneo, seja gerada por meio de uma valva defeituosa (valvopatia reumática, valva aórtica bicúspide, prótese valvar disfuncionante), seja por alguma anomalia congênita que cause turbulência do fluxo (comunicação interventricular, cardiomiopatia hipertrófica obstrutiva, coarctação aórtica), como por cateteres intravasculares e inflamação como na cardite reumática.

A lesão endotelial inicial geralmente ocorre devido a jatos anormais de sangue que se formam quando este passa das câmaras de alta pressão para as câmaras de menor pressão, produzindo um "efeito jato" que exerce ação abrasiva sobre a superfície endotelial, provocando desgaste, por exemplo as lesões valvares do tipo estenose ou insuficiência.[14]

Portanto, em crianças com cardiopatias congênitas ou doença cardíaca adquirida, a turbulência do fluxo sanguíneo associada a uma velocidade do sangue anormalmente elevada pode lesionar o endotélio, que desenvolve a formação de endocardite trombótica não infecciosa ou trombo asséptico. O local mais comum de lesão e, portanto, o local mais frequente de formação de vegetação, está na linha de fechamento de uma valva, geralmente na superfície atrial das valvas atrioventriculares ou na superfície ventricular das valvas ventriculoarteriais.[11,15,16]

Com a lesão endotelial ocorre a exposição do colágeno, o que desencadeia uma sucessão de eventos fisiopatológicos: formação de trombo de fibrina, inicialmente asséptico, que tem função de reparar o endotélio. A eventual colonização desse trombo, durante um episódio de bacteremia por micro-organismos patológicos, inicia um processo infeccioso nesse local, o que cria condições para maior adesão plaquetária, mais deposição de fibrina, eritrócitos e células inflamatórias, transformando o trombo em vegetação. Essas vegetações são avasculares, protegem as bactérias contra células fagocitárias e outros mecanismos de defesa do hospedeiro, bem como contra a ação bactericida dos antimicrobianos, tornando o tratamento da endocardite difícil, pelo baixo acesso dos antibióticos aos micro-organismos, explicando o tempo prolongado de tratamento dessas infecções, bem como a necessidade de um diagnóstico clínico e ecocardiográfico imediatos.[17,18]

A presença de dispositivos intracárdicos, como cabos de marca-passo e de desfibriladores implantáveis, pode servir como suporte para fixação desses trombos e vegetações.[19]

Os cateteres venosos centrais, posicionados do lado direito do coração, podem expor o colágeno subendotelial, dando início à formação de trombo estéril. Esta é uma lesão primária que, se colonizada por micro-organismos com origem de contaminação por foco cutâneo, infecção ao longo de sua extensão ou provenientes de outro sítio, ou, mais raramente, do líquido a ser infundido, dará início à formação da vegetação e à destruição valvar.[11,16]

ETIOLOGIA

A EI pode se desenvolver a partir de bacteremia espontânea ou por infecção decorrente de procedimentos invasivos que, ao inocularem o micro-organismo na corrente sanguínea, determinam o desenvolvimento de vegetações.[20]

O quadro de bacteremia transitória é relativamente frequente, pode ocorrer em pós-operatórios, em pacientes imunocomprometidos e na faixa etária pediátrica tardia, em situações como escovação dental vigorosa, mastigação, aplicação de tatuagens ou piercing corporal e uso de drogas ilícitas injetáveis.[18,21]

A grande maioria dos micro-organismos que causam EI em crianças são bactérias, principalmente os cocos Gram-positivos, incluindo os estreptococos do grupo *viridans* (*Streptococcus mutans*, *Streptococcus salivarius*, *Streptococcus sanguis*, *Streptococcus mitis* e *Streptococcus anginosus*), estafilococos (*S. aureus* e coagulase-negativo), estreptococo beta-hemolítico do grupo B e enterococo. Menos comumente, outros micro-organismos denominados HACECK (*Haemophylus* sp., *Aggregatibacter* sp., *Cardiobacterium hominis*, *Eikenella corrodens* e *Kingella* sp.) também podem estar implicados.[7,22,23]

No primeiro ano de vida, *Streptococcus viridans* geralmente é o agente mais frequentemente isolado em pacientes com EI com doença cardíaca congênita subjacente. *Staphylococcus aureus* foi o segundo agente mais comum em crianças e definitivamente o mais comum da EI aguda (rapidamente progressiva).

Atualmente, há um decréscimo na infecção por *Streptococcus viridans*, devido à redução da prevalência de febre reumática e o *Staphylococcus aureus* se tornou o agente mais frequentemente isolado em hemoculturas em países desenvolvidos.[7,12,22,23]

O *Streptococcus viridans* ou *Granulicatella* spp. ou enterococos são os mais associados a endocardite com valva nativa ou endocardite ocorrendo após 60 dias de cirurgia cardíaca e geralmente evoluem de forma mais lenta (subaguda).

Em casos de EI relacionada a cateteres vasculares centrais e valvas cardíacas protéticas, o *Staphylococcus aureus* ou o *Staphylococcus* coagulase-negativo são os agentes mais relacionados.[20] Esses organismos são frequentemente implantados no momento da cirurgia e se manifestam dentro de 60 dias; porém, o *Staphylococcus* coagulase-negativo pode apresentar tardiamente, até um ano após.

Em recém-nascidos, os organismos infecciosos mais comuns são *S. aureus*, *S.* coagulase-negativo, bactérias Gram-negativas e fungos.

Nos pacientes pediátricos que utilizam drogas injetáveis por via intravenosa, o principal agente é o *S. aureus*.

Nos casos em que a origem do processo infeccioso é uma periodontite, o agente *A. actinomycetemcomitans* pode ser a causa.[22,23]

O *Staphylococcus aureus*, de origem comunitária, foi frequentemente isolado como micro-organismo infectante em crianças sem lesões cardíacas prévias, e nesses pacientes os fatores predisponentes relacionados são: presença de neoplasias, diabetes *mellitus*, uso de corticosteroide, abuso de drogas ilícitas intravenosas, alcoolismo e insuficiência renal.[20,24,25]

A endocardite fúngica, em geral, é causada por espécies de *Candida* – *C. albicans*, *C. parapsilosis* ou *C. tropicalis*; estas últimas mais relacionadas ao uso de drogas ilícitas intravenosas, e, com menor frequência, pelo *Aspergillus*. Com o uso de cateteres venosos centrais e infusões de alta concentração de glicose, além de hiperalimentação, infecções por *Candida* podem ser encontradas. A partir desses agentes, podem surgir vegetações grandes e friáveis que podem liberar êmbolos, causando sérias complicações.[12,20]

MANIFESTAÇÕES CLÍNICAS

As manifestações clínicas em recém-nascidos são variáveis e inespecíficas, o que pode torná-las indistinguíveis de sepse ou ICC associada a outras causas.[26] Muitas vezes apresentam dificuldade de alimentação, dificuldade respiratória, taquicardia e hipotensão. Sintomas neurológicos associados também podem ocorrer, como convulsões, hemiparesia e apneia. Artrite é raramente descrita.

Em lactentes, êmbolos sépticos da EI são comuns resultantes de focos de infecção fora do coração (osteomielite, meningite ou pneumonia).

Em crianças mais velhas, a evolução costuma ser mais arrastada, podendo permanecer por meses. Alguns sinais e sintomas consistem em: febre, fadiga, fraqueza, dores no corpo, artralgia, mialgia, dor abdominal, anorexia, perda de peso, calafrios, diaforese.[27] Essas manifestações, embora inespecíficas, se estiverem acompanhadas de cardiopatia congênita devem alertar para possibilidade de EI.

Há casos em que a EI se apresenta de forma fulminante, com piora aguda dos sintomas e febre alta persistente.[11,28] Nessas crianças, infecção por *S. pneumoniae* e *S. aureus* são prováveis.[7]

As crianças mais velhas com EI podem ter um sopro novo ou uma mudança das características do sopro, geralmente sopros diastólicos. Embora menos comum, em recém-nascidos também pode ocorrer o aparecimento ou mudança de sopros cardíacos. Também podem existir sopros inocentes nesses pacientes, decorrentes apenas do fluxo turbulento através da saída do VE durante estados de débito cardíaco aumentado, como em doenças sistêmicas. Entretanto, o diagnóstico deve ser aventado com sopro novo ou em pacientes que evoluem para ICC sem justificativa. Crianças mais velhas também podem apresentar achados de artrite ou artralgia.

Achados extracardíacos são descritos na literatura, embora sejam incomuns em recém-nascidos, e menos comumente encontrados em crianças que em adultos. Esses consistem em petéquias, hemorragias, manchas de Roth (hemorragias retinianas, ovais com parte central pálida), lesões de Janeway (hemorragias maculares, nas palmas das mãos e pés, consequentes a fenômenos embólicos sépticos), nódulos de Osler (nódulos subcutâneos pequenos, que se desenvolvem nas polpas digitais e partes proximais dos dedos), esplenomegalia.[7]

DIAGNÓSTICO

O diagnóstico de EI geralmente se baseia na associação entre uma síndrome infecciosa e o envolvimento agudo do endocárdio. Essa é a chave para

TABELA 87.1. Critérios modificados de Duke para endocardite infecciosa

Critérios maiores

Hemoculturas positivas:
- Organismos típicos cultivados em duas hemoculturas diferentes: estreptococos do grupo *viridans*, *S. aureus*, HACEK ou *S. bovis*; enterococos adquiridos em comunicade na ausência de uma fonte primária de infecção
- Hemoculturas persistentemente positivas com outros organismos: 2 hemoculturas com > 12 horas de intervalo entre elas; ou positividade em todas as 3 ou a maioria de 4; com intervalo entre a primeira e a última coleta > 1 hora; ou
- Cultura, teste de biologia molecular ou sorologia IgG fase 1 > 1:800 para *Coxiella burnetii*

Evidência de envolvimento endocárdico:
- Ecocardiograma mostrando massa intracárdíaca oscilante sem outra explicação ou abscesso, ou nova deiscência parcial de uma valva protética, ou nova regurgitação valvar

Critérios menores

Predisposição à EI:
- EI prévia, uso de droga injetável, valva cardíaca protética ou lesão cardíaca causando fluxo sanguíneo turbulento

Febre acima de 38 °C

Fenômeno vascular:
- Embolismo arterial, infarto pulmonar, aneurisma micótico, hemorragia intracraniana ou conjuntival ou lesões de Janeway

Fenômenos imunológicos:
- Glomerulonefrite, nódulos de Osler, manchas de Roth, fator reumatoide positivo

Achados microbiológicos que não preenchem os critérios maiores

Adaptada de Baltimore RS, et al. Infective Endocarditis in Childhood: 2015 Update. A Scientific Statement from the American Heart Association. Circulation. 2015; 132:1487-515.

TABELA 87.2. Critérios para estratificar o diagnóstico de endocardite infecciosa a partir dos critérios modificados de Duke

Caso definitivo
- Critério patológico: micro-organismos demonstrados por cultura ou por análise histológica em vegetação, êmbolo séptico ou abscesso cardíaco
- Critérios clínicos: 2 critérios maiores; 1 maior + 3 menores; 5 critérios menores

Caso possível
- Achados consistentes com EI que não se classificam como critérios definitivos, porém não afastam a possibilidade de EI

Caso rejeitado/descartado
- Outro diagnóstico confirmando ou esclarecendo a febre, ou resolução do quadro febril com 4 dias ou menos de antibioticoterapia, ou ausência de evidências de EI em cirurgia ou necrópsia

Adaptada de Baltimore RS, et al. Infective Endocarditis in Childhood: 2015 Update. A Scientific Statement from the American Heart Association. Circulation. 2015; 132:1487-515.

Não há necessidade de se obter a cultura em fase específica de febre, devido ao fato de que a bacteremia na EI é praticamente contínua. Em EI aguda grave e instável, devem ser colhidas 3 amostras de hemoculturas em curto período de tempo (1-2 horas) e antibioticoterapia empírica introduzida precocemente logo após a coleta das hemoculturas.

EXAMES INESPECÍFICOS

Anemia de doença crônica ou hemolítica pode estar presente na EI. Leucocitose não é frequente, mas pode estar presente, porém formas imaturas podem estar presentes. Trombocitopenia pode ocorrer, particularmente em recém-nascidos. Hipergamaglobulinemia e reagentes de fase aguda elevados também podem estar presentes.

O exame eletrocardiográfico pode indicar presença de distúrbios de ritmo, tais como BAVT.

O exame ecocardiográfico transesofágico é recomendado para lactentes e crianças que tiveram interrupções da parede torácica em cirurgias anteriores ou trauma ou ainda na presença de anomalias congênitas envolvendo a caixa torácica.

TRATAMENTO

O tratamento deverá ser iniciado de forma empírica, porém posteriormente adequado conforme o antibiograma e a concentração inibitória mínima (MIC). A via intravenosa é mais indicada e o tempo de tratamento varia de 4-8 semanas. O início do tratamento precoce está recomendado não só para controle da infecção como também diminuição de complica-

os vários critérios propostos para facilitar o difícil diagnóstico dessa doença.

Em 2010, critérios modificados de Duke (Tabela 87.1) foram recomendados para classificação do diagnóstico. Esses critérios são baseados em resultados clínicos, ecocardiográficos, biológicos, bem como cultura de sangue e sorologias. Essa classificação tem uma sensibilidade de cerca de 80%. Os exames de imagem podem melhorar a sensibilidade dos critérios de Duke modificados em casos difíceis.[29] Os critérios modificados de Duke utilizam critérios maiores e menores para estratificar os pacientes em três categorias: casos definitivos, casos possíveis e casos em que a EI pode ser descartada (Tabela 87.2).

As hemoculturas devem ser realizadas em pacientes com febre de origem indeterminada e sopro cardíaco patológico, história de doença cardíaca ou endocardite prévia. Recomenda-se obter culturas por 3 punções venosas em locais distintos no primeiro dia e, se não houver crescimento bacteriano no segundo dia de incubação da amostra, obter 2 ou 3 amostras para cultura.

TABELA 87.3. Tratamento empírico da endocardite infecciosa com hemocultura negativa em pacientes estáveis (não graves)

Condição	Antibiótico	Dose	Dose máxima diária	Administrar a cada	Duração em semanas
Valva nativa com EI adquirida na comunidade ou prótese instalada há mais de 1 ano	Ampicilina/sulbactam	200-300 mg/kg/dia	12 g	4-6 horas	4
	(ou vancomicina – alergia à ampicilina)	60 mg/kg/dia	2 g	6 horas	4
	+ gentamicina	3-6 mg/kg/dia	–	8 horas	4
	E se prótese presente – associar rifampicina	15-20 mg/kg/dia	600 mg	12 horas	4-6
Hospitalar associada com cateter ou prótese instalada há menos de 1 ano	Vancomicina	60 mg/kg/dia	2 g	6 horas	4
	+ gentamicina	3-6 mg/kg/dia	–	8 horas	4
	+ cefepima ou	100-150 mg/kg/dia	6 g	8-12 horas	4
	ceftazidima	100-150 mg/kg/dia	4 g	8 horas	4
	E se prótese presente – associar rifampicina	20 mg/kg/dia	900 mg	8 horas	4-6

Adaptada de Baltimore RS, et al. Infective Endocarditis in Childhood: 2015 Update. A Scientific Statement from the American Heart Association. Circulation. 2015; 132:1487-515.

TABELA 87.4. Tratamento da endocardite infecciosa causada por estreptococos, incluindo enterococos

Característica do patógeno	Antibiótico	Dose diária	Dose máxima diária	Administrar a cada	Duração em semanas
Sensível a penicilina (MIC ≤ 0,1 μg/mL)	Penicilina G ou	200.000 a 300.000 UI/kg/dia	12-24 milhões de UI	4 horas	4
	Ceftriaxona	100 mg/kg/dia	4 g	12 horas	4
Sensível a penicilina (MIC ≤ 0,1 μg/mL) – terapêutica alternativa	Vancomicina ou	400 mg/kg/dia	2 g	8-12 horas	4
	Cefalosporina de 1ª geração	Cefazolina – 100 mg/kg/dia	12 g	8 horas	4
Resistência relativa (MIC ≥ 0,2 μg/mL) Inclui enterococo	Penicilina G	200.000 a 300.000 UI/kg/dia	12-24 milhões de UI	4 horas	4
	(ou ampicilina)	200-300 mg/kg/dia	12 g	6 horas	4
	+ gentamicina	3-6 mg/kg/dia	–	8 horas	2 ou completa resolução da enterococcia
Resistência relativa (MIC ≥ 0,2 μg/mL) Inclui enterococo – terapêutica alternativa	Vancomicina + gentamicina ou	Para enterococo	Doses e doses máximas – ver acima	Ver acima	Ver acima
	Ampicilina + ceftriaxona ou	Para enterococo resistente a aminoglicosídeo			
	Ceftriaxona + gentamicina	Para EI por outro agente que não o enterococo			

Adaptada de Baltimore RS, et al. Infective Endocarditis in Childhood: 2015 Update. A Scientific Statement from the American Heart Association. Circulation. 2015; 132:1487-515.

ções, como embolização séptica.[30] Os tratamentos recomendados encontram-se nas Tabelas 87.3 a 87.8.

A abordagem cirúrgica na fase aguda pode ser considerada se o paciente apresentar: vegetação persistente ou em crescimento, principalmente em folheto mitral; vegetação fúngica persistente, sem regressão; formação de abscesso paravalvar; piora da ICC por regurgitação valvular decorrente de rotura de cúspi-des ou cordoalhas; embolização sistêmica durante as duas primeiras semanas de tratamento.

▌PROFILAXIA PARA ENDOCARDITE BACTERIANA

Apesar dos avanços no diagnóstico, terapia antimicrobiana, técnicas cirúrgicas, e manejo de complicações, os pacientes com EI ainda têm altas taxas de morbidade e mortalidade.

ENDOCARDITE INFECCIOSA

TABELA 87.5. Tratamento da endocardite infecciosa causada por *Staphylococcus*

Característica do patógeno	Antibiótico	Dose diária	Dose máxima diária	Administrar a cada	Duração em semanas
S. aureus ou coagulase negativo sensíveis a ≤ 1 µg/mL de penicilina G (raros)	Penicilina G	200.000 a 300.000 UI/kg/dia	12 milhões de UI	4 horas	4-6
S. aureus ou coagulase negativo sensíveis a ≤ 1 µg/mL de penicilina G (raros) – terapia alternativa	Oxacilina ou nafticilina ou Cefalosporina de 1ª geração ou Vancomicina	200 mg/kg/dia 100 mg/kg/dia (cefazolina) 40 mg/kg/dia	12 g 12 g 2 g	4-6 horas 8 horas 8-12 horas	4-6 4-6 4-6
S. aureus ou coagulase negativo resistentes a 1 µg/mL de penicilina G	Oxacilina ou nafticilina ± Gentamicina (3 a 5 dias)	200 mg/kg/dia 3-6 mg/kg/dia	12 g	4 horas 6-8 horas	≥ 6 ≥ 6
S. aureus ou coagulase negativo resistentes a 1 µg/mL de penicilina G – terapia alternativa	Vancomicina ou Cefalosporina de 1ª geração	Mesmas doses acima			
S. aureus ou coagulase negativo resistentes a 4 µg/mL de penicilina G	Vancomicina	Mesma dose acima		24 horas	
S. aureus ou coagulase negativo resistentes a 4 µg/mL de penicilina G – resistente/intolerante a vancomicina	Daptomicina	6 mg/kg/dia 10 mg/kg/dia em < 6 anos			

Adaptada de Baltimore RS, et al. Infective Endocarditis in Childhood: 2015 Update. A Scientific Statement from the American Heart Association. Circulation. 2015; 132:1487-1515.

TABELA 87.6. Tratamento da endocardite infecciosa causada por bacilos Gram-negativos entéricos

Patógeno	Antibiótico	Dose diária	Dose máxima diária	Administrar a cada	Duração em semanas
Bacilos Gram-negativos entéricos	Ceftazidima ou cefepima ou	100-150 mg/kg/dia	2-4 g	8 horas	6
	Cefotaxima ou	200 mg/kg/dia		6 horas	6
	Ceftriaxona +	100 mg/kg/dia	12 g		
	Gentamicina (ou tobramicina)	3-6 mg/kg/dia		12 horas	6
	ou amicacina)	15 mg/kg/dia	4 g	8-12 horas	6
Bacilos Gram-negativos entéricos – terapia alternativa	Piperacilina/tazobactam e	240 mg/kg/dia	18 g	8 horas	6
	Gentamicina (ou tobramicina ou amicacina)	Ver acima			

Adaptada de Baltimore RS, et al. Infective Endocarditis in Childhood: 2015 Update. A Scientific Statement from the American Heart Association. Circulation. 2015; 132:1487-515.

A profilaxia para EI tem sido revista nos últimos anos. Segundo a AHA, a IE é muito mais provável de resultar da exposição frequente a bacteremias aleatórias associadas com as atividades diárias que de bacteremia causada por um procedimento do TGI, trato geniturinário ou procedimentos odontológicos. A profilaxia impede um número pequeno de casos. A manutenção da higiene oral adequada pode reduzir a incidência de EI mais que a profilaxia durante procedimentos dentários.

A profilaxia antibiótica somente para prevenir IE não é recomendada para procedimentos do TGI ou trato geniturinário. Pode ser considerada para procedimentos no trato respiratório ou infecção de pele, estruturas da pele ou tecidos musculoesqueléticos, em pacientes com condições clínicas subjacentes com risco elevado.[11]

Condições clínicas com risco elevado têm indicação de profilaxia. São consideradas condições de risco elevado:

TABELA 87.7. Tratamento da endocardite infecciosa causada por bacilos do grupo HACEK

Patógeno	Antibiótico	Dose diária	Dose máxima diária	Administrar a cada	Duração em semanas
Grupo HACEK	Ceftriaxona ou	100 mg/kg/dia	4 g	12 horas	4
	Ceftaxima ou	200 mg/kg/dia	12 g	6 horas	4
	Ampicilina/sulbactam	200-300 mg/kg/dia	12 g	4-6 horas	4
Grupo HACEK – terapia alternativa	Ampicilina (agentes suscetíveis) e Aminoglicosídeos (gentamicina, tobramicina ou amicacina)	200 mg/kg/dia	12 g	4-6 horas	4
		3-6 mg/kg/dia		8 horas	4
		15 mg/kg/dia		8-12 horas	4

Adaptada de Baltimore RS, et al. Infective Endocarditis in Childhood: 2015 Update. A Scientific Statement from the American Heart Association. Circulation. 2015; 132:1487-515.

TABELA 87.8. Tratamento da endocardite infecciosa causada por fungos

Patógeno	Antibiótico	Dose (por kg/24 horas)	Administrar a cada	Duração em semanas
Candida spp. e *Aspergillus* spp.	*Ressecção cirúrgica* Anfotericina B	1 mg/kg/dia administrada em 3-4 horas	24 horas	6
	com ou sem flucitosina	150 mg/kg/dia	6 horas	
	Anfotericina lipossomal	3-5 mg/kg/dia	24 horas	
Candida spp. e *Aspergillus* spp. – terapia alternativa				

Adaptada de Baltimore RS, et al. Infective Endocarditis in Childhood: 2015 Update. A Scientific Statement from the American Heart Association. Circulation. 2015; 132:1487-515.

TABELA 87.9. Recomendação indicada para procedimentos odontológicos

Situação	Agente	Dose única 30 a 60 minutos antes do procedimento	
		Dose	Dose máxima
Via oral	Amoxicilina	50 mg/kg	2 g
Via oral contraindicada – vias IM ou IV	Ampicilina	50 mg/kg	2 g
	Cefazolina ou ceftriaxona	50 mg/kg	1 g
Via oral – pacientes alérgicos a derivados da penicilina	Cefalexina	50 mg/kg	2 g
	Clindamicina	20 mg/kg	600 mg
	Azitromicina ou claritromicina	15 mg/kg	500 mg
Via oral contraindicada em pacientes a derivados da penicilina – vias IM ou IV	Cefazolina ou ceftriaxona	50 mg/kg	1 g
	Clindamicina	20 mg/kg	600 mg

- Portadores de prótese valvar;
- EI prévia;
- Cardiopatias congênitas cianogênicas complexas (ventrículo único, transposição das grandes artérias, tetralogia de Fallot etc.);
- *Shunt* sistêmico-pulmonar confeccionado cirurgicamente;
- Valvopatia autoimune após transplante cardíaco;
- Cardiopatia congênita corrigida sem lesões residuais com utilização de material protético durante os seis meses subsequentes (período em que ocorre a endotelização do material);

- Cardiopatia congênita corrigida com defeitos residuais (inibem a endotelização);

Procedimentos odontológicos que justificam profilaxia de acordo com condição de risco clínico elevado:

- Implante dentário;
- Manipulação endodôntica cirúrgica;
- Procedimentos com potencial de sangramento: limpeza dental, implantes, manipulação subgengival (Tabela 87.9).

Referências bibliográficas

1. Ako J, Ikari Y, Hatori M, Hara K, Ouchi Y. Changing spectrum of infective endocarditis: review of 194 episodes over 20 years. Circ J. 2003, 67(1):3-7.
2. Delahaye F, Goulet V, Lacassin F, Ecochard R, Selton-Suty C, Hoen B, et al. Characteristics of infective endocarditis in France in 1991. A 1-year survey. Eur Heart J. 1995; 16(3):394-401.
3. Mansur AJ. Diagnóstico da endocardite infecciosa. Arq Bras Cardiol. 1995; 65(2):119-24.
4. Pereira CAZ, Rocio SCGP, Ceolin MFR, Lima APNB, Borlot F, Pereira RT, et al. Achados clínico-laboratoriais de uma série de casos com endocardite infecciosa. Rio de Janeiro: J Pediatr. 2003; 79(5):423-28.
5. Yoshinaga M, Niwa K, Niwa A, Ishiwada N, Takahashi H, Echigo S, et al. Risk factors for in-hospital mortality during infective endocarditis in patients with congenital heart disease. Am J Cardiol. 2008; 101(1):114-8.
6. Valente AM, Jain R, Scheurer M, Fowler VG Jr, Corey GR, Bengur AR, et al. Frequency of infective endocarditis among infants and children with staphylococcus aureus bacteremia. Pediatrics. 2005; 115(1):e15-9.
7. Baltimore RS, et al. Infective Endocarditis in Childhood: 2015 Update. A Scientific Statement From the American Heart Association. Circulation. 2015; 132:1487-515.
8. Day MD, Gauvreau K, Shulman S, Newburger JW. Characteristics of children hospitalized with infective endocarditis [published correction appears in Circulation. 2010; 122:e560]. Circulation. 2009; 119:865-70. doi: 10.1161/CIRCULATIONAHA.108.798751.
9. Opie GF, Fraser SH, Drew JH, Drew S. Bacterial endocarditis in neonatal intensive care. J Paediatr Child Health. 1999; 35:545-8.
10. Oelberg DG. Neonatal endocarditis: neither rare nor fatal. Philadelphia: Clin Pediatr. 1998; 37:747-8.
11. Wilson W, Taubert KA, Gewitz M, Lockhart PB, Baddour LM, Levison M, et al. Prevention of Infective Endocarditis Guidelines From the American Heart Association. Circulation. 2007; 116(15):1736-54.
12. Ferrieri P, Gewitz MH, Gerber MA, Newburger JW, Dajani AS, Shulman ST, et al. Unique Feature of infective Endocarditis in Childhood. Pediatrics. 2002; 109(5):931-43.
13. Cardoso ME. Endocardite infecciosa – Classificação, Microbiologia e Fisiopatologia. Disponível em: http://www.medportal.com.br/artigos-cardiologia/endocardite-infecciosa-classificacao-microbiologia-fisiopatologia/#sthash.T9d82BUk.dpuf.
14. Mansur AJ. Endocardite Infecciosa – Conceito, Etiopatogenia, Fisiopatologia e Diagnóstico. Manual de Cardiologia SOCESP. São Paulo: Atheneu. 2000; p. 257-9.
15. Bashore TM, Cabell C, Fowler VJ Jr. Update on infective endocarditis. Curr Probl Cardiol. 2006; 4: 274-352.
16. Gopalakrishnan PP, Shukla SK, Tak T. Infective endocarditis: rationale for revised guidelines for antibiotic prophylaxis. Clin Med Res. 2009; 7(3):63-8.
17. McDonald JR. Acute Infective Endocarditis. Infect Dis Clin N Am. 2009; 23:643-64.
18. Hoyer A, Silberbach M. Infective endocarditis. Pediatr Rev. 2005; 26(11):394-400.
19. Salgado AA, Lamas CC, Bóia MN. Endocardite infecciosa: o que mudou na última década? Rio de Janeiro: Revista HUPE. 2013; 12(Suppl 1):100-9.
20. Mose LRDN, Santos MVC, Katina T. Endocardite Infecciosa em Cardiologia e cirurgia cardiovascular pediátrica. São Paulo: Roca. 2008; p. 606-16.
21. Dajani AS, Bisno AL, Chung KJ, et al: Prevention of bacterial endocarditis: recommendations by the American Heart Association. JAMA. 1990; 264:2919-22.
22. Slots J, Reynolds HS, Genco RJ. Actinobacillus actinomycetemcomitans in human periodontal disease: a cross-sectional microbiological investigation. Infect Immun. 1980; 29(3):1013-20.
23. Müller HP, Heinecke A, Borneff M, Kiencke C, Kropf A, Pohl S. Eradication of Actinobacillus actinomycetemcomitans from the oral cavity in adult periodontitis. J Periodontal Res. 1998; 33(1):49-58.
24. Pereira CA, Rocio SC, Ceolin MF, Lima AP, Borlot F, Pereira RS, et al. Clinical and laboratory findings in a series of cases of infective endocarditis. Rio de Janeiro: J Pediatr. 2003; 79(5):423-8.
25. Alshammary A, Hervas-Malo M, Robinson JL. Pediatric infective endocarditis: Has Staphylococcus aureus overtaken viridans group streptococci as the predominant etiological agent? Can J Infect Dis Med Microbiol. 2008;19(1):63-8.
26. Millard DD, Shulman ST. The changing spectrum of neonatal endocarditis. Clin Perinatol. 1988; 15:587-608.
27. Hoyer A, Silberbach M. Infective endocarditis. Pediatr Rev. 2005; 26(11):394-400.
28. Durack DT, Beeson PB. Experimental bacterial endocarditis. Colonization of a sterile vegetation. Br J Exp Pathol. 1972; 53(1):44-9.
29. ESC 2015. Guidelines for the management of infective endocarditis. Eur Heart J. doi:10.1093/eurheartj/ehv319
30. Kimura HM. Endocardite infecciosa em prática pediátrica. 2 ed. São Paulo: Atheneu. 2007; p. 529-37.

INSUFICIÊNCIA CARDÍACA

Andréia Grizzo
Rossano Cesar Bonatto

A insuficiência cardíaca (IC) é uma causa importante de morbidade e mortalidade na faixa etária pediátrica. Pode ocorrer devido a cardiopatias congênitas ou adquiridas. A incidência de cardiopatias congênitas (CC) é de 5 a 8:1.000 nascidos vivos e a de cardiomiopatias (CMP) em países desenvolvidos é de 0,8 a 1,3:100.000 crianças na faixa etária de 0 a 18 anos. Em países em desenvolvimento, as cardiomiopatias são as causas predominantes de IC.

DEFINIÇÃO

Síndrome clínica complexa na qual o coração não consegue suprir as demandas metabólicas do organismo, decorrente de injúria funcional e/ou estrutural do enchimento ventricular ou da ejeção do sangue para as circulações sistêmica e/ou pulmonar, resultando no conjunto de sinais e sintomas típicos da IC.

A IC resulta da combinação de fatores neuro-humorais, celulares, hemodinâmicos e de desenvolvimento.

CLASSIFICAÇÃO

IC compensada

Há disfunção do sistema circulatório e da bomba cardíaca; porém, devido a mecanismos compensatórios ativados, não há sintomas e o diagnóstico deve-se a alterações cardíacas detectadas por exames complementares realizados com outros objetivos (exame radiológico de tórax, eletrocardiograma, ecocardiograma, tomografia computadorizada de tórax etc.).

IC descompensada

Ocorre um desequilíbrio entre os mecanismos compensatórios e a função miocárdica, causando alterações hemodinâmicas mais significativas com o aparecimento de sintomas.

IC de alto débito

Situações com aumento excessivo da carga volêmica, com câmaras cardíacas dilatadas e pressão de enchimento ventricular elevada, com predomínio dos sinais congestivos (edema, taquidispneia, crepitações pulmonares, hepatomegalia, esplenomegalia e ascite). Ocorre principalmente nas regurgitações das valvas atrioventriculares, defeitos do septo ventricular, defeitos do septo atrioventricular, persistência do canal arterial, *cor* anêmico etc.

IC de baixo débito

Ocorre em condições que afetam a pressão sistêmica, com pressão de enchimento ventricular elevada, diminuição da contratilidade ventricular e aumento da resistência vascular sistêmica, com o predomínio de sinais de baixo débito (diminuição do estado da consciência, pulsos finos e rápidos, extremidades frias, sudorese fria, tempo de enchimento capilar prolongado, oligúria, acidose metabólica etc.). Ocorre principalmente em estenose aórtica valvar grave, coarctação da aorta grave, CMP dilatada, CMP hipertrófica, miocardite aguda, isquemia miocárdica.

INSUFICIÊNCIA CARDÍACA

TABELA 88.1. Etiologia da insuficiência cardíaca em pediatria de acordo com a faixa etária

Faixa etária	Etiologia da insuficiência cardíaca
Período neonatal	**Disfunção miocárdica:** • Asfixia/sepse • Miocardite/hipoglicemia • Hipocalcemia **Defeitos anatômicos** • Persistência do canal arterial (PCA) • Comunicação intraventricular (CIV) • Defeito do septo atrioventricular (DSAV) • Tronco arterial comum • Janela aortopulmonar • Ventrículo único sem EP • Estenose aórtica (EAo) • Coarctação de aorta (CoAo) • Coração esquerdo hipoplásico • Fístula arteriovenosa **Arritmias cardíacas:** • Taquicardia supraventricular • Bloqueio atrioventricular total
Lactentes	**Cardiopatias congênitas:** • PCA/CIV/DSAV • *Truncus arteriosus* • TGA com CIV • Janela aortopulmonar • Atresia tricúspide sem EP • Ventrículo único sem EP • Drenagem anômala total das VP **Disfunção miocárdica:** • Miocardite/cardiomiopatias • Doença de Kawasaki/doenças de depósito
Escolares e adolescentes	• Cardiopatias congênitas não operadas • Lesões residuais pós-operatórias • Disfunção ventricular pós-operatória (CEC e/ou parada circulatória total) • Cardiomiopatias • Lesões valvares (febre reumática, endocardite infecciosa) • Doença de Kawasaki • Doenças do tecido conectivo • Arritmias • Hipertensão arterial • Hipertensão pulmonar

TABELA 88.2. Sinais e sintomas da insuficiência cardíaca em pediatria

Faixa etária	Comumente encontrado	Menos comumente encontrado
Lactentes e pré-escolares	• Taquipneia • Dificuldade para alimentar (refluxo, vômitos, recusa alimentar) • Diaforese • Palidez	• Cianose • Palpitações • Síncope • Edema facial • Edema • Ascite
Escolares e adolescentes	• Fadiga • Intolerância ao esforço • Dispneia • Ortopneia • Dor abdominal • Náuseas • Vômitos	• Palpitações • Dor torácica • Edema • Ascite

Adaptado de Canadian Cardiovascular Society Guidelines (2013).

TABELA 88.3. Classificação funcional de Ross

Classe funcional	Sintomas observados na história
I	Assintomáticos
II	Lactentes: taquipneia suave ou diaforese com alimentação, sem falha de crescimento 1-10 anos: dispneia aos moderados esforços
III	Lactentes: taquipneia marcada ou diaforese com alimentação, com falha de crescimento 1-10 anos: dispneia aos peq. ou mínimos esforços
IV	Taquipneia, diaforese ou dificuldade respiratória em repouso

Adaptado de Canadian Cardiovascular Society Guidelines (2013).

ETIOLOGIA

Pode ocorrer por múltiplas etiologias a depender da faixa etária (Tabela 88.1).

Manifestações clínicas

As manifestações clínicas são variáveis; podem ser assintomáticos ou com sintomas exuberantes e graves desde o início do quadro clínico.

Sintomas típicos em crianças com IC, divididos em comuns e menos comuns são mostrados na Tabela 88.2.

A classificação funcional pode ser aplicada em todas as crianças e é utilizada para quantificar as mudanças da capacidade funcional de pacientes com IC crônica já estabelecida. A classificação de Ross é a mais utilizada em pediatria – classe de recomendação (CR)-I, nível de evidência (NE)-C (Tabela 88.3).

DIAGNÓSTICO

Baseado nas manifestações clínicas e em exames complementares com alterações significativas.

• Exame radiológico de tórax: cardiomegalia e congestão dos vasos pulmonares. A presença de cardiomegalia é altamente preditiva de dilatação ventricular no ecocardiograma. CR-I, NE-C.

- ECG: não é específico, porém frequentemente encontra-se alterado em pacientes com IC. Achados frequentes são taquicardia sinusal, sobrecarga ventricular esquerda, alteração do seguimento ST, BAV primeiro grau. CR-I, NE-C.
- Ecocardiograma: indispensável para diagnóstico inicial, para o acompanhamento clínico e para excluir doenças estruturais. CR-I, NE-B.
- BNP ou pró-BNP: utilizado para diferenciar IC de insuficiência respiratória. São produzidos pelos ventrículos em decorrência da sobrecarga de volume, pressão e principalmente aumento da tensão na parede ventricular. CR-IIa, NE-C.
- Troponinas cardíacas: uso limitado, pois a faixa de normalidade é extremamente variável em crianças. Não há preditores de morbidade e mortalidade.
- TC/RNM: fornecem informações adicionais na avaliação do paciente com falência ventricular candidato a transplante cardíaco. RNM contribui para avaliação estrutural do coração e musculatura torácica, enquanto a TC permite estudo minucioso dos territórios aórtico, pulmonar e de retorno pulmonar e sistêmico.
- Outros exames: hemograma, eletrólitos, função renal, gasometria.

TRATAMENTO

IC aguda

A conduta inicial deve se basear na avaliação do estado hemodinâmico, se o paciente encontra-se com sinais de congestão e/ou baixo débito. Também é importante avaliar se existe uma causa removível para o quadro de IC.

Os padrões de IC aguda estão representados na Figura 88.1 e a terapêutica pode migrar de um grupo para outro.

De acordo com o padrão hemodinâmico, pode-se utilizar como guia para o tratamento inicial o algoritmo da Figura 88.2.

Terapia aguda

Diuréticos

Diuréticos de alça, como furosemida, são recomendados para IC com sinais e sintomas de congestão. EV 0,5-2 mg/kg/dose 6/6 ou 12/12 h; VO 1-2 mg/kg/dose; contínua 0,1-0,4 mg/kg/hora.

Diuréticos tiazídicos podem ser adicionados a doentes com resposta limitada a diuréticos de alça, melhorando o efeito deste último: HCTZ 1-4 mg/kg/dia, fracionado em 1-2 doses diárias. Máximo de 50 mg.

Restrição hídrica para 80% do volume de manutenção.

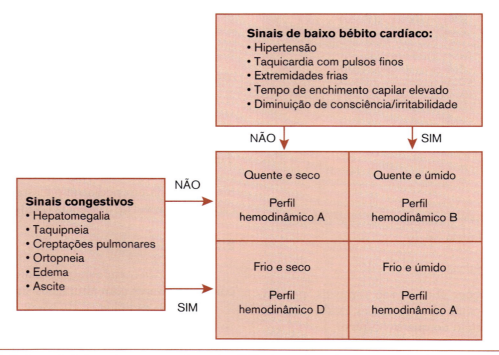

FIGURA 88.1. Perfis hemodinâmicos de apresentação na insuficiência cardíaca descompensada. Estado hemodinâmico A, B, C e D. (Adaptada de Kantor PF, Mertens LL. Eur J Pediatr. 2010; 169:269-79.)

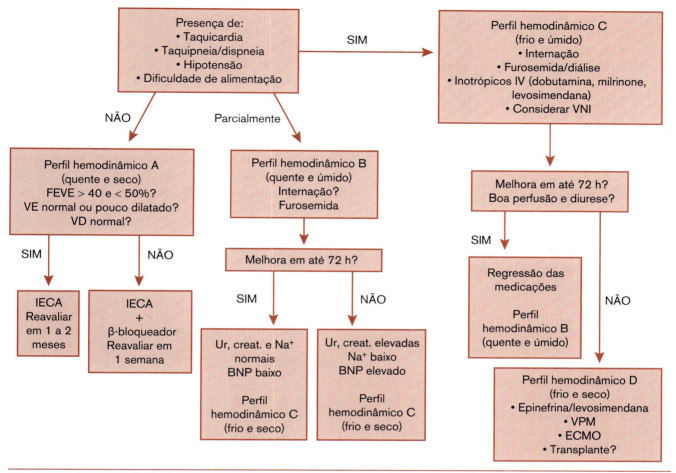

FIGURA 88.2. Algoritmo para o tratamento da IC baseado nos perfis hemodinâmicos. (Adaptada de Kantor PF, et al. Canadian J Cardiol. 2013; 29:1535-52.)

Agentes inotrópicos

Objetiva a melhora da perfusão de órgãos em pacientes com baixo débito cardíaco, além de melhora sintomática. A milrinona, dobutamina e epinefrina podem ser utilizadas como terapia de resgate nos pacientes com baixo débito e má perfusão.

A levosimendana, agente inotrópico que possui efeito inotrópico por meio da sensibilização da troponina C ao cálcio, pode ser utilizada para melhora do débito cardíaco sem aumento da demanda miocárdica de oxigênio, melhorando a perfusão sistêmica; além de ação vasodilatadora devido à sua ação sobre os canais de potássio dependentes de energia.

- Milrinona: ataque: 50 mcg/kg em 15 minutos. Contínua: 0,25-0,75 mcg/kg/min. Dose máx.: 1,1 mg/kg. A tendência atual é evitar a dose de ataque, devido ao efeito de vasodilatação importante. Atua inibindo a fosfodiesterase 3, promovendo um aumento do AMP cíclico.
- Epinefrina: 0,01-0,1 mcg/kg/min. Em dose contínua abaixo de 0,3 mcg/kg/min, há predomínio de efeito beta1 com aumento do inotropismo e do cronotropismo e em menor intensidade de beta2 com vasodilatação leve, sem efeito alfa.
- Dobutamina: 2,5-15 mcg/kg/min. Efeito beta1 e beta2 com aumento do inotropismo e do cronotropismo e vasodilatação sistêmica e pulmonar.
- Levosimendana: ataque: 12 mcg/kg. Contínua: 0,05-0,1 mcg/kg/min. Administração durante 24 a 48 horas com duração do efeito ao redor de 10 dias.

IC crônica

Tratamento baseado na classificação funcional:
- Ecocardiograma alterado, paciente assintomático, classe funcional I (NYHA ou Ross): inibidores da enzima conversora da angiotensina (IECA).
- Ecocardiograma alterado, sintomas leves, classe funcional II (NYHA ou Ross): IECA, beta-bloqueador e diurético.

- Sintomas moderados, classe funcional III (NYHA ou Ross): IECA, betabloqueador, diurético, antagonista de aldosterona.
- Sintomas graves, classe funcional IV (NYHA ou Ross): internação hospitalar, inotrópico IV, vasodilatador, suporte ventilatório (não invasivo ou invasivo).
- Sintomas intratáveis: inotrópico IV, suporte ventilatório invasivo, suporte mecânico ventricular (ECMO), transplante cardíaco.

Tratamento crônico

- IECA: reduz sintomas, diminui pós-carga sistêmica, melhora sobrevida dos pacientes com IC quando em doses otimizadas. Primeira linha em paciente com disfunção ventricular, mesmo assintomáticos.
- Captopril em < 2 anos (administração por via oral):
  - Neonato: dose inicial de 0,05-0,1 mg/kg/dose a cada 8-24 h. Dose terapêutica: 0,5-2 mg/kg/dia a cada 6-24 h.
  - Crianças: dose inicial de 0,15-0,5 mg/kg/dose a cada 8-24 h. Dose terapêutica: 2,5-6 mg/kg/dia a cada 6-24 h.
- Enalapril em > 2 anos (administração por via oral): Crianças: dose inicial de 0,05-0,1 mg/kg/dose a cada 12-24 h. Dose terapêutica: 0,2-5 mg/kg/dia a cada 12-24 h.
- Betabloqueador: diminui a resposta inadequada do sistema adrenérgico, com diminuição da FC e melhora do enchimento ventricular diastólico. Reverte remodelação.
- Carvedilol (administração por via oral): dose inicial de 0,01 mg/kg/dose a cada 12 h. A dose deverá ser aumentada a cada 2-3 semanas, a depender da tolerância. Dose terapêutica: 0,6-2 mg/kg/dia em duas doses diárias (12/12 h). A dose máxima é de 50 mg/dia.
- Antagonista de aldosterona: apresenta efeito antifibrótico e antimodelador no miocárdio. Tem efeito poupador de potássio. Pode ser utilizado em IC sistólica crônica com função renal preservada ou discretamente reduzida.
- Espironolactona: dose inicial de 0,01 mg/kg/dose a cada 12 h. A dose deverá ser aumentada a cada 2-3 semanas, a depender da tolerância. Dose terapêutica: 0,6-2 mg/kg/dia em duas doses diárias (12/12 h). A dose máxima é de 50 mg/dia.
- Digoxina:
  - 1 mês a 2 anos: 10 mcg/kg/dia, dividida em duas doses diárias.
  - 2-5 anos: 7,5-10 mcg/kg/dia, dividida em duas doses diárias.
  - 5-10 anos: 5-10 mcg/kg/dia, dividida em duas doses diárias.
  - > 10 anos: 2,5-5 mcg/kg/dia, em uma dose diária.

Tratamento específico

Várias cardiopatias possuem tratamentos específicos, que não fazem parte do escopo deste capítulo. Entre esses, podemos citar as cardiopatias congênitas, que na maioria das vezes necessitam de tratamento cirúrgico para que a IC seja controlada.

Bibliografia

Azeka E, Jatene MB, Jatene IB, Horowitz ESK, Branco KC, Souza Neto JD, et al. I Diretriz Brasileira de Insuficiência Cardíaca e Transplante Cardíaco, no Feto, na Criança e em Adultos com Cardiopatia Congênita, da Sociedade Brasileira de Cardiologia. Arq Bras Cardiol. 2014; 103(6 Suppl 2):1-126.

Cauduro AS. Insuficiência cardíaca congestiva pediátrica. In: Atik E (ed.). Cardiopatias congênitas: guia prático de diagnóstico, tratamento e conduta. São Paulo: Atheneu. 2014; p. 3-17.

Freed MD. Congestive Heart Failure. In: Flyer DC (ed.). Nada's Pediatric Cardiology. Philadelphia: Hanley & Belfus Inc. 1992; p. 63-72.

Kantor PF, Lougheed J, Dancea A, McGillion M, Barbosa N, Chan C, et al. Presentation, Diagnosis, and Medical Management of Heart Failure in Children: Canadian Cardiovascular Society Guidelines. Canadian J Cardiol. 2013; 29:1535-52.

Kantor PF, Mertens LL. Heart failure in children. Part I: clinical evaluation, diagnostic testing, and initial medical management. Eur J Pediatr. 2010; 169:269-79.

O'Laughlin MP. Insuficiência Cardíaca em Criancas. In: Berger S (ed.). Clínicas Pediátricas da América do Norte. Madri: Ediciones Harcourt. 1999; 46(2):263-74.

Park MK. Insuficiência cardíaca congestiva. In: Park MK (ed.). Cardiologia pediátrica. Rio de Janeiro: Elservier. 2015; p. 451-64.

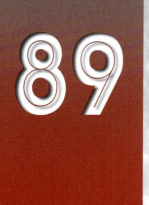

SÍNCOPE EM CRIANÇAS E ADOLESCENTES

Rossano Cesar Bonatto
Flavia Maria de Souza Mattioli

INTRODUÇÃO

Síncope é a perda súbita e transitória da consciência e do tônus postural, geralmente precedida por um curto período de sinais e sintomas premonitórios chamado de pré-síncope, que ocorre secundariamente à cerebral inadequada, seguida de recuperação espontânea.

Quando ocorre apenas instabilidade postural e escurecimento visual, com a sensação de desmaio com perda rápida e transitória do tônus muscular sem a perda completa da consciência, denomina-se pré-síncope.

A tontura é o sintoma de pródromo mais frequente nos episódios de síncope ou pré-síncope. Trata-se de sintoma inespecífico que pode incluir sensação de cabeça vazia ou vertigem. A sensação de cabeça vazia acompanha frequentemente episódios de hiperventilação, associada a alterações psicológicas, como ansiedade, pânico ou depressão. A vertigem pode estar relacionada com a sensação de cabeça ou chão girando e normalmente é uma manifestação vestibular.

A síncope é uma entidade clínica relativamente comum na infância e adolescência correspondendo a aproximadamente 1% dos atendimentos em salas de urgência e emergência pediátricas. Ocorre mais frequentemente em meninas com pico entre 15 e 19 anos. Estima-se que até a segunda década de vida cerca de 15% das pessoas terão ao menos um episódio de síncope. A recorrência após o primeiro episódio é de aproximadamente 35%. Antes de 6 anos de idade é incomum e quando presente está incluída no contexto de distúrbios convulsivos, perda de fôlego e arritmias cardíacas primárias.

As causas de síncope na pediatria geralmente são benignas, mas podem ser manifestação de doenças neurológicas ou metabólicas ou ser um sinal preditivo de morte cardíaca súbita, exigindo triagem e investigação adequadas. O objetivo é fazer diagnósticos diferenciais e excluir o risco de morte.

CAUSAS DE SÍNCOPE

A etiologia da maioria dos casos de síncope pode ser dividida em uma das quatro seguintes categorias: 1) disfunção autonômica (neuralmente mediadas); 2) cardiológicas; 3) neuropsiquiátricas; 4) metabólicas. Em pediatria, a síncope neurocardiogênica ou vasovagal responde por mais de 50% dos casos.

Disfunção autonômica

Intolerância ortostática

A intolerância ortostática é bem demonstrada no estresse ortostático, engloba as principais causas de síncope (vasovagal, hipotensão postural e STPO), incluindo alterações da regulação do fluxo sanguíneo, da pressão arterial e da frequência cardíaca. Os três quadros da intolerância ortostática podem ser demonstrados por meio do teste de inclinação (*tilt test*) (Figura 89.1).

Síncope vasovagal (síncope simples, síncope neurocardiogênica ou síncope neuromediada)

Essa é a causa mais comum de síncope em crianças e adolescentes saudáveis. Pouco frequente abaixo dos 12 anos de idade e é mais prevalente em

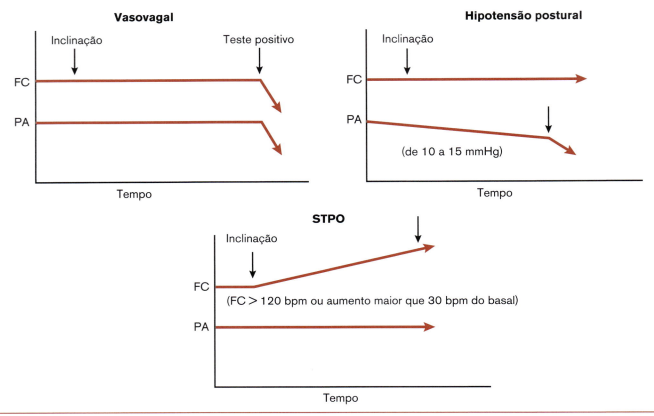

FIGURA 89.1. Esquema de resposta ao teste de inclinação (*tilt test*) das respostas vasovagal, hipotensão postural e síndrome da taquicardia postural ortostática (STPO). (Adaptada de Park MK. Síncope. In: Park MK (ed.). Park Cardiologia Pediátrica. 6 ed. Rio de Janeiro: Elsevier. 2015; p. 505-15.)

adolescentes do sexo feminino. Caracteriza-se pelo aparecimento de um pródromo (tontura, náuseas, palidez, diaforese, palpitações, visão turva, dor de cabeça, hiperventilação etc.) seguido da perda do tônus postural e da consciência. O tempo da perda de consciência geralmente é menor que um minuto, com recuperação progressiva do estado da consciência. Algumas vezes os pacientes podem sofrer lesões provocadas por queda ao solo. São fatores que propiciam o aparecimento da síncope: tempo prolongado na posição supina em ambientes com temperatura elevada, após banhos quentes e prolongados, ansiedade, medo, dor, jejum prolongado e calor excessivo.

O mecanismo fisiopatológico não é completamente conhecido, mas está relacionado com diminuição do retorno venoso, diminuição do débito cardíaco e da pressão arterial.

Hipotensão ortostática (disautonomia)

A Sociedade Americana de Disautonomia define hipotensão ortostática como uma queda sustentada na pressão sistólica/diastólica maior que 20/10 mmHg dentro de 3 minutos após assumir a posição de pé, sem movimentação dos membros superiores ou inferiores. Não apresenta os sinais do sistema nervoso autônomo da síncope vasovagal (palidez, diaforese e hiperventilação).

Síndrome da taquicardia postural ortostática (STPO)

A STPO é mais frequentemente observada em mulheres jovens. Para o diagnóstico há necessidade de aferir a FC e a PA na posição supina, sentada e em pé. A STPO é definida com o desenvolvimento de sintomas ortostáticos que são associados ao aumento mínimo de 30 bpm com relação à FC basal ou uma FC ≥ 120 bpm que ocorre nos primeiros 10 minutos após assumir a posição em pé.

Síncope relacionada a exercícios

Perda súbita da consciência que ocorre logo após exercícios físicos ou competições esportivas pode ocorrer por causas orgânicas, principalmente cardíacas ou pulmonares. No entanto a maioria dos casos ocorre devido à associação de fatores múltiplos: aumento do volume sanguíneo nos músculos dos membros inferiores, desidratação ou hidratação inadequada, temperatura ambiental elevada, hiperventilação. Deve-se orientar os atletas a se hidratarem antes, durante e após a prática de atividades físicas.

Síncope situacional

- Apneia: crise de perda de fôlego.
- Tosse: pode ser observada em pacientes com crises graves de asma.
- Micção e evacuação: raras na faixa etária pediátrica.
- Hipersensibilidade do seio carotídeo: pouco comum na faixa etária pediátrica.
- Excesso de tônus vagal

Cardiológicas

Arritmia

- Bradiarritmias: sinusal, BAVT, assistolia.
- Taquiarritmias: TPSV, TV, *flutter* atrial, fibrilação atrial, cardiomiopatia arritmogênica do VD, síndrome do QT longo, síndrome do QT curto, síndrome de Brugada.

Alteração miocárdicas

- Cardiomiopatia hipertrófica, cardiomiopatia dilatada, PVM, cardiomiopatia arritmogênica do VD, anomalias de origem das artérias coronárias.

Lesões obstrutivas

- Estenose aórtica, estenose pulmonar, cardiomiopatia hipertrófica obstrutiva, hipertensão pulmonar, estenose mitral, tumores cardíacos.

Neuropsiquiátricas

- Ansiedade: pânico, fobias etc.
- Hiperventilação: relacionada à diminuição da concentração plasmática de CO_2 com vasoconstrição e diminuição do fluxo sanguíneo cerebral.
- Convulsões.
- Enxaqueca.
- Tumores do SNC.
- Simulação (histeria).

Metabólicas

- Desidratação.
- Hipoglicemia.
- Distúrbios eletrolíticos.
- Anorexia nervosa.
- Medicamentos: anticonvulsivantes, anti-hipertensivos, sedativos etc.

■ CARACTERÍSTICAS CLÍNICAS DE CAUSAS ESPECÍFICAS DE SÍNCOPE (TABELA 89.1)

Síncope neuromediada

Ausência de doença cardiológica, história longa de síncope, após súbita, inesperada e desagradável visão, som, cheiro ou dor, longo período em posição supina ou lugares fechados e quentes, náuseas e vômitos associados com a síncope, durante refeição ou no estado absortivo após a refeição, com a rotação da cabeça, pressão sobre o seio carotídeo (tumor, barbear, gola apertada), após exercício (raramente).

Síncope por hipotensão ortostática

Após se levantar, relação temporal com o início de medicação que leva à hipotensão ou alterações da dosagem, longo período em posição supina, especialmente em lugares fechados e quentes, presença de neuropatia autonômica ou parkinsonismo, após exercício.

Síncope cardíaca

Presença de doença cardíaca estrutural, durante exercício ou posição supina, precedida por palpitação, história familiar de morte súbita.

■ AVALIAÇÃO DIAGNÓSTICA DE PACIENTES COM SÍNCOPE

A grande dificuldade do médico que realiza o atendimento é que ele não assistiu ao quadro e irá se basear em informações de acompanhantes ou do próprio paciente que nem sempre são confiáveis. No entanto, meticulosa anamnese e cuidadoso exame físico devem ser realizados. Esses dados auxiliarão no diagnóstico diferencial das diversas formas de síncope.

Anamnese

Investigar antecedentes cardiovasculares, neurológicos, psiquiátricos, uso de medicações vasodilatadoras, anti-hipertensivas, anticonvulsivantes, digitálicos e drogas ilícitas, como cocaína e derivados. Interrogar o paciente e acompanhantes minuciosamente sobre história familiar, a forma em que ocorreu a síncope e pródromos, presença de dor em segmento cefálico, no tórax ou abdome, posição prévia do paciente, tipos de movimentos convulsivos se existirem, tempo de inconsciência, se estava relacionado a tosse, diurese ou emoção, súbita exposição ao frio e ao esforço (Tabela 89.2).

Exame clínico

Durante o exame clínico deve-se avaliar sinais vitais com medida da pressão arterial nas posições de decúbito dorsal e na posição ortostática, em busca de hipotensão ortostática (queda da pressão arterial sistólica maior ou igual a 20 mmHg e queda da pressão arterial diastólica de 10 mmHg, com 3 minutos

TABELA 89.1. Diagnóstico diferencial das causas de síncope

Diagnóstico	História	Sintomas	Descrição	Duração	Após	Recorrência
Neurocardiogênica/outras vagais						
Vasodepressora	Posição ereta (prolongada)	Palidez, náuseas, alterações visuais	Breve, raramente convulsão	< 1 min	Palidez residual, calor, sudorese, pode recorrer em pé	Comum
Vasovagal	Picada de agulha, visão de sangue, medo	Palidez, náuseas	Breve, convulsões raras	< 1 min	Palidez residual, calor, sudorese, pode recorrer em pé	Situacional
Miccional	Após micção	Palidez, náusea	Breve, convulsão	< 1 min	Fadiga ou basal em todos	Sim em todos os casos
Pós-tosse (deglutição)	Tosse paroxística	Tosse	Início abrupto	< 5 min	Fadiga ou basal em todos	Sim, em todos os casos
Compressão do seio carotídeo	Colarinho apertado, giro de cabeça	Vago, alterações visuais	Início súbito, palidez	< 5 min	Fadiga ou basal em todos	Sim, em todos os casos
Metabólica						
Hipoglicemia	Jejum, uso de insulina	Fome gradual, fraqueza, sudorese	Palidez, sudorese; raramente perda da consciência	Variável	Aliviada apenas pela alimentação	Sim, frequência depende da causa da hipoglicemia
Neuropsiquiátrica						
Hiperventilação	Ansiedade	Dispneia, medo, claustrofobia	Agitado, hiperpneia	< 5 min	Fadiga ou basal	Sim, em todos os casos
Enxaqueca com síncope	Cefaleia	Aura, enxaqueca	Palidez	< 10 min	Cefaleia frequentemente occiptal	Sim, em todos os casos
Convulsão	Qualquer momento	± Aura	Convulsão, incontinência	Variável	Letargia pós-ictal com ou sem convulsão	Sim, em todos os casos
Histeria	Há sempre um plateia	Sofrimento psicológico	Desfalecimento delicado e gracioso	Variável	Basal normal	Sim, em todos os casos
Perda de fôlego	Agitação ou lesão	Choro	Cianose, convulsão	< 10 min	Fadiga, palidez residual	Sim, em todos os casos
Cardíaca						
Obstrução da VSVE	Exercício	Dor torácica	Abruptos, após esforço, palidez	Qualquer	Fadiga, palidez, duração residual e sudorese	Sim, em todos os casos
Hipertensão pulmonar	Qualquer momento, especialmente ao exercício	Dispneia, palpitações	Cianose e palidez	Qualquer	Fadiga e cianose	Sim, em todos os casos
Miocardite	Pós-viral, após esforço	Dispneia, dor torácica, palpitações	Palidez	Qualquer	Fadiga	Sim, em todos os casos
Tumores ou massa cardíaca	Em decúbito, paroxística	Dispneia ± dor torácica	Palidez	Qualquer	Basal	Sim, em todos os casos
Artéria coronária	Ao exercício	Dispneia + dor torácica	Palidez	Qualquer	Fadiga ou dor torácica	Sim, em todos os casos
Arritmia	Qualquer momento	Palpitações + dor torácica + dispneia	Palidez	Qualquer duração, em geral < 10 min	Fadiga ou basal	Sim, em todos os casos

Adaptada de síncope no paciente pediátrico – A perspectiva do cardiologista. In: Berger S (ed.). Clin Ped Amer Norte. Madri: Ediciones Hartcourt. 1999; 46(2):205-19.

SÍNCOPE EM CRIANÇAS E ADOLESCENTES

TABELA 89.2. Aspectos a serem investigados na história

Perguntas sobre as circunstâncias antes da síncope
- Posição (supina, sentado, em pé)
- Atividade (em repouso, mudança de postura, durante ou após exercícios, durante ou imediatamente após urinar, evacuar, tossir ou engolir)
- Fatores predisponentes (multidão, lugares quentes, em pé por tempo prolongado, pós-prandial), e fatores precipitantes (medo, dor intensa, movimento de pescoço)

Perguntas sobre o início do episódio
- Náuseas, vômito, desconforto abdominal, sensação de frio, suor, aura, dor no pescoço ou ombros, visão embaçada.

Perguntas sobre o episódio (testemunhas)
- Tipo de queda (perda total do tônus, queda sobre os joelhos), cor da pele (palidez, cianose, *flushing*), duração da perda de consciência, padrão respiratório (roncos), movimentos (tônicos, clônicos, tonicoclônicos, mioclônico, automatismo) e sua duração, início dos movimentos com relação à queda, mordida de língua.

Perguntas sobre o final do episódio
- Náuseas, vômito, sudorese, sensação de frio, confusão mental, mialgia, cor da pele, ferimentos, dor no peito, palpitações, incontinência urinária e fecal.
- Perguntas a respeito da história pregressa
- História familiar de morte súbita, arritmias cardíacas, desmaios
  - Doença cardíaca prévia
  - História neurológica (Parkinson, epilepsia, narcolepsia)
  - Distúrbios metabólicos (diabetes etc.)
  - Medicação (anti-hipertensivos, antianginosos, antidepressivos, antiarrítmicos, diuréticos, drogas que prolongam o intervalo QT)
- No caso de síncopes recorrentes: colher informações desde o primeiro episódio e o número de acessos

de ortostatismo). Também devem ser procurados sinais clínicos de cardiopatia estrutural ou disfunção ventricular (arritmias cardíacas, sopros cardíacos, presença de B3 e/ou B4, hiper ou hipofonese de bulhas), assim como devem ser buscadas alterações neurológicas (exame fundoscópio, sinal de Romberg, avaliação da marcha, reflexos tendinosos profundos, função cerebelar e propriocepção.

EXAMES COMPLEMENTARES

O exame clínico e a história vão orientar o médico na escolha dos exames diagnósticos complementares para cada paciente que tenha apresentado síncope.

Eletrocardiograma

A avaliação deve ser minuciosa e sistemática valorizando pontos fundamentais: frequência, ritmo (taquiarritmias, bradiarritmias, bloqueios etc.) e sinais de sobrecarga de câmaras. Deve-se buscar alterações, tais como: bradicardia sinusal com frequência cardíaca menor que 40 bpm; bloqueio sinoatrial ou pausas sinusais maiores que 3 segundos, bloqueios de ramo direito e esquerdo, bloqueios atrioventriculares de segundo (Mobitz tipo I ou II) ou terceiro

graus; prolongamento do intervalo QTc; presença de pré-excitação ventricular (síndrome de Wolff-Parkinson-White, síndrome de Long-Ganong-Levine); alteração da morfologia do QRS (síndrome de Brugada).

Avaliação laboratorial

A pesquisa de hipoglicemia, distúrbios hidroeletrolíticos, hipóxia e azotemia tem valor limitado, pois os pacientes geralmente são avaliados horas ou dias após o episódio de síncope quando já não se pode mais verificar essas alterações.

Avaliação neuropsiquiátrica

Para pacientes que apresentam quadro clínico de convulsões com fase pós-ictal de letargia ou confusão e com perda prolongada de consciência está indicado esse tipo de avaliação, que inclui a eletroencefalografia e exames de imagem (tomografia computadorizada e/ou ressonância nuclear magnética), além de serem encaminhados para um parecer da neurologia e psiquiatria, caso apresentem alterações emocionais.

Avaliação cardiovascular: ecocardiografia, Holter de 24 horas e monitor de eventos (*loop-recording*)

Esses exames são indicados para pacientes com síncope de causa presumida cardiológica ou com história familiar positiva para morte súbita. O monitor de eventos é um método utilizado para o esclarecimento do diagnóstico de síncopes esporádicas. Em crianças abaixo de 6 anos de idade com crises de parada respiratória, o registro relacionado ao sintoma pode demonstrar bradicardia importante ou mesmo assistolia prolongada. Em caso de suspeita de síncope de causa cardíaca a ecocardiografia auxilia na avaliação de crianças com história de síncope.

Teste da mesa inclinada (*tilt test*)

Esse exame é utilizado para confirmar o diagnóstico da síncope nas situações de intolerância ortostática (vasovagal ou neurocardiogênica). O objetivo do exame é reproduzir os sintomas que são causados por hipotensão (geralmente pressão arterial menor que 70 mmHg) acompanhada ou não de bradicardia. Esse exame é indicado para pacientes com quadro clínico recorrente, sugestivo de síncope neurocardiogênica (duas síncopes ou síncope única com lesão corporal).

TRATAMENTO

O tratamento deve ser individualizado e baseado na etiologia e fisiopatologia da síncope. Os pacientes devem ser estratificados (história clínica e familiar, estudos ecocardiográficos, eletrocardiográficos e hemodinâmicos) quanto ao risco de morte súbita presente nas síncopes de causa cardíacas. Ablação, implantação de marca-passo e cardiodesfibrilador automático implantável e drogas antiarrítmicas podem ser necessárias. As causas cardiológicas devem ter tratamento individualizado de acordo com a etiologia.

O tratamento da síncope relacionada à intolerância ortostática (neurocardiogênica, hipotensão ortostática e STPO) deve ser iniciado com expansão de volume. Os pacientes devem ser orientados a aumentar a ingesta hídrica e salina, principalmente por meio da ingestão de água em quantidade suficiente para apresentar diurese clara e várias vezes durante o dia, e salina, embora os rins possam anular esse esforço com aumento do débito urinário. É importante que o indivíduo aprenda a identificar os fatores desencadeantes (estresse ortostático) para que possa abortar a síncope assim que apareçam os pródromos. Medidas simples como deitar ou sentar e colocar a cabeça entre as pernas podem impedir a síncope.

Outra medida que pode ser utilizada é o *tilt training*, que consiste no indivíduo encostar em uma parede com o corpo afastado cerca de 15 cm da parede com os pés juntos; com duração inicial de 10 minutos com incrementos diários de 10 minutos até cerca de 30 a 40 minutos/dia. Vários trabalhos têm mostrado que há melhora das recorrências dos episódios de síncope neurocardiogênica, durante os dias que o *tilt training* está sendo realizado; porém a adesão é baixa, talvez devido à necessidade de permanecer cerca de 30 a 40 minutos inclinado diariamente.

Em casos recorrentes pode haver necessidade de tratamento farmacológico, sendo os betabloqueadores e fludrocortisona os fármacos mais usados.

Os betabloqueadores agem impedindo o aumento exacerbado da frequência cardíaca e aumento do inotropismo; e consequentemente inibem a estimulação dos mecanorreceptores ventriculares que têm um papel importante no desencadeamento da contrarresposta vagal, responsável pela bradicardia e diminuição da pressão arterial.

Os principais betabloqueadores utilizados são:
* Propranolol: 1 a 2 mg/kg/dia, VO, 1 a 2×/dia;
* Atenolol: 1 a 2 mg/kg/dia, VO, 1 a 2×/dia;
* Metoprolol: 0,8 a 3 mg/kg/dia, VO, 1 a 2×/dia.

A fludrocortisona é um mineralocorticoide e tem ação na reabsorção renal de sódio, aumentando o volume plasmático. Dose: 0,1 mg, VO, 1 a 2×/dia, máx. 1 mg/dia.

Em casos refratários podem ser utilizados os inibidores seletivos da recaptação de serotonina e vasoconstritores alfa-agonistas (pseudoefedrina e midodrina).

Os inibidores seletivos da recaptação de serotonina mais utilizados são:
* Fluoxetina: 5 a 20 mg/dia, VO, 1×/dia;
* Nefazadone: 75 a 150 mg, VO, 2×/dia;
* Sertralina: 25 a 100 mg, VO, 1×/dia.

Os alfa-agonistas promovem aumento da frequência cardíaca e aumento do tônus vascular periférico, evitando a bradicardia reflexa e a vasodilatação. Os mais utilizados são:
* Midodrina: 2,5 a 10 mg, VO, 3×/dia, máx. 40 mg/dia;
* Metilfenidato: 5 a 10 mg, VO, 2 a 3×/dia.

Crises de perda de fôlego

No tratamento das crises de perda de fôlego deve-se assegurar aos pais que a evolução é benigna e que os episódios tendem a desaparecer até os 6 anos de idade. Deve-se evitar a supervalorização do problema, pois pode criar um ciclo vicioso de ganho secundário. A criança deve ser mantida deitada. Alguns autores recomendam a realização de compressões torácicas ou abdominais para estimular a movimentação do diafragma e retomada dos movimentos respiratórios. Recomenda-se também investigar e tratar quadros anêmicos, pois a diminuição da concentração de hemoglobina diminui a oferta de oxigênio ao tecido cerebral, podendo aumentar o sofrimento hipóxico do SNC.

Bibliografia

Daoud AS, Batieha A, Al-sheyyab M, et al. Effectiveness of iron therapy on breath -holding spells. J pediatr. 1997; 130:547-50.

Di Girolamo E, Di Lorio C, Leonzio L, Sabatini P, Barsotti A. Usefulness of a tilt training program for the prevention of refractory neurocardiogenic syncope in adolescents: a controlled study. Circulation. 1999; 100:1798-801.

Driscoll DJ. Sincope e morte súbita. In: Driscoll DJ (ed.). Cardiologia Pediátrica: Fundamentos. São Paulo: Revinter. 2008; p. 63-9.

Habib RG, Andalaft RB, Moreira DAR, Moraes LR, Sierra Reyés CA, Gizzi JC. Síncope em Crianças e Adolescentes. São Paulo: Rev Soc Cardiol. 2003; 13(5):681-92.

Kolkiran A, Tutar E, Atalay S, Deda G, Cin S. Autonomic nervous system functions in children with breath-holding spells and effects of iron deficiency. Acta Paediatr. 2005; 94(9):1227-31.

Lewis DA, Dhala A. Síncope no paciente pediátrico – A perspectiva do cardiologista. In: Berger S (ed.). Clín Ped Amer Norte. Madri: Ediciones Hartcourt. 1999; 46(2):205-19.

Lombroso CT, Lerman P. Breath Holding Spells (Cyanotic and Pallid Infantile Syncope). Pediatrics. 1967; 39: 563-81.

Macatrão-Costa MF, Hachul D. Diagnóstico de Síncope. São Paulo: Rev Soc Cardiol. 2007;1:1-10.

Massin MM. Neurocardiogenic Syncope in Children: Current Concepts in Diagnosis and Management. Pediatr Drugs. 2003; 5(5):327-34.

Moya A, et al. Guidelines for the Diagnosis and Management of Syncope (version 2009): The Task Force for the Diagnosis and Management of Syncope of the European Society of Cardiology. Eur Heart J. 2009; 30:2631-71.

Pace AE, Scaglione J. Síncope en Pediatría: Etiología, Diagnóstico y Tratamiento del Lactante al Adolescente. Arch Argent Pediatr. 2004; 102(5):344-52.

Park MK. Sincope. In: Park MK (ed.). Cardiologia pediátrica. 6 ed. Rio de Janeiro: Elservier. 2015; p. 505-15.

Sapin SO. Autonomic Syncope in Pediatrics: A Practice-Oriented Approach to Classification, Pathophysiology, Diagnosis, and Management. Clin Pediatr. 2004; 43:17-23.

Silva LBMS. Síncope em adolescents. Rio Grande do Sul: Rev Soc Cardiol. 2004; 1:1-3.

Strickberger SA, et al. Scientific Statement on the Evaluation of Syncope. J Am Coll Cardiol. 2006; 113:316-27.

Wang C, Zheng HF. Current Diagnosis and Management of Children With Vasovagal Syncope. World J Pediatr. 2007; (2):98-103.

SEÇÃO

13

EMERGÊNCIAS NEUROLÓGICAS

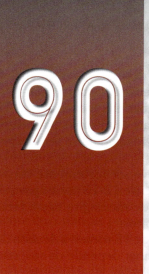

CONVULSÃO FEBRIL

Joelma Gonçalves Martin

A convulsão febril ocorre na infância, geralmente entre os 3 meses e 5 anos de idade, associada à febre, na ausência de infecção intracraniana ou de outra causa neurológica definida, excluindo-se as crianças que tenham tido previamente convulsões afebris. Representam a causa mais comum de convulsão na infância. As convulsões febris não podem ser confundidas com epilepsia, que se caracteriza por crises afebris recorrentes. Evidências sugerem, entretanto, que pacientes com convulsão febril não evoluem para disfunção cognitiva, sendo, portanto, de excelente prognóstico neurológico. Há discreta prevalência no sexo masculino.

A primeira convulsão febril ocorre em média entre 18 e 22 meses, podendo ser de três subtipos:

1. Convulsão febril simples, tonicoclônica generalizada com duração geralmente ao redor de 5 minutos;
2. Complexa ou complicada, com crises focais e/ou duração maior que 15 minutos e/ou com recorrências em menos de 24 horas e/ou com manifestações neurológicas pós-ictais;
3. Convulsão febril sintomática.

A incidência varia de 1-14%, dependendo do estudo.

FISIOPATOLOGIA

O baixo limiar do córtex cerebral em desenvolvimento, a suscetibilidade da criança a infecções, a propensão a ter febre alta e componente genético afetando o limiar convulsígeno são fatores que se combinam e justificam porque a convulsão febril (CF) é um fenômeno da primeira infância e é sobrepujado com o crescimento.

SINAIS E SINTOMAS

Convulsão febril simples

A idade de ocorrência é em crianças entre 3 meses e 5 anos, sendo que acontece em 70-75% dos casos.

A convulsão febril simples é clônica ou tonicoclônica generalizada e dura menos que 15 minutos.

A criança é neurologicamente saudável e sem anormalidades neurológicas ao exame físico ou pela história clínica.

Convulsão febril complexa

A idade, o *status* neurológico e a história da febre são semelhantes às convulsões simples, ocorrendo em 20-25% dos casos.

Essa crise é focal, prolongada (> 15 min) ou ocorrem múltiplas convulsões sucessivamente.

Convulsão febril sintomática

Idade e caracterísiticas da febre são as mesmas das anteriores.

A criança tem uma anormalidade neurológica ou doença aguda.

DIAGNÓSTICO

A CF costuma ser do tipo simples, isto é, crise tonicoclônica generalizada, rápida e isolada. Os pais po-

Tratamento

Tratamento sintomático da migrânea na infância

De forma característica, os ataques de migrânea na infância geralmente se resolvem com o sono. Em ataques de menor intensidade e incapacidade, recomenda-se que a criança seja colocada em um ambiente silencioso, escuro e bem ventilado, condições essas que facilitam o sono, podendo, assim, resolver a dor. Se essas medidas iniciais não funcionarem ou se o ataque for de maior intensidade e incapacidade, está indicado o uso de medicamentos. Na ausência de vômitos, optamos por um analgésico comum como o paracetamol ou a dipirona (sem restrição de idade) ou um anti-inflamatório não hormonal (AINH) (ibuprofeno – uso recomendado acima de 6 meses, e naproxeno – uso recomendado acima de 2 anos). Triptanas podem ser usadas acima dos 12 anos – sumatriptana nasal em spray e rizatriptana são eficazes; a associação do naproxeno com a sumatriptana se mostrou efetiva em apenas um estudo na literatura, bem como a miniprofilaxia com a naratriptana para a migrânea associada à menstruação na adolescência. Se a criança apresenta sinais de gastroparesia como náusea e/ou vômito, podemos utilizar procinéticos com cuidados com os efeitos extrapiramidais, dando preferência à domperidona, via oral e, em seguida, após 15 a 20 minutos, o AINH (via oral). Caso essas condutas não abortem o ataque de migrânea, devem ser consideradas as seguintes opções: dipirona EV, clorpromazina SL ou dexametasona EV. Os derivados ergotamínicos são contraindicados na infância, dado o risco potencial de efeitos colaterais graves.

Tratamento profilático da migrânea na infância

Não estão estabelecidos pela literatura os critérios para indicação do tratamento profilático da migrânea na infância e adolescência, mas ele deve ser feito quando for evidente o impacto da doença sobre a qualidade de vida do paciente. Portanto, não devemos considerar apenas a frequência, mas também outros parâmetros importantes, como a duração e a incapacidade provocada pelas crises. São escassos os estudos acerca da profilaxia da migrânea na infância e adolescência, e só existem evidências de nível 1 (estudos randomizados, duplos-cegos e controlados por placebo) para a flunarizina e o topiramato. As demais drogas, muitas delas tradicionalmente utilizadas nesse tratamento, apresentam nível de evidência menor. Devemos tentar escolher medicações que oportunamente tratem outras condições existentes. Um exemplo é o uso de flunarizina, ciproeptadina ou pizotifeno em uma criança inapetente que apresente migrânea, uma vez que essas drogas podem aumentar o apetite (Tabela 91.2).

TABELA 91.2. Drogas utilizadas no tratamento de ataque e profilático de migrânea

Droga, via, dose	Efeitos colaterais
Acetaminofeno, VO, 10 mg/kg/dose	Hepatotoxicidade na superdosagem
Naproxeno sódico, VO, 5 mg/kg/dose	Distúrbio gastrointestinal, erupção cutânea
Metoclopramida, VR, 0,5 mg/kg/dose	Distúrbio extrapiramidal
Domperidona, VO – IM, 0,3-0,4 mg/kg/dose	Distúrbio extrapiramidal, sonolência
Dipirona, EV, 6-15 mg/kg/dose	Distúrbio gastrointestinal, reações alérgicas
Clorpromazina, SL, 0,5 mg/kg/dose	Sedação, hipotensão ortostática, distúrbio visual, retenção urinária, constipação
Dexametasona, EV, 0,25 mg/kg/dose	No uso por 1-2 dias, os efeitos colaterais são pouco observados
Fenitoína, VO, 5-10 mg/kg/dia 2 doses/dia	Nistagmo, ataxia, sedação, hiperplasia gengival, erupção cutânea
Ácido valproico, VO, 15-60 mg/kg/dia 2 doses/dia	Distúrbio hepático, perda de cabelos
Imipramina, VO, pré-escolar: 10-40 mg/dia; escolar: 10-75 mg/dia	Efeitos anticolinérgicos, bloqueio adrenérgico
Propranolol, VO, 1,5-3 mg/kg/dia 2 doses/dia	Fadiga, náusea, hipotensão arterial, bradicardia
Nadolol, VO, 20-40 mg/dia 1 dose/dia	Hipotensão arterial, bradicardia
Flunarizina, VO, 5-10 mg/dia 1 dose/dia	Aumento do apetite, sonolência
Cipro-heptadina, VO, 0,25 mg/kg/dia 2 doses/dia	Aumento do apetite, sonolência
Pizotifeno, VO, 0,5-1 mg/dia 1-2 doses/dia	Aumento do apetite, sonolência

CEFALEIAS NA INFÂNCIA E ADOLESCÊNCIA NA EMERGÊNCIA

TABELA 91.3. Critérios diagnósticos da cefaleia tensional episódica

A. Pelo menos 10 episódios prévios de dor de cabeça, preenchendo os critérios de B a D, listados a seguir. Número de dias com cefaleia < 180/ano (< 15/mês)

B. Cefaleia, durando de 30 minutos a 7 dias

C. A dor deve ter, pelo menos, duas das seguintes características:
- Caráter de pressão/aperto (não pulsátil)
- Intensidade fraca ou moderada (pode limitar, porém não impedir as atividades)
- Localização bilateral
- Não é agravada por subir escadas ou por atividades físicas similares

D. Ambos os itens seguintes:
- Ausência de náuseas ou vômitos (anorexia pode ocorrer)
- Fotofobia e fonofobia estão ausentes, ou apenas uma dessas está presente

E. Há, no mínimo, um dos seguintes itens:
- História e exames físico e neurológico não sugestivos de um dos distúrbios (itens 5 a 11 no texto sobre migrânea)
- História e/ou exame físico e/ou neurológico, sugestivos de tais distúrbios, mas que são afastados por investigação apropriada
- Esses distúrbios estão presentes, mas as crises de migrânea não ocorreram pela primeira vez, em estreita relação temporal com eles

TABELA 91.4. Manifestações clínicas sugestivas de cefaleia secundária à hipertensão intracraniana

Predominam os vômitos sobre a própria cefaleia, especialmente se ocorrem preferencialmente no período noturno e início da manhã, podendo, com isso, provocar o despertar da criança

Na evolução da cefaleia, surgem sintomas tais como apatia, anorexia, mudança comportamental, parada do crescimento, macrocefalia, inexplicável déficit visual e/ou declínio progressivo e recente do desempenho escolar

Existe(m) anormalidade(s) no exame neurológico – 96% das crianças com cefaleia secundária a tumor cerebral apresentam anormalidades no exame neurológico, antes dos 4 meses a partir do início da cefaleia[14]

Coexistem cefaleia e crises epilépticas, especialmente se as manifestações epiléptica e migranosa ocorrem no mesmo ataque

A cefaleia tem características sugestivas de cefaleia em salvas (risco de malformação vascular cerebral)

A cefaleia é desencadeada pelo esforço físico ou manobra de Valsalva

Sinais e/ou sintomas neurológicos focais se desenvolvem durante a cefaleia ou persistem ou recorrem após o seu término

CEFALEIA DO TIPO TENSIONAL EPISÓDICA

"Os mecanismos exatos da cefaleia do tipo tensional não são conhecidos. A tensão muscular involuntária, física ou mentalmente induzida, é importante. Também importantes são mecanismos puramente psicogênicos" (Bille B). Para alguns autores, a cefaleia tipo tensional episódica é a mais frequente da infância; para outros, no entanto, é menos frequentemente observada que a migrânea. Os critérios da SIC para a cefaleia tipo tensional episódica estão resumidos na Tabela 91.3.

CEFALEIA CRÔNICA PROGRESSIVA

Quando a cefaleia tem início recente (há menos de 6 meses), com piora progressiva da intensidade e frequência dos ataques, a hipótese de hipertensão intracraniana deve ser considerada. A Tabela 91.4 resume alguns critérios sugestivos dessa situação.

Bibliografia

Al-Twaijri WA, Shevell MI. Pediatric migraine equivalents: occurrence and clinical features in practice. Pediatr Neurol. 2002; 26(5):365-8.

Arruda MA, Bordini CA, Ciciarelli MC, Speciali JG. Decreasing the minimal duration of the attack to 1 hour: is this sufficient to increase the sensitivity of the ICHD-II diagnostic criteria for migraine in childhood? J Headache Pain. 2004; 5:131-6.

Arruda MA, Guidetti V. Cefaleias na Infância e Adolescência. Ribeirão Preto: Instituto Glia; 2007.

Arruda MA, Guidetti V, Galli F, Albuquerque RC, Bigal ME. Frequent headaches in the preadolescent pediatric population: A population-based study. Neurology. 2010 mar; 74(11):903-8.

Bigal ME, Lipton RB. Migraine at all ages. Curr Pain Headache Rep. 2006; 10(3):207-13.

Bigal ME, Rapoport AM, Sheftell FD, Tepper SJ, Lipton RB. Chronic migraine is an earlier stage of transformed migraine in adults. Neurology. 2005; 65(10):1556-61.

Bille B. Migraine and tension-type headache in children and adolescents. Cephalalgia. 1996; 16(2):78.

Bordini CA, Roesler C, Carvalho D de S, Macedo DD, Piovesan E, Melhado EM, et al. Recommendations for the treatment of migraine attacks – a Brazilian consensus. Arq Neuropsiquiatr. 2016 mar; 74(3):262-71. doi:10.1590/0004-282X2015021.

Clasificação Internacional das cefaleias (ICHD-3 beta) – Tradução portuguesa; 2014. Disponível em: http://www.ihs-headache.org/binary_data/2086_ichd-3-beta-versao-pt-portuguese.pdf. Acessado em: 13 jul 2015.

Gallai V, Sarchelli P, Carboni F, Benedetti P, Mastropolo C, Puca F. Applicability of the 1988 IHS criteria to headache patients under the age of 18 years attending 21 Italian clinics. Headache. 1995; 35:146-53.

Guidetti V, Galli F, Cerutti R, Fortugno S. "From 0 to 18": what happens to the child and his headache? Funct Neurol. 2000; 15(Suppl 3):122-9.

Lima MM, Padula NA, Santos LC, Oliveira LD, Agapejev S, Padovani C. Critical analysis of the international classification of headache disorders diagnostic criteria (ICHD I-1988) and (ICHD II-2004), for migraine in children and adolescents. Cephalalgia. 2005; 25(11):1042-7.

Lima MMF, Bazan R, Martin LC, Martins AS, Luvizutto GJ, Betting LEGG, et al. Análise crítica dos critérios diagnósticos (ICHD-3 beta) de enxaqueca em crianças e adolescentes. doi: 10.1590/0004-282X20150162.

MacDonald JT. Childhood migraine. Differential diagnosis and treatment. Postgrad Med. 1986; 80(5):301-4, 306.

Metsähonkala L, Sillanpää M. Migraine in children: an evaluation of the IHS criteria. Cephalalgia. 1994; 14: 285-90.

Reiman EM, Chen K, Alexander GE, Caselli RJ, Bandy D, Osborne D, et al. Functional brain abnormalities in young adults at genetic risk for late-onset Alzheimer's dementia. Proc Natl Acad Sci. 2004; 101(1):284-9.

Society HCSotIH. The International Classification of Headache Disorders. 2 ed. Cephalalgia. 2004; 24(Suppl 1): 1-149.

Stewart WF, Wood C, Reed ML, Roy J, Lipton RB. Cumulative lifetime migraine incidence in women and men. Cephalalgia. 2008; 28(11):1170-8.

Winner P, Martinez W, Mate L, Bello L. Classification of pediatric migraine: proposed revisions to IHS criteria. Headache. 1995; 35:407-10.

Wöber-Bingöl C, Wöber C, Wagner-Ennsgrabber C, Karwautz A, Vesely C, Zebenholzer K, et al. IHS criteria for migraine and tension-type headache in children and adolescents. Headache. 1996; 36:231-8.

SEÇÃO 14

EMERGÊNCIAS ONCOLÓGICAS

92 ENTEROCOLITE NEUTROPÊNICA EM CRIANÇAS COM CÂNCER

Débora Garcia Gasperini
Manuella Pacifico de Freitas Segredo

INTRODUÇÃO

A enterocolite neutropênica, também conhecida como tiflite (da palavra grega "typhlon", ou ceco), é uma condição inflamatória necrosante do intestino, que ocorre mais comumente no ceco e menos comumente em outros segmentos do cólon.[1] Ocorre exclusivamente em pacientes neutropênicos.[2]

O termo tiflite é o mais utilizado, e foi introduzido pela primeira vez em 1970 por Wagner e cols.[3]

É caracterizada, de forma clássica, por febre, neutropenia grave, dor abdominal (geralmente no quadrante inferior direito) e espessamento do ceco e íleo adjacente em exames de imagem.[2]

A tiflite ocorre mais comumente em indivíduos com doenças hematológicas malignas, especialmente em leucemia mieloide aguda e linfoma não Hodgkin do tipo Burkitt, em neutropênicos que evoluem com a quebra da integridade da mucosa do intestino, após a ação citotóxica da quimioterapia e também pode ocorrer em outros doentes imunossuprimidos pós-transplante de medula óssea ou em pacientes com infecção pelo vírus HIV.[4]

A exata incidência é desconhecida, com valores variando de 0,35%, em um estudo de 30 anos de Sloas e cols., a 2,6% em outro estudo, de McCarville e cols., e outros estudos que mostram até 16% de incidência em pacientes oncológicos pediátricos e com uma mortalidade variando de 2,5-5%.[2,3,5]

A grande variabilidade na incidência de tiflite é certamente um reflexo das diferentes definições de tiflite nos variados estudos: uns consideram apenas sinais clínicos, outros, sinais clínicos e radiológicos, e ainda há aqueles que consideram o uso de colonoscopia para confirmação histopatológica, porém esse método não é considerado uma opção diagnóstica em pacientes oncológicos pediátricos, pois a colonoscopia é um procedimento invasivo, que em neutropênicos pode induzir a translocação bacterina. Outra razão para as diferenças na incidência de tiflite está relacionada com a diversidade e intensidade de diferentes regimes quimioterápicos e seu potencial para induzir danos às mucosas.[1]

FISIOPATOLOGIA

A patogênese é uma condição multifatorial e baseada em várias hipóteses. Uma delas propõe ulceração e sangramento da mucosa, secundários a trombocitopenia grave e/ou neutropenia, em consequência da ação citotóxica direta da quimioterapia, que leva ao desenvolvimento de alta permeabilidade da mucosa colônica. Com isso, ocasiona lesão inicial da mucosa intestinal e mucosite, observada por meio da dilatação e edema difuso das alças intestinais, seguida por inflamação e piora do edema, os quais progridem para necrose e ulceração da mucosa e submucosa e, às vezes, perfuração.[6,7] O ceco é a área mais acometida, por ser uma das regiões do cólon menos vascularizada e mais distensível. Além disso, a grande quantidade de bactérias presentes no cólon é outro fator.[7]

Neutropenia é a condição *sine qua non* para a tiflite. Outros fatores de risco, apesar de muito estudados, ainda não são bem claros; sendo assim, entre as variáveis estudadas, as únicas que se mostraram significativamente associadas à tiflite foram:

a) história de infecção por *Clostridium difficile*;[7] b) presença de mucosite; c) condicionamento para transplante de células hematopoéticas; e d) recebimento de quimioterapia nas 2 semanas anteriores ao episódio de tiflite. Algumas combinações de medicamentos como: idarrubicina, doxorrubina, daunorrubicina, citarabina, ciclofosfamida, metotrexato, carboplatina e vincristina, também foram associados a tiflite.[8]

SINAIS E SINTOMAS

Os sintomas mais comuns são: dor, náusea, vômitos, diarreia e enterorragia. Os achados em exame físico incluem febre, dor abdominal à palpação, distensão abdominal, diminuição dos ruídos hidroaéreos intestinais e sinais de peritonite.[2,9,10]

QUADRO CLÍNICO

Os pacientes apresentam condições clínicas predisponentes, que os levam a neutropenia e febre, geralmente após 2 semanas do uso dos quimioterápicos. Sendo o quadro clínico da doença caracterizado por uma dor surda, principalmente em região ilíaca direita, em alguns casos pode ser em cólica, e irradiar para região lombar. Alguns pacientes podem se queixar de sensação de plenitude gástrica, náuseas e hiporexia; podem ter vômitos e constipação alternada com diarreia. Geralmente, o abdome é flácido e dolorido à palpação, evoluindo para abdome tenso quando há presença de irritação peritoneal, consequente à perfuração e/ou sangramento maciço.[11]

DIAGNÓSTICO

Classicamente, a tiflite neutropênica é caracterizada pela tríade: neutropenia (< 500 cel./mm^3), dor abdominal em quadrante inferior direito e febre associada à alteração radiológica que demonstra espessamento da parede do ceco, sendo os outros achados laboratoriais inespecíficos.[10]

Os exames de imagem usados atualmente para o diagnóstico de tiflite são radiografia simples, ultrassonografia (US) e tomografia computadorizada (TC). Esses exames podem demonstrar espessamento da parede das alças e distensão do intestino.[10]

A radiografia simples de abdome é, geralmente, normal ou não específica para a detecção de tiflite, e o uso de enema de bário é perigoso em pacientes com neutropenia.[12,13] Consequentemente, a ultrassonografia ou a tomografia computadorizada abdominal tem sido utilizada para avaliar os pacientes com sintomas sugestivos de tiflite.[12]

A US é operador-dependente e pode ser inadequada para o diagnóstico de necrose de alças, formação de abscesso, de perfuração do ceco, além de também não conseguir mostrar pneumoperitônio.[14]

A TC é limitada pelo alto risco de exposição à radiação ionizante e ainda precisa de sedação para ser realizada em crianças muito pequenas. Além do mais, a TC pode superestimar a espessura da parede intestinal; portanto, tem menos acurácia que as medidas feitas à US, mas ela pode revelar com maior clareza os casos de perfuração.[15,16]

Como descrito antes, existe uma controvérsia quanto à melhor modalidade de imagem para o diagnóstico de tiflite; portanto, a união dos achados clínicos e de imagem é importante para decidir qual exame solicitar, visto que a radiografia pode ser ou não suficiente para fechar o diagnóstico de tiflite. Nos casos em que a radiografia não for suficiente ou que haja progressão da doença, ou suspeita de perfuração, deve-se fazer estudo complementar com US e/ou TC.[16]

McCrvalle e cols. definiram tiflite neutropênica como espessamento maior ou igual a 0,3 cm em US ou TC; já Cartoni e cols. sugerem como diagnóstico o espessamento maior que 0,5 cm e encontraram maior mortalidade no grupo com espessamento maior que 1 cm.[2,12] Uma outra tentativa de definir critérios maiores e menores para o diagnóstico foi feita por um artigo de revisão, de Nesher e Rolston,[17] em que os critérios maiores incluem: neutropenia, espessamento da parede intestinal (> 0,4 cm na varredura transversa em qualquer área do intestino para pelo menos 0,3 cm de comprimento na varredura longitudinal) e febre. Os critérios menores são: dor abdominal, distensão abdominal, cólicas abdominais, diarreia e hemorragia no trato gastrointestinal inferior.

DIAGNÓSTICO DIFERENCIAL

Existe a necessidade de descartar outros diagnósticos incluindo colite causada por C. *difficile*, enterite por rotavírus e doença de enxerto contra hospedeiro, além de outras causas de infecção intestinal.

TRATAMENTO E PROGNÓSTICO

No passado, o tratamento de tiflite era essencialmente cirúrgico. Hoje, entretanto, existe uma crescente tendência ao uso de tratamento conservador para tiflite, por meio de suporte clínico, com hidratação endovenosa, uso de sonda nasogástrica aberta e terapia com antimicrobianos, exceto em casos de perfuração, necrose de alça ou sangramentos incontroláveis.[15]

A frequência de mortalidade no passado, na década de 1980, era alta, de 50 a 100%, e caiu drasticamente para 8,3%, em 1992, e 2,2%, em 2001. Esse declínio ocorreu, muito provavelmente, devido à suspeita diagnóstica precoce, à investigação radiológica e à troca do tratamento cirúrgico pelo modelo mais conservador, associados à padronização dos tratamentos de neutropenia febril e sepse.[15]

O manejo da tiflite deve levar em conta que os pacientes são neutropênicos e podem desenvolver as primeiras manifestações clínicas. Quando já se está recebendo antibioticoterapia para tratamento de neutropenia febril, em qualquer caso, a triagem inicial deve incluir hemoculturas, pesquisa de toxina de C. *difficile* e/ou teste de reação em cadeia com polimerase e, de preferência, tomografia computadorizada abdominal.[1]

O tratamento antibacteriano deve cosiderar os patógenos mais frequentemente associados à tiflite e, quando possível, deve ser direcionado conforme a documentação microbiológica, porém nem sempre isso é possível. Dessa forma, o regime terapêutico deve abranger os organismos mais frequentes que causam a doença (*Escherichia coli*, *Klebsiella*, *Staphylococcus*, *Streptococcus viridans*, *Clostridium septicum*, *Clostridium difficile*, *Pseudomonas aeruginosa*, *Enterobacter cloacae* e *Staphylococcus* coagulase-negativo).[2,8] Além disso, a cobertura para enterococos e bactérias anaeróbias é recomendada.[17]

A combinação de cefepima e metronidazol, ou a monoterapia com carbapenem ou com piperacilina-tazobactam, são boas opções para a gestão inicial.[17]

Se a tiflite se desenvolve em paciente já recebendo a terapia antibiótica empírica, a mudança para o agente betalactâmico é mais segura, porque a infecção por agentes Gram-negativos multirresistentes é uma grande preocupação e pode estar associada a resultados desfavoráveis; por isso, as combinações de antibióticos têm sido cada vez mais utilizadas.[18,19]

Se o agente isolado durante um episódio de tiflite for C. *difficile*, o uso de metronidazol e/ou vancomicina oral deve ser considerado. Vários estudos têm demonstrado que, apesar da vancomicina e do metronidazol parecerem ser igualmente eficazes para o tratamento da infecção leve por C. *difficile*, a vancomicina é superior farmacologicamente para o tratamento de pacientes com doença grave.[21,23,25] Assim, a vancomicina oral deve ser considerada como o agente de primeira linha para o tratamento de pacientes com infecção grave, e o metronidazol deve ser reservado para formas mais suaves da doença.[20,21] A dose recomendada em pediatria é de 40 mg/kg/dia, divida em 3 ou 4 doses por 7 a 10 dias, não devendo exceder a dose total diária de 2 g.[20,21]

O tratamento antifúngico, conforme as diretrizes mais recentes para o uso de agentes antimicrobianos em pacientes neutropênicos com câncer, publicado pela Sociedade de Doenças Infecciosas da América (IDSA) em 2011, não fornece qualquer recomendação relativa ao uso de agentes antifúngicos em doentes com diagnóstico de tiflite.[22] Contudo, uma vez que o dano à barreira da mucosa intestinal é um dos mecanismos da patogênese da tiflite, e esse dano à mucosa pode predispor a invasão também por fungos, em especial algumas espécies de *Candida*, é razoável considerar a terapia antifúngica em pacientes com tiflite. O fluconazol é uma boa opção para pacientes que não recebem profilaxia com azol; enquanto uma equinocandina deve ser preferida caso ele já faça a profilaxia antifúngica com qualquer agente azol.

Além disso, foram relatados casos ocasionais de tiflite causada por aspergilose[23,24] e mucormicose.[25] Outras medidas incluem hidratação, dieta zero, nutrição parenteral parcial ou total, somente se a tiflite se prolongar, e também o uso de fator estimulante de colônias granulocíticas (G-CSF).[1]

A cirurgia não faz parte do tratamento rotineiro da tiflite; atualmente, as indicações cirúrgicas incluem perfuração intestinal, sangramento gastrointestinal maciço ou quando um problema concomitante que requer cirurgia, como apendicite, está presente.[1]

CONCLUSÕES

Uma vez que a incidência de tiflite vem aumentando, os profissionais da área da saúde devem estar atentos ao seu diagnóstico, que se baseia em características clínicas e radiológicas, consistindo de febre, dor abdominal e aumento da espessura da parede intestinal, conforme observado por ultrassonografia ou tomografia computadorizada. A detecção precoce pode prevenir complicações e a necessidade de intervenção cirúrgica, por meio de terapia antimicrobiana imediata com um regime que abrange esses patógenos, que são geralmente bactérias Gram-negativas, tais como *Pseudomonas aeruginosa* e enterobactérias, enterococos ou espécies de *Candida*, ficando a cirurgia indicada apenas em situações selecionadas.

Referências bibliográficas

1. Portugal R, Nucci M. Typhlitis (neutropenicenterocolitis) in patients with acute leukemia: a review, Expert Review of Hematology; 2017. doi: 10.1080/17474086.2017.1280389.
2. McCarville MB, Adekman CS, Li C, et al. Typhlitis in childhood cancer. Cancer. 2005; 104:380-7.

3. Wagner ML, Rosemberg HS, Fernback DJ, et al. Typhilitis: A complication of leukemia in childhood. Am Roentgenol. 1979; 109:341-50.

4. Nagler A, Pavel L, Naparstwk E. Typhilits occurring in autologous bone marrow tranplatation. Bone Marrow Transplant. 1992; 9:63-4.

5. Sloas MM, Flynn PM, Kaste SC, PatricK CC. Typhlitis in children with cancer. A 30 year experience. Clin Infect Dis. 1993; 17:484-90.

6. Gomes L, Martino R, Rositon KV. Neutropenic enterocolitis spectrum of disease end comparison of definite and possible cases. Clin Infect Dis. 1998; 27:695-9.

7. El-Matary W, Soleimani M, Spady D, Belletrutti M. Typhlitis in children with malignancy: a single center experience. J Pediatr Hematol Oncol. 2011; 33(3): e98-100.

8. Morgan C, Tillett T. Management of uncomom chemoterapy-induced emergencies. The Lancet; 2011 ago.

9. Mullassery D, Bader A, Batersby AJ, et al. Diagnosis, incidence, and outcomes of suspected typhilitis in oncology patients – Experience in a tertiary surgical center in the United Kingdom. J Pediatr Surg. 2009; 44: 381-5.

10. Davila ML. Neutropenia enterocolitis. Curr Opin Gastroenterol. 2006; 22:4-7.

11. de Lijster MS, Smets AM, van den Berg H, Reekers JA. Embolisation for caecal bleeding in a child with typhlitis. Pediatr Radiol. 2015; 45(2):283-5.

12. Cartoni C, Dragoni F, Micozzi A, et al. Neutropenic enterocolitis in patients with acute leukemia: prognostic significance of bowel wall thickening detected by ultrasonography. J Clin Oncol. 2001; 19(3):756-61.

13. Bavaro MF. Neutropenic enterocolitis. Curr Gastroenterol Rep. 2002; 4(4):297-301.

14. Dietrich CF, Hermann S, Klein S, Braden B. Sonographic signs of neutropenic enterocolitis. World J Gastroenterol. 2006; 12(9):1397-402.

15. Cartoni C, Dragoni F, Micozzi A. Neutropenic enterocolitis in patients with acute leukaemia: prognostic significance of bowel wall thickening detected by ultrasonography. J Clin Oncol. 2001; 19:756-61.

16. Davila ML. Neutropenic enterocolitis: current issues in diagnosis and management. Curr Infect Dis Rep. 2007; 9:116-20.

17. Nesher L, Rolston KV. Neutropenic enterocolitis, a growing concern in the era of widespread use of aggressive chemotherapy. Clin Infect Dis. 2013; 56(5):711-7.

18. Nucci M, Spector N, Bueno AP, et al. Risk factors and attributable mortality associated with superinfections in neutropenic patients with cancer. Clin Infect Dis. 1997; 24(4):575-9.

19. Nouer SA, Nucci M, Anaissie E. Tackling antibiotic resistance in febrile neutropenia: current challenges with and recommendations for managing infections with resistant Gram-negative organisms. Expert Rev Hematol. 2015; 8(5):647-58.

20. Schlatter M, Snyder K, Freyer D. Successful nonoperative management of typhlitis in paediatric oncology patients. J Pediatr Surg. 2002; 37:1151-5.

21. Ferreira SCS. Colite pseudomembranosa associada aos antibacterianos. Universidade Fernando Pessoa. Faculdade Ciências da Saúde. Porto; 2013.

22. Freifeld AG, Bow EJ, Sepkowitz KA, et al. Clinical practice guideline for the use of antimicrobial agents in neutropenic patients with cancer: 2010 update by the Infectious Diseases Society of America. Clin Infect Dis. 2011; 52(4):e56-e93.

23. Yeom SK, Kim HJ, Byun JH, Kim AY, Lee MG, Ha HK. Abdominal aspergillosis: CT findings. Eur J Radiol. 2011; 77(3):478-82.

24. Eggimann P, Chevrolet JC, Starobinski M, et al. Primary invasive aspergillosis of the digestive tract: report of two cases and review of the literature. Infection. 2006; 34(6):333-8.

25. Yi HS, Sym SJ, Park J, Cho EK, Shin DB, Lee JH. Typhlitis due to mucormycosis after chemotherapy in a patient with acute myeloid leukemia. Leuk Res. 2010; 34(7):e173-e175.

93 SÍNDROME DE LISE TUMORAL

Manuella Pacifico de Freitas Segredo
Débora Garcia Gasperini

A síndrome de lise tumoral (SLT) é uma síndrome metabólica causada pela lise das células neoplásicas. Foi descrita inicialmente em 1929, por Bedrna e Polcák,[1] em pacientes com leucemia crônica tratados com radioterapia.

É caracterizada por um grupo de alterações metabólicas decorrente da liberação rápida de metabólitos intracelulares, como ácido úrico, proteínas, fósforo e potássio na corrente sanguínea. Esse processo pode causar hiperuricemia, hipercalemia, hiperfosfatemia e presença ou não de hipocalcemia.[2] Esses distúrbios eletrolíticos e metabólitos podem levar à insuficiência renal, arritmias, convulsões e morte.[3]

Os sintomas da SLT podem ocorrer espontaneamente ou 12 a 72 horas após início do tratamento do tumor. Complicações resultantes da SLT podem comprometer a eficácia e administração futura de quimioterapia[2] e ter impacto na morbimortalidade.

É mais frequentemente associada às neoplasias hematológicas, como linfoma não Hodgkin (Burkitt), leucemias e tumores com alta resposta ao tratamento.[4]

A incidência e gravidade da SLT estão relacionadas a fatores como: tamanho da massa tumoral, tipo de tumor, tipo e intensidade do tratamento, aumento do DHL, tumores com alto índice de proliferação, sensibilidade das células tumorais ao tratamento e presença de condições preexistentes, como insuficiência renal, desidratação e hipotensão.[4]

Embora a SLT clínica (Tabela 93.1) seja um evento relativamente raro, afetando em torno de 3 a 6% dos pacientes com tumores de alto grau, as conse-

TABELA 93.1. Definição laboratorial e clínica de síndrome de lise tumoral

Anormalidades metabólicas	Critério de classificação laboratorial	Critério de classificação clínico
Hiperuricemia	Ácido úrico > 8 mg/dL ou 25% basal	
Hiperfosfatemia	Fósforo > 6,5 mg/dL (2,1 mmol/L) ou 25% basal	
Hipercalemia	Potássio > 6 mg/dL ou 25% basal	Arritmia cardíaca ou morte súbita provável ou comprovada por hipercalemia
Hipocalcemia	Cálcio corrigido* < 7,0 mg/dL (1,75 mmol/L) ou cálcio ionizável < 1,12 (0,3 mmol/L)	Arritmia cardíaca, morte súbita, convulsões, irritabilidade neuromuscular, hipotensão ou falência cardíaca
Injúria renal aguda	Não aplicável	Aumento de creatinina sérica em 0,3 mg/dL ou presença de oligúria com diurese < 0,5 mL/kg/h em 6 horas

*Fórmula do cálcio corrigido: Cálcio corrigido mg/dL = Ca sérico mg/dL + 0,8 × (4 – albumina g/dL).
Modificada de Cairo e Bishop.[6]

quências são significantes, sendo que um terço dos pacientes evoluem para a necessidade de diálise e a taxa de mortalidade global ultrapassa os 15%.[5]

FISIOPATOLOGIA

Quando há lise das células tumorais, há liberação do conteúdo intracelular, incluindo potássio, fósforo, proteínas, ácido nucleico e citocinas na corrente sanguínea, como mostra a Figura 93.1. A SLT ocorre quando há um desbalanço entre o acúmulo desses metabólitos e as suas excreções.[3]

O desenvolvimento da SLT pode causar lesão renal aguda pela precipitação de ácido úrico, xantina e deposição de cristais de fosfato de cálcio. Como pode ser visto na Figura 93.1, a liberação de citocinas pode causar hipotensão, inflamação e lesão renal aguda, o que pode aumentar o risco de SLT.

MANIFESTAÇÃO CLÍNICA E DIAGNÓSTICO

A presença de duas ou mais alterações laboratoriais, 3 dias antes ou 7 dias após o início da terapia, configura a SLT laboratorial, enquanto SLT clínica requer a presença da SLT laboratorial somada ao aumento da creatinina, convulsões, arritmia cardíaca ou morte (Tabela 93.1). Se a lesão renal aguda está presente, o paciente tem SLT clínica.[3]

Na hiperuricemia, cristais de ácido úrico podem obstruir os túbulos renais, causando uropatia obstrutiva. As manifestações clínicas incluem hematúria, dor em flanco, hipertensão, azotemia, acidose, edema, oligúria, anúria, letargia e sonolência.[4]

A hipercalemia é a manifestação mais séria da SLT. Cursa com alguns sinais clínicos como náuseas, vômito, diarreia, anorexia e síncopes. Além disso, pode ter anormalidades neuromusculares e alterações cardíacas (onda T apiculada, assistolia, taquicardia ventricular e fibrilação).[4]

Na hiperfosfatemia grave, os sinais e sintomas são náuseas, vômitos, diarreia, letargia e convulsões.

A hipocalcemia grave pode apresentar os seguintes sintomas: alterações musculares, alterações cardíacas (arritmias ventriculares, hipotensão) e alterações neurológicas (confusão, delírio, alucinações e convulsões).[4]

MANEJO

O objetivo do manejo da SLT é reconhecer os pacientes com risco de desenvolver a síndrome e utilizar medidas profiláticas para prevenir que ela ocorra, como mostram a Figura 93.2 e a Tabela 93.2.[7]

NEFROPATIA PRÉVIA, DESIDRATAÇÃO, ACIDOSE, HIPOTENSÃO

Preferencialmente, o tratamento antitumoral deve ser adiado até que todas as medidas de profilaxia para SLT sejam iniciadas. Medidas de suporte como monitorização cardíaca antes e durante regimes citotóxicos, assim como durante hidratação que se inicia 24 h antes da terapia citotóxica, são recomendadas. Hidratação adequada (2.500-3.000 mL/m²/dia em pacientes de alto risco) aumenta o fluxo urinário, promovendo a excreção de ácido úrico e fosfato. Diuréticos de alça podem ser utilizados para manter um

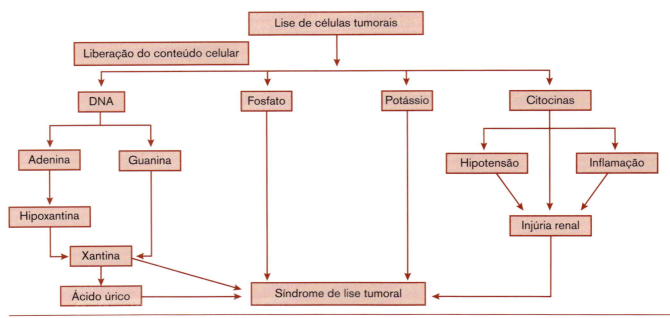

FIGURA 93.1. Algoritmo da SLT.[3]

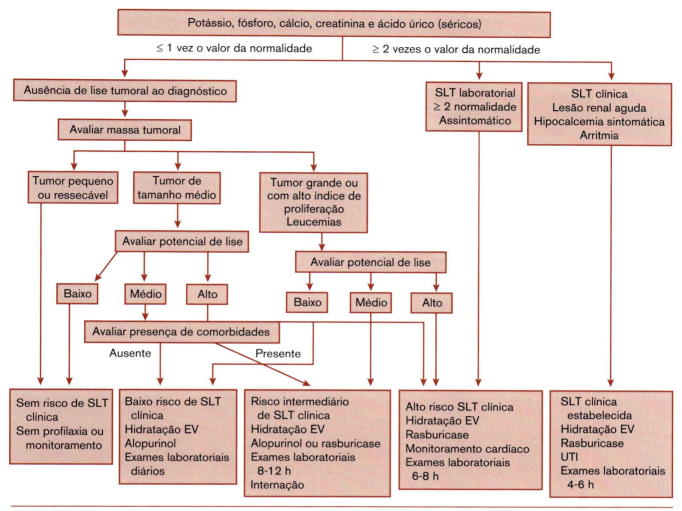

FIGURA 93.2. Manejo inicial da síndrome de lise tumoral.[3]

TABELA 93.2. Principais tumores e risco para SLT[2]

Tipos de câncer	Risco Alto	Risco Intermediário	Risco Baixo
Linfoma não Hodgkin (LNH)	Linfoma de Burkitt, LLA B	DLBCL	LNH indolente
Leucemia linfoide aguda (LLA)	Leucócitos ≥ 100.000	Leucócitos 50.000-100.000	Leucócitos ≤ 50.000
Leucemia mieloide aguda (LMA)	Leucócitos ≥ 50.000, monoblástica	Leucócitos 10.000-50.000	Leucócitos ≤ 10.000
Outras doenças hematológicas malignas e tumores sólidos		Proliferação rápida com rápida resposta ao tratamento	Restante dos pacientes

DLBCL: linfoma difuso de grandes células B.

débito urinário adequado (2 mL/kg/h) se não há evidências de uropatia obstrutiva ou hipovolemia.[3,4]

Alcalinizar a urina com bicarbonato de sódio intravenoso era uma recomendação geral e prática frequente para prevenir e tratar SLT. Porém, devido à falta de evidências claras demonstrando eficácia, o uso de bicarbonato de sódio para alcalinizar urina não é mais recomendado.[4]

TRATAMENTO DA HIPERURICEMIA

Hiperuricemia é definida quando o ácido úrico sérico ≥ 8 mg/dL ou 25% o valor da normalidade, ocorrendo 3 dias antes e 7 dias após o início da terapia citotóxica (geralmente entre 48 e 72 h após a terapia).[4] O tratamento da hiperuricemia consiste em hidratação e uso de drogas hipouricêmicas como alopurinol e rasburicase.

O alopurinol é um análogo da xantina que, quando convertido *in vivo* em oxipurinol, compete com a xantina oxidase, inibindo o metabolismo da xantina e hipoxantina em ácido úrico. É considerado como medida profilática em pacientes de risco intermediário (Figura 93.2, Tabela 93.2). A dose recomendada é de 300-450 mg/m^2/dia, divididos entre 1 e 3 doses por dia. Em ≤ 10 kg, a dose recomendada é de 3,3 mg/kg/dose a cada 8 horas.[5] Os efeitos adversos são encontrados em 3% dos pacientes[8] e incluem: alterações gastrointestinais, *rash*, febre, reações de hipersensibilidade e nefrolitíase por xantina. Se ocorrerem reações alérgicas, descontinuar o uso para prevenir síndrome de Stevens-Johnson.[4] Por ser uma droga de excreção renal, sua dose deve ser ajustada para pacientes com insuficiência renal.[9]

Há limitações para o uso do alopurinol. Primeiro, tem um início de ação lento, entre 24 e 72 h. Segundo, o alopurinol não tem ação sobre o ácido úrico já formado.

A rasburicase é uma urato-oxidase recombinante.[10] Ela remove o ácido úrico, degradando-o em alantoína, um produto hidrossolúvel e sem efeitos colaterais. Em um estudo clínico, Pui e cols. demonstraram uma redução significante no ácido úrico, após 4 horas da administração de rasburicase.[10] Os efeitos colaterais mais sérios são chiado, edema e reação anafilática. Deve-se evitar o uso em pacientes com deficiência de G6PD. A dose recomendada é de 0,2 mg/kg/dia em 30 minutos. A duração do tratamento deve ser determinada pela resposta clínica e corresponde em média a 5 dias.

TRATAMENTO DA HIPERCALEMIA

A hipercalemia usualmente ocorre entre 6 e 72 horas após o início da quimioterapia e pode piorar com a lesão renal aguda.[11] Para pacientes assintomáticos e com potássio ≥ 6 mg/dL, recomenda-se eliminar potássio das soluções endovenosas e orais e administrar poliestirenossulfonato de cálcio na dose de 1 g/kg via oral ou retal. Para pacientes com hipercalemia grave (≥ 7 mg/dL) e/ou sintomáticos, é recomendado, além do exposto acima, uma intervenção mais intensiva como: 1) bomba insulina/glicose (0,1 U/kg de insulina diluída em soro glicosado 25%: 2 mL/kg desta solução); 2) bicarbonato de sódio (1-2 mEq/kg); 3) gluconato de cálcio 10% (100-200 mg/kg/dose), lento, com monitorização cardíaca para tratar as arritmias. Em alguns casos, há indicação de diálise.[4]

TRATAMENTO DA HIPERFOSFATEMIA

A hiperfosfatemia geralmente ocorre 24-48 h após o início da quimioterapia. Para pacientes assintomáticos, deve-se inicialmente retirar fosfatos da dieta e de soluções endovenosas, e administrar quelantes de fosfato. Para tratar a hiperfosfatemia grave, são indicadas hemodiálise, diálise peritoneal ou hemofiltração venosa contínua.[4]

TRATAMENTO DA HIPOCALCEMIA

Devido ao risco de deposição de fosfato de cálcio, o tratamento da hipocalcemia nos casos assintomáticos não é recomendado. Em pacientes sintomáticos, recomenda-se administração de gluconato de cálcio (50-100 mg/kg) com monitorização cardíaca.[4]

Referências bibliográficas

1. Bedrna J, Polcák J. Akutar Harnleiterverschluss nach Bertrahlung chronischer Leukamien mit Rontgenstrahlen. Medizinische Klinik. 1929; 25:1700-1.
2. Cairo MS, Coiffier B, Reiter A, Younes A. Recommendations for the evaluation of risk and prophylaxis of tumour lysis syndrome (TLS) in adults and children with malignant diseases: an expert TLS panel consensus. British J Haematology. 2010; 149:578-86.
3. Howard SC, Deborah PJ, Pui C-H. The tumor lysis syndrome. N Engl J Med. 2011; 364(19):1844-54.
4. Pi J, Kang Y, Smith M, Earl M, Norigian Z, McBride A. A review in the treatment of oncologic emergencies. J Oncol Pharm Practice. 2016; 22(4):625-38.
5. Jones GL, Will A, Jackson GH, Webb NJ, Rule S. Guidelines for the management of tumour lysis syndrome in adults and children with haematological malignancies on behalf of the British Committee for Standards in Haematology. British J Haematology. 2015; 169(5):661-71.
6. Cairo MS, Bishop M. Tumour lysis syndrome: new therapeutic strategies and classification. British J Haematology. 2004; 127:3-11.
7. Galardy PJ, Hochberg J, Perkins SI, Harrison L, Goldman S, Cairo MS. Rasburicase in the prevention of laboratory/clinical tumour lysis sydrome in children with advanced mature B-NHL: a Children's Oncology Group Report. Br J Haematol. 2013; 163:365-72.
8. Will A, Tholouli E. The clinical management of tumor lysis syndrome in haematological malignancies. Br J Haematol. 2011; 154:3-13.
9. Holdsworth M, Nguyen P. Role of i.v. allopurinol and rasburicase in tumor lysis syndrome. Am J Health Syst Pharm. 2003; 60:2213-24.
10. Pui CH, Mahamoud H, Wiley J, et al. Recombinant Urate oxidase for the prophylaxis or treatment of hyperuricemia in patients with leucemia or lymphoma. J Clin Oncol. 2001; 19:697-704.
11. Mc Curdy M, Shanholtz C. Oncologic emergencies. Crit Care Med. 2012; 40:2212-22.

SEÇÃO

15

EMERGÊNCIAS ORTOPÉDICAS

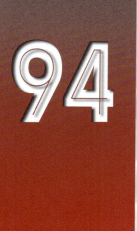

AVALIAÇÃO ORTOPÉDICA DA CRIANÇA NO PRONTO ATENDIMENTO

Mauro dos Santos Volpi
Jaqueline Bartelega Rodrigues Leite

O tratamento ortopédico da criança atualmente é integrado com a família. Baseado nas necessidades da criança, dos seus pais, e nas condições social, cultural, econômica e geográfica da família.

Na abordagem inicial da criança no pronto-socorro, deve-se minimizar a dor, minimizar o tempo de internação e ter como objetivo o retorno precoce às atividades escolares e físicas.

EXAME FÍSICO NA ORTOPEDIA

O exame físico ortopédico é feito com a criança despida e é composto pela inspeção estática, inspeção dinâmica, palpação de partes moles, palpação óssea, exame neurológico e testes especiais.

Na inspeção estática, observa-se abaulamentos, edema, hematomas, ferimentos, deformidades, coloração da pele e cicatrizes.

Na inspeção dinâmica é avaliada a amplitude de cada um dos movimentos articulares, solicitando ao paciente que faça ativamente a flexão, extensão e rotações de cada articulação. Na criança não colaborativa deve-se observar seus movimentos espontâneos em busca de diminuição de movimentação em algum membro.

A palpação deve ser iniciada pelos locais que não têm dor. Palpação de partes moles e proeminências ósseas. Pulsos, perfusão, crepitação e *gaps* musculares também devem ser inspecionados. O local mais acometido não deve ser manipulado em excesso.

Deve-se fazer a movimentação passiva das articulações em busca de déficits ou bloqueios articulares.

TABELA 94.1. Graduação de força pela escala da ASIA[1]

Grau	Graduação da força muscular
0	Ausência de contração muscular
1	Apresenta contração muscular, sem movimentação do membro
2	Não vence a gravidade, apenas movimenta o membro
3	Movimento do membro que vence a gravidade, porém não vence resistência
4	Movimentação ativa contra a gravidade e pequena resistência
5	Força muscular normal, vence a gravidade e a resistência imposta pelo examinador

O exame neurológico é composto pelo teste dos reflexos, grau de força da musculatura, sensibilidade e função de cada inervação motora específica relacionada à patologia (Tabela 94.1).

CONCEITOS ORTOPÉDICOS (FIGURA 94.1)

- Localização da fratura ou lesão:
  - Proximal: está mais próxima do centro do corpo;
  - Distal: está mais afastada do centro do corpo.
- Partes de um osso longo:
  - Epífise: núcleo de ossificação secundário de um osso longo;
  - Fise: cartilagem de crescimento;

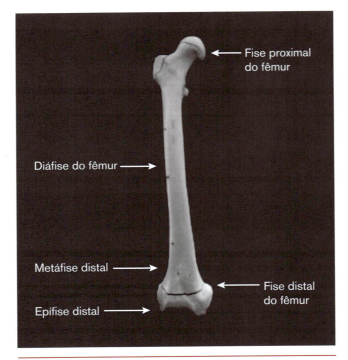

FIGURA 94.1. Conceitos ortopédicos sobre a anatomia de um osso longo. (Acervo pessoal da autora Jaqueline Bartelega Rodrigues Leite.)

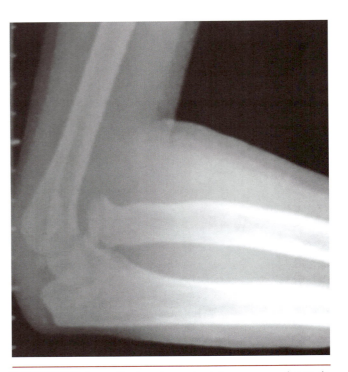

FIGURA 94.2. Luxação da cabeça do rádio em uma criança de 10 anos de idade. (Acervo pessoal da autora Jaqueline Bartelega Rodrigues Leite.)

- Metáfise: parte dilatada da diáfise, mais próxima da epífise;
- Diáfise: ossificação primária do osso longo, se localiza entre as metáfises proximal e distal do osso.
- Luxação: é a perda da congruência articular (Figura 94.2).
- Bloqueio articular: imobilização súbita e dolorosa de uma articulação.
- Fratura: perda da continuidade da cortical de um osso (Figura 94.3).
- Fratura exposta: qualquer fratura que tenha solução de continuidade com o meio externo. Pode ser por um ferimento de pele pequeno,

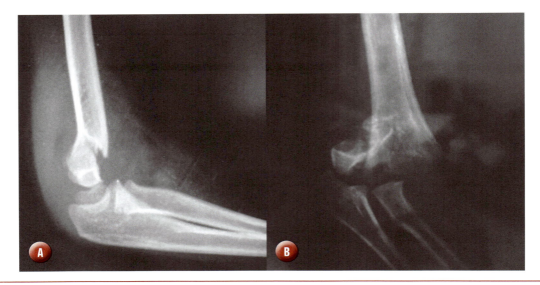

FIGURA 94.3. Fratura supracondiliana do cotovelo. **(A)** Radiagrafia AP do cotovelo. Fratura grau III, com desvio total. **(B)** Radiografia perfil do cotovelo, grau II. Sem romper a cortical posterior. Ambas fraturas com conduta cirúrgica. (Acervo pessoal da autora Jaqueline Bartelega Rodrigues Leite.)

AVALIAÇÃO ORTOPÉDICA DA CRIANÇA NO PRONTO ATENDIMENTO   CAPÍTULO 94   599

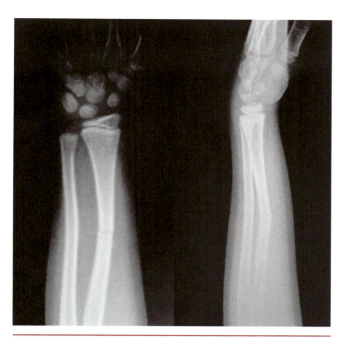

FIGURA 94.4. Fratura em tórus de rádio distal nas incidências AP e P do punho. (Acervo pessoal da autora Jaqueline Bartelega Rodrigues Leite.)

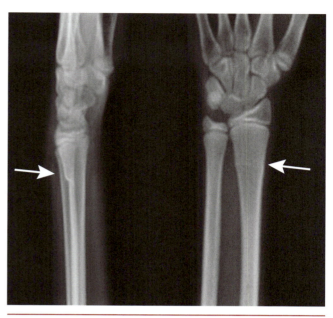

FIGURA 94.5. Fratura em galho verde da diáfise do rádio na incidências em AP e P do antebraço, em uma criança de 5 anos de idade. (Acervo pessoal da autora Jaqueline Bartelega Rodrigues Leite.)

que não é possível visualizar o osso, ou ferimento grande, com exposição óssea.
- Exposição óssea: ferimento de pele e partes moles, em que é possível visualizar o osso sem fratura.
- Fratura em tórus: fratura incompleta; ocorre compressão em zona de transição de densidade óssea (Figura 94.4).
- Fratura em galho verde: fratura incompleta; há fratura apenas da cortical do lado convexo (Figura 94.5).

O PAPEL DA RADIOGRAFIA NO ATENDIMENTO INICIAL

O exame radiográfico é de fundamental importância para o diagnóstico ortopédico, tem custo

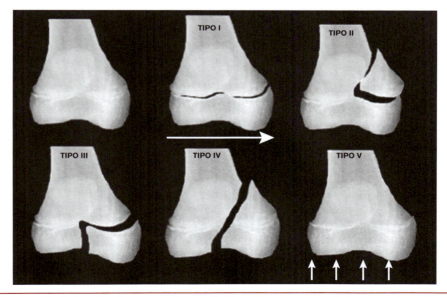

FIGURA 94.6. Classificação de Salter-Harris para as lesões fisárias. (Acervo pessoal da autora Jaqueline Bartelega Rodrigues Leite.)

TABELA 94.2. Incidências radiográficas na ortopedia

		Incidências radiográficas	
Coluna cervical	AP (anteroposterior)	P (perfil)	Transoral
Coluna torácica, lombar e sacral	AP (anteroposterior)	P (perfil)	
Bacia	AP (anteroposterior)	Inlet	Outlet
Quadril	AP (anteroposterior)	FP (Launstein)	
Ombro	AP (anteroposterior)	P escapular	P axilar
Úmero	AP (anteroposterior)	P (perfil)	
Cotovelo	AP (anteroposterior)	P (perfil)	
Antebraço	AP (anteroposterior)	P (perfil)	
Punho	AP (anteroposterior)	P (perfil)	
Mão	AP (anteroposterior)	Oblíquo	
Fêmur	AP (anteroposterior)	P (perfil)	
Joelho	AP (anteroposterior)	P (perfil)	Axial de patela
Perna	AP (anteroposterior)	P (perfil)	
Tornozelo	AP (anteroposterior)	P (perfil)	AP verdadeiro
Pé	AP (anteroposterior)	Oblíquo	Axial de calcâneo

TABELA 94.3. Classificação de Salter-Harris[2]

	Classificação de Salter-Harris	Prognóstico de crescimento
I	Fratura através da fise	Excelente
II	Fratura através da fise que sai pela região metafisária oposta	Excelente
III	Fratura através da fise que sai pela região epifisária até a superfície articular	Reservado
IV	Fratura que se estende da superfície articular até a metáfise, passando por toda a extensão da fise	Reservado
V	Fratura por compressão da fise	Extremamente reservado

baixo e está presente na maioria dos serviços de pronto-socorro ou pronto atendimento, sendo de fácil acesso.

Para o diagnóstico com radiografias é necessário sempre 2 ou mais incidências, de preferência, que sejam ortogonais entre si. A radiografia de um osso longo deve conter a articulação acima e abaixo daquele osso (Tabela 94.2).

O osso pediátrico apresenta a fise (placa de crescimento), que é uma estrutura cartilaginosa, cuja espessura varia dependendo da idade e localização. Ela é dividida em 4 zonas: de reserva, proliferativa, hipertrófica e de calcificação. É frequentemente mais frágil que o osso, predispondo a criança a lesões nessa região. A importância de conhecê-las é diferenciá-las de fraturas na radiografia e ditar o prognóstico de sequela no crescimento (Figura 94.6 e Tabela 94.3).

Referências bibliográficas

1. Barros Filho TEP, Lech O. Exame Físico em Ortopedia. 2 ed. São Paulo: Sarvier; 2002.
2. Salter R, Harris W. Injuries involving the epiphyseal plate. J Bone Joint Surg. 1963; 45:587-622.
3. Herring JA. Tachdjian's pediatric orthopaedics. 5 ed. Philadelphia: Elsevier; 2014.
4. Beaty JH, Kasser JR. Rockwood and Wilkins' Fracture's in Children. 7 ed. Philadelphia: Wolters Kluwer; 2012.
5. Canale ST. Campbell's Operative Orthopaedics. 10 ed. New York: Elsevier; 2003.

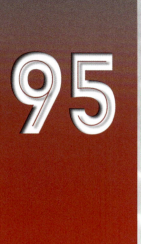

TRAUMA NA CRIANÇA

Mauro dos Santos Volpi
Jaqueline Bartelega Rodrigues Leite

POLITRAUMA

O atendimento inicial da criança politraumatizada na emergência segue a sequência do ATLS (*advanced trauma life support*):
- A = *airway and cervical spine protection*;
- B = *breathing*;
- C = *circulation*;
- D = *disability* (*neurologic assessment*);
- E = *exposure and environmental control*.

O ideal é que seja feito por uma equipe de traumatologia, cirurgia geral ou especialista em emergências pediátricas.

A avaliação ortopédica começa no E, com a exposição do paciente e exame de todo o paciente, segundo o exame físico explicado acima.

É importante lembrar que as crianças não relatam bem seus antecedentes, e muitas vezes estão desacompanhadas de seus pais na emergência. Se a criança estiver consciente deve-se explicar tudo à criança, ouvir e perguntar onde a dor se localiza.

O exame neurovascular é de extrema importância antes e após a manipulação da criança.

Atenção:
- Pacientes encaminhados de outros serviços com o membro imobilizado devem ter suas imobilizações retiradas para melhor avaliação. Deve-se observar lesões de partes moles, desvios grosseiros, pulso, perfusão, e suspeitar de síndrome compartimental (Tabela 95.1).
- A radiografia inicial deve ser feita sem a imobilização do membro.

TABELA 95.1. Imobilização dos membros na ortopedia

Tipos de imobilização para encaminhar o paciente	Quando utilizar
Tala axilopalmar	Fraturas do cotovelo e antebraço
Tala antebraquiopalmar	Fraturas do carpo
Tala antebraquiodigital	Fraturas dos metacarpos ou dedos
Tala com apoio do polegar	Fraturas do polegar ou carpo
Tipoia tipo *velpeau*	Fraturas da clavícula ou úmero
Tala inguinopodálica	Fraturas do joelho e tíbia
Tala inguinomaleolar	Fraturas de patela
Tala suropodálica	Fraturas do pé e tornozelo

MÚLTIPLAS FRATURAS × SÍNDROME DA CRIANÇA ESPANCADA

Deve-se suspeitar da síndrome da criança espancada quando há: fratura transversa do fêmur em criança com menos de 1 ano de idade ou fratura transversa de úmero em criança com menos de 3 anos de idade, fraturas do canto metafisário, história do trauma incompatível com a fratura, lesão não testemunhada por outros, múltiplas fraturas em estágios de consolidação diferentes, lesões de pele e subcutâneo, assim como cicatrizes e queimaduras.

Na suspeita, a criança deve permanecer no hospital e o serviço social deve ser acionado.

É importante solicitar radiografias de todos os ossos longos e encaminhar o paciente para o ortopedista.

Para o encaminhamento, imobilizar o membro acometido é de fundamental importância. A tala gessada deve envolver as articulações proximal e distal ao local da lesão. Na criança, a rigidez pós-imobilização não costuma ser um problema, como é nos adultos. Orientar o cuidador que o membro imobilizado deve ser mantido elevado acima do nível do coração para evitar aumento do edema. Avaliação da perfusão pós-imobilização é de fundamental importância e sinais de síndrome compartimental (Tabela 95.2).

Ela é mais comum em lesões de esmagamento, fraturas do antebraço e perna e após colocação de gesso.

Na suspeita de síndrome compartimental, encaminhar com emergência para o ortopedista. A conduta é cirúrgica. O compartimento em questão deve ser liberado com fasciotomia (Tabela 95.3).

O traumatismo esquelético é responsável por 10-15% de todas as lesões nas crianças, sendo que 30% de todas as fraturas dos ossos longos em pediatria envolvem a fise. Dessas, o rádio distal é o mais acometido, correspondendo a 44% das lesões fisárias.

As fraturas devem ser encaminhadas em caráter de urgência, pois o risco de sequelas após lesão fisária é proporcionalmente maior quanto maior o tempo para redução da fratura. A manipulação para redução não deve exceder 7 dias após o trauma (Tabela 95.4).

TABELA 95.2. Sinais e sintomas da síndrome compartimental

Precoce	• Edema palpável no compartimento observado
	• Dor de difícil controle, incompatível com a fratura
	• Dor à movimentação passiva da musculatura do compartimento
Tardio	• Parestesia ou hipoestesia da região
	• Paralisia da musculatura do compartimento
	• Perfusão diminuída e ausência de pulso

TABELA 95.3. Fatores de risco para a síndrome compartimental

Crianças pequenas	Nível de consciência alterado
Fratura da tíbia	Paciente sedado
Fratura do antebraço de alta energia	Associação com lesão de nervo
Fratura da diáfise femoral de alta energia	Politrauma

TABELA 95.4. Emergências ortopédicas

Quando encaminhar em caráter de emergência
Fraturas expostas
Síndrome compartimental
Suspeita de lesão vascular
Fraturas da bacia com instabilidade hemodinâmica

TABELA 95.5. Complicações após fraturas

Gerais	• Atraso de consolidação ou pseudoartrose
	• Diminuição do arco de movimento articular
	• Lesão neurológica
Pediátricas	• Parada completa do crescimento
	• Sobrecrescimento
	• Deformidades angulares ou rotacionais progressivas
	• Osteonecrose
	• Deformidade plástica

As fraturas em crianças apresentam complicações exclusivas, não encontradas nos adultos (Tabela 95.5).

TRAUMAS EM MEMBROS SUPERIORES

Pronação dolorosa

- Definição: é o nome dado para a subluxação traumática da cabeça do rádio, causado pela tração do membro em pronação.
- Etiologia: tração do membro superior em pronação, em crianças que ainda não têm o ligamento anular da cabeça do rádio completamente desenvolvido.
- Acomete crianças menores que 4 anos de idade, com pico de incidência entre 1 e 3 anos.
- Exame físico: dor, membro em pronação e semiflexão.
- Diagnóstico: história e exame físico.
- Radiografia do cotovelo: normal; se houver história compatível não é necessária a radiografia.
- Diagnósticos diferenciais: pioartrite do cotovelo, fratura do úmero distal.
- Tratamento: redução com manobra de flexão do cotovelo e supinação do antebraço; não é necessário imobilização na maioria dos casos.
- Quando imobilizar? Se a história do trauma for de mais de 24 h, imobilizar por 1 a 2 semanas. Se houver história de recorrências da pronação dolorosa, imobilizar por 3 a 6 semanas. Tala axilopalmar. A avaliação ortopédica é essencial.

Fraturas dos ossos da mão

A mão é composta pelos ossos do carpo, pelos metacarpos e falanges. As fraturas do carpo são extremamente incomuns na faixa etária pediátrica. A maioria das fraturas acontecem na articulação metacarpofalangiana. É importante lembrar que os tendões extensores e flexores dos dedos passam através das articulações, alguns inserindo-se nelas. Essas articulações são estabilizadas por ligamentos que se inserem nas epífises. Portanto, frente a uma fratura dos ossos da mão, devemos nos atentar para as lesões dessas outras estruturas que são essenciais para manutenção no movimento e estabilidade dos dedos.

A criança se apresentará com dor e não colaborativa, na maioria dos casos; portanto, para um diagnóstico certeiro a história deve ser detalhada e a criança observada durante a conversa com os pais.

No exame físico, toda a mãos e punho devem estar expostos em busca de leões de pele, edema, leões de unha e equimose. O exame neurovascular deve ser minucioso e é imprescindível a avaliação do movimento passivo e ativo de cada articulação.

Na suspeita de fraturas dos ossos do carpo, raios X de punho AP e P devem ser solicitados; para fraturas dos metacarpos e falanges, raios X da mão AP e oblíquo se fazem necessários e, para as falanges, podemos acrescentar os raios X do dedo em perfil. Assim que o diagnóstico for feito, ou mesmo na dificuldade para fechar o diagnóstico, o paciente deve ser encaminhado para o ortopedista com o membro imobilizado com tala antebraquiodigital.

O tratamento irá depender do tipo de lesão. A maioria das fraturas da mão são tratadas de maneira conservadora. Porém, as fraturas intra-articulares instáveis ou que não conseguiram ser reduzidas incruentamente necessitarão de tratamento cirúrgico.

Fratura do antebraço

São fraturas muito comuns na criança, correspondendo a 40% das fraturas em pediatria; 60% delas são da metáfise do rádio e ulna distais, 20% são diafisárias, 14% são na fise distal.

O paciente apresenta-se com dor, edema e deformidade.

No exame fisico é importante avaliar os dois membros superiores em busca de lesões associadas, principalmente mão, punho e cotovelo ipsilaterais. Palpar as proeminências ósseas, testar arco de movimento articular. O exame neurovascular é de extrema importância. Palpar pulsos radial e ulnar, avaliar perfusão periférica e integridade dos nervos ulnar, radial e mediano (Figura 95.1 e Tabela 95.6).

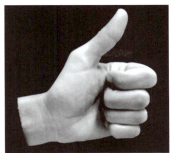
Nervo radial: extensão do punho e polegar

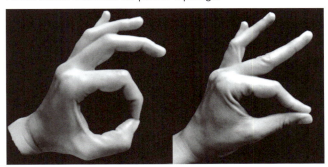
Nervo mediano: flexão da falange distal do 1º e 2º dedos. À esquerda: nervo funcionante; à direita: nervo comprometido.

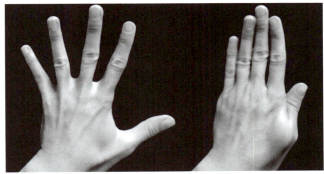
Nervo ulnar: adução e abdução dos dedos

FIGURA 95.1. Testando a função motora dos nervos radial, mediano e ulnar. (Acervo pessoal da autora Jaqueline Bartelega Rodrigues Leite.)

TABELA 95.6. Zonas de inervação exclusivas

Nervos	Zonas sensitivas
Radial	Tabaqueira anatômica
Ulnar	Polpa digital do 5º dedo
Mediano	Polpa digital do 2º dedo

Radiografias do punho AP + P e do antebraço AP + P fazem o diagnóstico.

O paciente deve ser imobilizado com tala axilopalmar e encaminhado para o ortopedista (Figura 95.2).

A maior parte das fraturas do antebraço é tratada com redução incruenta e gesso. Após a colo-

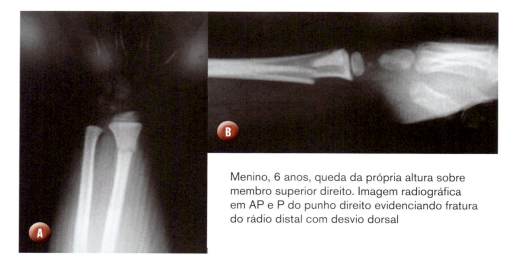

Menino, 6 anos, queda da própria altura sobre membro superior direito. Imagem radiográfica em AP e P do punho direito evidenciando fratura do rádio distal com desvio dorsal

FIGURA 95.2. Imagem radiográfica em AP **(A)** e P **(B)** do punho evidenciando fratura. (Acervo pessoal da autora Jaqueline Bartelega Rodrigues Leite.)

cação do gesso deve-se orientar a mãe que o membro imobilizado deve ficar elevado nos primeiros dias para evitar síndrome compartimental, pois se o membro edemaciar, o gesso irá comprimir os compartimentos.

Fratura supracondiliana do úmero

De todas as fraturas do cotovelo na criança, as do úmero distal representam 86%, com 55% a 75% sendo as supracondilianas.

O cotovelo é responsável por apenas 20% do crescimento longitudinal umeral. Ele é composto por seis centros de ossificação diferentes; cada um se ossifica em idades diferentes, por isso a dificuldade de identificar corretamente uma fratura no úmero distal.

A história do trauma pode variar com mecanismos diretos ou indiretos.

Ao exame físico, o paciente estará com dor, edema, irritabilidade e recusa em utilizar o membro afetado. Pode estar com graus variáveis de deformidade. É importante avaliar todo o membro superior em busca e outras lesões associadas.

O exame neurovascular é indispensável: avaliação da integridade do nervo mediano, ulnar e radial e pulsos distais.

Lembrar que o edema na fossa cubital pode levar à síndrome compartimental.

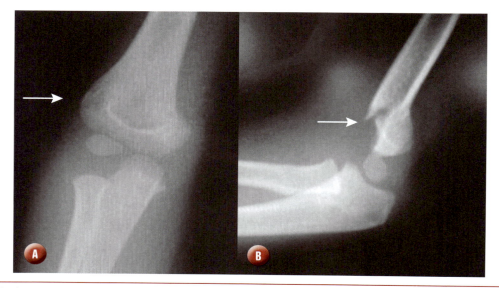

FIGURA 95.3. Menino, 3 anos, queda sobre o membro superior esquerdo. Fratura supracondiliana do úmero distal. Vista em AP **(A)** e P **(B)**. (Acervo pessoal da autora Jaqueline Bartelega Rodrigues Leite.)

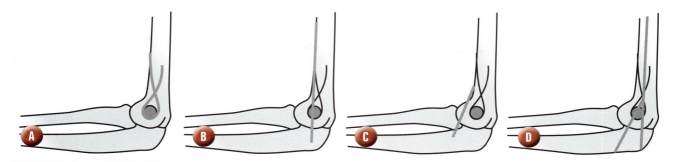

FIGURA 95.4. Imagem ilustrativa da vista da radiografia, cotovelo na criança. **(A)** Sinal da lágrima; **(B)** Linha anterior do úmero passa pelo 1/3 médio do centro de ossificação; **(C)** Linha do xoronoide tangencia anteriormente o côndilo lateral; **(D)** Ângulo diafisário-condilar = 30° a 45°. (Acervo pessoal da autora Jaqueline Bartelega Rodrigues Leite.)

Após avaliação inicial é essencial solicitar as radiografias AP e P do cotovelo (Figura 95.3). Abaixo encontra-se um esquema que deve ser avaliado nessas radiografias (Figura 95.4).

Se houver dificuldade para fazer o diagnóstico, podem ser solicitadas as radiografias contralaterais para facilitar a identificação dos centros de ossificação.

Os pacientes com suspeita de fraturas do cotovelo ou com o diagnóstico feito devem ser encaminhados com urgência para o ortopedista. Para o encaminhamento, deve-se fazer uma tala axilopalmar com 100° a 120° de flexão do cotovelo para evitar a compressão da fossa cubital. Se houver suspeita de síndrome compartimental ou lesão neurovascular, o paciente deve ser encaminhado com emergência.

No encaminhamento, orientar ao acompanhante que o membro superior acometido deve ficar elevado acima da altura do coração durante o transporte, para evitar aumento do edema.

Os diagnósticos diferenciais para a fratura supracondiliana são: fraturas fisárias do côndilo lateral, do côndilo medial, fraturas transfisárias, fraturas epicondilares lateral e medial, fraturas do capítulo, fraturas da cabeça do rádio e colo do rádio, fraturas do olécrano e luxações do cotovelo.

A maior parte dessas fraturas, se desviadas, necessitarão de tratamento cirúrgico.

Fratura do úmero proximal

A fise proximal do úmero é responsável por 80% do crescimento umeral.

Responsável por menos de 5% das fraturas em crianças.

Mais comum em neonatos por traumatismo durante o trabalho de parto e em adolescentes relacionado à prática esportiva (Tabelas 95.7 e 95.8).

Após o diagnóstico, o membro deve ser imobilizado junto ao corpo do paciente e encaminhado para o ortopedista.

TABELA 95.7. Diagnósticos diferenciais da fratura do úmero proximal no neonato

Diagnósticos diferenciais no neonato
Lesão do plexo braquial
Fratura da clavícula
Luxação do ombro (glenoumeral)
Pioartrite do ombro
Exames necessários
Exame físico de todo o membro e história do parto
Radiografia do ombro em 3 incidências ou ultrassonografia
Hemograma, VHS e PCR

TABELA 95.8. Exame físico na fratura do úmero proximal na criança

Exame físico
Dor, edema e equimose
Ombro doloroso à palpação
Limitação do arco de movimento do ombro
Crepitação à movimentação
Membro é mantido em rotação interna

As fraturas no neonato e em crianças com até 4 anos de vida são de tratamento conservador, com redução fechada e imobilização por 5-10 dias.

Nas crianças a partir de 5 anos de vida, o tratamento também é conservador, com redução fechada e imobilização por 3 semanas.

Já nos adolescentes, dependendo do desvio da fratura, pode ser considerado o tratamento cirúrgico (Tabela 95.9).

TABELA 95.9. Tratamento cirúrgico na fratura do úmero proximal

Indicação de tratamento cirúrgico a céu aberto
Fraturas expostas ou com lesão vascular associada
Fraturas Salter-Harris tipo III e IV com desvio
Fraturas irredutíveis de maneira incruenta, com interposição de partes moles

Fratura de clavícula

É a fratura mais frequente nas crianças. Nos bebês macrossômicos a incidência é de 13%.

Nas fraturas do parto haverá abaulamento da região, reflexo de Moro assimétrico e dor bem definida no local da lesão. É necessário fazer um bom exame neurovascular para descartar lesões de plexo associadas.

Nos neonatos, o USG faz o diagnóstico da fratura da clavícula, mas a radiografia em AP geralmente é suficiente, assim como nos pacientes mais velhos.

Assim que o diagnóstico for feito, o membro superior da criança deve ser imobilizado. No neonato pode-se prender com um alfinete a manga comprida da roupa na altura do ombro oposto; nas crianças mais velhas uma tipoia simples já é o suficiente. Então, esse paciente deve ser encaminhado para o ortopedista.

O tratamento é conservador na maioria dos casos, mantendo a imobilização. No neonato, a fratura se consolida em 1 a 2 semanas e nas crianças mais velhas em 4 semanas.

A exceção acontece nas fraturas expostas, ou com lesão neurovascular, quando se faz necessário o tratamento cirúrgico.

TRAUMAS EM MEMBROS INFERIORES

Quadro clínico

Na maior parte das fraturas dos membros inferiores, o paciente se apresentará com dificuldade de apoiar o peso sobre o membro acometido, ou incapacidade de deambular. Dor e deformidade no local. Mobilização dolorosa, edema, equimose ou hematomas.

Pode haver lesão de pele, com ou sem exposição óssea. É importante lembrar do conceito de fratura exposta para poder identificá-la e iniciar o tratamento corretamente.

O paciente deve ser despido e ser avaliado cuidadosamente. O ATLS deve ser aplicado sempre que se tratar de acidentes automobilísticos, atropelamentos ou politraumas.

Atenção:
- O exame físico ortopédico deve ser completo. Lembre-se da avaliação neurovascular. Palpar pulsos, avaliar perfusão, força e sensibilidade são de fundamental importância.

Fraturas do fêmur

As fraturas do fêmur na criança correspondem a aproximadamente menos que 3,5% das fraturas na população pediátrica. Sendo menos de 1% as fraturas do fêmur proximal e distal. Portanto, falaremos mais a respeito das fraturas diafisárias do fêmur.

A fratura da diáfise do fêmur em crianças não deambuladoras deve ser olhada com extrema atenção pela equipe médica, pois mais de 80% se relacionam com abuso ou maus tratos.

O tipo do traço de fratura também nos diz sobre o tipo de traumatismo. Fraturas espiraladas são causadas por baixa energia, por quedas com torção do corpo sobre o membro apoiado ou por torção do membro por terceiros. Já fraturas com traços tranversos, normalmente são causados por alta energia, como acidentes automotivos, quedas e abuso.

Atenção:
- Para qualquer suspeita de abuso ou maus tratos, o Conselho Tutelar deve ser acionado. A criança deve permanecer internada até que a suspeita seja esclarecida.

Uma criança com suspeita de fratura do fêmur deve ser avaliada segundo o ATLS. Despida, em busca de outras lesões no corpo. O risco de choque hemorrágico causado pela fratura é relativamente pequeno, porém se associada com traumatismo craniano, intra-abdominal ou torácico, esse risco aumenta e deve ser investigado com mais cuidado.

A síndrome compartimental também é rara, mas não deve ser descartada se houver edema intenso.

É importante a avaliação neurovascular, principalmente nas fraturas do fêmur distal, que estão associadas com até 2% de lesão da artéria poplítea e até 3% de lesão do nervo fibular.

A radiografia em AP e P do fêmur é essencial, assim como a radiografia da bacia AP e FP e joelho AP e P, em busca de fraturas ocultas (Figura 95.5).

Atenção:
- Sempre se deve descartar a presença de fratura exposta. Para tanto, o paciente deve ser avaliado despido, em busca de lesões de pele desde puntiformes, sem a exposição óssea, até lesões extensas com perda de substância.

Após o diagnóstico, a criança deve ser encaminhada para o ortopedista com o membro imobilizado.

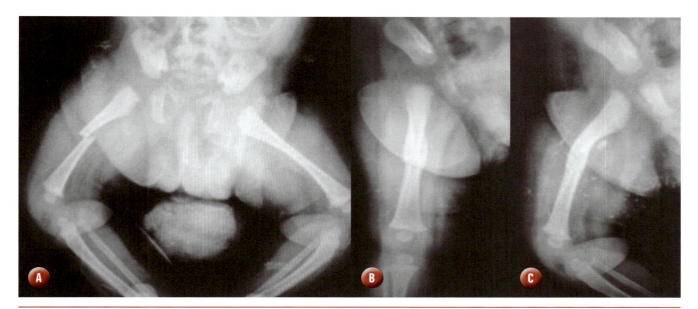

FIGURA 95.5. Menino, 3 meses de vida, fratura de fêmur direito após queda do berço. Tratado com suspensório de Pavlik. **(A)** Fratura diafisária do fêmur direito; **(B-C)** Fratura consolidada após 8 semanas, paciente sem dor, com boa ADM. (Acervo pessoal da autora Jaqueline Bartelega Rodrigues Leite.)

O tratamento varia de acordo com a faixa etária e com o tipo de fratura.

Na maioria dos casos, abaixo dos 6 anos o tratamento é conservador com gesso. Acima dos 6 anos tende a ser cirúrgico.

As possíveis complicações são as mesmas já citadas anteriormente, na Tabela 95.5.

Fraturas da tíbia

É o 2º osso mais comumente fraturado nas crianças vítimas de abuso.

Representam 15% das fraturas pediátricas.

Com relação ao local, 10% são da metáfise proximal, 40% diafisárias e 50% da metáfise distal.

Na suspeita de fratura da tíbia, o exame físico deve seguir o ATLS, já que 60% estão associadas a acidentes automobilísticos.

Não se deve abrir mão do exame neurovascular, uma vez que os quatro compartimentos da perna, junto com o compartimento volar e dorsal do antebraço e interósseo das mãos e pés são os mais propensos à síndrome compartimental.

As radiografias da tíbia em AP e P devem ser solicitadas, junto com as de joelho AP e P e tornozelo AP + P em busca de lesões associadas.

Após o diagnóstico, uma tala inguinopodálica é colocada no membro fraturado e o paciente deve ser encaminhado ao ortopedista.

O tratamento das fraturas da tíbia que não lesam a fise proximal ou distal é conservador, com gesso inguinopodálico.

Se houver lesão da fise, o tratamento cirúrgico se faz necessário.

Fratura de tornozelo

O tornozelo é formado pela tíbia distal, fíbula distal e pelos complexos ligamentares medial e lateral, que estabilizam essa articulação em dobradiça modificada.

As fraturas do tornozelo representam aprox. 30% de todas as lesões fisárias nas crianças. São mais comuns em atletas com esqueleto imaturo.

As lesões ligamentares são raras, pois os ligamentos são mais fortes que a fise.

O paciente se apresentará com dor, deformidade e dificuldade ou incapacidade de deambulação.

O exame físico deve ser completo e com atenção para outras lesões associadas, principalmente do pé e joelho ipsilateral.

No exame neurovascular, deve-se palpar os pulsos pedioso dorsal e tibial posterior, observar a perfusão e sensibilidade do pé. A motricidade estará alterada pela dor e deformidade.

Radiografias em AP e P do tornozelo devem ser solicitadas e, se houver qualquer dúvida quanto à lesões associadas, raios X do pé e joelho podem elucidar o diagnóstico.

Se houver dúvida quanto a uma fratura intra-articular, a tomografia computadorizada é um excelente método diagnóstico.

O paciente deve ser encaminhado ao ortopedista com tala suropodálica e membro inferior elevado para evitar edema de partes moles.

Fraturas extra-articulares e que não lesam a fise costumam ter tratamento conservador com gesso suropodálico por 6 semanas; enquanto fraturas intra-articulares e que lesam a fise costumam ter tratamento cirúrgico.

LUXAÇÕES

Luxação é a perda da congruência articular total, ou parcial (subluxação).

É considerada uma emergência ortopédica, pois a articulação incongruente pode gerar necrose do segmento intra-articular que está luxado, lesões ósseas por compressão em locais que normalmente não são comprimidos, lesão e frouxidão ligamentar e lesões neurovasculares, causando déficit permanente do membro se não for reduzida na emergência.

Um erro muito comum, cometido tanto por pacientes quanto por médicos, é usar o termo luxação para nomear contusões. Contusão é uma lesão dolorosa, causada por impacto de uma região, podendo ou não limitar a movimentação da articulação. Porém, ao exame de raios X a articulação permanece congruente.

É importante saber diferenciar corretamente essas duas lesões, pois a luxação necessita de um trata-mento na emergência, enquanto a contusão necessita apenas de repouso e analgesia.

O paciente que teve uma luxação se apresentará com dor no local e impossibilidade de movimentar aquela articulação.

No exame físico temos que acalmar o paciente para que se possa examinar todo o membro. Deve ser feita movimentação passiva e ativa das demais articulações, palpação das proeminências ósseas, palpação dos pulsos periféricos, visualização da perfusão e teste da inervação próxima ao local.

Esse paciente deve ser encaminhado para o ortopedista em caráter de emergência, com o membro imobilizado quando possível.

As luxações puras normalmente conseguem ser reduzidas sem a necessidade de cirurgia. Já as luxações associadas a fraturas podem precisar de tratamento cirúrgico.

Bibliografia

Beaty JH, Kasser JR. Rockwood and Wilkins' Fracture's in Children. 7 ed. Philadelphia: Wolters Kluwer; 2012.

Canale ST. Campbell's Operative Orthopaedics. 10 ed. New York: Elsevier; 2003.

Herring JA. Tachdjian's pediatric orthopaedics. 5 ed. Philadelphia: Elsevier; 2014.

96 DOENÇAS ORTOPÉDICAS NÃO VINCULADAS AO TRAUMA: CONFUSÃO NO DIAGNÓSTICO

Mauro dos Santos Volpi
Jaqueline Bartelega Rodrigues Leite
Erick Ribeiro Damasceno
Bruno da Costa Ancheschi
Romulo Ballarin Albino

LOMBALGIA

Dor nas costas na criança não é um sintoma tão comum como nos adultos, mas também não é tão incomum como se pensa. Aproximadamente 50% das crianças terão algum sintoma de dor nas costas até os 15 anos de idade.

Devemos lembrar que crianças não costumam simular dor, portanto a dor nas costas deve ser investigada cuidadosamente para que não se deixe passar nenhum diagnóstico.

O primeiro passo é saber quais são os possíveis diagnósticos diferenciais, e assim correlacionar com uma boa história e exame físico (Tabela 96.1).

Exame físico: na inspeção, observar deformidades, alterações de pele, alterações na marcha. Na palpação, palpar toda a coluna em busca de dor ou abaulamentos, palpar a musculatura paravertebral. O exame neurológico deve ser completo, em busca de déficit de força ou sensibilidade, ou até déficit esfincteriano.

Lembre-se!
- Crianças têm dificuldade para referir dor. O exame abdominal e torácico deve ser feito para eliminar possíveis diagnósticos que não sejam da coluna.

Em crianças menores de 4 anos de idade, com dor há mais de 2 meses ou dor forte que acorda a criança à noite, deve ser solicitada a radiografia panorâmica da coluna AP e P.

Em adolescentes com dor de curta duração relacionada à atividade física, com exame neurológico normal, não são necessários exames adicionais, apenas observação por, pelo menos, 1 mês.

TABELA 96.1. Sintomas e diagnósticos diferenciais para a lombalgia

Sintomas	Dor aguda	Dor insidiosa	Dor noturna	Irradiação	Dor localizada	Dor difusa	Dor com atividade física
Cifose de Scheuermann		X			X		X
Fraturas	X				X		
Hérnia de disco				X			X
Espondilolistese		X					X
Tumores		X	X	X	X		
Infecção		X	X			X	
Contratura muscular		X			X		X

Algumas radiografias podem mostrar apenas escoliose. Essa deformidade não costuma estar relacionada com dor nas costas, apesar de aproximadamente 33% dos adolescentes com escoliose referirem dor. Antes de qualquer exame mais específico deve-se descartar dor muscular.

Outros exames mais sensíveis e específicos são:

- Cintilografia com tecnécio: principalmente no caso de infecções, tumores e fraturas por estresse. Esse exame tem alta sensibilidade, porém é pouco específico.
- Tomografia computadorizada: é o melhor exame para visualização óssea, tumores e fraturas.
- Ressonância magnética: indicada para pacientes com déficit neurológico. Melhor diagnóstico para discites, seringomielia, hérnia de disco, neoplasias.

O paciente deve ser encaminhado para o ortopedista para o tratamento.

O tratamento irá variar de acordo com o diagnóstico.

Contraturas musculares têm tratamento conservador, enquanto cifose de Scheuermann, fraturas, hérnias de disco, espondilolistese, infecções podem ter tratamento conservador ou cirúrgico, dependendo do caso.

QUADRIL

Sinovite transitória de quadril

- Definição: dor aguda, monoarticular no quadril de uma criança previamente hígida. É a causa mais comum de dor no quadril na infância e é mais prevalente na faixa etária de 3 e 8 anos.
- Etiologia: desconhecida. Muitas têm associação com IVAS ou trauma leve antecedendo o quadro.
- Quadro clínico: dor na região inguinal ou anterior e medial de joelho, marcha claudicante ou antálgica e limitação de movimento em quadril. Usualmente sem sinais sistêmicos, mas pode haver febre baixa.
- Diagnóstico: clínico e de exclusão. Os exames laboratoriais (hemograma, VHS e PCR) são normais ou inespecíficos. A radiografia e USG estão geralmente sem alterações, porém devem ser solicitados para o diagnóstico diferencial com a preocupante artrite séptica.
- Tratamento: trata-se de uma doença autolimitada (5 a 10 dias) e benigna. O tratamento consiste em sintomáticos (principalmente AINES) e restrição de carga.

Artrite séptica de quadril

- Definição: infecção articular agressiva com grande potencial de causar danos incapacitantes e permanentes. Trata-se de uma urgência médica.
- Etiologia: *S. aureus* é o agente causal predominante em todas as faixas etárias; em neonatos há alta incidência de *Streptococcus* tipos A e B. Pode ser desencadeada por infecção em outro sítio com disseminação via hematogênica ou por contiguidade. Dentre os fatores de risco, destacam-se a imunossupressão e doenças sistêmicas.
- Quadro clínico: evolução rápida com aumento importante da dor em quadril, sinais flogísticos locais, restrição de movimentos com bloqueio articular e alterações sistêmicas como febre e queda do estado geral. Atenção especial deve ser dada para neonatos, pois o diagnóstico inicial é mais difícil, podendo se apresentar como inapetência, dificuldade de ganho ponderal, dor ao trocar fralda, espasmo muscular, edema de coxa ou nádegas, pseudoparalisia homolateral e pode não haver febre.
- Diagnóstico: paciente apresenta aumento de marcadores inflamatórios (VHS e PCR) e HMG com leucocitose e desvio à esquerda. Há alterações em exames de imagem: radiografia (no início do quadro estarão normais, primeiras alterações surgem após 7 dias de evolução) e USG (presença de derrame articular).
- Tratamento: mantendo-se a suspeita, deverá ser realizada uma punção diagnóstica em ambiente cirúrgico. Se houver saída de líquido turvo, espesso e amarelado deve-se proceder à artrotomia com limpeza articular exaustiva, seguida de antibioticoterapia endovenosa empírica (oxacilina – 100 a 200 mg/kg/dia) por 7-10 dias e depois passa-se para via oral por mais 3 semanas (guiada pela cultura da punção). Deve-se manter o membro afetado em repouso e com restrição de carga inicialmente.

Doença de Legg-Calvé-Perthes

- Definição: é descrita como uma necrose isquêmica ou avascular do núcleo de ossificação da epífise proximal do fêmur da criança. A idade típica do surgimento dos sintomas é entre 4 e 8 anos (80% dos casos), e é 4 vezes mais frequente em meninos.
- Etiologia: desconhecida.
- Quadro clínico: início insidioso de claudicação e dor leve, relacionada à atividade física e aliviada

DOENÇAS ORTOPÉDICAS NÃO VINCULADAS AO TRAUMA: CONFUSÃO NO DIAGNÓSTICO

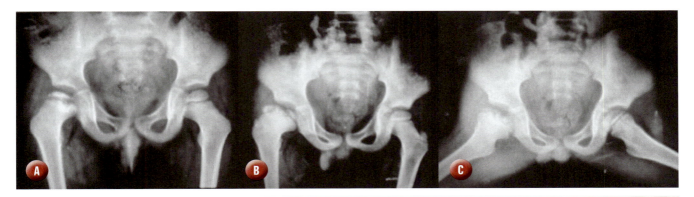

FIGURA 96.1. **(A)** Menino, 5 anos de idade, diagnosticado com Perthes à direita, tratado com retirada de carga e fisioterapia para manutenção da ADM; **(B-C)** Aos 8 anos de idade, radiografia com deformidades de fêmur proximal direito. (Acervo pessoal da autora Jaqueline Bartelega Rodrigues Leite.)

por repouso, referida em região de quadril ou em região medial e anterior de joelho ipsilateral. Com a evolução do quadro, pode haver piora da dor com marcha claudicante e antálgica associada à restrição de amplitude de movimento
- Diagnóstico: radiográfico (diminuição do núcleo epifisário, aumento da densidade óssea, fragmentação, fratura subcondral), exames laboratoriais sem alterações (Figura 96.1).
- Tratamento: é autolimitada e cerca de 60% evoluem de maneira satisfatória (mesmo sem tratamento). O foco do pediatra deve permanecer no diagnóstico, uma vez que o tratamento é bem diversificado e dependente da extensão e estágio da doença.

Epifisiólise proximal do fêmur

- Definição: deslocamento do colo femoral com relação à epífise femoral proximal. É a causa mais comum de dor no quadril na adolescência.
- Etiologia: desconhecida, mas há associação com distúrbios endócrinos, com o estirão de crescimento (meninas dos 11 ao 13 anos e meninos dos 13 aos 15 anos) e com o biótipo (obeso com atraso do desenvolvimento sexual, e em menor número os longilíneos – altos e magros).
- Quadro clínico: geralmente é insidioso, com queixas leves às vezes relacionadas ou exacerbadas por um trauma banal. A criança pode referir dor em região anterior e medial do joelho, porém em casos agudos a clínica é bem mais evidente com dor intensa, súbita e contínua, com incapacidade para a marcha. Ao exame físico apresentam limitação de rotação interna do quadril e pode haver encurtamento do membro, conforme o grau do escorregamento.

- Diagnóstico: radiográfico (AP e falso perfil de bacia) (Figura 96.2).
- Tratamento: faz-se necessária uma avaliação ortopédica de urgência, uma vez que o tratamento é sempre cirúrgico e imediato, afim de evitar uma deformidade maior e sequelas definitivas e limitantes (Figura 96.3).

Joelho

Sintomatologia: dor no joelho.

A dor no joelho na criança, acompanhada ou não de história de trauma, deve sempre despertar a dúvida de alguma patologia do quadril. A criança costuma ter dificuldade de referir e localizar a dor, enquanto algumas patologias do quadril, por irritação do nervo obturatório, que inerva a face medial do joelho, levam a dor irradiada no joelho.

Alguns dos diagnósticos diferenciais são: patologias do quadril, como sinovite transitória, doença de Legg-Calve-Perthes, pioartrite do quadril e epifisiolistese; fraturas do fêmur ou joelho e patela, que foram abordadas anteriormente; menisco discoide, osteocondrite dissecante e Osgood-Schlatter, que falaremos a seguir; e tumores ósseos e de partes moles, que ainda serão abordados neste capítulo.

Portanto, dor no joelho na criança é igual radiografia de joelho e bacia!

Menisco discoide

É uma patologia congênita em que o menisco apresenta forma de disco, ocupando todo o espaço articular. Na maioria dos casos acomete o menisco lateral. Etiologia desconhecida (Figura 96.4).

Sintomatologia: se inicia a partir dos 5 anos de idade com dor no final dos movimentos de extensão e flexão do joelho. Pode haver derrame articular e bloqueio da mobilidade. A criança refere sensação de "falhar" o joelho.

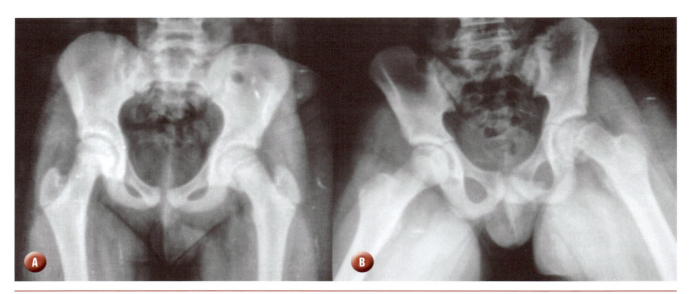

FIGURA 96.2. (A-B) Menimo, 12 anos, marcha claudidicante após jogo futebol. Exame físico: sinal de Drehman positivo. CD: Retirada carga e internação para tratamento cirúrgico. (Acervo pessoal da autora Jaqueline Bartelega Rodrigues Leite.)

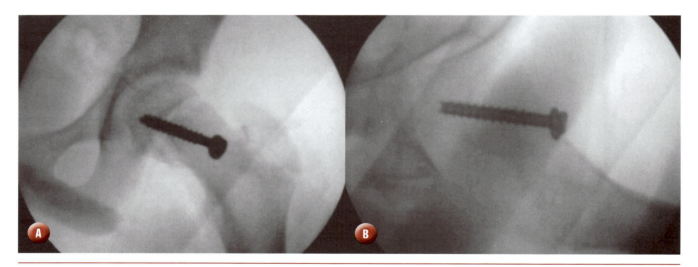

FIGURA 96.3. (A-B) CD: Retirado carga e internação para tratamento cirúrgico. Escopia no intraoperatório, após fixação *in sito*. (Acervo pessoal da autora Jaqueline Bartelega Rodrigues Leite.)

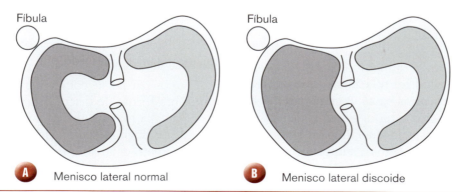

FIGURA 96.4. Imagem ilustrativa do formato de um menisco normal **(A)** e um menisco discoide **(B)**. (Acervo pessoal da autora Jaqueline Bartelega Rodrigues Leite.)

Ao exame físico: dor ao se realizar extensão passiva forçada, pode haver atrofia do quadríceps e derrame articular.

A radiografia AP e P do joelho deve ser solicitada, porém as alterações são sutis. O diagnóstico pode ser esclarecido com o exame de RNM.

Na suspeita, o paciente deve ser encaminhado ao ortopedista, pois o tratamento na maioria dos casos é cirúrgico.

O atraso no diagnóstico e tratamento pode levar a artrose precoce e irreversível.

Osteocondrite dissecante

É caracterizado pelo descolamento parcial ou total de fragmento de cartilagem hialina com osso subcondral. Etiologia desconhecida. Pode estar associada ao trauma.

Sintomatologia: inicialmente desconforto articular de aparecimento lento, que piora com atividade física. É mais comum acometer crianças a partir de 12 anos de idade. Pode haver derrame articular e sinovite. Bloqueio da mobilidade do joelho pode aparecer nos casos em que há descolamento do fragmento, que se torna um corpo livre articular.

A radiografia AP, P e de túnel do joelho deve ser solicitada, em que pode ser visualizada área de osso subcondral menos densa até a linha da cartilagem hialina. A presença de corpo livre articular pode ser de difícil visualização; nesse caso, a artrografia tem seu valor como recurso auxiliar. A TC é o exame que fornece mais detalhes para o diagnóstico e extensão da lesão.

O paciente com suspeita ou com diagnóstico de osteocondrite dissecante deve ser encaminhado ao ortopedista em caráter de urgência. O tratamento varia de acordo com a idade do paciente, extensão da lesão e presença ou não de corpo livre articular. Pode ser conservador, principalmente no esqueleto imaturo sem desprendimento do fragmento, ou cirúrgico em pacientes maiores. Os procedimentos cirúrgicos variam desde perfurações com brocas, a curetagem, colocação de enxerto ou reinserção do fragmento.

Osgood-Schlatter

É caracterizada pelo aumento do volume da tuberosidade anterior da tíbia acompanhada de dor e edema local.

É mais frequente no sexo masculino, entre 8 e 12 anos de idade.

A doença é autolimitada. Começa com um período de reação inflamatória, com edema e dor, que pode durar até 6 meses. Nesse período pode haver limitação para atividades físicas. O segundo período pode durar até 1 ano e meio e se caracteriza por dor intermitente com menos edema. No último período, fase de cura espontânea, há o desaparecimento da dor e de restrições a atividades físicas. A tumoração diminui de tamanho, porém pode ficar um leve aumento de volume residual.

A etiologia é desconhecida. Existem algumas hipóteses, entre elas as mais aceitas são a de isquemia local que ocasionaria necrose óssea e a de estresse traumático por tracionamento do tendão patelar.

O diagnóstico é clínico e radiográfico. Na radiografia em perfil do joelho pode ser visualizada a fragmentação do núcleo de ossificação da tuberosidade anterior da tíbia.

Sequelas são raras. Estão descritos arrancamento do tendão patelar e recurvo do joelho por fechamento precoce da epífise anterior da tíbia.

O tratamento é sempre com medicação sintomática e medidas preventivas de traumas locais. Na fase inicial são suspensas atividades físicas que sobrecarreguem o mecanismo extensor do joelho. Em raras ocasiões de muita dor, pode-se utilizar gesso por 7 a 10 dias.

■ OS PÉS

Osteocondroses

Osteocondrose é um transtorno que acomete as epífises em fase de crescimento. A etiologia, na maioria dos casos, é desconhecida, e o curso da doença é autolimitado.

Iselin (epifisite or tração do quinto metatarso)

O centro de ossificação secundário da base do quinto metatarso aparece em torno dos 10 anos na menina, e dos 12 anos no menino. Sua fusão acontece aproximadamente dois anos após.

A doença de Iselin é caracterizada por dor na região lateral do pé, edema e eritema local. A base do quinto metatarso é sensível à palpação, onde o fibular curto se insere.

O diagnóstico é feito pela clínica e radiografia oblíqua do pé, que irá mostrar aumento e fragmentação da apófise.

Cuidado!
- Não confunda com fratura!

O tratamento é feito para reduzir os sintomas: reduzir atividades físicas, gelo e anti-inflamatórios. Se os sintomas forem graves, pode ser necessária imobilização por curto período.

Freiberg (osteocondrose da cabeça do metatarso)

Ocorre preferencialmente na cabeça do segundo metatarso, mas também pode acometer os outros metatarsos. A dor pode permanecer por 6 meses a 2 anos. O tratamento também tem como objetivo o alívio da dor. O tratamento cirúrgico pode ser indicado em casos de fragmentos livres intra-articulares ou na deformidade residual.

Kohler (osteocondrose do navicular)

O navicular se ossifica em torno dos 2 anos nas meninas e 3 anos nos meninos. A doença de Kohler é caracterizada por dor e sensibilidade na região do navicular, acompanhadas de alterações radiográficas como esclerose e redução do tamanho do osso. O tratamento também é conservador, para o alívio da dor. O tratamento cirúrgico é indicado apenas na persistência dos sintomas de dor incapacitante.

Sever (apofisite do calcâneo)

A apofisite do calcâneo é mais comum no atleta imaturo, por volta dos 10 anos de idade. Pode ser bilateral em 60% dos casos, acometendo mais meninos que meninas. O paciente apresentará dor à compressão do calcanhar, com leve contratura do tendão calcâneo. O tratamento é conservador, com medicação sintomática, restrição de atividades e alongamento do tendão calcâneo.

Osteocondrite do tornozelo

É uma doença autolimitada, que acomete a porção articular do tálus com a tíbia. É caracterizada por dor e o diagnóstico é feito com a radiografia em AP do tornozelo, em que se visualiza uma porção radiotransparente em formato de semicírculo na região articular do tálus. O tratamento é conservador com medicação sintomática e imobilização.

Pé plano doloroso

O pé plano é definido pela perda do arco longitudinal do pé. É muito comum no início da infância, por causa da frouxidão ligamentar e maior quantidade de coxim gorduroso no pé. Com a maturidade o pé tende a formar o arco longitudinal.

Alguns pés permanecerão planos e indolores, não sendo necessário nenhum tratamento específico, uma vez que o pé plano não é limitante para atividades físicas.

Porém, algumas crianças poderão apresentar queixa de dor após esforço físico. Nesses casos é necessário uma melhor avaliação.

Ao exame físico nota-se a perda do arco longitudinal, na visualização posterior o calcanhar está em valgo e os dedos laterais podem ser vistos com facilidade (Figura 96.5).

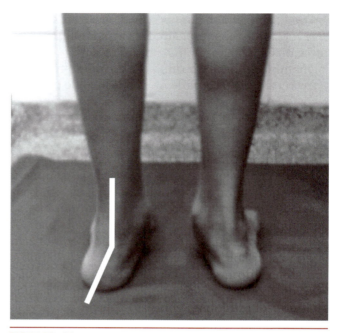

FIGURAS 96.5. Visualização posterior do pé plano onde é possível observar os dedos laterais do pé direito e o arco do retropé em ambos os pés. (Acervo pessoal da autora Jaqueline Bartelega Rodrigues Leite.)

O primeiro passo é diferenciar o pé plano flexível do pé plano rígido.
1. Com a criança em pé, o examinador eleva o hálux e, no pé plano flexível, há formação do arco longitudinal (*Jack test*).
2. Com a criança em pé, na visualização posterior, pede-se para a criança ficar na ponta dos pés. No pé plano flexível ocorre a varização do calcanhar nesse momento (Figura 96.6).
3. Com a criança sentada, examinamos a mobilidade das articulações, principalmente da subtalar. No pé plano flexível a mobilidade está preservada.

Também é adequado a solicitação de raios X dos pés AP e P com carga, oblíquo e axial de calcâneo.

O pé plano doloroso deve ser tratado inicialmente com analgesia e encaminhado para o ortopedista para avaliação.

No pé plano flexível a indicação do tratamento cirúrgico é reservada a poucos casos. Mas, em situações específicas, pode optar-se pela artrorise ou por osteotomias do calcâneo.

No pé plano rígido devemos procurar nas radiografias pela presença de barra óssea, ou coalisão tarsal, que é a causa mais frequente de dor no pé plano.

Muitas vezes a barra óssea pode ser diagnosticada pela radiografia, outras vezes se faz necessária a tomografia computadorizada ou ressonância magnética para o diagnóstico.

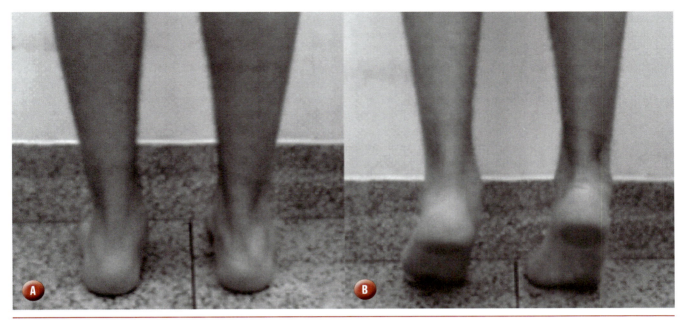

FIGURAS 96.6. (A-B) Teste da ponta dos pés, varização do retropé direito e ausência de varização do retropé esquerdo, evidenciando o pé plano rígido à esquerda. (Acervo pessoal da autora Jaqueline Bartelega Rodrigues Leite.)

Na suspeita, o paciente deve ser encaminhado para o ortopedista.

Após o diagnóstico de barra óssea, inicia-se o tratamento conservador com uso de palmilhas com elevação do arco longitudinal para melhora da dor. Se não houver melhora dos sintomas, podemos optar pelos procedimentos cirúrgicos, que variam desde a ressecção da barra óssea, com interposição de gordura ou musculatura, até as artrodeses de algum nível.

Marcha com os pés pra dentro

A marcha com o pé rodado internamente é queixa frequente dos pais no consultório. Em alguns casos essa queixa pode estar associada com quedas frequentes e esses pacientes podem chegar para serem atendidos no pronto-socorro.

Uma boa história deve ser retirada dos pais, uma vez que quedas frequentes podem estar associadas a doenças neuromusculares degenerativas, como Duchene e Beker.

O exame físico deve ser completo e estratificado para que se possa fazer os diagnósticos diferenciais.

Iniciamos pelos testes de força, que se estiverem alterados sugerem doenças neuromusculares degenerativas; e então é necessário exames laboratoriais, como CPK e CKMB e eletromiografia. O paciente deve ser encaminhado para o neurologista e ortopedista.

A avaliação das rotações dos quadris é de fundamental importância, uma vez que a principal causa de marcha com os pés rodados internamente é a persistência da anteversão femoral, que pode ser vista pelo aumento da rotação interna dos quadris.

Um adulto costuma ter 15° de anteversão femoral, porém uma criança nasce com 40° de anteversão femoral e, ao longo do desenvolvimento, a anteversão vai diminuindo até ficar igual à do adulto. Enquanto a anteversão estiver aumentada a criança andará com os pés rodados internamente.

O tratamento consiste em orientar à mãe que esse padrão está dentro da normalidade e orientar a criança a sempre sentar com as pernas cruzadas e evitar a posição de sentar em "W".

Após o diagnóstico a criança deve ser encaminhada ao ortopedista para continuar o acompanhamento. O tratamento cirúrgico só é cogitado para casos extremos.

Outro diagnóstico diferencial é o pé metatarso aduto ou outras deformidades nos pés.

Nesse caso, o exame dos quadris estará dentro da normalidade e as alterações serão somente dos pés.

Para o diagnóstico é necessário raios X dos pés AP + P com carga.

O paciente deve ser encaminhado para o ortopedista para o tratamento que pode ser conservador, com gessos seriados, ou cirúrgico em casos mais graves.

INFECÇÕES OSTEOARTICULARES

Osteomielite

A osteomielite é uma inflamação no osso causada por um organismo infeccioso, que pode estar limitada ou envolver várias regiões do osso, como a cortical, a medular e o periósteo. Ainda é extremamente difícil de ser tratada eficazmente. Para isso se faz necessária uma abordagem multidisciplinar e diagnóstico precoce.

Ver classificação na Tabela 96.2.

Falaremos da osteomielite hematogênica aguda, que é o tipo mais comum visto em crianças. É causada por bacteremia associada a trauma localizado, desnutrição ou sistema imune inadequado. A causa exata da doença muitas vezes não é identificada.

Tem distribuição bimodal. Acomete crianças menores de 2 anos e maiores de 8 anos.

Geralmente compromete a metáfise dos ossos longos.

Inicia-se com processo inflamatório, que causa necrose óssea com formação de abscesso. Se esse abscesso não for tratado pode causar isquemia cortical e extravasamento do material purulento.

O osso da criança apresenta a fise, que apesar de ser uma barreira que impede a disseminação da infecção, tem vasos que cruzam para irrigar a epífise, que possibilitam a disseminação para a epífise. Quando isso acontece, a criança pode ficar com sequelas como parada do crescimento do membro ou desvios angulares do mesmo.

Outro ponto importante é que na criança algumas metáfises são intra-articulares, o que possibilita a disseminação da infecção para a articulação. Dessas, a articulação do quadril é a mais afetada, seguida pelo úmero proximal, colo do rádio e fíbula distal.

Quadro clínico: febre e mal-estar podem ou não estar presentes; dor e sensibilidade à palpação do local e edema são achados comuns.

Na suspeita, devem ser pedidos exames laboratoriais como leucócitos, VHS e PCR, que estarão aumentados, e radiografia em duas incidências do local (Figura 96.7).

Se ainda assim houver dúvida, a cintilografia óssea com tecnécio-99m e ressonância magnética fazem o diagnóstico precoce.

Para individualizar o tratamento, é necessário saber se existe abscesso no local. Para isso o paciente deve ser encaminhado ao ortopedista em caráter de urgência.

Punção óssea será realizada, e se houver abscesso, o mesmo deve ser drenado cirurgicamente. No mesmo ato colhe-se cultura.

TABELA 96.2. Classificação das infecções osteoarticulares

Classificação	
Aguda/subaguda/crônica	De acordo com a duração dos sintomas
Exógena/hematogênica	Derivada de causas externas ou bacteremia
Piogênica/não piogênica	Baseia-se na resposta do hospedeiro à doença

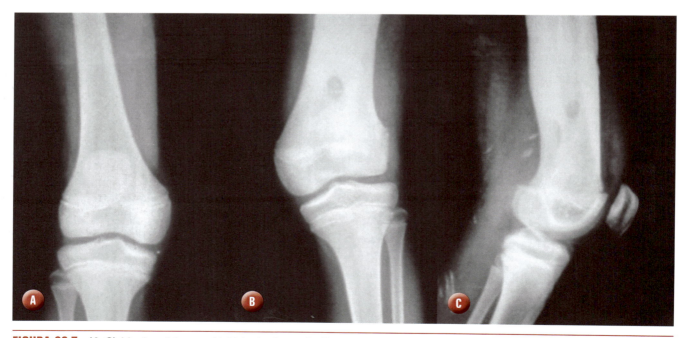

FIGURA 96.7. (A-C) Menino, 12 anos, história de dor no joelho esquerdo, nega trauma, nega febre, com dor e edema e deformidade no joelho esquerdo. Ao raios X observa-se área de sequestro ósseo, já com deformidade do fêmur distal esquerdo em valgo por provável comprometimento fisário. (Acervo pessoal da autora Jaqueline Bartelega Rodrigues Leite.)

TABELA 96.3. Organismos mais comuns nas infecções osteoarticulares

Organismos mais comuns	
Crianças mais velhas e adultos	Staphylococcus aureus
Bebês preamturos	S. aureus, Streptococcus do grupo B e coliformes Gram-negativos
Bebês sadios	Streptococcus do grupo B
Crianças de 6 meses a 4 anos	Haemophilus influenzae

Inicia-se tratamento com suporte geral, analgésicos, posicionamento confortável do membro afetado e antibioticoterapia empírica de acordo com o germe mais comum para a idade (Tabela 96.3).

Após o resultado da cultura, o antibiótico mais adequado é selecionado.

As duas principais indicações de procedimentos cirúrgicos são: presença de abscesso e não melhora do paciente apesar do tratamento com antibiótico intravenoso apropriado.

Artrite séptica

É caracterizada pela invasão bacteriana no espaço articular. Pode ocorrer por disseminação hematogênica, após trauma, após cirurgia ou disseminação a partir de um local adjacente com osteomielite ou celulite.

Apresenta importante taxa de morbidade e mortalidade.

É importante o diagnóstico precoce para evitar complicações tardias, como destruição da epífise, necrose avascular, luxação ou subluxação da articulação. A destruição articular já pode ser vista ao exame de raios X após 4 a 6 dias do início da infecção (Figura 96.8).

As articulações dos membros inferiores são mais afetadas: 61% a 79%.

O paciente se apresentará com sinais flogísticos no local, bloqueio articular, podendo apresentar mal-estar e prostração. Em um recém-nascido, muitas vezes a irritabilidade e assimetria de posição dos membros podem ser os únicos achados.

É importante avaliar as demais articulações, para descartar infecção poliarticular.

Na suspeita, o paciente deve ser encaminhado para o ortopedista em caráter de emergência.

Para confirmação diagnóstica se faz necessário punção articular com agulha grossa antes de iniciar antibioticoterapia. O líquido é enviado para coloração de Gram, cultura, contagem de células e análise de cristais. Também são colhidos VHS e PCR para acompanhar a evolução do paciente.

Se na punção for observada secreção purulenta ou grumos, a articulação deve ser drenada cirurgicamente.

Os três princípios do tratamento são: drenar a articulação, antibioticoterapia endovenosa, repouso articular em posição estável.

O tratamento se inicia com antibiótico empírico baseando-se na idade e fatores de risco do paciente. Os germes mais comuns são os mesmos que na osteomielite.

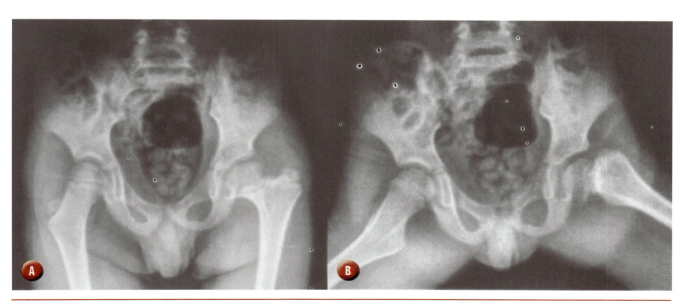

FIGURA 96.8. (A-B) Menino, 5 anos, apresenta coxa vara esquerda por sequela de pioartrite neonatal no quadril esquerdo. (Acervo pessoal da autora Jaqueline Bartelega Rodrigues Leite.)

Se nenhum organismo for isolado, a terapia empírica é mantida. O tempo de antibioticoterapia varia de acordo com a idade, tipo de organismo e condições do paciente. A decisão deve ser tomada em conjunto com o infectologista.

Bibliografia

Auerbach JD, Ahn J, Zgonis MH, et al. Streamlining the evaluation of low back pain in children. Clin Orthop. 2008; 466:1971-7.

Balague F, Skovron ML, Nordin M, et al. Low back pain in schoolchildren: A study of familial and psychological factors. Spine. 1995; 20:1265-70.

Beaty JH, Kasser JR. Rockwood and Wilkins' Fracture's in Children. 7 ed. Philadelphia: Wolters Kluwer; 2012.

Bodner RJ, Heyman S, Drummond DS, et al. The use of single photon emission computed tomography (SPECT) in the diagnosis of low-back pain in young patients. Spine. 1988; 13:1155-60.

Burton AK, Clarke RD, McClune TD, et al. The natural history of low back pain in adolescents. Spine. 1996; 21:2323-8.

Canale ST, Beaty JH. Campbell Cirurgia Ortopédica. 12 ed. Elsevier. 2017; p. 706-16, 749-51, 756-61.

Canale ST. Campbell's Operative Orthopaedics. 10 ed. New York: Elsevier; 2003.

Ginsburg GM, Bassett GS. Back pain in children and adolescents: Evaluation and differential diagnosis. J Am Acad Orthop Surg. 1997; 5:67.

Gomes LSM. Cirurgia Preservadora do Quadril Adulto. Atheneu. 2015; p. 575-81.

Gomes LSM. O Quadril. Atheneu. 2010; p. 397-408.

Harreby M, Nygaard B, Jessen T, et al. Risk factors for low back pain in a cohort of 1389 Danish school children: An epidemiologic study. Eur Spine J. 1999; 8:444-50.

Herring JA. Tachdjian's pediatric orthopaedics. 5 ed. Philadelphia: Elsevier; 2014.

Lusins JO, Elting JJ, Cicoria AD, et al. SPECT evaluation of lumbar spondylolysis and spondylolisthesis. Spine. 1994; 19:608-12.

Mandell GA, Morales RW, Harcke HT, et al. Bone scintigraphy in patients with atypical lumbar Scheuermann disease. J Pediatr Orthop. 1993; 13:622-7.

Morissy RT, Weinstein SL. Ortopedia Pediátrica de Lovell e Winter. 5 ed. Manole. 2005; p. 1135-9.

Olsen TL, Anderson RL, Dearwater SR, et al. The epidemiology of low back pain in an adolescent population. Am J Public Health. 1992; 82:606-8.

Ramirez N, Johnston CE II, BrowneRH. The prevalence of back pain in children who have idiopathic scoliosis. J Bone Joint Surg Am. 1997; 79:364-8.

Rothman-Simeone. The Spine. 6 ed. Philadelphia: Elsevier; 2011.

Weinstein SL, Flynn JM, Lovell and Winter's Pediatric Orthopaedics. 7 ed. Wolters Kluwer. 2014; p. 1112-214.

97 LESÕES TUMORAIS E PSEUDOTUMORAIS

Felipe Augusto Kazan de Oliveira
Valter Penna

INTRODUÇÃO

Os tumores ósseos são neoplasias raras, compreendendo apenas 1% das neoplasias da espécie humana. Contudo, entre crianças e adolescentes a representatividade aumenta para 15% do total. Esses tumores podem ser divididos entre malignos, benignos e lesões pseudotumorais.

A presença de dor e/ou tumor durante a anamnese e exame físico são fatores importantes a serem explorados. A dor, quando presente, tende a ser insidiosa, normalmente não relacionada à atividade física e com piora à noite. O tumor visível ou palpável não necessariamente é doloroso e acompanha metade dos pacientes.

Dados como idade, tempo de início dos sintomas e localização precisa, auxiliam não só no diagnóstico precoce desses tumores, como também podem inferir o tipo de tumor (Figura 97.1).

Entre os exames de imagem para auxílio diagnóstico, a radiografia simples figura como o mais importante, devendo ser solicitada sempre que for

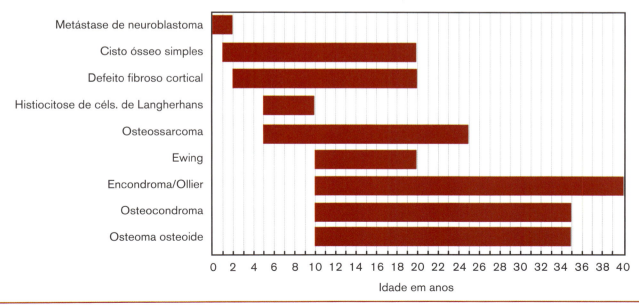

FIGURA 97.1. Pico de incidência de alguns tumores ósseos frequentes na infância e adolescência. (Fonte: Greenspan A. Differential Diagnosis in Orthopaedic Oncology, 2007.)

acessível. A ressonância nuclear magnética, a tomografia local e de tórax e a cintilografia óssea também fazem parte do estadiamento dessas doenças; contudo, a realização dessas não deve retardar o encaminhamento do paciente a um serviço de referência em tumores ósseos.

A biópsia, que pode ser realizada por técnica aberta ou percutânea, pode ou não ser necessária e deve, preferencialmente, ser realizada pela equipe cirúrgica que realizará o tratamento do paciente, uma vez que o local onde é realizada afeta diretamente a programação cirúrgica.

TUMORES MALIGNOS

Osteossarcoma

É o tumor maligno ósseo mais comum (30%) entre as crianças e adolescentes. Define-se como uma neoplasia mesenquimal maligna com células tumorais que produzem osso ou matriz osteoide.

Ocorre predominantemente entre 2ª e 3ª década de vida, e duas vezes mais no sexo masculino; em pacientes longilíneos, o pico de incidência (60%) ao redor dos 16 anos acomete a região metafisária dos ossos longos, especialmente na região do joelho.

Ao exame físico pode ser visível e/ou palpável uma massa pétrea, aderida ao osso.

À radiografia a massa tumoral tem característica blástica (radiopaca), podendo apresentar reações periosteais como triângulo de Codman e "raios de sol" (Figura 97.2).

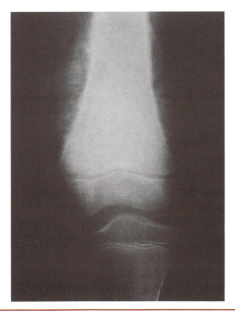

FIGURA 97.2. Radiografia em AP do joelho E de uma criança de 13 anos. Observa-se reação periosteal e "raios de sol" na região metadiafisária. (Acervo do autor Valter Penna.)

O diagnóstico é confirmado com biópsia, geralmente percutânea, e o tratamento segue protocolo que prevê quimioterapia neoadjuvante, seguido de ressecção cirúrgica com margem ampla e quimioterapia adjuvante.

Os diagnósticos diferenciais principais incluem as leucemias e tumores do sistema nervoso central, que apresentam incidência maior que o osteossarcoma e devem ser sempre lembrados, além da osteomielite e do calo de fratura.

Podem ocorrer metástases, por via hematogênica, sendo o pulmão o principal órgão-alvo, seguido de outros ossos.

O prognóstico depende principalmente do grau de resposta à quimioterapia e da presença ou não de metástases.

Tumor de Ewing

Neoplasia maligna primária óssea mais comum abaixo dos 10 anos de idade e 2ª mais comum abaixo dos 30 anos. É composta por pequenas células com características que a enquadram na família dos tumores neuroectodérmicos primitivos (PNETs). Apesar de ocorrer mais na região metafisária e diafisária de ossos longos, costelas e pelve, pode acometer qualquer osso e em qualquer localização deste.

Apresenta frequentemente dor insidiosa, massa tumoral visível/palpável, com aumento de calor local, febre baixa e queda de estado geral. Nos exames laboratoriais, pode ocasionar leucocitose, anemia e aumento de VHS, PCR e DHL. Importante ressaltar que, por ser neoplasia com componente necrótico importante, o aspecto macroscópico pode ter aspecto de pus.

À radiografia, apresenta lesão geralmente lítica, permeativa, tipo "roído de traça", com delaminação periosteal em "casca de cebola". Pode também já se apresentar com fratura patológica. À ressonância magnética, geralmente apresenta massa tumoral intra e extraóssea com volume importante, muitas vezes contrastando com os poucos sinais à radiografia (Figura 97.3).

O diagnóstico é confirmado com biópsia, realizada após estadiamento laboratorial e de imagem, e o tratamento segue com quimioterapia neoadjuvante, cirurgia e quimioterapia adjuvante. A radioterapia pode ser utilizada em situações como tumores inoperáveis ou margens cirúrgicas comprometidas (Figura 97.4).

Especialmente nos pacientes na primeira década de vida, é importante ressaltar os linfomas e as metástases de neuroblastoma como diagnósticos diferenciais, uma vez que são neoplasias mais comuns que o Ewing nessa faixa etária. Além destas, osteos-

LESÕES TUMORAIS E PSEUDOTUMORAIS

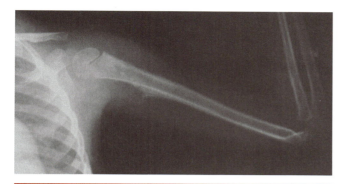

FIGURA 97.3. Radiografia em perfil do úmero esquerdo de uma criança de 10 anos de idade. Observa-se lesão em "roído de traças": e reação periosteal em "casca de cebola" na região metadiafisária proximal do úmero. Características do tumor de Ewing. (Acervo do autor Valter Penna.)

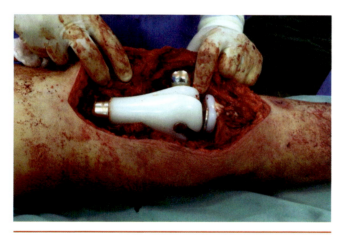

FIGURA 97.4. Imagem do intraoperatório de ressecção do tumor do joelho e substituição por endoprótese não convencional. (Acervo do autor Valter Penna.)

sarcoma de pequenas células, melanoma, rabdomiossarcoma, histiocitose de células de Langerhans e osteomielite também são diferenciais comuns na faixa etária pediátrica.

A sobrevida dos pacientes em 5 anos é de aproximadamente 70% quando a lesão é única e não metastática, 10-20% após recidiva local e 10% nos pacientes metastáticos. As metástases ocorrem por via hematogênica e têm o pulmão como principal órgão-alvo.

TUMORES BENIGNOS

Osteocondroma

É o tumor benigno mais comum do osso, sendo composto por tecido cartilaginoso. Localiza-se comumente na região metafisária de ossos longos e apresenta crescimento paralelo ao crescimento do paciente.

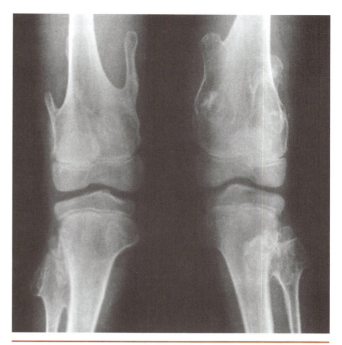

FIGURA 97.5. Radiogradia em AP dos joelhos de uma criança de 13 anos evidenciando osteocondromas na região metafisária do fêmur distal e tíbia proximal bilateral. (Acervo do autor Valter Penna.)

A maioria dos pacientes é assintomática. Pode levar à dor quando comprime alguma estrutura adjacente. Também pode haver queixa estética pelo volume do tumor.

O diagnóstico é dado geralmente com exame físico e radiografia simples e não necessita de biópsia.

O tratamento nos casos assintomáticos geralmente é expectante, podendo ser cirúrgico em caso de incômodo pelo efeito de massa nas estruturas adjacentes. É válido o acompanhamento semestral ou anual das lesões tanto para avaliar padrão de crescimento, sintomatologia e chance de transformação maligna para condrossarcoma. A malignização ocorre em apenas 1% dos casos e pode ser detectada precocemente se realizado acompanhamento adequado (Figura 97.5).

Esses tumores podem ser múltiplos, no caso da osteocondromatose múltipla, também conhecida por exostose múltipla hereditária. É uma desordem genética autossômica dominante caracterizada por múltiplos osteocondromas, que podem levar a deformidades ósseas e limitação de movimento. Também apresentam taxa de malignização maior.

Osteoma osteoide

Tumor benigno, produtor de osso, que ocorre geralmente entre a 2ª e 3ª décadas de vida e que em 50% dos casos localiza-se no fêmur e na tíbia, embora possa ocorrer em qualquer osso.

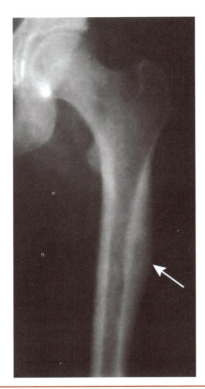

FIGURA 97.6. Radiografia em AP do fêmur proximal esquerdo. Observa-se esclerose e alargamento da cortical lateral e presença de nicho de menos de 2 cm. (Acervo do autor Valter Penna.)

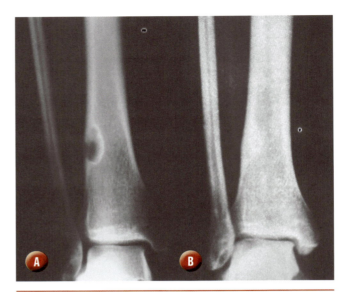

FIGURA 97.7. Radiografia em AP do tornozelo direito evienciando: **(A)** lesão lítica na cortical medial da tíbia distal, correspondendo a fibroma não ossificante; **(B)** ossificação da área lítica após a maturidade esquelética. (Acervo do autor Valter Penna.)

Sua principal característica é a dor insidiosa, mesmo ao repouso, geralmente noturna, não associada aos esforços e que melhora com uso de ácido acetilsalicílico.

Nos exames de imagem, especialmente radiografia simples e tomografia computadorizada, é possível identificar o nicho, com menos de 2 cm, correspondente ao tumor e a área de reação óssea ao redor, geralmente com esclerose e alargamento da cortical. Com isso, é rara a necessidade de biópsia (Figura 97.6).

O tratamento pode ser expectante ou cirúrgico, geralmente norteado pela dor do paciente, dado o curso benigno do tumor. Nos casos cirúrgicos, deve-se realizar a completa remoção do nicho. A cirurgia é curativa, não necessitando de adjuvância local e as recidivas são infrequentes.

LESÕES PSEUDOTUMORAIS

Essas lesões ósseas têm origens variadas, não neoplásicas, mas por alterarem a anatomia, ocasionando alterações clínicas e nos exames de imagem, simulam neoplasias verdadeiras, sendo diagnósticos diferenciais importantes dos tumores ósseos, inclusive malignos.

Defeito fibroso cortical e fibroma não ossificante

Ocorre em até 35% das crianças e corresponde a uma área óssea, metafisária ou diafisária com defeito de ossificação, formada por tecido fibroso. A maioria dos pacientes é assintomática e as lesões geralmente são descobertas como achado de exame de imagem, geralmente realizado por outros motivos.

A radiografia simples geralmente é diagnóstica, apresentando lesão radiotransparente, bem delimitada e com esclerose ao redor, não necessitando de biópsia ou outros exames complementares (Figura 97.7).

O tratamento consiste em acompanhar a lesão, que em boa parte dos pacientes costuma ossificar, muitas vezes sem deixar vestígios à radiografia. Em raros casos, pode ser necessária cirurgia com curetagem e enxertia.

Cisto ósseo simples

É uma lesão cística, radiotransparente, bem delimitada, com esclerose ao redor e trabeculado interno fino. O líquido do seu interior é rico em prostaglandinas e ocorre próximo às áreas de crescimento ósseo rápido. Mais comumente encontrado entre os 10 e 20 anos de idade. Não costuma provocar dor e geralmente não apresenta tumor visível ou palpável.

O diagnóstico é dado pela radiografia simples, com a lesão como já descrita e respeitando a fise de crescimento (Figura 97.8).

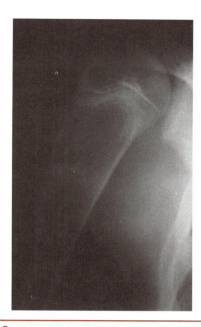

FIGURA 97.8. Radiografia em AP do ombro direito com cisto ósseo simples na região metadiafisária. (Acervo do autor Valter Penna.)

O tratamento na maioria dos casos é expectante, com acompanhamentos periódicos. A cirurgia é realizada nos casos dolorosos, em alguns tipos de fraturas ou em lesões com risco de fratura.

Bibliografia

Greenspan A, Jundt G, Remagen W. Differential Diagnosis in Orthopaedic Oncology. 2 ed; 2007.

Penna V. Atlas cirúrgico dos tumores músculo-esqueléticos. Editora Elsevier, 2010.

Tanaka MH, Penna V, Chung WT, Lopes A. Tumores malignos primarários dos ossos. Arq Cat Med; 1997.

SEÇÃO 16

TRAUMA

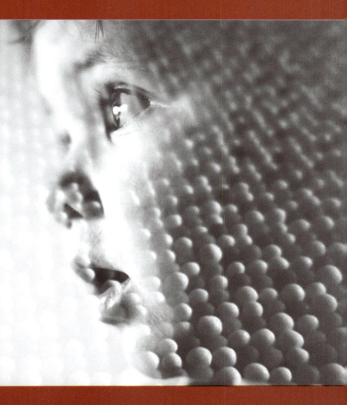

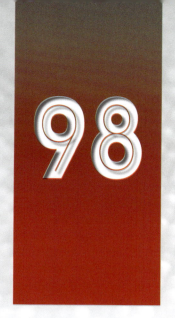

TRAUMA NA CRIANÇA

Renato Melli Carrera
Sulim Abramovici

Nas últimas décadas, o trauma assume definitivamente seu papel no cenário mundial como uma das principais causas de mortalidade e morbidade, atingindo diferentes populações, etnias e faixas etárias.[1] No nosso meio, essa expressão é igualmente significativa.[2]

Entre os principais mecanismos de trauma geradores de óbito na população pediátrica, eventos relacionados a veículos automotores (automóveis e motocicletas, atropelamento e ocupantes), agressões (homicídio, suicídio), quedas e afogamento se destacam.[2]

Sistemas de saúde organizados em que o atendimento ao traumatizado foi implantado de forma sistematizada permitem atuação de forma a minimizar a mortalidade e os efeitos sobre a morbidade relacionadas ao trauma.[3] Sistema de transporte para centros específicos e adequados, previamente acordados, profissionais treinados, recursos adequados e normas de conduta bem estabelecidas em todas as fases do atendimento influenciam positivamente essa condição.[3-5]

O atendimento da criança traumatizada se inicia na cena, com a atuação da equipe pré-hospitalar, sua avaliação e abordagem, seguida do transporte para uma unidade hospitalar adequada à gravidade da situação, preferencialmente mais próxima à ocorrência.

No hospital, a avaliação inicial começa na sala de emergência, com o objetivo de conquistar o equilíbrio fisiológico rapidamente, com a identificação e tratamento das lesões que põe em risco a vida da criança (exame primário), seguidos da pesquisa de outras lesões (exame secundário), e orientação para o tratamento definitivo (cuidados definitivos). Reabilitação é a etapa que finaliza o processo de atenção à criança traumatizada, com a função não menos importante de garantir o retorno da criança a seu ambiente social, preferencialmente para um cenário não hostil.[6]

AVALIAÇÃO INICIAL

A avaliação inicial e a reanimação devem ocorrer simultaneamente e não diferem do preconizado para os adultos traumatizados. Entretanto, particularidades fisiológicas e anatômicas da criança devem ser conhecidas por todos os que lidam com urgência traumática. A criança apresenta menor massa corporal, menor quantidade de tecido conjuntivo elástico e gordura, o que permite maior transmissão de energia cinética, que associada a vísceras dispostas de maneira mais compacta determina tendência a lesões multissistêmicas com maior potencial de gravidade.

Quanto menor a criança, menor o grau de calcificação do seu esqueleto e maior a complacência do seu arcabouço ósseo, resultando na maior frequência de lesões de órgãos intracavitários sem lesão óssea associada. O achado de fratura de origem traumática pode significar elevada transmissão de energia cinética, constituindo assim um importante sinal de gravidade.

Quanto menor a criança, maior será a relação entre superfície corpórea/volume e, portanto, maior a tendência a desenvolver hipotermia mesmo em condições climáticas favoráveis, sendo maior quanto menor for a criança.

Na presença de situações de estresse, ou frente à interpretação de uma situação de agressão, a criança tende a reagir com padrão de regressão comportamental. Alterações residuais da personalidade, sequelas cognitivas, síndrome de estresse pós-traumático, na vítima e também nos membros da família, aparecem com frequência considerável.[6]

EXAME PRIMÁRIO E REANIMAÇÃO

Vias aéreas

O exame primário começa com a avaliação das vias aéreas com controle e alinhamento da coluna cervical, na identificação de obstruções parcial ou total determinadas por secreções, debris ou mesmo pela perda da sustentação da língua. O objetivo maior nesse momento é a preservação da permeabilidade das vias aéreas para que o fluxo ventilatório se mantenha. Para isso, utilizam-se das manobras de manutenção das vias aéreas ou em situações específicas obtenção da via aérea definitiva.

Manobras de manutenção são métodos perfeitamente aplicáveis à criança traumatizada. Especial atenção ao uso da cânula orofaríngea que deve ser locada por meio do uso de abaixador de língua, uma vez que o posicionamento pela rotação de 180° pode determinar lesão das partes moles da cavidade oral, ocasionando lesões adicionais.

A via aérea definitiva preferencial na criança na sala de emergência é a intubação orotraqueal. A via nasotraqueal não é uma abordagem fácil nesse cenário e a via aérea cirúrgica (cricotiroidostomia) só deve ser considerada quando necessária e imprescindível, por profissional habilitado a lidar com traqueia infantil. É importante lembrar que a membrana cricoide é o sustentáculo da porção superior da traqueia da criança, e a não observância desse aspecto pode gerar consequências graves futuras.[6]

A insuflação a jato, acoplada a cricotiroidostomia percutânea é uma modalidade temporária de oferta de O_2, porém não permite o clareamento do CO_2 produzido, gerando hipercapnia ao longo do tempo.

Uma rotina já absorvida nos diversos serviços médicos é a obtenção de via área definitiva mediada por drogas, quando se obtém a paralisia da movimentação ventilatória (relaxantes musculares de ação ultrarrápida), seguida de sedativo (neutralizar os efeitos da preservação da consciência nesse momento).[6-8]

Outros dispositivos para abordagem das vias aéreas foram desenvolvidos com a finalidade de oferecer O_2 adicional aos procedimentos básicos ou mesmo frente à dificuldade da obtenção da via aérea definitiva, incluindo casos de via aérea difícil.

A máscara laríngea tem seu papel já estabelecido na abordagem da criança traumatizada. Não garante uma via aérea definitiva, sendo considerado dispositivo temporário que pode auxiliar em casos de via aérea difícil. Por não selar a via aérea, pode permitir a passagem de secreção, vômitos ao redor da sonda para dentro da traqueia não isolada.[9]

O tubo laríngeo tem papel semelhante à máscara laríngea, também considerado dispositivo temporário que pode ser utilizado em situações de via aérea difícil, apresentando a vantagem de não exigir visualização direta das vias aéreas para seu posicionamento correto. Seu papel no trauma ainda requer maior consistência.[10,11]

Outro dispositivo que vem para complementar o arsenal orientado ao cuidado das vias aéreas é o guia de introdução de sonda endotraqueal (*Gum elastic bougie device*), que se trata de um estilete elástico que permite a intubação guiada após seu posicionamento dentro da via aérea. Indicado quando a laringoscopia direta não permite a visualização das cordas vocais e sua passagem permite a palpação da sua extremidade dentro da árvore traqueobrônquica.[11,12]

Outros dispositivos para intubação orotraqueal, que permitem a intubação sem laringoscopia direta, usando como guia a luz da extremidade distal dos dispositivos, fibroscópios semirrígidos considerados dispositivos menos dispendiosos que os demais fibroscópios, mais amigáveis no seu manuseio, porém ainda dependentes de maior consistência para seu uso no trauma.[9-12]

Devemos ainda reforçar que todas as manobras sobre as vias aéreas devem ser realizadas com o controle da coluna cervical alinhada e em posição neutra.

Ventilação

Uma vez assegurada a permeabilidade das vias aéreas, inicia-se a avaliação da ventilação, por meio da propedêutica clínica básica. O reconhecimento do comprometimento ventilatório é geralmente simples, especialmente quando se mantém um elevado grau de suspeita. Fluxo aéreo gerado pela respiração, expansibilidade torácica e simetria entre ambos os hemitórax, frequência ventilatória (que tem relação direta com faixa etária), percussão com sonoridade timpânica (ar no espaço pleural) ou no outro extremo, maciça (sangue no espaço pleural), sugerem anormalidade ventilatória.

As lesões que ameaçam a vida da criança traumatizada detectadas nesse momento devem ser seguidas de controle imediato. O pneumotórax hipertensivo, o pneumotórax aberto e o hemotórax maciço são tratados após identificação pela drenagem torácica realizada no 4° ou 5° espaços intercostais do lado comprometido, anterior à linha axilar média utilizando dreno de diâmetro adequado (de acordo com a idade e dimensões da criança), posicionado através do espaço imediatamente acima da incisão realizada. O controle inicial do pneumotórax aberto pode ser obtido com a utilização de um curativo de três pontas visando a oclusão da entrada de ar pela lesão, e drenagem simultânea do ar durante a expiração.[6]

Traumatismos torácicos, de forma geral, podem determinar interferência variável na ventilação e carecem de controle paliativo ou mesmo tratamento definitivo durante o exame primário da criança traumatizada.

A interferência no comando nervoso central também pode determinar comprometimento ventilatório como nos casos de lesão raquimedular alta, com secção do comando central e produção de parada respiratória rápida ou ainda progressiva.

A falência da ventilação determina consequências deletérias se não tratada ou pelo menos controlada. Algum curso ventilatório deve ocorrer, seja espontâneo, assistido ou controlado. Para indivíduos não intubados, as manobras básicas incluem a ventilação por meio de máscara. Todo indivíduo traumatizado deve receber O_2 suplementar.

A monitorização da ventilação é feita por meio dos sinais clínicos, da saturação de O_2 e da leitura dos gases sanguíneos.

Circulação

A avaliação da circulação com controle de sangramento aparente é o próximo passo. Lesões tegumentares e fraturas desalinhadas de ossos longos são os principais focos de sangramento aparente que são controlados por curativos compressíveis estéreis ou mesmo alinhamento da fratura.[6] A preocupação seguinte é a obtenção de acesso vascular: preferencialmente dois acessos periféricos com cateteres curtos e calibrosos, nem sempre tranquilos na sua obtenção. Uma alternativa é o acesso intraósseo que permite infusão adequada e rápida para reposição volêmica em cenários que envolvem trauma e choque hemorrágico.[13-16]

A seguir, busca-se identificar um eventual foco de sangramento oculto por meio da pesquisa de sangramento nas cavidades torácica, abdominal e pélvica. A identificação de hemotórax já confirmou o diagnóstico de foco de sangramento, sendo normalmente identificado por exame clínico e radiológico durante a avaliação da ventilação. Normalmente, quando a pelve se apresenta estável, sem permitir alargamento lateral à compressão, essa fonte de sangramento local não deve ser expressiva. Quando é instável, entretanto, pode ocorrer a formação de um grande hematoma por acúmulo volumoso de sangramento

nessa topografia e a sede de sangramento oculta fica centrada nessa possibilidade. A ausência de estabilidade da pelve pode ser confirmada por meio de uma radiografia simples de bacia na sala de emergência, entre os exames subsidiários que completam o exame primário.

Por fim, resta a avaliação da cavidade abdominal como foco oculto de sangramento. Sua pesquisa pode ser realizada por exame ultrassonográfico na sala de emergência voltado para a identificação de líquido intracavitário – FAST (*focused assessment with sonography for trauma*). Medida inócua e facilmente executada à beira do leito, ganhando expressão nos diferentes centros apesar da menor utilização em centros com experiência pediátrica exclusiva.[17,18]

No decorrer do exame primário com reanimação subsequente, a reposição volêmica preconizada por meio da infusão rápida de Ringer lactato (ou SF 0,9%) aquecido a 39° C no volume de 20 mL/kg de peso corporal estimado, podendo se repetir três vezes dependendo do padrão de resposta hemodinâmica observada. Em muitas situações, o não controle hemodinâmico na sala de emergência determina a necessidade da abordagem cirúrgica para controle hemostático e, nessa situação, em algumas eventualidades a cirurgia de controle de dano se impõe (controle hemostático deixando para um segundo tempo a correção das demais lesões cavitárias detectadas, após correção da hipotermia, da acidose metabólica e de sangramento por coagulopatia de consumo).

Exame neurológico sucinto

O exame primário envolve a realização e interpretação do exame neurológico sucinto com a avaliação das pupilas quanto à simetria e a reação à luz, junto com a avaliação do nível de consciência utilizando-se a escala de coma de Glasgow (GCS). Devemos lembrar que os três itens avaliados na GCS são abertura ocular, resposta verbal e melhor resposta motora apresentada. Para pré-escolares existe uma escala adaptada quanto à resposta verbal.

A proposta de garantir ou adequar a perfusão cerebral pelo suprimento de O_2 e sangue é a melhor conduta estabelecida nesse momento do exame primário e é obtida se realizando a abordagem adequada sobre as vias aéreas, ventilação e circulação da criança trumatizada. Mitigar a chance de lesão encefálica secundária melhora o prognóstico.[6]

Exposição

A seguir, a exposição de todo corpo na busca de eventuais lesões camufladas, com controle térmico do paciente e do ambiente, evitando-se assim, o desenvolvimento de hipotermia.

O exame primário só finaliza com o equilíbrio funcional da criança traumatizada. A propedêutica armada como radiografia do tórax (frequente), da coluna cervical em perfil em algumas situações e da bacia (menos frequente), tipagem sanguínea e gasometria arterial, monitorização do débito urinário por sonda vesical, sondagem gástrica, saturação e eletrocardiografia podem auxiliar na identificação, controle e monitorização da criança traumatizada; e constituem ferramentas de identificação de lesões e controle que merecem ser consideradas sistematicamente, principalmente quando lidamos com traumatismos graves, complexos e multissistêmicos.

EXAME SECUNDÁRIO

O exame secundário só deve ser iniciado após finalizado o primário, realizado o controle das lesões que ameaçam a vida e após reavaliação, confirmando condição para uma análise mais pormenorizada com o exame da cabeça aos pés e a indicação criteriosa de exames subsidiários pertinentes à identificação das lesões que possam ser suspeitadas.

Sua realização não deve retardar o tratamento definitivo. Alguns autores, convencidos de que um número considerável de lesões passava despercebido após a realização do exame secundário com a orientação para os cuidados definitivos, sugeriram a necessidade da realização de um exame terciário, com uma revisão pormenorizada da criança traumatizada em até 24 horas da admissão.[19]

Uma vez estabelecido o controle funcional, identificadas as lesões e indicada a proposta terapêutica específica para cada lesão, a abordagem da criança traumatizada já caminha para a atenção conhecida como cuidados definitivos, em que o princípio tático deve ser definido por prioridades estabelecidas entre as diferentes equipes que lidarão com esse paciente em especial.

A perspectiva de menores índices de mortalidade, menores taxas de incapacidade temporária e definitiva devem ser perseguidas. A interação harmoniosa entre os diferentes profissionais envolvidos no tratamento desse paciente carregam essa premissa como meta principal.

TRAUMA CRANIOENCEFÁLICO

Crianças apresentam maior incidência de lesões cranioencefálicas quando comparada aos adultos, porém de maneira geral, com prognóstico melhor. A sobrevida está relacionada com a presença de outras eventuais lesões, lembrando que a frequência de lesões multissistêmicas na criança é elevada.[6] A criança é especialmente suscetível a hipoxemia e hipoper-

fusão cerebral. Portanto, realizar adequadamente o exame primário e consequente reanimação, minimiza a ocorrência da lesão encefálica secundária.

Vômitos e convulsões pós-traumáticas são frequentes e geralmente autolimitados. A persistência dos sintomas normalmente indica a necessidade de avaliação mais profunda incluindo a realização de tomografia computadorizada de crânio.

A monitorização precoce da pressão intracraniana tem seu papel bem estabelecido entre as crianças traumatizadas com lesão encefálica presente, principalmente entre aquelas com um escore de GCS ≤ 8 (coma) ou lesões multissistêmicas. A avaliação de um neurocirurgião é necessária quando existe a menor possibilidade de tratamento cirúrgico e sua indicação será feita pelo mesmo.[20-22]

TRAUMA RAQUIMEDULAR

Felizmente a ocorrência de lesão raquimedular é rara na infância, porém quando ocorre é responsável por elevada mortalidade. A criança apresenta diferenças anatômicas consideráveis que devem ser de conhecimento de todo socorrista, tais como ligamentos interespinhosos e cápsulas articulares mais flexíveis, facilitando o deslocamento entre as estruturas da coluna espinal, corpos vertebrais encunhados anteriormente, tendendo ao deslizamento anterior durante a flexão, facetas articulares planas e pelo fato de apresentar a cabeça relativamente maior ao pescoço, o que facilita a exposição do pescoço às forças traumáticas.[6]

Na radiografia cervical simples a pseudossubluxação de C2-C3 ou mesmo C3-C4 aparece em 40% das crianças com menos de sete anos, sem significado patológico. A presença de manifestações neurológicas ou mesmo dor, edema e crepitação ao exame clínico transformam um achado radiológico em um evento patológico – uma possível subluxação.

Outro fato de relevância é a frequência de lesões medulares sem lesões ósseas associadas – SCIWORA (*spinal cord injury without radiographic abnormality*). Dois terços das crianças com lesão medular não apresentam sinais radiográficos específicos. Assim, na dúvida sobre a integridade da coluna cervical, considerar lesão instável e manter sua estabilização até avaliação especializada.[6,23,24]

TRAUMA TORÁCICO

Apesar de apresentar frequência relativamente baixa, o trauma torácico na criança tem mortalidade expressiva em decorrência de lesões que ameaçam a vida e que, portanto, devem ser imediatamente identificadas e controladas.[25]

A grande maioria das lesões torácicas traumáticas na criança apresenta característica de evolução razoável e satisfatória sem determinar a necessidade de abordagens cirúrgicas mais sofisticadas. Tratamento intensivo com suporte ventilatório, controle da dor, fisioterapia respiratória e drenagem torácica em circunstâncias e indicações específicas correspondem à modalidade terapêutica mais frequente.[26,27]

Todas as lesões torácicas descritas para a população adulta também podem ocorrer na população pediátrica, e as diferentes abordagens específicas seguem os mesmos preceitos definidos.

TRAUMA ABDOMINAL

Apesar de ser tão frequente quanto o trauma torácico na criança, revela mortalidade pouco menos expressiva. A lesão contusa predomina sobre a penetrante nos diferentes centros mundiais independente da distribuição em importância dos mecanismos envolvidos.[25]

A avaliação clínica de crianças traumatizadas conscientes e lactentes muitas vezes fica prejudicada. Com o estômago distendido em virtude do choro persistente, a distensão do globo vesical pode corroborar para a falha diagnóstica. Assim, as sondagens gástrica e vesical de demora (uma vez descartadas suas contraindicações) facilitam o exame clínico.[6]

O tratamento conservador preconizado para crianças que apresentam trauma abdominal fechado com normalidade hemodinâmica, confirmada a sede de lesão em víscera parenquimatosa, só deverá ser considerado na possibilidade da avaliação e monitorização constante, da presença de um cirurgião habilitado, em função da potencial necessidade de intervenção cirúrgica em caráter emergencial durante sua evolução.

No trauma penetrante, lesões ocasionadas por arma branca apresentam indicação relativa quanto à abordagem cirúrgica, fazendo com que a avaliação clínica e exames de imagem determinem o tratamento operatório, muitas vezes necessário. Quanto às lesões abdominais geradas por arma de fogo, como princípio geral, são de indicação cirúrgica, salvo exceções.[28]

Mesmo com o incremento da experiência clínica na abordagem não operatória cada vez mais crescente no cenário do trauma pediátrico, somado ao desenvolvimento de técnicas radiológicas e endoscópicas que contribuíram significativamente para essa tendência, a presença do cirurgião pediátrico com experiência em trauma ou mesmo do cirurgião de trauma com experiência em lidar com crianças traumatizadas, habilitados, liderando a equipe multidisciplinar, deve ser uma constante, uma vez que a decisão de operar ou não operar é sempre uma decisão de responsabilidade do cirurgião.

As diferentes lesões abdominais podem se apresentar identificáveis ao exame secundário. A tomografia computadorizada de abdome para pacientes estáveis e normais do ponto de vista hemodinâmico, até o momento, é o exame preferencial constituindo unanimidade na constatação dessas lesões.[29,30]

TRAUMA MUSCULOESQUELÉTICO

As lesões musculoesqueléticas apresentam importância considerável para as crianças traumatizadas. Dados de história podem direcionar a procura para lesões osteoarticulares, uma vez que seu esqueleto é menos mineralizado ao redor da epífise, além dos núcleos de crescimento, dificultado o diagnóstico radiológico de fratura e luxação.

O sangramento associado ao traumatismo pélvico e de ossos longos é proporcionalmente maior quando comparado ao adulto. A imaturidade e a flexibilidade do esqueleto da criança podem gerar fraturas específicas. Algumas fraturas podem estar associadas a lesões vasculares periféricas como as fraturas supracondilianas. Os princípios terapêuticos empregados na criança são os mesmos reservados para a população adulta.

REABILITAÇÃO

A espiral terapêutica que envolve o atendimento da criança traumatizada não termina quando definidos os cuidados para cada lesão, mas sim quando ocorre o retorno às condições anteriores ao evento traumático e, preferencialmente, em condições mais seguras para essa criança.

As cicatrizes psicológicas não podem ser negligenciadas uma vez que são frequentes e determinam alteração na qualidade de vida da criança traumatizada. Certamente, a reabilitação física e psicológica são fundamentais para o pleno desenvolvimento da criança, em uma condição extrema que é o cenário da vítima de traumatismo.[31,32]

Referências bibliográficas

1. Murray CJ, Lopez AD. Global Mortality, disability, and the contribution of risk factors: global burden of disease study. Lancet. 1997, 349:1436-42.
2. DATASUS. Indicadores de Saúde e Morbidade; 2016. Disponível em: http://www2.datasus.gov.br/DATASUS.
3. Schvartsman C, Carrera RM, Abramovici S. Avaliação e transporte da criança traumatizada. J Ped. 2005, 81: 223-9.
4. Mann NC, Mackenzie E, Teitelbaum SD, Wright D, Anderson C. Trauma System Structure and Viability in the

Current Healthcare Environment: A State-by-State Assessment. J Trauma. 2005; 58:136-47.

5. World Health Organization. Guidelines for essential Trauma care – WHO; 2004. Disponível em: http://whqlibdoc.who.int/publications/2004.

6. American College of Surgeons – Committee on Trauma. In: Suporte Avançado de Vida no Trauma para Médicos – ATLS. 9 ed. American College of Surgeons; 2012.

7. American Heart Association. Pediatric Advanced Life Support. Guidelines 2000 for Cardiopulmonary Resuscitation and Emergency Cardiovascular Care: International Consensus on Science; 2000.

8. Perry J, Lee J, Wells G. Rocuronium versus succinylcholine for rapid sequence induction intubation (Cochrane Review). In: The Cochrane Library. Issue 2. Oxford: Update Software; 2005.

9. McGill J. Airway management in trauma – an update. Emerg Med Clin N Am. 2007; 25:603-22.

10. Brambrink AM, Koerner IP. Prehospital advanced trauma life support: how should we manage the airway, and who should do it? Crit Care. 2004; 8:3-5.

11. Lecky F, Bryden D, Little R, Tong N, Moulton C. Emergency intubation for acutely ill and injured patients. Cochrane Database of Systematic Reviews. In: The Cochrane Library. Issue 2. Oxford: Update Software; 2009.

12. Wang HE, Yealy DM. Out-of-hospital endotracheal intubation: where are we? Ann Emerg Med. 2006; 47:532-41.

13. Banerjee S, Singhi SC, Singh S, Singh M. The intraosseous route is a suitable alternative to intravenous route for fluid resuscitation in severely dehydrated children. Indian Pediatr. 1994; 31:1511-20.

14. Lillis KA, Jaffe DM. Prehospital intravenous access in children. Ann Emerg Med. 1992; 21:1430-4.

15. Glaeser PW, Hellmich TR, Szewczuga D, et al. Five-year experience in prehospital intraosseous infusions in children and adults. Ann Emerg Med. 1993; 22:1119-24.

16. Fuchs S, LaCovey D, Paris P. A prehospital model of intraosseous infusion. Ann Emerg Med. 1991; 20:371-4.

17. Scaife ER, Fenton SJ, Hansen KW, Metzger RR. Use of focused abdominal sonography for trauma at pediatric and adult trauma centers: a survey. J Pediatr Surg. 2009; 44:1746-9.

18. Fox JC, Boysen M, Gharahbaghian L, Cusick S, Ahmed SS, Anderson CL, et al. Test characteristics of Focused Assessment of Sonography for trauma for clinically significant abdominal free fluid in pediatric blunt abdominal trauma. Ac Emerg Med. 2011; 18:477-82.

19. Soundappan SVS, Holland AJA, Cass D. Role of an Extended Tertiary Survey in Detecting Missed Injuries in Children. J Trauma. 2004; 57:114-8.

20. Committee on Quality Improvement, American Academy of Pediatrics. The management of minor closed head injury in children. Pediatrics. 1999; 104:1407-15.

21. Halley MK, Silva PD, Foley J, Rodarte A. Loss of consciousness: when to perform computed tomography? Pediatr Crit Care Med. 2004; 5:230-3.

22. Marcoux KK. Management of increased intracranial pressure in critically ill children with an acute neurologic injury. AACN Clin Issues. 2005; 16:212-31.

23. Meier R, Krettek C, Grimme K, Regel G, Remmers D, Harwood P, et al. The multiple injured child. Clin Orthop and Rel Res. 2005; 432:127-31.

24. Skellett S, Tibby SM, Durward A, Murdoch IA. Immobilisation of the cervical spine in children. BMJ 2002; 324:591-593.

25. American College of Surgeons. National Trauma Data Bank, Pediatric Report; 2015. Disponível em: https://www.facs.org/quality-programs/trauma/ntdb/docpub.

26. Kulshrestha P, Munshi I, Wait R. Profile of chest trauma in a level I trauma center. J Trauma. 2004; 57:576-81.

27. White JRM, Dalton HJ. Pediatric trauma: postinjury in the pediatric intensive care unit. Crit Care Med. 2002; 30:S478-S488.

28. Pryor JP, Reilly PM, Dabrowski P, Grossman MC. Nonoperative management of abdominal gunshot wounds. Ann Emerg Med. 2004; 43:344-53.

29. Stylianos S. Outcomes from pediatric solid organ injury: role of standardized care guidelines. Curr Opin Pediatr. 2005; 17:402-6.

30. Barclay L. Triple-contrast CT helpful in penetrating trauma. Radiology. 2004; 231:775-84.

31. Schreier H, Ladakakos C, Morabito D, Chapman L, Knudson MM. Posttraumatic stress symptoms in children after mild to moderate pediatric trauma: a longitudinal examination of symptom prevalence, correlates, and parent-child symptom reporting. J Trauma. 2005; 58:353-63.

32. Winthrop AL, Brasel KJ, Stahovic L, Paulson J, Schneeberger B, Kuhn EM. Quality of life and functional outcome after pediatric trauma. J Trauma. 2005; 58:468-73.

99 TRAUMA RENAL PEDIÁTRICO

Hamilto Akihissa Yamamoto
Paulo Roberto Kawano
João Luiz Amaro

INTRODUÇÃO

Nos traumas abdominais, o rim é o terceiro órgão mais frequentemente acometido, sendo precedido apenas pelo baço e o fígado. Cerca de 3 a 10% dos indivíduos que sofrem trauma abdominal apresentarão lesão no trato urinário, onde o rim assume papel de destaque. É importante ressaltar que na criança o rim é mais suscetível ao trauma quando comparado ao adulto.

A importância do trauma renal (TR) está na sua significativa morbimortalidade, em que o subdiagnóstico ou mesmo uma conduta inapropriada podem colocar em risco a vida do paciente ou resultar em um número elevado e indesejado de nefrectomias.

CLASSIFICAÇÃO E MECANISMO DO TRAUMA

A lesão renal pode ser classificada em trauma fechado ou penetrante, sendo que 90% dos casos estão relacionados com trauma abdominal fechado. Aproximadamente 90% dos TR apresentam lesões concomitantes de tórax, coluna e órgãos abdominais.

Classicamente, o mecanismo de lesão está associado com traumas envolvendo grande energia cinética ou desaceleração brusca como quedas de altura, acidentes automobilísticos, trauma na região lombar ou torácica baixa, bem como ferimentos penetrantes por arma branca ou arma de fogo. São fatores de risco ao trauma renal a presença de lesão renal preexistente (hidronefrose, rim pélvico ou em ferradura, tumores etc.) e a menor proteção renal observada na criança devido ao abdome e gradeado costal mais flácidos, menor quantidade de gordura perirrenal e posição mais abdominal do rim.

O trauma renal é classificado de acordo com o grau de lesão evidenciada na tomografia computadorizada segundo a escala da American Association for Surgery of Trauma (AAST), conforme dados da Figura 99.1:

- Grau I: hematoma subcapsular.
- Grau II: hematoma perirenal ou laceração do parênquima < 1 cm.
- Grau III: laceração > 1 cm sem extravasamento de urina.
- Grau IV: laceração importante do parênquima, laceração vascular parcial e extravasamento de urina.
- Grau V: múltipla laceração, lesão do pedículo renal.

DIAGNÓSTICO DO TRAUMA RENAL

Clinicamente, a criança com TR pode apresentar hematoma ou escoriações lombares e abdominais, dor local, alterações nos sinais vitais (geralmente relacionadas à grande perda sanguínea), hematúria variável (em que o grau de hematúria não se correlaciona obrigatoriamente com a gravidade da lesão) e até perda da consciência.

É muito importante iniciar as manobras de estabilização da criança, lembrando que o sistema cardiovascular é muito eficiente nessa idade, o que pode induzir um quadro de aparente estabilidade hemodinâmica mesmo na presença de significativa perda

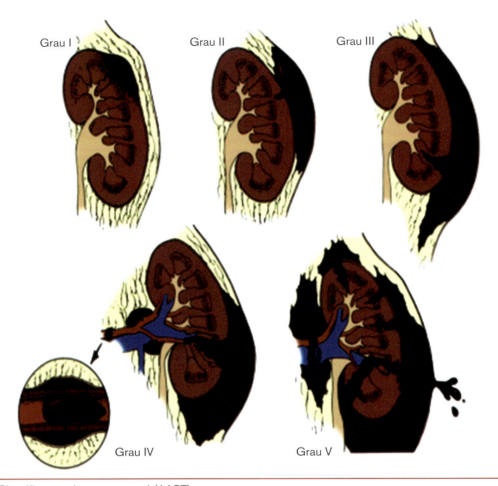

FIGURA 99.1. Classificação do trauma renal (AAST).

sanguínea. Por tais motivos, todas as crianças devem ser imediatamente investigadas com exames de imagem diante da suspeita de TR.

A tomografia computadorizada com três fases é o método de escolha para a investigação do TR. Além de evidenciar a presença de lesões de outros órgãos, permite melhor avaliar a extensão e a gravidade do TR quanto à presença de hematomas, fraturas renais, extravasamento urinário e lesão do hilo renal, bem como informações acerca do rim contralateral. É importante estar atento ao quadro hemodinâmico durante o transporte da criança para a realização desse exame. Caso não seja possível assegurar uma adequada estabilidade clínica, o paciente não deverá ser removido do local de atendimento. Nessa situação, a ultrassonografia (US) realizada à beira do leito pode auxiliar na investigação diagnóstica, fornecendo informações preciosas quanto à integridade do parênquima e à presença de eventuais coleções intra e extrarrenal. Sua disponibilidade, rapidez e a possibilidade de ser realizada na sala de emergência tornam a US um importante instrumento na avaliação diagnóstica inicial e de seguimento, permitindo que esse exame possa ser utilizado para monitorizar diariamente o paciente.

TRATAMENTO

Em geral, os ferimentos penetrantes abdominais têm indicação de exploração cirúrgica devido a prováveis lesões associadas de outros órgãos. No entanto, caso o paciente se apresente hemodinamicamente estável e sem lesões associadas, este poderá ser um possível candidato ao tratamento conservador. No trauma abdominal fechado, para a decisão do tipo de tratamento a ser instituído (clínico ou cirúrgico), é importante levar em consideração três indicadores principais: a estabilidade hemodinâmica, a classificação do trauma e a presença de lesão em outros órgãos.

A maioria dos TR é de baixo grau (I, II e III), que são traumas menores, e que, portanto, podem ser tratados clinicamente. Os pacientes portadores de traumas graus IV e V, na presença de instabilidade hemodinâmica ou hematoma retroperitoneal pulsátil ou em expansão devem ser submetidos à laparotomia exploradora. Classicamente, o acesso deverá ser feito por meio de incisão mediana para o controle dos pedículos vasculares antes da exploração da loja renal propriamente dita (McAninch, 1982). Algumas lesões renais isoladas (grau IV), nas quais não se planeja uma laparotomia, e em que é possível o restabelecimento hemodinâmico e clínico do paciente, pode-se optar por um tratamento conservador. A radiologia intervencionista (embolização) pode ser utilizada em casos de sangramento persistente, ressangramento tardio, fístula arteriovenosa e pseudoaneurisma. O implante de cateter ureteral ou nefrostomia pode ser efetivo em casos de extravasamento importante de urina associado.

Bibliografia

Gomella LG. The 5-minute Urology Consult. 3 ed. Philadelphia: Wolters Kluwer; 2015.

McAaninch JW, Carrol PR. Renal trauma: kidney preservation through improved vascular control - a refined approach. J Trauma. 1982; 22:285-90.

Tanagho EA, McAninch JW. Smith General Urology. 17 ed. New York: MacGraw-Hill; 2008.

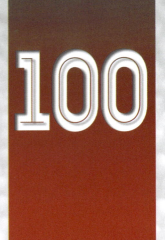

TRAUMA RAQUIMEDULAR NA INFÂNCIA

Joelma Gonçalves Martin

Entende-se por traumatismo raquimedular (TRM) a lesão da coluna vertebral, provocada por qualquer causa externa, incluindo ou não a medula ou as raízes nervosas, em qualquer um dos seus segmentos (cervical, dorsal ou lombossacro).

O trauma raquimedular é um evento raro em pediatria, acometendo aproximadamente duas em cada 100.000 crianças por ano. Apesar da baixa incidência, a morbidade e mortalidade associadas a ele podem ser extremamente elevadas, sendo uma ocorrência devastadora que traz consigo múltiplos desafios nas fases aguda e crônica do cuidado do paciente. O prognóstico depende do diagnóstico precoce e intervenção imediata.[1]

Estatísticas americanas apontam para uma incidência de cerca de 273.000 casos/ano, sendo que 50% das lesões atingiram indivíduos entre 16 e 30 anos. Vale ressaltar que cerca de 3-25% das lesões ocorreram durante o transporte do paciente e não no local do acidente. Tal achado reforça a necessidade de abordagem adequada do paciente no local do trauma.

Estudos epidemiológicos[2] apontam como causas mais frequentes de TRM em menores de 2 anos os acidentes de carro e as quedas; entre 2 e 7 anos, também os acidentes automobilísticos sucedidos pelo atropelamento, e entre 8 e 15 anos além das atividades esportivas, acidentes automobilísticos, quedas e acidentes de submersão. Outra descrição epidemiológica importante é que as lesões medulares em crianças menores costumam ocorrer em níveis superiores da medula espinal se comparadas com crianças maiores.[3]

FISIOPATOLOGIA

Como na lesão cerebral, lesões à medula espinal podem ser consequência de dois tipos de agressão: a primária e a secundária. A lesão primária refere-se ao dano neurológico irreversível que se inicia no momento do impacto. Podem resultar de dois mecanismos diferentes: transecção direta por lesões penetrantes ou por fragmentos ósseos deslocados em decorrência de fratura ou subluxação. Também podem ser resultado de compressão extrínseca pela presença local de hematomas que comprimem a medula ou por herniação de discos intervertebrais ou ser resultado das forças de hiperflexão e hiperextensão aplicadas na medula durante o trauma, quando o suprimento sanguíneo é rompido, levando à isquemia e infarto locais. As lesões secundárias se referem ao processo fisiopatológico local que ocorre por outros mecanismos que não necessariamente o acidente.

As lesões secundárias podem ocorrer horas ou dias após o acidente e são provocadas principalmente pela liberação maciça de citocinas inflamatórias que iniciam e perpetuam a agressão, ou ainda, pelo efeito de massa causado por sangramento ou edema locais. Além disso, podem contribuir com a lesão secundária a hipovolemia, hipóxia ou isquemia.

Crianças menores que 8 anos têm maior chance de apresentar lesões medulares mais altas por causa de algumas características anatômicas: têm a cabeça relativamente maior que o corpo, a musculatura do pescoço relativamente mais fraca, possuem maior mobilidade do pescoço em decorrência de maior elasticidade ligamentosa e articular, além da orien-

TRAUMA RAQUIMEDULAR NA INFÂNCIA

tação horizontalizada das articulações facetadas e ossificação incompleta do odontoide.[2]

MANIFESTAÇÕES CLÍNICAS

É frequente a associação do trauma raquimedular com outros traumas. Há também forte associação de TRM com traumatismo craniano. Ele ainda pode ocorrer como traumatismo de parto, associado ou não a lesões do plexo braquial. Lesões cervicais altas podem ser uma causa de mortalidade perinatal.

Pacientes com lesões medulares altas podem ter alterações de sinais vitais refletindo interrupção de estímulos autonômicos para o coração e a vasculatura. Esses pacientes apresentam bradicardia, hipotensão e vasolidatação periférica, sendo essa situação conhecida como choque espinal. Eles podem também ter alterações respiratórias que dependem do nível da lesão. Se a lesão ocorrer entre C1 e C4 haverá paralisia diafragmática e o paciente provavelmente necessitará de assistência ventilatória. As lesões entre C5 e T6 podem provocar paralisia da musculatura intercostal e em algum grau levam a comprometimento diafragmático e o suporte ventilatório pode ser necessário. Lesões entre T6 e T12 causam paralisia da musculatura abdominal que pode diminuir em algum grau o drive respiratório (*spinal cord guideline*).

Lesões de medula espinal devem ser suspeitadas em qualquer paciente politraumatizado que reclame de diminuição da força ou que tenha queixas de déficits focais. Já no momento do acidente, lesões graves da medula espinal são geralmente associadas a diminuição ou ausência de reflexos. Lesões parciais inicialmente podem ser associadas com hipertonia e hiperreflexia iniciais.

Para análise dos déficits motores é importante que se conheça o segmento medular responsável por determinados grupos musculares, bem como os nervos periféricos que os inervam, pois a lesão pode ter ocorrido em um desses segmentos. Por exemplo, o nervo frênico responsável pela inervação diafragmática tem sua trajetória medular ao nível de C3-C5, e o nervo radial responsável pela inervação do tríceps e dos extensores de punho e dedos, localizam-se em C6-C8 na medula e assim por diante. Ao analisarmos a alteração motora presente, podemos indicar o nível medular da lesão.

Podem ocorrer déficits sensitivos e as manifestações variam de parestesias à perda sensitiva completa. Como as fibras sensitivas estão localizadas tanto nos compartimentos dorsais quanto nos laterais da medula espinal, lesões em um desses segmentos podem levar a déficits sensitivos parciais, por exemplo:

perda da sensação de dor ou temperatura por lesão do compartimento lateral mas com manutenção das outras características sensoriais.

Muitas lesões à medula espinal envolvem somente um dos lados da medula. Por causa da distribuição dos neurônios motores e sensitivos, uma lesão à esquerda afeta transmissão motora do mesmo lado e transmissão sensitiva no contralateral.

Pacientes inconscientes podem ser avaliados quanto ao tônus motor, força, ou reflexos. Anormalidades da postura ou tônus podem ser uma prova da presença de lesão medular.

TRATAMENTO EMERGENCIAL

A abordagem deve começar no cenário do trauma, o que provavelmente impactará no resultado do tratamento. A abordagem inadequada do paciente na fase inicial do socorro pode mudar drasticamente a evolução do mesmo.

Na assistência inicial ao politraumatizado é importante que se considere a existência de lesão medular instável para que haja abordagem inicial apropriada e a correta imobilização da coluna vertebral durante os procedimentos de resgate, desde a retirada do paciente do local, até toda a ressuscitação e transporte. As lesões secundárias devem ser prontamente evitadas por meio da manutenção da pressão arterial e de oxigenação e ventilação adequadas.

Para crianças mais velhas e adolescentes, deve-se utilizar um colar cervical semirrígido. Esses colares não são adequados ao lactente, podendo promover hiperextensão da coluna, o que não é desejável, sendo muitas vezes preferível imobilizá-los com outros dispositivos não rígidos na região lateral do pescoço. Além disso, o paciente deve ser mantido em posição supina sobre prancha rígida que para o lactente deve conter uma depressão sob o occipício, a fim de que não haja flexão involuntária do segmento cefálico

VIA AÉREA

A via aérea deve ser corretamente posicionada para que se mantenha pérvia, usando a manobra de *jaw thrust*, além da aspiração de secreção, saliva, e sangue. Pacientes com *drive* respiratório inadequado, que não consigam manter a perviedade da via aérea, com perda dos reflexos protetores locais ou em coma, podem necessitar de ventilação mecânica. A intubação deve ser precedida da sequência rápida de intubação e, antes da realização da mesma, um exame neurológico sucinto deve ser feito a fim de que se tenha uma avaliação neurológica previamente à sedação. A escolha dos medicamentos que farão parte da SRI dependerá dos demais achados do exame físico. Se houver sinais de hipertensão intracraniana, deve-se utilizar a lidocaína como pré-medicação. Como sedativos podemos escolher entre midazolan, tiopental ou etomidato. Para pacientes com instabilidade hemodinâmica e sinais de HIC, o etomidato é a melhor escolha. Pode ser utilizado midazolan independentemente do estado hemodinâmico e o tiopental não deve ser utilizado nos instáveis. A cetamina também poderá ser utilizada se não houver HIC.

Os problemas ventilatórios podem ser secundários ao nível da lesão medular. Lesões acima da quarta vértebra resultam em paralisia da musculatura respiratória, o que levará à total dependência da ventilação mecânica. Lesões inferiores comprometem menos intensamente a capacidade ventilatória, mas podem levar a repercussões como diminuição da capacidade vital, aumento do espaço morto e retenção de secreções. Tais alterações provocam o aumento do $PaCO_2$, diminuição da oxigenação, vasoconstrição e falência respiratória se não receberem o suporte adequado.

Também na avaliação respiratória é importante que se lembre que lesões de outros órgãos e sistemas podem corroborar com a falência respiratória e, portanto, devem ser prontamente resolvidas.

CIRCULAÇÃO

Em pacientes politraumatizados a hipotensão pode ocorrer por várias etiologias, entre elas as lesões de múltiplos órgãos que podem levar à hemorragia e hipovolemia. Ressuscitação fluídica deve acontecer imediatamente.

Alguns pacientes com TRM podem apresentar choque espinal caracterizado por bradicardia, hipotensão e vasodilatação periférica. Esses pacientes podem precisar de vasopressores para manutenção do tônus vascular e da pressão arterial. A primeira linha de medicamentos é a noradrenalina.

AVALIAÇÃO NEUROLÓGICA

Deve ocorrer o mais precocemente possível e deve ser feita de forma seriada para podermos acompanhar a evolução do quadro, visto que pode ocorrer agravamento da lesão inicial. Em pacientes conscientes, o clínico deve testar a força motora nos quatro membros, o tônus, reflexos profundos e tônus retal. A avaliação sensitiva deve conter a análise tátil, dolorosa, de temperatura e proprioceptiva. Em pacientes inconscientes pode ser possível apenas a avaliação do tônus e reflexos.

HISTÓRIA

Após estabilização inicial, a história médica completa deve ser realizada, não enfatizando apenas o evento em questão mas o passado médico do paciente, presença de comorbidades, alergias, uso de medicamentos, última refeição, bem como descrição do evento que levou ao trauma com ênfase no mecanismo do mesmo. É preciso registrar também os sintomas no momento do resgate e como eles evoluíram além do *status* atual. A progressão da lesão deve ser sinal de alerta para pronta identificação e conduta.

EXAME FÍSICO

É importante realizar exame neurológico completo, bem como a identificação do nível da lesão. Equimoses ou hematomas cervicais podem indicar lesão em partes moles nessa região, e se o sangramento não for resolvido pode levar a compressão das vias aéreas com repercussão clínica significativa

Perda completa da sensibilidade, reflexos, e motricidade abaixo de determinado seguimento indica lesão medular completa. Se houver manutenção de qualquer dos citados, indica lesão incompleta. A função classicamente mantida é na região sacral. Lesão incompleta tem potencial de melhora.

São reconhecidos vários modelos de lesão incompleta:

- Brown-Sequard, que consiste na perda de força motora ipsilateral com a lesão, e hipoestesia sensitiva contralateral à dor e temperatura em nível abaixo da lesão.
- Síndrome anterior: paralisia motora e anestesia sensitiva completas com preservação da pressão profunda e da propriocepção. Bom prognóstico.
- Síndrome posterior: perda da sensibilidade e da pressão profunda e da propriocepção. O paciente possui completa força motora e sensitiva voluntária.

AVALIAÇÃO DIAGNÓSTICA

Foram lançadas algumas recomendações pela Associação Americana de Neurocirurgiões sobre a avaliação radiológica no manejo do paciente pediátrico com trauma raquimedular.[5] As recomendações gerais são as seguintes:

Crianças maiores que 3 anos não necessitam de raios X de coluna nas seguintes condições:

- Estão alertas;
- Sem dor na linha média;
- Sem dor em outros locais que possam mascarar a percepção da dor cervical;

TRAUMA RAQUIMEDULAR NA INFÂNCIA

- Sem déficits neurológicos;
- Ausência de hipotensão sem causa definida;
- Mecanismo do trauma de baixa energia cinética envolvida;

Crianças menores que 3 anos não necessitam de raios X:
- Glasgow > 13;
- Sem déficits neurológicos;
- Ausência de dor na linha média cervical;
- Ausência de lesões dolorosas que possam fazer com que o paciente não perceba sua alteração secundária ao TRM por causa da dor;
- História negativa para intoxicação;
- Ausência de hipotensão inexplicada;
- Mecanismo do trauma de baixo impacto e conhecido.

Quando indicadas as radiografias de coluna, devem ser realizadas para avaliação de casos de fratura e subluxações. Entretanto, a ausência de fraturas ou subluxações não elimina a possibilidade de lesão medular. Principalmente a criança pode apresentar lesão medular sem alterações radiológicas. A síndrome da lesão medular sem alterações radiológicas (SCIWORA) também foi documentada em adultos mas é pouco comum. As crianças, porém, têm maior predisposição à ocorrência da mesma pela maior flexibilidade da coluna, a qual permite a ocorrência de hiperdistensão da medula espinal sem fratura concomitante.[5]

As incidências que devem ser solicitadas são as seguintes: AP, perfil, o qual para ser considerado adequado deve conter a imagem das 7 vértebras cervicais e oblíqua, além da incidência transoral para visualização do processo odontoide.

Para avaliação radiológica, o comitê também orienta a divisão de pacientes em três grupos com condutas específicas pra cada um deles:
- Grupo 1: pacientes acordados e assintomáticos;
- Grupo 2: pacientes acordados e sintomáticos;
- Grupo 3: pacientes obnubilados.

Os cinco critérios para definir baixa probabilidade de lesão são: paciente sem dor na linha média, sem déficit focal, alerta, sem sinais de intoxicação e sem lesões dolorosas que o distraiam em uma avaliação neurológica mais detalhada.

Em pacientes acordados e sintomáticos, as imagens radiológicas tradicionais (AP, lateral e vista do processo odontoide) deveriam ser obtidas apenas se não for possível realizar uma TC de alta qualidade. Esta, quando disponível no serviço, deve ser a primeira imagem a ser solicitada. Se a tomografia estiver normal, mas o paciente continuar sintomático, deve-se pedir um ressonância.[4]

Pacientes obnubilados deverão realizar tomografia de todo eixo axial.

Mais recentemente, a ressonância magnética tornou-se o principal exame para a avaliação diagnóstica de pacientes com suspeita de lesão medular. Permite imagens detalhadas da medula espinal, evidenciando lesões que podem não ser visualizadas aos raios X ou TC. Casos com muitos achados clínicos, edema da medula espinal, hemorragia ou mesmo transecção da mesma, podem ser vistos na ressonância. Também em casos classificados como SCIWORA pelos raios X ou TC, a ressonância pode ajudar a elucidar o diagnóstico.

A ressonância magnética deve ser solicitada assim que possível para pacientes com danos neurológicos progressivos que podem ocorrer por compressão extrínseca da medula espinal por hemorragias epidurais ou herniação de disco intervertebral. Pode ainda promover informação prognóstica.

TERAPÊUTICA

A terapêutica específica para o TRM deve focar na prevenção das lesões secundárias. O objetivo principal da terapia é a imobilização cuidadosa. Em todos os casos, o neurocirurgião deve ser consultado. Se lesões compressivas da medula espinal são notadas, especialmente com lesões incompletas mas com déficit progressivo, a laminectomia emergencial pode ser necessária. Algumas fraturas e luxações necessitam de imobilização e de provável tração. Algumas são imobilizadas por longo período. Pacientes com fraturas instáveis ou subluxações irredutíveis necessitam de cirurgia urgente. Pacientes com SCIWORA costumam ser imobilizados por longo período de tempo, pois se presume que devem ter instabilidade ligamentar da medula.

TRATAMENTO MÉDICO E FARMACOLÓGICO

Assim como no TCE, há fortes evidências de que a hipotensão e a hipoxemia contribuem para a lesão secundária depois do TRM. Como ocorre no TCE, a medula espinal perde a habilidade autorregulatória, o que pode contribuir com a hipoperfusão local. Isso pode ser exacerbado pelo choque espinal que leva à perda do tônus vascular e piora hipotensão e hipoperfusão. Essa situação pode levar ao aumento do dano secundário ao redor do local da lesão por horas ou dias depois do trauma. Assim, a abordagem inicial deve focar em correção da hipóxia e hipotensão. Pacientes com lesões medulares altas precisarão de cuidadoso manejo das vias aéreas com IOT.

A manutenção da PA em níveis de normalidade dentro da faixa etária deve ser almejada. Para tal, pode ser necessário o uso de norepinefrina pelos primeiros 7 dias em média após a lesão.

O uso de corticosteroides no TRM agudo tem sido motivo de discussão e permanece ainda controverso. Literatura recente advoga pela não utilização rotineira de tratamento com corticoides em altas doses, pois além de não haver comprovação da mudança prognóstica, há comprovação de aumento da morbidade e da mortalidade, especialmente secundárias à pneumonia, sepse e síndrome da angústia respiratória aguda, além de hemorragia gastrointestinal e morte

■ MANEJO CLÍNICO – AVALIAÇÃO DO PACIENTE

Logo após o trauma, a existência de TRM deve ser considerada. Crianças podem se apresentar com movimentos e sensibilidade completos nos 4 membros, entretanto pode ter ocorrido fratura vertebral que se não corrigida pode completar lesão com danos medulares.[6]

A suspeita de TRM deve ser levantada nas seguintes situações:

1. Acidente automobilístico;
2. Queda de altura significativa;
3. Acidente com energia de alto impacto;
4. Politrauma;
5. Acidente com perda da consciência.

E se:

6. Acompanhando o trauma, o paciente apresenta queixas de dor nas costas ou pescoço ou parece estar em posição de defesa com a região dorsal;
7. O paciente se queixa de limitações sensoriais ou está com perdas motoras e/ou formigamento;
8. O paciente não consegue urinar;
9. Há patologias pregressas.

Para sistematizar a abordagem, sugerimos a seguir uma sequência de atendimento com suas respectivas ações

Via aérea e controle da medula espinal

O paciente deve ser imediatamente colocado em posição supina neutra em prancha rígida. Para lactentes, é importante que no decúbito ventral o occipício seja acomodado em região inferior ao tronco para poder manter o alinhamento da coluna.

Na suspeita de TRM, o paciente não deve ser colocado na posição de recuperação, pois isso faz com que haja perda do alinhamento.

Avaliação

- Procure pela evidência de dificuldades respiratórias, obstrução;

- Procure respiração ruidosa, estridor ou gargarejo, o que denota comprometimento da via aérea;
- Procure corpos estranhos na via aérea.

Ação

- Abra via aérea;
- Remova corpos estranhos;
- Aspire via aérea se necessário;
- Abertura de via aérea com técnica adequada;
- Minimize movimentos da medula espinal;
- Cuidado com medicações que podem causar vômitos;
- Considere oxigenação;
- Considere IOT com SRI com os protocolos locais após avaliação completa.

Ventilação

Em lesões torácicas ou cervicais, os nervos intercostais estão paralisados, reduzindo a eficiência ventilatória. Lesões cervicais altas (C3, C4, C5) podem comprometer o funcionamento diafragmático alterando inclusive o reflexo da tosse.

O risco de deterioração respiratória é elevado em decorrência disso e pode ser agravado pelos seguintes eventos:

- Trauma torácico;
- Broncoconstrição e acúmulo de secreções;
- Atelectasia;
- Alterações da relação ventilação/perfusão;
- Distensão abdominal com limitação diafragmática;
- Efeitos de analgesia opioide;
- Lesão medular ascendente.

Avaliação

- Procure assimetria da caixa torácica e respiração abdominal;
- Respiração paradoxal que pode estar presente em lesões cervicais;
- Procure sinais de fadiga respiratória como gemência, dessaturação, irritabilidade;
- Sinais de consolidação ou aspiração;
- Avalie frequência respiratória e profundidade das respirações.

Ações

- Saturação de O_2 mantida > 95%, e acompanhar FR e regularidade da respiração;
- Forneça O_2 umidificado;
- Saturometria contínua;
- Monitore capacidade vital;
- Fisioterapia precoce e frequente;

TRAUMA RAQUIMEDULAR NA INFÂNCIA

- Raios X, se necessário;
- Ventilação mecânica;
- Traqueotomia precoce para melhor higiene respiratória;
- Aspire via aérea, se necessário.

Circulação

O choque neurogênico é a resposta fisiológica do organismo à súbita perda do controle simpático. Ocorre em lesões cervicais ou torácicas altas (acima do corpo vertebral da vértebra T6). Lesões incompletas podem não apresentar esses sinais.

Observação:
- Faça monitoramento da PA.

Ações

- Mantenha o paciente em posição supina;
- Monitore a pressão arterial;
- Mantenha diurese em 0,5 mL/kg/h;
- Administre solução cristaloide, se necessário;
- Cuidado com falência cardíaca;
- Uso de inotrópicos pode ser necessário para manutenção da PA;
- Monitore PVC.

Observação:
- Bradicardia.

Ação

- ECG.
- Atropina pode ser necessária para controle da bradicardia que pode causar síncope.
- Cuidado com movimentos bruscos tais como mudanças de posição, aspiração traqueal, passagem de SNG, aspiração de traqueotomia pois todas essas condutas podem estimular fibras vagais aferentes e ativar resposta vaso-vagal. Para minimizar tais eventos, uma estratégia é ventilar com O_2 a 100% antes e depois do procedimento.
- Bradicardia resolve em poucos dias e o uso de marca-passos não costuma ser habitual.
- Outra causa importante de bradicardia que deve ser investigada é a contusão cardíaca.

Avaliação neurológica

Nas primeiras horas pós-trauma, o nível da lesão neuronal pode mudar. Assim, é recomendado que se faça avaliação neurológica seriada a cada 2 horas ou menos se observarmos instabilidade e progressão.

Próximo à lesão original há uma área isquêmica crítica que pode se expandir com a baixa oxigenação ou perfusão.

Deve ser feita avaliação sistemática da região sacral, pois ela tem valor prognóstico.

Além das medidas de suporte previamente citadas, poucas são as opções medicamentosas. A corticoterapia era indicada inicialmente, entretanto atualmente seu uso tem poucas indicações. É importante lembrar que a analgesia e sedação precoces podem ser necessárias, bem como o emprego de vasopressores para manutenção da PA caso a ressuscitação volêmica não seja suficiente.

Corticoterapia

A questão da administração de altas doses de esteroides foi debatida por um grupo britânico de especialistas em lesões medulares que concluíram que o uso no manejo da lesão aguda não está indicado. Não há protocolos clínicos para utilização do corticoide na criança em TRM.

CONCLUSÕES

Lesões de medula espinal permanecem como um desafio clínico. A avaliação, classificação e o manejo inicial dos pacientes com essas lesões são a maneira de minimizar o avanço da lesão. A despeito do progresso no manejo agudo do paciente com TRM, o desfecho neurológico permanece pouco alterado. O seguimento em longo prazo e a compreensão da fisiopatologia do TRM poderão ajudar na melhor resposta prognóstica, como alvo de melhorar a função neurológica.

Referências bibliográficas

1. Greenes DS. Neurotrauma/Spinal Cord Injury. In: Fleischer GR, Ludwig S (eds.). Textbook of Pediatric Emergency Medicine; 6 ed.
2. Leonard JR, et al. Cervical Spine Injury Patterns in Children. Pediatrics. 2014 mai; 133(5).
3. Ahn H, Singh J, Nathens A, et al. Pre-Hospital Care Management of a Potential Spinal Cord Injured Patient: A Systematic Review of the Literature and Evidence-Based Guidelines. Journal of Neurotrauma. 2011 ago; 28:1341-61.
4. Hayakawa J, Lee K, Loudon W, et al. Acute Traumatic Spinal Cord Injury Care Guidelines Emeregency Department Manage. Children's Hospital of Orange County Protocol; 2015.
5. Updated Guidelines For Management Of Acute Cervical Spine And Spinal Cord Injury In: Pediatric Patients; 2014 set-out. Disponível em: www.ebmedicine.net.
6. Ropper AE, et al. Acute management of traumatic cervical spinal cord injury. Pract Neurol. 2015; 15:266-72. doi:10.1136/practneurol-2015-001094.

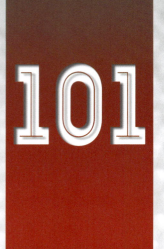

TRAUMATISMO CRANIOENCEFÁLICO GRAVE

José Roberto Fioretto
Mário Ferreira Carpi

INTRODUÇÃO

O traumatismo cranioencefálico (TCE) representa mais de 35% das hospitalizações de indivíduos abaixo de 20 anos e responde pela maioria das lesões provocadas por causas externas. As quedas, os acidentes de trânsito e as agressões (homicídios) são as causas mais comuns de TCE.

ANATOMIA E FISIOLOGIA

O cérebro é uma estrutura semissólida envolta por estruturas mais rígidas, sem mecanismos de sustentação, e contida em uma estrutura óssea de superfície irregular que pode se tornar o ponto de "golpe e contragolpe", quando o encéfalo é submetido a forças de aceleração-desaceleração. Subdivide-se em hemisférios direito e esquerdo, compartimentos supra e infratentoriais, regiões entre as quais podem ocorrer hérnias, quando o cérebro é submetido a regime de hipertensão intracraniana (HIC). A vascularização cerebral se dá pelas artérias carótidas internas e pelas vertebrais cujos ramos circulam pelo espaço subaracnóideo. O endotélio desses vasos possui junções celulares muito firmes, constituindo a barreira hematoliquórica, responsável pela regulação de trocas iônicas.

O compartimento intracraniano é constituído pelos seguintes elementos:

Cérebro

Ocupa 80% do espaço intracraniano. Pode ter seu volume alterado por tumores, sangramento ou edemas.

Líquor

Ocupa 10% do volume intracraniano. Produzido pelo plexo coroide na velocidade de 0,35 mL/min, pode ter seu conteúdo aumentado por obstrução à drenagem ou diminuição de reabsorção.

Sangue

Ocupa 10% do volume intracraniano. É importante diferenciar fluxo sanguíneo encefálico (FSE), que é o sangue em trânsito dentro dos vasos encefálicos, de volume sanguíneo encefálico (VSE), que é o sangue presente no interior dos vasos. O encéfalo possui mecanismos de autorregulação de modo que, dentro de uma faixa de pressão arterial média de 60-150 mmHg, controla seu fluxo sanguíneo de acordo com a necessidade metabólica. Esse controle ocorre por alteração do diâmetro arteriolar segundo os seguintes mecanismos:

Metabólicos

- Substâncias vasoativas: O FSE, de 53,5 mL/100 g/min, é regulado para manter constante o fornecimento de oxigênio. Se a demanda de oxigênio aumentar, o fluxo também aumenta.
- Gases sanguíneos:
  - $PaCO_2$: aumento de 1 mmHg na $PaCO_2$ provoca aumento de 4% no FSE. O CO_2 atravessa a BHE, acidificando o líquor (LCR) perivascular, com redução da contratilidade da fibra muscular vascular cerebral. Essa resposta é muito rápida e ocorre

TRAUMATISMO CRANIOENCEFÁLICO GRAVE

em segundos. Com a redução da $PaCO_2$, a alteração no fluxo é menos significante. Quando a hipocapnia é mantida por muito tempo a capacidade vasoconstritora diminui, pois ocorre normalização do pH liquórico por meio do equilíbrio metabólico.

— PaO_2: sabe-se que a hipóxia leva a vasodilatação cerebral intensa, aumentando o VSE e o FSE para aumentar o fluxo de hemácias e, consequentemente, a oferta de oxigênio ao cérebro. A hiperóxia modifica pouco o FSE.

Miogênicos

Uma elevação da pressão arterial no interior do vaso leva a estiramento da musculatura lisa e vasoconstrição reflexa.

Neurogênicos

Secundários à ação de nervos perivasculares sob comando do sistema nervoso simpático.

∎ FISIOPATOLOGIA

Após uma agressão encefálica podem surgir lesões decorrentes do trauma em si, chamadas lesões primárias. Devido à desproporção entre a cabeça e o tronco em lactentes, a lesão primária decorrente do mecanismo aceleração-desaceleração é a mais frequente. O TCE do adulto, em geral, envolve lesões focais, ao passo que na criança as alterações tendem a ser difusas. O maior conteúdo de água e a mielinização incompleta do cérebro imaturo o tornam suscetível à ocorrência das lesões secundárias, que contribuem para a natureza difusa das lesões na faixa etária pediátrica.

Como exemplos de lesões primárias, após o TCE, destacam-se:

- Lesões no couro cabeludo: contusões, lacerações, hematomas.
- Fraturas da calota craniana:
  - Lineares: se ocorrer em trajetos de grandes vasos, há maior risco de complicações. Conduta: observação 24-48 h.
  - Afundamento: quando a superfície superior de um fragmento se encontra sob a superfície inferior da calota e/ou houver comprometimento da dura com perda liquórica, se houver déficit neurológico focal ou o local for esteticamente importante, a conduta pode ser cirúrgica.
  - Fraturas da base do crânio: ocorrem em traumas com grande força envolvida. Apre-

sentam achados físicos patognomônicos, como: equimose retroauricular ou de mastoide, presença de sangue atrás da membrana timpânica, equimose periorbital e perda liquórica nasal ou pelo conduto auditivo.

- Concussão: perda transitória da consciência pós-trauma.
- Contusão: lesões necro-hemorrágicas de parênquima secundárias a choque do encéfalo contra estruturas ósseas. Levam à deterioração neurológica gradual.
- Hematoma extradural: coleção de sangue entre a calota craniana e a dura-máter. Mais comum em região temporal, secundário à lesão da artéria meníngea média. Pode ter origem arterial ou venosa (ruptura de seio venoso), sendo sua formação limitada pelas linhas de sutura. É de baixa incidência na infância devido à maior aderência da dura-máter na calota craniana. Quadro clínico clássico inclui "intervalo lúcido" seguido de sinais localizatórios e HIC, que vão se sucedendo na velocidade de formação do hematoma. Tratamento cirúrgico.
- Hematoma subdural: é agudo quando ocorre até três dias após o trauma. Formado por ruptura das veias que saem do córtex para os seios durais. Mais comum em traumas anteroposteriores com rotação do cérebro. Está associado a traumas mais graves e danos ao parênquima cerebral. Evolui com deterioração neurológica grave e progressiva desde o início. O hematoma subdural crônico pode ocorrer pela existência de suturas abertas, que podem acomodar um volume intracraniano maior. Tratamento cirúrgico.
- Hematoma intraparenquimatoso: origina-se da ruptura focal de tecido cerebral e vasos, ou seja, evolui a partir da contusão. Tem prognóstico ruim devido a lesão do parênquima. Clinicamente evolui com coma desde o início.
- Hemorragia intraventricular: geralmente é de pequena monta. Pode causar obstrução da drenagem liquórica e hidrocefalia.
- Hemorragia subaracnóidea: ocorre por laceração dos vasos subaracnóideos, proporcional à gravidade do trauma. Leva a irritação meníngea com sintomas de cefaleia, rigidez de nuca, náuseas, vômito e febre.
- Lesão axonal difusa: ruptura de pequenas vias axonais secundária a mecanismos de aceleração-desaceleração. Não leva a edema cerebral, mas cursa com grave comprometimento neurológico (estado vegetativo).

Após o estabelecimento das lesões primárias, as células comprometidas necessitam de maior aporte de nutrientes e de oxigênio. Nesse momento, podem ocorrer as agressões secundárias (hipóxia, hipotensão), eventos que aumentam a gravidade da lesão primária. A partir da lesão primária, o cérebro pode sofrer o que se denomina lesão cerebral secundária, descrita como uma cascata de reações fisiológicas e bioquímicas resultantes da lesão inicial e que pode ou não ser complicada pelas agressões secundárias. A partir de então, pode haver perda da autorregulação cerebral, iniciando ou amplificando o edema cerebral difuso observado, mais frequentemente, na faixa etária pediátrica.

AVALIAÇÃO

Anamnese e exame físico minuciosos são essenciais para determinar a intensidade da lesão intracraniana, identificar os pacientes sob risco de lesões secundárias e identificar lesões de outros sistemas orgânicos que possam contribuir para a morbidade e mortalidade.

Na avaliação da criança com TCE, a escala de coma de Glasgow é instrumento importante e que influencia as decisões terapêuticas e o prognóstico. O TCE pode ser classificado baseando-se na pontuação obtida a partir da análise da escala de coma de Glasgow. Assim, temos: TCE leve = Glasgow entre 13 e 15; TCE moderado = Glasgow de 9 a 12; TCE grave = Glasgow ≤ 8 ou uma redução ≥ 2 pontos em curto período de tempo. Independendo do valor da escala de Glasgow, o TCE é considerado grave quando o paciente apresentar pupilas assimétricas, fratura de crânio aberta com saída de LCR ou exposição de tecido cerebral, quando houver rápida deterioração neurológica, fratura de crânio com afundamento, cefaleia progressiva ou de forte intensidade e desenvolvimento de déficit motor em um dos lados do corpo.

TRATAMENTO

A atenção às vias aéreas, respiração e circulação representa o conjunto de medidas terapêuticas iniciais mais importante no TCE grave. A hipóxia deve ser corrigida rapidamente. Em toda criança com escala de coma de Glasgow ≤ 8 a via aérea deve ser controlada para evitar hipoxemia, hipercapnia e aspiração. Hipotensão deve ser identificada e corrigida o mais rapidamente possível com ressuscitação fluídica apropriada.

A Figura 101.1 apresenta a sequência de tratamento do TCE grave em crianças, proposto pela Sociedade de Medicina Intensiva (Society of Critical Care Medicine), publicada em 2003.

A monitorização da pressão intracraniana (PIC) é considerada apropriada em TCE com escala de coma de Glasgow ≤ 8, havendo relatos da literatura indicando que essa monitorização permite uso mais judicioso do tratamento. Há que se considerar que a avaliação neurológica dificultada por sedação e/ou anestesia pode influenciar a decisão de monitorizar a PIC.

O tratamento protocolado da HIC deve ser desencadeado quando a PIC for ≥ 20 mmHg, objetivando deixá-la abaixo de 20 mmHg e sabendo que os efeitos da HIC são relacionados com seu valor absoluto e com a duração do pico de hipertensão.

Quanto aos métodos de monitorização da PIC, atualmente, o cateter ventricular e/ou cateter com transdutor de pressão são considerados métodos confiáveis e precisos. O cateter ventricular permite drenagem de LCR e o cateter com transdutor de pressão intraparenquimatoso tem boa precisão, mas as medidas podem apresentar ampla variabilidade.

Lembrando que o valor da pressão de perfusão cerebral (PPC) pode ser obtido subtraindo o valor da PIC do valor da pressão arterial média (PPC = PAM - PIC), é recomendado manter a PPC acima de 40 mmHg.

O protocolo proposto tem os seguintes elementos terapêuticos, incluídos de forma aditiva e sequencial:

Terapias de primeira linha
Sedação e analgesia/decúbito 30° com cabeça centrada

Os sedativos e analgésicos atuam favoravelmente no tratamento do TCE grave, ficando a escolha das drogas a critério da equipe. Temos utilizado midazolam e opioides.

Drenagem de LCR

Não há recomendação específica para optar pela drenagem de LCR quando o paciente não responde ao proposto anteriormente, que é a sedação e analgesia. No entanto, a drenagem de LCR pode ser opção de tratamento em casos de HIC refratária, quando o paciente está sendo monitorizado com cateter ventricular.

Bloqueio neuromuscular (BNM)

Não havendo controle da PIC com sedação e analgesia ideais, pode-se promover bloqueio neuromuscular, que diminui a pressão intratorácica e das vias aéreas e aumenta o retorno venoso cerebral, além de prevenir tremores e "brigas" do paciente com o ventilador.

TRAUMATISMO CRANIOENCEFÁLICO GRAVE

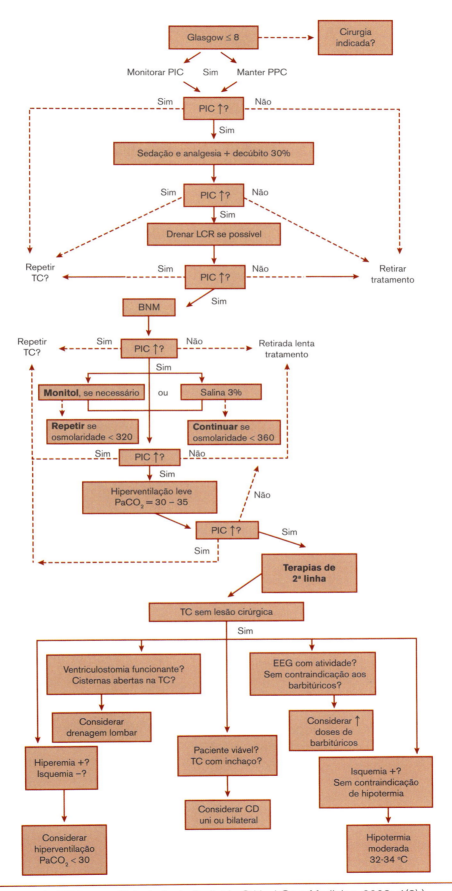

FIGURA 101.1. Tratamento do TCE grave. (Adaptada de Pediatric Critical Care Medicine. 2003; 4(3).)

Terapia hiperosmolar

A terapia hiperosmolar pode ser efetuada com manitol ou com solução salina a 3%. Embora existam três estudos clínicos classe II (estudos prospectivos e retrospectivos – casos e controles e coorte) e um estudo classe III (estudos retrospectivos) demonstrando a eficácia da salina a 3%, a experiência clínica ainda é limitada em pediatria. Ao contrário, com manitol, a experiência clínica é vasta e a comprovação científica limitada. Assim, a escolha de uma ou outra droga depende da preferência da equipe. Há tendência da literatura para o uso de salina hipertônica.

A salina hipertônica é efetiva para controlar HIC na dose = 0,1-1 mL/kg/h e o manitol é efetivo na dose de 0,25-1 g/kg, devendo-se garantir a volemia e manter a osmolaridade sérica menor que 320 mOsm/L no caso do uso do manitol ou menor que 360 mOsm/L caso a opção seja a salina hipertônica.

Observar que a cada tratamento instituído, o paciente precisa ser reavaliado para dar prosseguimento ao protocolo, para avaliar a retirada da terapêutica ou para repetir tomografia de crânio.

Terapias de segunda linha

Hiperventilação

Acreditava-se que a hiperemia cerebral (*swelling* – fluxo sanguíneo cerebral de luxo) fosse comum após TCE em crianças. Por esse motivo a hiperventilação tinha papel central no controle da HIC. No entanto, recentemente, estudo envolvendo vários centros demonstrou que a hiperemia é rara. Além disso, demonstrou-se que a hiperventilação prolongada depleta os estoques de bicarbonato cerebral, fazendo com que os vasos fiquem mais responsivos ao $PaCO_2$ e desvia a curva de dissociação O_2/Hb. Além disso, a hiperventilação pode levar a isquemia cerebral grave, piorando muito o prognóstico dos pacientes. A literatura atual demonstra que a hiperventilação leve ($PaCO_2 < 35$ mmHg) e/ou profilática deve ser evitada, sendo considerada prejudicial nas primeiras 24 horas do trauma. A manutenção de uma $PaCO_2$ entre 30-35 mmHg pode ser considerada apenas em HIC refratária a sedação, analgesia e BNM, drenagem de LCR e terapia hiperosmolar. No entanto, hiperventilação agressiva ($PaCO_2 < 30$ mmHg) é considerada terapia de segunda linha em HIC refratária, sugerindo-se, nesses casos, monitorizar a saturação de oxigênio de bulbo de jugular. Há que se considerar que a hiperventilação pode ser necessária, por curtos períodos, para evitar síndromes de herniação cerebral.

Barbitúricos

Altas doses de barbitúricos podem ser consideradas em pacientes hemodinamicamente estáveis com TCE tratável e HIC refratária. No que se refere ao uso profilático dessas drogas, não existem estudos em crianças demonstrando efeitos benéficos. Em adultos há dois estudos randomizados e controlados que não mostraram qualquer benefício.

Regimes terapêuticos possíveis:
- Pentobarbital:
  - Ataque: 10 mg/kg em 30 minutos.
  - Depois: 5 mg/kg cada hora em 3 doses.
  - Manutenção: 1 mg/kg/hora.
- Tiopental
  - Ataque: 10-20 mg/kg.
  - Manutenção: 3-5 mg/kg/hora.

Controle térmico

Enquanto a hipertermia deve ser evitada a todo custo, a hipotermia (34º C por 48 horas) pode ser considerada opção terapêutica de segunda linha em casos de HIC refratária. Estudo recente, avaliando os efeitos da hipotermia em pacientes adultos, não mostrou efetividade.

Tratamento cirúrgico – craniotomia descompressiva

Útil em HIC refratária após TCE grave com os critérios: edema cerebral difuso na tomografia; primeiras 48 horas do trauma; paciente sem aumento sustentado de PIC > 40 antes da cirurgia; Glasgow > 3 em algum momento após o trauma; deterioração clínica secundária; síndrome de herniação cerebral.

Corticoesteroides

Não há base na literatura paa o uso de corticoesteroides em TCE grave, havendo, inclusive, relatos de aumento do risco de complicações.

Anticonvulsivantes

Não há recomendação para o uso de anticonvulsivantes profiláticos nos casos de convulsões pós-traumáticas tardias. Por outro lado, nas convulsões pós-traumáticas precoces, os anticonvulsivantes profiláticos são descritos como opção terapêutica, na primeira semana após o trauma, principalmente em lactentes.

Bibliografia

Bullock R, Chesnut RM, Clifton G, et al. Guidelines for the management of severe traumatic brain injury. J Neurotrauma. 2000; 17:451-553.

Fioretto JR, Arruda LM. Traumatismo Crânio-encefálico (TCE). In: Condutas em Pediatria. Departamento de Pediatria - Faculdade de Medicina de Botucatu-UNESP (Org.). EPUB 2 ed. Rio de Janeiro, RJ. 1999; p. 968-73.

Guidelines for the acute medical management of severe traumatic brain injury in infants, children and adolescents. Pediatr Crit Care Med. 2003; 4(3).

Levy DI, Rekate HL, Cherny WB, et al. Controlled lumbar drainage in pediatric head injury. J Neurosurg. 1995; 83:452-60.

Mazzola CA, Adelson PD. Critical care management of head trauma in children. Critical Care Medicine. 2002; 30:393-401.

The Brain Trauma Foundation, The American Association of Neurological Surgeons and The Joint Section on Neurotrauma and Critical Care. Initial management. J Neurotrauma. 2000; 17:463-9.

Wellons JC, Tubbs RS. The management of pediatric traumatic brain injury. Seminars in Neurosurgery. 2003; 14:111-8.

SEÇÃO 17

EMERGÊNCIAS AMEAÇADORAS À VIDA

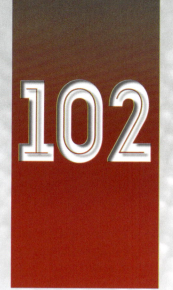

102 SUPORTE BÁSICO E AVANÇADO DE VIDA EM PEDIATRIA

Joelma Gonçalves Martin
Mário Ferreira Carpi
José Roberto Fioretto

A ressuscitação cardiopulmonar (RCP) e o suporte de vida para crianças devem ser parte integrante da cadeia de sobrevivência em todas as comunidades, ligando prevenção de trauma, rápida e efetiva RCP, rápido acesso ao sistema médico de emergência e rápido e efetivo suporte avançado de vida (SAV).

RCP rápida e efetiva está associada ao retorno bem sucedido da circulação espontânea, bem como a sobrevivência da criança, em condições neurológicas aceitáveis e compatíveis com a vida.

PREVENÇÃO DA PARADA CARDÍACA

A maioria das paradas cardíacas em crianças ocorre dentro ou ao redor de sua casa. São causas frequentes de parada cardíaca a síndrome da morte súbita do lactente, trauma, afogamento, envenenamento, engasgo, asma grave e pneumonia. Em nações industrializadas, o trauma é a principal causa de morte dos 6 meses até a adolescência. Os seis tipos mais comuns de traumas infantis fatais, passíveis de estratégias de prevenção (primeiro elo da cadeia de sobrevivência), são os traumas de passageiros de veículos, de pedestres, com bicicletas, afogamento por submersão, queimaduras e acidentes com armas de fogo.

Assim, várias condutas devem ser tomadas com relação às crianças e sua segurança para prevenir tais circunstâncias de risco.

CAB DA RCP

Em 2010, houve modificação das normas de RCP, principalmente no que se refere à sequência das ações iniciais. Tais modificações foram confirmadas na atualização das diretrizes de RCP da American Heart Association (AHA) publicada em 2015. Deve-se iniciar a RCP em bebês e crianças com compressões torácicas, em vez de ventilações de resgate (C-A-B, em vez de A-B-C). Inicie a RCP com 30 compressões (socorrista atuando sozinho) ou 15 compressões (na presença de dois socorristas); isso para lactentes e crianças. Quando apresentam sinais de maturação sexual, já podem ser reanimados na relação compressão/ventilação de adulto, ou seja, 30:2.

A recomendação é minimizar a interrupção das compressões torácicas, limitando-as a menos de 10 segundos. Teoricamente, a nova sequência deve retardar as ventilações de resgate em apenas 18 segundos, tempo necessário para aplicar 30 compressões, ou menos, quando na presença de dois socorristas.[1]

AVALIAÇÃO RÁPIDA – SUPORTE BÁSICO DE VIDA (SBV)

Os passos da RCP começam quando a vítima é encontrada inconsciente. Os passos formam uma sequência lógica de avaliação e intervenção na qual o socorrista providencia tão somente o suporte que a vítima necessita. Um exame inicial pode ser rapidamente realizado, observando movimentos, choro, ou respiração e avaliando tônus muscular e cor.

CIRCULAÇÃO

A parada cardíaca resulta na ausência de sinais de circulação, incluindo ausência de pulsos centrais. A verificação do pulso continua a ser o padrão-ouro de confiança para os profissionais de saúde na avaliação da circulação. Os outros sinais de circulação são a respiração, tosse, ou movimento em resposta a respirações de resgate. Se você não detectar com segurança pulso ou outros sinais de circulação, ou se pulso < 60 bpm em lactente ou criança com sinais de perfusão ruim, inicie compressões torácicas.

O pulso braquial é o recomendado para ser avaliado em lactentes. Para crianças maiores devemos palpar o pulso carotídeo que é a artéria central mais acessível e o pulso femoral é outra opção pra ambos.

Se os sinais de circulação estiverem presentes, mas a respiração espontânea estiver ausente, realize respiração de resgate em uma frequência de 12 a 20 respirações/minuto. Se ocorrer retorno de respiração e não houver suspeita de trauma craniano ou de pescoço, ponha a criança em decúbito lateral na posição de recuperação

Se a criança não responder, chame por ajuda e inicie RCP. Se você estiver sozinho, continue a ressuscitação por dois minutos. Quando houver um ressuscitador, um ciclo para ressuscitação será de 30:2. Ao chamar o serviço de emergência (SME), esteja pronto para responder a quaisquer informações, inclusive quanto ao provável local do acidente, número e condição das vítimas. Se você estiver sozinho e não houver evidência de trauma, é possível carregar a criança até o telefone. Se houver um segundo ressuscitador, este deve chamar o serviço de emergência e pedir um DEA (desfibrilador externo automático), principalmente se a criança é maior que um ano, enquanto você continua a ressuscitação cardiopulmonar. Se você suspeitar de trauma, lembre-se de promover a estabilização da coluna cervical.

Se a parada cardíaca é súbita e presenciada por um dos ressuscitadores, é importante contatar imediatamente o serviço de emergência e pedir um DEA, antes de iniciar a ressuscitação. É aceitável que na presença de apenas um ressuscitador, o mesmo acione o SME por meio de um telefone móvel enquanto realiza as manobras de RCP. Se dois socorristas estivem presentes, um inicia a RCP e o outro aciona o SME.[2]

INICIANDO COMPRESSÕES TORÁCICAS

Se a criança estiver inconsciente, vire-a em bloco para a posição supina e coloque-a em uma superfície plana e rígida.

Técnica de compressões torácicas

Para realizar compressões torácicas pressione a metade inferior do esterno a uma profundidade de no mínimo 1/3 do diâmetro anteroposterior do tórax, com frequência de pelo menos 100 compressões por minuto e no máximo 120. As compressões torácicas devem produzir pulsos palpáveis em uma artéria central. Detectores de exalação contínua de CO_2 podem ajudar o profissional de saúde na avaliação do fluxo sanguíneo resultante das compressões torácicas. Se as compressões torácicas produzirem DC e fluxo sanguíneo pulmonar inadequados, o CO_2 exalado permanecerá extremamente baixo. Se o DC e o fluxo sanguíneo pulmonar melhorarem, o CO_2 exalado pode aumentar durante a ressuscitação.[2]

Compressões torácicas no lactente

1. Técnica dos dois polegares com as mãos envolvendo o tronco (dois reanimadores) (Figura 102.1):
   - Fique em pé aos pés ou ao lado do lactente.
   - Coloque seus polegares lado a lado sobre a metade inferior do esterno do lactente, evitando a compressão do processo xifoide ou suas proximidades. Envolva o tórax do lactente e sustente o seu dorso com os dedos de ambas as mãos. Ambos os polegares devem ser colocados aproximadamente a uma distância de um dedo abaixo da linha intermamária.
   - Comprima o esterno em uma frequência de 100-120/minuto.
   - Continue as compressões e ventilações em uma proporção de 30:2 (1 socorrista) e de 15:2 (dois socorristas).
2. Técnica de compressão com dois dedos (um reanimador) (Figura 102.2):
   - Coloque dois dedos (2º e 3º ou 3º e 4º dedos) de uma das mãos na metade inferior do esterno, um dedo abaixo da linha intermamária, evitando comprimir o processo xifoide ou as proximidades.
   - Utilize a outra mão como anteparo, colocando-a sob o dorso do lactente.
3. Compressão torácica nas crianças maiores de 1 ano (Figura 102.3):
   - Coloque a eminência tenar de uma das mãos sobre a metade inferior do esterno, entre a linha intermamária e a parte inferior do esterno. Assegure-se de não comprimir o apêndice xifoide.
   - Pode-se utilizar as duas mãos sobrepostas ou uma única mão para crianças muito pequenas.
   - Mantenha sempre o braço e antebraço estendidos.

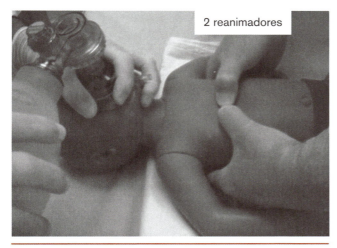

FIGURA 102.1. Técnica dos dois polegares com as duas mãos envolvendo o tórax. (Fonte: arquivo pessoal do autor Mário Ferreira Carpi.)

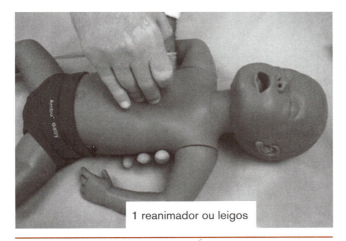

FIGURA 102.2. Compressão torácica com dois dedos (um reanimador). (Fonte: arquivo pessoal do autor Mário Ferreira Carpi.)

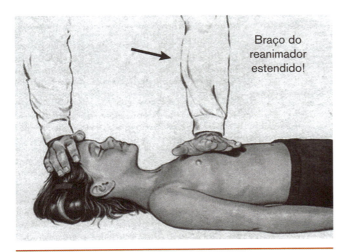

FIGURA 102.3. Compressão torácica em crianças maiores que 1 ano. (Fonte: PALS – American Heart Association.)

- Comprima o esterno em profundidade de no mínimo 1/3 do diâmetro anteroposterior do tórax da criança.
- Para crianças maiores de 8 anos proceda como para adultos, colocando a eminência tenar de uma das mãos sobre a metade inferior do esterno e a palma da sua outra mão por cima da primeira mão. Os dedos das duas mãos devem ficar entrelaçados e levantados, evitando assim pressionar as costelas da criança.

Em qualquer das técnicas empregadas, depois de cada compressão, relaxe completamente a pressão no esterno e deixe-o voltar à posição normal.

Quanto à desfibrilação e uso do DEA em bebês, prefira o uso de um desfibrilador manual a um DEA para desfibrilação. Se não houver um desfibrilador manual disponível, prefira um DEA equipado com um atenuador de carga pediátrico. Se nenhum dos dois estiver disponível, use um DEA sem atenuador de carga pediátrico.

ABERTURA DE VIAS AÉREAS

Após as compressões iniciais, abra a via aérea e forneça duas ventilações. Assim, a via aérea deve ser permeabilizada com a manobra destinada a tirar a língua da parede posterior da faringe.

1. Manobra de inclinação da cabeça e elevação do queixo:
   - Coloque uma das mãos na testa da criança e gentilmente incline a cabeça para trás. O pescoço deve estar ligeiramente estendido. Não realizar a manobra dessa forma se houver suspeita de trauma.
   - Ao mesmo tempo coloque as pontas dos dedos de sua outra mão sob a parte óssea da mandíbula, perto da ponta do queixo, e levante a mandíbula para cima e para fora.
   - Se houver secreções, vômitos ou corpo estranho visíveis, remova-os.
2. Manobra da tração da mandíbula:
   - Manobra usada quando há suspeita de trauma da coluna cervical.
   - Se você estiver sozinho, posicione-se ao lado da vítima. Havendo dois reanimadores, aquele responsável pelo controle da via aérea deve se posicionar atrás da cabeceira da vítima.
   - Coloque os dois dedos sob cada lado do ângulo da mandíbula inferior e levante-a para cima e para fora;
   - Se houver secreções, vômitos, sangue, fragmentos dentários ou corpo estranho visíveis, remova-os.

3. Manobra da tração língua-mandíbula:
- É usada para abrir as vias aéreas na suspeita de algum corpo estranho em uma vítima inconsciente.
- Introduza seu polegar na boca da vítima e posicione dois ou três dedos sob a mandíbula. Segure com firmeza a língua e a mandíbula inferior entre seu polegar e dedos e levante a língua para cima e para fora;
- Inspecione a boca brevemente. Se houver secreções, vômitos, sangue, fragmentos dentários ou um corpo estranho visíveis, remova-os.[2,3]

RESPIRAÇÃO[2]

Sem dispositivos de barreira

1. Crianças < 1 ano:
- Abra as vias aéreas.
- Coloque sua boca sobre a boca e o nariz do lactente para criar uma vedação.
- Sopre simultaneamente a boca e o nariz do lactente, realizando as respirações vagarosamente, assegurando-se que o tórax se expanda.
- Se não for capaz de causar uma vedação em volta da boca e nariz, use a técnica de boca a boca;

2. Crianças maiores:
- Abra as vias aéreas.
- Oclua o nariz da vítima firmemente com o polegar e dedo indicador de uma das mãos. Cubra a boca da vítima com sua boca, fazendo vedação.
- Sopre na boca da vítima e assegure-se que o tórax se expanda visivelmente.

Com dispositivos de barreira

1. Com lenço facial: a abertura do lenço facial é colocada sobre a boca da vítima e o socorrista deve apertar o nariz da mesma para mantê-lo fechado e colocar sua boca firmemente ao redor da abertura central, realizando duas respirações. Quando retirar a boca do lenço, o ar exalado pela vítima escapará entre o lenço e a face da vítima.

2. Bolsa-valva-máscara: as bolsas de ressuscitação usadas para a ventilação dos recém-nascidos de termo, lactentes e crianças maiores, devem conter um volume mínimo de 450 a 500 mL. O socorrista deve usar somente a força e o volume corrente necessários para promover expansão visível do tórax, pois volumes ex-

cessivos podem ter efeitos prejudiciais como aumento da pressão intratorácica, distensão alveolar ou do estômago e o aumento do risco de regurgitação.[2,3]

Técnica "C-E"

Selecione adequadamente a bolsa e a máscara, sendo que esta deve cobrir completamente a boca e o nariz da vítima sem cobrir os olhos ou ultrapassar o queixo.

Na técnica do C-E, o polegar e o indicador formam um "C" para vedar firmemente a máscara sobre a face, enquanto os outros dedos da mesma mão formam um "E" para levantar a mandíbula, puxando a face em direção à máscara. Se você estiver sozinho, mantenha a posição C-E com uma das mãos e comprima a bolsa de ventilação com a outra. Assegure-se que o tórax se expande visivelmente a cada respiração. As bolsas de ventilação de 450 a 500 mL, com 10 litros/minuto de fluxo de oxigênio, fornecem concentração de oxigênio que varia de 30% a 80%. Para aumentar a concentração de oxigênio, é recomendável a utilização de bolsa-valva-máscara com reservatório que fornecerá concentração de oxigênio de 60% a 95%.

Uso do DEA[2]

Tão logo você identifique parada cardíaca sem pulso, inicie o CAB da ressuscitação, mas providencie um desfibrilador automático e conecte as pás a fim de saber se você está diante de um ritmo cardíaco tratável por meio de choque (desfibrilação).

Se o paciente estiver em assistolia, inicie a RCP imediatamente e providencie adrenalina que deve ser administrada por via IV/IO, na dose de 0,01 mg/kg. As doses podem ser repetidas a cada 3-5 minutos.

Se o ritmo encontrado for fibrilação ventricular (FV – Figura 102.4) ou taquicardia ventricular sem pulso (TVSP – Figura 102.5), proceda a desfibrilação com 2 J/kg. Reassuma RCP imediatamente após o choque e mantenha-a por 2 minutos antes de avaliar novamente o ritmo. Administre novo choque utilizando carga de 4 J/kg em caso de manutenção da FV/TV, e assim sussessivamente. A terceira dose do choque poderá ser maior que 4 J/kg, chegando a um máximo de 10 J/kg ou dose de adulto (desfibrilador bifásico = 120-200 J ou monofásico = 360 J). É recomendada administração de adrenalina IV/IO após a segunda desfibrilação. Após a administração do terceiro choque, havendo FV ou TVSP refratária, amiodarona (5 mg/kg IV/IO, podendo ser repetida até duas vezes) ou lidocaína (1 mg/kg IV/IO, seguido de infusão contínua de 20-50 mcg/kg/min) são igualmente aceitáveis como antiarrítmicos.[3,4]

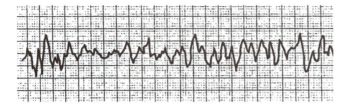

FIGURA 102.4. Fibrilação ventricular. (Fonte: arquivo pessoal do autor Mário Ferreira Carpi.)

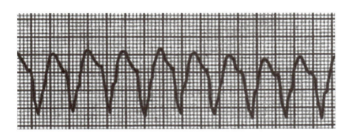

FIGURA 102.5. Taquicardia ventricular. (Fonte: arquivo pessoal do autor Mário Ferreira Carpi.)

OBSTRUÇÃO DE VIAS AÉREAS POR CORPO ESTRANHO (OVACE)

Mais de 90% das mortes de crianças por OVACE ocorrem antes dos cinco anos de idade, sendo que 65% são lactentes até um ano.

Sinais de OVACE incluem desconforto respiratório de início súbito e na ausência de febre, com tosse, engasgamento, estridor ou sibilo.

OVACE pode ser leve ou grave. Quando a obstrução é leve, a criança pode tossir e produzir alguns sons. Por outro lado, quando grave, a vítima não consegue emitir nenhum som.[2]

Conduta na OVACE

- Se a obstrução for leve, não interferir. Permita que a vítima "limpe" sua via aérea por meio da tosse enquanto você observa o aparecimento de sinais indicativos de obstrução grave.
- Se a obstrução for grave (vítima não emite sons e/ou tosse ineficaz), proceder com manobras de desobstrução imediatamente.
  - Lactentes (< 1 ano) (Figura 102.6): com a criança colocada sobre o antebraço ou a coxa do reanimador, realize ciclos de cinco golpes dorsais (entre as escápulas) seguidos de cinco compressões torácicas até que o objeto seja expelido ou a vítima deixe de responder. Preste atenção para manter a cabeça em nível mais baixo que o tronco e a via aérea em posição pérvia.

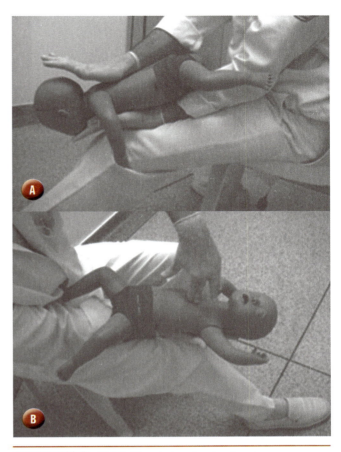

FIGURA 102.6. (A-B) Desobstrução da via aérea por corpo estranho em < 1 ano. (Fonte: arquivo pessoal do autor Mário Ferreira Carpi.)

  - Crianças > 1 ano de idade: com o reanimador posicionado atrás da criança, envolva o abdome da mesma com os braços e com as mãos sobrepostas realize compressões subdiafragmáticas, logo acima da cicatriz umbilical (manobra de Heimlich) até que o objeto seja expelido ou a vítima se torne não responsiva. Cuidado para não comprimir o apêndice xifoide. Os golpes abdominais não são recomendados para lactentes pelo risco de lesão hepática.
  - Se a vítima tornar-se não responsiva, comece RCP com compressões torácicas (não checar o pulso). Depois de 30 compressões, abra as vias aéreas. Se você vê o corpo estranho, remova-o. Não realize procura às cegas com os dedos, pois a mesma pode aprofundar o corpo estranho e causar lesão na orofaringe. Tente oferecer duas ventilações e continue com os ciclos de compressões torácicas e ventilações até que o objeto seja expelido. Depois de 2 minutos, acionar serviço de atendimento avançado se ainda ninguém tiver acionado.

TUBO TRAQUEAL[4]

Se nenhuma das manobras supracitadas for suficiente para restabelecer a respiração e ventilação adequadas, é necessário proceder com intubação traqueal com tamanho correto do tubo, visto que se a criança for intubada com um tubo muito fino, um grande escape de ar ao redor do tubo vai acontecer, impedindo ventilação adequada.

Embora o diâmetro interno do tubo possa parecer, a grosso modo, equivalente ao tamanho do dedo mínimo da vítima, a estimativa do tamanho do tubo por essa técnica pode ser difícil.

Assim, algumas fórmulas são sugeridas para auxiliar na determinação do diâmetro interno do tubo traqueal. Para crianças maiores de dois anos:[4]

- Diâmetro interno da cânula sem *cuff* (crianças de 2 a 10 anos): (idade em anos/4) + 4
- Diâmetro interno da cânula com *cuff* (crianças de 2 a 10 anos): (idade em anos/4) + 3,5

Deve-se deixar prontas para uso cânulas 0,5 cm maiores e menores com relação àquela que foi calculada. Para estimar a profundidade com que devemos inserir o tubo, usamos a seguinte fórmula:

> Diâmetro interno × 3 = profundidade de inserção da cânula

Por exemplo, COT nº 4 = 4 × 3 = marcação de 12 cm no canto da boca).

LARINGOSCÓPIO

O laringoscópio consiste em um cabo com pilhas e uma lâmina com uma fonte de luz. As lâminas do laringoscópio podem ser curvas ou retas, sendo a lâmina reta preferida para lactentes e crianças de 1-3 anos. Para crianças mais velhas, utilizam-se as lâminas curvas. O tamanho mais adequado da lâmina é aquele mais próximo da distância entre a comissura labial e o lobo da orelha.

PREPARAÇÃO PARA INTUBAÇÃO

Durante a intubação de pacientes com um ritmo de perfusão, a monitorização com oxímetro de pulso é altamente recomendada.

A atropina pode minimizar respostas desfavoráveis (bradicardia e assistolia) relacionadas à estimulação vagal resultante da laringoscopia, hipóxia ou administração da succinilcolina. Os anticolinérgicos devem ser considerados para qualquer criança com bradicardia no momento da intubação e em que se vai usar a succinilcolina como bloqueador neuromuscular. A dose da atropina é de 0,01 a 0,02 mg/kg, administrada 1 a 2 minutos antes da intubação.[4]

Técnica de intubação

Para visualizar a glote diretamente, os eixos da boca, faringe e traqueia devem estar alinhados. Crianças menores de 2 anos, para serem intubadas, devem ser colocadas em uma superfície plana com o queixo elevado como na posição de cheirar. Um pequeno coxim colocado sob o ombro do lactente pode melhorar a posição por causa da proeminência do occipício. As tentativas de intubação devem ser breves, não durando mais que 30 segundos. Se a intubação for interrompida, ventile o paciente imediatamente com 100% de oxigênio, usando a máscara e um ressuscitador manual para melhorar a oxigenação e a FC antes de tentar novamente. Segure o cabo do laringoscópio na sua mão esquerda e introduza a lâmina dentro da cavidade oral do paciente, seguindo o contorno natural da faringe até a base da língua. Uma vez que a ponta da lâmina esteja na base da língua e a epiglote seja visualizada, mova a extremidade proximal da lâmina para o lado direito da boca e depois arraste a língua em direção ao meio para conseguir seu controle.[4]

Depois que uma lâmina é apropriadamente posicionada, deve-se proceder com tração para cima, em direção ao eixo longo do cabo para deslocar a base da língua e a epiglote anteriormente, e expor a glote.

O socorrista deve ver o tubo passando através da abertura glótica e a seguir deve haver confirmação da posição correta da cânula endotraqueal por meio da ausculta, da oximetria de pulso e da avaliação do paciente, bem como da utilização de dispositivos que monitorem a respiração, como a detecção do CO_2 exalado.

Quando a localização esofágica for fortemente suspeitada, remova o tubo, mantenha a ventilação com bolsa-valva-máscara e tente novamente depois.

Se os movimentos do tórax ou murmúrios vesiculares são assimétricos, particularmente se os murmúrios vesiculares são audíveis somente no pulmão direito, deve-se suspeitar de intubação seletiva.

Uma vez que a posição do tubo esteja correta, mantenha a cabeça do paciente em posição neutra e procure fixar rápida e firmemente a cânula.[4]

EPINEFRINA

A epinefrina é uma catecolamina endógena com potentes propriedades estimulantes alfa e beta-adrenérgicas.

Na parada cardíaca, a vasoconstrição mediada por alfa-adrenérgicos é a ação farmacológica mais importante da epinefrina pois aumenta a pressão diastólica aórtica e a pressão de perfusão coronária, otimizando a oferta de oxigênio para o coração e o estado contrátil do mesmo. A vasoconstrição periférica induzida em leitos vasculares não essenciais direciona o débito cardíaco para o cérebro.[4]

SUPORTE BÁSICO E AVANÇADO DE VIDA EM PEDIATRIA

Assim, resumindo os efeitos da epinefrina, temos:
- Aumento do automatismo cardíaco;
- Aumento da frequência cardíaca;
- Aumento da contratilidade miocárdica;
- Aumento da resistência vascular sistêmica;
- Aumento da PA;
- Aumento dos requerimentos de oxigênio pelo miocárdio.

Suas indicações são:
- Parada cardíaca;
- Bradicardia sintomática que não responde à ventilação e administração de oxigênio;
- Hipotensão não relacionada à depleção de volume.

A dose de epinefrina recomendada em parada cardíaca é de 0,01 mg/kg (0,1 mL/kg de solução 1:10.000) IV ou IO, ou pela via endotraqueal na dose de 0,1 mL/kg, não diluída (1:1.000).

A epinefrina deve ser administrada por meio de um cateter vascular seguro, preferencialmente na circulação central. Se infiltrar em tecidos, pode causar isquemia local, levando à lesão e ulceração tissular. É inativada em soluções alcalinas e, portanto, não deve ser aplicada com bicarbonato de sódio.

OUTRAS DROGAS

Recomenda-se reposição de cálcio nas seguintes condições: hipocalcemia documentada, intoxicação por bloqueador dos canais de cálcio, hipermagnesemia ou hipercalemia. Pode ser feita com gluconato de Ca 10% (0,5 a 1,0 mL/kg IV/IO) ou cloreto de Ca 10% (0,2 mL/kg IV/IO). A velocidade máxima de infusão não deve ultrapassar 0,5 mL/kg/min.[4]

O bicarbonato de sódio está indicado em PCR prolongada (> 30 minutos) ou hipercalemia. Dose: 1 mEq/kg IV/IO em bólus, diluído 1:1 em AD (a solução de bic. Na 8,4 % tem concentração de 1 mEq/mL).

O sulfato de magnésio está indicado quando houver hipomagnesemia documentada ou *torsades de pointes*. Dose: sulfato Mg 10% (100 mg de Mg em 1 mL): 25-50 mg/kg IV/IO em 10-20 min. Infundir em bólus se houver *torsades de pointes*.[4]

ACESSO VASCULAR

Um dos passos importantes na ressuscitação cardiopulmonar e tratamento do choque é a reposição volêmica e a administração de drogas. Durante a ressuscitação, a via endotraqueal pode ser utilizada para administração de drogas, mas o acesso vascular deve ser conseguido em veia periférica calibrosa ou veia central rapidamente.

VIA INTRAÓSSEA

A via intraóssea deve ser considerada o mais breve possível. Permite a administração de fármacos, cristaloides, coloides e sangue durante a ressuscitação.

O local de inserção da agulha intraóssea é preferencialmente a tíbia anterior, mas temos como alternativas o fêmur distal, maléolo medial e espinha ilíaca anterossuperior, sendo utilizado em todas as idades. As complicações relacionadas à via intraóssea são relatadas em menos que 1% dos pacientes, incluindo: fratura de tíbia, síndrome compartimental das extremidades inferiores, extravasamento de fármacos e osteomielite.[4]

Técnica de punção intraóssea

1. Usando técnica estéril, identifique o local da punção. O melhor lugar para punção IO em crianças é o platô tibial, aproximadamente 1 a 3 cm abaixo e medial à tuberosidade da tíbia (superfície anteromedial da tíbia). Não realize a punção em caso de fratura no local ou proximal a este.
2. Examine a agulha para assegurar-se de que o estilete interno esteja apropriadamente alinhado.
3. É preferível sustentar a perna em uma superfície firme e colocar um coxim embaixo da fossa poplítea e, estando de frente para a perna, segure com firmeza as bordas medial e lateral da tíbia entre o polegar e o indicador da mão não dominante.
4. Palpe os pontos de referência e localize o platô tibial.
5. Introduza a agulha através da pele sobre a superfície plana anteromedial da tíbia.
6. Com um movimento de torção suave, mas firme, introduza a agulha através do córtex ósseo, perpendicularmente ao eixo longo do osso. Torça a agulha continuamente.
7. Pare de introduzir a agulha quando sentir diminuição súbita da resistência ao movimento.
8. Desparafuse o topo e retire o estilete interno. Faça uma infusão teste com 10-20 mL de soro fisiológico.
9. Fixe a agulha e após injetar o soro fisiológico observe se há sinais de aumento da circunferência dos tecidos moles da panturrilha, ou se há desenvolvimento de resistência ao fluxo pela agulha.
10. Em caso de obstrução da agulha, pode-se repassar uma nova agulha, através do mesmo lugar da punção.

Os algoritmos para facilitar a memorização da sequência de condutas na PCR em crianças estão nas Figuras 102.7 e 102.8 e na Tabela 102.1.

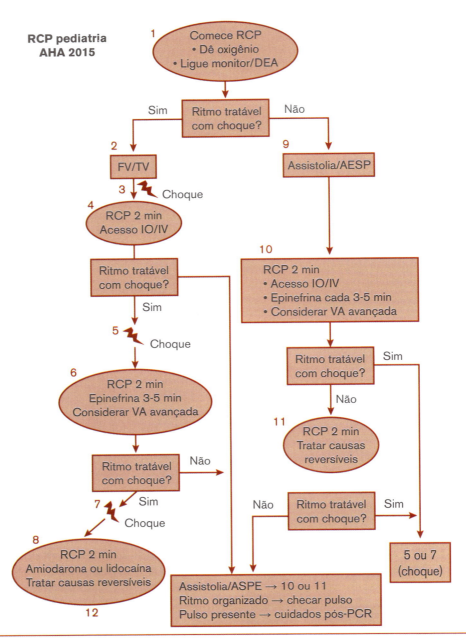

FIGURA 102.7. Algoritmo da parada cardiorrespiratória em pediatria – SAV. (Fonte: arquivo pessoal do autor Mário Ferreira Carpi.)

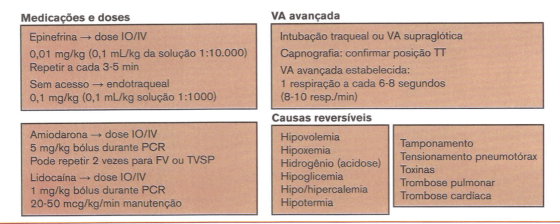

FIGURA 102.8. Medicamentos utilizados na PCR. (Fonte: arquivo pessoal do autor Mário Ferreira Carpi.)

SUPORTE BÁSICO E AVANÇADO DE VIDA EM PEDIATRIA

TABELA 102.1. Resumo dos componentes de RCP no SBV – AHA 2015

Componente	Recomendações		
	Adultos	Crianças	Bebês
Reconhecimento	Não responsivo (todas as idades)		
	Sem respiração ou *gasping*	Sem respiração ou *gasping*	
Sequência da RCP	C-A-B		
Frequência de compressão	100-200		
Profundidade da compressão	No mínimo 5 cm	No mínimo 1/3 do diâmetro AP (± 5 cm)	No mínimo 1/3 do diâmetro AP (± 4 cm)
Retorno da parede do tórax	Permitir retorno total entre as compressões		
Interrupção das compressões	Minimizar interrupções das compressões torácicas (– de 10 segundos)		
Vias aéreas	Inclinação cabeça-elevação do queixo (profissionais de saúde que suspeitarem de trauma: anteriorização da mandíbula)		
Realação compressão-ventilação (antes da intubação)	30:2 com um ou dois socorristas	30:2 com um socorrista 15:2 com dois socorristas (profissionais de saúde)	
Ventilações: quando socorrista não treinado ou treinado e não proficiente	Apenas compressões torácicas		
Ventilação com via aérea avançada	1 ventilação a cada 6-8 segundos (8 a 10 vent/minuto) Assíncronas com compressões, cerca de 1 segundo/ventilação, elevação visível do tórax		
Desfibrilação	Colocar e usar DEA assim que disponível. Minimizar interrupções nas compressões antes e após o choque; reiniciar a RCP começando com compressões imediatamente após cada choque		

Adaptada de Destaques da AHA 2015 – Atualização das diretrizes de RCP e ACE.

Referências bibliográficas

1. de Caen AR, Maconochie IK, Aickin R, Atkins DL, et al. On behalf of the Pediatric Basic Life support and Pediatric Advanced Life Support Chapter Collaborators. Part 6: pediatric basic life support and pediatric advanced life support: 2015 International Consensus on Cardiopulmonary Resuscitation and Emergency Cardiopulmonary Resuscitation and Emergency Cardiovascular Care Science With Treatment Recommendation. Circulation. 2015; 132(Suppl 1): S177–S203.
2. Neumar RW, Shuster M, Callaway CW, Gent LM, Atkins DL, Bhanji F, et al. Part 1: executive summary: 2015; American Heart Association Guidelines Update for Cardiopulmonary Resuscitation and Emergency Cardiovascular Care. Circulation. 2015; 132(Suppl 2):S315-S367.
3. Atkins DL, Berger S, Duff JP, Gonzales JC, Hunt EA, Joyner BL, et al. Part 11: Pediatric Basic Life Support and Cardiopulmonary Resuscitation Quality: 2015 American Heart Association Guidelines Update for Cardiopulmonary Resuscitation and Emergency Cardiovascular Care. Circulation. 2015; 132(Suppl 2):S315-S367.
4. de Caen AR, Berg MD, Chameides L, Gooden CK, Hickey RW, Scott HF, et al. Part 12: Pediatric Advanced Life Support: 2015 American Heart Association Guidelines Update for Cardiopulmonary Resuscitation and Emergency Cardiovascular Care. Circulation. 2015; 132(Suppl 2):S315-S367.

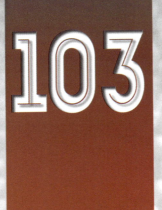

103 CUIDADOS PRÉ-HOSPITALARES E TRANSPORTE DO PACIENTE CRÍTICO

Marcelo Barciela Brandão

CUIDADOS PRÉ-HOSPITALARES

O cuidado pré-hospitalar em pediatria não é uma situação simples; pelo contrário, trata-se de um evento complexo com muitas dificuldades. Dados norte-americanos mostram que os atendimentos em departamentos de emergência alcançam um número de 322,8 milhões/ano; desses, 27,7 milhões/ano (ou cerca de 8% do total) são de pacientes menores de 19 anos, sendo que cerca de dois milhões são trazidos via serviços de atendimentos de emergência.[1] São relatados erros de condução, assim como dificuldade no atendimento dos pacientes pediátricos.[1] Essas dificuldades estão relacionadas principalmente a uma incidência relativamente baixa de chamados para atendimentos pediátricos, falta de experiência e uma maior ansiedade emocional dos profissionais do atendimento de urgência ao responder às chamadas pediátricas, a vasta gama de pesos e diretrizes de medicação e equipamentos baseadas no tamanho (peso/altura) dos pacientes pediátricos.[1] Além disso, em comparação com crianças que chegam ao departamento de emergência por outros meios, as crianças transportadas por serviços de atendimento de urgência são mais propensas a necessitar de cuidados imediatos e com maior probabilidade de necessitarem de internação hospitalar.[1]

Dessa forma, os cuidados pré-hospitalares requerem um treinamento sistemático em pediatria daqueles que vão oferecer o atendimento ao paciente, sistematização e organização do atendimento e dos procedimentos oferecidos, com o conhecimento das medicações, doses das medicações e dispositivos correspondentes às diversas faixas etárias encontradas na pediatria. Baseiam-se principalmente nas recomendações do suporte avançado de vida em pediatria (SAVP-PALS) da American Heart Association e American Academy of Pediatrics. Assim, ocorre uma abordagem inicial das vias aéreas, ventilação e controle circulatório, com uma imobilização adequada e encaminhamento para uma unidade hospitalar.

Avaliação das vias aéreas e respiração

Definições

Para a avaliação das vias aéreas e respiração, alguns conceitos são necessários. O primeiro é a definição de frequência respiratória normal para a idade, que é realizada com esforço mínimo, produzindo respiração silenciosa, com inspiração e expiração passiva.[2] Será inversamente proporcional à idade (Tabela 103.1).

TABELA 103.1. Frequências respiratórias normais para idade

Idade	Respirações/min
Lactente < 1 ano	30 a 60
Primeira infância – 1 a 3 anos	24 a 40
Pré-escolar – 4 a 5 anos	22 a 34
Escolar – 6 a 12 anos	18 a 30
Adolescente – 13 a 18 anos	12 a 16

CUIDADOS PRÉ-HOSPITALARES E TRANSPORTE DO PACIENTE CRÍTICO

Duas outras definições importantes na avaliação e condução das vias aéreas e respiração são:[2]

- Desconforto respiratório: estado clínico caracterizado pela frequência respiratória anormal ou esforço respiratório; e
- Insuficiência respiratória: estado clínico de oxigenação e/ou ventilação inadequada. Muitas vezes o estágio final do desconforto respiratório.

Alterações respiratórias segundo o tipo

Podem ser dividido em:[2]

- Obstrução de vias aéreas superiores: são consideradas as extratorácicas, ocorrendo no nariz, faringe ou laringe. As principais causas são aspiração de corpo estranho, edema da via aérea, massa comprometendo o lúmen da via aérea, secreções espessas obstruindo as narinas e anormalidades congênitas.
- Obstrução de vias aéreas inferiores: são consideradas as intratorácicas, ocorrendo na traqueia inferior, brônquios ou bronquíolos. A asma e a bronquiolite são as causas mais comuns.
- Doença do tecido pulmonar: geralmente afeta o pulmão ao nível da troca gasosa alveolocapilar, se caracteriza por colapso alveolar e de vias aéreas menores ou acúmulo de líquido nos alvéolos. As principais causas são as pneumonias, edema pulmonar, contusão pulmonar, reações alérgicas, toxinas, vasculite e doença infiltrativa.
- Distúrbio do controle respiratório: é um padrão respiratório anormal que produz sinais de frequência e/ou esforço respiratório inadequado. As principais causas são neurológicas, como convulsões, infecções do sistema nervoso central, traumatismo craniano, tumores, hidrocefalia ou doenças neuromusculares, entre outras.

Quadro clínico

Basicamente apresenta sinais de alteração da frequência respiratória, assim como de esforço respiratório. A Tabela 103.2 apresenta as principais alterações clínicas baseada no tipo de alteração respiratória.

Condução

Uma vez identificadas alterações nas vias aéreas e respiração, determinar se medidas simples serão suficientes para mantê-las patentes ou se intervenções mais avançadas serão necessárias; ao mesmo tempo que oferta de oxigênio deverá ser feita pelo dispositivo mais adequado, assim como monitorização com oximetria de pulso, pelo menos.

Como medidas simples:[2]

- Mantenha uma posição de conforto ou em uma posição em que as vias aéreas fiquem patentes.
- Observar cavidade oral e narinas. Não faça varredura manual às cegas, isso pode empurrar o corpo estranho ainda mais para dentro das vias aéreas. Se visualizar o corpo estranho, tomar muito cuidado na tentativa de retirar manualmente, pois poderá introduzi-lo ainda mais; dar preferência a pinças para esse procedimento.
- Na observação, presença ou suspeita de secreção, aspiração de nariz e orofaringe.
- Utilizar manobra de inclinação da cabeça com elevação do queixo ou anteriorização e/ou subluxação da mandíbula para abrir as vias aéreas. Evite estender demais a cabeça e/ou pescoço de bebês, pois pode ocluir as vias aéreas. Em casos confirmados ou suspeitos de trauma cervical, a manobra de escolha é anteriorização e/ou subluxação da mandíbula. Caso não dê certo, use a inclinação da cabeça com elevação do queixo, pois manter a via aérea pérvia é a prioridade.

TABELA 103.2. Sinais clínicos nos tipos de alteração respiratória

Sinais clínicos	Obstrução de vias aéreas superiores	Obstrução de vias aéreas inferiores	Doença do tecido pulmonar	Distúrbio do controle respiratório
Frequência respiratória	Aumentada			Variável
Esforço respiratório	Batimento de aleta nasal, retração de fúrcula, uso de musculatura acessória	Batimento de aleta nasal, retração de fúrcula, uso de musculatura acessória, expiração prolongada	Tiragem intercostal	Variável, respiração superficial, apneia
Sons	Alteração da voz, estridor, tosse rouca ou ladrante	Sibilos	Gemidos	Ausentes
Ausculta	Normal	Sibilos (geralmente expiratórios), tempo expiratório prolongado	Crepitações, diminuição de sons respiratórios	Normal, ou diminuição de entrada de ar bilateral

- Nos casos de aspiração de corpo estranho com paciente ainda respondendo, utilize a técnica de cinco batidas no dorso e cinco compressões torácicas nos menores de um ano e compressões abdominais nos maiores de um ano.
- Apesar de pouco utilizados, existe o uso de adjuntos de via aérea, nasofaríngea e orofaríngea, para impedir que a língua enrole para trás ou obstrua a via aérea.

As medidas avançadas estão relacionadas à gravidade do quadro respiratório. Dois dados são de extrema relevância na avaliação de gravidade: a alteração do nível de consciência e hipóxia a despeito da oferta de oxigênio; somam-se a esses, alterações como respiração paradoxal, frequências respiratórias muito acima do normal para a idade, esforço respiratório importante, apneia, entre outros.

As medidas avançadas compreendem o suporte com pressão positiva por meio do dispositivo bolsa-máscara-válvula (BMV), intubação orotraqueal ou inserção de via aérea com máscara laríngea (ML), laringoscopia direta que pode ser necessária para remoção de corpo estranho e cricotireoidotomia.[2] É importante lembrar que pela nossa legislação, a maioria desses procedimentos é exclusiva do médico.

Existe hoje uma discussão no que diz respeito às medidas avançadas na manutenção das vias aéreas no cuidado pré-hospitalar, isto é, se devemos intubar o paciente ou oferecemos pressão positiva pelo BMV ou ainda garantimos a via aérea por meio da ML, principalmente pelo fato de em outros países tal atendimento ser feito pela figura do paramédico no atendimento pré-hospitalar.

Alguns dados devem ser levados em consideração: a intubação na pediatria não é um procedimento corriqueiro, o que faz com que os profissionais que fazem atendimento pré-hospitalar não tenham a devida prática e habilidade. Em nossa realidade, o atendimento, na maioria das vezes, é feito por médicos sem a experiência necessária em vias aéreas em pediatria; dessa forma a decisão de intubar ou não uma criança vai além de uma avaliação clínica: pesa a experiência e capacidade do operador. Observa-se que no atendimento pré-hospitalar há uma dificuldade para intubar crianças no primeiro ano de vida.[3]

Por outro lado, estudos mostram que é possível manter um paciente em BMV de forma equiparada ao intubado até a chegada em um ambiente hospitalar.[4] Com relação ao uso da ML, existe uma similaridade na resposta ao seu uso quando comparada à intubação orotraqueal e à BMV,[5-7] sendo, portanto uma alternativa adequada como medida avançada. Entretanto, no paciente com parada cardiorrespi-

ratória a intubação orotraqueal tem se mostrado superior à ML.[7]

A realização da cricotireoidotomia no atendimento pré-hospitalar é um procedimento extremamente raro em pediatria, reservado a situações em que não se consegue intubar e oxigenar a criança.[8]

Dessa forma, quando a opção for por medidas avançadas para manutenção das vias aéreas, além de se levar em conta o quadro clínico da criança, deve-se levar em consideração a experiência e familiaridade dos equipamentos evolvidos nessa situação.

A situação de intubação requer sedação e analgesia. Dessa forma, algumas situações devem ser bem analisadas no que se refere ao risco e benefício que o procedimento pode trazer. No paciente com obstrução de vias aéreas superiores, a intubação dever ser realizada nas melhores condições e sempre que possível em ambiente intra-hospitalar, em centro cirúrgico e com profissional capacitado. O uso de bloqueador neuromuscular deverá ser feito somente se o operador estiver seguro de que é possível oferecer suporte com ventilação manual.[2] Da mesma forma, no paciente asmático a intubação é o último recurso, sendo considerado procedimento de risco de morte, portanto a sua indicação deve estar muito bem embasada.[9]

Avaliação cardiocirculatória

Definições

Na avaliação cardiovascular, duas definições são necessárias:
- Parada cardiorrespiratória (PCR): é a cessação da circulação sanguínea em consequência da ausência ou ineficácia da atividade mecânica cardíaca.[2]
- Choque: é uma condição crítica resultante da transferência inadequada de oxigênio e nutrientes para atender à demanda metabólica do tecido. Frequentemente, mas nem sempre, se caracteriza por perfusão periférica e de órgãos-alvo inadequada. A definição de choque não depende da pressão arterial: a hipotensão confirma e a pressão arterial normal não descarta.[2]

Saber o valor normal da frequência cardíaca e o que considerar hipotensão em pediatria são de grande importância e estão representados nas Tabelas 103.3 e 103.4, respectivamente.

Classificação do choque segundo o tipo

Pode ser dividido em:[2]
- Choque hipovolêmico: é o resultado de uma absoluta falta de volume intravascular, mas, na realidade, representa depleção de volume de

CUIDADOS PRÉ-HOSPITALARES E TRANSPORTE DO PACIENTE CRÍTICO

TABELA 103.3. Frequências cardíacas (FC) normais (por minuto) por idade

Idade	FC em vigília	Média	FC em sono
0-3 meses	85 a 205	140	80 a 160
3-24 meses	100 a 190	130	75 a 160
2-10 anos	60 a 140	80	60 a 90
> 10 anos	60 a 100	75	50 a 90

TABELA 103.4. Definição de hipotensão por pressão arterial sistólica e idade

Idade	Pressão arterial sistólica (mmHg)
0-28 dias	< 60
1-12 meses	< 70
1-10 anos	< 70 + (idade em anos × 2)
> 10 anos	< 90

fluido tanto intra quanto extravascular. Pode ser decorrente de diarreia, vômitos, hemorragia (choque hemorrágico), ingestão insuficiente de líquidos, diurese osmótica (cetoacidose diabética), grandes queimaduras.

- Choque distributivo: se caracteriza por uma inapropriada distribuição do volume e do fluxo sanguíneo, seja por um aumento da permeabilidade vascular, diminuição da resistência vascular sistêmica (vasodilatação) ou perda do tônus vascular. As formas mais comuns são o séptico, o anafilático e o neurogênico.
- Choque cardiogênico: decorre de perfusão tecidual inadequada consequente a uma disfunção miocárdica, levando a uma diminuição do débito cardíaco. Pode ser secundário a doenças cardíacas congênitas, miocardite, cardiomiopatias, arritmias, sepse, intoxicação, lesão miocárdica direta (trauma).
- Choque obstrutivo: nesse tipo de choque, o débito cardíaco está diminuído devido a uma obstrução física ao fluxo sanguíneo. Como causas temos o tamponamento cardíaco, o pneumotórax hipertensivo, cardiopatias congênitas dependentes do canal arterial, embolismo pulmonar maciço.

Quadro clínico[2]

A circulação é avaliada analisando-se a frequência e o ritmo cardíaco, os pulsos (periféricos e centrais),

tempo de reenchimento capilar, coloração e temperatura da pele e pressão arterial.

A FC pode ser determinada verificando a frequência de pulso, ou pela ausculta do coração, ou por meio de um monitor de eletrocardiograma, ou ainda pela forma de onda do oxímetro de pulso. O ritmo cardíaco normalmente é regular, podendo apresentar pequenas variações com a frequência respiratória. Ao verificar a FC, avalie se há alteração no monitor. Distúrbios do ritmo cardíaco, arritmias, podem ocorrer por alteração no sistema de condução ou do tecido cardíaco, ocorrendo também por estado de choque ou hipóxia. Quando ausente consideramos PCR, quando lenta bradicardia e, quando rápida, taquicardia.

A bradicardia é uma FC menor que a normal para a idade da criança, sendo a principal causa a hipóxia. Quando muito baixa e com outros sintomas clínicos, é um sinal de alerta e pode indicar iminência de PCR. Já nos casos em que se apresentar alerta com perfusão adequada, considerar bloqueio cardíaco ou intoxicação.

A taquicardia é uma FC maior que a faixa normal para a idade da criança em repouso. A taquicardia sinusal é uma resposta inespecífica, podendo estar presente no paciente com febre, dor, medo e ansiedade.

A avaliação dos pulsos é fundamental para a análise da perfusão sistêmica. Devem ser avaliados os centrais (carotídeos, femorais, axilares e braquiais) e periféricos, nessa ordem. A ausência de pulso central significa PCR; já quando se encontram muito fracos significa sinal de alerta com necessidade de intervenção imediata para prevenir PCR.

O tempo de reenchimento capilar é o tempo necessário que o sangue leva para retornar ao tecido empalidecido pela compressão, é considerado normal quando menor ou igual a dois segundos. Deve ser avaliado em ambiente térmico neutro. Lembrar que no choque séptico quente o tempo de reenchimento capilar estará menor que dois segundos.

A coloração e temperatura normal da pele devem ser uniformes por todo o corpo da criança, tronco e extremidades. As membranas mucosas, os leitos ungueais, as palmas das mãos e solas dos pés devem ter coloração rosada. As extremidades são as primeiras a serem afetadas quando há uma deterioração da perfusão e inadequada transferência de oxigênio, persistindo as alterações que se espalham para o resto do corpo; tais alterações compreendem palidez, moteamento, cianose, além da temperatura tornar-se mais fria.

A medida adequada da pressão arterial requer um manguito de tamanho adequado. Sempre ter em mente que paciente chocado pode apresentar PA normal, o que é denominado choque compensado; e quando se apresenta hipotenso é denominado choque hipotensivo.

A frequência respiratória pode estar aumentada – taquipneia – em uma tentativa de compensação respiratória para preservar o equilíbrio ácido-base encontrado no choque, principalmente no choque hipovolêmico e no séptico. Além do aumento da frequência podemos encontrar aumento do esforço respiratório, como nos casos do choque cardiogênico e obstrutivo. No choque cardiogênico, outra alteração encontrada na propedêutica pulmonar é na ausculta pulmonar, com a presença de estertores subcrepitantes; nesse mesmo tipo de choque, além de alterações no sistema cardiovascular e respiratório, podemos encontrar rebaixamento hepático.

Outros dados que ajudam no diagnóstico do choque são alterações do nível de consciência, assim como diminuição do débito urinário.

Condução

O primeiro ponto na avaliação cardiovascular é a determinação se o paciente se apresenta em PCR ou não (não tem pulso, não respira, não responde). Uma vez determinado que o paciente apresenta-se em PCR, iniciar imediatamente as manobras de reanimação com compressões cardíacas (CAB), assegurar vias aéreas e obter acesso venoso. Nesse momento é importante avaliar o ritmo cardíaco para se determinar se é chocável/desfibrilável, lembrando que a grande maioria dos pacientes pediátricos apresentam PCR em assistolia, que não é chocável/desfibrilável.[2]

A condução da PCR e as alterações de ritmo serão discutidas mais detalhadamente no Capítulo 102 – Suporte Básico e Avançado de Vida em Pediatria.

Com relação às vias aéreas pode-se iniciar por meio de pressão positiva com dispositivo manual de bolsa-máscara-válvula (BMV), devendo-se assegurar uma via aérea segura e definitiva o mais rápido possível. Como discutido anteriormente, o procedimento de intubação requer treinamento e experiência, assim, não deve prejudicar ou postergar o procedimento de reanimação. Estudos mostram que a obtenção de uma via aérea avançada não aumenta a chance de sobrevida quando é feita por pessoal com menos experiência e treinamento em vias aéreas pediátricas, pelo contrário, piora a sobrevida.[10]

O acesso venoso deve ser obtido o mais rápido possível: no paciente em PCR deve ser tentada a punção intraóssea (IO) simultaneamente com a tentativa de acesso venoso periférico.[2,10] No Brasil, a punção IO é um procedimento médico que requer conhecimento e treinamento da técnica de inserção. Na grande maioria dos casos é de inserção manual,

havendo também dispositivos de injeção por disparo, assim como dispositivos de inserção semiautomáticos.[11] Lembrar que a via IO permite a infusão de qualquer medicação, e assim como fluidos e hemoderivados, não há restrições. Uma vez obtida a via IO, essa deve ser a via de escolha de uso.[2] As contraindicações para a punção IO seriam fraturas e lesões por esmagamento próximas ao local de acesso, condições de ossos frágeis e tentativas anteriores de se estabelecer o acesso no mesmo osso.[2] Caso não se obtenha as via IO ou endovenosa, a via endotraqueal (ET) é uma possibilidade, desde que o paciente esteja intubado; os medicamentos solúveis que podem ser utilizados por essa via seriam a atropina, naloxone, epinefrina e lidocaína (ANEL).[2]

A principal medicação utilizada na PCR é adrenalina; deverá ser feita na dose de 0,01 mg/kg, o que seria 0,1 mL/kg da diluição 1:10.000 quando por via IO ou endovenosa. Caso seja feita por via ET, a dose deverá ser dez vezes maior, isto é, 0,1 mg/kg, o que seria 0,1 mL/kg da apresentação 1:1.000.[2] Deverá ser repetida a cada 3 ou 5 minutos, se a PCR persistir.[2]

No caso dos pacientes que não se em encontram em PCR, uma avaliação cardiocirculatória bem feita deverá ser realizada. Dois acessos venosos periféricos devem ser obtidos, sendo que a indicação de acesso IO será feita para os casos graves de choque, principalmente para aqueles que se apresentarem hipotensos.[2] Feito o diagnóstico de choque, imediatamente após a obtenção do primeiro acesso, deverá ser iniciada a reposição de fluidos com uso cristaloide (NaCl 0,9% ou Ringer lactato) na quantidade de 20 mL/kg na velocidade de infusão mais rápida possível. O paciente deverá ser reavaliado durante a infusão e ao seu final, utilizando-se as mesmas variáveis clínicas que o indicaram. Caso mantenha os sinais de choque, nova reposição fluídica deverá ser realizada da mesma forma que a primeira. As expansões poderão ser realizada dessa forma até atingir um total de 60 mL/kg, quando se deve pensar no uso de drogas vasoativas (DVA).[2] Na impossibilidade do uso de DVA e caso o paciente ainda apresente sinais de choque, deve-se ter mais cautela com volume e velocidade de infusão, assim como recursos disponíveis como ventilação artificial, tempo e distância para o local onde esse paciente será encaminhado.[12]

No caso de pacientes vítimas de trauma com sangramento visível, estes deverão ser contidos de forma a diminuir maiores perdas de volume, além de colocar compressa limpa sobre o ferimento e efetuar a compressão direta da lesão. À medida que o sangramento persistir, coloque outra compressa sem retirar a primeira. Eleve se possível o local do sangramento acima do nível do coração com a vítima deitada. Na

CUIDADOS PRÉ-HOSPITALARES E TRANSPORTE DO PACIENTE CRÍTICO   CAPÍTULO 103   **665**

persistência da hemorragia, inicie a compressão direta da artéria que irriga a região.[13,14] As reposições fluídicas deverão ser realizadas da mesma forma descrita anteriormente.

Tanto na avaliação cardiocirculatória como na respiratória, atenção deve ser tomada para a suspeita de pneumotórax. Caso haja sua suspeita na presença de instabilidade de um ou outro sistema, a punção torácica uni ou bilateral deverá ser realizada.[2,13,14] Ter sempre em mente que o pneumotórax pode ser uma complicação que ocorre durante o procedimento de intubação.

No atendimento pré-hospitalar, o peso de uma criança é muitas vezes desconhecido, e até mesmo pessoas experientes podem não ser capazes de estimar com precisão. Fitas impressas com doses pré-calculadas em vários comprimentos de pacientes foram clinicamente validadas e são mais precisas que os métodos baseados em estimativas na predição de peso corporal com base na idade ou observador (pai ou cuidador).[15]

TRANSPORTE DO PACIENTE CRÍTICO

O transporte do paciente crítico requer:
- Uma equipe de transporte;
- Responsabilidades da equipe transporte;
- Equipamentos, suprimentos e medicamentos;
- Eficiência de transporte e comunicação;
- Protocolos de transporte e diretrizes clínicas;
- Documentação e registros médicos.

Equipe de transporte

A equipe de transporte deve ser competente para executar todo o monitoramento e cuidado que será oferecido na unidade que irá receber o paciente. A certificação recomendada na literatura médica inclui suporte básico de vida em pediatria, suporte avançado de vida em pediatria e o programa de reanimação neonatal.[16,17] Os membros da equipe se encontrarão sob uma grande variedade de condições médicas, com incertezas das circunstâncias nas quais estarão, além de muitas vezes se encontrarem em um espaço pequeno e apertado dos veículos de transporte, tornando essa situação um grande desafio. Devido a essa natureza de trabalho, a seleção do pessoal da equipe de transporte merece uma atenção especial com cuidados para certas qualidades como independência, flexibilidade, liderança, trabalho em equipe e capacidade de raciocínio crítico e rápido.[16,17]

Responsabilidades da equipe de transporte

As responsabilidades incluem o acompanhamento do paciente, inspeção de equipamentos, programação de melhoria da qualidade e educação continuada.[16] A manutenção regular dos equipamentos e a reposição ou troca dos suprimentos fora de data incentiva uma maior familiaridade destes por parte da equipe.

Os programas de transporte devem se engajar na melhoria da qualidade. Essa avaliação das práticas-padrão garante reavaliação crítica das políticas e procedimentos e permite mudanças baseadas na vivência adquirida ou na medicina baseada em evidências. Práticas interessantes para melhoria na qualidade incluem a avaliação dos casos vividos com atenção para aqueles que desviaram das práticas costumeiras, diagnósticos específicos, atrasos na chegada, os quase acidentes, erros e todos os óbitos, oferecendo oportunidade de aprendizagem regular.[16] Além disso, fornece o ambiente para avaliação crítica do desempenho da equipe, problemas do sistema e protocolos.

A educação continuada é essencial para fornecer à equipe de transporte uma formação contínua formal.

Equipamentos, suprimentos e medicamentos

Os equipamentos e medicamentos devem ser exclusivos da equipe de transporte, não devendo ser usados como estoque de uma unidade adicional. Como a saída da equipe pode acontecer a qualquer momento, suprimentos prontamente disponíveis são necessários; assim, uma lista padrão é mandatória, com os equipamentos em boas condições de funcionamento e os medicamentos e suprimentos presentes e dentro do prazo de validade. A verificação deve ser diária e antes e depois de cada transporte.

O equipamento deve ser forte o suficiente para suportar os rigores do movimento do transporte e ser portátil o suficiente para ser mobilizado por uma equipe de duas pessoas. Embora haja energia elétrica disponível dentro dos veículos, todos os dispositivos devem ter bateria com reserva de energia totalmente carregada para o dobro do esperado para transferência de pacientes fora do veículo de transporte e em caso de emergência.[16]

Os monitores podem possuir vários modos de função, incluindo desfibrilador e marca-passo. Custo, peso e necessidades esperadas devem influenciar a escolha do monitor. A escolha de um ventilador de transporte é um desafio. Baseadas em sua população, as equipes podem escolher um ventilador que seja ajustável desde recém-nascidos até adultos.

Tanques de oxigênio devem ser verificados regularmente para garantir o abastecimento e funcionamento adequados. Os misturadores (*blenders*) de ar e oxigênio mais eficientes devem ser utilizados para o transporte. Alguns medicamentos podem necessitar de bolsas ou outros dispositivos com isolamento térmico para o seu adequado transporte.

As Tabelas 103.5, 103.6 e 103.7 mostram os principais medicamentos e materiais recomendados para um transporte adequado.[16]

Eficiência de transporte e comunicação

Requer coordenação e comunicação entre várias partes, incluindo os prestadores de cuidados dos serviços de referência, pessoal do controle, pessoal da equipe de transporte, pessoal de terra e/ou tripulações de voo (quando for o caso de transporte aéreo), segurança pública e pessoal administrativo. Um centro de expedição ou de comunicação pode facilitar essas interações.[16] Recomenda-se que todas as comunicações referentes a um transporte sejam gravadas. Comunicação direta entre os membros da equipe de transporte e o controle de operações deve existir.

Protocolos de transporte e diretrizes clínicas

Muitas equipes de transporte desenvolvem protocolos específicos ou diretrizes clínicas para os tipos de pacientes que serão transportados. Esses podem incluir protocolos neonatal, pediátrico e cirúrgico/trauma. É útil ter especialistas para rever esses protocolos, a fim de garantir práticas de gestão consis-

TABELA 103.5. Medicamentos habitualmente recomendados no transporte de pacientes críticos

Medicamentos	Exemplos
Sedativos/hipnóticos	Midazolam, tiopental, etomidato, cetamina
Analgésicos narcóticos	Fentanil, morfina
Bloqueadores neuromusculares	Rocurônio, succinilcolina, pancurônio
Medicações na ressuscitação	Epinefrina, atropina, cloreto de cálcio
Antiarrítmicos	Adenosina, amiodarona, lidocaína, procainamida, sulfato de magnésio
Anticonvulsivantes	Fenitoína, fenobarbital, diazepan
Anti-hipertensivos	Enalapril, labetalol, hidralazina
Antimicrobianos	Ampicilina, gentamicina, ceftriaxona
Broncodilatadores/terapia para asma	Fenoterol, salbutamol, brometo de ipatropium, terbutalina, metilprednisolona
Terapia para anafilaxia	Epinefina, difenidramina, ranitidina
Agentes antagonistas	Flumazenil, naloxona
Medicamentos de infusão contínua	Dopamina, dobutamina, epinefrina, lidocaína, prostaglandina E1, terbutalina, insulina
Fluidos intravenosos	NaCl 0,9%, Ringer lactato, SG5% e 10%, albumina 5%
Miscelânea	Dipirona, carvão ativado, gluconato de cálcio, dextrose, furosemida, heparina, hidrocortisona, manitol, bicarbonato de sódio, surfactante

TABELA 103.6. Equipamentos habitualmente recomendados no transporte de pacientes críticos

Tipos de equipamento	Exemplos
Equipamentos de monitorização	Oxímetro de pulso (probes e cabos), eletrocardiógrafo, estetoscópio, termômetro, lanterna, manguitos de pressão
Equipamento endovenoso/intraósseo	Cânulas venosas, agulhas intraósseas, talas, fitas adesivas, torniquete, bandagem, curativos de película transparente, gaze, conector em T
Equipamento nasogástrico/geniturinário	Sondas gástricas, sondas de Foley, seringas
Equipamentos de campo estéril	Compressas embebidas em álcool, luvas estéreis
Equipamento de sucção	Cateteres de aspiração, aparelhagem de aspiração, ponteira Yankauer para aspiração
Tubos e agulhas torácicas	Dreno, pleurovac, cânulas venosas, cateteres *butterfly*, seringas, *stopcocks* (torneirinhas) com várias vias
Miscelânea	Pás de desfibrilação, gaze vaselinada, fita adesivas, agulhas, cateteres *butterfly*, colares cervicais, seringas, cobertores térmicos

CUIDADOS PRÉ-HOSPITALARES E TRANSPORTE DO PACIENTE CRÍTICO

TABELA 103.7. Equipamentos relacionados à manipulação das vias aéreas habitualmente recomendados no transporte de pacientes críticos

Tipos de equipamento	Exemplos
Equipamentos de intubação	Tubo endotraqueal, detector de dióxido de carbono expirado, pinça de Magill, cânula orofaríngea, cânula nasofaríngea, máscara laríngea
Equipamentos de laringoscopia	Cabos e lâminas de laringoscópio, lâmpadas, baterias
Máscaras	Máscaras simples, máscara de Venturi, máscaras não reinalantes, máscaras de ressuscitação
Bolsas de ventilação	Bolsa autoinsulflável, bolsa insulflável por fluxo
Oxigênio relacionado	Cânula nasal, tubo de oxigênio, capuz/tenda, fluxômetro
Aerossol relacionado	Máscara de aerossol, kit nebulizador, diluente
Traqueotomia/cricotireoidotomia relacionado	Kits de cricotireoidotomia, tubos de traqueotomia, laços, estiletes

tentes. Além disso, pode ser útil ter gestão de riscos para avaliar os protocolos. Eles podem ajudar em simplificar a linguagem dos protocolos ou diretrizes, focar nos riscos potenciais do processo, e revisar a documentação para garantir que suporte ao atendimento foi prestado.[16]

Documentação e registros médicos

O registro dos cuidados do transporte deve incluir a avaliação inicial na solicitação de envio, a preparação para o transporte, o tratamento oferecido pela equipe de transporte, e os sinais vitais em uma base contínua. Ele também deve incluir os cuidados prestados durante o transporte, as mudanças na condição do paciente durante o transporte, a condição do paciente na chegada ao destino, a quem o paciente foi entregue, e para quem o relatório foi entregue. Todos os registros devem ser datados e cronometrados. O registro de transporte se tornará parte do registro médico permanente do paciente. Os itens que não devem ser incluídos no registro de cuidados de transporte incluem juízos de valor ou críticas sobre os cuidados no hospital referido, desacordos sobre os cuidados, comentários ou opiniões. O registro médico contém informação dos fatos para análise de qualidade.[16]

Tipos de transporte

Vários fatores estão relacionados com a evolução dos cuidados pré-hospitalares, principalmente o tempo que levará para chegar a uma unidade hospitalar, o qual se correlaciona com diversas variáveis, entre elas o tipo de transporte utilizado. O tempo entre o evento até a chegada do paciente à unidade hospitalar é de crucial importância na evolução do caso; para os pacientes vítimas de trauma já é bem estabelecido na literatura médica que melhores resultados são obtidos quando esse paciente é admitido em até uma hora do evento ocorrido (*golden hour* do trauma);[14,18,19] em pacientes vítimas de PCR o tempo ideal seria de até 35 minutos.[10]

A transferência pode ser tanto por terra ou por veículo aéreo (por exemplo, helicóptero ou asa fixa) ou por uma combinação dos dois. A determinação do tipo de transporte adequado para cada paciente é uma decisão complexa influenciada por um número de fatores. Esses incluem distância, hora do dia, condições do trânsito, geografia, tempo, gravidade e estabilidade do paciente.[16,20] O fator mais crítico na escolha é a segurança da equipe e do paciente.

Com relação à distância, a decisão do tipo de transporte passa a ser desafiante quando excede 50 quilômetros de distância do local do acidente.[20] Quanto à gravidade do caso, as equipes de transporte estão muito bem equipadas e bem treinadas, e são capazes de oferecer uma ampla gama de medidas de suporte vital em matéria de transportes, mesmo em uma ambulância. Podem administrar bólus de fluidos, iniciar medicações inotrópicas, fornecer ventilação mecânica e até mesmo cardioverter ou desfibrilar.[20] Já os casos com lesões ou doenças neurológicas significativas muitas vezes exigem intervenção cirúrgica de urgência, assim como a manipulação das vias aéreas e dos quadros respiratórios podem estar além das capacidades da equipe de transporte. Essas duas situações de instabilidade ou gravidade, neurológica e respiratória, vêm mostrando se beneficiar quando são feitas por transporte aéreo, com relação principalmente ao tempo de chegada.[14,20]

A ambulância terrestre apresenta como vantagem a disponibilidade e de ser de acionamento imediato. O espaço físico costuma ser suficiente para a instalação de todo o equipamento necessário, permitindo uma melhor movimentação interna, sendo que o custo de manutenção não é elevado.[19] Com o aparecimento de equipamentos médicos cada vez menores e com autonomia de energia cada vez maior os helicópteros puderam ser equipados com toda uma estrutura necessária para o suporte básico e avançado de vida. Suas principais vantagens estão em atingir regiões de difícil acesso e de seu rápido tempo de trânsito. Já suas desvantagens incluem o espaço físico exíguo, o nível de ruído e vibração, que pode dificultar e, por vezes, impedir uma avaliação clínica adequada em voo e uma intervenção de urgência. Além disso, somente pode realizar o transporte com condições climáticas favoráveis e, de maneira geral, com visibilidade adequada.[19,20]

Fisiologia do transporte aéreo

O aumento da altitude tem efeitos previsíveis sobre espaços cheios de gás, seja na equipe de transporte, nos pacientes e nos equipamentos. Normalmente, o ar dentro das orelhas médias e nos seios da face se equilibra com a pressão atmosférica e há pouco ou nenhum efeito perceptível nas mudanças de altitude. No entanto, em casos de infecções do trato respiratório superior, alergias, otite média e sinusite, pode haver dificuldades com esse equilíbrio, podendo causar dor, zumbido, perda auditiva, vertigem e náuseas.[16]

Os gases expandem-se na altitude e os pacientes com procedimentos cirúrgicos recentes ou trauma podem ter ar retido.[16,19] Pode ser grave em lesões orbitais, pacientes com pneumoencéfalo, ou com derivação ventriculoperitoneal. Um pneumotórax assintomático ao nível do mar pode expandir dramaticamente, resultando em desconforto respiratório em uma cabine não pressurizada. Desse modo, a drenagem pleural deve ser considerada quando um paciente com pneumotórax for transportado.[16] Sonda nasogástrica aberta está indicada antes do transporte, pois o seu não uso pode levar a uma distensão abdominal resultando em uma compressão pulmonar e dificuldade respiratória.[16]

Os dispositivos médicos não estão imunes aos efeitos da altitude. O balonete do tubo endotraqueal pode romper-se, resultando em deslocamento do tubo ou expandir o balonete e colocar as vias aéreas superiores sob risco de necrose de pressão. Talas pneumáticas e esfigmomanômetros insuflados podem aumentar em volume e pressão à medida que diminui a pressão atmosférica, tomando-se como medida preventiva uma ligeira desinsuflação desses dispositivos com rigoroso acompanhamento para reduzir o risco de morbidade.[16]

Referências bibliográficas

1. Cottrell EK, et al. Understanding Safety in Prehospital Emergency Medical Services for Children. Prehosp Emerg Care. 2014; 18(3):350-8.

2. American Heart Association. Suporte Avançado de Vida em Pediatria. Manual do Profissional; 2011.

3. Hansen M, et al. Out-of-hospital pediatric airway management in the United States. Resuscitation. 90(2015): 104-10.

4. Gausche M, et al. Effect of out-of-hospital pediatric endotracheal intubation on survival and neurological outcome: a controlled clinical trial. JAMA. 2000 fev 9; 283(6):783-90.

5. Grein AJ, Weiner GM. Laryngeal mask airway versus bag-mask ventilation or endotracheal intubation for neonatal resuscitation. Cochrane Database Syst Rev. 2005 abr 18; (2):CD003314.

6. Luce V, et al. Supraglottic airway devices vs tracheal intubation in children: a quantitative meta-analysis of respiratory complications. Paediatr Anaesth. 2014 out; 24(10):1088-98.

7. Benoit JL, et al. Endotracheal intubation versus supraglottic airway placement in out-of-hospital cardiac arrest: a meta-analysis. Resuscitation. 93(2015):20-6.

8. Sabato SC, Long E. An institutional approach to the management of the 'Can't Intubate, Can't Oxygenate' emergency in children. Paediatr Anaesth. 2016 ago; 26(8): 784-93.

9. Shein SL, et al. Contemporary treatment of children with critical and near-fatal asthma. Rev Bras Ter Intensiva; 2016.

10. Tijssena JA, et al. Time on the scene and interventions are associated with improved survival in pediatric out-of-hospital cardiac arrest. Resuscitation. 2015 set; 94:1-7.

11. Olaussen A, Williams B. Intraosseous Access in the Prehospital Setting: Literature Review. Prehosp Disaster Med. 2012; 27(5):468-72.

12. de Caen AR, et al. Part 12: Pediatric Advanced Life Support 2015 American Heart Association Guidelines Update for Cardiopulmonary Resuscitation and Emergency Cardiovascular Care. Circulation. 2015; 132(Suppl 2):S526-S542.

13. Sokol KK, et al. Prehospital interventions in severely injured pediatric patients: Rethinking the ABCs. J Trauma Acute Care Surg. 2015 dez; 79(6):983-9.

14. Allen CJ, at al. Prehospital care and transportation of pediatric trauma patients. J Surg Res. 2015 ago; 197(2):240-6.

15. Kleinman ME, et al. Part 14: Pediatric Advanced Life Support 2010 American Heart Association Guidelines for Cardiopulmonary Resuscitation and Emergency Cardiovascular Care. Circulation. 2010; 122(Suppl 3):S876-S908.

16. Horowitz R, Ranna A, Rozenfeld RA. Pediatric Critical Care Interfacility Transport. Clin Ped Emerg Med. 2007; 8:190-202.

17. Orr RA, et al. Pediatric Specialized Transport Teams Are Associated With Improved Outcomes. Pediatrics. 2009; 124(1):40-8.

18. Odetola FO, et al. Factors Associated with Time to Arrival at a Regional Pediatric Trauma Center. Prehospital and Disaster Medicine. 2016; 31(1):4-9.

19. Schvartsman et al. Avaliação e transporte da criança traumatizada. Rio de Janeiro: J Pediatr. 2005; 81(Suppl 5):S223-S229

20. Quinn JM, et al. Factors Associated With Mode of Transport Decision Making for Pediatric-Neonatal Interfacility Transport. Air Medical Journal. 2015; 34(1):44-51.

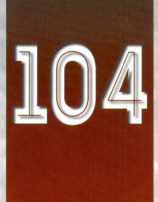

ACIDENTES POR SUBMERSÃO

Joelma Gonçalves Martin
Michele Rebequi de Souza

INTRODUÇÃO

O afogamento é a maior causa prevenível de morbidade e mortalidade acidental, constituindo-se em um tipo de desastre que acomete principalmente crianças e jovens de forma endêmica.[1] Pais, amigos, parentes, babás sentem-se não apenas devastados quando uma perda como essa ocorre, mas também, muitas vezes culpados por falharem na proteção de seus pequenos. Segundo a OMS, 0,7% de todas as mortes ao redor do mundo são devidas ao afogamento, resultando em 42 mortes por submersão por hora, a cada dia. Entretanto, com certeza esses dados subestimam a realidade por deficiência de notificação.[2] Ao redor do mundo é a segunda causa mais comum de morte acidental em crianças, perdendo apenas para acidentes automobilísticos. No Brasil, é a segunda causa de morte acidental em crianças de 1 a 9 anos (31,7%) e terceira da faixa etária de 5 a 14 anos.[3]

DEFINIÇÃO

Para que a notificação dessas ocorrências seja feita de forma mais homogênea, em 2002, a OMS determinou as seguintes definições: "Afogamento é o processo de alteração da função respiratória resultante de submersão/imersão em meio líquido". A existência de uma interface líquido/ar na entrada da via aérea do paciente impedindo a respiração é uma condição necessária. A vítima pode não ter sequelas, ter alguma morbidade ou morrer. O afogamento é um processo que começa quando a via aérea do paciente está sob a água (submersão) ou quando a água cobre a via aérea (imersão). Se a vítima é resgatada em qualquer fase desse processo, o mesmo é interrompido, resultando em um afogamento não fatal. Se o resgate ocorrer e a vítima não tiver nenhum sintoma respiratório temos resgate e não afogamento. A morte por afogamento configura-se em recuperação de cadáver após submersão/imersão, sem chances de se iniciar reanimação, comprovada por tempo de submersão maior que uma hora ou sinais evidentes de morte.[4] Termos como afogamento passivo, ativo, seco, úmido, ou quase afogamento caíram em desuso após o I Congresso Mundial sobre afogamento em 2002.[4]

TIPOS DE ACIDENTES NA ÁGUA

Representados na Figura 104.1, temos:[4]

Síndrome de imersão

Ocorrência de bradicardia, taquicardia ou arritmia após súbita exposição à água em temperatura mais baixa (diferença mínima de 5 °C) que a do corpo.

Hipotermia

Queda da temperatura corporal, classificada em dois tipos: leve (32 a 35 °C), ocorrendo tremores e elevação do consumo de oxigênio; e grave (< 28 °C), aumentando o risco para bradicardia, fibrilação ventricular e assistolia.

Afogamento

As vítimas de afogamento em geral apresentam uma fase inicial de pânico, com luta para se man-

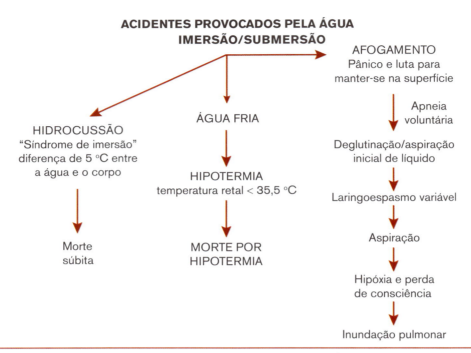

FIGURA 104.1. Fluxograma dos tipos de acidente na água e fases do afogamento. (Adaptada de Szpilman D. Definition of drowning and other water-related injuries. The World Congress on Drowning; 2002.[4])

ter na superfície. Apneia voluntária ocorre durante a submersão, geralmente seguida de deglutição de grandes quantidades de líquido, com subsequentes vômitos, laringoespasmo e aspiração de líquido. Por fim, a hipoxemia leva à inconsciência, à perda de reflexos das vias aéreas e mais água chega ao pulmão.

FISIOPATOLOGIA DO AFOGAMENTO

O tempo de evolução do processo de submersão/imersão à parada cardíaca (PCR), é de poucos segundos a alguns minutos. Em situações incomuns, tais como a hipotermia, esse processo pode levar até cerca de 1 hora. Em menos que 2% dos casos, o laringoespasmo pode estar presente quando a vítima começa a inalar água. A obstrução da via aérea resulta em piora da oxigenação/ventilação, levando a apneia e hipoxemia, com consequente perda da consciência. A PCR ocorre em geral após um período de bradicardia e atividade elétrica sem pulso e não de fibrilação ventricular. A lesão pulmonar é definida pela reatividade das vias aéreas e pela quantidade de água que foi aspirada e não pelo tipo de água que o indivíduo aspirou (água doce ou salgada).[5]

A água aspirada leva à destruição de surfactante e alteração de permeabilidade da membrana alveolocapilar, exacerbando a perda de fluidos, plasma e eletrólitos. Tais alterações levam a diversos graus de edema pulmonar, o que altera a troca de oxigênio.

Quantidades pequenas de cerca de 1 a 3 mL/kg de água aspirada produzem profundas alterações nas trocas gasosas e diminuem a complacência pulmonar em cerca de 10-40%. A diminuição da complacência é devida então à presença de água nos pulmões, perda do surfactante e aumento da permeabilidade alveolocapilar, o que leva também a alveolite e atelectasias.[6]

Como descrito acima, a fisiopatologia do afogamento é complexa e a gravidade das lesões dependerá da intensidade da hipoxemia e hipercarbia produzidas pelas alterações anteriormente descritas.

Em termos de alterações pulmonares pode ainda ocorrer lesão pulmonar aguda, que pode progredir rapidamente para síndrome do desconforto respiratório agudo (SARA) (Figura 104.2).

TRATAMENTO

No afogamento, o resgate é o componente vital para manter o paciente vivo, lembrando que a avaliação e os cuidados primários são fornecidos em ambiente altamente hostil e de risco para o socorrista que é a água. Portanto, é essencial que profissionais de saúde, principalmente pediatras, estejam cientes que consiste a cadeia de sobrevivência do afogamento, que inclui desde o atendimento pré-hospitalar até a unidade de emergência.[7] O conhecimento de tal cadeia de sobrevivência permite ao profissional de saúde intervir de forma pró-ativa em todo o processo, evitando que o mesmo ocorra ou estando pre-

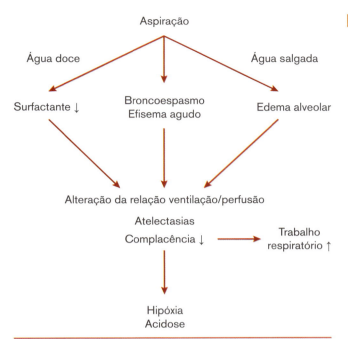

FIGURA 104.2. Fluxograma da insuficiência respiratória no afogamento. (Adaptada de Hasibeder WR. Drowning. Curr Opin Anaesthesiol. 2003; 16:139-45.)

parado para orientar o socorro e oferecer suporte básico e avançado de vida quando necessário nessa ocorrência potencialmente letal. A Figura 104.3 é uma representação esquemática de tal cadeia.

As etapas da cadeia de sobrevivência são pois as seguintes:
1. Prevenção: segurança na água e ao redor dela;
2. Alarme: reconhecimento de que alguém precisa de ajuda para chamar socorro;
3. Flutuação: promover flutuação sem tornar-se vítima, realizar BLS na água se necessário;
4. Remoção da água: BLS no seco;
5. ACLS;
6. Atendimento hospitalar.

PREVENÇÃO

Apesar da ênfase no tratamento, a conduta prioritária é a prevenção. Esta permanece sendo a mais poderosa intervenção terapêutica que pode evitar cerca de 85% dos casos de afogamento. É papel do pediatra orientar as famílias sobre as estratégias de prevenção.

Existem estratégias de prevenção específicas para cada faixa etária e que devem ser orientadas pelos profissionais de saúde.

Para todas as faixas:
1. Tenha conhecimento de suas limitações;
2. Procure nadar em áreas supervisionadas;
3. Não beba antes de nadar;
4. Use coletes salva-vidas;
5. Aprenda a nadar;
6. Não tente salvar ninguém sem treinamento específico.

Para lactentes, pré-escolares e escolares:
1. Devem estar à distância máxima de 1 metro dos cuidadores;
2. As piscinas devem ter grades de proteção;
3. As braçadeiras infláveis são insuficientes pra proteção;
4. Cuidado com as bombas de sucção na piscina que podem prender os cabelos;
5. Usar coletes salva-vidas.

Para adolescentes e adultos:
1. Nadar acompanhado ou em áreas com guarda-vidas;
2. Evitar consumo de álcool e droga;
3. Cuidado com condições médicas preexistentes.

RECONHECIMENTO DO AFOGAMENTO E RESGATE DA ÁGUA

A partir do reconhecimento de vítima em situação de afogamento deve-se pedir ajuda e promover

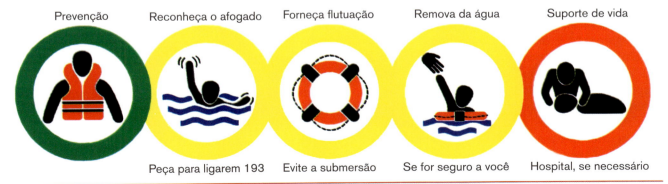

FIGURA 104.3. Cadeia de sobrevivência do afogamento. (Fonte: David Szpilman & diretoria. Sobrasa 2018; Afogamento Boletim Epidemiológico no Brasil 2018; Sociedade Brasileira Salvamento Aquático (SOBRASA). Publicado online em http://www.sobrasa.org. Agosto2018.)

a flutuação. Em situação de afogamento a vítima fica classicamente em posição vertical, com braços estendidos lateralmente, batendo-os na água. Muitas vezes a vítima emerge e submerge repetidamente até perder a consciência. A vítima em processo de afogamento deve estar agitada e pode tornar o resgatador uma nova vítima. Por isso, é sempre mais adequado aproximar-se da vítima com algum dispositivo de flutuação que permitirá a manutenção da via aérea fora da água. A remoção da vítima de dentro da água deve ser feita na posição mais próxima à horizontal com manutenção da abertura da via aérea. Em vítimas inconscientes, a ventilação deve ser fornecida ainda dentro da água por profissional treinado. Tal procedimento pode aumentar a chance de alta do hospital sem sequelas neurológicas em até três vezes. Se a vítima não responder à ventilação, pressupõe-se que a vítima esteja em parada cardiorrespiratória e a mesma deve ser retirada o mais rapidamente possível da água pra que em terra seca se inicie a RCP6, pois tentativas de compressão torácica dentro da água não mudam prognóstico.

Lesões de medula espinal são infrequentes, mas se houver suspeita, a retirada deve ser feita com manobras de proteção da coluna cervical 6.

A remoção da vítima da água deve ser feita da maneira mais rápida e segura possível, para iniciar a reanimação cardiopulmonar prontamente. O primeiro e mais importante passo no tratamento da vítima de afogamento é a provisão imediata da ventilação/oxigenação por meio da respiração de resgate. Não há necessidade de desobstruir via aérea de água aspirada e nem realizar manobras de compressão abdominal, evitando vômitos e broncoaspiração.

Uma vez em área seca, o afogado deve ser colocado em decúbito dorsal, com o tronco e a cabeça no mesmo nível (geralmente paralelo à linha da água), e os protocolos padrões para o suporte básico de vida devem ser realizados. Se a pessoa está inconsciente, mas respirando, a posição de decúbito lateral deve ser utilizada. Se não estiver respirando, a ventilação de resgate é essencial. A parada cardíaca no afogamento é devida principalmente à falta de oxigênio. Por essa razão, é importante que a RCP siga a tradicional sequência do ABC (vias aéreas – respiração – circulação), em vez do CAB, iniciando a ventilação com cinco insuflações iniciais, seguidas por 30 compressões torácicas e continuando com duas ventilações para adultos e 15 compressões: 2 ventilações para crianças até retornarem os sinais de vida, o esgotamento do socorrista ocorrer ou o suporte avançado de vida chegar.

Em casos de afogamento, o Conselho Europeu de Ressuscitação recomenda cinco insuflações iniciais em vez de duas, porque as ventilações iniciais podem ser menos eficientes, já que a água nas vias aéreas pode interferir com a expansão pulmonar efetiva. Somente compressão não é procedimento considerado recomendado em pessoas que se afogaram.[8]

Outra complicação frequente que pode acontecer e deve ser prontamente abordada é a regurgitação de conteúdo estomacal, que ocorre em cerca de 65% das vítimas que necessitam apenas de ventilação e em 86% nos que precisam de RCP. A presença de vômito na via aérea pode piorar o quadro respiratório. Deve-se evitar manobras para expelir água da via aérea, tais como compressões abdominais ou colocar a vítima com a cabeça para baixo, pois isso aumenta o risco de vômitos em 5 vezes, aumentando a mortalidade. Se o vômito ocorrer, devemos virar a boca para o lado, remover o vômito com os dedos ou instrumentos de sucção.[10]

■ AVALIAÇÃO CLÍNICA E DIRECIONAMENTO DO TRATAMENTO APÓS RESGATE INICIAL

As questões que surgem após a abordagem inicial da vítima são: administrar oxigênio, chamar uma ambulância, transportar o paciente para o hospital, liberá-lo do local do acidente, qual o suporte mínimo necessário à chegada ao hospital? Para responder a esses questionamentos, foi criado um sistema de classificação de gravidade em 1972, revisto em 1997 e reavaliado em 2001. Tal sistema de classificação estratifica as vítimas em 6 graus de gravidade na dependência dos sintomas à chegada. A utilização desse sistema auxilia na indicação de intervenções mais apropriadas.[9] O sistema de classificação está resumido na Tabela 104.1.

Após avaliação clínica sumária objetivando verificar as condições cardiorrespiratórias, o nível de consciência (Escala de Coma de Glasgow – ECG) e a presença de traumatismos associados, inicie terapêutica de suporte e manobras de reanimação cardiopulmonar necessárias. Por último, defina qual será a unidade de encaminhamento do paciente.

A avaliação neurológica inicial e seriada é de fundamental importância para determinar o prognóstico evolutivo e a melhor conduta de tratamento.

Utilizando a estratificação de risco, pacientes de grau 1 são considerados aqueles que foram resgatados conscientes e alertas, com ausculta pulmonar normal, sem tosse, sem taquipneia e podem ser liberados da cena após 10-15 minutos de observação. Importante reforçar no momento da alta os cuidados necessários em outras exposições. Complicações tardias são raras nessa situação. Vítimas que necessitam de qualquer forma de reanimação deveriam ser levadas à unidade de emergência.

ACIDENTES POR SUBMERSÃO

A partir do grau 2 os pacientes deveriam ser seguidos em unidade hospitalar com provável necessidade de algum grau de suporte ventilatório. Pacientes de grau 2 que melhoram nas primeiras horas de observação sem a necessidade de oxigênio por 6 a 8 horas podem ser liberados a seguir se os sinais vitais, exame pulmonar e neurológico estiverem normais.[11]

Os exames a serem solicitados, além dos achados mais comuns, no atendimento inicial e no seguimento de pacientes afogados, estão listados na Tabela 104.2.

MEDIDAS DE SUPORTE EM UNIDADE DE EMERGÊNCIA E UTI

Medidas gerais

- Decúbito dorsal com cabeça centrada e elevada a 30°;
- Sondagem oro ou nasogástrica (esta última não deve ser utilizada na suspeita de traumatismo cranioencefálico com fratura de base de crânio e traumatismo de face);
- Estabilização da coluna com colar cervical de acordo com o tipo de traumatismo;
- Acesso venoso;
- Sondagem vesical para controle da diurese horária;
- Dieta enteral o mais precoce possível;
- Correção de fatores inotrópicos negativos.[7]

Suporte respiratório

Na respiração espontânea será possível ofertar oxigênio utilizando máscara facial ou cânula nasal ou, ainda, na ventilação mecânica não invasiva. A intubação traqueal está indicada quando a Escala de

TABELA 104.1. Procedimentos iniciais nas vítimas de acidente por submersão

Grau	Sinais e sintomas	PaO$_2$/PaCO$_2$/pH	Procedimentos iniciais
Resgate	• Vítima consciente • Ausência de tosse ou espuma na boca e no nariz • Possibilidade de apresentar hipotermia, náuseas, vômitos, mal-estar, cansaço, dores musculares, dor no tórax e diarreia	–	Liberação do próprio local do acidente após avaliação
I	• Tosse sem espuma na boca ou no nariz • Pulmonar = roncos e sibilos presentes • Paciente lúcido, sonolento ou agitado	PaO$_2$ = normal PaCO$_2$ = normal ou diminuída pH = normal ou aumentado	Repouso, aquecimento e medidas que tranquilizem o acidentado Sem necessidade de O$_2$ ou hospitalização
II	• Pouca espuma na boca ou no nariz • Paciente lúcido, sonolento ou agitado • Pulmão = roncos e sibilos presentes e estertores leves a moderados	PaO$_2$ = diminuída PaCO$_2$ = normal ou diminuída pH = acidose metabólica leve	O$_2$ nasal a 5L/min Aquecimento corporal + tranquilização + repouso Observação hospitalar por 6 a 24h
III	• Muita espuma na boca e/ou nariz • Pulso radial palpável	PaO$_2$ = diminuída PaCO$_2$ = aumentada pH = acidose metabólica leve	O$_2$ por máscara facial a 15 L/min no local Posição lateral de segurança (lado direito) No hospital, internação em UTI
IV	• Muita espuma na boca e/ou nariz • Pulso radial palpável • Coma	PaO$_2$ < 50 mmHg PaCO$_2$ = variável pH = acidose de grau variável	O$_2$ por máscara a 15 L/min no local até que seja realizada intubação orotraqueal (100% dos casos) Avaliação da respiração (existe respiração?) Posição lateral de segurança (lado direito) Ambulância (melhor procedimento: ventilação e infusão venosa de líquidos) No hospital: internação em UTI
V	• Parada respiratória com pulso central presente	PaO$_2$ = muito baixa PaCO$_2$ = alta pH = acidose de grau variável	Ventilação boca a boca Sem massagem cardíaca externa Com retorno da respiração espontânea, abordagem igual ao grau IV No hospital, internação em UTI
VI	• Parada cardiorrespiratória	PaO$_2$ = muito baixa PaCO$_2$ = alta pH = acidose mista	Reanimação cardiopulmonar e cerebral Após retorno de pulso e respiração, abordagem igual ao grau IV No hospital, internação em UTI
Cadáver	• PCR + tempo de submersão da primeira hora • Rigidez cadavérica • Livores presentes • Decomposição corporal	–	Recomendação de não iniciar RCP Convocação de autoridade policial – expedição de guia para IML

TABELA 104.2. Exames solicitados para vítimas de acidente de submersão e os achados mais frequentes[13]

Exame	Achados
Hemograma completo	Leucocitose em metade dos casos Hematócrito raramente é anormal
Eletrólitos	Normais
Glicemia	Normal ou reduzida, em especial nos casos de hipotermia, ingestão de álcool e jejum
Gasometria arterial	Variável
Função renal	Normal ou alterações relacionadas com choque, hipóxia ou hemoglobinúria
ECG	Alterações isquêmicas + sobrecargas de câmaras
EEG	Atenuação ou ausência de atividade elétrica, convulsões
Tomografia computadorizada de crânio	Precoce (1 a 3 dias após o acidente): normal ou com edema cerebral difuso. Tardiamente: difusa perda da diferenciação entre massa cinzenta e branca, perda de simetria e alteração de densidade nos gânglios da base (quadro sugestivo de combinação de isquemia e infarto cerebral e edema vasogênico)
Potencial evocado somatossensorial	Ausência bilateral relacionando-se com pior prognóstico
Radiografia de tórax	Congestão, atelectasias e síndrome do desconforto respiratório agudo.
Avaliação urinária para substâncias lícitas e ilícitas	Investigação em pré-adolescentes e adolescentes

Glasgow for menor ou igual a 8, quando houver apneia ou desconforto respiratório importante.[7] A Figura 104.3 mostra de forma resumida as condutas essenciais na emergência

A ventilação mecânica deve ser a mais protetora possível devido à grande probabilidade de desenvolver SDRA, porém deve ser evitada a hipercapnia permissiva.

O uso de surfactantes e óxido nítrico está sendo empregado em alguns centros, porém sem evidência científica estabelecida.

A corticoterapia e broncodilatadores estão indicados em quadros de broncoespasmo.

O uso profilático de antibióticos tem sido recomendado quando o acidente ocorre em água potencialmente contaminada. Nesse caso específico, está indicada a associação de clindamicina (40 mg/kg/dia de 8 em 8 horas), e gentamicina (7,5 mg/kg/dia também de 8 em 8 horas).

A incidência de pneumonia associada à ventilação mecânica pode ocorrer aumentando para 34 a 52% a partir do terceiro ao quarto dia de hospitalização quando o edema pulmonar está reduzido

Suporte cardiovascular

A disfunção cardíaca com baixo débito é comum e ocorre frequentemente logo após o afogamento, sendo secundária à hipóxia, hipercapnia, hipotermia e mesmo hipovolemia.

Na hipovolemia ou choque, proveja alíquotas de 20 mL/kg de solução cristaloide. Já na hipervolemia, observe restrição de volume a 70% das necessidades basais. A dobutamina parece ser o fármaco ideal (2 a 20 ug/kg/min), conforme determinem as condições clínicas, laboratoriais e ecocardiográficas do paciente. Atenção para arritmias cardíacas.

O uso de diuréticos está indicado na hipervolemia comprovada, ou nos casos em que o débito urinário estiver protraído depois de restaurada a volemia. Uso em doses habituais (1 a 2 mg/kg/dia).

Hipotensão refratária pode ser tratada com noradrenalina: 0,01 mcg/kg/min, titulando a droga conforme a necessidade ou ainda a adrenalina na dose de 0,05 a 1 mcg/kg/min

Controle de convulsões

A substância preconizada é a fenitoína (dose de 20 a 30 mg/kg de ataque e manutenção 5 mg/kg/dia), uma vez que altera pouco o nível de consciência, mas ela deve ser usada com monitoramento da pressão arterial pois pode causar hipotensão.

Controle da pressão intracraniana (PIC)

O objetivo será o controle dos fatores precipitantes da lesão secundária: hipotensão, hipóxia, hiperglicemia e hipertermia.[7] O controle da PIC será realizado com os seguintes procedimentos:

- Postura no leito e atenção às manobras diárias que gerem estímulos nocivos (estresse, dor, agitação etc.);
- Restrição hídrica: com o restabelecimento da normovolemia, deve-se manter uma oferta de 60% a 70% com um débito urinário que deve ser maior que 1 mL/kg/h;
- Controle glicêmico;
- Sedação, analgesia e bloqueio neuromuscular (protocolo específico);
- Ventilação mecânica: manter normocapnia e normoxia.

Controle da temperatura corporal

As vítimas de submersão podem desenvolver hipotermia primária ou secundária. Se a submersão ocorrer em água gelada (< 5°C), a hipotermia pode se desenvolver rapidamente e prover alguma proteção contra hipóxia, principalmente em crianças.[3] A hipotermia pode também ser secundária, como consequência de perda de calor por evaporação durante a ressuscitação. Nessas vítimas, ela não é protetora.

Vários estudos clínicos pequenos em pacientes com hipotermia acidental têm mostrado que a sobrevivência pode ser melhorada por aquecimento passivo ou ativo, fora e dentro do hospital. Por outro lado, há evidência de benefício em hipotermia induzida em pacientes comatosos reanimados no ambiente pré-hospitalar.

Em pacientes que apresentem temperatura corporal abaixo de 32 °C está indicado o reaquecimento ativo; já em pacientes com temperatura maior que 32 °C realiza-se o aquecimento passivo. O reaquecimento deve ser feito com velocidade de 0,5 a 1 °C por hora. Além disso, as manobras de ressuscitação não devem ser cessadas antes de o indivíduo ser reaquecido a temperaturas corporais de pelo menos 30 °C 7.

Acompanhamento de função renal e hepática

Lesões renais com necrose tubular aguda podem ocorrer até 72 horas após o acidente, portanto a mesma precisa ser monitorizada.

O acometimento hepático pode ocorrer e será identificado por elevação das transaminases ou outras alterações compatíveis com disfunção hepática, tais como alteração das bilirrubinas, hipoalbuminemia, alteração do tempo de coagulação.

A Figura 104.4,[13] a seguir, resume os cuidados iniciais citados anteriormente.

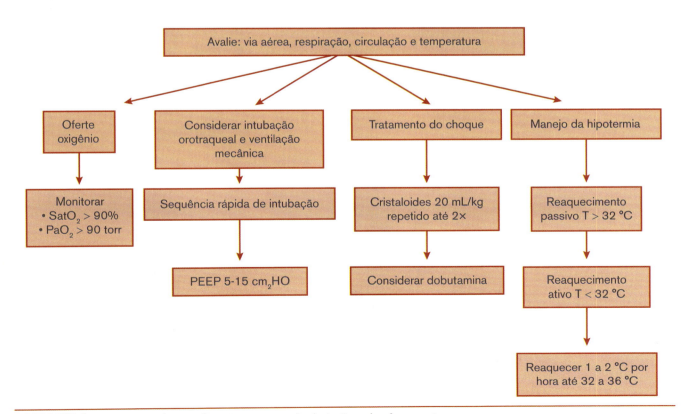

FIGURA 104.4. Fluxograma do atendimento em emergência à vítima de afogamento.

■ PROGNÓSTICO

Dos casos de grau 1 a 5, 95% dos pacientes retornam à vida sem sequelas. A mortalidade em casos de dgrau 6 chega a 93%. Dos casos de grau 6 que foram reanimados, somente 7 a 11% permanece sem sequelas. Estudos demonstram que o prognóstico tem relação direta com o tempo de submersão, além do valor da Escala de Coma de Glasgow à chegada, falta de resposta pupilar, acidose e hipotensão. Todos esses achados estão diretamente relacionados com a morbidade e a mortalidade. Pacientes afogados em águas geladas permitem um melhor prognóstico à reanimação.[12]

Referências bibliográficas

1. Szpilman D, Cruz-Filho FES. Epidemiological profile of drowning in Brazil – 144,207 deaths in 20 years study. Book of Abstracts of World Congress on Drowning. 2002 jun 11-14; Amsterdam: Netherlands. p. 16
2. Global report on drowning: preventing a leading killer, WHO Geneva, published online 17 November 2014. WHO press release. Acessado 18 nov 2014.
3. Szpilman D. Analyses of drowning deaths in Brazil over the last 34 years reveal a sharp decline. World Conference on Drowning Prevention program and proceedings. Malaysia. 2015; 60.
4. Szpilman D. Definition of drowning and other water-related injuries. Amsterdam: Netherlands: The World Congress on Drowning. 2002 jun 11-14; Disponível em: www.drowning.nl.
5. Szpilman D, Elmann J, Cruz-Filho FE. Dry-drowning – fact or myth? Book of abstracts. Amsterdam: World Congress on Drowning. 2002; 65.
6. Orlowski JP, Abulleil MM, Phillips JM. The hemodynamic and cardiovascular effects of near-drowning in hypotonic, isotonic, or hypertonic solutions. Ann Emerg Med. 1989; 18:1044-9.
7. Lunetta P, Modell JH, Sajantila A. What is the incidence and significance of "dry-lungs" in bodies found in water? Am J Forensic Med Pathol. 2004; 25:291-301.
8. Zuckerbraun NS, Saladino RA. Pediatric Drowning: Current Management Strategies for Immediate Care. Clin Ped Emerg Med. 2005; 6:49-56.
9. Szpilman D. Near-drowning and drowning classification: a proposal to stratify mortality based on the analysis of 1,831 cases. Chest. 1997; 112:660-5.
10. Szpilman D, Soares M. In-water resuscitation – is it worthwhile? Resuscitation 2004; 63:25-31.
11. Causey AL, Tilelli JA, Swanson ME. Predicting discharge in uncomplicated near-drowning. Am J Emerg Med. 2000; 18:9-11.
12. Szpilman D. Drowning. BMJ best practice; 2017 nov.
13. Martin JG, Sidou RMNO. Acidentes por submersão. In: Fioretto JR (ed.). UTI pediátrica. Guanabara Koogan. 2013; 265-8.

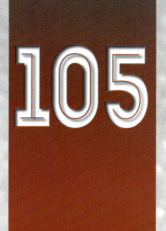

105 ACIDENTES COM ANIMAIS PEÇONHENTOS

Rui Seabra Ferreira Junior
Mônica Bannwart Mendes
Benedito Barraviera

Os acidentes causados por animais peçonhentos representam um problema de saúde pública no Brasil. No ano de 2015 foram notificados 171.114 acidentes causando 293 óbitos.

ACIDENTES OFÍDICOS

Introdução

As serpentes são as principais causadoras de acidentes por animais peçonhentos no Brasil. No mundo existem cerca de 3.000 espécies de serpentes, sendo 410 consideradas venenosas. As espécies venenosas encontradas no Brasil são: *Bothrops*, *Crotalus*, *Lachesis* e *Micrurus*.

Identificação e classificação das serpentes

As serpentes brasileiras venenosas e não venenosas são distribuídas dentro de quatro famílias, a saber: Boidae, Colubridae, Elapidae e Viperidae.

A família Boidae é constituída de serpentes que, ao se alimentarem, matam a presa por constrição. Pertencem a essa família a jiboia (*Boa constrictor*), a sucuri ou anaconda (*Eunectus murinus*) e a cobra papagaio (*Corallus caninus*). Todas apresentam dentição do tipo áglifa (*a* = ausência, *gliphé* = sulco), que são dentes pequenos, todos iguais e sem a presença de presas inoculadoras. Essas são as verdadeiras serpentes não peçonhentas (Figura 105.1).

As serpentes pertencentes à família Colubridae podem apresentar dentição dos tipos áglifa ou opistóglifa (*ophistos* = atrás, *gliphé* = sulco); que é constituída de dois ou mais dentes posteriores com um sulco anterior ou lateral por onde sai o veneno (Figura 105.2). São exemplos as falsas corais (*Liophis frenatus*), as muçuranas (*Clelia clelia*), a cobra verde (*Philodryas olfersii*), a cobra d'água (*Liophis miliaris*), as dormideiras (*Dipsas albifrons* e *Sibynomorphus mikanii*). A jararacuçu do brejo (*Mastigodryas bifossatus*), a caninana (*Spilotes pullatus*) e a boipeva (*Waglerophis merremii*), apresentam dentição do tipo áglifa.

As serpentes pertencentes à família Elapidae, denominadas corais verdadeiras, apresentam dentição do tipo proteróglifa (*protero* = anterior, *gliphé* = sulco) é constituída de um par de dentes ou presas anteriores, bem desenvolvidos, com um canal central, por onde é inoculado o veneno. Incluem as serpentes do gênero *Micrurus*. Essas serpentes são responsáveis por menos de 1% dos acidentes ofídicos no Brasil (Figura 105.3).

As serpentes da família Viperidae incluem os gêneros *Bothrops*, *Crotalus*, *Lachesis*, *Porthidium* e *Bothriopsis*. A dentição do tipo solenóglifa (*soleno* = canal, *gliphé*=sulco) é constituída de um par de dentes ou presas anteriores, bem desenvolvidos, com canal central e maxilar móvel. As serpentes do gênero *Bothrops* são responsáveis pela maioria (entre 80 a 90%) dos acidentes ofídicos no Brasil. Possuem as seguintes características: cabeça triangular, olhos pequenos com pupila em fenda, presença de fosseta loreal e escamas na cabeça, dentição solenóglifa, cauda sem guizo, pele com desenhos semelhantes ao da letra V invertida. São as jararacas, urutus, jararacuçus, caiçacas, entre outras (Figuras 105.4 e 105.5).

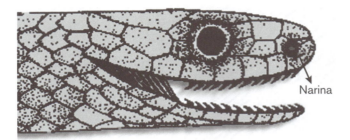

FIGURA 105.1. Dentição do tipo áglifa. (Fonte: banco de dados do Prof. Benedito Barravieira.)

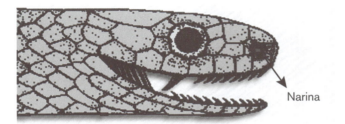

FIGURA 105.2. Dentição do tipo opistóglifa. (Fonte: banco de dados do Prof. Benedito Barravieira.)

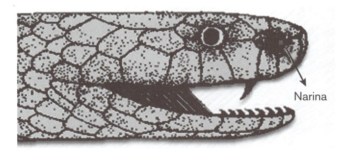

FIGURA 105.3. Dentição do tipo proteróglifa. (Fonte: banco de dados do Prof. Benedito Barravieira.)

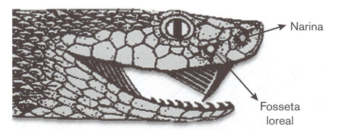

FIGURA 105.4. Dentição do tipo solenóglifa. (Fonte: banco de dados do Prof. Benedito Barravieira.)

As serpentes do gênero *Crotalus*, popularmente conhecidas por cascavéis, boicininga ou maracaboia, possuem na cauda um guizo ou chocalho. São responsáveis por 10 a 20% dos acidentes ofídicos no Brasil. As características são as seguintes: cabeça triangular,

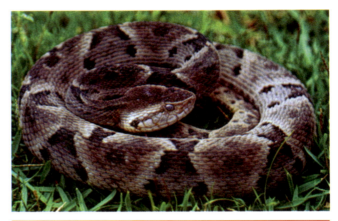

FIGURA 105.5. Exemplar de *Bothrops moojeni*. (Fonte: banco de dados do Prof. Benedito Barravieira.)

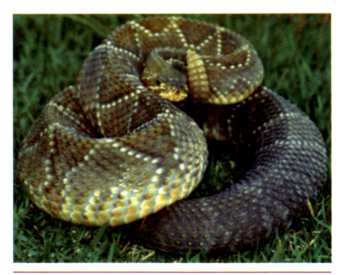

FIGURA 105.6. Exemplar de *Crotalus durissus terrificus*. (Fonte: banco de dados do Prof. Benedito Barravieira.)

olhos pequenos com pupila em fenda, presença de fosseta loreal e escamas na cabeça, dentição solenóglifa, cauda com guizo ou chocalho (Figura 105.6).

As serpentes do gênero *Lachesis*, popularmente conhecidas por surucucu, surucucu-pico-de-jaca ou surucutinga, possuem cauda com escamas arrepiadas no final. São responsáveis por cerca de 3% dos acidentes ofídicos no Brasil.

Epidemiologia

Em 2015 ocorreram no Brasil 27.046 casos de acidentes ofídicos com 109 óbitos, sendo cerca de 2.000 deles no estado de São Paulo. A maioria dos acidentes ocorre no verão, sendo os indivíduos do sexo masculino, na faixa etária entre 20 e 49 anos e lavradores, os mais acometidos. Os membros inferiores, seguidos dos superiores são os mais acometidos.

Serpentes do gênero Bothrops

Esses venenos têm ações coagulante, proteolítica e vasculotóxica.

- Ação coagulante: é a propriedade que o veneno das serpentes dos gêneros *Bothrops*, *Crotalus* e *Lachesis* tem de transformar diretamente o fibrinogênio em fibrina, tornando o sangue incoagulável.
- Ação proteolítica: também denominada necrosante. Decorre da ação citotóxica direta nos tecidos por frações proteolíticas do veneno, podendo haver liponecrose, mionecrose e lise das paredes vasculares.
- Ação vasculotóxica: esses venenos podem causar hemorragias local ou sistêmica. O edema no local da picada, que em geral ocorre minutos após o acidente, é decorrente de lesão tóxica no endotélio de vasos sanguíneos.
- Outras ações: esses acidentes podem ser acompanhados de choque, com ou sem causa definida. Entre eles, a hipovolemia por perda de sangue ou plasma no membro edemaciado, a ativação de substâncias hipotensoras, o edema pulmonar e a coagulação intravascular disseminada. A insuficiência renal pode se instalar por ação direta ou secundária a complicações em que o choque está presente.

Serpentes do gênero Crotalus

Possuem veneno com ações miotóxica, neurotóxica, nefrotóxica, coagulante e hepatotóxica.

- Ação miotóxica: é caracterizada pela liberação de mioglobina para o sangue e urina. O diagnóstico de rabdomiólise pode ser comprovado pela elevação dos níveis séricos de creatina quinase (CK), desidrogenase láctica (DHL) e aspartato aminotransferase (AST). A confirmação laboratorial pode ser obtida pela detecção de mioglobina em soro e urina.
- Ação neurotóxica: são frações que produzem efeitos tanto em nível de sistema nervoso central, quanto periférico. Um dos importantes efeitos é o bloqueio da transmissão neuromuscular sugerido pelas paralisias motoras e respiratórias.
- Ação nefrotóxica: as alterações renais podem ser causadas diretamente pelo veneno e ainda indiretamente pela rabdomiólise. Outros fatores tais como desidratação, hipotensão arterial, acidose metabólica e choque, podem estar associados à rabdomiólise e contribuem para a instalação da lesão renal.

- Ação coagulante: essas alterações estão relacionadas principalmente com o consumo de fatores de coagulação. A enzima tipo trombina, presente no veneno, tem a capacidade de transformar fibrinogênio em fibrina. Isso acaba levando a um consumo de fatores de coagulação e, por fim, incoagulabilidade sanguínea.
- Ação hepatotóxica: as alterações hepáticas foram propostas pela primeira vez em 1989 por Barraviera e cols. Naquela oportunidade, os autores observaram um doente que evoluiu para o óbito e que apresentou no exame anatomopatológico do fígado extensas necroses. Posteriormente, os autores concluíram que as lesões podem ser transitórias nos pacientes que não evoluem para o óbito. O aumento da alanina aminotransferase (ALT) sanguínea comprova essa hipótese.

Serpentes do gênero Micrurus

- Ação neurotóxica: as neurotoxinas elapídicas podem atuar na pré ou na pós-sinapse, podendo haver, no último caso, reversão do bloqueio pela administração de anticolinesterásicos. O desenvolvimento dos sintomas de bloqueio da junção mioneural em geral é rápido, em decorrência do baixo peso molecular dessas neurotoxinas. O quadro clínico neurológico é semelhante ao do acidente crotálico.

Serpentes do gênero Lachesis

Esse veneno possui as ações coagulante, necrosante e vasculotóxica. O quadro clínico é semelhante ao acidente botrópico.

Quadro clínico dos acidentes ofídicos

Serpentes do gênero Bothrops

- Sintomatologia local: imediatamente após a picada, em geral nos primeiros 30 minutos, ocorrem dor, edema, eritema e calor local. A dor é imediata, de intensidade variável, podendo ser o único sintoma. O edema acompanhado de calor e rubor pode estar ausente no início, mas se instala dentro das primeiras seis horas. A instalação de bolhas, equimoses e necroses ocorrem em geral 12 horas após o acidente.
- Tempo de coagulação: o tempo de coagulação e o tempo de tromboplastina parcial ativada estão aumentados pela ação coagulante do veneno. O tempo de coagulação é exame útil, de fácil execução, podendo ser realizado em lâmina e/ou em tubo simples de vidro. O

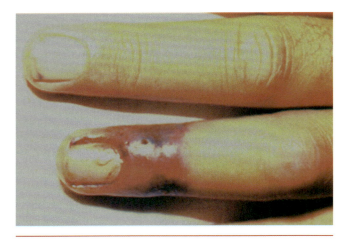

FIGURA 105.7. Efeito proteolítico do veneno botrópico. (Fonte: banco de dados do Prof. Benedito Barravieira.)

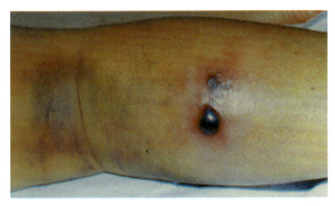

FIGURA 105.9. Efeito proteolítico do veneno botrópico. (Fonte: banco de dados do Prof. Benedito Barravieira.)

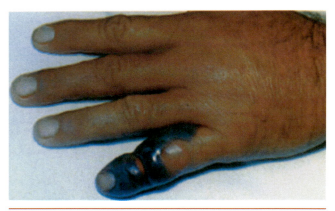

FIGURA 105.8. Efeito proteolítico do veneno botrópico. (Fonte: banco de dados do Prof. Benedito Barravieira.)

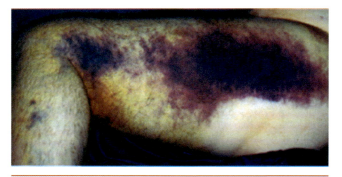

FIGURA 105.10. Efeito proteolítico do veneno botrópico. (Fonte: banco de dados do Prof. Benedito Barravieira.)

tempo de coagulação normal varia entre 3 e 6 minutos, podendo ser indeterminado nos acidentes graves.
- Hemorragia local e sistêmica: podem ocorrer no local da picada ou em pontos distantes, tais como gengivas (gengivorragia), nariz (epistaxe), tubo digestivo alto (hematêmese), rins (hematúria) e às vezes na borda do leito ungueal.
- Complicações: as principais são a necrose primária, em decorrência da ação do próprio veneno, ou a secundária, por efeito de infecção bacteriana. Essa última em geral está associada a germes Gram-negativos, tais como a *Morganella morganii*, *Escherichia coli*, *Providencia* sp., *Klebsiella* sp., *Enterobacter* sp. e raramente por germes Gram-positivos, entre eles o *Staphylococcus aureus* e *Staphylococcus epidermidis*. A mortalidade pelo acidente botrópico é baixa. As causas, em geral, são insuficiência renal aguda e hemorragias incontroláveis (Figuras 105.7 a 105.10).

Serpentes do gênero Crotalus

Em geral, não há reação local, embora um pequeno edema possa estar presente. A dor no local da picada é pouco frequente. A região fica adormecida poucos minutos após e permanece assim por várias semanas ou meses. A miotoxicidade do veneno é evidenciada do ponto de vista clínico pela intensa mialgia, podendo ser acompanhada de edema muscular discreto.

A neurotoxicidade ocorre após algumas horas e o doente passa a referir dor na região do pescoço, diminuição e até perda da visão, ptose palpebral bilateral, sonolência e obnubilação. A fácies é característica e denominada "fácies neurotóxica de Rosenfeld". Ao exame neurológico, encontram-se hiporreflexia global e comprometimento do II par craniano, evidenciado pelo exame de fundo de olho, em que se observam borramento de papila e ingurgitamento venoso bilateral. O comprometimento dos III, IV e VI pares cranianos é evidenciado por ptose palpebral bilateral, diplopia, plegia de músculos da pálpebra, midríase bilateral semiparalítica e diminuição de reflexos fotomotores. Além disso, podem-se verificar movimentos nistagmoides, plegia dos movimentos

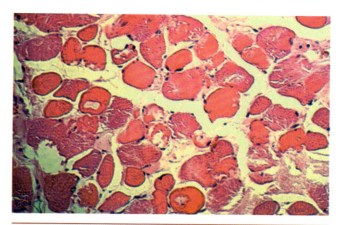

FIGURA 105.11. Rabdomiólise após acidente com *Crotalus durissus terrificus*. (Fonte: banco de dados do Prof. Benedito Barravieira.)

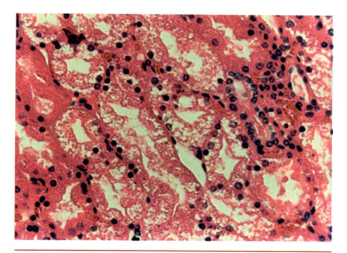

FIGURA 105.12. Necrose tubular aguda (acidente com *Crotalus durissus terrificus*). (Fonte: banco de dados do Prof. Benedito Barravieira.)

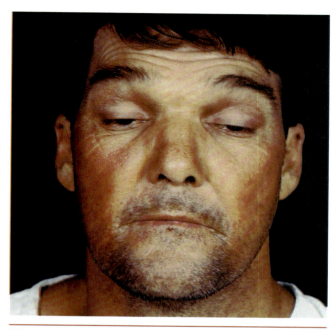

FIGURA 105.13. Fácies miastênica ou neurotóxica. (Fonte: banco de dados do Prof. Benedito Barravieira.)

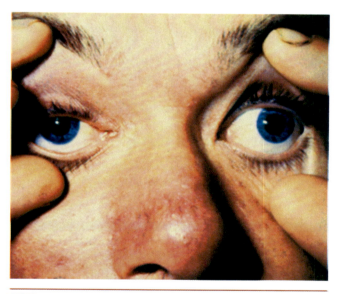

FIGURA 105.14. Midríase paralítica (acidente com *Crotalus durissus terrificus*). (Fonte: banco de dados do Prof. Benedito Barravieira.)

do olhar conjugado, tontura, alterações da gustação e hiposmia e/ou anosmia. A insuficiência respiratória pode ocorrer em alguns casos. Cefaleia intensa, febre, hipertensão e/ou hipotensão arterial acompanhada de taqui e/ou bradicardia são sintomas que lembram a síndrome de hiperreatividade simpática. Esses sintomas acompanham os casos graves e, em geral, são atendidos tardiamente, desaparecendo espontaneamente após a primeira semana.

As alterações renais, evidenciadas pela urina escura e/ou vermelha, costumam ocorrer após 24 a 48 horas do acidente. Nos casos que evoluem para insuficiência renal aguda, o quadro clínico é o clássico descrito.

As alterações hematológicas, principalmente a incoagulabilidade sanguínea, ocorrem após algumas horas do acidente, entretanto involuem com o tratamento adequado (Figuras 105.11 a 105.15).

Serpentes do gênero Micrurus

Nos acidentes elapídicos, a sintomatologia ocorre minutos após, em virtude do baixo peso molecular das neurotoxinas. A sintomatologia predominante é a neurotóxica e o doente apresenta fácies miastênica, com ptose palpebral bilateral, paralisia flácida dos membros. O quadro é mais grave que o dos acidentes crotálicos, devido à elevada incidência de paralisia respiratória de instalação súbita.

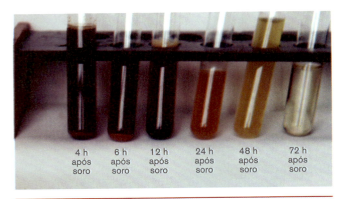

FIGURA 105.15. Alteração urinária (acidente com *Crotalus durissus terrificus*). (Fonte: banco de dados do Prof. Benedito Barravieira.)

Serpentes do gênero Lachesis

As manifestações clínicas são semelhantes às do envenenamento botrópico. Nesse sentido, os doentes picados por essas serpentes costumam apresentar, momentos após, intensa sintomatologia no local da picada. A dor, o edema, o calor e o rubor são semelhantes aos do acidente botrópico, podendo ser confundido com este. O tempo de coagulação pode alterar-se, contribuindo para as hemorragias sistêmicas muitas vezes observadas. Além disso, o doente pode apresentar sintomas de excitação vagal, tais como bradicardia, diarreia, hipotensão arterial e choque. As complicações observadas nesse tipo de acidente são as mesmas do acidente botrópico (Tabela 105.1).

Diagnóstico dos acidentes ofídicos

O diagnóstico de certeza deve ser feito pela identificação da serpente. Se isso não for possível, devemos nos orientar pelo quadro clínico apresentado pelo paciente.

Tratamento

A precocidade do atendimento médico é fator fundamental na evolução e no prognóstico do doente.

Medidas gerais

Anéis e alianças devem ser retirados do dedo atingido, pois o edema pode tornar-se intenso, produzindo um sistema de garrote. O uso de torniquete, com a finalidade de reter o veneno no local da picada, é contraindicado para os acidentes botrópicos. É também contraindicado utilizar instrumentos cortantes com a finalidade de fazer cortes ao redor da picada, pois os venenos possuem frações proteolíticas que irão atuar nesses locais, piorando muito a necrose. O doente deve ser colocado em repouso e transportado rapidamente para um hospital, onde deve receber tratamento específico. A imunoprofilaxia contra o tétano deve ser realizada.

O soro antiofídico a ser aplicado deve ser específico para o gênero ao qual a serpente pertence. Deve ser administrado o mais precocemente possível, em dose única, de preferência pela via intravenosa, com o objetivo de neutralizar a peçonha antes que ela possa ter causado dano. As doses para adultos e crianças são as mesmas. As reações inerentes à soroterapia podem ser imediatas (anafiláticas, anafilactoides e pirogênicas) ou tardias, manifestando-se seis a 10 dias após, pela doença do soro (Tabela 105.2).

TABELA 105.1. Quadro clínico dos acidentes causados por serpentes dos gêneros *Bothrops*, *Lachesis*, *Micrurus* e *Crotalus*

Gênero da serpente	Ações do veneno		Sintomas e sinais (até 6 horas após o acidente)	Sintomas e sinais (12 horas após o acidente)
*Bothrops**	Proteolítica Coagulante Hemorrágica	Alterações locais evidentes	Dor, edema, calor e rubor imediatos no local da picada. Aumento do tempo de coagulação (TC). Hemorragias e choque nos casos graves	Bolhas, equimoses, necrose, oligúria e anúria (insuficiência renal aguda)
Lachesis	Proteolítica Coagulante Hemorrágica "Neurotóxica"		Poucos casos estudados; manifestações clínicas semelhantes aos acidentes por *Bothrops*, acrescidas de sinais de excitação vagal (bradicardia, hipotensão arterial e diarreia)	
Micrurus	Neurotóxica	Alterações locais discretas ou ausentes	Ptose palpebral (fácies miastênica – "neurotóxica") diplopia, oftalmoplegia, sialorreia, dificuldade de deglutição e insuficiência respiratória aguda de instalação precoce.	
Crotalus	Coagulante Miotóxica Neurotóxica		Aumento do tempo de coagulação (TC). Mialgia generalizada. Alterações visuais: diplopia, anisocoria, ptose palpebral, dores musculares (fácies neurotóxica de Rosenfeld)	Urina cor de "água de carne". Evolui com mioglobinúria, anúria e insuficiência renal aguda.

*Incluem os gêneros *Porthidium* e *Bothriopsis*. Deve-se salientar que os acidentes causados por filhotes de *Bothrops* (< 40 cm) podem apresentar como único elemento diagnóstico a alteração do tempo de coagulação (TC).

ACIDENTES COM ANIMAIS PEÇONHENTOS

TABELA 105.2. Classificação quanto à gravidade e soroterapia recomendada para o acidente botrópico

Manifestações clínicas e tratamento proposto*	Classificação da gravidade		
	Leve	Moderada	Grave
Manifestações locais (dor, edema, equimose)	Discretas	Evidentes	Intensas
Manifestações sistêmicas (hemorragia grave, choque, anúria)	Ausentes	Ausentes ou presentes	Evidentes
Tempo de coagulação (TC)**	Normal	Normal ou alterado	Alterado
Quantidade aproximada de veneno a ser neutralizada	100 mg	200 mg	300 mg
Uso de garrote	Ausente	Ausente e/ou presente	Ausente e/ou presente
TA**** (horas)	< 6	6	> 6
Soroterapia (número de ampolas de soro) (SAB, SABC, SABL)***	2 a 4	4 a 8	8 a 12
Via de administração	Intravenosa	Intravenosa	Intravenosa

*O doente deve ser mantido internado e a classificação da gravidade é feita no momento da chegada ao Hospital. Esse processo é evolutivo e pode mudar durante a internação.
**TC normal: até 10 minutos; TC prolongado: de 10 a 30 minutos; TC incoagulável: > 30 minutos.
***SAB: soro antibotrópico; SABC: soro antibotrópico-crotálico; SABL: soro antibotrópico-laquético.
****TA: tempo decorrido entre o acidente e o atendimento médico em horas.
Observação: a determinação do TC (tempo de coagulação) tem sido usada como parâmetro de eficácia da dose de antiveneno. Se após 24 horas do início do tratamento o sangue ainda estiver incoagulável, está indicada dose adicional de 2 ampolas de antiveneno.

Serpentes do gênero Crotalus

O doente deve ser colocado em repouso absoluto e encaminhado imediatamente para um hospital. O tratamento específico é realizado com soro anticrotálico ou pela fração específica do soro antiofídico, administrando-se doses sempre superiores a 150 mg, por via intravenosa ou subcutânea.

O tratamento complementar, a fim de se evitar a insuficiência renal aguda, consiste em hidratar o doente por via intravenosa, infundindo 1 a 2 litros de soro fisiológico, a uma velocidade que deve ser em torno de 60 a 80 gotas/minuto nos adultos. A rabdomiólise (creatinofosfoquinase – CPK > 5.000 U/mL ou urina escura, oligúria e/ou anúria) deve ser controlada hidratando-se com solução fisiológica a 0,9%, 20 mL/kg, que deve correr aberto, para atingir um volume urinário entre 2 e 3 mL/kg/hora. Repetir até três vezes, se necessário, visando atingir uma CPK < 1.000 U/mL.

Após 12 horas de internação, reavaliar o tempo de coagulação. Se este ainda se encontrar alterado, suplementar a soroterapia anticrotálica na dose de 100 mg. Se o doente evoluir com anúria, avaliar a função renal pela dosagem de ureia, creatinina, bem como os níveis de sódio, potássio e cálcio. Constatada a insuficiência renal aguda, indicar a hemodiálise. As manifestações clínicas renais e neurológicas observadas nesses doentes são reversíveis (Tabela 105.3).

TABELA 105.3. Classificação quanto à gravidade e soroterapia preconizada para o acidente crotálico

Manifestações clínicas e tratamento proposto*	Classificação da gravidade		
	Leve	Moderada	Grave
Fácies miastênica/visão turva	Ausente ou tardia	Discreta ou evidente	Evidente
Mialgia	Ausente ou discreta	Discreta	Intensa
Urina vermelha ou marrom	Ausente	Pouco evidente ou ausente	Presente
Oligúria/anúria	Ausente	Ausente	Presente ou ausente
Tempo de coagulação (TC)	Normal	Normal ou alterado	Alterado
Quantidade aproximada de veneno a ser neutralizada	100 mg	200 mg	300 mg
Soroterapia (número de ampolas de soro) (SAC, SABC)**	5	10	20
Via de administração	Intravenosa	Intravenosa	Intravenosa

*O doente deve ficar sempre internado
**SAC = soro anticrotálico, SABC = soro antibotrópico-crotálico

Serpente do gênero Micrurus

O soro específico antielapídico deve ser aplicado por via intravenosa, em quantidade suficiente para neutralizar 150 mg de veneno. O bloqueio da junção mioneural, em alguns acidentes elapídicos, ocorre pós-sinapticamente. A reversão desse bloqueio é possível, portanto, por meio do uso de anticolinesterásicos. Dessa forma, o tratamento da insuficiência respiratória aguda, quando presente, poderá ser tentado com anticolinesterásicos, enquanto o paciente é removido para centros médicos que disponham de recursos de assistência ventilatória mecânica.

O esquema indicado é o seguinte: cinco injeções intravenosas de 0,5 mg de neostigmina (Prostigmine, 1 mL = 0,5 mg), com intervalos de 30 minutos entre cada administração; em seguida, administrar a mesma quantidade de neostigmina (0,5 mg) com intervalos progressivamente maiores, conforme a resposta clínica, até que ocorra a recuperação completa, o que acontece em torno de 24 horas.

Cada administração de neostigmina deve ser precedida de uma injeção intravenosa de 0,6 mg de sulfato de atropina (Atropina, 1 mL = 0,5 mg), para se obter o aumento da frequência do pulso, na ordem de 20 batimentos por minuto.

Diante da possibilidade de haver ou não resposta aos colinesterásicos, dependendo do tipo de bloqueio da junção mioneural, a Organização Mundial da Saúde recomenda a administração de 10 mg de cloridrato de edrofônio (Tensilon, 1 mL = 10 mg), por via intravenosa, cujo efeito se fará sentir imediatamente após a injeção. Nos casos em que houver melhora, deve-se utilizar o esquema de uso de anticolinesterásicos citado. Para as crianças, usar o esquema descrito na Tabela 105.4.

Serpentes do gênero Lachesis

Essas serpentes inoculam grande quantidade de veneno; por isso preconiza-se o uso de 10 a 20 ampolas de soro antilaquético ou antibotrópico-laquético, pela via endovenosa. O tratamento complementar e os cuidados que devem ser tomados são os mesmos da terapia antibotrópica.

■ ACIDENTES POR ARTRÓPODES PEÇONHENTOS

Aranhas

A grande maioria das aranhas possui glândulas produtoras de veneno, porém poucas são perigosas para os seres humanos. No Brasil, as principais aranhas de interesse médico pertencem aos gêneros *Phoneutria*, *Loxosceles*, *Latrodectus* e *Lycosa*. Devem ser considerados os acidentes com as aranhas dos gêneros *Grammostola* e *Pamphobeteus*, que podem provocar reação de hipersensibilidade, por apresentarem o corpo coberto por pelos urticantes. Nesses acidentes o diagnóstico etiológico se baseia na identificação do agente agressor, no diagnóstico clínico, no relato de picada e nos sinais e sintomas determinados pelos diferentes tipos de veneno. Em 2015, ocorreram no Brasil 30.306 casos com 17 óbitos.

Acidente por Phoneutria

Causado pelas aranhas do gênero *Phoneutria*, conhecidas por aranhas armadeiras, aranha-da-banana ou aranha-dos-mercados-de-frutas. São aranhas grandes, medindo aproximadamente três a cinco centímetros de corpo e até 15 centímetros de envergadura das pernas. Possuem coloração castanha ou cinza escura, com pelos castanhos nas pernas e no abdome. No dorso do abdome apresentam uma série longitudinal de pares de manchas claras. O ventre é negro nas fêmeas adultas, vermelho ou laranja em jovens e machos adultos. São bastante agressivas; o veneno tem efeito neurotóxico periférico, sendo a dor no local da picada de instalação imediata, com irradiação para todo o membro acometido (Tabela 105.5).

Acidente por Loxosceles

Esse acidente é causado pelas aranhas do gênero *Loxosceles*, conhecidas por aranhas-marrom. São aranhas pequenas, com aproximadamente um centímetro de corpo e três centímetros de envergadura. Não são agressivas; os acidentes acontecem principalmente quando a aranha é comprimida contra a pele do indivíduo, por se encontrar dentro de vestimentas e em roupas de cama ou de banho.

TABELA 105.4. Esquema terapêutico indicado para adultos e crianças

Medicamento	Crianças	Adultos
Atropina (ampola 0,25 mg)	0,05 mg/kg IV	0,5 mg IV
Neostigmina (ampola 0,5 mg)	0,05 mg/kg IV	0,05 mg/kg IV
Tensilon (ampola 10 mg)	0,25 mg/kg IV	10 mg IV

Observação: cloridrato de edrofônio (Tensilon, 1 mL = 10 mg) é um anticolinesterásico de ação rápida. Apesar de não ser disponível comercialmente no Brasil, é mais seguro e pode substituir o uso da neostigmina como teste.

TABELA 105.5. Foneutrismo – classificação quanto à gravidade, manifestações clínicas, tratamento geral e específico

Classificação	Manifestações clínicas	Tratamento geral	Tratamento específico
Leve	Dor local na maioria dos casos, eventualmente taquicardia e agitação	Observação até 6 horas + analgesia**	–
Moderado	Dor local intensa associada a: sudorese e/ou vômitos ocasionais e/ou agitação e/ou hipertensão arterial	Internação + analgesia**	2 a 4 ampolas de SAAr* (crianças) Via intravenosa
Grave	Além das anteriores, apresenta uma ou mais das seguintes manifestações: sudorese profusa, sialorreia, vômitos frequentes, hipertonia muscular, priapismo, choque e/ou edema pulmonar agudo	Unidade de cuidados intensivos + analgesia**	5 a 10 ampolas de SAAr* Via intravenosa

*SAAr-soro antiaracnídico: 1 ampola = 5 mL (1 mL neutraliza 1,5 doses mínimas mortais).
**A analgesia deve ser feita com lidocaína a 2% sem vasoconstritor, injetando-se pelo menos 5 mL do anestésico no local da picada ou na região troncular correspondente.

TABELA 105.6. Loxoscelismo – classificação dos acidentes quanto à gravidade, manifestações clínicas e tratamento

Classificação	Manifestações clínicas	Tratamento
Leve	• *Loxosceles* identificado como agente causador do acidente • Lesão incaracterística • Sem comprometimento do estado geral • Sem alterações laboratoriais	Sintomático: acompanhamento até 72 horas após a picada*
Moderado	• Com ou sem identificação de *Loxosceles* no momento da picada • Lesão sugestiva ou característica • Alterações sistêmicas (*rash* cutâneo, petéquias) • Sem alterações laboratoriais sugestivas de hemólise	Soroterapia: 5 ampolas de SAAr** via intravenosa e/ou prednisona: • adultos: 40 mg/dia • crianças: 1 mg/kg/dia durante 5 dias
Grave	• Lesão característica • Alteração no estado geral: anemia aguda, icterícia • Evolução rápida • Alterações laboratoriais indicativas de hemólise	Soroterapia: 10 ampolas de SAAr via intravenosa e prednisona: • adultos: 40 mg/dia • crianças: 1 mg/kg/dia durante 5 dias

*Pode haver mudança de classificação durante esse período.
**SAAr = soro antiaracnídico.

O veneno loxoscélico possui atividades proteolítica (responsável pelas lesões necróticas e isquêmicas na região da picada), hemolítica (produz hemólise intravascular) e coagulante (capaz de ocasionar coagulação intravascular disseminada). O acidente pode se apresentar sob duas formas clínicas: cutânea e cutaneovisceral.

Na forma cutânea, as ações proteolítica e hemolítica do veneno manifestam-se tardiamente, em torno de 12 a 24 horas após o acidente. O quadro clínico cutâneo caracteriza-se por edema, eritema e dor local semelhante a queimadura. A necrose torna-se evidente ao final da primeira semana após a picada. Apresenta-se como uma crosta seca e negra que se desprende com o tempo, em primeiro da periferia e, por fim, da base da lesão, deixando à mostra uma úlcera de proporções variáveis.

A forma cutaneovisceral tem manifestações sistêmicas e instala-se em pequeno número de casos, principalmente em crianças. A ação hemolítica do veneno se manifesta por icterícia e hemoglobinúria.

A urina torna-se escura, cor de "coca-cola" e pode evoluir para oligúria, anúria e insuficiência renal aguda semelhante ao que ocorre no acidente crotálico (Tabela 105.6).

O tratamento cirúrgico das áreas necrosadas pode ser necessário no manejo das úlceras e correção das cicatrizes. O emprego do soro específico deve ser feito até 36 horas após o acidente.

Acidente por Latrodectus

Esse acidente é causado pelas aranhas do gênero *Latrodectus*, conhecidas popularmente por viúva-negra, aranha ampulheta ou flamenguinha. Em geral, possuem coloração negra e vermelho-vivo, como na espécie *L. curacaviensis* ou esverdeado ou acinzentado com manchas alaranjadas, como na espécie cosmopolita *L. geometricus*. O abdome é globoso, com manchas vermelhas de tamanho variável. O ventre possui um característico desenho em forma de ampulheta.

O veneno é neurotóxico central e periférico, causando quadro clínico no local da picada e no sistema nervoso central. Além da dor intensa no local da picada, o doente pode ainda apresentar mialgia intensa, contraturas musculares generalizadas, podendo levar a convulsões tetânicas. A presença de sialorreia, dores abdominais exacerbadas com sudorese profusa, pode levar a confusão com o diagnóstico de abdome agudo. Alterações hemodinâmicas do tipo bradicardia e hipotensão podem acabar determinando choque hipovolêmico e insuficiência renal aguda. A morte, quando ocorre, em geral se deve à parada respiratória e ao choque.

O tratamento deve ser intensivo, utilizando-se analgésicos potentes para o alívio das dores musculares e abdominais. Podem ser realizados bloqueios anestésicos regionais à base de lidocaína sem vasoconstritor.

Os relaxantes musculares à base dos benzodiazepínicos, além do gluconato de cálcio, podem ser utilizados para alívio das contrações espasmódicas, tremores e câimbras musculares. O tratamento com o soro específico é obrigatório (Tabelas 105.7 e 105.8).

Acidente por Lycosa

O acidente é causado por aranhas do gênero *Lycosa*, conhecidas como aranhas de jardim, de grama, aranha-lobo ou tarântula. Apresentam como característica um desenho negro em forma de ponta de flecha no dorso do abdome. O veneno é discretamente proteolítico e a picada é acompanhada de pouca ou nenhuma dor, podendo aparecer edema e eritema. O acidente é considerado de caráter benigno e não tem valor sanitário. O diagnóstico diferencial, quando a história de picada é recente, deve ser feito com as aranhas *Loxosceles*. Nesse caso, torna-se necessária a reavaliação do doente após 12 a 24 horas do acidente.

O tratamento é sintomático, com curativos locais à base de antissépticos. Caso haja reação alérgica local, ou presença de infecção secundária, pode-se utilizar pomadas compostas de antibióticos e corticosteroides. Não há necessidade de soroterapia específica.

TABELA 105.7. Classificação, manifestações clínicas e tratamento do latrodectismo

Classificação	Manifestações clínicas	Tratamento
Leve	• Sudorese e dor local • Edema local discreto • Dor nos membros inferiores • Parestesia em membros • Tremores e contraturas	• Sintomático: analgésicos, gluconato de cálcio, observação
Moderado	Além dos acima referidos: • Dor abdominal/mialgia • Sudorese generalizada • Ansiedade/agitação • Dificuldade de deambulação • Cefaleia, tontura e hipertermia	• Sintomático: analgésicos, sedativos; e • Específico: SALatr* 1 ampola via intramuscular
Grave	Todos acima referidos e: • Taqui/bradicardia • Hipertensão arterial • Taquipneia/dispneia • Náuseas e vômitos • Priapismo e retenção urinária • Fácies latrodectísmica	• Sintomático: analgésicos, sedativos e • Específico: SALatr* 1 a 2 ampolas via intramuscular

*SALatr: soro antilatrodéctico.

Acidente por aranhas Mygalomorphae

No Brasil, essas aranhas são conhecidas popularmente por aranhas caranguejeiras. Apresentam uma grande variedade de colorido e de tamanho, desde alguns milímetros até 20 cm de envergadura das pernas. Algumas são muito pilosas. Sua importância médica está no fato delas poderem lançar pelos urticantes, situados no dorso do abdome, quando ameaçadas. Esses pelos podem causar reações de hipersensibilidade, com prurido cutâneo, mal-estar, tosse, dispneia e broncospasmo.

Escorpiões

Em 2015 ocorreram no Brasil 85.811 casos com 118 óbitos. Os escorpiões do gênero *Tityus* são os causadores de acidentes. As principais espécies são:

TABELA 105.8. Latrodectismo – drogas utilizadas no tratamento sintomático

Medicamento	Crianças	Adultos
Benzodiazepínicos do tipo diazepam	1 a 2 mg/dose intravenoso a cada 4 horas, se necessário	5 a 10 mg intravenoso a cada 4 horas, se necessário
Gluconato de cálcio a 10%	1 mg/kg intravenoso lentamente a cada 4 horas, se necessário	10 a 20 mL intravenoso lentamente a cada 4 horas, se necessário
Clorpromazina	0,55 mg/kg/dose intramuscular a cada 8 horas, se necessário	25 a 50 mg intramuscular a cada 4 horas, se necessário

Deve-se garantir suporte cardiorrespiratório e os pacientes devem permanecer internados pelo menos por 24 horas.

ACIDENTES COM ANIMAIS PEÇONHENTOS

- *Tityus serrulatus:* medem cerca de 6 a 7 centímetros de comprimento e possuem o colorido do tronco marrom-escuro, pedipalpos, patas e cauda amarelos.
- *Tityus bahiensis*: medem cerca de 6 a 7 centímetros de comprimento e possuem a coloração marrom-escuro, patas manchadas, pedipalpos com mancha escura no fêmur e na tíbia.
- *Tityus stigmurus:* medem cerca de 6 a 8 centímetros de comprimento e possuem coloração amarelo-escura. Apresentam um triângulo negro na cabeça e uma faixa escura longitudinal mediana. Apresentam manchas laterais no tronco.
- *Tityus fasciolatus:* medem cerca de 6 a 8 centímetros de comprimento e possuem coloração amarelo-escura. Apresentam três faixas longitudinais quase negras, além de manchas laterais no tronco.
- *Tityus cambridgei:* medem cerca de 6 a 8 centímetros de comprimento e possuem a coloração escura, quase negra e pentes claros esbranquiçados.

Em 2014 foram notificados 88.410 casos de escorpionismo, com 98 óbitos e uma letalidade de 0,11%. O *Tityus serrulatus* é o maior causador de mortes no Brasil; na sua grande maioria crianças com menos de 7 anos de idade. O escorpionismo grave caracteriza-se por falência cardiocirculatória, podendo cursar com edema pulmonar, sendo este uma das causas mais comuns de óbito. O comprometimento cardíaco é caracterizado por alterações eletrocardiográficas (ECG) sugestivas de miocardite e/ou infarto agudo do miocárdio, com aumento das enzimas creatinoquinase (CK) e lactato desidrogenase (LD). O edema pulmonar observado nos casos graves, e que muitas vezes é responsável pelo óbito do paciente, pode ter origem cardiogênica ou pela liberação de mediadores químicos no pulmão (aumento da permeabilidade vascular). A radiografia do tórax de um paciente picado pelo escorpião *Tityus serrulatus* pode mostrar edema pulmonar acometendo predominantemente um dos pulmões e com aumento da área cardíaca.

A grande maioria dos pacientes acidentados gravemente cursa com vômitos, às vezes com dor abdominal e aumento da amilase sanguínea. Todos os pacientes devem ficar em observação, em ambiente hospitalar, entre 4 e 6 horas após a picada (Tabela 105.9).

ABELHAS E VESPAS

O Brasil possui mais de 400 espécies de "vespas sociais" responsáveis por muitos acidentes. As mais comuns são: *Polybia paulista* (paulistinha), *Polistes versicolor* (marimbondo cavalo) e *Stenopolybia vicina* (caçununga).

As abelhas africanizadas *Apis mellifera* existentes atualmente nas Américas são na verdade poli-híbridos resultantes do cruzamento natural entre as

---

TABELA 105.9. Classificação e tratamento do escorpionismo

Classificação do escorpionismo	Manifestações clínicas	Tratamento	
		Geral	Específico
Leve	Somente presentes as manifestações locais. Dor presente em 100% dos casos. Ocasionalmente, vômitos, taquicardia e agitação de pequena intensidade	Combate à dor; analgésicos e/ou anestésicos locais. Observação quanto ao aparecimento de manifestações sistêmicas durante 6 a 12 horas em ambiente hospitalar, principalmente em crianças abaixo de 7 anos	–
Moderado	Manifestações locais e alguma sintomatologia sistêmica como agitação, sonolência, sudorese, náuseas, vômitos, hipertensão arterial, taquicardia e taquipneia	Combate à dor. Observação da evolução clínica durante 12 a 24 horas em ambiente hospitalar	Em crianças abaixo de 7 anos está indicado SAE*: 2-4 ampolas IV. Nos demais, vide tratamento geral
Grave	Manifestações locais e sistêmicas. Vômitos profusos e frequentes, náuseas, sialorreia, lacrimejamento, sudorese profusa, agitação, alteração da temperatura (geralmente hipotermia), taquicardia, hipertensão arterial, alteração do ECG, taquipneia, tremores, espasmos musculares, paralisias e até convulsões. Os casos graves podem evoluir com bradicardia, bradipneia, edema agudo pulmonar, colapso cardiocirculatório, prostração, coma e morte	Combate à dor. Internação hospitalar. Cuidados intensivos, monitorização das funções vitais. Cuidados de UTI	5-10 ampolas IV de SAE*

*SAE: soro antiescorpiônico (ou soro antiaracnídeo) – 1 ampola = 5 mL.

abelhas africanas e as existentes em cada região do Brasil. Os acidentes por picadas de abelhas e vespas apresentam manifestações clínicas distintas, dependendo da sensibilidade do indivíduo ao veneno e do número de picadas. O acidente mais frequente é aquele no qual um indivíduo não sensibilizado ao veneno é acometido por poucas picadas. Nesses casos, o quadro clínico limita-se à reação inflamatória local, com presença de pápulas eritematosas, dor e calor. Na maioria das vezes essa situação é resolvida sem a participação médica. Em 2015, ocorreram no Brasil 13.597 casos com 39 óbitos.

Outra forma de apresentação clínica é aquela na qual o indivíduo previamente sensibilizado a um ou mais componentes do veneno manifesta reação de hipersensibilidade imediata. É ocorrência grave, podendo ser desencadeada por apenas uma picada e exige a intervenção imediata do médico. O quadro clínico em geral manifesta-se por edema de glote e broncospasmo acompanhado de choque anafilático.

A terceira forma de apresentação desse tipo de acidente é a de múltiplas picadas. Geralmente o acidente ocorre com as abelhas africanizadas, quando o doente é atacado por um enxame – em geral no campo. Nesse caso ocorre inoculação de grande quantidade de veneno, devido às múltiplas picadas, em geral centenas ou milhares. O tratamento de poucas picadas de abelhas ou vespas em indivíduo não sensibilizado deve ser à base de anti-histamínicos sistêmicos e corticosteroides tópicos.

O tratamento do indivíduo sensibilizado que evolui com broncospasmo, edema de glote e choque anafilático é o mesmo referido para as reações anafiláticas e anafilactoides. O tratamento do acidente por múltiplas picadas de abelhas ou vespas é sempre uma emergência médica.

A partir de 2016, um consórcio de pesquisadores brasileiros desenvolveu o soro antiapílico, específico contra o veneno das abelhas africanizadas *Apis mellifera*. Esse ensaio clínico I/II encontra-se na fase de recrutamento de voluntários com idades acima de 18 anos, após a devida autorização do Conselho Nacional de Pesquisa (CONEP) e Anvisa (Agência Nacional de Vigilância Sanitária). O protocolo aprovado para indivíduos adultos e que está em execução é o seguinte:

Tratamento específico

- Até 5 picadas: não está indicada a aplicação do tratamento específico, a não ser por indicação médica;
- Entre 5 e 200 picadas: 2 ampolas de soro antiapílico;

- Entre 201 e 600 picadas: 6 ampolas de soro antiapílico;
- Entre 601 e acima de 1.000 picadas: 10 ampolas de soro antiapílico.

Tratamento adjuvante

O tratamento adjuvante visa manter e evitar o choque hemodinâmico, preservar a função renal, diminuir o edema cerebral e prevenir as disfunções decorrentes da hemoglobinúria. Dessa forma, se propõe:

- Repor a volemia hidratando vigorosamente o paciente com SF 0,9%, após cateterização periférica de veia de grosso calibre, objetivando garantir a estabilidade hemodinâmica, mantendo sempre os níveis de pressão arterial acima de 90×60 mmHg.
- Usar drogas vasoativas, entre elas dopamina e/ou noradrenalina para tratar a hipotensão refratária a volume, a critério da equipe do centro de referência.
- Suspeitar de rabdomiólise quando a creatina fosfoquinase (CPK) estiver acima de 5.000 U/mL. A presença de urina escura, de oligúria e/ou anúria podem também denotar presença de rabdomiólise. Nesse caso o volume do SF 0,9% a ser infundido será de 20 mL/kg, correndo aberto, podendo ser repetido até três vezes. O objetivo deverá manter um volume urinário entre 2 e 3 mL/kg/hora. A hidratação vigorosa deverá ser mantida até que a CPK atinja níveis inferiores a 1.000 U/mL.
- Na presença de oligúria ou anúria refratária, solicitar a avaliação de um nefrologista para eventual indicação de hemodiálise.
- Na presença de distúrbios eletrolíticos tais como alterações dos níveis de Na^+, K^+, Ca^{++} ou Mg^{++} estes deverão ser cuidadosamente monitorizados. A hipercalemia e a hipocalcemia, quando presentes, deverão ser corrigidas prontamente, de acordo com os protocolos dos serviços de referência.

Tratamento sintomático

Todos os pacientes e a critério da equipe médica deverão:

- Tratar e prevenir as reações de hipersensibilidade inerentes ao veneno ou ao soro:
  - anti-histamínicos: injetar pela via intramuscular, uma ampola de 50 mg de prometazina na chegada do paciente; repetir a cada 6 horas se necessário.

ACIDENTES COM ANIMAIS PEÇONHENTOS

- corticosteroide: administrar pela via endovenosa, 200 mg de hidrocortisona na chegada do paciente; repetir a cada 6 horas se necessário. Esse esquema poderá ser mantido por três a cinco dias, de acordo com a evolução clínica.
- Tratar a dor: injetar pela via intramuscular, uma ampola de cloridrato de petidina 50 mg; repetir a cada 6 horas se necessário.
- Em suspeita de choque anafilático: caso o paciente apresente grave hipotensão e na ausência de pulso palpável, injetar pela via subcutânea 500 microgramas (0,5 mL) de adrenalina aquosa 1:1.000.
- Em presença de broncoespasmo: utilizar cateter de oxigênio (O_2) associado a broncodilatadores do tipo β2-agonistas inalatórios (salbutamol, fenoterol ou terbutalina), em doses habituais usadas no centro de referência. Manter o esquema até o desaparecimento dos sintomas.

Tratamento complementar

- Cateterizar uma veia periférica de grosso calibre. Em pacientes críticos usar de acesso venoso central.
- Aplicar monitorização cardioscópica e de saturação de O_2.
- Retirar os ferrões um por um, com o cuidado de evitar a inoculação do veneno neles contido. Deve ser salientado que durante a picada apenas um terço do veneno contido no ferrão é inoculado na vítima. O restante fica no aparelho inoculador, situado na extremidade proximal do mesmo. A retirada incorreta dos ferrões poderá ser acompanhada de compressão desse aparelho. Como consequência haverá inoculação de grande quantidade de veneno. Para retirá-los, utilizar uma pinça de Haslted aplicada rente à pele.

- Sondagem vesical e nasogástrica, quando indicada.
- Aplicação de permanganato de potássio na diluição de 1:40.000, para antissepsia das áreas picadas.
- Alimentação enteral com cerca de 2.000 calorias por dia, quando indicada.
- Manutenção dos equilíbrios hidreletrolítico e acidobásico.
- Traqueotomia e/ou intubação orotraqueal com instalação de reposição assistida, quando indicada.
- Diálise peritoneal e/ou hemodiálise, quando houver insuficiência renal aguda.
- Prevenir a formação de escaras de decúbito.
- Evitar infecções respiratórias secundárias.

█ LACRAIAS

Os quilópodes, conhecidos popularmente como lacraias e centopeias, possuem corpo quitinoso dividido em cabeça e tronco articulado, de formato achatado, filiforme ou redondo, permitindo fácil locomoção.

Na maioria das vezes o quadro clínico é benigno, causando apenas envenenamento local sem maiores consequências, caracterizado por dor local imediata em queimação de intensidade variável, acompanhada ou não de prurido, hiperemia, edema e com evolução para necrose superficial. Sintomas gerais podem estar presentes, como cefaleia, vômitos, ansiedade, pulso irregular, tonturas, linfadenite e linfangite. O tratamento deve ser basicamente sintomático, direcionado para o alívio da dor. Podem ser utilizados analgésicos sistêmicos, bloqueio anestésico local ou troncular e calor local. Quando necessário, indica-se o bloqueio anestésico, no local da picada ou no tronco nervoso, infiltrando-se lidocaína a 2%, sem vasoconstritor, 3 a 4 mL em adultos e 1 a 2 mL em crianças. Não se recomenda o uso de corticosteroides, anti-inflamatórios ou anti-histamínicos.

TABELA 105.10. Classificação da gravidade e orientação terapêutica nos acidentes por lagartas do gênero *Lonomia*

Manifestações e gravidade	Quadro local	Tempo de coagulação	Sangramento	Tratamento
Leve	Presente	Normal	Ausente	Sintomático
Moderado	Presente ou ausente	Alterado	Ausente ou presente em pele e mucosas	Sintomático Soroterapia: 5 ampolas de SALon* intravenoso
Grave	Presente ou ausente	Alterado	Presente em vísceras. Paciente com risco de morte	Sintomático Soroterapia: 10 ampolas de SALon intravenoso

*SALon: soro antilonômico.

LAGARTAS VENENOSAS

Em 2015 ocorreram no Brasil 3.355 casos com 1 óbito. As três principais manifestações clínicas são as seguintes: dermatológicas, hemorrágicas e osteoarticulares (Tabela 105.10).

Para as formas osteoarticulares não há conduta terapêutica específica. As formas crônicas acompanhadas de artropatia devem ter acompanhamento especializado.

Bibliografia

Barbosa NA, Guimarães BC, Costa CBP, Hissa JT, Cunha LER, Carneiro MTR, et al. Soro antiapílico. Botucatu: CEVAP-UNESP. 2014; p. 59. ISBN 978-85-60229-15-4.

Fundação Nacional de Saúde. Manual de Diagnóstico e Tratamento de Acidentes por Animais Peçonhentos. 2 ed. Brasília: Ministério da Saúde; 2001.

Lima ME, Pimenta AMC, Martin-Eauclaire MF, Zingali RB, Rochat H. Animal toxins: state of the art – perspectives in health and biotechnology. Belo Horizonte: Editora UFMG. 2009; p. 750. ISBN 978-85-7041-735-0

106 INTOXICAÇÕES EXÓGENAS AGUDAS

Joelma Gonçalves Martin

INTRODUÇÃO

A intoxicação exógena é uma das emergências médicas mais comuns entre crianças e adolescentes, sendo importante causa de morbidade nessas faixas etárias.

As reais características do acidente tóxico agudo na criança e no adolescente no Brasil não estão bem determinadas, em virtude da imprecisão das notificações e do registro dos casos.

No Brasil, estatísticas mais recentes têm demonstrado que os medicamentos continuam sendo os principais responsáveis por intoxicações humanas.

Intoxicações por produtos domissanitários e por pesticidas de uso doméstico são mais frequentes em crianças de 0-4 anos de idade, enquanto as intoxicações por drogas de abuso são mais observadas em adolescentes de 15-19 anos de idade.

Há seis modos básicos de exposição aos venenos: ingestão, exposição ocular, exposição cutânea, inalação, exposição transplacentária e envenenamento. A intoxicação pode ser aguda, que é a forma mais comum de apresentação na unidade de emergência ou crônica, que ocorre quando uma substância se acumula no corpo ao longo do tempo, como no caso da exposição a metais pesados.

ATENDIMENTO DA CRIANÇA INTOXICADA

O atendimento do paciente intoxicado é semelhante ao de qualquer outra emergência médica. As possíveis diferenças são a necessidade de conhecer e utilizar corretamente as medidas de descontamina-

ção, os antídotos específicos, alguns procedimentos de eliminação e as peculiaridades do diagnóstico e da conduta terapêutica em algumas intoxicações que costumam ter evolução grave.

A sequência das cinco etapas básicas no atendimento da criança vítima de um acidente tóxico continua sendo utilizada até o momento, mas com modificações significativas. As etapas são as seguintes:

1. Estabilização;
2. Reconhecimento da toxíndrome e identificação do agente causal;
3. Descontaminação;
4. Eliminação;
5. Antídotos.

ESTABILIZAÇÃO

Consiste na série de medidas que devem ser feitas para manter o paciente em condições apropriadas, corrigindo distúrbios graves ou que podem representar risco de morte, permitindo assim a realização das demais etapas terapêuticas. As providências básicas para estabilização inicial do paciente intoxicado são semelhantes às utilizadas em qualquer outra emergência clínica.

Entretanto alguns aspectos peculiares devem ser enfatizados: pacientes comatosos podem evoluir rapidamente para falência respiratória e alterações como o choque podem dificultar o acesso venoso. Portanto, o mesmo deve ser rapidamente garantido, bem como a manutenção da via aérea.

Depois de assegurar a via aérea, a qualidade da ventilação e a boa circulação, é importante definir se há alguma disfunção neurológica que possa ser revertida com medicação, muitas vezes até empiricamente, por exemplo, na suspeita de intoxicação por opioides; ou ainda, para identificação da necessidade de descontaminação imediata. A avaliação neurológica seriada deve ser feita, pois em intoxicações maciças podem ocorrer rápidas mudanças no estado mental levando à PCR.

Tratamento empírico com alguns antídotos pode ser feito em pacientes intoxicados com alterações do nível de consciência. Se houver hipoglicemia que deve ser prontamente checada, a mesma deve ser tratada mesmo sem a possibilidade de confirmação. A correção deve ser imediata com glicose a 25% na dose de 2 mL/kg EV. Alguns tóxicos reconhecidamente podem levar à hipoglicemia: etanol, hipoglicemiantes, betabloqueadores, salicilatos, insulina. O naloxone também pode ser feito empiricamente quando se suspeita de intoxicação por opioides que podem estar presentes em inúmeras preparações domiciliares: codeína, agentes antidiarreicos, como o elixir paregórico, clonidina, analgésicos opioides. Dose do naloxone: 0,4-2 mg/kg EV a cada 3 minutos (dose máxima: 20 mg). Sua ação dura 1-2 horas.

▮ RECONHECIMENTO DA TOXÍNDROME E IDENTIFICAÇÃO DO AGENTE CAUSAL

A toxíndrome pode ser definida como um complexo de sinais e sintomas produzidos por doses tóxicas de substâncias químicas que, apesar de diferentes, têm efeito mais ou menos semelhante. O reconhecimento da toxíndrome permite a identificação mais rápida do agente causal e, consequentemente, a realização do tratamento adequado. Para identificá-la é necessário realizar anamnese e exame físico. Quando o tóxico for conhecido é importante definir a quantidade ingerida, a apresentação, o tipo de terapêutica já realizada antes da chegada em serviço e se o paciente tem algum antecedente mórbido. Quando o tóxico for desconhecido, a suspeita de intoxicação exógena deve sempre ser levantada nas seguintes situações:

- Instalação abrupta dos sintomas;
- Idade entre 1-5 anos;
- Presença de PICA;
- Problemas familiares;
- Aparecimento súbito de alterações do nível de consciência;
- Quadro clínico estranho ou complexo;
- Excesso de medicamentos no domicílio;
- Informação dos parentes.

O exame físico deve detalhar, além dos sinais usuais: características da pele e mucosas (temperatura, coloração, odor, hidratação), do hálito, da boca (lesões corrosivas, odor, hidratação), dos olhos (conjuntiva, pupilas, movimentos extraoculares), sistema nervoso central (nível de consciência, escala de coma, estado neuromuscular), sistema cardio circulatório (FC, ritmo, PA, perfusão) e sistema respiratório (FR, movimentos, ausculta).

Tais dados ajudarão no reconhecimento das toxíndromes:

- Anticolinérgica: agitação e/ou sonolência, rubor da pele, midriase, taquicardia, alucinações, delírio, retenção urinária, insuficiência respiratória, mucosas e pele seca.
  - Causas: escopolamina, anti-histamínicos, antidepressivos tricíclicos, fenotiazina, atropina e derivados.
  - Monitorizar: nível de consciência, diâmetro pupilar, controle de temperatura, monitorização cardíaca.
- Simpaticomimética: taquicardia, hipertensão arterial, hipertermia, convulsões, excitação do SNC.
  - Causas: teofilina, cocaína, ecstasy, anfetaminas, cafeína, aminofilina, descongestionantes sistêmicos e tópicos (efedrina e derivados).
  - Monitorizar: frequência cardíaca e temperatura.
- Colinérgica: sudorese, sialorreia, fasciculações, fraqueza muscular, broncorreia, broncoespasmo, miose, diarreia, hipersecreção brônquica, desconforto abdominal, incontinência urinária.
  - Causas: inibidores da anticolinesterase, organofosforados, carbamatos, prostigmina, cogumelos.
  - Monitorizar: acompanhar a função respiratória, nível de consciência e avaliar a resposta a antígenos.
- Depressiva: sonolência, coma, incoordenação, fraqueza, hipotensão, nistagmo, depressão respiratória, hipotermia, confusão.
  - Causas: diazepan, midazolan, clonazepan, barbitúricos, carbamazepina, antidepressivos tricíclicos, salicitatos, álcool, monóxido de carbono.
  - Monitorizar: acompanhar função respiratória, nível de consciência, diâmetro pupilar, temperatura.
- Extrapiramidal: tremores, rigidez, opistótono, torcicolo, disfonia, roda denteada, choro monótono.
  - Causas: domperidona, metoclopramida, haloperidol, fenotiazídicos.

INTOXICAÇÕES EXÓGENAS AGUDAS

- Hipermetabólica: febre, taquicardia, taquipneia, agitação, convulsões, acidose metabólica, vômitos, hiperglicemia, rabdomiólise.
  - Causa: salicilato.
  - Monitorizar: hemograma, eletrólitos, gasometria, função renal, DHL, CPK e coagulograma, além da salicilemia.
- Narcótica: depressão do sistema nervoso central, hipotermia, hipotensão, hipoventilação, miose, coma.
  - Causas: opioides, heroína, morfina.
  - Monitorizar: função pulmonar, nível de consciência, diâmetro pupilar, monitorização cardíaca e da temperatura.
- Meta-hemoglobinêmica: cianose de pele e mucosas, de tonalidade e localização peculiar, palidez de pele e mucosas, confusão mental, depressão neurológica.
  - Causas: acetanilida, azul de metileno, dapsona, doxorrubicina, fenazopiridina, furazolidona, nitratos, nitritos, nitrofurantoína, piridina, sulfametoxazol.

DESCONTAMINAÇÃO

A descontaminação pode ocorrer de quatro maneiras: dérmica, oftálmica, inalatória e gastrointestinal. Confira, a seguir, como proceder em cada uma.

Dérmica

- Utilize equipamentos de proteção individual (EPI).
- Lave o paciente com água morna.
- Use xampu ou sabão para substâncias oleosas.
- Atenção especial para as áreas de depósito: orelhas, umbigo, axilas, região genital, região subungueal. Esse procedimento é indispensável nos casos de tóxicos bem absorvidos pela pele, por exemplo os inseticidas organofosforados.

Oftálmica

- Irrigue os olhos com água morna ou salina, geralmente um litro para cada olho;
- Utilize anestésicos tópicos;
- Retire lentes de contato;
- Efetue avaliação oftalmológica.

Inalatória

- Use equipamentos de proteção individual (EPI);
- Remova a vítima do local;
- Forneça oxigênio a 100%;

- Observe evidência de edema nas vias respiratórias superiores, taquipneia, dispneia, hipoxemia e indique IOT precoce.

Gastrointestinal

Carvão ativado

- Uso indicado para qualquer ingestão potencialmente tóxica.
- Eficácia maior se administrado até 2 h após a intoxicação.
- Dose: 1 g/kg para crianças e 50 a 100 g para adultos, por via oral (VO) em pacientes alertas e cooperativos ou por sonda gástrica (com adequada proteção das vias respiratórias), diluído a 10% com água ou suco.
- Dose adicional após 2 h. A administração de doses múltiplas deve ser considerada nos pacientes que ingeriram doses elevadas de carbamazepina, dapsona, fenobarbital, fenitoína, quinino, teofilina, digoxina, clordecona, salicilato, fenilbutazona, nadolol.
- Algumas substâncias são pouco adsorvidas, tais como: alcaloides, cianido, álcool, etilenoglicol, ferro, lítio, potássio e ácidos minerais.
- Contraindicado se houver ingestão de substâncias cáusticas ou em pacientes com depressão do SNC, sem proteção da via aérea.

Lavagem gástrica

- Indicação: em casos de ingestão de substância tóxica (líquidos ou sólidos) em grande quantidade.
- Contraindicações: ingestão de substâncias corrosivas (ácidos, bases), se houver depressão do sistema nervoso central (SNC), convulsões sem adequada proteção das vias respiratórias e nas intoxicações por hidrocarbonetos alifáticos.
- A maior eficácia é obtida se o procedimento for realizado até 1 h após a intoxicação.

  Observação:
  Depois desse período, a técnica pode ser efetuada principalmente nos casos de substâncias que têm absorção errática ou que retardam o esvaziamento gástrico (opioides, anticolinérgicos, salicilatos), devendo ser executada em todos os casos de tentativa de suicídio, independentemente do tempo transcorrido.

- Efeitos adversos (3%): aspiração pulmonar, perfuração de esôfago e/ou estômago, intubação endotraqueal inadvertida, distúrbios hidreletrolíticos.

- Técnica:
  - Proteja as vias aéreas (intubação orotraqueal caso o paciente esteja com depressão do SNC ou apresente convulsões).
  - Mantenha decúbito lateral esquerdo.
  - Insira sonda gástrica de maior calibre possível.
  - Administre carvão ativado antes de começar o procedimento.
  - Instile solução salina morna em alíquotas de 10 mL/kg em crianças ou de 200 a 300 mL em adultos; retire por gravidade ou por sucção, em um total de 2 L ou até retorno de líquido claro.

Irrigação intestinal total

- Descontaminação: a partir do piloro.
- Indicações: ingestão de grande quantidade de substâncias pouco adsorvidas pelo carvão (ferro, lítio), corpo estranho, pacotes com drogas ilícitas, comprimidos com revestimento contra secreção gástrica e/ou liberação entérica (ácido valproico, teofilina, ácido acetilsalicílico, verapamil, diltiazem).
- Contraindicações: íleo paralítico ou obstrução intestinal.
- Efeitos adversos: vômitos, aspiração pulmonar.
- Técnica:
  - Proteja as vias respiratórias.
  - Insira sonda entérica.
  - Administre carvão ativado (0,5 g/kg ou 50 g) a cada 3 h durante o procedimento.
  - Instile solução para irrigação intestinal. Geralmente, utiliza-se o polietilenoglicol na velocidade de 2 L/h em adultos e de 35 mL/kg/h em crianças até um total de 10 L para adultos, 200 mL/kg para crianças ou retorno de líquido claro.

Laxantes

- Indicação: para acelerar o trânsito do complexo carvão-toxina ou dos comprimidos de ferro.
- Contraindicações: em casos de obstrução intestinal.
- Efeitos adversos: distúrbios hidroeletrolíticos, choque hipovolêmico, vômitos.
- Recomendação: utilize o laxante de sua escolha após a dose de carvão.
  - **Observação:**
    Não use laxantes à base de magnésio ou de sódio em pacientes com insuficiência renal. Repita metade da dose se não houver evacuações contendo carvão ativado.

ELIMINAÇÃO

Indicações

- Intoxicações graves com deterioração clínica apesar do suporte oferecido.
- Via habitual de eliminação prejudicada (insuficiência renal).
- Ingestão de dose letal ou nível sanguíneo letal.
- Comorbidades que possam prejudicar a evolução do paciente (doença pulmonar obstrutiva crônica (DPOC), insuficiência cardíaca congestiva (ICC)).
- Substâncias dialisáveis:
  - Necessitam ter baixo volume de distribuição (VD), isto é, a substância deve estar presente na corrente sanguínea ou no espaço extracelular (aquelas com alto volume de distribuição não são dialisáveis).
  - O elemento tóxico deve ter baixa ligação com proteínas plasmáticas.

Métodos

- Diurese neutra forçada (de 2 a 3 mL/kg/h): até o momento, o medicamento mais utilizado para essa finalidade é a furosemida. A dose geralmente usada pra crianças é de 1-3 mg/kg por via oral e de 0,5-1,5 mg/kg, por via parenteral. A hiper-hidratação é obtida por meio da administração de volumes 20 a 30% maiores que o recomendado habitualmente para a faixa etária e condição clínica (Tabela 106.1);
- Alcalinização (fenobarbital, salicilatos);
- Hemodiálise;
- Hemoperfusão;
- Diálise peritoneal: menos eficaz se comparada com outros métodos, porém de mais fácil utilização; banhos a cada 2 h por 24 h equivalem a 4 h de hemodiálise.

TABELA 106.1. Volume de distribuição de alguns fármacos

Alto VD (> 5 a 10 L/kg)	Baixo VD (< 1/kg)
Antidepressivos	Álcool
Digoxina	Carbanazepina
Lindano	Lítio
Opioides	Fenobarbital
Feniciclidina	Salicilatos
Fenotiazina	Teofilina

INTOXICAÇÕES ESPECÍFICAS

Anti-histamínicos

- Medicamentos utilizados em doenças alérgicas, como sedativos e antinauseantes e para prevenção de cinetose. Podem ainda constituir-se como adjuvantes de analgésicos, simpatomiméticos e sintomáticos para alívio de sintomas de resfriado.
- Toxicidade: quando em doses 3-5 vezes a terapêutica, ocorre estimulação ou depressão de SNC. Em doses elevadas pode levar à hiperexcitabilidade, alucinações, convulsões, sintomas anticolinérgicos como rubor facial, febre, taquicardia, midríase fixa. Altas doses de difenidramina podem causar prolongamento do segmento QRS.
- Tratamento: convulsões não tratadas ou não responsivas ao tratamento por intoxicação são a principal causa de morte na intoxicação por anti-histamínicos. Assim, as mesmas devem ser imediatamente tratadas com os protocolos vigentes. Pacientes muito agitados mas com predomínio de sintomatologia anticolinérgica podem melhorar sintomas com administração de fisiostigmina, cuja prescrição é de 0,02 mg/kg (não exceder 0,5 mg/dose), EV em 3 minutos. Pode ser repetida a cada 10-15 minutos. Não usar se tiver tomado antidepressivo tricíclico. Pacientes devem se manter pelo menos 8 horas estáveis antes da alta.

Ácido valproico

- Toxicidade: estimulação GABA e inibição do ciclo da ureia.
- Dose tóxica: > 60 mg/kg, sendo que acima de 200 mg/kg pode chegar ao coma e acima de 750 mg/kg pode ser fatal.
- Clínica: náuseas, desconforto gástrico, depressão do SNC, hepatotoxicidade, encefalopatia, acidose, hipocalcemia, hipernatremia, edema pulmonar, edema de SNC.
- Diagnóstico: história clínica, nível sérico elevado.
- Tratamento: emergência: ABC, tratamento do quadro neurológico e dos distúrbios. Se paciente assintomático, observe por 24 horas.
- Antídoto: não há. Questiona-se o uso de naloxone.
- Descontaminação: carvão ativado e lavagem gástrica.
- Eliminação: hemodiálise, carvão ativado em múltiplas doses.

Antidepressivos tricíclicos

- Toxicidade: afeta sistema cardiovascular e SNC, sendo a dose tóxica a de 10 vezes a terapêutica. A apresentação é na forma de uma das três grandes toxíndromes: efeitos anticolinérgicos, efeitos cardiovasculares e convulsões, começando cerca de 30-40 minutos da ingestão ou às vezes de instalação mais lenta.
- Clínica: efeitos anticolinérgicos com sedação, delírio, coma, midríase, pele e mucosas secas, taquicardia e retenção urinária. Às vezes, eventos mioclônicos.
- Efeitos cardiovasculares: taquicardia com prolongamento de PR, bloqueio atrioventricular, taquicardia sinusal, bradiarritmias, hipotensão por vasodilatação e depressão miocárdica.
- Convulsões: podem ser recorrentes e persistentes. Pode ocorrer hipertermia.
- Diagnóstico: suspeitar em pacientes letárgicos, em coma, com convulsões e aumento do segmento QRS. Pode-se realizar dosagem urinária e complementar eletrólitos, função renal, hepática, urina, ECG e raios X de tórax.
- Tratamento: ABC, tratar coma, convulsões, hipertermia ou hipotermia, hipotensão e arritmias, considerando inclusive marca-passo. Convulsões intratáveis podem ser tratadas com protocolo habitual e, se necessário, bloqueio neuromuscular.
  O bicarbonato (1-2 mEcQ/kg) pode ser indicado se houver hipotensão refratária ou aumento do intervalo QRS.
  Na fase imediata da ingestão pode-se usar carvão ativado e, se necessário e com proteção de via aérea a lavagem gástrica.

Barbitúricos

- Agentes hipnóticos e sedativos, como tiopental, pentobarbital e fenobarbital.
- Toxicidade: depressão da atividade neuronal, depressão do tônus simpático e depressão miocárdica.
- Dose tóxica: depende da via e da velocidade de administração. Em geral, quando ingerido de 5 a 10 vezes a dose hipnótica. A dose tóxica do fenobarbital é de 6 a 10 g.
- Apresentação clínica:
  - Leve/moderada: letargia, nistagmo, saliva espessa, ataxia.
  - Grave: hipotensão, coma, parada respiratória, miose, perda de todos os reflexos, hipotermia.
- Diagnóstico: história e nível sérico.

- Tratamento: emergência – ABC e tratamento específico das alterações encontradas, como hipotermia e coma.
- Antídoto: não há.
- Descontaminação: com carvão ativado e lavagem gástrica.
- Eliminação: alcalinização da urina, múltiplas doses de carvão, hemoperfusão, hemodiálise.

Benzodiazepínicos

- Toxicidade: aumento da ação de neurotransmissores GABA (ácido gama-aminobutírico), diminuição dos reflexos, coma, insuficiência respiratória e parada respiratória. As substâncias mais conhecidas no meio médico são as seguintes: alprazolam, clonazepam, diazepam, lorazepam, midazolam e zolpidem.
- Dose tóxica: depende da via, da dose e da velocidade.
- Clínica: depressão do SNC, letargia, ataxia, coma, parada respiratória, hipotermia, miose.
- Tratamento: emergência – ABC, tratamento de hipotermia e coma.
- Antídoto: flumazenil (dose de 0,2 mg IV a cada 30 segundos. Na criança, pode-se começar com 0,01 mg/kg. Se não detectar reação, administrar 0,3 mg. E, se ainda assim não houver resposta, ministrar 0,5 mg). A apresentação do flumazenil é de 0,1 mg/mL. Dose máxima total: em crianças é de 1 mg; em adultos, é de 3 mg.
  O flumazenil tem meia-vida relativamente longa (de até 1 hora). Reverte completamente o efeito sedativo e depressor dos benzodiazepínicos, mas tem vários efeitos colaterais indesejáveis. Pode desencadear convulsões em epilépticos ou predispostos. Tais convulsões são pouco responsivas aos benzodiazepínicos e muitas vezes tornam-se refratárias aos anticonvulsivantes de segunda e terceira linha. Pode ainda desencadear arritmias, taquicardia, hipertensão.
- Descontaminação: carvão ativado.
- Eliminação: não é necessária.

Beta-adrenérgicos

O estímulo beta2 causa relaxamento de musculatura lisa (p. ex., albuterol, metaproterenol, terbutalina).

- Dose tóxica: dose diária em simples tomada.
- Clínica: taquicardia, extrassístoles, taquicardia supraventricular, vasodilatação, hipotensão, agitação, tremores, hipocalemia, hiperglicemia, acidose láctica.

- Tratamento: emergência – ABC, tratamento dos distúrbios descritos, monitor ECG por 6 horas.
- Antídoto: betabloqueador (nas taquiarritmias com hipotensão). O betabloqueador mais utilizado é o propranolol na dose de 0,01 a 0,02 mg/kg IV lento em até 5 min. Máximo 1 mg/dose. Pode ser repetido a cada 5 a 10 min. Quando o paciente estiver mais estabilizado, use a apresentação oral na dose de 1 a 5 mg/kg/dia em 3 a 4 doses. Reposição volêmica pode corrigir a alteração mental.
- Descontaminação: carvão ativado.

Betabloqueadores

- Toxicidade: excessivo bloqueio beta-adrenérgico, diminuição de contratilidade, convulsões, com ação tóxica que dura de 1 a 4 h, sendo de metabolização hepática. Substâncias: atenolol, carvedilol, metoprolol e propranolol.
- Dose tóxica: duas vezes a terapêutica.
- Clínica: bradicardia com queda da pressão arterial (PA), bloqueio atrioventricular (BAV), choque cardiogênico, aumento do intervalo PR, convulsões, coma, insuficiência respiratória, broncoespasmo, hipoglicemia, hiperpotassemia.
- Diagnóstico: ingestão e apresentação clínica.
- Tratamento: emergência – ABC e tratamento dos distúrbios descritos. Em caso de bradicardia (atropina: de 0,01 a 0,03 mg/kg IV) e broncodilatador (inalação); monitoramento por 6 h.
- Antídotos: glucagon (de 5 a 10 mg IV em bólus, com infusão de 1 a 5 mg/h) e epinefrina (0,01 mg/kg da solução 1:1.000) para bradicardia com hipotensão.
- Descontaminação: carvão ativado.
- Eliminação: diurese, hemoperfusão, repetidas doses de carvão ativado.

Cáusticos

- Toxicidade:
  - Bases: necrose de liquefação.
  - Ácidos: necrose de coagulação.
  - As baterias podem também causar corrosão se impactadas no esôfago.
- Dose tóxica: qualquer contato. Depende da concentração e do modo.
- Clínica: oligossintomáticos, odinofagia, disfagia, sialorreia, dor retroesternal, vômitos, rouquidão, dispneia, estridor.
- Diagnóstico: ingestão, apresentação clínica, endoscopia, radiografia.
- Tratamento: emergência – ABC e avaliação cirúrgica se houver dor torácica, enfisema, pneumomediastino, pneumotórax.

Remoção endoscópica imediata da bateria.
- Antídoto: não há.
- Descontaminação: remova do ambiente, irrigue a pele e os olhos, retire as roupas e dê banho. Se for ingerido, não faça lavagem gástrica e utilize carvão ativado.

Cocaína

- Toxicidade: o tempo de início dos sintomas de intoxicação pela cocaína depende da dose e da via de administração. Pode ser administrada por injeção, via inalatória (crack), nasal ou oral. Dose letal no adulto é de 1 a 2 g.
- Clínica: os sintomas mais precoces e proeminentes são os de estimulação do SNC com agitação e excitabilidade, sendo que com o incremento da dose pode ocorrer tremor, fala desenfreada, taquicardia, hipertensão e convulsões. A hipertensão súbita pode levar a acidentes cerebrais isquêmicos. Picos hipertensivos podem também levar à isquemia miocárdica e infarto. Uso crônico pode levar a miocardiopatia. A causa mais comum de óbito é arritmia cardíaca. Pode levar à hiperpirexia e falência renal.
- Diagnóstico: clínica ou testes laboratoriais.
- Tratamento: manutenção da temperatura, controle das convulsões com protocolos específicos e uso de benzodiazepínicos, fenitoína e medicações de terceira linha. A hipertensão pode ser tratada com benzodiazepínicos ou anti-hipertensivos de curta ação como o nitroprussiato. Não usar betabloqueadores. Tratar também a hipertermia. Pacientes com depressão do SNC devem realizar tomografia para identificação de processos isquêmicos. No caso de eventos cardíacos isquêmicos, fornecer oxigênio, morfina para a dor, nitroglicerina e aspirina.

Ferro

- Toxicidade: efeito corrosivo nas mucosas, necrose de coagulação e perfurações, disfunção celular. Órgãos-alvo: coração e fígado.
- Dose tóxica:
  - < 20 mgFe/kg: sem sintomas.
  - 20 a 40 mgFe/kg: vômitos, dor abdominal, diarreia.
  - 40 a 60 mgFe/kg: grave.
  - > 60 mgFe/kg: potencialmente letal.
- Clínica:
  - Estágio I (de 30 min a 12 h): vômitos, diarreia, sangramentos, choque, distúrbios eletrolíticos (DHE), insuficiência renal.

- Estágio II (de 12 a 36 h): assintomático.
- Estágio III (de 24 a 48 h): coma, choque, convulsões, acidose, coagulopatias, insuficiência hepática, morte.
- Estágio IV (de 2 a 6 semanas): obstruções e estenose do trato digestivo.
- Diagnóstico: história, clínica, vômitos, diarreia, hipotensão, radiopacidade; pelo hemograma, pode-se observar leucocitose e hiperglicemia.
- Tratamento: nos casos de dosagem baixa e pacientes assintomáticos, observe por 6 h; emergência – ABC, suporte.
- Antídoto: deferoxamina se o nível sérico estiver maior que 500 mcg/dL ou se a clínica for grave, como paciente em choque ou acidose grave. Se a urina estiver rosada, use até clarear, na dose de 10 a 15 mg/kg/h IV (dose máxima: 6 g/dia) ou 50 mg/kg IM (dose máxima: 1 g). O uso dessa dose IM pode ser efetuado como teste na suspeita de intoxicação.
- Descontaminação: carvão ativado não é eficaz. Faça lavagem gástrica ou endoscopia digestiva para retirada dos comprimidos.

Glicosídeos cardíacos

- Inibição da bomba sódio-potássio (Na/K), causando aumento de potássio (K) potencialização do tônus vagal e aumento da tonicidade das fibras de Purkinje.
- Dose tóxica: 1 mg para crianças e 3 mg para adultos.
- Clínica:
  - Aguda: vômitos, hiperpotassemia, bradicardia sinusal, PCR, BAV, extrassístoles, fibrilação ventricular.
  - Crônica: distúrbios visuais, hipopotassemia.
- Diagnóstico: ingestão, apresentação clínica, nível sérico.
- Tratamento: emergência – ABC. Se K > 5,5, ofereça bicarbonato, solução polarizada, mas não utilize cálcio. Se houver bradiarritmia, administre atropina; nas taquiarritmias, use lidocaína.
- Antídoto: anticorpo antidigoxina.
- Descontaminação: carvão ativado.
- Eliminação: repetidas doses de carvão. Não é removido por diálise.

Hidrocarbonetos

- Gasolina, combustível, tintas, fibras sintéticas, cosméticos, dissolventes, detergentes.
- Toxicidade: pneumonite química por aspiração, coma, convulsões, arritmias, necrose tecidual, irritação de mucosa.

- Dose tóxica: aspiração de pouco volume, ingestão de 10 a 20 mL, injeção de 1 mL.
- Clínica: tosse, taquipneia, vômitos, náuseas, sibilos, enterorragia, confusão, ataxia, letargia, cefaleia, coma, arritmia, inflamação e necrose tecidual e de córnea.
- Diagnóstico: exposição, apresentação clínica (em geral mais tardia, em torno de 6 h) e radiografia (12 h após).
- Tratamento: emergência – ABC, cuidado com epinefrina por risco de desenvolvimento de arritmia. Aspiração assintomática: observe por 6 h. Se paciente sintomático, forneça O_2, trate o broncospasmo e não use corticoide.
- Antídoto: não há.
- Descontaminação: retire do ambiente, realize irrigação ocular e use carvão ativado.
- Eliminação: não há método.

Maconha

- Apresentação clínica: estimulante, sedativo ou alucinógeno. Causa euforia, palpitações, alterações sensoriais, alucinações, psicose paranoide. Ao exame: taquicardia, hipotensão ortostática, irritabilidade ocular, tremor fino e ataxia.
- Diagnóstico: história e exame clínico com taquicardia e vermelhidão ocular, além de alterações cognitivas.
- Antídoto: não há
- Descontaminação: carvão ativado.

Monóxido de carbono

- Toxicidade: gás inodoro não irritante, incolor, com grande afinidade pela hemoglobina.
- Dose tóxica: 25 partes por milhão (ppm).
- Clínica: cefaleia, náuseas, zumbido, angina, infarto, desmaios, convulsão, coma, sequelas neurológicas.
- Diagnóstico: história de exposição, saturometria falso-posistiva, gasometria medindo a pressão parcial de oxigêncio (PaO_2) dissolvida no plasma.
- Tratamento: emergência – ABC, tratamento de coma e convulsões, monitoramento cardíaco.
- Antídoto: ar ambiente, O_2 a 100%, câmara hiperbárica.
- Descontaminação: retire do ambiente, use O_2.
- Eliminação: câmara hiperbárica, O_2.

Opioides

- Toxicidade: sedação, depressão respiratória, apneia, aspiração. As principais substâncias desse grupo são: codeína, fentanila, heroína, morfina, tramadol, oxicodona e meperidina.
- Dose tóxica: depende dos componentes.

- Clínica:
  - Leve/moderada: letargia, miose, hipotensão, suboclusão e hipotonia intestinal.
  - Grave: depressão respiratória, apneia, edema pulmonar, convulsões, cardiotoxicidade.
- Diagnóstico: história e alterações típicas ao exame físico, como miose, depressão do SNC e respiratória, reversão com naloxone.
- Tratamento: emergência – ABC, tratamento de coma, convulsões e hipotensão.
- Antídoto: naloxone (dura de 1 a 2 h). Dose: de 0,4 a 2 mg/kg IV a cada 3 min. (dose máxima 20 mg). Após acordado, o paciente deve ser observado por 3 a 4 h.
- Descontaminação: carvão ativado. Não induzir vômitos.

Organofosforados

- Toxicidade: aumento da acetilcoenzima A (acetil-CoA) em receptores nicotínicos, muscarínicos e do SNC.
- Dose tóxica: depende da potência e do tempo de exposição, com início dos sintomas no período de 1 a 12 h:
  - Efeito muscarínico: vômitos, diarreia, dor abdominal, broncoespasmo, miose, bradicardia, salivação, sudorese.
  - Efeito nicotínico: fasciculações, tremores, taquicardia, hipertensão, paralisia muscular.
  - Efeito no SNC: agitação, convulsões e coma.
  - Síndrome intermediária: fraqueza e paralisia muscular dias após o quadro inicial.
- Diagnóstico: história e sintomas.
- Tratamento: emergência – ABC. Tenha cuidado com fraqueza muscular e parada respiratória.
- Antídotos: atropina na dose de 0,5 a 2 mg/kg IV (repita até cessarem os seguintes sintomas: rubor, midríase, broncorreia. A dose utilizada pode chegar até 100 mg ou mais) ou pralidoxima na dose de 20 a 40 mg IV inicial (medicamento administrado principalmente para reverter fraqueza muscular e fasciculações).
- Descontaminação: lave o paciente, use carvão ativado, não induza vômitos e proceda à lavagem gástrica.
- Eliminação: doses repetidas de carvão ativado.

Paracetamol

- Dose tóxica: 200 mg/kg ou de 6 a 7 g.
- Apresentação clínica:
  - Precoce: anorexia, náuseas e vômitos.
  - Tardia (de 24 a 48 h): aumento das transaminases bilirrubinas, encefalopatia hepá-

tica, alteração do coagulograma, hepatite fulminante, insuficiência renal, pancreatite, insuficiência cardíaca.

- Diagnóstico: história, nível sérico (nomograma de Rumack-Matthew).
- Tratamento: emergência – vômitos: metoclopramida (dose: para sintomas leves, de 10 a 20 mg/intramuscular (IM) ou 0,1 mg/kg intravenoso (IV) lento; para sintomas intensos: de 1 a 2 mg/kg diluídos em 50 mL de soro glicosado (SG) 5%; deixe correr em 15 min. Pode ser repetido a cada 2 a 3 h) ou ondansetrona (dose: 0,15 mg/kg – crianças; 8 mg – adultos). Transplante se houver sinais de insuficiência hepática.
- Antídoto: N-acetilcisteína:
  - VO: 140 mg/kg, seguida de 70 mg/kg a cada 4 h em um total de 17 doses, solução a 10% em até 72 h.
  - IV: 150 mg/kg diluídos em 200 mL de SG 5% em 15 min., seguida de 50 mg/kg diluídos em 500 mL de SG 5% em 4 h e após 100 mg/diluídos em 1.000 mL em 16 h da solução a 20% (N-acetilcisteína).
  Melhor eficácia se administrado até 8 h após intoxicação.
- Descontaminação: carvão ativado.
- Eliminação: hemodiálise (geralmente não é necessária, pois o antídoto é muito eficaz se administrado prontamente).

Salicilatos

- Toxicidade: estimulação do centro respiratório causando hiperventilação, edema cerebral e pulmonar, alteração da função plaquetária.

- Dose tóxica:
  - Aguda: vômitos, hiperpneia, acidose metabólica e alcalose respiratória, coma, convulsões, hipertermia, hiperglicemia, edema pulmonar, choque.
  - Crônica: confusão, desidratação, acidose metabólica, edema pulmonar, alta morbidade e mortalidade.
- Diagnóstico: história, síndrome hipermetabólica, nível sérico (de 90 a 100 mg/dL) alterações laboratoriais com ânion *gap*, gasometria, coagulograma.
- Tratamento: emergência – ABC, tratamento das complicações descritas.
- Antídotos: não há.
- Descontaminação: carvão ativado.
- Eliminação: alcalinização urinária (bicarbonato: de 0,5 a 1 mEq/kg/L) utilize K a 40 mEq/L e hemodiálise, além de carvão ativado em repetidas doses.

Bibliografia

Albertson TE, Dawson A, de Latorre F, et al. TOX-ACLS: toxicology-oriented advanced cardiac life support. Ann Emerg Med. 2001 abr; 37(Suppl 4):S78-90.

Bond GR. The role of activated charcoal and gastric emptying in gastrointestinal decontamination: a state-of-the-art-review. Ann Emerg Med. 2002 mar; 39(3):273-86.

Ford M, DeLaney KA, Ling L, et al. Clinical Toxicology. Philadelphia: WB Saunders; 2000.

Ling L, Clark RF, Erickson TB, et al. Toxicology secrets. Philadelphia: Hanley & Belfus; 2001.

Martin JG, Moraes MA. Intoxicações Exógenas Agudas. In: Fioretto JR (ed.). UTI pediátrica. Rio de Janeiro: Guanabara Coogan. p. 323-35.

Olso KR. Poisoning & Drug Overdose. Clinical Manual; 2004.

107 ATENDIMENTO AOS GRANDES QUEIMADOS

Juang Horng Jyh
Emerson Yukio Kubo
Vitor Buaride

INTRODUÇÃO

Entre as emergências médicas decorrentes de acidentes catastróficos, o atendimento aos grandes queimados é sempre desesperador, como ocorrido em janeiro de 2013, em uma boate na cidade de Santa Maria, RS, que vitimou 242 jovens.

São considerados grandes queimados ou queimados graves e que devem ser internados em centros especializados em queimados (Juang e Cesna),[1] aqueles que apresentam as seguintes condições:

- 20% de superfície corporal queimada (SCQ) em II e III graus;
- 10% de SCQ em III grau;
- Queimaduras em face, extremidades ou genitais;
- Queimaduras elétricas;
- Queimaduras com lesões inalatórias;
- Queimaduras com politraumas;
- Queimaduras com doenças preexistentes (insuficiência renal ou cardíaca, diabetes, doença pulmonar crônica).

Cerca de 25% dos casos de queimaduras ocorrem na faixa pediátrica, dos quais a maioria acomete menores de 5 anos de idade, sendo causadas frequentemente por líquidos quentes (escaldadura); já as lesões por fogo acometem crianças com maior idade. Felizmente, apenas uma pequena minoria das ocorrências em acidentes térmicos é classificada como grandes queimados, os quais necessitam de cuidados intensivos e assistência multiespecializada e multiprofissional, ou seja, internação em centros especializados em queimados.

O principal objetivo no atendimento inicial aos grandes queimados é o de conseguir manter a homeostase do paciente, avaliando e quantificando as suas possíveis alterações fisiopatológicas, para antever e evitar, ou ao menos, reduzir as complicações secundárias às lesões térmicas.

Em queimaduras graves, as injúrias não estão restritas ao próprio local da lesão, mas por reação em cascata, com o envolvimento de diversos fatores e mediadores inflamatórios, resultam em distúrbios multissistêmicos e multiorgânicos. Esses fatos reforçam a importância do princípio fundamental na assistência inicial aos grandes queimados, que é a da reanimação volêmica adequada com vistas à manutenção da estabilidade hemodinâmica, bem como de cuidados às vias aéreas e a oxigenação tecidual, pois pacientes com 15% a 20% de SCQ já podem morrer por choque hipovolêmico. Posteriormente, os esforços devem estar voltados a lidar com a insuficiência de múltiplos órgãos, infecções, controle da dor, fechamento das feridas (curativos e enxertias) e restauração das habilidades e capacidades funcionais, sempre com a equipe multiprofissional integrada na assistência total ao paciente e seus familiares. Em todo o momento, para uma assistência adequada e de sucesso, é fundamental o conhecimento da fisiopatologia, sem o qual o profissional estará propenso a cometer iatrogenias.

FISIOPATOLOGIA

O conhecimento fisiopatológico das lesões provocadas diretamente por agentes físicos (térmicos) e químicos, bem como da habilidade do profissional médico no manejo das lesões secundárias durante a prestação de assistências a esses tipos de pacientes são fundamentais para se reduzir a morbidade e evitar a mortalidade.

Logo após a queimadura, é desencadeada uma resposta hormonal e metabólica, levando ao estado hipermetabólico, com liberação de mediadores vasoativos, catecolaminas e marcadores inflamatórios, que acarreta manifestações locais e sistêmicas. Aparece o fenômeno de extravasamento capilar, tanto local como sistêmico, com perdas proteicas e o desenvolvimento de edema intersticial, compatível com a SIRS (síndrome de resposta inflamatória sistêmica) (Tabela 107.1). Queimados com mais de 40% de SCQ podem apresentar depressão miocárdica e hipotensão, com altas taxas de morbidade e mortalidade.[2,3]

Conforme a Figura 107.1, o comprometimento da permeabilidade vascular é exacerbado nas primeiras 8 h, com redução progressiva dentro das 24 h, permitindo a passagem de moléculas com peso molecular (PM) acima 250.000 dáltons, sendo que, normalmente, só é permeável a menores de 60.000 dáltons.

A reação inflamatória e a perda proteica levam ao estado de catabolismo, com aumento significativo no gasto energético e redução dos hormônios anabólicos, causando desbalanço energético. O estado hipermetabólico está associado frequentemente ao aumento na concentração de hormônios catabólicos (catecolaminas, cortisol, glucagon) que exacerbam a gliconeogênese dos aminoácidos (aa) precursores, causando um aumento da degradação proteica, e, consequentemente, aumento da proteólise muscular com balanço nitrogenado (BN) negativo e alterações do metabolismo lipídico e de carboidratos (resultando em hiperglicemia, resistência periférica à insulina, inibição da lipólise). Essas alterações metabólicas são proporcionais à gravidade da lesão. A persistência e a intensidade desse quadro metabólico podem precipitar ou acentuar a desnutrição proteicoenergética, com perdas de proteína muscular, densidade óssea e conteúdo mineral total dos ossos.

Após a lesão térmica, corre falha na termorregulação corpórea; a pele queimada não retém o calor e ainda permite a perda maciça de líquidos, piorando o estado metabólico.[4] A quebra da barreira física e mecânica da pele também facilita as infecções. Os três sinais clássicos do SIRS (febre, taquicardia e leucocitose) são frequentes nesses pacientes e não necessariamente indicam sepse.

Lesões inalatórias podem comprometer a patência das vias aéreas (VA) e até mesmo a oxigenação e a ventilação. Sinais preditivos de haver lesão inalatória significante: a) queimadura facial; b) retirados de incêndios em ambiente fechado; c) presença de fuligens no rosto, nariz e boca; d) presença de estridor, sibilos, salivações, rouquidão. Inalação de fumaças contendo monóxido de carbono (CO), cianeto (CN), produtos oxidantes e gases ácidos e aldeídos, afetam diretamente a função mucociliar, levam ao aumento da permeabilidade dos vasos brônquicos, e

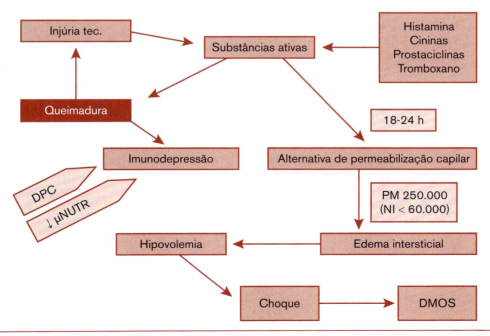

FIGURA 107.1. Fisiopatologia da queimadura grave. DPC: desnutrição proteicocalórica; μNUTR: micronutrientes; PM: peso molecular; Nl: normal; DMOS: disfunção de múltiplos órgãos e sistemas.

consequente destruição alveolar. Além disso, a liberação de mediadores inflamatórios (tais como fator de necrose tumoral – FTN) e a infiltração de neutrófilos, acarretam alterações na função de barreira microvascular, com consequente desenvolvimento de edema pulmonar. Lesão alveolar direta, edema das VA e da árvore brônquica, espessamento das secreções por descamações da mucosa epitelial necrosada, resultam no desequilíbrio ventilação/perfusão e consequente hipoxemia.[5]

Inalação de fumaças em queimas de madeiras e materiais plásticos pode acarretar intoxicação por CO e CN. A afinidade de CO para a hemoglobina (Hb) é 250 vezes maior que o oxigênio (O_2), o que leva a curva de dissociação da oxi-hemoglobina para a esquerda, prejudicando a liberação tissular do O_2. O CN acarreta hipóxia tecidual por desacoplamento da fosforilação oxidativa nas mitocôndrias. Portanto, essas intoxicações devem ser prontamente investigadas em casos de haver acidose láctica severa, apesar de ter boa saturação de O_2 e baixos níveis de carboxi-hemoglobinas.[6]

Queimaduras graves desencadeiam disfunção do sistema trato gastrointestinal (TGI), ocasionando a translocação bacteriana através da mucosa intestinal, que pode acarretar choque séptico. Podem desenvolver, agudamente, úlceras de estresse nas mucosas gástricas (úlcera de Curling), acarretando hemorragias, anemias, hipotensão e até perfurações gástricas. A atonia intestinal consequente ao edema da mucosa do trato gastrointestinal e uso de medicamentos sedativos-analgésicos podem facilitar o risco de aspiração.

Insuficiência renal e hepática pode ocorrer secundária à hipoperfusão (hipovolemia) de causas multifatoriais: a) perda de líquido por evaporação; b) perda de proteínas e redução do volume efetivo intravascular; c) SIRS ou mesmo pelo desenvolvimento de choque séptico. Aumento dos níveis de catecolaminas e de mediadores inflamatórios leva à vasoconstrição renal, com redução do fluxo sanguíneo renal. As queimaduras elétricas provocam destruição da massa muscular com liberação de mioglobinas, que são nefrotóxicas. Essas alterações renais e hepáticas devem ser consideradas por alterarem o metabolismo e a eliminação de muitos fármacos utilizados nesses pacientes.

Teremos alterações das propriedades farmacocinéticas e farmacodinâmicas de muitos fármacos; no começo, o *clearance* renal fica prejudicado pelo estado hipovolêmico; enquanto após 48 h, ocorre o aumento de *clearance* por entrar no estado hiperdinâmico e hipermetabólico. No início, a hipoalbuminemia leva ao aumento das frações livres de drogas ácidas; enquanto o aumento das glicoproteínas ácidas resulta em frações livres de drogas básicas.

Não se deve administrar bloqueadores neuromusculares (BNM) polarizantes (curares) aos grandes queimados, pois no decorrer do tempo após o acidente térmico (> 24 h) instala-se uma regulação positiva sistêmica dos receptores de acetilcolina e a sua proliferação para locais extrajuncionais, fazendo com que a administração de succinilcolina provoque hipercalemia potencialmente letal e falência cardíaca.

O estado hipermetabólico e a queda do estado imunológico nesses pacientes facilitam ocorrência de infecções por fungos. Todas essas alterações fisiopatológicas estão descritas na Tabela 107.1.

CLASSIFICAÇÃO DAS QUEIMADURAS

Uma das primeiras medidas a ser realizada logo ao se iniciar o atendimento é fazer a classificação das queimaduras. Deve ser avaliado o grau (profundidade) da queimadura, bem como da sua extensão, calculada pelo total de superfície corporal queimada (SCQ), considerando os de segundo e terceiro graus.

A lesão da queimadura é caracterizada por três zonas circunscritas distintas:

1. Zona de coagulação (necrose): área desvitalizada (epicentro da queimadura).
2. Zona de estase (isquêmica): circunscrita ao redor e à profundidade da zona de coagulação, alteração microvascular, que se não for adequadamente tratada (por meio da reanimação fluídica), pode progredir para o estado de necrose irreversível.
3. Zona de hiperemia: área mais periférica da lesão, com alterações consideradas apenas como reacionais, em que os tecidos permanecem viáveis.

Determinação do porcentual da SCQ

É fundamental a determinação do porcentual da SCQ, já que tal valor é diretamente proporcional à gravidade da lesão e funciona como base para o cálculo da reposição fluídica e, também, como índice de prognóstico.

Para pacientes com mais de 15 anos, a "regra dos nove" (divisão do corpo em onze segmentos de 9% e o períneo equivalente a 1%), permite avaliação rápida e segura. Essa regra, proposta por Wallace,[17] em que cada membro superior corresponde a 9% da superfície corporal total, cada membro inferior a 18%, a face anterior do tronco a 18%, assim como a posterior (18%), a cabeça e o pescoço a 9%, e o períneo e a genitália juntos a 1%. Por ser prática, utiliza-se a regra dos nove, adaptada por faixa etária; sendo

TABELA 107.1. Alterações fisiopatológicas em grandes queimados

Órgãos e sistemas	Alterações	Cuidados
Respiratório	• Lesão inalatória • Edema de VA • Intoxicação por CO e CN • SDRA • Pneumonias	• Manutenção da patência de VA • Escaratomia precoce para lesões circulares no pescoço • Oxigenação adequada • Oximetria de pulso e capnografia • Manter nível de Hb aceitável • Gasometrias • Radiografias
Cardiocirculatório	• Extravasamento vascular • Hipoalbuminemia • Hipotensão • Edema intersticial • SIRS • Estado hipermetabólico • Depressão miocárdica	• Reanimação fluídica adequada (agressiva no primeiro dia) • Suporte para estabilização hemodinâmica • Monitorização hemodinâmica e eletrolítica • Suporte nutricional adequado (agressivo)
Gastrointestinal (GI)	• Edema de mucosas • Hemorragia • Gastroparesia • Úlcera gástrica • Translocação bacteriana	• Nutrição protetora precoce • Profilaxia para hemorragia digestiva • Evitar distensão gástrica e aspiração
Renal	• Depuração alterada de fármacos • Insuficiência renal aguda • Lesão renal aguda	• Monitorizar débito urinário (DU) • Manter a volemia adequada • Adequar medicamentos com a função • Aumentar DU se houver mioglobinúria
Hepático	• Metabolização de medicamentos alterados • Coagulopatia	• Monitorizar a função hepática e coagulograma • Adequar medicamentos de acordo com a função renal
Neuromuscular	• Regulação positiva aos receptores de acetilcolina	• Evitar BNM polarizantes (como a succinilcolina) após ter decorrido mais de 24 h do acidente
Imunológico	• Perda da função de barreira da pele e do intestino • Imunodepressão	• Curativos diários • Desbridamento precoce • Antibioticoterapia adequada e precoce • Infecção fúngica (comum)

que nas crianças menores a cabeça corresponde ao porcentual maior e os membros inferiores apresentam valores menores que os encontrados nos adultos (Figura 107.2).

O cálculo mais preciso, principalmente para ser aplicado em crianças, é o diagrama de Lund-Browder (Figura 107.3), que leva em consideração as proporções do corpo com relação à idade. Conforme a idade, a cabeça, coxas e pernas (regiões A, B e C) teriam valores diferenciados; fazendo a soma de toda a área corporal queimada, considerando sempre somente os de segundo e terceiro graus.

Para o cálculo de áreas pequenas ou irregulares adota-se como referência a "regra da mão espalmada", em que a superfície da palma da mão (região tenar + hipotenar) do paciente seria correspondente a 1% da sua superfície corporal.

Também é necessária a determinação da profundidade da queimadura, que juntamente com a extensão da superfície queimada e a idade, é o principal determinante da mortalidade.

Profundidade da queimadura

A profundidade da lesão é depende do agente etiológico, do tempo de exposição e da espessura da pele.

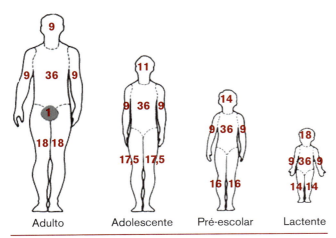

FIGURA 107.2. Regra dos nove.[1]

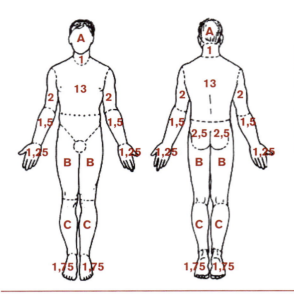

FIGURA 107.3. Diagrama de Lund-Browder.[1]

Primeiro grau

Limitada à epiderme e manifesta-se clinicamente apenas como eritema e edema, com dor discreta a moderada. Melhora em 5 dias. A queimadura por exposição à irradiação solar é o exemplo clássico.

Segundo grau

Compromete a epiderme e a derme. Acarreta muita dor, com formação de bolhas e exulcerações cruentas que levam a grande perda de plasma. É dividido em:

Segundo grau superficial

Compromete totalmente a epiderme e parcialmente a derme; apresenta-se muito dolorosa, com superfície rosada, úmida, edematosa e surgimento de flictenas ou bolhas em 12 a 24 h. Se não houver intercorrências (infecção ou sofrer isquemia), tende a cicatrizar em até três semanas e raramente torna-se hipertrófica.

Segundo grau profundo

Ocorre a destruição total da epiderme e parte da derme, com preservação parcial de apêndices cutâneos (folículos pilosos, glândulas sudoríparas e sebáceas). A pele envolvida apresenta-se seca, aspecto mosqueado, coloração rosa pálida, edemaciada. Nesse grau de queimadura ocorre muita dor, de acordo com o comprometimento da vascularização. As lesões costumam cicatrizar em torno de 30 a 60 dias, mas com risco de ter cicatrização hipertrófica e retrações deformantes, principalmente em negros e crianças.

Terceiro grau ou de espessura total

Apresenta destruição total da epiderme, derme e tecidos profundos. A área queimada pode apresentar-se endurecida, coloração pálida-nacarada, vermelho-amarelada ou chamuscada com vasos coagulados na sua base. Por haver destruição completa das terminações nervosas; não apresenta dor nestas lesões. A cicatrização só ocorre por meio de contração da ferida, com formação de cicatriz hipertrófica; portanto, nesses casos a enxertia de pele é mandatória.

Observações:

- Alguns autores ainda acrescentam queimadura de quarto grau, quando há envolvimento total de tecidos profundos (músculo e ossos), sendo o principal exemplo a queimadura elétrica.
- As lesões podem ser agravadas (em extensão e profundidade) se o paciente sofrer hipóxia ou hipovolemia (parada cardiorrespiratória ou reanimação fluídica insuficiente).

ABORDAGEM AOS GRANDES QUEIMADOS

Seguindo o ABC do atendimento primário, verificar a patência das VA (ver, ouvir e sentir), manobrar cuidadosamente o paciente, para deixá-lo em posição confortável; lembrar que traumatismos, inclusive em colunas cervicais, podem ocorrer nesses pacientes. Providenciar escaratomia precoce na presença de queimaduras comprometendo toda a circunferência do pescoço, ou do tórax, restringindo a expansibilidade da caixa torácica.

Havendo lesão inalatória, pode requerer intubação orotraqueal precoce, pois no decorrer de algu-

ATENDIMENTO AOS GRANDES QUEIMADOS

mas horas (6 a 24 h) e com a reposição volêmica, pode haver obstrução das VA, tornando a situação mais desesperadora. Oferecer oxigenação adequada e estar atento a possíveis intoxicações por CO e CN.

As lesões inalatórias e insuficiências respiratórias são as principais causas de óbito em pacientes queimados, sendo a patologia pulmonar responsável por 20% a 80% da mortalidade nestes pacientes.[7]

Pacientes que sofreram queimaduras por choque elétrico podem apresentar lesões cardíacas e musculares, com liberação de mioglobina, um pigmento altamente nefrotóxico. Portanto, é mais uma razão para mantermos uma boa hidratação, promover boa diurese e evitar insuficiência renal.

REANIMAÇÃO FLUÍDICA

A reposição hídrica nas primeiras 24 h após o trauma térmico é tão fundamental para a sobrevida, que é tratada à parte. Deve ser iniciada o mais rapidamente possível, a princípio, com soluções isotônicas (Ringer lactato – RL ou soro fisiológico – SF 0,9%) e taxa de infusão venosa em cateter venoso central compatível com o quadro clínico do paciente, até que se proceda com avaliação mais precisa da área queimada. Podemos tomar como base o cálculo de 30 mL/kg/h em 30 minutos, com a finalidade de manter a diurese maior que 1 mL/kg/h. Vale lembrar que os ajustes posteriores devem ser realizados de acordo com a resposta particular de cada criança, levando-se em consideração o seu estado hemodinâmico, débito urinário, sinais vitais e condições gerais. Como base inicial, podemos utilizar as seguintes fórmulas para o cálculo da reposição:

Fórmula de Parkland

Muito utilizada em adultos: 3 a 4 mL/kg/% SCQ de 2º e 3º graus para manter um volume sanguíneo circulante adequado e produzir débito urinário satisfatório na criança queimada nas primeiras 24 h. Metade do volume calculado deve ser infundida dentro das primeiras 8 h após o acidente térmico e o restante nas 16 h seguintes. Nas crianças com pesos abaixo de 30 kg, pode ser necessário um volume maior, e por isso a fórmula seguinte[2] é preferida pelos pediatras.

Esquema de hidratação de Carvajal

Mais adequado para crianças, mas serve para todas as faixas etárias. Para serem administradas nas primeiras 24 h:

> Reposição: 5.000 mL × **SCQ + Manutenção: 2.000 mL × *SC

*Superfície corpórea (SC) = 4 × P (kg) + 7/P(kg) + 90

** Superfície corporal de queimado (SCQ): % de queimadura × SC

A metade do volume total calculado deve ser administrada nas primeiras 8 h a contar da hora do acidente, na forma de RL ou SF 0,9%. A outra metade deve ser administrada nas próximas 16 h seguintes, que pode ser na forma de soro de manutenção (SM) com eletrólitos, principalmente com relação aos lactentes e crianças pequenas, devido ao risco de hipoglicemia e maior labilidade eletrolítica. A diurese deve ser monitorizada para ajudar na avaliação da hidratação.

Recomendamos também o esquema de Carvajal de hidratação para o segundo dia, que foi modificado por Juang e Cesana (1995)[1] para melhor atender as necessidades hídricas da população pediátrica:

> Reposição: 3.750 mL × SCQ + *Manutenção: 2.000 mL × SC

*Considerar manutenção: 1.500 mL × SC em crianças com P > 50 kg.

A partir do segundo dia, quando a permeabilidade capilar se normaliza e havendo necessidade, podemos administrar coloides; sendo o mais utilizado a albumina humana diluída a 5% com SF, na dose de 1 a 2 g/kg/dia. O objetivo é manter albumina sérica acima de 2 g/dL. Podemos adotar o seguinte cálculo:

> Volume diário de albumina a 5% em mL = 0,5 mL × P (kg) × SCQ%

Lembrar que esses esquemas de hidratação são apenas para servirem de base, devendo ser monitorizada a efetividade, principalmente por meio do débito urinário, mantendo em 40 a 60 mL/m² SC/h. É importante, também atentar para não hiperhidratar o paciente, pois pode acarretar disfunção pulmonar e piora do edema intersticial.

MANEJO DA DOR

Analgesia

Para a realização da analgesia, deve-se usar preferencialmente a via endovenosa (EV) e evitar a intramuscular (IM), já que a perfusão desta via não está adequada. Lembrar que o ideal é utilizar na dose adequada e em situações pertinentes, permitindo melhor interação com o paciente, principalmente quando o paciente contactua adequadamente. Existem várias e novas medicações, mas o ideal é sempre trabalhar com medicações com que esteja mais habituado, principalmente com respeito aos seus efeitos colaterais, à farmacocinética e à farmacodinâmica. Assim, podemos utilizar:

- Morfina: 0,1 a 0,2 mg/kg/dose (DM: 15 mg); VO, EV, IM ou SC;
- Meperidina: 0,5 a 2 mg/kg/dose (DM: 100 mg);

- Codeína: 1 mg/kg/dose, VO;
- Metadona: 0,1 a 0,2 mg/kg/dose VO ou EV (DM: 10 mg);
- Nalbufina: 0,25 a 0,5 mg/kg/dose, EV, IM, SC (DM: 20 mg);
- Fentanil: 2 a 6 mcg/kg/dose (DM: 100 mcg), EV; IV (1 a 10 mcg/kg/h), titulando sempre com a real necessidade.

Os opioides são os mais utilizados, mas em casos de dores mais moderadas ou leves, podem ser utilizados dipirona ou paracetamol, nas seguintes doses:
- Dipirona: 10-20 mg/kg/dose, VO, IM, RT ou EV (DM: 1 g);
- Paracetamol: 10-15 mg/kg/dose, VO ou RT (DM: 75 mgkg/dia);

Observações:
- VO: via oral; SNE: sonda nasoenteral; IM: intramuscular; ET: endotraqueal; EV: endovenosa; IV: infusão venosa; IN: intranasal; RT: via retal; SC: subcutânea; DM: dose máxima.
- Naloxone, antídoto dos opioides: 0,03 a 0,1 mg/kg/dose, EV, SC, IM ou ET.
- Meperidina é dez vezes menos potente que morfina e é comum acarretar alucinações visuais.

Sedação

Assim como analgesia, a sedação é muito importante para esses pacientes. Os diazepínicos são os preferidos, pelas seguintes propriedades farmacológicas: ansiolíticos, miorrelaxantes, amnésia anterógrada e hipnóticos. São mais usados os seguintes:
- Diazepam: 0,1 a 0,5 mg/kg/dose; VO, IM ou EV (DM: 10 mg);
- Lorazepam: 0,05 a 0,1 mg/kg/dose VO, não tem preparação EV no Brasil (DM: 4 mg);
- Midazolam: 0,1 a 0,2 mg/kg/dose; VO, IN, EV ou IV contínuas (0,1 a 0,6 mg/kg/h);

Podemos também utilizar outras classes medicamentosas:
- Hidrato de cloral: 20 a 50 mg/kg/dose, VO ou retal (DM: 2 g);
- Cetamina: 1 a 4 mg/kg/dose, EV ou IV contínua (10 a 60 mcg/kg/min)

Observações:
- Flumazenil, antídoto para os diazepínicos: 0,2 a 0,3 mg/kg/dose EV (DM: 2 mg).
- Cetamina pode acarretar aumento de secreções, sintomas de abstinência e hipertensão intracraniana, por aumento de fluxo sanguíneo cerebral, quando utilizado por muito tempo.

Os opioides, benzodiazepínicos, barbitúricos e cetamina podem acarretar síndrome de abstinência, cujos sintomas variam em sua apresentação e intensidade, que podem incluir: recusa alimentar, febre, diarreia, sudorese, salivação, agitação, insônia, taquicardia, tremores, hipertonias, posturas distônicas e até crises convulsivas.

▌PREVENÇÃO DE HEMORRAGIA DIGESTIVA ALTA

Crianças com SCQ maior que 20% podem apresentar úlceras gástricas ou duodenais por estresse (úlceras de Curling), que se manifestam por distensão gástrica, náuseas, vômitos ou hematêmese. Os meios de prevenção:
- Iniciar dieta precocemente (oral ou por sonda enteral);
- Administrar um dos seguintes medicamentos se mantiver jejum:
  - Inibidores de receptores H_2 (VO, SNE, EV): ranitidina: 2 a 6 mg/kg/dia, dividida de 8/8h; ou
  - Inibidores de bombas de prótons: omeprazol, pantoprazol, lansoprazol e outros (VO ou EV);
- Manter o paciente sedado e com analgesia adequada.

▌CURATIVOS

O paciente deve estar adequadamente sedado e analgesiado, sem adornos e vestimentas para ser submetido a limpezas vigorosas, utilizando gazes e compressas com água corrente ou SF e sabão neutro. O uso de água fria pode aliviar a dor e reduzir o edema, porém deve ser evitado em pacientes com SCQ maior que 25%, pois podem acarretar hipotermia, com riscos para arritmias cardíacas.

Não recomendamos o rompimento de bolhas íntegras no primeiro dia, por oferecerem proteção mecânica. Entretanto, para facilitar a limpeza, bolhas grandes e rotas devem ser totalmente retiradas.

Esses pacientes devem ser mantidos em isolamentos e em ambiente aquecido, pois sentem muita intolerância ao frio e ao vento. Os profissionais da saúde devem estar paramentados (usar gorros, máscaras, aventais e luvas descartáveis) na manipulação desses doentes.

Dependo do local e da área total queimada, podemos adotar tipos diferentes de curativos, que devem ser realizados diariamente:
- Curativos em aberto: para face, orelhas, pescoço e genitália;
- Curativos fechados: em regiões de compressão ou com risco de traumas.

São aplicados agentes tópicos com propriedades anti-infecciosas, desbridantes ou cicatrizantes:

- Sulfadiazina de prata 1%: agente bactericida, bacteriostático e fungicida;
- Colagenase + cloranfenicol: desbridante e antibiótico;
- Sulfadiazina de prata + óxido de céreo (imunomodulador);
- Sulfato de mafenide: usado em queimaduras infectadas. Lembrar que tem efeitos tóxicos graves em queimaduras grandes, por inibição da anidrase carbônica;
- Nitrato de prata 0,5%. É um produto cáustico, tem pouca penetração na lesão e deve-se fazer hidratação frequente;
- Óxido de zinco: agente cicatrizante.

As contraturas do processo de cicatrização devem ser prevenidas desde o início, mantendo-se a extensão cervical e das articulações. O ideal é oferecer assistência e exercícios fisioterápicos duas a três vezes ao dia.

Deve ser realizada a vacinação antitetânica, conforme a rotina do Ministério da Saúde.

■ SUPORTE NUTRICIONAL

Suporte nutricional adequado é fundamental para a recuperação do grande queimado, pois atenua a sepse, diminui o risco de complicações, minimiza a resposta metabólica ao trauma e suas deletérias consequências (como a perda de peso, a redução dos mecanismos de defesa e a diminuição do processo de cicatrização). A terapia nutricional parenteral (TNP) só deve ser indicada em casos de íleo paralítico ou na impossibilidade de utilização do tubo digestivo.

Os pacientes queimados podem apresentar inapetência e atonia intestinal pelos seguintes fatores: odor de queimado, manipulações excessivas, dor, ansiedade e medo. Entretanto, não recomendamos jejum absoluto, pois devem receber ao menos uma "dieta trófica" para permitir a manutenção das vilosidades gastrointestinais, prevenindo a sua atrofia, e evitar "translocações bacterianas", uma das principais causas de falência de múltiplos órgãos e sistemas (FMOS). Devem ser passadas sondas siliconizadas nasogástricas ou nasoenterais o mais breve possível, a dieta deve ser iniciada com 10% a 20% da capacidade gástrica e aumentada progressivamente, nos dias seguintes, se não houver intercorrências.

A manutenção de uma dieta, mesmo por via enteral e em quantidade mínima, apresenta as seguintes vantagens:[8,9]

- Reforçar a defesa do hospedeiro;
- Diminuir a resposta hipermetabólica;

- Manter a estrutura da mucosa intestinal íntegra;
- Manter a função de barreira do trato gastrointestinal (TGI);
- Prevenir o fenômeno da translocação bacteriana;
- Evitar a destruição da microflora intestinal normal.

São frequentes as publicações sobre a importância do uso de vitaminas e de oligoelementos (cofatores de diversas atividades biológicas) em pacientes extremamente graves, inclusive nos grandes queimados. O zinco (Zn), oligoelemento essencial, além de ser importante na cicatrização de feridas, está envolvido no mecanismo de defesa imunológica e também tem ação antioxidante. A dose diária recomendada é de 300 a 500 mcg/kg/dia (DM: 20 a 30 mg/dia).

A vitamina C, por participar na formação de colágenos, é importante na cicatrização, além de melhorar a função dos leucócitos e macrófagos. Dependendo da tolerabilidade individual, a dose diária varia de 30 a 50 mg/kg, máxima de 2 g/dia. A vitamina A é essencial na proliferação e diferenciação celular, sendo recomendada a dose diária de 5.000 a 10.000 UI; uma deficiência leva à diminuição da resposta imune. As vitaminas do complexo B devem ser repostas diariamente, pois participam no metabolismo calórico e proteico, que está muito aumentado nesses pacientes.

A oferta de uma dieta hipercalórica e hiperproteica, bem como da glutamina, é de importância incontestável na melhora de funções imunológicas e na redução de complicações infecciosas.[10-12] A glutamina preserva a altura da mucosa intestinal, retenção de nitrogênio no intestino e reduz a infiltração gordurosa do fígado; sendo a dose recomendada de 0,3 a 0,5 g/kg até 30 g por dia, podendo ser dividida em três vezes ao dia, se for VO.[13]

O ideal é ofertar lipídeos que contenham ácidos graxos (AG) da série ômega-3, encontrados em óleo de peixes, pois melhoram as funções imunológicas, como a capacidade de opsonização e a reação de hipersensibilidade tardia.[14] Entretanto, os AG da série ômega-6 devem ser evitados, pois estão relacionados com os produtos imunossupressivos do metabolismo do ácido aracdônico (prostaglandinas E e prostaciclinas).

Existem diversas fórmulas para calcular as necessidades proteicoenergéticas, que podem super ou subestimar os reais valores de cada paciente queimado. As medidas antropométricas, bioquímicas e imunológicas sofrem alterações, devido à grande instabilidade hemodinâmica comum nesses pacientes. Uma das fórmulas mais famosas é a fórmula de Curreri

TABELA 107.2. Necessidades de proteínas e calorias

Requerimento de Pr- e kcal			
Requerimento	Estresse leve	Estresse moderado	Estresse grave
Pr- g/kg/dia	1,0	1,5	2-3
kcal/kg/dia	25-30	35	40-45
Relação N/cal	1/167	1/133	1/100-130

Pr-: proteína; N: nitrogênio.

(1990),[15] entretanto tem o inconveniente de superestimar as necessidades energéticas. Ressalvamos que a promoção de sedação e analgesia adequada permitirá a redução das necessidades proteicoenergéticas.

Os requerimentos proteicocalóricos para os grandes queimados podem ser baseados, de maneira bem prática, no item estresse grave da Tabela 107.2; devendo ser ajustados conforme a gravidade, a idade e os exames laboratoriais, principalmente com relação às funções hepáticas, cardíacas, pulmonares e renais. Um dos indicativos de resposta terapêutica adequada é a estabilização dos níveis séricos de proteínas, principalmente da albumina, bem como de uma boa evolução do processo cicatricial das lesões.

INFECÇÕES

Após o acidente, o grande queimado entra em estado de imunodepressão, quando a barreira da mucosa intestinal apresenta-se lesada e ainda ocorre alteração da sua micoflora; assim, as bactérias e endotoxinas podem cruzar essa barreira da mucosa intestinal e entrar na circulação sistêmica, atingindo outras vísceras, e causar infecções conhecidas como enterogênicas.[8] A lesão da mucosa intestinal, que aparece em pacientes críticos, pode levar ao aumento da translocação bacteriana e de endotoxinas, além da liberação de fatores de depressão miocárdica para a circulação.[16] Além do mais, os grandes queimados ficam mais sujeitos aos riscos de complicações sépticas e não sépticas, até que todas as suas feridas estejam fechadas. Portanto, a detecção e o tratamento precoce dessas complicações são fundamentais para a sua sobrevida.

Devemos ter cuidado com as infecções que podem ocorrer a partir do terceiro dia do acidente, principalmente pneumonias, em pacientes que tiveram riscos de lesões inalatórias. São frequentes as infecções fúngicas em pacientes mais crônicos.

Desbridamentos e enxertia de peles precoces diminuem riscos de sepses e o tempo de internação em UTI de queimados.

CONSIDERAÇÕES FINAIS

O grande queimado apresenta grande labilidade clínica, o que o leva a exigir um monitorizado contínuo que permita avaliar:
- Estado hemodinâmico;
- Estado hidroeletrolítico;
- Quadro metabólico e ventilatório;
- Quadro hematológico e infeccioso;
- Estado de coagulação, principalmente nos pré-operatórios;
- Funções cardíacas, renais e hepáticas.

Como já foi colocado anteriormente, é fundamental conhecer as alterações fisiopatológicas que acometem o grande queimado, para não acarretar iatrogenias. Uma hipo-hidratação pode acarretar hipóxia tecidual e piorar o grau da queimadura; a não oferta de fluxo urinário em pacientes apresentando hemoglobinúria e mioglobinúria pode acarretar insuficiência renal aguda, piorando o seu prognóstico. Pacientes que apresentam esses pigmentos nefrotóxicos devem receber maiores volumes e inclusive, se necessário, uso de diuréticos, para forçar a sua eliminação. Por outro lado, hiper-hidratação pode piorar a função pulmonar e edema excessivo, principalmente quando são administrados coloides na fase em que ainda apresenta alteração da permeabilidade vascular.

Todos os procedimentos invasivos devem ser realizados com a adoção de técnicas que sejam mais seguras para o paciente. Quando for preciso instituir assistência ventilatória, devemos procurar modos mais apropriados e nada intempestivos, pois além de gerar alterações hormonais e hemodinâmicas, a VPM pode acarretar pneumotórax ou mesmo pneumomediastino, quando o prognóstico torna-se sombrio. Pensar em pneumonias por fungos, principalmente quando houver lesões inalatórias ou em pacientes crônicos, pois o grande queimado é um doente imunodeprimido, motivo pelo qual não se deve usar corticoides. O acompanhamento diário do cirurgião plástico durante os curativos é essencial para a tomada de decisões terapêuticas.

Referências bibliográficas

1. Juang HJ, Cesana M. Queimaduras. Sinopse de Pediatria. 1995; 3:60-4.
2. Izamis ML, Uygun K, Uygun B, Yarmush ML, Berthiaume F. Effects of burn injury on markers of hypermetabolism in rats. J Burn Care Res. 2009; 30:993-1001.
3. Barber RC, Maas DL, White DJ, Horton JW. Increasing percent burn is correlated with increasing inflammation in an adult rodent model. Shock. 2008; 30:388-93.
4. Jeschke MG, Chinkes DL, Finnerty CC, Kulp G, Norbury WB, Branski LK, et al. Pathophysiologic response to severe burn injury. Ann Surg. 2008; 248:387-401.

5. Turnage RH, Nwariaku F, Murphy J, Schulman C, Wright K, Yin H. Mechanisms of pulmonary microvascular dysfunction during severe burn injury. World J Surg. 2002; 26:848-53.
6. Fidkowski CW, Fuzaylov G, Sheridan RL, Cote CJ. Inhalation burn injury in children. Paediatr Anaesth. 2009; 19(Suppl 1):147-54.
7. Bernz LM, Mignoni ISP, Pereima MJL, Souza JA, Araújo EJ, Feijó R. Análise das causas de óbitos de crianças queimadas no Hospital Infantil Joana Gusmão no período de 1991 a 2008. Rev Bras Queimaduras. 2009; 8(1):9-13.
8. Deitch EA. Bacterial translocation from the gut: A mechanism of infection. J Burn Care Rehab. 1987; 8:475-80.
9. Herndon DN, Thompson PB, Desai MH, Van Osten TJ. Treatment of burns in children. Pediatr Clin North Am. 1985; 32(5):1311-32.
10. Alexander JW, Macmillan BG, Stinnett JD, et al. Beneficial effects of aggressive protein feeding in severely burned children. Ann Surg. 1980; 192:505-17.
11. O'Neil CE, Hustsler D, Hildreth MA, et al. Basic nutritional guidelines for pediatric burn patients. J Burn Care Rehab. 1989; 3:278-84.
12. Vander Hulst R, Van Kreel BK, Van Meyenfeldt M, et al. Glutamine and the preservation of gut integrity. Lancet. 1993; 334:1363-5.
13. Zhou YP, Jiang ZM, Sun YH, Wang XR, Ma EL, Wilmore D. The effect of supplemental enteral glutamine on plasma levels, gut function, and outcome in severe burns: a randomized, doubleblind, controlled clinical trial. J Parenter Enteral Nutr. 2003; 27(4):241-5.
14. Alexander JW, Boyce ST, Babcock GF, et al. The process of microbial translocation. Ann Surg. 1990; 212:496-512.
15. Curreri PW. Assessing nutritional need for the burned patient. J Trauma. 1990; 30(Suppl 12):S20-3.
16. Haglund U. Systemic mediators released from the gut in critical illness. Crit Care Med. 1993; 21(2):S15-8.
17. Hettiaratchy S, Papini R. Initial management of a major burn. Assessment and Ressuscitation. BMJ 2004; 329:101.

108 DESIDRATAÇÃO/CHOQUE

108.1 Desidratação

Ana Paula de Carvalho Panzeri Carlotti

INTRODUÇÃO

A água é o componente mais abundante do corpo. Constitui cerca de 60% do peso corporal em adolescentes e adultos, e aproximadamente 70% em recém-nascidos e lactentes jovens. Dois terços da água corporal situa-se no compartimento intracelular e um terço, no compartimento extracelular. Os mecanismos de controle fisiológico da homeostase hídrica incluem a sede, a reabsorção renal de água no túbulo proximal (70%) e a concentração urinária no túbulo distal e no duto colector, sob a influência do hormônio antidiurético (ADH).

A desidratação é uma das principais causas de morbidade e mortalidade em crianças no mundo todo. É definida como déficit de água do organismo e geralmente se acompanha de distúrbios hidroeletrolíticos. Além da gastroenterite, outras doenças podem causar desidratação, como gengivoestomatite, estenose hipertrófica do piloro e infecções agudas.

AVALIAÇÃO DO GRAU DE DESIDRATAÇÃO

O "padrão-ouro" para avaliar o grau de desidratação é a alteração aguda do peso corporal. A desidratação é classificada como leve (perda de 3% a 5% de peso corporal), moderada (perda de 6% a 9% de

peso) e grave (perda de ≥ 10% de peso). Porém, o peso anterior ao início da doença raramente é conhecido. Dessa forma, o grau de desidratação é frequentemente avaliado por sinais clínicos. No entanto, a avaliação do grau de desidratação baseada em sinais clínicos isolados é imprecisa. Assim, para possibilitar maior precisão diagnóstica, foram desenvolvidas escalas de avaliação da gravidade da desidratação, utilizando a combinação de vários sinais. As escalas mais utilizadas são a Escala de Avaliação de Desidratação, desenvolvida para crianças de 2 semanas a 15 anos de idade (Tabela 108.1.1), a Escala Clínica de Desidratação, desenvolvida para crianças de 1 a 36 meses de idade (Tabela 108.1.2) e a Escala de Gorelick, validada para crianças de 1 mês a 5 anos de idade (Tabela 108.1.3).

Exames laboratoriais como concentração plasmática de ureia, bicarbonato, relação ureia/creatinina e densidade urinária têm utilidade limitada para o diagnóstico de desidratação.

Métodos não invasivos de diagnóstico de desidratação significativa (≥ 5%) incluem a medida do tempo de enchimento capilar por videografia digital e o ultrassom à beira do leito. A medida do tempo de enchimento capilar por meio digital consiste em pressionar a extremidade do dedo com uma haste pontiaguda por 5 segundos, com a mão elevada leve-

DESIDRATAÇÃO/CHOQUE

TABELA 108.1.1. Escala de avaliação de desidratação

Sinal	Desidratação leve (3-5%)	Desidratação moderada (6-9%)	Desidratação grave (≥ 10%)
Estado geral	Alerta, agitado	Sonolento	Sonolento, apático, frio, sudoreico, extremidades cianóticas
Pulso radial	Amplo, frequência normal	Rápido e fraco	Rápido, fino ou não palpável
Respiração	Normal	Profunda, pode ser rápida	Profunda e rápida
Fontanela anterior	Normal	Deprimida	Muito deprimida
Pressão arterial sistólica	Normal	Normal ou baixa, hipotensão postural	Baixa
Elasticidade da pele	Normal	Diminuída	Muito diminuída
Olhos	Normais	Encovados	Muito encovados
Lágrimas	Presentes	Ausentes	Ausentes
Membranas mucosas	Secas	Secas	Muito secas

Adaptada de Vega e Avner (1997).

TABELA 108.1.2. Escala clínica de desidratação

Característica	0	1	2
Estado geral	Normal	Agitado ou letárgico, mas reativo quando tocado	Sonolento, apático, frio, sudoreico ± comatoso
Olhos	Normais	Levemente encovados	Muito encovados
Membranas mucosas (língua)	Úmidas	Saliva espessa	Secas
Lágrimas	Presentes	Diminuídas	Ausentes

Escore: 0 = ausência de desidratação; 1-4 = desidratação leve; 5-8 = desidratação moderada a grave.
Fonte: Friedman, et al. (2004).

TABELA 108.1.3. Escala de Gorelick

Achado clínico
Mau estado geral
Membranas mucosas secas
Lágrimas ausentes
Tempo de enchimento capilar > 2 s
Elasticidade da pele diminuída
Respirações anormais
Olhos encovados
Pulso radial anormal
Taquicardia (frequência cardíaca > 150 bpm)
Diurese reduzida

Modelo dos quatro primeiros itens: presença de 2 ou mais achados clínicos: ≥ 5% de desidratação; 3 ou mais achados: ≥ 10% de desidratação.
Modelo dos 10 itens: presença de 3 ou mais achados clínicos: ≥ 5% de desidratação; 7 ou mais achados: ≥ 10% de desidratação.
Fonte: Gorelick, et al (1997).

mente acima do nível do coração. A ponta do dedo é filmada usando câmera de vídeo digital, com software gráfico customizado que calcula o tempo entre a liberação da pressão e a recuperação da cor do dedo. O tempo de enchimento capilar digital ≥ 0,4 segundo indica ≥ 5% de desidratação. A relação entre o máximo diâmetro da veia cava inferior medido na fase expiratória e o máximo diâmetro da aorta medido na sístole por ultrassom indica desidratação ≥ 5% quando os valores são menores que 0,8.

CLASSIFICAÇÃO DA DESIDRATAÇÃO

A desidratação é classificada com base nas concentrações plasmáticas de sódio ($[Na^+]$) em isonatrêmica ($[Na^+]$ 130-150 mEq/L), hiponatrêmica ($[Na^+] < 130$ mEq/L) e hipernatrêmica ($[Na^+] > 150$ mEq/L). A desidratação isonatrêmica reflete perda proporcional de água e sódio e ocorre tipicamente em casos de diarreia secretora, em que a concentração de soluto na diarreia é a mesma do plasma. A desidratação hiponatrêmica ocorre quando há perda proporcionalmente maior de sódio com relação à perda de água ou quando as perdas diarreicas são repostas com fluidos hipotônicos. A hiponatremia associa-se a desvio de água do compartimento extracelular para o intracelular, porque a água se move livremente através das membranas celulares em direção ao equilíbrio osmótico. Assim, a desidratação hiponatrêmica se associa a sinais clínicos de maior gravidade e instabilidade hemodinâmica mais acentuada. O aumento do volume do compartimento intracelular pode ocasionar edema cerebral, com manifestações neurológicas como cefaleia, vômitos, convulsões e coma. A desidratação hipernatrêmica reflete perda de água proporcionalmente maior que a perda de sódio e ocorre frequentemente na gastroenterite viral causada por rotavírus ou em neonatos e lactentes jovens, com reposição inadequada da perda hídrica por diarreia e das perdas insensíveis de água. Como a hipernatremia causa o desvio de água do compartimento intracelular para o extracelular, o grau de desidratação é frequentemente subestimado e instabilidade hemodinâmica é rara. As manifestações clínicas da desidratação hipernatrêmica incluem sede, irritabilidade e febre, podendo evoluir com sintomas neurológicos como confusão mental, convulsões, espasticidade e coma, secundários à hemorragia intracraniana relacionada à redução do compartimento intracelular.

TRATAMENTO

Terapia de reidratação oral

A terapia de reidratação oral é o tratamento de escolha para pacientes com desidratação leve a moderada. As contraindicações da terapia de reidratação oral incluem instabilidade hemodinâmica, íleo paralítico, vômitos incoercíveis e alteração do nível de consciência com comprometimento dos reflexos de proteção de vias aéreas. A reidratação por sonda nasogástrica pode ser utilizada para crianças que não toleram a reidratação por boca. Crianças com desidratação grave ou que não melhoram com a terapia de reidratação oral devem ser reidratadas pela via endovenosa.

A solução de reidratação oral originalmente desenvolvida para a correção da desidratação causada por cólera e adotada pela Organização Mundial de Saúde (OMS) contém 90 mEq/L de Na^+ e osmolaridade de 311 mOsm/L. Como houve redução dos casos de diarreia por cólera e aumento da incidência de diarreia viral ao longo dos anos, tem-se recomen-

dado a utilização de soluções de reidratação oral com menor conteúdo de Na^+ e menor osmolaridade. Revisão da Cochrane mostrou que o uso de soluções de menor osmolaridade se associou com menor volume das fezes, menos vômito e menos necessidade de hidratação endovenosa em comparação com a solução original da OMS. Além disso, não houve maior risco de hiponatremia com o uso de soluções de reidratação oral de menor osmolaridade. A Tabela 108.1.4 mostra a composição de algumas soluções de reidratação oral.

Normalmente, a terapia de reidratação oral é realizada em 4 horas. Para garantir melhor aceitação, a solução de reidratação oral deve ser administrada de forma fracionada, em pequenas porções. O volume calculado do déficit deve ser inicialmente administrado em alíquotas de 5 mL a cada 2 minutos, aumentando-se gradativamente a dose e o intervalo, conforme tolerância. Após a correção da desidratação, inicia-se a fase de manutenção, que consiste na rápida reintrodução da alimentação associada à suplementação hídrica. Para lactentes em aleitamento materno exclusivo, recomenda-se que a amamentação seja mantida durante a fase de reidratação e de manutenção. Para bebês alimentados com fórmula láctea, a alimentação deve ser reintroduzida, sem diluições, logo após o término da fase de reidratação. Para crianças maiores, deve-se reintroduzir a dieta habitual contendo líquidos e sólidos após reidratação completa, evitando-se açúcares simples e alimentos gordurosos. Atenção deve ser dada à reposição das perdas persistentes, que devem ser repostas volume a volume durante as duas fases anteriores. Sugere-se administrar solução de reidratação oral 2 mL/kg para cada episódio de vômito e 10 mL/kg para cada evacuação diarreica, quando o volume exato das perdas não puder ser mensurado.

Hidratação endovenosa

A hidratação endovenosa está indicada para pacientes com desidratação grave e em situações de

TABELA 108.1.4. Composição de soluções de reidratação oral

Solução	Sódio (mEq/L)	Potássio (mEq/L)	Cloro (mEq/L)	Citrato (mEq/L)	Glicose (g/dL)	Osmolaridade (mOsm/L)
OMS	90	20	80	10	2,0	311
OMS 2002	75	20	65	10	1,35	245
Pedialyte 45	45	20	35	30	2,5	250
Pedialyte 60	60	20	50	30	1,18	250

OMS: Organização Mundial de Saúde.

falha ou contraindicação da terapia de reidratação oral. A composição dos fluidos endovenosos para o tratamento da desidratação tem sido debatida nos últimos anos, pelo risco de hiponatremia iatrogênica associada à administração de solução salina hipotônica em crianças gravemente doentes. Como a depleção de volume é potente estímulo para a liberação de ADH, a administração endovenosa de fluidos hipotônicos a pacientes com depleção de volume e reduzida capacidade de excretar água livre pode levar à hiponatremia. Há evidências de aumento da liberação de ADH em pacientes com gastroenterite e alta incidência de hiponatremia quando eles são tratados com fluidos intravenosos hipotônicos. Além disso, demonstrou-se que a administração endovenosa de salina isotônica para reidratação resultou em manutenção do sódio plasmático em pacientes inicialmente normonatrêmicos e elevação da natremia naqueles inicialmente hiponatrêmicos, sem a ocorrência de hipernatremia.

A recomendação atual é administrar soro fisiológico (NaCl 0,9%) 20 mL/kg em bólus até a restauração da perfusão tecidual, em pacientes com desidratação iso, hipo ou hipernatrêmica. Após a estabilização hemodinâmica, recomenda-se o uso de solução salina isotônica para o tratamento da desidratação isonatrêmica e hiponatrêmica. O déficit de água calculado pode ser reposto em 4 horas (protocolo de reidratação rápida) ou em 24 horas, adicionado ao volume de manutenção (protocolo de reidratação lenta). A solução de reidratação deve ser acrescida de cloreto de potássio (20 mEq/L) e glicose a 5%. Ressalta-se que a adição de potássio ao soro de reidratação só deve ser feita após a observação de diurese adequada e na ausência de hipercalemia. Em casos de hiponatremia aguda (< 48 horas de duração) sintomática, deve-se administrar NaCl 3%, 5 mL/kg, em 30 minutos. Em serviços em que não se dispõe de NaCl 3%, deve-se diluir a solução de NaCl 20% 1:7, ou seja, adicionando-se uma parte de NaCl 20% a 6 partes de água destilada, transformando-a em solução a aproximadamente 3%. Na hiponatremia crônica (duração > 48 horas) sem sintomas, deve-se elevar a concentração plasmática de Na^+ no máximo 8 mEq/L/dia, para prevenção de desmielinização osmótica. Pacientes com desidratação hipernatrêmica devem ser tratados com NaCl 0,45%, com a adição de cloreto de potássio 20 mEq/L e glicose 5%. Geralmente, administra-se o déficit de água calculado adicionado ao volume de manutenção em 24 horas. Na hipernatremia crônica (> 48 horas de duração), recomenda-se diminuição da natremia de, no máximo, 8 mEq/L/dia, para prevenção de edema cerebral associado à correção rápida da natremia.

Os distúrbios acidobásicos são frequentes em pacientes desidratados, mas na maioria das vezes, autolimitados e melhoram com a reidratação. Em casos de acidose metabólica grave, com pH < 7,20, pode-se utilizar bicarbonato de sódio. A quantidade de bicarbonato pode ser calculada pela fórmula: peso × 0,3 × *base excess* (BE) (máximo 6 mEq/kg). Lembrar que a administração de bicarbonato de sódio resulta na produção de CO_2 e água e, portanto, é importante garantir ventilação adequada para que o CO_2 produzido seja eliminado apropriadamente pelos pulmões. Outro ponto a ser considerado é que o uso de bicarbonato de sódio se associa ao deslocamento de potássio do compartimento extracelular para o intracelular. Dessa forma, deve-se acrescentar potássio à solução contendo bicarbonato de sódio, caso as concentrações plasmáticas de potássio estejam normais ou diminuídas. Além de hipopotassemia, os riscos do tratamento com bicarbonato de sódio incluem hipocalcemia e correção rápida de hiponatremia crônica com desmielinização osmótica.

Na maioria dos serviços pediátricos, as necessidades hídricas de manutenção de crianças hospitalizadas são calculadas utilizando a regra de Holliday-Segar:

- 0 a 10 kg: 100 mL/kg/dia;
- 10 a 20 kg: 1.000 mL + 50 mL/kg para cada kg acima de 10 kg;
- > 20 kg: 1.500 mL + 20 mL/kg para cada kg acima de 20 kg.

As quantidades recomendadas de sódio, potássio e cloro por essa regra são de 3, 2 e 2 mEq/100 mL/dia, respectivamente. Entretanto, em crianças gravemente enfermas, a administração de 100% do volume de manutenção calculado segundo a regra de Holliday-Segar, sob a forma de salina hipotônica pode resultar em hiponatremia. Por outro lado, a administração de fluidos isotônicos em excesso também pode causar hiponatremia. Portanto, após a fase de reidratação, recomenda-se iniciar a fluidoterapia de manutenção com 70-100% do volume calculado pela regra de Holliday-Segar sob a forma de solução salina isotônica (NaCl 0,9%), adicionada de cloreto de potássio 20 mEq/L e glicose 5%. Quantidades basais de cálcio (40 mg/kg/dia) e magnésio (0,3 mEq/kg/dia) devem ser acrescentadas à solução de manutenção, especialmente em lactentes jovens. É importante ajustar diariamente o volume e a composição da solução de acordo com o peso, o balanço hídrico e as concentrações plasmáticas de eletrólitos.

Independentemente do sódio sérico e do esquema escolhido para a reidratação endovenosa, as perdas persistentes devem ser repostas em sua totalidade. Caso não seja possível mensurar o volume das perdas, elas devem ser estimadas como se segue: vômitos 10 mL/kg/dia, diarreia leve 10-25 mL/kg/dia, diarreia moderada 25-50 mL/kg/dia, diarreia grave 50-75 mL/kg/dia.

Bibliografia

Armon K, et al. An evidence and consensus based guideline for acute diarrhea management. Archives of Disease in Childhood. 2001; 85(2):132-42.

Brandt KG, Antunes MMC, da Silva GAP. Acute diarrhea: evidence-based management. (Rio de Janeiro): Jornal de Pediatria. 2015; 91(6 Suppl 1):S36-S43.

Colletti JE, et al. The management of children with gastroenteritis and dehydration in the emergency department. The Journal of Emergency Medicine. 2010; 18(5): 686-98.

Freedman SB, et al. Diagnosing clinically significant dehydration in children with acute gastroenteritis using noninvasive methods: a meta-analysis. The Journal of Pediatrics. 2015; 166(4):908-16.

Friedman JN, et al. Development of a clinical dehydration scale for use in children between 1 and 36 months of age. The Journal of Pediatrics. 2004; 145(2):201-7.

Gorelick MH, Shaw KN, Murphy KO. Validity and reliability of clinical signs in the diagnosis of dehydration in children. Pediatrics. 1997; 99(5):e6.

Hahn S, Kim Y, Garner P. Reduced osmolarity oral rehydration solution for treating dehydration caused by acute diarrhea in children. Cochrane Database of Systematic Reviews. 2002; CD002847.

Holliday MA, Segar WE. The maintenance need for water in parenteral fluid therapy. Pediatrics. 1957; 19(5):823-32.

Moritz ML, Ayus JC. Maintenance intravenous fluids in acutely ill patients. The New England Journal of Medicine. 2015; 373(14):1350-60.

Moritz ML, Ayus JC. Misconceptions in the treatment of dehydration in children. Pediatrics in Review. 2016; 37(7):e29-e31.

Neville KA, et al. Isotonic is better than hypotonic saline for intravenous rehydration of children with gastroenteritis: a prospective randomized study. Archives of Disease in Childhood. 2006; 91(3):226-32.

Powers KS. Dehydration: Isonatremic, hyponatremic, and hypernatremic recognition and management. Pediatrics in Review. 2015; 36(7):274-85.

Salgado M, et al. Desidratação aguda na criança. Saúde Infantil. 2009; 31(3):103-10.

Shavit I, et al. A novel imaging technique to measure capillary-refill time: improving diagnostic accuracy for dehydration in young children with gastroenteritis. Pediatrics. 2006; 118(6):2402-8.

Steiner MJ, Dewalt DA, Byerley JS. Is this child dehydrated? Journal of the American Medical Association. 2004; 291(22):2746-54.

Vega RM, Avner JR. A prospective study of the usefulness of clinical and laboratory parameters for predicting percentage of dehydration in children. Pediatric Emergency Care. 1997; 13(3):179-82.

108.2 Choque

José Roberto Fioretto

▌ DEFINIÇÃO

Choque pode ser entendido como um estado agudo e complexo de disfunção circulatória que resulta em falência de liberação de quantidades suficientes de oxigênio e outros nutrientes para atender as demandas metabólicas dos tecidos e que, se prolongado, pode levar a falência orgânica múltipla e ao óbito. Em outras palavras, é um estado de deficiência aguda de oxigenação celular, que, em última análise, levará a desequilíbrio dos mecanismos homeostáticos e lesão celular irreversível.[1,2]

De maneira geral, todos os estados de choque levam ao quadro de disfunção ou mesmo perda de função celular, do mesmo modo que levam a anormalidades do volume sanguíneo, tônus vascular e função cardíaca, elementos esses que controlam a função circulatória.

Atualmente, entende-se que nem sempre é a hipóxia a responsável pelos danos teciduais. Também deve-se considerar a baixa oferta de nutrientes, a reduzida depuração de substâncias tóxicas, o maior afluxo de substâncias lesivas aos tecidos, a ação direta de toxinas e mediadores químicos e a redução de mecanismo de defesa como fatores participantes da lesão tecidual.

Em pediatria cabe ressaltar que nem sempre os quadros de choque estão associados à hipotensão arterial. Ao contrário, é mais frequente que a pressão arterial e o débito cardíaco estejam normais ou aumentados. Frequentemente, o choque desenvolve-se em crianças previamente hígidas, o que pode retardar o diagnóstico e agravar o prognóstico.[3]

Caso esse quadro não seja diagnosticado precocemente ou mesmo se a causa do choque não puder ser rapidamente debelada, há a progressão do mes-

DESIDRATAÇÃO/CHOQUE

mo, de modo que esses mecanismos passam a ser menos efetivos. Nessa fase pode ocorrer hipotensão arterial. O aumento adicional da resistência vascular periférica acaba prejudicando o esvaziamento ventricular esquerdo, que associado a hipotensão, leva à diminuição do débito cardíaco. A hipotensão e a diminuição do débito cardíaco acentuam a hipoperfusão tecidual, fazendo com que ocorra anaerobiose e acidose metabólica, a qual associada ao acúmulo de outros metabólitos acentua a hipotensão arterial. A associação desse estado à venoconstrição pode ocasionar aumento da pressão hidrostática capilar e perda de volume intravascular.

METABOLISMO NO CHOQUE

Consumo de oxigênio e anaerobiose

O choque traduz-se por desequilíbrio entre a oferta de oxigênio e as necessidades da célula de modo que há uma incapacidade de manter a liberação de oxigênio aos tecidos para atender suas necessidades. Nas fases iniciais do choque séptico, o consumo de oxigênio (VO_2) pode estar aumentado. Em condições fisiológicas, o consumo de oxigênio é mantido, independentemente da oferta, por meio de variação na capacidade de extração da célula. À medida que vai havendo queda na oferta de oxigênio, as células aumentam sua capacidade de extração. No entanto, esse aumento ocorre até um ponto máximo, a partir do qual passa a existir queda da capacidade de extração celular de oxigênio. Nessa fase o VO_2 diminui linearmente com a oferta de O_2 e estabelece-se a anaerobiose, com carência de energia e desenvolvimento de acidose láctica.[1,2]

Cabe ressaltar a importância da dosagem do lactato sérico para quantificar a falta cumulativa de O_2 e sua correlação direta com a sobrevida. A presença de lactato sérico acima de 1,5 a 2,0 mM/L demonstra a insuficiência de perfusão.

Além dessas alterações, o choque acompanha-se de aumento do CO_2 tecidual que se manifesta por aumento da PCO_2 tecidual, a despeito de haver hipóxia arterial.

EFEITOS DO CHOQUE NOS DIVERSOS ÓRGÃOS[1,2]

Coração

No choque séptico ocorre depressão da função cardíaca desencadeada por:
- Liberação de mediadores químicos durante o processo inflamatório generalizado que caracteriza esse tipo de choque.
- Diminuição da afinidade e da densidade de receptores às catecolaminas.

- Hipertensão pulmonar. Nos casos em que há hipóxia grave (SDRA), a vasoconstrição pulmonar pode dificultar o esvaziamento do VD.
- Diminuição da capacitância ventricular em choque séptico e cardiogênico, que podem contribuir para a diminuição do débito cardíaco.

Pulmões

O aumento do esforço respiratório associado a maiores necessidades de oxigênio e ao comprometimento pulmonar, que ocorre pelo extravasamento de líquido para o espaço alveolar, podem agravar a insuficiência respiratória.

Rins

A hipoperfusão renal pode levar a insuficiência renal aguda (IRA) ou mesmo a necrose tubular aguda. Nas fases iniciais do choque há constrição da arteríola eferente renal, o que possibilita a manutenção da perfusão glomerular. Com agravamento do choque, esse mecanismo perde sua efetividade e instala-se o quadro de IRA.

Fígado e leito esplâncnico

Há prejuízo das atividades de síntese e de clareamento do fígado de modo que ocorre aumento de transaminases, fosfatase alcalina e bilirrubinas. No choque séptico encontra-se, do ponto de vista anatomopatológico, o padrão de colestase intra-hepática com aumento importante de bilirrubinas e discreto aumento de transaminases e fosfatase alcalina.

Muito precocemente no choque séptico há desvio de sangue do trato gastrointestinal para outros órgãos, o que pode alterar a integridade da mucosa intestinal levando ao fenômeno conhecido como translocação bacteriana intestinal. Nesse processo não apenas bactérias, mas também toxinas são lançadas na corrente circulatória e podem provocar alterações em órgãos à distância. Outras alterações incluem: gastrite erosiva, hemorragia intestinal, pancreatite etc.

Microcirculação e coagulação

A hipoperfusão pode dificultar a remoção de agregados de neutrófilos, plaquetas e fibrina, dificultando ainda mais o fluxo sanguíneo. O concomitante aumento do pH, associado à diminuição da pressão oncótica e aumento de permeabilidade, induzido por mediadores químicos, podem exacerbar o extravasamento de líquido, dificultando ainda mais a difusão do oxigênio.

Distúrbios da coagulação são vistos, principalmente, no choque séptico e no choque hemorrágico. São caracterizados, inicialmente, por trombocitopenia seguida por consumo de outros fatores da coagulação, estando a cascata de coagulação ativada. O quadro pode evoluir com o que se denomina CIVD (trombocitopenia, anemia hemolítica, diminuição do fibrinogênio e aumento dos produtos da degradação da fibrina).

Sistema nervoso

A disfunção neurológica está associada à hipoperfusão cerebral, hipoxemia e distúrbios hidroeletrolíticos e acidobásicos

Classificação

Existem diversas formas propostas para classificar os estados de choque. Temos adotado uma forma mais abrangente por julgarmos que, agindo assim, estaremos ampliando a visão etiológica e facilitando o diagnóstico e o tratamento, demonstrada na Tabela 108.2.1.

■ DIAGNÓSTICO

O sucesso terapêutico correlaciona-se, intimamente, com a rapidez com que o diagnóstico é feito e com a rapidez com que se iniciam as medidas terapêuticas. É fundamental conhecer as condições clínicas que predispõem ao choque, por exemplo focos infecciosos, hipovolemia relacionada com o binômio diarreia e vômitos, cardiopatias congênitas, imunodeficiências, idade da criança e história de trauma.

Quando o paciente apresenta sinais de choque avançado, o diagnóstico é relativamente fácil. Porém, as chances de reversão do quadro são mínimas. Na maior parte das vezes, a atuação dos mecanismos reflexos acaba por mascarar o quadro, sendo necessário desenvolver alto índice de suspeita da presença de choque naquelas crianças que se apresentam em condições clínicas que, potencialmente, evoluem para choque. Nessas situações, mesmo que o quadro clínico não seja evidente, o tratamento do choque deve ser instituído rapidamente.

É imperioso para o diagnóstico a realização de um exame físico criterioso, observando principalmente:

- Contactuação: oscilação da consciência (agitação, torpor e coma);
- Pele: temperatura, cor, umidade e turgor;
- Mucosas: cor e umidade;
- Leito ungueal: cor e velocidade de enchimento capilar;

TABELA 108.2.1. Classificação dos estados de choque

Tipo	Mecanismo	Exemplos
Hipovolêmico	↓ Volume de sangue circulante efetivo	Perda sanguínea • Hemorragias externas • Hemorragias internas
		Perda plasmática • Queimaduras • Extravasamento capilar: —Sepse —Anafilaxia • Síndrome com ↓ proteica: —Síndrome nefrótica —Obstrução intestinal
		Perda hidroeletrolítica • Diarreia, vômito • Excesso diurético • Endocrinopatias • Insuficiência aguda suprarrenal
Cardiogênico	Falha na contratilidade, condutibilidade e/ou excitabilidade	PO de cirurgia cardíaca Cardiopatias congênitas Disritmias Miocardiopatias
Distributivo	Alterações na distribuição do fluxo sanguíneo na microcirculação ↑ Capacitância venosa Paralisia vasomotora	Sepse Anafilaxia Lesões no SNC e/ou medula
Obstrutivo	Obstrução mecânica ao fluxo dos ventrículos	Tamponamento cardíaco Pneumotórax hipertensivo Embolia pulmonar maciça Coarctação de aorta
Dissociativo	Dificuldades de liberação do O_2 pela Hb	Intoxicação por CO Meta-hemoglobinemia

- Pulsos: ritmo, frequência e qualidade;
- Respiração: frequência e profundidade;
- Diurese: volume urinário.

Os estados de choque associam-se a: diminuição da perfusão tecidual, acidose, hiperatividade do sistema nervoso autônomo, alteração da pressão arterial e pulsos periféricos, conforme demonstrado a seguir.

Diminuição da perfusão tecidual

A diminuição da perfusão tecidual se manifesta por:

- Variação da temperatura corporal: extremidades frias traduzem contração do intravascular;
- Aumento do tempo de enchimento capilar: > 5 segundos;
- Disfunção orgânica: oligúria, coma e coagulopatia.

Acidose

Acompanha-se de taquipneia e hiperventilação compensatórias que são precoces e levam a alcalose respiratória.

Hiperatividade do sistema nervoso autônomo

Reduz-se por palidez cutânea devido a vasoconstrição periférica inicial e aumento da frequência cardíaca.

Alteração da pressão arterial

O aparecimento de hipotensão em pacientes pediátricos é tardio. Inicialmente há diminuição da pressão de pulso causada por aumento da pressão diastólica e menor decréscimo da pressão sistólica. Com a medida que diminui a volemia e, consequentemente, há diminuição do retorno venoso e do volume sistólico, ocorre queda gradual da pressão sistólica. Nessa fase a pressão diastólica se mantém à custa do aumento do tônus arterial. Se não houver reversão do processo, a pressão de pulso termina por diminuir.

Pulsos periféricos

É interessante ressaltar que em estágios iniciais da sepse há aumento dos pulsos periféricos que se deve ao aumento da PS e a queda da PD. Nas fases terminais desse tipo de choque e nas outras formas, os pulsos tendem a mostrar-se fracos.

A Tabela 108.2.2 ilustra as principais características clínicas e laboratoriais dos diversos tipos de choque.

O quadro clínico básico pode variar de acordo com o tipo de choque e/ou com o estágio do mesmo. Assim, no choque séptico inicial podemos encontrar: aumento de pulsos, pele quente e ruborizada, taquicardia, taquipneia, precórdio hiperativo, oscilação da temperatura corporal e da consciência e perfusão periférica aumentada.

Essa fase de choque hiperdinâmico é confirmada pela presença de acidose metabólica e aumento dos níveis de lactato sérico. Com a progressão da doença, começarão a aparecer os sinais clínicos comuns a todos os estados de choque em fase terminal: pele fria, cianose, pulsos finos, taquicardia, hipotensão e evidência de falência orgânica múltipla.

As formas de choque hipovolêmico/hemorrágico têm manifestação clínica dependente da quantidade de volume perdido.

Quanto às variáveis hemodinâmicas, a Tabela 108.2.3 ilustra as principais alterações encontradas.

▍MONITORAMENTO

Os objetivos básicos do monitoramento no choque são:

- Detectar precocemente alterações do estado fisiológico;
- Acompanhar os benefícios do tratamento.

Para cumprir esses objetivos é preciso realizar uma avaliação clínica que inclua exame físico repetido e um monitoramento, inicialmente, não invasivo conforme demonstrado na Tabela 108.2.4.[2]

TABELA 108.2.2. Características clínicas e laboratoriais dos diversos tipos de choque

	Hipovolêmico	Cardiogênico	Distributivo		
			Séptico		Anafilático
			Inicial	Final	
Quadro clínico	Pele fria Mucosa seca Enchimento capilar prolongado Pulso fino e rápido Taquipneia Oligúria (dependendo da fase) Alteração do nível de consciência	Extremidades frias Cianose Perfusão periférica alentecida Pulso fino e rápido Taquipneia Oligúria Alteração do nível de consciência	Vasodilatação de extremidades Perfusão periférica normal ou ↑ Pulsos amplos Taquicardia Taquipneia Alteração do nível de consciência	Idem ao choque cardiogênico	Pulsos finos Taquicardia Taquipneia Alteração do nível de consciência
Achados frequentes de história e exame físico	Vômitos Diarreia Trauma	Taquicardia Taquipneia Hepatomegalia Cardiomegalia	Hipertermia Hipotermia Foco infeccioso		Broncoespasmo Alterações cutâneas
Achados laboratoriais	↑ Ureia e creatinina	ECG anormal Alteração de enzimas cardíacas ↑ Ureia e creatinina	Distúrbios eletrolíticos ↑ Lactato Plaquetopenia Glicemia ↑ ou ↓		Eosinofilia

TABELA 108.2.3. Principais alterações hemodinâmicas encontradas

Etiologia do choque	PVC (cmH$_2$O)	PAM (mmHg)	SVO$_2$	IC* (L/min/m²)	RVS* (d/cm/m²)	PCP* (mmHg)
Valores normais	5 a 10	Faixa etária	68% a 77%	2,7 a 3,6	800 a 1.200	8 a 12
Hipovolêmico	↓	↓	↓	↓	↑	↓
Cardiogênico	↑	↓	↓	↓	↑	↑
Séptico (fase inicial)	↓	Normal ou ↓	↑	↑	↓	↓
Séptico (fase final)	↑	↓↓	↓	↓	↓↓	↑

PVC: pressão venosa central; PAM: pressão arterial média invasiva; SVO$_2$: saturação venosa de oxigênio; IC: índice cardíaco; RVS: resistência vascular sistêmica; PCP: pressão de oclusão capilar pulmonar.
*Avaliadas quando possível. Não limitam o tratamento.

TABELA 108.2.4. Monitoramento não invasivo

Temperatura corporal
Sinais vitais (FC, FR)
Tempo de enchimento capilar
Pressão arterial (diferencial sistólico/diastólico)
Balanço hídrico
Débito urinário
ECG
Oximetria de pulso
Capnografia (se possível)
Avaliação neurológica (escala de Glasgow)

FC: frequência cardíaca; FR: frequência respiratória; ECG: eletrocardiograma.

TABELA 108.2.5. Monitoramento invasivo

Sondagem vesical e tubagem gástrica
Pressão venosa central (PVC)
Pressão arterial média
Pressão capilar pulmonar (se possível)
Pressão no átrio esquerdo (PO de cirurgia cardíaca)
Débito cardíaco (se possível)
Resistência vascular sistêmica (se possível)
Resistência vascular pulmonar (se possível)
Consumo de oxigênio (VO$_2$, se possível)
Oferta de oxigênio (DO$_2$, se possível)
Saturometria contínua invasiva (se possível)
Exames laboratoriais: • Ionograma   • Função renal e hepática   • Coagulograma   • Glicemia   • Hemograma e albumina   • Lactato   • Gasometria arterial e venosa
Tonometria (se possível)

PO: pós-operatório; VO$_2$: consumo de oxigênio; DO$_2$: liberação de oxigênio.

Nos casos em que a resposta inicial ao tratamento não for rápida ou o choque for grave, impõe-se avaliação hemodinâmica invasiva, procurando-se obter dados mais objetivos. Nessas situações temos utilizado alguns dos elementos listados na Tabela 108.2.5 e descritos a seguir.

PRESSÃO VENOSA CENTRAL

A pressão venosa central (PVC) é a pressão existente no sistema venoso central intratorácico. É aferida tomando-se como nível de referência (zero) a linha axilar média. Nessas condições os valores normais estão entre 0 e 8 cmH$_2$O. Essa medida fornece uma estimativa indireta da pré-carga do ventrículo direito (enchimento do coração direito), refletindo, de certa forma, o volume intravascular. No entanto, como os maiores determinantes da pressão de enchimento cardíaco são a complacência e a função ventricular, a análise da volemia pela medida da PVC pode induzir erros. Talvez a maior utilidade da PVC seja a de guiar a reposição volêmica, evitando excesso de fluidos.

Pressão arterial média invasiva

A pressão arterial média invasiva (PAM) é a medida invasiva que torna mais precoces e sensíveis as determinações da PAM em pacientes recebendo suporte cardiocirculatório com drogas vasoativas. No entanto, em lactentes, tem utilidade limitada pelas dificuldades técnicas.

Pressão de oclusão capilar pulmonar

A pressão de oclusão capilar pulmonar (PCP) permite medida do débito cardíaco e pressão de enchimento do VE e VD e cálculo da resistência vascular sistêmica e pulmonar e o acompanhamento das intervenções terapêuticas para obtenção de objetivos específicos. A medida da PCP pode sofrer influências de variações da pressão intratorácica e da complacência do VE. Quando esses fatores estão estáveis, a PCP reflete, verdadeiramente, o volume diastólico final do VE. Valor normal = 6 a 12 mmHg.

Monitoramento da oxigenação

A estimativa do conteúdo sanguíneo de oxigênio (CsO_2) é útil para avaliar o fluxo sanguíneo,[3] de modo que:

$$CsO_2 = Hb \times SO_2 \times 1,34\ (O_2\ ligado) + PO_2 \times 0,0031\ vol\%\ (O_2\ dissolvido)$$

Em que:
Hb = hemoglobina em g%;
SO_2 = saturação da Hb;
PO_2 = pressão parcial do oxigênio em mmHg;
1,34 = quantidade de O_2/grama de Hb;
0,0031 = coeficiente de solubilidade do O_2 no sangue.

Fundamentalmente, a maior contribuição para a oxigenação tecidual é dada pelo oxigênio ligado a Hb, enquanto o oxigênio dissolvido tem pequeno papel. Se analisarmos o CsO_2 no sangue arterial e no sangue venoso misto teremos, respectivamente:

$$CaO_2 = (Hb \times SaO_2 \times 1,34) + (PaO_2 \times 0,0031) = 16\ a\ 22\ vol\%$$
$$CVO_2 = (Hb \times SVO_2 \times 1,34) + (PVO_2 \times 0,0031) = 12\ a\ 16\ vol\%$$

A partir desses parâmetros, subtraindo-se o CaO_2 do CVO_2, temos a diferença arteriovenosa de:

$$O_2 = CaO_2 - CVO_2 = 3\ a\ 5\ vol\%$$

A utilização desse índice é importante na avaliação de estados hiperdinâmicos (sépticos), que a diminuem, e de estados hipodinâmicos, que a elevam. Essa inferência pode ser melhor entendida ao analisarmos a equação de Fick:

$$Consumo\ de\ O_2\ (VO_2) = DC \times Ca\text{-}VO_2$$

Se admitirmos o VO_2 constante, passa a existir uma relação inversa entre Ca-VO_2 e DC. De maneira análoga, pode-se entender que a extração do O_2 (EO_2) seria o resultado da divisão do Ca-VO_2 pelo CaO_2.

Utilizando-se cateteres pulmonares modernos dotados de oxímetro em sua extremidade podemos medir a saturação venosa de oxigênio (SVO_2). Partindo-se do princípio que, se tomarmos como base uma situação de estabilidade circulatória, a SVO_2 é dependente da extração de oxigênio pelos tecidos, teremos situações em que há alentecimento do fluxo sanguíneo aumentam o tempo de trânsito das hemácias na microcirculação, possibilitando maior EO_2 e, consequentemente, a SVO_2 e o CVO_2 serão mais baixos. Inversamente, nos estados hiperdinâmicos, em que há aceleração do fluxo sanguíneo, pode haver diminuição da EO_2 e os valores da SVO_2 e do CVO_2 aumentam.

Esses princípios também podem ser aplicados, apesar de várias limitações, quando não dispomos de monitoramento invasivo. Para tanto é necessário que a amostra de sangue venoso seja retirada da entrada do átrio direito.

■ TRATAMENTO

Princípios gerais

Sendo a inadequada oxigenação tecidual a base fisiopatológica dos estados de choque, devemos implementar esforços, não apenas para o tratamento do processo causal, mas também para aumentar o transporte de oxigênio (TO_2), ou seja, otimizar a perfusão de leitos vasculares críticos. Em algumas situações, o paciente pode apresentar-se em estágio avançado da doença com hipotensão arterial. Nesses casos, é preciso implementar esforços para aumentar a PAM.

Como descrito anteriormente, inúmeras são as anormalidades metabólicas que podem acompanhar os quadros de choque; assim, também é importante a prevenção e/ou a correção de anormalidades metabólicas oriundas da hipoperfusão tecidual.

O tratamento do choque apoia-se em um tripé clássico que é formado pelo suporte ventilatório, reposição volêmica e suporte cardiovascular.[3,4]

Suporte ventilatório

Nos estados de choque é proibitivo que haja oferta de quantidades inadequadas de O_2, uma vez que nessa condição há liberação insuficiente de O_2 aos tecidos e/ou necessidades teciduais aumentadas. É descrito que o gasto energético com a ventilação pode desviar cerca de 50% do débito cardíaco para a musculatura respiratória em situações de estresse. Além disso, a presença de febre, distensão abdominal, acidose metabólica, broncoespasmo, secreção pulmonar aumentada e desnutrição fazem com que o trabalho respiratório aumente ainda mais, podendo ocorrer fadiga respiratória e agravamento da hipóxia. Assim, é básica a garantia de fornecimento de oxigênio de maneira constante e segura. Isso se consegue pela intubação precoce, com instituição do suporte pulmonar ventilatório mecânico (SPVM).

O SPVM ideal será aquele mínimo necessário para obtenção de ventilação e de oxigenação adequadas (pH > 7,20 e $PaCO_2$ = 40 a 45) e SaO_2 = 90%.

Reposição volêmica

O restabelecimento do fluxo sanguíneo mediante adequada reposição de fluidos é medida terapêutica prioritária e aplica-se a todos os tipos de choque, uma vez que o oxigênio liberado para os tecidos é diretamente proporcional ao CaO_2 e ao DC.[3,4]

Quando houver evidência de disfunção cardíaca em qualquer momento durante a infusão de volume, para realizar uma administração mais judiciosa de líquidos, utilizamos a de Weil modificada, resumida na Figura 108.2.1.[3,4]

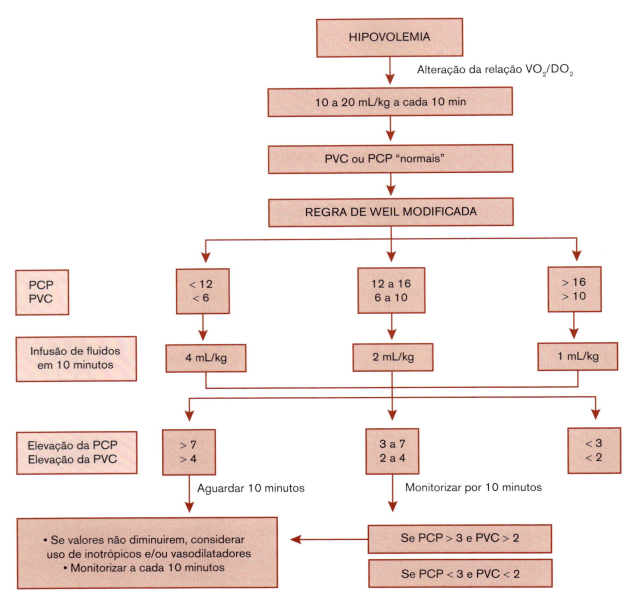

Iniciar a infusão de volume (solução salina) de acordo com os valores iniciais da PVC ou PCP. Se a PVC aumentar acima de 4 mmHg dos valores iniciais, suspender a infusão de volume; se o aumento for entre 2 e 4 mmHg, observar por 10 minutos. Havendo a permanência dos valores acima de 2 mmHg, suspender a infusão. Caso a PVC diminua 2 mmHg em relação ao valor inicial, repetir a infusão até que a pressão arterial sistêmica esteja normalizada. Também podem ser utilizados os valores da PCP, de acordo com o esquema.
Obs: 1 mmHg = 1,36 cmH_2O

FIGURA 108.2.1. Administração de líquidos modificada de Weil. DO_2: liberação de oxigênio; PVC: pressão venosa central; PCP: pressão de oclusão capilar pulmonar.

Soluções utilizadas

A escolha da melhor solução para o restabelecimento da volemia passa pelo conhecimento de algumas características das soluções mais comumente utilizadas.

Soluções isotônicas

A tonicidade de uma solução pode ser definida como sendo a capacidade de suas partículas passarem pelas membranas celulares. Assim sendo, os cristaloides isotônicos mais utilizados (solução de NaCl 0,9% e Ringer lactato) distribuem-se livremente entre os espaços intravascular e intersticial de forma equilibrada. Consequentemente, o montante de líquido necessário para a expansão volêmica, quando se utiliza esse tipo de solução, é maior que quando se utilizam cristaloides hipertônicos ou soluções de coloides. Esse fato associa-se com aparecimento de edema periférico, determinando queda no consumo de oxigênio tecidual, a despeito do potencial aumento do transporte de oxigênio.[4]

Outro aspecto relevante a ser destacado com a utilização de cristaloides é que esse tipo de solução tem efeito de curta duração sobre o sistema cardiovascular, proporcionando inadequada expansão ao longo do tempo, mantendo o estado de choque e trazendo complicação a outros órgãos (insuficiência renal).

Composições das soluções mais utilizadas:
- NaCl 0,9%:
  - 154 mEq/L de Na^+ e Cl^-
  - Osmolaridade = 308 mOsm/L
- Ringer lactato:
  - 130 mEq/L de Na^+
  - 109 mEqL de Cl^-
  - 4 mEq/L de K^+
  - 3 mEq/L de Ca^+
  - 28 mEq/L de lactato
  - Osmol = 273 mOsm/L

Soluções isotônicas balanceadas

Plasma-Lyte

Plasma-Lyte pertence à classe das soluções de cristaloides balanceados. Mimetiza, proximamente, o plasma humano no que se refere ao seu conteúdo de eletrólitos, osmolaridade e pH. Essas soluções têm capacidade de tamponamento adicional e contem ânions tais como acetato, gluconato e lactato, que são convertidos em bicarbonato, dióxido de carbono e água. As possíveis vantagens incluem a correção de distúrbios eletrolíticos e de volume, enquanto atua favoravelmente no controle acidobásico (acidose metabólica). Apresenta os mesmos problemas de outros cristaloides como sobrecarga hídrica, edema corporal e de pulmões e aumento da pressão intracraniana. Muitas formulações contêm magnésio que pode interferir com a resistência vascular periférica, frequência cardíaca e piorar isquemia orgânica. Não há evidencia de que seja superior a outros cristaloides.[5]

Composição:
Cada 100 mL de solução de Plasma-Lyte contêm:
- Cloreto de sódio: 526 mg
- Gluconato de sódio: 502 mg
- Acetato de sódio tri-hidratado: 368 mg
- Cloreto de potássio: 37 mg
- Cloreto de magnésio: 30 mg
- Hidroxido de sódio para ajuste de pH 7,4 (6,5 – 8,0)
- Concentralção em mEq/L:
- Sódio: 140
- Potássio: 5
- Magnésio: 3
- Cloreto: 98
- Acetato: 27
- Gluconato: 23
- Osmolaridade: 294 mOsmol/L* (calculada)
- Valor calórico: 21 kcal/L

Soluções de cristaloides hipertônicos

Soluções com concentração aumentada de sódio teriam a vantagem de possibilitar a utilização de menor volume para se atingir adequada expansão volêmica. Logo após sua infusão ocorre redistribuição da água dos compartimentos intracelular e intersticial para o compartimento intravascular. Em adição, acredita-se que esses tipos de soluções exerçam efeito inotrópico positivo e efeito vasodilatador pré-capilar direto. A solução empregada em adultos (NaCl a 7,5%) tem 2.400 mOsm/L.

Em casos de choque refratário temos utilizado a solução a 3% (NaCl 20% = 15 mL + SG 5% = 85 mL – 3 a 4 mL/kg).

- Desvantagens:
  - Desidratação cerebral com possibilidade de sangramento intracraniano;
  - Alteração da consciência com coma e convulsões;
  - Edema pulmonar.
- Requisitos para uso: Na < 160 mEq/L e osmolaridade < 350.

*A faixa normal de osmolaridade fisiológica é de 280 a 310 mOsmol/L. A administração de soluções substancialmente hipertônicas pode causar danos venosos.

Soluções coloides proteicas

Albumina

A albumina é a proteína presente em maior quantidade no plasma humano, sendo responsável por 80% da pressão coloidosmótica do plasma. Tem meia-vida intravascular de 16 h, tendo, portanto, efeitos muito mais duradouros que os cristaloides isotônicos. Na literatura, encontramos diversos relatos dos efeitos hemodinâmicos favoráveis da infusão de albumina, principalmente no que se refere ao aumento do DC, da PCP, do VO_2 e da PAM, assim como também encontramos descrição de melhora da resposta imune e diminuição do edema sistêmico. Temos utilizado a solução de albumina humana adicionada à solução salina 0,9% para melhor distribuição do volume em pacientes sépticos e/ou com evidência de disfunção cardíaca. Apesar disso, a solução de albumina apresenta uma série de efeitos indesejáveis:

- Diminuição da excreção de sódio e água pelo rim;
- Alteração na coagulação sanguínea;
- Diminuição do cálcio ionizável;
- Prolongamento do tempo de ventilação;
- Efeito inotrópico negativo;
- Alto custo;
- Possível extravasamento para interstício.

Derivados do amido hidroxietílico

- Polímero de glicose artificial derivado da amilopectina: disponíveis, inicialmente, na forma de hepta-amidos, tais substâncias têm propriedades volêmicas bastante parecidas com a albumina 5%. Meia-vida plasmática é de 17 dias. Podem provocar anafilaxia (0,085% dos pacientes), alterações da coagulação e aumento da amilase.
- Penta-amidos: foram introduzidos mais recentemente. Esses consistem de soluções de HES submetidas a processos bioquímicos para redução do número de moléculas de alto peso com menor efeitos na coagulação sanguínea. Sua meia-vida é de 12 h. Atualmente são os coloides sintéticos mais utilizados e, na literatura, os resultados têm sido satisfatórios. Em nosso serviço estamos iniciando o uso de tais soluções em casos de choque séptico, após termos infundido, aproximadamente, 80 mL/kg de cristaloides e o paciente ainda apresentar hipovolemia.

Suporte cardiovascular

Vasopressores, drogas inotrópicas e vasodilatadores são drogas habitualmente empregadas para aumentar o débito cardíaco ou a pressão arterial, promovendo aumento da liberação de oxigênio para os tecidos em condições em que há disfunção ventricular esquerda consequente a choque séptico, choque cardiogênico ou outras formas de agressão ao miocárdio. Cabe destacar que a prescrição de drogas vasoativas deve complementar as outras medidas terapêuticas já descritas.[7,8]

Apesar dos potenciais efeitos benéficos, essas drogas não são destituídas de efeitos colaterais. Assim sendo, é preciso conhecer a farmacocinética (expressão matemática do tempo decorrido desde a distribuição até a eliminação da droga) e farmacodinâmica (relação entre a concentração da droga e seu efeito) das mesmas assim como estabelecer, claramente, os objetivos do tratamento.

As drogas vasoativas mais empregadas são as catecolaminas. Sempre que uma dessas drogas é administrada, seus efeitos se estabelecem devido a interações complexas entre a concentração plasmática da droga, sua eliminação do corpo e a resposta do órgão-alvo. Nos estados de choque, a pobre perfusão tecidual pode fazer com que a droga administrada não atinja seu sítio ativo. Também, no choque, são comuns as modificações hemodinâmicas do paciente, o que obriga frequentes ajustes da taxa de infusão das drogas vasoativas.[7,8]

Agentes inotrópicos específicos[8,9]

Dopamina

Precursora imediata da norepinefrina na via biossintética das catecolaminas endógenas, atuando também como neurotransmissor no sistema nervoso central e periférico. Diferentemente de outras catecolaminas, os efeitos hemodinâmicos da dopamina são atribuídos à liberação dopa-induzida da norepinefrina das terminações simpáticas e à estimulação direta de receptores alfa, beta e dopaminérgicos de forma dose dependente:[8,9]

Doses

- Dose de 0,5 a 3 µg/kg/min: ação dopaminérgica. Vasodilatação renal, mesentérica, cerebral e coronariana. Pode haver aumento do volume de diurese, por aumento do fluxo plasmático renal e aumento da excreção de sódio. Ocorre inibição da secreção de aldosterona.
- Dose de 3 a 5 µg/kg/min: ação dopaminérgica + ação beta-adrenérgica.
- Dose de 5 a 10 µg/kg/min: ação beta-adrenérgica. Aumento do débito cardíaco por aumento da frequência cardíaca, acompanhada de aumento da pressão diastólica final do ven-

DESIDRATAÇÃO/CHOQUE

trículo esquerdo, secundário à venoconstrição e ao aumento da pós-carga. Esses elementos determinam aumento da tensão da parede ventricular com aumento do consumo de oxigênio miocárdico.

- Dose > 10 a 15 μg/kg/min: ação alfa-adrenérgica. Aumento da resistência vascular sistêmica e, consequentemente, da pressão arterial média.

Indicações

- Choque cardiogênico (na indisponibilidade de outros inotrópicos).
- Choque séptico (quando não houver disponibilidade de adrenalina).

Efeitos colaterais

Pela ação venoconstritora pode ocorrer aumento da pressão capilar pulmonar e da pressão de artéria pulmonar. O consequente aumento de fluxo sanguíneo pulmonar pode levar a aumento do *shunt* intrapulmonar com piora da hipoxemia.

O aumento da resistência vascular pulmonar pode agravar quadros de hipertensão pulmonar ou de persistência do canal arterial. Usar com cautela em recém-nascidos. Os efeitos inotrópicos são questionáveis em lactentes com menos de 6 meses. São comuns as arritmias ventriculares, taquicardia, náuseas e vômitos.

Estudo recente demonstrou aumento de mortalidade em crianças com choque séptico que receberam dopamina quando comparada com adrenalina.[10]

Dobutamina

Catecolamina sintética com a capacidade de estimular receptores alfa1, beta1 e beta2 adrenérgicos. Seus efeitos não dependem da liberação de norepinefrina endógena e são dose-dependentes:

Doses

- 2 a 20 μg/kg/min: a ação se faz predominantemente no coração, com aumento da contratilidade e relativamente menor efeito sobre a frequência cardíaca. O melhor desempenho cardíaco determinado pela dobutamina faz com que a pressão venosa central e a pressão capilar pulmonar diminuam, tendo pouco efeito sobre a resistência vascular pulmonar. Promove menor aumento do consumo de oxigênio pelo miocárdio se comparada a outras aminas simpaticomiméticas. Cabe a ressalva de que quanto menor a criança, maiores são as doses para obter-se os efeitos desejados. Assim, em lactentes, iniciamos com a dose de 10 μg/kg/min e nas crianças maiores, iniciamos com a dose de 3 a 5 μg/kg/min.

- Dose maior que 30 μg/kg/min: nessa dose aumenta muito o risco de aparecimento de arritmias cardíacas e de haver alteração na resistência vascular periférica.

Indicações

- Situações em que for preciso aumentar a contratilidade miocárdica com pouco efeito sobre a resistência vascular periférica: pacientes normotensos com insuficiência cardíaca ou choque séptico.
- Pós-operatório de cirurgia cardíaca.

Efeitos colaterais

- Arritmias cardíacas, taquicardia, cefaleia, ansiedade e tremores.
- Pode promover diminuição da resistência arterial periférica e da pressão sistêmica, sendo necessário sua suspensão ou associação com drogas vasoconstritoras.
- Uso prolongado pode induzir tolerância, sendo preciso aumentar doses de infusão.

Norepinefrina

Norepinefrina é o neurotransmissor do sistema nervoso simpático precursor endógeno da epinefrina. Tem atividade em receptores alfa e beta. Baixas doses de infusão produzem efeitos, predominantemente, beta-adrenérgicos (aumento de contratilidade, velocidade de condução e cronotropismo com pouco efeito na resistência vascular periférica). A ação vasoconstritora, mediada por receptores alfa1-adrenérgicos, é utilizada em casos de choque associado à hipotensão. Nessas situações, o aumento significante da resistência arterial sistêmica pode prejudicar a perfusão renal, intestinal, pulmonar e da pele, limitando seu uso. A bradicardia reflexa em decorrência do aumento da pressão média da aorta pode determinar diminuição do débito cardíaco.

Dose

- Dose em casos de hipotensão: 0,5 a 2 μg/kg/min.

Indicações

- Principal indicação é para elevar a pressão arterial em pacientes hipotensos que não responderam a adequada reposição volêmica e/ou a vasopressores menos potentes, principalmente em choque séptico.
- No choque cardiogênico, quando, pelo aumento da pressão média da aorta e da pressão diastólica final ventricular, pretende-se melhorar o fluxo coronariano em infarto do miocárdio.

Efeitos colaterais

- A potente ação vasoconstritora pode provocar isquemia em órgãos nobres. A pressão arterial, a perfusão e a função renal devem ser monitorizadas rigorosamente.
- O aumento da pós-carga cardíaca pode prejudicar o desempenho do miocárdio.
- Doses elevadas aplicadas inadvertidamente podem provocar infarto do miocárdio ou hemorragia cerebral.
- Infiltração cutânea pode causar necrose da pele e ulceração.

Milrinona

A milrinona é um derivado da anrinona, vinte vezes mais potente, com menores efeitos colaterais.[8]

Dose

- Milrinona: ataque de 50 µg/kg IV em bólus (infusão em 10 min), seguido de infusão de 0,375 a 0,750 µg/kg/min. Dose máxima diária: 1,18 µg/kg, com ajustes em casos de insuficiência renal aguda.

Indicações

- Na descompensação cardíaca aguda grave sempre associada a outra catecolamina.

Efeitos colaterais

- Hipotensão arterial e arritmias ventriculares.
- Tem meia-vida prolongada em vigência de insuficiência renal.
- Pode alterar provas de função hepática.

Vasodilatadores

Promovem aumento do débito cardíaco e redução das pressões de enchimento ventricular por diminuição das resistências arterial e/ou venosa. Os vasodilatadores arteriais levam a aumento do volume sistólico com pouca interferência na pré-carga, enquanto os venosos levam a redução no volume diastólico final, praticamente sem interferir no volume sistólico.[11,12]

Indicações gerais

- Insuficiência cardíaca congestiva refratária ao tratamento habitual com diuréticos e drogas vasoativas.
- Edema agudo de pulmão.
- Choque cardiogênico.
- Crise hipertensiva.

Nitroprussiato de sódio

Nos restringiremos à descrição do nitroprussiato de sódio, que é o vasodilatador mais frequentemente empregado em nossa UTIP.[8]

Características gerais

- Vasodilatador com resposta nos sistemas arterial e venoso.
- Mecanismo de ação não totalmente elucidado. Parece haver interações químicas intracelulares e inibição do transporte de cálcio.
- Em pacientes com insuficiência cardíaca pode promover redução das pressões venosas pulmonar e sistêmica com aumento do débito cardíaco por diminuição da pós-carga.

Dose

- 0,5 a 1,0 µg/kg/min: aumentando-se gradualmente a dose até 10 µg/kg/min em lactentes e crianças maiores e até 6 µg/kg/min em recém-nascidos.

Indicações

- Toda situação emergencial em pacientes instáveis hemodinamicamente nos quais se deseja rápido efeito vasodilatador com curta duração de ação, descritas anteriormente.

Efeitos colaterais

- Hipotensão arterial.
- Intoxicação por tiocianato: tremores, hipóxia, náuseas, espasmos musculares, confusão mental etc. (concentrações superiores a 10 mg/dL).

Medidas gerais de suporte

Além de oferecermos suporte à ventilação, efetuarmos adequada reposição volêmica e, se necessário, administrarmos drogas vasoativas para suporte cardiovascular, os pacientes em choque exigem um conjunto de cuidados adicionais, não menos importantes, que estão listados a seguir.

- Atenção especial para debelar a causa desencadeante do choque.
- Monitoramento rigoroso do balanço hídrico, após a reversão do choque.
- Controle dos eletrólitos séricos, equilíbrio acidobásico e função renal, função hepática e coagulação sanguínea.
- Manutenção de oferta satisfatória de oxigênio até a completa recuperação do paciente.

Referências bibliográficas

1. Astiz ME, Rackow EC, Weil MH. Pathophysiology and treatment of circulatory shock. In: Rackow EC, Astiz ME (eds.). Critical care clinics. Philadelphia: W.B. Sunders Company. 1993; p. 183-203.
2. Carcillo JA. Management of pediatric septic shock. In: Holbrook PR (ed.). Textbook of pediatric critical care. Philadelphia: W.B. Saunders Company. 1993; p. 114-42.
3. De Bruin WJ, Greenwald BM, Notterman DA. Fluid resuscitation in pediatrics. In: Kaufman BS (ed.). Critical care clinics. Philadelphia: W.B. Sunders Company. 1992; p. 423-38.
4. Gould S, Sehgal LR; Sehgal HL, et al. Hypovolemic shock. In: Rackow EC, Astiz ME (eds.). Critical care clinics. Philadelphia: W.B. Sunders Company. 1993; p. 239-60.
5. Rizoli S. J Trauma. 2011 mai; 70(Suppl 5):S17-8. doi: 10.1097/TA.0b013e31821a4d89.
6. Griffel MI, Kaufman BS. Pharmacology of colloids and crystaloids. In: Kaufman BS (ed.). Critical care clinics. Philadelphia: W.B. Sunders Company. 1992; p. 235-54.
7. Imm A, Carlson RW. Fluid resuscitation in circulatory shock. In: Rackow EC, Astiz ME (eds.). Critical care clinics. Philadelphia: W.B. Sunders Company. 1993; 313-34.
8. Parrillo JE. Vasodilatador therapy. In: Chernow B (ed.). Essentials of critical care pharmacology. Baltimore: Williams & Wilkins. 1989; p. 406-24.
9. Zaritsky AL, Chernow B. Catecholamines and other inotropes. In: Chernow B (ed.). Essentials of critical care pharmacology. Baltimore: Williams & Wilkins. 1989; p. 236-54.
10. Ventura AM, Shieh HH, Bousso A, et al. Double-blind prospective randomized controlled trial of dopamine versus epinephrine as first line vasoactive drugs in pediatric septic shock. Crit Care Med. 2015; 43:2292-302.
11. Schuster DP, Lefrak SS. Shock. In: Civetta JM, Taylor RW, Kirby RR (eds.). Critical care. Philadelphia: J.B. Lippincott Company. 1988; p. 891-908.
12. Shoemaker WC, Appel PL, Kram HB. Prospective trial of supranormal valuesof survivors as therapeutic goals in high risk surgical patients. Chest. 1988; 94:1176.

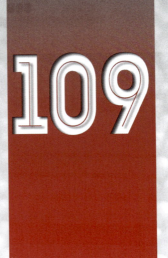

VIA AÉREA DIFÍCIL

Regina Grigolli Cesar

INTRODUÇÃO

O reconhecimento de uma via aérea difícil (VAD) é fundamental quando se pretende evitar surpresas potencialmente letais durante procedimentos que visam garantir uma adequada ventilação. Para tanto, é necessário que se comece pela definição de VAD em pediatria.

Via aérea difícil é comumente definida como uma situação na qual um pediatra experiente encontra dificuldade em ventilar com máscara facial, em realizar laringoscopia, em intubar ou, em situações de emergência, conseguir uma via aérea cirúrgica.[1]

O manejo da via aérea de maneira segura é fundamental para garantir a viabilidade anestésica e pode ser salvadora em casos de insuficiência respiratória de difícil tratamento. A falha no reconhecimento e o manejo inadequado da via aérea podem ter consequências desastrosas.[2] Em adultos, a incidência de intubações difíceis é de 1 a 4%, sendo a situação extrema de não conseguir intubar e nem ventilar presente de 0,1 a 0,3% dos casos. Não se sabe exatamente qual é a incidência de casos de via aérea difícil (VAD) em crianças, mas é considerada rara,[3] e felizmente a maioria dos casos são previsíveis, permitindo um adequado planejamento.[4,5]

Ohkawa (2005)[8] reviu 8.249 casos de crianças intubadas para procedimentos anestésicos, encontrando uma incidência de aproximadamente 2%, pouco acima de 1% para os casos não previstos, variando de acordo com a faixa etária conforme resumido na Tabela 109.1. Dados obtidos em estudos mais recentes encontram-se resumidos na Tabela 109.2.

Fiadjoe e cols. (2016)[10] registraram prospectivamente dados sobre 1.018 intubações traqueais realizadas em 13 hospitais infantis nos Estados Unidos no período de agosto de 2012 a janeiro de 2015, encontrando 19,4% casos de via aérea difícil não previsível, e concluíram que mais que duas tentativas de laringoscopia direta em crianças com intubação tra-

TABELA 109.1. Valores absolutos e relativos (%) de casos de intubação difícil e de dificuldade na intubação não prevista, em 8.249 crianças (Ohkawa, 2005)[8]

Idade (anos)	N	Intubação difícil N₁	%	Dificuldade não prevista N₂	%
< 1	1.617	16	0,99	11	0,68
1 a 13	5.579	26	0,47	9	0,16
> 13	1.053	6	0,57	3	0,28
Total	8.249	48	2,03	23	1,13

VIA AÉREA DIFÍCIL

TABELA 109.2. Frequências observadas de dificuldades na laringoscopia e na intubação em três estudos realizados entre 2011 e 2016

	Estudo	N	Condições intubação	%
Mirghassemi, Soltani, Abtahi (2011)[7]	Prospectivo	511	Preparo para anestesia	3%
Heinrich, et al (2012)[8]	Retrospectivo	11.219	Preparo para anestesia	1,35%
Bai, et al (2016)[9]	Retrospectivo	120	Emergência	10,6%

queal difícil foram associadas a uma elevada taxa de insucesso e a uma maior incidência de complicações graves, sugerindo que limitar o número de tentativas de laringoscopia direta e a mudança para uma técnica indireta quando ocorre falha na intubação devem aumentar a segurança para o paciente.

Cerca de 4,7% das crianças com fissura palatina (ou até 7% das mesmas, se menores de 6 meses), podem apresentar dificuldades no momento da intubação. Há grupos de crianças com síndromes ou doenças raras nas quais é esperada VAD, conforme será abordado adiante.

O manejo adequado da via aérea difícil tem a finalidade de evitar a hipóxia, que pode ser um agravante muito sério às condições clínicas do doente. Para isso é necessário manter oxigenação e integridade do fluxo aéreo adequados; reconhecer o problema e sua gravidade; ter agilidade para ação em tempo adequado; prevenir eventos adversos que venham ocasionar maiores danos ao paciente, como lesão cerebral, parada cardiorrespiratória, trauma de via aérea, traqueotomia desnecessária ou evitável, e até o óbito.

A via aérea difícil pode se caracterizar por uma dificuldade na ventilação (dificuldade de adaptação da máscara, de manutenção do fluxo ou obstrução de via aérea), dificuldade na laringoscopia (impossibilidade de expor a glote com laringoscopia direta) ou na intubação. Assegurar a permeabilidade da via aérea de um paciente dispneico é um desafio graças à variedade de causas que podem resultar em uma VAD.[11] Partindo da adequada abordagem da via aérea difícil considera-se então o melhor dispositivo.

O desenvolvimento de novos equipamentos permite hoje uma nova abordagem com técnicas alternativas de controle das vias aéreas, principalmente a da via aérea difícil.

FISIOPATOLOGIA

Um dos maiores desafios é prever uma VAD antes da intubação da criança. Sinais e sintomas sugestivos incluem taquipneia, estridor laríngeo,[12] uso de musculatura acessória, choro fraco ou ausente ou história de apneia obstrutiva do sono.

Malformações congênitas, determinadas ou não por alterações cromossômicas, mucopolissacaridoses e algumas lesões adquiridas são condições previsíveis de VAD. Essas condições estão resumidas na Tabela 109.3.

DIAGNÓSTICO

Anamnese

Dados importantes da história clínica incluem um histórico prévio de intubação difícil. A anamnese com a família pode identificar o padrão respiratório durante o sono (roncos, histórico de apneia), dificuldades alimentares, cansaço durante amamentação, choro de padrão anormal ou piora do desconforto durante agitação ou exercício.

Exame clínico

Características anatômicas como micrognatia, assimetria facial (principalmente mandibular), limitação à abertura da boca e da movimentação do pescoço e macroglossia podem chamar a atenção. Sinais de sintomas respiratórios e aumento do trabalho respiratório devem ser observados.

Entretanto, em neonatos e lactentes, sinais sutis de hipoplasia mandibular podem passar despercebidos se o paciente não é visualizado em perfil lateral.[3]

Escores de avaliação da dificuldade de intubação, por exemplo o escore de Mallampati,[2,13] não estão validados para crianças, com uma elevada probabilidade (50%) de falsos-positivos.[14] Além disso, crianças podem não cooperar com testes à beira do leito.[15]

Investigação complementar

Em casos agudos de insuficiência respiratória, exames adicionais e de imagem são pouco utilizados. Mesmo em casos eletivos, a maioria das crianças não cooperam sem anestesia para realizar exames de imagem.

Quando procedimentos de ventilação são realizados em pacientes de risco, mas o cenário é controlado como no período pré-operatório de procedimentos

TABELA 109.3. Condições previsíveis de VAD em pediatria

Condições congênitas	
Síndrome de Pierre-Robin	Fissura palatina, micrognatia, macroglossia, glossoptose. Sinais e características fenotípicas podem melhorar com a idade
Síndrome de Treacher-Collins	Micrognatia, aplasia de osso zigomático, atresia de coanas, fissura palatina. Dificuldade em abordar via aérea pode piorar com a idade
Síndrome de Goldenhar	Hipoplasia hemifacial, anomalias de coluna cervical, hipoplasia mandibular. Dificuldade em abordar via aérea pode piorar com a idade
Mucopolissacaridoses	Pelo progressivo espessamento de tecidos devido à deposição de mucopolissacarídeos nas vias aéreas. A incidência geral de VAD nesses casos pode chegar a 25%
Malformações congênitas cervicais (higroma cístico; grandes cistos de ducto tireoglosso)	Podem alterar drasticamente a conformação das vias aéreas principalmente quando corrigidas tardiamente
Síndrome de Down	Alguns pacientes podem apresentar alterações como instabilidade atlanto-occipital, estreitamento da região subglótica, macroglossia e boca pequena
Condições adquiridas	
Laringomalácia	Causa mais comum no período neonatal. Se a criança não apresenta sinais de desconforto respiratório ou dificuldade em alimentação, a conduta pode ser expectante. Se o início é agudo de estridor, sem causa aparente, realizar avaliação pormenorizada da via aérea em centro cirúrgico com broncoscopia
Pós-infecciosas	Epiglotite; laringite aguda grave; traqueíte; abscesso retrofaríngeo; difteria; bronquite; pneumonia
Pós-cirúrgicas	Cirurgias craniofaciais, fixação cervical
Traumas	Trauma maxilofacial; fratura ou instabilidade da coluna cervical; lesão de laringe
Processos inflamatórios	Espondilite anquilosante; artrite reumatoide
Obstrutivas	Edema; tumores e neoplasias de vias aéreas altas e baixas; corpo estranho na via aérea baixa ou alta
Endocrinopatias	Obesidade; diabetes *mellitus*; acromegalia
Outras	Queimaduras extensas; radioterapia; obstrução ou edema, deslocamento posterior da língua; gestação

cirúrgicos eletivos, ou quando a história clínica revela antecedentes de VAD, há tempo até mesmo para a discussão de aspectos dos procedimentos com os pais e com o próprio paciente. Infelizmente, nem todas as situações são tão controladas, e eventualmente podemos nos deparar com um cenário no qual a via aérea se apresenta difícil, sem que antes pudesse ter sido prevista.

Quando quem realiza o procedimento é um profissional experiente, a primeira tentativa de ventilação já pode ser suficiente para o diagnóstico da VAD.

Reconhecimento da VAD

A via aérea pode apresentar-se difícil já durante as manobras de ventilação com bolsa-válvula-máscara, quando não conseguimos uma boa amplitude de movimentação torácica mesmo com o paciente bem posicionado e a técnica adequada. Por outro lado, a dificuldade pode surgir apenas mais adiante, no momento da laringoscopia direta, quando a visualização da via aérea pode não ser satisfatória, dificul-

tando o procedimento de intubação. Finalmente a dificuldade pode surgir na tentativa de progressão da cânula pela fenda glótica. Em qualquer das situações, se uma dificuldade respiratória está presente, oxigênio deve ser administrado continuamente pois, se a hipercarbia pode ser bem tolerada, a hipóxia é geralmente deletéria.[16]

Reconhecida a via aérea difícil, pode ser escolhido um dispositivo que facilitará a permeabilização da via aérea do paciente. O desenvolvimento de novos equipamentos permite hoje uma nova abordagem com técnicas alternativas de controle das vias aéreas, principalmente a da via aérea difícil.

A situação *"cannot intubate, cannot ventilate"* é, felizmente, muito rara. Considerando-se que a ventilação por máscara está otimizada, e que foi tentada a permeabilidade da via aérea por uma máscara laríngea, então se deve implementar uma via aérea cirúrgica. Nesse contexto, as tentativas de laringoscopia e intubação são desperdício de tempo valioso.[17]

Manejo da VAD

Enquanto se aguarda a determinação de uma abordagem ótima da VAD, é importante que se adquira experiência com os dispositivos disponíveis por meio de treinamento em programas de educação continuada, objetivando uma melhor abordagem de cada caso em particular. Sunder e cols. (2012)[3] sugerem a criação de equipe multidisciplinar de especialistas em vias aéreas (otorrinolaringologistas, anestesiologistas e intensivistas) para planejar com a equipe de cuidados primários a abordagem da VAD, com desenvolvimento de algoritmos de atendimento e monitoramento que gerem dados como feedback dos resultados obtidos. Pode-se prever a criação de um "serviço de VAD" em cada hospital para melhores treinamento e abordagem, minimizando a morbidade.

A experiência tem demonstrado que é possível manter à disposição máscaras laríngeas e tubos trocadores em geral, tubo laríngeo, Airtraq e um kit de cricostomia percutânea a um custo compatível com a realidade de diversos hospitais da iniciativa privada. Na Figura 109.1 é apresentado um fluxograma com base em dispositivos para a faixa etária pediátrica disponíveis em nosso meio.

Dispositivos

Os dispositivos utilizados na permeabilização da via aérea podem ser classificados em:
- Dispositivos supraglóticos;
- Dispositivos coadjuvantes na laringoscopia e intubação;
- Dispositivos infraglóticos.

Dispositivos supraglóticos

Dispositivos supraglóticos situam-se externamente à glote que mantém a via aérea pérvia ao criar um

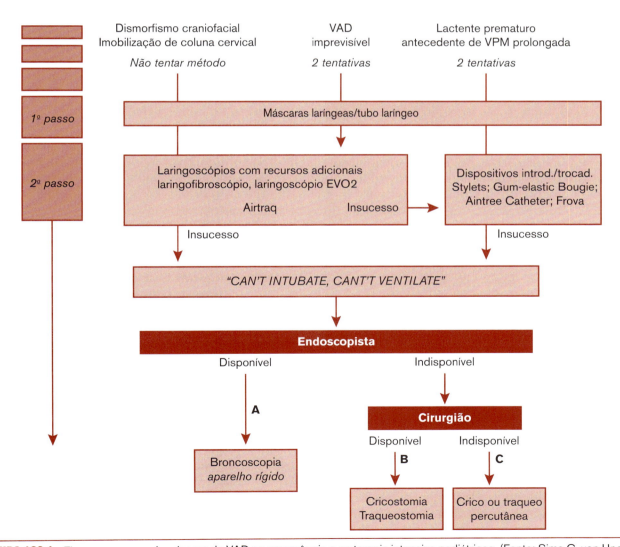

FIGURA 109.1. Fluxograma para abordagem da VAD na emergência e na terapia intensiva pediátricas. (Fonte: Sims C, von Ungern-Sternberg BS. The normal and the challenging pediatric airway. Pediatric Anesthesia. 2012; 22:521-6.)

selo em torno da laringe.[18] Seguindo o sucesso da máscara laríngea, diversos dispositivos supraglóticos como a máscara laríngea ProSeal, o tubo laríngeo, entre outros, têm se mostrado úteis na abordagem das vias aéreas tanto na rotina quanto em situações emergenciais.[19]

Embora a abordagem da via aérea difícil em pediatria não difira, em teoria, da abordagem em adultos,[20] vale lembrar que há diferenças entre as estruturas da via aérea do neonato e da criança com relação ao adolescente e ao adulto que orientarão a escolha do dispositivo e a adequada técnica de sua utilização.[21]

Houston e cols. (2010)[22] alertam para o cuidado que se deve dispensar no uso de dispositivos desenvolvidos originalmente para adultos e adaptados ao uso pediátrico, sem dados suficientes sustentando seu uso nessa população.

Há até o momento uma falta de evidências obtidas em grandes estudos multicêntricos que sustentem a substituição de laringoscópios-padrão pelos novos dispositivos, tanto na rotina como nas intubações difíceis.[3]

Frente ao número e variedade de dispositivos, o tamanho dos mesmos com relação à abertura da boca, especialmente em crianças menores, é uma peça-chave que deve orientar a escolha.[3]

Como exemplos das implicações dessas diferenças, a escolha do tamanho de cânulas deve se basear no anel cricoide e não na abertura glótica, e lâminas retas devem ser preferidas no uso do laringoscópio, pois garantem um maior controle da epiglote, levantando-a e expondo as cordas vocais com maior facilidade, o que possibilita melhor visualização do ângulo da base da língua com a abertura da glote, que é mais agudo na criança. Uma porção occipital maior

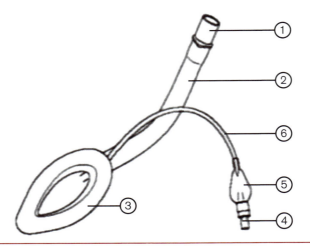

FIGURA 109.2. Máscara laríngea. (Fonte: http://www.viaaereadificil.com.br/mascara_laringea/ML_p/mascara_laringea.htm.)

requer posicionamento diferente. A flexão exagerada do pescoço pode causar colapso da via aérea mais rapidamente que no adulto. Leve extensão da via aérea ou mantê-la em posição neutra torna a mesma mais patente. A respiração nasal infantil requer atenção especial para evitar compressão extrínseca da via aérea durante ventilação com bolsa-valva-máscara.

Máscaras laríngeas

Desenvolvidas em diversos tamanhos, as máscaras laríngeas (ML) (Figuras 109.2 e 109.3) se adaptaram às necessidades da faixa etária pediátrica (Tabela 109.4) com sucesso.[19,23]

Componentes:

1. Conector proximal com diâmetro externo macho padrão de 15 mm.

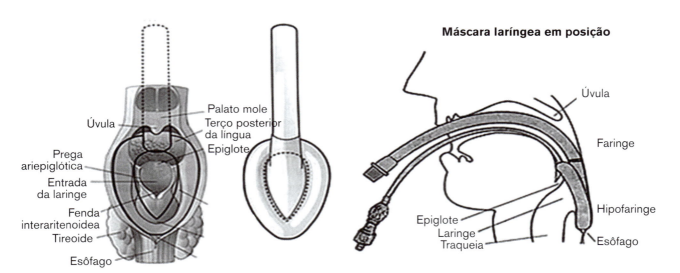

FIGURA 109.3. Posicionamento da máscara laríngea. (Fonte: http://www.viaaereadificil.com.br/mascara_laringea/ML_p/mascara_laringea.htm.)

VIA AÉREA DIFÍCIL

TABELA 109.4. Alguns modelos de máscara laríngea e respectivas vantagens principais

Modelo	Principal vantagem
Proseal (PLMA)	Sondagem gástrica através da máscara
Fastrach	Intubação sem retirada da máscara
C-Trach	Visualização da laringe durante intubação
Cobra PLA	Melhor oclusão da laringe: menor escape
i-Gel Airway	Mais anatômica, sem *cuff*: menor compressão de estruturas

TABELA 109.5. Dispositivo de acordo com o peso do paciente (em kg) e o volume (em mL) do *cuff*

Número	Peso do paciente (kg)	Volume máximo do *cuff* (mL)
1,0	< 5	4
1,5	5-10	7
2,0	10-20	10
2,5	20-30	14
3,0	30-50	20
4,0	50-70	30
5,0	> 70	40

2. Tubo condutor largo, flexível, transparente para visualização secreção.
3. Manguito pneumático que se amolda à hipofaringe, sela com as estruturas supraglóticas da laringe e tem o lúmen voltado para a abertura glótica.
4. Válvula de retenção unidirecional que retém o ar insuflado no manguito.
5. Balão piloto, o qual indica a pressão aproximada do interior do manguito.
6. Tubo de enchimento que permite a passagem de ar para dentro e para fora do manguito.

Há também uma linha de referência longitudinal preta, contínua com a face convexa do tubo, que indica o correto posicionamento da sonda laríngea, devendo estar voltada para o nariz do paciente.

Inicialmente utilizada apenas por anestesistas, a ML rapidamente tornou-se um dispositivo indispensável no manejo da via aérea difícil.

Vantagens:
- Dispensa o uso do laringoscópio;
- Sua inserção é rápida;
- Possibilita o controle da via aérea;
- Acomoda-se na hipofaringe sem dificuldades;
- Sua ponta se aloja no esfíncter esofagiano superior, permitindo a continuidade da via aérea inferior com o meio exterior por meio de um tubo semelhante à sonda endotraqueal.

Indicações:
- Como conduto para intubação com fibra óptica em paciente acordado;
- Como conduto para intubação com fibra óptica em paciente anestesiado que pode ser ventilado mas não intubado;
- Como via aérea para prosseguir com o procedimento quando há uma situação não emergencial (paciente anestesiado que não pode ser intubado, mas pode ser ventilado);
- Como dispositivo salva-vidas, quando há "não intubo, não ventilo";

- Como conduto para intubação quando há "não intubo, não ventilo".

As ML são disponíveis em vários tamanhos identificados por números, conforme peso do paciente. Cada número tem um determinado volume para a insuflação adequada de seu manguito, conforme resumido na Tabela 109.5.

Máscara laríngea ProSeal

A máscara laríngea ProSeal (Figura 109.4) facilita a ventilação com pressão positiva e permite a proteção da via aérea. Ao permitir a passagem de sonda gástrica através do seu tubo, esse dispositivo:
- Descomprime o estômago e facilita ventilação com pressão positiva;
- Diminui risco de insuflação gástrica e de broncoaspiração;
- Balão com maior complacência que o da ML clássica, amoldando-se melhor às estruturas, evitando escape mesmo em ventilação com pressão positiva mais segura.

A técnica para a inserção desse dispositivo é fácil e rápida, com grande probabilidade de sucesso já na primeira tentativa de inserção em crianças.[24]

Técnica para a inserção:
- Certifique-se de que a máscara está totalmente desinsuflada imediatamente antes do uso.
- Lubrifique a porção posterior da máscara para facilitar o deslizamento contra o palato.
- Segure a máscara laríngea como se fosse uma caneta com o indicador entre o manguito e o tubo.
- Se a máscara estiver alinhada, a linha preta ao longo o tubo, que indica o lado convexo da máscara, servirá de referência apontando sempre em direção ao nariz do paciente.

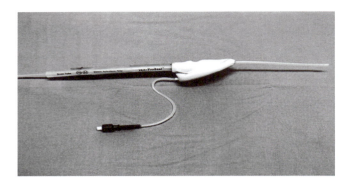

FIGURA 109.4. Máscara laríngea Pro Seal. (Fonte: Bein B, Scholz J. Supraglotic Airway Devices. Best Pract Res Cl An. 2005; 19(4):581-593.)

- A máscara laríngea é introduzida com a ponta do manguito pressionando o palato duro de modo que a progressão para a hipofaringe se faça com seu coxim deslizando contra o palato.
- A fixação da máscara é então realizada após confirmação da adequada posição.

Apesar de ser um dispositivo de fácil manejo, algumas restrições à sua utilização devem ser levadas em consideração.

Riscos:
- Regurgitação: pacientes sem jejum, com hérnia de hiato, obstrução intestinal, obesidade mórbida, grávidez, politrauma (estômago cheio);
- Baixa complacência e/ou alta resistência à ventilação: fibrose, doença pulmonar obstrutiva crônica, obesidade mórbida, broncespasmo, edema pulmonar, trauma torácico;
- Instabilidade cervical por trauma cervical ou politrauma;
- Impossibilidade de abertura da boca: espondilite anquilosante, artrite reumatoide;
- Patologias faríngeas: abscessos, hematoma, ruptura tecidual;
- Obstrução laríngea ou abaixo dela;
- Ventilação pulmonar seletiva;
- Falta de habilidade do profissional.

Em meta-análise publicada por Mihara e cols. (2017),[25] foram apresentados dados obtidos em 65 RCTs (5.823 casos) para comparação de 16 tipos de dispositivos supraglóticos com relação ao escape e aos riscos de falha na primeira tentativa, sangramento e deslocamento.

Entre os dispositivos comparados estavam:
- i-Gel
- Cobra Perilaryngeal Airway
- ProSeal Laryngeal Mask Airway (LMA-ProSeal)
- LMA-Classic

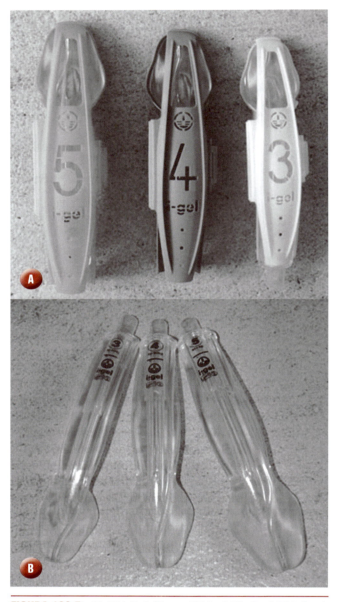

FIGURA 109.5. (A-B) i-Gel. (Fonte: White MC, Cook TM, Stoddart PA. A critique of elective pediatric supraglottic airway devices. [Review article]. Pediatric Anesthesia. 2009; 19(1):55-65.)

- LMA-Unique
- PRO-Breathe

Os autores[26] concluíram que o LMA-ProSeal talvez seja o melhor dispositivo supraglótico para crianças pelo menor escape e baixo risco associado à inserção. Embora o i-Gel (Figura 109.5) tenha também menor escape e baixo risco de sangramento, o risco de deslocamento do dispositivo deve ser avaliado antes de recomendar seu uso como rotina.

Tubo laríngeo

Outro dispositivo supraglótico desenvolvido para manter a via aérea pérvia durante anestesia e emer-

VIA AÉREA DIFÍCIL

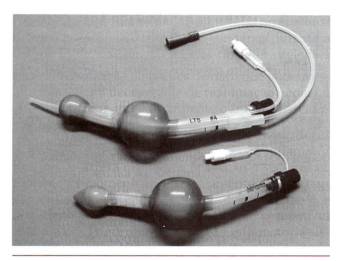

FIGURA 109.6. Tubo laríngeo. (Fonte: The management of difficult intubation in children. [Review article]. Pediatric Anesthesia. 2009; 19(1):77-87.)

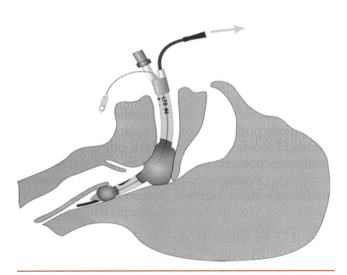

FIGURA 109.7. Posição ideal do tubo laríngeo. (Fonte: http://www.viaaereadificil.com.br.)

gências de vias aéreas é o tubo laríngeo (Figura 109.6), feito de silicone, com fundo distal fechado, apresentando dois *cuffs*: um proximal à orofaringe, mais largo e outro menor esofágico distal que podem ser insuflados simultaneamente pela mesma via.[24] Permanece ao longo da orofaringe com a ponta mais distal acima do esôfago. Possui marcas que indicam a posição correta quando alinhado com os incisivos superiores (Figura 109.7). Há duas saídas, o que facilita a ventilação.

Existem vários tamanhos (0 até 5) que podem ser utilizados desde o período neonatal até no adulto, mas disponíveis somente do 3 ao 5.

Estudos com o uso desse dispositivo em crianças são limitados. Um estudo observacional com crianças de 2 até 12 anos mostrou que esse dispositivo

TABELA 109.6. Alguns dispositivos coadjuvantes na laringoscopia e intubação

Laringoscópios com recursos adicionais	Airtraq
Fios-guia para troca de cânula e intubação às cegas	Aintree Catheter
	Frova
	Gum-elastic Bougie

permite uma via aérea patente, rápida e com poucas complicações.

Dispositivos coadjuvantes na laringoscopia e intubação

São outros dispositivos supraglóticos que permitem uma melhor visualização da via aérea que os laringoscópios comuns (de visualização direta), alguns gerando imagens amplificadas. Há também dispositivos que auxiliam a intubação traqueal propriamente dita. Alguns desses dispositivos, listados na Tabela 109.6 e serão descritos a seguir.

Laringoscópios com recursos adicionais: Airtraq

Airtraq (Prodol Meditec, Vizcaya, Espanha) é um laringoscópio óptico desenvolvido para laringoscopia indireta (Figuras 109.8 e 109.9). Possui uma lâmina óptica com um canal lateral que guia a cânula traqueal rumo à glote. Dispositivo de baixo custo (relativamente aos demais dispositivos), pode ter um papel na assistência de intubações pré-hospitalares,[27] e nas unidades de emergência e terapia intensiva pediátricas, especialmente na VAD.

Características:
- Dispositivo para intubação com alta definição de imagem;
- Permite visão panorâmica ampliada da via aérea sem necessidade de monitor externo;
- Formato anatômico;
- Fácil manejo;
- Menos traumático por não necessitar hiperextensão;
- Facilita a introdução da cânula por meio de um canal guia;
- Baixo custo;
- Descartável, evitando contaminação cruzada;
- *Wireless video system* opcional (bom para treinamento).

Indicações:
- Resgate de falha de laringoscopia direta;
- Intubação acordado;
- Obesos mórbidos;
- Coluna cervical imobilizada;

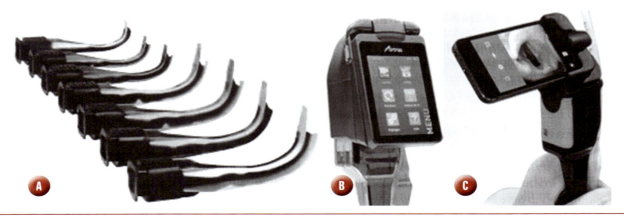

FIGURA 109.8. (A-C) Airtraq. (Fonte: -http://www.airtraq.com/index.php?option=com_frontpage&Itemid=318.)

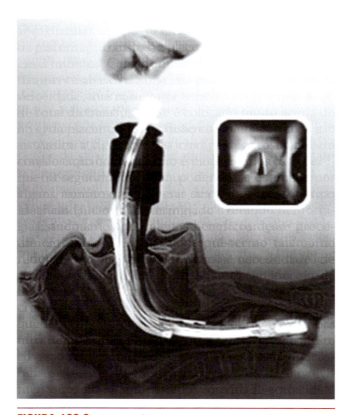

FIGURA 109.9. Airtraq. (Fonte: www.airtraq.com.)

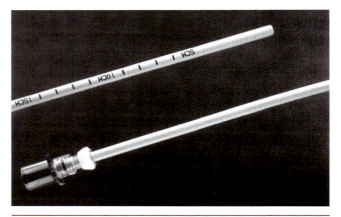

FIGURA 109.10. Guia para troca de cânula e intubação às cegas – Aintree. (Fonte: catálogo publicado pela Cook Products For The Difficult Airway.)

- Após locada a ponta, levante suavemente o dispositivo;
- Avançar lentamente o tubo sem girar o dispositivo;
- Se o tubo colidir com a aritenoide, retroceder o dispositivo e deslizar só a cânula.

Fios-guia para troca de cânula e intubação às cegas: Aintree Catheter (Figura 109.10)

Características:
- Fio guia para troca de cânula (ou intubação em casos não complicados);
- Permite passagem de fibroscópio de até 3,2 mm, protegendo-o;
- Suporta cânulas ≥ 7 mm;
- Rap-Fit removível: permite acoplamento de dispositivo ventilatório;
- Ponta do cateter não provoca traumas;

Marcas em cm permitem colocação de cânulas curtas com precisão.

- Politrauma;
- Intubação na posição sentada;
- Remoção de corpo estranho.

Técnica:
- Inserir e deslizar cuidadosa e lentamente;
- Manter a língua fora do eixo da laringe;
- Manter o dispositivo na linha média;
- Para a exposição das cordas vocais, a ponta do dispositivo pode ser colocada na valécula (técnica de Macintosh) ou sob a epiglote (técnica de Miller);

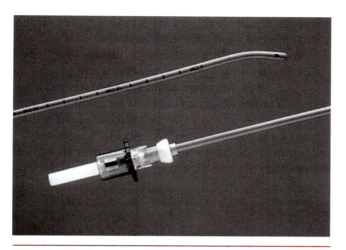

FIGURA 109.11. Guia para troca de cânula e intubação às cegas – Frova. (Fonte: catálogo publicado pela Cook Products For The Difficult Airway.)

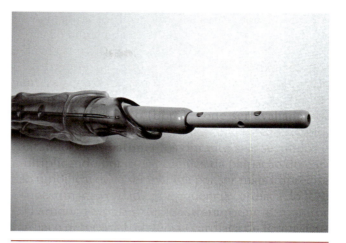

FIGURA 109.12. Guia para troca de cânula e intubação às cegas – Gum-elastic Bougie. (Fonte: catálogo publicado pela Cook Products For The Difficult Airway.)

Fios-guia para troca de cânula e intubação às cegas: Frova Intubating Introducers (Figura 109.11)

Características:
- "Intubação às cegas";
- Permite simples troca de cânulas;
- Extremidade flexível permite pinçamento da epiglote;
- Cateter flexível com memória;
- Ponta angulada a 45° facilita passagem pela glote;
- Ponta arredondada não traumatiza estruturas;
- Material graduado em centímetros, radiopaco, facilita posicionamento.

Fios-guia para troca de cânula e intubação às cegas: Gum-elastic Bougie (Figura 109.12)

Características:
- Uso simples com laringoscópio;
- Pode ser locado às cegas e usado como guia para inserção da cânula;
- Idealizado para troca de cânulas;
- Pode ser utilizado para intubação direta se a cânula não passar pela laringe (passar sobre o cateter);
- Alguns têm lúmen central permitindo oxigenação ou inserção através de fio guia;
- Alta taxa de sucesso;
- Baixo risco de trauma.

Dispositivos infraglóticos

Uma situação extrema do tipo *"cannot intubate/cannot ventilate"* (pior cenário) pode ocorrer nos casos de trauma grave de face, de estenose subglótica severa, na presença de membrana subglótica e em outras malformações de via aérea.

Três opções de conduta, em ordem de preferência:
1. Broncoscopista portando broncoscópio rígido;
2. Via aérea definitiva por acesso cirúrgico (crico ou traqueo cirúrgica);
3. Cricotireoidotomia ou traqueotomia percutânea (apenas em crianças ≥ 5 anos).**

A utilização de dispositivos infraglóticos é uma manobra emergencial a ser empregada em condições especiais e pode, quando bem aplicada, ser salvadora de vidas. Pouco se tem escrito sobre a utilização desses equipamentos na faixa etária pediátrica. A maioria desses equipamentos é desenhada para utilização em adultos ou adolescentes, e muitos não se aplicam às crianças menores. As diferenças anatômicas da laringe da criança, e o fato da membrana cricotireoidea ser muito pequena, principalmente nos neonatos, criam dificuldades crescentes na aplicação desses materiais em pediatria (muitas vezes contraindicando sua utilização).

Esses equipamentos foram desenvolvidos de maneira a permitir que profissionais de diversas especialidades médicas, como anestesistas e intensivistas, utilizem o dispositivo sem que haja a necessidade de procedimento cirúrgico propriamente dito. São indicados quando a ventilação com bolsa-válvula-máscara e a intubação orotraqueal não foram bem sucedidas e a oxigenação do paciente não é possível, isto é, quando a utilização de dispositivos supraglóticos não está proporcionando ventilação ou oxigenação satisfatórias. Condições como obstrução das vias aéreas, traumatismo maxilofacial severo, corpo estranho em laringe, edema de estruturas das vias aéreas, infec-

---

**Alta incidência de complicações; pouca experiência em populações pediátricas.

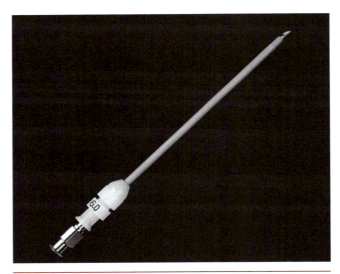

FIGURA 109.13. Cateter de cricotireoidotomia por punção percutânea – Emergency transtracheal airway catheter. (Fonte: catálogo publicado pela Cook Products For The Difficult Airway.)

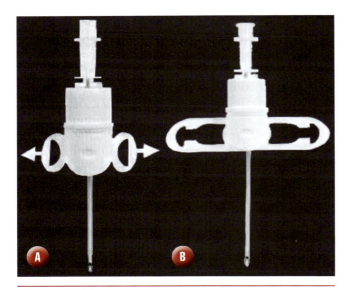

FIGURA 109.14. Cateteres intravenosos para punção percutânea – cateteres Ravussin de 16G **(A)** e 14G **(B)** para cricotireotomia por punção. (Fonte: Catálogo publicado pela VBM Germany.)

ções como epiglotite, angioedema, queimaduras de vias aéreas, entre outras, são condições que mais exigem o procedimento.

A contraindicação mais importante à utilização desses dispositivos é o trauma de laringe em que há fratura ou ruptura de traqueia, com retração da traqueia distal em direção ao mediastino. Contraindicações relativas são, além das crianças menores de 5 anos, os distúrbios de coagulação, sangramentos importantes, anomalias anatômicas, edemas ou hematomas da região anterior do pescoço (prejudicando a marcação dos pontos anatômicos de referência).[28]

Cricotireoidotomia por punção percutânea

É a inserção, através de uma punção percutânea, de um dispositivo através da membrana cricotireóidea. Diversos dispositivos são utilizados, desde a introdução de cateteres para infusões endovenosas até dispositivos especificamente projetados para essa finalidade (Figura 109.13), com utilização de materiais mais rígidos que evitam angulações e, consequentemente, piora da ventilação e oxigenação. Quando se inserem cateteres para uso endovenoso (Figura 109.14), utilizar cateteres 16-18 Gauge para lactentes e crianças menores e cateteres 12-16 para adultos e adolescentes. Técnicas de inserção variam desde a punção simples até a utilização da técnica de Seldinger, com fio-guia. Dilatadores podem ser utilizados.

Material:
- Quicktrach (kit de acesso rápido).

Técnica:

A técnica para os dispositivos de cricotireoidotomia por punção (Nonkinkable Wire-Coiled (Cook Critical Care, Estados Unidos), Ventilation-Catheter (VBM, Alemanha) pode ser descrita por meio dos seguintes passos:

- Posicionamento da criança. Se não houver lesão cervical, estender o pescoço de modo a permitir o acesso à laringe e à traqueia. Pode-se utilizar um coxim sob a região cervical.
- Palpar as referências anatômicas. Localizar o centro da cartilagem tireóidea com o dedo indicador e deslocá-lo caudalmente até encontrar a membrana cricotireóidea. Nos recém-nascidos ou lactentes pequenos, em decorrência das dificuldades já citadas, a punção pode ser realizada diretamente na traqueia, na localização normal de uma traqueotomia.
- Puncionar a membrana em direção caudal, na linha média e em sua porção inferior. Utilizar uma seringa com água e inserir a agulha com leve pressão negativa no êmbolo de modo a perceber um borbulhamento de ar quando atingir a traqueia.
- Avançar o cateter e retirar a agulha. Confirmar novamente o borbulhamento de ar com a seringa.
- Fixar o cateter e iniciar as medidas de oxigenação/ventilação.

A técnica para os dispositivos de cricotireoidotomia por punção, que utilizam a técnica de Seldinger (Arndt Emergency Cricothyrotomy Set – Cook

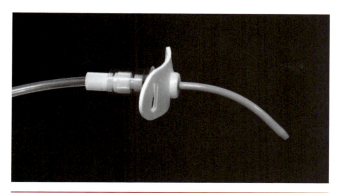

FIGURA 109.15. Cateter de cricotireoidotomia por punção, que utilizam a técnica de Seldinger – Arndt Emergency Cricothyrotomy Catheter Set. (Fonte: Catálogo publicado pela Cook® Products For The Difficult Airway.)

Critical Care; Melker Cricothyrotomy Set – Cook Critical Care) (Figuras 109.15 e 109.16) pode ser descrita por meio dos seguintes passos:

- Posicionamento da criança. Se não houver lesão cervical, estender o pescoço de modo a permitir o acesso à laringe e à traqueia. Pode-se utilizar um coxim sob a região cervical.
- Palpar as referências anatômicas. Localizar o centro da cartilagem tireóidea com o dedo indicador e deslocá-lo caudalmente até encontrar a membrana cricotireóidea.
- Puncionar a membrana em direção caudal, na linha média e em sua porção inferior. Utilizar uma seringa com água e inserir a agulha com leve pressão negativa no êmbolo de modo a perceber um borbulhamento de ar quando atingir a traqueia.
- Introduzir o fio guia em direção caudal e retirar a agulha.
- Introduzir o dilatador; dilatar o orifício de entrada e retirar o dilatador.
- Introduzir o cateter e remover o fio guia.
- Fixar o cateter e iniciar as medidas de oxigenação/ventilação.

Oxigenação e ventilação

A utilização de dispositivos de colocação de tubos endotraqueais convencionais ou de cânulas de traqueotomia facilitam a etapa seguinte, que é a oxigenação e a ventilação do paciente.

A utilização de cateteres ou agulhas, em vista de seu reduzido calibre, impõe dificuldades nas etapas posteriores, particularmente relacionadas à ventilação. A ventilação espontânea, nesses casos, raramente possibilita um *clearance* adequado do CO_2. A oxigenação é adequada por meio do uso de oxigênio em altas concentrações.

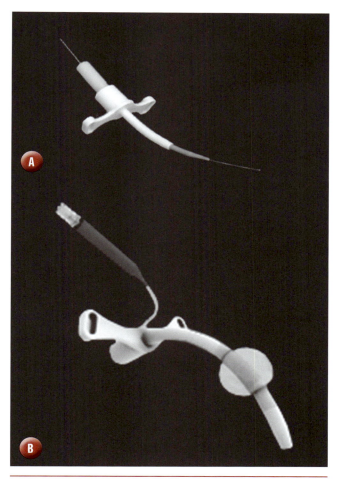

FIGURA 109.16. Cateter de cricotireoidotomia por punção que utilizam a técnica de Seldinger – Melker Emergency Cricothyrotomy Catheter Set. **(A)** desinsuflado); **(B)** insuflado. (Fonte: catálogo publicado pela Cook® Products For The Difficult Airway.)

A ventilação manual em sistemas de baixa pressão, pelo uso de bolsa-máscara, pode ser realizada com o uso de adaptadores (pode-se utilizar o conector de um tubo endotraqueal 3.0 mm ID diretamente no cateter ou utilizar uma seringa Luer lock de 3 mL, sem o êmbolo, com o conector de um tubo endotraqueal 7.5 mm ID). O dispositivo Enk Oxygen Flow Modulation Set (Cook Critical Care, Estados Unidos) (Figura 109.17), permite a modulação da ventilação por meio da oclusão dos orifícios laterais do dispositivo.

A ventilação também pode ser realizada em sistemas de alta pressão. Em adultos e adolescentes, utilizar um fluxo de 15 lpm (oxigênio a 58 psi). Para crianças menores, utilizar fluxos de 10-12 lpm (oxigênio a 25-35 psi). Se possível, utilizar nesses casos um equipamento (Jet ventilator system® Manujet III) (Figura 109.18) que possibilita limitar as pressões inspiratórias de modo a diminuir os riscos de barotrauma.

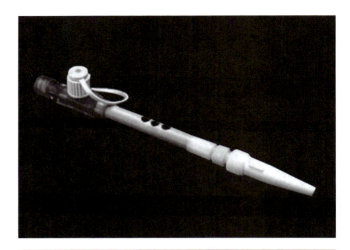

FIGURA 109.17. Dispositivo de modulação da ventilação – Enk Oxygen Flow Modulator Set. (Fonte: catálogo publicado pela Cook Products For The Difficult Airway.)

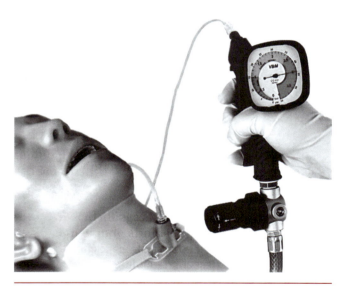

FIGURA 109.18. Equipamento de controle de pressão inspiratória em sistemas de alta pressão – Jet Ventilation: Manujet III. (Fonte: catálogo publicado pela VBM Germany.)

Em todos os modos de ventilação, deve-se verificar atentamente a fase expiratória da respiração porque, em vista da possibilidade de obstrução total de vias aéreas superiores, pode ocorrer hiperinsuflação e consequentemente pneumotórax, pneumomediastino e enfisema subcutâneo.

Referências bibliográficas

1. Practice Guidelines for Management of the Difficult Airway: an updated report by the American Society of Anesthesiologists Task Force on Management of the Difficult Airway. Anesthesiology. 2003; 98(5):1269-77.
2. Butler KH, Clyne B. Management of the difficult airway: alternative airway techniques and adjuncts. Emergency Medicine Clinics of North America. 2003; 21:259-89.
3. Sunder RA, Haile DT, Farrell PT, Sharma A. Pediatric airway management: current practices and future directions. Pediatric Anesthesia. 2012; 22:1008-15.
4. Crocker K, Black AE. Assessment and management of the predicted difficult airway in babies and children. Anaesthesia and Intensive Care Medicine. 2009; 10(4):200-5.
5. Walker RWM, Ellwood J. The Management of difficult intubation in children. Pediatr Anesth. 2009; 19(1): 77-87.
6. Ohkawa S. Incidence of Difficult Intubation in Pediatric Population. Annual Meeting of American Society of Anesthesiologists. Anesthesiology. 2005; 103:A1362.
7. Mirghassemi A, Soltani AE, Abtahi M. Evaluation of laryngoscopic views and related influencing factors in a pediatric population. Paediatr Anaesth. 2011 jun; 21(6):663-7.
8. Heinrich S, Birkholz T, Ihmsen H, Irouschek A, Ackermann A, Schmidt J. Incidence and predictors of difficult laryngoscopy in 11,219 pediatric anesthesia procedures. Paediatr Anaesth. 2012 ago; 22(8):729-36.
9. Bai W, Golmirzaie K, Burke C, Van Veen T, Christensen R, Voepel-Lewis T, et al. Evaluation of emergency pediatric tracheal intubation by pediatric anesthesiologists on inpatient units and the emergency department. Pediatric Anesthesia. 2016; 26:384-91.
10. Fiadjoe JE, Nishisaki A, Jagannathan N, Hunyady AI, Greenberg RS, Reynolds PI, et al. Airway management complications in children with difficult tracheal intubation from the Pediatric Difficult Intubation (PeDI) registry: a prospective cohort analysis. Lancet Respir Med. 2016; 4:37-48.
11. Liess BD, Scheidt TD, Templer JW. Otolaryngology Clinics of North America. 2008; 41:567-80.
12. Boseley ME, Hartnick CJ. A useful algorithm for managing the difficult pediatric airway. International Journal of Pediatric Otorhinolaringology. 2007; 71:1317-20.
13. Orebaugh SL. Difficult airway management in the emergency department. The Journal of Emergency Medicine. 2002; 22(1):31-48.
14. Caen A de, Duff J, Coovadia AH, Luten R, Thompson AE, Hazinski MF. Airway Management. In: Nichols DG (ed.). Pediatric Intensive Care. Philadelphia, PA: Lippincott Williams & Wlikins. 2008; p. 303-22.
15. Anshuman S, Greenberg RS, Gooden CK, Johnson Y, Karsli C, Olomu P, et al. Pediatric Airway workshop. Best Practice & Research Clinical Anaesthesiology. 2005; 19(4):581-93.
16. Thompson AE. Pediatric Airway Management. In: Fuhrman BP, Zimmerman J (eds.). Pediatric Critical Care. 3 ed. Philadelphia, PA: Mosby Elsevier. 2006; p. 485-509.
17. Sims C, von Ungern-Sternberg BS. The normal and the challenging pediatric airway. Pediatric Anesthesia. 2012; 22:521-6.
18. White MC, Cook TM, Stoddart PA. A critique of elective pediatric supraglottic airway devices. [Review article]. Pediatric Anesthesia. 2009; 19(1):55-65.
19. Bein B, Scholz J. Supraglottic airway devices. Anaesthesia. 2009; 64:687-97.

20. Carr RJ, Beebe DS, Belani KG. The difficult pediatric airway. Seminars in Anesthesia, Perioperative Medicine and Pain. 2001; 20(3):219-27.
21. Ondik MP, Kimatian S, Carr MM. Management of the difficult airway in the pediatric patient. Operative Techniques in Otolaryngology. 2007; 18:121-6.
22. Houston G, Bourke P, Wilson G, Engelhardt T. Bonfils intubating fibrescope in normal paediatric airways. Br J Anaesth. 2010; 105(4):546-7.
23. Brambrink AM, Braun U. Airway management in infants and children. Best Practice and Research Clinical Anaesthesiology. 2005; 19(4):675-97.
24. Ghai B, Wig J. Comparison of different techniques of laryngeal mask placement in children. Current Opinion in Anaesthesiology. 2009; 22:400-4.
25. Mihara, et al. A network meta-analysis of the clinical properties of various types of supraglottic airway device in children. Anaesthesia; 2017. Disponível em: https://www.ncbi.nlm.nih.gov/pubmed/28737223.
26. Mihai R, Knottenbelt G, Cook TM. Evaluation of the revised laryngeal tube suction: the laryngeal tube suction II in 100 patients British Journal of Anaesthesia. 2007; 99(5):734-9.
27. Doherty JS, Froom SR, Gildersleve CD. Pediatric laryngoscopes and intubation aids old and new. Paediatr Anaesth. 2009 jul; 19(Suppl 1):30-7.
28. Mittal MK. Needle cricothyroidotomy with percutaneous transtracheal ventilation; 2010. 25(3):538.e1-538.e5.

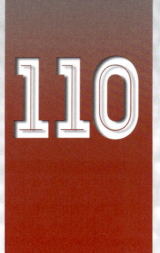

110 REANIMAÇÃO NEONATAL

Sérgio Tadeu Martins Marba

INTRODUÇÃO

O processo de reanimação neonatal descrito neste capítulo segue as normativas publicadas em 2015 pelo International Liaison Committee on Resuscitation (ILCOR)[1-3] e adaptadas pela Sociedade Brasileira de Pediatria, configurando-se no Programa de Reanimação Neonatal da referida entidade.[4]

Programas de reanimação, em todo o mundo, são justificados pelas estimativas de óbitos neonatais que ocorrem determinados pela asfixia ao nascimento.

Diferentemente do adulto, o recém-nascido requer reanimação por uma dificuldade no estabelecimento do padrão respiratório após o nascimento, levando à falta de oxigenação tecidual. Ao nascimento ocorre uma transição do padrão de circulação fetal, em que a placenta realiza as trocas gasosas do feto para o padrão adulto. Ao iniciar os movimentos respiratórios e ocorrer o clampeamento do cordão umbilical, o pulmão do recém-nascido passa a realizar essas trocas gasosas, com consequente aumento do fluxo sanguíneo pulmonar. Caso esse processo não ocorra haverá uma inadequada perfusão sanguínea e oxigenação tecidual deficiente, interferindo na função celular com dano nos diferentes órgãos.[5-10]

Estima-se que dos 136 milhões de nascimentos ao ano, cerca de 10 milhões irão necessitar de algum tipo de intervenção para iniciar a respiração. Seis milhões irão necessitar de ventilação com pressão positiva e menos de um milhão irão utilizar intervenção avançada com intubação traqueal, massagem cardíaca ou drogas. Por ano morrem 814 mil crianças por asfixia ao nascimento e 1 milhão nascem mortas. Soma-se ainda mais um milhão de mortes por quadros respiratórios nas unidades de terapia intensiva em que a reanimação neonatal também foi necessária.[11]

Considerando-se que, no Brasil, nascem cerca de 3 milhões de crianças por ano, 300.000 irão necessitar de algum auxílio para iniciar e manter a respiração ao nascer. Estudo feito pelo Programa de Reanimação Neonatal mostrou que, entre 2005 e 2010, ocorreram 5 a 6 mortes precoces por dia de recém-nascidos maiores ou iguais a 2.500 g sem anomalias congênitas e por causas associadas à asfixia perinatal, sendo duas delas decorrentes de síndrome de aspiração de mecônio.[4]

Dessa forma, é importante que medidas sejam tomadas para reduzir a morbidade e a mortalidade neonatal associadas à asfixia perinatal, incluindo medidas de prevenção primária com a melhora da saúde materna e o estabelecimento de programas de reanimação neonatal, bem como o tratamento das complicações do processo asfíxico, levando-se em consideração que reanimação neonatal é definida com um conjunto de intervenções realizadas no momento do nascimento visando o estabelecimento da respiração e circulação do paciente.

Para atingir esse objetivo, a reanimação neonatal é dividida em:

1. Preparo para a reanimação;
2. Passos iniciais do cuidado neonatal;
3. Ventilação com pressão positiva;
4. Massagem cardíaca;
5. Medicações.

PREPARO PARA REANIMAÇÃO NEONATAL

Antecipação do nascimento de risco

A determinação de fatores de risco que podem estar associados à necessidade de reanimação neonatal pode identificar antecipadamente os recém-nascidos passíveis da intervenção.

São eles:

- Idade gestacional menor que 37 semanas e maior/igual a 41 semanas;
- Existência de pré-eclâmpsia ou eclâmpsia;
- Presença de hipertensão materna ou polidrâmnio/oligodrâmnio;
- Falta de acompanhamento pré-natal;
- Gestação múltipla;
- Feto com anemia, hidrópico ou macrossômico;
- Restrição do crescimento intrauterino;
- Malformações ou anomalias cromossômicas;
- Parto cesárea de urgência;
- Utilização de fórceps/vácuo-extração;
- Apresentação fetal anômala ou pélvica;
- Monitorização cardíaca fetal alterada;
- Anestesia geral;
- Uso de sulfato de magnésio;
- Uso de opioides nas últimas 4 horas antes do parto;
- Placenta prévia, hemorragia intraparto ou prolapso de cordão;
- Corioamnionite;
- Presença de mecônio no líquido amniótico.

Preparação da equipe

A portaria do Ministério da Saúde nº 371, de 7 de maio de 2014 e a Norma Técnica 16/2014, que instituem diretrizes para a organização da atenção integral e humanizada ao recém-nascido no Sistema Único de Saúde (SUS), consideram que o atendimento ao recém-nascido deva ser realizado por profissional médico ou de enfermagem que tenha realizado treinamento teórico-prático com certificado expedido pelo Programa de Reanimação Neonatal da Sociedade Brasileira de Pediatria.[12,13] Preconiza, ainda, a Portaria 371, que no estabelecimento de saúde que possui profissionais de enfermagem habilitados em reanimação neonatal na sala de parto, deverá possuir em sua equipe, durante as 24 horas, ao menos um médico capacitado.

A Sociedade Brasileira de Pediatria recomenda a presença do pediatra em todo nascimento.[4]

Na formação da equipe é importante eleger um líder e determinar quais os papéis e responsabilidades de cada membro do grupo antes do nascimento, pois isso fornece qualidade ao atendimento e segurança ao paciente.[14]

Equipamentos para a reanimação

A mesma Portaria nº 371 do Ministério da Saúde determina que o estabelecimento de saúde deverá dispor, no ambiente de parto, das condições necessárias para reanimação neonatal, acessíveis e prontas para uso:[12]

- Berço aquecido por sistema de calor irradiante, com acesso por 3 lados;
- Fontes de oxigênio umidificado e de ar comprimido, com fluxômetros;
- *Blender* para mistura oxigênio/ar;
- Aspirador a vácuo com manômetro;
- Oxímetro de pulso com sensor neonatal e bandagem elástica escura.
- Relógio de parede com ponteiro de segundos;
- Termômetro digital para mensuração da temperatura ambiente.
- Sondas: traqueais nº 6, 8 e 10 e gástricas curtas nº 6 e 8;
- Dispositivo para aspiração de mecônio;
- Reanimador manual neonatal (balão autoinflável com volume máximo de 750 mL, reservatório de O_2 e válvula de escape com limite de 30-40 cm H_2O e/ou manômetro);
- Ventilador mecânico manual neonatal em T, com circuitos próprios;
- Máscaras redondas com coxim para prematuros tamanho 00 e 0 e para termo tamanho 1;
- Laringoscópio infantil com lâmina reta nº 00, 0 e 1;
- Cânulas traqueais sem balonete de diâmetro uniforme 2,5/3,0/3,5 e 4,0 mm;
- Material para fixação da cânula: tesoura, fita adesiva, algodão e SF 0,9%;
- Pilhas e lâmpadas sobressalentes para laringoscópio;
- Detector colorimétrico de dióxido de carbono expirado (desejável);
- Adrenalina a 1/10.000 em seringa de 5,0 mL para uso endotraqueal e de 1,0 mL para uso endovenoso;
- Expansor de volume (SF 0,9% ou Ringer lactato): duas seringas de 20 mL.
- Material para cateterismo umbilical (campo fenestrado esterilizado, cadarço de algodão ou gaze, pinça tipo Kelly reta, cabo e lâmina de bisturi, porta-agulha e fio agulhado mononylon, cateter umbilical 5F ou 8F de PVC ou poliuretano e torneira de três vias);
- Luvas e óculos de proteção individual para os profissionais de saúde;
- Compressas e gazes esterilizadas;
- Estetoscópio neonatal e/ou monitor cardíaco;
- Termômetro clínico digital.

- Saco de polietileno de 30×50 cm e touca para proteção térmica do prematuro;
- Tesoura de ponta romba e clampeador de cordão umbilical.

Passos iniciais da reanimação neonatal

Clampeamento oportuno do cordão umbilical

Ao nascimento, uma grande quantidade de sangue permanece na placenta. Se o cordão umbilical não for clampeado imediatamente após o nascimento, haverá passagem desse sangue para a criança. Além do tempo de pinçamento do cordão umbilical, a transfusão placentária depende ainda da posição do recém-nascido com relação ao útero materno.

Estima-se que, quando o recém-nascido é colocado aproximadamente a 10 cm acima ou abaixo do nível da placenta, a transfusão placentária completa ocorre em 3 minutos. Quando a criança é colocada significativamente abaixo do nível da placenta, aumenta-se a velocidade, mas não ocorre o mesmo com a quantidade total da transfusão. Se é colocado muito acima do nível da placenta, a transfusão completa não ocorre.[15]

Assim a definição do clampeamento tardio do cordão é quando o mesmo é pinçado após os primeiros 60 segundos de vida, podendo se estender por alguns minutos após cessar sua pulsação. O tempo ideal ainda não foi determinado.

Estudos mostram alguns benefícos desse procedimento em recém-nascidos pré-termo tais como redução da mortalidade, menor necessidade de transfusão sanguínea, diminuição da incidência de hemorragia peri-intraventricular e enterocolite necrosante. Em recém-nascidos a termo foi observado queda nos quadros de anemia ferropriva e melhora no desempenho neurocomportamental. Como efeito adverso foi relatado aumento na incidência de icterícia e policitemia.[16-19]

Assim, em recém-nascidos com idade gestacional ≥ 34 semanas vigorosos, recomenda-se clampear o cordão umbilical entre 1-3 minutos depois da sua extração completa do útero, podendo o mesmo ser posicionado no abdome ou tórax materno durante esse período. Em recém-nascidos com idade gestacional < 34 semanas recomenda-se aguardar 30-60 segundos antes de clampear o cordão umbilical, tomando os cuidados necessários para evitar a hipotermia.

Se a circulação placentária não estiver intacta (descolamento prematuro de placenta, placenta prévia ou rotura ou prolapso ou nó verdadeiro de cordão) ou se o recém-nascido não estiver vigoroso, independentemente da sua idade gestacional, recomenda-se o clampeamento imediato do cordão em todo nascimento.

PASSOS INICIAIS DO CUIDADO NEONATAL

Após o nascimento é preciso fazer uma avalição do recém-nascido e estar atento a três questões:
- O recém-nascido é de termo?
- Apresenta bom tônus muscular?
- Apresenta respiração regular ou choro?

Se, para essas questões, obtivermos resposta positiva, o recém-nascido poderá permanecer em contato de pele com sua mãe para a manutenção da temperatura adequada. Se necessário, poderá ser feita aspiração de vias aéreas de forma suave, posicionamento correto da cabeça, sempre mantendo a criança em observação para verificar a necessidade de outros procedimentos.

Se o RN for pré-termo tardio (34-36 semanas) e estiver bem após a avaliação inicial, com padrão respiratório rítmico e regular, tônus normal e FC > 100 bpm, ele poderá retornar para os cuidados habituais do contato pele a pele.

Se uma das questões acima obtiver resposta "não", o recém-nascido deverá:
- Ser colocado em berço de calor irradiante.
- Posicionar corretamente sua cabeça.
- Realizar aspiração das vias aéreas, se necessário.
- Secar e reposicionar o recém-nascido.

A temperatura do recém-nascido durante a reanimação deve ser mantida entre 36,5 e 37,5 °C. A temperatura abaixo de 36,5 °C na admissão à unidade de terapia intensiva neonatal está relacionada de forma independente à morte neonatal e a agravos, tais como desequilíbrio acidobásico, desconforto respiratório, enterocolite necrosante e hemorragia peri-intraventricular em recém-nascidos de muito baixo peso. Para cada grau de temperatura que diminui à admissão de recém-nascidos em unidades de terapia intensiva neonatal (UTIN), aumenta a chance de óbito em 28%.[20]

Estudo realizado pela Rede Brasileira de Pesquisas Neonatais mostrou que, entre 1.764 recém-nascidos de 23 a 33 semanas de idade gestacional sem malformações, ocorreu uma incidência de hipotermia (< 36 °C) de 44% após cinco minutos do nascimento e de 51% na chegada à UTIN, com uma mortalidade de 6%. Nesse trabalho esteve associado à hipotermia com 5 minutos de vida o fato da temperatura da sala de parto estar abaixo de 25 °C, idade gestacional menor que 32 semanas, presença de hipertensão materna e temperatura materna abaixo de 36 °C. O uso de saco plástico nessa, criança atuou como fator protetor para hipotermia. Na admissão à UTIN, os fatores de risco para hipotermia neonatal (< 36 °C) foram: hipotermia neonatal ao quinto minuto de vida, hipertensão materna, transporte com oxigênio/

CPAP/IMV, temperatura na sala de parto inferior a 26 °C e VPP realizada com gás frio. O uso de touca se mostrou protetor para esse desfecho. Os autores concluem que intervenções simples no cuidado neonatal podem reduzir a hipotermia em recém-nascidos com benefícios na redução da mortalidade e morbidade a ela associada.[21]

Assim, o PRN da SBP recomenda para a manutenção da temperatura no processo de reanimação:

- Manter a temperatura na sala de parto entre 23-26 °C.
- Manter as portas fechadas para minimizar as correntes de ar.
- Levar o RN à mesa de reanimação envolto em campos aquecidos.
- Utilizar berço de calor irradiante.
- Secar o o corpo do RN e a região da cabeça, desprezando os campos úmidos.

Em RNs menores que 34 semanas, envolver a criança em saco plástico sem secá-la, retirando o mesmo depois da estabilização térmica na unidade neonatal. Deve-se usar também a touca dupla cobrindo o couro cabeludo com plástico e, por cima, colocar touca de lã ou algodão. Pode ser considerada a possibilidade do uso de do colchão térmico químico. No entanto é preciso lembrar que esse procedimento, associado aos demais descritos acima, pode aumentar a incidência de hipertermia, agravando a lesão cerebral, especialmente em pacientes asfixiados.[4]

Ainda nos primeiros passos devemos nos preocupar com o posicionamento da cabeça do RN, que deve ser mantida em posição neutra ou com uma ligeira extensão para melhor manter suas vias áreas pérvias. Se necessário colocar um coxim sob os ombros para facilitar o posicionamento adquedo da cabeça da criança.

Outro procedimento que deve ser considerado é aspiração de vias aéreas superiores, com sonda nº 8-10 conectada ao vácuo sob pressão máxima de 100 mmHg, em pacientes com obstrução por excesso de secreção. A aspiração de vias aéreas em recém-nascidos vigorosos de forma indiscriminada está associada a alterações cardiorrespiratórias com menor saturação de oxigênio, taquicardia e menores índices de Apgar no quinto minuto de vida.[22]

Esse conjunto de ações, relacionadas aos primeiros passos da reanimação neonatal, determinam por si só um estímulo ao RN capaz, em alguns casos, de levar ao início dos movimentos respiratórios.

Avaliação do recém-nascido

Após os passos inciais devemos avaliar:
- Respiração
- Frequência cardíaca

A respiração deve ser avaliada por meio da observação clínica da expansão torácica ou pelo choro e deve estar rítmica e regular.

A frequência cardíaca (FC) é o principal componente a ser verificado para indicar as manobras de reanimação neonatal e deve estar acima de 100 batimentos por minuto (bpm). Pode ser avaliada por meio da ausculta do precórdio com estestoscópio, contando-se os batimentos durante seis segundos e multiplicando por 10. A técnica da palpação do cordão umbilical deve ser evitada por ser mais imprecisa e subestimar a verdadeira frequência cardíaca do RN.

Estudos recentes demonstraram que o monitor cardíaco detecta a frequência cardíaca de forma acurada, rápida e contínua. Assim, o acompanhamento da FC por meio do monitor cardíaco parece ser o mais indicado para a condução da reanimação em sala de parto. Considerando-se as dificuldades técnicas da instalação do monitor cardíaco, com três eletrodos no RN, a avaliação da frequência cardíaca deve ser feita inicialmente por meio da ausculta do precórdio com o estetoscópio e se a mesma se encontrar abaixo de 100 bpm ou o RN não apresentar movimentos respiratórios regulares, enquanto se inicia a ventilação com pressão positiva (VPP), alguém da equipe de reanimação fixa os eletrodos do monitor cardíaco, bem como o sensor do oxímetro na mão direita da criança.[23-25]

A oximetria de pulso também pode subestimar a medida da FC, principalmente nos casos de má perfusão periférica e necessita de um tempo longo para se conseguir um sinal adequado.[26]

A avaliação da cor do recém-nascido não se mostrou benéfica na avaliação e tomada de decisão para os processos de reanimação do recém-nascido. Lembrar que a cianose de extremidades ou mesmo a central pode ser normal nos primeiros minutos de vida. Além disso, estudos mostram que a visualização da cianose não apresenta uma boa correlação com a saturação de oxigênio e que nos casos de persistência desse sinal, o correto é instalar um oxímetro de pulso para melhor avalição da oxigenação dessa criança.

Outro ponto importante a salientar é que os valores de saturação de oxigênio do recém-nascido são próprios dessa fase, considerando-se a transição do padrão circulatório fetal para o padrão adulto. Estudos mostram que ao nascimento, RNs sádios levam alguns minutos para atingirem valores de saturação acima de 90% (Tabela 110.1).[27,28]

Dessa forma, o uso do oxímetro de pulso está indicado nas situações em que houver necessidade de ventilação com pressão positiva para auxiliar uma possível necessidade de uso de oxigênio suplementar como veremos adiante. Em recém-nascidos menores que 34 semanas de idade gestacional é aconselhável

TABELA 110.1. Saturação pré-ductal segundo tempo de vida

Minutos de vida	SatO$_2$ pré-ductal
Até 5	70-80%
5-10	80-90%
> 10	85-95%

seu uso, bem como em situações em que há necessidade de se confirmar a visualização clínica de cianose. Seu uso deve ser feito sempre utilizando o membro superior direito do recém-nascido e o sensor deverá ser primeiramente colocado no recém-nascido e em seguida conectado ao aparelho.

Líquido amniótico meconial

A presença de líquido amniótico meconial pode indicar sofrimento fetal e aumentar o risco da reanimação ser necessária. No entanto, as evidências atuais indicam que não estão claros os possíveis benefícios da aspiração traqueal sob visualização direta de forma rotineira.[29-32]

Assim, nos RNs de termo vigorosos com respiração normal e bom tônus, deixar o RN com sua mãe, não havendo necessidade de nenhuma manobra de reanimação, a não ser uma eventual aspiração de vias aéreas superiores.

Em RN não vigoroso, com depressão respiratória e tônus diminuído, iniciar os primeiros passos como descrito anteriormente, sendo recomendada a aspiração de vias aéreas superiores. Na avaliação, se apresentar respiração espontânea regular e FC acima de 100 bpm, deixá-lo em contato pele a pele com a mãe e manter observação.

Se o RN apresentar apneia, respiração irregular e/ou FC abaixo de 100 bpm, é fundamental iniciar a VPP com máscara facial em ar ambiente. Na evolução do processo de reanimação, se o RN não apresenta melhora e há forte suspeita de obstrução de vias aéreas, pode-se indicar a retirada do mecônio residual da hipofaringe e da traqueia sob visualização direta. Lembrar que a aspiração traqueal deve ser feita através da cânula traqueal conectada a um dispositivo para aspiração de mecônio e ao aspirador a vácuo, com uma pressão máxima de 100 mmHg. Nessa situação, aspirar o excesso de mecônio uma única vez.

VENTILAÇÃO COM PRESSÃO POSITIVA

Como vimos há pouco, as indicações para se inciar a ventilação com pressão positiva (VPP) são:
- Respiração irregular/*gasping*/apneia.
- Frequência cardíaca menor que 100 bpm/min.

A ventilação com pressão positiva é a ação mais importante no processo de reanimação do recém-nascido na medida em que promove a insuflação pulmonar, dilatação da vasculatura pulmonar e as trocas gasosas. Ela deve ser realizada nos primeiros 60 segundos de vida, também chamados de minuto de ouro.

Para realizar a VPP podemos utilizar o balão autoinflável, balão anestésico ou ventilador mecânico manual em T.

O balão autoinflável tem como vantagens o seu fácil manuseio, não necessitar de fonte de gás para sua insuflação, conter válvula de segurança para impedir a superdistensão pulmonar e poder ser acolplado a um manômetro. No entanto, seu controle pressório é variável e dependente do operador; não permite fornecer PEEP ou CPAP e fornece concentrações de oxigênio a 21% ou 90-100%.[33,34]

O ventilador mecânico manual com peça em T também é de fácil manuseio e permite a utilização de pressão inspiratória constante, além de possibilitar o fornecimento de PEEP e CPAP. A concentração de oxigênio pode variar de 21% a 100% se conectado a um *blender* ou misturador. No entanto, ele necessita de fluxo de gás para o seu funcionamento, requer treinamento da equipe de profissionais e é necessário que se façam ajustes pressórios antes do seu uso. Para recém-nascidos abaixo de 34 semanas de idade gestacional, é o equipamento de escolha.[35,36]

Independentemente do equipamento, a VPP deve ser realizada com pressão inspiratória de 20 cmH$_2$O e com uma frequência de 40 a 60 insuflações por minuto. Pressões maiores podem ser necessárias dependendo do paciente.[37] Ao usar o ventilador mecânico manual em T, é necessário também o ajuste do PEEP ao redor de 5 cmH$_2$O e fixar o fluxo gasoso em 5-15 L/min.

A interface entre o equipamento e o RN pode ser mácara ou tubo traqueal. Eventualmente pode se utilizar a máscara laríngea.

Para o uso da máscara facial é importante que a cabeça do RN esteja em ligeira extensão e que ocorra um perfeito acoplamento entre a máscara e a boca, para que não ocorra escape de ar. Com esse procedimento, deverá ocorrer um movimento torácico leve com entrada de ar à ausculta pulmonar. A técnica da VPP com máscara é um ponto crítico do processo e o profissional de saúde deverá ser capaz de detectar e corrigir essas falhas de modo rápido.

Estando o procedimento correto, espera-se que ocorra um aumento da frequência cardíaca. Em seguida surge a respiração espontânea. Se, após 30 segundos de VPP com máscara, o paciente apresentar FC acima de 100 bpm e respiração espontânea e re-

REANIMAÇÃO NEONATAL

gular, suspender o procedimento. Por outro lado, se a FC permanece abaixo de 100 bpm, é fundamental atentar para a técnica da VPP. Considerando-se que o procedimento técnico está correto, considerar o uso do oxigênio suplementar.

Uso do oxigênio suplementar

Em RN ≥ 34 semanas de idade gestacional, a VPP deve ser iniciada em ar ambiente. Como dito anteriormente, estando a técnica da VPP correta, considerar o uso do oxigênio suplementar caso não haja resposta esperada de aumento da frequência cardíaca. O suplemento de oxigênio deve ser oferecido de modo titulado para manter a saturação de oxigênio dentro dos limites apresentados na Tabela 110.1 ou que não ultrapasse 95%, pois valores acima estão associados a valores elevados e não previsíveis de pressão parcial arterial de oxigênio. Sugere-se fazer pequenos aumentos de 20% a cada 30 segundos.

Lembrar que nesses RNs a necessidade de oxigênio suplementar é excepcional se a técnica de VPP está adequada e o seu uso em concentrações elevadas associou-se ao atraso para iniciar a respiração espontânea após o nascimento e à maior mortalidade, em comparação àqueles RNs nos quais a VPP foi iniciada com ar ambiente.[38-40]

Para RN menores que 34 semanas não há um consenso sobre qual a fração inspirada de oxigênio essas crianças devem receber. Dessa forma, preconiza-se iniciar com concentrações de oxigênio em torno de 30%. Alguns estudos mostram desfechos desfavoráveis ao se iniciar a VPP em ar ambiente nesse grupo de criança, tais como persistência da bradicardia por período superior a 30 segundos durante a reanimação ao nascer e aumento da mortalidade e lesão neurológica na alta.[41-42]

Assim, da mesma forma que no RN ≥ 34 semanas, quando o RNPT não melhora após VPP com técnica correta e recebendo concentração de oxigênio a 30%, recomenda-se a suplementação de oxigênio com incrementos de 20% e aguardar cerca de 30 segundos para verificar a $SatO_2$ e indicar novos incrementos.

Quando o oxigênio suplementar é administrado ao RN, sua concentração deve ser reduzida o mais rápido possível, de acordo com a oximetria de pulso e os valores de normalidade apresentada na Tabela 110.1.

Ressaltar que concentrações de oxigênio acima de 21% só são obtidas de maneira confiável por meio de um *blender* que mistura o oxigênio e o ar comprimido provenientes de fontes pressurizadas, sendo obrigatória a presença desse equipamento na sala de parto das instituições que atendem gestantes de risco.

Recomenda-se, durante períodos prolongados de ventilação com máscara, a inserção de sonda orogástrica para diminuir a distensão gástrica.

VPP por meio da cânula traqueal

Dando sequência ao processo de reanimação, se após o uso de VPP com máscara e uso de oxigênio suplementar não houver melhora da FC e aparecimento de respiração espontânea, é indicada a VPP com cânula traqueal. Outras indicações menos frequentes são: ventilação com máscara facial prolongada, aplicação de massagem cardíaca e nos pacientes portadores de hérnia diafragmática que necessitam de VPP.

Trata-se de um procedimento que requer muito treinamento e experiência do profissional responsável pelo procedimento. Quando mal realizado pode levar a hipoxemia, apneia, bradicardia, pneumotórax, laceração de tecidos moles, perfuração de traqueia ou esôfago, além do risco de infecção.

É recomendada a confirmação de que a cânula está localizada na traqueia utilizando-se de métodos colorimétricos de detecção de dióxido de carbono (CO_2) exalado. O melhor indicador de que a cânula está na traqueia é o aumento da FC. A ponta distal da cânula deve estar localizada no terço médio da traqueia, na altura da 1ª vértebra torácica. Uma vez que não é possível a confirmação radiológica da posição da cânula traqueal logo após o nascimento, na sala de parto, recomenda-se usar a idade gestacional para calcular o comprimento da cânula a ser inserido na traqueia, considerando a distância entre a ponta da cânula e a marca, em centímetros, a ser fixada no lábio superior, conforme Tabela 110.2.[43,44]

Após a intubação, inicia-se a ventilação com balão autoinflável ou com ventilador mecânico manual em T na mesma frequência e pressão descritas na ventilação com máscara.

O uso de oxigênio suplementar vai depender da indicação da intubação. Quando a intubação foi indicada por ventilação com máscara facial inadequada

TABELA 110.2. Profundidade de inserção da cânula traqueal conforme idade gestacional

Idade gestacional (semanas)	Marca (cm) no canto da boca
34	7,5
35-37	8,0
38-40	8,5
> 41	9,0

e que não se conseguiu corrigir a técnica, é possível iniciar a VPP por cânula traqueal com ar ambiente ou a 30% no caso de RNPT. Quando, por outro lado, a intubação foi indicada porque o RN permaneceu com FC < 100 bpm em ventilação com máscara facial e técnica adequada, a VPP com cânula traqueal pode ser iniciada na mesma concentração de O_2 que estava sendo oferecida antes da intubação, monitorizando-se a $SatO_2$ após 30 segundos.

Uma vez iniciada a ventilação com cânula traqueal, após 30 segundos avalia-se respiração, FC e $SatO_2$. Há melhora se o RN apresenta FC > 100 bpm, movimentos respiratórios espontâneos e regulares. Nessa situação, a ventilação é suspendida e o RN extubado. Titular a oferta de oxigênio suplementar de acordo com a $SatO_2$.

Outras estratégias de ventilação devem ser consideradas, principalmente em recém-nascidos prétermo considerando-se a necessidade de manter seus pulmões abertos, uma vez que são deficientes em surfactante. Estudos demonstraram que o uso de PEEP durante a estabilização ao nascer diminui o edema pulmonar, libera catecolaminas melhorando a complacência pulmonar e até mesmo potencializa o uso do surfactante exógeno.[45,46]

MASSAGEM CARDÍACA

Nos recém-nascidos em que, após 30 segundos de VPP por meio da cânula traqueal, a FC se mantém abaixo de 100 bpm ou que não retomam a respiração espontânea ou, ainda, a $SatO_2$ permanece abaixo dos valores desejáveis/não detectável, deve-se corrigir possíveis erros técnicos. Nesse caso, verificar a posição da cânula, a permeabilidade das vias aéreas e a pressão que está sendo aplicada no balão ou no ventilador em T, corrigindo o que for necessário. Após essa correção, pode-se aumentar a oferta de oxigênio até 60-100%. Se o RN mantém apneia ou respiração irregular, continuar a ventilação por cânula traqueal. Se a FC estiver abaixo de 60 bpm, indicar a massagem cardíaca.

A compressão torácica apresenta quatro pontos relevantes que o diferenciam daquela realizada em crianças mais velhas e adultos: o local da compressão, a proporção de movimentos de compressão/ventilação, o modo de comprimir e o tempo de reavaliação da eficácia do tratamento.

O local da compressão mais adequado, tanto em recém-nascidos de termo como pré-termo, é o terço inferior do esterno, pois estudos demonstram que o coração se situa nessa localização, e é onde se obtêm melhores níveis pressóricos durante a compressão.[47,48]

A proporção relativa aos movimentos de compressão torácica para movimentos de ventilação pulmonar é de 3:1, respectivamente. Isso é devido ao fato de a bradicardia grave ou assistolia no momento do nascimento serem decorrentes principalmente da asfixia e não por um evento primariamente cardíaco. Assim, manter a ventilação é primordial.

O modo de compressão recomendado é o uso dos dois polegares junto ao terço inferior do esterno, com o restante dos dedos envolvendo as paredes lateral e anterior do tórax (cuidado para não apertar o tórax lateralmente). Com relação à técnica dos dois dedos colocados verticalmente sobre o terço inferior do esterno, a técnica dos dois polegares produz maior pressão sanguínea, ou seja, gera melhor débito cardíaco, está associada a menor aparecimento de fadiga durante o procedimento e não foi associada à fratura de costelas.

É recomendável a sobreposição dos polegares ao posicionamento justaposto dos polegares. Durante o processo, não afastar os dedos, pois dificulta o seu reposicionamento e deve-se comprimir o tórax, provocando depressão de cerca de um terço de sua profundidade anteroposterior.

Além disso, na recomendação atual de 2015 do ILCOR, adotada pela Academia Americana de Pediatria e pela Sociedade Brasileira de Pediatria, é preconizado que o profissional que executa a compressão torácica se posicione atrás da cabeça da criança e o profissional que ventila se posicione ao lado.[4]

A fração inspirada de oxigênio (FiO_2) recomendada nesse momento é de 100%, uma vez que, durante a bradicardia grave ou assistolia que determinaram o início da compressão cardíaca, não é possível a leitura adequada da saturação de O_2. Assim que houver recuperação do paciente, a FiO_2 deverá ser ajustada conforme os valores normais para idade.

Lembrar que se houver a indicação de compressão cardíaca, o recém-nascido deverá receber ventilação por tudo endotraqueal.

A compressão torácica deverá ser realizada durante 60 segundos antes de se verificar a resposta, pois esse é o tempo para se restabelecer débito cardíaco adequado. A AAP e SBP sugerem o uso de monitor cardíaco como o método preferido para avaliação da frequência cardíaca durante o processo de compressão torácica.

MEDICAMENTOS

O uso de adrenalina está indicado caso haja manutenção de frequência cardíaca menor que 60 bpm mesmo após 60 segundos de massagem cardíaca externa e ventilação efetiva por tubo traqueal com O_2 a 100%.

REANIMAÇÃO NEONATAL

TABELA 110.3. Doses de adrenalina segundo a via de administração na reanimação neonatal

Via	Dose	Solução diluída
Traqueal	0,05-0,1 mg/kg/dia	0,5-1,0 mL/kg
Umbilical	0,01-0,03 mg/kg	0,1-0,3 mL/kg

A adrenalina deverá ser administrada preferencialmente por veia umbilical. Enquanto o profissional médico se prepara para realizar o procedimento de cateterização umbilical, poderá ser administrada uma dose via traqueal. No entanto, apesar da dose ser maior (Tabela 110.3), a efetividade da droga por essa via é duvidosa; e no estudo de Barber e cols.,

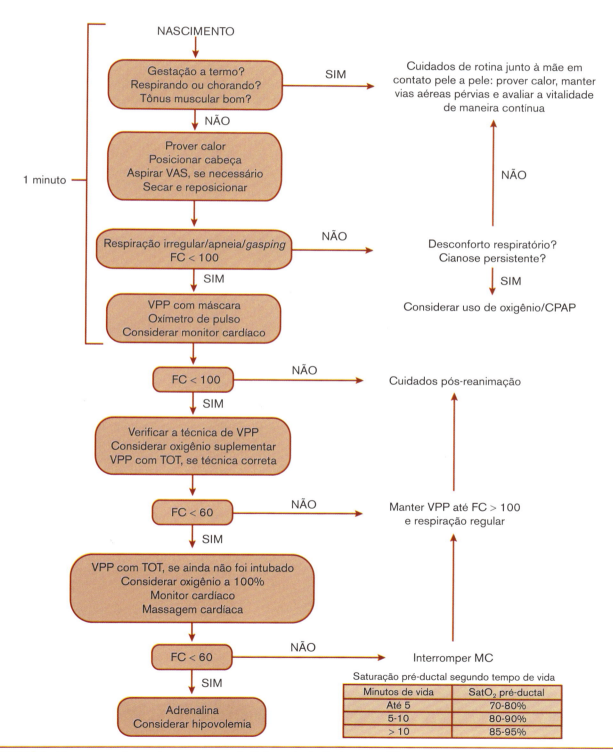

FIGURA 110.1. Fluxograma da reanimação neonatal. (Adaptada de Perlman et al.)[1]

77% dos recém-nascidos necessitaram administração umbilical para a melhora da circulação após falha da dose endotraqueal.[49]

A adrenalina deve ser diluída em soro fisiológico para administração intravenosa ou endotraqueal para uma concentração final de 0,1 mg/mL. A medicação deverá estar sempre disponível na forma diluída antes de cada nascimento, independente se vai ser utilizada ou não. As doses preconizadas são:

A eficácia do medicamento deve ser avaliada com 60 segundos após a administração. A dose de adrenalina intravenosa pode ser repetida até 3 vezes, em intervalos de 3 a 5 minutos, utilizando-se a dose máxima prevista na Tabela 110.3, mas nunca doses maiores, pois acrescenta riscos adicionais e não resulta efetivamente em sobrevivência em longo prazo.[50]

Em caso de não resposta ao uso de adrenalina e sinais de choque ou em casos de suspeita de perda volêmica (descolamento prematuro de placenta, rotura de cordão umbilical, vasa prévia), indica-se a expansão volumétrica. A solução recomendada é soro fisiológico 0,9% ou sangue O Rh negativo em caso evidente de perda sanguínea.

A dose é de 10 mL/kg via veia umbilical, infundido em 5-10 minutos. Se não houver resposta, poderá ser repetida a dose. A administração de medicamentos e solução expansora pode ser efetivamente realizada pela via intraóssea. No entanto, depende da habilidade do profissional em executar o procedimento com presteza e rapidez.

Com relação a outros medicamentos, não se recomenda o uso de bicarbonato de sódio na reanimação em sala de parto e há evidências insuficientes de segurança e eficácia para o uso de naloxona em recém-nascidos deprimidos por uso materno de opioides.

CONSIDERAÇÕES ÉTICAS

O limite de viabilidade do recém-nascido pré-termo definido pela Sociedade Brasileira de Pediatria é 25 semanas. Para aqueles com idade gestacional entre 23-24 semanas deverá haver discussão com os familiares, se possível antes do nascimento e na dependência das condições de manutenção de suporte de internação para essa idade gestacional a reanimação neonatal poderá ocorrer. Abaixo de 22 semanas são considerados atualmente inviáveis na maioria dos países desenvolvidos.

De acordo com a AAP e SBP, na ausência confirmada de batimento cardíaco (assistolia) após 10 minutos de reanimação com técnica adequada, é razoável a suspensão das manobras de reanimação. No entanto, a decisão de interrupção ou manutenção dos procedimentos deverá ser individualizada (Figura 110.1).[4]

Referências bibliográficas

1. Perlman JM, Wyllie J, Kattwinkel J, Wyckoff MH, Aziz K, Guinsburg R, et al. Part 7: Neonatal resuscitation: 2015 international consensus on cardiopulmonary resuscitation and emergency cardiovascular care science with treatment recommendations. Circulation. 2015; 132(16 Suppl 1):S204-41.
2. Wyllie J, Perlman JM, Kattwinkel J, Wyckoff MH, Aziz K, Guinsburg R, et al. Part 7: Neonatal resuscitation: 2015 International Consensus on Cardiopulmonary Resuscitation and Emergency Cardiovascular Care Science with Treatment Recommendations. Resuscitation. 2015; 95:e169-201.
3. Wyllie J, Bruinenberg J, Roehr CC, Rüdiger M, Trevisanuto D, Urlesberger B. European Resuscitation Council Guidelines for Resuscitation 2015: Section 7. Resuscitation and support of transition of babies at birth. Resuscitation. 2015; 95:249-63.
4. Sociedade Brasileira de Pediatria. Programa de reanimação neonatal [Internet]. Disponível em: www.sbp.com.br/reanimacao. Acessado em 12 out 2016.
5. Wall SN, Lee AC, Niermeyer S, English M, Keenan WJ, Carlo W, et al. Neonatal resuscitation in lowresource settings: what, who, and how to overcome challenges to scale up? Int J Gynaecol Obstet. 2009; 107(Suppl 1):S47-62, S63-44.
6. Deorari AK, Paul VK, Singh M, Vidyasagar D. Impact of education and training on neonatal resuscitation practices in 14 teaching hospitals in India. Ann Trop Paediatr. 2001; 21(1):29-33.
7. Zhu XY, Fang HQ, Zeng SP, Li YM, Lin HL, Shi SZ. The impact of the neonatal resuscitation program guidelines (NRPG) on the neonatal mortality in a hospital in Zhuhai, China. Singapore Med J. 1997; 38(11):485-7.
8. World Health Organization: The World Health Report 2005 - make every mother and child count. Geneva, Switzerland: World Health Organization; 2005.
9. Bang AT, Bang RA, Baitule SB, Reddy HM, Deshmukh MD. Management of birth asphyxia in home deliveries in rural Gadchiroli: the effect of two types of birth attendants and of resuscitating with mouth-to-mouth, tubemask or bag-mask. J Perinatol. 2005; 25(Suppl 1):S82-91.
10. American Academy of Pediatrics. Textbook of Neonatal Resuscitation. Elk Grove Village (IL): American Academy of Pediatrics. 2016; p. 313.
11. Lee, et al. Neonatal resuscitation and immediate newborn assessment and stimulation for the prevention of neonatal deaths: a systematic review, meta-analysis and Delphi estimation of mortality effect. BMC Public Health. 2011; 11(Suppl 3):S12.
12. Brasil. Ministério da Saúde. Secretaria de Assistência à Saúde. Portaria no 371 de 7 de maio de 2014. Disponível em: http://bvsms.saude.gov.br/bvs/saudelegis/sas/2014/prt0371_07_05_2014.htmL. Acessado em 12 out 2016.
13. Brasil. Ministério da Saúde. Secretaria de Assistência à Saúde. Departamento de ações programáticas e Estratégicas. Coordenação geral da Saúde da Criança e do Aleitamento Materno. Nota técnica 016/2014. Disponível em: http://www.sbp.com.br/src/uploads/2014/08/PortariaMS371-NotaTecnica_SAS16-em-10junho2014-Atendimento-R-N-ao-nascimento.pdf. Acessado em 12/10/2016.

14. Wyckoff MH, Aziz K, Escobedo MB, Kapadia VS, Kattwinkel J, Perlman JM, et al. Part 13: Neonatal Resuscitation: 2015 American Heart Association guidelines update for cardiopulmonary resuscitation and emergency cardiovascular care. Circulation. 2015;132(18 Suppl 2): S543-60.

15. Brasil. Ministério da Saúde. Além da sobrevivência: práticas integradas de atenção ao parto, benéficas para a nutrição e a saúde de mães e crianças. Disponível em: http://bvsms.saude.gov.br/bvs/publicacoes/alem_sobrevivencia_atencao_parto.pdf. Acessado em 12 out 2016.

16. Mercer JS, Vohr BR, McGrath MM, PadburyJF, Wallach M, Oh W. Delayed cord clamping in very preterm infants reduces the incidence of intraventricular hemorrhage and late-onset sepsis: A randomized controlled trial. Pediatrics. 2006; 117:1235-42.

17. Rabe H, Reynolds G, Diaz-Rossello J. A systematic review and meta-analysis of a brief delay in clamping the umbilical cord of preterm infants. Neonatology. 2007; 93:138-44.

18. Kugelman A, Borenstein-Levin L, Riskin A, Chistyakov I, Ohel G, Gonen R, et al. Immediate versus delayed umbilical cord clamping in premature neonates born < 35 weeks: a prospective, randomized, controlled study. Am J Perinatol. 2007; 24(5):307-15.

19. Hutton EK, Hassan ES. Late vs. early clamping of the umbilical cord in fullterm neonates: systematic review and meta-analysis of controlled trials. JAMA. 2007; 297(11):1241-52.

20. Miller SS, Lee HC, Gould JB. Hypothermia in very low birth weight infants: distribution, risk factors and outcomes. J Perinatol. 2011; 31(Suppl 1):S49-56.

21. de Almeida MF, Guinsburg R, Sancho GA, et al. Hypothermia and early neonatal mortality in preterm infants. J Pediatr. 2014; 164:271-5.

22. Gungor S, Teksoz E, Ceyhan T, Kurt E, Goktolga U, Baser I. Oronasopharyngeal suction versus no suction in normal, term and vaginally born infants: a prospective randomised controlled trial. Aust N Z J Obstet Gynaecol. 2005 out; 45(5):453-6.

23. KamLin CO, O'Donnell CP, Everest NJ, Davis PG, Morley CJ. Accuracy of clinical assessment of infant heart rate in the delivery room. Resuscitation. 2006; 71(3): 319-21.

24. Dawson JA, Saraswat A, Simionato L, Thio M, KamLin CO, Owen LS, et al. Comparison of heart rate and oxygen saturation measurements from Masimo and Nellcor pulse oximeters in newly born term infants. Acta Paediatr. 2013; 102(10):955-60.

25. van Vonderen JJ, Hooper SB, Kroese JK, Roest AA, Narayen IC, van Zwet EW, et al. Pulse oximetry measures a lower heart rate at birth compared with electrocardiography. J Pediatr. 2015; 166(1):49-53.

26. Narayen IC, Smit M, van Zwet EW, Dawson JA, Blom NA, te Pas AB. Low signal quality pulse oximetry measurements in newborn infants are reliable for oxygen saturation but underestimate heart rate. Acta Paediatr. 2015; 104(4):e158-63.

27. Dawson JA, KamLin CO, Vento M, Wong C, Cole TJ, Donath SM, et al. Defining the reference range for oxygen saturation for infants after birth. Pediatrics. 2010; 125(6):e1340-7.

28. Mariani G, Dik PB, Ezquer A, Aguirre A, Esteban ML, Perez C, et al. Pre-ductal and post-ductal O2 saturation in healthy term neonates after birth. J Pediatr. 2007 abr; 150(4):418-21.

29. Vain NE, Szyld EG, Prudent LM, Wiswell TE, Aguilar AM, Vivas NI. Oropharyngeal and nasopharyngeal suctioning of meconium-stained neonates before delivery of their shoulders: multicentre, randomised controlled trial. Lancet. 2004; 364(9434):597-602.

30. Nangia S, Pal MM, Saili A, Gupta U. Effect of intrapartum oropharyngeal (IP-OP) suction on meconium aspiration syndrome (MAS) in developing country: a RCT. Resuscitation. 2015; 97:83-7.

31. Wiswell TE, Gannon CM, Jacob J, Goldsmith L, Szyld E, Weiss K, et al. Delivery room management of the apparently vigorous meconium-stained neonate: results of the multicenter, international collaborative trial. Pediatrics. 2000; 105(1 Pt 1):1-7.

32. Chettri S, Adhisivam B, Bhat BV. Endotracheal suction for nonvigorous neonates born through meconium stained amniotic fluid: a randomized controlled trial. J Pediatr. 2015; 166(5):1208-13.

33. Oddie S, Wyllie J, Scally A. Use of self-inflating bags for neonatal resuscitation. Resuscitation. 2005; 67(1): 109-12.

34. Thio M, Bhatia R, Dawson JA, Davis PG. Oxygen delivery using neonatal self-inflating resuscitation bags without a reservoir. Arch Dis Child Fetal Neonatal Ed. 2010; 95(5):F315-9.

35. Bennett S, Finer NN, Rich W, Vaucher Y. A comparison of three neonatal resuscitation devices. Resuscitation. 2005; 67(1):113-8.

36. Szyld E, Aguilar A, Musante GA, Vain N, Prudent L, Fabres J, et al. Comparison of devices for newborn ventilation in the delivery room. J Pediatr. 2014; 165(2): 234-9.e3.

37. de almeida MF, Guinsburg R. Reanimação do recém-nascido: o que há de novo. In: Sociedade Brasileira de Pediatria. Procianoy RS, Leone CR. PRORN Programa de Atualização em Neonatololgia. Ciclo 9. Porto Alegre: Artmed Panamericana. 2013; p. 9-37. (Sistema de Educação Continuada, v.3).

38. Follett G, Cheung PY, Pichler G, Aziz K, Schmölzer GM. Time needed to achieve changes in oxygen concentration at the T-Piece resuscitator during respiratory support in preterm infants in the delivery room. Paediatr Child Health. 2015; 20(2):e10-2.

39. Davis PG, Tan A, O'Donnell CP, Schulze A. Resuscitation of newborn infants with 100% oxygen or air: a systematic review and meta-analysis. Lancet. 2004; 364(9442):1329-33.

40. Dawson JA, Vento M, Finer NN, Rich W, Saugstad OD, Morley CJ, et al. Managing oxygen therapy during delivery room stabilization of preterm infants. J Pediatr. 2012; 160(1):158-61.

41. Rabi Y, Singhal N, Nettel-Aguirre A. Room-air versus oxygen administration for resuscitation of preterm infants: the ROAR study. Pediatrics. 2011; 128(2):e374-81.

42. Rabi Y, Lodha A, Soraisham A, Singhal N, Barrington K, Shah PS. Outcomes of preterm infants following the introduction of room air resuscitation. Resuscitation. 2015; 96:252-9.

43. O'Donnell CP, KamLin CO, Davis PG, Morley CJ. Endotracheal intubation attempts during neonatal resuscitation: success rates, duration, and adverse effects. Pediatrics. 2006 jan; 117(1):e16-21.

44. Falck AJ, Escobedo MB, Baillargeon JG, Villard LG, Gunkel JH. Proficiency of pediatric residents in performing neonatal endotracheal intubation. Pediatrics. 2003 dez; 112(6 Pt 1):1242-7.

45. Siew ML, Te Pas AB, Wallace MJ, Kitchen MJ, Lewis RA, Fouras A, et al. Positive end-expiratory pressure enhances development of a functional residual capacity in preterm rabbits ventilated from birth. J Appl Physiol. 2009 mai; 106(5):1487-93.

46. Te Pas AB, Siew M, Wallace MJ, Kitchen MJ, Fouras A, Lewis RA, et al. Effect of sustained inflation length on establishing functional residual capacity at birth in ventilated premature rabbits. Pediatr Res. 2009 set; 66(3): 295-300.

47. Orlowski JP. Optimum position for external cardiac compression in infants and young children. Ann Emerg Med. 1986; 15:667-73.

48. Phillips GW, Zideman DA. Relation of infant heart to sternum: its significance in cardiopulmonary resuscitation. Lancet. 1986; 1:1024-5.

49. Barber CA, Wyckoff MH. Use and efficacy of endotracheal versus intravenous epinephrine during neonatal cardiopulmonary resuscitation in the delivery room. Pediatrics. 2006 set; 118(3):1028-34.

50. Weiner GM, Niermeyer S. Medications in neonatal resuscitation: epinephrine and the search for better alternative strategies. Clin Perinatol. 2012 dez; 39(4):843-55. doi: 10.1016/j.clp.2012.09.005.

111 O PACIENTE PEDIÁTRICO EM UM INCIDENTE COM MÚLTIPLAS VÍTIMAS

Bruno M. Pereira

■ INTRODUÇÃO

Uma situação catastrófica, desastre ou incidente com múltiplas vítimas já é por si só um desafio para médicos, enfermeiros e agentes de saúde. Quando envolvendo crianças e adolescentes o desafio se torna ainda maior por diversas razões que incluem a falta de materiais e dispositivos adequados para o atendimento do paciente pediátrico em todas as suas fases até o preparo específico de médicos e especialistas na atuação em cenários dessa magnitude.

Os direitos da infância e adolescência devem ser assegurados antes (prevenção/preparação), durante (resposta) e depois (reconstrução) de uma situação de emergência. Inicialmente, é necessário planejar e executar estratégias de prevenção, preparação e mitigação, reduzindo assim o impacto de possíveis situações emergenciais na vida de crianças e adolescentes. Ocorrendo a emergência, é preciso seguir um plano de resposta pré-planejado, eficiente e sustentável. Nos primeiros momentos da resposta a uma situação de emergência em larga escala como catástrofes e incidentes com múltiplas vítimas, os profissionais envolvidos na operação devem estar atentos às necessidades diferenciadas dessa população específica de pacientes, desenvolvendo atividades relacionadas à proteção, saúde (incluindo a prevenção de doenças contagosas e assistência psicológica), nutrição, água, higiene e saneamento, convivência familiar e comunitária, de forma articulada e intersetorial.

O objetivo deste capítulo é, uma vez baseados em um cenário hipotético, demonstrar uma breve revisão sobre a triagem pediátrica em cenários catastróficos, discutir o impacto da "hora de ouro" nesses pacientes, assim como a avaliação, tratamento e transporte de vítimas pediátricas.

■ CENÁRIO CLÍNICO

É uma tarde cotidiana em uma cidade rural, e você, após o almoço, percebe uma chamada extraordinária do telejornal local comunicando uma explosão de gás em uma escola primária próxima ao hospital em que você se encontra de plantão. Você é o médico pediatra de plantão quando percebe que seu nome está sendo chamado no alto falante para comparecer com urgência ao setor – uma ligação do Corpo de Bombeiros lhe aguarda.

Ao telefone o secretário de comunicações do comandante de incidentes do Corpo de Bombeiros traz o relato que há 20 minutos atrás uma equipe de manutenção credenciada realizava um pequeno reparo na tubulação de gás butano da escola e uma operação inadvertida rompeu uma linha de gás pouco antes de explodir. Há fogo descontrolado com um colapso parcial do edifício logo no hall principal de saída da escola. Já foram constatados três óbitos no local referente aos trabalhadores que efetuavam a operação. Pela dimensão do incidente esperam-se vítimas gravemente feridas, incluindo diversos pacientes pediátricos de idades variadas. Já se observam crianças feridas sendo mobilizadas para os fundos da escola por funcionários da escola, múltiplas delas com sinais de queimaduras ou inconscientes. Com esse quadro exposto, o Sistema de Comando de Incidentes solicita que sua instituição se prepare para receber os pacientes pediátricos na posição de hospital referência para região. Como você começaria?

Em situações catastróficas, desastrosas e/ou de múltiplas vítimas os pacientes pediátricos são aqueles que se apresentam em número variado conforme a localização do evento incidental. Assim sendo, em um cenário em que a frequência de crianças seja elevado é natural que essa população seja, portanto, mais acometida por lesões traumáticas derivadas do evento em questão. Em um desastre, o número de pacientes pediátricos poderia facilmente sobrecarregar um sistema de emergência em qualquer instância – pré-hospitalar ou hospitalar. As crianças são mais suscetíveis a serem criticamente feridas durante uma catástrofe devido ao seu tamanho e capacidade subdesenvolvida de reconhecer o perigo e se proteger.[1,2]

Nos Estados Unidos, por exemplo, os sistemas de EMS (Emergency Medical Service) são construídos com foco na avaliação, tratamento e transporte de pacientes adultos. Isso é consistente com as chamadas diárias recebidas pelo 911, sistema de chamada de emergência predominante do país, em que os adultos são a maioria esmagadora (aproximadamente 90%) que utilizam esses serviços.[3] Enquanto essa percepção estatística traz uma incrível sensação de alívio para os médicos pediatras, a constatação dessa evidência também faz entender que atendimentos de vítimas pediátricas, por serem infrequentes, trazem menor prática aos profissionais envolvidos na resposta e abordagem do paciente pediátrico em um incidente com múltiplas vítimas. Estudos recentes demonstram que o treinamento adequado para atendimento de vítimas pediátricas já é incompleto ou nulo desde a formação universitária (Figura 111.1).[4]

TABELA 111.1. Crianças envolvidas em eventos catastróficos

1995-2002	2002-2009	2009-2014
Atentado terrorista de Oklahoma, Estados Unidos: 19 crianças mortas	Massacre da escola Beslan, Rússia: 186 crianças mortas, 777 mantidas em cativeiro por 3 dias	Massacre de Utoya, Noruega: 33 crianças mortas entre 77 vítimas
Atentado terrorista da escola Columbine, Estados Unidos: 12 crianças mortas	Acidente industrial de Cincinnati, Estados Unidos: 53 crianças expostas ao n-butil-mercaptano	Atentado terrorista da escola Sandy Hook, Estados Unidos: 20 crianças mortas
Atentado terrorista da escola Jonesbord, Estados Unidos: 12 crianças mortas	Atentado terrorista da escola Nickel Mines, Estados Unidos: 5 crianças mortas	Tornado de Moore, Estados Unidos: 10 crianças mortas
		Terremoto, Haiti: 110 mil crianças envolvidas
Acidente radioativo, Goiânia, Brasil: 1 criança e 1 adolescente mortos, dezenas de expostos	Atentado terrorista da escola Jokela, Finlândia: 8 estudantes mortos	Acidente com ônibus escolar, San Diego, Estados Unidos: 5 crianças mortas

A Tabela 111.1 representa um pequeno número de eventos, nos quais as crianças foram o principal alvo.

EVENTOS COM MÚLTIPLAS VÍTIMAS PEDIÁTRICAS

É muito importante planejar-se para responder a um desastre. A preparação e treinamento tanto pré-hospitalar quanto intra-hospitalar, antes que ocorra um evento catastrófico é fundamental para uma resposta bem sucedida embora reconheçamos que a resposta inicial na maioria dos desastres nunca foi (nem será) completamente igual a qualquer plano descrito. A fase inicial de uma catástrofe é sempre caótica e vai desde os primeiros 30 minutos para as primeiras poucas horas dependendo da extensão da catástrofe, o número e a gravidade dos pacientes e a capacidade do sistema de emergência para gerir a resposta. O treinamento e a preparação são úteis no sentido de expor o time de resposta a diversos tipos de cenários de modo que mesmo em situações adversas tenham boas saídas ou respostas adequadas. Ainda, na preparação é mandatória a criação de um plano de resposta que possa ser alcançado e utilizado em um evento de emergência. Certamente o envolvimento de um grande número de crianças feridas irá prolongar e complicar essa fase inicial caótica. Crianças invariavelmente provocam uma resposta emocional que pode inibir o julgamento racional e clínico dos

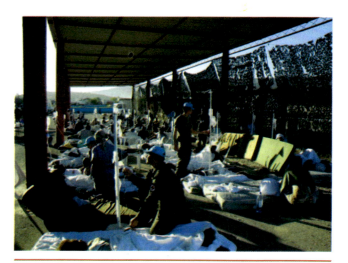

FIGURA 111.1. Atendimento realizado pelo Exército Brasileiro no Terremoto do Haiti em 2010. Crianças e adultos foram assistidos. (Cortesia: Ten. Méd. Paulo Sérgio Guimarães.)

O PACIENTE PEDIÁTRICO EM UM INCIDENTE COM MÚLTIPLAS VÍTIMAS

médicos, enfermeiros e socorristas – eventualmente incorrendo em supertriagem, ou seja, classificar a criança em um nível mais severo para antecipar seu tratamento. Esse viés emocional pode custar muito ao sistema e à resposta ao desastre propriamente dito, uma vez que a supertriagem consome mais tempo e materiais da equipe de resposta, minimizando as chances de outra vítima potencialmente mais grave, porém com grandes chances de sobrevida em suas devidas proporções. Vale lembrar que todas as crianças e adolescentes sempre devem ter os seus direitos garantidos e assegurados. É durante as emergências, contudo, que essa parcela da população se encontra em uma situação de maior vulnerabilidade. Dessa maneira, por serem indivíduos em condição peculiar de desenvolvimento, é essencial que recebam atenção especial, garantindo que estejam protegidas, saudáveis e que suas rotinas sejam afetadas o mínimo possível. Vale lembrar que a Constituição Brasileira, no artigo 227, o Estatuto da Criança e do Adolescente e a Convenção Sobre os Diretos das Crianças das Nações Unidas – a qual o Brasil é signatário – asseguram a meninos e meninas o direito de serem tratados como prioridade absoluta, seja qual for a situação.

Do ponto de vista de sistemas e gerenciamento, embora a maioria das agências de resposta a desastres dos Estados Unidos, por exemplo, reportam ter um plano escrito para o atendimento à múltiplas vítimas, apenas 13% referem ter um plano específico para incidentes que envolvam múltiplos pacientes pediátricos.[1,5] Apesar de estudos retrospectivos demonstrarem claramente que crianças são muitas vezes envolvidas, afetadas ou por vezes alvo em incidentes catastróficos, muitos planos de resposta não levam em conta um número razoável de pacientes pediátricos em treinamentos de atendimento a desastres.[5] Dessa forma, de acordo com a lei vigente, evidências médicas e apuração de fatos reais e históricos, os pacientes pediátricos deveriam estar mais envolvidos em eventos de treinamento e simulação para que, enfim, a resposta a essa seleta população, uma vez envolvida em cenários adversos que envolvam múltiplas vítimas, seja cada vez mais otimizada e menos sequelas e perdas possam ocorrer.

TRIAGEM PEDIÁTRICA EM DESASTRES

A triagem em situações catastróficas pode ser variável se tratarmos de um contexto de triagem de campo, triagem médica, triagem intra-hospitalar ou até mesmo triagem de transporte em diferentes níveis. Contudo, quando pensamos em triagem logo remetemos à triagem de campo.

A maioria dos sistemas de emergência do mundo utilizam para atendimento de vítimas pediátricas alguma versão do START (*Simple Triage And Rapid Treatment*) como o JumpStart (uma variação projetada para pacientes pediátricos), *Pediatric Tape Triage*, SALT, e o Método de Triagem Sacco (*Sacco Triage Method* – STM). Com a exceção do SALT e STM, nenhum desses métodos são baseados em evidência. Cada um desses sistemas utiliza quatro a cinco categorias de cor de triagem com vermelho, amarelo, verde e preto como base de classificação. A Figura 111.2 demonstra os métodos JumpStart e STM em sua versão original em inglês.

Atualmente não existe um padrão universal para os sistemas de triagem; assim, existem vários tipos e variações empregadas por diversos sistemas de emergência ao redor do globo, cada um com diferentes critérios, procedimentos de marcação e de terminologia. De forma geral e até lógica, a falta de um padrão pode muitas vezes dificultar a integração de equipes de resgate voluntárias em grandes catástrofes, como exemplo cenários de terremotos ou deslizamentos de terra com um grande número de vítimas acometidas. Um incidente com múltiplas vítimas por natureza, é um evento que sobrecarrega os recursos disponíveis da jurisdição afetada e muitas vezes necessitam de ativação de acordos de ajuda mútua. Unidades de resgate que respondem a partir de outras jurisdições podem empregar diferentes protocolos de triagem e identificação ou classificação de vítimas, o que complica ainda mais o processo.

Há pouca ou nenhuma evidência científica de que os processos de triagem utilizados por sistemas de resgate em todo o mundo são eficazes do ponto de vista de resultados. Isso quer dizer que, com exceção do SALT e STM, nenhum sistema de triagem pode empiricamente pretender diminuir a mortalidade e/ou a mortalidade.[6] O acesso ao SALT está disponível na internet sem custos e é apoiado pelo Colégio Americano dos Cirurgiões, Colégio Americano dos Médicos de Emergência, Sociedade Americana de Trauma, entre outras instituições de renome mundial.[7]

De uma forma ou de outra, e independentemente do método de triagem utilizado, a presença de crianças envolvidas em cenários catastróficos complicam ainda mais a organização e a triagem. Normalmente crianças gravemente feridas são rapidamente evacuadas da cena do incidente, se não por um serviço de emergência treinado, pela polícia, espectadores ou familiares. O resultado é que os pacientes pediátricos que se submetem ao processo de triagem são muitas vezes supertriados, o que significa que são triados a uma categoria maior que a real gravidade de suas le-

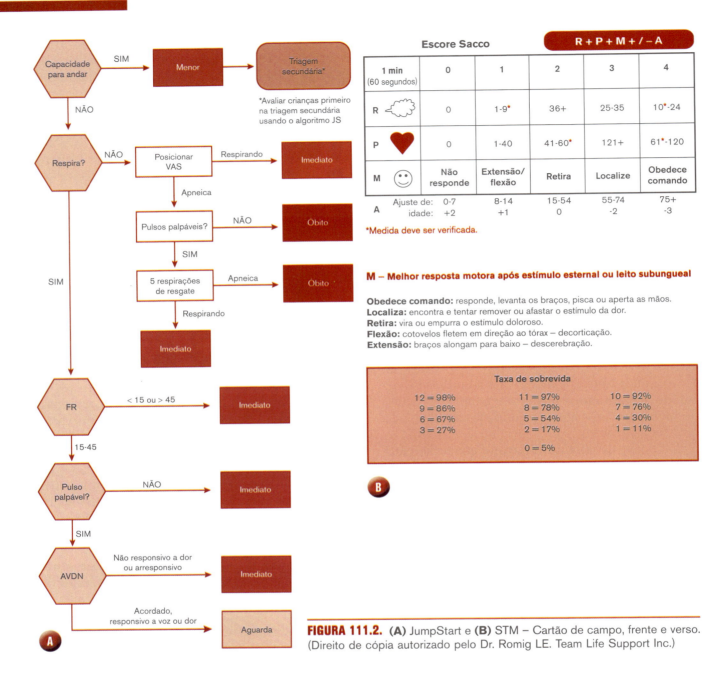

FIGURA 111.2. (A) JumpStart e (B) STM – Cartão de campo, frente e verso. (Direito de cópia autorizado pelo Dr. Romig LE. Team Life Support Inc.)

sões (por exemplo, verde para amarelo ou amarelo para vermelho), como já mencionado anteriormente. Enquanto esse fato é primariamente uma resposta emocional ao instinto humano para não ver as crianças em sofrimento, é também uma política clara de alguns sistemas de emergência baseados nas leis locais. Embora possa parecer uma política de gestão de desastres desejável e razoável (*scoop and run*), até mesmo para a população adulta essa política coloca um imenso fardo no(s) hospital(is) de referência(s). Além da carga de triagem, hospitais inundados com uma onda de vítimas pediátricas e de menor gravidade terá dificuldades em tratar os pacientes realmente críticos quando estes, usualmente mais tarde, chegarem a esse hospital. Existe atualmente nos Estados Unidos um esforço contínuo para padronizar os métodos de triagem em um nível nacional. O modelo de uniformização fundamental para triagem em incidentes com múltiplas vítimas (MUCC – *model uniform core criteria*) é uma tentativa de uniformizar as ações e linguagem de modo que todos os sistemas integrados de emergência possam falar a mesma língua e executar as mesmas funções essenciais quando se trata de triagem em um cenário de múltiplas vítimas.[8] Esse modelo vem sendo incorporado em sistemas de EMS em todo o país e tem como base 24 critérios fundamentais orientados essencialmente por quatro princípios:

O PACIENTE PEDIÁTRICO EM UM INCIDENTE COM MÚLTIPLAS VÍTIMAS

1. Classificar as vítimas em grupos de triagem;
2. Realizar uma avaliação individual rápida do paciente já triado (triagem nível 2);
3. Fornecer intervenções imediatas que salvam vidas (vermelho);
4. Fornecer tratamento e/ou transporte adequado.

O emprego de médicos pediatras especialistas em emergência tem sido recomendado para a triagem de campo durante desastres de curso prolongado ou em larga escala envolvendo um número significativo de vítimas pediátricas. O médico nessa circunstância deve ser utilizado como um ativo de triagem afim de avaliar/confirmar o nível de gravidade dos pacientes, a ligação com hospitais locais e ajudar a determinar o transporte mais adequado. Assim como utilizado no atendimento do atentado terrorista do World Trade Center, em 2001, a triagem pode ser dividida em: 1) triagem de campo que consiste em uma rápida avaliação de vítimas e divisão por gravidade como agudas ou não agudas ou críticas e não críticas. A aplicação da triagem de campo no adulto é tão simples como orientar por um alto falante ou megafone para onde as vítimas devem se mover ou direcionar. Aqueles que não se moverem e permanecerem no local do desastres são consideradas críticas ou agudas. Já na população pediátrica, esse simples comando de voz pode não ser efetivo e a localização de crianças deambulando ou chamando pela mãe pode ser uma condição facilitadora. Em contrapartida, a avaliação e triagem de crianças de colo ou neonatos deve ser feita individualmente, o que certamente prolonga o tempo de cena e diminui as chances de um resgate mais rápido; 2) a triagem nível 2, ao contrário da nível 1, é aquela realizada pelo médico especialista que rapidamente avalia a vítima em um local seguro (zona fria) e confirma ou não a triagem de campo. Com a triagem nível 2 em atividade, as seleções de supertriagem e/ou subtriagem (população adulta, mais comumente) são claramente minimizadas;[9] 3) a triagem nível 3 é aquela realizada para priorizar pacientes que devem ser evacuados para outros hospitais, uma vez que a rede local de assistência pode estar comprometida ou saturada. Vale lembrar que cada hospital que recebe vítimas de catástrofes ou de incidentes com múltiplas vítimas deve ter seu próprio plano de atendimento preparado para o acionamento, sendo inclusive necessária uma nova triagem intra-hospitalar das vítimas que acabam de chegar.

Além dos princípios fundamentais de triagem, especialistas em desastres pediátricos universalmente concordam que, sempre que possível, os pacientes pediátricos nunca devem ser separados de seus cuidadores, isto é, independentemente de suas categorias de triagem. Por exemplo, se uma criança de 5 anos de idade (verde) se envolve em um incidente acompanhada de seu pai (amarelo), classificados portanto em diferentes categorias de triagem, ambos devem seguir juntos na categoria de triagem mais elevada atribuída (amarelo). A exceção a essa condição é, obviamente, classificações de triagem etiquetadas como cinza ou preto. Mais que isso, as crianças não agudas (ferimentos leves) não devem ser estimuladas a dar testemunho de morte de ente em comum ou da destruição de onde outrora se envolveram. É importante enfatizar ainda que, quando possível, triagem, tratamento e estadiamento de pacientes pediátricos não agudos deve ser realizada fora da vista da cena do desastre (e, obviamente, longe do perigo). Eles também devem ser fisicamente (se não visualmente) separados de crianças e adultos críticos ou fatalmente feridos.

A "HORA DE OURO" PEDIÁTRICA

Do ponto de vista fisiológico, as crianças possuem diferentes pontos fortes e fracos, quando confrontadas a um evento de trauma físico. Elas podem manter sua pressão arterial em níveis normais mesmo em face ao choque hemodinâmico; podem elevar suas frequências cardíacas e respiratórias para níveis adultos inatingíveis a fim de compensar a acidose respiratória e metabólica. Esses são exemplos de pontos fortes. No entanto, uma vez que esses mecanismos compensatórios começam a falhar, as crianças descompensam muito mais rapidamente que os adultos. Enquanto suas estruturas esqueléticas mais suaves permitem mais flexibilidade e menos fraturas, elas não fornecem a mesma proteção para os órgãos subjacentes de um esqueleto adulto mais rígido. Como tal, um vetor traumático de alta energia sobre essas estruturas ósseas mais suaves das crianças muitas vezes resulta em lesões orgânicas "despercebidas", não facilmente detectáveis pelos métodos de inspeção e exame físico usuais.[10,11] Inspeção, palpação, crepitação e contusões para pesquisa de lesões inicialmente pode não revelar nenhuma lesão ou anormalidade. A criança pode ser classificada (ou permanecer) como verde ou amarela com base nessa avaliação inicial e, após a reinspeção, em uma triagem nível 2, por exemplo, um achado no tronco ou na pelve agora com expressão clínica poderá anunciar uma rápida deterioração no estado geral desse paciente. Esse é o ponto em que o sistema de triagem convencional não consegue satisfazer as necessidades médicas de crianças. Em um cenário em que a criança se envolve em uma explosão, como descrito no cenário clínico acima, e que, portanto, tenha sido arremessada e após alguns minutos é encontrada deambulando e chorando na zona quente com apenas algumas escoriações, certamente a triagem de campo efetuaria uma triagem verde, uma vez a criança obedecendo comando. Contudo, pelos fatores descritos acima, a hora de ouro pediátrica permite uma janela de estabilidade fisiológica muito maior e não raramente essa vítima de um evento catastrófico grave deteriora seu quadro clínico na zona de segurança ou longe de assistência imediata após ser liberada como "apenas uma vítima verde". Sistemas incipientes ou rurais podem, devido a problemas de mão de obra especializada, enfrentar um sério desafio na capacidade de utilizar um sistema de triagem eficaz no início de um evento catastrófico que envolva múltiplas vítimas, incluindo vítimas pediátricas, assim como capacidade de transporte e atendimento dessas vítimas na sala de emergência.[12] Nos sistemas em que os tempos de transporte para os centros de trauma pediátricos são prolongados, os pacientes pediátricos são suscetíveis a um desfecho desfavorável; contudo, em condições críticas que elevam o risco de morte esses pacientes devem ser transportados para um centro adulto de trauma e, uma vez estabilizados, transportados em UTI para uma instalação capaz de tratar um paciente crítico pediátrico.[13]

ABORDAGEM DOS FERIDOS ENVOLVIDOS

De forma geral, muito poucas chamadas aos serviços de emergência envolvem crianças graves (em média 10%).[14] Com base nesse dado, também podemos concluir que há muito poucos pacientes pediátricos criticamente feridos para que as equipes de emergência encontrem-se antecipadamente confortáveis para o atendimento de vítimas em massa. Diversos estudos têm mostrado que o tratamento avançado pré-hospitalar de pacientes pediátricos vítimas de trauma é subóptimo, quando comparado com suas contrapartes adultas. Em particular, um estudo publicado por Baker e cols. demonstrou que as tentativas de obtenção de acesso venoso em cenário pré-hospitalar em doentes adultos traumatizados foram 85% das vezes bem sucedidas quando comparados com 65% da população pediátrica. Além disso, esses pacientes pediátricos sofreram com a falta de um acesso venoso quando 25% desses necessitavam de reanimação volêmica.[15] Assim, baseado nessa evidência, fica claro que a ênfase deve ser dada em proporcionar treinamento avançado em suporte de vida pediátrico (PALS), combinado a tempos mínimos de transporte.

Outro importante problema na abordagem de pacientes pediátricos em um cenário de múltiplas vítimas é o suporte de materiais e equipamentos. Poucos sistemas de emergência fora das cidades de grande porte têm dispositivos suficientes para resgate e manutenção da vida como pranchas longas para transporte, colares cervicais, dispositivos de sucção portátil, oxigênio etc., para tratar e transportar, digamos, mais de 50 pacientes. Menos ainda se tem equipamento necessário para tratar esse número de vítimas pediátricas.[16] Em um sistema urbano maduro, isso pode não ser tanto uma preocupação (apesar de muitos sistemas urbanos carecerem de suprimentos pediátricos suficientes para um desastre); no entanto, a realidade é que na maioria desses sistemas no Brasil, país geograficamente gigante, por exemplo, acidentes com múltiplas vitimas e catástrofes podem ocorrer bem longe dos grandes centros como áreas rurais e de pequenas cidades. Nesse contexto, atender às necessidades de um evento catastrófico é um grande desafio, principalmente quando se trata de um grande número de vítimas pediátricas. Antecipando esse contratempo, o governo federal dos Estados Unidos, por meio da FEMA (Federal Emergency Management Agency), é capaz de entregar via Centro Estratégico Nacional ou SNS (Strategic National Stockpile), medicamentos e suprimentos emum acionamento de emergência conhecido como *12 hours push package*.[17] Esse é um bloco do tamanho de um avião 747, capaz de fornecer materiais e suprimentos na zona do desastre em transporte aéreo ou terrestre.[18] Essa iniciativa, somada à própria criação da FEMA, demonstra a preocupação do Estado em questão no atendimento a cenários de desastres ou com múltiplas vítimas. Todos os desastres são locais. Seu sistema deve ser autossuficiente e um plano para tratar as vítimas com o auxílio de ajuda mútua obrigatoriamente deve existir, incluindo a participação e coordenação por parte das autoridades governamentais.[19]

Baseado em fatores históricos e evidências médicas atuais, recomendamos que os sistemas de emergência desenvolvam um plano de resposta a desastres envolvendo tanto vítimas adultas quanto pediátricas que possa ser rapidamente acionado e transferido para o local de apoio às operações.[20] O plano deve conter toda hierarquização do sistema de comando com contatos disponíveis de fácil acesso e ao mesmo um local físico disponibilizando equipamentos e suprimentos, em quantidades suficientes para apoiar um incidente com vítimas em massa – incluindo a população pediátrica – em diversos níveis de atenção, seja suporte básico de vida (BLS), seja suporte avançado de vida (ALS).[21] O objetivo é ser capaz de, ao menos inicialmente (para as primeiras 12 horas), apoiar as suas unidades em um incidente prolonga-

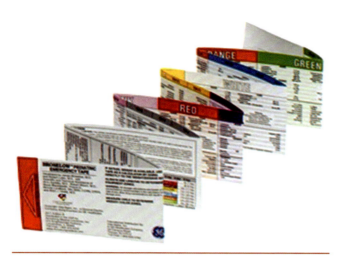

FIGURA 111.3. Fita de Broselow. (Fonte: Luten RC, Wears RL, Broselow J, et al. Length-based endotracheal tube selection in pediatrics. Ann Emerg Med. 1992; 21:900-4.)

do envolvendo pacientes adultos e pediátricos. Jurisdições menores devem se reunir e juntar recursos com seus parceiros de ajuda mútua a fim de criar e gerenciar um único plano regional.

Ainda, mas não menos importante, as recomendações atuais da American Heart Association (AHA) recomendam o uso de "fita métrica baseada no peso com doses pré-calculadas" para pacientes pediátricos. As pesquisas mostram que em situações de emergência, os profissionais de saúde rotineiramente sub ou superestimam o peso corporal das crianças.[22,23] A fita Broselow (Figura 111.3) e outros sistemas de fita de medição baseados em peso (Peditape) são projetados para eliminar o erro, removendo a necessidade de estimar o peso da criança.

A abordagem de uma vítima pediátrica em campo pode ser observada de forma objetiva no fluxograma JumpStart (Figura 111.2).

TRANSPORTE

O transporte da criança ferida após um desastre é um ponto de decisão fundamental no gerenciamento de incidentes. Enquanto os pacientes pediátricos são responsáveis por quase 25% das visitas anuais na sala de emergência nos Estados Unidos (29 milhões), apenas 6% dessas salas de emergência são capazes de receber múltiplas vítimas pediátricas.[24-26] Isso significa que cerca de 94% das emergências em todo o país em questão não têm o número adequado de equipamentos, experiência e formação para gerir múltiplos pacientes pediátricos gravemente feridos. Um relatório recente demonstrou que 17 milhões de crianças residem a mais de uma hora de um centro hospitalar de referência para atendimento ao trauma infantil.[27] Em se tratando do Brasil, não se dispõe infelizmente de dados sobre centros de emergência capacitados para o atendimento em massa de pacientes pediátricos graves. Isso deixa os profissionais de emergência pré-hospitalar e hospitalar com o difícil desafio de realizar uma triagem em vários níveis: triagem inicial na cena, seguida de uma avaliação secundária para determinar a presença e extensão de lesões, e depois uma terceira triagem para definir qual o melhor centro para conduzir essa vítima e como. No campo, essa é uma tarefa difícil, especialmente com lesões ocultas e a incapacidade das crianças para comunicar adequadamente as queixas após um evento traumático. Uma vez que muitos hospitais não têm salas de emergência pediátricas, a decisão mais prudente que tem sido baseada em pesquisa e consenso é a de transportar a criança criticamente ferida para o centro mais próximo de referência para o atendimento ao trauma para a estabilização imediata e utilizar salas de emergências de adultos (não trauma) para pacientes pediátricos menos graves.[9,28,29]

Ao contrário dos adultos, os pacientes pediátricos classificados como verde não podem recusar assistência médica no local a menos que haja um pai ou cuidador presente. Portanto, sistemas de emergência devem ser preparados para o transporte de grande número de crianças não lesadas simplesmente para efeitos de afastamento da cena e reagrupamento familiar. Isso é melhor realizado em coordenação com os gestores de emergência locais. Muitas vezes, os ônibus escolares ou suburbanos são trazidos para o transporte de massa da vítimas ilesas. O Sistema de Comando de Incidentes deve obrigatoriamente delegar oficiais de transporte, que colaborando e atuando em conjunto com outras instâncias ou subcomandos determinem modos e prioridades de transporte. O oficial de transporte se encarrega de comunicar os hospitais de sua partida para determinado hospital e horário estimado de chegada, detalhando a coloração de triagem da vítima e outras informações que os oficiais médicos considerem importante. Rastreamento físico do paciente é fundamental para determinar e documentar para onde a vítima foi transportada.

A coordenação de um evento catastrófico provinda de um Sistema de Comando de Incidentes maduro é capaz de identificar a rede regional de hospitais capazes de atender as vítimas envolvidas e se necessário transportá-las por maiores distâncias por meio aéreo a fim de prover melhor qualidade de tratamento e desafogar os centros hospitalares muito próximos do evento catastrófico.[30]

CONCLUSÃO

Na ausência de evidência nacional, nos resta avaliar a literatura internacional. De cerca de 3.700 agências de emergência pesquisadas em 2005 por Shirm e cols., 86% não tinham um plano de específico de atendimento em massa para pacientes pediátricos, e 80% nunca utilizaram um plano de triagem pediátrica.[5] Se uma vez considerarmos que o sistema de emergência americano ou europeu é de fato mais maduro que aquele que encontramos em nosso país, não é difícil entender que as agências governamentais precisam fazer algo mais para incrementar a formação suplementar em atendimento de vítimas pediátricas envolvidas em situações de desastres e assegurar a competência em cuidados pediátricos e na resposta a incidentes com múltiplas vítimas. Além disso, as jurisdições devem conduzir treinamentos e simulados em desastres de forma regular com pelo menos 25% dos pacientes sendo vítimas pediátricas (porcentagem aproximada de crianças na população de forma geral), com níveis variados de gravidade.[1]

O cenário catastrófico apresentado no início deste capítulo reflete uma possível realidade, passível de inesperadamente ocorrer em qualquer região do Brasil. A reflexão de que "não estamos preparados" deve servir como incentivo de mudança e impulsionar treinamentos específicos no atendimento com múltiplas vítimas, principalmente em se tratando de vítimas pediátricas. O gerenciamento de um incidente catastrófico é complexo, realizado por especialistas e expertos no assunto, não necessariamente médicos. Os médicos, inclusive na sua grande maioria, estão submetidos a uma escala de comando bem abaixo do comandante do incidente, especificamente em um braço hierárquico operacional. Nossa função nessa posição é socorrer as vítimas em nosso melhor potencial. Voltando ao cenário aqui apresentado, no caso de ser você o médico responsável do pronto-socorro pediátrico, cabe à sua posição organizar e preparar todos para a chegada de múltiplas vítimas graves. Acione colegas a distância, especialidades, radiologia, centro cirúrgico, cheque suprimentos, evacue enfermarias e estabeleça um fluxo de entrada e outro de saída de modo que os pacientes não se cruzem ou obstruam o corredor e também não mais regressem ao pronto-socorro após a triagem hospitalar na sala de emergência. Obviamente toda essa movimentação se torna muita mais clara uma vez que haja um plano de atendimento a múltiplas vítimas pré-estabelecido e treinamentos recorrentes tenham ocorrido.

Qualquer desastre irá incluir um período caótico no início. Uma vez em campo, os esforços para realizar a triagem, tratamento e transporte para instalações adequadas serão muitas vezes negligenciados quando se tratam da população infantil. Dentro desse contexto, cuidados pediátricos são muitas vezes reduzidos, e nessa ocasião a opção *"scoop and run"* sobressai, especialmente quando os pacientes mais críticos surgem rapidamente e em grande monta. Sistemas de emergência deveriam utilizar protocolos específicos, assim como profissionais deveriam se ver no contexto mais amplo da resposta a desastres em parceria com seus especialistas de saúde, gestão de emergências e agências locais de gerenciamento de desastres. Também no Brasil, a abordagem de pacientes pediátricos em incidentes com múltiplas vítimas é incipiente; contudo, é uma grande área de interesse a ser explorada e otimizada.

Referências bibliográficas

1. Burke RV, Iverson E, Goodhue CJ, Neches R, Upperman JS. Disaster and mass casualty events in the pediatric population. Semin Pediatr Surg. 2010; 19(4):265-70.
2. Weiner DL. Lessons learned from disasters affecting children. Clin Pediatr Emerg Med. 2009; 10(3):149-52.
3. Little WK. Golden hour or golden opportunity: Early management of pediatric trauma. Clin Pediatr Emerg Med. 2010; 11(1):4-9.
4. Sauser K, Burke RV, Ferrer RR, Goodhue CJ, Chokshi NC, Upperman JS. Disaster preparedness among medical students: a survey assessment. Am J Disaster Med. 2010; 5(5):275-84.
5. Shirm S, Liggin R, Dick R, Graham J. Prehospital preparedness for pediatric mass-casualty events. Pediatrics. 2007; 120(4):e756-61.
6. Bass RR. Model Uniform Core Criteria for mass casualty triage. NEMSAC briefing; 2012.
7. Federal Interagency Committee on Emergency Medical Services. National implementation of the Model Uniform Core Criteria for mass casualty incident triage; 2013.
8. SALT. Mass Casualty Triage Disaster Med Public Health Prep. 2008 dez; 2(4):245-6.
9. Pereira BM, Morales W, Cardoso RG, Fiorelli R, Fraga GP, Briggs SM. Lessons learned from a landslide catastrophe in Rio de Janeiro, Brazil. Am J Disaster Med. 2013; 8(4):253-8.
10. Lyle K, Thompson T, Graham J. Pediatric mass casualty: Triage and planning for the hospital provider. Clin Pediatr Emerg Med. 2009; 10(3):173-85.
11. Waltzman M, Fleegler E. Preparing for natural disasters. Clin Pediatr Emerg Med. 2009; 10(3):144-8.
12. Fares S, Femino M, Sayah A, Weiner DL, Yim ES, Douthwright S, et al. Health care system hazard vulnerability analysis: an assessment of all public hospitals in Abu Dhabi. Disasters. 2014; 38(2):420-33.
13. Webman RB, Carter EA, Mittal S, Wang J, Sathya C, Nathens AB, et al. Association Between Trauma Center Type and Mortality Among Injured Adolescent Patients. JAMA pediatrics. 2016; 170(8):780-6.
14. Stroud MH, Prodhan P, Moss MM, Anand KJ. Redefining the golden hour in pediatric transport. Pediatric critical care medicine: a journal of the Society of Critical Care

Medicine and the World Federation of Pediatric Intensive and Critical Care Societies. 2008; 9(4):435-7.

15. Baker TW, King W, Soto W, Asher C, Stolfi A, Rowin ME. The efficacy of pediatric advanced life support training in emergency medical service providers. Pediatric emergency care. 2009; 25(8):508-12.

16. Weiner DL, Manzi SF, Briggs SM, Fleisher GR. Response to challenges and lessons learned from Hurricanes Katrina and Rita: a national perspective. Pediatrics. 2011; 128(Suppl 1):S31-3.

17. Office of Public Health Preparedness and Response. Div of Strategic National Stockpille Fact Sheet. Disponível em: www.cdc.gov/phpr/documents/DSNS_fact_sheet.pdf.

18. McGinnis KK, Judge T, Nemitz B, O'Connor R, Bass R, Bishop B, et al. Air Medical Services: future development as an integrated component of the Emergency Medical Services (EMS) System: a guidance document by the Air Medical Task Force of the National Association of State EMS Officials, National Association of EMS Physicians, Association of Air Medical Services. Prehospital emergency care: official journal of the National Association of EMS Physicians and the National Association of State EMS Directors. 2007; 11(4):353-68.

19. Weiner DL, Manzi SF, Waltzman ML, Morin M, Meginniss A, Fleisher GR. FEMA's organized response with a pediatric subspecialty team: the National Disaster Medical System response: a pediatric perspective. Pediatrics. 2006; 117(5 Pt 3):S405-11.

20. Browne LR, Shah MI, Studnek JR, Farrell BM, Mattrisch LM, Reynolds S, et al. 2015 Pediatric Research Priorities in Prehospital Care. Prehospital emergency care: official journal of the National Association of EMS Physicians and the National Association of State EMS Directors. 2016; 20(3):311-6.

21. Babl FE, Weiner DL, Bhanji F, Davies F, Berry K, Barnett P. Advanced training in pediatric emergency medicine in the United States, Canada, United Kingdom, and Australia: an international comparison and resources guide. Annals of emergency medicine. 2005; 45(3):269-75.

22. Rowe C, Koren T, Koren G. Errors by paediatric residents in calculating drug doses. Archives of disease in childhood. 1998; 79(1):56-8.

23. Lesar TS. Errors in the use of medication dosage equations. Archives of pediatrics & adolescent medicine. 1998; 152(4):340-4.

24. Mace SE, Sharieff G, Bern A, Benjamin L, Burbulys D, Johnson R, et al. Pediatric issues in disaster management, Part 1: the emergency medical system and surge capacity. American journal of disaster medicine. 2010; 5(2):83-93.

25. Mace SE, Sharieff G, Bern A, Benjamin L, Burbulys D, Johnson R, et al. Pediatric issues in disaster management, part 2: evacuation centers and family separation/reunification. American journal of disaster medicine. 2010; 5(3):149-61.

26. Mace SE, Sharieff G, Bern A, Benjamin L, Burbulys D, Johnson R, et al. Pediatric issues in disaster management, part 3: special healthcare needs patients and mental health issues. American journal of disaster medicine. 2010; 5(5):261-74.

27. Nance ML, Carr BG, Branas CC. Access to pediatric trauma care in the United States. Archives of pediatrics & adolescent medicine. 2009; 163(6):512-8.

28. Ross DW, Rewers A, Homan MB, Schullek JR, Hawke JL, Hedegaard H. Factors association with the interfacility transfer of the pediatric trauma patient: implications for prehospital triage. Pediatr Emerg Care. 2012; 28(9): 905-10.

29. Shah MI. Prehospital management of pediatric trauma. Clin Pediatr Emerg Med. 2010; 11(1):10-7.

30. Thompson T, Lyle K, Mullins SH, Dick R, Graham J. A state survey of emergency department preparedness for the care of children in a mass casualty event. American Journal of Disaster Medicine. 2009; 4(4):227-32.

112 EVENTOS COM APARENTE RISCO DE MORTE

Emílio Carlos Elias Baracat

INTRODUÇÃO

Um evento com aparente risco de morte (*apparent life-threatening event* – ALTE) é definido como "um episódio assustador ao observador e caracterizado por uma combinação de apneia (central ou obstrutiva), mudança da coloração da pele (palidez ou cianose), modificação no tônus muscular (hipotonia) e engasgo ou reflexo de vômito".[1] São também utilizadas outras terminologias para a tradução da sigla ALTE, como "episódio de possível ameaça à vida" e "evento com aparente risco à vida".[1]

A definição de ALTE foi bem estabelecida em 1986, nos Estados Unidos, em um encontro de especialistas promovido pelo National Institutes of Health.[2] Até então, havia dificuldade de se estabelecer as diferenças entre ALTE, síndrome da morte súbita do lactente (SIDS – *sudden infant death syndrome*) e apneia do lactente. Nesse encontro, os termos "morte de berço abortada" (*aborted crib death*) e "quase morte súbita" (*near-miss* SIDS) foram abolidos, e estabeleceu-se uma distinção entre ALTE e SIDS. Essa diferença ficou mais clara quando da diminuição da prevalência de SIDS com a implantação da campanha *back to sleep* (de costas para dormir) que incentivou os cuidadores a adotarem a posição supina ao dormir para os lactentes. Após essa medida, houve queda significativa do número de episódios de morte súbita (30 a 50%), sem, no entanto, uma diminuição de eventos ALTE, demonstrando o envolvimento de mecanismos fisiopatológicos distintos nessas duas situações.[3,4]

Reforçando a hipótese de que ALTE e SIDS são doenças diferentes, estudos mostraram que as idades de incidência de ambas são distintas, sendo a SIDS mais frequente por volta dos três aos cinco meses, enquanto ALTE tem seu pico de um a três meses antes.[4,5] Além disso, os fatores de risco já estabelecidos para SIDS (gênero masculino, baixo peso ao nascer, prematuridade, inverno, tabagismo materno durante a gestação, condições socioeconômicas ruins, mãe adolescente ou solteira, gestação múltipla e paridade elevada) não foram demonstrados nos lactentes que sofreram ALTE. Nesses, idade maior que dois meses, prematuridade, pós-datismo e existência de comorbidades são considerados fatores de risco para a ocorrência do evento.[6-9]

A verdadeira incidência de ALTE na população geral de lactentes com menos de 12 meses de vida não está bem estabelecida, uma vez que os autores utilizam métodos distintos para essa medida. Assim, a incidência de ALTE é relatada como 0,2% a 1,9% dos lactentes menores de um ano; 0,6 a 5,0 de cada 1.000 nascidos vivos e 2,3% a 4,2% das internações oriundas de unidades de emergência.[5,7-10]

Com relação à idade, a maior incidência ocorre entre 11 e 12 semanas de vida, variando desde as primeiras horas até o final do primeiro ano. Eventos ocorridos em maiores de 12 meses não são reconhecidos como ALTE.[1,2,7]

Com frequência, os lactentes que sofreram um episódio de ALTE são conduzidos às unidades de emergência pediátrica após a recuperação completa do quadro, dificultando o raciocínio clínico do pediatra responsável pelo atendimento inicial. Essa dificuldade deve-se, sobretudo, à não especificidade do evento, que pode ocorrer tanto em lactentes

EVENTOS COM APARENTE RISCO DE MORTE

saudáveis, sem significado patológico, quanto como a primeira manifestação de uma grande variedade de doenças com gravidade variada.[11]

Geralmente, a evolução do episódio é benigna, sem sequelas relacionadas ao evento ou à sua causa e com pequenas chances de recorrência dos sintomas.[12] Quando ocorre, a recorrência pode ter apresentação clínica progressivamente mais grave com relação ao evento inicial, até com necessidade de manobras de reanimação cardiopulmonar.

Em aproximadamente 5% dos casos, os episódios são graves, com períodos prolongados de apneia e bradicardia, podendo cursar com sequelas neurológicas, como encefalopatia crônica não progressiva, retardo do desenvolvimento neuropsicomotor, epilepsia e alterações comportamentais. Entretanto, é importante destacar que tais manifestações podem estar associadas à doença subjacente que desencadeou o episódio e não como consequência desse.[13,14]

A mortalidade associada ao ALTE é desconhecida. Sabe-se que, uma vez que a causa do episódio tenha sido identificada, não se pode afirmar que não há risco de óbito para o lactente. A frequência de óbitos durante o acompanhamento dos lactentes que apresentaram ALTE é muito variável nas estatísticas analisadas, com taxas de zero a 7,6%.[2,13,15]

FISIOPATOLOGIA

Os mecanismos fisiopatológicos do evento ALTE são variados e estão relacionados às doenças de base que o originaram. Considerando o sinal mais comum a apneia, a cessação dos movimentos respiratórios provoca mudanças no tônus vascular pulmonar e na relação perfusão-ventilação. A diminuição da oxigenação e mudança do fluxo sanguíneo podem causar cianose, palidez (vasoconstrição) ou pletora (vasodilatação localizada), as duas últimas mediadas por mecanismos autonômicos.[2]

As alterações do tônus muscular, como hipotonia, hipertonia e movimentos rítmicos das extremidades, podem ter origem no sistema nervoso central (SNC).[14] Entretanto, esses sinais também podem estar presentes em manifestações sistêmicas e mesmo como resultado do choro, por mecanismo vasovagal.

Engasgo é considerado um mecanismo de proteção da via aérea, por estímulos na nasofaringe, hipofaringe, laringe e vias aéreas inferiores, resultando em interrupção temporária da ventilação. Pode ocorrer pletora facial, pelo aumento da pressão intratorácica, e hipotonia por hipóxia. A presença do sinal de engasgo remete à doença gastrointestinal (doença do refluxo gastroesofágico, incoordenação da sucção-deglutição), obstrução aguda da via aérea, doença neurológica e reflexo vasovagal.

DIAGNÓSTICO DIFERENCIAL E ETIOLOGIAS

Como já referido, ALTE descreve um conjunto de sinais e sintomas, relacionados a diferentes etiologias. Podem ser de origem digestória, neurológica, cardiocirculatória, metabólica, endócrina ou infecciosa.[11] Alerta deve ser feito para a possibilidade de violência contra a criança, seja pela administração intencional de drogas, envenenamento, sufocamento, síndrome do bebê sacudido, síndrome de Münchhausen por procuração ou trauma de crânio intencional.[16-18]

Embora muitas doenças possam se manifestar como ALTE, cerca de metade das causas permanece não identificada, mesmo após investigação criteriosa dos pacientes em regime de internação hospitalar. A causa idiopática representa 16% a 44% dos casos, dependendo da casuística considerada.[1,2,6,11]

As causas digestivas são as mais frequentes, com destaque para a doença do refluxo gastroesofágico (DRGE). Embora em alguns estudos a causa gastrointestinal represente até 40% das causas de ALTE, pode ser apenas uma condição coexistente com outra causa principal, face à prevalência alta dessa condição em lactentes. Outras causas estão listadas na Tabela 112.1.

TABELA 112.1. Diagnóstico diferencial de ALTE.[2,6]

Gastrointestinal	• Doença do refluxo gastroesofágico • Gastroenterite • Esofagite/disfagia • Volvo • Intussuscepção
Neurológico	• Convulsão • Apneia central • Trauma de crânio • Malformação do SNC • Tumor no SNC • Doença neuromuscular • Reflexo vasovagal
Respiratório	• Infecção por vírus sincicial respiratório • Infecção por *Bordetella pertussis* • Broncoaspiração • Corpo estranho
Cardíaco	• Cardiopatia congênita • Miocardite • Arritmia cardíaca
Metabólico/ endócrino	• Distúrbio eletrolítico • Hipoglicemia/hipocalcemia/hipomagnesemia • Erro inato do metabolismo
Infeccioso	• Sepse • Infecção do trato urinário • Meningite/encefalite
Maus-tratos	• Síndrome do bebê sacudido • Sufocação • Intoxicação por drogas • Münchhausen por procuração

APRESENTAÇÃO CLÍNICA

Frequentemente, a recuperação após o ALTE é rápida e completa, e na maioria das vezes o lactente apresenta-se bem e com exame clínico normal quando chega à Unidade de Emergência. Assim, é fundamental obter uma história clínica detalhada para orientar qual a possibilidade diagnóstica mais provável e os exames necessários para sua confirmação. O médico responsável pelo primeiro atendimento deve fazer uma anamnese cuidadosa sobre os sintomas apresentados pelo lactente e os procedimentos que os cuidadores realizaram para a melhora.[19] Assim, os dados da história clínica devem incluir:

- Características do evento: local de ocorrência, duração, posição do lactente, atividade no momento do evento (sono/alimentação), presença de tosse, regurgitação, vômito, engasgo, sufocação.
- Sinais associados: doenças recentes, febre, exantema, perda de peso, baixa ingesta de alimentos, irritabilidade, letargia.
- Intervenções dos cuidadores: estimulação cutânea, sopro na face, estímulo vigoroso, respiração boca a boca, ressuscitação cardiopulmonar.
- Antecedentes mórbidos: história pré-natal e neonatal, episódios anteriores semelhantes, doença do refluxo gastroesofágico, hospitalizações prévias, doenças presentes dias antes do evento (diarreia/vômitos, infecção de vias aéreas superiores, traumas).
- Desenvolvimento neurológico.
- Imunizações: prévia ao evento, reações adversas anteriores.
- Antecedentes familiares: morte súbita ou sem causa definida, arritmias cardíacas, doenças congênitas.
- História social: cuidadores, estrutura familiar, tabagismo no domicílio, medicações em uso por familiares, exposição a pessoas com história de doença mental ou abuso de drogas, contato com pessoas com doenças respiratórias.
- Medicamentos: com ou sem prescrição, fitoterápicos, suplementos, vasoconstritores nasais.

Faz-se necessária a observação por um período mínimo de 24 horas em regime de internação hospitalar, tempo suficiente para obter dados adicionais na história clínica, e na presença de recorrência, caracterizar o evento (padrão da apneia e da mudança de tônus, tipo e distribuição da mudança de cor, duração do episódio, relação com alimentação).[20] Além disso, a observação e o monitoramento do lactente em ambiente hospitalar proporcionam aos cuidadores maior segurança e são uma oportunidade de orientá-los sobre os procedimentos em reanimação cardiorrespiratória.[1]

ABORDAGEM DIAGNÓSTICA

Na observação clínica na Unidade de Emergência, o lactente deve ser mantido em decúbito elevado no berço, com monitoramento contínuo do traçado eletrocardiográfico e da oximetria de pulso. Na possibilidade da presença de síndrome do QT longo, pode ser indicada a monitorização contínua (Holter).

Vários protocolos de investigação são sugeridos para a investigação inicial do evento ALTE.[21] Não há consenso sobre quais exames devem ser realizados e tampouco sua sequência. Considerando a faixa etária dos pacientes e os sistemas orgânicos potencialmente envolvidos no episódio, os seguintes exames gerais são recomendados para todos os pacientes:

- Hemograma completo;
- Gasometria venosa;
- Dosagem de lactato sérico;
- Glicemia;
- Dosagem de eletrólitos;
- Análise de urina: sinais de infecção urinária, pesquisa de ácidos urinários orgânicos ou substâncias redutoras;
- Radiografia de tórax: avaliação da área cardíaca.

Outros exames adicionais serão guiados pela característica peculiar de cada evento e pela observação dos sinais clínicos quando houver recorrência.

Se o evento ocorreu durante a alimentação, deve-se investigar dificuldades de deglutição, inicialmente por meio de deglutograma contrastado e pesquisa de doença do refluxo gastroesofágico (DRGE) por pHmetria esofágica ou cintilografia com leite marcado por radioisótopo.[2,11,12] Importante destacar que a pHmetria não detecta refluxos não ácidos, que podem responder por até metade dos casos.[22] Quando disponível, a impedanciometria é um método mais sensível, que fornece uma melhor avaliação desses episódios.

A tomografia computadorizada de crânio está indicada na presença de sinais clínicos de comprometimento neurológico, no relato de episódio convulsivo ou na suspeita de maus tratos. Eletroencefalografia está indicada apenas na recorrência dos episódios, uma vez que a maioria dos casos de epilepsia manifestam-se de modo repetido em até um mês do evento inicial. A coleta de líquido cefalorraquidiano deve ser guiada pelos sinais sugestivos de infecção bacteriana ou viral aguda de SNC, e nessa situação o exame físico costuma estar alterado, com sinais de disfunção neurológica ou disfunção circulatória.

EVENTOS COM APARENTE RISCO DE MORTE

A presença de sintomas em trato respiratório superior, como congestão nasal, coriza, rouquidão e tosse seca, orienta a coleta de *swab* nasofaríngeo para pesquisa de vírus respiratórios. A associação do evento ALTE com a presença de vírus sincicial respiratório em vias aéreas superiores vem sendo descrita, mas ainda é pouca entendida. O vírus poderia alterar a sensibilidade dos quimiorreceptores laríngeos provocando apneia reflexa.[6,23,24] Em geral, após o evento, o lactente costuma apresentar os sintomas característicos da bronquiolite viral aguda, com dificuldade respiratória e sibilância.

TRATAMENTO E ORIENTAÇÃO NA ALTA HOSPITALAR

Decorridas 24 horas da admissão, sem recorrência do quadro e com exames iniciais normais, o paciente pode receber alta hospitalar.[25] Alguns autores recomendam observação em ambiente hospitalar por até 72 horas, uma vez que os eventos de base orgânica com maior gravidade costumam recorrer nesse período de tempo.[26] Entretanto, os custos e os riscos inerentes à internação prolongada devem ser sempre avaliados. Pacientes que apresentaram episódio curto e de resolução espontânea, sem antecedente de prematuridade, sem história clínica relevante e com exame físico normal não costumam evoluir de modo desfavorável e podem receber alta com segurança.[27]

O tratamento do evento ALTE deve ser dirigido para a doença de base. Se o diagnóstico ainda não foi estabelecido, medidas gerais de posicionamento na mamada em posição elevada e até o uso de drogas procinéticas e inibidores da secreção ácida estão indicadas, considerando que a maior parte das causas é de origem gastrointestinal, com destaque para a doença do refluxo gastroesofágico.[2]

O acompanhamento ambulatorial pode ser realizado em Unidade Básica de Saúde, mas o envolvimento de especialistas e a realização de exames de maior complexidade podem ser necessários, dependendo da evolução clínica e da presença de recorrências.

O papel dos monitores domiciliares de apneia e bradicardia não está bem definido na literatura. A Academia Americana de Pediatria, em uma publicação de 2003, orienta o uso desses monitores apenas em pacientes que apresentaram eventos com instabilidade cardiorrespiratória com necessidade de reanimação, e nos pacientes com via aérea instável, controle respiratório deficiente e doença pulmonar crônica.[28]

A controvérsia do uso dos monitores domiciliares reside principalmente na possibilidade de alarme falso, e no aumento da ansiedade e do estresse nos cuidadores, repercutindo inclusive na relação familiar e no desenvolvimento da criança no primeiro ano de vida.[2]

"ALTE" × "BRUE"

Recentemente, a Academia Americana de Pediatria, por meio de um grupo de trabalho, publicou um guia prático para a abordagem do evento ALTE.[29] Nessa publicação, há sugestão da mudança do termo ALTE (*apparent life-threatening event*) para BRUE (*brief resolved unexplained event*), e do seu manejo clínico baseado em critérios de risco para recorrência ou para a presença de doença grave de base.

Embora o mesmo autor, em revisão sistemática publicada em 2013, tenha concluído que o risco da gravidade de cada evento é de difícil determinação,[30] há a proposta de intervenção mínima quando são preenchidos alguns critérios na história clínica e no exame físico. Essa conduta diminuiria os custos de intervenções médicas desnecessárias, risco de tratamentos empíricos para doenças ainda não confirmadas e internações hospitalares prolongadas.

Os critérios de definição de baixo risco sugeridos nessa publicação são: idade cronológica maior de 60 dias e idade gestacional maior de 32 semanas; evento único; duração do evento menor de 1 minuto; sem necessidade de ressuscitação cardiopulmonar; história clínica sem dados relevantes e exame físico normal. Preenchidos esses critérios, e após um período de observação hospitalar com monitorização cardíaca e da oximetria de pulso, o médico apenas faria orientação aos cuidadores sobre a natureza do evento, a necessidade de seguimento ambulatorial, oferecendo treinamento em manobras de reanimação cardiorrespiratória. Os únicos exames indicados nessa situação seriam o teste diagnóstico para *Bordetella pertussis* e o eletrocardiograma.

Essa nova abordagem abre a possibilidade de um olhar diferenciado para cada evento, valorizando a anamnese e a história clínica detalhada e o exame físico cuidadoso. Entretanto, a adoção de protocolos mínimos de intervenção deve também estar baseada na percepção, experiência e segurança que cada profissional tem no manejo dessa condição clínica.

Referências bibliográficas

1. Romaneli MT, Baracat EC. Evento com aparente risco de morte: uma revisão. Rev Paul Pediatr. 2012; 30(4): 576-85.
2. DeWolfe CC. Apparent life-threatening event: a review. Pediatr Clin N Am. 2005; 52:1127-46.

3. Farrell PA, Weiner GM, Lemons JA. SIDS, ALTE, apnea, and the use of home monitors. Pediatr Ver. 2002; 23:3-9.
4. Pinho AP, Nunes ML. Epidemiological profile and strategies for diagnosing SIDS in a developing country. Rio de Janeiro: J Pediatr. 2011; 87:115-22.
5. Kiechl-Kohlendorfer U, Hof D, Pupp P, Traweger-Ravanell B, Kiechl S. Epidemiology of apparent life-threatening events. Arch Dis Child. 2005; 90:297-300.
6. Shah S, Sharieff GQ. An update on the approach to apparent life-threatening events. Curr Opin Pediatr. 2007; 19:288-94.
7. Fu LY, Moon RY. Apparent life-threatening events: an update. Pediatr Rev. 2012; 33:361-8.
8. Sánchez Etxaniz J, Santiago Burruchaga M, González Hermosa A, Rodríguez Serrano R, Astobiza Beobide E, Vega Martín MI. Epidemiological characteristics and risk factors for apparent life-threatening events. Barcelona: An Pediatr. 2009; 71:412-8.
9. Al-Kindy HA, Gélinas JF, Hatzakis G, Côté A. Risk factors for extreme events in infants hospitalized for apparent life-threatening events. J Pediatr. 2009; 154:332-7.
10. Anjos AM, Nunes ML. The epidemiological profile of children with apparent life-threatening event (ALTE) and prospective evaluation of underlying etiological factors. Rev Bras Saúde Mater Infant. 2009; 9:301-9.
11. McGovern MC, Smith MB. Causes of apparent life-threatening events in infants: a systematic review. Arch Dis Child. 2004; 89:1043-8.
12. Davies F, Gupta R. Apparent life-threatening events in infants presenting to an emergency department. Emerg Med J. 2002; 19:11-6.
13. Bonkowsky JL, Guenther E, Pilloux FM, Srivastava R. Death, child abuse, and adverse neurological outcome of infants after an apparent life-threatening event. Pediatrics. 2008; 122:125-31.
14. Hewertson J, Poets CF, Samuels MP, Boyd SG, Neville BG, Southall DP. Epileptic seizure-induced hypoxemia in infants with apparent life-threatening events. Pediatrics. 1994; 94:148-56.
15. Romaneli MT, Fraga AM, Morcillo AM, Tresoldi AT, Baracat EC. Factors associated with infant death after apparent life-threatening event (ALTE). Rio de Janeiro: J Pediatr. 2010; 86(6):515-9.
16. American Academy of Pediatrics, Hymel KP, Committee on Child Abuse and Neglect, National Association of Medical Examiners. Distinguishing sudden infant death syndrome from child abuse fatalities. Pediatrics. 2006; 118(1):421-7.
17. Guenther E, Powers A, Srivastava R, Bonkowsky JL. Abusive head trauma in children presenting with an apparent life-threatening event. J Pediatr. 2010; 157:821-5.
18. Pitetti RD, Whitman E, Zaylor A. Accidental and nonaccidental poisonings as a cause of apparent life-threatening events in infants. Pediatrics. 2008; 122:e359-62.
19. Brand DA, Altman RL, Purtill K, Edwards KS. Yield of diagnostic testing in infants who have had an apparent life-threatening event. Pediatrics. 2005; 115:885-93.
20. Mittal MK, Sun G, Baren JM. A clinical decision rule to identify infants with apparent life-threatening event who can be safely discharged from the emergency department. Pediatr Emerg Care. 2012; 28:599-605.
21. Hall KL, Zalman B. Evaluation and management of apparent life-threatening events in children. Am Fam Physician. 2005; 71:2301-8.
22. Mousa H, Woodley FW, Metheney M, Hayes J. Testing the association between gastroesophageal reflux and apnea in infants. J Pediatr Gastroenterol Nutr. 2005; 41:169-77.
23. Willwerth BM, Harper MB, Greenes DS. Identifying hospitalized infants who have bronchiolitis and are at high risk for apnea. Ann Emerg Med. 2006; 48:441-7.
24. Arms JL, Ortega H, Reid S. Chronological and clinical characteristics of apnea associated with respiratory syncytial virus infection: a retrospective case series. Philadelphia: Clin Pediatr. 2008; 47:953-8.
25. Kaji AH, Claudius I, Santillanes G, et al. Apparent life-threatening event: multicenter prospective cohort study to develop a clinical decision rule for admission to the hospital. Ann Emerg Med. 2013; 61:379-87.
26. Kahn A. Recommended clinical evaluation of infants with an apparent life-threatening event: consensus document of the European Society for the Study and Prevention of Infant Death, 2003. Eur J Pediatr. 2004; 163:108-15.
27. Sahewalla R, Gupta D, Kamat D. Apparent life-threatening events: an overview. Philadelphia: Clin Pediatr. 2016; 55(1):5-9.
28. American Academy of Pediatrics Committee on Fetus and Newborn. Apnea: sudden infant death syndrome, and home monitoring. Pediatrics. 2003; 111:914-7.
29. Tieder JS, Bonkowsky JL, Etzel RA, Franklin WH, Gremse DA, Herman B, et al. Subcommittee on apparent life-threatening events. Brief resolved unexplained events (formerly apparent life-threatening events) and evaluation of lower-risk infants. Pediatrics. 2016; 137(5).
30. Tieder JS, Altman RL, Bonkowsky JL, et al. Management of apparent life-threatening events in infants: a systematic review. J Pediatr. 2013; 163:94-9.

SEÇÃO 18

TERAPÊUTICA

113

ANTIBIOTICOTERAPIA

Jaime Olbrich Neto

PRINCÍPIOS DA TERAPIA ANTIBIÓTICA

A escolha do tratamento inicial para paciente atendidos em unidades de pronto-socorro ou pronto atendimento, que requeiram prescrição de antibióticos, na maioria das vezes é empírica, uma vez que na maioria das vezes não se conhece de fato o agente causal daquela infecção naquele paciente. A escolha, portanto, baseia-se nos estudos prévios e/ou práticas e experiências relatadas para casos semelhantes. A escolha do antimicrobiano apropriado deve levar em conta os seguintes fatores, entre outros: a identificação do agente causador da infecção, da sua suscetibilidade ou resistência naquela comunidade; aspectos farmacológicos do antibiótico escolhido, se a eficácia é tempo-dependente, por exemplo no caso dos betalactâmicos, dependendo do tempo em que a bactéria fica exposta ao agente, e não apenas a concentração, ou se é dose-dependente, como no uso de aminoglicosídeos em que importa a concentração a que o agente estará exposto, e não apenas o tempo. Nas infecções graves a concentração do antibiótico deve superar em muito o mínimo para inibir a bactéria, preferindo-se o uso intravenoso. Entre os fatores relacionados ao hospedeiro estão a idade, doenças de base e imunidade.

A Figura 113.1 resume a forma de ação de diferentes antibióticos.

ANTIBIÓTICOS EM PEDIATRIA – TERAPIA INICIAL EMPÍRICA OU NÃO

Penicilina: é um betalactâmico, e o seu mecanismo de ação é pela ligação do antibiótico à enzima transpeptidase, impedindo a formação do peptidoglicano da parede bacteriana, expondo-a ao meio cuja osmolaridade é inadequada para sua sobrevivência. Uma outra ação antibacteriana ocorre quando a penetração do antibiótico ativa um sistema bacteriano autolítico endógeno, e pode ser necessário concentrações maiores do medicamento. Os mecanismos de resistência ocorrem por produção de betalactamases; alteração nas proteínas ligadoras de penicilina PBP; diminuição da permeabilidade da parede.

A penicilina G é usada por via intravenosa em infecções que necessitem de grande quantidade para combater infecções graves ou locais onde a penetração é prejudicada; deve ser aplicada a cada 4 a 6 horas. A penicilina G procaína deve ser aplicada via intramuscular; atinge níveis menores que a intravenosa, mas tem meia-vida mais longa, permitindo uso a cada 12 horas em infecções menos graves. Penicilina G benzatina, usada por via intramuscular, tem níveis séricos menores que as formulações intravenosas, mas a sua concentração se mantém por mais tempo, em torno de 3 dias, o que a torna útil para tratar infecções por bactérias sensíveis e fazer esquemas de profilaxia. Penicilina V é para uso oral, com boa absorção.

O uso frequente, e muitas vezes abusivo, fez com que surgissem bactérias resistentes; porém, nas comunidades onde os agentes mantêm ainda boa resposta, o uso em infecções por estreptococos do grupo A, B, *viridans*, *S. pneumoniae*, *S. aureus* não produtor de betalactamase e *Leptospira* sp. está indicado.

A oxacilina é uma penicilina resistente à penicilinase – uma betalactamase, e tem sua aplicação em

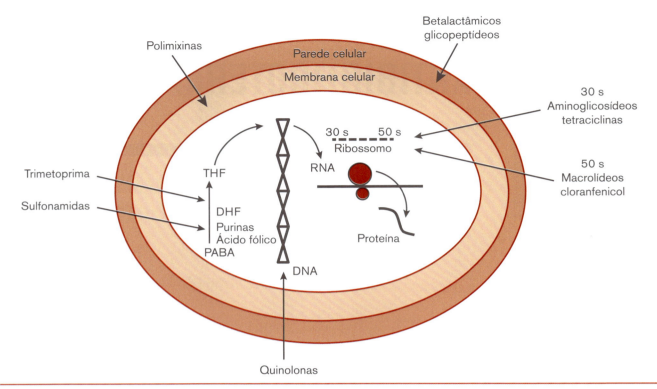

FIGURA 113.1. Forma de ação dos antibióticos. (Adaptada de figura disponível em site da Anvisa.)

infecções por estafilococos e *S. aureus*; entretanto a modificação na PBP pode também causar resistência.

Entre os antibióticos com maior uso encontram-se a amoxacilina, uma aminopenicilina assim como a ampicilina. A adição de um grupo amino à benzilpenicilina teve como objetivo aumentar o espectro de ação, incluindo bacilos Gram-negativos, além de cocos. O desenvolvimento de resistência se dá pela alteração na PBP e pela produção de betalactamase. A associação de inibidores da betalactamase – que são betalactâmicos com baixa ação antibacteriana, mas com capacidade de se ligarem de forma irreversível à betalactamase, impedindo assim sua ação, permite o uso de aminopenicilinas. Os inibidores de betalactamase não inativam todas as betalactamases – cromossômicas e plasmídicas, e assim a resistência pode ocorrer.

As cefalosporinas são betalactâmicos e o mecanismo de ação é similar a esse grupo. A divisão mais difundida é a que estabelece gerações conforme a Tabela 113.1.

Os aminoglicosídeos são ativos contra Gram-negativos e na terapia combinada com betalactâmicos têm sinergismo. Em dose única diária tem atividade maior e toxicidade menor que em doses divididas. Entre seus representantes estão: gentamicina, com atividade contra *Serratia* sp., enterococos em associação com ampicilina ou vancomicina; amicacina, em uso hospitalar; tobramicina, ativo contra *P. aeruginosa*.

As quinolonas, por não se ter estabelecida a segurança e eficácia em crianças e adolescentes, associada às observações em animais jovens de diferentes espécies, faz com que os laboratórios não recomendem, em suas bulas, o uso na faixa pediátrica; entretanto, quando outras possibilidades terapêuticas não estiverem disponíveis, o uso criterioso pode ocorrer. A possibilidade de administração oral, e a boa absorção com níveis séricos adequados tornam esse grupo uma opção promissora. Nesse grupo estão: ácido nalidíxico, com uso cada vez menor; norfloxacina no tratamento de infecções urinárias; ciprofloxacina, com boa atividade contra Gram-negativos e limitada contra Gram-positivos; levofloxacina, com melhor desempenho que as anteriores, incluindo pneumococo.

Os macrolídeos são seguros, fazendo parte desse grupo a eritromicina, a azitromicina, e a claritormicina, entre outros. São ativos contra *Mycoplasma*, *Chlamydia*, *Legionella* e *Bordetella*. A azitromicina e a claritromicina são drogas de escolha, nessa ordem, para o tratamento de infecção pela *Bordetella pertussis* – coqueluche. A azitromicina também tem ação na doença da arranhadura do gato.

O uso de antibióticos em recém-nascidos é um desafio para neonatologistas, que precisam diferenciar entre recém-nascido com risco de evoluir para infecção, daqueles que estão estáveis e têm menor risco para infecção, tentando prevenir doenças com

ANTIBIOTICOTERAPIA

TABELA 113.1. Cefalosporinas: geração e via de administração

Via	Geração			
	Primeira	**Segunda**	**Terceira**	**Quarta**
Via oral	Cefalexina Cefadroxil	Axetil cefuroxima Cefaclor Cefprozil	Ceftamet* Cefpodoxima** Cefixima**	
Via parenteral	Cefalotina Cefazolina	Cefuroxima	Ceftriaxona Ceftazidime Cefotaxima	Cefepima Cefpiroma**
Indicação	Estafilococos sensíveis à oxacilina, estreptococos; cepas de *E. coli* e *Klebsiella* Contra pneumococo amoxacilina é melhor	Melhor atividade contra Gram-negativos que as de primeira geração Infecções respiratórias, entre outras Pneumococo, estafilococo, *H. influenzae*, estreptococos, sensíveis	Ativas contra Gram-negativos, estreptococos, e pneumococos Meningites Ceftazidima contra *Pseudomonas aeruginosa* Não usar em monoterapia contra *Serratia, Proteus, Enterobacter*	Induz menos resistência que as demais Uso em infecções hospitalar, bom em neutropenia febril

*Uso pediátrico e adulto.
**Uso adulto e maiores de 12 anos.

alto grau de mortalidade, como a sepse, levando em conta a idade gestacional e os fatores de risco maternos de infecção (como exemplo a corioaminionite). Há estudos constantes para que o diagnóstico de sepse no recém-nascido fique mais evidente e não seja realizado tratamento prolongado com antibiótico sem real necessidade.

O uso excessivo de antibióticos em recém-nascidos, assim como em outros grupos etários, leva a aumento de bactérias multirresistentes, sendo preciso usar antibióticos com espectro de ação maior, o que pode levar ao aumento dos casos de infecção por fungos associada. Ainda pode estar associado à mudança da flora intestinal e risco de enterocolite necrosante, sepse tardia e óbito. Deve-se sempre tentar isolar o agente causador da infecção em hemocultura, para direcionar o uso do antibiótico para o agente isolado no exame, e estar atento para casos em que se isola o agente, mas a clínica do recém-nascido não condiz com o que foi encontrado na cultura, lembrando da possibilidade de contaminação na coleta. Na Tabela 113.2 estão resumidas as indicações mais frequentes.

TABELA 113.2. Resumo da indicação de antibioticoterapia considerando-se a doença clínica apresentada

Doença	Agentes frequentes	Antibiótico	Alternativa
Faringite, amidalite	Estreptococo grupo A, *S. pyogenes*	Penicilina benzatina ou amoxacilina	Macrolídeos, clindamicina, cefalosporina
Otite média menor 5 anos **Obs.:** o acometimento bilateral tende a ser pior que o unilateral	*S. pneumoniae*, hemófilos não tipável, *Moraxella*	Amoxacilina	Amoxacilina + clavulanato Cefalosporina de 2ª ou 3ª geração Macrolídeos
Rinossinusite aguda < 12 semanas duração	*S. pneumoniae*, *H. influenza*, *M. catarrhalis* (menos importante)	Amoxacilina Amoxacilina + clavulanato se recebeu amoxacilina nos últimos 30 dias ou frequenta creche ou tem menos de 2 anos	Amoxacilina + clavulanato Cefalosporina 2ª ou 3ª geração
Pertussis, coqueluche	*Bordetella pertusis*	• < 1 mês: azitromicina 10 mg/kg/dia por 5 dias • 1 a 6 meses: azitromicina 10 mg/kg/dia por 5 dias • > 6 meses: azitromicina 10 mg/kg/dia por 1 dia e 5 mg/kg/dia por 4 dias	• < 1 mês: eritromicina 40 mg/kg/dia dividida em 4 doses durante 14 dias • 1 a 6 meses: eritromicina na dose acima ou claritromicina 15 mg/kg/dia em 2 doses por 7 dias • > 6 meses: eritromicina 40 mg/kg/dia dividido em 4 doses durante 14 dias ou claritromicina 15 mg/kg/dia em 2 doses por 7 dias

(continua)

TABELA 113.2. Resumo da indicação de antibioticoterapia considerando-se a doença clínica apresentada (continuação)

Doença	Agentes frequentes	Antibiótico	Alternativa
Pneumonia aguda	*Streptococcus pneumoniae* (o mais frequente), *H. influenzae* (tipo b), *H. influenzae* não tipável, *S. aureus*	Penicilina ou amoxacilina para pneumococo Suspeita de outro agente: amoxacilina + clavulanato ou cefalosporina de 3ª geração	Cefalosporina; macrolídeo
Pneumonia grave ou muito grave	*S. pneumoniae*, *Haemophilus influenza*, *S. aureus*	Penicilina cristalina, oxacilina Cefalosporina de 3ª geração Amoxicilina + clavulanato	Cefalosporina de 3ª geração Amoxicilina + clavulanato
Pneumonia intersticial, pneumonia afebril do lactente	*Mycoplasma pneumoniae*, *Chlamydophila pneumoniae*, *C. trachomatis*	Macrolídeos	Quinolonas com restrições
Meningoencefalite	*Neisseria meningitidis*, *S. pneumoniae*, *H. influenzae*	Cefalosporina de 3ª geração	
Infecção urinária	*Escherichia coli* é o patógeno mais comum em ambos os sexos: 83% no sexo feminino e 50% no masculino Outros agentes: • No sexo masculino: *Enterococcus* (17%), *P. mirabilis* (11%) e *Klebsiella* (10%) • No sexo feminino: cada uma é responsável por 5% ou menos	No primeiro episódio de ITU: cefalosporina 1ª geração (cefalexina, VO, 50 mg/kg, 6/6 h), pois 78% das cepas de *E. coli*, são sensíveis. A nitrofurantoína (VO, 5 mg/kg, 6/6 h) em comprimido dificulta adequar a dose pelo peso. Urocultura e antibiograma, trocar o antibiótico se necessário Nos casos de paciente que apresente ITU de repetições, prescrever conforme último antibiograma e se não tiver nenhuma urocultura disponível, prescrever ceftriaxona IV ou IM (50 mg/kg, 12/12 h), visto que 100% das *E. coli* são sensíveis ao medicamento	Outras opções: pode-se utilizar as cefalosporinas de 2ª geração (cefaclor, VO, 20 mg/kg, 12/12 h; cefuroxima, VO, 30 mg/kg, 12/12 h) ou quinolonas (norfloxacino, VO, 400 mg, 12/12 h) em adolescentes.
Celulite	*S. aureus*, *S. pyogenes*	Cefalosporina de 1ª geração Amoxacilina + clavulanato Macrolídeo	Cefalosporina de 3ª geração
Celulite periorbital	*S. aureus*, *S. pyogenes*, *S. pneumoniae*, *H. influenza*	Oxacilina Amoxacilina + clavulanato Cefalosporina de 3ª geração	
Artrites	*S. aureus*, *H. influenza* (menores de 5 anos)	Oxacilina	Cefalosporina
Recém-nascido (RN) Sepse neonatal precoce	*Streptococcus* grupo B, *E. coli*, *Listeria monocitogenes*	Ampicilina + gentamicina	Ampicilina + amicacina
RN sepse tardia	*Staphilococcus* coagulase negativa	Oxacilina	Vancomicina (MRSA)
RN meningite neonatal	*Streptococcus* grupo B, *E. coli*, *Listeria monocitogenes*, *P. aeruginosa*	Ampicilina Cefotaxima Ceftazidima	Cefepima Meropenem
Infecção corrente sanguínea	*S. aureus*	Oxacilina	Vancomicina
Infecção corrente sanguínea	MRSA, MRSE	Vancomicina	Teicoplanina Meropenem

MRSA: *S. aureus* resistente a meticilina; MRSE: *S. epidermidis* resistente a meticilina.

Bibliografia

Addo-Yobo E, Anh DD, Hesham Fathey El, Sayed HF, Fox L, Fox MP, et al. for the MASS (Multicenter Amoxicillin Severe pneumonia Study) study group. Outpatient treatment of children with severe pneumonia with oral amoxicillin in 4 countries: The MASS study. Trop Med Int Health. 2011 ago; 16(8):995-1006.

Barbeito-Castiñeiras G, Guinda-Giménez M, Cores-Calvo O, Hernández-Blanco M, Pardo-Sánchez F. Artritis neumocócica en población pediátrica. Rev Esp Quimioter. 2017; 30(2):118-22.

Brito ASJ. Uso de novos antimicrobianos em neonatologia, PRORN – Programa de atualização em neonatologia. Ciclo 13. Porto Alegre: Artmed Panamericana. 2013; 6:1.

Calil R, Caldas JPS. Antibióticos no recém-nascido. Atheneu. PROPED. 2012; 4(2).

Calil R, Caldas JPS. Uso racional e seguro de antibióticos em neonatologia. São Paulo: Sociedade Brasileira de Pediatria; 2012.

Edlin RS, Shapiro DJ, Hersh AL, Copp HL. Antibiotic resistance patterns of outpatient pediatric urinary tract. J Urol. 2013 jul; 190(1):222-7. Epub 2013 Jan 28. infections.

Gordon KA, Biedenbach DJ, Jones RN. Comparison of *Streptococcus pneumoniae* and *Haemophilus influenza* susceptibilities from community-acquired respiratory tract infections and hospitalized patients with pneumonia: five-year results for the SENTRY Antimicrobial Surveillance Program. Diagnostic Microbiology and Infectious Disease. 2003; 46:285-9.

Johnson DM, Sader HS, Fritsche TR, Biedenbach DJ, Jones RN. Susceptibility trends of *Haemophilus influenzae* and *Moraxella catarrhalis* against orally administered antimicrobial agents: five-year report from the SENTRY Antimicrobial Surveillance Program. Diagnostic Microbiology and Infectious Disease. 2003; 47:373-6.

Markus Stenner M, Rudack C. Diseases of the nose and paranasal sinuses in child. Current Topics in Otorhinolaryngology - Head and Neck Surgery. 2014; 13. ISSN 1865-1011.

Oh CC, Ko HC, Lee HY, Safdar N, Maki DG, Chlebicki MP. Antibiotic prophylaxis for preventing recurrent cellulitis: a systematic review and meta-analysis. J Infect. 2014 jul; 69(1):26-34.

Richtmann R. Infecção neonatal e o uso de cateter central de inserção periférica e de outros cateteres centrais. PRORN. Editora Atheneu. 2013; 7:1.

Sabine Pereyre S, Goret J, Bébéar C. *Mycoplasma pneumoniae*: Current knowledge on Macrolide Resistance and Treatment. Frontiers in Microbiology. 2016 jun; 7, Article 974.

Shaikh N, Morone NE, Bost JE, Farrell MH. Prevalence of urinary tract infection in childhood: a meta-analysis. Pediatr Infect Dis J. 2008; 27(4):302.

Silveira RC, Procianoy RS. Sepse neonatal precoce: diagnóstico e conduta, PRORN Editora Atheneu. 2017; 1:3.

Stein R, Dogan HS, Hoebeke P, et al. Urinary tract infections in children: EAU/ESPU guidelines. Eur Urol. 2015 mar; 67(3):546-58.

Zeng L, Zhang L, Hu Z, Ehle EA, Chen Y, Liu L, et al. Systematic Review of Evidence-Based Guidelines on Medication Therapy for Upper Respiratory Tract Infection in Children with AGREE Instrument. PLOS ONE. 2014 fev; 9(2):e87711.

114 SEQUÊNCIA RÁPIDA DE INTUBAÇÃO

Paulo Ramos David João

Sequência rápida de intubação é uma técnica usada para realizar uma intubação rápida e segura e evitar complicações como aspiração e hipóxia. É a técnica de escolha para intubar pacientes em UTI, conscientes e com estômago cheio. Medicações são usadas para prover analgesia, sedação e paralisia muscular, eliminando a ventilação espontânea e os reflexos protetores da via aérea, facilitando assim a intubação. As medicações devem ser usadas de acordo com a situação do paciente, levando em consideração seus efeitos colaterais. A SRI mostrou trazer grandes benefícios para os pacientes que serão intubados, porque além de ser um procedimento bastante doloroso, a intubação sem essa técnica induz muitas complicações, como hipóxia, hipertensão arterial e trauma de vias aéreas.[1,2]

Não há contraindicações absolutas para a SRI; apenas não é necessário ser utilizada em pacientes em coma profundo e em parada cardiorrespiratória. Existem situações que tornam o acesso à via aérea muito difícil e a SRI não consegue facilitar a intubação, sendo necessárias técnicas mais avançadas com fibrolaringoscopia e intervenções cirúrgicas. As classificações de Mallapamti e Cormack/Lehane (Figura 114.1), de acordo com a fenda glótica, antecipam uma intubação difícil. Nos pacientes com trauma importante e malformação de face e trauma de via aérea superior, a intubação endotraqueal deve ser bem analisada. Outra condições que tornam difícil a intubação são: obstrução de via aérea superior, limitadas mobilidade do pescoço e abertura da boca, curto espaço tireomental, severa hipoxemia e coma.[3]

Alguns passos devem ser seguidos para realizar a SRI, como descreveremos a seguir.

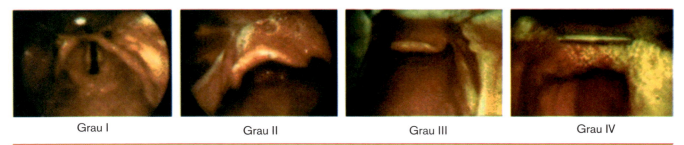

FIGURA 114.1. Classificação (graus) de laringoscopia Cormack/Lehane. Grau I: glote bem visível; grau II: somente a parte posterior da glote é visualizada; grau III: somente a epiglote pode ser visualizada, nenhuma porção da glote é visível; grau IV: nem a epiglote, nem a glote podem ser visualizadas. (Fonte: Cormack RS, Lehane J. Difficult tracheal intubation in obstetrics. Anaesthesia. 1984; 39:1105.)

■ PREPARAÇÃO[1,4,5]

A avaliação da via aérea, incluindo história anterior do paciente, pode ser realizada incluindo o mnemônico SAMPLE:

- S – Sinais e sintomas;
- A – Alergias;
- M – Medicações;
- P – História passada (*past history*);
- L – Última refeição (*last meal*);
- E – Eventos que levaram à intubação.

A etapa de preparação inclui a avaliação de todo o material a ser usado, como laringoscópio, lâminas, cânulas e dispositivos de oxigenação que devem ser previamente testados e de tamanho adequado para não haver problemas no momento da intubação. A equipe que fará o procedimento deve ser bem treinada e o ideal é haver um profissional que fará a intubação, outro que fará as medicações e um terceiro que fará a manobra de Sellick, que será discutida posteriormente.

O paciente deve ter um acesso venoso adequado, estar monitorizado ao menos com frequência cardíaca e dosimetria de pulso.

■ PRÉ-OXIGENAÇÃO[1,4]

A oxigenação deve ser iniciada com oxigênio a 100% por 1 a 3 minutos para lavar o nitrogênio alveolar. Isso garante um período de apneia de 2 a 3 minutos sem que ocorra dessaturação. Em pacientes conscientes deve ser realizada com máscara não reinalante e nos pacientes inconscientes e com hipóxia severa com bolsa-máscara e realizada a manobra de Sellick para evitar distensão gástrica. Nas crianças menores e lactentes, a pré-oxigenação é de fundamental importância porque apresentam uma consumo maior de oxigênio e menor capacidade residual funcional.

■ PRÉ-MEDICAÇÃO[1,4]

A laringoscopia e a colocação do tubo endotraqueal podem causar várias respostas fisiológicas como bradicardia, assistolia, aumento da pressão arterial sistêmica e da pressão arterial pulmonar e aumento da resistência das vias aéreas. Alguns medicamentos utilizados como pré-medicação podem minimizar esses efeitos.

Atropina

A atropina tem efeito de bloquear a resposta vagal, que é mais pronunciada em lactentes pequenos e pode causar bradicardia grave. Deve ser utilizada em crianças menores de 1 ano, de 1 a 5 anos em uso de succinilcolina e em maiores de 5 anos que necessitam uma segunda dose de succinilcolina. Pode causar dilatação pupilar e taquicardia.

Controvérsias existem quanto à utilização universal da atropina antes da intubação: por nem sempre ser efetiva para evitar bradicardia e ter um tempo para iniciar seu efeito de 15 a 30 minutos. A sua utilização deve ser reservada para os casos em que ocorre bradicardia prévia.

Dose: 0,01 a 0,02 mg/kg EV (mínimo 0,1 mg e máximo 1 g).

Tempo de ação: ≥ 30 segundos.[1,6]

Lidocaína

A lidocaína pode atenuar a resposta adrenérgica durante a laringoscopia e intubação, ocorrendo menos taquicardia e hipotensão. Em altas doses causa depressão do miocárdio e depressão do sistema nervoso central. Diminui a pressão intracraniana, sendo útil em pacientes com hipertensão intracraniana. Hipotensão ocorre infrequentemente.[7]

Dose: 1 a 2 mg/kg EV.

Tempo de ação: 30 minutos.

■ MEDICAMENTOS

A escolha de medicações para a SRI deve ser individualizada em todos os pacientes, dependendo do sua condição clínica. Não existe uma técnica ideal para utilizar medicamentos na SRI.[1,4]

Sedativos

Midazolan

O midazolan é o sedativo mais utilizado por ter ação rápida e uma meia-vida mais curta. Causa sedação, amnésia e tem efeito anticonvulsivante. Não tem efeito analgésico. Como efeito colateral causa hipotensão e leve depressão miocárdica, não devendo ser utilizado em pacientes hemodinamicamente instáveis.

Dose: 0,1 a 0,3 mg/kg (máximo 4 mg).

Tempo de ação: 1 a 2 h.

Diazepam e lorazepam

O diazepam e o lorazepam têm maior tempo de duração. São menos utilizados.[1,8,9]

A cetamina é um agente dissociativo que produz sedação, analgesia e amnésia, com preservação dos reflexos protetores de vias aéreas. Atua liberando catecolaminas, causando taquicardia, aumento da pressão arterial e do débito cardíaco. É a droga de escolha em pacientes hemodinamicamente instáveis. Até pouco tempo achava-se que cursava com aumento da pressão intracraniana, mas evidências atuais não suportam essa afirmação, podendo ser utilizada inclusive em pacientes com trauma de crânio. Tem efeito broncodilatador, sendo de escolha em pacientes com broncoespasmo. Hipotensão ocorre com pouca frequência e tem contraindicação absoluta em menores de 3 meses por causa da obstrução respiratória por espasmo de laringe. Pode causar alucinações e aumento de secreção nas vias aéreas.[1,4,8,9]

Dose: 1 a 2 mg/kg EV.
Tempo de ação: 30 a 60 minutos.

Tiopental

O tiopental é um barbitúrico de ação rápida e curto tempo de duração. Tem grande efeito anestésico e anticonvulsivante. Reduz a pressão intracraniana e o fluxo sanguíneo cerebral. Tem efeito inotrópico negativo e frequentemente causa hipotensão por vasodilatação. Mais utilizado em casos de hipertensão intracraniana.[1,4,8,9]

Dose: 2 a 5 mg/kg.
Tempo de ação: 10 minutos.

Etomidato

O etomidato é um sedativo hipnótico e não barbitúrico de ação curta. Não tem propriedade analgésicas e reduz o metabolismo cerebral e a pressão intracraniana. Inibe a enzima 11-beta-hidroxilase, causando redução da produção do cortisol e androsterona. Esse efeito não é significativo em pacientes com função adrenal adequada. Não deve ser usado em pacientes chocados. Pode causar depressão respiratória e tem mínimos efeitos cardiovasculares.[1,9,10]

Dose: 0,2 a 0,4 mg/kg.
Tempo de ação: 5 a 15 minutos.

Propofol

O propofol é um sedativo e hipnótico, não barbitúrico e não opioide. Pode causar hipotensão, especialmente em pacientes hipovolêmicos, dor no local da aplicação e acidose metabólica. Reduz a pressão intracraniana e tem efeito antiemético. É altamente lipossolúvel. Causa menor reatividade de vias aéreas que os barbitúricos.[1,9,11]

Dose: 2 mg/kg EV.
Tempo de ação: 3 a 5 minutos.

Analgésicos
Fentanil

O fentanil é um analgésico opioide de ação curta. Muito utilizado na SRI junto com o midazolan. Tem mínimo efeito sedativo. Pode causar depressão respiratória, bradicardia, hipotensão e rigidez da parede torácica com dose maiores que 5 mcg/kg.[1,6,9]

Dose: 2 a 4 mcg/kg EV.
Tempo de ação: 30 a 60 minutos.

Morfina

A morfina tem 60 a 100 vezes menos efeito analgésico que o fentanil e, por ter mais efeitos cardiovasculares e de depressão do sistema nervoso central, não é usada de rotina na SRI, assim como o remifentanil que tem ação muito rápida mas tende a causar hipertensão intracraniana. A morfina deve ser evitada em pacientes asmáticos porque causa liberação de histamina.[1,6,9,11]

Doses:
* Morfina 0,1 mg/kg.
  Tempo de ação: 2 a 4 horas.
* Remifantanil 0,5 a 1 mcg/kg.
  Tempo de ação: 10 a 20 minutos.

Bloqueadores neuromusculares[1,4,5]

Os bloqueadores musculares provocam paralisia com relaxamento muscular completo, facilitando a intubação. Como não têm efeito analgésico nem sedativo, sempre devem ser utilizados com um desses agentes. São divididos em dois grupos, despolarizantes e não despolarizantes, distinguidos por sua ação nos receptores da junção neuromuscular.

Despolarizantes

Os despolarizantes se ligam aos receptores póssinápticos da junção neuromuscular, levando a uma despolarização não sincronizada da membrana pós-sináptica, causando inicialmente fasciculação com posterior paralisia. O principal representante desse grupo é a succinilcolina. Por ter uma ação rápida e meia-vida curta, teoricamente seria o bloqueador ideal. Complicações ocorrem em 0,3 a 1% dos casos. Pode causar bradicardia, assistolia, hipertermia maligna e contração do masseter com obstrução de vias aéreas. Hipertensão intracraniana e trauma ocular como efeito colateral não apresentaram evidências Normalmente causa elevação de 0,5 a 1 mEq do potássio, mas pode produzir significante hipercalemia em pacientes com situações de risco como queimados, com lesão de nervos periféricos, insuficiência renal e rabdomiólise. Nesses casos, assume maior importância. A utilização de bloqueadores não despolarizantes precedendo a succinilcolina para evitar efeitos colaterais não tem consenso e pode gerar necessidade de aumentar a dose da succinilcolina. Como atualmente existem bloqueadores não despolarizantes de ação rápida, a succinilcolina tem sido menos utilizada.

Dose: 1,5 a 2 mg/kg EV.
Tempo de ação: 3 a 5 minutos.

Não despolarizantes

Os não despolarizantes ligam-se aos receptores pós-sinápticos da junção neuromuscular sem causar despolarização pós-sináptica e transmissão neuromuscular, não causando despolarização e fasciculação. Com relação à succinilcolina, têm início de ação mais lento e meia-vida maior. Devido a isso, na eventualidade de não conseguir intubar, é necessário haver material adequado para acesso à via aérea.

O rocurônio e o vecurônio podem causar poucos efeitos cardiovasculares, sendo o principal a taquicardia. O rocurônio tem início de ação em 30 a 60 segundos e tempo de ação de 30 a 45 minutos. O vecurônio tem início de ação mais lento e tempo de ação mais prolongado. Ambos têm a vantagem de menos efeitos colaterais que a succinilcolina.

Doses:
- Rocurônio 0,6 a 1,2 mg/kg;
- Vecurônio 0,1 a 0,2 mg/kg.

Outros bloqueadores musculares não despolarizantes que podem ser usados na SRI são o atracúrio e o cisatracúrio. Podem causar leve liberação de histamina e são metabolizados por hidrólise plasmática. Evitar em asmáticos. O cisatracúrio pode ser usado em infusão contínua por ter tempo de ação mais curto.

Doses:
- Atracúrio 0,5 mg/kg EV.
  Tempo de ação: 30 a 40 minutos.
- Cisatracúrio 0,1 a 0,2 mg/kg EV.
  Tempo de ação: 20 a 30 minutos.

■ MANOBRA DE SELLICK[1,10,12]

Manobra de Sellick ou compressão cricoide é utilizada para comprimir o esôfago contra a coluna para melhor visualizar a traqueia, para prevenir refluxo do estômago para o esôfago e aspiração e distensão gástrica durante a ventilação com pressão positiva. Apesar de ser ainda muito utilizada, há controvérsias quanto à sua utilização. A American Heart Association não a recomenda na reanimação cardiopulmonar. Há trabalhos que mostram que não comprime adequadamente o esôfago (podendo ainda deslocá-lo lateralmente), não evita aspiração e pode acusar refluxo gastroesofágico. Sua indicação é controversa em pacientes com doenças da laringe e coluna cervical. É contraindicada em pacientes com tosse e vômitos.

■ SEQUÊNCIA RÁPIDA DE INTUBAÇÃO EM RECÉM-NASCIDOS (RNs)

Apesar de vários relatos na literatura, muitos neonatologistas não têm o hábito de fazer analgesia e sedação em RNs normais ou prematuros. Além de ser um procedimento muito doloroso e com várias complicações como apneia, vômitos, laringoespasmo, hipóxia, taquicardia, hipertensão arterial, lesão supraglótica e de traqueia, além de hemorragia cerebral e leucomalácia periventricular em prematuros, a SRI não é rotina em UTIs neonatais e emergências, mesmo em RNs ativos. Desde 2010, a Academia Americana de Pediatria recomenda uso de medidas farmacológicas e não farmacológicas para prevenir dor na intubação. Existem poucos relatos da segurança e efeitos colaterais das drogas nos RNs, sendo que algumas devem ser evitadas, como midazolan sem analgesia e morfina pelo efeitos colaterais importantes cardiocirculatórios e depressão do sistema nervoso central.[13-16]

Vários estudos têm demonstrado que o uso de pré-medicação para a intubação de RNs melhora significativamente as condições de intubação, diminuindo o tempo e o número de tentativas para realizar o procedimento e minimiza o potencial trauma nas vias aéreas. O Internacional Evidenced-Group for Neonatal Pain recomenda não fazer SRI somente para intubação na sala de parto e em condições com risco à vida e sem acesso venoso. Questionário realizado em 2015 pela escola de medicina Sunny Dowstate entre neonatologistas americanas conclui que 72% acreditam na pré-medicação mas apenas 34% a fazem de rotina.[14-16]

A utilização de SRI para intubar RNs é realizada de maneira muito heterogênea em vários países. Um estudo na França mostrou que 63% dos RNs foram intubados em SRI, enquanto outro estudo no Reino Unido mostrou que 94% foram intubados com SRI e a droga mais usada foi morfina. Não há motivo para que essa técnica não seja realizada de rotina em RNs.[15,16]

Complicações de SRI

As complicações de realizar a SRI em crianças, seguindo todos os passos indicados e usando as medicações conforme a condição clínica de cada paciente, são poucas.

Em um estudo realizado por Neuhas e cols. em Zurique, Suíça, analisaram 1.001 pacientes que receberam SRI para intubação, realizada de maneira adequada, conforme o estado clínico dos pacientes. Eram 34 RNs e pacientes de um mês até 18 anos, com variadas situações clínicas. Encontraram como complicações: moderada hipoxemia (80-89%) em 5 pacientes (0,5%), severa hipoxemia (< 80%) em 3 pacientes (0,3%); esses pacientes tinham idade média de 0,8 meses (1 mês a 13 anos), sendo que nenhum desses pacientes desenvolveu bradicardia e hipotensão. Um paciente (0,1%) fez regurgitação gástrica sem broncoaspirar. Intubação difícil foi documentada em 2 pacientes (0,2%) com expectativa e em 3 pacientes (0,3%) sem expectativa. Concluíram que realizar SRI com ventilação gentil com bolsa-máscara antes da intubação suporta condição cardiorrespiratória estável para assegurar uma adequada via aérea, mesmo em pacientes com estômago cheio.[17]

Em outro estudo realizado por Gencorelli e cols., na cidade de Filadélfia, avaliaram as complicações de realizar a SRI de intubação em 1.070 crianças com idade de 3 a 12 anos que foram submetidas a anestesia geral, em um período de 5 anos. Eram cirurgias de vários tipos (geral, oftalmológica, ortopédica, neurocirurgia).[18] Dos pacientes, 1,9% desenvolveram moderada hipoxemia (SpO_2 80-89%) e 18 (1,7%) severa hipoxemia (SpO_2 < 80%); 5 (0,5%) desenvolveram bradicardia (FC < 60bpm) e 3 (0,3%) desenvolveram hipotensão (pressão sistólica < 70 mmHg). Um paciente vomitou mas não aspirou e não teve hipoxemia. Dezoito pacientes (1,7%) necessitaram de mais de uma tentativa de intubação. Nenhum paciente deixou de ser intubado. Hipoxemia foi mais frequente em crianças com peso entre 10 e 20 kg. Não houve nenhuma relação com o bloqueador neuromuscular escolhido.[18]

A Figura 114.2 apresenta um organograma com sugestões de medicações para SRI.[1]

CONCLUSÃO

A SRI é um procedimento que deve ser realizado em todos os pacientes antes de intubar, excetuando as contraindicações citadas. Além de evitar complicações na via aérea e sistêmicas como hipoxemia e hipertensão causadas pela dor e agitação, facilita a intubação e diminui o tempo e as tentativas. Não há evidências de que não deva ser utilizada a SRI em qualquer faixa etária.

CASOS CLÍNICOS

Caso clínico 1

Menino de 3 anos chega à emergência com quadro de choque séptico por broncopneumonia. Ao exame, mal estado geral, dispneico, agitado, edemaciado, com cianose labial, pele monteada, FR 48 mm, FC 159 rpm, saturação de O_2 em ar ambiente 75%, PA 75×50 mmHg, tiragem intercostal bilateral, estertores finos difusos nos dois pulmões, BR, pouco abafadas, abdome e globoso tenso, RHA reduzidos, pulsos periféricos reduzidos, enchimento capilar de 4 s. Foi instalado acesso venoso adequado, e iniciada

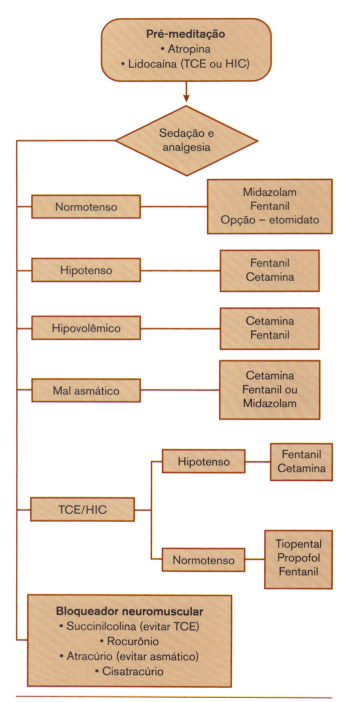

FIGURA 114.2. Sugestões de drogas para realização de sequência rápida de intubação em situações específicas.

reanimação fluida, colocando oxigênio em máscara com reservatório com FiO_2 de 80%.

Como não melhorou o quadro clínico após 10 minutos de fluidoterapia, foi optado por intubação e iniciada adrenalina 0,2 mcg/kg/min. Para fazer a intubação recebeu morfina, midazolan e succinilcolina. Após 10 minutos de intubação e colocado no ventilador, apresenta PA 75×50 mmHg, saturação periférica de 85% e pulsos ainda fracos. Exames colhidos na chegada: gasometria pH 7,20, pCO_2 62 mmHg, pO_2 56 mmHg, Sat. O_2 81%, bicarbonato 15 mEq/L, BE -5 mEq/L, Na 137mEq/L, K 5 mEq/L, glicemia 150 mg/dL, ureia 70 mg/dL, creatinina 2 mg/dL.

1. Qual a sua opinião com relação às drogas usadas na SRI?

Pela evolução, o paciente permaneceu hipotenso após intubado e recebeu adrenalina. O midazolan e a morfina usados causaram vasodilatação e mantiveram o paciente com sinais de choque e hipotenso. Nesse caso, o ideal era usar fentanil e cetamina, ou apenas a cetamina que, pela liberação de catecolaminas, pode aumentar a pressão arterial.

Como paciente estava edemaciado e com potássio de 5 mE/L pela insuficiência renal (não se sabia antes de intubar) a succinilcolina deveria ser evitada por risco de aumentar o potássio em 1 mEq/L.

2. Foi errado não usar atropina como pré-medicação?

Sua indicação universal é controversa. Nesse caso, como foi realizada uma dose de succinilcolina, a indicação de atropina seria correta.

Caso clínico 2

Paciente de 4 anos em crise asmática grave refratária ao tratamento clínico. Peso de 15 kg.

Estado geral grave, respiração irregular, sonolento, intenso esforço respiratório, murmurio vesicular reduzido bilateralmente, taquicárdico, enchimento capilar de 4 segundos.

Gasometria em máscara com reservatório com FiO_2 de 100% (FiO_2 de 1,0) com pH 7,05, PaO_2 58 mmHg, $PaCO_2$ 72 mmHg, Bic 14 mEq/L, BE -7,2, $SatO_2$ 85%. Indicada intubação. Quais drogas usar na SRI?

A droga ideal é cetamina, pois não deprime a respiração como outros sedativos. Se estiver muito agitado, pode-se associar midazolan ou fentanil, sendo que este último promove melhor analgesia.

Como bloqueador neuromuscular, o ideal seria rocurônio.

Referências bibliográficas

1. Cave D, Duff JP, Caen A, Hazinski MR. Airway Management. In: Nichols DG, Shaffner DH (eds.). Roger's Textbook of Pediatric Intensive Care Medicine. 5 ed. Wolters Kluwer. 2016; (24):305-28.

2. Sukys GA, Schvartsman C, Reis AG. Avaliação da sequência rápida de intubação em pronto socorro pediátrico. J Ped. 2011; 87(4):343-9.

3. Nowakowski M, Williams S, Gallant J, et al. Predictors of difficult intubation with the bonfils rigid fiberscope. Anesth Analg. 201 Jun, 122(6):1091-6.

4. Muller H, Trotta EA, Piva JP. In: Piva & Celiny (eds.). Medicina Intensiva em Pediatria. 2 ed. Revinter. 2014; 2:13-34.

5. Martinon C, Duracher C, Blanot S. Emergence tracheal intubation of severely head injuries children. Changing daily practice after implementation of national guidelines. Ped Crit Care Med. 2011; 12:65-70.

6. Mace SE. Challenges and advances in intubation: rapid sequence intubation. Emerg Med Clin N Am. 2008; 26: 1043-68.

7. Qi DY, Zhang H, Du BX, et al. The efficacy on intravenous lidocaine versus placebo on attenuation cardiovascular response to laryngoscopy and tracheal intubation: a systematic review of randomized controlled trials. Minerva Anestesiol; 2013 jul. Braun P, Epub ahead of print.

8. Tarquinio KM, Howel JD, Montgomery, et al. Current medication practice and tracheal intubation outcomes from a prospective multicenter observational cohort study. Ped Crit Care Med. 2015; 16:210-8.

9. Fioretto JR, João PRD. Sedação e Analgesia. In: Campos Jr D, Burns DAR, Lopez FA (eds.). Tratado de Pediatria da Sociedade Brasileira de Pediatria. 3 ed. Manole. 2014; Seção 27 18:2963-74.

10. Braun P, Paal P. Beware of etomidate and cricoid pressure during rapid sequence of induction. Intens Care Med. 2010; 36:210.

11. Dewhirst E, Tobias JD, Martin MD. Propofol and remifentanil for rapid sequence intubation in a pediatric patient of at risk for aspiration with elevated intracranial pressure. Ped Emerg Care. 2013; 29(13):1201-3.

12. Caen AR, Berg MD, Chameides CK, et al. American Heart Association Guidelines Uptodate for Cardioplumonary Ressuscitation and Emergency Cardiovascular Care. Circulation. 2015; 132:S526-S542.

13. Muniraman HK, et al. Premedication use before nonemergent intubation in the newborn infant. Am J of Perinatology. 2015; 32(9):821-4.

14. Kumar P, Denson SE, Mancuso TJ. American Academy of Pediatrics Clinical report – Premedication for nonemergency tracheal intubation in the neonate. Pediatrics. 2010; 125:608-15.

15. Durrmeyer X, Daoud P, Decobert F, et al. Premedication for neonatal endotracheal intubation: Results from the epidemiology of procedural pain in neonates study. Ped Crit Care Med. 2013; 14:e169-e175.

16. BIban P, Gaffuri M. Premedication for tracheal intubation: any good reason for treating neonates infants differently? Ped Crit Care Med. 2013; 14:441-2.

17. Neuhas D, Schimtz A, Gerber A, Weiss M. Controlled rapid induction and intubation- an anlysis of 1001 children. Pediatric Anesthesia. 2013; 23:734-40.

18. Gencorelli FG, Fields RG, Litman RS. Complications of rapid sequence induction of anestesia in children: a benchmark study. Pediatric Anesthesia. 2010; 20:421-4.

115 SEDAÇÃO E ANALGESIA

Jose Roberto Fioretto
Paulo Ramos David João

INTRODUÇÃO

Existe a crença de que as crianças não respondem nem se recordam das experiências dolorosas da mesma forma que os adultos. Todavia, todas as conexões nervosas essenciais para a transmissão e a percepção da dor já estão presentes e funcionantes ao redor da 24ª semana de gestação. Assim, a densidade das terminações nervosas cutâneas no recém-nascido é igual ou superior à dos adultos; a velocidade de condução mais lenta dos estímulos dolorosos é compensada por distâncias interneuronais mais curtas e os feixes nervosos medulares e do tronco cerebral estão completamente mielinizados a partir da 30ª semana de gestação. O problema é agravado pelo fato de que o ambiente de terapia intensiva pediátrica pode ser assustador e doloroso para as crianças e seus pais. A dor resulta de doença primária, trauma e intervenções, como intubação traqueal, ventilação mecânica e monitorização invasiva, e a ansiedade origina-se da separação dos pais e familiares, da presença de pessoas estranhas, da perda do ciclo noite/dia etc.[1]

Outro aspecto geral importante é que a sedação é otimizada por ações interdisciplinares. A combinação da experiência e da habilidade do enfermeiro à beira do leito com o conhecimento medicamentoso do farmacêutico e do médico preocupado com esse tópico leva a melhores resultados.

DEFINIÇÕES

- Analgesia: alívio da percepção da dor sem a produção intencional do estado de sedação. A alteração do nível de consciência pode ser efeito secundário das medicações administradas.
- Alívio da ansiedade: situação na qual não há alteração do nível de consciência, existindo apenas diminuição do estado de apreensão.
- Sedação: redução controlada do nível de consciência e/ou percepção da dor mantendo os sinais vitais estáveis, a via aérea independente e respiração espontânea adequada.
- Sedação profunda: depressão profunda do nível de consciência a qualquer estímulo. Esse estado é frequentemente acompanhado por perda dos reflexos de proteção e necessita de manejo adequado de vias aéreas, ventilatório e controle da pressão arterial.[1]

OBJETIVOS

- Aliviar dor e propiciar conforto.
- Diminuir ansiedade e agitação.
- Minimizar riscos da retirada traumática de cânula endotraqueal e cateteres.
- Diminuir necessidade de restrição física.
- Facilitar cuidados pela equipe da UTI, a ventilação mecânica e realização de procedimentos invasivos
- Obter estabilidade fisiológica máxima, ou seja, diminuir a necessidade miocárdica de oxigênio (O_2) e o metabolismo cerebral.
- Durante paralisia com bloqueadores neuromusculares.[1]

AVALIAÇÃO DA DOR E DO NÍVEL DE SEDAÇÃO

Avaliação da dor

A Associação Internacional para o Estudo da Dor define dor como uma experiência emocional não prazerosa associada a dano tecidual real ou potencial. Do ponto de vista prático, pode ser definida como "o que o paciente diz que dói" e existe "quando o paciente diz isso".[1,2] A avaliação da dor é direta para pacientes que estão suficientemente alertas para relatar, por meio de fala, movimentação da cabeça ou apontando, a respeito da intensidade da dor.

Atualmente, existem instrumentos para medir a dor em crianças de todas as idades, embora poucos tenham sido validados para crianças em ambiente de terapia intensiva. Abaixo dos 2 anos de idade, a avaliação é dificultada. Crianças entre 3 e 7 anos de idade são capazes de fornecer informações apropriadas a respeito da dor. Para esse grupo, os métodos mais comuns para avaliação da dor são os de autorrelato, que utilizam instrumentos, como uma Escala Analógica Visual de 10 cm ou uma escala com medidas extremas ancoradas por números (de 0 a 10), descrição ("sem dor" a "pior dor") ou diagrama (face sorrindo a face chorando), por meio dos quais o paciente indica seu nível de dor. Para maiores de 8 anos de idade, pode-se utilizar uma Escala Visual Análoga (Figura 115.1).[3]

Em lactentes e recém-nascidos, a dor tem sido avaliada por meio de medidas de respostas fisiológicas a estímulos nociceptivos, como variações da frequência cardíaca e pressão arterial, na Escala Observacional da Dor (*Observational Pain Scale* – OPS). Esse tipo de escala apresenta problemas, pois os parâmetros avaliados não são específicos e podem não estar relacionados ao nível de sedação. Como alternativa, métodos comportamentais têm utilizado expressão facial, movimentos corporais e intensidade e qualidade do choro como índices de resposta aos estímulos dolorosos.[4,6]

Avaliação do nível de sedação

A avaliação do nível de sedação é ainda mais difícil que a avaliação da dor. Além disso, uma pesquisa identificou que menos da metade dos intensivistas utilizam escalas para monitorizar o nível de sedação.[7]

A Escala de Comfort é comumente utilizada em UTI pediátrica para avaliação da dor e da sedação, usando parâmetros comportamentais e fisiológicos.[2] É composta de cinco variáveis comportamentais (consciência, tensão facial, tônus muscular, agitação, movimento) e três fisiológicas (frequência cardíaca, respiração, pressão arterial), às quais é atribuída uma nota de 1 a 5 para resultar em um escore total que varia de 8 (sedação profunda) a 40 (alerta e agitado), sendo que escores menores que 17 indicam sedação excessiva; entre 17 e 26,

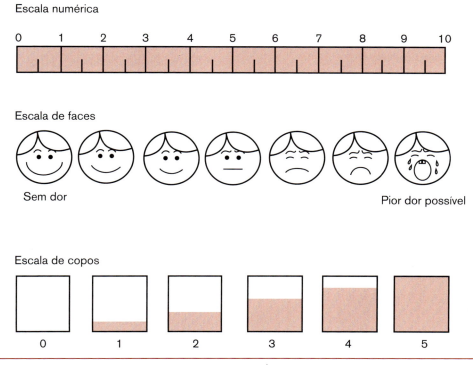

FIGURA 115.1. Escalas para avaliação da dor em diferentes idades. (Adaptada de Shavit I, Hershman E, 2004.)

TABELA 115.1. Escala de Comfort

	Escore
1. Alerta	
Sono profundo	1
Sono leve	2
Cochilando	3
Totalmente acordado e alerta	4
Hiperalerta	5
2. Calma/agitação	
Calmo	1
Levemente ansioso	2
Ansioso	3
Muito ansioso	4
Pânico	5
3. Resposta respiratória	
Sem tosse e respiração espontânea	1
Respiração espontânea com pouca ou nenhuma resposta à ventilação	2
Tosse ocasionalmente ou resistência ao respirador	3
Respira ativamente contra o respirador ou tosse regularmente	4
Briga com o respirador, tosse ou sufocação	5
4. Movimento físico	
Sem movimento	1
Movimento leve ocasional	2
Movimento leve frequente	3
Movimento vigorosos limitado às extremidades	4
Movimento vigoroso incluindo tronco e cabeça	5
5. Linha de base da pressão arterial (pressão arterial média)	
Pressão abaixo da linha de base (LB)	1
Pressão arterial consistentemente na LB	2
Elevações infrequentes de 15% ou mais (1-3 durante o período de observação)	3
Elevações frequentes de 15% ou mais (mais de 3) acima da LB	4
Elevação sustentada maior que 15%	5
6. Linha de base da frequência cardíaca (FC)	
FC abaixo da LB	1
FC consistemente na LB	2
Elevações infrequentes (1 a 3) de 15% ou mais acima da LB, durante o período de observação	3
Elevações frequentes (> 3) de 15% ou acima da LB	4
Sustentada maior que 15%	5
7. Tônus muscular	
Músculos totalmente relaxados sem tônus	1
Tônus reduzido	2
Tônus normal	3
Tônus aumentado e flexão de extremidades	4
Rigidez muscular extrema e flexão de extremidades	5
8. Tensão facial	
Músculos faciais totalmente relaxados	1
Músculos faciais com tônus normal, sem tensão facial evidente	2
Tensão evidente em alguns músculos da face	3
Tensão evidente em todos os músculos da face	4
Músculos faciais contorcidos	5

Escore: < 17: sedação excessiva; 17-26: sedação adequada; > 26: sedação insuficiente.
Fonte: Carvalho WB, Imamura JH, 2006.

sedação adequada; e, maior que 26, sedação insuficiente (Tabela 115.1). Ressalta-se que já existe uma modificação da Escala de Comfort eliminando os parâmetros fisiológicos.[8,9]

Outra escala utilizada é a Escala de Sedação-Agitação de Riker (SAS), que também elimina o uso de parâmetros fisiológicos e avalia visualmente o nível de conforto do paciente, graduando-o de 1 (sem contato) a 7 (agitação perigosa) (Tabela 115.2).[9]

Regras para aplicar a Escala de Ricker

1. Pacientes agitados são classificados pelo pior grau de agitação.
2. Se o paciente acorda ou acorda facilmente ao comando de voz ("acordar" significa responder à voz, mover a cabeça diante de uma questão ou seguir comandos), indica SAS de 4.
3. Se houver mais estímulo, como sacudir, mas o paciente eventualmente acorda, indica SAS de 3.
4. Se o paciente desperta diante de estímulo doloroso, mas nunca acorda a ponto de responder "sim" ou "não" ou segue comandos, indica SAS de 2.
5. Pouca resposta ou nenhuma a estímulo doloroso representa SAS de 1.

A Escala de Sedação de Ramsay, comumente utilizada para adultos em UTI, foi desenvolvida para uso em unidades de recuperação anestésica. Analisa a resposta motora ao estímulo auditivo ou doloroso e possui seis pontos de avaliação. Idealmente, o paciente deve ser mantido nos níveis 2 a 3, podendo ser necessário maior nível para o caso de ventilação mecânica (Tabela 115.3).[2,7]

Há, ainda, a Escala de Hartwig (Tabela 115.4), mais simples e que também usa estimulação do paciente conseguida com sucção traqueal.[9]

Recentemente, foi validada, para acompanhamento da sedação em UTI pediátrica,[10] a Escala de Estado Comportamental (*Behavioral State Scale*) (Tabela 115.5), que tem a vantagem de permitir a avaliação contínua do estímulo (voz, toque, estímulo doloroso).

A avaliação objetiva da atividade cerebral pode ser obtida de forma não invasiva utilizando-se dispositivos que refletem sinais processados do eletroencefalograma (EEG). Esse dispositivo é denominado monitor de índice biespectral (BIS) e afere a profundidade da sedação sem a necessidade de estimulação do paciente e sem confiar em parâmetros fisiológicos. Tem a vantagem de ser constituído por uma tela numérica simplificada e de oferecer medida praticamente contínua. O número obtido pelo BIS é determinado por três fatores primários, incluindo

SEDAÇÃO E ANALGESIA

TABELA 115.2. Escala de Sedação-Agitação de Riker

Escore	Nível de agitação/sedação	Resposta
7	Agitação perigosa	Muito agitado; retira tudo traqueal; tenta remover cateteres; luta com a equipe; tenta pular o berço
6	Muito agitado	Requer restrição e frequentes lembranças dos limites; morde cânula traqueal
5	Agitado	Ansioso ou fisicamente agitado; acalma-se após instrução verbal
4	Calmo e cooperativo	Calmo; desperta facilmente; segue comandos
3	Sedado	Acorda dificilmente, mas o faz diante de estímulo verbal ou estímulo gentil; segue comandos simples, mas logo dorme novamente
2	Muito sedado	Acorda diante de estímulo físico mas não se comunica ou segue comandos; pode se mover espontaneamente
1	Sem resposta	Resposta mínima ou ausente após estímulo doloroso; não se comunica ou segue comando

Fonte: Carvalho WB, Imamura JH, 2006.

TABELA 115.3. Escala de Ramsay modificada

1. Acordado – ansiedade e /ou agitação
2. Acordado – olhos abertos, tranquilidade, cooperação e orientação
3. Dormindo – responsividade ao comando verbal, luz e toque
4. Dormindo – resposta franca à estimulação auditiva intensa ou compressão da glabela
5. Dormindo – resposta débil à estimulação auditiva intensa ou compressão da glabela
6. Dormindo – sem resposta

Escore: 2 a 3: sedação ideal; > 3: sedação profunda.
Fonte: Yaster M, Easley RB, Brady KM, 2008.

frequência das ondas do EEG, sincronização da informação de baixa e alta frequência e porcentagem do tempo em supressão. A profundidade da sedação pode ser visualizada numericamente e varia de 0 a 100, sendo os valores entre 40 e 60 adequados para anestesia cirúrgica. A sedação profunda é indicada por valores entre 60 e 70.[7,9]

Apesar de diversas opções, a forma ótima de avaliar o nível de sedação em UTI pediátrica ainda é desconhecida. A falta de um escore formal para avaliação de sedação e analgesia frequentemente resulta em sub ou supradosagem de medicações utilizadas, com consequente desenvolvimento de dor e ansiedade ou de tolerância por uso excessivo.

TABELA 115.4. Escala de Sedação de Hartwig

	1	2	3	4	5
A. Resposta motora	Sem movimentos espontâneos	Movimentos espontâneos com dor	Movimentos espontâneos das extremidades	Movimentos espontâneos globais	Movimentos espontâneos contínuos, não descansa
B. Mínima	Sem reação	Chora apenas com dor	Chora apenas com dor, rapidamente volta a relaxar	Chora mesmo sem dor, mas algumas vezes volta a relaxar	Chora, dificuldade para acalmar
C. Olhos	Permanentemente fechados	Abertura apenas com dor	Abertura quando manipulado, rapidamente volta a dormir	Abertura espontânea, logo volta a dormir	Abertura espontânea, desperto por longos períodos, transpiração
D. Respiração			Fácil, respiração espontânea, totalmente sincronizada	Respiração mecânica não alterada pela respiração espontânea	Respiração espontânea não sincronizada com o respirador, taquipneia.
E. Aspiração		Sem reação quando aspirado	Apenas careta, sem movimentos das extremidades	Pouca tosse ou ânsia de vômito	Grande oposição, tosse intensa, grande esforço

Escore: 5-14: sedação excessiva; 15-18: boa sedação; 19-25: sedação insuficiente.
Adaptado de Carvalho WB, Imamura JH, 2006.

TABELA 115.5. Escala de Estado Comportamental (*Behavioral State Scale*)

> -3	Não responsivo	Sem esforço respiratório espontâneo; sem tosse ou tosse somente com sucção; sem resposta a estímulos dolorosos; sem movimentação
-2	Responsivo apenas a estímulos dolorosos (sucção traqueal ou pressão de 5 segundos na unha)	Respiração espontânea e suportada; tosse com sucção/reposicionamento; responde a estímulos dolorosos; não se move/ocasionalmente movimenta a perna ou muda a posição
-1	Responsivo ao toque ou nome	Respiração espontânea não efetiva sem suporte; tosse com sucção/reposicionamento; responde a tosse/voz; movimentos ocasionais das pernas ou mudança de posição
0	Calmo e cooperativo	Respiração espontânea e efetiva; tosse com reposicionamento/tosse espontânea ocasional; responde a voz/não é preciso estímulo externo para haver resposta; movimentos ocasionais das pernas ou mudança de posição/movimentação aumentada
+1	Sem descanso e cooperativo	Respiração espontânea e efetiva/respiração difícil com ventilador; tosse espontânea ocasional; responde a voz/não é preciso estímulo externo para haver resposta; movimentação aumentada
+2	Agitado	Pode ter respiração difícil com ventilador; tosse espontânea; não é preciso estímulo externo para haver resposta; não pode ser consolado; movimentos aumentados

Fonte: Curley MA, et al., 2006.[10]

PRINCÍPIOS GERAIS DA SEDAÇÃO E ANALGESIA[7]

A terapia farmacológica para sedação e analgesia é necessária à maioria dos pacientes em UTI, principalmente àqueles em ventilação mecânica. No entanto, medidas não farmacológicas devem sempre ser consideradas, como:

- Controle do ambiente: diminuição das fontes de estímulos visuais e sonoros;
- Utilização de objetos para acalmar as crianças, principalmente aqueles já conhecidos por elas;
- Explicações a respeito dos procedimentos;
- Reforço positivo;
- Fisioterapia com terapia ocupacional;
- Presença dos pais;
- Intervenções psicológicas.

Quando a terapia medicamentosa é utilizada, deve-se considerar a presença de comorbidades, possível interação medicamentosa, procedimento a ser realizado, estado neurológico e hemodinâmico. As medicações são frequentemente administradas por via intravenosa contínua, porém a infusão contínua tem sido associada a prolongamento do tempo de internação na UTI, de modo que a terapia intermitente ou a interrupção programada diária da sedação vem sendo empregada para evitar efeitos excessivos e prolongados indesejáveis.[11,13]

Apesar de prevalecer o emprego de associação de drogas para propiciar tanto sedação quanto analgesia e obter sinergismo dos medicamentos, diversos estudos sugerem que é mais efetivo promover inicialmente analgesia.[14]

ANALGESIA EM EMERGÊNCIA PEDIÁTRICA

Analgésicos não opioides com atividade antipirética – analgésicos "fracos"

Nesse grupo estão incluídos o acetaminofeno (paracetamol), os salicilatos (aspirina), o ibuprofeno, o diclofenaco sódico e o naproxeno (Tabela 115.6). Promovem alívio da dor por bloqueio central e periférico da prostaglandina pela inibição da cicloxigenase tipos 1, 2 e 3. Além desses, cabe mencionar a dipirona, utilizada para tratamento da dor pós-operatória.

Entre os anti-inflamatórios não hormonais, o cetorolaco tem sido utilizado em pós-operatório (PO), incluindo cirurgia cardíaca, com a finalidade de reduzir o uso de opioides. É o único utilizado nos Estados Unidos.[2] Não causa depressão respiratória. O seu efeito colateral mais importante é nefrotoxicidade. Em um estudo com 284 crianças com idade entre 3 e 18 anos e em PO de cirurgia cardíaca, a elevação da creatinina foi similar no grupo que usou o cetorolaco e no grupo-controle, havendo redução de uso de opioide no grupo cetorolaco. A limitação do estudo foi o uso do cetorolaco por um tempo máximo de 5 dias. A dose recomenda é de 0,5 mg/kg/dose (máximo de 15 mg) cada 6 horas.[16]

Analgésicos opioides

Os opioides mais comumente utilizados para o tratamento da dor são os agonistas de receptores M, incluindo meperidina, morfina e fentanil; sendo os dois últimos os mais utilizados.[17]

SEDAÇÃO E ANALGESIA

TABELA 115.6. Doses dos analgésicos não opioides mais comumente utilizados

Droga	Dose (mg/kg) < 60 kg	Dose (mg/kg) > 60 kg	Intervalo (horas)	Dose máxima diária (mg/kg) < 60 kg	Dose máxima diária (mg/kg) > 60 kg	Efeitos colaterais
Acetaminofeno	10-15[a]	650-1.000	4	100[a]	4.000	Doses tóxicas – hepatoxicidade; não tem atividade anti-inflamatória
Ibuprofeno	5-10	400-600[c]	6	40[b,c]	2.400[c]	Irritação gastrointestinal, broncoespasmo; hematúria
Naproxeno	5-6[c]	250-375[c]	12	24[b,c]	1.000[c]	Ver ibuprofeno
Aspirina[d]	10-15[c,d]	650-1.000[c]	4	80[b,c,d]	3.600[c]	Síndrome de Reye[d]; ver ibuprofeno

[a]Dose máxima diária para acetaminofeno deve ser reduzida para 80 mg/kg em recém-nascidos de termo e lactentes e para 60 mg/kg em prematuro; supositórios são disponíveis (dose: 25 a 40 mg/kg a cada 6 horas).
[b]Doses ainda não estabelecidas.
[c]Doses mais altas podem ser utilizadas em casos selecionados de problemas reumatológicos.
[d]Aspirina pode provocar síndrome de Reye em crianças. Se outros analgésicos estiverem disponíveis, o uso da aspirina deve ser restrito aos casos em que efeitos antiplaquetários ou anti-inflamatórios são necessários.
[e]Evitar na agranulocitose.
Adaptado de Berde, et al.[16]

Morfina

É a droga-padrão desse grupo e pode ser utilizada por via intravenosa, oral, intramuscular, epidural ou retal para analgesia e sedação. Trata-se de um opioide moderadamente potente, comumente utilizado por via intravenosa na dose de 0,1 mg/kg a cada 0,5 a 2 horas ou em infusão contínua de 0,025 mg/kg/h, para menores de 50 kg, e de 5 a 10 mg a cada 0,5 a 2 horas ou em infusão contínua de 2 mg/h, para maiores de 50 kg. Comparada ao fentanil, tem início de ação mais demorado e maior duração de efeitos. Tem como vantagem a redução da taquipneia e, como desvantagem, a redução da pressão arterial, além de depressão respiratória, broncoespasmo, retenção urinária, diminuição do esvaziamento gástrico e acúmulo em casos de falência hepática e renal.[17]

Fentanil

É um dos narcóticos mais potentes, indicado para reduzir ou prevenir a dor (potência de 100 vezes a da morfina), com início de ação em menos de 1 min e pico em 5 min e duração de ação 30 a 60 min após injeção intravenosa. Apresenta eliminação hepática. Utilizado na dose de 0,5 a 4 mcg/kg IV ou IM (máximo de 100 mcg/dose) em bólus ou em infusão contínua na dose de 0,02 a 0,05 mcg/kg/min, quando o peso é inferior a 50 kg (máximo de 500 mcg/h). Para crianças com peso acima de 50 kg, a dose é de 25 a 50 mcg a cada 1 a 2 horas ou infusão de 25 a 100 mcg/h para peso acima de 50 kg. Tem como efeitos colaterais depressão respiratória, hipotensão, bexigoma, constipação e vômitos. Infusões rápidas podem causar rigidez de caixa torácica, dificultando a ventilação.[17]

Metadona

Inicialmente empregada para tratamento de pacientes que desenvolveram tolerância ao uso prolongado de outros narcóticos, vem sendo utilizada para o alívio da dor pós-operatória e da dor intratável. Apresenta potência similar à da morfina, com eliminação lenta e duração de analgesia bastante prolongada. A meia-vida de eliminação da metadona é de 19 horas, podendo promover de 12 a 36 horas de analgesia após uma única dose intravenosa ou oral. A dose para menos de 50 kg é de 0,1 mg/kg a cada 4 a 8 horas e para pacientes com mais de 50 kg é de 5 a 10 mg a cada 4 a 8 horas. Os efeitos colaterais são liberação histamínica, hipotensão, bradicardia, depressão respiratória e sedação excessiva.[9-17]

Remifentanil

Analgésico opioide com rápido início de ação (1 a 3 min) e curta duração (10 a 20 min), podendo ser infundido sem risco de acúmulo. Rapidamente, pode levar ao desenvolvimento de tolerância, além de apresentar custo elevado. Causa bradicardia, hipotensão e aumento da pressão intracraniana. A dose de ataque é de 0,5 a 1 mcg/kg e a dose de infusão contínua é de 0,1 a 0,5 mcg/kg/min.[1]

Alfentanil

Opioide analgésico que também apresenta começo de ação rápido (1 min) e duração de ação de 30 a 60 min, dependendo da dose. Tem como desvantagens indução de bradicardia, hipotensão e aumento de pressão intracraniana, mais pronunciadas que fentanil e sulfentanil.[1]

Sufentanil

Analgésico 5 a 10 vezes mais potente que o fentanil, com efeitos cardiovasculares semelhantes. Apresenta eliminação hepática e tem como vantagem a apresentação nasal, que atinge concentrações plasmáticas semelhantes à intravenosa.[1,9]

Tramadol

Utilizado no tratamento da dor moderada (1/10 da potência da morfina), tem início de ação em 20 a 30 min, por via oral, e duração de ação de 3 a 7 horas. Sua biodisponibilidade é de 90% após a administração oral; t(1/2) de 6 h, com pico de concentração sérica de 2 horas, metabolismo hepático e eliminação renal. Pode ser utilizado por via intravenosa, oral, subcutânea e muscular. A dose é de 1 a 2 mg/kg/dose a cada 6 horas (máximo de 500 mg/dia). Os efeitos colaterais são: convulsões (contraindicado em convulsivos), diaforese e taquicardia transitória (sobretudo após injeção endovenosa rápida), náuseas, vômitos e constipação. Recomenda-se associação com tranquilizantes e evita-se administrá-lo em pacientes tratados com inibidores da monoaminoxidase, antidepressivos tricíclicos, inibidores seletivos da recaptação da serotonina, neurolépticos e drogas que baixam o limiar para convulsões (carbamazepina) e intoxicação por drogas de ação central, como etanol ou barbitúricos.[9]

Óxido nitroso

Trata-se de um agente anestésico inalatório, geralmente utilizado com oxigênio para procedimentos dolorosos curtos, como remoção de drenos. Fornece ansiólise, amnésia e analgesia leve a moderada. Para se obter analgesia mais adequada, deve ser associado a um opioide. Tem início de ação em 30 a 60 segundos, com efeito máximo de 5 min. Tem como vantagens pouco efeito sobre os sistemas cardiovascular e respiratório e reflexos de vias aéreas. Como efeitos adversos mais comuns, destacam-se sonolência, náuseas, vômitos e tonturas.[18,19]

Analgesia controlada pelo paciente (PCA)

Apesar da administração contínua de opioides ser efetiva para a maioria das condições que se apresentam em UTI pediátrica, existem certas situações que exigem uma abordagem diferenciada no que se refere à titulação da dose do opioide. Assim, sistemas de liberação de PCA têm sido desenvolvidos para proporcionar aos pacientes e, em alguns casos, aos pais e enfermeiros alguma forma de controlar seu tratamento, o que exige que a criança tenha desenvolvimento intelectual e manual suficientes para operar a bomba de infusão, sendo limitada a crianças de mais idade e adolescentes.[7]

A bomba de infusão para PCA permite que o paciente administre pequenas quantidades de um analgésico, de acordo com sua necessidade, para aliviar a dor mais rapidamente. A dose do opioide, o número de bólus por hora e o intervalo entre os bólus são programados no equipamento pelo assistente.

O computador da bomba de PCA estoca em sua memória o número de bólus que o paciente recebeu e o número de tentativas que o paciente fez para receber uma dose. Essas informações permitem que o médico assistente analise como o paciente está interagindo com o aparelho e avalie o melhor esquema de tratamento.[7]

Analgesia local e regional

A utilização desse tipo de analgesia diminui a necessidade dos opioides sistêmicos, principalmente em lactentes e neonatos. Anestésicos locais são drogas que, reversivelmente, bloqueiam a condução dos impulsos neuronais ao longo das vias nervosas centrais e periféricas. As principais indicações de uso são: limpeza de feridas, punção lombar e de medula, bloqueio de nervos digital, peniano, femoral e intercostal, punção de veias e artérias e lesões traumáticas.[2,9,17]

Entre as drogas empregadas com esse propósito, a bupivacaína é ainda muito utilizada. A dose recomendada é de 2 mg/kg (sem adrenalina) e 3 mg/kg com adrenalina. Quando administrada em infusão contínua por via epidural, a dose é de 0,2 a 0,4 mg/kg/h. As doses devem ser reduzidas em 50% em recém-nascidos. A duração de ação é de 3 a 6 horas.[2,9,17]

A ropivacaína é uma nova droga que apresenta melhor risco-benefício, pois tem menor cardiotoxicidade que a bupivacaína. As doses e a duração de ação da ropivacaína são as mesmas da bupivacaína.[2,9,17]

A lidocaína pode ser utilizada em infiltrações locais para alguns procedimentos dolorosos, em crianças de mais idade que necessitem de sedação leve com midazolam. A dose máxima de lidocaína é de 5 mg/kg e 7 mg/kg se associada à adrenalina.[18,19]

A adição de adrenalina aos anestésicos locais diminui sua absorção no local administrado, aumentando o tempo que o anestésico fica em contato com as fibras nervosas. Com a lidocaína, por exemplo, a adição de adrenalina aumenta a duração do bloqueio sensorial em quase 50% e diminui seu pico plasmático para 1/3. A bupivacaína e a ropivacaína são menos afetadas pela adição de adrenalina por serem mais lipossolúveis. A concentração de adrenalina nos anestésicos deve ser de 5 a 10 mcg/mL (1:200.000 a 100.000).[18,19]

SEDAÇÃO E ANALGESIA

Uma boa opção para alívio da dor antes de punções vasculares, coleta de sangue e punção lombar, utilizada apenas sob pele íntegra, é o Emla. O Emla é uma combinação de anestésicos locais (lidocaína a 2,5% e 2,5% de prilocaína em uma emulsão de óleo em água) que penetra a pele a uma profundidade de 5 mm. A medicação deve ser colocada sob a pele uma hora antes do procedimento e coberta com curativo oclusivo. O pico de ação ocorre 2 horas após a aplicação e a analgesia prolonga-se por uma hora após a remoção.[2,9,17] Sua absorção sistêmica pode levar à meta-hemoglobinemia em crianças com menos de 3 meses.

SEDAÇÃO PEDIÁTRICA

Sedativos hipnóticos

Diazepam

É o benzodiazepínico mais antigo e vem sendo amplamente substituído pelo midazolam. É pobremente solúvel em água e o veículo solvente para administração parenteral contém vários solventes orgânicos tóxicos para neonatos. Essa pobre solubilidade em água faz com que a absorção pela via intramuscular seja errática e incompleta, preferindo-se a administração oral, retal ou intravenosa (dolorosa e pode causar flebite). Quando administrado pela via intravenosa, a dose é de 0,05 a 0,1 mg/kg que rapidamente alivia a ansiedade e a apreensão. Adicionalmente, essa mesma dose pode ser utilizada como anticonvulsivante. A dose oral é de 2 a 3 vezes a dose intravenosa e leva cerca de 30 a 90 min para produzir efeito hipnótico semelhante.[7,9,17]

Midazolam

O midazolam é solúvel em água e é quatro vezes mais potente que o diazepam, sendo utilizado tanto em infusão intravenosa contínua como para procedimentos rápidos. É bem absorvido pelas vias oral, intramuscular, retal e transmucosal. Como outras drogas de sua classe, tem propriedade hipnótica, ansiolítica, amnésica e anticonvulsivante. Seus principais efeitos colaterais são depressão respiratória e hipotensão.

Quando utilizado para sedação antes de procedimentos ou como pré-medicação, pode ser administrado por via intravenosa (0,05 a 0,1 mg/kg), intramuscular (0,1 mg/kg), retal (0,3-1,0 mg/kg), oral (0,5 a 1 mg/kg – dose máxima: 20 mg) ou nasal (0,2 mg/kg). A via intravenosa é a que apresenta começo de ação mais rápido e menor duração de ação. Quando administrado pela via retal, leva cerca de 10 min para produzir seus efeitos, enquanto, pela

via oral, o tempo para início de ação pode chegar a 20 a 30 min.

Em ambiente de UTI pediátrica, o midazolam é utilizado em infusão intravenosa contínua de 3 a 10 mcg/kg/min após dose de ataque de 0,2 mg/kg. Tolerância e dependência desenvolvem-se após infusão prolongada (após 5 dias) e se a droga for interrompida abruptamente. Os sintomas de abstinência de midazolam são os mesmos da abstinência de álcool e ocorrem quando a dose cumulativa excede 60 mg/kg, podendo ser aliviados pela administração de clonidina na dose de 3 a 5 mcg/kg via oral. Alternativamente, a retirada da droga deve ser lenta, com redução gradual da dose.[7,9,17]

Lorazepam

Benzodiazepínico solúvel em água 5 a 10 vezes mais potente que o diazepam. Tem ação prolongada (2 a 4 horas) com início de ação rápido, sendo boa opção de droga ansiolítica e hipnótica. É menos afetado por doença hepática e não tem metabólitos ativos.[7,9,17]

É efetivo quando administrado por via oral ou intravenosa. No Brasil, apenas a apresentação oral dessa droga está disponível. A dose intravenosa é de 0,05 a 0,1 mg/kg (dose máxima de 2 mg), sendo a dose oral duas vezes maior que a intravenosa.[7,9,17]

Barbitúricos

São utilizados em ambiente de terapia intensiva em casos de hipertensão intracraniana e no estado de mal epiléptico. Embora sejam eficazes como sedativos, a longa meia-vida e a disponibilidade de drogas mais seguras têm limitado seu uso. Além disso, quando o paciente tem quadro doloroso associado, seu uso em baixas doses pode aumentar a percepção da dor. Essas drogas têm pronunciado efeito sobre o sistema cardiovascular (depressão miocárdica e hipotensão), devendo ser utilizadas com cautela em pacientes hemodinamicamente instáveis.

O pentobarbital não tem propriedades analgésicas e produz sedação profunda, hipnose e amnésia, sendo útil em exames de diagnóstico por imagem não invasivos. O tempo para o pico de sedação é de 3 a 5 min (IV) e a duração da ação é de 30 a 40 min. As doses são:

- Intravenosa: 1 a 6 mg/kg, titulada em incrementos de 1 a 2 mg/kg a cada 3 a 5 min para obter o efeito desejado;
- Intramuscular: 2 a 6 mg/kg (máximo de 100 mg);
- Via oral e retal: para menores de 4 anos de idade, 3 a 6 mg/kg (máximo de 100 mg) e, para maiores de 4 anos, 1,5 a 3 mg/kg (máximo de 100 mg).

O tiopental exibe praticamente as mesmas características do pentobarbital, com tempo para o pico de sedação de menos de 1 min e duração da ação de 10 a 45 min. A dose de ataque é de 3 a 5 mg/kg por via intravenosa seguida de infusão contínua de 1 a 5 mg/kg/h. Pela via retal, pode ser utilizado na dose de 2 a 30 mg/kg.[7,9,17]

Hidrato de cloral

Produz sedação e ansiólise sem analgesia, sendo útil para exames diagnósticos por imagem não invasivos e EEG em crianças de até 3 anos de idade. A administração pode causar sedação excessiva e vômitos. O tempo para o pico de sedação é de 30 min e a duração da ação é de 60 a 120 min, com tempo de recuperação de 2 a 7 horas. O uso prolongado não é recomendado devido ao acúmulo da droga e por relatos de potencial efeito carcinogênico. A dose recomendada por via oral é de 25 a 100 mg/kg, podendo ser administrados mais 25 a 50 mg/kg após 30 min. A dose máxima total é de 2 g ou 100 mg/kg, a que for menor. Em menores de 12 meses, a dose máxima é de 50 mg/kg. Pela via retal utiliza-se a dose de 50 mg/kg.[7,9,17] Atualmente, não está mais em uso.

Etomidato

Produz sedação, ansiólise e amnésia semelhantes aos barbitúricos. A profundidade da sedação não é bem documentada, com alterações hemodinâmicas discretas. É útil em procedimentos como intubação traqueal com instabilidade hemodinâmica. O tempo para o pico de sedação é de menos de 1 min (IV) e a duração da ação é de 5 a 10 min (IV). Pode causar depressão respiratória, mioclonia, vômitos e falência adrenal (uso restrito em choque séptico). A dose intravenosa é de 0,1 mg/kg, sendo repetida, se necessário.[7,9,17]

Propofol

O propofol apresenta rápido começo de sedação com perfil de recuperação rápido e suave e efeito hipnótico relacionado à dose. Útil para procedimentos breves e repetitivos (diagnóstico por imagem e irradiação para câncer). O tempo para o pico de sedação é de 0,5 a 2 min (IV) e a duração da ação é de 5 a 20 min (IV). A dose intravenosa é de 1 a 2,5 mg/kg, seguida de 0,5 mg/kg, quando necessário. A dose em infusão contínua é de 5 a 10 mg/kg/h. Apresenta como efeitos colaterais: dor local, mioclonia, hipotensão e depressão respiratória (8% a 30%). Há relato da chamada "síndrome de infusão de propofol", que cursa com acidose e falência cardíaca e renal. Apesar de bastante utilizado em UTI de adultos, sua utilização em pediatria requer mais estudos.[7,9,17]

Sedativo dissociativo

A cetamina é um agente dissociativo que induz um estado de catalepsia que promove sedação, analgesia e amnésia. Tem como vantagens o fato de manter as funções cardiovascular e respiratória estáveis, da mesma forma que mantém o tônus muscular e os reflexos protetores de vias aéreas. Pode ser utilizada por via nasal, oral, intravenosa e intramuscular. Quando administrada pela via intravenosa, o início de ação (1 a 2 min) e a recuperação (30 a 60 min) são rápidos. É contraindicada em menores de 3 meses, pacientes com via aérea instável, cirurgia traqueal recente, estenose traqueal, hipertensão intracraniana, glaucoma, psicose, doença da tireoide e doença cardiovascular. A dose intravenosa é de 1 a 1,5 mg/kg lentamente, em 1 a 2 min, podendo ser repetida a cada 10 min. Usualmente, a dose de 4 mg/kg é suficiente para induzir anestesia. Pela via intramuscular, a dose é de 4 a 5 mg/kg, podendo ser repetida a cada 10 min, juntamente com atropina (0,01 mg/kg) e midazolam (0,1 mg/kg). Pela via oral, a dose é de 5 mg/kg, juntamente com atropina (0,02 mg/kg) e midazolam (0,5 a 1 mg/kg). Há, também, o uso em infusão intravenosa contínua na dose de 1 a 4 mg/kg/h. Os principais efeitos colaterais são aumento de secreções e salivação e alucinações (raras em crianças).[7,9,17]

Dexmedetomidina

- Farmacocinética: α2-agonista seletivo (ações analgésica e sedativa potentes); t(1/2) de 6 minutos.
- Dose: 1 μg/kg em 10 min EV.
- Infusão contínua: 0,2 a 0,7 μg/kg/h.
- Efeitos colaterais: hipotensão e bradicardia.
- Observações: uso restrito a pacientes hemodinamicamente estáveis e monitorizados.

Em um estudo, com 121 crianças mecanicamente ventiladas e com causas diversas de internação, com idade entre 2 meses e 21 anos, realizado na Universidade de Washington, necessidade de intervenção clínica por bradicardia e hipotensão ocorreu em 33 dos 121 pacientes (27%). Descontinuação da medicação foi necessária em 12 (10%) principalmente por bradicardia.[20]

■ TOLERÂNCIA, DEPENDÊNCIA E ABSTINÊNCIA[2,18,19]

Tolerância é o desenvolvimento da necessidade de aumentar a dose de um opioide ou benzodiazepínico para obter o mesmo efeito analgésico ou sedativo alcançado previamente com uma dose menor. A tolerância ao efeito analgésico da morfina se desenvolve após 10 a 21 dias de administração e raramente ocorre constipação. Abstinência é o aparecimento de sinais e sintomas físicos (taquicardia, hipertensão, vômitos, sudorese, febre, agitação, tremores, convulsões) em resposta à retirada ou à suspensão abrupta da droga. Está relacionada ao uso prolongado e altas doses.

Dependência física é a necessidade do organismo de continuar a receber a droga para evitar sintomas de abstinência. Geralmente ocorre 2 a 3 semanas após a administração de morfina, mas pode ocorrer em poucos dias.

O escore de abstinência segundo Finnigan está exposto na Tabela 115.7.[21]

Estratégias de desmame ou retirada da sedação/analgesia[2,22]

Se a sedação/analgesia é utilizada por período curto (< 72 horas), pode ser realizada a retirada brusca que, ainda assim, pode ser inapropriada em alguns pacientes. Quando os medicamentos são usados por mais de 3 dias, devem ser realizados protocolos para a retirada lenta. Se opioides ou benzodiazepínicos são usados por 3 a 5 dias, considerar:

- Iniciar a retirada a cada 2 a 6 horas e continuar por 1 a 2 dias até a completa parada da infusão de opioides e sedativos;
- Seguir o protocolo anterior;
- Reduzir opioides ou benzodiazepínicos lentamente para 10% da dose inicial diariamente. Se o paciente estiver em uso de múltiplos agentes, reduzi-los em dias alternados;
- Se ocorrerem sintomas de abstinência, parar o desmame por 24 horas;
- Se os sintomas não melhoram ou pioram, deve-se voltar à dose anterior do último que foi desmamado e adicionar clonidina.

Estratégias de conversão para desmame de sedativos e analgésicos comumente utilizados[2,21]

Benzodiazepínicos (midazolam IV para lorazepam oral)

1. Calcular a dose total diária dada ao paciente por infusão contínua e alguma dose adicional de midazolam.
2. Calcular a dose total de midazolam em mL e dividir por 8. O resultado será em mL de lorazepam para ser administrado oralmente. A dose de lorazepam pode ser dividida a cada 4 a 6 horas.
3. Após a segunda dose diária de lorazepam, reduzir a infusão de midazolam em 50%.

TABELA 115.7. Escore de Finnigan

Componentes do sistema (sinal/sintomas)	Escores
Choro	
Excessivo	2
Contínuo	3
Sono à alimentação	
< 1 hora	3
< 2 horas	2
< 3 horas	1
Reflexo de Moro	
Hiperativo	2
Moderadamente hiperativo	3
Tremores	
Leve, interrompido	1
Moderado/grave, interrompido	2
Moderado/grave, não cessa	3
Aumento de tônus muscular	2
Bocejos frequentes	2
Escoriações	1
Convulsões	5
Sudorese	1
Febre	
37,8-38,3 °C	1
> 38,3 °C	2
Pele marmórea	1
Congestão nasal	1
Espirros	1
Batimento de asa nasal	2
Frequência respiratória	
> 60 resp/min	1
> 60 resp/min, com tiragens	2
Sucção excessiva	1
Aceitação alimentar ruim	2
Regurgitação	2
Vômito em jato	3
Fezes	
Amolecidas	2
Aquosas	3

Escore: 0 a 7 = sintomas leves; 8 a 11 = abstinência moderada; 12 a 15 = abstinência grave; > 8 = necessidade de tratamento.
Fonte: Franck LS, Naughuton I, Winter I (2004).

4. Após a terceira dose diária de lorazepam, deve-se reduzir mais 50% do midazolam.
5. Após a quarta dose diária do lorazepam, descontinuar o midazolam EV.
6. O lorazepam deve ser reduzido em uma dose diária.

Opioides (fentanil IV para metadona)

1. Calcular a dose total diária administrada ao paciente por infusão contínua e alguma dose adicional de fentanil.
2. Calcular a dose total do fentanil em mL. Devido aos efeitos de biodisponibilidade, potência e meia-vida, uma dose equivalente de metadona pode ser administrada. A dose de metadona pode ser dividida a cada 6 a 12 horas.
3. Após a segunda dose diária da metadona, deve-se reduzir a infusão do fentanil em 50%.
4. Após a terceira dose oral da metadona, deve-se reduzir mais 50% da metadona.
5. Após a quarta dose diária da metadona, deve-se descontinuar o fentanil IV.
6. Nas próximas 24 horas, doses de resgate de morfina (0,05 mg/kg EV) devem ser administradas para sintomas de abstinência. A dose total de morfina administrada é calculada e adicionada à dose diária total de metadona. Essa nova dose de metadona é dividida para o próximo dia.
7. Repetir o item 6 até a dose estável de metadona ser alcançada. A metadona será lentamente reduzida diariamente.

Uma estratégia que está sendo discutida para reduzir o excesso de sedação, e consequentemente seus efeitos colaterais, é a interrupção diária da infusão contínua. Em um estudo realizado na Índia, foi comparado o uso contínuo com a interrupção diária de midazolam em 102 crianças em ventilação mecânica. No grupo em que havia interrupção do midazolam, a mesma foi realizada às 8:00 da manhã e mantido até o paciente ficar completamente alerta ou agitado. Logo em seguida, a infusão da medicação era reiniciada com a metade da dose utilizada anteriormente. O resultado do estudo mostrou menor tempo de ventilação, duração do tempo de UTI, custo e dose total de midazolam. Mais estudos em crianças são necessários para utilizar essa técnica.[24,25]

Alguns serviços fazem alternância entre os sedativos para evitar tolerância e abstinência.

Referências bibliográficas

1. Meyer S, et al. Sedation and analgesia for brief diagnostic and therapeutic procedures in children. Eur J Pediatr. 2007; 166:291-302.
2. Yaster M, Easley RB, Brady KM. Pain and sedation management in the critically ill child. In: Nichols DG (ed.). Roger's textbook of pediatric intensive care. 4 ed. Philadelphia: Lippincott Williams & Wilkins. 2008; 136-65.
3. Shavit I, Hershman E. Management of children undergoing painful procedures in the emergency department by non-anesthesiologists. IMAJ. 2004; 6:350-5.
4. Payen JF, et al. Assessing pain in critically ill sedated patients by using a behavioral pain scale. Crit Care Med. 2001; 29:2258-63.
5. Blenkharn A, Faughnan S, Morgan A. Developing a pain assessment tool for use by nurses in an adult intensive care unit. Intensive Crit Care Nurs. 2002; 18:332-41.
6. Mateo OM, Krenzischek DA. A pilot study to assess the relationship between behavioral manifestations and self report of pain in post anesthesia care unit patients. J Post Anesth Nurs. 1992; 7:15-21.
7. Sessler CN, Varney K. Patient-focused sedation and analgesia in the ICU. Chest. 2008; 133:552-65.
8. Ista D, et al. Assessment of sedation levels in pediatric intensive care patients can be improved by using the COMFORT "behavior" scale. Pediatr Crit Care Med. 2005; 6:58-63.
9. Carvalho WB, Imamura JH. Analgesia e sedação. In: Carvalho WB, Hirschheimer MR, Matsumoto T (eds.). Terapia intensiva pediátrica. 3 ed. São Paulo: Atheneu. 2006; p.1323-64.
10. Curley MA, et al. State behavioral scale: a sedation assessment instrument for infants and young children supported on mechanical ventilation. Pediatr Crit Care Med. 2006; 7:107-14.
11. Brook AD, et al. Effect of a nursingimplemented sedation protocol on the duration of mechanical ventilation. Crit Care Med. 1999; 27:2609-15.
12. Kress JP. Daily interruption of sedative infusions in critically ill patients undergoing mechanical ventilation. N Engl J Med. 2000; 342:1471-7.
13. Carson SS, et al. A randomized trial of intermittent lorazepam versus propofol with daily interruption in mechanically ventilated patients. Crit Care Med. 2006; 34: 1326-32.
14. Breen D, et al. Decreased duration of mechanical ventilation when comparing analgesia based sedation using remifentanil with standard hypnotic based sedation for up to 10 days in intensive care unit patients: a randomised trial. Crit Care. 2005; 9:R200-10.
15. Berbe CB, Sethna NF. Analgesics for the treatment of pain in children. N Engl J Med. 2002; 3(47):1094-103.
16. Inoue M, Caldarone CA, Frndova H, et al. Safety and efficacy of ketorolac in children after cardiac surgery. Intensive Care Medicine. 2009; 35:1584-92.
17. Krauss B, Green SM. Procedural sedation and analgesia in children. Lancet. 2006; 367:766-80.
18. Knight G, et al. Analgesia e sedação em UTI. Medicina intensiva em pediatria. Rio de Janeiro: Revinter; 2005.
19. Carvalho WB, Imamura JH. Analgesia e sedação. Terapia intensiva pediátrica. 3 ed. São Paulo: Atheneu. 2006; p.1323-64.
20. Czaja AS, Zimmerman JJ. The use of dexmedetomedine in critically ill children. Pediatr Crit Care Med. 2009; 10:381-6.

21. Franck LS, Naughuton I, Winter I. Opioid and benzodiazepine withdrawal symptoms in paediatric intensive care patients. Intensive Care Nurs. 2004; 20: 344-51.
22. Tobias JD. Tolerance, withdrawal and physical dependence after long-term sedation and analgesia of children in the pediatric intensive care unit. Crit Care Med. 2000; 28:2122-32.
23. Amantéa S, et al. Acesso a via aérea: sequência rápida de intubação e técnicas especiais de intubação. In: Piva JP, Garcia PCR. Medicina intensiva em Pediatria. Rio de Janeiro: Revinter. 2005; 15-42.
24. Chiarantano CS, Maruoka PF, Fioretto JR. Intubação endotraqueal em UTI. In: Falcão LFR, Orlando JMC (ed.). Guia prático de UTI. São Paulo: Atheneu. 2008; 73-86.
25. Gupta K, Gupta VK, Muralindharan J, Dinghi S. Randomized controlled trial of interrupted versus continuous sedative infusion in ventiled children. Pediatr Crit Care Med. 2012; 13:131-5.

APÊNDICE

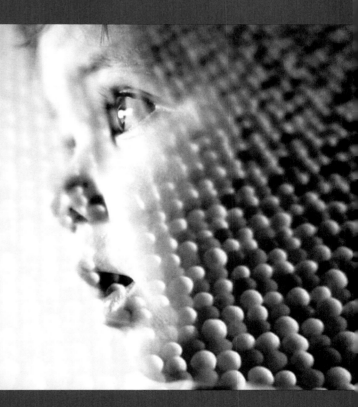

BULÁRIO E INTERAÇÕES MEDICAMENTOSAS

Juang Horng Jyh
Jaqueline Tonelotto
Giuseppa Biondo Verdini

Grupo	Medicamento	Indicação	Dose	Efeitos colaterais	Interação medicamentosa	Obs.
Agente alcalinizante, eletrólitos	Bicarbonato de sódio	Acidose metabólica (grave), hipercalemia	1 mEq/kg IV/IO em bólus lento	Irritabilidade, cefaleia, confusão mental, depressão respiratória, hipotensão e parada cardíaca	**Inativa catecolaminas**, se infundidas na mesma via	
		Intoxicação por bloqueadores de canais de sódio Antidepressivo tricíclico (ADTC) e agrotóxicos (fosforados e carbamatos)	1 a 2 mEq/kg IV/IO em bólus até pH sérico > 7,45 (pH: 7,50 a 7,55 intoxicação grave), depois infusão: 150 mEq de NaHCO$_3$/L	Distensão abdominal, hipernatremia, alcalose metabólica e retenção hídrica	Combina com **sais de cálcio** e pode obstruir o cateter ou circuitos de IV (formação de cristais insolúveis)	HCO$_3$Na$^+$ Para cada mol de bicarbonato = 1 de Na$^+$
Agonista seletivo β2-adrenérgico, broncodilatador	Terbutalina	Asma Hipercalemia	0,1 a 10 µg/kg/min IV/IO **Ataque:** 10 µg/kg em 5 min ou 10 µg/kg SC cada 10 a 15 min (**DM:** 0,4 mg)	Tremores, ansiedade, taquicardia, isquemia miocárdica, náuseas e vômitos	**Agonistas β2-adrenérgicos:** ↓ concentrações de K$^+$ (hipocalemia)	
Analgésico e antipiréticos	Ibuprofeno	Analgésico, anti-inflamátorio e antitérmico	**Antitérmico:** 5 a 10 mg/kg/dose até 6 /6 h **DM:** 40 mg/kg/dia **Analgésico:** 8 a 10 mg/kg/dose (3 a 4×/dia) **DM:** 400 mg/dose **Anti-inflamatório:** 30-50 mg/kg/dia (÷ 3 a 4 doses) **Manutenção crônica:** 20 a 40 mg/kg/dia	Tontura, delírio, cefaleia (1-3%), irritabilidade, fadiga, meningite asséptica, alterações visuais, insônia, Náuseas, vômitos, dispepsia, azia, constipação ou diarreia, dor abdominal, hemorragia digestiva, gastrite, flatulência Erupção cutânea, prurido, urticária, eritema multiforme, broncoespasmo, ↑ transaminases, microproteinúria tubular e glomerular, IRA, ICC (rara), hipertensão, edema, arritmia, neutropenia, anemia, inibição plaquetária, agranulocitose, hemólise, eosinofilia e vasculite	↓ Efeito antiplaquetário do **AAS** ↑ Toxicidade da **ciclosporina** + **Corticoide:** ↑ risco de úlceras gastrointestinais **Diurético tiazídico:** ↓ eficácia diurética ↑ Concentração da **digoxina** + **Fluoxetina:** ↑ risco de hemorragia ↑ Toxicidade do **metotrexato** (leucopenia e anemia) **Varfarina:** ↑ risco de hemorragia	

BULÁRIO E INTERAÇÕES MEDICAMENTOSAS

Grupo	Medicamento	Indicação	Dose	Efeitos colaterais	Interação medicamentosa	Obs.
Analgésicos potentes	Cetamina (ketamina)	Intervenções cirúrgicas curtas e de diagnósticos que não requerem relaxamento do músculo esquelético Indutor da anestesia antes de administrar outros anestésicos gerais	**Sedação consciente:** IV: 0,25 a 2 mg/kg/dose Intervalo 1,5 a 2 h **Bólus + infusão contínua:** 0,5 a 1 mg/kg em 5 min, depois: 1 a 2,5 mg/kg/h **Analgesia IM:** 2 mg/kg (até 7 mg/kg) **Anestesia geral:** 2 a 4 mg/kg	**Mais frequentes:** hipertensão e taquicardia **Raramente:** bradicardia, hipotensão, dispneia, movimentos musculares incontrolados Vigilância médica se persistirem: delírios, experiência de dissociação, ilusões visuais	**Anestésicos hidrocarbonados:** ↑ meia-vida de eliminação da **cetamina** **Anti-hipertensivos ou depressores do SNC:** ↑ risco de hipotensão e depressão respiratória **Levotiroxina:** ↑ risco de hipertensão e taquicardia	
	Dexmedetomidina	Sedativo agonista α2-adrenérgico + propriedades analgésicas Indicado no tratamento intensivo, salas de cirurgia ou procedimentos diagnósticos	**Sedação em UTI:** **Ataque:** 0,5 a 1 μg/kg **Man.:** 0,2 a 0,7 μg/kg/h Uso > 24 h é *off-label* **Procedimentos:** **Ataque:** 1 μg/kg em 10 min + 0,2 μg/kg/h	**Mais observados:** hipertensão, náuseas, vômitos, xerostomia, anemia e febre **< Incidência:** FA, bradicardia, hipotensão, acidose, hipóxia, edema pulmonar e depressão respiratória	**Bromoprida:** potencializa os efeitos sedativos **Hipnóticos e opioides:** ↑ risco de depressão respiratória	
	Metadona	Opioide analgésico com efeito sedativo Tratamento da abstinência Início da ação em 30' (VO); 10-20' (EV)	**Analgesia: (VO, IM, SC):** 0,05 a 0,3 mg/kg/dose cada 4-6 h nas 1ªs doses, depois a cada 6-12 h **EV:** 0,03 a 0,1 mg/kg/dose cada 3-4 h 1ªs 3 doses; depois a cada 8-12 h **Abstinência iatrogênica** (VO, IM, SC): 0,05 a 0,2 mg/kg cada 6 h e ↑ em 0,05 mg/kg/dose até controle dos sintomas. Após 24-48 h, começar a retirada; ↑ intervalo para 8-12-24 h e ↓ 0,05 mg/kg/dia, até retirada total	**Principais:** depressão respiratória, hipotensão, choque, parada cardíaca, atordoamento, enjoos, sedação, náuseas, vômitos e sudorese **< Incidência:** euforia, disforia, fraqueza, cefaleia, insônia, agitação, desorientação, alterações visuais, secura de boca, anorexia, constipação, espasmo das vias biliares, rubor cutâneo, bradicardia, palpitações, desmaio, síncope, retenção ou tenesmo urinários, efeito antidiurético, ↓ da libido e potência sexual, prurido, urticária, exantema cutâneo, edema e urticária	**Álcool:** ↑ efeito sedativo Agonistas/antagonistas opioides (**buprenorfina, nalbufina, pentazocina**): sintomas de supressão pelo bloqueio competitivo dos receptores **IMAO:** estímulo ou depressão do SNC Evitar associação **IMAO** durante tratamento ou nas 2 semanas que precedem tratamento com **metadona**	NA
	Nalbufina	Tratamento da dor Coadjuvante da anestesia geral ou local	**1 a 14 anos:** 0,1 a 0,15 mg/kg/dose, 4 a 8 ×/dia	Sedação, fadiga, sudorese, tontura, vertigem, miose, vômitos, náuseas, boca seca **< incidência:** edema pulmonar e depressão respiratória	**Atropina, loperamida ou antimuscarínicos:** ↑ risco de constipação **Bromoprida:** ↑ efeito sedativo **Lorapezam:** ↑ risco de depressão respiratória	
Antagonista dos receptores opioides	Naloxona	Reversão narcótica (antídoto de opioides)	1 mL = 0,4 mg/dose IV/IO/IM/SC em bólus, cada 2 min (S/N) (**DM:** 2 mg)	Convulsões, hiperpneia, edema pulmonar, taquicardia, hipertensão, náuseas	**Clonidina:** hipertensão	
Antiarrítmico	Adenosina	TSV	**1ª dose:** 0,1 mg/kg IV/IO rápida (**DM:** 6 mg) **2ª dose:** 0,2 mg/kg IV/IO rápida (**DM:** 12 mg)	Cefaleia, gosto metálico, dispneia, hipotensão, náuseas e sudorese	**Teofilina e aminofilina:** ↓ eficácia da **adenosina** **Digoxina e verapamil** FV **Carbamazepina** ↑ risco PCR	

BULÁRIO E INTERAÇÕES MEDICAMENTOSAS

APÊNDICE 795

Grupo	Medicamento	Indicação	Dose	Efeitos colaterais	Interação medicamentosa	Obs.
Antiarrítmico	Amiodarona	TSV, VT (com pulso)	5 mg/kg **IV/IO**	Cefaleia, hipotensão arterial, náuseas, fotossensibilidade, hipertiroidismo e anormalidades da coagulação	**Codeína, tramadol, antiarrítmico:** ↓ seus níveis séricos **Fenitoína e rifampicina:** ↓ suas concentrações plasmáticas **Inibidores da CoA redutase, lidocaína, tamoxifeno, tioridazina, topotecano, ziprazidona, antagonista vit. K:** ↑ suas concentrações plasmáticas **Azitromicina, ciprofloxacina, dasatinibe:** ↑ seus efeitos Inibe o sistema do citocromo P450	Reações de fotossensibilidade \n\n Monitorizar sinais de hipotensão
		Parada cardíaca sem pulso	5 mg/kg IV/IO em bólus			
	Lidocaína	FV/TV sem pulso Taquicardia de complexo largo (com pulso)	**Ataque:** 1 mg/kg **Manutenção:** 20 a 50 µg/kg IV/IO 2 a 3 mg/kg ET	Convulsões (altas concentrações), cefaleia, visão turva, dispneia, depressão e parada respiratória	**Amiodarona, amprenavir, atazanavir, cimetidina, metoprolol:** potencializa efeitos da lidocaína	**CI:** escape ventricular complexo largo com bradicardio-bloqueio cardíaco de alto grau
		Sequência rápida de intubação (SRI) \n\n (proteção de PIC, na aspiração por cânula traqueal)	1 a 2 mg/kg IV/IO	Náuseas, vômitos, urticária e flebite no local de injeção IV	**Ciprofloxacina, levofloxacina:** riscos de cardiotoxicidade \n\n ↓ efeitos do **tramadol, fenitoína, PEG-interferon alfa2, deferasirox:** ↓ efeito da lidocaína	
	Procainamida	TSV, *flutter* atrial, TV (com pulso)	Ataque: 15 mg/kg IV/IO em 30 a 60 min	Psicose, hipotensão, intervalo QT prolongado, hepatomegalia e síndrome de LES	Não recomendado com **amiodarona** ↓ Dose na função renal ou cardíaca alterada	Monitorizar PA e ECG (intervalo QT)
Benzilpenicilinas	Penicilina cristalina ou aquosa	Pneumonia: *S. pneumoniae* (ATB de escolha); *H. influenzae* (5 a 30% de resistência) \n\n Otites e sinusites, faringites e epiglotites: *S. pyogenes* (mais comum), droga de escolha: penicilinas G e V ou aminopenicilinas	25 mil a 400 mil UI/kg/dia IV	Reações de hipersensibilidade \n\n Manifestações cutâneas, toxicidade renal, hematológica e neurotoxidade	**Probenecida:** ↑ efeito da **penicilina** \n\n **Tetraciclina, cloranfenicol, eritromicina, ácido fusídico:** podem interferir no efeito da **penicilina**, ↓/antagonizando-o \n\n **Penicilina:** ↑ níveis do **metotrexato**	
	Penicilina G procaína		25 mil a 50 mil UI/kg/dia IM			
	Penicilian G benzatina		50 mil UI/kg/dia IM			
	Penicilina V		50 mg/kg/dia (÷ cada 6 a 8 h) VO			
Aminopenicilinas	Ampicilina	*H. influenzae* pode desencadear bacteremia → infecção potencialmente grave, uso via parenteral (ampicilina indicada) \n\n Oxacilina: infecções cutâneas por estafilocos (mais recomendada) \n\n Meningites bacterianas: *N. meningitides*, *S. pneumoniae* e *H. influenzae* (penicilina cristalina em altas doses)	25 a 50 mg/kg/dia IV 50 a 200 mg/kg/dia VO			
	Amoxacilina		20 a 40 mg/kg/dia VO			
Penicilinas resistentes às penicilinases	Oxacilina		50 a 200 mg/kg/dia IV			
	Carbenicilina		25 a 100 mg/kg/dia IV			
	Ticarcilina		300 mg/kg/dia IV			
	Piperacilina		100 a 300 mg/kg/dia IV			

Grupo	Medicamento	Indicação	Dose	Efeitos colaterais	Interação medicamentosa	Obs.
Penicilina de amplo espectro (associada com inibidores da betalactamase)	Amoxacilina/ ácido clavulânico	Excelente contra *S. aureus* e anaeróbios produtores de β-lactamases Ativo contra *H. influenzae* e *Moraxella catarrhalis* produtores de β-lactamases Ativo contra *H. influenzae, Neisseria, S. aureus* resistentes à penicilina	45 a 90 mg/kg/dia VO	Reações de hipersensibilidade Manifestações cutâneas, toxicidade renal, hematológica e neurotoxidade	**Probenecida:** ↑ efeito da penicilina, **tetraciclina, cloranfenicol, eritromicina, ácido fusídico:** podem interferir no efeito da **penicilina,** ↓ ou antagonizando-o **Penicilina:** ↑ níveis do **metotrexato**	
	Ticarcilina/ácido clavulânico	*E. coli, Klebsiella* spp., *Enterobacter* spp., *P. aeruginosa, Serratia* spp., *Providencia* spp., *S. aureus* oxacilina-sensível e *Bacteroides fragilis*	300 mg/kg/dia IV		**Varfarina:** ↑ risco de hemorragia ↑ absorção do **metotrexato** ↓ eficácia contraceptiva	
	Ampicilina/ sulbactan	Produtoras de β-lactamases (*S. aureus, H. influenzae, M. catarrhalis, E. coli, Proteus* spp., *Providencia* spp., *Klebsiella* spp. e anaeróbios). Não ativa contra *P. aeruginosa* ou *Enterobacteriaceae* indutoras de β-lactamases. Existem cepas *E. coli* resistentes Excelente contra *Acinetobacter baumannii*	100 a 300 mg/kg/dia IV		**Varfarina:** ↑ risco de hemorragia **Alopurinol:** ↑ incidência de *rash* cutâneo ↓ eficácia contraceptiva ↓ biodisponibilidade do **atenolol** **Cloroquina:** ↓ concentração de **ampicilina**	
	Piperacilina/ tazobactan	*S. aureus* oxacilina-sensível, estreptococos e enterococos Tazobactam ↑ atividade da piperacilina contra *Enterobacteriaceae* produtoras de β-lactamases, *H. influenzae, N. gonorrhoeae* e *M. catarrhalis.* Maioria das *P. aeruginosa* é resistente	100 a 300 mg/kg/dia IV		**Varfarina:** ↑ risco hemorragia **BNM:** ↑ prolongamento do bloqueio neuromuscular ↑ toxicidade do metotrexato **Probenecida:** ↑ concentração da piperacilina/tazobactan ↓ eficácia aminoglicosídeos	
Cefalosporinas de 1ª geração	Cefalotina	*S. aureus* sensíveis à oxacilina e estreptococos Infecções de pele, partes moles, faringite estreptocócica ITU não complicada Cefazolina → profilaxia para cirurgias (baixa toxicidade e espectro de ação, baixo custo e meia-vida prolongada)	80 a 160 mg/kg/dia IV	São bem tolerados **Mais frequentes:** • Tromboflebite (1 a 5%) • Hipersensibilidade (5 a 16%, com antecedente de alergia às penicilinas e 1 a 2,5% nos pacientes sem antecedentes)	**Varfarina:** ↑ risco de hemorragia **Colestiramina:** ↓ eficácia das cefalosporina de 1ª geração ↓ eficácia contraceptiva	
	Cefazolina		25 a 100 mg/kg/dia IV/IM			
	Cefalexina		25 a 100 mg/kg/dia VO			NA
	Cefadroxila		30 mg/kg/diaVO			

BULÁRIO E INTERAÇÕES MEDICAMENTOSAS

Grupo	Medicamento	Indicação	Dose	Efeitos colaterais	Interação medicamentosa	Obs.
Cefalosporinas de 2ª geração	Cefoxitina	> atividade contra *H. Influenzae, Moraxella catarrhalis, Neisseria meningitidis, Neisseria gonorrhoeae* e em determinadas circunstâncias ↑ da atividade *in vitro* contra algumas *Enterobacteriaceae*	60 mg/kg/dia (÷ 3 a 6/dia) IV/IM	São bem tolerados **Mais frequentes:** • Tromboflebite (1 a 5%) • Hipersensibilidade (5 a 16%, com antecedente de alergia às penicilinas e 1 a 2,5% nos pacientes sem antecedentes)	↓ eficácia contraceptiva	
	Cefuroxima		0,125 a 0,5 g IV/IM 50 a 100 mg/kg/dia VO			NA
	Cefaclor		20 a 40 mg/kg/dia VO			
Cefalosporinas de 3ª geração	Cefotaxima	Mais potentes contra bacilos G-facultativos > atividade contra *S. pneumoniae* (incluindo com sensibilidade intermediária às penicilinas), *S. pyogenes* e outros estreptococos Atividade moderada contra *S. aureus* oxacilina sensível (exceto ceftazidima) Ceftazidima → *P. aeruginosa*	50 a 200 mg/kg/dia IM/IV		**Varfarina:** ↑ risco de hemorragia **Cefotaxima e probenecida:** ↑ cefotaxima **Cefotaxima e tobramicina:** ↑ fósforo plasmático **Ceftriaxona e Ringer lactato:** precipitação de Ca^{2+}, contraindicado (CI) em neonatos **Ceftazima e cloranfenicol:** ↓ eficácia da ceftazidima	
	Ceftriaxona		50 a 100 mg/kg/dia IM/IV			
	Ceftazidima		100 mg/kg/dia IM/IV			
Cefalosporinas de 4ª geração	Cefepima	Bactérias G-antipseudomonas, cocos G+, especialmente estafilococos oxacilina-sensíveis Atravessa as meninges inflamadas. São resistentes às β-lactamases e pouco indutoras da sua produção	50 a 100 mg/kg/**dia** IV	São bem tolerados **Mais frequentes:** • Tromboflebite (1 a 5%) • Hipersensibilidade (5 a 16%, com antecedente de alergia às penicilinas e 1 a 2,5% naqueles sem antecedentes	**Varfarina:** ↑ risco de hemorragia	
Carbapenens	Imipenem	Apresentam amplo espectro de ação e com penetração na maioria dos sítios de infecção Germes aeróbico e anaeróbico ou organismos multirresistentes (Multi-R) Alternativas para granulocitopênicos febris	60 a 100 mg/kg/dia IM/IV	São bem tolerados. 5% dos pacientes apresentam ↑ de transaminases Alterações hematológicas raras: trombocitose e eosinofilia (mais frequente)	**Valganciclovir:** risco de convulsão **Ácido valproico:** ↓ eficácia anticonvulsiva **Ciclosporina:** neurotoxidade	Infundir lentamente, ≥ 3 h
	Meropenem		60 a 120 mg/kg/dia IM/IV		**Ácido valproico:** ↓ eficácia anticonvulsiva **Probenecida:** ↑ concentração meropenem	
	Ertapenem		15 mg/kg 12/12 h **DM:** 1 g/dia IM/IV		**Ácido valproico:** ↓ eficácia anticonvulsiva **Probenecida:** ↑ concentração de ertapenem	
Monobactans	Aztreonam	ITU, bacteremias, infecções pélvicas, infecções intra-abdominais, infecções respiratórias Alternativa aos aminoglicosídeos	120 mg/kg/dia IM/IV	Reações locais (dor da aplicação IM ou flebite) **Reações sistêmicas:** *rash*, náuseas e vômitos ↑ Transaminases (normalizam com a suspensão)	**Probenecida:** ↑ concentração aztreonam **Furosemida:** ↑ concentração de aztreonam	

BULÁRIO E INTERAÇÕES MEDICAMENTOSAS

Grupo	Medicamento	Indicação	Dose	Efeitos colaterais	Interação medicamentosa	Obs.
Quinolonas	Ácido nalidíxico	ITU e infecções intestinais por G-sensíveis (*Proteus* spp., *Klebsiella*, *Enterobacter* e *E. coli*)	> 3 meses: 55 mg/kg/dia 6/6 h Terapia de longo prazo: 33 mg/kg/dia 6/6 h	Relativamente seguras. **Mais comuns:** • Anorexia, náuseas, vômitos e desconforto abdominal • Cefaleia, tontura, insônia e alterações do humor • Convulsões (associadas ao uso concomitante de quinolonas e teofilinas ou AINH) • *Rash* cutâneo • Artropatias e erosões de cartilagem (em jovens: uso prolongado e em altas doses), limitar o uso em criança (fibrose cística) Artralgia reversível somente em 2% dos casos	**Probenecida:** ↑ efeito das **quinolonas** **Antiácidos:** ↓ absorção das **quinolonas** **Ciclosporinas:** ↑ risco de nefrotoxicidade **Fenitoína:** ↓ absorção da **fenitoína** ↑ tempo de meia-vida da teofilina **Varfarina:** ↑ risco de hemorragia **Recomendações de uso:** **Quinolonas:** *Chlamydia trachomatis* e *Mycoplasma hominis* (uretrite inespecífica). Não apresentam boa atividade contra o *Treponema pallidum*. **Doença inflamatória pélvica** (associação de gonococos, clamídias, germes entéricos e anaeróbios): quinolona + um agente anaerobicida **Trato gastrointestinal (TGI):** todos os patógenos causadores de gastroenterites são suscetíveis às quinolonas, inclusive as salmoneloses, pela sua alta concentração nas fezes: diarreia do viajante, shigelose, infeções por *C. jejuni* **Trato respiratório:** sinusites (ciprofloxacina não é indicada), novas **quinolonas** (levofloxacina, moxifloxacina e gemifloxacina), ação contra cocos G+, principalmente pneumococos. Exacerbação aguda das bronquites crônicas (bacilos G-) e de infecção respiratória leve ou moderada em pacientes com fibrose cística (*P. aeruginosa* – agente prevalente). Pneumonia adquirida na comunidade (espectro de ação contra pneumococos é mais efetiva) **Novas quinolonas:** pneumonias atípicas (*Legionella* spp. e *Mycoplasma* spp. e *C. pneumoniae*), resposta clínica semelhante aos macrolídeos. **Osteomielites:** necessidade de tempo prolongado de tratamento, possibilidade do uso VO e espectro de ação **Partes moles:** infecções de pele e de TCSC complicadas (escaras infectadas) Boa atividade contra micobactérias: *M. tuberculosis, M. fortuitum* e *M. kansasii* (especialmente ciprofloxacina, ofloxacina e levofloxacina), mas pouca atividade contra *M. avium-intracellulare* **Quinolonas** são menos efetivas que agentes antituberculostáticos de 1ª linha	
	Nitrofurantoína	ITU agudas e crônicas, produzidas por bactérias sensíveis à nitrofurantoína, como: cistites, pielites, pielocistites e pielonefrites	5 a 7 mg/kg/dia de 6/6 h **DM:** 100 mg/dia Profilaxia: 1 a 2,5 mg/kg/dia (1 a 2×/dia)			
	Ciprofloxacina	Micobactérias	20 a 30 mg/kg/dia (em 2 doses) **DM:** 1,5 g/dia			
Glicopeptídeos	Vancomicina	Alternativa aos β-lactâmicos, em pacientes alérgicos Infecções por estafilococos resistentes a oxacilina	40 mg/kg/dia cada 6 a 8 h 60 mg/kg na meningite IV	**Mais comuns:** febre, calafrios e flebites associados à infusão **Síndrome do "pescoço vermelho":** associada à velocidade infusão → diluir cada 5 mg da droga/mL e infundir em aproximadamente 6 a 12 h *Rash* e eritema maculopapular (5%), leucopenia (reversível com a retirada da droga) e ototoxicidade (especialmente em insuficiência renal) **Nefrotoxicidade:** efeito potencialmente grave da vancomicina	**Piperacilina/tazobactam:** ↑ risco de lesão renal **Amicacina:** ↑ ototoxicidade e nefrotoxicidade **Gentamicina:** ↑ risco de nefrotoxicidade **Tobramicina:** ↑ risco de ototoxicidade e nefrotoxicidade **Succinilcolina:** ↑ bloqueio neuromuscular **Varfarina:** ↑ risco de hemorragia **Pancurônio:** ↑ BNM	

BULÁRIO E INTERAÇÕES MEDICAMENTOSAS

Grupo	Medicamento	Indicação	Dose	Efeitos colaterais	Interação medicamentosa	Obs.
Glicopeptídeos	Teicoplanina	Similares às da vancomicina com a vantagem do intervalo, da via de administração e da menor toxicidade. Usada quando há reação alérgica grave à vancomicina Não tem atividade contra bacilos G-, fungos ou micobactérias	20 mg/kg/dia 3 doses, depois 6 mg/kg/dia IV/IM	Bem tolerada e raramente exige interrupção do tratamento **Mais comuns:** reações cutâneas e disfunções hepáticas transitórias (< 5%) Dor local da injeção Nefrotoxicidade é rara, mesmo com aminoglicosídeos ou ciclosporina Ototoxicidade é rara	**Aminoglicosídeos, anfotericina E e anfotericina B:** ↑ nefrotoxicidade **Varfarina:** ↑ risco de hemorragia **BNM:** ↑ risco de prolongamento do bloqueio neuromuscular	
Oxazolidinonas	Linezolida	Atividade bacteriostática para ampla variedade de patógenos, incluindo estafilococos resistentes à oxacilina e enterococos, resistentes à vancomicina Atividade *in vitro* contra *Clostridium* spp., *Prevotella* spp., *Peptostreptococcus* spp. e *Mycobacterium tuberculosis* Infecções graves por G+ multi-R Pneumonia hospitalar	30 mg/kg/dia VO/IV	Tratamento prolongado: leucopenia e plaquetopenia Neutotoxicidade	**Escitalopran:** ↑ risco de síndrome serotoninérgica **Efedrina:** ↑ PA **Aminas vasoativas:** ↑ PA **Atomoxetina:** ↑ neurotoxicidade central **Fenilpropranolamina:** ↑ PA **Tramadol:** ↑ risco de síndrome serotoninérgica **Metoclopramida:** ↑ risco de síndrome serotoninérgica	
Aminoglicosídeos	Estreptomicina	Boa atividade contra *Mycobacterium tuberculosis* e *M. bovis*, no entanto, usado em esquemas alternativos contra tuberculose, quando há resistência a isoniazida e/ou rifampicina ou quando a terapia parenteral é necessária	20 a 40 mg/kg/dia (÷ 2 a 4×) IM	Potencialmente nefrotóxicos Após 7 a 10 dias de tratamento → IRA tipo não oligúrica, por necrose tubular aguda; reversível com a interrupção **Fatores de risco:** uso concomitante de drogas nefrotóxicas, idade avançada, doença hepática subjacente, uso prévio de aminoglicosídeos e estados hipovolêmicos Ototoxicidade é incomum, porém é irreversível e ocorre mesmo após a interrupção da droga Paralisia neuromuscular só em situações especiais (altas doses intraperitoneais ou por infusões rápidas) **Mais suscetíveis a complicação:** uso de curarizantes, *Miastenia gravis*, hipocalcemia, hiperfosfatemia e botulismo → aminoglicosídeos não devem ser utilizados nesses casos **Tratamento: gluconato de cálcio**	**BNM:** ↑ Prolongamento do bloqueio neuromuscular → depressão respiratória **Capreomicina:** ↑ toxicidade (nefrotoxicidade e ototoxicidade) **Carboplatina:** ↑ ototoxicidade **Cefepima:** ↑ nefrotoxicidade **Cefuroxima:** ↑ nefrotoxicidade **Furosemida:** ↑ concentração do **aminoglicosídeo** e ↑ risco de ototoxicidade e nefrotoxicidade **AINE:** ↓ eliminação do **aminoglicosídeo** ↓ níveis de **digoxina**	
	Gentamicina	Bacilos G-, contra *P. aeruginosa* ou *S. marcescens*. Também em esquemas combinados com β-lactâmicos para infecções mais graves por enterococos	7,5 mg/kg/dia IM/IV			
	Tobramicina	Bacilos G- sensíveis Colonização por *P. aeruginosa* em pacientes com fibrose cística	7,5 mg/kg/dia IM/IV			
	Amicacina	> espectro de ação do grupo e é usada em infecções por bacilos G- resistentes a gentamicina e terapia empírica de infecções Útil na terapia das microbacterioses (*M. tuberculosis*) ou infecções pelo *M. fortuium* e *M. avium*	30 mg/kg/dia IM/IV			

BULÁRIO E INTERAÇÕES MEDICAMENTOSAS

Grupo	Medicamento	Indicação	Dose	Efeitos colaterais	Interação medicamentosa	Obs.
Macrolídeos	Eritromicina	Conjutivites e infecções pélvicas por *Chlamydia trachomatis*, *Bordetella pertussis*, *Campylobacter jejuni*, *Campyliobacter haemolyticum* (faringite não estreptocócica em adultos jovens) e *Corynebacterium diphtheriae*	40 mg/kg/dia VO	**Mais comuns:** cólicas abdominais, náuseas, vômitos e diarreia Relatos de hepatite colestática com febre, dor abdominal, eosinofilia, ↑ bilirrubinas e ↑ transaminases (estolato de eritromicina); entretanto, são menos frequentes com azitromicina e claritromicina		
	Azitromicina	> atividade a bactérias G- (*H. influenzae*). A maioria das enterobactérias são resistentes *Mycobacterium avium-intracellurae*, *H. pylori*, *Crystoporidium parvum*, *Bartonella henselae*, doença de Lyme e *T. gondii* Esquizonticida para *Plasmodium* spp. Profilaxia de *Plasmodium falciparum* resistente à cloroquina	5 a 12 mg/kg/dia VO/IV	Reações alérgicas graves são raras	↑ concentração de **colchicina** → ↑ risco de toxicidade ↑ risco de toxicidade da **digoxina** (náuseas e vômitos) **Disopiraminda:** ↑ risco de prolongamento do intervalo QT e arritmias cardíacas. **Ergotamina:** ↑ náuseas e vômitos **Fluconazol:**	
	Claritromicina	Bactérias G+ (atividade 2 a 4× > eritromicina para estreptococos e estafilococos sensíveis a oxacilina). Atividade contra as bactérias G- e aneróbios: igual a eritromicina Atividade > contra *M. catarrhalis Mycobacterium avium-intracellurae*, *H. pylori*, *Crystoporidium parvum*, *Bartonella henselae*, doença de Lyme e *T. gondii*	15 mg/kg/dia **Máximo:** 1 g/dia VO/IV		↑ concentração do macrolídeo → ↑ risco cardiotóxico ↑ concentração da **nimodipina** → ↑ risco de hipotensão **Sinvastatina:** ↑ risco de rabdomiólise **Varfarina:** ↑ risco de hemorragia	
Lincosaminas	Clindamicina	Infecções pulmonares (abscesso pulmonar, pneumonia aspirativa, empiema) por anaeróbios G+ e anaeróbios G- Infecções odontogênicas, sinusites, otite crônica, osteomielites (estafilococos sensíveis à oxacilina ou anaeróbios) e infecções de pele por estreptococos ou estafilococos Erisipela e infecções de partes moles (alérgicos a penicilina) Alternativa para coriorretinite ou encefalite por *Toxoplasma gondii* (doses elevadas) e malária por *P. vivax* e *P. falciparum*	15 a 18 mg/kg/dia IV 10 a 40 mg/kg/dia VO	Eliminação biliar → alta concentração nas fezes, suprimindo a flora anaeróbica Diarreia: 8% dos pacientes, destes 10% tem colite (colite pseudomembranosa) por *Clostridium difficile* – costuma ser resistente à clindamicina Exantema: 10% São raras: febre, eosinofilia e reações anafilactoides Pode ocorrer flebite após infusão EV	**Aminofilina:** ↓ eficácia de ambos **Ampicilina:** ↓ eficácia de ambos ↑ risco de prolongamento do **BNM** **Caolim:** ↓ eficácia da **clindamicina** ↓ biodisponibilidade da **ciclosporina** ↓ efeito da **eritromicina** ↑ efeito da **terfenadina**	

BULÁRIO E INTERAÇÕES MEDICAMENTOSAS

Grupo	Medicamento	Indicação	Dose	Efeitos colaterais	Interação medicamentosa	Obs.
Nitroimidazólicos	Metronidazol	Infecções por anaeróbios: abscesso cerebral, pulmonar, bacteremia, infecções de partes moles, osteomielite, infecções orais e dentárias, sinusite crônica, infecções intra-abdominais Terapia inicial da colite pseudomembranosa (VO) Tratamento do tétano Pode ser associado à claritromicina ou à amoxicilina para *H. pylori*	30 mg/kg/dia (VO/IV)	Raramente são graves para se descontinuar a terapia **Mais comuns:** cefaleia, náuseas, secura e gosto metálico na boca Eventualmente: vômitos, diarreia e desconforto abdominal, glossite e estomatite (associadas à candidíase) **São raros (uso prolongado e em doses altas):** zumbidos, vertigem, convulsões, ataxia cerebelar, neuropatia periférica, levando à suspensão das drogas, urticária, exantema maculopapular, queimação uretral à micção e cistite **Reação antabuse** (desconforto abdominal, rubor, vômitos e cefaleia) com bebidas alcóolicas durante o tratamento	**Dissulfiram:** ↑ toxicidade no SNC (sintomas psicóticos) ↑ risco de síndrome de Stevens-Johnson **Varfarina:** ↑ risco de hemorragia ↑ toxicidade da **ciclosporina** (nefrotoxicidade e colestase) ↑ concentração de **carbamazepina** **Etanol:** reação tipo **dissulfiram = antabuse** (cólicas abdominais, náuseas, vômitos e dores de cabeça) ou morte súbita	
Cloranfenicol	Cloranfenicol	Enterococos resistentes à vancomicina, salmoneloses, principalmente na febre tifoide Alternativa no tratamento de meningite bacteriana e epiglotite, artrite séptica e osteomielite por *H. influenzae* em pacientes alérgicos aos β-lactâmicos Ricketsioses ou erlickiose	50 a 100 mg/kg/dia VO/IV	Reações de hipersensibilidade: erupção macular ou vesicular acompanhada por febre são incomuns; náuseas, vômitos, alteração no paladar, diarreia e irritação anal (durante administração oral) **Toxicidade hematológica** (dose-dependente e reversível com a suspensão da droga): reticulocitopenia, evoluir com anemia, granulocitopenia e trombocitopenia Embora rara, mas fatal e com qualquer tipo de apresentação, mesmo tópica: **anemia aplástica irreversível** (3 a 12 semanas após a terapia)	↑ Concentração **barbitúricos** e ↓ efeito do antibiótico **Varfarina:** ↑ risco de hemorragia **Dicumarol:** ↑ risco de hemorragia ↓ Metabolismo do **hipoglicemiante** ↑ Toxicidade **fenitoína** (ataxia, tremor) ↓ Efeito do **metotrexato** ↓ Eficácia do **clopidrogel**	Deve ser utilizado em pacientes graves e em situações específicas Reconhecer os seus efeitos tóxicos com risco à vida **(síndrome do "bebê cinzento" e anemia aplástica)** Restringir seu uso: novas drogas mais efetivas e menos tóxicas
Estreptograminas		Restritas às infecções por estafilococos resistentes à oxacilina e estafilococos com sensibilidade diminuída ou resistentes à vancomicina Indicada somente nas *E. faecium* resistentes à vancomicina, já que *E. faecalis* é intrinsecamente resistente	7,5 mg/kg cada 8 ou 12 h IV central	Somente IV central (periférica produz intensa dor, inflamação e graves flebites) Náuseas, vômitos e diarreia. Perda de força muscular, *rash* cutâneo e prurido Artralgia e mialgia são comuns (30%) **Alterações laboratorias:** ↑ creatinina, trombocitopenia, anemia, eosinofilia, ↑ gama-GT, hipercalemia, hiperfosfatemia, hipocloremia e hiponatremia		**Meia-vida:** 1 a 2 h. Não é necessário ajuste de dose em idosos, obesos, pediátricos ou com insuficiência renal. Ajustar dose na insuficiência hepática (metabolização hepática = 63%), eliminação por via biliar. Excreção renal: 15 a 19%

BULÁRIO E INTERAÇÕES MEDICAMENTOSAS

Grupo	Medicamento	Indicação	Dose	Efeitos colaterais	Interação medicamentosa	Obs.
Sulfonamidas	Sulfametoxazol-trimetropim/cotrimoxazol	ITU altas e baixas, uretrites agudas ou crônicas Menos recomendado nas infecções mais graves, devido a germes resistentes Excelente para *Stenotrophomonas maltophilia* Otite média, sinusite e exacerbação aguda de bronquite crônica (alternativa para alérgicos aos β-lactâmicos) 1ª escolha para pneumonia por *P. carinii* (imunodeprimidos) Eficácia 70 a 90% para paracoccidioidomicose Diarreia por *Isospora belli*, *Ciclospora* spp. e *Salmonella* spp. sensíveis	6 a 20 mg/kg/dia VO ou EV	**Mais comuns:** sintomas digestivos e farmacodermias (erupção morbiliforme e prurido cutâneo) Outras: febre, cefaleia, tremores, nefrotoxicidade, flebite, vasculite, hipercalemia, doença do soro e anafilaxia **Risco à vida:** anormalidades hematológicas (leucopenia, trombocitopenia, agranulocitose, anemia hemolítica e supressão da medula óssea) e reações cutâneas graves (dermatite esfoliativa, síndrome de Stevens-Johnson e a necrólise epidérmica tóxica)	↓ eficácia da **ciclosporina** ↑ concentração da **digoxina** ↑ risco de toxicidade da **fenitoína** (ataxia) **hipoglicemiantes:** ↑ risco de hipoglicemia ↑ concentração de **metotrexato**	
	Sulfadiazina	Toxoplasmose (1ª escolha). Alternativa para cloroquina na malária (*P. falciparum*)	20 a 150 mg/kg/dia VO	**Cristalúria →** insuficiência renal em pacientes hipoalbuminêmicos **Hipercalemia** durante o uso parenteral (reversível)		
Tetraciclinas	Tetraciclina	Clamídias, riquétsias, cólera, brucelose e actinomicose Alternativa para infecções por *Mycoplasma pneumoniae*, *N. gonorrhoeae*, *H. ducreyi*, *Treponema pallidum* e para traqueobronquites e sinusites	25 a 50 mg/kg/dia VO	**Reações alérgicas:** urticárias, exantemas, edema periorbitário e reações anafiláticas. Alterações na cor dos dentes em crianças, hipoplasia do esmalte dentário e crescimento ósseo anormal **Efeitos GI mais comuns:** náuseas, vômitos e diarreia; cefaleia, incapacidade de concentração e hipertensão intracraniana (rara)	**Carbamazepina:** ↓ efeito da doxiciclina **Contraceptivos orais:** ↓ eficácia contraceptiva **Fenitoína:** ↓ efeito da **doxiciclina** **Fenobarbital:** ↓ efeito da **doxiciclina** **Varfarina:** ↑ risco de hemorragia	
	Doxiciclina		> **8 anos:** 2 a 4 mg/kg/dia (em 2 doses) **DM:** 200 mg VO, IV			
Polimixinas	Polimixina B 1,0 mg = 10.000 U	Bacilos G- (incluindo *P. aeruginosa* e *Acinetobacter* spp., muitas espécies de enterobactérias *E. coli* e *Klebsiella* spp.) e bacilos não fermentadores	2,5 a 5 mg/kg/dia IV	↑ permeabilidade das células do epitélio tubular renal com influxo de cátions, ânions e água, e consequente morte celular Eficácia clínica da colistina é semelhante a outros ATMB nas infecções graves por bactérias multi-R e os seus efeitos tóxicos podem ser controlados	↑ bloqueio neuromuscular dos BNM	
	Colistina 1,0 mg = 12.500 U	Infecções agudas e crônicas por *Pseudomonas aeruginosa* Infecções por *Proteus* ou *Neisseria*, *Enterobacter aerogenes*, *Escherichia coli*, *Klebsiella pneumoniae*	2,5 a 5 mg/kg/dia IV	Hoje, as formulações de colistina e polimixina B apresentam > grau de pureza → < toxicidade **Doses elevadas** pelos baixos níveis séricos e teciduais alcançados por esses ATB e pelas altas concentrações inibitórias das bactérias	↑ bloqueio neuromuscular dos **BNM** **Teicoplamina:** ↑ risco de nefrotoxicidade **Vancomicina:** potencializa a toxicidade de ambos fármacos	

BULÁRIO E INTERAÇÕES MEDICAMENTOSAS

Grupo	Medicamento	Indicação	Dose	Efeitos colaterais	Interação medicamentosa	Obs.
Anticolinérgico	Atropina	Tratamento de bradicardia	0,02 mg/kg/dose IV/IO 0,04 a 0,06 mg/kg ET	Cefaleia, visão turva, glaucoma, taquicardia, náuseas, disúria e urticária	**Anti-histamínicos, ADTC, fenotiazidas:** afeta o efeito da atropina	
		Toxinas/overdose (organofosforados, carbamato)	**< 12 anos:** 0,02 a 0,05 mg/kg (ataque) IV/IO, depois cada 20/30 min, até reversão muscarínica **> 12 anos:** 0,05 mg/kg IV/IO (ataque), depois 1 a 2 mg/kg cada 20/30 min, até reversão muscarínica			
		Sequência rápida de intubação **(SRI)**	0,01 a 0,02 mg/kg IV/IO, dose mínima: 0,1 mg **DM:** 1 mg			
Anticolinérgico, broncodilatador	Brometo de ipratrópio	Asma	**Nebulização:** 250 a 500 μg (IN) 20/20 min (3 doses)	Ansiedade, boca seca, visão turva, agravamento de broncoespamo e náuseas	↓ eficácia da **cisaprida** Potencializa efeitos anticolinérgicos da **atropina e escopolamina** (boca seca, retenção urinária, visão borrada)	
Anti-hipertensivo antagonista de cálcio	Anlodipina	Hipertensão, isquemia miocárdica, angina refratária a nitratos	**Iniciar:** 0,05 a 0,2 mg/kg/dia (1 a 2 doses) **De 6 a 17 anos:** 2,5 a 5 mg/dia (1×/dia) Aumentar até 0,6 mg/kg/dia (÷ 1 a 2 doses)	Dores de cabeça, palpitações, rubor, náuseas, edema e fadiga	**Inibidores da CYP3A4 (cetoconazol, itraconazol, ritonavir, claritromicina):** ↑ concentração **anlodipina** ↓ PA ↑ concentração da **sinvastatina**	
	Diltiazem	Angina de peito vasoespástica; angina de peito crônica, estável e de esforço Estados anginosos pós-infarto do miocárdio Coronariopatias isquêmicas com taquicardia, HA	**Iniciar:** 1,5 a 2 mg/kg/dia (÷ 3 a 4 doses) ou ÷ 2 (cápsula SR) **DM:** 3,5 mg/kg/dia **EV:** início em 3 min, pico em 8 min **Oral:** início 30/60 min	Edema, cefaleia, náusea, tonturas, exantemas, astenia e BAV **Mais raros e transitórios:** sonolência, insônia e distúrbios GI	**Anti-hipertensivos:** ↓ PA ↑ Concentração plasmática da **digoxina**	
	Filodipina	Hipertensão arterial Angina *pectoris*	Sem referência para pediatria	Vermelhidão, cefaleia, edema periférico e rubor		
Anti-hipertensivo antagonista de Ca	Nifedipina	Angina de esforço, angina de Prinzmetal e angina variante Doença arterial coronariana, hipertensão	**Urgência hipertensiva:** 0,25-0,5 mg/kg/dose **DM:** 10 mg/dose **Hipertensão crônica:** **Início:** 0,5 a 1 mg/kg/dia (em 2 doses) **DM:** 3 mg/kg/dia **Miocardiopatia hipertrófica:** 0,6 a 0,9 mg/kg/dia (÷ 3 a 4)	Hipotensão, edema alérgico, urticária, cefaleia, tontura, vômitos e ↑ enzimas hepáticas	**Clopidogrel:** ↑ riscos de eventos trombóticos ↑ concentração da **digoxina** **Indutores CYP3A4:** ↓ eficácia **Inibidores CYP3A3:** ↑ eficácia da nifedipina **Diuréticos:** ↓ PA **Fenitóina:** ↓ eficácia	
	Nitrendipina	Doença arterial coronariana, hipertensão	Sem referência para crianças	Cefaleia, rubor, edema do tornozelo, tontura, alergia e palpitações	**Amiodarona:** ↑ FC **Anti-hipertensivos:** ↓ PA **Cimetidina:** ↑ eficácia ↑ concentração da **digoxina**	

Grupo	Medicamento	Indicação	Dose	Efeitos colaterais	Interação medicamentosa	Obs.
Anti-hipertensivo antagonista de Ca	Verapamil	Anginas estável, instável e variante de Prinzmetal Hipertensão refratária e na profilaxia da taquicardia supraventricular paroxística	**Hipertensão:** início (EV): 0,1 a 0,3 mg/kg/dose **Arritmias emergenciais: 1 a 16 anos:** 0,1 a 0,3 mg/kg/dose EV **Arritmias manutenção:** > **1 ano:** 3 a 5 mg/kg/dia até 8 mg/kg/dia (÷ 3) VO	Dores de cabeça, tontura, náuseas, vômitos, dor abdominal, bradicardia, taquicardia e edema	**Anti-hipertensivos:** ↓ PA **Ritonavir:** ↑ concentração **verapamil** ↑ Concentração de **lítio** ↑ Bloqueio neuromuscular dos BNM **AAS:** ↑ risco de sangramento	
Anti-hipertensivo antagonista de receptor angiotensina	Losartana	Hipertensão com hipertrofia ventricular esquerda, nefropatia diabética, hipertensão arterial	**Iniciar:** 0,7 mg/kg/dia (máxima: 50 mg/dia) e ajustar **DM:** 1,4 mg/kg/dia ou 100 mg/dia	Tontura, ↓ PA e fadiga	**Diuréticos:** ↓ PA **Espirolactona, amilorida, suplementos de potássio:** ↑ K⁺ **Indometafcina:** ↓ eficácia do **captopril** ↑ níveis séricos de **lítio** **Rifampicina e fluconazol:** ↓ eficácia da **losartana**	
	Olmesartana	Hipertensão essencial primária	Sem referência para crianças	Tontura	**Alisquereno:** ↑ K⁺ e alteração da função renal ↑ níveis séricos de **lítio**	
	Valsartana	Hipertensão, insuficiência cardíaca, pós-IAM	Sem referência para crianças	Hipotensão, tonturas e tosse	↑ níveis séricos de **lítio** **Espirolactona, amilorida, suplementos de K:** ↑ K⁺ **AINE:** ↓ eficácia da **valsartana**	
Anti-hipertensivos β-bloqueadores	Atenolol	Angina *pectoris*, arritmias cardíacas, hipertensão e IAM	**Hipertensão:** **Início:** 0,5 a 1 mg/kg/dia **DM:** 2 mg/kg/dia **Arritmias:** > **4 anos:** 7 a 1,4 mg/kg/dia (÷ 1 a 2) **DM:** 2 mg/kg/dia	Hipotensão postural, extremidades frias, náuseas, vômitos, secura da boca, fadiga, depressão	**Ditilazem e verapamil:** ↓ PA, bradicardia **Nifedipina:** ↓ PA ↑ efeitos da **digoxina** **Ibuprofeno, indometacina:** ↓ eficácia do **atenolol** **Clonidina:** ↑ risco de bradicardia sinusal	
	Carvedilol	Angina *pectoris*, hipertensão, ICC leve, moderada e grave	**Hipertensão:** **Iniciar:** 0,5 a 1 mg/kg/dia (÷ 1 a 2 doses) **DM:** 2 mg/kg/dia **Arritmias:** Iniciar: 0,7-1,4 mg/kg/dia (÷ 1 a 2 doses) **DM:** 2 mg/kg/dia	Cefaleia, tontura, fadiga, bradicardia, hipotensão postural, extremidades frias, asma, dispneia, náuseas e dor abdominal	**Clonidina:** ↓ PA **Insulina e antidiabéticos:** ↑ efeito antidiabético ↑ concentração plasmática da **digoxina**	
	Esmolol	Hipertensão, taquicardia supraventricular	**Urgências em arritmias:** **Ataque:** 100-600 µg/kg IV em 1 a 2 min seguido: 50-100 µg/kg/min **Dose final:** até 300-1.000 µg/kg/min	Hipotensão, náuseas e broncoespamo	**Reserpina:** ↓ PA, bradicardia ↑ concentração da **digoxina** **Verapamil:** ↑ risco de PCR	
	Labetelol	Hipertensão	**Emergência hipertensiva:** 0,25 a 1 mg/kg EV **Máx.:** 40 mg/dose em 2 min **Seguido:** 0,25 mg/kg/h IV contínua **VO:** 4 a 40 mg/kg/dia (2 a 3 doses)	Hipotensão ortostática, náuseas, hipercalemia, broncoespasmo e hepatotoxicidade	**Antidepressivos cíclicos:** ↑ tremores **Cimetidina:** ↑ biodisponibilidade do **labetelol** → ↓ PA	

BULÁRIO E INTERAÇÕES MEDICAMENTOSAS

APÊNDICE 805

Grupo	Medicamento	Indicação	Dose	Efeitos colaterais	Interação medicamentosa	Obs.
Anti-hipertensivos β-bloqueadores	Metoprolol	Angina *pectoris*, ICC, taquicardia supraventricular, profilaxia de enxaqueca	**Hipertensão:** 1 a 2 mg/kg/dia ÷ 2 **DM:** 6 mg/kg/dia **Adolescente:** 1 mg/kg/dose (2×/dia) **DM:** 4 mg/kg/dose	Hipotensão, bradicardia, extremidades frias e fadiga	**Antiarrítmicos, anti-histamínicos, antidepressivos:** ↑ concentração de **metoprolol** **Rifampicina:** ↓ concentração de **metoprolol**	
	Pindolol	Hipertensão	Segurança e eficácia não estabelecida em pediatria	Edema, artralgia, insônia e fadiga		
	Propranolol	Angina *pectoris*, hemangioma, ICC, tetralogia de Fallot, hipertensão	**Hipertensão:** **Inicial:** 1 a 2 mg/kg/dia VO (÷ 2 a 3) **DM:** 8 mg/kg/dia EV: 0,1mg/kg/dose (3 a 4 doses/dia) **Arritmias:** **Ataque:** 0,01 a 0,1 mg/kg EV em 10 min Repetir 6 a 8 h **DM (EV):** **< 1 ano:** 1 mg **> 1 ano:** 3 mg	Diarreia, vômitos, fadiga, insônia, *rash*, broncoespasmo e agranulocitose	**β-adrenérgicos:** ↓ PA e bradicardia **Fenitoina, fenobarbital e rifampicina:** ↓ eficácia do propranolol ↑ eficácia da **Clorpromazina** → ↑ síndrome extrapiramidal **Cimetidina:** ↑ biodisponibilidade do **propranolol** → ↓ PA	
	Prazosina	Hipertensão	**Crianças > 12 anos Hipertensão/ insuficiência cardíaca:** inicial (teste): 5 µg/kg/dose **Dose manutenção:** 25 a 150 µg/kg/dia (÷ 2) **DM:** 400 µg/kg/dia	Astenia, tontura, cefaleia, náuseas, palpitações e sonolência	**Inibidores da PDE-5 (sildenafila, vardenafila** → potencialização → ↓ PA	
Anti-hipertensivos inibidores da ECA	Captopril	ICC Nefropatia diabética Disfunção ventricular pós-IAM	**Hipertensão:** **< 6 meses:** 0,01 mg/kg/dose (×3) **6 a 12meses:** 0,01 a 0,05 mg/kg/dose (×3)	Hipotensão, *rash* cutâneo, hipercalemia, tosse e angioedema intestinal	**Diuréticos:** ↓ PA **Espirolactona, amilorida, suplementos de K:** ↑ K⁺ **Indometafcina:** ↓ eficácia do captopril ↑ níveis séricos de **lítio**	
	Enalapril	↓ Incidência de IAM ↓ Hospitalização por angina *pectoris* instável Hipertensão ICC	**Hipertensão:** **VO:** 0,1 a 0,15 mg/kg/dia (÷ 2 doses) **Max:** 5 mg/dia EV (lento em 5 min): 8 a 20 µg/kg/dia (÷ 1 a 3) **ICC** **Iniciar:** 0,1 mg/kg/dia ÷ 2 **Máx:** 40 mg/dia	Hipotensão, hipercalemia, angioedema intestinal, tonturas, fadiga, agranulocitose, fadiga e ↑ creatinina	**Diuréticos:** ↓ PA **Espirolactona, amilorida, suplementos de potássio:** ↑ K⁺ ↑ níveis séricos de **lítio**	
	Fosinopril	Insuficiência cardíaca, hipertensão	**Crianças > 50 kg** **Iniciar:** 5 a 10 mg/dia **Máx:** 40 mg/dia	Hipotensão, hipercalemia, angioedema intestinal, tonturas, fadiga, agranulocitose, fadiga, náuseas, vômitos e tosse	**Antiácidos:** ↑ absorção do **fosinopril** **Espirolactona, amilorida, suplementos de potássio:** ↑ K⁺ **Indometacina:** ↓ eficácia do **fosinopril** ↑ Níveis séricos de **lítio**	

BULÁRIO E INTERAÇÕES MEDICAMENTOSAS

Grupo	Medicamento	Indicação	Dose	Efeitos colaterais	Interação medicamentosa	Obs.
Anti-hipertensivos inibidores da ECA	Lisinopril	Insuficiência cardíaca Hipertensão essencial e renovascular ↓ risco retinopatia em pacientes diabéticos	**Iniciar:** 0,07 mg/kg/dia, ajustar dose a cada 1 ou 2 semanas **DM:** 0,6 mg/kg/dia ou 40 mg/dia	Hipotensão, hipercalemia, angioedema intestinal, hipercalemia, dor torácica e tosse	**Diuréticos:** ↓ PA ↑ níveis séricos de **lítio** **Indometafcina:** ↓ eficácia do **lisinopril** **Antidiabéticos:** ↑ efeito hipoglicemiante	
	Quinapril	Insuficiência cardíaca hipertensão	**Iniciar:** 5 a 10 mg/dia, ajustar pela resposta a cada 2 semanas	Cefaleia, tontura, tosse, fadiga, rinite, náuseas, vômitos e mialgia	**Diuréticos:** ↓ PA **Espirolactona, amilorida, suplementos de potássio:** ↑ K⁺ ↑ níveis séricos de **lítio** ↓ absorção da **tetraciclina**	
Anti-hipertensivo vasodilatador ação direta	Hidralazina	Hipertensão, insuficiência cardíaca	**Hipertensão:** **VO:** 0,75-1,0 mg/kg/dia ÷ 2 a 4 DM: 25 mg/dose **Insuficiência cardíaca:** **VO:** 0,75-3 mg/kg/dia ÷ 2 a 4 **DM:** 200 mg/dia	Edema, hepatotoxicidade, diarreia, perda de apetite, dor de cabeça e palpitação	**Anestésicos:** ↑ eficácia da **hidralazina** **Anti-hipertensivos, antidepressivos tricíclicos:** ↓ PA **AINE:** ↓ eficácia da **hidralazina**	
	Minoxidil	Hipertensão grave Uso secundário no tratamento de urgências hipertensivas	**Urgência hipertensiva:** **VO:** 0,1 a 0,2 mg/kg/dose **DM:** 1 mg/kg/dose (2×)	Hirsutismo e hipertricose, cefaleia, tontura, fadiga, náuseas, vômitos e erupção cutânea Hipertensão pulmonar, trombocitopenia e hipernatremia	**Guanetidina:** ↓↓ PA **Diuréticos e anti-hipertensivos:** ↓ PA **Estrógenos:** ↑ retenção hídrica	
	Nitroprussiato de Na⁺	Choque cardiogênico (+ ↑ RVS), hipertensão grave	< **40 kg:** 1 a 8 µg/kg por min IV/IO	Hipotensão severa, taquicardia, náuseas, vômitos, sudorese, contratura muscular e comportamento psicótico	**Oxido nítrico:** ↑ risco de **meta-hemoglobinemia** **Metilfenidato:** ↓ efeitos do **nitroprussiato de sódio**	
Anti-hipertensivo, vasodilatador	Nitroglicerina	ICC, choque cardiogênico	0,25 a 0,5 µg/kg/min IV/IO, ↑ progressivo até 1 a 5 µg/kg por min **DM:** 10 µg/kg/min	Cefaleia, tontura, hipoxemia, hipotensão postural, taquicardia e sudorese	**Alteplase, heparina:** ↓ efeitos nitroglicerina **Metilfenidato:** ↓ efeito nitroglicerina	Fotossensível
Anti-histamínicos	Difenidramina	Choque anafilático (após administrar epinefrina)	1 a 2 mg/kg IV/IO/IM (cada 4 a 6 h) **DM:** 50 mg	Tontura, visão turva, hipotensão, rigidez de tórax, náuseas e retenção urinária	**Codeína, tramadol, zolpiden:** ↓ efeitos da difenidramina, amitriptilina, clomipramida, **Linesolida:** ↑ efeitos anticolinérgicos (boca seca e retenção urinária) **Metoprolol:** ↑ efeitos na presença da difenidramina	↑ glaucoma de ângulo fechado, hipertireoidismo, úlcera péptica e obstrução do trato urinário
	Cetirizina	Rinite alérgica, conjuntivite alérgica, urticária e outras afecções alérgicas	< **6 meses: não usar** **6 a 12 meses:** 2,5 mg/dose (1×/dia) **1 a 2 anos:** 2,5 mg/dose (1 a 2×/dia) **2 a 5 anos:** 2,5 mg/dose (1 a 2×/dia) **6 a 12 anos:** 5 mg/dose (1 a 2×/dia)	Cefaleia, tontura, sonolência, fadiga, depressão, confusão, vertigem, ataxia, síncope, parestesia, hipercinesia, hipertonia, tremores, câimbra e zumbido Taquicardia, palpitação, hipertensão, diarreia, dor abdominal, ↑ transaminases Fotossensiblidade, prurido e tosse	**Depressores do SNC:** ↑ efeitos dos depressores do SNC **Teofilina:** ↑ concentração de **cetirizina**	

BULÁRIO E INTERAÇÕES MEDICAMENTOSAS

Grupo	Medicamento	Indicação	Dose	Efeitos colaterais	Interação medicamentosa	Obs.
Anti-histamínicos	Ciproeptadina	Profilaxia de alergias, antipuriginoso, orexígeno. Profilaxia das enxaquecas do tipo *cluster*	2-6 anos: 2 mg/dose ×2-3 máx. 12 mg/dia 7-12 anos: 4 mg/dose ×2-3 máx. 16 mg/dia	Sedação > anti-histamínicos de 2ª geração. Sonolência, cefaleia, nervosismo, convulsões, depressão e fadiga Erupção cutânea, urticária e fotossensiblidade ↑ apetite	**ADTC:** ↑ depressão do SNC **Haloperidol, iprotrópio, fenotiazinas ou procainamida:** ↑ efeitos muscarínicos **Inibidores da MAO:** ↑ efeito muscarínico e neurodepressor	
	Difenidramina	Urticária, angioedema grave e reações de hipersensibilidade Distonias por fenotiazinas Sedação Antitussígeno	**Alergia moderada e controle de distonias:** 5 mg/kg/dia (÷ 3 a 4) **Máx.:** 300 mg/dia **Alergia leve, tosse e cinetose:** **2 a 6 anos:** 6,25 mg/kg/dose (4×/dia) **6 a 12 anos:** 12,5 a 25 mg/kg/dose (4×/dia). Profilaxia de alergia a **contraste iodado:** 1,25 mg/kg (1 h antes do exame associada a prednisona)	Sedação > que anti-histamínicos de 2ª geração. Sonolência, cefaleia, nervosismo, convulsões, depressão e fadiga Erupção cutânea, urticária, fotossensiblidade Retenção urinária e disúria Anemia hemolítica, leucopenia e plaquetopenia Broncoespamo e ↑ secreção brônquica	**Amitriptilina, captopril, tamoxifeno:** ↓ efeitos **Hipnóticos, sedativos, tranquilizantes:** ↑ efeitos depressores do SNC **IMAO:** ↑ efeito anticolinérgico da difenidramina	
	Dexclorfeni-ramina	Alergias: urticária, rinites, angioedema, vasomotoras, eczemas alérgicos, dermatite atópica, dermatite de contato; reações a drogas, soros, sangue, picadas de insetos e pruridos de origem não específica	**2 a 6 anos:** 0,5 mg/dose (4 a 6×/dia) **DM:** 3 mg/dia **7 a 12 anos:** 1 mg/dose (4 a 6×/dia) **DM:** 6 mg/dia	Cefaleia, tontura, sonolência, fadiga, depressão, confusão, vertigem, ataxia, síncope, parestesia, hipercinesia, hipertonia, tremores, câimbra e zumbido Taquicardia, palpitação, hipertensão, diarreia, dor abdominal e ↑ transaminases Fotossensibilidade, prurido e tosse	**ADTC, barbitúricos e outros depressores do SNC:** ↑ efeito da dexclofeniramina **IMAO:** ↑ efeito da dexclorfeniramina ↓ efeitos dos anticoagulantes orais	
Anti-histamínicos	Hidroxizina	Prurido por urticária, dermatite atópica e de contato, e prurido decorrente de doenças sistêmicas	**VO:** 2 mg/kg/dia (÷ 3 a 4) **IM:** 0,5 a 1 mg/kg/dose (3 a 4×/dia)	Sedação, sonolência, crises convulsivas, tremor, agitação e boca seca	**Narcóticos e barbitúricos:** ↑ efeito da hidroxizina	
	Loratadina	Rinite alérgica (coriza, espirros e prurido nasal, ardor e prurido ocular) e de outras afecções dermatológicas alérgicas	**< 2 anos** (melhor evitar): 2,5 mg/dose única diária **2 a 5 anos:** 5 mg/dose **> 6 anos ou 30 kg:** 10 mg/dose única diária	Sonolência, dores de cabeça e boca seca	**Amiodarona:** ↑ risco do prolongamento intervalo QT e síndrome de *Torsade de pointes* **Nefazodona:** ↑ risco síndrome de *Torsade de pointes*	
	Prometazina	Anti-histamínico H1 com ação antialérgica, antivertiginoso, antiemético e sedativo hipnótico Antiemético para vômitos resistentes de etiologia conhecida	**Anti-histamínico:** 0,1 mg/kg/dose (4×/dia) ou até 1 mg/kg/dia (÷ 4), sendo: 0,5 mg/kg ao deitar e 0,15 mg/kg/dose (3 intervalos de 6 h) **Cinetose:** 0,5 mg/kg/dose (2×) **Antiemético:** 0,25 mg/kg/dose (4 a 6×/dia) **Profiláticos pré-administração de soros heterólogos:** 0,5 mg/kg/dose IM, 15 min antes da infusão	Sedação, sonolência, agitação, alucinações, manifestações extrapiramidais, distonia, convulsões, tremores e incoordenação motora **Parada respiratória < 2 anos** Hipotensão, arritmias, taquicardia, bradicardia e hipertensão Náuseas, vômitos, diarreia, constipação, boca seca, colestase, mialgia e artralgia Trombocitopenia, leucopenia e anemia hemolítica Fotossensibilidade, erupção cutânea, eritema, eczema e angioedema	**Analgésicos narcóticos, antitussígenos, metadona, clonidina, sedativos hipnóticos, ADTC e tranquilizantes:** ↑ ação sedativa da prometazina **AD imipramínicos, antiparkinsonianos, anticolinérgicos, antiespasmódicos atropínicos, disopiramida, neurolépticos fenotiazínicos:** ↑ retenção urinária, constipação e boca seca **IMAO:** ↑ efeitos anticolinérgicos da **prometazina**	**Contraindi-cações:** glaucoma, depressão de SNC, obstrução GI ou urinária

BULÁRIO E INTERAÇÕES MEDICAMENTOSAS

Grupo	Medicamento	Indicação	Dose	Efeitos colaterais	Interação medicamentosa	Obs.
Broncodilatador β2-adrenérgico	Albuterol	Asma, anafilaxia, hipercalemia	**Asma, anaflaxia:** 0,5 mg/kg/h IV contínua **DM:** 20 mg/h	Cefaleia, tremores, palpitação, náuseas e sudorese		
Catecolamina, agente β-adrenérgico	Dobutamina	ICC, choque cardiogênico	2 a 20 µg/kg/min IV/IO	Ansiedade, cefaleia, tontura, contrações ventriculares prematuras, náuseas e mielossupressão	**Carvedilol, metropolol:** ↓ eficácia da **dobutamina** **Linezolida:** ↑ efeitos hipertensivos **Entacapona:** risco de taquicardia e hipertensão	Inativada em soluções alcalinas Não misturar com bicarbonato de sódio Fotossensível
Catecolamina, vasopressor, inotrópico	Dopamina	Choque cardiogênico e choque distributivo	2 a 20 µg/kg/min IV/IO	Cefaleia, dispneia, vasoconstrição periférica, náuseas, IRA e necrose local	**Ergotamina:** ↑ vasodilatação periférica **Linezolida, pargilina, selegilina:** ↑ risco de crises hipertensivas **Fenitoína:** hipotensão e arritmias cardíacas	Fotossensível
	Epinefrina	Anafilaxia	0,01 mg/kg **DM:** 1 mg IV/IO/IM	Tremores, insônia, cefaleia, tontura, fraqueza sonolência, dispneia, arritmias, náuseas, isquemia vascular renal, hiperglicemia, hipocalemia e ↑ níveis de lactato	**Carvedilol e propranolol:** ↑ PA e bradicardia **Digoxina:** ↑ risco cardiotóxico **Ergotamina:** ↑ efeito da epinefrina **Clorofórmio e halonato:** ↑ risco de arritmia **Haloperidol, loxaprina e tioxanteno:** bloquear efeito da epinefrina → ↓ PA	Fotossensível
Catecolamina, vasopressor, inotrópico		Asma	0,01 mg/kg **DM:** 0,5 mg SC	Tremores, insônia, cefaleia, tontura, fraqueza sonolência, dispneia, arritmias, náuseas, isquemia vascular renal, hiperglicemia, hipocalemia e ↑ níveis de lactato	**Carvedilol e propranolol:** ↑ PA e bradicardia **Digoxina:** ↑ risco de cardiotoxicidade. **Ergotamina:** ↑ efeito da epinefrina. **Cloroformio e halonato:** ↑ risco de arritmia. **Haloperidol, loxaprina, tioxantenos:** bloqueio da epinefrina → ↓ PA	Fotossensível
		Bradicardia	0,01 mg/kg **(DM: 1 mg)** IV/IO			
		Crupe	Nebulizador – solução racêmica a 0,25 mL (2,25%) + 3 mL de SF			
		Parada cardíaca sem pulso	0,01 mg/kg **(DM: 1 mg)** IV/IO 0,1 mg/kg cada 3 a 5 min			
		Choque	0,1 a 1 µg/kg/min IV/IO			
		Toxinas/overdose (bloqueador β-adrenérgico, bloqueador dos canais de cálcio)	0,01 mg/kg **DM:** 1 mg IV/IO 0,1 a 1 µg/kg/min			
Corticosteroide	Hidrocortisona	Insuficiência suprarrenal e choque séptico	2 mg/kg em bólus IV/IO **DM:** 100 mg	Depressão, hipertensão arterial, hiperglicemia e hipercoagulabilidade	**Anfotericina-B, furosemida, hidroclorotiazida:** ↑ risco de hipocalemia **Atracúrio, pancurônio:** ↓ efeitos BNM, prolongando fraqueza muscular e miopatia **Carbamazepina, fenobarbital, fenitoína, rifampicina:** ↓ efeitos da hidrocortisona	Se possível, mensurar nível de cortisol antes do uso em crianças em choque

BULÁRIO E INTERAÇÕES MEDICAMENTOSAS

APÊNDICE 809

Grupo	Medicamento	Indicação	Dose	Efeitos colaterais	Interação medicamentosa	Obs.
Corticosteroide	Metilpredni-solona	Asma, choque anafilático	**Ataque:** 2 mg/kg IV/IO/IM (**DM:** 80 mg) **Manutenção:** 0,5 mg/kg 6/6h ou 1 mg/kg 12/12 h (**DM:** 120 mg/dia)	Depressão, hipertensão arterial, hemorragia, hiperglicemia e osteoporose	**Anfotericina lipossomal, hidroclorotiazida:** hipocalemia **Carbamazepina, fenitoína:** ↓ efeito da metilprednisolona ↓ efeito da quetiapina	
Corticosteroide	Dexametasona	Crupe	0,6 mg/kg VO/IM/IV 1 dose/dia (**DM:** 16 mg)	Depressão, cefaleia, infecções por fungos, hipertensão, distensão abdominal, rubor, supressão do eixo hipotálamo-hipofisário-adrenal, hiperglicemia, retenção de sódio e de fluidos, hemorragia, hipocalemia e trombocitopenia	**Anfotericina lipossomal:** hipocalemia **Antiácidos:** ↓ absorção da dexametasona **Digitálicos:** ↑ risco de arritmias ↑ efeito AINE	Uso contínuo (alguns dias) pode causar hipertensão, hiperglicemia e ↑ risco de sangramento gástrico
		Asma	0,6 mg/kg VO/IM/IV a cada 24 h/2 doses (**DM:** 16 mg)			
		Edema cerebral vasogênico	1 a 2 mg/kg IV/IO (ataque) **Depois:** 1 a 1,5 mg/kg/dia cada 6 h (**DM:** diária 16 mg)			
Digitálicos	Digoxina	Insuficiência cardíaca, arritmia supraventricular	**Dose de digitalização:** **RNPT:** 10-20 µg/kg **RNT:** 25-35 µg/kg **Lactente:** 40-50 µg/kg **Pré-escolar:** 30-40 µg/kg **Escolares:** 20-40 µg/kg **Adolescente:** 10-15 µg/kg	**Comuns:** náuseas, vômitos, *rash* cutâneo, arritmia **Raros:** transtorno mental, trombocitopenia e ginecomastia	**Diltiazem, amiodarona, espirolactona:** ↑ concentração da digoxina **ADTC:** ↑ risco de arritmias **Diuréticos poupadores de K⁺:** ↑ toxicidade da digoxina	
	Lanatosídeo C	ICC e crônica, especialmente associadas com fibrilação ou *flutter* supraventricular e ↑ da FC, taquicardia paroxística supraventricular	**RNPT:** 10-20 µg/kg **RNT:** 20-40 µg/kg **Lactente:** 20-40 µg/kg **Pré-escolar:** 20-40 µg/kg **Escolar:** 10-20 µg/kg **> 12 anos:** 10 µg/kg	**Comuns:** náuseas, vômitos, *rash* cutâneo, arritmia **Raros:** transtorno mental, trombocitopenia e ginecomastia	Idem à digoxina	
Diuréticos Tiazídicos	Clortalidona	HA essencial, nefrogênica ou sistólica isolada (terapia primária ou combinada com outros anti-hipertensivos) ICC estável de grau leve a moderado **Edema de origem específica:** decorrente de insuficiência venosa periférica crônica; ascite decorrente de cirrose hepática; edema decorrente de síndrome nefrótica Profilaxia de cálculo de oxalato de cálcio recorrente em hipercalciúria normocalcêmica idiopática	**Diurético:** 0,5 a 1 mg/kg/dose (1×) ou 1 a 2 mg/kg/dose em dias alternados **Hipertensão:** iniciar: 0,3 mg/kg/dia **DM:** 2 mg/kg/dia ou 50 mg/dia	Hipocalemia, hiperuricemia e ↑ de lipídios; hiponatremia, hipomagnesemia e hiperglicemia Vertigem, hipotensão postural (agravada pelo álcool, anestésicos ou sedativos) ↓ apetite e desconforto abdominal Urticária e outros *rash* (erupção) Disfunção erétil **Raramente:** trombocitopenia, leucopenia, agranulocitose e eosinofilia Hipercalcemia, glicosúria, controle inadequado do diabetes *mellitus* e gota; parestesia e cefaleia Problemas visuais e arritmias Vasculite e pancreatite	**Álcool, barbitúricos, narcóticos e antidepressivos:** ↑ risco de hipotensão ortostática **Ciclosfosfamida e metotrexato:** ↑ efeito imunossupressor ↑ concentração e toxicidade da **digoxina** ↑ nível de lítio **Vitamina D:** ↑ nível de cálcio	

BULÁRIO E INTERAÇÕES MEDICAMENTOSAS

Grupo	Medicamento	Indicação	Dose	Efeitos colaterais	Interação medicamentosa	Obs.
Diuréticos Tiazídicos	Hidroclorotiazida	**HA** (isolada ou associada com outros fármacos anti-hipertensivos) Edemas associados a ICC, cirrose hepática e com terapia por corticosteroides ou estrógenos. Edema relacionado a várias formas de disfunção renal, como síndrome nefrótica, glomerulonefrite aguda e insuficiência renal crônica		Anorexia, desconforto gástrico, náuseas, vômitos, constipação, icterícia colestática e pancreatite Vertigens, parestesia, cefaleia Leucopenia, agranulocitose, trombocitopenia, anemia aplástica e anemia hemolítica Hipotensão ortostática (potencializada pelo álcool, barbitúricos ou narcóticos) Púrpura, fotossensibilidade, urticária, erupção cutânea e reações anafiláticas Hiperglicemia, glicosúria, hiperuricemia, fraqueza e espasmo muscular	**Ciclosfosfamida e metotrexato:** ↑ efeito imunossupressor ↑ concentração e toxicidade da **digoxina** **Hipoglicimiantes orais:** ↓ eficácia dos hipoglicemiantes ↑ nível de **lítio**	
Diuréticos de alça	Furosemida	**HA** leve a moderada, edema devido a distúrbios cardíacos, hepáticos e renais	1 a 2 mg/kg/dose (1 a 4×/dia) ou 1 a 6 mg/kg/dose (÷ 1 a 4 doses) **IV contínua:** 0,05 mg/kg/h **Prematuros:** **IG < 29 s:** 1 mg/kg/dose (1×) EV **29-32s:** 1 mg/kg/dose 1 a (2×) EV **IG < 32 s:** 1 mg/kg/dose (2×) EV	Tremores, cefaleia, fadiga e fraqueza Espoliação de K, Na, P, Ca e Cl Hipercalciúria, hiperuricemia e alcalose Náuseas, vômitos, vertigens e cólica Hipotensão ortostática	**Aminoglicosídeo:** ↑ risco de ototoxicidade **Ciclosporina:** ↑ risco de artrite gotosa ↑ risco de toxicidade da **digoxina** **Hidrato de cloral:** ↑ risco de toxicidade cardiovascular ↑ concentração de **lítio**	
Diurético de alça	Furosemida	Edema pulmonar, sobrecarga hídrica	1 mg/kg IV/IM/VO	Cefaleia, perda auditiva, náuseas, poliúria, câimbras, hiperglicemia e pancitopenia	↑ níveis: **captopril, lisinopril, alopurinol** **Dexametasona, selegilina:** ↑ efeitos da **furosemida** **Metilfenidato, fenitoína, salicilatos:** ↓ efeitos da furosemida	
Diuréticos poupador de potássio	Amilorida	ICC Hipertensão	0,625 mg/kg/dia **Hipertensão:** iniciar 0,4 a 0,6 mg/kg/dia **DM:** 20 mg/dia	Hipercalemia se associada com diuréticos tiazídicos **Usada individualmente:** hipercalemia em 10% → arritmia cardíaca **Menos frequentes:** erupção cutânea e prurido (reação alérgica), constipação, sonolência, enjoos, cefaleias, náuseas e vômitos	**Ciclosporina:** ↑ K⁺ ↓ eficácia da **digoxina** ↑ concentração e toxicidade do **lítio** **Morfina:** ↓ eficácia do diurético	
Diuréticos Poupador de potássio	Espironolactona	Hipertensão essencial, edema e ascite da insuficiência cardíaca congestiva, cirrose hepática, síndrome nefrótica, edema idiopático Diagnóstico e tratamento do aldosteronismo primário	**ICC:** **Criança:** 1,5 a 3,5 mg/kg/dia (÷ 1 a 4 doses) **RN:** 1 a 3 mg/kg/dia (÷ 1 a 2) **Ascite refratária:** até 7 mg/kg/dia (÷ 2) **Hipertensão:** iniciar: 1 mg/kg/dia **DM:** 3,3 mg/kg/dia ou 100 mg/dia	Ginecomastia, diarreia, vômitos, sonolência, agranulocitose, distúrbios menstruais e ↓ libido	**Captopril:** ↑ risco de arritmia ↑ 1/2 vida da **digoxina** **Inibidores da ECA:** ↑ concentração de K⁺ **Trimetropin/sulfametaxazol:** ↑ concentração de K⁺	

BULÁRIO E INTERAÇÕES MEDICAMENTOSAS

Grupo	Medicamento	Indicação	Dose	Efeitos colaterais	Interação medicamentosa	Obs.
Diuréticos Outros	Acetazolamida	Prevenir e aliviar sintomas associados à doença aguda das montanhas em alpinistas Edema, epilepsia e glaucoma	**Diurético:** 5 mg/kg/dose (24 ou 48/48 h) **Anticonvulsivante:** 20 mg/kg/dia (÷ 1 a 2) **< 1 ano:** 10 mg/kg/dia (÷ 1 a 2) **Glaucoma:** 20 a 40 mg/kg/dia (÷ 3 a 4) **Hidrocefalia:** 25 mg/kg/dia ÷ 3 **DM:** 100 mg/kg/dia ou 2 g/dia	Síndrome de Stevens-Johnson, acidose metabólica, agranulocitose, anemia aplástica, trombocitopenia, necrose hepática, náuseas, vômitos, urticária e necrose epidérmica tóxica	**Anfetaminas/ciclosporina/quinidina, fenitoína:** ↑ níveis sanguíneos destes fármacos **Bicarbonato de sódio:** ↑ risco de calculose renal ↓ eficácia do **lítio** **Salicilatos:** ↑ risco de acidose metabólica e toxicidade do SNC	
	Manitol	Promover diurese: prevenção da falência renal aguda durante cirurgias cardiovasculares e/ou após trauma, ↓ PIC e tratamento do edema cerebral, ↓ pressão intraocular elevada, ataque de glaucoma, promoção da eliminação urinária de substâncias tóxicas, edema cerebral de origem cardíaca e renal	**Anúria e oligúria (teste):** 0,25 a 0,75 g/kg/dose ou 1 a 3 mL a 20%/kg **DM:** 60 mL a 20% (12,5 g) infundir em 3 a 5 min **Manutenção:** 0,25 a 0,5 mg/kg/dose (4 a 6 doses)	Cefaleia, desorientação, convulsão, calafrios, polidipsia, letargia e confusão. Sobrecarga circulatória à infusão e hipovolemia pós-efeito Edema pulmonar, hipermoslaridade, desidratação intracelular, náuseas, vômitos e dor torácica Necrose tissular, hipo ou hipercalemia, hipo ou hipernatremia	**Sotalol, droperidol:** ↑ risco cardiotóxico (prolongamento do intervalo QT)	
Drogas no ICC	Levosimandon	Tratamentos em curto prazo de descompensação aguda da insuficiência cardíaca crônica grave, somente deve ser utilizado como terapia adicional nas situações em que a terapia convencional, por exemplo, diuréticos, inibidores da ECA e digitálicos não for suficiente e quando o suporte inotrópico for necessário	Sem referência de dose para crianças	Cefaleia, tontura, náuseas, vômitos Hipotensão, taquicardia, fibrilação atrial, isquemia miocárdica e hipopotassemia		
	Milrinona	Disfunção miocárdica e ↑ da RVS/RVP	**Ataque:** 50 a 75 µg/kg IV/IO em 10 a 60 min **Manutenção:** 0,5 a 0,75 µg/kg/min	Cefaleia, tremor, hipotensão, hepatoxicidade, trombocitopenia e hipocalemia	**Anagrelide:** ↑ risco de hemorragia, astemia, taquicardia e palpitações	
Eletrólitos	Cálcio (cloreto ou gluconato)	Hipocalcemia, hipercalemia, hipermagnesemia, overdose de bloqueadores de canais de cálcio	20 mg/kg IV/IO infusão lenta durante PCR (se houver hipocalcemia); pode ser repetida se houver indicação clínica	Hipotensão, bradicardia, esclerose das veias periféricas, trombose, hipercalcemia		**CI:** hipercalcemia, toxicidade por digitálicos, FV (exceto se há hipercalemia)
Eletrólitos, broncodilatador	Magnésio (sulfato)	Asma (condição refratária), *Torsades de pointes*, hipomagnesemia	25 a 50 mg/kg IV/IO em bólus (TV sem pulso) 25 a 50 mg/kg IV/IO (TV com pulso → em 10 a 20 min) **DM:** 2 g	Confusão mental, depressão respiratória, hipotensão, náuseas, câimbras e hipermagnesemia		**CI:** insuficiência renal (bólus rápidos → hipotensão grave)
Expansor de volume plásmatico	Albumina	Choque, trauma e queimaduras	0,5 a 1 g/kg IV/IO infusão rápida	Edema pulmonar, erupção cutânea, urticária e febre	↓ efeito da **fenitoína** ↑ concentração sérica de sódio	**CI:** doença cardíaca grave e < 24 h decorrido de acidente térmico grave

Grupo	Medicamento	Indicação	Dose	Efeitos colaterais	Interação medicamentosa	Obs.
Inibidor da fosfodiesterase	Anrinona	Disfunção miocárdica e ↑ da RVS/RVP	**Ataque:** 0,75 a 1 mg/kg (IV/IO) em 5 min, pode ser repetido 2× (**DM ataque:** 3 mg/kg) **Manutenção:** 5 a 10 µg/kg/min (IV/IO)	Hipoxemia, hipotensão, náuseas, hepatoxidade, reações alérgicas e trombocitopenia	**Anagrelida:** ↑ risco de sangramento, ↑ risco de taquicardia, palpitação e insuficiência cardíaca	Dose de ataque → hipotensão Instabilidade hemodinâmica → administrar dose de ataque lentamente e monitorizar PA rigorosamente
	Milrinona	Disfunção miocárdica e ↑ da RVS/RVP	**Ataque:** 50 a 75 µg/kg (IV/IO) em 10 a 60 min **Manutenção:** 0,5 a 0,75 µg/kg/min	Cefaleia, tremor, hipotensão, hepatoxicidade, trombocitopenia e hipocalemia	**Anagrelide:** ↑ risco de hemorragia, taquicardia e palpitações	Monitorizar PA e ECG ininterruptamente + contagem de plaquetas
Inotrópico, vasopressor, catecolamina	Norepinefrina	Choque hipotensivo, não responsivo à reanimação volêmica	0,1 a 2 µg/kg/min (IV/IO)	Cefaleia, angústia respiratória, hipertensão, bradicardia, necrose local e insuficiência renal	É inativada por soluções alcalinas (não misturar com $NaHCO_3$)	Fotossensível
Vasodilatador	Alprostadil	Cardiopatia congênita	**Inicial:** 0,05 a 0,1 µg/kg/min (IV/IO) **Manutenção:** 0,01 a 0,05 µg/kg/min (IV/IO)	Convulsão, apneia, bradicardia, diarreia, insuficiência renal, urticária, hipoglicemia, CIVD, hipocalcemia e febre	**Heparina e inibidores da agregação plaquetária:** ↑ risco de sangramento	

Bibliografia

Carvalho P, et al. American Heart Association. Suporte Avançado de Vida em Pediatria – Manual do Profissional. [ed.] Edição em português. Guarulhos: Sesil. 2012; 200-32.

Carvalho PR. Antonacci, et al. Medicamentos de A a Z: pediatria. Porto Alegre: Artmed. 2012; 132-4; 223-47.

Gilbert DN, et al. Guia Sanford para Terapia Antimicrobiana. 44 ed. Grupo Editorial Nacional. 2014; 209.

Guerra CM, et al. Medidas de Prevenção e Controle da Resistência Microbiana e Programa de Uso Racional de Antimicrobianos em Serviço de Saúde. 2007; 7-63.

Lee A, Stockley IH. Drug-Drug Interactions. In: Boxtel CJ, Santoso B, Edwards IR (ed.). Drugs Benefits and Risks – International Textbook of Clínical Pharmacology. John Wiley & Sons. 2001; 211-26.

Micromedex Solutions. Micromedex Solutions. [Online] Truven Health Analytics Inc.; 2012-2017. Disponível em: http://www.micromedexsolutions.com/home/dispatch.

Oliveira RG. Blackbook – Pediatria. Vols. Série BlackBook – Manual de Referências de Pediatria. Belo Horizonte: Black Book Editora. 2011; 810.

Oats JA. A ciência da farmacoterapia. In: Bruton LL, Lazo JS, Parker KL (ed.). Goodman & Gilman – As bases farmacológicas da terapêutica. 11 ed. Rio de Janeiro: McGrawHill. 2006; 107-25.

ÍNDICE

A

Abdome agudo, 465
    do recém-nascido, 269
    obstrutivo na infância, 251
Abelhas, 687
Abertura de vias aéreas, 653
Aborto, 221
Abscesso(s)
    intra-abdominais, 399
    pulmonar, 507
Abstinência, 2, 786
Abuso, 206
    sexual, 219, 470
Acesso vascular, 242, 657
Acetazolamida, 811
Acidente(s)
    com animais peçonhentos, 677
    em sela, 468
    na água, 669
    ofídicos, 677
    por aranhas *Mygalomorphae*, 686
    por artrópodes peçonhentos, 684
    por *Latrodectus*, 685
    por *Loxosceles*, 684
    por *Lycosa*, 686
    por *Phoneutria*, 684
    por submersão, 669
    vascular cerebral, 440
Ácido
    clavulânico, 796
    nalidíxico, 798
    valproico, 33, 695
Acidose, 717
Acne, 194
    infantil, 194
    neonatal, 194
    vulgar, 195
Acometimento respiratório e insuficiência renal, 198
Adenosina, 794

Aderência(s)
    de pequenos lábios, 53
    labial, 50
    pós-operatórias, 389
Afecções das glândulas de Bartholin, 476
Afogamento, 669, 670
Agenesia do pericárdio, 549
Agentes
    α-adrenérgicos de ação central, 89
    inotrópicos, 563
Agitação psicomotora, 204
Agnosmia, 116
Albumina, 722, 811
Albuterol, 808
Álcool, 205
Alergia
    alimentar, 402
    secundária à proteína heteróloga da dieta, 39
Alfatalassemia, 434
Alfentanil, 783
Alienação parental, 221
Alinhamento dos membros, 121
Alívio da ansiedade, 778
Aloimunização/aparecimento de anticorpos irregulares (ALO/PAI positivo), 455
Alopurinol, 594
Alprostadil, 812
Alteração(ões)
    da pressão arterial, 717
    da termorregulação, 18
    do nível de consciência, 16
    metabólicas, 18, 417
    primárias do SNC, 17
Amicacina, 799
Amigdalites agudas, 297
Amilorida, 810
Amiodarona, 795
Amoxacilina, 795, 796
Ampicilina, 795, 796
Anafilaxia, 162

814 ÍNDICE

Analgesia, 705, 778
    controlada pelo paciente, 784
    em emergência pediátrica, 782
    local e regional, 784
Analgésicos, 774
    "fracos", 782
    não opioides com atividade antipirética, 782
    opioides, 782
Anemia hemolítica autoimune, 431
Anestésicos inalatórios, 517
Angina de Plaut-Vincent, 298
Angioedema, 159
Anlodipina, 803
Anomalias cardiovasculares, 18
Anormalidades dos sinais vitais, 21
Anosmia, 116, 812
Antagonista
    da vitamina K, 461
    β-adrenérgicos, 88
Anti-hipertensivos, 87
Anti-histamínicos, 695
Antibióticos, 767
Antibioticoterapia, 767
Antidepressivos tricíclicos, 695
Antidiarreicos, 410
Antieméticos, 409
Antiepilépticos, 32
Antimicrobianos, 409
Apendicite, 135
Apendicite aguda, 247, 389
Aplasias congênitas ou adquiridas, 443
Apneia, 3
    central, 3
    como lidar com situações de, 4
    diferenciar de outras situações, 4
    em prematuros, neonatos e crianças, 3
    mista, 3
    obstrutiva, 3
Apofisite do calcâneo, 614
Aranhas, 684
Arco reflexo, 125
Arritmias cardíacas, 6, 7, 550, 567
Artralgia, 124
Artrite
    reativa, 50
    séptica, 617
Ascite, 47
Asma
    aguda grave, 514
    crítica, 514
    quase fatal, 514
Aspiração, 42
    de corpo estranho em vias aéreas, 529
    silenciosa, 42
Assistência ventilatória mecânica, 516
Atelectasia, 508
Atendimento
    à criança vitimizada, 208
    aos grandes queimados, 700
    da criança intoxicada, 691

Atenolol, 804
Atresia intestinal, 269
Atropina, 773, 803
Aumento da pressão intracraniana, 135
Autoagressão, 211
Avaliação
    da dor, 779
    das vias aéreas e respiração, 660
    do grau de desidratação, 710
    do nível de sedação, 779
    ortopédica da criança no pronto atendimento, 597
    pupilar, 19
    rápida – suporte básico de vida, 651
Azitromicina, 800
Aztreonam, 797

B

Balanite, 49, 53
Balanopostite, 49, 53
Baqueteamento digital, 14
Barbitúricos, 695, 785
Batimentos de asas de nariz, 519
Benzodiazepínicos, 35, 696, 787
Beta-adrenérgicos, 696
Betabloqueadores, 88, 696
Betatalassemia, 435
Bicarbonato de sódio, 793
Bilirrubina não conjugada (BNC) livre, 97
Biomarcadores, 248
Biópsia renal, 75
Bloqueador(es)
    de canal de cálcio, 88
    do receptor de angiotensina II, 87
    α-adrenérgicos, 89
    neuromusculares, 774
Bloqueio
    articular, 598
    neuromuscular, 644
Bolo de áscaris, 255
Bradipneia, 519
Bridas, 252
Brometo de ipatrópio, 516, 803
Bronquiolite, 233
    viral aguda, 509
Bulário, 793
Bullying, 211

C

Cacosmia, 116
Cálcio, 811
Cálculo do risco de morbimortalidade, 240
Cálculos
    biliares, 391
    renais, 136
    urinários, 50
Calculose renal, 73
Campylobacter, 407
Capacidade de se alimentar, 44
Captopril, 805

Carbamazepina, 35
Carbenicilina, 795
Cardiopatias
    adquiridas, 549
    congênitas, 549
Carvão ativado, 693
Carvedilol, 804
Catarata pediátrica, 106
Cáusticos, 696
Cefaclor, 797
Cefadroxila, 796
Cefaleia
    aguda, 579
    crônica
        progressiva, 583
        recorrente, 581
    do tipo tensional episódica, 583
    na infância e adolescência, 579
Cefalexina, 796
Cefalosporinas, 769
Cefalotina, 796
Cefazolina, 796
Cefepima, 797
Cefotaxima, 797
Cefoxitina, 797
Ceftazidima, 797
Ceftriaxona, 797
Cefuroxima, 797
Cegueira na infância, 106
Cérebro, 642
Cetamina, 786, 794
Cetirizina, 806
Cetoacidose diabética, 136, 355
Choque, 235, 316, 662, 714, 715
    cardiogênico, 663
    distributivo, 663
    hipovolêmico, 662
    obstrutivo, 663
    séptico, 288
        pediátrico, 289
Cianose, 11, 12, 519
    central, 12, 13
    periférica, 12, 13
Ciclo de perpetuação da constipação, 25
Ciproeptadina, 807
Ciprofloxacina, 798
Circulação, 629
Cistite, 49
Cisto(s)
    de colédoco, 391
    do trato biliar, 391
    ósseo simples, 622
    ovariano hemorrágico roto, 466
Clampeamento oportuno do cordão umbilical, 742
Claritromicina, 800
Claudicação, 121, 123
Clindamicina, 800
Cloranfenicol, 801
Clortalidona, 809

Coagulopatia, 417, 472
Cocaína, 205, 549, 697
Colangite aguda, 391, 393
Colecistite
    acalculosa, 393
    aguda, 391
        calculosa, 393
Coledocolitíase, 391, 392, 393
Colelitíase, 391, 392, 393
Colistina, 802
Colite fulminante, 399
Coma, 16
    de origem indeterminada, 23
Complicação(ões)
    abdominal, 201
    músculo-esquelética, 202
    neurológicas agudas, 202
Comportamento
    agressivo, 204
    suicida, 205
Compressão(ões)
    cricoide, 775
    torácicas, 652
Comprometimento grave de órgãos, 316
Comunicação
    interatrial, 540
    interventricular, 540
Concentrado de plaquetas, 446
    filtradas, 446
    irradiadas, 446
    lavadas, 446
Concussão, 135, 643
Confinamento, 221
Consciência, 16
Constipação, 24
    crônica, 389
    funcional, 24
        segundo os critérios de Roma IV, 24
Contração uretral, 50
Contusão, 643
Convulsão(ões), 17, 22, 29, 674
    febril, 575
        complexa, 575
        simples, 575
        sintomática, 575
Corpo estranho, 63, 134
    no trato gastrointestinal, 389
Corrimento vaginal, 474
Corrupção, 221
Corticoides, 377
Corticosteroides, 512
Cricotireoidotomia por punção percutânea, 736
Crioprecipitado, 446
Criptomenorreia, 468
Crise(s)
    de perda de fôlego, 570
    hipoxêmica(s), 14, 543
    tireotóxica, 359
    vaso-oclusiva dolorosa, 438

ÍNDICE

Cuidados pré-hospitalares, 660
Cultos ritualísticos, 211
Curativos, 706
Curva de dissociação da hemoglobina, 12

D

Defeito fibroso cortical, 622
Defeito neurológico focal, 22
Deficiência ou inibição da conjugação de bilirrubina, 91
Deglutição
    anormal, 43
    normal, 43
Dengue, 313, 315
    com sinais de alarme, 316
    grave, 316
Dependência, 786
Derivados do amido hidroxietílico, 722
Dermatite
    atópica, 165, 167
    de contato, 168
        alérgica, 168
            por irritação primária, 174
            por irritante primário, 168
    de Duhring, 176
    de fraldas, 174
    herpetiforme, 176
    perioral, 169
    seborreica, 172
Dermatose por IgA linear, 175
Derrame pleural, 506
Descontaminação, 693
Desequilíbrio hospedeiro-parasita, 39
Desidratação, 408, 710
Desimpactação fecal, 26
Desmame ou retirada da sedação/analgesia, 22, 787
Despolarizantes, 774
Dexclorfeniramina, 807
Dexmedetomidina, 786, 794
Diabetes
    insipidus, 365
        nefrogênico, 367
    mellitus neonatal, 368
Diáfise, 598
Diafragma laríngeo, 64
Diarreia, 37
    aguda, 37, 38
    crônica, 37, 39
    inflamatória, 37, 40, 406
    intratável ou congênita, 41
    osmótica, 38, 406
    persistente, 37, 38
    por distúrbios da motilidade, 38
    secretora, 38, 40, 406
Diazepam, 33, 773, 785
Diazóxido, 377
Difenidramina, 806, 807
Digoxina, 809
Diltiazem, 803
Disautonomia, 566

Disfagia, 42
    esofágica, 43
    orofaríngea, 42, 43
    pediátrica, 44
Disfunção
    autonômica, 565
    das eliminações, 50
    de DVP, 18
    de múltiplos órgãos com ou sem trombose evidente, 199
Dismenorreia, 483
    primária, 483
    secundária, 483
Disosmia, 116
Dispneia associada à transfusão, 453
Dispositivos
    coadjuvantes na laringoscopia e intubação, 733
    infraglóticos, 735
Disquesia do lactente, 24
Distensão abdominal, 47
Distúrbio(s)
    alimentar não orgânico, 412
    comportamentais na alimentação ou aversão alimentar, 42
    da deglutição, 42
    da motilidade, 41
    de alimentação, 42
    do controle respiratório, 661
    endócrino-metabólicos, 136
    hemorrágicos, 14
    metabólicos, 456
    oftalmológicos, 580
Disúria, 49
Diurético(s), 88
    de alça, 88
    poupadores de potássio, 89
    tiazídicos, 88
Dobutamina, 723, 808
Doença(s)
    biliar aguda, 391
    da arranhadura do gato, 310
    da artéria coronária, 549
    da membrana basal glomerular fina, 72
    da vesícula biliar, 135
    de Crohn, 397
    de Freiberg, 613
    de Hirschsprung, 259, 389
    de Kawasaki, 549
    de Legg-Calvé-Perthes, 610
    de Ménière, 130
    de Osgood-Schlatter, 613
    de Sever, 614
    de von Willebrand tipo IIb, 443
    do enxerto contra hospedeiro pós-transfusional, 453
    do sistema nervoso central, 135
    do tecido pulmonar, 661
    exantemáticas, 141
    falciforme, 436

inflamatória
intestinal, 397
pélvica aguda, 467
ortopédicas não vinculadas ao trauma, 609
renais, 136
sexualmente transmissíveis, 53
Dopamina, 722, 808
Dor
abdominal aguda, 385
associada ao trauma, 390
e icterícia, 393
sem trauma, 389
aguda relacionada à transfusão, 456
articular, 123
de crescimento, 123
do tipo biliar, 393
torácica, 547
Doxiciclina, 802
DRESS (*drug rash with eosinophilia and systemic symptoms*), 192
Drogas, 136
DSTs não virais, 220
Duplicações, 389
Duração do QRS, 6

E

ECG normal na faixa etária pediátrica, 6
Ecstasy, 205
Eczema(s)
agudos, 165
crônicos, 165
disidrótico, 170
numular, 169
subagudos, 165
Eixo do complexo QRS, 6
Eliminação, 694
Emergências
dermatológicas, 165
nas doenças reumáticas, 196
psiquiátricas, 204
Enalapril, 805
Encefalites, 581
Encefalopatia, 417
Endocardite
bacteriana, 556
infecciosa, 552
Enterocolite, 402, 404
aguda, 403
versus crônica, 403
crônica, 403
infecciosa aguda, 406
necrosante, 273
neutropênica em crianças com câncer, 587
Enxaqueca, 136
Epidermólise
bolhosa, 178
distrófica, 179
juncional, 179
mista, 179
simples, 179
proximal do fêmur, 611

Epifisite, 613
Epiglotite, 61
Epinefrina, 656, 808
Epistaxe, 54, 55, 57
Eritema
infeccioso, 143
pigmentar fixo, 192
polimorfo, 193
Eritromicina, 800
Erosões pépticas, 381
Ertapenem, 797
Erupção
acneiforme, 192
exantemática por drogas, 191
urticariforme por drogas, 191
Escabiose, 173
Escala
de coma de Glasgow, 20
de Ricker, 780
Escarlatina, 146
Escherichia coli, 407
Escores pediátricos, 248
Escorpiões, 686
Escroto agudo, 495
Esmolol, 804
Esofagite, 135
Espironolactona, 89, 810
Esplenectomia, 443
Esquizofrenia, 116
Estabilização hemodinâmica, 242
Estado
convulsivo, 32
de mal asmático, 29, 514
Estado hipoxêmico, 543
Estenose(s), 399
aórtica, 540
hipertrófica do piloro, 134, 257
pulmonar, 540
subglóticas, 63
Estimulantes, 205
Estiripentol, 35
Estreptomicina, 799
Estresse psicológico, 136
Estridor, 58, 519
Estupor, 16
Etomidato, 774, 786
Etosuximida, 35
Evacuações, 40
Eventos
com aparente risco de morte, 760
com múltiplas vítimas pediátricas, 752
Exame(s)
neurológico, 19, 629
de imagem, 248
Exantema(s)
maculares e maculopapulares, 141
súbito, 144
vesiculares e pustulares, 144
Exploração, 24, 221

Exposição, 629
óssea, 599

F

Failure to thrive, 411
Fantosmia, 116
Faringoamigdalites bacterianas, 297
Farmacodermias, 191
Febre, 22, 123, 231, 232
amarela, 342
com pancitopenia, 197
maculosa brasileira, 334
no recém-nascido, 232
sem sinais localizatórios, 68
Felbamato, 35
Fenitoína, 33, 35
Fenobarbital, 33, 35
Fentanil, 774, 783, 788
Ferro, 697
Feto ou neonato com bloqueio cardíaco atrioventricular completo, 196
Fibroma não ossificante, 622
Filodipina, 803
Fimose, 489
Fios-guia para troca de cânula e intubação às cegas, 734, 735
Fisioterapia respiratória, 512
Fístula entérica, 399
Fitofotodermatose, 174
Fórmula de Parkland, 705
Fosfenitoína, 33
Fosinopril, 805
Fratura(s), 598
da calota craniana, 643
da tíbia, 607
de clavícula, 606
de tornozelo, 607
do antebraço, 603
do fêmur, 606
do úmero proximal, 605
dos ossos da mão, 603
em galho verde, 599
em tórus, 599
exposta, 598
supracondiliana do úmero, 604
Frequência cardíaca, 6
Função renal e hepática, 675
Furosemida, 88, 810

G

Gabapentina, 35
Gastrite(s), 381, 382
bacterianas, 382
eosinofílica, 383
linfocítica, 384
medicamentosa, 383
parasitária, 382
por citomegalovírus, 382
por fungos, 382

por púrpura de Henoch-Schönlein, 384
viral, 382
Gastroenterite aguda, 135
Gastropatia(s), 381, 383
corrosiva, 383
neonatal, 383
por "estresse", 383
por bile, 383
por hipertensão portal, 383
traumática, 383
urêmica, 383
Gastrostomia, 282
Gemência, 519
Gentamicina, 799
Gestação, 472
ectópica, 466
Glândulas
de Bartholin, 476
vestibulares maiores, 476
Glicose, 374, 377
Glicosídeos cardíacos, 697
Glomerulonefrite(s), 76
pós-estreptocócica, 73
Glomerulopatias, 79
Glucagon, 375
Gota, 15
Granuloma anular, 186
Gravidez, 136

H

Helicobacter pylori, 382
Hemangioma(s)
cavernosos, 17
laríngeo, 62
Hematoma
extradural, 643
intraparenquimatoso, 643
subdural, 643
vulvar, 468
Hematúria, 72
induzida por exercício, 74
macroscópica, 74, 77
assintomática, 78
microscópica
assintomática com proteinúria, 73, 76
isolada assintomática, 72, 76
sintomática, 73, 77
Hemocomponentes, 445
Hemograma, 247
Hemorragia(s), 316
digestiva
alta, 282, 706
baixa, 283
grave, 399
intracranianas, 580
intraventricular, 643
retiniana, 213
subaracnóidea, 643
subdural, 213

Hemossiderose com comprometimento de órgãos, 456
Heparina
  de baixo peso molecular, 460
  não fracionada, 460
Hepatite(s), 135
  B, 220
  virais, 308
Hérnia
  inguinal
    encarcerada, 254, 389
    indireta, 135
  umbilical encarcerada, 389
Herpangina, 298
Herpes, 6, 305
  simples, 181
    congênito, 182
    genital, 182
    não genital, 182
Hidralazina, 89, 806
Hidratação
  de Carvajal, 705
  endovenosa, 712
Hidrato de cloral, 786
Hidrocarbonetos, 697
Hidrocefalia aguda, 580
Hidroclorotiazida, 88, 810
Hidrocortisona, 808
Hidroxizina, 807
Hiperatividade do sistema nervoso autônomo, 717
Hiperbilirrubinemia, 92, 93
  por BC em crianças maiores e adolescentes, 104
  por BC em recém-nascidos e lactentes jovens, 99
  por BNC em crianças maiores e adolescentes, 98
  por BNC em recém-nascidos e lactentes jovens, 98
Hipercalciúria, 50, 74
  idiopática, 9, 53, 73, 74, 79
Hipercalemia, 594
Hiperfosfatemia, 594
Hipermobilidade, 123
Hiperosmia, 116
Hipertensão
  arterial, 80, 81, 581
  intracraniana, 22, 417
Hipertermia, 231
  por baixa ingesta de leite, 232
Hipertiroidismo, 550
Hiperuricemia, 15, 593
Hiperuricosúria, 50
Hipocalcemia, 594
Hipoglicemias, 374
Hiposmia, 116
Hipotensão, 417
  ortostática, 566
Hipotermia, 669
Hipoventilação, 519
Hipóxia, 18
"Hora de ouro" pediátrica, 755

I

Ibuprofeno, 793
Icterícia, 105
  depois do período neonatal, 97
  neonatal, 90
Íleo
  meconial, 272
  paralítico, 48
Imipenem, 797
Impactação fecal, 24
Impetigo bolhoso, 180
Imunoglobulina anti-D, 443
Inalação contínua com β2-adrenérgico de ação curta, 515
Inalantes, 205
Incidente com múltiplas vítimas, 751
Incontinência fecal funcional
  associada à constipação ou escape fecal, 24
  não associada à constipação ou encoprese, 24
Indução de sintomas ou sinais, 216
Infecção(ões), 417
  aguda HIV, 306
  bacteriana, 232
  de SNC, 17
  de vias aéreas superiores, 296
  do trato
    genital inferior, 474
    urinário, 52, 73, 74, 78
  osteoarticulares, 615
  pelo citomegalovírus, 304
  pelo vírus Epstein-Barr, 303
  por mordeduras, 156
  por papilomavírus humano (HPV), 478
Inflamações gastrointestinais, 135
Ingestão
  de cáusticos, 280
  de corpos estranhos, 279
Inibidor da enzima de conversão da angiotensina, 87
Insuficiência
  adrenal aguda, 362
  cardíaca, 560
    compensada, 560
    de alto débito, 560
    de baixo débito, 560
    descompensada, 560
  de crescimento, 411
  hepática aguda, 416
  renal, 417
  respiratória aguda, 518
Interações medicamentosas, 793
Intervalo
  PR, 6
  QT, 6
Intolerância
  ortostática, 565
  secundária a carboidratos, 39
Intoxicação exógena, 18, 22
  aguda, 691

Intubação, 656
Intussuscepção, 135, 389
Invaginação intestinal, 253
Irrigação intestinal total, 694
Irritação
    do meato uretral ou períneo, 74, 79
    peritoneal, 389
Isolamento, 221

J

Joelho, 611

K

Ketamina, 794

L

Labetelol, 804
Lacraias, 689
Lagartas venenosas, 690
Lamotrigina, 35
Lanatosídeo, 809
Laringe infantil, 58
Laringite(s), 298
    aguda espasmódica, 60
    virais, 59
Laringocele e cisto sacular, 62
Laringomalácia, 64
Laringoscópio(s), 656
    com recursos adicionais, 733
Laringotraqueítes, 60
Laringotraqueobronquites bacterianas, 60
Lavagem gástrica, 693
Laxantes, 694
Leptospirose, 324
Lesão(ões)
    axonal difusa, 643
    esqueléticas, 213
    ileal com má absorção de sais biliares, 39
    no couro cabeludo, 643
    obstrutivas da via de saída do VD ou VE, 549
    pseudotumorais, 622
    pulmonar aguda relacionada à transfusão, 451
    tumorais e pseudotumorais, 619
Letargia, 16
Leucemia aguda, 442
Leucocorias, 106
Levetiracetam, 33, 35
Levosimandon, 811
Lidocaína, 773, 795
Ligadura endoscópica de artéria esfenopalatina, 56
Linezolida, 799
Linfonodomegalias, 108, 110
Líquen
    plano, 185
    simples crônico, 170
Líquido amniótico meconial, 744
Líquor, 642
Lisinopril, 806

Litíase
    biliar, 391
    urinária, 497
Litotripsia extracorpórea por ondas de choque, 498
Lombalgia, 609
Loratadina, 807
Lorazepam, 33, 773, 785
Losartana, 804
Luxações, 608

M

Má-rotação
    do intestino com volvo, 389
    intestinal, 254
Maconha, 698
Macroviolência, 211
Magnésio, 811
Malformações congênitas, 64
Manejo da dor, 705
Manitol, 811
Manobra de Sellick, 775
Marcha, 121
    com os pés pra dentro, 615
Máscara laríngea ProSeal, 731
Massagem cardíaca, 746
Mastocitoma, 187
Mastocitose(s), 186
    cutânea difusa, 187
    sistêmica, 187
Mastoidites, 579
Maus-tratos, 206
Megacólon
    agangliônico, 389
    tóxico, 399
Membrana laríngea congênita, 64
Menarca precoce, 471
Meningite(s), 136, 581
    bacterianas, 349
Menisco discoide, 611
Mentira, 216
Meropenem, 797
Meta-hemoglobinemia, 12, 13
Metadona, 783, 794
Metáfise, 598
Metilprednisolona, 443, 809
Metoprolol, 805
Metronidazol, 801
Mialgia, 124
Micoses superficiais, 189
Midazolam, 33, 773, 785
Migrânea, 581, 582
Milrinona, 724, 811, 812
Minoxidil, 806
Miocardiopatia hipertrófica obstrutiva, 549
Miocardite, 549
Modificação da dieta, 45
Molusco contagioso, 182
Mononucleose infecciosa, 298, 303
Monóxido de carbono, 698

N

Mordeduras de animais, 148
Morfina, 774, 783
Múltiplas fraturas, 601

Nalbufina, 794
Naloxona, 794
Não despolarizantes, 775
Nebulização
com β2-adrenérgicos, 511
com epinefrina, 511
com salina hipertônica, 512
Necrólise epidérmica tóxica, 193
Nefrocalcinose, 77
Nefrolitíase, 74
Nefrolitotripsia percutânea, 498
Nefropatia por IgA, 73, 74
Negligência, 210, 213, 412
Neoplasia, 17
Neurite vestibular, 130
Neurodermite circunscrita, 170
Nifedipina, 803
Nitrendipina, 803
Nitrofurantoína, 798
Nitroglicerina, 806
Nitroprussiato de sódio, 724, 806
Nível(is)
da desimpactação, 26
de consciência, 19
Norepinefrina, 723, 812

O

Obnubilação, 16
Obstrução(ões)
biliares e pancreáticas, 284
de vias aéreas
inferiores, 661
por corpo estranho, 655
superiores, 661
gastrointestinal, 134
intestinal, 399
aguda, 389
crônica parcial, 389
na infância, 252
Octreotida, 377
Odores nasais incomuns, 115
Olmesartana, 804
Omissão do cuidar, 213
Opioides, 698, 788
Organofosforados, 698
Osteocondrite
dissecante, 613
do tornozelo, 614
Osteocondroma, 621
Osteocondrose(s), 613
da cabeça do metatarso, 613
do navicular, 614
Osteoma osteoide, 621
Osteomielite, 615

Osteossarcoma, 620
Otite, 579
média, 130
aguda, 301
Oxacilina, 795
Oxcarbazepina, 35
Óxido nitroso, 784
Oxigenoterapia, 515, 520

P

Padrão
de resposta motora, 20
respiratório, 20
Palpação abdominal, 387
Pancreatite, 135
aguda, 425
intersticial, 424
necrosante, 424
Papilomatose laríngea, 61
Paracetamol, 698
Parada cardiorrespiratória, 662
Parafimose, 489, 490
Paralisia das pregas vocais, 65
Parosmia, 116
Pé plano doloroso, 614
Penetração laríngea, 42
Pênfigo foliáceo, 177
Penfigoide bolhoso, 177
Penicilina
cristalina ou aquosa, 795
G
benzatina, 795
procaína, 795
V, 795
Perfuração, 399
intestinal espontânea idiopática, 276
Pericardite, 549
Peritonite meconial, 273
Persistência do canal arterial, 540
Pés, 613
Pielonefrite, 49, 136
Pindolol, 805
Piperacilina, 795
Piperacilina/tazobactan, 796
Pitiríase alba, 170
Plaquetopatias congênitas, 443
Plasma fresco, 446
Pneumatocele, 507
Pneumonia
adquirida na comunidade, 501
viral, 233
Policitemia, 13
Polimixina B, 802
Prazosina, 805
Pré-oxigenação, 773
Prednisolona, 443
Pressão
arterial, 80, 86
média invasiva, 718

ÍNDICE

de oclusão capilar pulmonar, 719
intracraniana, 674
venosa central, 718
Prevenção da parada cardíaca, 651
Priapismo, 440
isquêmico, 491
na infância, 491
não isquêmico, 492
neonatal, 492
recorrente, 491
Probióticos, 409
Problemas respiratórios, 136
Procainamida, 795
Processos dentários, 580
Proctocolite, 404
induzidas por proteína alimentar, 402
Profilaxia antirretroviral, 220
Profundidade da queimadura, 703
Prolapso
da válvula mitral, 549
de uretra, 471
Prometazina, 807
Pronação dolorosa, 602
Propofol, 774, 786
Propranolol, 805
Proteína C reativa (PCR), 248
Prova(s)
da privação hídrica, 365
forenses, 220
Provocação, 216
Prurigo estrófulo, 189
Pseudodiarreia da constipação, 24
Puberdade precoce, 471
Pulsos periféricos, 717
Punção lombar, 350
Púrpura pós-transfusional, 455

Q

Quadril, 610
Queimaduras, 702
Quinapril, 806

R

Rabdomiossarcoma, 471
Radiografia de tórax, 112
Raios X de abdome, 248
Raiva humana, 151, 152
Rasburicase, 594
Reabilitação, 631
Reação(ões)
adversas a drogas, 191
alérgica, 448
em cadeia de polimerase (PCR), 350
febril não hemolítica, 448
hemolítica
aguda imunológica, 450
aguda não imune, 451
tardia, 454
hipotensiva relacionada à transfusão, 452

por contaminação bacteriana, 449
transfusionais, 445, 446
Reanimação
fluídica, 705
neonatal, 740, 741, 742
Recém-nascido com febre, 231
Reconhecimento do afogamento e resgate da água, 671
Refluxo gastroesofágico, 135
Rejeição afetiva 24, 221
Remifentanil, 783
Respiração, 654
Ressonância magnética, 248
Retenção urinária aguda, 118
Retocolite ulcerativa, 397
Rinofaringite aguda, 296
Rinossinusites, 299
Ritmo, 6
Rituximab, 443
Rolha meconial, 272
Roséola, 144
Rubéola, 143
Rufinamida, 35

S

Salicilatos, 699
Salmonella, 407
Sangramento
uterino disfuncional, 471
vaginal
na adolescência, 471
na infância, 470
Sangue, 642
Sarampo, 141, 142
Sarcoma botrioide, 471
Secreções gástricas, 381
Sedação, 706, 778
pediátrica, 785
profunda, 778
Sedativo(s), 773
dissociativo, 786
hipnóticos, 785
Sepse, 288
grave, 288
pediátrica no serviço de emergência, 287
Sequência rápida de intubação, 772
em recém-nascidos (RNS), 775
Sequestro esplênico, 439
Serpentes, 677
do gênero *Bothrops*, 679
do gênero *Crotalus*, 679, 680, 683
do gênero *Lachesis*, 679, 682, 684
do gênero *Micrurus*, 679, 681, 684
Shigella, 407
Sífilis secundária, 307
Simulação, 216
Sinal(is)
de Brudzinski, 349
de Kernig, 349
e sintomas musculoesqueléticos, 120

Síncope
- cardíaca, 567
- em crianças e adolescentes, 565
- neurocardiogênica, 565
- neuromediada, 565, 567
- por hipotensão ortostática, 567
- relacionada a exercícios, 566
- simples, 565
- situacional, 567
- vasovagal, 565

Síndrome(s)
- clínicas semelhantes à mononucleose infecciosa, 303
- da apneia obstrutiva do sono, 523
- da criança espancada, 601
- da hiperventilação, 548
- da pele escaldada estafilocócica, 180
- da secreção inapropriada do hormônio antidiurético, 371
- da taquicardia postural ortostática, 566
- de Alport, 73
- de Behçet, 50
- de imersão, 669
- de Kindler, 179
- de lise tumoral, 591
- de má absorção de macronutrientes, 40
- de Marfan ou Ehlers-Danlos, 549
- de Mirizzi, 391
- de Münchhausen por transferência, 210, 215, 218
- de *nutcracker*, 73, 74, 77
- de Reye, 418
- de Stevens-Johnson, 193
- de supercrescimento bacteriano no intestino delgado, 39
- do bebê sacudido, 213
- eczematosas, 165
- febril, 340, 346
  - hemorrágica aguda, 323
  - ictérica aguda, 323
  - íctero-hemorrágica aguda, 324, 340, 346
- mão-pé-boca, 145
- mono-*like*, 303
- papulosas, 182
- pós-concussão, 135
- Reye-*like*, 418
- sistêmicas, 53
- torácica aguda, 438
- vesicobolhosas, 175

Sinovite transitória de quadril, 610
Sinusite, 579
- aguda, 299
Sobrecarga
- circulatória associada à transfusão, 452
- de bilirrubina no hepatócito, 91
Soluções
- coloides proteicas, 722
- de cristaloides hipertônicos, 721
- isotônicas, 721
  - balanceadas, 721

Sopro(s)
- cardíacos em pediatria, 537
- de ejeção pulmonar, 539
- de ramos pulmonares, 539
- de Still, 539
- inocente, 539
- patológicos, 540
- supraclavicular/carotídeo, 539
Staphylococcus aureus, 408
Sufentanil, 784
Sufocação, 42
Sulbactan, 796
Sulfadiazina, 802
Sulfametoxazoltrimetropim/cotrimoxazol, 802
Sulfato de magnésio, 516
Suplementação com zinco, 409
Suporte
- básico e avançado de vida em pediatria, 651
- cardiovascular, 674
- metabólico e acidobásico, 242
- nutricional, 707
- respiratório, 673
- ventilatório, 521
Supraglotite, 61

T

Talassemias, 434
Tamponamento pericárdico, 200
Taquipneia, 519
Técnica de punção intraóssea, 657
Teicoplanina, 799
Telangiectasia macular eruptiva *perstans*, 187
Temperatura corporal, 675
Tempestade tireotóxica, 359
Terapia
- antibiótica, 767
- de reidratação oral, 712
Terbutalina, 793
Termorregulação, 231
Terrorismo, 2, 221
Teste
- da mesa inclinada (*tilt test*), 569
- de gravidez, 248
Tetraciclina, 802
Ticarcilina, 795
Ticarcilina/ácido clavulânico, 796
Tiflite, 587
Tínea
- *capitis*, 189
- *corporis*, 190
- *pedis*, 191
- ungueal, 190
Tiopental, 774
Tiragem subcostal, 519
Tobramicina, 799
Tolerância, 786
Tomografia computadorizada, 248
Tonturas, 129
Topiramato, 35

Toque retal, 387
Torção de ovário, 465
Tosse, 125
    aguda, 126
    crônica, 127
    subaguda, 126
Toxíndrome, 692
Toxoplasmose, 305
Tração do quinto metatarso, 613
Tramadol, 784
Transfusão de hemoderivados, 293
Transporte, 240, 242, 757
    aéreo, 668
    do paciente crítico, 660, 665
    inter-hospitalar do recém-nascido, 239
Trauma, 17
    abdominal, 631
    acidental penetrante, 468
    cranioencefálico, 630
    de laringe, 63
    em membros
        inferiores, 606
        superiores, 602
    ginecológico, 465, 468
    local, 49
    musculoesquelético, 631
    na criança, 601, 627
    raquimedular, 630, 636
    renal pediátrico, 633
    torácico, 630
Traumatismo(s)
    craniano, 580
    cranioencefálico grave, 642
Triagem pediátrica em desastres, 753
Trombocitopenia imune primária, 442
Tromboembolismo venoso na pediatria, 459
Tubo
    laríngeo, 732
    traqueal, 656
Tumor(es)
    abdominais, 264
    de Ewing, 620
    do trato urinário, 74
    ósseos, 619

U

Úlcera(s)
    gástricas e duodenais, 384
    péptica, 135, 381
        primária, 384
        secundária, 384
Ultrassom de abdome, 248
Ureteroscopia, 498

Uretrite, 49
    não específica, 49
Urgências endoscópicas, 279
Urina, 248
Urticária, 159, 188
    pigmentosa, 186

V

Vaginite, 49
Valproato, 35
Valsartana, 804
Vancomicina, 798
Varfarina, 461
Varicela, 50
Vasodilatadores, 724
    diretos, 89
Ventilação, 628
    com pressão positiva, 744
    mecânica invasiva, 516
    não invasiva, 516, 521
Verapamil, 804
Verrugas virais, 183
Vertigem, 129
Vesícula hidrópica, 393
Vespas, 687
Via
    aérea, 628, 637
        difícil, 726
    intraóssea, 657
Vigabatrina, 35
Violência
    aguda, 219
    crônica, 219
    do indivíduo contra ele próprio, 211
    doméstica ou intrafamiliar, 210
    extrafamiliar, 211
    física, 210, 211
    institucional, 211
    psicológica, 210
        por ação, 221
    sexual, 210, 218
    social, 211
    urbana, 211
Vírus, 407
Volvo, 135
Vômitos agudos, 132
Vulvovaginites, 52, 471

X

Yersinia, 408

Z

Zumbido venoso, 539